CAMBRIDGE LIBRARY COLLECTION

Books of enduring scholarly value

Classics

From the Renaissance to the nineteenth century, Latin and Greek were compulsory subjects in almost all European universities, and most early modern scholars published their research and conducted international correspondence in Latin. Latin had continued in use in Western Europe long after the fall of the Roman empire as the lingua franca of the educated classes and of law, diplomacy, religion and university teaching. The flight of Greek scholars to the West after the fall of Constantinople in 1453 gave impetus to the study of ancient Greek literature and the Greek New Testament. Eventually, just as nineteenth-century reforms of university curricula were beginning to erode this ascendancy, developments in textual criticism and linguistic analysis, and new ways of studying ancient societies, especially archaeology, led to renewed enthusiasm for the Classics. This collection offers works of criticism, interpretation and synthesis by the outstanding scholars of the nineteenth century.

Claudii Galeni Opera Omnia

Galen (Claudius Galenus, 129–c. 199 CE) is the most famous physician of the Greco-Roman world whose writings have survived. A Greek from a wealthy family, raised and educated in the Greek city of Pergamon, he acquired his medical education by travelling widely in the Roman world, visiting the famous medical centres and studying with leading doctors. His career took him to Rome, where he was appointed by the emperor Marcus Aurelius as his personal physician; he also served succeeding emperors in this role. A huge corpus of writings on medicine which bear Galen's name has survived. The task of editing and publishing such a corpus, and of identifying the authentic Galenic texts within it, is a hugely challenging one, and the 22-volume edition reissued here, edited by Karl Gottlob Kühn (1754–1840) and published in Leipzig between 1821 and 1833, has never yet been equalled.

Cambridge University Press has long been a pioneer in the reissuing of out-of-print titles from its own backlist, producing digital reprints of books that are still sought after by scholars and students but could not be reprinted economically using traditional technology. The Cambridge Library Collection extends this activity to a wider range of books which are still of importance to researchers and professionals, either for the source material they contain, or as landmarks in the history of their academic discipline.

Drawing from the world-renowned collections in the Cambridge University Library, and guided by the advice of experts in each subject area, Cambridge University Press is using state-of-the-art scanning machines in its own Printing House to capture the content of each book selected for inclusion. The files are processed to give a consistently clear, crisp image, and the books finished to the high quality standard for which the Press is recognised around the world. The latest print-on-demand technology ensures that the books will remain available indefinitely, and that orders for single or multiple copies can quickly be supplied.

The Cambridge Library Collection will bring back to life books of enduring scholarly value (including out-of-copyright works originally issued by other publishers) across a wide range of disciplines in the humanities and social sciences and in science and technology.

Claudii Galeni
Opera Omnia

VOLUME 12

EDITED BY KARL GOTTLOB KÜHN

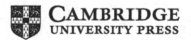

CAMBRIDGE
UNIVERSITY PRESS

CAMBRIDGE UNIVERSITY PRESS

Cambridge, New York, Melbourne, Madrid, Cape Town,
Singapore, São Paolo, Delhi, Tokyo, Mexico City

Published in the United States of America by Cambridge University Press, New York

www.cambridge.org
Information on this title: www.cambridge.org/9781108028387

© in this compilation Cambridge University Press 2011

This edition first published 1821-3
This digitally printed version 2011

ISBN 978-1-108-02838-7 Paperback

MEDICORVM GRAECORVM

OPERA

QVAE E·XSTANT.

EDITIONEM CVRAVIT

D. CAROLVS GOTTLOB KÜHN

PROFESSOR PHYSIOLOGIAE ET PATHOLOGIAE IN
LITERARVM VNIVERSITATE LIPSIENSI PVBLICVS
ORDINARIVS ETC.

VOLVMEN XII.

CONTINENS

CLAVDII GALENI T. XII.

LIPSIAE

PROSTAT IN OFFICINA LIBRARIA CAR. CNOBLOCHII

1826.

ΚΛΑΥΔΙΟΥ ΓΑΛΗΝΟΥ

ΑΠΑΝΤΑ.

CLAVDII GALENI

OPERA OMNIA.

EDITIONEM CVRAVIT

D. CAROLVS GOTTLOB KÜHN

PROFESSOR PHYSIOLOGIAE ET PATHOLOGIAE IN
LITERARVM VNIVERSITATE LIPSIENSI PVBLICVS
ORDINARIVS ETC.

TOMVS XII.

LIPSIAE

PROSTAT IN OFFICINA LIBRARIA CAR. CNOBLOCHII

1 8 2 6.

CONTENTA TOMI XII.

ΓΑΛΗΝΟΥ ΠΕΡΙ ΤΗΣ ΤΩΝ ΑΠΛΩΝ ΦΑΡΜΑΚΩΝ ΚΡΑΣΕΩΣ ΚΑΙ ΔΥΝΑΜΕΩΣ ΒΙΒΛΙΟΝ Η.

Ed. Chart. XIII. [181.]　　　　　　　Ed. Baf. II. (86.)

Προοίμιον. Ἕβδομον τοῦτο περὶ τῆς τῶν ἁπλᾶν
φαρμάκων δυνάμεως ὑπόμνημα γράφοντες ἀναγκαῖον ἡγού-
μεθα προειπεῖν ὡς μόνοις ἔσοιτο σαφὲς, ὅσοι τοῖς ἔμπρο-
σθεν ὡμίλησαν οὐκ ἐν παρέργῳ, τοὺς δ' ἄλλους ἡγοῦμαι
παρακούσεσθαι μᾶλλον ἢ μαθήσεσθαί τι τῶν ἐν αὐτῷ
λεχθησομένων καὶ αὐτούς τε σφαλήσεσθαι καὶ ἡμᾶς ἴσως
ἐπηρεάσειν, ὡς οὐκ ὀρθῶς τινα γράφοντας. ὅσοι μὲν οὖν

GALENI DE SIMPLICIVM MEDICA-
MENTORVM TEMPERAMENTIS AC
FACVLTATIBVS LIBER VII.

Prooemium. Septimum de fimplicium medica-
mentorum facultatibus commentarium fcripturus necefla-
rium duxi praefari folis iis apertum ac clarum fore, qui
in fuperioribus libris non velut aliud agentes aut obiter
fuerint verfati, alios vero potius perperam inaudituros
quam eorum quae in eo dicenda funt aliquid percepturos
exiftimo, tum fefe falfuros et nos forfan tanquam non

σώφρονές εἰσιν οἶδ᾽ ὅτι πεισθήσονται, καὶ εἴπερ ὅλως πε-
φροντίκασι τῆς προκειμένης θεωρίας, ἀπὸ τῆς ἀρχῆς ἀναλέ-
ξονται τὴν ὅλην πραγματείαν· ὅσοι δὲ περίεργοι μᾶλλον ἢ
φιλομαθεῖς ὑπάρχουσιν, ἀπειθήσουσι τῇ προσρήσει, καὶ οὐ-
δὲν ἴσως θαυμαστὸν, εἴ γε καὶ μυστηρίων βίβλους ἐτόλμη-
σαν ἔνιοι τῶν ἀμυήτων ἀναγινώσκειν. ἀλλ᾽ οὔτ᾽ ἐκείνας ἔγρα-
ψαν οἱ γράψαντες τοῖς βεβήλοις οὔτ᾽ ἐγὼ ταῦτα τοῖς μή-
πω περὶ τὰ πρῶτα γεγυμνασμένοις. εἰρήσονται δ᾽ ἐν τούτῳ
τῷ βιβλίῳ καὶ τῷ μετ᾽ αὐτὸ τῶν ὑπολοίπων φυτῶν αἱ πρῶ-
ται δυνάμεις, τὴν τάξιν τῆς διδασκαλίας κἀνταῦθα κατὰ
τὴν τάξιν τῶν γραμμάτων ποιησαμένων ἡμῶν, ἀφ᾽ ὧν ἄρ-
χονται. ἐν μὲν οὖν τῷ πρὸ τοῦδε μέχρι τοῦ ι προήλθομεν·
ἐνταυθοῖ δὲ τὴν ἀρχὴν ἀπὸ τοῦ κ ποιησόμεθα τοσοῦτον
ἔτι προαναμνήσαντες, ὡς εἰς τὰς προαποδεδειγμένας ἀρχὰς
ἀνάξομεν ἅπαντα· τῷ γὰρ ἐπὶ τοσόνδε θερμὸν ἢ ψυχρὸν,
ἢ ὑγρὸν ἢ ξηρὸν, ἢ λεπτομερὲς ἢ παχυμερὲς ὑπάρχειν ἕκα-
στον τῶν φαρμάκων αἱ διαφοραὶ τῶν κατὰ μέρος ἐνερ-

recte quaedam fcripferimus calumniaturos atque conviciis
laceraturos.   Itaque qui fanioris mentis funt, monitis, fcio,
aufcultabunt, ac fi qua illis cura eft praefentis hujus fpe-
culationis, ab initio totum opus perlegent; at qui prae cu-
riofitate potius quam difcendi ftudio huc accefferint, mo-
nita noftra contemnent.   Enimvero mirum fortaffe videri
non debet, fi inventi funt qui myfteriorum libros a myfte-
riis alieni legere non funt reveriti, verum illos fui auctores
non fcripferant profanis, nec ego mehercule iis qui in
principiis non funt exercitati.   Exponentur hoc in libro
et eo qui hunc fubfequitur reliquarum plantarum primae
facultates eo doctrinae ordine, qui in literis a quibus inci-
piunt vifitur.   Antecedente itaque libro usque ad jota pro-
greffi fumus.   Hic autem principium fumemus a ϰ, id modo
praemonentes etiam, quod ad ante demonftrata principia
totum referemus.   Siquidem hinc omnis figillatim medica-
mentorum in agendo provenit diverfitas, quod hactenus
eorum unumquodque aut calidum eft, aut frigidum, aut fic-

γειῶν αὐτῶν γίγνονται, τὸ δ᾽ ἐπὶ τοσόνδε προήκειν ἐν ἑκά-
στῳ τῶν προειρημένων ἄῤῥητόν ἐστι πρός γε τὴν ἀκριβεστά-
την ἀλήθειαν. ἀλλ᾽ ἡμεῖς καὶ τοῦτο [182] περιλαβεῖν ἐπειρά-
θημεν ὅροις σαφέσιν, ἱκανοῖς εἰς τὴν χρείαν τῆς τέχνης, ἕν
μὲν εἶναι γένος φαρμάκων ἐπιδείξαντες εἰς ὁμοίαν τοῖς σώ-
μασιν ἡμῶν ἀφικνούμενον κρᾶσιν, ἐπειδὰν ὑπὸ τῆς ἐν αὐτοῖς
θερμότητος ἀρχήν τινα δέξηται μεταβολῆς τε καὶ ἀλλοιώ-
σεως, ἕτερον δὲ θερμότερον ἢ καθ᾽ ἡμᾶς γιγνόμενον, οὗ
τέτταρας ἔδοξε ποιήσασθαι τάξεις· πρώτην μὲν τὴν ἀσαφῆ
πρὸς αἴσθησιν, ὡς λόγου δεῖσθαι τοῦ φωράσαντος, ἑτέραν
δ᾽ ἐπ᾽ αὐτῇ δευτέραν, ἤδη πως σαφῆ πρὸς αἴσθησιν, ἄλλην
δὲ τρίτην θερμαίνουσαν μὲν ἰσχυρῶς, οὐ μὴν ἤδη γέ πως
καίουσαν, ἐφ᾽ ᾗ τετάρτην τε καὶ ὑστάτην τὴν καυστικήν.
οὕτω δὲ καὶ τῶν ψυχόντων πρώτην μὲν τὴν (87) τάξιν
τῶν λόγου δεομένων εἰς ἀπόδειξιν τοῦ ψύχειν, δευτέραν δὲ
τῶν αἰσθητῶς ψυχόντων, καὶ τρίτην τῶν ἰσχυρῶς, καὶ τε-

cum, aut humidum, aut tenuium partium, aut craffarum.
Caeterum quatenus in comprehenforum unoquoque procef-
fum fit, juxta exactiffimam veritatem, explicatu certe eft
impoffibile. Sed nos id tamen claris limitibus circumfcri-
bere fumus conati, qui quidem ad artis ufum fufficerent,
unum effe medicamentorum genus monftrantes, quod ad
fimilem corporibus noftris temperiem pertingeret, quum a
calore, qui in ipfis eft, mutationis alterationisque acciperet
principium, alterum quod calidius quam nos efficeretur,
cujus quatuor conftituendos effe ordines vifum eft, primum
qui fenfu obfcurus fit, adeo ut ratione fit opus, quae ve-
rum deprehendat, alterum ab eo fecundum quodammodo
jam fenfu clarum, tertium deinde alium qui valenter qui-
dem calefaciat, fed nondum urat, quem fequitur quartus et
poftremus jam adurens. Sic quoque refrigerantium primum
quidem eorum quae rationis fubfidio indigent, ut refrigerare
demonftrentur, fecundum eorum quae fenfibiliter refrige-
rant, tertium eorum quae valenter, quartum eorum quae

τάρτην τῶν νεκρούντων. ἀνάλογον δὲ ταύταις καὶ περὶ τῶν
ὑγραινόντων καὶ ξηραινόντων.

Κεφ. ί. [ά. Περὶ καλαμίνθης.] Καλαμίνθη λεπτο-
μερὴς τὴν οὐσίαν ἐστὶ καὶ θερμὴ καὶ ξηρὰ τὴν κρᾶσιν, ἐκ
τῆς τρίτης που τάξεως κατ᾽ ἀμφοτέρας τὰς ποιότητας.
ἐναργῆ δὲ τουτων τὰ γνωρίσματα τά τε τῇ γεύσει φαινό-
μενα καὶ τὰ διὰ τῆς πείρας γιγνωσκόμενα. τῇ μὲν γὰρ γεύ-
σει δριμεῖά τε καὶ θερμὴ σαφῶς ἐστι καὶ βραχύ τι παντε-
λῶς ὑπόπικρον ἔχει. πειρωμένοις δ᾽ αὐτῆς καὶ προσάγουσι
τῷ σώματι πρῶτον μὲν ἔξωθεν ἐπιτιθεμένη λίαν θερμαί-
νει τε καὶ δάκνει καὶ ἀμύττει τὸ δέρμα καὶ τελευτῶσα ἕλ-
κος ἐργάζεται. λαμβανομένη δὲ εἴσω τοῦ σώματος αὐτή τε
καθ᾽ ἑαυτὴν ξηρὰ καὶ διὰ μελικράτου, θερμαίνει τε σαφῶς
καὶ ἱδρῶτας κινεῖ καὶ διαφορεῖ καὶ ξηραίνει τὸ πᾶν σῶμα.
διὰ τοῦτο γοῦν αὐτῇ τινες ἐχρήσαντο καὶ πρὸς τὰ κατὰ
περίοδον ῥίγη, ἔξωθεν μὲν ἐναφέψοντες ἐλαίῳ καὶ συναλεί-
φοντες ὅλον τὸ σῶμα μετὰ τρίψεως γενναίως, ἔσωθεν δὲ
λαμβάνοντες, ὡς εἴρηται. καὶ μέν γε καὶ κατὰ τῶν ἰσχίων

extinguunt ac mortem inducunt. Proportione iſtorum et
de humectantibus ac ſiccantibus.

Cap. X. [1. De Calamintha.] Calamintha eſſen-
tia eſt tenuium partium et calida ſiccaque temperie, ex ter-
tio quodammodo ordine utraque qualitate. Horum mani-
feſta funt indicia, partim guſtu apparentia, partim expe-
rientia cognita. Guſtu ſiquidem acris et calida palam eſt,
ac paulum omnino fubamari obtinet. Periclitantibus autem
et corpori admoventibus extrinſecus impoſita, primum qui-
dem valde calefacit et mordicat, cutemque exugit, poſtremo
etiam ulcus eſficit, in corpus autem intro aſſumpta tum ipfa
per ſefe ſicca, tum etiam ex melicrato, perſpicuo calefacit
et fudores ciet, omneque corpus tum digerit tum exiccat.
Ea ratione ducti quidam ipfam contra corporis concuſſiones
rigoresque per circuitum repetentes adhibuerunt, foris qui-
dem oleo incoctam toti corpori inungentes cum frictione
non fegni, intro vero aſſumentes, ſicuti eſt dictum. Quin

καταπλάττουσί τινες αὐτὴν ἐπὶ τῶν ἰσχιαδικῶν ἀῤῥωστη-
μάτων ὡς γενναῖον βοήθημα· καὶ γὰρ ἕλκει τὰ ἐκ τοῦ βά-
θους εἰς τὴν ἐκτὸς ἐπιφάνειαν καὶ θερμαίνει σύμπαν τὸ ἄρ-
θρον, ἐπικαίει τε σαφῶς τὸ δέρμα καὶ καταμήνιά τε πινο-
μένη καὶ προστιθεμένη προσκαλεῖται πάνυ δραστηρίως. ἀγα-
θὸν δὲ καὶ τῶν ἐλεφαντιώνιων φάρμακον, οὐ μόνον τῷ
γενναίως διαφορεῖν τοὺς λεπτοὺς χυμοὺς, ἀλλὰ καὶ τῷ λε-
πτύνειν καὶ τέμνειν ἰσχυρῶς τοὺς παχεῖς, οἷοί πέρ εἰσιν οἱ
τὸ τοιοῦτο νόσημα γεννῶντες, οὕτω δὲ καὶ οὐλὰς μελαίνας
λαμπρύνει καὶ ὑπώπια διαφορεῖ. κάλλιον δ᾽ ἐπὶ τῶν τοιού-
των χλωρὰν ἐν οἴνῳ ἑψηθεῖσαν καταπλάττειν αὐτὴν μᾶλ-
λον, ἢ ξηράν. ἰσχυροτέρα γὰρ ξηρανθεῖσα γίγνεται καὶ καίειν
ἑτοιμοτέρα. τῷ δ᾽ εἶναι τοιαύτη καὶ πρὸς τὰ τῶν ἰοβόλων
θηρίων δήγματα παραλαμβάνεται, καθάπερ τά τε καυτήρια
καὶ ὅσα τῶν φαρμάκων ἐστὶ θερμὰ καὶ δριμέα καὶ λεπτο-
μερῆ καὶ ῥᾳδίως ἐκ τοῦ βάθους ἐπισπώμενα πρὸς ἑαυτὰ
τὴν παρακειμένην ἅπασαν ὑγρότητα. ἡ δὲ συνοῦσα πικρό-
της αὐτῇ βραχεῖα μέν ἐστι παντελῶς· δρᾷ δ᾽ ἅπερ ἡ ἰσχυ-

etiam et coxendicibus eam quidam in morbis ifchiadicis
tanquam ftrenuum remedium illinunt, trahit enim qnae in
profundo haerent, ad extimam fuperficiem, totumque adeo
articulum calefacit, cutemque non obfcure adurit. Men-
fesque tum epota tum appofita admodum efficaciter pro-
vocat. Bonum etiam elephanticorum remedium, non eo
tantum, quod ftrenue tenues humores digerat, verum etiam
quia extenuet et incidat valenter craffos, qui talem morbum
procreant. Sic et cicatricibus atris candorem reddit et fu-
gillata digerit, fed ad talia in vino concoquentes, emplaftri
modo ipfam imponere et virentem magis quam arentem
praeftat, quippe arefacta vehementior redditur et ad uren-
dum promptior. Porro talis quum fit, ad venenatarum
beftiarum morfus affumitur, velut etiam cauteria et quae-
cunque medicamenta calida funt et acria tenuiumque par-
tium, quaeque facile ex alto ad fefe circumjacentem omnem
humiditatem poffunt attrahere. Caeterum qui illi ineft
amaror, plane exiguus eft, verum ad quaedam ita efficaci-

ροτάτη πρὸς ἔνια, διὰ τὸ συνεῖναι σφοδρᾷ θερμότητι μετὰ
λεπτομεροῦς οὐσίας. οὕτω γοῦν ἀσκαρίδας τε καὶ ἕλμινθας
ὁ χυλὸς αὐτῆς ἐνιέμενός τε καὶ πινόμενος ἀναιρεῖν πέφυκε.
κατὰ δὲ τὸν αὐτὸν [183] λόγον καὶ τοὺς ἐν ὠσὶ σκώληκας,
ἢ εἴ που καθ᾽ ἕλκους σηπεδονώδους ἑτέρωθι τοῦ σώματος
ἡ τοιαύτη γένοιτο διάθεσις. οὕτω δὲ καὶ τὰ κυούμενα πι-
νομένη τε καὶ προστιθεμένη διαφθείρει τε καὶ ἐκβάλλει. ἡ
μὲν οὖν τμητικὴ δύναμις ὑπάρχει διά τε τὸ θερμὸν αὐτῆς
καὶ λεπτομερὲς καὶ πικρὸν, ἡ δὲ ῥυπτικὴ διὰ τὰ πικρὸν
μόνον. καὶ τοίνυν ὀνίνησι τοὺς μὲν ἀσθματικοὺς διὰ πάντα
τὰ εἰρημένα, τοὺς δ᾽ ἰκτεριώδεις διὰ τὴν πικρότητα μάλι-
στα, καθάπερ καὶ τἄλλα σχεδὸν ἅπαντα τὰ πικρὰ τῷ ῥύ-
πτειν τε καὶ καθαίρειν τὰς κατὰ τὸ ἧπαρ ἐμφράξεις. ἔστι
δ᾽ εἰς ἅπαντα τὰ εἰρημένα πρακτικώτερα ἢ ὄρειος.
[β΄. Περὶ καλάμου ἀρωματικοῦ.] Κάλαμος ἀρωματι-
κὸς καὶ στύψεως βραχείας καὶ δριμύτητος ἐλαχίστης μετέ-
χει. τὸ δὲ πλεῖστον αὐτοῦ γεώδους οὐσίας ἐστὶ καὶ ἀερώ-
δους, εὔκρατον ἐν τῇ κατὰ θερμότητα καὶ ψυχρότητα συ-

ter agit ut quae valentiſſima eſt, nimirum quam conjuncta
fit vehementi calori cum eſſentia tenuium partium. Quare
et aſcaridas et lumbricos ſuccus ejus aut infuſus, aut epo-
tus enecat. Eadem ratione aurium vermes, aut ſicubi in
ulcere putredinoſo in alia corporis parte talis provenerit
affectus. Sic et conceptus ſeu pota ſeu admota interimit
et ejicit. Igitur incidendi quidem ei vis adeſt propter ca-
lorem ejus, tenuitatem partium et amarorem, abſtergendi
vero propter unicum amarorem. Itaque aſthmaticis ad
omnia antedicta prodeſt, regio vero morbo laborantibus
potiſſimum ob amarorem, ſicut alia fere omnia amara, ut-
pote abſtergentia et expurgantia in jecinore provenientes
obſtructiones. Ad omnia jam dicta efficacior eſt montana.
[2. *De calamo aromatico.*] Calamus odoratus levi-
culam quandam aſtrictionem, ac minimam acrimoniam poſſi-
det. Maxima ex parte eſſentia ejus terrena eſt et aërea,
in caliditatis frigiditatisque conjugatione temperata. Quam-

ζυγίᾳ. ὅθεν οὐρητικός τε μετρίως ἐστὶν καὶ ταῖς πρὸς ἧπαρ
καὶ στόμαχον ἐπιτιθεμέναις μίγνυται δυνάμεσιν, εἴς τε τὰς
τῆς ὑστέρας πυρίας, ὅσαι φλεγμονῆς ἕνεκεν ἢ καταμηνίων
ἐρεθισμοῦ παραλαμβάνονται, χρησίμως μίγνυται. κείσθω τοί-
νυν δευτέρας τάξεως τῶν θερμαινόντων καὶ ξηραινόντων, καὶ
σφοδρότερόν γε ξηραινόντων ἢ θερμαινόντων. ἔχει δέ τι καὶ
λεπτομερὲς, ὥσπερ καὶ τἄλλα σύμπαντα ἀρώματα. ἀλλ᾽ ἐκεί-
νων μὲν τοῖς πλείστοις πάμπολυ τὸ λεπτομερὲς ὑπάρχει,
τῷ καλάμῳ δ᾽ οὐ πολύ.

[γ΄. Περὶ καλάμου φραγμίτου.] Καλάμου φραγμίτου
τὴν ῥίζαν σὺν βολβοῖς ἀκίδας καὶ σκόλοπας ἐκ βάθους ἐπι-
σπᾶσθαί τινες ἔγραψαν, ὡς ἂν ἑλκτικῆς τινος ὑπαρχούσης
αὐτῇ δυνάμεως. οὐ μὴν ἡμεῖς γε ἐπειράθημεν, ὅσον μέντοι
τῇ γεύσει τεκμήρασθαι, ῥυπτικῆς μετέχει δυνάμεως οὐκ ὀλί-
γης, ἥκιστα δριμείας. τὰ μέντοι φύλλα τὰ χλωρὰ μετρίως
ἐμψύχει, μετέχοντα τῆς ῥυπτικῆς καὶ ταῦτα δυνάμεως. ὁ
φλοιὸς δὲ αὐτοῦ καυθεὶς λεπτομεροῦς ἱκανῶς καὶ διαφορη-
τικῆς γίνεται δυνάμεως, ἔχων τι καὶ ῥυπτικὸν, ὥστε καὶ ξη-

obrem moderate urinam movet, et facultatibus quae jecori
ſtomachoque imponuntur miſceri poteſt, tum in fomenta
quoque uteri, quae phlegmones gratia, aut irritandis men-
ſibus aſſumuntur, utiliter admiſcetur. Ponatur itaque ha-
beaturque ſecundi ordinis eorum, quae calefaciunt et defic-
cant, valentius tamen deſiccant quam calefaciunt. Ineſt
quoque ei quaedam partium tenuitas, velut aliis omnibus
odoratis, ſive aromatibus, caeterum illorum compluribus
tenuium partium plurimum, calamo vero non multum adeſt.

[3. De calamo phragmite, ſive de canna.] Calami
phragmitis radicem cum bulbis aculeos et ſtipites ex alto
extrahere quidam ſcripſere, ceu trahendi quaedam vis ei
ineſſet. Nos tamen ejus rei periculum non fecimus. Ve-
rum quantum guſtu liceat conjicere, abſtergentem facultatem
poſſidet non paucam, minimeque acrem. Quinetiam folia
ipſa abſtergentis ſunt facultatis. Cortex vero ejus com-
buſtus admodum tenuium partium et digerentis facultatis
efficitur, adjunctum habens abſterſorium quiddam, ut exic-

ραίνειν καὶ θερμαίνειν κατὰ τὴν τρίτην που τάξιν, καὶ πλέον
γε ξηραίνειν ἢ θερμαίνειν. φυλάττεσθαι δ᾿ αὐτοῦ προσήκει
τὴν καλουμένην ἀνθήλην. ἐμπίπτουσα γὰρ τοῖς ὠσὶν ἐμ-
πλάττεται ἀναπολύτως καὶ κακοῖ τὴν ἀκοὴν, ὥστε κωφώσεις
ἐργάζεσθαι πολλάκις.
    [δ΄. Περὶ καγκάνου.] Καγκάνου ἡ ῥίζα δυνάμεως μέν
ἐστιν ἀδήκτου τε καὶ μετρίως ξηραντικῆς, οὐσίας δὲ παχυ-
μεροῦς ἐμπλαστικῆς. ὅθεν οἴνῳ βρεχομένη, καθάπερ ἡ τρα-
γάκανθα καὶ ἐκλειχομένη, τὰς τῆς ἀρτηρίας ἰᾶται τραχύτη-
τας, οὐδὲν δ᾿ ἧττον, εἰ καὶ διαμασήσαιτό τις αὐτὴν, ὁ
παραῤῥέων χυλὸς ὀνίνησι τὴν ἀρτηρίαν ὁμοίως τῷ τῆς
γλυκυρίζης.
    [184] [ε΄. Περὶ καννάβεως.] Καννάβεως ὁ καρπὸς ἄφυ-
σός τε καὶ ξηραντικὸς εἰς τοσοῦτόν ἐστιν ὡς, εἰ πλείων βρω-
θείη, ξηραίνειν τὴν γονήν. ἔνιοι δὲ χλωρὸν αὐτὸν χυλίζοντες
εἰς ὤτων ἀλγήματα χρῶνται τὰ κατ᾿ ἔμφραξιν, ὡς ἐμοὶ
δοκεῖ, γινόμενα.
    [στ΄. Περὶ καπνίου.] Κάπνιος οἱ δὲ καπνὸν ὀνομά-
ζουσι, δριμείας ἅμα καὶ πικρᾶς μετέχει ποιότητος, οὐκ ἀπήλ-

cet et calefaciat tertio quodammodo ordine, plus tamen
deficcet quam calefaciat.   Vitandus eſt ejus flos, quem
authelen vocant.   Nam ſi in aures incidat, adeo tenaciter
adhaerens affigitur, ut avelli non poſſit, auditumque vitiet,
quamobrem faepiſſime furditates efficit.
    [4. De cancano, cacalia.]   Cancani radix facultatem
habet mordacitatis expertem et modice exiccantem, eſſen-
tiam craſſarum partium et emplaſticam.   Quapropter ma-
cerata vino, ficut tragacantha et lincta arteriae afperitates
fanat.   Nec minus fiquis eam commandat, fuccus ejus de-
fluens prodeſt arteriae fimiliter, ut glycyrhizae fuccus.
    [5. De cannabe.]   Cannabis femen flatus extinguit,
adeoque deſiccat, ut, ſi pluſculum edatur, genituram|exiccet.
Sunt qui viridem fuccum exprimentes ad aurium dolores ab
obſtructione, opinor, natos eo utantur.
    [6. De capnio, fumo.]   Capnios, alii capnos, acris
fimul et amarae qualitatis eſt particeps, nec tamen plane

λακται δὲ παντάπασιν οὐδὲ τῆς στρυφνῆς, ὅθεν οὐρά τε
χολώδη προτρέπει πολλὰ καὶ τὰς καθ᾽ ἧπαρ ἐμφράξεις τε
καὶ ἀτονίας ἰᾶται, καὶ ὁ χυλὸς δ᾽ αὐτῆς ὀξυδερκής ἐστι καὶ
ἐπισπώμενος οὐκ ὀλίγον δάκρυον, ὥσπερ ὁ καπνὸς, ἐντεῦ-
θεν δ᾽ αὐτῇ καὶ τοὔνομα. ἐχρῆτο δ᾽ αὐτῇ τις ἰδιώτης καὶ
ὡς στόμαχον ῥωννυούσῃ μετὰ τοῦ καὶ γαστέρα λαπάσσειν.
ἐξήραινε γὰρ τὴν πόαν πρότερον καὶ ἀπετίθετο καὶ οὕτως
ἀπέπασσεν ὑπαγωγῆς μὲν ἕνεκα μελικράτῳ, ῥωννύναι δὲ βου-
λόμενος τὸν στόμαχον οἴνῳ κεκραμένῳ [δηλονότι].
         (88) [ζ. Περὶ καππάρεως.] Καππάρεως ὁ μὲν τῆς
ῥίζης φλοιὸς ἐπικρατοῦσαν ἔχει τὴν πικρὰν ποιότητα, δευτέ-
ραν δὲ τὴν δριμεῖαν, ἐφεξῆς δὲ ταύτῃ τὴν στρυφνήν. ᾧ καὶ
δῆλον ὡς ἐκ διαφόρων τε καὶ μαχομένων σύγκειται δυνά-
μεων. ῥύπτειν μὲν γὰρ δύναται καὶ διακαθαίρειν τε καὶ
τέμνειν τῇ συνιούσῃ πικρότητι, θερμαίνειν δὲ καὶ τέμνειν
καὶ διαφορεῖν τῇ δριμύτητι, συνάγειν δὲ καὶ πιλεῖν καὶ σφίγ-
γειν τῇ στρυφνότητι. καὶ διὰ τοῦτο σπλῆνας μὲν σκιῤῥώδεις,
εἴ περ τι καὶ ἄλλο, καὶ τοῦτο τὸ φάρμακον ὀνίνησιν, ἔξω-
θεν δὲ τοῖς ἐπιτηδείοις καταπλάσμασι μιγνύμενον, εἴσω δὲ

expers eſt acerbae. Quamobrem urinam biliofam multam-
que provocat, fanatque jecinoris obſtructiones et debilitates.
Succus ejus oculorum aciem acuit, non paulum trahens
lachrymarum, velut ipfe fumus, nam hinc ei appellatio in-
dita. Plebejus quidam ea uti folebat ad ſtomachum robo-
randum, unaque ventrem lubricandum. Siquidem herbam
primum deficcatam condebat, porro quum uti volebat, fub-
ductionis quidem gratia melicrato infpergebat, roborandi
vero ſtomachi caufa vino nimirum diluto.

[7. *De cappare.*] Capparis radicis cortex vincen-
tem habet qualitatem amaram, proximam acrem, deinde
acerbam. Ex quo liquet quod diverfis pugnantibusque
conſtet facultatibus, quippe abſtergere, expurgare, incidere
poteſt amarore, calefacere, incidere, digerere acrimonia,
porro contrahere, denfare, conſtringere acerbitate. Itaque
lienes induratos, fiquid aliud, hoc medicamentum juvare
valet, tum foris idoneis illinendis remediis admixtum, tum

10 ΓΑΛΗΝΟΥ ΠΕΡΙ ΤΗΣ ΤΩΝ ΑΠΛΩΝ ΦΑΡΜ ΚΡΑΣ.

Ed. Chart. XIII. [184.]   Ed. Baf. II. (88.)

τοῦ σώματος λαμβανόμενον, ἤτοι ἀφεψημένον ἐν ὄξει καὶ
ὀξυμέλιτι καὶ τοῖς τοιούτοις, ἢ ξηρὸν κεκομμένον ἀναμιγνύ-
μενον αὐτοῖς. καὶ γὰρ δὴ καὶ κεναῖ φανερῶς τοὺς γλίσχρους
καὶ παχεῖς χυμοὺς οὕτω ληφθὲν, οὐ δι᾽ οὔρων μόνον, ἀλλὰ
καὶ κατὰ γαστέρα. πολλάκις δὲ καὶ αἱματώδη διαχωροῦσιν,
ἐφ᾽ οἷς οἵ τε σπλῆνες ὀνίνανται καὶ αἱ κατ᾽ ἰσχίον ὀδύναι.
καὶ μὲν δὴ καὶ καταμήνια κινεῖ καὶ ἀποφλεγματίζει καὶ ῥήγ-
μασι καὶ σπάσμασι βοηθεῖ. τὸ δ᾽ ὅτῳ χρὴ πόματι μιγνύειν
αὐτὴν ἐφ᾽ ἑκάστου τῶν παθῶν, οὐ τῆς προκειμένης πραγμα-
τείας ἐστὶν, ἀλλ᾽ ἤτοι τῆς περὶ συνθέσεως φαρμάκων, ἢ τῆς
θεραπευτικῆς μεθόδου. καὶ καταπλαττόμενος δὲ τοῖς κακοή-
θεσιν ἕλκεσι τῆς ῥίζης ὁ φλοιὸς ἀγαθὸν φάρμακον, ὡς ἂν
ἀποῤῥύπτειν τε δυνάμενος αὐτὰ καὶ ξηραίνειν ἰσχυρῶς, καὶ
τοὺς τῶν ὀδόντων τε πόνους κατὰ τὰς προειρημένας ὠφε-
λεῖ ποιότητας, ἐνίοτε μὲν ὄξει συνεψηθεὶς, ἐνίοτε δ᾽ οἴνῳ,
πολλάκις δ᾽ αὐτὸς μόνος ἐνδακνόμενος. ἔστι δὲ οὐδὲ τού-
των τοὺς καιροὺς διορίσαι τῆς ἐνεστώσης πραγματείας. οὐ
γὰρ τοῦτο πρόκειται νῦν, ἀλλ᾽ ἐξ ἑκάστου τῶν κατὰ μέρος

intro in corpus aſſumptum, ſive decoctum in aceto aut
oxymelite et id genus, ſive aridum coutuſum illisque per-
mixtum, quippe quum aperte craſſos lentosque humores
hoc pacto ſumptum evacuet, nec eos tantum per urinas,
ſed et per ventrem, ſaepe etiam ſanguinolentos deſert, unde
et lienes adjuti ſunt et coxarum dolores. Quin etiam men-
ſes promovet, et e capite pituitam evocat, auxiliaturque
ruptis atque convulſis. Caeterum cuinam ipſum potioni in
quoque affectuum miſceri conveniat, non eſt praeſentis in-
ſtituti perſequi, ſed aut ejus, ubi de componendis agitur
medicamentis, aut ubi curandi traditur methodus. Porro
radicis ejus cortex ulceribus malignis cataplasmatis modo
impoſitus non malum eſt remedium, ut qui illa extergere
valeat, nec ſegniter deſiccare. Praeterea dentium labores
praedictarum qualitatum ratione adjuvat, interdum cum
aceto coctus, interdum cum vino, ſaepe etiam ſolus dentibus
manſus ac morſus. Sed non pertinet ad praeſens nego-
tium quando quodque horum tempeſtivum ſit definire; nec

ΚΑΙ ΔΥΝΑΜΕΩΣ ΒΙΒΛΙΟΝ Η.   11

Ed. Chart. XIII. [184. 185.]   Ed. Baf. II. (88.)

ἔργων ἔνδειξίν τινα λαβεῖν τῶν δυνάμεων αὐτῆς, ἀναγα-
γόντα τὸν λόγον ἐπὶ τὰς ἐξ ἀρχῆς ὑποκειμένας ἀρχάς. εὔ-
δηλον οὖν ἐκ τῶν εἰρημένων ὡς τμητική τις ἐν αὐτῇ δύ-
ναμίς ἐστι καὶ ῥυπτικὴ καὶ διαφορητικὴ καὶ συνακτική. καὶ
γὰρ δὴ καὶ ἀλφοὺς ἀφαιρεῖ σὺν ὄξει καὶ χοιράδας καὶ ὄγ-
κους σκληροὺς διαφορεῖ, τοῖς ἐπιτηδείοις πρὸς ταῦτα φαρ-
μάκοις μιγνυμένη. τῷ δὲ φλοιῷ τῆς ῥίζης ὁ καρπὸς ἀνάλο-
γον ἔχει δυνάμεως, πλὴν ὅσον ἀσθενέστερός ἐστιν εἰς ἅπαντα.
[185] καὶ μὲν δὴ καὶ τὰ φύλλα καὶ ὁ καυλὸς αὐτῶν
ὁμοίας εἰσὶ δυνάμεως, καὶ ἔγωγέ ποτε τοῖς φύλλοις οἶδα
διαφορήσας ἐν ὀλίγαις ἡμέραις χοιραδώδη σκληρότητα. μί-
γνυμεν δ᾿ αὐτοῖς δηλονότι τῶν ἀμβλυνόντων τι τὸ σφοδρὸν
τῆς δυνάμεως. οὐδὲν δὲ θαυμαστὸν εἰ καὶ τοὺς ἐν ὠσὶ
σκώληκας ὁ χυλὸς ἀναιρεῖ διὰ τὴν πικρότητα. ἡ δ᾿ ἐν τοῖς
θερμοῖς πάνυ χωρίοις γεννωμένη κάππαρις, ὥσπερ καὶ ἡ ἐν
Ἀραβίᾳ, πολὺ τῆς παρ᾿ ἡμῖν ἐστι δριμυτέρα, ὥστε καὶ τῆς
καυστικῆς ἐπιπλέον μετέχει δυνάμεως.

[η'. Περὶ καρδάμου.] Καρδάμου τὸ σπέρμα καυστικῆς

enim id nunc propofitum eſt, ſed ex quoque particularium
ejus operum virium ejus quandam ſumere indicationem,
ſermonem ad principia ab initio propofita reducendo. Ex
dictis ergo clarum eſt, incidendi quandam ei facultatem
ineſſe, itemque extergendi, digerendi, contrahendi. Viti-
ligines fiquidem cum aceto detrahit et ſtrumas et duros tu-
mores digerit idoneis ad ea medicamentis mixtus. Radicis
cortici fructus proportione virium reſpondet, niſi quod ad
omnia fit imbecillior. Imo et folia et caules ejus fimilem
vim obtinent. Meminique me foliis quandoque paucis diebus
duritiem ſtrumae naturam referentem difcuſſiſſe. Sed ad-
mifcemus fcilicet illis quippiam, quod eorum virium obtun-
dat vehementiam. Nec mirum eſt quod ſuccus aurium
vermes amarore occidat ſuo. Porro capparis, quae in ad-
modum ſerventibus regionibus provenit, ut quam fert Ara-
bia, multo eſt noſtrate acrior, adeo ut plurimum etiam
habeat facultatis adurentis.

[8. *De cardamo.*] Naſturtii ſemen adurentis ſeu

12 ΓΑΛΗΝΟΥ ΠΕΡΙ ΤΗΣ ΤΩΝ ΑΠΛΩΝ ΦΑΡΜ. ΚΡΑΣ.

Ed. Chart. XIII. [185.]　　　　　　　　Ed. Baf. II. (88.)

μετέχει δυνάμεως, ὥσπερ τὸ νᾶπυ, καὶ διὰ τοῦτο ἰσχιάδας,
κεφαλαλγίας καὶ ὁτιοῦν ἄλλο τῶν δεομένων φοινίξεως ἐκ-
θερμαίνουσιν αὐτῷ, καθάπερ τῷ νάπυϊ. μίγνυται δὲ καὶ
τοῖς πρὸς τοὺς ἀσθματικοὺς διδομένοις φαρμάκοις, ὡς ἂν
δηλονότι τέμνειν ἰσχυρῶς τοὺς παχεῖς χυμοὺς δυνάμενον,
ὥσπερ καὶ τὸ νᾶπυ· προσέοικε γὰρ ἐκείνῳ τὰ πάντα. καὶ
ἡ πόα δὲ ξηρὰ μὲν γενομένη παραπλησίας ἐστὶ τῷ σπέρ-
ματι δυνάμεως, ὑγρὰ δὲ ἔτι καὶ χλωρὰ διὰ τὴν ἐπιμιξίαν
τῆς ὑδατώδους ὑγρότητος ἀπολείπεται πάμπολυ καὶ οὕτως
ἐστὶ μέτριος ἐν τῷ τοιῷδε τὴν δῆξιν ὥστε καὶ μετ᾽ ἄρτου
δυνατὸν αὐτῇ χρῆσθαι καθάπερ ὄψῳ.

[θ'. Περὶ καρδαμώμου.] Καρδάμωμον ἔστι μὲν ἀμέ-
λει καὶ τοῦτο θερμῆς ἱκανῶς δυνάμεως, οὐ μὴν οὕτως ἰσχυ-
ρῶς ὡς τὸ κάρδαμον, ἀλλ᾽ ὅσον ἥδιόν τε καὶ ἀρωματικώτε-
ρον ὑπάρχει καρδάμου, τοσοῦτο καὶ τῆς θερμῆς δυνάμεως
ἀσθενεστέρας μετείληφεν. οὐ μὴν ἑλκοῦν ἱκανόν ἐστι καὶ
αὐτὸ καθ᾽ αὑτὸ καταπλασσόμενον, ἔχει δέ τι καὶ πικρότη-
τος ἐμφερόμενον ἑαυτῷ, δι᾽ ἣν καὶ τὰς ἕλμινθας ἀναιρεῖ
καὶ ψώρας ἰσχυρῶς ἀποῤῥύπτει καὶ σὺν ὄξει.

cauſticae facultatis particeps eſt, velut napy. Proinde
coxendicis et capitis dolores, atque adeo quodcunque aliud
rubrificationem poſtulat, eo calefaciunt, ſicut napy. Mi-
ſcetur quoque remediis quae exhibentur aſthmaticis, tan-
quam valenter craſſos ſuccos incidere valeat, velut et napy,
nam omnino ei ſimile eſt. Porro et herba areſacta ſimilem
ſemini vim poſſidet, humida vero adhuc ac viridis propter
aqueae humiditatis admixtionem, multo ſemine inferior eſt,
adeoque tunc mordacitas ejus moderata eſt, ut cum pane
ea uti liceat cen obſonio.

[9. *De cardamomo.*] Cardamomum eſt et ipſum ſane
facultatis admodum calidae, non tamen usque adeo ut na-
ſturtium, ſed quanto ſuavius ac odoratius eſt naſturtio,
tanto et imbecillior ei calida facultas ineſt, nec enim ulce-
rare idoneum eſt, vel ipſum per ſe illitum. Porro adjun-
ctum habet quiddam etiam amaroris, quo lumbricos inter-
ficit et cum aceto valenter pſoras detergit.

Ed. Chart. XIII. [185.]   Ed. Baf. II. (88.)

[ι'. Περὶ κάρου.] Κάρου τὸ σπέρμα θερμαίνει καὶ
ξηραίνει κατὰ τὴν τρίτην που τάξιν δριμεῖαν μετρίως ἔχον
τὴν ποιότητα. ταῦτά τοι καὶ ἄφυσόν ἐστι καὶ οὐρητικὸν
οὐ τὸ σπέρμα μόνον, ἀλλὰ τὸ φυτόν.

[ια'. Περὶ κασίας.] Κασία ξηραίνει καὶ θερμαίνει κατὰ
τὴν τρίτην που τάξιν. ἔστι δὲ καὶ λεπτομερὴς ἱκανῶς, ἐν
δὲ τῇ γεύσει πλεῖστον μὲν ἐν αὐτῇ τὸ δριμὺ, βραχὺ δέ τι
καὶ στῦφον, ὥστε καὶ διὰ πάντα ταῦτα τέμνει τε ἅμα καὶ
διαφορεῖ τὰ κατὰ τὸ σῶμα περιττά, καὶ πρὸς τούτοις ἔτι
ῥώμην ἐντίθησι τοῖς ὀργάνοις. ἐπιτήδειος δὲ καὶ πρὸς τὰς
τῶν καταμηνίων ἐπισχέσεις ἐστὶν, ὅταν ὑπὸ πλήθους τε ἅμα
καὶ πάχους τῶν περιττωμάτων αὐτάρκως κενοῦσθαι κω-
λύηται.

[ιβ'. Περὶ καρύων.] Κάρυα. τὸ δένδρον ἔχει μέν τι
κἂν τοῖς βλαστοῖς κἂν τοῖς φύλλοις στυπτικὸν, ἐναργὲς δὲ
καὶ πλεῖστον ἐν τῷ τοῦ καρύου λέμματι προσφάτῳ τε καὶ
ξηρῷ. χρῶνται γοῦν αὐτῷ διὰ τοῦτο καὶ οἱ βαφεῖς. ἡμεῖς
δὲ καὶ ἐκθλίβοντες αὐτὰ καὶ τὸν χυλὸν ὁμοίως τῷ τῶν

[10. *De caro.*] Cari femen calefacit et exiccat tertio
quodammodo ordine, moderate acrem qualitatem poſſidens.
Itaque et flatus extinguit et urinas ciet, non femen tantum,
fed et planta.

[11. *De caſia.*] Caſia exiccat et calefacit tertio
quodammodo ordine, fed et tenuium admodum partium eſt,
guſtu vero plurimum habet acrimoniae, leviter quoque
nonnihil aſtringens. Quamobrem ob haec omnia incidit,
ſimulqne digerit quae in corpore funt excrementa, et ad
haec robur etiam inſtrumentis addit. Idoneum vero etiam
ſuppreſſis menfibus, quum videlicet ob copiam ſimul et craf-
fitiem excrementorum quod fufficiat evacuari nequit.

[12. *De caryis, nucibus.*] Nux. Arbor tum in foliis
tum in germinibus aſtrictionem quandam poſſidet, caeterum
evidentem plurimamque in nucis putamine recenti pariter
et ficco, proinde eo tinctores quoque uti folent. At nos
ejus expreſſi fucco ſimiliter ut mororum et ruborum in

14 ΓΑΛΗΝΟΥ ΠΕΡΙ ΤΗΣ ΤΩΝ ΑΠΛΩΝ ΦΑΡΜ.ΚΡΑΣ.

Ed. Chart. XIII. [185. 186.]   Ed. Baf. II. (88.)

μόρων τε καὶ βάτων ἕψοντες σὺν μέλιτι στοματικῷ χρώ-
μεθα φαρμάκῳ, καὶ πρὸς τἆλλα πάντα, [186] πρὸς ἅπερ ἁρ-
μόττουσιν οἱ προειρημένοι χυλοί· τοῦ καρύου δ᾽ αὐτοῦ τὶ
μὲν ἐδώδιμον ἐλαιῶδές τ᾽ ἐστὶ καὶ λεπτομερὲς, ὥστε διὰ
τοῦτο καὶ ἐκχυλοῦται ῥᾳδίως καὶ μᾶλλον, ὅσῳ περ ἂν ἀπο-
κείμενον χρονίζῃ, τοιοῦτο γίνεται. ἔλαιον γοῦν ἐκθλῖψαι δυ-
νατόν ἐστιν ἐξ αὐτοῦ παλαιουμένου. τηνικαῦτα δὲ καὶ δια-
φορητικὸν ἱκανῶς γίγνεται. ὥστε τινὲς καὶ γαγγραίνας αὐ-
τῷ καὶ ἄνθρακας καὶ αἰγίλωπας ἰῶνται, τινὲς δὲ καὶ πρὸς
τὰ νευρότρωτα χρῶνται. πρόσφατον δ᾽ ὑπάρχον ἔχει τι καὶ
τῆς στυφούσης ποιότητος. τὸ δ᾽ ἀτελὲς ἔτι καὶ μηδέπω ξη-
ρὸν, ὁμοίως τοῖς ἄλλοις καρποῖς, ὅσοι χλωροὶ, πλῆρές ἐστιν
ὑγρότητος ἡμιπέπτου. τὸ μέντοι λέπος αὐτοῦ τὸ ξηρὸν καυ-
θὲν λεπτομερές τε γίνεται καὶ ξηραντικὸν καὶ ἄδηκτον φάρ-
μακον. ἔστι δὲ καὶ ἕτερόν τι γένος καρύων μικρωτέρων, ἃ
δὴ Ποντικὰ προσαγορεύεται, πλείονος μετέχον τῆς γεώδους
οὐσίας ψυχρᾶς, ὥστε καὶ αὐστηρότερον γευομένῳ τό τε φυ-
τὸν αὐτὸ καὶ ὁ καρπὸς καὶ ὁ φλοιὸς φαίνεται, τὰ δ᾽ ἄλλα

melle decocto vice ftomatici medicamenti utimur, et ad
omnia reliqua adhibemus, ad quae modo dicti fucci conve-
nire cenfentur. Porro ipfius nucis id quod edendo eft
oleofum eft et tenue, itaque etiam facile exprimitur, et quo
diutius reconditum fuerit, magis tale efficitur. Quamobrem
oleum ex eo inveterato exprimere liceat; tunc autem ad-
modum etiam fit per halitum evaporatorium. Itaque qui-
dam eo gangraenas et carbunculos et aegilopas fanant. Ac
nonnulli ad nervorum vulnera utuntur. Caeterum fi re-
cens fit, aftringentis nonnihil qualitatis etiam obtinet. At
quod imperfectum eft etiam dum, ac nondum ficcum, vel-
uti reliqui fructus omnes, qui virides funt, plenum eft fe-
micoctae humiditatis. Putamen tamen ejus ubi inaruit
ac uftum fit, tenuium partium et exiccatorium eft medica-
mentum, morfus expers. Eft et aliud genus nucum mino-
rum, quae nimirum Ponticae nuncupantur, plus habens
effentiae terreftris ac frigidae, itaque etiam guftanti aufte-
rior tum cortex, tum planta, tum fructus apparet, in cae-

Ed. Chart. XIII. [186.] Ed. Baf. II. (88. 89.)

παραπλήσιον ὑπάρχει τῷ μεγάλῳ καρύῳ τῷ καλουμένῳ πρός τινων βασιλικῷ. προσαγορεύεται δὲ τὸ μικρὸν τοῦτο κάρυον ὑπὸ τῶν πολλῶν λεπτοκάρυον.

(89) [ιγ΄. Περὶ καυκαλίδος.] Καυκαλίς. ἔνιοι δὲ τοῦτο δαῦκον ἄγριον ὀνομάζουσιν· ἔστι γὰρ ὅμοιον αὐτῷ καὶ κατὰ τὴν γεῦσιν καὶ κατὰ τὴν δύναμιν. θερμαίνει τε γὰρ ὡς ἐκεῖνο καὶ ξηραίνει καὶ διουρεῖται, καὶ ταριχεύεταί γε εἰς ἀπόθεσιν.

[ιδ΄. Περὶ καρπησίου.] Καρπήσιον ὅμοιον μὲν ὑπάρχει τῷ καλουμένῳ φοῦ κατά τε τὴν γεῦσιν καὶ τὴν δύναμιν, ἐπιπλέον δ᾽ ἐστὶ λεπτομερές, διὸ καὶ μᾶλλον ἐκείνου ῥύπτει τὰς τῶν σπλάγχνων ἐμφράξεις καὶ οὖρα κινεῖ καὶ νεφροὺς ἐκκαθαίρει λιθιῶντας. οὐ μὴν εἰς τοσοῦτόν γε λεπτομερές ἐστιν, ὡς ἀντὶ κινναμώμου χρῆσθαι μὴ παρόντιος, ὥσπερ ὁ Κόϊντος ἔπραττεν. ἄμεινον μὲν οὖν ἐστι τὸ Ποντικὸν καρπήσιον τοῦ Λαιρτικοῦ, οὐ μὴν οὐδ᾽ αὐτὸ πλησίον κινναμώμου τὴν δύναμιν, ἀλλὰ καὶ τῆς ἀρίστης κασίας οὐκ ὀλίγῳ λειπόμενον. ὠνόμασται δ᾽ ἑκάτερον ἀπό τινων ὀρῶν

teris magnae nuci fimiles funt, quae a quibusdam vocatur juglans. Appellatur autem parva haec nux a multis avellana.

[13. *De caucalide.*] Caucalis. Quidam daucum fylveftrem nuncupant, eft enim ei affimilis guftu fimul ac viribus. Calefacit enim ut ille et deficcat. Tum urinam ciet et fale ad repofitionem conditur.

[14. *De carpefio.*] Carpefium fimile eft vocato phu, hoc eft valerianae, non guftu tantum, fed et facultate, fed plus habet tenuitatis, proinde magis eo etiam vifcerum obftructiones extergit et urinam movet, renesque calculis degravatos expurgat. Non tamen eatenus tenuium eft partium, ut liceat loco cinnamomi, fi non ad manum fit, ufurpare, ficuti faciebat Quintus. Praeftantius eft Ponticum carpefium Laërtio, non tamen vel ipfum cinnamomi viribus vicinum eft, imo non parvo deterius optima cafia.

τῆς Παμφυλίας, ἐν οἷς γεννᾶται καὶ πλείστων αὐτῶν εὐπο-
ρήσαις ἄν ἐν Συρίῃ.

[ιε΄. Περὶ κέγχρου.] Κέγχρος ψύχει μὲν κατὰ τὴν πρώ-
την τάξιν, ξηραίνει δὲ ἤτοι κατὰ τὴν τρίτην ἐκλελυμένην
ἢ τὴν δευτέραν ἐπιτεταμένην. ἔστι δέ περ καὶ λεπτομερὴς
ἐπ᾽ ὀλίγον. ἐξ οὖν τῆς τοιαύτης συστάσεώς τε καὶ κράσεως
ἐσθιόμενος μὲν ὡς ἔδεσμα παντελῶς ὀλιγότροφόν ἐστιν
ἁπάντων σχεδόν τι τῶν σιτηρῶν ἐδεσμάτων. ἀτὰρ οὖν καὶ
τὴν κοιλίαν ἐπιξηραίνει, ἔξωθεν δὲ ἐπιτιθέμενος διά τε μαρ-
σύππων ἐπιτήδειός ἐστι πυρία τοῖς ἀδήκτως ξηρανθῆναι
δεομένοις, καὶ καταπλασσόμενος δὲ ξηραίνειν πέφυκεν, ἱκα-
νῶς μέντοι ψαθυρὸν καὶ διὰ τοῦτο δύσχρηστον γίγνεται τὸ
δι᾽ αὐτοῦ κατάπλασμα.

[187] [ιστ΄. Περὶ κέδρου.] Κέδρος ἐστὶ μὲν διττὴ
κατ᾽ εἶδος, ἡ μὲν ἑτέρα θαμνώδης, ὁμοίως ταῖς ἀρκεύθοις,
ἡ δ᾽ ἑτέρα δένδρον οὐ μικρόν. εἰσὶ δ᾽ ἀμφότεραι θερμῆς
καὶ ξηρᾶς κράσεως, ἐκ τῆς τρίτης που τάξεως κατ᾽ ἄμφω.
ἡ μέντοι κεδρία, καλεῖται δ᾽ οὕτω τὸ ἔλαιον τὸ ἐκ τῆς
κέδρου, καὶ τῆς τετάρτης ἂν ἤδη δόξειεν ἐφάπτεσθαι τάξεως,

Nuncupatur utrumque a montibus quibusdam Pamphyliae,
in quibus nafcitur. Ingensque ejus proventus eft in Syria.

[15. *De cenchro, milio.*] Milium primo ordine re-
frigerat, exiccat vero tertio exoluto, aut certe fecundo
intenfo; paululum etiam habet tenuitatis partium. Ex hac
tum confiftentia tum temperatura efu quidem plane inter
omnia frumentaria edulia minimum confert nutrimenti. Sed
et ventrem deficcat. Porro foris impofitum in facculis ido-
neum eft fomentum iis, quae citra morfum exiccari poftu-
lant. Et cataplasmatis modo illitum exiccare poteft, atta-
men admodum friabile eft, proinde difficilis eft ejus in ca-
taplasmatis ufus.

[16. *De Cedro.*] Cedrus fpecie duplex eft, altera
fruticofa juniperis affimilis, altera arbor non exigua. Utra-
que eft calidi ficcique temperamenti, tertii quodammodo
ordinis fecundum utramque. Caeterum cedrea, vocatur
ita cedri oleum, quartum etiam ordinem videtur attingere,

ΚΑΙ ΔΥΝΑΜΕΩΣ ΒΙΒΛΙΟΝ Η. 17

Ed. Chart. XIII. [187.]　　　　　　Ed. Baf. II. (89)

ἱκανῶς θερμή τε ἅμα καὶ λεπτομερὴς ὑπάρχουσα. τὰς μὲν
οὖν ἁπαλὰς σάρκας ἑτοίμως τε ἅμα καὶ ἀνωδύνως σήπει,
καθάπερ καὶ τἄλλα, τὰ τῆς μὲν αὐτῆς τάξεως ὑπάρχοντα
κατὰ τὸ θερμαίνειν, λεπτομερῆ δὲ ταῖς οὐσίαις ὄντα· ἐπὶ δὲ
τῶν σκληρῶν ἐν χρόνῳ τε πλείονι καὶ μόγις ἐνεργεῖ. καλεῖ-
ιαι μὲν οὖν τὰ τοιαῦτα φάρμακα πάντα σηπτικά τε καὶ
σηπτά. διαφέρει δ᾽ ἀλλήλων κατὰ τὸ μᾶλλόν τε καὶ ἧττον.
ἔστι δὲ καὶ αὐτῶν τῶν τοιούτων φαρμάκων ἐκ τῆς πρώτης
τε καὶ ἀσθενεστάτης τάξεως ἡ κεδρέα· τὰ πλεῖστα γὰρ αὐ-
τῶν ἐστιν ἱκανῶς δραστήρια. τὰ μὲν οὖν τοιαῦτα καὶ τας
τῶν νεκρῶν σωμάτων διαφθείρει σάρκας· ἡ μέντοι κεδρέα
ξηραίνει τε καὶ ἄσηπτα διαφυλάττει τὰ τεθνεῶτα σώματα,
τὰς μὲν ὑγρότητας αὐτῶν ἐκβοσκομένη τὰς περιττάς, τῶν
στερεῶν δ᾽ οὐχ ἁπτομένη σωμάτων. ἐπὶ δὲ τῶν ζώντων ἡ
θερμότης ἡ ἐν τοῖς σώμασι συναυξάνουσα τὴν δύναμιν τῆς
κεδρέας αἰτία γίγνεται τοῦ τὰς ἁπαλὰς σάρκας ὑπ᾽ αὐτῆς
διακαίεσθαι. θαυμαστὸν δ᾽ οὐδὲν, εἰ τοσαύτη τὴν δύναμιν
καὶ φθεῖρας καὶ κονίδας καὶ ἀσκαρίδας καὶ τοὺς ἐν τοῖς
ὠσὶ σκώληκας ἀναιρεῖν πέφυκεν, ἔμβρυά τε προστιθεμένη

admodum calida fimul et tenuium partium. Mollem itaque
carnem prompte citraque dolorem putrefacit, ficut alia
omnia, quae quum ejusdem fint in calefaciendo ordinis, ad-
junctam etiam habent fubftantiae tenuitatem; at in duris
plufculo tempore et vix effectum poteft confequi. Porro
talia omnia medicamenta feptica vocantur et fepta, fed inter
fefe majoris minorisque ratione diffident. Eft autem in hoc
genere medicamentorum ex primo et infirmiffimo ordine
cedrea, pleraque enim eorum admodum funt efficacia.
Talia itaque et mortuorum corporum carnes corrumpunt,
at cedrea exiccat, fimulque a corruptione tuetur corpora
domortua, utpote humiditates eorum fuperfluas depafcens,
caeterum folida corpora haud attingens. At in viventibus
calor ipfe qui in corporibus eft cedreae vires adaugens
caufa efficitur, ut tenerae ab ea carnes deurantur. Nec
mirum videri debet, fi quum tanta polleat facultate, lendes,
pediculos et tineas et in auribus natos vermes interficere

τὰ μὲν ζῶντα κτείνει, τὰ δὲ νεκρὰ ἐκβάλλει. καθάπερ οὖν
καὶ αὐτὸ τὸ κατὰ συνουσίαν σπέρμα, περιαλειφομένη τῷ
αἰδοίῳ. καὶ διὰ ταῦτ᾽ ἀτόκιόν ἐστι φάρμακον οὕτω χρωμέ-
νοις οὐδενὸς δεύτερον, ἄλλα τε πολλὰ κατὰ μέρος ἐργάζεται
τοιαῦτα. τεκμήριον γοῦν τοῦ θερμαίνειν ἰσχυρῶς, ὥσπερ
κἀπειδὰν τοῖς τῶν ὀδόντων ἐνσταχθῇ τρήμασι· τὸ μὲν γὰρ
ἄλγημα πραΰνει, θραύει δ᾽ αὐτούς. λεπτύνει δὲ καὶ τὰς τῶν
ὀφθαλμῶν οὐλὰς καὶ τὰς διὰ πάχος ὑγρῶν ἀμβλυωπίας ἰᾶ-
ται. τὸ δὲ λιπαρώτατον ἐξ αὐτῆς καὶ ἀκριβῶς ἐλαιωδέστα-
τον, ὃ διὰ τῶν ὑπεραιωρουμένων ἐρίων ἑψομένης ἀθροί-
ζεται, λεπτομερέστερον μὲν γίγνεται τῆς ὅλης κεδρέας, ἧττον
δὲ δριμὺ, καίτοι θερμαῖνον οὐχ ἧττον. ἔχει γὰρ ὡς πρὸς
τὸ ὑπολειπόμενον τῆς κεδρέας τὸ παχυμερέστερον τὸν αὐτὸν
λόγον, ὅνπερ καὶ τὸ ἔλαιον πρὸς τὴν ἀμόργην. ὅθεν ἐκεῖνο
μὲν, ὡς ἂν παχυμερὲς ὑπάρχον, δακνῶδές τ᾽ ἐστὶ καὶ ἀνα-
στομωτικὸν, καὶ διὰ τοῦτο τῶν ἑλκῶν ἐρεθιστικόν τε ἅμα
καὶ φλεγμονῶδες. ἡ δ᾽ ἐλαιώδης κεδρέα πραεῖα τὴν δύναμίν
ἐστιν εἰς τοσοῦτον, ὥστε τῇ πείρᾳ μαθόντες οἱ ἰδιῶται τὰ

valeat, tum foetum viventem quidem appofita interimat,
mortuum autem ejiciat, ficut fane etiam in coitu femen
pudendo circumlita.   Proinde partui adverfum eft medica-
mentum, fi fic utaris, nulli fecundum.   Aliaque multa ejus-
modi particulatim efficit.   Itaque argumentum eft ipfum
valenter calefacere, ficut ubi dentium foraminibus inftilla-
tur, fiquidem dolores eorum mitigat, fed et ipfos confringit.
Extenuat quoque oculorum cicatrices et vifus hebetudini
ab humorum craffitie ortae medetur.   Porro quod ejus eft
pinguiffimum et ad unguem oleofum, quod fufpenfis fupra
eam dum coquitur, lanis excipitur, ac colligitur tota cedrea
tenuius quidem eft, fed minus acre, quanquam non minus
calefaciens.   Eandem quippe rationem habet ad id, quod
reliquum eft cedreae, craffius illud videlicet quam oleum
ad amurcam, proinde illud, utpote craffius, mordax eft et
majore aperiendi facultate praeditum.   Itaque ulcera irritat,
phlegmonemque illis excitat.   Porro oleofa illa cedrea adeo

Ed. Chart. XIII. [187. 188.]   Ed. Baſ. II. (89.)

γιγνόμενα τραύματα τοῖς κειρομένοις προβάτοις ὑπὸ τῶν
ψαλίδων ἐπαλείφοντες αὐτὴν θεραπεύουσιν, ὥσπερ καὶ τὴν
ὑγρὰν πίσσαν. χρῶνται δ᾽ αὐτῇ καὶ πρὸς τὰς ψώρας τῶν
προβάτων καὶ τοὺς κρότωνας. αἱ δὲ κεδρίδες, οὕτω γὰρ
ὀνομάζουσιν τὸν καρπὸν τῆς κέδρου, μετριωτέραν ἔχουσι τὴν
δύναμιν, ὥστε καὶ ἐσθίεσθαι δύνασθαι. πλείους μέντοι καὶ
τούτων, εἴ τις προσενέγκαιτο, τήν τε κεφαλὴν ἀλγεῖ καὶ
θερμαίνεται καὶ δάκνεται κατὰ τὴν γαστέρα.

[188] [ιζ´. Περὶ κενταυρίου τοῦ μεγάλου.] Κενταυρίου
τοῦ μεγάλου ἡ ῥίζα ὥσπερ ἐν τῇ γεύσει ποιότητας ἐναντίας,
οὕτω κἀν τῇ χρείᾳ τὰς ἐνεργείας ἐπιδείκνυται. κατὰ μὲν οὖν
γεῦσιν δριμεῖά τε ἅμα καὶ στύφουσα φαίνεται μετά τινος
βραχείας γλυκύτητος, κατὰ δὲ τὰς ἐνεργείας ἡ μὲν δριμύτης
τὰ τῆς θερμότητος ἔργα διαδείκνυται, προτρέπουσα κατά-
μήνια καὶ ἔμβρυα νεκρὰ κατασπῶσα καὶ ζῶντα διαφθείρου-
σά τε καὶ ἐκβάλλουσα, ἡ δὲ στύψις τὰ τῆς παχυμεροῦς καὶ
γεώδους ψυχρότητος, ἔν τε τῷ κολλᾷν τὰ τραύματα καὶ
τοὺς αἷμα πτύοντας ὠφελεῖν. δίδονται δ᾽ αὐτοῖς δραχμαὶ

clementibus eſt viribus ut etiam plebeii experientia docti
vulnera ovibus dum tundentur a forfice facta illa illita
ſanent, ſicut etiam pice humida. Utuntur autem ea et ad
ovium ſcabiem et ricinos. Porro cedrides, nam ita fructum
cedri nuncupant, moderatiores vires obtinent, adeo ut co-
medi quoque poſſint. Attamen ſi liberalius iis utare, capiti
dolorem inferent, ardoremque ac morſum in ventre per-
cipies.

[17. De centaurio majore.] Centaurii magni radix
ſicut guſtu contrarias qualitates, ita in uſu contrarios effe-
ctus praeſtat Guſtu itaque acris ſimul aſtringensque ap-
paret cum levicula dulcedine. At in actionibus acrimonia
quidem caliditatis opera oſtentat, menſes provocans et foe-
tum mortuum evellens, vivumque corrumpens atque eji-
ciens, aſtrictio vero eſt craſſae terrenaeque frigiditatis,
quum ulcera glutinet et ſanguinem rejicientibus proſit, ex-
hibentur autem ejus drachmae duae, febrientibus quidem

δύο, τοῖς μὲν πυρέσσουσι μεθ᾽ ὕδατος, τοῖς δὲ ἀπυρέτοις
μετ᾽ οἴνου, κατὰ δὲ τὴν ἐξ ἁπασῶν τῶν ποιοτήτων ἐνέργειαν
καὶ ῥήγμασι καὶ σπάσμασι καὶ δυσπνοίᾳ καὶ ταῖς πεπα-
λαιωμέναις ἁρμόττει βηξίν. οὐ γὰρ ἐκκενῶσαι χρὴ μόνον ἐπὶ
τούτων τὸ παρὰ φύσιν, ἀλλὰ καὶ ῥῶσαι καὶ τονῶσαι τὰ
ἐκκαθαρθέντα. εἰς μὲν οὖν τὸ κενῶσαι χρήσιμος ἡ δριμύτης,
ὅταν μὴ μόνη μηδ᾽ εἰλικρινὴς ὑπάρχει, ἀλλ᾽ ἤτοι γλυκυτητί
τινι μίγνυται, ἢ οὐ πάντως γε πικρότητι. τὸ γὰρ ἰσχυρὸν
οὕτω γε καὶ τὸ βίαιον οὐχ ἕξει, μεγιγμένης αὐτῇ τινος οὐ-
σίας εὐκράτου, τοιαύτη γὰρ ἡ γλυκεῖα. εἰς δὲ τὸ ῥῶσαι καὶ
τὸ συναγαγεῖν τὰ κενωθέντα τῆς στύψεως ἡ χρεία. τὰ δ᾽
αὐτὰ τῇ ῥίζῃ καὶ ὁ χυλὸς αὐτῆς ἐργάζεται καί τινες ἀντὶ
λυκίου χρῶνται τῷ φαρμάκῳ.

(90) [ιη΄. Περὶ κενταυρίου μικροῦ.] Κενταυρίου τοῦ
μικροῦ μὲν ἡ ῥίζα παντάπασιν ἄπρακτος, οἱ δὲ κλῶνές γε
καὶ μᾶλλον τὰ φύλλα τὰ ἐπ᾽ αὐτῶν καὶ τὰ ἄνθη χρησι-
μώτατα. κρατεῖ δ᾽ ἐν αὐτοῖς ἡ πικρὰ ποιότης, ὀλίγον τι καὶ
στύψεως μετέχουσα, καὶ διὰ τὴν τοιαύτην κρᾶσιν ἰσχυρῶς

cum aqua, febri vero liberis cum vino. Porro fecundum
omnium fimul qualitatum actionem, ruptis, convullis, dys-
pnoeae, five fpirandi difficultati, tum inveteratae tuffi con-
venit. Nec enim talibus evacuare folum quod praeter
naturam eft oportet, fed partem quoque evacuatam robo-
rare ac confirmare. Vacuationi itaque accommoda eft
acrimonia utique, quum non fola fit ac pura, fed aut dul-
cedini juncta, aut certe non prorfum amarori, fiquidem
vehementiam tunc atque violentiam, mixta illi temperata
quadam fubftantia, cujusmodi eft dulcis, non obtinebit.
Porro ad ea quae evacuata funt roboranda contrahendaque
aftrictione eft opus. Eadem quae radix et fuccus ipfius
efficit. Utunturque eo quidam vice licii.

[18. *De centaurio minore*.] Centaurii minoris radix
plane inefficax eft, fed caules ejus extremi et potius folia
quae illis inhaerent et flores utiliffima funt. Vincit in eis
qualitas amara, paululum habens et aftrictionis, atque ob
ejusmodi temperamentum admodum exiccatorium eft me-

KAI ΔΥΝΑΜΕΩΣ ΒΙΒΛΙΟΝ Η. 21

Ed. Chart. XIII. [188] Ed. Baf. II. (90.)

ξηραντικόν ἐστι τὸ φάρμακον, ἄνευ δήξεως. ὅτι δὲ πάντα
τὰ τοιαῦτα χρησιμώτερα καὶ πρόσθεν μὲν εἴρηται καὶ νῦν
δ᾽ οὐδὲν ἧττον ἀναμνῆσαι καιρὸς, ἁπάσας αὐτοῦ τὰς κατὰ
μέρος ἐνεργείας διελθόντες. τά τε οὖν μεγάλα τραύματα κολ-
λᾶται καταπλαττόμενα, τῆς πόας αὐτῆς ἔτι προσφάτου, καὶ
τὰ παλαιὰ δὲ καὶ τὰ δυσκατούλωτα τῶν ἑλκῶν ἐπουλοῦται,
κατὰ τὸν αὐτὸν τρόπον χρωμένων, καὶ ξηρανθεῖσα δὲ ταῖς
κολλητικαῖς τε καὶ ξηραντικαῖς μίγνυται δυνάμεσιν, ὅσαι
κόλπους καὶ σύριγγας ἰᾶσθαι πεφύκασι, καὶ τὰς παλαιὰς
σκληρότητας μαλάσσειν καὶ τὰ κακοήθη τῶν ἑλκῶν ἰᾶσθαι.
μίγνυται δὲ τοῖς τὰς ῥευματικὰς διαθέσεις ἰωμένοις, ἐφ᾽ ὧν
ἄριστα φάρμακά ἐστιν ὅσα ξηραίνοντα σφοδρῶς ἅμα τινὶ
στύψει μηδεμίαν ἔχει δῆξιν. τὸ δ᾽ ἀφέψημα τῆς πόας ἐνιᾶσί
τινες ἰσχιαδικοῖς, ὡς ἄγον χολώδη τε καὶ παχέα, καὶ γὰρ
καθαίρει τοιαῦτα, καὶ μὲν δὴ καὶ ὅταν ἐνεργήσῃ σφοδρῶς,
ὡς αἱματώδη κενοῦν, ὠφελεῖ μᾶλλον ὁ δὲ χυλὸς αὐτοῦ
πλησίας ὑπάρχων δυνάμεως, τουτέστι τῆς ξηραντικῆς τε καὶ
ῥυπτικῆς, τά τε ἄλλα τὰ προειρημένα καλῶς ἐργάζεσθαι πέ-

dicamentum, expers mordacitatis. Porro quod omnia talia
utiliffima fint, fupra commonui et nunc nihilo fecius tamen
nos repetere tempeftivum eft, omnes ejus figillatim actio-
nes memorantes. Vulnera itaque magna herbae ipfius re-
centis illitu glutinantur, et vetufta quaeque aegre ad cica-
tricem perduci queunt, cicatrice eodem modo urentibus
includuntur, arefacta vero glutinatoriis et deficcatoriis mi-
fcetur facultatibus, iis videlicet quae finus et fiftulas fanare
funt natae, veteresque duritias emollire, tum ulcera ma-
ligna fanare. Mifcetur etiam iis quae rheumaticis affecti-
bus medentur, in quibus ea medicamenta praeftantiffima
funt quae vehementer deficcantia cum quadam aftrictione
nullam habent mordacitatem. Decoctum herbae quidam
ifchiadicis infundunt, ceu biliofa et craffa ducens, nam et
talia purgat, quanquam quum adeo vehementer operabitur,
ut cruenta evacuet, tunc plus proderit. Succus porro ejus
quum affimilis fit facultatis, hoc eft exiccatoriae et abfter-
foriae, et caetera jam comprehenfa pulchre praeftare poteft,

φυκε καὶ μετὰ μέλιτος ὑπαλείφεται τοῖς ὀφθαλμοῖς, ἔμμηνά
τε προστιθέμενος ἄγει καὶ ἔμβρυα. διδόασι δ᾽ αὐτοῦ πίνειν
ἔνιοι καὶ τοῖς τὰ νεῦρα πεπονθόσιν, ὡς κενοῦντός τε καὶ
ξηραίνοντος ἀλύπως τὰ ἐμπεπλασμένα. καὶ γὰρ οὖν καὶ τῶν
καθ᾽ ἧπαρ ἐμφράξεων ἄριστόν ἐστι φάρμακον, ἀγαθὸν δὲ
καὶ σπληνὶ σκιῤῥουμένῳ, καὶ ἔξωθεν μὲν ἐπιτιθέμενον, οὐδὲν
δὲ ἧττον εἰ καὶ πίνειν τις ἐθέλει.

[189] [ιθ΄. Περὶ κεράσου.] Κέρασος τὸ δένδρον καρ-
πὸν φέρει, στύψεως οὐκ ἴσης ἐν ἅπασι τοῖς κατὰ μέρος ᾳυ-
τοῖς μετέχον· καὶ γὰρ καὶ τούτων, ὥσπερ καὶ τῶν ῥοιῶν
καὶ τῶν μήλων, ἐν τισὶ μὲν ἡ αὐστηρὰ ποιότης, ἐν τισὶ δὲ
ἡ γλυκεῖα, ἐν τισὶ δὲ ἡ ὀξεῖα κρατεῖ. καὶ μὲν δὴ καὶ αὐτῶν
τῶν γλυκέων ὅσα μήπω πέπειρα τὰ μὲν ἱκανῶς στρυφνὰ
τετύχηκεν ὄντα, τὰ δὲ ὀξέα τοῖς μόροις ὡσαύτως. ἀλλ᾽ ἐν
μὲν τοῖς μόροις τοῖς ἀώροις ἡ ὀξεῖα ποιότης ἐπικρατεῖ τῆς
στρυφνῆς, ἐν δὲ τοῖς κερασίοις οὐκ ἀεί. τὰ μὲν οὖν γλυκύ-
τερα μᾶλλον μὲν ὑπάγει τὰ κατὰ τὸ ἔντερον, ἧττον δ᾽ ἐστὶν
εὐστόμαχα, τὰ δ᾽ αὐστηρὰ τοὔμπαλιν. ὅσα δὲ ὀξέα φλεγμα-

et cum melle oculis illinitur, menfesque et foetum appofitus
evocat. Sunt qui ipfum bibendum praebeant et iis quibus
nervi affecti funt, ut qui evacuet et deficcet innoxie quae
impleta funt, quippe quum jecinoris quoque obftructiones
optime expediat, bonumque fit lieni indurato remedium
foris impofitum, nec fecius fiquis bibere velit.

[19. *De cerafo.*] Cerafus arbor fructum fert non
paris aftrictionis in omnibus figillatim plantis participem.
Nam et in harum, ficut etiam in malorum granatorum et
malorum, quibusdam auftera qualitas, quibusdam vero dul-
cis, nonnullis autem acida exuperat. Quin etiam ipforum
dulcium ea, quae nondum cocta funt ac matura, quaedam
admodum funt acerba, quaedam fimiliter moris acida. Sed
in moris immaturis acida qualitas acerbam exuperat, in
cerafiis non femper. Ergo quae dulciora funt magis quae
in inteftinis funt fubducunt, fed minus grata ftomacho
funt, contra auftera. Acida pituitofis excrementofisque

τώδεσι καὶ περιττωματικοῖς στομάχοις ἁρμόττει. ξηραίνει τε
γὰρ μᾶλλον τῶν αὐστηρῶν καί τι καὶ τμητικὸν ἔχει. τὸ δὲ
κόμμι τοῦ δένδρου τὴν μέν τινα κοινὴν ἔχει δύναμιν ἅπασι
τοῖς γλίσχροις τε ἅμα καὶ ἀδήκτοις φαρμάκοις, ἢ καὶ πρὸς
τὰς τετραχυσμένας ἀρτηρίας ἁρμόττει, τὴν δ᾽ ἴδιον, εἴ γε
ἀληθές ἐστιν ὃ γράφουσί τινες, ὡς μετ᾽ οἴνου πινόμενον
ὀνίνησι λιθιῶντας. ὑπάρχοι ἂν γὰρ οὕτω γέ τις αὐτῷ λεπτο-
μερὴς δύναμις.

[κ΄. Περὶ κερατωνίας.] Κερατωνία ξηραντικῆς ἐστι καὶ
στυπτικῆς δυνάμεως, ὥσπερ καὶ ὁ καρπὸς αὐτῆς τὰ κεράτια
καλούμενα, μετέχων δηλονότι καὶ γλυκύτητός τινος. πέπονθε
δέ τι καὶ ταῦτα τοῖς κερασίοις παραπλήσιον. ὑγρὰ μὲν γὰρ
μᾶλλον ὑπάγει τὴν γαστέρα, ξηρὰ δ᾽ ἵστησι μᾶλλον, ὡς ἂν
ἀποπνέοντα μὲν τὴν ὑγρότητα, τὸ γεωδέστερον δὲ τῆς οὐ-
σίας ὑπολειπόμενον ἔχοντα.

[κα΄. Περὶ κέστρου.] Κέστρον ἢ ψυχότροφον, Ῥωμαϊστὶ
δὲ βιτωνίκη, δύναμιν ἔχει τμητικήν, ὡς ἡ γεῦσις δηλοῖ. πι-
κροτέρα γάρ ἐστι καὶ ὑπόδριμυς ἡ πόα, ὡς δηλοῖ καὶ ἡ κατὰ

ftomachis funt apta, fiquidem aufteris magis deficcat, et
nonnihil etiam iucidunt. Porro ipfius arboris gummi com-
munem quidem omnibus vifcofis et mordacitatis expertibus
medicamentis facultatem obtinet, quae et ad arterias ex-
afperatas accommoda eft, propriam autem, fiquidem quod
quidam fcribunt verum eft, quod cum vino bibitum calculis
vexatos adjuvat. Nam fic illi tenuium partium ineffet fa-
cultas quaedam.

[20. *De ceratonia.*] Ceratonia exiccantis eft et
aftringentis facultatis, ficut et fructus ejus quae ceratia
vocant, nonnihil etiam dulcedinis continens. Accidit au-
tem iftis quiddam fimile cerafiis. Nam fi humida fumas,
magis ventrem fubducunt, ficca vero magis fiftunt, utpote
quum humiditatem expirent et quod effentiae eft craffioris
tantum reliquum habeant.

[21. *De ceftro, betonica.*] Ceftrum aut pfychotro-
phon, Romane vero betonica, vim habet incidendi, ut guftus
indicat. Amariufcula enim eft et fubacris ipfa herba, id

Ed. Chart. XIII. [189.]   Ed. Baf. II. (90.)

μέρος ἐνέργεια. καὶ γὰρ τοὺς ἐν νεφροῖς λίθους διαιρεῖ καὶ
πνεύμονα καὶ θώρακα καὶ ἧπαρ καθαίρει τε καὶ διαῤῥύ-
πτει καὶ καταμήνια κινεῖ καὶ ἐπιλήπτους ὠφελεῖ καὶ ῥήγματα
καὶ σπάσματα θεραπεύει, καὶ πᾶσι τοῖς τῶν θηρίων δήγμα-
σιν ἐπιπλαττομένη τῷ ἕλκει βοηθεῖ καὶ ὀξυρεγμιῶντάς τε καὶ
ἰσχιαδικοὺς ὀνίνησι πινόμενον.

[κβ'. Περὶ κηκίδος.] Κηκὶς ἡ μὲν ὀμφακῖτις ὀνομαζο-
μένη στρυφνὸν ἱκανῶς ἐστι φάρμακον, οὐσίας γεώδους ψυ-
χρᾶς τὸ πλεῖστον μετέχουσα, δι' ἣν ξηραίνει καὶ ἀποκρούε-
ται ῥεύματα καὶ συνάγει καὶ σφίγγει τὰ χαλαρὰ καὶ ἄῤῥω-
στα μόρια καὶ πᾶσι τοῖς ῥοώδεσι πάθεσι γενναίως ἀνθίστα-
ται. καὶ κείσθω τῆς τρίτης μὲν ἐν τῷ ξηραίνειν, τῆς δευ-
τέρας δὲ ἐν τῷ ψύχειν τάξεως. ἡ δ' ἑτέρα κηκὶς, ἡ ξανθὴ
καὶ χαύνη καὶ μεγάλη, ξηραίνει μὲν καὶ αὐτὴ, ἀλλ' εἰς το-
σοῦτον ἧττον, εἰς ὅσον καὶ τῆς στρυφνῆς ποιότητος ἧττον
μετείληφεν. ἑψομένη τοιγαροῦν αὐτὴ καθ' αὑτὴν, εἶτα λειου-
μένη, κατάπλασμα τῶν ἐν ἕδρᾳ φλεγμονῶν ἐστι καὶ προ-
πτώσεων οὐκ ἀγεννές. ἑψεῖν δὲ χρὴ μετρίας μὲν τῆς στύ-

quod oftendit et particulatim edita actio. Nam confiftentes
in renibus calculos rumpit, et pulmonem, pectus et jecur
expurgat abftergitque, menfes quoque ciet et comitialibus
prodeft, tum rupta convulfaque curat, et omnibus beftiarum
morfibus ulceri illita auxiliatur. Poftremo acidum ructan-
tibus et ifchiadicis bibita auxilio eft.

[22. *De cecide, galla.*] Galla quae omphacitis nun-
cupatur admodum acerbum eft medicamentum, pleraque
fui parte effentiae terrenae et frigidae, per quam deficcat
et repellit fluxiones, ad haec conftringit contrahitque partes
laxas ac languidas, omnibusque fluxionum affectibus ftre-
nue refiftit. Efto vero tertii in deficcando, fecundi autem
in refrigerando ordinis. Altera autem galla, flava illa et
magna laxaque, et ipfa deficcat quidem, fed tanto minus
quanto minus acerbae qualitatis eft particeps. Cocta itaque
per fe ac deinde trita cataplasma eft non inftrenuum fedis
phlegmonarum ac procidentiarum. Porro coquenda eft,

ΚΑΙ ΔΥΝΑΜΕΩΣ ΒΙΒΛΙΟΝ Η. 25

Ed. Chart. XIII. [189. 190.] Ed. Baf. II. (90.)

ψεως δεόμενον ἐν ὕδατι, σφοδροτέρας δ᾽ ἐν οἴνῳ, καὶ εἰ
μᾶλλον ἔτι δέοιτο παραυξῆσαι τὴν στύψιν, ἔστω σοι καὶ ὁ
οἶνος αὐστηρότερος. οἰνοκηκίδα ταύτην ὀνομάζουσιν οἱ παρ᾽
ἡμῖν ἄγροικοι. [190] κανθεῖσαι δὲ αἱ κηκίδες ἰσχαίμου δυ-
νάμεως γίγνονται καὶ δηλονότι θερμότητος καὶ δριμύτητος
ἐκ τῆς καύσεως μεταλαμβάνουσι, καὶ λεπτομερέστεραι τῶν
ἀκαύστων εἰσὶ καὶ ξηραντικώτεραι. χρὴ δὲ ὅταν ἰσχαίμους
αὐτὰς ποιῆσαι βουληθῇς, διαπύρους ἐπ᾽ ἀνθράκων ἐργασά-
μενον καὶ οἴνῳ, ἢ ὄξει σβεννύναι.

[κγ. Περὶ κηροῦ.] Κηρὸς ἐν τῷ μέσῳ πώς ἐστι τῶν
θερμαινόντων τε καὶ ψυχόντων, ὑγραινόντων τε καὶ ξηραι-
νόντων. ἔχει δέ τι καὶ παχυμερὲς καὶ ἐμπλαστικὸν, διὸ οὐ
μόνον οὐ ξηραίνειν, ἀλλὰ καὶ κατὰ συμβεβηκὸς ὑγραίνειν ἄν
ἴσως δόξειε κωλύων τὰς διαπνοὰς, ὅθεν καὶ ὕλη τῶν ἄλλων
ἐστὶ φαρμάκων τῶν θερμαινόντων τε καὶ ψυχόντων, αὐ-
τὸς δὲ καθ᾽ ἑαυτὸν ἐκ τῶν πεπτικῶν ἄν εἴη τῶν ἀσθενῶν,
οὔτ᾽ εἴσω τοῦ σώματος λαμβανόμενον, ἀλλὰ τῶν ἔξωθεν

fi modica opus fit aftrictione in aqua, fin vehementiore, in
vino, ac fi augere infuper aftrictionem fit opus, vino utare
etiam aufteriore. Hanc ruftici noftrates vinigallam nomi-
nant. Denique gallae combuftae fanguinis reprimendi fa-
cultatem acquirunt, ac nimirum etiam calorem et acrimo-
niam ex uftione affumunt, funtque iis quae ignem expertae
non fuerint tum tenuiorum partium tum majore deficc-
candi poteftate. Caeterum quum ad fanguinis fuppreffio-
nem praeparare eas voles, carbonibus impofitas, dum un-
dequaque candeant, aceto aut vino extinguere oportebit.

[23. De cera.] Cera quodammodo medium tenet
calefacientium, refrigerantium, humectantium et deficcan-
tium. Habet vero quiddam etiam craffarum partium atque
emplafticum; quamobrem non modo exiccare, fed et per
accidens humectare videri fortaffis poterit, perfpirationes
videlicet prohibens. Quamobrem aliorum medicamentorum
tum calefacientium tum refrigerantium materia eft, ipfa
autem per fe ex genere fuerit debiliter concoquentium, nec
tamen intro in corpus affumptorum, fed foris impofitorum.

ἐπιτιθεμένων. ἔχει γάρ τι βραχὺ διαφορητικῆς τε καὶ θερμῆς
δυνάμεως, ἧς πλείστης τὸ μέλι μετείληφε.

[κδ'. Περὶ κίκεως.] Κίκεως ὁ καρπὸς ὥσπερ καὶ κα-
θαίρει, ῥυπτικήν τε καὶ διαφορητικὴν ἔχει δύναμιν, οὕτω
καὶ τὸ φύλλον, ἀλλὰ πάντη ἀσθενέστερον. τό γ' ἔλαιον τὸ
ἐκ τοῦ καρποῦ θερμότερόν τε καὶ λεπτομερέστερόν ἐστι
τοῦ κοινοῦ ἐλαίου καὶ διὰ τοῦτο καὶ διαφορητικόν.

(91) [κε'. Περὶ κινναμώμου.] Κιννάμωμον ἄκρως ἐστὶ
λεπτομερές, οὐ μὴν ἄκρως γε θερμὸν, ἀλλ' ἐκ τῆς τρίτης
τάξεως· οὐδὲν δ' οὕτω ξηραίνει τῶν ἐξ ἴσου θερμαινόντων
αὐτῷ διὰ τὸ λεπτομερὲς τῆς οὐσίας. ἡ μέντοι κινναμωμὶς
οἷόν περ ἀσθενές τί ἐστι κιννάμωμον, ἔνιοι δ' αὐτὴν ψευ-
δοκιννάμωμον ὀνομάζουσιν.

[κστ'. Περὶ κιρκέας.] Κιρκέας τῆς πόας τὴν μὲν ῥίζαν
φησὶ Διοσκουρίδης σὺν οἴνῳ γλυκεῖ πινομένην ὑστέρας ἐκ-
καθαίρειν, οὖσαν εὐώδη τε καὶ θερμαντικήν, τὸν δὲ καρπὸν
ἐν ῥοφήματι διδόμενον εἰς γένεσιν γάλακτος συνεργεῖν.

Habet enim paulum quiddam digerentis calidaeque poten-
tiae, quae plurima melli inerat.

[24. De cice, ricino.] Ricini fructus quemadmodum
purgat, detergit ac digerit, fic quoque folium, fed unde-
quaque debilius. Oleum quod ex femine conficitur tum
calidius eft tum tenuiorum partium quam eft oleum com-
mune, ac proinde quoque difcutit.

[25. De cinnamomo.] Cinnamomum fumme tenuium
eft partium, non fumme tamen calidum, fed ex tertio or-
dine. Nihil autem aeque deficcat eorum, quae pari funt
calefaciendi facultate, propter tenuitatem fcilicet effentiae.
At cinnamomis eft velut imbecillum cinnamomum, nonnulli
ipfum pfeudocinnamomum nuncupant.

[26. De circea.] Circeae herbae radicem fcribit Dio-
fcorides ex vino dulci potam fecundas purgare, eft enim
boni odoris et calefactoria. Semen autem ejus in forbitione
exhibitum ad lactis generationem conducit.

ΚΑΙ ΔΥΝΑΜΕΩΣ ΒΙΒΛΙΟΝ Η. 27

Ed. Chart. XIII. [190. 191.] Baf. II. (91.)

[κζ΄. Περὶ κίστου.] Κίστος, ἢ κίσθαρος, στυπτικὸς θά-
μνος ἐν τῇ γεύσει καὶ ἅπασι τοῖς κατὰ μέρος ἔργοις. τὰ μέν-
τοι φύλλα καὶ οἱ μικροὶ βλαστοὶ λειωθέντες εἰς τοσοῦτο ξη-
ραίνουσι καὶ στύφουσι, ὡς κολλᾷν τραύματα. τὰ δ᾽ ἄνθη
δραστικώτερα, ὡς μετ᾽ οἴνου πινόμενα δυσεντερίας καὶ γα-
στρὸς ἀτονίας καὶ ῥεύματα καὶ ὑγρότητας ἰᾶσθαι. καταπλατ-
τόμενα δὲ τὰ σηπεδονώδη τῶν ἑλκῶν ὀνίνησιν, ἔστι γὰρ ἡ
δύναμις αὐτῶν οὐκ ἀγεννῶς ξηραντικὴ, σχεδόν που κατὰ τὴν
δευτέραν ἀπόστασιν, ἀπὸ τῶν συμμέτρων ἤδη που συμπλη-
ρουμένων. ἔστι δὲ ψυχρὸς εἰς τοσοῦτον ὁ θάμνος, ὡς χλιαρᾶς
μετέχειν θερμότητος. ἡ δὲ ὑποκιστὶς ὀνομαζομένη πολὺ δή
τι καὶ τῶν φύλλων ἐστὶ στυπτικωτέρα, δραστικὸν ἱκανῶς
φάρμακον εἰς ἅπαντα τὰ ῥοώδη πάθη, οἷον αἵματος ἀνα-
γωγὰς, ῥοῦς γυναικείους, κοιλιακάς τε καὶ δυσεντερικὰς
διαθέσεις. [191] ἀλλὰ καὶ ῥωννύναι τι μόριον εἰ βου-
ληθείης μὲν, ἔκλυτον ὑγρότητι πλείονι γεγενημένον, ἐντί-
θησιν αὐτῷ τόνον οὐκ ἀγεννῶς. οὕτω τοι καὶ στομα-
χικοῖς ἐπιθέμασι καὶ ἡπατικοῖς μίγνυται καὶ εἰς τὴν διὰ

[27. De cifto.] Ciftus aut ciftatus, frutex ex guftu
aftringens, omnibusque particulatim operibus. Porro folia
et parva germina trita adeo deficcant aftringuntque, ut vul-
nera glutinare valeant. At flores magis funt efficaces, adeo
ut cum vino poti dyfenterias, ventris imbecillitates, fluxus-
que ac humiditates fanent. Cataplasmatis ritu illita ulce-
rum putredinofa juvant, eft enim facultas eorum non
inftrenue deficcans, fereque fecundi excelſus a tempera-
tis abfoluti. Adeo vero frutex hic frigidus eft, ut tepi-
di caloris fit particeps. Porro hypocifthis quam vocant
multo eft magis aftrictoria quam folia, admodum efficax
remedium ad omnes fluxionum affectus, puta fanguinis
rejectiones, profluvia muliebria, coeliacos dyfentericos-
que affectus. Quin fi quam partem roborare confilium
fit, quae videlicet plufculo humore exoluta fuerint, robur
ac firmitatem illi non fegniter addit. Sic fane ftomachicis
epithematis hepaticifque commifcetur, et ex viperis con-

τῶν ἐχιδνῶν ἀντίδοτον ἐμβάλλεται ῥώσεως ἕνεκα καὶ τό-
νου τῶν σωμάτων.

[κη΄. Περὶ κίσθου.] Κίσθος ἢ λάδανον. ἐν μὲν τοῖς
θερμοτέροις χωρίοις οὗτος ὁ κίσθος γεννώμενος, οὐχ ἕτερος
ὢν τῷ γένει τοῦ παρ᾽ ἡμῖν, ἐξαίρετον ἐκτήσατο διὰ τὸ χω-
ρίον ἰδίαν καὶ διαφορητικὴν θερμότητα καὶ κατ᾽ ἄμφω τοῦ
παρ᾽ ἡμῖν διήλλαξε, τῷ τε τὴν ψύξιν ἀποθέσθαι καὶ τῷ
προσλαβεῖν θερμότητα. τὰ μὲν οὖν ἄλλα τοῦ κίσθου παρα-
πλήσια τοῖς ἐπὶ τοῦ παρ᾽ ἡμῖν, τὸ δὲ καλούμενον λάδανον
ἐξ αὐτοῦ γίγνεται φάρμακον θερμὸν μὲν κατὰ τὴν πρώτην
ἀπόστασιν, ἤδη που συμπληρουμένην, ὡς καὶ τῆς δευτέρας
ἅπτεσθαι, μετέχον δὲ καὶ στύψεώς τινος βραχείας, ἔστι δὲ
καὶ λεπτομερὲς τὴν οὐσίαν καὶ διὰ ταῦτα μαλακτικόν τέ ἐστι
μετρίως καὶ διαφορητικὸν ὡσαύτως καὶ δηλονότι καὶ συμ-
πεπτικόν. οὐδὲν οὖν θαυμαστὸν τοῖς κατὰ μήτραν ἐξαιρέ-
τως ἁρμόττειν αὐτὸ διότι πρὸς τοῖς εἰρημένοις ἔχει τι καὶ
στυπτικὸν βραχύ, διὸ καὶ τὰς ῥεούσας κρατύνει τρίχας. ὅσα
μὲν γὰρ ὑγρὰ μοχθηρὰ κατὰ τὰς ῥίζας αὐτῶν ἐστιν ἐκδα-

fectis antidotis inditur, nimirum quo corpora confirmet ac
roboret.

[28. *De oiſtho.*] Ciſthus aut ladanum. In calidio-
ribus regionibus hic ciſthus proveniens, tametſi haud alius
fit genere quam qui apud nos naſcitur, praecipuam tamen
a regione ac peculiarem digerentemque caliditatem nactus
eſt, atque utroque a noſtrate differt, tum quia frigiditatem
depoſuit, tum quia calorem aſſumpſit. Itaque caetera qui-
dem hujus ciſthi illis quae in noſtrate viſuntur ſimilia
funt. Verum ladanum quod vocant ex eo provenit, me-
dicamentum primo exceſſu jam quodammodo complete cali-
dum, ut videlicet et ſecundum attingat, habens etiam aſtri-
ctionis paululum, ad haec ſubſtantia tenuium partium, ac
propter haec emolliens ſive malacticum, pariterque mode-
rate digerens ac videlicet etiam concoquens. Itaque mi-
randum non eſt, ſi peculiariter ad uteri vitia conveniat,
quandoquidem ad dicta paulum quiddam aſtrictionis obtinet.
Quocirca defluentes capillos retinet, nam quicquid ad radi-

πανᾷ, συνάγει δὲ καὶ σφίγγει τῇ στύψει τοὺς πόρους, οἷς
ἐμπεπήγασιν. ἀλωπεκίας δὲ καὶ ὀφιάσεις ἀδύνατόν ἐστιν ἰᾶ-
σθαι, κἂν διαφορητικωτέρας δυνάμεως ἢ κατὰ λάδανον χρῇ-
ζοντα παθήματα. γίγνεται γὰρ ταῦτα διὰ μοχθηροὺς χυμούς,
γλίσχρους καὶ παχεῖς, οὓς τὰ τέμνοντα καὶ διαφοροῦντα
φάρμακα μάλιστα ἐξάγει καὶ κινοῖ. λεπτομεροῦς δ᾽ εἶναι
χρὴ δυνάμεως αὐτὰ καὶ ἥκιστα στυπτικῆς, οὐ μὴν εἰς τοσοῦ-
τόν γε λεπτομεροῦς καὶ ξηραντικῆς, ὡς ὑπερξηραίνειν τε καὶ
συνεκβόσκεσθαι τοῖς παρὰ φύσιν ἠθροισμένοις αὐτόθι χυ-
μοῖς, τὴν φυσικὴν ὑγρότητα αὐξάνουσαν τὰς τρίχας. οὕτω
γὰρ οὐκ ἀλωπεκίας ἰάσεται μᾶλλόν περ ἢ φαλάκρωσιν ἐρ-
γάσεται· τῆς θεραπευτικῆς δέ ἐστιν ἤδη ταῦτα μεθόδου.

[κθ΄. Περὶ κισσοῦ.] Κισσὸς ἐξ ἐναντίων σύγκειται δυ-
νάμεων, ἔχει μὲν γάρ τι καὶ στυπτικῆς οὐσίας, ἣν δὴ γεώδη
ψυχρὰν ἐδείκνυμεν ὑπάρχειν, ἔχει δὲ καὶ δριμείας, ἣν θερ-
μὴν εἶναι καὶ ἡ γεῦσις μαρτυρεῖ, καὶ τρίτην δ᾽ ἐπὶ ταύταις
ὑδατώδους οὐσίας μετέχει χλιαρᾶς, ὅ γε χλωρός. ἐν γὰρ τῷ

ces eorum pravi humoris federit, id omne abfumit, tum
meatus quibus infixi funt conftringit, contrahitque aftri-
ctione. Caeterum alopecias et ophiafes fanare non poteft,)
utpote graviores vires quam quae ladano infunt pofcentes,
quippe proveniunt ifta ex pravis fuccis lentis craffisque,
quos incidentia ac difcutientia medicamenta potiffimum evo-
cant atque evacuant. Caeterum tenuium partium fint fa-
cultatis oportet et minime aftringentis, non tamen usque
adeo tenuium partium et deficcatoriae, ut nimio plus de-
ficcent, unaque cum collectis inibi fuccis praeter naturam,
naturalem quoque humiditatem incrementa pilis fuppeditan-
tem abfumant. Nam fic non magis alopecia liberabunt
quam et calvitiem afferent. Sed haec ad curandi rationem
pertinent.

[29. *De ciffo, hedera.*] Hedera ex contrariis com-
pofita eft facultatibus. Habet enim quiddam aftringentis
fubftantiae, quam terrenam et frigidam effe oftendimus,
habetque etiam nonnihil acris, quam calidam effe vel guftus
comprobat, nec deeft tertia, aqueam namque fubftantiam

Ed. Chart. XIII. [191. 192.]   Ed. Baf. II. (91)

ξηραίνεσθαι ταύτην μὲν ἀνάγκη διαφορεῖσθαι πρώτην, ὑπο-
λείπεσθαι δὲ τὴν γεωδεστέραν, τήν τε ψυχρὰν καὶ τὴν στύ-
φουσαν καὶ τὴν θερμὴν τὴν δριμεῖαν. ἀλλ᾽ ὅ γε χλωρὸς
ἑψηθέντων τῶν φύλλων σὺν οἴνῳ καὶ τῶν μεγάλων τραυ-
μάτων ἐστὶ κολλητικὸς καὶ τῶν κακοηθευμένων ἰατικός.
ἐπουλοῖ δὲ καὶ τὰς ἐκ πυρὸς ἑλκώσεις. σὺν ὄξει δ᾽ ἑψηθέντα
τὰ φύλλα σπληνικοὺς ὠφελεῖ. τὰ δὲ ἄνθη αὐτοῦ ἰσχυρότερά
πώς ἐστιν, ὡς μετὰ κηρωτῆς λειούμενα τοῖς πυρικαύτοις
ἁρμόττειν. ὁ δὲ χυλός ἐστι μὲν καὶ ἔρρινον φάρμακον καὶ
τὰ χρόνια δὲ τῶν ὤτων ἰᾶται ῥεύματα καὶ τῶν ἑλκῶν τὰ
παλαιὰ κατά τε τὰ ὦτα καὶ τὰς ῥῖνας. ὡς ἂν δὲ δριμύτε-
ρος φαίνηται, ῥοδίνῳ ἢ ἐλαίῳ γλυκεῖ μίγνυται. τὸ δὲ δά-
κρυον αὐτοῦ φθεῖρας κτείνει καὶ τρίχας ψιλοῖ, θερμῆς εἰς
τοσοῦτον ὑπάρχον δυνάμεως, ὡς καίειν ἀμυδρῶς. ἔστι γὰρ
οἷον ὑδατώδης τις ὀπός, ὥσπερ καὶ ἄλλα δάκρυα.

[192] [λ'. Περὶ κλινοποδίου.] Κλινοπόδιον θερμαντι-
κῆς ὑπάρχει δυνάμεως, οὐδέ πω καυστικῆς. ἔστι δὲ καὶ λε-

quandam tepidam obtinet certe, fi viridis fit. Siquidem
dum arefcit, haec prima exhalet neceſſe eſt, manetque quae
terrea et frigida aſtringensque et ea quae calida et acris.
Viridis autem foliis ejus in vino decoctis vulnera grandia
conglutinat, quaeque maligna ſunt ad ſanitatem reducit,
tum igne factas exulcerationes cicatrice includit. Porro
cum aceto decocta folia lienoſis profunt. Flores autem
quodammodo validiores ſunt, ut ad laevorem redacti cum
cerato ambuſtis conveniant. Praeterea ſuccus medicamen-
tum eſt naribus inditum caput purgans, tum vetuſtas au-
rium fluxiones ſanat, ad haec ulcera vetera tum in auribus
tum in naribus. Porro ſi acrior appareat, aut roſaceo aut
dulci oleo miſcetur. Lachryma ejus pediculos interimit,
pilis nudat, usqueadeo calidae poteſtatis, ut obſcure adurat;
eſt enim velut aqueus quidam liquor, ſicut aliae omnes la-
chrymae.

[30. De clinopodio.] Clinopodium calefaciendi vim
obtinet, ˙ ſed nondum adurendi, eſt vero etiam eſſentia ſub-

Ed. Chart. XIII. [192.]   Ed. Baf. II. (91.)

πτομερὲς τὴν οὐσίαν καὶ θείη ἄν τις αὐτὸ τῆς τρίτης τά-
ξεως ἔν τε τῷ θερμαίνειν καὶ ξηραίνειν.

[λα΄. Περὶ κληματίδος.] Κληματίδος τὰ φύλλα δριμείας
τε καὶ καυστικῆς ἐστι δυνάμεως, ὥστε καὶ λέπρας ἀποδέρειν.
εἴη ἂν οὖν ἐκ τῆς τετάρτης τάξεως τῶν θερμαινόντων ἀρ-
χομένης. ὀνομάζεται δὲ κληματὶς καὶ τὸ δαφνοειδὲς, ὅπερ
ἔνιοι μυρσινοειδὲς, ἔνιοι δὲ πολυγονοειδὲς καλοῦσιν. ἀλλ᾽ οὐκ
ἔστιν ἑλκωτικὸν οὐδὲ δριμὺ, καθάπερ τὸ προειρημένον, ἀλλὰ
διαῤῥοίας καὶ δυσεντερίας ὠφελεῖ μετ᾽ οἴνου πινόμενον. ὀδόν-
των τε ἀλγήματα διαμασώμενον πραΰνει, καὶ τὰς τῶν ὑστε-
ρῶν ὀδύνας ἐν πεσσῷ προστιθέμενον ὠφελεῖ, τοσοῦτον ἀπο-
δεῖ τοῦ καίειν, ἢ ἑλκοῦν, ὡς τὸ πρότερον. ἀλλ᾽ ὅ γε θαυμα-
σιώτατος Πάμφιλος, ὥσπερ τὰ ἄλλα πάντα ληρεῖ, περὶ ὧν
οὐκ οἶδε γράφων, οὕτω καὶ ταῦτα ἄμφω συνέχεεν ἐς ταὐ-
τόν. Διοσκουρίδης δ᾽ ἀμφοῖν ἐν τῷ τετάρτῳ μέμνηται, τοῦ
μὲν ἁπλῶς ὀνομαζομένου κληματοειδοῦς ἐπὶ τῇ τελευτῇ τοῦ
βιβλίου, θατέρου δὲ κατὰ τὴν ἀρχήν. ὅθεν οὐδ᾽ ἐμὲ χρὴ

tilium partium, ponatque ipfum quispiam in tertio ordine
tum calefacientium tum reficcantium.

[31. De clematide.] Clematidis folia acrem et ad-
urentem five caufticam facultatem obtinent, adeo ut et le-
pras excorient. Fuerit itaque in quarti ordinis calefacien-
tium initio. Vocatur autem clematis et daphnoides, quod
quidam myrfinoides, alii polygonoides appellitant. Caete-
rum id nequaquam exulceratorium eft, aut acre, ficut quod
ante dictum eft, imo profluviis ac dyfenteriis cum vino
potum prodeft, dentiumque dolores manfum mitigat, tum
uteri quoque doloribus in peffo admodum ufui eft, tantum
abeft, ut perinde urat, aut ulceret, ceu illud fuperius. Sed
fumme nobis fufpiciendus Pamphilus ille ficuti in reliquis
nugatur de iis quae nunquam vidit, literis ea mandans, fic
haec ambo in unum confudit. At Diofcorides utriusque in
quarto meminit, et ejus quae fimpliciter vocatur clematoides,
idque in fine libri, et alterius, fed in principio. Quam-

γράφειν ἔτι τὰς ἰδέας ἀμφοῖν, ὥσπερ οὐδ᾽ ἐπὶ τῶν ἄλ-
λων ἐποίησα.

(92) [λβ'. Περὶ κνίκου.] Κνίκου τῷ σπέρματι πρὸς
τὰς καθάρσεις μόνον χρώμεθα., τῆς τρίτης γάρ ἐστι τάξεως
τῶν θερμαινόντων, εἴ τις ἔξωθεν αὐτῷ χρῆσθαι βούλοιτο.
[λγ'. Περὶ κόκκου Κνιδίου.] Κόκκος Κνίδιος καθαίρει
μὲν καὶ αὐτὸς, δριμείας δ᾽ ἐστὶ καὶ καυστικῆς δυνάμεως.
[λδ'. Περὶ κόκκου βαφικοῦ.] Κόκκος βαφικὸς στυπτι-
κὴν μὲν ἔχει καὶ πικρὰν ἅμα τὴν ποιότητα, ξηραίνει δ᾽ ἀμφο-
τέραις ἀδήκτως, καὶ διὰ τοῦτο πρός τε τὰ μεγάλα τῶν τραυ-
μάτων ἁρμόττει καὶ πρὸς τὰς τῶν νεύρων τρώσεις. λειοῦσι
δ᾽ αὐτὴν ἔνιοι μὲν σὺν ὄξει τηνικαῦτα, σὺν ὀξυμέλιτι δ᾽
ἄλλοι.

[λε'. Περὶ κοκκυμηλέας.] Κοκκυμηλέας ὁ καρπὸς ὑπά-
γει γαστέρα, καὶ πρόσφατος μὲν ὑπάρχων μᾶλλον, ξηρανθεὶς
δ᾽ ἧττον. Διοσκουρίδης δ᾽ οὐκ οἶδ᾽ ὅπως τὰ Δαμασκηνὰ
κοκκύμηλα ξηρανθέντα φησὶν ὑπέχειν γαστέρα. ὑπάγει μὲν
γὰρ καὶ ταῦτα σαφῶς, ἀλλ᾽ ἧττον τῶν ἐκ τῆς Ἰβηρίας.

obrem non eſt neceſſe ut ego rurſum notis ſuis utramque
depingam, ſicut nec in aliis feci.

[32. De cnico.]   Cnici femine duntaxat ad purgatio-
nes utimur, tertii eſt ordinis calefacientium, ſiquis foris eo
uti volet.

[33. De cocco Cnidio, ſeu grano Cnidio.]   Granum
Cnidium et ipſum quoque purgat, ſed acris eſt adurentisque
facultatis.

[34. De cocco baphico, grano tinctorio.]   Granum
tinctorium aſtringentem ſimulque amaram qualitatem poſſi-
det. Utraque ſine morſu deſiccat.   Proinde ad ingentia
vulnera congruit et ad nervorum vulnera.   Sed tunc ipſum
quidam cum aceto terunt, alii cum oxymelite.

[35. De cuccymelea, ſeu pruno.]   Pruni fructus
ventrem ſubducit, recens quidem olus, aridus minus.
Caeterum haud ſcio cur Dioſcorides pruna Damaſcena ſic-
cata ventrem ſiſtere dicat, qunm et ipſa palam etiam ſub-
ducant, minus tamen quam quae importantur ex Iberia,

Ed. Chart. XIII. [192. 193.]   **Ed. Baf. II. (92.)**

ἔστι δὲ τὰ μὲν Δαμασκηνὰ στυπτικώτερα, τὰ δ᾽ ἐκ τῆς Ἰβη
ρίας γλυκύτερα, καὶ δὴ καὶ τὰ δένδρα τοῖς καρποῖς ἀνάλο
γον. ἧττον μὲν στυπτικὰ τὰ κατὰ τὴν Ἰβηρίαν, μᾶλλον δὲ
τὰ κατὰ τὴν Δαμασκόν. ἁπλῶς δ᾽ εἰπεῖν ὧν ἐν τοῖς φύλ
λοις ἢ τοῖς βλαστοῖς ἐμφαίνεταί τις στύψις σαφὴς, ταῦτα
ἀφεψόμενα διάκλυσμα γίγνεται τῶν περὶ γαργαρεῶνα καὶ
παρίσθμια φλεγμονῶν. [193] ὁ δὲ τῶν ἀγρίων καρπὸς στυ
πτικὸς ἐναργῶς ἐστι καὶ σταλτικὸς γαστρός. ὀνομάζεται δὲ
τὸ φυτὸν τοῦτο κατὰ τὴν Ἀσίαν προῦμνον. τὸ δὲ κόμμι
τοῦ δένδρου φασὶν ἔνιοι μετ᾽ οἴνου πινόμενον λίθων εἶναι
θρυπτικὸν, σὺν ὄξει δὲ λειχῆνας ἰᾶσθαι παίδων, καὶ εἴπερ
αὐτὸ ποιεῖ, δῆλον ὡς τμητικῆς τε καὶ λεπτομεροῦς μετέχει
δυνάμεως.

[λστ´. Περὶ κόλλας.] Κόλλα, ἣν εἰς τὰ βιβλία σκευά
ζουσιν ἐκ σεμιδάμεώς τε καὶ γύρεως, ἐμπλαστικῆς τε καὶ
πεπτικῆς ἐστι δυνάμεως οἷς ἂν καταπλασθῇ μέρεσιν.

[λζ´. Περὶ κολοκύνθης.] Κολοκύνθη ὑγρᾶς καὶ ψυχρᾶς
ἐστι κράσεως κατὰ τὴν δευτέραν ἐν ἀμφοῖν τάξιν, ὅθεν καὶ

fiquidem Damafcena magis aftringunt, at quae Iberia fert
dulciora funt, quin et ipfae arbores fructibus proportione
refpondent. ' Minus enim aftringunt quae in Iberia nafcuntur, magis vero quae Damafci. Caeterum ut in fumma
dicam, quorum in foliis aut germinibus aftrictio quaedam
ineffe apparet manifefta, iis decoctis phlegmonae in columella aut tonfillis exiftentes idonee colluuntur. Porro
agreftium fructus evidenter aftrictorius eft, ventremque
fiftit, nominatur autem haec planta in Afia prumnum.
Gummi autem arboris funt qui dicant cum vino potum
lapides confringere, cum aceto puerorum fanare lichenas.
Ac fi id praeftat, clarum eft incidentem tenuiumque partium illi facultatem ineffe.

[36. *De Colla, glutine.*] Gluten, quod ad libros
praeparant ex fimilagine et garo, emplafticae concoctoriaeque facultatis eft quibuscunque ipfum partibus illinas.

[37. *De Colocynthe, cucurbita.*] Cucurbita humidae frigidaeque temperiei eft, utraque qualitate fecundi

τῶν ξυσμάτων αὐτοῦ ὁ χυλὸς πρὸς ὠταλγίας τὰς κατὰ
φλεγμονὴν ἁρμόττει σὺν ῥοδίνῳ χρωμένοις. οὕτω δὲ καὶ
ὅλη καταπλαττομένη τὰς θερμὰς φλεγμονὰς ἐμψύχει μετρίως.
ἔστι δὲ καὶ ἐσθιομένη πλαδώδης καὶ ἄδιψος.

[λη΄. Περὶ κολοκυνθίδος.] Κολοκυνθὶς πικρὰ μέν ἐστι
τὴν γεῦσιν, ἀλλ᾽ ὅσα πικρότητος ἔργα πρόσεστι πινομένῳ
φαρμάκῳ, ταῦτ᾽ οὐ δύναται δρᾷν ἐναργῶς ἀπὸ τῆς καθαρ-
τικῆς δυνάμεως, ἣν ἰσχυρὰν ἐν αὐτῇ κέκτηται, φθάνουσα μεθ᾽
ὧν καθαίρει διὰ τῆς γαστρὸς ἐκκρίνεσθαι. χλωρᾶς δ᾽ αὐτῆς
ὁ χυλὸς ἀνατριβόμενος ἰσχιάδας ὀνίνησι.

[λθ΄. Περὶ κομάρου.] Κόμαρος. στρυφνὸν τῇ ποιότητι
τὸ δένδρον ἅμα τῷ καρπῷ, μημέκυλον δὲ ὀνομάζουσιν αὐ-
τόν. ἔστι δὲ καὶ κακοστόμαχος οὗτος καὶ κεφαλαλγής.

[μ΄. Περὶ κόμμεως.] Κόμμι δάκρυόν ἐστιν ἐπιπηγνύ-
μενον τοῖς στελέχεσι τῶν γεννώντων αὐτὸ δένδρων ὥσπερ
καὶ ἡ ῥητίνη πολλῶν, ὅσα ῥητίνην πέφυκε γεννᾷν. ἔστι δὲ

ordinis. Quocirca ramentorum ejus fuccus ad aurium do-
lores cum phlegmone junctos cum rofaceo utilis eft. Sic
tota quoque illita calidas phlegmonas mediocriter refrigerat.
In efu autem humida eft et fitim propellens.

[38. *De Colocynthide.*] Colocynthis guftu amara
eft. Sed quae illi amaroris, dum potatur, adfunt opera,
ea evidenter efficere nequit, ob purgatoriam facultatem,
quam validam in fefe continet, nimirum cum iis quae pur-
gat ante et ipfa per alvum excerni praevertens. Viridis
ipfius fuccus intritus ifchiadibus prodeft.

[39. *De Comaro, arbuto.*] Arbutus arbor ipfa qua-
litate acerba una cum fructu eft. Eum memecylum nun-
cupant. Eft autem hic et infenfus ftomacho et capiti dolo-
rem commovens.

[40. *De Gummi.*] Gummi lachryma eft congelata
concretaque in truncis arborum ipfam producentium, velut
refina quoque in multis vifitur quae refinam proferre pof-

Ed. Chart. XIII. [193. 194.]   Ed. Baf. II. (92.)

ξηραντικῆς τε καὶ ἐμπλαστικῆς δυνάμεως καὶ δῆλον ὅτι καὶ
τραχυτήτων ἰατική.

[μα΄. *Περὶ κονίας.*] Κονία. τὸ οἷον περίπλυμα τῆς τέ-
φρας οὕτως ὀνομάζεται. ῥυπτικωτάτη δ᾽ ἐστὶ καὶ ξηραντι-
κωτάτη πασῶν ἡ ἐκ τῆς συκίνης τέφρας καὶ τῶν τιθυμάλ-
λων καὶ σχεδὸν ἤδη τῆς καλουμένης σηπτικῆς δυνάμεως, ἣν
οἵα τίς ἐστιν ἐν τῷ πέμπτῳ λόγῳ διῆλθον.

[μβ΄. *Περὶ κονύζης.*] Κόνυζα καὶ ἡ μείζων καὶ ἡ μι-
κρὰ παραπλησίας εἰσὶ κράσεώς τε καὶ δυνάμεως, ἐν μὲν τῇ
γεύσει δριμεῖαι καὶ πικραὶ φαινόμεναι, θερμαίνουσί τε πάνυ
σαφῶς, ἄν γέ τις λειώσας τὰ φύλλα σὺν τοῖς ἁπαλοῖς
κλαδίσκοις, θαμνῶδες γὰρ τὸ φυτὸν, ἐπιπλάσσῃ τι μέρος,
ἄν τε καὶ ἀφεψήσας ἐν ἐλαίῳ χρήσαιτο τούτῳ. δοκεῖ γοῦν
καὶ τῶν κατὰ περίοδον ῥιγῶν ἀλεξητήριον εἶναι τὸ τοιοῦ-
τον ἔλαιον. [194] καὶ τὰ ἄνθη δ᾽ αὐτῶν παραπλησίας ἐστὶ
δυνάμεως, ὥστε τινὲς καὶ ταῦτα σὺν τοῖς φύλλοις τρίψαν-
τες σὺν οἴνῳ ποτίζουσιν ὑπὲρ του καταμήνια κινῆσαι βιαίως
καὶ ἔμβρυα ἐκβαλεῖν. ἔστι δὲ καὶ τρίτον εἶδος κονύζης ἐν

funt. Eſt autem exiccatoriae emplaſticaeque facultatis.
Proptereaque aſperitatibus medetur.

[41. *De Conia, lixivio.*] Lixivium, quod velut ab-
lutio eſt cineris, ſic nominatur. Porro omnium maxime
tum abſterforium tum exiccatorium illud eſt quod ex ci-
nere ficus et tithymallorum efficitur, fereque fepticae, feu
putrefacientis eſt facultatis, quae cujusmodi fit in quinto
volumine expofui.

[42. *De Conyza.*] Conyza et major et minor affi-
milis funt tum temperiei tum facultatis guſtu amarae et
acres apparentes. Calefaciuntque admodum luculenter, five
quis folia cum teneris ramulis, eſt enim fruticofa planta,
parti cuipiam illinat, five ubi in oleo coxerit, eo utatur,
fiquidem rigores per circuitum redeuntes tale fanare oleum
videtur. Flores quoque eorum affimilis funt facultatis.
Itaque quidam et ipfos cum foliis tritos in vino bibendos
exhibent ad menfes fortiter ducendos ejiciendumque foe-
tum. Eſt et tertium conyzae genus in locis humidioribus

Ed. Chart. XIII. [194.]   Ed. Baf. II. (92.)

ὑγροτέροις χωρίοις φυόμενον, ἀμφοῖν δυσωδέστερον καὶ ἀσθε-
νέστερον. ἀλλ᾽ αἵ γε πρῶται ῥηθεῖσαι τῆς τρίτης εἰσὶ τάξεω;
ἐν τῷ ξηραίνειν καὶ θερμαίνειν.

[μγ´. Περὶ κοριάνου.] Κορίανον, ἢ κόριον, ἢ ὅπως
ἂν ἐθέλῃς ὀνομάζειν, οἱ μὲν γὰρ Ἕλληνες οἱ παλαιοὶ κορία-
νον καλοῦσιν, οἱ νεώτεροι δ᾽ ἰατροὶ πάντες ὀνομάζουσιν
κόριον, ὥσπερ καὶ Διοσκορίδης ψυκτικὴν λέγων εἶναι τὴν
πόαν οὐκ ὀρθῶς. σύγκειται γὰρ ἐξ ἐναντίων δυνάμεων πολὺ
μὲν ἔχουσα πικρᾶς οὐσίας, ἥτις ἐδείκνυτο λεπτομερὴς ὑπάρ-
χειν καὶ γεώδης, οὐκ ὀλίγον δὲ καὶ ὑδατώδους ὑγρότητος
χλιαρᾶς κατὰ δύναμιν, ἔχει δέ τι καὶ στύψεως ὀλίγης. ἐξ
ὧν ἁπάντων ἐνεργεῖ μὲν ποικίλως ὅσα περ ὁ Διοσκορίδης
ἔγραψεν, οὐ μὴν τῷ ψύχειν γε μόνῳ. ἀλλ᾽ ἐγὼ τὴν αἰτίαν
ἑκάστης τῶν κατὰ μέρος αὐτῆς ἐνεργειῶν διηγήσομαι, καίτοι
προὔκειτό μοι τὴν ἐμαυτοῦ γνώμην ἐν τῷ παρόντι λόγῳ
διέρχεσθαι μόνην. ἀλλ᾽ ἴσως οὐδὲν κωλύσει, μᾶλλον δ᾽, εἰ
χρὴ τἀληθὲς εἰπεῖν, ὠφελήσει τέ τι καὶ ἀναμνήσει τῶν ἔμ-

proveniens, utrisque illis tum graveolentius tum imbecil-
lius. Sed primae memoratae tertii funt ordinis in calefa-
ciendo exiccandoque.

[43. *De Coriandro.*] Coriandrum five Corion, aut
utcunque vocare lubet. Vetuftiores Graeci coriannon no-
minabant, at recentiores medici omnes corion appellitant,
ficut et Diofcorides, refrigeratoriam effe herbam ipfam dicti-
tans, fed perperam. Siquidem ex contrariis facultatibus
conftat et compofita eft, plurimum habens effentiae amarae,
quam oftendimus effe tenuium partium et terrenam calidam,
nec parum etiam aqueae humiditatis obtinet, quae tepentis
eft facultatis, his adjunctum eft quoque aftrictionis pauxil-
lum. Ex quibus omnibus varie quidem agit ea quae fcri-
bit Diofcorides, fed non tantum ex refrigeratione. Caete-
rum ego cujusque particulatim actionis caufam enarrabo,
tametfi propofitum fuerat mihi meam unius duntaxat hoc
in libro fententiam expromere. Sed forte nihil obftabit,
imo fi verum fatendum eft, proderit nonnihil fuperiores

Ed. Chart. XIII. [194.]   Ed. Baf. II. (92. 93.)
προσθεν μεθόδων τὰ κατὰ τοῦτον τὸν τρόπον ἐπ᾿ ὀλίγων
φαρμάκων λεγόμενα. πρῶτον μὲν οὖν οὐχ ὁ Διοσκορίδης
μόνον, ἀλλὰ καὶ ἄλλοι πολλοὶ τῶν ἰατρῶν ἀδιορίστως ἀπο-
φαίνονται περὶ τῶν νοσημάτων, ὥσπερ ἀμέλει καὶ (93) τῶν
νῦν ἔστιν εὑρεῖν οὐκ ὀλίγους ἰατροὺς εὐδοκίμους παρὰ τὰ
ἄλλα ταύτῃ μέγιστα σφαλλομένους. ἐνίοτε μὲν γὰρ μέλανος
καὶ πελιδνοῦ καὶ ψυχροῦ γεγενημένου τοῦ τὸ ἐρυσίπελας
ἐσχηκότος μορίου καὶ δεομένου μηκέτι τῶν ψυχόντων φαρ-
μάκων ὡς πρόσθεν, ἀλλ᾿ ἤδη τῶν ἐκκενούντων τὸν παρὰ
φύσιν ἐμπεπλασμένον ἐν τῷ χωρίῳ χυμὸν, οἵδε ψύχουσιν
ἔτι, ἐνίοτε δὲ μεταβαίνουσιν ἐπὶ τὰ διαφοροῦντα, λέγουσι δὲ
ἐρυσίπελας ἰᾶσθαι. καὶ δὴ καὶ γράφουσιν ἀρχομένων μὲν
ἔτι καὶ αὐξανομένων τῶν ἐρυσιπελάτων ἕτερα φάρμακα, πα-
ρακμαζόντων δ᾿ ἕτερα. τὸ δ᾿ οὐχ οὕτως ἔχει. οὔτε γὰρ ἐρυ-
σίπελας ἔτι κλητέον, ὅταν οἴχεται τὸ φλογῶδες αὐτοῦ καὶ
ζέον καὶ χολῶδες, οὔτε ψυχρὰ ταῖς δυνάμεσιν, οὔτε τὰ τῶν
τοιούτων διαθέσεων ἰάματα νομιστέον, ἀλλ᾿ ὥσπερ εἰ καὶ
κατ᾿ ἀρχὰς εὐθὺς, ἢ πληγέντων, ἢ ὁπωσοῦν ἄλλως, ὄγκος

methodos, quae in paucis medicamentis funt dictae, hic
repetere. Primum ergo non Diofcorides tantum, fed et alii
complures medicorum, indeterminate de morbis pronun-
ciant, ficut fane hac quoque tempeftate non paucos invenias
medicos vel infignes praeter alia hac in re turpiffime hal-
lucinantes. Interdum enim atra, livida frigidaque reddita
parte quae eryfipelas habuit, nec amplius refrigerantia po-
fcente pharmaca, ceu antea, fed ea quae infixum parti
praeter naturam humorem eliciant, hi refrigerare perfe-
verant, interdum autem ad digerentia transeunt, eaque
eryfipelas fanare dicunt. Et fane etiam fcribunt incipien-
tibus quidem etiamnum atque glifcentibus crefcentibusve
eryfipelatis alia medicamenta, declinantibus vero ac flacce-
fcentibus alia. Sed ita res non habet. Neque enim ery-
fipelas etiam vocari debet poftea quam inflammatio ejus et
fervor ac biliofum illud abierint, neque quae has affectio-
nes fanant facultate frigida effe putandum. Sed velut fi
vel in initio protinus aut percuffis, aut alia de caufa quavis,

38 ΓΑΛΗΝΟΥ ΠΕΡΙ ΤΗΣ ΤΩΝ ΑΠΛΩΝ ΦΑΡΜ. ΚΡΑΣ.

Ed. Chart. XIII. [194. 195.]　　　　　Ed. Baf. II. (93.)

ἐν μορίῳ τινὶ πελιδνὸς ἢ μέλας ἐγεγένητο καὶ ψυχρὸν ἂν
ἐνομίζετο πάθος εἶναι καὶ δεῖσθαι τῶν διαφορούντων τε καὶ
θερμαινόντων φαρμάκων, κατὰ τὸν αὐτὸν εἶναι τρόπον εἰ
μεταπέσοι ποτὲ θερμὴ διάθεσις εἰς ψυχρὰν, ἐπιλαθέσθαι μὲν
τῆς προτέρας, ὀνομάζειν δ᾽ ἑτέρῳ τὴν δευτέραν ὀνόματι, ἢ
εἰ μὴ τό γε ὄνομα μεταβάλλειν ἐθέλοις, ἀλλ᾽ ὥσπερ ἔνιοι
τῆς μὲν ἀρχῆς ἕτερα, τῆς παρακμῆς δ᾽ ἄλλα γράφουσι βοη-
θήματα, μήτοι γε καὶ ψυχρὰ νομίζειν εἶναι τὰ τῆς πυρα-
κμῆς φάρμακα, συγχωρητέον μὲν ἐρυσίπελας ὀνομάζειν, εἴ τις
βούλοιτο, τὴν τοιαύτην διάθεσιν, οὐ μὴν θερμήν γ᾽ ἔτι κα-
λεῖν αὐτὴν συγχωρητέον, ὁπότε κατέψυκται. μὴ τοίνυν μη-
δὲ τὸ τηνικαῦτα βοηθοῦν αὐτῇ ψυκτικὸν εἶναι νομίζωμεν,
ὥσπερ ὁ Διοσκορίδης τὸ κορίανον, ὅτι καταπλαττόμενον, ὡς
αὐτός φησι, μετ᾽ ἄρτου ἢ ἀλφίτων ἰᾶται τὸ ἐρυσίπελας.
ἀκριβὲς γὰρ ἐρυσίπελας, ὃ δὴ φλογῶδές τε καὶ ξανθόν ἐστιν,
οὐκ ἄν ποτε ἰάσαιτο σὺν ἄρτῳ κορίανον, ἀλλὰ τὸ ἀποψυ-
χόμενον ἤδη. [195] διὰ τοῦθ᾽ ἡμεῖς ἐν τοῖς ἔμπροσθεν λό-
γοις, ὁπότε τῇ διωρισμένῃ πείρᾳ δοκιμάζειν ἑκάστου τῶν φαρ-

tumor in parte quapiam aut lividus aut niger extiterit,
eum effe frigidum affectum exiftimabis et quae digerant
calefaciantque pofcere, ad eundem, opinor, modum, fi ca-
lida affectio in frigidam reciderit, negligenda quidem prior
eft, fed fecunda alio appellanda nomine, aut fi difplicet
nominis mutatio, faltem ficut quidam alia fcribunt principii,
alia declinationis remedia, haud fane cenfendum frigida effe
declinationis remedia. Concedendum fane eft, fi cui ita
placet, ut talis affectio etiam eryfipelas vocetur, fed eam
etiam calidam dicere ubi jam refrigerata eft, id vero neu-
tiquam concedendum. Itaque ne, quod tunc ei auxilio eft,
refrigeratorium effe credamus, ficut Diofcorides coriandrum,
quod cum pane aut polenta, aut ipfe inquit, eryfipelas
curet illitum. Nam quod ad unguem eft eryfipelas, quod
utique inflammatum eft et flavum, haud unquam fanare
queat cum pane coriandrum, fed illud quod jam refrige-
ratum eft. Proinde nos fuperioribus voluminibus cum
determinata ac definita experientia cujusque medicamanti

μάκων τὴν δύναμιν ἠξιοῦμεν, ἁπλοῦν ὡς ἔνι μάλιστα τὸ
πάθος ἐκλέγεσθαι συνεβουλευόμεν. οἱ πολλοὶ δὲ τῶν ἰα-
τρῶν οὐδ᾽ ὅτι τὰ πλεῖστα τῶν νοσημάτων εὐθὺς ἀπ᾽ ἀρ-
χῆς εἰσβάλλει σύνθετα γιγνώσκουσιν, οὐδὲ ὡς ἄλλο μέν τι
πάθος ἐρυσίπελάς ἐστιν ἀκριβὲς, ἄλλο δ᾽ ἡ καλουμένη πρὸς
ἁπάντων ἡμῶν ἤδη συνήθως, ἢ πρός γε τῶν παλαιῶν, φλε-
γμονή. ἄλλα δ᾽ ἐν τῷ μεταξὺ πάμπολλα τὰ μὲν ὡς ἂν
εἴποι τις ἐρυσιπέλατα φλεγμονώδη, τὰ δ᾽ οἷον φλεγμοναί
τινες ἐρυσιπελατώδεις. εὕροις δ᾽ ἄν ποτε καὶ μηδέτερον ἐπι-
κρατοῦν, ἀλλ᾽ ἀκριβῶς ἰσάζοντα, καίτοι καὶ οἰδηματῶδες
ἐνίοτε φαίνεται γιγνόμενον ἐρυσίπελας, ὥσπερ ἕτερον σκιῤ-
ῥῶδες, ὥστε καὶ τῶν συνθέτων νοσημάτων οὐκ ὀλίγον
ἀθροίζεσθαι πλῆθος. ὑπὲρ ὧν ἐπὶ πλέον μὲν ἐν ἄλλοις τέ
τισιν εἴρηται καὶ τοῖς τῆς θεραπευτικῆς μεθόδου γράμμασι,
λεχθήσεται δὲ καὶ νῦν, τό γε τοσοῦτον ἀναγκαῖον αὐτῶν
μνημονεῦσαι, ὡς ἀκριβὲς ἐρυσίπελας οὐκ ἄν ποτε τὸ προει-
ρημένον ἰάσαιτο καταπλασμα. καλῶ δ᾽ ἀκριβὲς, ἐπειδὰν ὑπὸ
χολώδους ῥεύματος ἐμπλησθῇ τὸ μόριον. ὅτι δὲ πόῤῥω τοῦ

facultatem explorandum cenſuimus, quam maxime fieri
poſſet ſimpliciſſimum eligi affectum conſuluimus. At pleri-
que medici, neque quod vel plurimi morborum protinus
ab initio compoſiti invadant, norunt, neque quod alius
affectus ſit eryſipelas exactum, alius vero is qui vocatur
ab omnibus nobis uſitate, ut a veteribus quoque, phlegmo-
ne, alii autem inter hos medii plurimi partim, ut ſic dicam,
eryſipelata phlegmonode, partim phlegmonae eryſipelato-
dεis, ac invenias nonnunquam ubi neutrum vincat, ſed ad
unguem paria ſint, quin etiam nonnunquam oedematodes
eſſe eryſipelas conſpicitur, ſicut aliud ſcirrhodes, ut com-
poſitorum morborum non parvus acervetur numerus. De
quibus copioſius cum alibi diſſeruimus tum in curandi ra-
tionis voluminibus. Dicetur autem et nunc, quoad ſaltem
eorum meminiſſe neceſſe eſt, quod exactum eryſipelas haud
unquam ab antedicto cataplaſmate curari poſſit. Voco au-
tem exactum, quum a biliofa fluxione pars impleta fuerit.
Porro quod longe a refrigeratione abſit coriandrum, vel ex

ψύχειν ἐστὶ κορίανον, ἔνεστί σοι κᾀξ αὐτῶν ὧν Διοσκορίδης
ἔγραψε καταμαθεῖν. χοιράδας γοῦν φησι διαλύειν αὐτὸ μετ᾽
ἐρεγμοῦ. ὅτι δ᾽ οὐδὲν τῶν ψυχόντων φαρμάκων ἱκανόν ἐστι
διαλύειν χοιράδας, οὐδ᾽ αὐτὸν οἶμαι τὸν Διοσκορίδην ἀμ-
φισβητήσειν μυρία μὲν ἀναγράψαντα φάρμακα χοιράδων ἰα-
τικὰ, πάντα δ᾽ ὁμολογοῦντα καὶ θερμὰ ταῖς κράσεσι καὶ
διαφορητικὰ ταῖς ἐνεργείαις ὑπάρχειν.

[μδ'. Περὶ κορωνόποδος.] Κορωνόποδος ἡ ῥίζα πεπί-
στευται κοιλιακοὺς ὠφελεῖν ἐσθιομένη.

[με'. Περὶ κόστου.] Κόστος βραχείας μὲν πάνυ τῆς
πικρᾶς, πλείστης δὲ τῆς δριμείας καὶ θερμῆς μετέχει ποιό-
τητός τε καὶ δυνάμεως, ὡς ἤδη καὶ ἑλκοῦν, ὅθεν ἀνατρί-
βουσιν αὐτῷ μετ᾽ ἐλαίου τὸ σῶμα πρὸ τῆς καταβολῆς ἐπὶ
τῶν κατὰ περίοδον ῥιγούντων. οὕτω δὲ κᾀπὶ τῶν ἰσχιαδι-
κῶν καὶ παραλελυμένων τε καὶ ὅλως ἐφ᾽ ὧν ἤτοι θερμῆ-
ναί τι πρόκειται μόριον, ἢ ἐκ τοῦ βάθους εἰς τὴν ἐπιφάνειαν
ἕλξαι τινὰ χυμὸν, ἐπὶ τὸν κόστον ἔρχονται. διὰ δὲ τὴν αὐ-
τὴν αἰτίαν οὐρητικός τ᾽ ἐστὶ καὶ ἐμμήνων ἀγωγὸν καὶ πρὸς

iis, quae ipfe fcripfit Diofcorides, difcere liceat. Nam
ftrumas cum lomento, inquit, difcutit. Porro quod nullum
refrigerantium medicamentorum idoneum fit difcutiendis
ftrumi , vel ipfum Diofcoridem non dubitaturum arbitror,
qiuppe qui fexcenta fcripferit medicamenta ftrumas fanare
potentia, quae omnia tum temperie calida tum actionibus
digerentia effe confeffus eft.

[44. *De Coronopode.*] Coronopodis radix coeliacis
prodeffe creditur manducata.

[45. *De Cofto.*] Coftus leviculam plane amaram,
plurimam autem acrem et calidam in fe qualitatem fimul et
facultatem continet, adeo ut etiam exulceret. Unde ex
oleo corpus eorum, quibus per circuitum rigor invadit,
ante acceffionem illo confricant. Sic vero etiam in refolutis
et ifchiadicis, atque in fumma in quibus calefacere partem
quamvis aut ex alto in fuperficiem extrahere quippiam eft
opus, ad coftum confugitur. Eadem de caufa urinas men-
fesque provocat, et ad rupta, convulfa ac laterum dolores

Ed. Chart. XIII. [195 196.]   Ed. Baf. II. (93)

ῥήγματά τε καὶ σπάσματα καὶ πόνους πλευρῶν ἁρμόττει.
διὰ δὲ τὴν συνοῦσαν πικρότητα καὶ πλατείας ἕλμινθας ἀναιρεῖ, δι᾽ ἥνπερ καὶ πρὸς τὰς ἐφήλεις αὐτῷ χρῶνται μεθ᾽
ὕδατος ἢ μέλιτος. ἐνυπάρχει δ᾽ αὐτῷ τις τῇ κράσει φυσάδης ὑγρότης, δι᾽ ἣν καὶ πρὸς ἀφροδίσια παρορμᾷ μετ᾽ οἰνομέλιτος.
[μστ᾽. Περὶ κοτυληδόνος.] Κοτυληδὼν μικτῆς ἐστι
δυνάμεως ὑγρᾶς, ὑποψύχρου καὶ τινὸς ἀμυδρῶς ὑποστυφούσης καὶ σὺν αὐτῇ βραχείας πικρᾶς, ὅθεν ἐμψύχει καὶ ἀποκρούεται καὶ ῥύπτει καὶ διαφορεῖ. φλεγμονάς τε οὖν τὰς
ἐρυσιπελατώδεις καὶ ἐρυσιπέλατα φλεγμονώδη θεραπεύει, καὶ
μάλιστα στομάχου καυσουμένου χρήσιμον ἱκανῶς ἐστιν ἐπίπλασμα. πεπίστευται δὲ τὰ φύλλα σὺν τῇ ῥίζῃ ἐσθιόμενα
λίθους τε θρύπτειν καὶ οὖρα κινεῖν.
[196] [μζ᾽. Περὶ κρανίας.] Κρανίας τοῦ δένδρου καὶ
ὁ καρπὸς στρυφνὸς ἱκανῶς ἐστιν ἐδώδιμος ὑπάρχων, ὥστε
οὐδὲν θαυμαστὸν ἕλκειν καὶ ἰσχυρῶς ἐπέχειν αὐτὸν τὴν γαστέρα, καθάπερ καὶ τὰ μέσπιλα. καὶ τὰ φύλλα δὲ καὶ οἱ

congruit. Porro ob amarorem, qui illi ineſt, lumbricos
latos necat. Ob eandam et ad contractas velut ex ſole maculas cum aqua aut melle uſurpant. Ineſt item flatuoſa
quaedam illi temperiei humiditas, per quam et ventrem excitat cum vino mulſo.

[46. *De Cotyledone, umbilico veneris.*] Cotyledon
facultatis mixtae eſt, nempe humidae, ſubfrigidae et cujusdam obſcure ſubaſtringentis et cum ea leviter amarae. Unde
refrigerat, repercutit, abſtergit et diſcutit. Itaque phlegmonas eryſipelatodɛis et eryſipelata phlegmonode curat, et
maxime ſtomachi ardore aeſtuantis admodum utile eſt cataplaſma. Putantur folia cum radice manducata calculos
confringere et urinam movere.

[47. *De Corno.*] Corni arboris fructus admodum
acerbus eſt, eſui aptus. Itaque mirum videri non debet,
ipſum valenter ventrem reſtringere, ſicut et meſpila. Folia
quoque et germina guſtu acerba ſunt valenterque deſiccant.

βλαστοὶ στρυφνοὶ γενόμενοί εἰσι καὶ ξηραίνουσιν ἰσχυρῶς,
ὥστε καὶ τὰ μέγιστα τραύματα κολλᾷν δύνανται καὶ μάλι-
στα τῶν σκληρῶν σωμάτων. μικροῖς δὲ τραύμασιν ἢ μα-
λακοῖς σώμασιν ἐναντίοι μᾶλλόν εἰσιν, συντείνουσι γὰρ
ταῦτα ξηραίνοντα ἐπιπλέον τοῦ δέοντος.

[μη΄. Περὶ κράμβης.] Κράμβη ἐδώδιμος ξηραντικῆς ἐστι
δυνάμεως, ἐσθιομένη τε καὶ ἔξωθεν ἐπιτιθεμένη. οὐ μὴν
ἤδη γέ πως δριμείας ἱκανῶς, ἀλλ' ὥστε καὶ τραύματα
κολλᾷ καὶ τὰ κακοήθη τῶν ἑλκῶν ἰᾶται, καὶ τὰς φλεγμονὰς
τὰς ἤδη σκιῤῥουμένας τε καὶ δυσλύτους καὶ τῶν ἐρυσιπε-
λάτων τὰ τοιαῦτα. κατὰ δὲ τὴν αὐτὴν δύναμιν ἐπινυκτί-
δας καὶ ἔρπητας ἰᾶται. ἔχει δέ τι καὶ ῥυπτικὸν ἐν αὐτῇ,
καθ' ὃ καὶ λέπρας θεραπεύει. τὸ δὲ σπέρμα πινόμενον ἕλ-
μινθας ἀναιρεῖ καὶ μάλιστα τῆς Αἰγυπτίας κράμβης, ὅσῳ-
περ καὶ ξηροτέρα τὴν κρᾶσίν ἐστι, καὶ δηλονότι πικρᾶς με-
τέχει ποιότητος τὸ σπέρμα, ὥσπερ καὶ τἆλλα πάντα φάρ-
μακα τὰ πρὸς ἕλμινθας ἁρμόττοντα. κατὰ τὴν αὐτὴν δύνα-
μιν ἐφηλίδάς τε καὶ φακοὺς ὅσα τε ἄλλα μετρίας δεῖται
ῥύψεως ὀνίνησιν. οἵ τε καυλοὶ τῆς κράμβης καυθέντες ἰσχυ-

Itaque maxima vulnera glutinare poffunt, potiffimum du-
rorum corporum.   At parvis vulneribus et mollioribus
corporibus potius contraria funt, nam nimium ea conten-
dunt ac plus fatis deficcant.

[48. De Crambe, Braffica.]   Braffica efculenta de-
ficcandi vim habet tum efa tum foris impofita, non tamen
etiam admodum acrem.   Alioqui et vulnera glutinat et
maligna ulcera fanat, praeterea phlegmonas jam induratas
ac aegre folubiles et id genus quoque eryfipelata.   Eadem
facultate epinyctidas et herpetes fanat.   Habet quiddam
etiam in fe abflerforium, quo lepras curat.   Porro femen
ejus potum lumbricos interficit, maxime brafficae Aegyptiae,
quanto fcilicet temperie ficcior eft.   Sane amarae qualitatis
particeps femen eft, ficut videlicet omnia alia medicamenta,
quae ad lumbricos idonea funt.   Secundum eandem facul-
tatem ephelidas et lentes et quaecunque modicam abfterfio-
nem poftulant adjuvat.   Porro caules brafficae combufti

Ed. Chart. XIII. [196.]   Ed. Baf. II. (93. 94.)

ρῶς ξηραίνουσαν ποιοῦσι τέφραν, ὡς ἤδη τι καὶ τῆς καυ-
στικῆς μετέχειν δυνάμεως. κατὰ τοῦτ᾽ οὖν αὐτῇ καὶ μιγνύν-
τες στέαρ παλαιὸν εἴς (94) τε τὰ τῶν πλευρῶν ἀλγήματα
χρόνια κἂν εἴπου τι τοιοῦτον ἕτερον εἴη χρῶνται. διαφορη-
τικὸν γὰρ ἰσχυρῶς ἀποτελεῖται τὸ φάρμακον.
[μθ'. Περὶ κράμβης ἀγρίας.] Κράμβη ἀγρία θερμο-
τέρα καὶ ξηροτέρα τῆς ἡμέρου τὴν κρᾶσίν ἐστιν, ὥσπερ καὶ
τὰ ἄλλα σύμπαντα σχεδόν τι τὰ ἄγρια τῶν ὁμογενῶν ἡμέ-
ρων ἰσχυρότερα κατ᾽ ἀμφοτέρας ἐστὶ τὰς δυνάμεις. ὅθεν
οὐδ᾽ ἐντὸς τοῦ σώματος ἀλύπως λαμβάνεται ποῤῥωτέρω τῆς
ἀνθρωπίνης κράσεως ἀποκεχωρηκυῖα. δι᾽ αὐτὸ δὲ τοῦτο καὶ
πικροτέρα γευομένοις ἐστὶ τῆς ἡμέρου. ἔχει μὲν γάρ τι καὶ
ἡ ἥμερος ὑπόπικρον καὶ δριμὺ, ἀλλ᾽ ἰσχυρὸν ἑκάτερον ἡ ἀγρία,
διὸ καὶ διαφορεῖ καὶ ἀποῤῥύπτει τῆς ἡμέρου σφοδρότερον.
[ν'. Περὶ κράμβης θαλαττίας.] Κράμβη θαλαττία πρὸς
τὸ τὴν γαστέρα λαπάττειν, ὑφάλμυρός τε καὶ ὑπόπικρος
οὖσα τὴν γεῦσιν, εἴη ἂν καὶ εἰς τὰς ἔξωθεν τοῦ σώματος

cineres efficiunt admodum deficcantes, ut videlicet jam et
caufticam five adurentem vim participent. Hac ratione ei
veterem adipem commifcentes ad inveteratos laterum do-
lores et fi quid ejus fuerit generis adhibent, nam valenter
digerens pharmacum efficitur.

[49. *De Crambe agria, braffica agrefti.*] Braffica
agreftis quodammodo calidior ficciorque domeftica eft, ceu
alia propemodum omnia agreftia fui generis domefticis fe-
cundum utramque hanc facultatem valentiora funt. Quam-
obrem neque intra corpus citra noxam fumitur, ut quae
longius ab humana recefferit temperie. Eadem de caufa et
guftantibus amarior eft quam domeftica, quanquam do-
meftica quoque acrimoniae nonnihil et fubamaroris conti-
neat, fed utramque habet agreftis validam, quare etiam ex-
tergit et digerit quam domeftica valentius.

[50. *De Crambe, braffica marina.*] Braffica ma-
rina fupra quam quod ventrem dejiciat, utpote fubfalfa et
fubamara guftu, fuerit fane etiam ad externos corporis ufus

Ed. Chart. XIII. [196. 197.]　　　　Ed. Baſ. II. (94.)

χρείας, εἰς ὅσα περ αἱ τοιαῦται ποιότητες ἁρμόττουσιν ἐπιτήδειος.

[να'. Περὶ κραταιογόνου.] Κραταιογόνου τῆς πόας ὁ καρπὸς καὶ δριμὺς γευομένοις ἐστὶ καὶ σφοδρῶς χρωμένοις, κέγχρῳ παραπλήσιος ὑπάρχων.

[νβ'. Περὶ κρήθμου.] Κρῆθμον ἁλμυρόν πώς ἐστι γευομένοις, ἅμα βραχείᾳ πικρότητι, διὸ καὶ ἡ δύναμις αὐτοῦ ῥυπτική τε ἅμα καὶ ξηραντική. ἀσθενέστερον δ᾿ ἐστὶ κατ᾿ ἄμφω τῶν πικρῶν.

[197] [νγ'. Περὶ κριθῶν.] Κριθαὶ τῆς πρώτης εἰσὶ τάξεως ἐν τῷ ξηραίνειν τε καὶ ψύχειν, ἔχουσι δέ τι καὶ ῥυπτικὸν ὀλίγον. εἰσὶ δὲ τοῦ τῶν κυάμων ἀλεύρου τοῦ χωρὶς τοῦ λέμματος βραχεῖ τινι ξηραντικώτεραι. τὰ δ᾿ ἄλλα πάντα παραπλήσια χρωμένοις ἔξωθεν. ἐσθιόμεναι δὲ ταύτῃ πλεονεκτοῦσι κυάμων, ὅτι τὸ φυσῶδες ἀποτίθενται. κυάμῳ δὲ ὅπως ἂν ἑψηθῇ παραμένει τὸ φυσῶδες. παχυμερεστέρας γάρ ἐστιν οὐσίας ἢ κατὰ κριθήν, διὰ τοῦτο καὶ τροφιμώτερος αὐτῆς ἐστιν. ἐπεὶ δ᾿ ὀλίγον ἄμφω τῆς μεσότητος ἀποκεχωρήκασι, διὰ τοῦτό εἰσι πολύχρηστοι. τὰ γὰρ τοιαῦτα

et ad omnia ea ad quae tales qualitates accommodantur idonea.

[51. *De Crataeogono.*] Crataeogoni herbae fructus et acris guſtanti eſt et utenti vehementer, ſimilis milio.

[52. *De Crethmo.*] Crethmon guſtantibus ſalſum quodammodo eſt cum pauculo amarore, quamobrem vis ejus eſt exiccatoria et abſterſoria. Utraque tamen imbecillior ei eſt quam in amaris.

[53. *De crithe, hordeo.*] Hordeum primi eſt ordinis in exiccando et refrigerando, habet etiam pauxillum abſterſionis. Paulo etiam plus deſiccat quam farina fabacea, cui non inſint cortices, caetera vero ſimilia ſunt ſoris utentibus, in cibo autem hoc fabis praeſtat quod flatuoſam naturam exuat. Fabis, quantumcunque coxeris, flatuoſa natura remanet; ſunt enim craſſioris eſſentiae quam hordeum, quamobrem eo plus etiam alunt. Porro quoniam utrumque paulum modo a medio receſſit, multo ſunt uſui, nam talia

φάρμακα πολλὰ ἑτέροις μίγνυται, καθάπερ τινὲς ὗλαι, καὶ
διὰ τοῦτο καὶ ὁ κηρὸς καὶ τὸ ἔλαιον οὐκ ὀλίγοις ἐπιπλέ-
κεται φαρμάκοις. τὰ δ᾽ ἄλφιτα πολὺ καὶ τῶν κριθῶν αὐ-
τῶν ἐστι ξηραντικώτερα.

[νδ΄. Περὶ κρίμνου.] Κρίμνον. τὸ παχυμερὲς οὗτως
ὀνομάζεται τοῦ τε πυρίνου καὶ τοῦ ἐκ τῶν ζειῶν ἀλεύρου.
ἔστι δὲ τροφιμώτερον μὲν ἀλφίτου, δυσπεπτότερον δέ. καλεῖ-
ται δὲ τὸ ἐξ αὐτοῦ ῥόφημα πολτὸς, καὶ ἔστιν ὁ ἀπὸ τῆς
ζειᾶς στατικὸς ἠρέμα τῆς κοιλίας· καὶ μᾶλλον εἰ φρυχθείη.

[νέ΄. Περὶ κρίνου.] Κρίνου τὸ μὲν ἄνθος κράσει μι-
κτόν ἐστιν ἐκ λεπτομεροῦς τέ τινος καὶ γεώδους οὐσίας, ἐξ
ἧσπερ ἔχει καὶ τὴν ἐν τῇ γεύσει πικρότητα, καί τινος ὑδα-
τώδους εὐκράτου. ὅθεν καὶ τοὔλαιον τὸ ἐξ αὐτοῦ καὶ τὸ
μύρον ἀδήκτου διαφορητικῆς τε καὶ μαλακτικῆς ἐστι δυνά-
μεως, ἐξ ὧνπερ καὶ ταῖς ἐν μήτραις σκληρότησιν ἐπιτηδειό-
τατόν ἐστιν, καὶ ἡ ῥίζα δὲ καὶ τὰ φύλλα καθ᾽ ἑαυτὰ λει-
ούμενα ξηραίνει καὶ ῥύπτει καὶ διαφορεῖ μετρίως. οὕτω γοῦν
κἀπὶ τῶν κατακαυμάτων ἁρμόττει. δεῖται γὰρ καὶ ταῦτα

medicamenta multis aliis mifcentur ceu materia quaedam.
Itaque etiam cera et oleum non paucis medicamentis con-
junguntur. Polenta vero multo plus hordeo deficcat.

[54. *De Crimno, craffiore farina.*] Craffior farina.
Quod craffarum partium eft tum in tritici tum in zeae
farina ita appellari confuevit. Plus nutrit quam polenta,
fed aegrius concoquitur. Porro forbitio quam ex eo con-
ficiunt, puls nuncupatur, eaque fi ex zea conficiatur, leniter
ventrem fiftit, ac magis, fi frigatur.

[55. *De crino, Lilio.*] Lilii flos temperiem mixtam
obtinet, partim ex effentia tenuium partium ac terrena, ex
qua utique habet ut guftu fit amara, partim ex aquca
eaque temperata. Itaque etiam quod ex eo conficitur
oleum ac unguentum citra morfum digerendi fimulque
emolliendi facultatem obtinet, unde fit ut uteri duritiebus
fit aptiffimum. Porro radix foliaque per fe trita deficcant
et abftergunt et digerunt moderate, proinde quoque am-
buftis competunt, fiquidem haec quoque moderate defic-

μετρίως ξηραντικῆς τε ἅμα καὶ ῥυπτικῆς δυνάμεως· τὴν μὲν
οὖν ῥίζαν ὀπτήσαντες, εἶθ᾽ ἅμα ῥοδίνῳ λειώσαντες ἐπιτι-
θέασι τοῖς κατακαύμασιν ἄχρι συνουλώσεως. ἔστι γὰρ καὶ
ἄλλως ἁπάντων ἑλκῶν εἰς ἐπούλωσιν ἀγαθὸν φάρμακον. οὐ
μὴν ἀλλὰ καὶ ὑστέρας μαλάττει καὶ καταμήνια προκαλεῖται.
τὰ δὲ φύλλα προσέψοντες ἐπιτιθέασιν καὶ αὐτὰ μέχρι κα-
τουλώσεως· οὐ τοῖς καύμασι μόνον, ἀλλὰ καὶ τοῖς ἄλλοις
ἕλκεσιν. καὶ ταριχεύουσι δέ τινες ἐν ὄξει καὶ χρῶνται τραυ-
ματικοῖς. πλεῖον δ᾽ ἐν τῇ ῥίζῃ τῆς ῥυπτικῆς ἐστι δυνάμεως
ἤπερ ἐν τοῖς φύλλοις, οὐ μὴν οὐδ᾽ ἐν ταύτῃ πολὺ, καθὰ
προείρηται· τῆς πρώτης γὰρ εἰσι τάξεως τῶν ῥυπτικῶν φαρ-
μάκων, ὅθεν ὅταν ἀλφοὺς ἢ ψώραν ἢ λέπραν ἢ ἀχῶρας ἢ
τι τοιοῦτον ἀποῤῥῦψαι βουληθῶμεν, ἐπιμίγνυμεν αὐτῇ τῶν
ἄλλων τι τῶν ἰσχυροτέρων φαρμάκων, οἷόν πέρ ἐστιν καὶ
τὸ μέλι. συμμέτρως δὲ αὐτῇ τοῦτο μιχθὲν καὶ πρὸς τὰς
τῶν νεύρων ἁρμόττει διαιρέσεις καὶ πρὸς τὰ ἄλλα σύμπαντα
ὅσα δεῖται ξηραίνεσθαι σφοδρῶς ἄνευ δήξεως. ἀπεθέμεθα δέ

cantem extergentemque facultatem poſtulant. Radicem
ergo toſtam ac deinde cum roſaceo contritam ambuſtis,
quoad obducatur cicatrix, imponunt, quippe quum alioqui
et aliorum ulcerum omnium bonum ſit inducendae cicatrici
remedium. Quin etiam uteros emollit menſesque provocat.
Folia vero praecoquentes et ipſa ad obductam usque cica-
tricem imponunt, non in ambuſtionibus duntaxat, ſed aliis
quoque ulceribus. Sed et ſunt qui aceto ea condientes ad
vulnera ſuo tempore utantur. Plus tamen ineſt abſtergentis
facultatis in radice quam in foliis, quanquam tamen nec in
ea ipſa multum inſit, ſicut praediximus, nam primi ordinis
abſtergentium eſt medicamentum. Itaque quum aut vitili-
gines, aut pſoram, aut lepram, aut achoras, aut aliquid
id genus extergere volumus, commiſcemus illi aliquid alio-
rum medicamentorum validius extergentium, cujusmodi eſt
et mel. Caeterum ſi id moderate illi ac convenienter ad-
miſceatur et ad nervorum diviſiones, competit et ad alia
univerſa, quae valenter exiccari poſtulant absque morſu.

ΚΑΙ ΔΥΝΑΜΕΩΣ ΒΙΒΛΙΟΝ Η. 47

Ed. Chart. XIII. [197. 198.]   Ed. Baſ. II. (94.)

ποτὲ καὶ τὸν τῶν φύλλων χυλὸν, ἑψήσαντες σὺν ὄξει καὶ
μέλιτι. πενταπλάσιος δ᾽ ἦν ὁ χυλὸς ἑκατέρου καὶ ἦν εὐδό-
κιμον τὸ φάρμακον εἰς πάντα τὰ ξηραίνεσθαι σφοδρῶς δεό-
μενα χωρὶς τοῦ δάκνεσθαι, καθάπερ ὅσα τε τραύματα με-
γάλα καὶ μάλιστα κατὰ τὰς κεφαλὰς γίγνεται τῶν μυῶν,
ὅσα τε πλαδαρὰ καὶ χρόνια καὶ δυσεπούλωτα τῶν ἑλκῶν
ἐστι. ταυτὶ μὲν οὖν ἤδη τῆς περὶ συνθέσεως φαρμάκων
πραγματείας ἐστὶ, [198] ἧς ἀπέχεσθαι μὲν ὡς οἷόν τε
πειρῶμαι τό γε νῦν εἶναι, πολλάκις δ᾽ αὐτῆς τῶν πραγμά-
των ἡ φύσις ἀναγκάζει προσάπτεσθαι, καὶ ἀποχωρεῖν τε χρὴ
ταχέως αὖθις αὐτῶν ἐπανέρχεσθαί τε πρὸς τὰ νῦν ἡμῖν
προκείμενα.

[νστ΄. Περὶ κροκοδειλίου.] Κροκοδειλίου τὸ σπέρμα
δριμὺ μέν ἐστι καὶ ἀρωματίζον οὐρητικόν τε καὶ καταμη-
νίων κινητικὸν, ὥστε καὶ θερμῆς ἂν εἴη δυνάμεως καὶ δια-
φορητικῆς καὶ ξηραντικῆς. καὶ ὁ χυλὸς δὲ τοῦ τε καυλοῦ
καὶ τοῦ σπέρματος ὁμοίας ὢν δυνάμεως μὲν ὠφελεῖ τοὺς
νεφριτικούς. ἡ δὲ ῥίζα ταῖς τοῦ θώρακος ἀναπτύσεσιν ἰσχυ-

Repoſuimus vero etiam quandoque et foliorum ſuccum cum
aceto et melle coctum; ſuccus quinque partibus plus utro-
que erat. Eratque inſigne medicamentum ad omnia ea
quae valenter exiccari poſtulant absque morſu, ceu vulnera
omnia ingentia et maxime quae in capitibus muſculorum
eveniunt, tum ad ea ulcera quae nimis mollia ſunt et diu-
turna atque aegre ad cicatricem perducuntur. Sed haec
jam ad medicamentorum componendorum inſtitutum atti-
nent, a quo quantum licet abſtinere in praeſentia adnitor,
caeterum rerum ipſarum natura ſaepenumero ut attingam
adigit, celeriter vero relinquenda ſunt atque ad propoſi-
tum revertendum.

[56. De Crocodilio.] Crocodilii ſemen acre eſt
atque odoratum, urinam menſesque ciens. Itaque faculta-
tem habuerit calidam, digerentem et exiccantem. Succus
tum caulis, tum ſeminis, ut quae ſimilis ſint facultatis, ne-
phriticos adjuvat. Radix pectoris excreationibus valenter

ρῶς συνεργεῖ, δριμεῖα μὲν ἧττον ὑπάρχουσα τοῦ σπέρματος,
πικρὰ δ' οὐχ ἧττον οὖσα. ἄγει δὲ καὶ διὰ ῥινῶν αἷμα.
[νζ'. Περὶ κρόκου.] Κρόκος ἔχει μέν τι καὶ στῦφον
ὀλίγον, ὅπερ ἐδείχθη γεῶδες ψυχρόν. ἐπικρατεῖ δ' ἐν αὐτῷ
θερμαίνουσα ποιότης τε καὶ δύναμις, ὥστε τὴν ὅλην οὐσίαν
αὐτοῦ τῆς δευτέρας μὲν εἶναι τῶν θερμαινόντων τάξεως,
τῆς πρώτης δὲ τῶν ξηραινόντων, καὶ διὰ τοῦτο καὶ πεπτι-
κὸν ἔχει τι, συντιμωρούσης εἰς τοῦτο καὶ τῆς βραχείας στύ-
ψεως. οἷς γὰρ ἂν μὴ σφοδρῶς θερμαίνουσι φαρμάκοις ὀλίγη
προσῇ στύψις, ἴσον δύναται ταῖς ἐμπλαστικαῖς καλουμέναις
οὐσίαις, ἃς, ὅταν θερμότητι συνυπάρχωσι, μὴ σφόδρα πεπτι-
κὰς ἐδείκνυμεν ὑπάρχειν.
(95) [νη'. Περὶ κρομμύου.] Κρόμμυον ἐκ τῆς τετάρτης
ἐστὶ τάξεως τῶν θερμαινόντων. ἡ δ' οὐσία παχυμερής ἐστιν
αὐτοῦ μᾶλλον, ὅθεν καὶ τὰς αἱμορροΐδας ἀναστομοῖ προσ-
τιθέμενον καὶ σὺν ὄξει καταχριόμενον ἐν ἡλίῳ τοὺς ἀλφοὺς
ἀποῤῥύπτει καὶ παρατριβόμενον ἀλωπεκίαις θᾶττον ἀλκυ-
ονίου παρορμᾷ τὰς τρίχας. εἰ δ' ἀποχωρίσειεν αὐτοῦ τις

conducit, minus quidem quam femen acris, non tamen
minus amara. Trahit vero etiam per nares fanguinem.
[57. De Croco.] Crocus paulum etiam aftringens
quid obtinet, quod terreum frigidum oftendimus, fed fupe-
rat in eo calefaciens et qualitas et facultas, ut tota ejus
effentia fecundi fit ordinis calefacientium et primi exiccan-
tium. Proinde concoquendi quoque vim quandam obtinet,
adjuvante fcilicet in hoc et paucula illa aftrictione. Quippe
quibus medicamentis, quum non admodum calefaciant, pau-
cula adeft aftrictio, ea parem facultatem habent effentiis
emplafticis vocatis, quas quum junctas effe caliditati non
vehementi contigerit, concoquentes effe oftendimus.
[58. De Caepa.] Caepa ex quarto eft ordine cale-
facientium, effentia ejus potius craffarum eft partium, unde
etiam haemorrhoidas aperit tum appofita tum cum aceto
inuncta. In fole alphos abftergit tum alopeciis attrita pilos
alcyonio citius reftituit. Porro fi fuccum ejus exprimas,

τὸν χυλὸν, ὅσον μὲν ὑπόλοιπον ἱκανῶς ἐστι γεώδους· οὐσίας
θερμῆς, αὐτὸς δ᾽ ὁ χυλὸς ὑδατώδους τε καὶ ἀερώδους θερ-
μότητος. οὕτω οὖν καὶ τοὺς ὑποχεομένους καὶ ἀμβλυώττον-
τας ἐπὶ πάχει χυμῶν ὀνίνησιν ὑπαλειφόμενος. ἐκ δὲ τῆς τού-
του κράσεως ὅλον τὸ κρόμμυον φυσῶδές ἐστιν ἐσθιόμενον,
καὶ διὰ τοῦτο ὅσα ξηρότερα τὴν κρᾶσιν ἀφυσότερα.

[νθ΄. Περὶ κυάμου.] Κύαμος καθ᾽ ἑκάτερα τῆς μέσης
κράσεώς ἐστιν, ἐγγυτάτω κατὰ τὸ ξηραίνειν καὶ κατὰ τὸ ψύ-
χειν. μετέχει δέ τινος ἐπ᾽ ὀλίγον καὶ ῥυπτικῆς δυνάμεως ἡ
σὰρξ αὐτοῦ, καθάπερ τὸ λέμμα τῆς στυπτικῆς, καὶ διὰ τοῦτο
τῶν ἰατρῶν ἔνιοι τὸν κύαμον ὅλον ἑψήσαντες σὺν ὀξυκράτῳ
τοῖς δυσεντερικοῖς καὶ τοῖς κοιλιακοῖς καὶ τοῖς ἐμετικοῖς
ἔδοσαν. ἔστι δὲ ὡς ἔδεσμα μὲν εἴπερ τι καὶ ἄλλο φυσῶδές
τε καὶ δύσπεπτον, ἀναπτύσεσι μέντοι ταῖς ἐκ θώρακός τε
καὶ πνεύμονος ἐπιτήδειον. ὡς φάρμακον δ᾽ ἔξωθεν ἐπιτι-
θέμενον ἀλύπως ξηραίνει. ἐπὶ μέντοι ποδαγρικοῖς ἐχρησά-
μεθα πολλάκις αὐτῷ δι᾽ ὕδατος ἑψήσαντες, εἶτα μίξαντες
ὕειον στέαρ. ἐπὶ δὲ τῶν κατὰ νεῦρα θλασμάτων τε καὶ

quod reliquum eſt admodum terreae ſubſtantiae eſt, ejusque
calidae, at ſuccus aqueae aëreaeque caliditatis. Hic igitur
iis, qui ſuffuſi ſunt et aciem oculorum obtuſam prae craſſi-
tudine humorum obtinent, inunctus prodeſt. Ex hujus tem-
peramento tota caepa flatuoſa eſt manducata. Itaque quae
temperamento ſunt ſicciore, minus flatuum generant.

[59. *De cyamo, faba.*] Faba in utroque medii tem-
peramenti proxime eſt in exiccando et refrigerando. Caro
ejus paulum quoque abſtergentis facultatis continet, ſicut
putamen nonnihil aſtringentis. Idcirco medicorum nonnulli
totam fabam cum oxycrato decoctam dyſentericis, coeliacis,
vomentibus, exhibuerunt. Porro ut edulium flatulenta eſt
ac coctu difficilis, ſi quid aliud, excreationibus ex thorace et
pulmone idonea, ut medicamentum vero foris impoſita de-
ſiccat innoxie. In podagricis ea ſaepenumero uſi ſumus ex
aqua decocta et ita adipi ſuillo admixta. Ad nervorum tum
contuſiones tum ulcerationes farinam ejus ex oxymelite

έλκων δι' όξυμέλιτος τὸ ἄλευρον ἐπεθήκαμεν ἐπὶ δὲ τῶν
ἤδη φλεγμαινόντων ἐκ πληγῆς σὺν ἀλφίτοις. καὶ διδύμων δ'
ἐστὶ καὶ μαστῶν ἀγαθὸν κατάπλασμα, [199] φιλεῖ γὰρ ταῦ-
τα τὰ μόρια μετρίως ψύχεσθαι φλεγμαίνοντα, καὶ μάλιστα,
ὅταν ἐκ γάλακτος ἐν αὐτοῖς τυρωθέντος οἱ μαστοὶ φλε-
γμαίνωσι. τοιγαροῦν καὶ τὸ γάλα σβέννυται πρὸς τοῦ τοι-
ούτου καταπλάσματος, ὥσπερ καὶ τὸ τῶν παίδων ἐφήβαιον
ἐπιπλασσόμενον ἀλεύρῳ κυαμίνῳ μέχρι πλέονος ἄνηβον
διαμένει.

[ξ΄. Περὶ κυκλαμίνου.] Κυκλάμινος ποικίλος τὴν δύνα-
μίν ἐστι· καὶ γὰρ καὶ ῥύπτει καὶ τέμνει καὶ ἀναστομοῖ καὶ
ἐπισπᾶται καὶ διαφορεῖ. δῆλον δ' ἐκ τῶν κατὰ μέρος ἔρ-
γων. ὁ μὲν γὰρ χυλὸς αὐτῆς αἱμοῤῥοΐδας ἀνάστομοῖ καὶ
προκαλεῖται βιαίως εἰς ἀπόπατον, ἐν κροκύδι προστιθέμενος.
οὕτω δὲ καὶ ταῖς τὰ φύματα καὶ τὰς χοιράδας ἁπάσας τε
τὰς ἄλλας σκληρότητας διαφορούσαις δυνάμεσι μίγνυται καὶ
τοῖς ὑποχεομένοις ἁρμόττει, μετὰ μέλιτος ὑπαλειφόμενος, καὶ
πρὸς τούτοις ἔτι διὰ ῥινῶν καθαίρει. σφοδρὰ δ' οὕτως
ἐστὶν ἡ δύναμις αὐτοῦ, ὥστε καὶ τοῦ ἐπιγαστρίου καταχριο-

impofuimus. Ad eos, quos ex ictu jam phlegmone occu-
paverat, cum polenta. Sed et teſtium et uberum aptum
eſt cataplasma, nam hae partes cum phlegmone tenentur,
moderate refrigerari amant, maxime quum ubera ex lacte
in ipſis concreto phlegmonem patiantur. Quin lac quoque
ab eo cataplasmate extinguitur, ſicut puerorum pubes fa-
rina fabacea illita plurimo tempore glabra, ſeu impubis
permanet.

[60. De Cyclamino, pane porcino.] Cyclaminus
varias facultates poſſidet. Nam et abſtergit et incidit et ora
venarum aperit et attrahit et digerit. Clarum id eſt ex
particularibus operibus, nam ſuccus ejus haemorroidas re-
ferat, violenterque ad feceſſum provocat in floccis appoſitus.
Sic etiam facultatibus, phymata, ſtrumas, aliasque omnes
durities digerentibus commiſcetur, ac ſuffuſis cum melle
illitus competit, ad haec quoque per nares expurgat. Adeo
vehemens ejus facultas eſt, ut abdomine illito ventrem

ΚΑΙ ΔΥΝΑΜΕΩΣ ΒΙΒΛΙΟΝ Η. 51

Ed. Chart. XIII. [199.]   Ed. Baf. II. (95.)

μένου κοιλίαν ὑπάγει καὶ ἔμβρυα διαφθείρει, καὶ γὰρ καὶ
ἄλλως φθόριον ἰσχυρὸν ἐν πεσσῷ προστιθέμενος. ἡ δ᾽ ὅλη
ῥίζα τοῦ χυλοῦ μέν ἐστιν ἀσθενεστέρα, σφοδρὰ δ᾽ ἐστὶ καὶ
αὐτή. καὶ γὰρ ἔμμηνα κινεῖ πινομένη τε καὶ προστιθεμένη
καὶ ἰκτεριῶντας ὀνίνησιν, οὐ μόνον ἐκκαθαίρουσα τὸ σπλάγ-
χνον, ἀλλὰ τὴν ἐν ὅλῳ τῷ σώματι χολὴν ἐκκρίνουσα δι᾽
ἱδρώτων. ὅθεν ἐπὶ τῇ πόσει συνεργεῖν δεῖ παντὶ τρόπῳ τῇ
τῶν ἱδρώτων γενέσει. χρὴ δ᾽ εἶναι τὸ πινόμενον πλῆθος
αὐτῆς ἄχρι τριῶν δραχμῶν, ἤτοι μετὰ γλυκέος ἢ μελικράτου.
ῥύπτει δὲ καὶ τὸ δέρμα, κατά τε τὰ ἄλλα κἂν τῷ τὰς ἀλω-
πεκίας καὶ τὰς ἐφηλίδας, ἅπαντά τε τὰ ἐξανθήματα θερα-
πεύειν. ὀνίνησι δὲ καὶ τοὺς σκληροὺς σπλῆνας ἐπιπλαττο-
μένη πρόσφατός τε καὶ ξηρά. διδόασι δ᾽ ἔνιοι τὴν ξηρὰν
ῥίζαν καὶ τοῖς ἀσθματικοῖς. ἡ δ᾽ ἑτέρα κυκλάμινος, ἣν ἔνιοι
κισσάνθεμον ὀνομάζουσι, διὰ τὸ κισσῷ κατὰ τὸ ἄνθος ἐοι-
κέναι, τὴν ῥίζαν ἄχρηστον ἔχουσα τὸν καρπὸν ἔχει δραστι-
κὸν ἱκανῶς, ὥστε καὶ μετ᾽ οἴνου λευκοῦ κυάθων δυοῖν πι-
νόμενος ἐπὶ πλείους ἡμέρας ἰᾶται σπλῆνας, κινῶν οὖρα

fubducat et foetus interimat, nam et alioqui validum inte-
rimendo conceptui medicamentum eſt, in peſſo appoſitus.
Tota autem radix ſucco imbecillior eſt, quanquam et ipſa
vehemens ſit. Nam et menſes ſive epota, ſive appoſita
evocat, et aurigini prodeſt, non modo ipſum viſcus expur-
gans, ſed etiam quae in toto corpore bilis fuerit, eam per
ſudorem ejiciens. Proinde ſane poſt potionem ſudoris ad-
juvanda omnino provocatio eſt. Modus ejus bibendi eſt
drachmarum trium, ſive cum melicrato, ſive cum paſſo.
Cutem detergit quum in aliis, tum quod alopecias, ephelidas
omniaque exanthemata curet. Lienem quoque induratum
juvat emplaſtri modo illita, tum recens tum arida. Sunt
qui radicem ſiccam aſthmaticis, ſeu anhelantibus exhibent.
Porro altera cyclaminus, quam quidam ciſſanthemon no-
minant, propterea quod hederae flore ſit aſſimilis, radicem
quidem inutilem habet, ſed fructum admodum efficacem.
Nam hic cum vino albo pluribus diebus duobus cyathis
potus lienes ſanat, urinas movens ac ventrem ſubducens,

Ed. Chart XIII. [199.]   Ed. Baſ. II. (95.)
καὶ τὴν κοιλίαν ὑπάγων, ἐκβάλλει δὲ καὶ τὰ χόρια καὶ τοῖς
ἀσθματικοῖς ἀρήγει. ἡ ποιότης δ᾿ αὐτοῦ γευομένῳ δριμεῖά
τε καὶ ὑπόγλισχρός ἐστι.

[ξα΄. Περὶ κυμίνου.] Κυμίνου τῷ σπέρματι μάλιστα
χρώμεθα, καθάπερ ἀνίσου τε καὶ λιβυστικοῦ καὶ κάρου καὶ
πετροσελίνου. ἔστι δὲ καὶ θερμαντικῆς δυνάμεως, ὥσπερ
κἀκείνων ἕκαστον, οὐρητικῆς τε καὶ ἀφύσου κατὰ τὴν τρί-
την τάξιν ὑπάρχων τῶν θερμαινόντων.

[ξβ΄. Περὶ κυνοσβάτου.] Κυνόσβατος. τούτου τοῦ θά-
μνου ὁ μὲν καρπὸς οὐκ ἀγεννῶς στυπτικός ἐστι, τὰ δὲ φύλλα
μετρίως, ὥστε καὶ ἡ κατὰ μέρος αὐτῶν χρῆσις πρόδηλος.
φυλάττεσθαι δὲ τὸ ἐν τῷ καρπῷ ἐριῶδες, ὡς ἀρτηρίας κα-
κωτικόν.

[ξγ΄. Περὶ κυπαρίσσου.] Κυπαρίσσου τὰ φύλλα καὶ οἱ
βλαστοὶ καὶ τὰ σφαιρία τὰ νέα καὶ μαλακὰ μεγάλων τραυ-
μάτων ἐν σκληροῖς σώμασίν ἐστι κολλητικά. ἐξ οὗ δῆλον
ὡς ξηραντικῆς ἐστι δυνάμεως, οὐδὲν ἐπιφανὲς ἐχούσης δριμὺ
καὶ θερμὸν, ὥσπερ οὖν καὶ ἡ γεῦσις μαρτυρεῖ· φαίνεται γὰρ
ἐν αὐτῇ βραχὺ μέν τι τὸ δριμὺ, πλεῖστον δὲ τὸ πικρὸν καὶ

fecnnoas quoque ejicit et aſthmaticis prodeſt.   Qualitas ejus
guſtanti acris eſt et ſublenta.

[61. *De Cumino.*] Cumini ſemine maxime utimur,
qnemadmodum aniſi, liguſtici, cari, petroſelini.   Eſt vero
et facultatis calefacientis, ſicut illorum unumquodque, tum
urinam moventis et flatum extinguentis, ex tertio ordine
calefacientium.

[62. *De Cynosbato, rubo canino.*]   Cynosbatus.
Hujus fruticis fructus non ſegniter aſtrictorius eſt, ſolia
vero mediocriter.   Itaque particularis ejus uſus haud igno-
tus eſt.   Cavendum ab eo, quod in fructu ejus laneum eſt,
ceu quod arteriae vitioſum.

[63. *De Cupreſſo.*]   Cupreſſi folia, germina, pilulae
recentes et molles magna vulnera conglutinant in duris cor-
poribus.   Ex quo clarum eſt, quod reſiccandi vim habeat
absque inſigni acrimonia ant caliditate, ſicut certe et guſtus
teſtificatur, apparet enim in ea levis quidem acrimonia, ſed

πολὺ πλέον ἔτι τὸ στρυφνὸν ἐν ὅλῳ τῷ φυτῷ. τοσοῦτον
δ᾽ ἐστὶν ἐν αὐτῇ τὸ δριμὺ καὶ τό θερ[200]μὸν, ὅσον πο-
δηγεῖν μὲν τὴν στρυφνότητα πρὸς τὸ βάθος, οὐδεμίαν δ᾽
αὐτὸ θερμότητα καὶ δῆξιν ἐργάζεσθαι τοῖς σώμασιν. διὰ
τοῦτο τὰς κατὰ τὸ βάθος ὑγρότητας ἐν ταῖς πλαδαραῖς καὶ
σηπεδονώδεσι διαθέσεσιν ἀλύπως τε ἅμα : ·ἱ ἀσφαλῶς ἐκ-
βόσκεται, τῶν θερμαινόντων καὶ ξηραινόντων ἐκδαπανᾶν μὲν
τὰς περιεχομένας δυνάμεων, ἑτέρας δ᾽ ἐπισπωμένων τῇ δρι-
μύτητι καὶ θερμότητι. οὕτω δὲ καὶ τοὺς ἐντεροκηλικοὺς
ὠφελεῖ. καὶ γὰρ ξηραίνει καὶ τόνον ἐντίθησι τοῖς δι᾽ ὑγρό-
τητα χαλαροῖς σώμασιν, ὡς ἂν τῆς στύψεως εἰς βάθος κα-
ταδυομένης, τῷ ποδηγεῖσθαι πρὸς τῆς μεμιγμένης αὐτῇ θερ-
μότητος, εἰς τοσοῦτον ἡκούσης μέτρον, ὡς ποδηγεῖν μὲν δύ-
ρασθαι, δάκνειν δ᾽ οὐδέπω δύνασθαι. χρῶνται δ᾽ αὐτῇ τινες
καὶ ἐπ᾽ ἀνθράκων καὶ ἑρπήτων, ἀλφίτοις μιγνύντες, ὡς ἐκ-
δαπανώσῃ χωρὶς τοῦ θερμαίνειν τὰς ἐργαζομένας ὑγρότητας
τὰ τοιαῦτα νοσήματα. ἔνιοι δὲ καὶ πρὸς ἐρυσιπέλατα χρῶν-
ται, μιγνύντες ἀλφίτου μεθ᾽ ὕδατος ἢ ὀξυκράτου ὑδαροῦς.

plurimus amaror, multoque etiam plus acerbitatis in tota
planta. Tanta ei ineſt acrimonia caliditasque, quanta ſatis
ſit deducendae in altum acerbitatis, ac nullam tamen mor-
dicationem aut caliditatem in corporibus efficiat. Proinde
in alto latentes in ſlaccidis putreſcentibusque affectibus hu-
miditates innoxie tutoque depaſcitur atque abſumit, quum
quae caleſaciunt ſimul deſiccantque, eas quidem, quae con-
tentae ſunt, abſumant, caeterum acrimonia et caliditate
alias attrahant. Sic et enterocelicos juvat, ſiquidem exic-
cat, roburque addit corporis partibus prae humiditate laxis,
utpote quum aſtrictio in altum ſubeat deducente ipſa cali-
ditate, quae admixta eſt, eum ſervante modum ut deducere
quidem valeat, non tamen mordicare queat. Quidam ea
utuntur ad carbunculos et herpetes polentae miſcentes.
tanquam abſumat citra calefactionem eos morbos facientem
humiditatem. Sunt qui et ad eryſipelata utuntur, admixta
nimirum polenta cum aqua, aut oxycrato aquoſo.

[ξδ'. Περὶ κυπέρου.] Κυπέρου χρήσιμοι μάλιστ᾽ εἰσὶν
αἱ ῥίζαι, θερμαίνουσαι καὶ ξηραίνουσαι χωρὶς δήξεως. ὅθεν
τὰ δι᾽ ὑγρότητα πολλὴν ἕλκη δυσεπούλωτα θαυμαστῶς ὀνί-
νησιν. ἔχουσι γάρ τι καὶ στυπτικὸν καὶ διὰ τοῦτο καὶ τοῖς
ἐν στόμασιν ἕλκεσίν εἰσιν ἐπιτήδειοι, καὶ μὴν καὶ τμητικήν
τινα δύναμιν αὐταῖς μαρτυρητέον ἐστὶν, ᾗ καὶ λιθιῶσιν ἁρ-
μόττουσιν καὶ οὖρα καὶ καταμήνια κινοῦσι.

(96) [ξε'. Περὶ κύπρου.] Κύπρος. τούτου τοῦ δένδρου
τὰ φύλλα καὶ οἱ ἀκρέμονες εἰς χρείαν ἥκουσι, μάλιστα μι-
κτῆς ὄντα δυνάμεώς τε καὶ κράσεως. ἔχει μὲν γάρ τι καὶ δια-
φορητικὸν ἐξ ὑδατώδους οὐσίας θερμῆς συμμέτρως, ἔχει δέ
τι στυπτικὸν ἐκ τῆς ψυχώσεως γεώδους, ὅθεν ἀφεψοῦντες
μὲν αὐτὰ καταντλοῦσι τῷ ὕδατι τὰ πυρίκαυτα. χρῶνται δὲ
καὶ κατὰ τῶν πυρωδῶν φλεγμονῶν καὶ ἀνθράκων· ἔστι γὰρ
ἀλύπως τε καὶ ἀδήκτως ξηραντικά. καὶ μὲν καὶ τοῖς ἐν τῷ
στόματι γιγνομένοις ἕλκεσιν αὐτομάτοις καὶ μάλιστα τοῖς
ἀφθώδεσιν αὐταῖς τε τῶν παίδων ταῖς ἄφθαις ἁρμόττει δια-
μασώμενα.

[64. De Cypero.] Cyperi radices maxime ufui funt,
calefacientes pariter et exiccantes absque mordacitate. Ita-
que ulceribus, quae prae nimia humiditate cicatricem diffi-
culter admittunt, mirifice profunt, habent enim quiddam
etiam aftringens. Quapropter ulceribus etiam oris conve-
niunt. Quin et incidendi vim quampiam illis ineffe tefti-
ficandum, qua et calculo vexatis congruunt et urinam men-
fesque provocant.

[65. De Cypro, liguftro.] Cyprus. Hujus arboris
folia fummaque germina in ufum veniunt et facultatis et
qualitatis mixtae. Habent enim quiddam digerens cum
aquea fubftantia modice calida habentque etiam aftrictm
rium quiddam ex terrena fubftantia frigida. Itaque eorum
decocto quidam ambufta fovent. Utuntur vero etiam ad-
verfus igneas phlegmonas et carbunculos, nam absque mo-
leftia et morfu deficcant. Quin etiam fponte provenienti-
bus in ore ulceribus, ac maxime quae aphthas referunt et
ipfis etiam puerorum aphthis commanfa accommoda funt.

[ξστ'. Περὶ κυτίσου.] Κυτίσου τὰ φύλλα διαφορητικῆς
τ' ἐστὶ δυνάμεως ἐπιμεμιγμένης ὑδατώδει χλιαρᾷ, καθάπερ
καὶ τὰ τῆς μαλάχης.

[ξζ'. Περὶ κωνείου.] Κώνειον ὅτι τῆς ἄκρως ψυκτικῆς
ἐστι δυνάμεως ἅπαντες ἴσασι.

[ξή'. Περὶ κώνου.] Κώνου ὁ καρπὸς, ὃν δὴ καὶ κόκα-
λον ὀνομάζουσι καὶ στρόβιλον, ὅλος μὲν χλωρὸς, ἔχει τι μεθ'
ὑγρότητος πικρὸν καὶ δριμὺ καὶ διὰ τοῦτο καὶ τοῖς ἐμπύοις,
ὅσοι τ' ἄλλοι [201] δέονται τὰ κατὰ θώρακα καὶ πνεύμονα,
ῥᾳδίως ἀναβήττειν τε καὶ ἀναπτύειν ἐπιτήδειός ἐίτιν. ὁ δ'
ἐδώδιμος ἐξ αὐτοῦ καρπὸς ἔστι μὲν τροφὴ δύσπεπτός τε
καὶ ἰσχυρὰ, ἔστι δὲ καὶ ὡς φάρμακον ἐκλεαίνειν τραχύτη-
τας ἐπιτήδειον, καὶ μάλισθ' ὅταν ἐν ὕδατι βρεχθεὶς ἀπό-
θηται κατ' αὐτὸ πᾶν ὅσον ἔχει δριμύ. τὸ γὰρ λοιπὸν ἅπαν
ἀδηκτότερόν τε καὶ ἐμπλαστικώτερον γίνεται, θερμῆς μὲν
καὶ ψυχρᾶς ποιότητος ἐν τῷ μέσῳ καθεστηκὸς, ἐξ ὑδατώ-
δους τε καὶ γεώδους οὐσίας κεκραμένον, ἀερώδους δ' ἥκι-
στα μετέχον.

[66. De Cytiſo.] Cytiſi folia digerendi facultatem
obtinent aqueae et temperatae mixtam, ſicut et malvae.

[67. De Cicuta.] Cicuta quod extreme refrigerantis
ſit facultatis omnes norunt.

[68. De Cono, nuce pinea.] Coni fructus, quem
quidam cocalon nuncupant et ſtrobilon, viridis totus, habet
cum humiditate amarorem quempiam et acrimoniam. Pro-
inde purulentis et quibuscunque adeo, quae in thorace et
pulmone ſunt, facile extuſſire et expuere expedit, accom-
modus eſt. Porro fructus ex eo eſculentus, nutrimentum
eſt coctu difficile et validum. At ut medicamentum aſperi-
tati leniendae congruit, quum videlicet in aqua maceratus
omnem in ea acrimoniam reliquerit, nam reliquum omne
minime mordax, maximeque emplaſticum redditur, in me-
dio calidae et frigidae qualitatis conſiſtens, ex aquea et ter-
rea mixtum ſubſtantia, minimum participans aëreae.

Κεφ. ια'. [α'. Περὶ λαγώποδος.] Λαγώπουν ξηραντι-
κῆς δυνάμεώς ἐστιν, ὡς τὰ κατὰ γαστέρα ῥεύματα καλῶς
ἐπιξηραίνειν.

[β'. Περὶ λαθυρίδος.] Λαθυρίς. καὶ ταύτην τινὲς εἶδος
τιθυμάλλου φασὶν, ὅτι τε παραπλησίως ἐκείνοις ὀπὸν ἔχει
καὶ ὅτι καθαίρει τὸν αὐτὸν ἐκείνοις τρόπον, ὁμοία τε τὴν
ὅλην δύναμιν ἐκείνοις ἐστὶ, πλὴν ὅσον τὸ σπέρμα γλυκὺ
γενομένοις φαίνεται, ὃ δὴ καὶ μάλιστα τὴν καθαρτικὴν ἔχει
δύναμιν.

[γ'. Περὶ λαμψάνης.] Λαμψάνη ἐσθιομένη μὲν κακό-
χυμός ἐστι, καταπλασσομένη δὲ ῥυπτικὸν ἔχει τι καὶ δια-
φορητικόν.

[δ'. Περὶ λαπάθου.] Λάπαθον διαφορητικῆς μετρίως
ἐστὶ δυνάμεως, τὸ δὲ ὀξυλάπαθον μικτῆς. ἅμα γὰρ τῇ δια-
φορητικῇ καὶ ἀποκρουστικῆς τι μετέχει. τὸ δὲ σπέρμα αὐτῶν
ἔχει τι σαφῶς καὶ στυπτικὸν, ὡς καὶ δυσεντερίας καὶ διαρ-
ροίας ἰᾶσθαι, καὶ μάλιστα τὸ τοῦ ὀξυλαπάθου. τὸ δ' ἱππο-
λάπαθον ἐν ἕλεσι μὲν γεννᾶται τοὐπίπαν· ἔστι δὲ τῆς αὐτῆς
μὲν τοῖς εἰρημένοις, ἀσθενεστέρας δὲ δυνάμεως.

Cap. XI. [1. De Lagopode.] Lagopus facultatis
eſt deſiccantis, adeo ut fluxus alvi probe exiccet.

[2. De Lathyride.] Lathyris. Sunt qui dicant et
hanc eſſe Tithymali ſpeciem, tum quod ſimiliter illis ſuc-
cum habeat, tum quod eodem modo purget, totaque illis
facultate aſſimilis ſit, niſi quod ſemen guſtantibus videatur
dulce, quod ſane etiam purgatoriam vim maxime poſſidet.

[3. De Lampſane.] Lampſane eſa quidem ſuccos
pravos procreat, caeterum illita abſtergendi nonnullam di-
gerendique facultatem poſſidet.

[4. De Lapatho.] Lapathum moderate diſcutientem
ſortitum facultatem eſt, at oxylapathum mixtam, nam cum
eo quod diſcutit nonnihil quoque repercutit. Semen eorum
manifeſtam quoque quandam aſtrictionem obtinet, ut et dys-
enterias et diarrhoeas ſive profluvia ſanet et maxime oxy-
lapathi. Porro hippolapathum, quod in totum paludibus pro-
venit, easdem dictis facultates obtinet, ſed imbecilliores.

[ε΄. Περὶ λειμωνίου.] Λειμωνίου τὸν καρπὸν αὐστηρὸν
ὑπάρχοντα μετ᾽ οἴνου διδόασι κοιλιακοῖς τε καὶ δυσεντερι-
κοῖς καὶ αἱμοπτυϊκοῖς. ὀνίνησι δὲ καὶ ῥοῦν γυναικεῖον. ἀρ-
κεῖ δὲ πλῆθος ὀξυβάφου.

[στ΄. Περὶ λειχῆνος.] Λειχὴν ὁ ἐπὶ τῶν πετρῶν ἔστι
μὲν οἷον βρύον τι, τοῦ γένους δ᾽ ἂν ὀρθῶς ὀνομάζοιτο τῶν
φυτῶν. ὠνομάσθαι δ᾽ οὕτω δοκεῖ διὰ τὸ λειχῆνας θερα-
πεύειν. ἔστι δὲ ῥυπτικῆς τε ἅμα καὶ μετρίως ψυχούσης δυνά-
μεως, ξηραντικῆς μέντοι κατ᾽ ἄμφω. τὸ μὲν δὴ ῥυπτικόν τε
καὶ ξηραντικὸν ἀπὸ τῆς πέτρας ἴσχει, τὸ δὲ ψυκτικὸν ἀπὸ
τοῦ ὑδατώδους. ἐπὶ γὰρ ταῖς ὑγραῖς καὶ δροσώδεσι πέτραις
φύεται. τὸ δ᾽ ἐκ τῶν τοιούτων οὐσιῶν συγκείμενον ἀφλέ-
γμαντον ὑπάρχειν οὐδὲν θαυμαστόν. εἰ δὲ καὶ αἱμοῤῥαγίας
ἵστησι, ὡς Διοσκορίδης φησὶν, οὐκ ἔχω φάναι.

[202] [ζ΄. Περὶ λεοντοπετάλου.] Λεοντοπετάλου τῇ ῥίζᾳ
μάλιστα χρώμεθα διαφορητικῇ καὶ ξηραντικῇ καὶ θερμαν-
τικῇ κατὰ τὴν τρίτην ὑπαρχούσῃ τάξιν.

[5. De Leimonio.] Leimonii fructum, utpote aufte-
rum, exhibent cum vino coeliacis et dyfentericis, haemo-
ptoicisque five fanguinem fpuentibus. Juvat et profluvium
muliebre. Satis eft oxybaphi menfura.

[6. De Lichene.] Lichen, qui in petris nafcitur, eft
velut mufcus quidam, fed recte ex plantarum cenferi ge-
nere poteft. Porro ita nominatus videtur, quod lichenas
curet. Extergentem habet ac modice refrigerantem facul-
tatem, utramque vero reficcantem. Atque abftergentem
quidem atque exiccantem a petra obtinet, refrigerantem
vero ab humore aqueo, nafcitur enim in humidis et roridis
faxis. Porro quod ex talibus componitur, adverfum effe
phlegmonae nihil mirum eft. Caeterum an haemorrhagias
fiftat, ut refert Diofcorides, id vero neutiquam dicere queam.

[7. De Leontopetalo.] Leontopetali radice maxime
utimur, quae difcutiendi facultatem et exiccandi calefa-
ciendique in tertio ordine poffidet

[η΄. Περὶ λεπιδίου.] Λεπίδιον ἐκ τῆς τετάρτης ἐστὶ
τάξως τῶν θερμαινόντων, ὅμοιον τῷ καρδάμῳ κατὰ τὴν
ὀσμὴν καὶ τὴν γεῦσιν καὶ τὴν δύναμιν ὑπάρχον, ἧττον δ᾽
αὐτοῦ ξηραίνει.
[θ΄. Περὶ λευκάδος.] Λευκὰς δριμείας ἐστὶ ποιότητος
ἐπικρατούσης, κράσεως δὲ θερμῆς καὶ ξηρᾶς κατὰ τὴν τρί-
την που τάξιν.
[ι΄. Περὶ λευκακάνθου.] Λευκάκανθον, οἱ δὲ πολυγόνα-
τον, οἱ δὲ ἰσχιάδα καλοῦσι, πικρὰ ταύτης ἡ ῥίζα, καὶ διὰ
τοῦτο τέμνει τε καὶ ξηραίνει κατὰ τὴν τρίτην τάξιν. ἐν δὲ
τῷ θερμαίνειν ἐκ τῆς πρώτης ἐστὶ τάξεως.
[ια΄. Περὶ λευκοΐου.] Λευκοΐου καὶ σύμπας μὲν ὁ θά-
μνος ῥυπτικῆς ἐστι καὶ λεπτομεροῦς δυνάμεως, ἐπὶ μᾶλλον
δ᾽ αὐτῆς μετέχει τὰ ἄνθη, καὶ τούτων τὰ ξηρότερα τῶν
χλωρῶν μᾶλλον, ὥστε καὶ τὰς ἐπ᾽ ὀφθαλμοῖς οὐλὰς τὰς
παχείας λεπτύνει καὶ καταμήνιά τε τὸ ἀφέψημα αὐτῶν προ-
τρέπει καὶ χόρια καὶ ἔμβρυα τεθνεῶτα προκαλεῖται, καὶ εἰ
ποθείη δὲ, φθόριόν ἐστι φάρμακον. καὶ γὰρ οὖν καὶ πικρόν

[8. *De Lepidio.*] Lepidium ex quarto eſt ordine ca-
lefacientium, ſimile naſturtio tum odore tum guſtu tum
facultatibus, ſed minus eo deſiccat.

[9. *De Leucade.*] Leucas acrem poſſidet qualitatem
exuperantem, temperamentum vero calidum, ſiccumque in
tertio quodammodo ordine.

[10. *De Leucacantho, alba ſpina.*] Spina alba
quidam autem polygonaton, alii iſchiada nuncupant. Hujus
amara radix eſt, ac proinde incidit et exiccat in tertio or-
dine, in calefaciendo autem ex primo eſt ordine.

[11. *De Leucojo.*] Leucoji frutex univerſus ex-
tergentem facultatem poſſidet, ac tenuium partium, plus
tamen flores et inter hos qui ſunt ſicciores magis etiam
quam virides, adeo ut et oculorum cicatrices craſſas exte-
nuent. Tum menſes quoque decoctum eorum movet, et
ſecundas foetusque emortuos elicit, ac ſi bibatur, abortum
facit. Eſt ergo id medicamentum ut ſi quod aliud amarum.

ΚΑΙ ΔΥΝΑΜΕΩΣ ΒΙΒΛΙΟΝ Η. 59

Ed. Chart. XIII. [202.]   Ed. Baf. II. (96. 97.)

ἐστιν, εἴπερ τι καὶ ἄλλο, καὶ εἴ τις αὐτοῦ τὸ σφοδρὸν τῆς
δυνάμεως ὕδατος ἐπιμιξίᾳ πολλοῦ πραΰνειεν, ἤ τινι τῶν τοι-
ούτων, ἕξει καὶ πρὸς φλεγμονὴν ἀγαθὸν φάρμακον. οὕτω
γοῦν καὶ τὸ ἀφέψημα αὐτοῦ, εἰ μὴ ἄκρατον εἴη, τὰς ἐν μή-
τρᾳ φλεγμονὰς ἰᾶται προσαντλούμενον, καὶ μάλισθ᾽ ὅσαι
κεχρονίκασι σκιῤῥωδῶς. οὕτω δὲ καὶ μετὰ κηρωτῆς ἕλκη δυσ-
επούλωτα θεραπεύει. χρῶνται δ᾽ αὐτῷ τινες σὺν μέλιτι καὶ
πρὸς ἄφθας. ὁ δὲ καρπὸς τῆς αὐτῆς ὢν δυνάμεως ἐπιτη-
δειότατός ἐστι πινόμενος ὅσον δυοῖν δραχμῶν πλῆθος ἢ
προστιθέ(97)μενος σὺν μέλιτι, καταμήνιά τε κινεῖν πεπίστευ-
ται καὶ ἔμβρυα τὰ μὲν ζῶντα διαφθείρειν, τὰ νεκρὰ δ᾽ ἐκ-
βάλλειν. ἲ δὲ ῥίζαι παραπλησίας οὖσαι δυνάμεως, πλὴν
ὅσον παχυμερέστεραί τ᾽ εἰσὶ καὶ γεωδέστεραι, μετ᾽ ὄξους ἰῶν-
ται σπλῆνας σκιῤῥουμένους. ἔνιοι δὲ καὶ τὰς σκιῤῥουμένας
φλεγμονὰς ἰῶνται δι᾽ αὐτοῦ.

[ιβ΄. Περὶ λεύκης.] Λεύκη τὸ δένδρον μικτόν πώς ἐστι
τὴν κρᾶσιν ἐξ ὑδατώδους τε χλιαρᾶς καὶ γεώδους λελεπτυσμέ-
νης οὐσίας, ὅθεν καὶ τῆς ῥυπτικῆς μετέχει δυνάμεως.

Ac fi quis facultatum ejus vehementiam multa aqua admixta
retundat ac mitiget, aut certe id genus aliquo, habebit et
ad phlegmonem non malum medicamentum. Sic et deco-
ctum ejus, fi non merum fuerit, uteri phlegmonas itidem
perfufum fanat, potiſſimum quae diutino tempore ad fcirrhi
modum induruere. Sic et cum cerato ulcera aegre ad ci-
catricem pervenientia curat. Sunt vero etiam qui cum
melle et ad aphthas adhibeant. Semen quum ejusdem fa-
cultatis fit, aptiſſimum eſt duarum drachmarum menſura
potum, tum menſibus ciendis appofitum cum melle conve-
nire creditur, foetusque viventes interficere ac mortuos
ejicere. Radices fimilis quoque facultatis, nifi quatenus
craſſiorum funt partium et magis terrenae, cum aceto lienes
induratos fanant. Nonnulli vero et phlegmonas induratas
iis curant.

[12. *De Leuce, populo alba.*] Leuce arbor mixtae quo-
dammodo temperiei eſt ex aquea tepida et terrena extenuata
eſſentia, quamobrem et abſtergentis facultatis eſt particeps.

[ιγ. Περὶ λιβανωτοῦ.] Λιβανωτὸς θερμαντικὸς μέν
ἐστι κατὰ τὴν δευτέραν τάξιν, ξηραντικὸς δὲ κατὰ τὴν πρώ-
την. ἔχει δέ τι καὶ ὑποστῦφον ὀλίγον, ἥκιστα δὲ σαφὴς ἡ
στύψις ἐστὶν ἐν τῷ λευκῷ κατὰ τὴν χρόαν. ὁ δὲ φλοιὸς
αὐτοῦ τὴν στυπτικὴν δύναμιν ἐναργῶς κέκτηται, διὸ καὶ ξη-
ραίνει γενναίως, ὡς ἐν τῇ δευτέρᾳ τάξει συμπληρουμένῃ τῶν
ξηραινόντων [203] ὑπάρχων. ἔστι δὲ καὶ παχυμερέστερος τοῦ
λιβανωτοῦ καὶ ἥκιστα δριμύτητος μετέχων. διὰ ταύτας γοῦν
αὐτοῦ τὰς ποιότητάς τε καὶ δυνάμεις ἱκανὴ χρῆσίς ἐστι
παρὰ τοῖς ἰατροῖς, ἐπί τε τῶν αἱμοπτυϊκῶν καὶ στομαχικῶν
καὶ κοιλιακῶν καὶ δυσεντερικῶν, οὐ τοῖς ἔξωθεν μόνοις ἐπι-
τιθεμένοις μιγνύντων αὐτὸν, ἀλλὰ καὶ τοῖς εἴσω τοῦ σώμα-
τος μεταλαμβανομένοις. ὁ δὲ θαλλὸς αὐτοῦ ξηροτέρας ἐστὶ
καὶ θερμοτέρας ἢ κατὰ αὐτὸν τὸν λιβανωτὸν δυνάμεως, ὡς
εἰς τὴν τρίτην ἀπόστασιν ἀφικνεῖσθαι. ἔχει δέ τι καὶ ῥυπτι-
κὸν, ὥστε διὰ τοῦτο καὶ ἀνακαθαίρειν δοκεῖ καὶ πληροῦν
τὰ κατὰ τοὺς ὀφθαλμοὺς ἕλκη, καθάπερ καὶ ὁ ἐκ τῆς σμύρ-
νης καὶ ὁ ἐκ τοῦ στύρακος.

[ιδ´. Περὶ λιβανωτίδων.] Λιβανωτίδες τρεῖς εἰσι· μία

[13. De Libanoto, thure.] Thus calefacit ordine
fecundo, deficcat primo, habet quoque fubaftringens pufill-
lum, fed minimum manifefta aftrictio eft candido. Cortex
ejus evidenter aftringit, proinde fane ftrenue quoque defic-
cat, adeo ut ex fecundo fit ordine completo deficcantium.
Eft autem craffiorum partium quam ipfum thus et minime
particeps acrimoniae. Ob has ergo tum facultates tum
qualitates multus eft ejus ufus apud medicos in haemo-
ptoicis, ftomachicis, coeliacis ac dyfentericis, non tantum
iis quae extrinfecus applicantur ipfum admifcentes, fed et
iis quae intro in corpus fumuntur. Fumus ejus tum fic-
cioris tum calidioris eft facultatis quam ipfum thus, adeo
ut tertium usque exceffum perveniat Habet vero etiam
abfterforium quiddam. Itaque eo nomine et expurgare et
implere quae in oculis oonfiftunt ulcera videtur, velut et
qui ex myrrha et qui e ftyrace.

[14. De Libanotidibus.] Libanotides tres funt, una

ΚΑΙ ΔΥΝΑΜΕΩΣ ΒΙΒΛΙΟΝ Η. 61

Ed. Chart. XIII. [2o3.]   Ed. Baf. II. (97.)

μὲν ἄκαρπος, αἱ δὲ δύο φέρουσαι καρπὸν, ὁμοίας ἅπασαι
δυνάμεως μαλακτικῆς τε καὶ διαφορητικῆς. ὁ δὲ χυλὸς ὅ τε
τῆς ῥίζης καὶ ὁ τῆς πόας μέλιτι μιγνύμενος ἀμβλυωπίας,
ὅσαι διὰ πάχος ὑγρῶν ᾽γίνονται θεραπεύει. τῆς δὲ εἰς τοὺς
στεφάνους χρησίμης λιβανωτίδος, ἣν Ῥωμαῖοι καλοῦσι ῥουσ-
μαρῖνον, τὸ ἀφέψημα τοὺς ἰκτεριῶντας ὀνίνησι πινόμενον.
μετέχουσι γὰρ αἱ λιβανωτίδες ἅπασαι ῥυπτικῆς τε καὶ τμη-
τικῆς δυνάμεως.

[ιέ. Περὶ λιγνύος.] Λιγνὺς ἅπασα μέν ἐστι ξηραντικὴ,
διὸ καὶ γεώδους ὑπάρχει τῆς οὐσίας, ἔχουσά τι καὶ τοῦ
κατακαύσαντος τὴν ὕλην πυρὸς λείψανον, ἀλλὰ τοῦτο μὲν
ὀλίγον. ἡ δ᾽ ὅλη φύσις αὐτῆς γεώδης ἐστὶ λεπτομερής. αἱ
κατ᾽ εἶδος δ᾽ ἐν αὐτῇ διαφοραὶ παρὰ τὴν καυθεῖσαν ὕλην
γίγνονται, ἐκ μὲν τῆς δριμυτέρας καὶ θερμοτέρας, τοιαύτης
καὶ τῆς λιγνύος ἀποτελουμένης, ἐκ δὲ τῆς γλυκυτέρας ὁμοίας
κἀνταῦθα τῆς λιγνύος γιγνομένης. αὐτίκα γέ τοι τοῦ λιβα-
νωτοῦ τῇ λιγνύι χρῶνται, μιγνύντες εἰς τὰς ὀφθαλμικὰς δυ-
νάμεις, ἔτι τὰς ἐπὶ φλεγμαινόντων ἔτι τῶν ὀφθαλμῶν ἁρμοτ-

fterilis, duae fructum ferentes, omnes vero ejusdem facul-
tatis emollientis et difcutientis. Succus tum radicis tum
herbae mixtus melli obtufam oculorum aciem ab humorum
craffitie emendat. Porro ejus libanotidis, quae ad coronas
eft utilis, quam Romani rofmarinum nuncupant, decoctum
regio morbo laborantes potum adjuvat. Omnes enim liba-
notides abftergentis et incidentis facultatis participes funt.

[15. De lignye, fuligine.] Fuligo omnis exiccatoria
eft, ac proinde terreftris eft effentiae, habens quasdam
etiam ignis qui materiam combuffit reliquias, fed id pufil-
lum eft. Porro tota natura terrena eft, tenuium partium.
Sed quae fpeciatim in ea differentiae funt, eae pro ufta ma-
teria eveniunt, ex acriore et calidiore tali etiam proveniente
fuligine, ex dulciore fimili quoque et hinc fuligine prove-
niente. Primum enim thuris fuligine utuntur ad oculis
dicatas medicinas mixta, eas videlicet, quae ad oculos
etiamnum phlegmone tentatos accommodantur, atque etiam-

τούσας καὶ ῥευματιζομένων καὶ ἕλκη ἐχόντων. καὶ γὰρ ἀνα-
καθαίρεται ταῦτα καὶ σαρκοῦται πρὸς αὐτῶν, ἔτι τε καὶ
εἰς τὰς καλλιβλεφάρους ὀνομαζομένας δυνάμεις αὐτῷ χρῶνται,
καὶ ἡ τῆς τερμίνθης τε καὶ ἡ τῆς σμύρνης ἄλυπός ἐστι
παραπλησίως τῇ τοῦ λιβανωτοῦ, ἡ δὲ τοῦ στύρακος ἰσχυρο-
τέρα τούτων, ἔτι δὲ μᾶλλον ἡ τῆς ὑγρᾶς πίττης, καὶ ταύτης
ἔτι μᾶλλον ἡ τῆς κέδρου. χρῶνται δὲ τοῖς δριμυτέροις μὲν ἐπί
τε τῶν πτίλων ὀνομαζομένων βλεφάρων καὶ τῶν περιβεβρω-
μένων κανθῶν καὶ ὑγρῶν ὀφθαλμῶν ἄνευ φλεγμονῆς. ταῖς
μαλακωτέραις δὲ καὶ πρὸς ταῦτα μὲν, ἀλλὰ καὶ πρὸς ἃ μικρῷ
πρόσθεν εἴρηται ἁρμόττειν τοῦ λιβανωτοῦ τὴν λιγνύν.

[ιστ΄. Περὶ λιβυστικοῦ.] Διβυστικοῦ καὶ ἡ ῥίζα καὶ
τὸ σπέρμα θερμαινόντων εἰς τοσοῦτόν ἐστιν, ὡς ἔμμηνά τε
κινεῖν καὶ οὖρα προτρέπειν, ἔτι δὲ καὶ ἄφυσα.

[ιζ΄. Περὶ λινοσπέρμου.] Λινόσπερμον ἐσθιόμενον φυσῶ-
δές ἐστι, κἂν φρυχθῇ, οὕτως ἄρα περιττωματικῆς ὑγρότητος
ὑπάρχει μεστόν. ἔστι δὲ καὶ θερμὸν ἐν τῇ πρώτῃ που τάξει
καὶ ὑγρότητός τε καὶ ξηρότητος ἐν τῷ μέσῳ που τέτακται.

num fluxione vexatos et ulcera habentes, nam et illa ex-
purgat et carne implet.   Ad haec ufurpant quoque eam ad
facultates quas vocant calliblepharas, id eft ad ornatum et
venuftatem palpebrarum facientes.   Praeterea terebinthinae
myrrhaeque fuligo moleftia caret, non aliter quam thuris,
fed ftyracis quodammodo valentior eft, magis etiam picis
liquidae, qua etiam magis cedri.   Porro acrioribus utuntur
ad vitia palpebraium vocata pilorum defluvia et erofos ocu-
lorum angulos humidosque citra phlegmonem, at mollio-
ribus mitioribusque tum ad haec, tum ad ea, ad quae com-
petere paulo fuperius diximus thuris fuliginem.

[16. *De Libyftico.*]   Libyftici radix et femen ex
genere calefacientium funt, adeo ut et menfes cieant et
urinas provocent flatusque extinguant.

[17. *De Lini femine.*]   Lini femen efum flatuofum eft,
etiam fi frigatur, adeo fane excrementitia humiditate plenum
eft. Eft vero etiam in primo ordine quodammodo calidum,
ae humiditatis et ficcitatis quodammodo in medio eft fitum.

Ed. Chart. XIII. [204.]   Ed. Baf. II. (97.)

[204] [ιη'. Περὶ λινοζώστιδος.] Λινοζώστιδι χρῶνται
μὲν ἅπαντες εἰς τὰς τῆς γαστρὸς καθάρσεις μόνον. οὐ μὴν
ἀλλ' εἰ καὶ πειραθῆναί τις βούλοιτο καταπλάττων αὐτὴν,
εὑρήσει διαφορητικῆς ἱκανῶς δυνάμεως.
   [ιθ'. Περὶ λογχίτιδος.] Λογχίτιδος τῆς μὲν τὸ σπέρμα
τρίγωνον ἐχούσης ἐοικὸς λόγχῃ κατὰ τὸ σχῆμα, παραπλησία
μάλιστά πως ἡ ῥίζα τῇ τοῦ δαύκου τετύχηκεν οὖσα, καὶ
διὰ τοῦτο καὶ οὐρητικόν ἐστι φάρμακον. τῆς δὲ τῷ σκολο-
πενδρίῳ παραπλησίας τὰ φύλλα χλωρὰ μὲν εἰς κόλλησιν
τραύματος ἐπιτήδεια, ξηρὰ δὲ μετ' ὄξους πινόμενα σπλῆνας
ἰᾶται σκιῤῥουμένους.
   [κ'. Περὶ λυκίου.] Λύκιον ἢ πυξάκανθον ἀκανθῶδες
δένδρον, ἐξ οὗ καὶ τὸ καλούμενον γίγνεται λύκιον. τοῦτο
δὴ' τὸ ὑγρὸν φάρμακον, ᾧ πρὸς ὑπώπιά τε χρῶνται καὶ πρὸς
τὰς ἐν ἕδρᾳ καὶ στόματι φλεγμονὰς καὶ ἑλκώσεις, ἕρπητάς
τε καὶ σηπεδόνας καὶ τὰ κακοήθη τῶν ἑλκῶν καὶ ὦτα πυοῤ-
ῥοοῦντα καὶ παρατρίμματα καὶ παρωνυχίας. ἔστι γὰρ ξηραν-
τικῆς δυνάμεως ἐξ ἑτερογενῶν οὐσιῶν συγκείμενον, τῆς μὲν

[18. De Linofoſtide, Mercuriali.] Mercuriali utun-
tur omnes ad ventris purgationes duntaxat. Verumenim-
vero, fi quis ejus facere periculum volet in cataplasmate,
fane admodum eam effe difcutientis experietur facultatis.
   [19. De Lonchitide, lanceola.] Lonchitidis ejus
videlicet, quae femen habet triangulare cufpidis figura,
radix potiffimum quodammodo fimilis eſt radici dauci, pro-
inde urinam ciet. Porro ejus quae fcolopendriae fimilia habet
folia, ea ad glutinanda vulnera idonea funt viridia, fed ficca
cum aceto bibita lienes induratos fanat.
   [20. De Lycio.] Lycion five pyxacanthon, arbor
fpinofa, ex qua lycium quod vocant conficitur, id videlicet
medicamentum liquidum, quo ad fugillata utuntur et fedis
orisque phlegmonas ulcerationesque, tum herpetas, putre-
dines et ulcera contumacia et aures pure fluentes et inter-
trigines ac paronychias. Eſt autem facultatis exiccatoriae,
compofitum ex diverfi generis fubſtantiis, altera quidem

64 ΓΑΛΗΝΟΥ ΠΕΡΙ ΤΗΣ ΤΩΝ ΑΠΛΩΝ ΦΑΡΜ. ΚΡΑΣ.

Ed. Chart. XIII. [204.]   Ed. Baf. II. (97.)

ἑτέρας λεπτομερούς τε καὶ διαφορητικῆς καὶ θερμῆς, τῆς δ'
ἑτέρας γεώδους ψυχρᾶς, ἐξ ἧς ἔχει τὴν στύψιν. ἀλλ' αὐτὴ
μὲν ἡ ποιότης ὀλίγη παντάπασιν ὑπάρχει τῷ φαρμάκῳ, τὸ
διαφορεῖν δὲ καὶ ξηραίνειν οὐκ ὀλίγον, ἀλλὰ κατὰ τὴν δευ-
τέραν ἀπόστασιν, ἐν θερμότητι δὲ περὶ τὰ μέσα πως τέτα-
κται καὶ σύμμετρα. διὸ καὶ πρὸς διαφέροντα πάθη χρῶνται
τῷ φαρμάκῳ, ὡς ῥυπτικῷ μὲν πρὸς τὰ ἐπισκοτοῦντα τῶν
κορῶν, ὡς συνακτικῷ δὲ κοιλιακοῖς τε καὶ δυσεντερικοῖς καὶ
ῥῷ γυναικείῳ προσφέροντες. τοῦτο μὲν οὖν τὸ λύκιον ἐν
Λυκίᾳ τε καὶ Καππαδοκίᾳ πλεῖστον γίγνεται. τὸ δ' ἕτερον,
τὸ Ἰνδικὸν, ἰσχυρότερόν ἐστιν εἰς ἅπαν.

[κα΄. Περὶ λυσιμαχίου.] Λυσιμάχιος ἐπικρατοῦσαν
ἔχει τὴν στυπτικὴν ποιότητα, δι' ἣν καὶ τραύματα κολ-
λᾷ καὶ τὰς ἐκ μυκτήρων αἱμορῥαγίας ἵστησιν ἐμπλασσό-
μενος, καὶ τῶν ἄλλων δὲ αἱμορῥαγιῶν ἴσχαιμόν ἐστι φάρ-
μακον, αὐτή τε καὶ ὁ χυλὸς αὐτῆς, ἔτι καὶ μᾶλλον καὶ
πινομένη δυσεντερίας τε καὶ αἵματος ἀναγωγὰς καὶ ῥοῦν
γυναικεῖον ἰᾶται.

tenuium partium, digerente atque calida, altera terreſtri
frigida, ex qua aſtrictionem obtinet. Porro haec qualitas
puſilla medicamento ineſt, digerit vero et deſiccat non pa-
rum, nempe in ſecundo ordine, in calore autem mediis et
ſymmetris proximum eſt. Proinde ad varia hoc utuntur
medicamento, ut abſtergente quidem ad ea quae pupillam
obtenebrant, ut contrahente vero coeliacis, dyſentericis ac
muliebri profluvio adhibentes. Lycium hoc in Lycia et
Cappadocia plurimum provenit. Sed Indicum ad omnia
valentius eſt.

[21. De Lyſimachio.] Lyſimachios ſuperantem ha-
bet qualitatem aſtrictoriam, per quam et vulnera glutinat,
erumpentemque ex naribus ſanguinem emplaſtri modo illita
reprimit. Quin et reliquas ſanguinis eruptiones ſiſtere poteſt
tum ipſa, tum ſuccus ejus multo magis. Pota dyſenterias,
ſanguinis rejectiones ac muliebre profluvium ſanat

Ed. Chart. XIII. [204. 205.]   Ed. Baf. II. (98.)

(98) [κβ'. Περὶ λυχνίδος.] Λυχνίδος τῆς εἰς τοὺς στε-
φάνους τὸ σπέρμα θερμόν ἐστι κατὰ τὴν δευτέραν που τά-
ξιν ἢ καὶ τρίτην ἤδη, καὶ δὴ καὶ ξηρὸν κατὰ τὶν αὐτὸν
τρόπον.

[κγ'. Περὶ λωτοῦ ἡμέρου.] Λωτὸς ὁ ἥμερος, ὃν ἔνιοι
τρίφυλλον ὀνομάζουσι πεπτικῆς μετρίως ἐστὶ δυνάμεως, οὕ-
τως δὲ καὶ ξηραντικῆς. ἐν δὲ τῇ κατὰ θερμότητα καὶ ψύξιν
συζυγίᾳ μέσος πώς ἐστιν [205] καὶ εὔκρατος. ὁ δ' ἄγριος
λωτὸς ἐν Λιβύῃ μὲν πλεῖστος γεννᾶται. τὸ σπέρμα δ' αὐ-
τοῦ τῆς δευτέρας τάξεώς ἐστι τῶν θερμαινόντων, ἔχει δέ τι
καὶ ῥυπτικόν. τοῦ δ' Αἰγυπτίου τὸ σπέρμα καὶ ἀρτοποιοῦται.

[κδ'. Περὶ λωτοῦ τοῦ δένδρου.] Λωτὸς τὸ δένδρον
στυπτικῆς μὲν οὐ πολλῆς μετέχει ποιότητος, ἔστι δὲ καὶ λε-
πτομερὲς καὶ ξηραντικόν. τὰ γοῦν ῥινήματα τῶν ξύλων αὐ-
τῶν πρός τε ῥοῦν γυναικεῖον ἁρμόττει καὶ δυσεντερίας καὶ
κοιλιακὰς διαθέσεις. ἐναφέψεται δὲ ποτὲ μὲν ὕδατι, ποτὲ
δὲ οἴνῳ, ὡς ἂν καὶ ἡ χρεία κελεύῃ, καὶ οὐκ ἐνίεται μόνον,
ἀλλὰ καὶ πίνεται. καὶ μὴν καὶ τὸ τὰς ῥεούσας τρίχας ἐπέ-

[22. De Lychnide.] Lychnidos coronariae femen
calidum eft fecundo quodammodo ordine aut jam etiam
tertio, ficcum fane eodem modo.

[23. De Loto herba] Lotus domeftica, quam qui-
dam trifolium nominant, ut mediocriter abftergendi vim
poffidet, fic etiam exiccandi. In caliditatis frigiditatisque
conjugatione media quodammodo eft et temperata. Lotus
autem agreftis plurima in Libya provenit. Semen ejus fe-
cundi eft ordinis calefacientium habetque nonnihil after-
forium. Porro Aegyptiae loti femen etiam in panes fingitur.

[24. De loto arbore.] Lotus arbor non ita multae
aftrictoriae qualitatis eft particeps, fed et tenuium partium
eft et exiccatoria. Itaque lignorum ejus affulae derafae
muliebri accommodantur profluvio et dyfenteriis et coeliacis
affectibus. Decoquuntur vero interdum in aqua, interdum
in vino, nimirum prout ufus popofcerit, nec infunduntur
tantum, fed et bibuntur. Quin etiam quod pilos defluentes

66 ΓΑΛΗΝΟΤ ΠΕΡΙ ΤΗΣ ΤΩΝ ΑΠΛΩΝ ΦΑΡΜ. ΚΡΑΣ.

Ed. Chart. XIII. [2o5.]   Ed. Baf. II. (98.)

χειν αὐτὸν ὅτι στυπτικῆς τινος ἅμα τῷ μετρίως ξηραίνειν
ἐστὶ δυνάμεως οὐ μικρὸν σημεῖον. ἐῤῥέθη γὰρ κἂν τῷ περὶ
λαδάνου λόγῳ τοιᾶσδε δεῖν εἶναι δυνάμεως τὸ μέλλον ἐφέ-
ξειν ῥεούσας τρίχας.
Κεφ. ιβ'. [α'. Περὶ μάκερος.] Μάκερ φλοιός ἐστιν ἐκ
τῆς Ἰνδικῆς κομιζόμενος, ἐν μὲν τῷ γεύεσθαι στρυφνὸς ἱκα-
νῶς, μετά τινος βραχείας δριμύτητος ἀρωματιζούσης· ὀσμώ-
μενος δὲ ἡδὺς ὁμοίως τοῖς πλείστοις ἀρώμασι τοῖς Ἰνδικοῖς.
ἔοικεν οὖν καὶ αὐτὸς ἐκ μικτῆς οὐσίας συνεστάναι, τῆς πλεί-
στης μὲν γεώδους ψυχρᾶς, ὀλίγης δέ τινος θερμῆς τε καὶ λεπτο-
μεροῦς, ὅθεν ἰσχυρῶς ξηραίνει καὶ στύφει καὶ διὰ τοῦτο κοι-
λιακαῖς τε καὶ δυσεντερικαῖς μίγνυται δυνάμεσιν, ἐν μὲν τῇ τρί-
τῃ τάξει τῶν ξηραινόντων ὑπάρχων, ἐν δὲ τῇ κατὰ θερμότητα
καὶ ψυχρότητα διαφορᾷ μηδέτερον ἐπιφανῶς ἐργαζόμενος.
[β'. Περὶ μαλαβάθρου.] Μαλαβάθρου φύλλον νάρδου
στάχυϊ παραπλήσιόν ἐστι τὴν δύναμιν.
[γ'. Περὶ μαλάχης καὶ ἀλθαίας.] Μαλάχη ἡ μὲν ἀγρία
διαφορητικῆς ἀτρέμα καὶ μαλακτικῆς ἐπὶ βραχὺ μετέχει δυνά-

cohibeat non mediocre fignum eft ipfum aftringentis effe
cujusdam, fimiliter mediocriter deficcantis facultatis. Di-
ctum quippe eft et in fermone de ladano ejusmodi effe fa-
cultatis oportere, quod fluentes capillos effet cohibiturum.
Cap. XII. [1. De macere.] Macer Cortex eft, qui
ex India convehitur, guftu multum acerbo cum levicula
quadam acrimonia odorata, jucundum fane redolens, ut
pleraque aromata, five odorata, quae ex India convehuntur.
Videtur itaque et ipfe ex mixta conftare effentia, pleraque
terrena frigida, paucula vero calida et tenuium partium.
Quamobrem valenter deficcat aftringitque, proinde coeliacis
et dyfentericis mifcetur facultatibus, in tertio exiccantium
confiftens ordine, in caloris frigorisque differentia neutrum
infigniter efficiens.
[2. De malabathro.] Malabathri folium fpicae nardi
fimilem facultatem obtinet.
[3. De malva et althaea.] Malva, agreftis quidem
difcutientis paululum et emollientis leviter eft facultatis,

ΚΑΙ ΔΥΝΑΜΕΩΣ ΒΙΒΛΙΟΝ Η. 67

Ed. Chart. XIII. [205. 206.]   Baf. II. (98.)

μεως. ἡ δὲ κηπευομένη καθ᾽ ὅσον ὑδατώδους ὑγρότητος
μετείληφε, κατὰ τοσοῦτον καὶ ἀσθενεστέρα τὴν δύναμιν
ὑπάρχει. ὁ δὲ καρπὸς αὐτῆς εἰς τοσοῦτον ἰσχυρότερός ἐστιν,
εἰς ὅσον καὶ ξηρότερος. ἔστι δὲ καὶ ἡ δενδρομαλάχη καλου-
μένη τούτου τοῦ γένους, ἀλλὰ διαφορητικωτάτη τῶν εἰρη-
μένων. ὀνομάζεται δὲ καὶ ἀλθαία.

[δ΄. Περὶ μανδραγόρας.] Μανδραγόρας ἐπικρατοῦσαν
μὲν ἔχει τὴν ψυκτικὴν δύναμιν, ὡς τῆς τρίτης εἶναι τῶν
ψυχόντων τάξεως. οὐ μὴν ἀλλὰ καὶ θερμότητός τινος μετέ-
χει καὶ κατά γε τὰ μῆλα καὶ ὑγρότητος, ὅθεν καὶ κωμα-
τώδη τὴν δύναμίν ἐστι ταῦτα. τῆς ῥίζης δ᾽ ὁ φλοιὸς ἰσχυ-
ρότατος ὢν οὐ ψύχει μόνον, ἀλλὰ καὶ ξηραίνει, τὸ δ᾽ ἄλλο
τὸ ἔνδον ἀσθενὲς ὑπάρχει.

[206] [ε΄. Περὶ μαράθρου] Μάραθρον θερμαίνει μὲν
ἰσχυρῶς, ὡς ἐκ τῆς τρίτης ἤδη δύνασθαι τάξεως εἶναι· ξηραίνει
δ᾽ οὐχ ὁμοίως, ἀλλὰ κατὰ τὴν πρώτην ἄν τις αὐτὸ θείη ἐν
τῳδε ταξιν, καὶ δια τουτο γάλακτος γεννητικόν ἐστιν, οὐκ
ἂν γεννῆσαν, εἴπερ ἐξήραινεν ἰσχυρῶς, ὑποχεομένοις τε βοηθεῖ

hortenſis vero quanto plus habet aqueae humiditatis, tanto
facultate imbecillior eſt. Fructus ejus tanto validior eſt
quanto et ſiccior. Porro hujus generis eſt et ea quae malva
arboreſcens nuncupatur, ſed efficaciſſima comprehenſarum
in digerendo. Appellatur etiam althaea.

[4. De mandragora.] Mandragora vincentem habet
facultatem refrigeratoriam, adeo ut tertii ſit ordinis refri-
gerantium. Veruntamen nonnihil etiam caloris ineſt et in
pomis humiditatis. Proinde ſoporem ea conciliandi vim
habent. Radicis cortex quum ſit valentiſſimus, non tan-
tum refrigerat, ſed et deſiccat, reliquum quod intus eſt
imbecillum eſt.

[5. De marathro, foeniculo.] Foeniculum tam va-
lenter calefacit ut ex tertio ordine calefacientium cenſeri
promereatur, deſiccat vero non aeque, ſed ipſum quispiam
in hoc primi eſſe ordinis poſuerit. Proinde lac procreat,
quod ſi admodum deſiccaret, non ſane efficeret; ſuffuſis ea-

κατὰ τὸν αὐτὸν λόγον. ἔστι δὲ καὶ οὐρητικὸν καὶ κατα-
μηνίων ἀγωγόν. ἔστι δὲ καὶ ἕτερον μάραθρον ἄγριον, ὃ
καλοῦσιν διὰ τὸ μέγεθος ἱππομάραθρον, οὗ ἡ ῥίζα καὶ τὸ
σπέρμα ξηραντικωτέρας ἐστὶ δυνάμεως ἢ κατὰ τὸ ἥμερον·
ὥστε μοι δοκοῦσι καὶ τὴν γαστέρα κατὰ τοῦθ' ἱστάναι. οὐ
γὰρ δὴ στύψεώς γε σαφοῦς αὐτοῖς μέτεστι. τούτου μὲν οὖν
οὐχ ἡ ῥίζα μόνον, ἀλλὰ καὶ πολὺ μᾶλλον τὸ σπέρμα κά-
χρυϊ παραπλήσιον ὑπάρχει καὶ δύναται καὶ λίθους θρύπτειν
καὶ ἰκτεριῶντας ἰᾶσθαι καὶ καταμήνια κινεῖν καὶ οὔρησιν
προτρέπειν, οὐ μὴν ἀθροίζειν γάλα καθάπερ τὸ πρότερον.
ἕτερον δ' ἐστὶν ἱππομάραθρον, οὗ τὸ σπέρμα στρογγύλον ἐστὶ
καὶ δριμὺ τῷ τοῦ κοριάνου παραπλήσιον, ὅμοιον μὲν τῇ
δυνάμει τῷ τοῦ ἱππομαράθρου, ἀσθενέστερον δέ.

[στ'. Περὶ μαστίχης.] Μαστίχη ἡ μὲν λευκὴ καὶ Χία
συνήθως ὀνομαζομένη σύνθετός πώς ἐστιν ἐξ ἐναντίων δυ-
νάμεων στυπτικῆς καὶ μαλακτικῆς. διὸ καὶ στομάχου καὶ
κοιλίας καὶ ἐντέρων καὶ ἥπατος φλεγμοναῖς ἁρμόττει κατὰ
τὴν δευτέραν ἀπόστασιν θερμαίνουσα καὶ ξηραίνουσα. ἡ δὲ

dem ratione auxiliatur, urinas menfesque ciet. Porro eft
et alterum foeniculum agrefte, quod prae magnitudine hip-
pomarathrum nuncupant, cujus radix ac femen amplius
quam domeftici deficcandi vim obtinet, quocirca ventrem
quoque eo nomine fiftere videtur, nec fane manifefta illis
ineffe videtur aftrictio. Hujus non radix modo, fed et
multo magis femen cachryi affimile eft, poteftque et calculos
frangere et auriginofos fanare, menfesque et urinas movere,
non tamen lac congerere, ficut illud fuperius. Aliud eft
hippomarathrum, cujus femen rotundum eft et acre, fimile
femini coriandri, facultate quidem hippomarathro fimile, fed
debilius.

[6. De mafliche.] Mafliche candida quidem et Chia
confueto more cognominata quodammodo ex contrariis
compofita facultatibus eft, aftringente videlicet et emol-
liente. Proinde ftomachi, ventris, inteftinorum jecorisque
inflammationibus competit, ut puta fecundo ordine calefu-

Ed. Chart. XIII. [206.]   Ed. Baf. II. (98.)

μέλαινα, ἡ Αἰγυπτία προσαγορευομένη, ξηραίνει τε μᾶλλον
αὐτῆς καὶ ἧττον τῆς στυπτικῆς μετέχει δυνάμεως, ὅθεν ἐπι-
τηδειοτέρα πώς ἐστι πρὸς τὰ τῆς διαφορήσεως ἰσχυροτέρας
διόμενα. ταύτῃ γοῦν καὶ τῶν δοθιήνων ἀγαθόν ἐστι φάρ-
μακον. τί μέντοι μαστίχινον ἔλαιόν τε καὶ μύρον ἐκ μὲν
τῆς Χίας σκευάζουσιν, ἐκ δὲ τῆς Αἰγυπτίας οὐ πάνυ τι.
παραπλησίας δ' ἐστὶ καὶ αὐτὸ δηλονότι τῇ μαστίχῃ δυνάμεως.

[ζ. Περὶ μιλανθίου.] Μελάνθιον θερμαίνει μὲν καὶ
ξηραίνει κατὰ τὴν τρίτην τάξιν. ἔοικε δὲ καὶ λεπτομερὲς
ὑπάρχειν, οὕτω γοῦν καὶ κατάῤῥους ἰᾶται, θερμὸν ἐν ὀθονίῳ
προσφερόμενον, ὡς ὀσμᾶσθαι συνεχῶς. καὶ μὲν δὴ καὶ ἀφυ-
σότατόν ἐστιν εἴσω τοῦ σώματος λαμβανόμενον, ᾧ δῆλον
ὡς λεπτομεροῦς τέ ἐστι καὶ ἀκριβῶς ὑπὸ θερμότητος εἴργασ-
μένης οὐσίας. διὰ τοῦτό γέ τοι καὶ πικρόν ἐστιν. ἐδείκνυτο δ'
ἐν τῷ τετάρτῳ τῶνδε τῶν ὑπομνημάτων ὡς εἰς ἐσχάτην
λεπτότητα καὶ κατεργασίαν ἀφικνουμένης τῆς γεώδους οὐ-
σίας ἡ πικρὰ γεννᾶται ποιότης. οὐδὲν οὖν θαυμαστὸν εἰ καὶ
τὰς ἕλμινθας ἀναιρεῖν πέφυκεν, οὐ μόνον ἐσθιόμενον, ἀλλὰ

ciens et deficcans. Nigra vero, quae Aegyptia cognomina-
tur, tum magis deficcat tum minus aftringit, quamobrem
aptior quodammodo eft ad ea quae validiorem digeftionem
per halitum expofcunt. Hac ratione et furunculis bonum
eft remedium. Porro oleum unguentumque maftichinum
ex Chia conficitur, non admodum fane ex Aegyptia. Uae-
terum fimilis eft et ipfum maftichae facultatis.

[7. De melanthio, nigella.] Melanthium calefacit
atque deficcat tertio ordine. Videtur etiam tenuium effe
partium, hoc enim nomine catarrhos fanat calidum in lin-
teo admotum atque affiduo olefactum. Quin etiam fi intro
in corpus fumatur, vel maxime flatus extinguit. Unde con-
ftat effentiae ipfum effe fubtilium partium et ad unguem a
caliditate elaboratae, propterea fane etiam amarum eft.
Oftenfum vero in quarto horum voluminum eft, quod quum
ad extremam tenuitatem atque elaborationem terrena per-
tingit fubftantia, amara proveniat qualitas. Itaque mirum
non eft, fi lumbricos interimat non efum modo, fed etiam

καὶ κατὰ τῆς γαστρὸς ἔξωθεν ἐπιτιθέμενον. ἐδείχθη γὰρ ὡς
καὶ τοῦτο πέφυκε δρᾷν ὁ πικρὸς χυμός. οὐ μὴν οὐδ᾽ ὅτι
λέπρας καὶ ἥλους καὶ μυρμηκίας ἐκβάλλει θαυμαστόν ἐστι
τῷ μεμνημένῳ τῶν ἐν τοῖς ἔμπροσθεν εἰρημένων. οὕτω δὲ
καὶ ὀρθόπνοιαν ὀνίνησι καὶ καταμήνια προτρέπει τὰ διὰ
πάχος ἢ γλισχρότητα χυμῶν ἐπεσχημένα, καὶ ὅλως ἔνθα τε-
μεῖν καὶ ῥύψαι καὶ ξηρᾶναι καὶ θερμῆναι δεόμεθα χρηστό-
τατον ὑπάρχει τὸ φάρμακον.
[207] (99) [η. Περὶ μελιλώτου.] Μελίλωτον μικτῆς
ἔστι δυνάμεως. ἔχει μὲν γάρ τι καὶ στυπτικὸν, ἀλλὰ καὶ δια-
φορεῖ καὶ συμπέπτει. πλέον γὰρ ἐν αὐτῷ τὸ τῆς θερμῆς
ῥυσίας ἐστὶν ἥπερ τὸ τῆς ψυχρᾶς.
[θ. Περὶ μέλιτος.] Μέλι καὶ ξηραίνει καὶ θερμαίνει
κατὰ τὴν δευτέραν τάξιν. ἔστι δ᾽ ἁπλῆς ὡς ἔνι μάλιστα δυ-
νάμεώς τε καὶ κράσεως, τῆς ῥυπτικῆς ὀνομαζομένης ἡμῖν
συνήθως ἰδέας ὑπάρχων τῶν φαρμάκων. ἑψηθὲν δὲ ἧττον
γίνεται δριμὺ καὶ ῥυπτικὸν, ὅθεν εἰς τὰς τῶν κόλπων κολ-
λήσεις αὐτῷ χρῶνται. εἰ δέ τι μέλι πικρόν ἐστιν, ὥσπερ καὶ

foris ventri impofitum, fiquidem et id praeftare poffe fapo-
rem amarum monftratum eft. Nec fane etiam mirandum,
fi lepras, clavos, myrmecias ejiciat, ei praefertim qui in fu-
perioribus libris comprehenforum haud eft immemor. Sic
vero etiam orthopnoeam juvat et menfes provocat, qui
utique ob craffitiem aut vifcofitatem humorum retenti fue-
rint. In fumma vero ubi fectione, exterfione, deficcatione,
calefactione eft opus, praeftantiffimum id remedium eft.
[8. *De meliloto.*] Melilotum mixtae facultatis eft,
habet enim quiddam aftringens, fed et digerit et concoquit,
copiofior enim in eo eft fubftantia calida quam frigida.
[9. *De melle.*] Mel deficcat et calefacit ordine fe-
cundo. Eft autem fimplicis quoad fieri poteft tum facul-
tatis tum temperamenti extergentis, ut nobis appellare
mos eft, medicamentorum fpeciei exiftens. Porro coctum
minus acre abfterforiumque redditur. Itaque ad finuoforum
ulcerum glutinationes eo utuntur. Caeterum fi quod mel

τὸ ἐν Σαρδόνι, πρόδηλον ὅτι καὶ τοῦτο μικτῆς ἐστι δυνά-
μεως, ὡς εἰ καὶ ἡμῶν τις ἀψίνθιον ἔμιξεν αὐτῷ. καὶ τὸ
σάκχαρ δὲ καλούμενον, ὅπερ ἐξ Ἰνδίας τε καὶ τῆς εὐδαίμο-
νος Ἀραβίας κομίζεται, περιπήγνυται μὲν, ὥς φασι, καλά-
μοις, ἔστι δέ τι καὶ αὐτὸ μέλιτος εἶδος. ἧττον μὲν οὖν ἐστιν
ἢ τὸ παρ' ἡμῖν γλυκὺ, τὴν δύναμιν δὲ παραπλήσιον αὐτῷ,
καθ' ὅσον ἀποῤῥύπτει καὶ ξηραίνει καὶ διαφορεῖ, καθ' ὅσον
οὔτε κακοστόμαχόν ἐστιν, ὡς τὸ παρ' ἡμῖν, οὔτε διψῶδες
ἀποκεχώρηκε τῆς οὐσίας αὐτοῦ.

[ι΄. Περὶ μελισσοφύλλου.] Μελισσόφυλλον πρασίῳ μέν
ἐστι παραπλήσιον τὴν δύναμιν, ἀπολείπεται δ' αὐτοῦ πάμ-
πολυ. διὰ τοῦτο οὐδὲ κέχρηταί τις αὐτῷ. περιττὸν γὰρ
πρασίου παρόντος οὕτως ἀφθόνου πανταχόθεν τῆς γῆς με-
λισσοφύλλῳ χρῆσθαι. εἰ μέντοι ποτὲ μὴ παρείη πράσιον,
ἔνεστιν εἰς ὅσα περ ἐκείνῳ χρῆσθαι γινώσκοντι τὸ τῆς ἐνερ-
γείας ἐλλιπές.

[ια΄. Περὶ μεσπίλου.] Μέσπιλον ἐνίοτε τρίκοκκον ὀνο-
μάζουσιν, ὅτ' τρεῖς ἔχει τοὺς πάντας κόκκους ἔνδον αὐτοῦ,

amarum eſt, ceu Sardoum, clarum eſt et ipſum mixtae eſſe
facultatis, tanquam ſi noſtrum quispiam ei abſinthium ad-
miſcuiſſet. Sed et ſaccharum, ut vocant, quod ex India
atque ſelici Arabia convehitur, concreſcit quidem, ut ajunt,
circa calamos et ipſum mellis eſt ſpecies minus certe noſtra-
te dulcis, ſed aſſimiles ei vires obtinens, quod ad abſtergen-
dum, deſiccandum et digerendum attinet, porro quatenus
nec inimicum ſtomacho eſt, ceu noſtras, nec ſitim afferens,
eatenus ab illo ſubſtantia differt.

[10. De meliſſophyllo, citragine.] Meliſſophyllum
marrubio ſimile eſt facultate, ſed plurimum ab eo vincitur.
Quamobrem nec utitur eo quispiam, ſupervacaneum ſiqui-
dem foret praeſente marrubio, cujus tantus eſt ubique ter-
rarum proventus, velle uti meliſſophyllo. Caeterum ſi cui
forte ad manum quandoque marrubium non fuerit, illo
uti liceat, modo non exciderit, quod ab hoc exuperetur.

[11. De meſpilo.] Meſpilum alii tricoccum nomi-
nant, quod tria intus in univerſum gerat grana, quorum

σπέρμα δέ έστιν έκαστος αὐτῶν τοῦ δένδρου, καθάπερ καὶ
τὰ ἐν τοῖς μήλοις εὑρισκόμενα τῆς μηλέας καὶ τὰ γίγαρτα
τῆς ἀμπέλου καὶ κεγχραμίδες τῆς συκῆς. στρυφνὸς ἱκανῶς ὁ
καρπὸς τοῦ δένδρου καὶ μόγις ἐδώδιμος, ἐφεκτικὸς ἱκανῶς
τῆς γαστρός. ἔστι δὲ κἂν τοῖς βλαστοῖς αὐτοῦ κἂν τοῖς
φύλλοις ἡ στρυφνὴ ποιότης οὐκ ὀλίγη.

[ιβ'. Περὶ μηδίου.] Μηδίου τὴν ῥίζαν πρὸς τὸν καρ-
πὸν ὑπεναντίως κεκρᾶσθαι συμβέβηκεν. ἡ μὲν γὰρ αὐστηρά
τ' ἐστὶ καὶ ῥευμάτων ἐφεκτικὴ τῶν τε ἄλλων καὶ δὴ καὶ
τοῦ καλουμένου ῥοῦ γυναικείου. τὸ δὲ σπέρμα τοσοῦτον δεῖ-
ται τοιοῦτόν τι ποιεῖν, ὥστε καὶ προτρέπει καταμήνια, λε-
πτομεροῦς καὶ τμητικῆς ὑπάρχον δυνάμεως.

[ιγ'. Περὶ μήκωνος.] Μήκων ἡ μέν τις ῥοιὰς ὀνομά-
ζεται, διότι ταχέως αὐτῆς ἀποῤῥεῖ τὸ ἄνθος, ἡ δέ τις ἥμε-
ρος, ἐπειδὴ κηπεύεται. καὶ μὴν καὶ δύο ἐπ' αὐταῖς εἰσιν
ἕτεραι μήκωνες ἄγριαι, ἡ μὲν οἷον ἐγκαθημένην ἔχουσα τὴν
κωδύαν, ἡ δὲ ἐπιμηκεστέραν μὲν [208] ταύτης, ὅλη δ' αὐξα-

unumquodque arboris eft femen, ceu ea quae in malis in-
veniuntur ipfius mali, et quae acini uvae vitis, et ficus
grana ceu cenchramides. Arboris hujus fructus admodum
acerbus eft, vixque edi poteft ventrem ftrenue coërcens.
Quin et in germinibus et foliis acerba haec qualitas non
pauca reperitur.

[12. De medio trifolio odorato.] Medii radicem
contra atque fructum ipfum temperatam effe contigit,
nam illa quidem auftera eft et fluxiones cohibet quum alias
tum vero etiam profluvium muliebre quod vocant. At fe-
men tantum abeft ut tale quid efficiat, ut etiam menfes
cieat, nimirum tenuium partium et incidendi facultatis.

[13. De mecone, papavere.] Papaver alterum rhoeas
nuncupatum eft, quod fcilicet celeriter flos ejus defluat,
alterum domefticum, quandoquidem colitur. Quin et aliae
duae praeter has funt fpecies fylveftris papaveris, alterum
velut infidentem calicem fuftinens, alterum longiorem quam
illud calicem obtinens, totum autem procerius ac fquallidius.

νεστέρα καὶ αὐχμηροτέρα. ταύτης τῆς μήκωνος ὁ ὀπὸς ἀποῤ-
ῥεῖ, διὸ δὴ καί τινες ὀνομάζουσιν αὐτὴν ῥοιάδα. ἡ δὲ δύνα-
μις ἁπασῶν ψυκτική. ἀλλὰ τῆς μὲν κηπευομένης, ἣν δὴ καὶ
θυλακίτιδα προσαγορεύουσι, μετρίως ἐστὶν ὑπνῶδες τὸ σπέρ-
μα λευκὸν ὀφθῆναι. ταῦτα ἄρα καὶ τοῖς ἄρτοις ἐπιπάττου-
σιν αὐτῶν καὶ σὺν μέλιτι δεύσαντες ἐσθίουσι. τῆς δὲ πρώ-
της ῥηθείσης, ἧς ταχέως ἀποῤῥεῖν φαμεν τὸ ἄνθος, ἰσχυρό-
τερον ψύχει τὸ σπέρμα, ὥστε οὐκ ἂν αὐτῷ μόνῳ χρήσαιτά
τις ἀλύπως, ὥσπερ τῆς κηπευομένης μέλιτι μιγνύων. ὑπνῶ-
δες δέ ἐστιν ἱκανῶς οὕτω ληφθέν, ἀλλ᾿ ὀλίγον ἐπιπάττου-
σιν αὐτὴν τοῖς τε διὰ μέλιτος πέμμασι καὶ ἰτρίοις καὶ τοῖς
ἄρτοις. τῆς δὲ τρίτης ῥηθείσης τὸ σπέρμα μέλαν ὑπάρχον
ἤδη φαρμακῶδές ἐστιν ἱκανῶς ψῦχον. ἡ δὲ τετάρτη ῥηθεῖσα
φαρμακωδεστάτη πασῶν ἐστι καὶ κατὰ τὸ σπέρμα καὶ κατὰ
τὰς κωδείας καὶ κατὰ τὰ φύλλα καὶ κατὰ τὸν ὀπόν· ἰσχυ-
ρῶς γὰρ ψύχει μέχρι νάρκης ἄγουσα καὶ νεκρώσεως, ὅθεν
ἰατροῦ τὸ χρήσασθαι καλῶς αὐτῇ, μιγνύντα φαρμάκοις
ἀμβλύνουσι τὸ τῆς ψύξεως ἰσχυρόν. ἔστι γὰρ ἐκ τῆς τετάρ-

Ab hoc fuccus defluit, atque hinc eft quod hanc fpeciem
quidam rhoeada nominent. Porro omnium facultas refri-
geratoria eft. Caeterum fativi femen, quod et thylacite
cognominant, mediocriter fomnum conciliat, vifu candidum,
proinde pani ipfum infpergunt, ac melle maceratum edunt.
At ejus quod primo loco recenfuimus, cujus florem celeriter
decidere pofuimus, validius femen refrigerat, itaque ne-
quaquam eo quis innoxie folo uti poffit, ficut fativo, five
domeftico, melli admifcens. Admodum vero, fi ita fum-
ptum fit, fomnum conciliat. Caeterum pufillum ejus in-
fpergunt iis quae ex melle conficiuntur bellariis atque itriis
panibusque. Porro tertio loco dicti femen atrum, etiam
medicamentofum eft, admodum refrigerans. At quod quarto
loco pofitum eft, omnium eft medicatiffimum tum in femi-
ne tum in caliculis tum in foliis tum in fucco. Valide
enim refrigerat, ad ftuporem usque et mortem perducens.
Sed medici quo probe eo utantur, medicamentis mifcentes,
frigiditatis vehementiam retundunt. Eft enim ex quarto et

τῆς ἐσχάτης τε τάξεως τῶν ψυχόντων. ὡς δ᾽ ἄν τις μάλι-
στα μεθόδῳ ποιοῖτο τὴν μίξιν, οὐ τῆς ἐνεστώσης πραγμα-
τείας ἴδιον, ἀλλὰ τῆς περὶ συνθέσεως φαρμάκων, ἣν ἐφεξῆς
τῇδε γράφομεν.

[ιδ΄. Περὶ μήκωνος κερατίτιδος.] Μήκων κερατῖτις
ὠνόμασται μὲν ἀπὸ τοῦ καρποῦ βραχεῖαν ἐπιστροφὴν ἔχον-
τος, ὥσπερ καὶ ἡ τῆλις, ὡς· ἐοικέναι βοὸς κέρατι. καλεῖται
δὲ ὑπό τινων παραλία μήκων, ἐπειδὴ τὰ πολλὰ πλησίον τῆς
θαλάττης φύεται. δύναμιν δ᾽ ἔχει τμητικὴν καὶ ῥυπτικὴν,
ὥστε ἡ μὲν ῥίζα τῆς πόας ἐν ὕδατι καθεψηθεῖσα μέχρι ἡμί-
σεος ἡπατικὰς ὠφελεῖ διαθέσεις. τὰ δὲ φύλλα καὶ τὰ ἄνθη
τὰ ῥυπαρὰ σφόδρα καὶ κακοήθη τῶν ἑλκῶν ὀνίνησιν. ἀφί-
στασθαι δὲ αὐτῶν χρὴ καθαρῶν γενομένων τῶν ἑλκῶν. εἰς
τοσοῦτον γὰρ ῥύπτειν πέφυκεν, ὥστε καὶ αὐτῆς τῆς καθα-
ρᾶς σαρκὸς ἀποτήκειν τι. διὰ ταύτην γέ τοι τὴν ἰσχὺν οὐ
τον ῥύπον μόνον, ἀλλὰ καὶ τὰς ἐσχάρας ἀφαιρεῖ τῶν ἑλκῶν.

[ιε΄. Περὶ μήκωνος ἡρακλείας.] Μήκων ἡρακλεία, κα-
λεῖται δὲ καὶ ἀφρώδης, ὅτι σύμπασα λευκή τ᾽ ἐστὶ καὶ

ultimo refrigerantium ordine. Porro quo pacto maxime
ex methodo mixtionem facere oporteat, non eſt praeſentis
tractationis proprium, ſed ejus quae de componendis me-
dicamentis agit, quae poſt hoc opus a nobis exponetur.
[14. De mecone ceratitide, papavere corniculato.]
Papaver corniculatum, nominatum quidem ſic eſt a fructu
levem inverſionem habente, velut et foenum Graecum, ut
bovis cornu eſſe videatur ſimile. Vocatur porro a quibus-
dam paralium, quandoquidem ut plurimum juxta mare na-
ſcitur. Vim habet incidendi et abſtergendi. Itaque radix
herbae in aqua decocta ad dimidium hepaticos affectus ad-
juvat. Porro folia et flores ſordida admodum et contumacia
ulcera juvant, ſed ea rejicere oportet ulceribus jam ex-
purgatis, adeo enim abſtergere valent, ut et purae quoque
carnis nonnihil eliquent. Hoc virium robore non ſordem
duntaxat, ſed et cruſtam ulceribus detrahit.
[15. De mecone heraclio, papavere herculeo.] Pa-
paver Herculeum. Vocatur vero ſpumoſum, eo quod totum

Ed. Chart. XIII. [208. 209.]　　　　　Ed. Baf. II. (99)
ἀφρώδης οὖσα σμικρά. καθαρτικὸν δ᾽ ἔχει φλέγματος τὸ
σπέρμα.

[ιστ'. Περὶ μηλέας.] Μηλέα οὐ πᾶσά ἐστι μιᾶς φύ-
σεως, ὥσπερ οὐδὲ τοῦ καρποῦ. τὰ μὲν γάρ ἐστι γλυκέα τῶν
μήλων, τὰ δ᾽ αὐστηρὰ, τὰ δὲ στρυφνὰ, τὰ δ᾽ ὀξέα τὰ δὲ
τελέως ἔκλυτα καὶ ὑδατώδη. καὶ δὴ καὶ κρατεῖ τὸ μὲν ὑδα-
τῶδες ἐν τούτοις, ὡς εἶναι τὴν κρᾶσιν αὐτῶν ὑγροτέραν τε
καὶ ψυχροτέραν, τὸ γεῶδες ψυχρὸν ἐν τοῖς στρυφνοῖς, ἐν δὲ
τοῖς αὐστηροῖς τοῦτό τε καὶ τὸ ὑδατῶδες ψυχρὸν, ὥσπερ
ἐν τοῖς γλυκέσι τὸ ὑδατῶδες εὔκρατον. οὕτω δὲ καὶ τὰ
φύλλα καὶ οἱ χυλοὶ καὶ οἱ φλοιοὶ τῶν δένδρων ἀλλήλων
διαφέρουσιν, ὥστ᾽ ἔχοις αὐτοῖς μὲν αὐστηροτέροις τε καὶ
ὀξυτέροις τραύματά τε κολλᾶν καὶ τῶν ἐν γενέσει φλεγμο-
νῶν ἀναστέλλειν τὸ ἐπιῤῥέον καὶ στόμαχον ἔκλυτον καὶ γα-
στέρα ῥωννύναι, τοῖς δ᾽ ὑδατωδεστέροις τὰς μετρίας φλεγμο-
νὰς ἀρχομένας τε καὶ ἐπιδιδούσας ἀνιέναι. τῆς θεραπευτι-
κῆς δ᾽ ἐστὶν ἤδη ταῦτα μεθόδου, διὸ καὶ θᾶττον ἀπολει-
πτέον αὐτά. [209] ὅτι δὲ παμπόλλη τις ἅπασι τοῖς μήλοις

candidum eft et fpumofum exile.　Semen habet pituitam
expurgans.

[16. *De malo.*]　Malus non omnis unius naturae eft,
velut nec ejusdem fructus.　Quippe quaedam mala dulcia
funt, quaedam auftera, nonnulla acerba, nonnulla acida. alia
extreme exoluta et aquea.　Et fane in iftis aqueum exupe-
rat, ut temperies eorum fit tum humidior tum frigidior,
in acerbis tum terrenum frigidum, in aufteris vero tum
iftud, tum aqueum frigidum, ficut in dulcibus aqueum
temperatum.　Sic quoque fucci, cortices foliaque arborum
inter fefe diffident.　Itaque fi aufteriora fint atque acidiora,
vulnera illis glutinare poffis, tum in phlegmonarum prin-
cipio fluxionem repercutere ac ftomachum ventremque
exolutum ac languidum roborare, at aquofioribus medio-
cres phlegmonas incipientes et glifcentes remittere.　Sed
haec jam ad curandi rationem attinent, proinde ea citius
etiam relinquenda.　Porro quod plurima pomis omnibus

ύγρότης έμφέρεται περιττωματική και ψυχρά δήλον κάκ του
μηδενός αυτών τον χυλόν διαμένειν, άλλ᾿ οξύνεσθαί τε και
φθείρεσθαι πάντας. μόνον γὰρ τῶν κυδωνίων καὶ στρου-
θίων, ἃ δὴ διὰ τὴν ἐπικρατοῦσαν στύψιν ἧττόν ἐστιν ὑγρὰ
τῶν ἄλλων, ὁ χυλὸς ἑψηθεὶς μετὰ μέλιτος οἷός τε διαμένειν
ἐστίν. αὐτὸς δὲ καθ᾿ ἑαυτὸν οὐδ᾿ οὕτως μόνιμος.
(100) [ιζ´. Περὶ μηλέας Περσικῆς.] Μηλέα Περσικὴ
καλεῖται συνήθως; ὑπὸ πάντων ἤδη Περσικὴ μόνον, αὐτὸ
δὴ τοῦτο παραλιπόντων τὸ μῆλον. τὸ δένδρον ἔν τε τοῖς
βλαστοῖς καὶ τοῖς φύλλοις ἐπικρατοῦσαν ἔχει τὴν πικρὰν
ποιότητα καὶ διὰ τοῦτο αὐτοῦ τὰ φύλλα τὰς ἕλμινθας ἀπο-
κτείνει λειωθέντα καὶ κατὰ τοῦ ὀμφαλοῦ ἐπιτεθέντα. καὶ
ἄλλως δὲ διαφορητικόν ἐστι φάρμακον. ὁ δὲ καρπὸς αὐτοῦ,
τοῦτο δὴ ἐδώδιμον περσικὸν, ὑγρότερόν τ᾿ ἐστὶ καὶ ψυχρό-
τερον τὴν κρᾶσιν.
[ιή´. Περὶ μηλέας Ἀρμενικῆς.] Μηλέα Ἀρμενική. ταύ-
της ἐκλέλειπται τὸ παλαιὸν ὄνομα. καλοῦσι· γὰρ ἅπαντες
καὶ τὸν καρπὸν καὶ τὸ δένδρον πρεκόκκιον. ἔστι δὲ ὑγρός

excrementitia frigidaque infit humiditas vel hinc liqueat
quod eorum omnium nullus omnino fuccus durare ac ve-
tuftatem ferre poffit, verum acefcant corrumpanturque uni-
verfi. Solus enim cydoniorum et ftrathiorum, utpote quae
propter vincentem aftrictionem minus caeteris funt humida,
fuccus coctus cum melle durare poteft, tametfi ipfe per fe
non ita durare queat.

[17. *De malo Perfica.*] Malus Perfica. Haec vulgo
nunc ab omnibus vocantur Perfica tantum, illo videlicet
omiffo malo. Ipfa igitur arbor in germinibus et foliis vin-
centem habet amaram qualitatem. Proinde folia ejus trita
et fuper umbilicum impofita lumbricos necant. Alioqui
fane etiam difcutiens medicamentum eft, fructus ejus nem-
pe efculentum hoc perficum humidior eft et frigidior tem-
perie.

[18. *De malo Armenica.*] Malus Armenica. Hujus
vetus nomen deficit, vocant enim omnes tum fructum tum

τε καὶ ψυχρὸς ὁ καρπὸς, ἄμφω κατὰ δευτέραν που μάλι-
στα πεπονθὼς ἀπόστασιν.

[ιθ΄. Περὶ μηλέας Μηδικῆς.] Μηλέα Μηδική. ταύτης ὁ
καρπὸς, οὐκέτι μῆλον Μηδικὸν, ἀλλὰ κιτρίον ὑπὸ πάντων
ὀνομάζεται, κατὰ μὲν τὸ σπέρμα τὴν ὀξεῖαν ποιότητα καὶ
ξηραντικὴν δύναμιν ἐπικρατοῦσαν ἔχον, ὡς τῆς τρίτης εἶναι
τάξεως ἀπὸ τῶν ξηραινόντων τε καὶ ψυχόντων· κατὰ δὲ τὸν
φλοιὸν ξηραινούσης κἀνταῦθα μετείληφε κράσεως, ἀλλ᾽ οὐκ
ὀλίγον ἐχούσης τὸ δριμὺ, διὸ καὶ ξηραίνει τοῦτο κατα δευ-
τέραν ἀπόστασιν. οὐ μὴν ψυχρόν γ᾽ ἐστὶν, ἀλλ᾽ ἤτοι σύμ-
μετρον ἢ βραχύ τι κατωτέρω. ἡ δὲ σὰρξ αὐτοῦ παχύχυμός τέ
ἐστι καὶ φλεγματικὴ καὶ ψυχρά· αὐτὴ μὲν γὰρ ἐσθίεται κα-
θάπερ καὶ ὁ φλοιός. τὸ δὲ σπέρμα πᾶν ἄβρωτον, τό θ᾽ ὑγρὸν
καὶ ὀξῶδες, ὑπὲρ οὗ πρῶτου διείλεγμαι καὶ ὁ ἐν αὐτῷ πυ-
ρὴν εὑρισκόμενος, ὅσπερ ὄντως ἐστὶ σπέρμα, πικρὸς δ᾽ οὗτός
ἐστι καὶ δηλονότι διαφορητικὸς καὶ ξηραντικὸς κατὰ τὴν δευ-
τέραν που τάξιν ἀφεστηκὼς τῶν συμμέτρων. καὶ τὰ φύλλα
δὲ ξηραντικῆς τέ ἐστι καὶ διαφορητικῆς δυνάμεως.

arborem praecocion. Fructus humidior frigidiorque eſt,
utrumque fecundo quodammodo exceſſu perpeſſus.

[19. De malo Medica.] Malus Medica. Hujus fru-
ctus non amplius malum Medicum, ſed ab omnibus citrium
nuncupari aſſolet. In femine quidem vincentem habens
qualitatem acidam et ſiccam, ut ipſum tertii ſit ordinis re-
ſiccantium refrigerantiumque, in cortice vero itidem deſic-
cantem temperiem eſt ſortitus, non parum tamen habentem
acrimoniae, proinde deſiccat hic ſecundo exceſſu, non tamen
frigidus eſt, ſed aut temperatus aut paulo infra. Porro
caro ejus pariter craſſi ſucci eſt et pituitoſa frigidaque, nam
et ipſa editur ſicut et cortex. Semen omni ineptum eſt,
tum humidum illud et acidum, de quo primum diſſerui, et
nucleus qui in illo invenitur, id quod re vera ſemen eſt,
hic amarus eſt et digerendi videlicet ſiccandique facultatem
obtinens, ſecundo quodammodo ordine a temperatis rece-
dens. Folia vero denique exiccandi ac diſcutiendi vim ob-
tinent.

Ed. Chart. XIII. [209. 210.]   Ed. Baf. II. (100.)

[κ΄. Περὶ μήου.] Μῆον. αἱ ῥίζαι τούτου χρήσιμοι, θερμαὶ μὲν κατὰ τὴν τρίτην ἀπόστασιν ὑπάρχουσαι, ξηραὶ δὲ κατὰ τὴν δευτέραν. διὰ τοῦτο γοῦν οὐρά τε κινῆσαι βουλόμενοι καὶ καταμήνια προκαλέσασθαι, χρῶνται τῷ φαρμάκῳ. κεφαλαλγές τ᾽ ἐστι πλεῖον λαμβανόμενον, ὡς ἂν ἐπὶ πλέον ὑπάρχον θερμὸν ἢ ξηρόν. ὑγρότητα γὰρ ἀπεπτοτέραν τε ἔτι καὶ φυσωδεστέραν ἡ ἐν αὐτῇ θερμότης ἀναφέρουσα πρὸς τὴν κεφαλὴν, οὕτως αὐτὴν ἀδικεῖ.

[210] [κα΄. Περὶ μίλακος τραχείας.] Μῖλαξ ἡ τραχεῖα κληματώδης ἐστὶν, ὡς ἑλίττεσθαι περὶ τὰ δένδρα πολυειδῶς ἄνω καὶ κάτω. τὰ δὲ φύλλα καὶ γευσάμενα δριμύ τι ἔχει καὶ ἄλλως χρώμενα θερμαίνει.

[κβ΄. Περὶ μίλακος λείας.] Μῖλαξ ἡ λεία παραπλησία πώς ἐστι τῇ προειρημένῃ κατὰ τὴν δύναμιν.

[κγ΄. Περὶ μορέας.] Μορέας ὁ καρπὸς ὁ μὲν πέπειρος ὑπάγει γαστέρα, ὁ δ᾽ ἄωρος ξηρανθεὶς στεγνωτικὸν ἱκανῶς γίνεται φάρμακον, ὥστε καὶ πρὸς δυσεντερίας ἁρμόττει καὶ κοιλιακὰς διαθέσεις καὶ τὰς ἄλλας ὅσαι ῥοώδεις. κόπτε-

[20. De meo.] Meum. Hujus radices perutiles funt, calidae tertio ordine, ficcae fecundo. Proinde urinam menfesque ciere volentes hoc utuntur pharmaco. Sed fi plufculum fumatur, capiti dolorem movet, utpote quum plufculum fit calidum quam ficcum, quippe quum humiditatem crudiufculam etiamnum et flatuofam caliditas, quae in ipfo eft, ad caput deferat, atque ita ipfum afficiat laedatque.

[21. De milace afpera.] Milax afpera claviculis plena eft, varie namque arboribus circumvolvitur furfum deorfum. Folia leviter acria guftantibus funt et alioqui utentibus calida.

[22. De milace laevi.] Milax laevis quodammodo jam dictae fimiles vires obtinet.

[23. De moro.] Mori fructus maturus quidem ventrem fubducit, immaturus vero ubi aruerit admodum reftringit. Itaque ad dyfenterias accommodus eft et affectiones coeliacas et quascunque alias fluentes. Contunditur

ται δὲ καὶ τοῖς ὄψοις μίγνυται, καθάπερ καὶ ὁ τῆς ῥοῦ
καρπὸς, ἢ εἴ τις ἐθέλει δι᾽ ὕδατος ἢ οἴνου πίνεται. ὅτι δὲ
ὁ τῶν πεπείρων χυλὸς εἰς τὰ στοματικὰ φάρμακα χρήσιμος
ὑπάρχει διὰ τὴν συνοῦσαν αὐτῷ στύψιν, οὐδεὶς ἀγνοεῖ. καὶ
πρὸς ἄλλα δὲ δηλονότι πολλὰ τῶν κατὰ μέρος, ὅσα μετρίας
δεῖται στύψεως, ἁρμόττει. τὰ δ᾽ ἄωρα πρὸς τῇ στρυφνότητι
καὶ ὀξύτητος μετέχει. καὶ τὸ σύμπαν δένδρον ἐν ἅπασι τοῖς
αὐτοῦ μέρεσι μικτήν τινα δύναμιν ἔοικεν ἔχειν ἐξ ἐφεκτικῆς
τε καὶ καθαρτικῆς συγκείμενον. ἐπικρατεῖ δὲ ἐν μὲν τῷ φλοιῷ
τῆς ῥίζης ἡ καθαρτικὴ μετά τινος πικρότητος, ὥστε καὶ πλα-
τεῖαν ἕλμινθα κτείνει· ἐν δὲ τοῖς ἄλλοις μορίοις ἡ ἐφεκτική.
κατὰ δὲ τὰ φύλλα καὶ τοὺς βλαστοὺς, μέση πως ἀμφοῖν
ἐστιν ἡ κρᾶσις.

[κδ'. Περὶ μυάγρου.] Μυάγρου τὸ σπέρμα λιπαρόν
ἐστιν, ὥστ᾽ εἰ καὶ θλαυθείη, μεθείη ἐλαιῶδές τι δυνάμεως
ἐμπλαστικῆς ὑπάρχον.

[κέ. Περὶ μυκήτων.] Μύκης ψυχρὸν καὶ ὑγρὸν ἱκα-
νῶς φυτὸν, ὅθεν καὶ δηλητηρίου δυνάμεως ἐγγὺς ἥκει. καὶ

autem ac obfoniis commifcetur, velut rhoi fructus, aut fi
cui ita videatur, ex aqua, aut vino bibat. Porro quod ma-
turorum fuccus ad ftomatica medicamenta fit utilis, propter eam
videlicet quae ineft illi aftrictionem, neminem latet. Praeterea
ad alia complura particularia quae mediocrem pofcunt aftri-
ctionem competit. At immatura mora praeter acerbitatem
et aciditatem fortita funt. Et tota adeo arbor in omnibus
fuis partibus mixtam aliquam vim obtinere videtur ex re-
ftringente et purgante compofitam, attamen in radicis cor-
tice purgatoria cum quadam amaritudine exuperat, adeo ut
et latum lumbricum interficiat. In aliis autem partibus
reftringens vincit. In foliis tamen et germinibus quodam-
modo media utrisque temperies eft.

[24. *De myagro.*] Myagri femen pingue eft, nam
fi tundatur, oleofum quid effundit, quod emplafticam vim
obtinet.

[25. *De mycetibus, fungis.*] Fungus frigida humi-
daque admodum planta eft, quamobrem etiam proxime ad

τινές γε ἐξ αὐτῶν καὶ ἀναιροῦσι, καὶ μάλισθ᾽ ὅσοι τὴν φύ-
σιν ἐπίμικτον ἔχουσιν σηπεδονώδει τινὶ ποιότητι.

[κστ´. Περὶ μύλης.] Μύλης ἡ ῥίζα μικρῷ βολβῷ παρα-
πλήσιος ὑπάρχουσα συνακτικῆς ἐστι δυνάμεως, ὥστε καὶ
μετὰ αἰρίνου ἀλεύρου προστιθεμένην αὐτὴν ἀνεστομωμένην
μήτραν ἰᾶσθαί φησι Διοσκορίδης.

[κζ´. Περὶ μυὸς ὠτός.] Μυὸς ὠτίς. ἔνιοι δὲ μυὸς
ὦτα. ξηραίνει μὲν κατὰ τὴν δευτέραν τάξιν, θερμότητα δ᾽
οὐδεμίαν ἐπιφανῆ κέκτηται.

[κή´. Περὶ μυρίκης.] Μυρίκη ῥυπτικῆς καὶ τμητικῆς
ἐστι δυνάμεως, ἄνευ τοῦ ξηραίνειν ἐπιφανῶς, ἔχει δέ τινα καὶ
στύψιν. καὶ διὰ ταύτας τὰς ποιότητάς τε καὶ δυνάμεις
ὀπλ.ῆτα μὲν ἱκανῶς ὀνίνησιν ἐσκιῤῥωμένον σὺν ὄξει, ἢ οἴνῳ
τῶν ῥιζῶν, ἢ τῶν ἀκρεμόνων, ἢ τῶν φύλλων ἀφεψομένων.
ἰᾶται [211] δὲ καὶ ὀδονταλγίας. ὁ καρπὸς δὲ καὶ ὁ φλοιὸς
οὐ βραχεῖαν στύψιν προσειλήφασιν, ὥστε καὶ κηκίδος ὀμφα-
κίτιδος ἐγγὺς ἥκειν, πλὴν ὅσῳ μὲν ἡ στρυφνότης ἐναργής
ἐστιν ἐν τῇ κηκίδι, τῷ δὲ καρπῷ τῆς μυρίκης ἡ κρᾶσις

deleteriam et enecantem facultatem accedit. Et fane inter
eos funt qui interficiant, potiffimum qui ex natura mixtam
habent qualitatem putredinofam.

[26. *De myle, mola.*] Molae radix parvo bulbo
fimilis eft, facultatis contrahentis. Nam cum farina lolii
appofita, apertam vulvam fanare fcribit Dioſcorides.

[27. *De myoſotide, auricula muris.*] Auricula mu-
ris, quidam vero myos ota, deficcat fecundo ordine, caete-
rum nullam evidentem caliditatem poffidet.

[28. *De myrice, tamarice.*] Tamarix abftergentis
eft ac incidentis facultatis absque perfpicua deficcatione,
habet vero etiam aftrictionem nonnullam. Has ob qualita-
tes facultatesque admodum prodeft lieni indurato decocta
cum aceto aut vino, five radice, five foliis, five extremis
ramulis decoctis. Sanat porro dentium dolores. Caeterum
fructus et cortex non paucam fortita funt aftrictionem, adeo
ut gallae omphacitidi proxima fint, nifi quod acerbitas evi-
dens eft in galla, fed myricae fructui temperies ineft inae-

ἀνώμαλος. ἀναμέμικται γὰρ αὐτοῦ τῇ φύσει πολὺ τὸ ῥυπτι-
κόν τε καὶ λεπτομερὲς, ὃ μὲν οὐχ ὑπάρχει τῇ κηκίδι. χρή-
σασθαι μέντοι τις αὐτῷ δύναται, μὴ παρούσης κηκίδος εἰς
ὅσα περ ἐκείνῃ, κατὰ τὰ αὐτὰ καὶ τῷ φλοιῷ. καὶ ἡ τέφρα
δὲ καυθείσης τῆς μυρίκης ξηραντικῆς ἱκανῶς γίνεται δυνά-
μεως, ἐχούσης πλεῖστον μὲν τὸ ῥυπτικόν τε καὶ τμητικόν,
ὀλίγον δὲ τὸ στυπτικόν.

[κθ΄. Περὶ μυριοφύλλου.] Μυριόφυλλον ξηραντικῆς
ἐστιν εἰς τοσοῦτο δυνάμεως ὡς κολλᾷν τραύματα.

[λ΄. Περὶ μύῤῥιδος.] Μύῤῥις, ἔνιοι δὲ μύῤῥαν ὀνομά-
ζουσιν, εὐώδη καὶ γλυκεῖαν ἔχει τὴν ῥίζαν, ἐπιμηνίων τε κι-
νητικὴ, καὶ τῶν ἐκ θώρα(101)κος καὶ πνεύμονος ἀνακαθαρ-
τικὴ, ὥστ᾽ εἴη ἂν ἐκ τῆς δευτέρας τῶν θερμαινόντων τά-
ξεως, ἔχουσά τι καὶ λεπτομερές.

[λα΄. Περὶ μυῤῥίνης.] Μυῤῥίνη. ἐξ ἐναντίων καὶ τοῦτο
τὸ φυτὸν οὐσιῶν σύγκειται. ἐπικρατεῖ δ᾽ ὅμως ἐν αὐτῷ γεῶ-
δες ψυχρὸν, ἔχει δὲ καὶ λεπτομερὲς θερμὸν, οὐδὲν ἰσχυρῶς ξη-
ραίνει. ἔστι δὲ καὶ τὰ φύλλα καὶ οἱ βλαστοὶ καὶ ὁ καρπὸς

qualis, immixta eft enim naturae ejus multa vis abftergendi,
atque partium tenuitas, quod fane gallae non accidit. At-
tamen ubi galla forte ad manum non erit, eo uti liceat ad
omnia ad quae illa utimur, ad eadem et cortice. Porro
tamaricis combuftae cinis admodum deficcatoriae facultatis
eft, plurimam habens abftergendi et incidendi facultatem,
pauxillam aftringendi.

[29. *De millefolio.*] Millefolium usque eo deficcato-
riae facultatis eft, ut vulnera glutinet.

[30. *De myrrhide.*] Myrrhis, quidam myrrhan no-
minant, radicem habet odoris jucundi et dulcem quaeque
menfes moveat, tum ea quae thoracem ac pulmonem gra-
vant expurgantem. Itaque ex fecundo ordine fuerit cale-
facientium, adjuncta quadam partium tenuitate.

[31. *De myrto.*] Myrtus. Ex contrariis fubftantiis
haec planta conftat, vincit tamen in ea frigidum terrenum.
Habet vero etiam quiddam tenuium partium calidum. Ita-
que valenter deficcat. Porro tum folia, tum germina, tum

καὶ ὁ χυλὸς οὐ πολλῷ τινι διαφέροντα κατὰ τὴν στύψιν. ἡ
μέντοι τῷ στελέχει τε καὶ τοῖς κλάδοις αὐτοῖς ἐπίφυσις ὀχθώ‑
δης, ἣν ἔνιοι μυρτάδα ὀνομάζουσιν, εἰς ὅσον δέ ἐστι ξηροτέρα
τῶν εἰρημένων, εἰς τοσοῦτο καὶ ξηραίνει καὶ στύφει σφοδρό‑
τερον. ἀποτίθενται δ᾽ αὐτὴν ἔνιοι κόπτοντες, κᾄπειτ᾽ ἀνα‑
λαμβάνοντες οἴνῳ καὶ τροχίσκους ἀναπλάττοντες. ἔστι δὲ καὶ
τὰ ξηρὰ φύλλα τῶν χλωρῶν ξηραντικώτερα, μέμικται γάρ τις
ὑγρότης δηλονότι τοῖς χλωροῖς. ὁ δὲ χυλὸς οὐκ ἐκ τῶν φύλλων
μόνον ἐκθλίβεται τῶν χλωρῶν, ἀλλὰ καὶ ἐκ τοῦ καρποῦ. στε‑
γνωτικῆς δ᾽ ἐστὶν ἅπαντα ταῦτα δυνάμεως, ἔξωθέν τε τοῦ
σώματος ἐπιτιθέμενα καὶ εἴσω λαμβανόμενα, διὰ τὸ μηδεμίαν
ἀναμεμιγμένην ἔχειν ἤδη δηλητήριον ἢ καθαρτικὴν οὐσίαν.
[λβ᾽. Περὶ μώλυος.] Μῶλυ. τινὲς τοῦτο πήγανον ἄγριον
ὀνομάζουσιν, ἔνιοι δὲ ἅρμολαν, Σύροι δὲ βησασὰν, ὥσπερ δὴ
καὶ οἱ Καππαδόκαι μῶλυ, διότι τῇ ῥίζῃ μέν ἐστι μέλαν, ἄνθος
δ᾽ ἔχει γαλακτῶδες. ἡ δύναμις δ᾽ αὐτοῦ λεπτομερής τ᾽ ἐστὶ καὶ
θερμὴ κατὰ τὴν τρίτην ἀπόστασιν, ὅθεν καὶ τέμνει τοὺς παχεῖς
καὶ γλίσχρους χυμοὺς καὶ διαφορεῖ καὶ ἐπ᾽ οὔρησιν προτρέπει.

fructus, tum fuccus non parum inter fe in aftrictione diffi‑
dent. Porro quod ramis et trunco adnafcitur tuberofum,
quam quidam myrtada nuncupant, quanto dictis ficcius eft,
tanto et deficcat et aftringit vehementius. Quidam id repo‑
nunt tundentes, poftea vino fubigentes, ac in paftillos for‑
mantes. Folia item arida viridibus plus deficcant, mifcetur
enim virentibns humiditas quaedam. Porro fuccus non tan‑
tum ex virentibus foliis exprimitur, fad et ex fructu. Con‑
flipandi vim haec omnia habent, tum foris impofita, tum
intro fumpta in corpus, quod fcilicet nondnm ullam dele‑
teriam aut purgatoriam fubftantiam habeant admixtam.
[32. De moly.] Moly. Hoc quidam vocant rutam
filveftrem, nonnulli harmolam, Syri befafan, ficut Cap‑
padoces moly, quia radicem habeat nigram et florem la‑
cteum. Vis ejus tenuium partium eft calida tertio ordine.
Unde et craffos et vifcofos humores incidit, ac difcutit et
urinam movet.

ΓΑΛΗΝΟΥ ΠΕΡΙ ΤΗΣ ΤΩΝ ΑΠΛΩΝ ΦΑΡΜΑΚΩΝ ΚΡΑΣΕΩΣ ΚΑΙ ΔΥΝΑΜΕΩΣ ΒΙΒΛΙΟΝ Θ.

Ed. Chart. XIII. [212.]   Ed. Baf. II. (101.)

Προοίμιον. Ὅσον μὲν οὖν ὑπόλοιπόν ἐστι τῆς κατὰ φυτὰ δυνάμεως ἐν τῷδε λεχθήσεται, οὐδὲ τοῦτο ἅπαν, ἀλλ᾽ αἱ τῶν δραστικῶν ποιοτήτων ἐνέργειαι μόναι. τὰ γὰρ ὅλης ἔργα τῆς οὐσίας τῶν φυτῶν ὕστερον αὐτὰ καθ᾽ αὐτὰ διέξιμεν. ἀναμνήσαντες οὖν πάλιν κατ᾽ αὐτὰ τοὺς ἀνεγνωκότας τὰ πρόσθεν, ὡς καθ᾽ ἑκάστην δύναμιν ἁπλῆν εἰς τάξεις τέτταρας ἐποιησάμεθα τὴν ἐν τῷ μᾶλλόν τε καὶ ἧττον

GALENI DE SIMPLICIVM MEDICAMENTORVM TEMPERAMENTIS AC FACVLTATIBVS LIBER VIII.

Prooemium. Quantum itaque reliquum eſt facultatis in plantis, id hoc libro dicetur, nec id quidem omne, ſed tantum effectricium qualitatum actiones. Nam totius ſubſtantiae plantarum opera poſtea per ſe exponam. Commonefactis itaque lectoribus de iis quae ſupra tractavimus, nempe quod cujusque ſimplicis facultatis in majoris mino risque ratione diſcrimen quatuor ordinibus notavimus, quod-

84 ΓΑΛΗΝΟΥ ΠΕΡΙ ΤΗΣ ΤΩΝ ΑΠΛΩΝ ΦΑΡΜ. ΚΡΑΣ.

Ed. Chart. XIII. [112.]   Ed. Baf. II. (101.)

διαίρεσιν, ὅτι τε σαφέσιν ὅροις ἑκάστης τάξεως τὸ πλάτος
ἀφωρισάμεθα καὶ αὐτῆς τῶν δυνάμεων εὑρέσεως ἐδιδάξαμέν
τινα μέθοδον, ἁπάντων τε τούτων ἀποδείξεις ἐποιησάμεθα
καὶ σκοποὺς ἐθέμεθα καὶ κριτήρια καθ᾿ ἑκάστην δύναμιν
ἴδιά τε καὶ κοινά, προσθήσομεν οὕτως ἤδη τὰ λείποντα,
παρακαλέσαντες, εἴ τις οὐχ ὡμίλησε τοῖς ἔμπροσθεν, ἤτοι
καὶ τούτων ἀφίστασθαι παντάπασιν, ἢ εἴπερ ἦν φιλόπονος
ἐξ ἀρχῆς πρότερον ἀναλέξασθαι τὴν πραγματείαν. ἀσαφῆ
τε γὰρ ἅμα καὶ ἀναπόδεικτα πάντ᾿ αὐτῷ φανεῖται τὰ λεχθη-
σόμενα, πρὶν ἐν ἐκείνοις γυμνάσασθαι.
    Κεφ. ιγ΄. [α΄. Περὶ νάρδου στάχυος.] Νάρδου στά-
χυς θερμαίνει μὲν κατὰ τὴν τρίτην ἀπόστασιν, ξηραίνει δὲ
κατὰ τὴν δευτέραν συμπληρουμένην. σύγκειται δὲ ἔκ τε στυ-
φούσης αὐτάρκως οὐσίας καὶ δριμείας θερμῆς οὐ πολλῆς
καί τινος ὑποπίκρου βραχείας. ἐκ τοιούτων δ᾿ ἡ ῥίζα συγ-
κειμένη δυνάμεων καὶ πρὸς ἧπαρ καὶ πρὸς στόμαχον εὐλό-
γως ἁρμόζει. πινομένη τε καὶ ἔξωθεν ἐπιτιθεμένη καὶ οὖρα
κινεῖ καὶ δήξεις ἰᾶται στομάχου καὶ τὰ κατὰ τὴν γαστέρα
καὶ τὰ ἔντερα ῥεύματα ξηραίνει καὶ πρὸς τούτοις ἔτι τα

que perfpicuis limitibus cujusque oramis latitudinem cir-
cumfcripfimus, tum quod inveniendarum facultatum ratio-
nem quandam ac viam docuimus, horumque omnium de-
monftrationes confecimus, ac fcopos pofuimus et cujusque
facultatis judicandi normas tum peculiares tum communes,
fic jam reliqua adjiciemus hortantes fiquis fit, qui in fu-
perioribus verfatus non fit, ut aut haec omnino relinquat,
aut fi amans laboris eft, ab initio prius totum opus perlegat.
Siquidem priusquam in illis exercitatus fuerit, obfcura
omnia et demonftrationis expertia videbuntur ducenda.
    Cap. XIII. [1. De nardi fpica.] Nardi fpica ca-
lefacit exceffu primo, deficcat fecundo jam completo. Com-
pofita eft ex aftringente fufficienter fubftantia et acri calida
non multa et quadam leviter fubamara. Ex his conftans
facultatibus radix et ad jecur et ad ftomachum merito con-
venit tum pota tum extrinfecus impofita. Urinam ciet,
morfus ftomachi fanat, in ventre ac inteftinis confiftentes

κατὰ τὴν κεφαλὴν καὶ τὸν θώρακα. ἰσχυροτέρα δ᾽ ἐστὶν ἡ
Ἰνδικὴ προσαγορευομένη, μελαντέρα τῆς Συριακῆς καλουμέ-
νης ὑπάρχουσα.

[213] [β΄. Περὶ νάρδου Κελτικῆς.] Νάρδος Κελτικὴ
παραπλησίας πώς ἐστι κατὰ γένος δυνάμεως ταῖς προειρη-
μέναις, ἀσθενεστέρα δ᾽ εἰς ἅπαντα πλὴν εἰς οὖρα. θερμο-
τέρα μὲν γὰρ ἐκείνων ἐστίν, ἧττον δὲ στύφει.

[γ΄. Περὶ νάρδου ὀρείας.] Νάρδος ὀρεία, ἥτις καὶ Θυ-
λακῖτις καὶ πυρῖτις ὀνομάζεται, γεννᾶται μὲν ἐν Κιλικίᾳ
πλείστη, ἔστι δ᾽ ἀσθενεστέρα τῶν προειρημένων.

[δ΄. Περὶ νάρθηκος.] Νάρθηκος τὸ μὲν σπέρμα θερ-
μαίνει καὶ λεπτύνει, τὸ δ᾽ ἐντὸς ἔτι χλωρὸν, τὸ λεγόμενον
ἐντεριώνη, στυπτικῆς τινος μετέχει ποιότητος, δι᾽ ἣν αἱμο-
πτυϊκοῖς τε καὶ κοιλιακοῖς ἁρμόττει.

[ε΄. Περὶ νάπυος.] Νᾶπυ θερμαίνει καὶ ξηραίνει κατὰ
τὴν τετάρτην τάξιν.

[στ΄. Περὶ ναρκίσσου.] Ναρκίσσου ἡ ῥίζα ξηραντικῆς
ἐστι δυνάμεως εἰς τοσοῦτον ὡς κολλᾷν τραύματα μέγιστα,

fluxiones deficcat, ad haec et eas quae in capite et thorace.
Valentior eſt vocata Indica quae nigrior eſt quam Syriaca
vocata.

[2. *De nardo Celtica.*] Nardus Celtica jam dictis
ſimilis quadantenus in genere facultatis eſt, caeterum ad
omnia imbecillior, praeterquam ad provocandam urinam.
Siquidem calidior illis eſt, ſed minus aſtringit.

[3. *De nardo montana.*] Nardus montana, quae et
thylacitis et pyritis nuncupatur, plurima in Cilicia naſcitur,
ſed praedictis debilior.

[4. *De nartice, ferula.*] Ferulae ſemen calefacit et at-
tenuat. Caeterum id quod intus ineſt, dum adhuc viridis eſt,
quod medullam vocant, aſtringentem qualitatem participat,
cujus nomine ſanguinem ſpuentibus et coeliacis convenit.

[5. *De napy.*] Napy calefacit et deficcat ordine
quarto.

[6. *De narciſſo.*] Narciſſi radix usque adeo exic-
candi facultate pollet, ut et maxima vulnera conglutinet,

μέχρι καὶ τῶν περὶ τοὺς τένοντας διακοπῶν. ἔχει δέ τι καὶ
ῥυπτικὸν καὶ ἐπισπαστικόν.

[ζ. Περὶ νευράδος.] Νευρὰς, ἔνιοι δὲ ποτήριον ὀνο-
μάζουσι, ξηραντικῆς ἀδήκτου δυνάμεώς ἐστιν, ὡς καὶ νεῦρα
διακοπέντα πιστεύεσθαι κολλᾶν. αἱ ῥίζαι δ᾽ αὐτῆς μάλιστα
τοιαῦται. καὶ μὲν δὴ καὶ τὸ ἀφέψημά τινες αὐτῶν διδόασι
τοῖς τὰ νεῦρα πεπονθόσιν.

[η. Περὶ νηρίου.] Νήριον, ἢ ῥοδοδάφνη, γνώριμος
ἅπασι θάμνος. ἔξωθεν μὲν τοῦ σώματος εἰ καταπλασθείη,
διαφορητικῆς ἐστι δυνάμεως, εἴσω δὲ λαμβανομένη ὀλέθριός
τε καὶ δηλητήριος οὐκ ἀνθρώποις μόνον, ἀλλὰ καὶ τοῖς
πλείστοις τῶν βοσκημάτων.

[θ. Περὶ νυμφαίας.] Νυμφαίας ἥ τε ῥίζα καὶ τὸ
σπέρμα δύναμιν ἔχει ξηραντικὴν ἄδηκτον. ἐπέχει τοιγαροῦν
καὶ τὰ τῆς γαστρὸς ῥεύματα καὶ σπέρμα κατά τε τοὺς ὀνει-
ρωγμοὺς καὶ ἄλλως ἀμετρότερον φερόμενον, ὀνίνησι δὲ καὶ
δυσεντερικούς. ἡ δὲ τὴν λευκὴν ἔχουσα ῥίζαν νυμφαία σφο-
δροτέρας ἐστὶ δυνάμεως, ὥστε ῥοῦν γυναικεῖον ἰᾶσθαι. πίνε-

vel ad incifiones usque, quae circa tendones accidunt. Habet
vero quiddam abfterforium et attractorium.

[7. De neurade, poterio.] Neuras quidam poterium
vocant. Deficcandi absque morfu facultatem poffidet, adeo
ut et nervos incifos glutinare credatur. Radices ejus po-
tiffimum ejusmodi vim obtinent. Quin et decoctum earum
quidam exhibent iis, quibus affecti funt nervi.

[8. De nerio.] Nerium aut rhododaphne, notus
omnibus frutex, foris quidem illitus digerendi vim obtinet,
porro fi intro in corpus affumatur, perniciofus ac venenofus
non tantum hominibus, fed plerisque etiam pecudibus eft.

[9. De nymphaea.] Nymphaeae tum radix tum
femen deficcandi vim habet citra morfum. Itaque ventris
profluvia cohibet, femenque five per infomnia, five alio
pacto immodice profluens retinet. Juvat porro etiam dys-
entericos. Caeterum nymphaea, quae candidam habet ra-
dicem, potentioris eft facultatis, ut et muliebri medeatur
profluvio. Verum et haec et ea quoque, quae atram habet

ται δὲ καὶ αὕτη καὶ ἡ τὴν μέλαιναν ἔχουσα ῥίζαν ἐν οἴνῳ
μέλανι αὐστηρῷ. μετέχουσι δέ τι καὶ ῥυπτικῆς δυνάμεως,
ὥστε καὶ ἀλφοὺς ἰῶνται καὶ ἀλωπεκίας. ἀναδεύονται δὲ πρὸς
μὲν τοὺς ἀλφοὺς ὕδατι, πρὸς δὲ τὰς ἀλωπεκίας ὑγρᾷ πίττῃ.
κρείτ(102)των δ᾽ εἰς ταῦτα ἡ τὴν μέλαιναν ἔχουσα ῥίζαν,
ὥσπερ ἐς θάτερα ἡ τὴν λευκήν.

[214] *Κεφ. ιδ᾽. [α᾽. Περὶ ξανθίου.]* Ξάνθιον. καλεῖ-
ται δὲ καὶ φασγάνιον, ὁ καρπὸς διαφορητικῆς ἐστι δυνάμεως.

[β᾽. Περὶ ξυρίδος.] Ξυρὶς, ἔνιοι δὲ ξυρίδα, λεπτομε-
ροῦς, ἑλκτικῆς τε καὶ διαφορητικῆς καὶ δηλονότι καὶ ξηραν-
τικῆς ἐστι δυνάμεως, ἥ τε ῥίζα καὶ πολὺ μᾶλλον αὐτῆς ὁ
καρπός, ὅς γε καὶ οὐρητικός τε καὶ σπληνῶν σκιῤῥουμένων
ἐστὶν ἰατικός.

[γ᾽. Περὶ ξιφίου.] Ξιφίου ἡ ῥίζα, καὶ μάλιστα ἡ ἑτέρα
ἡ ἄνωθεν, ἑλκτικῆς τ᾽ ἐστὶ καὶ διαφορητικῆς καὶ δηλονότι
καὶ ξηραντικῆς δυνάμεως.

Κεφ. ιε᾽. [α᾽. Περὶ ὄης.] Ὄη τὸ δένδρον, ἧς ὁ καρ-
πὸς ὄα καλεῖται, ὑπὸ δὲ τῶν πολλῶν οὖα μετὰ τοῦ υ,

---

radicem, ex vino nigro auftero bibitur. Porro nonnullam
habent quoque et abftergendi facultatem. Itaque et alphos
fanant et alopecias, caeterum ad alphos macerantur aqua,
ad alopecias pice liquida. Sed ad hac aptior eft ea, cujus
radix nigra eft, ficut ad alia cujus alba.

Cap. XIV. [1. *De xanthio.*] Xanthium vocatur
etiam phasganium. Fructus difcutiendi vim obtinet.

[2. *De xyride, iride agrefti.*] Xyris quidam xyri-
da tenuium partium, attractoriae, digerendi, ac nimirum
etiam deficcandi eft facultatis quum radix tum multo etiam
amplius fructus. Qui quidem et urinam ciet et lienes in-
duratos fanare poteft.

[3. *De xiphio, gladiolo.*] Xiphii radix et maxime
altera illa quae fuperior eft, attrahentem, difcutientem et
deficcantem fcilicet etiam facultatem poffidet.

Cap. XV. [1. *De OE, forbo.*] Sorbus arbor,
cujus fructus Ὄα vocantur et a plerisque Οὖα cum *v*, hoc

στυπτικῆς μετέχει ποιότητος, ἀλλ᾽ ἀσθενεστέρας πολὺ μεσπί-
λου. διὸ δὴ καὶ ἡδὺς ἐσθιομένη ἐστὶ καὶ ἧττον ἢ κατὰ μέ-
σπιλον στεγνωτικὴ τῆς γαστρός.

[β'. Περὶ οἴνου.] Οἶνος ἐκ τῆς δευτέρας τάξεώς ἐστι
τῶν θερμαινόντων, ὁ δ᾽ ἱκανῶς παλαιὸς τῆς τρίτης, ὥσπερ
ὁ γλεῦκος ὀνομαζόμενος τῆς πρώτης τάξεως. ἀνάλογον δὲ
ταῖς θερμότησιν καὶ αἱ ξηρότητες αὐτοῦ.

[γ'. Περὶ ὀλύνθων.] Ὄλυνθοι δριμείας εἰσὶ καὶ δια-
φορητικῆς δυνάμεως, διὰ τὸν ἐμφερόμενον αὐτοῖς ὀπόν, παν-
τὸς τοῦ δένδρου κοινόν. ἑψηθέντες μὲν οὖν τοὺς σκληροὺς
ὄγκους διαφοροῦσιν, ὠμοὶ δὲ καὶ μυρμηκίας καὶ θύμους
ἐκβάλλουσιν.

[δ'. Περὶ ὀλοστίου.] Ὀλόστιον ξηραντικῆς ἐστι δυνά-
μεως μετὰ τοῦ στύφειν, ὅθεν αὐτὸ καὶ πρὸς τὰ ῥήγματα
ποτίζουσιν

[ε'. Περὶ ὀλύρων.] Ὀλύρα μεταξὺ πυροῦ τε καὶ κρι-
θῆς φύσεώς ἐστι καὶ ὡς τροφὴ καὶ ὡς φάρμακον. ἐξ ἐκεί-
νων οὖν καὶ περὶ τῆσδε λογίζου.

eft forba, nominantur, aftringentem obtinet qualitatem, fed
multo imbecilliorem quam mefpilus. Proinde fane etiam
efui jucunda eft, minusque quam mefpilus ventrem con-
flringens.

[2. De oeno, vino.] Vinum ex fecundo eft ordine
calefacientium, fed quod admodum vetus eft, ex tertio, ficut
muftum quod vocant ex primo. Caliditati ejus proportio-
ne refpondet ficcitas.

[3. De olynthis, groffis.] Groffi acrem et difcutien-
tem vim poffident, propter fuccum totius arboris commu-
nem qui illis ineft. Cocti itaque duros tumores difcutiunt,
crudi vero myrmecias et thymos ejiciunt.

[4. De oloftio.] Oloftium deficcandi vim habet cum
aftrictione, quamobrem ipfum ad rupta potui exhibent.

[5. De olyra, filigine.] Olyra mediam tritici et
hordei naturam poffidet, tam ut nutrimentum quam ut
medicamentum. Ex illis igitur de iftis colligito.

Ed. Chart. XIII. [214 215.]   Ed. Baf. II. (102.)

[στ'. *Περὶ ὀνάγρου.*] Ὄναγρον ἢ ὀνόθηρα ἢ ὀνοθουρίς. τούτου ἡ ῥίζα ξηραινομένη οἰνῶδές τι ὄζει. ἔστι δὲ καὶ τῇ δυνάμει κατ᾽ οἶνον μάλιστα.

[215] [ζ'. *Περὶ ὀνόσματος.*] Ὄνοσμα ἢ ὀσμὰς ἢ φλονῖτις ἢ ὄνωνις ἐκ δριμείας καὶ πικρᾶς οὐσίας σύγκειται. διὸ καὶ πεπίστευται κτείνειν τε καὶ ἐκβάλλειν ἔμβρυα, τῶν φύλλων αὐτοῦ σὺν οἴνῳ πινομένων.

[η'. *Περὶ ὀνοβρυχίδος.*] Ὀνοβρυχὶς ἀραιωτικῆς τε καὶ διαφορητικῆς ἐστι δυνάμεως. ταῦτ᾽ ἄρα καὶ χλωρᾶς μὲν αὐτῆς τὰ φύλλα καταπλασσόμενα διαφορεῖ φύματα· ξηρᾶς δὲ μετ᾽ οἴνου πινόμενα στραγγουρίας ἰᾶται. καὶ μὲν δὴ καὶ ἱδρῶτας προκαλεῖται σὺν ἐλαίῳ ἀλειφομένη.

[θ'. *Περὶ ὀνώνιδος.*] Ὄνωνις ῥίζαν ἔχει θερμαντικὴν ἤδη που κατὰ τὴν τρίτην τάξιν. ὁ δὲ φλοιὸς αὐτῆς μάλιστ᾽ ἐστὶ χρήσιμος, ἔχων τι καὶ ῥυπτικὸν καὶ τμητικὸν, ὅθεν οὐκ οὐρητικὸς μόνον ἐστὶν, ἀλλὰ καὶ λίθων θρυπτικός. τῇ δ᾽ αὐτῇ δυνάμει καὶ τὰς ἐσχάρας ταχέως ἀφίστησιν. χρῶνται

[6. *De onagro.*] Onagron aut onothera aut onothyris. Hujus radix arefacta vinofum quiddam redolet. Sed et facultatis vini eft maxime.

[7. *De onosmate.*] Onosma vel osmas vel phlonitis vel ononis ex acri et amara conftat fubftantia. Proinde quoque creditur foetus necare et ejicere, foliis ejus in vino potis.

[8. *De onobrychide.*] Onobrychis rarefaciendi discutiendique vim obtinet. Proinde folia ejus virentis etiamnum, illita ad morem cataplasmatis, phymata difcutiunt, arefactae vero, fi cum vino bibantur, ftrangurias fanant. Quin etiam fudores elicit cum oleo juncta.

[9. *De ononide.*] Ononis radicem habet tertio quadantenus ordine calafacientem. Cortex ejus maxime eft utilis, habens quippiam et abfterforium et inciforium. Itaque non tantum urinas provocat, fed et lapides confringit. Eadem facultate et cruftas cito detrahit. Utuntur porro ea

90 ΓΑΛΗΝΟΥ ΠΕΡΙ ΤΗΣ ΤΩΝ ΑΠΛΩΝ ΦΑΡΜ. ΚΡΑΣ.

Ed. Chart. XIII. [215.]   Ed. Baſ. II. (102.)

δ᾽ αὐτῷ καὶ πρὸς ὀδόντων ἀλγήματα καθέψοντες ἐν ὀξυ-
κράτῳ καὶ διακλύζεσθαι κελεύοντες.
[ι΄. Περὶ ὄξους.] Ὄξος ἐν τῷ πρώτῳ τῶνδε τῶμ ὑπο-
μνημάτων δέδεικται μικτῆς οὐσίας ὑπάρχον ψυχρᾶς καὶ θερ-
μῆς ἀμφοῖν λεπτομερῶν. ἐπικρατεῖ δὲ τῆς θερμῆς ἡ ψυχρά.
ξηραντικὸν δ᾽ ἱκανῶς ἐστι τὸ φάρμακον, ὡς τρίτης εἶναι
τάξεως ἤδη συμπληρουμένης, ὅτ᾽ ἂν δ᾽ ἰσχυρὸν ὑπάρχῃ.
[ια΄. Περὶ ὀξυακάνθου.] Ὀξυάκανθος. τοῦτο γὰρ τὸ
δένδρον, ὥσπερ ἀχράδι παραπλήσιόν ἐστι τὴν ἰδέαν, οὕτω
καὶ τὴν δύναμιν. καὶ μέν γε καὶ οἱ καρποὶ, ὁ μὲν τῆς ἀχρά-
δος ἁπλῶς στρυφνὸς, ὁ δὲ τῆς ὀξυακάνθης καὶ λεπτομερὴς
ἐστι καὶ τμητικὸν ὀλίγον ἔχει. ὁ δὲ καρπὸς τοῦ δένδρου
τῷ μὲν τῆς ἀχράδος οὐκ ἔοικεν, ὅμοιος δ᾽ ἐστὶ τοῖς μύρ-
τοις, ἐρυθρός τε καὶ ἀραιὸς ὑπάρχων. ἔχει δὲ καὶ πυρῆνας.
οὐ μόνον δ᾽ ἐσθιόμενος, ἀλλὰ καὶ πινόμενος ἐφεκτικός ἐστιν
ἁπάντων τῶν ῥοωδῶν παθῶν.
[ιβ΄. Περὶ ὀποῦ.] Ὀπὸς, ὁ μὲν Κυρηναῖος ἁπάντων

quoque et ad dentium dolores, collui videlicet eam in oxy-
crato coctam praecipientes.

[10. De aceto.] Acetum in primo horum commen-
tariorum mixtae eſſe ſubſtantiae, nempe frigidae pariter et
calidae, ejusque utriusque tenuium partium demonſtratum
eſt. Caeterum calidam frigida exuperat. Porro magnam
deficcandi facultatem obtinet, adeo, ut ſit tertii ordinis de-
ſiccantium jam completi, utique quum validum extiterit.

[11. De oxyacantho, ſpina acuta.] Oxyacanthus.
Haec arbor ut pyro ſilveſtri ſimilem habet ſpeciem, ita et
vires non diſſimiles. Quin et ipſi fructus, pyri quidem
ſylveſtris abſolute acerbus eſt, cacterum qui oxyacanthes et
tenuium eſt partium et paulum quiddam inciſivum obtinet.
Porro arboris hujus fructus, pyri ſylveſtris fructui ſimilis
non eſt, verum myrtis ſcilicet rubens et rarus. Habet
vero et nucleos. Porro non eſus tantum, ſed et bibitus
affectus omnes fluxionum cohibet.

[12. De opo, ſucco.] Succus Cyrenaicus quidem

ἐστὶ θερμότατός τε καὶ λεπτομερέστατος καὶ διὰ τοῦτο καὶ
διαφορητικώτατος. οὐ μὴν ἀλλὰ καὶ οἱ ἄλλοι θερμοί τ᾿ εἰ-
σὶν ἱκανῶς καὶ πνευματώδεις. τὸ πλεῖστον γὰρ ἐν αὐτοῖς
ἀερώδους τε καὶ πυρώδους οὐσίας ἐστὶν. εἰσὶ δὲ πάμπολλοι
μὲν ὁποί. ῥίζης γὰρ ἡστινοσοῦν ἢ καυλοῦ τμηθέντος τὸ
ῥέον ἐκ τῆς τομῆς παχὺ καὶ γλίσχρον ὁπός ἐστιν. εἰδικώ-
τερον δὲ οἷον καθ᾿ ὑπεροχήν τινα τὸν Κυρηναῖον οὕτως
ὀνομάζουσιν καὶ τὸν Μηδικὸν καὶ τὸν Συριακόν.

[ιγ΄. Περὶ ὀριγάνου.] Ὀρίγανος ἡ μὲν Ἡρακλεωτικὴ
δραστικωτέρα τῆς ὀνίτιδος, ἀμφοῖν δὲ ἀγρία, ἣν πάνακες
Ἡράκλειον, οἱ δὲ κονύλην καλοῦσιν. ἅπασαι δὲ τμητικῆς τε
καὶ λεπτυντικῆς καὶ [216] θερμαντικῆς εἰσι δυνάμεως κατὰ
τὴν τρίτην ἀπόστασιν ἔχουσαι ταῦτα. ἡ δὲ τραγορίγανος
ὀνομαζομένη προσείληφέ τι καὶ στύψεως.

[ιδ΄. Περὶ ὀρόβου.] Ὄροβος ξηραίνει μὲν κατὰ τὴν δευ-
τέραν ἀπόστασιν ἐπιτεταμένην, θερμαίνει δὲ κατὰ τὴν πρώ-
την, εἰς ὅσον δὲ πικρότητος μετείληφεν, εἰς τοσοῦτον τέμνει

omnes et caliditate et tenuitate exuperat, ac proinde etiam
omnium maxime per halitum difcutit, quanquam fane et
reliqui admodum calidi funt et fpirituofi, fiquidem plurima
eorum pars effentiae aëriae eft et igneae. Porro complures
habentur fucci. Quavis namque radice incifa aut caule,
quod ex vulnere craffum ac lentum cffluit, fuccus eft, cae-
terum fpecialius et velut per excellentiam quandam, Cyre-
naicum ita nuncupant et Medicum et Syriacum.

[13. *De origano.*] Origanus Heracleotica quidem
efficacior eft onitide, fed agreftis quam quidam panaces
Heraclium, alii conylen cognominant, valentior utraque eft.
Omnes vero incidendi, extenuandi, exiccandi calefacien-
dique facultatem poffident, haeeque tertio exceffu obtinent.
Porro ea quam tragoriganum appellitant affumpfit etiam
aftrictionis quippiam.

[14. *De orobo, ervo.*] Orobus deficcat quidem ex-
ceffu fecundo intenfo, calefacit vero primo. Porro quate-
nus amaroris eft particeps, eatenus incidit, extergit atque

καὶ ῥύπτει καὶ ἐκφράττει. πλέον δὲ ληφθεὶς αἷμα δι᾽ οὔ-
ρων ἄγει.

[ιε΄. Περὶ ὀροβάκχης.] Ὀροβάκχη ξηρᾶς καὶ ψυχρᾶς
ἔστι κράσεως κατὰ τὴν πρώτην τάξιν.

(103) [ιστ΄. Περὶ ὀρύζης.] Ὄρυζα ἔχει τι στυπτικὸν,
διὸ καὶ τὴν γαστέρα μετρίως ἐπέχει.

[ιζ΄. Περὶ ὄρχεως τοῦ κυνός.] Ὄρχις. ὀνομάζεται καὶ
κυνὸς ὄρχις ἡ αὐτὴ βοτάνη. δύναμις δὲ τῆς ῥίζης αὐτοῦ
βολβοειδοῦς οὔσης καὶ διπλῆς ὑγρὰ καὶ θερμή. διὸ καὶ
γευομένοις γλυκύτερος φαίνεται. ἀλλ᾽ ἡ μὲν μείζων ῥίζα πολ-
λὴν ἔοικεν ἔχειν ὑγρότητα περιττωματικήν τε καὶ φυσώδη,
διὰ τοῦτο καὶ πρὸς ἀφροδίσια πινομένη προτρέπει. ἡ δ᾽
ἑτέρα ἡ ἐλάττων ἔμπαλιν κατειργασμένη ἱκανῶς, ὡς εἶναι
τὴν κρᾶσιν αὐτῆς ἐπὶ τὸ θερμότερόν τε καὶ ξηρότερον ῥέ-
πουσαν, ὅθεν οὐ μόνον οὐ προτρέπει τὰς πρὸς συνουσίας
ὁρμὰς ἥδε ἡ ῥίζα, ἀλλὰ καὶ τοὐναντίον ἅπαν ἐπέχει τε καὶ
καταστέλλει. ἐσθίονται δὲ δίκην βολβῶν ὀπτώμεναι.

obſtructiones expedit. Caeterum ſi ſumatur copioſe, ſan-
guinem per urinas evocat.

[15. De orobanche, ervangina.] Orobanche ſiccae
frigidaeque temperiei eſt in primo ordine.

[16. De oryza.] Oryza habet aſtrictorium quippiam,
quare mediocriter ventrem ſiſtit.

[17. De orche, teſticulo canis.] Teſticulus. Nun-
cupatur et herba haec teſticulus canis. Radici ejus bulbo-
ſae ac geminae vis ineſt humida et calida, ac guſtantibus
dulciuſcula eſt. Caeterum major radix multam videtur ha-
bere humiditatem excrementitiam et flatuoſam, quapropter
epota venerem excitat. Altera vero, minor videlicet, e
contra nimirum admodum elaborata, ut ſit ejus tempera-
mentum ad calidius et ſiccius vergens. Itaque haec radix
tantum abeſt, ut ad coitum ſtimulet, ut etiam plane contra
cohibeat ac reprimat. Eduntur bulborum more toſtae.

[ιη'. Περὶ ὄρχεως τοῦ σεραπιάδος.] Ὄρχις, ὃν καὶ σερα-
πιάδα καλοῦσιν, ξηροτέρας δυνάμεώς ἐστιν ἢ κατὰ τὴν προ-
τέραν, ὅθεν εἰς τὰ ἀφροδίσια μὲν οὐχ ὁμοίως ἐπιτήδειός
ἐστιν. οἰδήματα δὲ καταπλασσόμενος διαφορεῖ καὶ ἕλκη ῥυ-
παρὰ καθαίρει καὶ ἕρπητας ἰᾶται. ξηρανθεῖσα δὲ πολὺ δὴ
μᾶλλον ἔτι ξηραίνει, ὥστε καὶ τὰ σηπεδονώδη καὶ τὰ κα-
κοήθη τῶν ἑλκῶν ἰᾶται. καὶ γάρ τι καὶ ὑποστῦφον ἔχει καὶ
διὰ τοῦτο κοιλίαν ἐπέχει μετ᾽ οἴνου πινομένη.

[ιθ'. Περὶ ὀσίριδος.] Ὀσίριδος τῆς πόας, ἐξ ἧς καὶ
τὰ κορήματα γίνεται, πικρὰ μὲν ἡ ποιότης, ἐκφρακτικὴ δὲ
ἡ δύναμις, ὅθεν καὶ τὰς καθ᾽ ἧπαρ ἐμφράξεις ὠφελεῖ.

Κεφ. ιστ'. [α'. Περὶ παγκρατίου.] Παγκράτιον. ἡ ῥίζα
τούτου σκίλλῃ κατά τε τὴν γεῦσιν ἔοικεν καὶ κατὰ τὴν δύ-
ναμιν, ὥστε καὶ χρῶνταί τινες αὐτῷ μὴ παρούσης σκίλλης.
ἐνεργεῖ γὰρ ἅπαντα κατὰ γένος μὲν ὡσαύτως, ἀσθενεστέρα
δὲ μακρῷ.

[217] [β'. Περὶ παλιούρου.] Παλιούρου τὰ φύλλα καὶ
ἡ ῥίζα στυπτικῆς μὲν οὐκ ἀσαφῶς μετείληφε δυνάμεως, ὡς καὶ

[18. De orche, ferapiade.] Orchis quem et fera-
piada nuncupant, ficcioris facultatis eſt quam prior quo-
circa nec fimiliter ad venerem accommodus eſt. Oedemata
illitus difcutit, ulcera fordida expurgat et herpetes fanat.
Siccatus multo amplius deficcat. Nam et putrefcentia con-
tumaciaque ulcera fanitati reſtituit, quippe quum quid et
fubaſtringens habeat, ac proinde etiam ventrem ex vino
potus fiſtit.

[19. De oſtride.] Oſiridi herbae, ex qua fiunt et
fcopae, amara ineſt qualitas et obſtructiones expediendi
facultas. Quare in jecinore confiſtentes adjuvat obſtru-
ctiones.

Cap. XVI. [1. De pancratio.] Pancratium. Radix
hujus fcillae guſtu et facultate fimilis. Quare ea quidam
pro fcilla, fi ea non adſit utuntur, efficit enim omnia in
genere quidem fimiliter, fed longe imbecillius.

[2. De paliuro.] Paliuri folia et radix adeo non
obfcuram habent aſtringendi facultatem, ut et ventrem

94 ΓΑΛΗΝΟΤ ΠΕΡΙ ΤΗΣ ΤΩΝ ΑΠΛΩΝ ΦΑΡΜ. ΚΡΑΣ.

Ed. Chart. XIII. [217.]   Ed. Baf. II. (105.)

τὴν ῥέουσαν ἐπέχειν γαστέρα, διαφορητικῆς δ᾽ εἰς τοσοῦτον,
ὡς καὶ τὰ φύματα θεραπεύειν, ὅσα γε μὴ λίαν ὑπάρχει
φλεγμονώδη τε καὶ θερμά. ὁ δὲ καρπὸς τμητικῆς ἐπὶ το-
σοῦτο μετέχει δυνάμεως, ὡς καὶ τοὺς ἐν κύστει λίθους θρύ-
πτειν καὶ ταῖς ἐκ θώρακός τε καὶ πνεύμονος ἀναπτύσεσι
βοηθεῖν.

[γ΄. Περὶ παπύρου.] Πάπυρος αὐτὴ μὲν καθ᾽ ἑαυτὴν
οὐδ᾽ εἰς χρείαν ἰατρικὴν ἥκει. βραχεῖσα δὲ ἢ καυθεῖσα χρη-
σίμη γίνεται. ὀξυκράτῳ μὲν οὖν ἢ οἴνῳ βραχεῖσα κολλᾷ
τὰ πρόσφατα τῶν ἑλκῶν καὶ μάλιστα ἐν κύκλῳ περικειμένη.
ἀλλ᾽ ἐνταῦθα μὲν οἷον ὕλη τίς ἐστι δεκτικὴ τῶν ἰωμένων
φαρμάκων. ἐπειδὰν δὲ καυθῇ, φάρμακον ἤδη γίνεται ξηραν-
τικὸν, ὥσπερ καὶ ἡ τέφρα τοῦ κεκαυμένου χάρτου, πλὴν
ὅσον ἀσθενεστέρα ἐστὶν ἡ τῆς παπύρου.

[δ΄. Περὶ πάνακος τοῦ Ἡρακλείου.] Πάνακες Ἡρά-
κλειον· ἐκ τούτου καὶ ὁ καλούμενος ὀποπάναξ γίνεται τῶν
ῥιζῶν αὐτοῦ καὶ τῶν καυλῶν ἐκτεμνομένων. ἔστι δὲ ὁ μὲν
ὀποπάναξ αὐτὸς πολυχρηστότατος, θερμαίνων καὶ μαλάτ-
των καὶ διαφορῶν. καὶ θείη ἄν τις αὐτὸν κατὰ μὲν τὸ

fluentem cohibeant, adeoque difcutiunt, ut et phymata
curent, quae quidem non admodum phlegmonode funt et
calida. Fructus porro tantam obtinet incidendi vim, ut et
calculos veficae comminuat et thoracis pulmonisque excrea-
tionibus auxilietur.

[3. *De papyro.*] Papyrus ipfa quidem per fe in
ufum medicinalem haud ingreditur. At macerata aut ufta
utilis efficitur. Igitur oxycrato vinove macerata recentia
ulcera glutinat, maxime in circulum circumpofita, verum
hic quidem eft ceu materia, quae medicamenta fanantia ac-
cipiat. At ubi ufta fuerit, medicamentum eft exiccatorium,
velut et chartae combuftae cinis, nifi quatenus infirmior eft
papyri cinis.

[4. *Da panace heracleio.*] Panaces heracleium. Ex
hoc fit vocatus opopanax, radicibus ejus et caulibus fcilicet
excifis. Porro opopanax ipfe longe eft ad plurimos ufus
aptiflimus, utpote calefaciens, emolliens et digerens, ponat-

Θερμαίνειν ἐκ τῆς τρίτης τάξεως, κατὰ δὲ τὸ ξηραίνειν ἐκ τῆς
δευτέρας. ὁ δὲ φλοιὸς τῆς ῥίζης ξηραντικόν τε ἅμα καὶ
Θερμαντικόν ἐστι φάρμακον, ἀλλ᾽ ἧττον τοῦ ὀποῦ. καὶ μέν-
τοι τι καὶ ῥυπτικὸν ἔχει. διὸ καὶ χρώμεθ᾽ αὐτῷ πρός τε
τὰ γυμνὰ τῶν ὀστῶν καὶ τὰ κακοηθευόμενα τῶν ἑλκῶν.
ἱκανῶς γάρ ἐστι τὰ τοιαῦτα σαρκοῦντα, κἂν τῷ ῥύπτειν τε
ἅμα καὶ ξηραίνειν καὶ μὴ πάνυ σφοδρῶς θερμαίνειν, ὧν
ἁπάντων δεῖ τῷ μέλλοντι σαρκοῦν, ὡς ἐν τοῖς τῆς θερα-
πευτικῆς μεθόδου γράμμασιν ἐπιδείκνυμεν. ὁ δὲ καρπὸς αὐ-
τοῦ, θερμὸς ὢν καὶ αὐτός, ἐμμήνων ἀγωγόν ἐστι φάρμακον.
εἴθισται δ᾽ οὐκ οἶδ᾽ ὅπως ἤδη σχεδὸν ἅπασιν οὐ πάνακες,
ἀλλὰ πάνακα προσαγορεύειν τὴν πόαν ταύτην.

[ε´. Περὶ πάνακος τοῦ Ἀσκληπείου.] Πάνακες Ἀσκλή-
πειον. ἧττόν ἐστι τοῦτο θερμὸν τοῦ προγεγραμμένου πάνα-
κος, ὅθεν αὐτῷ καὶ τοῖς ἄνθεσι καὶ τῷ καρπῷ πρὸς ἕλκη
καὶ φύματα καὶ φαγεδαίνας χρῶνται μέλιτι μιγνύντες.

[στ´. Περὶ πάνακος τοῦ χειρωνείου.] Πάνακες χειρώνειον.
καὶ τοῦτο παραπλησίας ἐστὶ τῷ προγεγραμμένῳ δυνάμεως.

que ipfum quispiam in calefaciendo tertii ordinis, in deſic-
cando vero fecundi. Cortex radicis exiccatorium ſimul et
calefactorium eſt medicamentum, ſed minus quam ſuccus,
quin et nonnullam habet abſtergendi facultatem. Quare eo
quoque utimur et ad nuda oſſium et ad ulcera maligna et
contumacia. Sufficienter enim talia carnem procreant,
ſcilicet abſtergendo ſimul ac deſiccando, nec ita magnopere
calefaciendo, quae omnia ad carnem generandam neceſſaria
funt, velut in libris De curandi ratione oſtendimus. Fructus
calidus et ipſe eſt ac menſibus movendis medicamentum
accommodum. Caeterum neſcio quo pacto nunc omnes
ex more non panaces, ſed panaca herbam hanc vocitent.

[5. *De panace Aſclepio.*] Panaces Aſclepium minus
eſt calidum ſupra dicto panace, quamobrem floribus ejus
et fructu melli mixtis ad ulcera, phymata et phlagedaenas
utuntur.

[6. *De panace chironio.*] Panaces cheironium et
ipſum ſimilem praedicto facultatem poſſidet.

[ζ΄. Περὶ παρωνυχίας.] Παρωνυχία ὠνόμασται μὲν
ἀπὸ τῆς ἐνεργείας, ἰᾶται γὰρ παρωνυχίας· ὡς δὲ Διοσκορί-
δης φησὶ, καὶ κηρία. δύναμις δ᾽ αὐτοῦ λεπτομερής τ᾽ ἐστὶ
καὶ ξηραντικὴ καὶ ἄδηκτος. τοιαῦτα γὰρ εἶναι χρὴ καὶ τὰ
τῆς παρωνυχίας φάρμακα. δῆλον δ᾽ ὅτι τό γε τοιοῦτον καὶ
διαφορεῖν ἱκανόν ἐστιν ἅπανθ᾽ ὅσα παθήματα διαφορεῖ-
σθαι δεῖται. τοιαῦτα γάρ ἐστιν ὅσα τῆς τρίτης [218] τά-
ξεως ὑπάρχοντα κατά τε τὸ θερμαίνειν καὶ ξηραίνειν, ὥσπερ
καὶ τοῦτο λεπτομεροῦς οὐσίας ἐστίν.

[η΄. Περὶ πενταφύλλου.] Πεντάφυλλον. ἡ ῥίζα ξηραί-
νει μὲν ἰσχυρῶς, ἥκιστα δ᾽ ἐστὶ δριμεῖα. διὸ καὶ πολύχρη-
στος ὑπάρχει, καθάπερ καὶ τἄλλα πάνθ᾽ ὅσα λεπτομεροῦς
ὄντα ξηραίνει χωρὶς δήξεως. ἔστι γὰρ καὶ ἥδε ἡ ῥίζα ξηραν-
τικὴ μὲν ἐκ τῆς τρίτης ἤδη που τάξεως, ἥκιστα δὲ θερμό-
τητος ἐπιφανοῦς μετέχουσα.

[θ΄. Περὶ πέπλου.] Πέπλος, ἔνιοι δὲ μήκωνα ἀφρώδη.
καὶ οὗτος ὁ θαμνίσκος ὀπὸν ἔχει παραπλησίως τοῖς τιθυ-
μάλλοις, τῇ τε ἄλλῃ καὶ ὅτι καθαίρει, καθάπερ ἐκεῖνοι.

[7. De paronychia.] Paronychia ab effectu nomi-
nata eft, fanat enim paronychias, ut et refert Diofcorides,
favos quoque. Vis ejus eft tenuium partium et exiccatoria
morfu vacans. Talia enim fint oportet, quae paronychias
fanant. Porro fatis conftat tale effe idoneum ad difcutien-
dos affectus omnes, qui difcuti poftulant. Talia enim funt,
quae quum ex tertio fint ordine calefacientium et deficcan-
tium, velut et hoc effentiae infuper tenuis funt.

[8. De pentaphyllo.] Pentaphylli radix deficcat ve-
hementer, minimum vero acris eft. Quare multo eft ufui,
velut alia quoque omnia, quae quum fint tennium partium,
citra morfum deficcant. Eft enim haec radix deficcatoria
ex tertio ordine, minimum habens evidentis caliditatis.

[9. De peplo.] Peplos, quidam vero papaver fpu-
meum. Et hic fruticulus fuccum habet fimilem tithymallis,
cum in aliis, tum quia purgat ceu illi.

Ed. Chart. XIII. [218.]   Ed. Baf. II. (103. 104.)

[*ί. Περὶ πεπλίου.*] *Πέπλιον. ὀπὸν ἔχει καὶ οὗτος ὁ*
θαμνίσκος, ὥσπερ καὶ οἱ τιθύμαλλοι, καὶ φύεται τὰ πολλὰ
παρὰ τῇ θαλάττῃ, τὴν μὲν ῥίζαν (104) *ἄχρηστον ἔχων*
ὥσπερ καὶ ἡ πέπλος. ὀπὸν δὲ ἰσχυρὸν, οὐ πάνυ τι χρήσι-
μον οὐδ᾽ αὐτόν, ἀλλὰ τό γε σπέρμα χρήσιμον καὶ φυσῶδες
ὁμοίως τῷ τοῦ πέπλου σπέρματι καθαῖρον.

[*ια΄. Περὶ πεπέρεως.*] *Πεπέρεως ἡ μὲν ῥίζα κόστῳ*
μάλιστα κατὰ τὴν δύναμιν ἔοικεν. ὁ δὲ καρπὸς ὁ μὲν ἄρτι
βλαστάνοντος αὐτοῦ τὸ μακρόν ἐστι πέπερι, διὸ καὶ ὑγρό-
τερον ὑπάρχει τοῦ πεπείρου. σημεῖον δὲ τῆς ὑγρότητος αὐ-
τοῦ τό τε ῥᾳδίως ἀποτιθέμενον τιτρῶσθαι καὶ τὸ μὴ πα-
ραχρῆμα δάκνειν, ἀλλὰ μετ᾽ ὀλίγον μὲν ἄρχεσθαι, παραμέ-
νειν δὲ ἐπιπλέον. ὁ δ᾽ οἷον ὄμφαξ καρπὸς τὸ λευκόν ἐστι
πέπερι, δριμύτερον ὑπάρχον τοῦ μέλανος. ἐκεῖνο γὰρ οἷον
ὑπερωπτημένον ἐστὶν ἤδη καὶ ὑπερεξηραμμένον. ἀμφότερα
δὲ ἰσχυρῶς θερμαίνει τε καὶ ξηραίνει.

[*ιβ΄. Περὶ περσέας.*] *Περσέας τὰ φύλλα στυπτικῆς μετ-*
είληφε συμμέτρως δυνάμεως, ὡς δύνασθαί ποτε καὶ τοῖς
αἱμοῤῥαγοῦσι μορίοις ἐπιτίθεσθαι συμφερόντως.

[10. *De peplio.*] Peplium. Et hic quoque fruticu-
lus fuccum obtinet ficut tithymalli, nafciturque plerumque
ad mare. Radicem habens inutilem ut et peplos, fuccum
vero validum nec ipfum admodum utilem, fed femen utile
eft et flatuofum fimiliter, ut femen pepli purgans.

[11. *De pipere.*] Piperis radix vires cofto fimiles
potiffimum obtinet. Porro fructus nuper quidem admodum
germinantis longum piper eft, quare etiam maturo humidius
eft. Humiditatis ejus indicium eft, quod facile repofitum
perforetur, ac non protinus mordicet, fed poft paulo inci-
piat, verum plufculum duret. Porro fructus qui velut
omphax eft, piper album eft, nigro quidem acrius. Nam
illud jam quafi fuperaffatum eft et fuperexiccatum. Verum
utrumque valenter tum calefacit tum deficcat.

[12. *De perfea.*] Perfeae folia aftringentem vim mo-
dice participant, adeo ut queant etiam nonnunquam utiliter
fanguinis eruptione affectis partibus imponi.

[ιγ'. Περὶ περικλυμένου.] Περικλυμένου χρήσιμος ὅ τε
καρπός ἐστι καὶ τὰ φύλλα, τμητικῆς τε ἅμα καὶ θερμαινούσης
ὑπάρχοντα δυνάμεως εἰς τοσοῦτον, ὥστε καὶ τὸ οὖρον αἱμα-
τῶδες ἐργάζεσθαι, πινόμενα μέχρι πλείονος. ἐν ἀρχῇ μέντοι
οὐρητικὸν μόνον ἐστίν, ἔξωθεν δὲ μετ' ἐλαίου συναλειφό-
μενον θερμαίνει. ὠφελεῖ δὲ καὶ σπληνώδεις καὶ δυσπνοοῦν-
τας. ἡ δὲ συμμετρία τῆς πόσεως δραχμῆς μιᾶς πλῆθος σὺν
οἴνῳ. ξηραίνει δὲ καὶ σπέρμα, καί τινές φασιν εἰ ἐπὶ πλέον
πίνοιτο, παντάπασιν ἀγόνους γίνεσθαι τοὺς πίνοντας. ὁρί-
ζουσι δ' ἔνιοι καὶ προθεσμίαν ἡμερῶν ἐπὶ τῇ τοιαύτῃ πό-
σει, καθάπερ καὶ Διοσκορίδης ἑπτὰ καὶ τριάκοντα λέγων
ἱστορεῖσθαι αὐτάς. οὗτος δὲ καὶ τὸ οὖρον αἱματῶδες γίνε-
σθαί φησιν ἀπὸ τῆς ἕκτης τῶν ἡμερῶν.

[219] [ιδ'. Περὶ περιστερεῶνος.] Περιστερεών, ὠνό-
μασται μὲν ἀπὸ τοῦ τὰς περιστερὰς διατρίβειν ἐν αὐτῷ.
δύναμιν δ' εἰς τοσοῦτον ἔχει ξηραντικὴν, ὡς κολλᾶν τραύ-
ματα.

[ιε'. Περὶ πετασίτου.] Πετασίτης ἐκ τῆς τρίτης τάξεώς

[13. De periclymeno.] Periclymeni utilis eſt tum
fructus tum folia adeo vehementer incidentis pariter et
calefacientis facultatis, ut ſi plufculum bibantur, urinam
fanguinolentam efficiant, principio quidem urinam duntaxat
moventia. Porro foris cum oleo illita calefaciunt. Juvant
et lienofos et difficulter fpirantes. Competens potionis
menfura eſt drachmae unius cum vino. Porro deficcat
quoque femen, et quidam ajunt, ſi copiofius bibatur, ſteri-
litatem omnimodam bibentibus afferre. Sed et funt qui
certum dierum numerum ad talem potionem praefiniunt,
ut et Dioſcorides, qui feptem et triginta tradi eos refert. Hic
etiam urinam cruentam reddi a fexto die memorat.

[14. De periſtereonc, verbena.] Periſtereon. Ap-
pellata eſt inde adeo, quod in ea columbae verfentur. Vim
habet hactenus deficcantem, ut vulnera conglutinet.

[15. De petaſite.] Petaſites ex tertio eſt ordine de

ΚΑΙ ΔΥΝΑΜΕΩΣ ΒΙΒΛΙΟΝ Θ. 99

Ed. Chart. XIII. [219.]　　　　　Ed. Baf. II. (104)

ἐστι τῶν ξηραινόντων, ὅθεν ἐπί τε τῶν κακοήθων καὶ φαγεδαινικῶν ἑλκῶν αὐτῇ χρῶνται.

[ιστ'. Περὶ πετροσελίνου.] Πετροσελίνου τὸ σπέρμα μάλιστ᾽ ἐστὶ χρήσιμον, οὔσης καὶ ὅλης τῆς πόας ἅμα ταῖς ῥίζαις ὁμοίας μὲν, ἀσθενεστέρας δὲ δυνάμεως. ἔστι δ᾽ ὥσπερ ἐν τῇ γεύσει δριμὺ μετὰ πικρότητος, οὕτω κἂν τοῖς ἔργοις θερμὸν ἅμα τῷ τέμνειν, καὶ διὰ ταῦτα καταμήνιά τε καὶ οὖρα προτρέπει δαψιλῶς. ἔστι δὲ καὶ ἄφυσον. εἴη ἂν οὖν καὶ αὐτὸ τῆς τρίτης τάξεως τῶν θερμαινόντων τε καὶ ξηραινόντων. οἱ δ᾽ ἐν Κιλικίᾳ πετροσέλινον μόνον ὀνομάζουσιν τὸ ἐν τῷ Ἀμάνῳ γεννώμενον. ἔστι δὲ σμύρνιον μᾶλλον ἢ πετροσέλινον, οὐ μὴν παραλλάττει γε πολὺ τὴν πετροσελίνου δύναμιν.

[ιζ'. Περὶ πευκεδάνου.] Πευκεδάνου τῇ ῥίζῃ μὲν μάλιστα, χρώμεθα δὲ καὶ τῷ ὀπῷ καὶ τῷ χυλῷ. ἔστι δὲ πάντα μὲν ταῦτα τῆς αὐτῆς τῷ εἴδει δυνάμεως. ἰσχυρότερος δ᾽ αὐτῶν ὁ ὀπὸς ἱκανῶς θερμαίνων καὶ διαφορῶν, ὅθεν καὶ τοῖς κατὰ τὰ νεῦρα πάθεσιν ἅπασιν ἁρμόττειν πεπίστευται. καὶ

ficcantium. Quamobrem ad cacoëthe et phagedaenica ulcera ea utuntur.

[16. De petrofelino.] Petrofelini femen maxime ufui eft, quum tota etiam herba una cum radice fimilem, fed imbecilliorem facultatem fortiatur. Eft autem ut guftu acre cum amarore, fic et in operibus calidum una cum incidendi effectu. Hinc menfes et urinas affatim provocat, quin et flatus extinguit. Fuerit itaque et ipfum tertii ordinis tum calefacientium tum deficcantium. Porro Cilices id modo petrofelinon appellant, quod natum eft in Amano, fed id fmyrnium potius fuerit quam petrofelinum, non tamen ita multum a petrofelini viribus abeft.

[17. De peucedano.] Peucedani radice quidem maxime, fed tamen etiam fucco et liquore utimur. Sunt autem omnia haec ejusdem fpecie facultatis, fed valentior fuccus admodum calefaciens et digerens. Quare affectibus omnibus citra nervos confiftentibus convenire creditur, tum

Ed. Chart. XIII. [219.]   Ed. Baf. II. (104.)

τὰ κατὰ πνεύμονά τε καὶ θώρακα νοσήματα τὰ διὰ πάχος
ἢ γλισχρότητα χυμῶν γινόμενα. καὶ εἴσω μὲν τοῦ σώματος
λαμβανόμενος, ἀλλὰ καὶ ὀσμώμενος ὠφελεῖ. τῷ δὲ λεπτύνειν
καὶ τέμνειν καὶ ὀδόντων τετρημένων ἐνίοτε παραχρῆμα τὰς
ὀδύνας ἔπαυσεν, ἐντεθεὶς τῷ βρώματι, διότι λεπτομερής τ'
ἐστὶ καὶ θερμαντικός. καὶ μὲν δὴ καὶ σπλῆνας ἐσκιῤῥωμέ-
νους ὠφελεῖ τῷ τέμνειν καὶ διαφορεῖν καὶ λεπτύνειν τοὺς
παχεῖς χυμούς. τῇ δὲ ῥίζῃ πρὸς ταῦτα μὲν ἔστι χρῆσθαι.
καὶ λεπίδας δὲ ὀστῶν ἀφίστησι τάχιστα, διότι ξηραίνει σφο-
δρῶς, ἔλαττον δὲ ἢ κατὰ τὸν ὀπὸν θερμαίνουσα. καὶ τοῖς
κακοήθεσιν ἕλκεσιν ἄριστόν ἐστι φάρμακον ἐπιπλαττομένη
ξηρά. αὐτὴ γὰρ καθαίρει καὶ σαρκοῖ καὶ μέχρι τῶν ἐπου-
λώσεων ἄγει, θερμαίνουσα μὲν κατὰ τὴν δευτέραν τάξιν
ἤδη που συμπληρουμένην, ξηραίνουσα δὲ κατὰ τὴν τρίτην
ἀρχομένην.

[ιη'. Περὶ πηγάνου] Πήγανον τὸ μὲν ἄγριον ἐκ τῆς
τετάρτης ἐστὶν ἤδη τάξεως τῶν θερμαινόντων, τὸ δ' ἥμερον
ἐκ τῆς τρίτης. ἔστι δ' οὐ μόνον δριμὺ γενόμενον, ἀλλὰ καὶ

morbis in pulmone thoraceque ex craffitie et lentore humo-
rum provenientibus. Atque intro quidem in corpus fum-
ptus, fed tamen etiam olfactu prodeft. Porro quod incidat
et extenuet, faepe etiam dentium perforatorum dolores ca-
vitati impofitus protinus fedavit, quia videlicet tenuium eft
partium et calefactorius. Quin etiam lienes induratos juvat,
nempe incidendo difcutiendo atque extenuando craffos hu-
mores. Sed et radice ad haec uti liceat, quae et fqua-
mas celerrime ab offibus feparat, quia videlicet valide de-
ficcat, minus tamen quam fuccus calefaciens. Et ulceribus
contumacibus remedium eft optimum arida illita, ipfa enim
expurgat, carnem inducit et ad cicatricem perducit, calefa-
ciens quidem ordine fecundo jam completo, deficcans vero
tertio jam incipiente.

[18. De pegano, ruta.] Ruta agreftis ex quarto eft
ordine calefacientium et ficcantium, domeftica vero ex ter-
tio. Eft autem non folum guftu acri, fed et amaro. Ex

πικρὸν, ᾧ καὶ τὸ τέμνειν τε καὶ διαφορεῖν ἔχει τοὺς πα-
χεῖς καὶ γλίσχρους χυμούς. διὰ δὲ τὴν αὐτὴν δύναμιν καὶ
δι᾽ οὔρων κινεῖ. καὶ μὲν δὴ καὶ λεπτομερές ἐστι καὶ ἄφυ-
σον, καὶ διὰ τοῦτο πρός τε τὰς ἐμπνευματώσεις ἁρμόττει
καὶ τὰς πρὸς ἀφροδίσια προθυμίας ἐπέχει καὶ διαφορεῖ καὶ
ξηραίνει γενναίως. ἔστι γὰρ τῶν ἰσχυρῶς ξηραινόντων φαρ-
μάκων. ὃ δ᾽ ἐν τοῖς ἔμπροσθεν λόγοις μῶλυ καὶ βησασὰρ
ἔφαμεν ὀνομάζεσθαι, εἴη ἂν καὶ αὐτὸ πήγανον ἄγριον.
[220] [ιθ΄. Περὶ πίσσης.] Πίσσα ἡ μὲν ξηρὰ ξηραί-
νει καὶ θερμαίνει κατὰ τὴν δευτέραν ἀπόστασιν ἀπὸ τῶν
συμμέτρων καὶ πλέον γε ξηραίνειν πέφυκεν ἢ θερμαίνειν. ἡ
δ᾽ ὑγρὰ τοὔμπαλιν θερμαίνει πλέον ἢ ξηραίνει. ἔχει δέ τι
καὶ λεπτομερές, ᾧ καὶ τοὺς ἀσθματικοὺς καὶ τοὺς ἐμπυϊ-
κοὺς ὠφελεῖ. πλῆθος δ᾽ ἐκλαβεῖν ἀρκεῖ κύαθον μέλιτος μι-
γνύντας, ἀλλὰ καὶ ῥυπτικὸν ἔχουσί τι καὶ συμπεπτικὸν καὶ
διαφορητικὸν, ὥσπερ γε καὶ κατὰ τὴν γεῦσιν ὑπόπικρόν τε
καὶ δριμύ. οὕτως γέ τοι καὶ λεπρούς ὄνυχας ἐξάγουσιν μι-
γνύμεναι κηρῷ καὶ λειχῆνας ἀπορρύπτουσι. συμπέπτουσι δὲ

quo fane etiam difcutere atque incidere craffos lentosque
humores poteft. Ob eam vim et urinas movet. Quin et
tenuium eft partium flatusque extinguit. Quare ad inlla-
tiones competit, ac veneris appetitum cohibet, difcutitque
atque exiccat fane ftrenue, eft enim eorum ex numero me-
dicamentorum quae valenter deficcant. Porro quod fupe-
rius moly et befafan nominari diximus et ipfum utique fue-
rit ruta fylveftris.

[19. *De pice.*] Pix ficca quidem deficcat et calefacit
fecundo a mediocribus exceffu, ac plus deficcare poteft quam
calefacere. Humida vero e contra plus videlicet calefacit
quam deficcat, habetque nonnullam partium tenuitatem, qua
et afthmaticos et purulentos adjuvat. Satis eft antem cyathi
linxiffe menfuram melli mixtae. Sed et abftergendi quan-
dam vim habent atque concoquendi digerendique, veluti
et in guftu fubamarum quiddam et acre. Sic leprofos un-
gues eximunt mixtae cum cera lichenasque detergunt. Con-

καὶ τοὺς σκληροὺς καὶ ἀπέπτους ὄγκους ἅπαντας ἐπεμβαλ-
λόμεναι τοῖς καταπλάσμασιν, ἰσχυρότερα δ᾽ εἰς ἅπαντα τὰ
τοιαῦτα ἡ ὑγρά. ἡ δὲ ξηρὰ πίττα πρὸς μὲν ταῦτα χείρων,
εἰς δὲ τὰς κολλήσεις τῶν τραυμάτων ἐπιτηδειοτέρα. δῆλον
οὖν ἐκ τούτων ὡς ὑγρότητος θερμῆς ἀναμέμικταί τι δαψι-
λὲς τῇ ὑγρᾷ πίττῃ.

[κ΄. Περὶ πισσελαίου.] Πισσέλαιον ἐκ τῆς ὑγρᾶς γίνε-
ται πίττης, ὅμοιον μὲν ὑπάρχον αὐτῇ τῷ γένει, λεπτομερέ-
στρον δὲ κατὰ τὴν οὐσίαν.

(105) [κα΄. Περὶ πιστακίου.] Πιστάκιον. ἐν Συρίᾳ
πλεῖστον γεννᾶται τοῦτο τὸ φυτόν. ὁ καρπὸς δ᾽ αὐτοῦ
λεπτομερεστέρας πώς ἐστιν οὐσίας, ὑπόπικρόν τι καὶ ἀρω-
ματίζον ἐχούσης. ἐκφράττει τοιγαροῦν καὶ διακαθαίρει μά-
λιστα μὲν τὰ καθ᾽ ἧπαρ, ἤδη δὲ καὶ τὰ κατὰ τὸν θώρακα
καὶ πνεύμονα.

[κβ΄. Περὶ πιτυΐδων.] Πιτυΐδες. ὀνομάζεται δ᾽ οὕτως
ὁ καρπὸς τῶν πιτύων. ἔνιοι δὲ καταχρώμενοι καὶ τὸν τῆς
πεύκης ὡσαύτως προσαγορεύουσιν, μικτῆς εἰσι δυνάμεως ὡς

coquunt item duros et incoctos tumores omnes cataplasmatis
inditae.   Ad ea omnia humida valentior eſt.   Arida vero
pix, tametſi ad haec quidem deterior eſt, glutinandis tamen
vulneribus magis congruit.   Ex his itaque clarum eſt, hu-
midae pici calidam humiditatem affatim eſſe admixtam.

[20. *De oleo picino.*] Piſſelaeum ex humida pice
efficitur, genere quidem illi ſimile, ſed eſſentiae tenuiorum
partium.

[21. *De piſtacio.*] Piſtacium.   In Syria ubertim
haec planta naſcitur.   Fructus ejus quodammodo tenuioris
eſſentiae eſt, ſubamarum quiddam et odoratum habens.
Obſtructiones itaque liberat, ſed maxime jecoris verunta-
men etiam thoracis pulmonisque.

[22. *De pityidibus, fructibus picearum.*] Pityides.
Nominatur ita fructus picearum.   At quidam per abuſum
ſimiliter quoque pini fructum nuncupant.   Mixtam vim

KAI ΔΥΝΑΜΕΩΣ ΒΙΒΛΙΟΝ Θ. 103

Ed. Chart. XIII. [220.]   Ed. Baf. II. (105.)

ἂν καὶ στύφουσαι καὶ δριμύτητα τινα κεκτημέναι μετὰ πικρότητος. ὅθεν καὶ ταῖς ἐκ θώρακος καὶ πνεύμονος ἀναπτύσεσιν συναίρονται.

[κγ'. Περὶ πίτυος.] Πίτυος ὁ φλοιὸς ἐπικρατοῦσαν ἔχει τὴν στυπτικὴν δύναμιν εἰς τοσοῦτον ὡς παρατρίμματά τε καταπλαττόμενα ἰᾶσθαι κάλλιστα καὶ κοιλίαν ἐπέχειν, εἰ ποθείη. καὶ τὰ κατακαύματα δὲ ἐπουλοῖ. καὶ ὁ τῆς πεύκης δὲ φλοιὸς ὅμοιος μὲν αὐτῷ, μετριώτερος δὲ κατὰ τὴν δύναμιν. ἐν δὲ τοῖς φύλλοις ἀμφοτέρων τῶν δένδρων ὡς ἂν ὑγροτέροις οὖσι πολὺ τοῦ φλοιοῦ δύναμίς ἐστι κολλητικὴ τραυμάτων. ἐν μέντοι τῷ κώνῳ, κἂν εἰ παραπλησία τούτοις, ἀλλ' ἰσχυροτέρα τε ἡ δύναμίς ἐστιν, ἔν τε τῷ φλοιῷ καὶ τοῖς φύλλοις, ὡς μηδὲν ἔτι τῶν προειρημένων καλῶς δύνασθαι ποιεῖν, ἀλλ' ἤδη τι δακνῶδες ἔχειν ἀνιαρόν. ἡ δὲ λιγνὺς ἡ ἐκ τῶν εἰρημένων πρὸς πτίλα βλέφαρα καὶ μυδρῶντας κανθοὺς καὶ περιβεβρωμένους καὶ δακρύοντάς ἐστι χρήσιμος.

[κδ'. Περὶ πιτυούσης.] Πιτυοῦσα. καὶ ταύτην τινὲς εἶδος εἶναι τιθυμάλλου νομίζουσιν, ὅτι τὸν ὀπὸν ἔχει καθά-

obtinent, utpote aftringentes et acrimoniam quandam cum amarore poffidentes. Quamobrem thoracis pulmonisque expuitionibus conferunt.

[23. De picea.] Piceae cortex vincentem habet facultatem aftrictoriam usque adeo, ut et interrigines belliffime illitus fanet et ventrem potus fiftat. Sed et ambufta cicatrice includit. Porro tedae cortex illi affimilis eft, fed viribus tamen moderatioribus. In foliis arboris utriusque. ut quae multo funt cortice humidiora, vis ineft ulcerum glutinatoria. In cono, quanquam his fimilis fit, validior tamen facultas eft, tum in cortice tum in foliis, adeo ut dictorum nihil probe efficere queat, verum moleftam quampiam habeat mordacitatem. Porro fuligo quae ex dictis colligitur ad depilatas palpebras accommoda eft, itemque ad angulos oculorum erofos, lippientes ac lachrymantes.

[24. De pityufa.] Pityufa. Et hanc quidam fpeciem putant effe tithymalli, quod fuccum habeat ut illae,

περ ἐκεῖνοι καὶ ὅτι καθαίρει παραπλησίως ἐκείνοις καὶ τὰ
ἄλλα πάντα κατὰ τὴν δύναμιν ἔοικεν αὐτοῖς.

[221] [κέ. Περὶ πλατάνου.] Πλάτανος ὑγροτέρας
ἐστὶ καὶ ψυχροτέρας οὐσίας οὐ πολλῷ τινι τῶν συμμέτρων.
διὰ τοῦτο καὶ τὰ φύλλα τὰ χλωρὰ λειωθέντα καὶ κατα-
πλασθέντα τὰς ἐν γενέσει φλεγμονὰς ὀνίνησιν οὐκ ἀσαφῶς.
ὁ δὲ φλοιὸς αὐτοῦ καὶ τὰ σφαιρία ξηραντικωτέρας ἤδη δυ-
νάμεώς ἐστιν, ὡς τὸν μὲν ἐν ὄξει καθεψόμενον εἰς ὀδόντων
ἀλγήματα παραλαμβάνεσθαι, τὰ δὲ σφαιρία μετὰ στέατος
ἐπὶ τῶν πυρικαύτων ἑλκῶν. εἰσὶ δ᾽ οἳ καὶ καύσαντες τὸν
φλοιὸν ξηραντικόν τε καὶ ῥυπτικὸν ἀπεργάζονται φάρμακον,
ὡς μεθ᾽ ὕδατος μὲν ἰᾶσθαι λέπρας, αὐτὸ δὲ καθ᾽ ἑαυτὸ
ἐπιπλαττόμενον τὰ δι᾽ ὑγρότητα πολλὴν ἕλκη παλαιὰ καὶ
ῥυπαρά. φυλάττεσθαι δὲ τὸν ἐπὶ τοῖς φύλλοις τοῦ δένδρου
χνοῦν· καὶ γὰρ τὴν ἀρτηρίαν εἰσπνευσθεὶς ἀδικεῖ, ξηραίνων
τε καὶ τραχύνων σφοδρῶς, καὶ κακοῖ τὴν φωνὴν, ὥσπερ γε
καὶ τὴν ὄψιν καὶ τὴν ἀκοὴν ὀφθαλμοῖς καὶ ὠσὶν ἐμπεσών.

[κστ᾽. Περὶ πολυγόνου.] Πολύγονον ἔχει μέν τι καὶ
στῦφον, ἐπικρατεῖ δ᾽ ἐν αὐτῷ τὸ ὑδατῶδες ψυχρὸν, ὡς εἶναι

quodque fimiliter illis purget, caeteraque omnia viribus illis
fit affimilis.

[25. *De platano.*]   Platanus humidioris frigidiorisque
effentiae eft non ita multo quam moderata.   Proinde folia
viridia trita et illita non obfcure phlegmonas nafcentes ad-
juvant.   Cortex autem et pilulae magis deficcantem vim
obtinent, ut ille quidem in aceto coctus ad dentium adhi-
beatur dolores, pilulae vero cum adipe ad ulcera ambufta.
Sunt autem qui cortice combufto medicamentum deficcato-
rium et abfterforium efficiunt, ut cum aqua lepras fanet,
per fefe autem illitum ob humorem nimium ulcera vetera
et fordida.   Vitandus eft pulvis foliis arboris incidens, alio-
qui fi fpiritu attrahatur arteriam offendit, valenter deficcans
et exafperans, vocemque laedit, ficut fane etiam vifum et
auditum, fi in oculos aut aures inciderit.
[26. *De polygono, feminali.*]   Polygonon uti aftri-
ctionem quandam obtinet, ita fane vincit in eo aqucum

ΚΑΙ ΔΥΝΑΜΕΩΣ ΒΙΒΛΙΟΝ Θ. 105

Ed. Chart. XIII. [221.]   Ed. Baf. II. (105.)

κατὰ τὴν δευτέραν τάξιν ἐν τοῖς ψύχουσι φαρμάκοις, ἢ καὶ
τῆς τρίτης που κατὰ τὴν ἀρχήν. ὀνίνησι γοῦν τοὺς ἐγκαιο-
μένους τὸν στόμαχον ἔξωθεν ἐπιπλασσόμενον ψυχρὸν, ὥσπερ
καὶ τὰ ἐρυσιπέλατα καὶ τὰς θερμὰς φλεγμονάς. ἅτε δὲ
τοιοῦτον ὑπάρχον καὶ ἀποκρούεται ῥεύματα καὶ ταύτῃ δο-
κεῖ ξηραντικὸν ὑπάρχειν. διὸ καὶ τῶν ἑρπήτων ἀγαθόν ἐστιν
φάρμακον, ἑλκῶν τε καὶ τῶν ἄλλων, ἐναργέστατα δὲ τῶν
φλεγμονωδῶν τε καὶ ῥευματικῶν. ἔστι δὲ καὶ τῶν ἐναίμων
τραυμάτων κολλητικόν. ὀνίνησι δὲ καὶ τὰ ἐν τοῖς ὠσὶν ἕλκη,
κἂν πύον ἱκανὸν ἐν αὐτοῖς ᾖ, καὶ τοῦτο ξηραίνει. διὰ δὲ
τὰς αὐτὰς δυνάμεις καὶ ῥοῦν γυναικεῖον ἵστησι καὶ δυσεν-
τερίαν καὶ τὰς τοῦ αἵματος ἀναγωγὰς καὶ ὁποθενοῦν ἑτέ-
ρωθεν ἀμετροτέρας φοράς. φησὶ δὲ Διοσκορίδης καὶ οὖρα
προκαλεῖσθαι αὐτὸ τοῖς στραγγουριῶσιν διδόμενον, οὐ μὴν
διαιρεῖταί γε τὴν διάθεσιν ἀκριβῶς ἐφ᾽ ἧς χρὴ διδόναι. ἔστι
δὲ εἰς ἅπαντα τὰ εἰρημένα τὸ ἄῤῥεν τοῦ θήλεος ἰσχυ-
ρότερον.

[κζ´. Περὶ πολυγάλου.] Πολύγαλον αὐστηρὰ μετρίως

frigidum, ut videlicet fecundi fit ordinis medicamentorum
refrigerantium, aut etiam quodammodo in initio tertii.
Proinde fane quibus ftomachus aeftu fervet, foris frigidum
illitum prodeft, velut etiam eryfipelata et calidas phlegmo-
nas juvat. Porro tale quum fit et fluxiones repercutit et
hac ratione videtur effe exiccatorium. Quare cum herpe-
tum tum ulcerum tum aliorum bonum eft remedium, tum
etiam efficaciffimum in inflammatis et fluxione tentatis par-
tibus. Eft et cruentorum vulnerum glutinatorium. Sed
et aurium ulceribus prodeft, ac fi vel plurimum infit puris,
hoc tamen etiam deficcat. Easdem ob facultatas fiftit pro-
fluvium muliebre, ac dyfenteriam et fanguinis ejectiones et
undecunque aliunde immoderatius quippiam feratur. Refert
Diofcorides, quod et urinam provocet exhibitum ftillicidio
et ftranguria affectis, non tamen exacte difpofitionem dis-
criminat, in qua ipfum dari expediat. Porro mas ad omnia
dicta quam foemina validioris eft effectus.

[27. *De polygalo.*] Polygalon modice auftera folia

ἔχει τὰ φύλλα. δοκεῖ δὲ πινόμενα γάλα γεννᾷν, ὥστ' ἐπι-
κρατοίη ἂν ἐν αὐτῷ τὸ θερμὸν καὶ ὑγρόν.
[κή. Περὶ πολυγονάτου.] Πολυγόνατον μικτῆς ἐστι
δυνάμεώς τε καὶ ποιότητος. ἔχει γάρ τι καὶ στύψεως καὶ
δριμύτητος καὶ πικρότητος καί τινος ἀηδίας ἀῤῥήτου. ταῦτ'
ἄρα οὐδὲ πολύχρηστόν ἐστιν ἀλλ' ἢ μόνον ὅτι τὴν ῥίζαν
ἐπιπλάττουσι τραύμασιν ἔνιοι. εἰσὶ δ' οἳ τοὺς ἐν προσώπῳ
σπίλους ἀποῤῥύπτουσιν δι' αὐτοῦ.
[κθ'. Περὶ πολεμωνίου.] Πολεμώνιον, οἱ δὲ φιλεταί-
ριον, ἔνιοι δὲ ὥσπερ καὶ Καππαδόκαι χιλιοδύναμιν, λεπτο-
μεροῦς τ' ἐστὶ καὶ ξηραντικῆς δυνάμεως, ὅθεν ἔνιοι πρὸς
ἰσχιάδας καὶ δυσεντερίαν καὶ σκιῤῥούμενον σπλῆνα διδόασι
πίνειν τὴν ῥίζαν αὐτοῦ μετ' οἴνου.
[222] [λ'. Περὶ πολίου.] Πόλιον πικρὸν γενομένοις
ἐστὶ καὶ μετρίως δριμύ. ἐκφράττει τοιγαροῦν ἅπαντα τὰ
σπλάγχνα καὶ οὖρα καὶ ἔμμηνα κινεῖ, καὶ χλωρὶν μὲν ὑπάρ-
χον ἔτι κολλᾷ τὰ μεγάλα τραύματα καὶ μάλιστα τὸ θα-
μνῶδες εἶδος αὐτοῦ. ξηρὸν δὲ γενόμενον ἰᾶται τὰ κακοήθη

oblinet. Videntur autem, fi bibantur, lac generare. Itaque
fuperaverit in eo calidum ac humidum.

[28. *De polygonato.*] Polygonatum mixtam habet
tum facultatem tum qualitatem, habet enim aftrictionis pa-
riter et acrimoniae quippiam, nec non faftidiofum quendam
amarorem explicatu difficilem.   Quocirca nec admodum eft
ufui, fed tantum quod radicem ejus quidam vulneribus illi-
nunt.   Sunt etiam qui naevos in facie illo detergant.

[29. *De polemonio.*] Polemonium quidam Philetae-
rium, quidam veluti Cappadoces chiliodynamion, tenuium
partium eft et deficcantis facultatis.   Quamobrem quidam
radicem ejus cum vino ad ifchiadicos, dylenteriam lienem-
que induratum potui exhibent.

[30. *De polio.*] Polium amarum eft guftantibus et
modice acre.   Obftructione itaque liberat vifcera omnia,
urinamque et menfes ciet.   Ac viride exiftens etiamnum
magna vulnera glutinat et maxime fpecies ejus fruticofa;

Ed. Chart. XIII. [222.]   Ed. Baf. II. (105. 106.)
τῶν ἑλκῶν ἐπιπαττόμενον καὶ μᾶλλον τοῦτο δρᾷ τὸ μικρότερον.

[λα΄. Περὶ πολίου μικροῦ.] Πόλιον τὸ μικρὸν, ᾧ καὶ εἰς τὰς ἀντιδότους χρώμεθα· καὶ γὰρ καὶ δριμύτερον καὶ πικρότερόν ἐστι τοῦτο τοῦ μείζονος, ὡς ἐκ μὲν τῆς τρίτης τάξεως εἶναι τῶν ξηραινόντων, ἐκ δὲ τῆς δευτέρας συμπεπληρωμένης τῶν θερμαινόντων.

[λβ΄. Περὶ πολυκνήμου.] Πολύκνημον ξηραίνει καὶ θερμαίνει κατὰ τὴν δευτέραν ἀπόστασιν, ὥστε καὶ διὰ τοῦτο τραυμάτων ἐστὶ κολλητικόν.

[λγ΄. Περὶ ποταμογείτονος.] Ποταμογείτων στύφει καὶ ψύχει παραπλησίως πολυγόνῳ. παχυμερεστέρα δ᾽ ἐστὶν ἡ οὐσία αὐτοῦ τῆς πολυγόνου.

(106) [λδ΄. Περὶ πολυποδίου.] Πολυπόδιον τὴν γλυκεῖαν ἅμα καὶ αὐστηρὰν ἐπικρατοῦσαν ἔχει ποιότητα, ὡς εἶναι δυνάμεως ξηραντικῆς ἱκανῶς ἀδήκτου.

[λε΄. Περὶ πρασίου.] Πράσιον ὥσπερ τῇ γεύσει πικρόν ἐστιν, οὕτω καὶ χρωμένοις ὁμολογοῦσαν ἔχει τῷ τοι-

---

aridum quum fuerit, maligna ulcera fanat illitum, et magis hoc praeftat quod minus eft.

[31. De polio minore.] Polium minus, quo etiam utimur ad antidotos, nam et acrius et amarius eft majore, adeo ut ex tertio fit ordine deficcantium, ex fecundo autem completo calefacientium.

[32. De polycnemo.] Polycnemon deficcat et calefacit fecundo exceffu, proptereaque vulnera glutinat..

[33. De potamogeitone.] Potamogeiton aftringit et refrigerat fimiliter polygono, fed fubftantia ejus craffior quam polygoni eft.

[34. De polypodio.] Polypodium dulcem fimul et aufteram habet vincentem qualitatem, ut facultatis fit admodum quidem deficcantis citra morfum tamen.

[35. De prafio, marrubio.] Prafium ficut guftu amarum eft, ita fi quis utatur, convenientem huic fapori

οὕτω χυμῷ τὴν ἐνέργειαν, ἐκφράττον καὶ ἧπαρ καὶ σπλῆνα
καὶ τὰ κατὰ θώρακα καὶ πνεύμονα διακαθαῖρον, ἔμμηνά τε
προτρέπον. ἀλλὰ καὶ καταπλασσόμενον ῥύπτει τε καὶ δια-
φορεῖ. καὶ θείη ἄν τις αὐτὸ κατὰ μὲν τὴν θερμότητα τῆς
δευτέρας που τάξεως ἤδη συμπληρουμένης, κατὰ δὲ τὴν ξη-
ρότητα τῆς τρίτης, ἤτοι μεσούσης καὶ συμπληρουμένης. τῷ
χυλῷ δ᾽ αὐτοῦ καὶ πρὸς ὀξυδερκίαν μὲν χρῶνται μετὰ μέ-
λιτος, οὐ μὴν ἀλλὰ καὶ διὰ ῥινῶν ἰκτέρους καθαίρουσι,
καὶ πρὸς ὤτων ὀδύνας ἤδη κεχρονισμένας αὐτὸ παραλαμβά-
νουσι, ἐφ᾽ ὅσον ἐκφράξαι καὶ διακαθῆραι τόν τε πόρον αὐ-
τὸν καὶ τὰς τῶν μηνίγγων ἀποφύσεις ἐστὶ χρεία.
[λστ´. Περὶ προπόλεως.] Πρόπολις ῥυπτικῆς μέν ἐστιν
οὐκ ἰσχυρᾶς δυνάμεως, ἑλκτικῆς δ᾽ ἱκανῶς ἰσχυρᾶς. ἔστι
γὰρ λεπτομερὴς τὴν οὐσίαν. θερμαίνει δὲ κατὰ τὴν δευτέ-
ραν ἀπόστασιν ἤδη συμπληρουμένην καὶ τρίτην ἀρχομένην.
[λζ´. Περὶ πταρμικῆς.] Πταρμικῆς τὰ μὲν ἄνθη πταρ-
μικῆς ἐστι δυνάμεως, ὅθεν περ καὶ τῇ πόᾳ τοὔνομα. ὅλον
τὸ θαμνίον ὑπώπιά τε καὶ τὰς ἄλλας ἐκχυμώσεις διαφορεῖ.

actionem poſſidet, jecur ac lienem obſtructione liberans et
thoracem pulmonemque expurgans, ac menſes promovens.
Sed et illitum detergit ac diſcutit. Ac ſiquis ipſum ponat
in calore quidem ſecundi ordinis jam completi, in ſiccitate
tertii medii, aut completi. Succo ejus ad aciei oculorum
claritatem utuntur cum melle. Quin etiam et per nares
auriginem purgant, et ad aurium dolores inveteratos adhi-
bent, utique in quibus obſtructionem diſcutere, meatumque
ipſum et ramos meningum ſeu membranarum expurgare eſt
uſus.

[36. De propoli.] Propolis detergentis non ita va-
lentis eſt facultatis, caeterum admodum valenter attrahentis,
eſt enim eſſentia tenuium partium, calefacit autem ordine
ſecundo completo, aut tertio incipiente.

[37. De ptarmice.] Ptarmices flores quidem ciendae
ſternutationis vim obtinent, unde et herbae nomen obvenit.
Totus autem frutex ſi contundatur viridis, ſugillata et reli-

ἔστι γὰρ ἡ κρᾶσις [223] αὐτοῦ θερμὴ καὶ ξηρὰ, χλωρὰ μὲν
ἔτι κατὰ τὴν δευτέραν τάξιν, εἰ δὲ ξηρανθείη, κατὰ τὴν
τρίτην.

[λη΄. Περὶ πτελέας.] Πτελέας τοῖς φύλλοις ἐκολλήσα-
μέν ποτε πρόσφατον τραῦμα, θαῤῥήσαντες τῷ στυπτικήν τε
ἅμα καὶ ῥυπτικὴν δύναμιν ἐμφέρεσθαι αὐτοῖς. ὁ δὲ φλοιὸς
ἔτι καὶ μᾶλλον ὑπόπικρός τέ ἐστι καὶ στυπτικὸς, ὥστε καὶ
λέπραν ἰᾶται σὺν ὄξει καὶ χλωρὸς δὲ ὢν ἔτι καὶ πρόσφα-
τος, ἐὰν ὡς ἐπίδεσμος περιελιχθῇ τοῖς τραύμασιν, κολλᾶν
αὐτὰ δύναται. καὶ αἱ ῥίζαι δὲ τῆς αὐτῆς εἰσι δυνάμεως,
ὥστε καὶ τῷ ἀφεψήματι κατ αντλοῦσίν τινες, ὅσα πωρώσεως
δεῖται κατάγματα.

[λθ΄. Περὶ πτέριδος καὶ θηλυπτέριδος.] Πτέρις ῥίζαν
μάλιστ᾽ ἔχει χρήσιμον. ἀναιρεῖ γὰρ ἕλμινθα πλατεῖαν, εἰ τεσ-
σάρων δραχμῶν ὁλκήν τις αὐτῆς ἐν μελικράτῳ λάβοι. κατὰ
δὲ τὸν αὐτὸν τρόπον ἔμβρυα τὰ μὲν ζῶντα διαφθείρειν, τὰ
νεκρὰ δ᾽ ἐκβάλλειν οὐδὲν θαυμαστόν. ἔστι γὰρ πικρὰ βραχύ
τι στύψεως μετέχουσα. διὸ καὶ κατὰ τῶν ἑλκῶν ἐπιτιθεμένη

quas ecchymofeis difcutit, eſt enim temperies ejus calida
et ficca, viridis etiamnum ordine fecundo, fi ficcata, tertio.

[38. *De ptelea, ulmo.*] Ulmi foliis quandoque re-
cens vulnus glutinavimus, confidentes aſtringentem pariter
et detergentem ineſſe illis facultatem. Cortex amplius
etiam fubamarus eſt et aſtrictorius. Itaque cum aceto et
lepram fanat. Porro viridis etiamnum ac recens, fi vulne-
ribus vinculi vice circumligetur, ea glutinare poteſt. Radices
eandem facultatem obtinent, nam et decocto earum quidam
perfundunt fracturas, quae callo inducto opus habent.

[39. *De pteride filice et thelypteride, filice foemina.*]
Filix radicem habet maxime utilem, latum enim lumbricum
interficit, fi quis eam quatuor drachmis in melicrato ebibat.
Ad eundem modum partum vivum quidem necare, mor-
tuum autem ejicere mirum non eſt. Eſt enim amara pau-
lum habens aſtrictionis. Quamobrem ulceribus impoſita

δυνάμεώς ἐστιν ἰσχυρῶς ξηραντικῆς, οὐ μέντοι δακνώδης.
ὁμοίαν δ' αὐτῇ καὶ ἡ θηλύπτερις ὀνομαζομένη τὴν δύνα-
μιν ἔχει.

[μ΄. Περὶ πυκνοκόμου.] Πυκνοκόμου καὶ ἡ ῥίζα καὶ
ὁ καρπὸς καὶ τὰ φύλλα διαφορητικῆς ἐστι καὶ ἑλκτικῆς δυ-
νάμεως, ὄντα καὶ πρὸς τὴν γεῦσιν δριμέα. τὰ μὲν οὖν
φύλλα φύματά τε καὶ δοθιῆνας διαφορεῖ, ὁ δὲ καρπὸς ἰσχυ-
ρότερος ὑπάρχει, καὶ ταῦτα μὲν ἐργάζεσθαι πέφυκε, μιγνύ-
μενός τινι τῶν διαφορητικῶν καταπλάσματι, οἷόν πέρ ἐστι
καὶ τὸ διὰ τοῦ κριθίνου· καὶ σκόλοπας δὲ καὶ ὅσα τοιαῦτα
πρὸς τὴν ἐκτὸς ἐπιφάνειαν ἐπισπᾶται. ἡ δὲ ῥίζα πρὸς τὰ
μὲν προειρημένα χείρων ἐστὶ καὶ ἀσθενεστέρα, χολῆς μέντοι
τῆς ξανθῆς καθαρτική.

[μα΄. Περὶ πυρέθρου.] Πυρέθρου τῇ ῥίζῃ χρώμεθα
μάλιστα καυστικὴν ἐχούσῃ δύναμιν, καθ' ἣν ὀδόντων τε
ἐψυγμένων ὀδύνας πραΰνει καὶ πρὸ τῶν κατὰ περίοδον ῥι-
γῶν ἀνατρίβεται μετ' ἐλαίου καὶ τοὺς ναρκώδεις καὶ παρει-
μένους ὠφελεῖ.

vim habet valenter deficcandi, non tamen mordax eft. Si-
milem ei vim habet filix foemina nominata.

[40. *De pycnocomo.*] Pycnocomi radix fructus et
folia difcutientis attrahentisque funt facultatis, quum et
guftu fint acria. Folia itaque phymata et furunculos dis-
cutiunt. Fructus valentior eft et haec quidem efficere
poteft mixtus alicui difcutientium cataplasmatum, cujusmodi
eft quod ex hordeacea farina conficitur. Palos et alia id
genus infixa ad extimam cutem elicit, radix autem ad fu-
pradicta quidem deterior eft et infirmior, caeterum bilem
flavam purgat.

[41. *De pyrethro.*] Pyrethri radice potiffimum uti-
mur caufticam urentemve facultatem obtinente, qua utique
etiam dentium refrigeratorum dolores mitigat. Et ad ri-
gores ante periodum cum oleo confricatur. Ad haec ftu-
pidos quoque et refolutos juvat.

ΚΑΙ ΔΥΝΑΜΕΩΣ ΒΙΒΛΙΟΝ Θ. 111

Ed. Chart. XIII. [223. 224.]   Ed. Baf. II. (106.)

[μβ'. Περὶ πυροῦ.] Πυρὸς ὡς τροφὴ μὲν ὁποίας ἐστὶ
φύσεως οὐ τῆς νῦν ἔνεστι πραγματείας, ὡς φάρμακον δ'
ἔξωθεν ἐπιτιθέμενος ἐκ τῆς πρώτης ἐστὶ τάξεως τῶν θερ-
μαινόντων, οὐ μὴν οὔτε ξηραίνειν οὔθ' ὑγραίνειν ἐπιφα-
νῶς πέφυκεν. ἔχει δέ τι καὶ γλίσχρον καὶ ἐμφρακτικόν. τὸ
δ' ἐξ αὐτοῦ σκευαζόμενον ἄμυλον ψυχρότερόν τε καὶ ξη-
ραντικώτερον αὐτοῦ γίνεται. καὶ τὸ ἐξ ἄρτου δὲ κατάπλασμα
διαφορητικωτέρας ἐστὶ δυνάμεως ἤπερ τὸ ἐκ τῶν πυρῶν,
ὡς ἂν καὶ ἁλῶν καὶ ζύμης προειληφότος τοῦ ἄρτου. δυνά-
μεως γὰρ ἐπισπαστικῆς τε καὶ διαφορητικῆς τῶν ἐκ τοῦ
βάθους ἐστὶν ἡ ζύμη.

[224] Κεφ. ιζ'. [α'. Περὶ ῥάμνου.] Ῥάμνος ξηραίνει
μὲν καὶ διαφορεῖ κατὰ τὴν δευτέραν ἀπόστασιν, ψύχει δὲ κατὰ
τὴν πρώτην συμπληρουμένην, ἢ τὴν δευτέραν ἀρχομένην. διὰ
τοῦτο καὶ ἕρπητας ἰᾶται καὶ ἐρυσιπέλατα μὴ σφόδρα θερμά.
χρηστέον δ' αὐτῆς τοῖς ἁπαλοῖς φύλλοις εἰς ταῦτα.

[β'. Περὶ ῥαφανῖδος.] Ῥαφανὶς θερμαίνει μὲν κατὰ
τὴν τρίτην ἀπόστασιν, ξηραίνει δὲ κατὰ τὴν δευτέραν. ἡ δ'

[42. De pyro, tritico.] Triticum ut alimentum
quidem quam habeat naturam non eſt hujus inſtituti ex-
ponere, ut medicamentum vero foris impoſitum primi eſt
ordinis calefacientium, non tamen nec reſiccare, nec hu-
mectare manifeſto poteſt, habet vero etiam quid lentum
obſtruentisque facultatis. Porro quod ex eo conficitur
amylum, eo tum frigidius eſt tum ſiccius. Quod vero ex
pane fit cataplasma, vim habet magis diſcutientem quam
quod ex tritico, nimirum quum et ſalem et fermentum
panis adjuncta habeat, quippe quum fermentum vim habeat
attrahendi diſcutiendique ea quae in alto reſident.
Cap. XVII. [1. De rhamno.] Rhamnus deſiccat
et diſcutit exceſſu ſecundo, refrigerat in primo completo
aut ſecundo incipiente. Proinde herpetes ſanat et eryſipe-
lata non magnopere calida. Caeterum ad haec teneris uten-
dum eſt ejus foliis.
[2. De raphano, radicula.] Radicula calefacit qui-
dem exceſſu tertio, deſiccat vero ſecundo. Agreſtis autem

ἀγρία δραστικωτέρα κατ᾽ ἄμφω· καὶ μὲν δὴ καὶ τὸ σπέρμα
δραστικώτερον αὐτοῦ τοῦ φυτοῦ. διαφορητικὴ δ᾽ ἐστὶν ἐν
αὐτῷ ἡ δύναμις, ὥστε καὶ πρὸς ὑπώπια καὶ τἄλλα τὰ πε-
λιδνὰ διὰ τὴν τοιαύτην δύναμιν ὠφέλιμα τετύχηκεν ὄντα.
[γ΄. Περὶ ῥήου.] ῾Ρῆον, ἔνιοι δὲ προσαγορεύουσιν αὐτὸ
ῥᾶ, μικτῆς ἐστι κράσεώς τε καὶ δυνάμεως. ἔχει μὲν γάρ τι
καὶ γεῶδες ψυχρὸν, ὡς ἡ στύψις δηλοῖ. σύνεστι δέ τις αὐτῷ
καὶ θερμότης, ὑπόδριμυ γὰρ ἐπιπλέον διαμασώμενον φαί-
νεται. καὶ μὴν ὡς ἀερώδους τινὸς οὐσίας μετέχει λεπτομεροῦς
δηλοῖ μὲν καὶ ἡ χαυνότης τε καὶ ἡ κουφότης, ἀτὰρ οὐχ ἥκι-
στα καὶ τὰ ἔργα. δι᾽ αὐτὸ γάρ τοι τοῦτο καί τοι στῦφον
ὅμως οὐ σπάσματα μόνον, ἀλλὰ καὶ ῥήγματα καὶ ὀρθό-
πνοιαν ὠφελεῖ. οὕτω δὴ καὶ πελιώματα καὶ λειχῆνας ἰᾶται
μετ᾽ ὄξους ἐπαλειφόμενον. ὅτι δὲ καὶ τὰ τῆς στύψεως ἔργα
γενναῖα, καταμαθεῖν ἔστιν ἐξ ὧν ὀνίνησιν αἱμοπτυϊκοὺς καὶ
κοιλιακοὺς καὶ δυσεντερικούς. οὐ γὰρ ἀντιπράττει τῷ γεώδει
ψυχρῷ τὸ λεπτομερὲς ἀερῶδες. ἀλλ᾽ οὖν τὸ ποδηγοῦν τε
καὶ πρὸς βάθος ἄγον αἴτιον ἰσχυροτέρας ἐνεργείας γίνεται.

in utroque efficacior eft. Quin et femen ipfum planta effi-
cacius eft. Facultas ei ineft difcutiendi, itaque ad fugillata
et alia id genus livida ob talem facultatem accommoda
exifiunt.

[3. De rheo, rha pontico.] Rheum, quidam id rha
nuncupant, mixtam habet tum temperiem tum facultatem,
habet enim quiddam terreftre frigidum, ceu indicio eft aftri-
ctio, et adjuncta eft quaedam caliditas, fiquidem fi plufcu-
lum mandatur, fubacre confpicitur. Quin etiam aëreae
cujusdam fubftantiae tenuis eft particeps, quod indicat tum
laxitas tum levitas, non minime vero et opera. Ob id
enim licet aftringens non tantum convulfis, fed et ruptis et
orthopnoeae prodeft. Sic quoque liventia et lichenas fanat
illitum cum aceto. Porro quod aftrictionis opera haud in-
ftrenua funt hinc difcere liceat, quod fanguinem expuenti-
bus coeliacis et dyfentericis conferat. Nec enim reluctatur
terreftri frigido tenue aëreum, imo eo quod deducat et in
altum perducat, valentioris effectus caufa exiflit.

(107) [δ'. *Περὶ ῥητινῶν*.] ῾Ρητίναι πᾶσαι ξηραίνουσι
καὶ θερμαίνουσι. διαφέρουσι δ' ἀλλήλων τῷ τε πλέον ἢ
ἔλαττον ἔχειν ἔν τε τῇ γεύσει δριμὺ κἂν τῇ δυνάμει θερ-
μαῖνον καὶ τῷ τὰς μὲν ἧττον αὐτῶν εἶναι λεπτομερεῖς, τὰς
δὲ μᾶλλον, καὶ τῷ τὰς μὲν στύψεως μετέχειν, τὰς δ' οὔ.
προκέκριται δ' εἰκότως ἐξ ἁπασῶν ἡ σχινίνη, μαστίχην δ'
αὐτὴν ὀνομάζουσι. πρὸς γὰρ τῷ στύψεως ὀλίγης μετέχειν,
ὡς καὶ ταῖς κατὰ τὸν στόμαχον καὶ τὴν γαστέρα καὶ τὸ
ἧπαρ ἀτονίαις καὶ φλεγμοναῖς ἁρμόττειν, ἔτι καὶ τὸ ξηραί-
νειν καὶ ἀλύπως αὐτῇ πάρεστιν. ἥκιστα γάρ ἐστι δριμεῖα
καὶ μάλιστα λεπτομερής. τῶν δ' ἄλλων ἡ τερμινθίνη πρω-
τεύει, σαφῆ μὲν οὐχ ὁμοίως τῇ μαστίχη τὴν στύψιν ἔχουσα,
πικρότητα δέ τινα κεκτημένη, δι' ἣν καὶ μᾶλλον τῆς μαστί-
χης διαφορεῖ. διὰ δὲ τὴν αὐτὴν ταύτην ποιότητα καὶ τὸ
ῥύπτειν αὐτῇ πάρεστιν ἐπὶ τοσοῦτον, ὥστε καὶ ψώρας ἰᾶ-
σθαι. καὶ μὲν δὴ καὶ τὰ ἐκ βάθους ἕλκει μᾶλλον τῶν ἄλ-
λων ῥητινῶν, ὅτι καὶ λεπτομερὴς ἐκείνων μαλλόν ἐστι. ἥ γέ

[4. *De refinis*.] Refinae omnes deficcant et calefa-
ciunt. Caeterum inter fe difcrepant, quod plus ac minus
habeant in guftu quidem acrimoniae, in facultate vero cali-
ditatis, tum quod aliae plus, aliae minus fortitae funt par-
tium tenuitatis, praeterea quod nonnullae aftrictionis funt
participes, aliae nequaquam. Primas meruit omnium non
injuria lentifcina, eam vocant maftichem. Nam praeter-
quam quod paucula ei adeft aftrictio, adeo ut ftomachi ven-
trisque et jecoris imbecillitatibus et phlegmonis conveniat,
infuper illi ineft mordacitate vacans deficcatio. Minimum
enim acris eft et maxime tenuium partium. Inter alias
praefertur terebinthina, manifeftam quidem non fimiliter
atque maftiche aftrictionem poffidens, caeterum adjunctum
habens amarorem quendam, per quem magis etiam quam
maftiche digerit. Ob eandem qualitatem ineft et abfterfio,
tanta quidem ut et pforas fanet. Quin etiam quae in
profundo refident, caeteris refinis magis attrahit, nimirum
quum illis majorem habeat partium tenuitatem. Attamen

τοι πευκίνη, καὶ ταύτης ἔτι μᾶλλον ἢ στροβιλίνη, δριμύτεραι
μὲν αὐτῆς εἰσιν, οὐ μὴν οὔτε διαφοροῦσι μᾶλλον οὔτ' ἐπι-
σπῶνται. μέσαι δ' αὐτῶν εἰσιν ἡ πιτυΐνη καὶ ἐλατίνη, δρι-
μύτεραι μὲν οὖσαι τῆς τερμινθίνης, ἧττον δὲ δριμεῖαι τῆς
πευκίνης τε καὶ στροβιλίνης. ἔχει δὲ καὶ μαλακτικὸν ἡ τερ-
μινθίνη ῥητίνη. δευτέρα δ' ἐστὶν ἐν τῷ μαλάσσειν ἡ σχινίνη,
καθάπερ ἡ κυπαρισσίνη δριμεῖα.

[225] [ε΄. Περὶ ῥόδου.] Ῥόδων ἡ δύναμις ἐν τοῖς
ἔμπροσθεν εἴρηται διὰ πλειόνων, ὡς ἐξ ὑδατώδους οὐσίας
θερμῆς ἀναμεμιγμένης δύο ποιότησιν ἑτέραις, τῇ τε στυ-
φούσῃ καὶ τῇ πικρᾷ, σύγκειται. καὶ μὲν δὴ καὶ ὁποία τις
ἑκατέρα τὴν φύσιν ἐστὶν, ἥ τε πικρὰ καὶ ἡ στύφουσα, λέλε-
κταί μοι κατὰ τὸ τέταρτον τῶνδε τῶν ὑπομνημάτων. τὸ δὲ
ἄνθος αὐτῶν ἔτι καὶ μᾶλλον αὐτῶν τῶν ῥόδων στυπτικόν
ἐστι καὶ δηλονότι διὰ τοῦτο ξηραντικόν.

[στ΄. Περὶ ῥοδίας ῥίζης.] Ῥοδία ῥίζα ἡ ἐν Μακεδο-
ρίᾳ γεννωμένη λεπτομεροῦς ἐστι καὶ διαφορητικῆς δυνάμεως.
ἐν δὲ τῷ θερμαίνειν κατὰ τὴν δευτέραν που θετέον ἀπό-
στασιν αὐτήν, ἢ καὶ τὴν τρίτην ἀρχομένην.

pinea et hac etiam magis ſtrobilina acriores quidem ea ſunt,
fed non magis tamen diſcutiunt, neque attrahunt. Mediae in-
ter has ſunt picea et abictina, acriores quidem quam terebin-
thina, minus tamen quam aut pinea aut ſtrobilina. Habet por-
ro etiam emolliens quiddam terebinthina. Secundum locum
habet in emolliendo lentiſcina, ſicut et cypariſſina acris.

[5. De roſa.] Roſarum facultas ſuperioribus libris
pluribus verbis expoſita eſt, nempe quod ex aquea ſubſtantia
calida mixta duabus aliis qualitatibus, aſtringenti videlicet
et amara, compoſita ſit, quin etiam cujus ſit naturae utraque,
amara ſcilicet et aſtringens, in horum commentariorum
quarto declaravimus. Flos earum magis etiam ipſis roſis
aſtringit, ac proinde ſane etiam exiccatorius eſt.

[6. De radice rhodia.] Rhodia radix ea videlicet,
quae in Macedonia naſcitur, tenuium partium et diſcutientis
eſt facultatis. In calefaciendo vero ſecundi ordinis cenſenda
eſt, aut certe tertii incipientis.

[ζ'. Περὶ ῥοδοδάφνης.] ʿΡοδοδάφνη κατὰ μὲν τὴν
ὅλην οὐσίαν δηλητήριός ἐστιν οὐκ ἀνθρώπων μόνον, ἀλλὰ
καὶ τῶν πλείστων βοσκημάτων, κατὰ δὲ τὴν κρᾶσιν τῆς
τρίτης μέν ἐστι κράσεως τῶν θερμαινόντων ἀρχομένης, τῆς
πρώτης δὲ τῶν ξηραινόντων.

[η'. Περὶ ῥοιῶν.] Ῥοιὰ πᾶσα τῆς στυφούσης μετέχει
ποιότητος, οὐ μὴν ἐπικρατούσης γε πάντων. ἔνιαι μὲν γὰρ
αὐτῶν εἰσιν ὀξεῖαι, τινὲς δὲ γλυκεῖαι πλέον ἢ αὐστηραί. καὶ
δὴ καὶ τὰς ὠφελείας ἑκάστης αὐτῶν κατὰ τὴν ἐπικρατοῦ-
σαν ἀνάγκη γίνεσθαι ποιότητα. λέλεκται δ' ἐν τῷ τετάρτῳ
τῶνδε τῶν ὑπομνημάτων ὑπὲρ τοῦ γλυκέος χυμοῦ καὶ αὐ-
στηροῦ καὶ ὀξέος, ὥστ' ἐξ ἐκείνων ἔστι σοι καὶ περὶ τῆς
τῶν ῥοιῶν διαφορᾶς συλλογίσασθαι. ἔστι δὲ τὰ μὲν γίγαρτα
τοῦ χυλοῦ στυπτικώτερα καὶ ξηραντικώτερα. τούτων δ' ἔτι
τὰ λέμματα, καλεῖται δὲ σίδια. παραπλησίας δ' αὐτοῖς εἰσι
δυνάμεως οἱ κυτῖνοι.

[θ'. Περὶ ῥοῦ.] ʿΡοῦς ὁ θαμνώδης φυτὸν στύφει
καὶ ξηραίνει, ὥσπερ καὶ οἱ βυρσοδέψαι πρὸς τὸ ξηρᾶναι

[7. De rhododaphne.] Rhododaphne tota fua eſſen-
tia venenum eſt, nec tantum homini, ſed plerisque pecori-
bus. At temperie ſane tertii eſt ordinis calefacientium;
incipientis utique, primi autem deſiccantium.

[8. De rhoëa, malo punico.] Malum granatum omne
aſtringentem qualitatem obtinet, non tamen in omnibus ea
exuperat. Sunt enim inter ea quaedam acida, quaedam
plus dulcia quam auſtera. Et ſane quae ab unoquoque
eorum procedit utilitas, ſecundum vincentem eveniat qua-
litatem neceſſe eſt. Dictum autem in quarto horum com-
mentariorum eſt ſuper dulci ſapore, auſtero et acido. Itaque
ex illis de malorum punicorum differentia liceat colligere.
Porro acini ſucco ipſorum tum aſtringentiores tum exic-
cantiores ſunt, his etiam magis putamina, vocantur autem
ſidia. Aſſimilem illis vim habent cytini, ſic enim eorum
appellantur flores.

[9. De rhu.] Rhus fruticoſa planta aſtringit et de-
ſiccat Nam et coriarii ad deſiecandum et aſtringendum

καὶ στύψαι τὰ δέρματα χρῶνται τῷ φυτῷ, καὶ διὰ τοῦτο
ὀνομάζεται βυρσοδεψικὴ τοῖς ἰατροῖς. ὅ τε καρπὸς αὐτῆς
μάλιστα καὶ ὁ χυλὸς εἰς χρείαν ἥκουσιν, ἱκανῶς αὐστηρᾶς
ὄντες ποιότητος. ὁμολογεῖ δὲ καὶ ἡ κατὰ μέρος ἅπασα χρῆ-
σις τῇ κατὰ τὴν γεῦσιν αἰσθήσει. εἴη ἂν οὖν καὶ τοῦτο
τὸ φάρμακον ξηραντικὸν μὲν ἐκ τῆς τρίτης τάξεως, ψυκτι-
κὸν δὲ ἐκ τῆς δευτέρας.
[ι΄. Περὶ ῥύπου.] ʽΡύπος ὁ μὲν ἀπὸ τῶν ἐν τοῖς γυ-
μνασίοις ἀνδριάντων, ἐν οἷς ἂν ἄφθονον ἔλαιον κεῖται, δια-
φορητικός τέ ἐστι καὶ μαλακτικός. ὁ δ᾽ ἐν ταῖς παλαί-
στραις ἐφ᾽ ὅσον τῆς κόνεως μετείληφε, ἐπὶ τοσοῦτον διεν-
ήνοχεν. ὀνομάζουσι δὲ τοῦτον τὸν ῥύπον πάτον. ὁ μὲν δὴ
πρότερος ὑπέπτων φυμάτων ἐστὶ διαφορητικὸς, ὁ δὲ δεύτε-
ρος ἄριστον ἅμα φλεγμονῆς τιτθῶν ἐστι. καὶ γὰρ τὸ πυ-
ρῶδες αὐτῶν σβέννυσι καὶ τὸ ἐπιῤῥέον ἀναστέλλει καὶ τὸ
περιεχόμενον διαφορεῖ· σύγκειται γὰρ ἐκ κόνεως καὶ ἐλαίου
καὶ ἀνθρωπείου ῥύπου καὶ ἱδρῶτος. ἡ μὲν οὖν κόνις ἐμπλα-
[226]στικόν τέ ἐστι καὶ ψυκτικὸν καὶ ἀποκρουστικὸν, τὸ δ᾽
ἔλαιον μαλακτικὸν, ὁ δ᾽ ἱδρὼς καὶ ὁ ῥύπος διαφορητικά.

coria planta utuntur, ac proinde a medicis coriaria appellata
eſt. Porro in uſu ſunt in primis fructus ejus et ſuccus
multum auſterae qualitatis. Conſentaneus eſt uſus particu-
laris ipſi guſtus ſenſui. Fuerit itaque et hoc medicamentum
ex tertio ordine exiccantium, ex ſecundo vero refrigeran-
tium.

[10. De rhypo, ſorde.] Sordes a gymnaſiorum ſta-
tuis, in quibus largum oleum inhaeret, diſcutiendi emol-
liendique vim obtinet. In palaeſtris autem quantum accepit
pulveris, tantum etiam diverſa eſt, hanc ſordem πάτον vo-
cant. Prior cruda phymata digerit. Secunda optimum
eſt phlegmones mamillarum remedium. Siquidem fervo-
rem earum veluti igneum extinguit, et quod affluit repellit,
denique et quod continetur halitu digerit, conſtat enim ex
pulvere, oleo, ſorde humana et ſudore. Ac pulvis quidem
emplaſticam vim habet et refrigeratoriam repercuſſoriamque,
oleum vero emollit, porro ſudor et ſordes digerentia ſunt.

Ed. Chart. XIII. [226.]　　　　　　　Ed. Baf. II (107.)

ὁ δ᾽ ἀπὸ τῶν ἀνδριάντων οὔτε τὴν κόνιν ἔχων καὶ τοῦ
χαλκοῦ τινα προσειληφὼς ἰὸν εἰκότως δριμύτερός ἐστιν. ἐμνη-
μονεύσαμεν δὲ τούτου καὶ νῦν, ὅτι τὸ πλεῖστον ἐν αὐτῷ
τῆς ἐλαιώδους οὐσίας ἐστὶν, ἐκ φυτοῦ τὴν γένεσιν ἐχούσης.
ἀναγκαῖον δ᾽ ἔσται κἂν τοῖς ἀπὸ ζώων αὐτοῦ μνημονεῦ-
σαι διὰ τὸν ἱδρῶτα. Κεφ. ιη΄. [α΄. Περὶ σαγαπηνοῦ.] Σαγαπηνὸν ὀπός
ἐστι θερμὸς καὶ λεπτομερής, ὡσαύτως τοῖς ἄλλοις ὀποῖς.
ἔχει δέ τι καὶ ῥυπτικὸν, ᾧ καὶ τὰς ἐν ὀφθαλμοῖς οὐλὰς
ἀποκαθαίρει τε καὶ λεπτύνει. οὐ μὴν ἀλλὰ καὶ ὑποχύσεσι
καὶ ἀμβλυωπίαις ταῖς διὰ πάχος ὑγρῶν γινομέναις ἀγαθόν
ἐστι φάρμακον. αὐτὸ δὲ τὸ φυτὸν ἐξ οὗ γίνεται νάρθηκι
παραπλήσιον ὑπάρχον ἀσθενές τε καὶ ἄχρηστόν ἐστιν, ὀνο-
μάζεται δὲ δηλονότι πρότερον ἐκεῖνο σαγαπηνόν. ὁ γὰρ ὀπὸς
αὐτοῦ καταχρωμένοις οὕτω προσαγορεύεται, καθάπερ καὶ
ἄλλα πολλὰ δι᾽ ἐλλιποῦς λέξεως ὀνομάζομεν ἐκ καταχρή-
σεως. τελειώτερον γὰρ ἦν λέγειν αὐτὸν οὐ σαγαπηνὸν, ἀλλ᾽
ὀπὸν σαγαπηνοῦ.

Caeterum quae a ſtatuis corraditur, quum pulverem non
habeat et ab aere aeruginem quandam ſumpſerit, non inju-
ria acrior eſt. Porro hujus mentionem modo fecimus, quod
plurimum in ſe ipſo fit oleoſae ſubſtantiae, quae ex planta
originem ſortitur. Sed et ubi de iis quae ab animalibus
proveniunt verba faciemus, ejus tum quoque meminiſſe
erit propter ſudorem. Cap. XVIII. [1. De ſagapeno.] Sagapenum ſuccus
eſt calidus et tenuium partium, ſicut et alii ſucci. Sed et
abſterſionem quandam poſſidet, qua oculorum cicatrices ex-
purgat atque extenuat. Quin et ſuffuſionibus et hebetu-
dinibus oculorum, quae ob humorum proveniunt craſſitiem,
non malum eſt medicamentum. At ipſa planta ex qua pro-
veniunt, ferulae aſſimilis imbecilla et inutilis eſt. Sane
ipſa primum ſagapenum appellatur, at liquor ejus abſolute
hoc nomen obtinet, ceu alia quoque multa ex nominis de-
fectu per abuſum nuncupamus. Perfectius namque foret
ipſum cognominare non ſagapenum, ſed ſagapeni ſuccum.

Ed. Chart. XIII. [226.]   Ed. Baf. II. (107. 108.)

[β΄. Περὶ σαμψύχου.] Σάμψυχον λεπτομερούς ἐστι καὶ διαφορητικῆς δυνάμεως. ξηραίνει τε γὰρ καὶ θερμαίνει κατὰ τὴν τρίτην τάξιν.

[γ΄ Περὶ σαπρότητος τῶν ξύλων.] Σαπρότης ξύλων, καὶ μάλιστα ὅσα μετέχει στύψεώς τε ἅμα καὶ ῥύψεως, ὥσπερ καὶ ἡ πτελέα, καθαίρει καὶ ἀναπληροῖ τα ὑγρὰ τῶν ἑλκῶν. (108) [δ΄. Περὶ σαρκοκόλλης.] Σαρκοκόλλα δάκρυόν ἐστι δένδρου περσικοῦ, μικτὴν ἔχουσα δύναμιν ἐξ ἐμπλαστικῆς τέ τινος οὐσίας καὶ βραχείας πικρᾶς, ὅθεν ἀδήκτως ξηραίνει καὶ διὰ τοῦτο τραύματα δύναται κολλᾶν. [ε΄. Περὶ σατυρίου.] Σατύριον ἢ τρίφυλλον ὑγρόν ἐστι καὶ θερμὸν τὴν κρᾶσιν, διὸ καὶ γενόμενον φαίνεται γλυκύ. περιττωματικὴν μέντοι καὶ φυσώδη τὴν ὑγρότητα κέκτηται καὶ διὰ τοῦτο παρορμᾷ πρὸς ἀφροδίσια. ταῦτα δὲ καὶ ἡ ῥίζα τῆς βοτάνης δρᾶν πέφυκεν. ὡς δέ τινες γράφουσι, καὶ ὀπισθότονον ἰᾶται, μετ᾽ οἴνου μέλανος αὐστηροῦ πινόμενον. [στ΄. Περὶ σελίνου.] Σέλινον εἰς τοσοῦτον θερμόν ἐστιν, ὡς οὐρά τε καὶ καταμήνια κινεῖν. ἔστι δὲ καὶ ἄφυσον καὶ

[2. De fampfuco, majorana.] Sampfucum tenuium partium et digerentis eſt facultatis, deſiccat enim et calefacit ordine tertio.

[3. De faprotite, carie lignorum.] Caries lignorum et maxime quae participant aſtrictionis ſimul et abſterſionis, velut ulmus expurgat impletque ulcera humida.

[4. De farcocolla.] Sarcocolla lachryma eſt arboris perſicae. Mixtam vim habet ex emplaſtica quadam ſubſtantia et paucula amara. Itaque citra morſum deſiccat, ac proinde glutinare vulnera valet.

[5. De fatyrio.] Satyrium aut trifoliam humidum et calidum temperamento eſt, quamobrem guſtu quoque apparet dulce, attamen excrementitiam et flatnoſam humiditatem poſſidet. Quocirca ad venerem incitat. Haec vero et herbae ipſius radix praeſtare poteſt. Porro, ut quidam ajunt, ex vino nigro auſtero potum ſanat opiſthotonon.

[6. De felino, apio.] Apium usque adeo calidum eſt ut et urinas et menſes cieat. Flatus quoque diſcutit

ΚΑΙ ΔΥΝΑΜΕΩΣ ΒΙΒΛΙΟΝ Θ. 119

Ed. Chart. XIII. [226. 227.]   Ed. Baf. II. (108.)

μᾶλλον τῆς πόας τὸ σπέρμα. καὶ τοῦ ὀρεοσελίνου δὲ καὶ
τοῦ ἱπποσελίνου παραπλήσιος ἡ δύναμις. ἀσθενέστερον δὲ
τὸ ἱπποσέλινον, ὥσπερ ἰσχυρότερον τὸ ὀρεοσέλινον.
[ζ΄. Περὶ σέρεως.] Σέρις ὑπόπικρόν ἐστι λάχανον καὶ
μᾶλλον τὸ ἄγριον. ὅπερ καὶ δι᾽ αὐτὸ τοῦτο πικρίδα προσ-
αγορεύουσιν ἔνιοι, τινὲς δὲ κιχώριον ὀνομάζουσιν. ἔστι δ᾽
αὐτὴ ξηρᾶς μὲν καὶ ψυχρᾶς κράσεως ἀμφότερα κατὰ τὴν
πρώτην ἀπόστασιν ἔχουσα. ἡ δ᾽ ἥμερος ἐπὶ μᾶλλον μὲν
ψύχει τῆς ἀγρίας, ἐπιμιξίᾳ δὲ πολλῆς ὀθνίας ὑγρότητος
ἀπόλλυσι τὸ ξηραίνειν. ἀμφότεραι δὲ μετέχουσι τῆς στυ-
φούσης ποιότητος, ὥσπερ καὶ ἡ χονδρίλη· καὶ γὰρ αὐτὸ
σέρεως εἶδός ἐστιν.
[η΄. Περὶ σερίφου.] Σέριφον. εἴρηται μὲν περὶ τουτου
κατὰ τὸ ἕκτον βιβλίον ἐν τῷ περὶ ἀψινθίου λόγῳ. παρα-
πλήσιον μὲν γάρ ἐστιν ἀψινθίῳ κατὰ τὴν ἰδέαν καὶ τὴν
γεῦσιν, ὅμως μὴν διαλλάττει, κατὰ μὲν τὴν γεῦσιν τῷ μήθ᾽
ὁμοίως ἐκείνῳ στύφειν καὶ μᾶλλον θερμαίνειν τε καὶ πικρά-
ζειν μετά τινος ἁλυκότητος· ἐν δὲ τῇ δυνάμει τῷ κακοστό-

et magis femen quam herba ipfa. Sed et oreofelini et
Hippofelini fimilis vis eft, verum Hippofelinon imbecillius
eft, oreofelinon valentius.

[7. *De feride, cichorio.*] Seris olus eft fubamarum
et magis quod agrefte eft, quod ob id ipfum amaram qui-
dam nuncupant, quidam vero cichorium appellant. Eft
autem ea ficcae frigidaeque temperiei, utrunque primo ex-
ceffu. Porro domeftica magis etiam quam agreftis refrigerat,
fed et humiditatis multae admixtio ficcitatem extinguit.
Verum utraque aftringentis qualitatis eft particeps, velut
et chondrila, nam et ipfa eft fereos fpecies.

[8. *De feripho.*] Seriphum. Dictum fane de hoc
eft et in fexto libro in fermone de abfinthio, eft enim ab-
fintllio tum fpecie tum guftu fimile. Attamen difcrepat,
guftu quidem, quandoquidem non aeque ut illnd aftringat,
plusque calefaciat, amaroremque quendam cum falfedine
refipiat. Facultate vero, tum quod ftomacho infeftum fit,

μαχον είναι καὶ μᾶλλον ἀψινθίου κτείνειν ἕλμινθας, ἔξωθέν
τε ἐπιτιθέμενον καὶ εἴσω τοῦ σώματος λαμβανόμενον. καὶ
δὴ καὶ θερμαίνειν μὲν ἐκ τῆς δευτέρας τάξεως ἐπιτεταμένης
θετέον αὐτὸ, ξηραίνειν δὲ κατὰ τὴν τρίτην.
[θ΄ Περὶ σεσέλεως.] Σέσελι. καὶ ἡ ῥίζα μὲν, ἔτι δὲ
καὶ ὁ καρπὸς τῶν θερμαινόντων εἰς τοσοῦτόν ἐστιν ὡς
ἱκανῶς οὐρητικὸν ὑπάρχειν φάρμακον. ἔστι δὲ καὶ λεπτομε-
ρὲς, ὡς καὶ πρὸς ἐπιληψίας τε καὶ ὀρθοπνοίας ἁρμόττειν.
[ι΄. Περὶ σησάμου.] Σήσαμον οὐκ ὀλίγον ἔχει τὸ γλί-
σχρον ἐν αὐτῷ καὶ λιπαρὸν, ὅθεν ἐμπλαστικόν τ᾽ ἐστὶν ἅμα
καὶ μαλακτικὸν καὶ μετρίως θερμόν. τῆς δ᾽ αὐτῆς δυνάμεώς
ἐστι καὶ τὸ ἔλαιον τὸ ἐξ αὐτοῦ. καὶ τῆς πόας δὲ τὸ ἀφέ-
ψημα παραπλησίας ἐστὶ δυνάμεως.
[ια΄. Περὶ σησαμοειδοῦς.] Σηταμοειδὲς τὸ μέγα, ὅπερ
καὶ Ἀντικυρικὸς ἑλλέβορος ὠνόμασται διὰ τὸ καθαίρειν
αὐτοῦ τὸ σπέρμα παραπλησίως ἑλλεβόρῳ. τοῦτο καὶ τῇ
ἄλλῃ δυνάμει παραπλήσιόν ἐστιν ἑλλεβόρῳ. καὶ μέντοι καὶ
κατὰ τὸ ῥύπτειν τε καὶ θερμαίνειν καὶ ξηραίνειν ὅμοιον
ἐκείνῳ τὴν δύναμίν ἐστιν.

magisque abfinthio lumbricos necet, five foris impofitum,
five intro in corpus affumptum. Et fane calefacere ipfum
in fecundo ordine intenfo cenfendum eft, exiccare in tertio.
[9. De feſeli.] Seſeli. Et radix quidem, fed et
fructus usque adeo calefacit, ut admodum urinam movere
queat. Sed et tenuium eft partium, ut et comitiali morbo
et orthopnoeis competat.
[10. De ſefamo.] Sefamon non parum in fe con-
tinet vifcofum et pingue, quare emplafticum eft et emolliens
ac modice calidum. Ejusdem facultatis eft quod ex eo
conficitur oleum. Et herbae quoque decoctum fimilem vim
obtinet.
[11. De ſefamoide magno.] Sefamoides magnum,
quod et Anticyricus helleborus appellatum eft, propterea
videlicet quia femen ejus ut helleborus purgat, hoc et re-
liqua facultate helleboro fimile eft. Nam et in abftergendo,
calefaciendo deficcandoque fimilem illi vim obtinet.

ΚΑΙ ΔΥΝΑΜΕΩΣ ΒΙΒΛΙΟΝ Θ. 121

Ed. Chart. XIII. [227. 228.]   Ed. Baf. II. (108.)

[*ιβ'. Περὶ σησαμοειδοῦς τοῦ λευκοῦ.*] *Σησαμοειδοῦς τοῦ
λευκοῦ* τὸ σπέρμα μετέχει μέν τινος καὶ δριμείας ποιότητος.
πικρὸν δ᾽ ἱκανῶς ἐστι. θερμαίνει τοιγαροῦν καὶ ῥήσσει καὶ
ῥύπτει. [*ιγ'. Περὶ σιδηρίτιδος.*] *Σιδηρῖτις* ἔχει μέν τι καὶ ῥυ-
πτικὸν, ἀλλὰ τό γε πλέον αὐτῆς ὑγρόν ἐστι καὶ μετρίως
ψυχρὸν, ὀλίγης δέ τινος μετείληφε στύψεως, ὅθεν ἀφλέγμαν-
τός τ᾽ ἐστὶ καὶ κολλητικός. καλοῦσι δ᾽ ἔνιοι καὶ τὴν Ἀχίλ-
λειον σιδηρῖτιν ἐμφερῆ μὲν τῇ [228] προειρημένῃ κατὰ τὴν
δύναμιν οὖσαν, εἴς γε τὰ νῦν εἰρημένα, πλεονεκτούσης δ᾽
αὐτῆς τῇ στύψει. διὸ καὶ πρὸς αἱμοῤῥαγίας τε καὶ δυσεν-
τερίας καὶ τοὺς γυναικείους ἁρμόττει ῥοῦς.
[*ιδ'. Περὶ σικύου ἐδωδίμου.*] *Σίκυος* ἐδώδιμος ὁ μὲν
ἤδη πέπων λεπτομερεστέρας ἐστὶν οὐσίας, ὁ δὲ μὴ τοιοῦτος
παχυμερεστέρας. οὐ μὴν ἀλλὰ καὶ ῥυπτικῆς τε καὶ τμητι-
κῆς μετειλήφασι δυνάμεως, ὅθεν οὐρητικοί τ᾽ εἰσὶ καὶ λαμ-
πρύνουσι τὸ σῶμα, καὶ μᾶλλον εἰ ξηράνας τις τὸ σπέρμα, κἄ-
πειτα κόψας τε καὶ σήσας ῥύμματι χρῶτο. κρατεῖ δ᾽ ἐν αὐ-

[12. *De fefamoide albo.*] Sefamoidis albi femen
nonnullam item acrem qualitatem continet, fed multum
amarum eft.   Calefacit itaque, rumpit et extergit.
[13. *De fideritide.*] Sideritis habet quidem etiam
abftergendi quandam facultatem, fed plurima ejus pars hu-
mida eft et mediocriter frigida, paucula vero ineft aftrictio.
Quare phlegmonem fedat et glutinat.   Quidam etiam vocant
Achilleam fideritim, quae propofitae quidem quod ad jam
dicta attinet viribus eft non diffimilibus, caeterum altrictione
exuperat.   Quare ad fanguinis eruptiones, dyfenterias et
muliebre profluvium congruit.
[14. *De cucumere efculenio*] Cucumis efculentus
maturus quidem tenuioris effentiae eft, qui immaturus eft
craffioris.   Sed et abftergendi et incidendi facultas eis ineft,
quare et urinam movent et corpus fplendidum reddunt, ac
magis quoque fiquis femine arefacto contufoque atque cri-
brato vice pulveris abfterforii utatur.   Superat in eis hu-

τοῖς ὑγρὰ καὶ ψυχρὰ κρᾶσις, οὐ μὴν ἰσχυρῶς, ἀλλ᾽ ὡς ἐν τῇ
δευτέρᾳ που τάξει τίθεται. εἰ μέντοι τις τὸ σπέρμα ξηραί-
νειεν ἢ τὴν ῥίζαν, οὐκέτ᾽ οὐδὲ τῆς ὑγρᾶς ἐστι φύσεως, ἀλλ᾽
ἤδη τῆς ξηραινούσης κατὰ τὴν πρώτην που τάξιν, ἢ καὶ
τὴν δευτέραν ἀρχομένην. ἔστι δὲ καὶ τὸ ῥυπτικὸν ἐν τού-
τοις πλέον ἢ ἐν τῇ σαρκὶ τοῦ καρποῦ.
[ιέ. Περὶ σικύου ἀγρίου.] Σικύου ἀγρίου καὶ ὁ τοῦ
καρποῦ χυλὸς, ὃν ἐλατήριον ὀνομάζουσιν, οὐχ ἥκιστα δὲ καὶ
ὁ τῆς ῥίζης τε καὶ τῶν φύλλων, ἐπιτήδειοι τυγχάνουσιν ὄν-
τες εἰς τὰς ἰάσεις. τὸ μὲν οὖν ἐλατήριον ἔμμηνα προκαλεῖ-
ται καὶ τὰ κυούμενα διαφθείρει προστιθέμενον, ὥσπερ καὶ
τὰ ἄλλα τὰ πικρά τε ἅμα καὶ λεπτομερῆ, μάλιστα εἰ καὶ
θερμότητός τινος μετέχει, καθάπερ οὖν καὶ τὸ ἐλατήριον.
ἄκρως μὲν γάρ ἐστι πικρὸν, ἐπ᾽ ὀλίγον δὲ θερμὸν, ὡς ἐκ τῆς
δευτέρας τάξεως εἶναι κατὰ θερμότητα. εὐθὺς δὲ τὸ τοιοῦ-
τον καὶ διαφορητικῆς ἐστι δυνάμεως· οὕτω γοῦν αὐτῷ καὶ
συναγχικοὺς διαχρίουσιν ἔνιοι μετὰ μέλιτος, ἢ ἐλαίου πα-
λαιοῦ. ἀγαθὸν δὲ καὶ τοῖς ἰκτερικοῖς ἐγχεόμενον μετὰ γάλα-
κτος ταῖς ῥισίν. οὕτω δὲ χρώμενον καὶ κεφαλαλγίας ἰᾶται.

mida frigidaque temperies, non tamen magnopere, fed quafi
in fecundo cenfetur ordine. Attamen fi quis aut femen aut
radicem arefaciat, haud etiam humidae fuerit naturae, fed
jam deficcantis, idque in primo quodammodo ordine aut
etiam fecundo, fed incipiente. Eft et in iftis major abfter-
gendi facultas quam in fructus ipfius carne.
[15. De cucumere agrefti.] Cucumeris agreftis tum
fructus ipfius fuccus, quem vocant elaterium, tum non mi-
nime radicis et foliorum ad medicationes perutilis eft. Ela-
terium itaque menfes ciet, et foetum interimit appofitum,
ceu alia omnia amara et fubtilium partium, maxime fi quam
habeant caliditatem, velut nimirum elaterium, fumme fiqui-
dem amarum eft, leviter calidum, ut ex fecundo fit ordine
calefacientium. Porro tale protinus quoque digerendi vim
poffidet. Sie igitur eo angina laborantes inungunt quidam
cum melle aut oleo vetere. Bonum item eft regio morbo
affectis fufum cum lacte in nares. Sed et dolores capitis

τὸ μὲν οὖν ἐλατήριον τοιοῦτον, ὁ δὲ τῆς ῥίζης χυλὸς, ὥσπερ
γε καὶ ὁ τῶν φύλλων, ὅμοιοι μὲν ἐλατηρίῳ τὴν δύναμιν,
ἀσθενέστεροι δέ. καὶ αὐτὴ δὲ ἡ ῥίζα παραπλησίας ἐστὶ δυ-
νάμεως. καὶ γὰρ ῥύπτει καὶ διαφορεῖ καὶ μαλάττει, ξηραν-
τικώτερος δ᾽ αὐτῆς ἐστιν ὁ φλοιός.
(109) [ιστ΄. Περὶ σιλφίου.] Σιλφίου θερμότατος μέν
ἐστιν ὁ ὀπὸς, οὐ μὴν ἀλλὰ καὶ τὰ φύλλα καὶ ὁ καυλὸς καὶ
ἡ ῥίζα θερμαίνει γενναίως. ἔστι δὲ φυσωδεστέρας οὐσίας
ἅπαντα καὶ κατὰ τοῦτο δύσπεπτα. ἔξωθεν μέντοι κατὰ τοῦ
σώματος ἐπιτιθέμενα δραστηριωδέστερα, καὶ μάλιστα πάν-
των ὁ ὀπὸς ἑλκτικῆς ἱκανῶς ὑπάρχων δυνάμεως. καὶ μὲν
δὴ καὶ καθαιρετικὸν καὶ ἀποτηκτικόν τι ἔχει διὰ τὴν προει-
ρημένην αὐτοῦ κρᾶσιν.
[ιζ΄. Περὶ σίσωνος.] Σίσων θερμὸς καὶ ὑπόπικρός ἐστι
τὴν γεῦσιν. ὅθεν οὐρητικός τ᾽ ἐστὶ καὶ πεπτικὸς, ἐμμήνων
τε προκλητικὸς ἐκφρακτικός τε τῶν κατὰ τὰ σπλάγχνα πα-
σῶν ἐμφράξεων.
[ιη΄. Περὶ σίου.] Σίον, εἰς ὅσον ἀρωματίζει πως κατὰ
τὴν γεῦσιν, εἰς τοσοῦτον καὶ θερμαινούσης πως μετείληφε

fanat hoc ufu.   Atque elaterium quidem ejusmodi eft, at
radicis fuccus, ut et foliorum, licet elaterio fimilem vim
habeat, imbecilliorem tamen.   Sed et ipfa radix affimilem
facultatem pollidet, abftergit namque, digerit atque emollit.
Porro cortex ea potentius deficcat.

[16. De lacerpicio.]   Silphii liquor calidiffimus eft, ve-
rum enim vero et folia et caulis et radix fat ftrenue calefaci-
unt.   Sed omnia flatulentae magis effentiae funt, ac proinde
coctu difficilia, foris tamen impofita corpori efficaciora, et
omnium potiffimum liquor admodum trahentem facultatem
pollidens.   Attamen et excrefcentias emolliendi et liquandi
vim quandam, propter propofitam temperiem obtinet.

[17. De fifione.]   Sifon calidus et fubamarus guftu
eft, quare et urinam movet et concoquit menfesque pro-
vocat, omnesque vifcerum obftructiones disjicit.

[18. De fione.]   Sion quantum guftu quodammodo
odoratum eft, tantum etiam calefacientis facultatis eft par

δυνάμεως. ἔστι δὲ διαφορητικόν τε καὶ διουρητικὸν καὶ λί-
θων τῶν ἐν νεφροῖς θρυπτικὸν καὶ ἐμμήνων ἀγωγόν.
[229] [ιθ΄. Περὶ σισάρου ῥίζης.] Σισάρου ἡ ῥίζα
ἑφθεῖσα εὐστόμαχός τέ ἐστι καὶ οὐρητικὴ, θερμαίνουσα κατὰ
τὴν δευτέραν τάξιν, ἔχουσα δέ τι καὶ πικρότητος καί τι
στύψεως βραχείας.
[κ΄. Περὶ σισυμβρίου.] Σισύμβριον λεπτομεροῦς διαφο-
ρητικῆς, θερμαινούσης καὶ ξηραινούσης κατὰ τὴν τρίτην τά-
ξιν ἐστὶ δυνάμεώς τε καὶ κράσεως. καὶ τὸ σπέρμα δ᾽ αὐτοῦ
λεπτομερές τε καὶ θερμόν ἐστιν, ὅθεν σὺν οἴνῳ τινὲς αὐ-
τὴν διδόασι τοῖς τε λύζουσιν καὶ τοῖς στροφουμένοις.
[κα΄. Περὶ σισυμβρίου.] Σισύμβριον, ὅπερ ἔνιοι καρ-
δαμίνην ὀνομάζουσιν, ἐπειδὴ καρδαμώμου τι παραπλήσιον
ἔχει κατὰ τὴν γεῦσιν, ὅταν μὲν ξηρὸν ᾖ, τῆς τρίτης ἐστὶ
τάξεως τῶν ξηραινόντων τε ἅμα καὶ θερμαινόντων, ὅταν
δ᾽ ὑγρόν τε καὶ χλωρὸν, τῆς δευτέρας.
[κβ΄. Περὶ σκάνδικος.] Σκάνδιξ τῶν ἀγρίων ἐστὶ λαχά-
νων, ὑπόδριμύ τε καὶ πικρὸν, ὡς εἶναι ἐν τῷ ξηραίνειν τε

ticeps. Sed et digerit et urinam movet et calculos renum
frangit et menfes evocat.

[19. De fifari radice.] Sifari radix cocta ftomacho
grata eft et urinam movet fecundo ordine calefaciens, ali-
quid habens amaroris cum levi aftrictione.

[20. De fifymbrio.] Sifymbrium tenuium partium,
digerentis, calefacientis et reficcantis facultatis eft et tem-
periei in tertio ordine. Sed et femen ejus tenuium partium
eft et calidum, quocirca ipfum quidam cum vino exhibent
fingultientibus et tormina patientibus.

[21. De fifymbrio, candamine.] Sifymbrium quod
quidam cardaminen vocant, quandoquidem cardamomo
fimile quiddam guftu praefert, quum ficcum eft, tertii eft
ordinis calefacientium et deficcantium: quum humidum et
viride, fecundi.

[22. De fcandice.] Scandix ex agreftium olerum
genere eft, fubacre et amarum, adeo ut in ficcando et ca-

καὶ τῷ θερμαίνειν ἤτοι τῆς δευτέρας τάξεως ἐπιτεταμένης ἢ
τρίτης ἀρχομένης· οὐρητικὸν δ᾽ ἱκανῶς ἐστι καὶ τῶν σπλάγ-
χνων ἐκφρακτικὸν, ἐκ τῶν εἰρημένων ποιοτήτων συγκείμενον.
[κγ΄. Περὶ σκίλλας] Σκίλλα τμητικῆς ἱκανῶς ἐστι δυ-
νάμεως, οὐ μὴν ἰσχυρῶς γε θερμῆς, ἀλλὰ κατά γε τοῦτο
θείη ἄν τις αὐτὴν ἐν τῇ δευτέρᾳ τάξει τῶν θερμαινόντων.
ἄμεινον δ᾽ ὀπτῶντας ἢ ἑψοῦντας λαμβάνειν· ἐκλύεται γὰρ
οὕτως αὐτῆς τὸ σφοδρὸν τῆς δυνάμεως.
[κδ΄. Περὶ σκολύμου ῥίζης.] Σκολύμου ἡ ῥίζα πλῆθος
οὔρων ἄγει δυσωδῶν, εἴ τις αὐτὴν ἐν οἴνῳ καθεψήσας πίνοι.
καὶ διὰ τοῦτο καὶ τὰς δυσωδίας ἰᾶται τῶν τε μασχαλῶν
καὶ ὅλου τοῦ σώματος. τοῦτο μὲν οὖν ὡς καθαρτικῷ τοι-
ούτου χυμοῦ τῷ φαρμάκῳ καθ᾽ ὅλην ὑπάρχει τὴν οὐσίαν.
ἡ δὲ κατὰ τὰς ποιότητας ἐνέργεια θερμὸν μὲν κατὰ τὴν
δευτέραν τάξιν ἤδη πληρουμένην ἢ τρίτην ἀρχομένην ἐνδεί-
κνυται τὸ φάρμακον, ξηρὸν δὲ κατὰ τὴν δευτέραν.
[κε΄. Περὶ σκορδίου.] Σκόρδιον. ἐκ πολυειδῶν τοῦτο
καὶ χυμῶν καὶ δυνάμεων σύγκειται. καὶ γὰρ καὶ πικρὸν ἔχει

lefaciendo fit fecundi ordinis intenfi, aut tertii incipientis.
Urinam valenter ciet et vifcera obftructione liberat, ex
dictis qualitatibus conftans.

[23. *De fcilla.*] Scilla admodum incidentem facul-
tatem obtinet, non tamen admodum calidam. Sed fecun-
dum hoc eam quispiam fecundi ordinis cenfeat calefacien-
tium. Praeftat autem aut affam, aut elixam fumere, fic
enim virium ejus vehementia exolvitur.

[24. *De fcolymi radice.*] Scolymi radix copiofam
urinam graveolentem elicit, fiquis eam in vino coctam bibat,
ac proinde graveolentiam fanat tum alarum tum totius
corporis. Atque hoc fane medicamento ex tota ineft effen-
tia, nimirum quum fuccus fit purgatorius. At quae fecun-
dum qualitates editur actio, calidum in fecundo ordine
completo aut tertio incipiente medicamentum indicat, fic-
cum vero in fecundo.

[25. *De fcordio.*] Scordium. Ex variis id tum
faporibus tum facultatibus conftat, nam et amarum quid

Ed. Chart. XIII. [229. 230.]   Ed. Baf. II. (109)

τι καὶ στρυφνὸν καὶ δριμὺ, καὶ μάλιστά γε σκορόδῳ προσ-
έοικεν αὐτοῦ τὸ δριμὺ, ὅθεν, οἶμαι, καὶ τὴν προσηγορίαν
ἀπηνέγκατο. διακαθαίρει τοιγαροῦν ἅμα καὶ θερμαίνει τὰ
σπλάγχνα καὶ καταμήνια καὶ οὖρα κινεῖ καὶ σπάσματα καὶ
ῥήγματα καὶ πλευρῶν ἀλγήματα κατ᾽ ἔμφραξιν καὶ ψύξιν
ἰᾶται πινόμενον, κολλᾷ μὲν τὰ μεγάλα τραύματα χλωρὸν
ἐπιπλασσόμενον, ἀνακαθαίρει δὲ τὰ ῥυπαρὰ, καὶ εἰς οὐλὴν
ἄγει τὰ κακοήθη ξηρὸν ἐπιπασσόμενον.

[230] [κστ΄. Περὶ σκορόδου.] Σκόροδον ξηραίνει καὶ
θερμαίνει κατὰ τὴν τετάρτην ἀπόστασιν. τὸ δ᾽ ὀφιοσκόρο-
δον ὀνομαζόμενον ἄγριόν ἐστι σκόροδον ἰσχυρότερον τοῦ
ἡμέρου, ὥσπερ καὶ τὰ ἄλλα τὰ ἄγρια.

[κζ΄. Περὶ σκορδοπράσου.] Σκορδόπρασον ὥσπερ ἐν τῇ
γεύσει τε καὶ τῇ ὀσμῇ μικτὴν σκόρδου τε καὶ πράσου κέκτη-
ται ποιότητα, κατὰ τὸν αὐτὸν τρόπον κἂν τῇ δυνάμει.

[κη΄. Περὶ σκορπιοειδοῦς.] Σκορπιοειδὲς θερμαίνει μὲν
κατὰ τὴν τρίτην τάξιν, ξηραίνει δὲ κατὰ τὴν δευτέραν.

obtinet et acerbum et acre, et maxime fcorodo *allio* affi-
milis ejus eft acrimonia, unde fane mea fententia nomen-
claturam fortitum eft. Expurgat igitur fimulque calefacit
vifcera, tum menfes urinamque provocat. Praeterea con-
vulfa ruptaque et laterum dolores ab obftructione et frigore
natos fanat epotum. Denique viride quidem illitum magna
vulnera couglutinat, fed fordida perpurgat et contumacia
ad cicatricem perducit illitum aridum.

[26. *De fcorodo, allio.*] Allium deficcat et calefacit
qnarto exceffu. Porro ophiofcorodon agrefte allium eft,
domeftico valentius, ceu reliqua agreftia omnia.

[27. *De fcorodopraſo.*] Scorodopraſon ficut guftu
et odore mediam fcorodi, *allii*, et praſi, *porri*, qualitatem
poffidet, ita et viribus.

[28. *De fcorpioide.*] Scorpioides calefacit ordine
tertio, deficcat fecundo

Ed. Chart. XIII. [230.]   Ed. Baf. II. (109.)

[κθ'. Περὶ σμίλακος.] Σμῖλαξ ἢ τάξος δένδρον ἐστὶ
δηλητηρίου δυνάμεως.

[λ'. Περὶ σμύρνης.] Σμύρνα τῆς δευτέρας ἐστὶ τάξεως
τῶν θερμαινόντων τε καὶ ξηραινόντων. ἐπιπλαττομένη γοῦν
τοῖς ἐν κεφαλῇ τραύμασιν κολλᾷν αὐτὰ δύναται. μετέχει δὲ
καὶ πικρότητος οὐκ ὀλίγης, δι᾽ ἣν ἔμβρυα καὶ ἕλμινθας
κτείνει τε καὶ ἐκβάλλει. ὑπάρχει δ᾽ αὐτῇ καὶ τὸ ῥυπτικὸν
ἐντεῦθεν. οὕτω γοῦν καὶ ταῖς ὀφθαλμικαῖς μίγνυται δυνά-
μεσιν, ὅσαι πρὸς ἕλκη καὶ οὐλὰς παχείας συντίθενται. κατὰ
δὲ τὴν αὐτὴν αἰτίαν ἐπιμίγνυται τοῖς πρὸς βῆχα χρονίαν
καὶ ἄσθμα διδομένοις φαρμάκοις, οὐ μὴν τραχύνει γε τὴν
ἀρτηρίαν ὡς ἔνια τῶν ῥυπτόντων, ἀλλ᾽ οὕτως ἔχει μετρίαν
τὴν ῥύψιν, ὥστ᾽ ἔνιοι καὶ τοῖς ἀρτηριακοῖς ὀνομαζομένοις
φαρμάκοις μιγνύουσιν αὐτὴν ὡς θερμαῖνόν τε καὶ ξηραῖνον
αὐτάρκως φάρμακον, οὐδὲν εὐλαβούμενοι τὴν ἐκ τῆς πικρό-
τητος ῥύψιν.

[λα'. Περὶ σμύρνης βοϊκῆς.] Σμύρνα βοϊκὴ δύναμιν ἔχει
θερμαντικὴν, διαχυτικὴν, μαλακτικήν.

[29. De Jmilace.] Smilax aut taxus arbor eſt ve-
nenoſae facultatis.

[30. De Jmyrna, myrrha.] Myrrha ſecundi ordinis
eſt tum calefacientium, tum deſiccantium. Itaque capitum
vulneribus illita glutinare ea poteſt. Ineſt et amaror non
paucus per quem foetum et lumbricos tum enecat tum
ejicit. Adeſt hinc ei et abſtergendi facultas. Sic igitur
ocularibus miſcetur facultatibus, utique quae ad ulcera et
craſſas cicatrices praeparantur. Eadem de canſa inditur et
medicamentis, quae ad tuſſim veterem et aſthma exhibentur.
Non tamen arteriam exaſperat ſicut abſtergentium nonnulla,
verum adeo moderatam obtinet abſterſionem, ut nonnulli
eam arteriacis quae vocant medicamentis commiſceant
tanquam ſulſicienter calefaciens et deſiccaus medicamentum,
ſcilicet abſterſionem proſiciſcentem ab amarore nihil ve-
rentes.

[31. De myrrha boeotia.] Myrrha boeotia vim habet
calefaciendi, fundendi, emolliendi.

Ed. Chart. XIII. [23ο. 231.]   Ed. Baf. II. (110.)

(110) [λβ'. Περὶ σμυρνίου.] Σμύρνιον, οἱ δ᾽ ἱππο-
σέλινον ὀνομάζουσιν ἄγριον, ἐκ ταὐτοῦ γένους ἐστὶ καὶ
τοῦτο τῷ σελίνῳ τε καὶ πετροσελίνῳ. καὶ εἴη ἂν σελίνου μὲν
ἰσχυρότερον, πετροσελίνου δὲ ἀσθενέστερον. ἐμμήνων τε οὖν
ἀγωγόν ἐστι καὶ οὐρητικὸν καὶ θερμὸν καὶ ξηρὸν κατὰ τὴν
τρίτην τάξιν. οἱ δ᾽ ἐν Κιλικίᾳ πετροσέλινον ὀνομάζουσιν ἐν
τῷ Ἀμανῷ γεννώμενον. ἔστι μέντοι καὶ αὐτὸ σμύρνιον, ἧττον
δ᾽ ἐστὶν δριμὺ πετροσελίνου καὶ σμυρνίου, καὶ διὰ τοῦτο
καὶ κατὰ τραυμάτων ἐπιτίθεσθαι δύναται τῷ ξηραίνειν ἀλύ-
πως. ἀλλὰ καὶ διαφορητικόν ἐστι τῶν ἐσκληρυσμένων. ἡ δ᾽
ἄλλη δύναμις αὐτοῦ παραπλησία σελίνῳ τ᾽ ἐστὶ καὶ πετρο-
σελίνῳ, διὸ καὶ τῷ σπέρματι χρώμεθα πρὸς τὰ καταμήνιά
τε καὶ οὖρα καὶ ἄσθματα.

[231] [λγ'. Περὶ σόγχου.] Σόγχος ἐπειδὰν μὲν τελειω-
θῇ, τῶν ἀκανθωδῶν ἐστιν φυτῶν, χλωρὸς δ᾽ ἔτι καὶ ἁπα-
λὸς ἐσθίεται τοῖς ἄλλοις ἀγρίοις λαχάνοις ὡσαύτως. ἡ κρᾶ-
σις δ᾽ αὐτοῦ μικτή πώς ἐστι, σύγκειται γὰρ ἐξ ὑδατώδους
τε καὶ γεώδους οὐσίας, ἀμφοῖν ἀτρέμα ψυχρῶν. καὶ γὰρ
στύψεώς τι μετέχει καὶ σαφῶς ἐμψύχει, καταπλασσόμενός τε

[32. De fmyrnio.] Smyrnium quidam hippofelinum
agrefte cognominant. Ex eodem genere et ipfum cum apio
eft et petrofelino. Fueritque apio quidem validius, imbe-
cillius petrofelino. Menfes itaque et urinas movet, calidum
ficcumque tertio ordine. Cilices petrofelinum nominant
quod in Amano nafcitur. Eft fane et ipfum fmyrnium,
verum minus acre petrofelino fmyrnioque. Proinde fane
ulceribus imponi poteft, quia videlicet fine moleftia deficcet.
Sed et difcutere quae indurata funt poteft. Reliqua vis
ejus apio et petrofelino fimilis eft. Quocirca et femine ejus
utimur ad menfes, urinas et afthmata.

[33. De foncho.] Sonchus ubi adoleverit, ex fpi-
nofis plantis eft. Caeterum viridis etiamnum et tener eftur
perinde ut caetera agreftia olera. Temperamentum ejus
quodammodo mixtum eft, conftat enim ex aquea terreaque
effentia, utraque leviter frigida. Nam et aftrictionis cujus-
dam eft particeps, et five cataplafmatis in morem illinatur

Ed. Chart. XIII. [231.]   Ed. Baf. II. (110.)
καὶ ἐσθιόμενος. ἐπειδὴ δὲ τελέως ξηρανθῇ, γεώδης ἡ κρᾶσις
αὐτοῦ γίνεται μετρίως θερμότητα ἔχουσα.

[δ'. *Περὶ σπαργανίου.*] Σπαργάνιον ξηραντικῆς καὶ
τοῦτο δυνάμεώς ἐστι.

[λέ. *Περὶ σπάρτης.*] Σπάρτη, ᾧ τὰς ἀμπέλους παρ'
ἡμῖν δεσμοῦσιν, ὅ τε καρπὸς καὶ ὁ τῶν ῥάβδων χυλὸς ἑλ-
κτικῆς οὐκ ἀγεννῶς ἐστι δυνάμεως.

[λστ'. *Περὶ σταφυλίνου.*] Σταφυλῖνος ὁ μὲν ἥμερος
ἀσθενέστερος, ὁ δ' ἄγριος ἰσχυρότερος εἰς ἅπαντα. οὖρα δὲ
κινεῖ καὶ καταμήνια προτρέπει καὶ σύμπασα μὲν ἡ πόα,
μάλιστα δὲ τὸ σπέρμα καὶ ἡ ῥίζα. ἔχει δέ τι καὶ ῥυπτικὸν
ἐν ἑαυτῷ, διὸ καὶ τὰ φαγεδαινικὰ τῶν ἑλκῶν ἔνιοι τοῖς
φύλλοις αὐτοῦ χλωροῖς μετὰ μέλιτος καταπλάττουσι ὑπὲρ
τοῦ καθαρὰ ποιῆσαι.

[λζ'. *Περὶ στάχυος.*] Στάχυς, ὁ παραπλήσιος τῷ πρα-
σίῳ θάμνος, δριμὺς γευόμενός ἐστι καὶ πικρὸς τῆς τρίτης
τάξεως ὑπάρχων τῶν θερμαινόντων, ὥστ' εὐλόγως οὐ κατα-

----

five edatur, manifefto refrigerat. Poftea vero quam plane
reficcatus fuerit, terreftre ejus temperamentum redditur,
modicam habens caliditatem.

[34. *De fparganio.*] Sparganium et ipfum deficcan-
tis eft facultatis.

[34. *De fparto, genifta.*] Sparti quo et vites alli-
gant tum fructus tum virgarum fuccus, non imbecilliter
trahentis eft facultatis.

[36. *De ftaphilino, paftinaca.*] Staphilinus fativus
imbecillior, agreftis ad omnia potentior eft. Urinas men-
fesque provocat cum herba quidem tota, tum maxime femen
ac radix. Habet porro etiam abflerforium in fe quippiam.
Quamobrem ulcerum phagedaenica quidam foliis ejus viri-
dibus cum melle, quo pura reddant, illinunt.

[37. *De ftachy.*] Stachys frudex ille marrubio fimi-
lis, guftu acri et amaro, tertii eft ordinis calefacientium:

130 ΓΑΛΗΝΟΥ ΠΕΡΙ ΤΗΣ ΤΩΝ ΑΠΛΩΝ ΦΑΡΜ. ΚΡΑΣ.

Ed. Chart. XIII. [231.]　　　　　Ed. Baf. II. (110.)

μήνια κινεῖ μόνον, ἀλλὰ καὶ ἀμβλωθρίδιόν ἐστι φάρμακον,
ἐκβάλλει τε χόρια.

[λή'. Περὶ στοιβῆς.] Στοιβῆς ὁ καρπὸς καὶ τὰ φύλλα
μάλιστ' ἐστὶ χρήσιμα, στυπτικὴν ἔχοντα δύναμιν ἄδηκτον.
ἔστι δὲ κἀν τῷ ξηραίνειν ἐναργῶς κατὰ τὴν τρίτην που τά-
ξιν ἀρχομένην, ὅθεν αὐτῶν τὸ ἀφέψημα καὶ δυσεντερικοῖς
ἐνίεται καὶ ὠσὶ πυοροῦσι καὶ κολλητικὸς ὑπάρχει μεγάλων
τραυμάτων. ἐναργέστερον δὲ ταῦτα ποιεῖ μετ' οἴνου μέλανος
αὐστηροῦ, ξηραίνει γὰρ ἰσχυρῶς ἁπάσας τὰς παρὰ φύσιν
ὑγρότητας. ἔτι δὲ χλωρὰ τὰ φύλλα καταπλασσόμενα δύνα-
μιν ἐφεκτικὴν αἱμοῤῥαγίας ἔχει καὶ τὰς ἐκ πληγῆς δὲ συγχύ-
σεις τῶν ὀφθαλμῶν ὀνίνησι καταπλασσόμενος.

[λθ'. Περὶ στοιχάδος.] Στοιχάδος ἡ μὲν πρὸς τὴν
γεῦσιν ποιότης πικρά τ' ἐστὶ καὶ ὑποστύφουσα μετρίως. ἡ
δὲ κρᾶσις σύνθετος ἔκ τε ψυχρᾶς γεώδους οὐσίας ὀλίγης,
ἀφ' ἧς στύφει, καὶ λελεπτυσμένης ἑτέρας γεώδους πλείονος,
ἀφ' ἧς πικράζει. διὰ δὲ τὴν ἀμφοτερων σύνοδον ἐκφράττειν
καὶ λεπτύνειν καὶ ἀποῤῥύπτειν καὶ ῥωννύναι πέφυκε τά τε

Quamobrem rationabiliter non menſes ſolum provocat, ſed
et abortum affert et ſecundas ejicit.

[38. De ſtoebe.] Stoebes fructus et folia maximo
ſunt uſui, aſtringendi vim habentia mordacitatis expertem.
Sed et deſiccant evidenter in tertio fere ordine incipiente.
Quamobrem decoctum eorum dyſentericis injicitur et auri-
bus pure fluentibus, tum vulnera magna couglutinat. Evi-
dentius haec praeſtat cum vino atro auſtero, valenter enim
deſiccat omnes praeter naturam humiditates. Praeterea folia
viridia ſi illinantur, vim habent erumpentis ſanguinis ſup-
primendi. Denique et oculorum ex ictu ſuffuſiones illita
juvant.

[39. De ſtoechade.] Stoechadis guſtu quidem qua-
litas amara eſt et mediocriter ſubaſtringens, caeterum tem-
peries compoſita, nempe ex terrena eſſentia frigida exigua,
unde ſane aſtringit, et extenuata altera terrena copioſiore
a qua utique amara eſt. Ob utrorumque vero convenien-
tiam et coitum obſtructione liberare, extenuare, extergere

Ed. Chart. XIII. [231. 232.]　　　　Ed. Baf. II. (110.)

σπλάγχνα πάντα καὶ ὅλου τοῦ ζώου τὴν ἕξιν. ἐδείχθη γὰρ
ἐν τοῖς ἔμπροσθεν ὡς ὅσα σύγκειται φάρμακα πρὸς τῶν
τοιούτων οὐσιῶν τὰς εἰρημένας ἐνεργείας ἐνεργεῖ.

[232] [μ'. Περὶ στρατιώτητος.] Στρατιώτης ὁ μὲν
ἔννδρος ὑγρὸς καὶ ψυχρὸς τὴν δύναμιν, ὁ δὲ χερσαῖος ἔχει
τι καὶ στύψεως, ὥστε διὰ τοῦτο καὶ τραύματα δύνασθαι
κολλᾷν καὶ τοῖς ἕλκεσιν εἶναι χρήσιμος. ἔνιοι δ' αὐτῷ καὶ
πρὸς αἱμοῤῥαγίαν χρῶνται καὶ πρὸς σύριγγας.

[μα'. Περὶ στρουθίου.] Στρουθίου τῇ ῥίζῃ μάλιστα
χρώμεθα δριμείᾳ μὲν οὔσῃ κατὰ τὴν γεῦσιν, θερμῇ δὲ καὶ
ξηρᾷ κατὰ τὴν κρᾶσιν, ἐκ τῆς τετάρτης δήπου τάξεως. ἔστι
δὲ καὶ ῥυπτικὴ καὶ ἐρεθιστικὴ, διὰ τοῦτο καὶ πταρμοὺς
κινεῖ τοῖς ἄλλοις ὡσαύτως, ὅσα δριμέα τ' ἐστὶ γενόμενα
καὶ θερμὰ ταῖς κράσεσιν.

[μβ'. Περὶ στύρακος.] Στύραξ θερμαίνει, μαλάττει,
συμπέπτει, διὸ καὶ βῆχας καὶ κατάῤῥους καὶ κορύζας καὶ
βράγχους ὀνίνησιν, ἔμμηνά τε προτρέπει πινόμενόν τε

roborareque tum vifcera omnia, tum totum corpus eft nata.
Supra namque oftenfum eft, quod quae ex ejusmodi effentiis
conftant medicamenta, dictos effectus reddere poffint.

[40. *De ftratiote.*] Stratiotes aquaticus quidem, humida et frigida facultate eft, terreftris vero nonnihil habet
aftrictionis, proinde fane et vulnera glutinare poteft et ulceribus effe utilis. Sunt qui eo et ad fanguinis eruptiones
utantur et ad fiftulas.

[41. *De ftruthio.*] Struthii radice potiffimum utimur, utpote guftu acri et calida ficcaque temperamento ex
quarto quodammodo ordine. Sed et abftergit et irritat,
proinde quoque fternutationem provocat, ceu caetera omnia
quae calida funt temperie et guftu acria.

[42. *De ftyrace.*] Styrax calefacit, emollit, concoquit. Quamobrem tuffibus catarrhis pituitae deftillationibus rauccdiuibusque prodeft. Tum menfes feu potum feu

132 ΓΑΛΗΝΟΤ ΠΕΡΙ ΤΗΣ ΤΩΝ ΑΠΛΩΝ ΦΑΡΜ. ΚΡΑΣ.

Ed. Chart. XIII. [232.]   Ed. Baſ. II. (110.)

καὶ προστιθέμενον, ἡ δὲ λιγνὺς καυθέντος αὐτοῦ παραπλη-
σία πώς ἐστι τῇ τοῦ λιβάνου.

[μγʹ. Περὶ σύκων.] Σῦκα τὰ μὲν ξηρὰ θερμὰ τὴν
δύναμίν ἐστι, κατὰ τὴν πρώτην που τάξιν ἤδη συμπληρου-
μένην, ἢ τὴν δευτέραν ἀρχομένην, ἔχει δέ τι καὶ λεπτομερές.
ἐξ ἀμφοῖν τούτων ἱκανὰ συμπέπτειν ἐστὶ τοὺς σκληροὺς
τῶν ὄγκων, εὐθὺς δ᾽ αὐτοὺς διαφορεῖ. καὶ αὐτὰ μὲν οὖν
καθ᾽ ἑαυτὰ καταπλασσόμενα τοιαύτης ἐστὶ δυνάμεως. καὶ
τὸ ἀφέψημα δ᾽ αὐτῶν ὁμοίας ὑπάρχει φύσεως. χρὴ δὲ ὅπου
καὶ συμπέψαι βούλει μᾶλλον, πύρινον ἄλευρον μιγνύειν,
ὅπου δὲ διαφορῆσαι, κρίθινον. ὁ δὲ ἄρτος ἐν τῷ μέσῳ τού-
των ἐστίν. ἀλλὰ μὲν τοιαῦτα τῆς περὶ φαρμάκων συνθέ-
σεώς ἐστι καὶ τῆς θεραπευτικῆς οἰκιότερα μεθόδου. πρὸς
δὲ τὸ παρὸν ἀρκεῖ καὶ ταῦτα γινόσκειν ὑπὲρ ἰσχάδων. εἰ-
δέναι δὲ καὶ ὡς αἱ μὲν ῥυπαρώτεραι πέπτειν μᾶλλον, αἱ δρι-
μύτεραι δ᾽ ἐν τῷ γένεσθαι ῥύπτειν τε καὶ διαφορεῖν πεφύ-
κασι, τὸ δ᾽ ἐπιπλεῖστον αὐτῶν ἑψηθεισῶν ἐν ὕδατι γιγνό-
μενον ὅμοιόν ἐστιν οὐ τὴν σύστασιν μόνον, ἀλλὰ καὶ τὴν

admotum prolicit.   Combuſti ejus fuligo thuris fuligini
quodammodo eſt ſimilis.

[43. De ſycis, ficis.] Fici aridi vim habent calefa-
ciendi ordine primo etiam completo, aut ſecundo incipiente.
Habent vero et partium tenuitatem quandam.   Ex iſtis
duobus idonei ſunt, qui tubercula dura concoquant, ſtatim
vero etiam ea digerunt.   Atque ipſi per ſe illiti ejusmodi
vim obtinent.   Sed et decoctum eorum ejusdem utique na-
turae eſt.   Verum ubi magis concoquere conſilium eſt, mi-
ſcenda eſt farina triticea, ubi vero plus digerere, hordeacca,
panis horum in medio.   Sed haec magis ſunt propria tra-
ctatus de medicamentorum compoſitione et rationis curandi,
verum in praeſentia haec de caricis noviſſe ſuſficiat.   Porro
ſcire oportet, quod qui pinguiores ſunt, magis poſſunt con-
coquere, qui vero guſtu acriores, magis tum extergere, tum
digerere.   Caeterum quod ex iis plurimum in aqua coctis
efficitur, ſimile eſt melli non ſolum conſiſtentia, ſed et ſa-

δύναμιν μέλιτι. τὰ δὲ χλωρὰ σῦκα ἐσθιόμενα διὰ τὴν ἐπι-
μιξίαν τῆς ὑγρότητος ἀσθενεστέρας ἐστὶ δυνάμεως, ὑπάγει
μέντοι κοιλίαν ἄμφω, καὶ τὰ ὑγρὰ καὶ τὰ ξηρά. τὰ δὲ τῶν
ἐρινεῶν σῦκα δριμείας ἐστὶ καὶ διαφορητικῆς δυνάμεως. οὕτω
δὲ καὶ τῶν ἡμέρων οἱ ὄλυνθοι, μετέχουσι γὰρ ἔτι τοῦ τῆς
συκῆς ὀποῦ.

(111) [μδ'. Περὶ συκῆς.] Συκῆ θερμῆς καὶ λεπτομε-
ροῦς ἐστι κράσεως, ὡς ὅ τε ὀπὸς αὐτῆς δηλοῖ καὶ τῶν φύλ-
λων ὁ χυλός. ἰσχυρῶς γὰρ ἑκάτερον αὐτῶν ἐστι θερμὸν, ὥστε
οὐδὲ δάκνει μόνον ἢ ῥύπτει σφοδρῶς, ἀλλὰ καὶ ἕλκοῖ καὶ
ἀναστομοῖ καὶ μυρμηκίας ἐκβάλλει. ἔστι δὲ καὶ καθαρτικόν.
ὁ δὲ τῆς ἀγρίας συκῆς, ἢν ἐρινεὸν ὀνομάζουσιν, ὀπός τε καὶ
χυλὸς ἰσχυρότερος εἰς ἅπαντα τοῦ τῆς ἡμέρου. καὶ αἱ κρά-
δαι δ' αὐτῶν οὕτως εἰσὶ θερμαὶ καὶ λεπτομερεῖς τὴν κρᾶ-
σιν ὥστε καὶ τοῖς βοείοις κρέασι τοῖς σκληροῖς ἑψομένοις
ἐμβαλλόμεναι τακερὰ ποιοῦσιν αὐτά.

[233] [με'. Περὶ συμφύτου πετραίου.] Σύμφυτον πε-
τραῖον ἐξ ἐναντίων σύγκειται δυνάμεων. ἔχει μὲν γάρ τι καὶ

cultate. Porro ficus virides comefi propter admixtam hu-
miditatem facultatis funt imbecillioris, fubducunt tamen
alvum utrique tum humidi, tum ficci. Porro ficus capri-
fici acris et difcutientis facultatis funt. Sic etiam domefti-
corum groffi, ineft enim illis nonnihil etiam fucci ex ficu
arbore.

[44. *De ficu arbore.*] Ficus arbor calidae tenuium-
que partium temperiei eft, ceu indicant tum liquor ejus tum
foliorum fuccus. Valenter enim eorum uterque calidus eft.
Itaque non mordicat tantum aut vehementer abftergit, fed
et ulcera et ora vaforum referat et verrucas, quas myrme-
cias vocant ejicit, fed et purgare poteft. Porro ficus agre-
ftis, quam caprificum nominant, tum liquor tum fuccus ad
omnia quam fativae valentior eft. Sed et rami earum adeo
funt calidi tenuiumque partium, ut carnes bubulas duras, fi
coquendis adjiciantur, friabiles ac teneras efficiant.

[45. *De fymphyto petraeo.*] Symphytum petraeum
ex contrariis conftat viribus, habet enim incidendi vim

τμητικὸν, ᾧ καὶ τὸ περιεχόμενον ἐν θώρακι καὶ πνεύμονι
πῦον ἐκκαθαίρειν πέφυκεν. ἔχει δέ τι καὶ συνακτικὸν, ᾧ
καὶ πρὸς τὰς τοῦ αἵματος ἀναγωγὰς ἐπιβοηθεῖ, καὶ τρίτην
ἐπ᾽ αὐτοῖς ὑγρότητά τινα θερμὴν οὐκ ἀμέτρως, δι᾽ ἣν καὶ
γλυκὺ φαίνεται γενομένοις καὶ ἡδὺ πρὸς τὴν ὄσφρησιν. ἄδι-
ψον δ᾽ ἐστὶ διαμασώμενον καὶ τὰς ἐν ἀρτηρίᾳ τραχύτητας
ἰᾶται. κατὰ δὲ τὴν ἐξ ἁπασῶν τῶν εἰρημένων δυνάμεων μί-
ξιν ἅμα τε καὶ διαφορεῖν ἱκανόν ἐστιν καὶ συνάγειν καὶ
σφίγγειν τὰ σώματα. καὶ διὰ τοῦτο καὶ ταῖς ἐντεροκήλαις
ἐπιτίθεται καὶ πρὸς σπάσματα καὶ ῥήγματα σὺν ὀξυμέλιτι
πίνεται. ὅσοι δ᾽ αὐτὸ καὶ πρὸς δυσεντερίαν καὶ ῥοῦν ἐρυ-
θρὸν, ἕψοντες ἐν οἴνῳ διδόασιν, ὡς ξηραίνοντί τε καὶ συνά-
γοντι χρῶνται, καὶ ὅσοι πρὸς νεφρῖτιν, ὡς ἐκκαθαίροντι
καὶ τέμνοντι.

[μστ'. Περὶ συμφύτου τοῦ μεγάλου.] Σύμφυτον ἕτε-
ρον τὸ μέγα παραπλησίας ἐστὶ τῷ προειρημένῳ δυνάμεως,
οὐ μὴν γλυκὺ γενομένοις οὐδὲ εὐῶδες ὀσμωμένοις φαίνεται,
ἀλλὰ κατὰ ταῦτα μὲν ἀποκεχώρηκεν τοῦ προγεγραμμένου·

quampiam, qua collectum in thorace pulmoneque pus ex-
purgare poteſt, habetque etiam quandam contrahendi vim,
qua ejectionibus ſanguinis auxiliatur, et tertia ad eas ineſt
humiditas quaedam non immodice calida, per quam guſtan-
tibus dulce apparet et odoratu jucundum. Manſum ſitim
extinguit et arteriae aſperitates ſanat. Porro ſecundum
omnium dictarum facultatum mixtionem ſimul diſcutere
abunde poteſt, ſimulque corpora contrahere conſtringereque,
proinde enterocelis imponitur, et ad convulſa et rupta cum
oxymelite bibitur. Porro qui ipſum in vino decoctum ad
dyſenteriam exhibent et muliebre profluvium rubrum,
utuntur tanquam deſiccante et contrahente, qui vero ad
nephritim, tanquam expurgante et incidente.

[46. De ſymphyto magno.] Symphytum alterum,
puta magnum, ſimilem dicto vim habet, non tamen guſtan-
tibus dulce eſt, aut odorantibus odoratum, ſed his ſane a
modo ſcriplo diverſum eſt. Caeterum quatenus viſcoſitatem

ΚΑΙ ΔΥΝΑΜΕΩΣ ΒΙΒΛΙΟΝ Θ. 135

Ed. Chart. XIII. [233.]   Ed. Baf. II. (111.)

καθὸ δὲ γλίσχρον τι καὶ δακνῶδες ἔχει, σκίλλῃ παραπλήσιον
ὑπάρχει. χρῶνται δ᾽ αὐτῷ πρὸς ὅσα τῷ προειρημένῳ.
[μζ΄. Περὶ σφονδύλου.] Σφονδύλου ὁ μὲν καρπὸς δρι-
μείας ἐστὶ καὶ τμητικῆς δυνάμεως, ὥστε καὶ πρὸς ἆσθμα καὶ
πρὸς ἐπίληψιν ἀγαθόν ἐστι φάρμακον. ὀνίνησι δὲ καὶ τοὺς
ἰκτερικούς. καὶ ἡ ῥίζα δὲ παραπλησίας ὑπάρχουσα δυνάμεως
ἐπὶ τῶν αὐτῶν ἁρμόττει, προσέτι δὲ καὶ τοὺς ἐκ συρίγγων
τύλους ἀφαιρεῖ. χρὴ δὲ περιξύσαντας ἐντιθέναι. καὶ τοῦ ἄν-
θους δὲ ὁ χυλὸς ἀποτίθεται, τοῖς κατὰ τὰ ὦτα χρονιωτέ-
ροις ἕλκεσιν ἁρμόττων.
[μή. Περὶ σχίνου.] Σχῖνος. ὁ θάμνος οὗτος ἐξ ὑδα-
τώδους οὐσίας ἀτρέμα θερμῆς τῇ δυνάμει καὶ γεώδους ψυ-
χρᾶς, οὐ πολλῆς σύγκειται, δι᾽ ἢν καὶ στύφει μετρίως. ξη-
ραίνει μὲν οὖν κατὰ τὴν δευτέραν τάξιν ἤδη συμπληρουμέ-
νην, ἢ τὴν τρίτην ἀρχομένην. ἐν δὲ τῇ κατὰ θερμότητα καὶ
ψυχρότητα διαφορᾷ μέσος πώς ἐστι καὶ σύμμετρος. ὁμοίαν
δὲ ἐν ἅπασιν ἔχει τοῖς ἑαυτοῦ μέρεσι τὴν οἰνωπιν, ἐν ῥίζαις,
ἐν κλάδοις, ἐν ἀκρέμοσιν, ἐν βλαστοῖς, ἐν φύλλοις, ἔτι δὲ
καρπῷ τε καὶ φλοιῷ. καὶ εἰ χυλὸν δ᾽ ἐκ τῶν φύλλων αὐ-

quandam et mordacitatem obtinet, fcillae ftmile eft. Utun-
turque ad omnia, ad quae jam dicto.

[47. *De fphondylio.*] Sphondylii fructus acris et
incidentis eft facultatis. Itaque ad afthma et comitialem
morbum aptum eft medicamentum. Prodeft et aurigini.
Et radix nimirum fimilis facultatis ad eadem accommoda-
tur. Sed et infuper fiftularum callos tollit, caeterum im-
ponere eam oportet circumrafam. Porro floris etiam fuccus
ad diuturniora aurium ulcera conveniens reponitur.

[48. *De fchino, lentifco.*] Lentifcus. Frutex hic
ex aquea eſſentia leviter calida viribus et terrena frigida non
multa compofitus eft, ob quam moderate aftringit. Deficcat
igitur fecundo ordine completo aut tertio incipiente, in
caliditatis et frigiditatis differentia quodammodo eft medius
et moderatus. Similem omnibus fuis partibus aftrictionem
obtinet in radicibus, ramis, extremis turionibus, germinibus
ac foliis, praeterea fructu et cortice, ac fi fuccum ex foliis

τοῦ χλωρῶν ἐκθλίψαις, ὁμοίας μὲν καὶ οὗτός ἐστι τάξεως
στύφων μετρίως, ὅθεν καὶ πίνεται καθ᾽ ἑαυτήν τε καὶ σὺν
τοῖς ἄλλοις φαρμάκοις, ὅσα δυσεντερίας τε καὶ κοιλιακὰς
διαθέσεις ἰᾶται. καὶ μὲν δὴ καὶ πρὸς τὰς τοῦ αἵματος πτύ-
σεις καὶ τὰς ἐκ μήτρας αἱμορῥαγίας καὶ προπτώσεις ἕδρας
τε καὶ ὑστέρας ἐπιτήδειός ἐστιν ἐγγύς τι τῆς ὑποκυστίδος
ὑπάρχων.

[μθ΄. Περὶ σχίνου ἄνθους.] Σχίνου ἄνθος θερμαίνει
μετρίως καὶ στύφει μετρίως ἔτι καὶ τῆς λεπτομεροῦς φύσεως
οὐκ ἀπήλλακται. [234] τοιγάρτοι διὰ ταῦτα καὶ οὐρητικόν
ἐστι τὸ φάρμακον καὶ καταμηνίων ἀγωγὸν, ἐν πυρίαις τε
καὶ πόμασι παραλαμβανόμενον. ὠφελεῖ δὲ καὶ τὰς καθ᾽ ἧπαρ
καὶ στόμαχον καὶ κοιλίαν φλεγμονάς. ἔστι δ᾽ αὐτοῦ στυπτι-
κωτέρα μὲν ἡ ῥίζα, τὸ δὲ καλούμενον ἄνθος θερμότερον. ἐν
ἅπασι δὲ τοῖς μορίοις αὐτοῦ, τοῖς μὲν μᾶλλον, τοῖς δ᾽ ἧττον,
ἐμφαίνεταί τι γενόμενον στύψεως, δι᾽ ἣν καὶ πρὸς τοῖς αἱ-
μοπτυϊκοῖς διδομένοις μίγνυται φαρμάκοις.

[ν΄. Περὶ σχοίνου λείας, ὀξυσχοίνου καὶ ὁλοσχοίνου.]
Σχοίνου ἡ μὲν λεία, ἡ δ᾽ ὀξύσχοινος, ἡ δ᾽ ὁλόσχοινος ὀνο-

ejus viridibus exprimas, fimilis hic ordinis eft moderate
aftringens. Itaque bibitur et per fe et cum aliis medica-
mentis, quae dyfenterias et coeliacos affectus fanant, quin
et ad fanguinis expuitiones, fanguinisque ex utero eruptio-
nes, tum fedis vulvaeque procidentias idoneus eft, utpote
ad hypocyftida nonnihil prope accedens.

[49. *De fchini flore.*] Schini flos modice calefacit,
modiceque etiam aftringit, nec plane a tenuitatis natura
alienus eft. Quocirca his de caufis urinam movet men-
fesque ciet adhibitum five in fomentationem five in potio-
nem. Prodeft et jecoris et ftomachi ac ventris phlegmonis.
Magis eo aftringit radix. Quod vero florem vocant calidius
eft. Porro in omnibus fuis partibus, in aliis magis in aliis
minus, guftantibus apparet aftrictio, proinde medicinis quae
fanguinem rejicientibus exhibentur commifcetur.

[50. *De fchoeno laevi, acuto et marifco.*] Junci
alius laevis, alius acutus, alius marifcus. Gracilior du-

μάζεται. ἰσχνοτέρα μὲν καὶ σκληροτέρα ἡ ὀξύσχοινος, παχυ-
τέρα δὲ καὶ χαυνοτέρα ἡ ὁλόσχοινος. ὁ καρπὸς δὲ τῆς ὁλο-
σχοίνου μὲν ὑπνωτικὸς, τῆς δ᾽ ὀξυσχοίνου δύο εἰσὶν εἴδη· τὸ
μὲν ἄκαρπον, οὗ χρῆσις οὐδεμία πρὸς τὰς ἰάσεις, τὸ δ᾽
ἕτερον καρποφόρον· ὑπνώδης δὲ καὶ ταύτης ὁ καρπὸς,
ἀλλ᾽ ἧττον ἢ τῆς ὁλοσχοίνου. ἔστι μὴν οὗτος καὶ κεφαλαλ-
γής. ἀμφότεροι δὲ εἰ φρυγέντες μετ᾽ οἴνου πίνοιντο, τὰ κατὰ
τὴν γαστέρα ξηραίνουσι ῥεύματα καὶ ῥοῦν τὸν ἐρυθρὸν ἐπέ-
χουσιν. ἐξ ὧν δῆλον ὡς ἡ κρᾶσις αὐτῶν ἐστι σύνθετος ἐκ
γεώδους οὐσίας ἀτρέμα ψυχρᾶς καὶ ὑδατώδους ἀτρέμα θερ-
μῆς, ἵνα ξηραίνειν τε τὰ κάτω δύνωνται καὶ πρὸς τὴν κε-
φαλὴν ἀτμοὺς ἀναπέμπειν ἠρέμα ψυχροὺς, οἷς καὶ ὑπνώδεις
ἐργάζονται.

Κεφ. ιθ΄. [α΄. Περὶ τερμίνθου.] Τερμίνθου καὶ ὁ
φλοιὸς καὶ τὰ φύλλα καὶ ὁ καρπὸς ἔχουσί τι στυπτικόν.
ἀλλὰ καὶ θερμαίνουσι κατὰ τὴν δευτέραν τάξιν, ὥστ᾽ ἤδη
δῆλον ὡς καὶ ξηραίνουσι πρόσφατοι μὲν ὑπάρχοντες ἔτι καὶ
ὑγροὶ μετρίως, ξηρανθέντες δὲ κατὰ τὴν δευτέραν τάξιν. ὁ

riorque oxyfchoenos acutus, craffior laxiorque holofchoenos
marifcus.　Fructus holofchoeni fomnum affert.　At oxy-
fchoeni duae funt fpecies, altera fterilis, cujus quidem in
medicina nullus ufus eft, altera vero fructum fert, conci-
liat vero et hujus fructus fomnum, fed minus quam holo-
fchoeni, quanquam tamen hoc caput tentet.　Uterque fi
fructus cum vino bibatur, ventris fluxus ficcat et muliebre
profluvium rubrum fiftit.　Ex quibus clarum eft, quod
compofita eorum temperies eft, ex terrena videlicet effentia
leviter frigida et aquea leviter calida, ut et inferna deficcare
poffint et fenfim frigidos ad caput vapores fubmittere, qui-
bus fomnolentos efficiant.　Cap. XIX. [1. De terebintho.] Terebinthi tum
cortex tum folia tum fructus aftrictorium quiddam obti-
nent.　Sed et fecundo ordine calefaciunt.　Itaque quod
etiam deficcent manifeftum eft, recentes quidem etiamnum
humidique modice, ficci vero ordine fecundo.　Caeterum

Ed. Chart. XIII. [234.]   Ed. Baf. II. (111. 112.)
δὲ καρπὸς ὁ ξηρὸς ἐγγὺς καὶ τῆς τρίτης ἐστὶ τάξεως τῶν
ξηραινόντων. ἔστι γὰρ οὕτω θερμὸς ὡς καὶ τοῖς μασωμέ-
νοις εὐθὺς εὔδηλον γίνεσθαι τὴν θερμότητα. ταῦτ᾽ ἄρα καὶ
οὐρητικά ἐστι καὶ σπλῆνας ὀνίνησι.

[β΄. Περὶ τεύτλου.] Τεῦτλον νιτρώδους τινὸς μετεί-
ληφε δυνάμεως, ᾗ καὶ ῥύπτει καὶ διαφορεῖ καὶ διὰ ῥινῶν
καθαίρει. ἑψηθὲν δὲ τὸ μὲν νιτρῶδές τε καὶ δριμὺ πᾶν ἀπο-
τίθεται, γίγνεται δ᾽ ἀφλεγμάντου δυνάμεως καὶ ἀτρέμα δια-
φορητικῆς. ἰσχυρότερον δ᾽ εἴς τε τὸ ῥύπτειν καὶ διαφορεῖν
ἐστι τὸ λευκὸν τεῦτλον, ὡς τό γε μέλαν ἔχει τι καὶ στύ-
ψεως καὶ μᾶλλον κατὰ τὴν ῥίζαν ἥπερ τὰ ἄλλα μόρια.

[γ΄. Περὶ τευκρίου.] Τεύκριον τμητικῆς καὶ λεπτομε-
ροῦς ἐστι δυνάμεως, ὅθεν καὶ σπλῆνας ἰᾶται. καὶ θείη ἄν
τις αὐτὴν ἐν τρίτῃ μὲν τάξει τῶν ξηραινόντων, τῇ δευτέρᾳ
δὲ τῶν θερμαινόντων.

(112) [δ΄. Περὶ τέφρας.] Τέφρα. τῶν κεκαυμένων
ξύλων τὸ λείψανον οὕτω προσαγορεύεται, σύνθετον ὑπάρ-
χον ἐξ ἐναντίων οὐσιῶν τε καὶ ποιοτήτων. ἔχει γὰρ ἐν αὐτῷ

fructus aridus propinquus eft etiam tertio ordine deficcan-
tium, eft enim adeo calidus ut mandentibus protinus ejus
caliditas percipiatnr. Itaque etiam urinam provocat et lie-
nibus prodeft.

[2. *De teuthlo, beta.*] Beta nitrofae cujusdam fa-
cnltatis particeps eft, qua tum difcntit tum extergit et per
nares purgat. Caeterum cocta nitroftatem omnem ac acri-
moniam exuit, fitqne facultatis phlegmonis adverfae leviter
digerentis. Porro ad detergendnm digerendumque validior
beta alba, nam nigra adjunctum habet aftrictionis quippiam
et magis in radice quam aliis partibus.

[3. *De teucrio.*] Teucrium incidendi et tenuium
parlium facnltatis eft, quare lienes fanat, ponatque ipfum
quispiam in tertio exiccantium, fecundo vero calefacientium.

[4. *De tephra, cinere.*] Cinis. Combuftorum ligno-
rum reliquiae fic nuncupantur, compofitae ex contrariis tum
qualitatibus tum fubftantiis. Habet enim in fe partim ter-

τὸ μέν τι γεῶδες, τὸ δ᾽ οἷον αἰθαλῶδες ἢ λιγνυῶδες ἢ ὅπως
ἂν ἐθέλῃ τις καλεῖν. [235] ταυτὶ μὲν οὖν τὰ μόρια λεπτο-
μερῆ τ᾽ ἐστὶ καὶ βρεχομένης ὕδατι τῆς τέφρας καὶ διηθου-
μένης συναποφέρεται. ὅσον δ᾽ ὑπολείπεται γεῶδες, ἀσθενὲς
καὶ ἄδηκτον γίγνεται ἐν τῇ κονίᾳ τὴν θερμὴν δύναμιν ἀπο-
τιθέμενον. οὐχ ἅπασα δὲ τέφρα τὴν αὐτὴν ἀκριβῶς ἔχει
κρᾶσιν, ἀλλὰ κατὰ τὴν τῆς κανθείσης ὕλης διαφορὰν ὑπαλ-
λάττεται. Διοσκορίδης δὲ οὐκ οἶδ᾽ ὅπως στυπτικὴν αὐτὴν
ἔχειν φησὶ τὴν δύναμιν. καίτοι γε ἡ συκίνη πάσης ἀπήλ-
λακται τοιαύτης ποιότητος, ὅτι καὶ αὐτὸ τὸ δένδρον οὐχ
ὥσπερ δρῦς καὶ πρῖνος καὶ κόμαρος καὶ φηγὸς καὶ σχῖνος
καὶ κισσὸς, ὅσα τ᾽ ἄλλα τοιαῦτα, τὴν στρυφνὴν ἐπιφαίνει ποι-
ότητα κατ᾽ οὐδὲν ἑαυτοῦ μέρος, ἀλλ᾽ ἔστιν ὅπου πλῆρες
ὅλον ἰσχυροῦ καὶ θερμοῦ καὶ δριμέος. ἐκ μὲν δὴ τῶν στρυ-
φνῶν ξύλων ἡ τέφρα στυπτικὸν οὐκ ὀλίγον ἔχει, καὶ ἔγωγέ
ποτε δι᾽ αὐτῆς ἐπισχὼν αἱμορραγίας οἶδα, μηδενὸς ἑτέρου
παρόντος φαρμάκου. τῇ συκίνῃ δ᾽ οὐκ ἄν τις εἰς τοῦτο χρή-
σαιτό ποτε, πολὺ γὰρ αὕτη γε τὸ δριμὺ καὶ τὸ καυστικὸν

renum, partim velut favillofum, five fuliginofum, five quo-
modocunque quis appellare volet. Atque hae fane partes
funt tenuium partium et quae maceratis aqua cineribus et
percolata una afportantur atque abeunt, quod vero reli-
quum eft, terreum eft et infirmum et morfu vacans, in lixi-
vium calida facultate depofita. Sed non omnis cinis eadem
temperie praeditus eft, fed pro combuftae materiae diverfi-
tate variatur. At nefcio quo pacto Diofcorides omnes ci-
neres aftringendi habere vim prodiderit, quum ficulneus
ejusmodi omnis qualitatis fit expers, utpote quum et ipfa
arbor nulla fua parte acerbam qualitatem praeferat, ceu
quercus, ilex, arbutus, fagus, lentifcus, hedera et hoc
genus alia, verum plena fucco valido tota fit, eoque acri et
calido. Ergo ex acerbis utique lignis factus cinis non parum
aftringit, meminique me quandoque, quum aliud ad manum
non effet medicamentum, per hunc fanguinis fuppreffiffe
eruptionem. Verum nullus unquam ad tale uti ficulneo

ἔχει τῷ ῥυπτικῷ μεμιγμένον καὶ κατ᾽ ἄμφω διενήνοχε τῆς ἐκ
τῶν δρυΐνων ξύλων, ὅτι τε τὸ αἰθαλῶδες ἐν αὐτῇ πολλῷ
δριμύτερόν ἐστι καὶ ὅτι τὸ οἷον γεῶδες, ἐν ἐκείναις μὲν
ὑποστῦφόν πώς ἐστιν, ἐν ταύτῃ δὲ ῥυπτικὸν, ὥσπερ ἐν τῇ
τῶν τιθυμάλλων. ἔστι δὲ καὶ ἡ τίτανος εἶδός τι τέφρας,
λεπτομερεστέρα μὲν οὖσα τῆς ἐκ τῶν ξύλων, παρ᾽ ὅσον ἀκρι-
βέστερον οἱ λίθοι κατοπτᾶσθαι δέονται πρὸς τὸ γενέσθαι
τέφραν, ὅμως μὴν ἔχουσα καὶ αὐτὴ τὸ οἷον ἐμπύρευμα πολύ.
καὶ διὰ τοῦτο πλυθεῖσα ξηραντικὸν ἀδήκτως γίνεται φάρ-
μακον, καὶ μᾶλλον, εἰ δὶς ἢ καὶ τρὶς πλυθείη. διαφορητικὴ
δ᾽ ἱκανῶς γίνεται θαλάσσῃ πλυθεῖσα. λεχθήσεται δὲ ὑπὲρ
αὐτῆς κἀπειδὰν περὶ τῶν μεταλλευομένων ὁ λόγος ἡμῖν
γίγνηται.

[ε΄. Περὶ τηλεφίου.] Τηλέφιον ξηραντικῆς ἐστι καὶ
ῥυπτικῆς δυνάμεως, οὐ μὴν ἐπιφανῶς γε θερμῆς, ἀλλὰ κατὰ
τοῦτ᾽ ἄν τις ἴσως αὐτὸ θείη τῆς πρώτης τάξεως. ξηραίνει
μέντοι κατὰ τὴν δευτέραν ἐπιτεταμένην, ἢ τὰ πρῶτα τῆς

audeat, fiquidem hic acrimoniae multum adurentisque fa-
cultatis obtinet mixtae abſterſioni, et utroque differt ab eo,
qui ex quercinis lignis conficitur, tum quod in eo fuligineum
multo eſt acrius, tum quod illis terrenum quodammodo ſub-
aſtringens eſt, in hac abſtergens, veluti in cinere tithymal-
lorum. Eſt et calx cineris quaedam ſpecies, caeterum
eſſentiae tenuiorum partium quam qui ex lignis fit, nimi-
rum quanto lapides exactius torreri, ut cinis fiant, poſtulant.
Sed tamen multas et ipſa reliquias in ſe habet naturae igneae.
Proinde elota medicamentum eſt citra morſum deſiccans,
magisque fi bis terve lavetur. Caeterum fi marina aqua
abluta fit, admodum diſcutit. Dicetur porro de ea, ubi de
metallicis ſermo habebitur.

[5. De telephio.] Telephium exiccandi et detergendi
facultate eſt praeditum, non tamen inſigniter calida, verum
in hoc forſan quispiam ipſum primi eſſe ordinis cenſeat.
Deſiccat tamen ſecundo ordine intenſo aut certe principio

Ed. Chart. XIII. [235.]   Ed. Baf. II. (112.)

τρίτης. καὶ διὰ τοῦτο πρός τε τὰ σηπεδονώδη τῶν ἑλκῶν
ἁρμόττει καὶ λεύκας καὶ ἀλφοὺς ἰᾶται σὺν ὄξει.

[στ'. Περὶ τήλεως.] Τῆλις θερμὴ μέν ἐστιν ἐκ τῆς δευ-
τέρας τάξεως, ξηρὰ δ' ἐκ τῆς πρώτης, καὶ διὰ τοῦτο τὶ'ς
μὲν ζεούσας φλεγμονὰς παροξύνει, τὰς δ' ἧττον θερμὰς καὶ
ὅσαι σκιῤῥωδέστεραι διαφοροῦσα θεραπεύει.
[ζ'. Περὶ τιθυμάλλων.] Τιθύμαλλοι πάντες ἐπικρατοῦ-
σαν μὲν ἔχουσι τὴν δριμεῖαν καὶ θερμὴν δύναμιν. ὑπάρχει
δ' αὐτοῖς καὶ πικρότης. ἰσχυρότατος μὲν οὖν αὐτῆς ὁ ὀπός,
ἐφεξῆς δὲ ὅ τε καρπὸς καὶ τὰ φύλλα. μετέχει δὲ καὶ ἡ ῥίζα
τῶν εἰρημένων δυνάμεων, ἀλλ' οὐκ ἐπίσης. αὐτὴ μὲν οὖν
ἑψομένη σὺν ὄξει τὰ τῶν ὀδόντων ἀλγήματα καὶ μάλισθ'
ὅσα βεβρωμένοις αὐτοῖς γίνεται θεραπεύει. οἱ δὲ ὀποὶ σφο-
δροτέραν ἔχοντες δύναμιν εἰς μὲν τὸ τρῆμα τῶν ὀδόντων
ἐντίθενται· τῶν δ' ἄλλων του σώματος εἰ ἅψαιντο μορίων
εὐθὺς ἐπικαίουσί τε καὶ ἕλκουσι, διόπερ ἔξωθεν αὐτοῖς περι-
πλάσσεται κηρος. εἰσὶ γὰρ ἐκ τῆς τετάρτης τάξεως τῶν θερ-
μαινόντων, ἣν δὴ τῶν καυστικῶν ἔφαμεν ὑπάρχειν. οὕτως·

tertii. Proinde ad putrida ulcera convenit et vitiliginem
utramque fanat cum aceto.

[6. *De teli, foenograeco.*] Foenumgraecum calidum
eft fecundi ordinis, ficcum primi. Proinde ferventes phle-
gmonas irritat acerbatque, quae vero minus funt calidae et
magis durae, eas difcutiendo curat.

[7. *De Tithymallis.*] Tithymalli omnes vincentem
habent acrem calidamque facultatem, ineft vero ipfis amaror.
Validiffimus itaque eorum eft liquor, fecundum locum tenent
fructus et folia. Sed et radix dictarum facultatum particeps
eft, fed non ex aequo. Sane ipfa cum aceto decocta do-
lores fanat dentium, maxime qui illis erofis proveniunt. at
liquores, ut qui valentiorem vim habeant, in foramina qui-
dem ipfa dentium induntur, caeterum fi aliam corporis
partem contigerint, continuo adurunt ulcerantque, proinde
foris illis cera circumlinitur, quippe cum ex quarto fint
calefacientium ordine, quem effe adurentium pofuimus, fic

δὲ καὶ τὰς τρίχας ἀφαιρεῖ περιχριόμενος ὁ ὀπός. ἐπεὶ δὲ
σφοδρότερός ἐστιν, ἐλαίῳ μίγνυται· [236] καὶ εἰ πολλάκις
τοῦτο γένοιτο, τελέως αἱ ῥίζαι τῶν τριχῶν ἀπόλλυνται καυ-
θεῖσαι καὶ ψιλὸν αὐτῶν γίγνεται τὸ σῶμα. κατὰ δὲ τὴν
αὐτὴν δύναμιν ἀκροχορδόνας καὶ μυρμηκίας καὶ πτερύγια καὶ
θύμους ἀφαιροῦσιν. ἀποῤῥύπτουσι δὲ καὶ λειχῆνας καὶ ψώ-
ρας, ὅτι καὶ τῆς ῥυπτικῆς αὐτοῖς μέτεστι δυνάμεως διὰ τὴν
πικρότητα καὶ τὰ φαγεδαινικά τε τῶν ἑλκῶν καὶ τὰ ἀν-
θρακώδη καὶ τὰ γαγγραινώδη, διότι θερμαίνουσί τε σφοδρῶς
καὶ ῥύπτουσιν, ὠφελεῖν πεφύκασιν, ἄν τις ἐν καιρῷ καὶ μέ-
τρῳ χρώμενος αὐτοῖς τύχῃ. καὶ γὰρ οὖν καὶ συρίγγων τοὺς
τύλους κατὰ τὴν αὐτὴν δύναμιν ἐξαίρουσιν. ἅπαντα δὲ ταῦτα
κατὰ γένος μὲν ὁμοίως, ἀσθενέστερον δὲ καὶ τὰ φύλλα καὶ
ὁ καρπὸς ἐργάζεσθαι πεφύκασιν. οἷς δὴ καὶ πρὸς τοὺς ἐν
τοῖς στασίμοις ὕδασιν ἰχθύας εἰώθασι χρῆσθαι. τάχιστα γὰρ
ὑπ᾽ αὐτῶν σκοτωθέντες τε καὶ ἡμίθνητοι γενόμενοι, πρὸς τὴν
ἐπιφάνειαν ἀναφέρονται τοῦ ὕδατος· ἑπτὰ δὲ ὄντων αὐτῶν
ἰσχυρότατος μὲν ὅ τε χαρακίας ὀνομαζόμενος, ὃν δὴ καὶ

pilos quoque fuccus inunctus tollit, porro quum vehemen-
tior fit oleo mifcetur, et fi id identidem ac faepe fiat, tan-
dem prorfum pilorum radices aduftae corrumpentur, cor-
pusque depile reddetur. Eadem facultate verrucas, quas
acrochordonas nominant et myrmecias et pterygia *oculorum
ungues* et thymos auferunt, detergentque lichenas et pforas,
quia fcilicet et abftergendi facultas ineft propter amarorem.
Praeterea ulcerum phagedaenica, anthracode et gangraenode,
quia valenter tum excalefaciunt tum detergunt, fi in tem-
pore et moderate utare, juvare aliquando poterunt. Verum
enimvero et fiftularum callos eadem facultate eximunt. Cae-
terum haec omnia genere quidem fimiliter, imbecillius tamen
et folia et fructus praeftare poffunt. Quibus fane et ad
pifces in aqua ftagnali capiendos uti affolent. Celerrime
namque ab illis in vertiginem acti, ac femimortui redditi,
ad aquae fuperficiem feruntur. Porro quum feptem fint
eorum genera, valentiffimus eft quem characian nominant;

ἄῤῥενα προσαγορεύουσιν ἔνιοι καὶ ὁ θῆλυς ὁ μυρσινίτης
καλούμενος καὶ ὁ ἐν ταῖς πέτραις ὁ δενδροειδής. ἐφεξῆς δὲ
ὅ τε τῇ φλόμῳ προσεοικὼς καὶ ὁ κυπαρισσίας, εἶθ᾽ οὕτως
ὁ παράλιος, εἶτα ὁ ἡλιοσκόπος· κατὰ ἀναλογίαν δὲ τῆς εἰ-
ρημένης αὐτῶν δυνάμεως ἡ τέφρα καὶ ἡ ἀπ᾽ αὐτῆς κονία.
[η΄. Περὶ τραγακάνθης.] Τραγάκανθα παραπλησίαν
ἔχει τῷ κόμμι δύναμιν, ἐμπλαστικήν τέ τινα καὶ δριμύτητα
ἀμβλυωτέραν. καὶ δὴ καὶ ξηραίνει παραπλησίως ἐκείνῳ.
[θ΄. Περὶ τραγίου.] Τραγίου καὶ τὰ φύλλα καὶ ὁ καρ-
πὸς καὶ τὸ δάκρυον ἑλκτικῆς τε καὶ διαφορητικῆς ἐστι δυ-
νάμεως. ἔστι δὲ καὶ λεπτομερὲς καὶ θερμὸν τὴν δύναμιν ἐκ
τῆς τρίτης ἤδη που τάξεως κατ᾽ ἀρχάς. σκόλοπάς τε συνά-
γει καὶ λίθους θρύπτει καὶ καταμήνια κινεῖ δραχμῆς ὁλκῇ
πινόμενον. γεννᾶται δ᾽ ἐν Κρήτῃ μόνῃ τοῦτο τὸ τράγιον
ἐοικὸς σχίνῳ. τὸ δ᾽ ἕτερον τράγιον τὸ τούτου μικρότερον,
οὗ τὰ φύλλα τῷ σκολοπενδρίῳ προσέοικε, φαίνεται μὲν πολ-
λαχόθι, στυπτικῆς δ᾽ οὐκ ὀλίγης μετέχον δυνάμεως, ὡς καὶ
πρὸς τὰ ῥοώδη τῶν παθημάτων ἁρμόττειν.

quem utique etiam quidam marem cognominant, et foemina
nuncupata myrſinites, et qui in petris naſcitur ad modum
arboris, deinceps qui phlomo aſſimilis eſt, et cypariſſias,
deinde marinus, denique helioſcopius. Proportione vero
comprehenſae illorum facultatis et cinis et lixivium ex ipſis
erit.

[8. *De tragacantha.*] Tragacantha ſimilem gummi
vim obtinet emplaſticam quandam et quae acrimoniam he-
betat. Et ſane ſimiliter ut illud deſiccat.

[9. *De tragio.*] Tragii folia fructus lachrymaque
trahentis diſcutientisque funt facultatis. Eſt vero et tenuium
partium et facultate in principio tertii jam quoquo modo
ordinis calida. Stipites et haerentia corporibus extrahit,
lapides frangit, menſes movet drachmae pondere potum.
Porro in Creta ſola naſcitur lentiſco aſſimile. Caeterum
alterum tragium hoc minus cujus folia ſcolopendrio ſimilia
funt viſitur quidem multis in locis, ſed non parum habet
facultatis aſtringentis, ut et ad ſluxionum affectus conveniat.

Ed. Chart. XIII. [236. 237.]   Ed. Baf. II. (112. 113.)

[ί. Περὶ τραγοριγάνου.] Τραγορίγανος. ἐν τῷ περὶ
ὀριγάνου λόγῳ πρόσθεν εἴρηται.

[ια΄, Περὶ τριβόλου.] Τρίβολος ἐξ ὑγρᾶς οὐσίας με-
τρίως ψυχρᾶς καὶ ξηρᾶς, οὐ μετρίως καὶ ταύτης ψυχρᾶς συν-
έστηκεν. ἐπικρατεῖ δ᾽ ἐν μὲν τῷ χερσαίῳ τὸ γεῶδες ψυχρὸν,
ὅπερ καὶ στῦφον ἐδείξαμεν, ἐν δὲ τῷ ἐνύγρῳ, τὸ ὑδατῶδες
καὶ διὰ τοῦτο ἀμφότερον καὶ πρὸς τὰς γενέσεις τῶν φλε-
γμονῶν καὶ ὅλως πρὸς ἁπάσας τὰς ἐπιῤῥοὰς ἁρμόττουσι.
τοῦ δὲ χερσαίου λεπτομερὴς ὁ καρπὸς ὑπάρχων, τοὺς ἐν
νεφροῖς λίθους θρύπτει πινόμενος.

(113) [ιβ΄. Περὶ τριπολίου.] Τριπόλιον. ἡ ῥίζα δρι-
μεῖα γενομένῳ καὶ θερμὴ τὴν δύναμίν ἐστι κατὰ τὴν τρί-
την ἀπόστασιν.

[237] [ιγ΄. Περὶ τριφύλλου.] Τρίφυλλον, οἱ δὲ ἀσφάλ-
τιον, οἱ δ᾽ ὀξύφυλλον, ἔνιοι δὲ μινυανθὲς, εἰσὶ δ᾽ οἳ κνί-
κιον ὀνομάζουσιν· ἀπὸ μὲν τῶν συμβεβηκότων τῷ θάμνῳ
τὰ πρῶτα τρία, τὰ δὲ ὑπόλοιπα δύο οὐκ οἶδ᾽ ὁπόθεν. ἔστι
δὲ ἡ δύναμις τοῦ φυτοῦ θερμὴ καὶ ξηρὰ κατὰ τὴν ἄσφαλτον,
ᾗ παραπλήσιόν ἐστι κατὰ τὴν ὀσμὴν, τῆς τρίτης τάξεως κατ᾽

[10. *De tragorigano.*] De tragorigano in fermone
de origano fupra eft dictum.

[11. *De tribolo.*] Tribolus ex humida effentia mo-
dice frigida et ficca non mediocriter et ipfa frigida compo-
nitur. In terreftri tamen fuperat terreum frigidum, quod
aftringens oftendimus, in aquatico vero aqueum. Proinde
ambo et contra phlegmonarum generationes et omnino con-
tra omnes fluxus congruunt. Porro terreftris ipfius fructus,
quum tenuium fit partium, potus lapides in renibus commi-
nuit.

[12. *De tripolio.*] Tripolium. Radix guftanti acris
eft et facultate calida in tertio exceffu.

[13. *De triphyllo.*] Triphyllum quidam afphaltion,
quidam oxyphyllon, nonnulli minyanthes, funt et qui cui-
cium vocitent. Prima quidem tria ab accidentibus frutici,
reliqua duo nomina haud fcio unde. Vis plantae eft calida
et ficca ut bituminis, cui odore eft fimilis, utrinque tertio

Ed. Chart. XIII. [237.]   Ed. Baf. II. (113.)
ἄμφω. καὶ διὰ τοῦτο πινόμενον καὶ πλευρῶν ἀλγήματα ἐπ'
ἐμφράξεσιν ὀνίνησι καὶ οὖρα κινεῖ καὶ καταμήνια.
[ιδ'. Περὶ τριχομανοῦς.] Τριχομανὲς ὅσα περ ἀδίαν
τον δύναται.
[ιε'. Περὶ τρύχνου ἢ στρύχνου.] Τρύχνον, ἔνιοι δὲ
μετὰ τοῦ σίγμα στρύχνον ὀνομάζουσι. τὸ μὲν ἐδώδιμον ἐν
τοῖς κήποις φυόμενον ἅπαντες γινώσκουσι καὶ χρῶνται πρὸς
ὅσα ψῦξαί τε καὶ στῦψαι δέονται. δύναται γὰρ ἄμφω ταῦτα
κατὰ τὴν δευτέραν τάξιν. τῶν δ' ἄλλων τῶν οὐκ ἐδωδίμων
τὸ μὲν ἁλικάκκαβον ὀνομάζεται, πυῤῥὸν ἔχον τὸν καρπὸν
ἐοικότα ῥαγὶ σταφυλῆς κατὰ τὸ σχῆμα καὶ τὸ μέγεθος, ᾧ
καὶ πρὸς τοὺς στεφάνους χρῶνται. τὸ δ' ἕτερον τὸ θαμνῶ
δες τὸ ὑπνωτικὸν καὶ τρίτον ἐστὶν ἐπ' αὐτοῖς τὸ μανικόν.
τὸ μὲν οὖν ἁλικάκκαβον ἐν τῇ τῶν φύλλων δυνάμει παρα
πλήσιον ὑπάρχει τῷ κηπευομένῳ τρύχνῳ, τὸν καρπὸν οὐρη
τικὸν ἔχον. διὸ καὶ πολλαῖς τῶν συνθέτων δυνάμεων, ὅσαι
πρὸς ἧπαρ ἢ κύστιν ἢ νεφροὺς ἁρμόττουσι, μίγνυται. τοῦ δ'
ὑπνωτικοῦ στρύχνου τῆς ῥίζης ὁ φλοιὸς μετ' οἴνου πινόμε

ordine. Proinde pota laterum dolores ab obftructione natos
juvat et urinam menfesque provocat.

[14. De trichomane.] Trichomanes eadem praeftat
quae adianthum.

[15. De trychno, folano.] Trychnon quidam praepofito S ftrychnum vocant. Efculentum quidem, quod in
hortis nafcitur, notum eft omnibus, utunturque ad omnia
ea quae refrigerari aftringique poftulant. Poteft enim haec
duo ordine fecundo. Caeterorum non efculentorum unum
quidem nuncupatur halicacabum fructum habens rufum,
acino uvae tum figura tum magnitudine affimilem, quo et
ad coronas utuntur, alterum vero fruticofum a conciliando
fomno hypnoticum, et tertium quod infaniam afferat, manicum appellitant. Halicacabum igitur in foliorum facultate
hortenfi folano fimile eft, fructum habens ciendae urinae
idoneum, proinde compluribus facultatibus compofitis quae
ad jecur, ad veficam et renes accommodantur adjungitur.
Solani vero hypnotici cortex radicis fi cum vino bibatur,

νος ὑπνωτικὸς ὑπάρχει, δραχμῆς σταθμῷ λαμβανόμενος. ἔστι
δὲ καὶ εἰς τὰ ἄλλα τῷ τοῦ μήκωνος ὀπῷ παραπλήσιος, ἀσθε-
νέστερος δ' εἰς τοσοῦτον ὡς τῆς τρίτης εἶναι τάξεως τῶν
ψυχόντων, ἐκείνου κατὰ τὴν τετάρτην τεταγμένου. τὸ σπέρμα
τούτου τοῦ τρύχνου δύναμιν οὐρητικὴν ἔχει. μανιῶδες δ'
ἐστὶ, πλέον τῶν δώδεκα κορύμβων πινόμενον. τὸ δ' ὑπόλοι-
πον τῶν εἰρημένων τρύχνων ἄχρηστόν ἐστιν εἰς τὰς τῶν
ἔνδον ἰάσεις. εἰ μὲν γὰρ τέτταρες δραχμαι ληφθεῖεν αὐτῶν,
θάνατον ἐπιφέρουσιν, εἰ δ' ἐλάττους, μανίαν. ἄλυπος δ' ἡ
μία, πλὴν οὐδ' αὐτή τι χρηστὸν ἔχουσα. ἔξωθεν δὲ τοῦ σώ-
ματος ἐπιπλασσομένου ἕλκη κακοήθη καὶ νομώδη θεραπεύει.
ἄριστος δ' εἰς τοσοῦτον τῆς ῥίζης ὁ φλοιὸς, ξηραίνων μὲν
κατὰ τὴν δευτέραν που τάξιν ἤδη συμπληρουμένην καὶ τρί-
την ἀρχομένην, ψύχων δὲ κατὰ τὴν δευτέραν ἀρχομένην.

Κεφ. κ'. [α'. Περὶ ὑακίνθου.] Ὑακίνθου ἡ μὲν ῥίζα
βολβοειδὴς ὑπάρχουσα τάξεώς ἐστι τῆς πρώτης μὲν ἐν τῷ
ξηραίνειν, δευτέρας δὲ ἐν τῷ ψύχειν ἤδη που συμπληρου-
μένης ἢ καὶ τρίτης ἀρχομένης. ἀνήβους γοῦν ἐπιπλεῖστον

fomnum accerfit drachmae pondere fumptus. Sed et cae-
tera quoque papaveris fucco perfimilis eft, nifi quod hacte-
nus imbecillior eft, quod ipfe tertii habeatur ordinis refrige-
rantium, quum hic pofitus fit in quarto. Hujus folani
femen urinam ciendi facultatem habet. Caeterum fi plus
duodecim corymbis hauferis dementiam quoque afcifcet.
Porro quod reliquum eft ex propofitis folanis ad medica-
tiones, quae intro in corpus adhibentur inutile eft. Nam
fi quatuor ejus drachmae vfferantur, mortem inferent, fi
pauciores, infaniam; una certe innoxie fumitur, caeterum
nec ipfa utile quid obtinet. Verum fi foris corpori emplaftri
modo illinatur, ulcera maligna et depafcentia curat. Sed
ad talia radicis cortex praefertur, deficcans fecundo ordine
jam completo et tertio incipiente, refrigerans fecundo inci-
piente.

Cap. XX. [1. De hyacintho.] Hyacinthi radix
bulbofa eft, ordinis primi in deficcando, fecundi vero com-
pleti aut certe tertii incipientis in refrigerando. Itaque

πεπίστευται διαφυλάττειν τοὺς παῖδας ἐν οἴνῳ καταπλασσο-
μένη. ὁ δὲ καρπὸς ἀτρέμα τε ῥύπτει καὶ στύφει, καὶ διὰ
τοῦτο καὶ αὐτὸς ἰκτερικοῖς δίδοται σὺν οἴνῳ, ξηραίνων μὲν
ἤδη που κατὰ τὴν τρίτην τάξιν, θερμότητος δὲ καὶ ψύξεως
ἐν τῷ μέσῳ καθέστηκε.
[238] [β'. Περὶ ὕδνου.] Ὕδνα πᾶσι γνώριμα γεωδε-
στέραν οὐσίαν ἐπικρατοῦσαν, ἐν τῇ συστάσει κέκτηται βρα-
χέος τινὸς αὐτῇ μεμιγμένου τοῦ λεπτομεροῦς.
[γ'. Περὶ ὑδροπεπέρεως.] Ὑδροπέπερι κέκληται μὲν
ἀπὸ τῶν χωρίων ἐν οἷς φύεται καὶ τῆς κατὰ τὴν γεῦσιν
ὁμοιότητος πρὸς τὸ πέπερι. ἔστι δὲ θερμὸν, ἀλλ' οὐκ εἰς
ὅσον πέπερι καὶ μέντοι καὶ χλωρὸν ἔτι τὸ βοτάνιον, ἅμα
τῷ καρπῷ καταπλασθὲν, ὑπώπιά τε καὶ τοὺς σκιῤῥουμένους
ὄγκους διαφορεῖ.
[δ'. Περὶ ὑοσκυάμου.] Ὑοσκύαμος, ὁ μὲν τὸ μέλαν ἔχων
σπέρμα μανιώδης τε καὶ καρωτικὸς ὑπάρχων. πλησίον δ'
αὐτοῦ τὴν δύναμίν ἐστι καὶ οὗ τὸ σπέρμα μετρίως ξανθόν

---

pueros diutiffime fervare impuberes vino illita creditur.
Fructus leviter extergit et aftringit. Quamobrem et ipfe
regio morbo laborantibus exhibetur in vino, ordine quidem
tertio quadantenus deficcans, caeterum in medio confiftens
caliditatis ac frigiditatis.

[2. *De hydno, terrae tubere.*] Tubera terrae omni-
bus nota funt. Subftantiam habent vincentem terreftrem
quidem conliftentia, fed tamen cum paucula quadam par-
tium tenuitate mixtam.

[3. *De hydropipere.*] Hydropiper a locis in quibus
nafcitur et a fimilitudine, quae illi cum pipere in guftu eft,
nomen fortitum eft, caeterum non usque adeo calidum eft
quam piper. Et fane herba ipfa etiamnum viridis una cum
fructu cataplasmatis in modum impofita, fugillata et tumores
induratos digerit.

[4. *De hyofcyamo, atterco.*] Hyofcyamus cui femen
atrum eft, infaniam ac foporem affert. Sed is cui femen
mediocriter flavum eft, propinquam ei facultatem poffidet

ἐστι, φεύγειν δ᾿ ἀμφοτέρους ὡς ἀχρήστους τε καὶ δηλητη-
ρίους. ἐπιτηδειότατος δὲ πρὸς τὰς ἰάσεις οὗ καὶ τὸ σπέρμα
καὶ τὸ ἄνθος λευκὸν, ἐκ τῆς τρίτης που τάξεως ὑπάρχων
τῶν ψυχόντων. ἄνθος δὲ τοῦ μὲν τὸ μέλαν ἔχοντος σπέρμα
μετρίως πορφυρίζον, τοῦ δὲ τὸ ὑπόξανθον ἀτρέμα μηλίζον.

[ε΄. Περὶ ὑπερικοῦ.] Ὑπερικὸν θερμαίνει καὶ ξηραίνει
λεπτομεροῦς οὐσίας ὑπάρχον, ὡς καταμήνιά τε καὶ οὖρα
προκαλεῖσθαι. χρὴ δὲ ὅλον εἰς ταῦτα λαμβάνειν τὸν καρπὸν
οὐ τὸ σπέρμα μόνον, ἀλλὰ μετὰ τῶν φύλλων ἐπιπλασσό-
μενος χλωρὸς, εἰς οὐλὴν ἄγειν δύναται τά τ᾿ ἄλλα καὶ πυ-
ρίκαυτα. ξηρανθέντα δ᾿ εἰ κόψας ἐπιπάττοις, ἰάσῃ τὰ πλα-
δαρὰ καὶ σηπεδονώδη τῶν ἑλκῶν. ἔνιοι δὲ καὶ τοῖς ἰσχιαδι-
κοῖς πίνειν αὐτὴν διδόασιν.

[στ΄. Περὶ ὑπηκόου.] Ὑπήκοον ψυκτικῆς ἐστι δύνα-
μεως, ἐκ τῆς τρίτης που τάξεως τῶν ψυχόντων, ὡς μήκω-
νος ὀλίγον ἀποδεῖν.

[ζ΄. Περὶ ὑπογλώσσου.] Ὑπόγλωσσον ὠνόμασται μὲν
οὕτως, ὅτι παραφύσεις ὑπ᾿ ἄκροις τοῖς κορύμβοις ποιεῖται

Verum utrique fugiendi funt ut inutiles et venenofi feu
deleterii.   Caeterum cujus femen ac flos candidus eft, ad
fanationes vel maxime idoneus eft, ex tertio quodammodo
ordine refrigerantium.   Porro flos ejus quidem cui femen
eft nigrum mediocriter purpureus eft, ejus vero cui eft fub-
flavum, leviter mali colorem refert.

[5. *De hyperico.*] Hypericum calefacit et deficcat
effentia tenuium partium, adeo ut et menfes et urinas pro-
vocet, fed ad haec totus fumendus eft fructus, non tantum
femen.   Porro cum foliis illitus viridis ad cicatricem ducit
cum alia tum etiam ambufta.   Caeterum fi ficca contufa
infpergas, fanabis et mollia nimis humidaque et putredinofa
ulcerum.   Sunt et qui ifchiadicis bibendum exhibeant.

[6. *De hypecoo.*] Hypecoon refrigerandi vim habet
ex tertio ordine refrigerantium, ut parum abfit a papavere.

[7. *De hypogloffo.*] Hypogloffon inde adeo nuncu-
pata eft, quod fummis corymbis velut ligulae quaedam ex-

γλωσσαρίων. ἔστι δ᾽ ἡ ῥίζα καὶ ὁ χυλὸς τοῦ θαμνίσκου
μαλακτικῆς δυνάμεως.

[η΄. Περὶ ὑσσώπου.] ᵉΥσσωπον θερμαίνει καὶ ξηραίνει
κατὰ τὴν τρίτην τάξιν, ἔστι δὲ καὶ λεπτομερές.

Κεφ. κα΄. [α΄. Περὶ φακῶν.] Φακοὶ στύφουσι μὲν
ἰσχυρῶς, θερμότητος δὲ καὶ ψύξεως ἐν τῷ μέσῳ καθεστή-
κασι. καὶ μέντοι καὶ ξηραίνουσι κατὰ τὴν δευτέραν τάξιν.
αὐτὸ μὲν οὖν αὐτῶν τὸ σῶμα ξηραίνει καὶ ἵστησι γαστέρα,
τὸ δ᾽ ἀφέψημα προτρέπει, διὸ καὶ ἀποχεῖται τὸ πρότερον
ὕδωρ, ὅταν ἐπισχέσεως ἕνεκα λαμβάνωνται.

[239] [β΄. Περὶ φακοῦ.] Φακὸς ὁ ἐπὶ τῶν τελμάτων
ὑγρᾶς καὶ ψυχρᾶς ἐστι κράσεως, ἐκ τῆς δευτέρας που τά-
ξεως ὑπάρχων κατ᾽ ἄμφω.

(114) [γ΄. Περὶ φαληρίδος.] Φαληρίδος τῆς πόας καὶ
ὁ χυλὸς καὶ τὸ σπέρμα καὶ τὰ φύλλα πινόμενα πρὸς τὰ
τῆς κύστεως ἀλγήματα πεπίστευται βοηθεῖν, ὡς ἐχούσης τι
λεπτομερὲς καὶ θερμόν.

eunt. Caeterum radix et fuccus fruticis emolliendi vim
pollident.

[8. De hyſſopo.] Hyſſopum deficcat et calefacit or-
dine tertio, fed et tenuium eſt partium.

Cap. XXI. [1. De facis, lentibus.] Lentes valen-
ter aſtringunt, medium tenent caliditatis et frigiditatis, de-
ficcant fane in fecundo ordine. Ipfum itaque earum corpus
deficcat et fiſtit ventrem, caeterum decoctum provocat.
Proinde etiam prior aqua abjicitur, ubi retentionis caufa
adhibentur.

[2. De phaco, lenticula paluſtri.] Lenticula palu-
ſtris humidae frigidaeque temperiei eſt, utrinque ex fecundo
quodammodo ordine.

[3. De phaleride.] Phaleridis herbae tum fuccus
tum femen tum folia potari utiliter creduntur ad veſicae
dolores, ceu in fefe habeant quiddam tenuium partium et
calidum.

[δ'. Περὶ φαλαγγίτου.] Φαλαγγίτης. ὠνόμασται μὲν
οὕτως ἐκ τοῦ βοηθεῖν τοῖς ὑπὸ φαλαγγίων δακνομένοις. ἔστι
δὲ λεπτομερούς δυνάμεως ξηραντικῆς, ὅθεν καὶ στροφουμέ-
νοις ἀρήγειν δοκεῖ.
[ε'. Περὶ φλόμου.] Φλόμος, ἔνιοι δὲ διὰ τοῦ π γρά-
φουσί τε καὶ λέγουσιν. ἡ μέν τίς ἐστι τοῖς φύλλοις λευκὴ,
ἡ δὲ μέλαινα. καὶ τῆς λευκῆς ἡ μὲν ἄῤῥην, ἧς τὰ φύλλα
στενώτερα, ἡ δὲ θῆλυς, ἧς μείζω. καὶ πρὸς ταύταις ἑτέρα
φλόμος ἀγρία προσαγορευομένη, χρυσοειδὴς δ' ἐστὶ καὶ μη-
λίζουσα τοῖς ἄνθεσιν. ἄλλη δέ τις ἐπὶ ταύταις, ἣν ἰδίως
φλομίδα καὶ θρυαλλίδα προσαγορεύουσι. τῶν μὲν οὖν πρώ-
των δυοῖν ἡ ῥίζα στρυφνὴ γενομένη οὖσα τοῖς ῥοώδεσι
πάθεσιν ἀρήγει. διακλύζονται δ' αὐτὴν ἔνιοι καὶ πρὸς ὀδόν-
των ἀλγήματα. τὰ μέντοι φύλλα διαφορητικῆς ἐστι δυνά-
μεως. οὕτω δὲ καὶ τὰ τῶν ἄλλων φύλλα καὶ μάλιστα τῆς
χρυσιζούσης τοῖς ἄνθεσιν, ᾗ καὶ τὰς τρίχας ξανθίζουσιν.
ἁπασῶν γὰρ τὰ φύλλα ξηραντικῆς τε καὶ μετρίως ῥυπτικῆς
ἐστι δυνάμεως.

[4. De phalangite.] Phalangites fic appellata eft,
quod morfis a phalangiis auxilietur. Eft autem facultatis
tenuium partium deficcantis, quamobrem et tormina pa-
tientibus fuccurrit.

[5. De phlomo, verbafco.] Phlomos. Quidam per
p literam et fcribunt et proferunt. Quaedam foliis alba
eft, quaedam vero nigra. Et albae quidem mas eft, cujus
folia anguftiora, femina, cujus majora. Et praeter has eft
alia phlomos agreftis cognominata, flores habet aureos et
luteos. Sed et alia praeter has eft, quam proprie phlomida
nominant et thryallida. Priorum itaque duarum radix
acerba guftu eft et fluxionis affectibus prodeft, fed et ad
dentium dolorem eam quidam colluunt. Sane folia dige-
rendi vim habent, fic et aliarum folia, et maxime ejus quae
aurei coloris flores obtinet, qua etiam capillos flavos red-
dunt. Omnium enim folia deficcandi et mediocriter deter-
gendi vim poffident.

[στ'. Περὶ φοίνικος.] Φοίνιξ τὸ δένδρον στυπτικῆς
μετέχει δυνάμεως ἐν ἅπασι τοῖς ἑαυτοῦ μέρεσιν. ὁ μὲν οὖν
τῶν κλάδων χυλὸς αὐστηρός ἐστιν ἐξ ὑδατώδους οὐσίας
χλιαρᾶς καὶ γεώδους ψυχρᾶς συγκείμενος. ὁμοίας δὲ τούτου
φύσεώς ἐστι καὶ ὁ καλούμενος ἐγκέφαλος ἐδώδιμος ὑπάρχων.
ὁ δὲ καρπὸς αὐτοῦ καὶ μάλισθ᾽ ὁ γλυκὺς οὐκ ὀλίγης μετεί-
ληφε θερμότητος. ἐδώδιμος δ᾽ ὢν εἰς πολλὴν ἔρχεται χρῆσιν,
οὐ μόνον ἔξωθεν ἐπιτιθέμενος, ἵνα τονῶσαί τι καὶ ξηρᾶναι
καὶ συναγαγεῖν καὶ πιλῆσαι καὶ πυκνῶσαι χρήζομεν, ἀλλὰ
καὶ ὡς σιτίον λαμβανόμενος ἅμα τε τοῖς ἄλλοις καὶ αὐτὸς
καθ᾽ ἑαυτόν. ὃ δὲ καλοῦσιν ἐλάτην, τὸ ἁπαλὸν ἐκβλάστημα
τοῦ φοίνικος, τὴν αὐτὴν τῷ κατ᾽ αὐτὴν ἐγκεφάλῳ δύναμιν
ἔχει. τὸ δ᾽ οἷον ἀμφίεσμα αὐτοῦ στυπτικὴν μὲν καὶ αὐτὸ
κέκτηται ποιότητα, ξηραίνει δ᾽ ἐπὶ πλέον ἁπάντων τῶν εἰρη-
μένων, ὡς ἂν καὶ τῇ τῆς οὐσίας συστάσει ξηρότερον αὐτῶν
ὑπάρχον καὶ ἥκιστα μετέχον ὑγρότητος, ὥστε δεόντως ἐπὶ
τῶν σηπεδονωδῶν ἑλκῶν αὐτῷ χρῶνται. καὶ τοῖς συνάγουσι
τὰ κεχαλασμένα τῶν ἄρθρων φαρμάκοις μιγνύουσι καὶ ταῖς

[6. De phoenice, palma.] Phoenix arbor aſtrictoriae
facultatis omnibus ſui partibus eſt particeps. Igitur ramo-
rum ſuccus auſterus eſt ex aquea ſubſtantia tepida et terrea
frigida conſtans. Similis naturae eſt encephalos pars ſu-
prema quam vocant cerebrum eſui aptus. At fructus ejus
et maxime dulcis non paucam obtinet caliditatem. Cae-
terum quum edendo ſit, multo eſt uſui non tantum foris
impoſitus, ubi quid roborare et deſiccare, contrahere, ſti-
pare denſareque conſilium eſt, ſed et tanquam cibus ſum-
ptus et ſimul cum aliis et per ſe. Porro quod Elaten vo-
cant, nempe tenerum illud palmae germen, eandem cum
cerebro ejus facultatem poſſidet. Quod vero velut tegumen-
tum ejus eſt aſtringentem et ipſum qualitatem habet, verum
plus quam dicta omnia exiccat, utpote quod et eſſentiae con-
ſiſtentia illis ſiccius eſt et nimium habet humiditatis. Itaque
jure utuntur illo ad ulcera putreſcentia, miſcentque medi-
camentis articulos plus juſto laxatos contrahentibus, ad haec

ηπατικαῖς τε καὶ στομαχικαῖς δυναμεσιν, ἔξωθέν τε καὶ ἔσω-
θεν. ἔστι δὲ καὶ ἡ ῥίζα τοῦ φυτοῦ ξηραντικῆς ἀδήκτως δυ-
νάμεως, ἔχουσά τι καὶ αὐτὴ στύψεως.
[240] [ζ΄. Περὶ φορβίου.] Φορβίου τῷ σπέρματι πρὸς
λευκώματα χρῶνται μετὰ μέλιτος, ἀλλὰ καὶ σκόλοπας ἐξά-
γειν πεπίστευται. καὶ ἡ πόα δὲ ταὐτὸν τούτῳ δοκεῖ δύνα-
σθαι, ἐξ ὧν δῆλον ὡς λεπτομεροῦς τε καὶ ἑλατικῆς καὶ ῥυ-
πτικῆς μετέχει δυνάμεως.
[η΄. Περὶ φοῦ.] Φοῦ. ἀρωματώδης πώς ἐστιν ἡ τῆσδε
τῆς πόας ῥίζα, νάρδῳ παραπλησία τὴν δύναμιν, ἀλλ᾽ εἰς
μὲν τὰ πλεῖστα καταδεεστέρα, προτρέπει δ᾽ οὖρα τῆς μὲν
Ἰνδικῆς καὶ Συριακῆς νάρδου μᾶλλον, ὁμοίως δὲ τῇ Κελτικῇ.
[θ΄. Περὶ φύκου.] Φῦκος ὑγρὸν ἔτι καὶ χλωρὸν ἐξαι-
ρούμενον τῆς θαλάττης, καὶ ψύχει καὶ ξηραίνει κατὰ τὴν
δευτέραν τάξιν, ἔχει γάρ τι καὶ στρυφνὸν μετρίως.
[ι΄. Περὶ φυλλίτιδος.] Φυλλῖτις, στρυφνῆς οὖσα ποιό-
τητος, οὐκ ἀπὸ τρόπου διαῤῥοίας τε καὶ δυσεντερίας· ὀνί-
νησι πινομένη.

facultatibus hepaticis et ſtomachicis, ſeu intro fumantur eu
foris admoveantur. Sed et radix plantae deſiccatoriae citra
morſum facultatis eſt, adjunctum habens et ipſa aſtrictionis
quippiam.

[7. De phorbio.] Phorbii ſemen ad albugines cum
melle applicant. Sed et ſpicula extrahere creditur. Porro
et ipſa herba idem praeſtare videtur. Ex quibus conſtat,
quod tenuium partium et attrahendi diſcutiendique poten-
tiam obtinet.

[8. De phu.] Phu. Odorata quodammodo eſt hujus
herbae radix, nardo viribus ſimilis, ſed tamen ad pleraque
intirmior. Urinas movet plus quam aut Indica aut Syriaca
nardus, perinde ut Gallica.

[9. De fuco, alga.] Phycos humens etiamnum et
virens ex mari exemptus deſiccat et refrigerat ordine ſecun-
do, habet enim quiddam modice acerbum.

[10. De phyllitide.] Phyllitis quum qualitatis ſit
acerbae, non abs re diarrhoeas et dyſenterias pota juvat.

Ed. Chart. XIII. [240.]   Ed. Baf. II. (114.)

[ια'. Περὶ φύλλου μαλαβάθρου.] Φύλλον μαλαβάθρου
νάρδῳ παραπλήσιόν ἐστι τὴν δύναμιν.

Κεφ. κβ'. [α'. Περὶ χαλβάνης.] Χαλβάνη ὀπός ἐστι
ναρθηκώδους φυτοῦ, μαλακτικῆς τε καὶ διαφορητικῆς ὑπάρ-
χουσα δυνάμεως. καὶ εἴη ἂν ἐν μὲν τῷ θερμαίνειν ἐκ τῆς
τρίτης που τάξεως ἀρχομένης ἢ τῆς δευτέρας συμπληρουμέ-
νης, ἐν δὲ τῷ ξηραίνειν ἐκ τῆς δευτέρας ἀρχομένης.

[β'. Περὶ χαμαίδρυος.] Χαμαίδρυς ἐπικρατοῦσαν ἔχει
τὴν πικρὰν ποιότητα, ἔστι δὲ καὶ δριμεῖά πως. ἐξ ὧν δη-
λονότι δεόντως σπλῆνα τήκει καὶ οὖρα καὶ καταμήνια κινεῖ
καὶ πάχος χυμῶν τέμνει, καὶ τὰς ἐν τοῖς σπλάγχνοις ἐμφρά-
ξεις ἐκκαθαίρει. καὶ θείη ἄν τις αὐτὴν ἐν τῇ τρίτῃ τάξει
κατὰ τὸ ξηραίνειν καὶ θερμαίνειν, καὶ πλέον γε κατὰ τὸ
ξηραίνειν ἢ θερμαίνειν.

[γ'. Περὶ χαμαικισσοῦ.] Χαμαικισσοῦ τὸ ἄνθος πικρὸν
ἱκανῶς ὑπάρχον ἐκφράττει τὰ καθ' ἧπαρ. ἔνιοι δὲ καὶ τοῖς
ἰσχιαδικοῖς αὐτὸ διδόασιν.

[11. *De malabathri folio.*] Folium malabathri nardo
fimilem vim poffidet.

Cap. XXII. [1. *De galbano.*] Galbanum fuccus eft
plantae ferulaceae, quae emollientis et digerentis eft facul-
tatis. Fueritque fane ex tertio ordine calefacientium inci-
piente aut fecundo completo, in deficcando vero ex fecun-
do incipiente.

[2. *De chamaedry.*] Chamaedrys vincentem habet
qualitatem amaram, eft et quodammodo acris. Quocirca
merito lienes colliquat et urinas ac menfes provocat, craffi-
tudinem humorum incidit et vifcerum obftructiones expur-
gat. Ponatque eam quispiam in tertio ordine calefacientium
et deficcantium, plus tamen deficcat quam calefacit.

[3. *De chamaeciffo, hedera terreftri.*] Chamaeciffi
flos quum fit admodum amarus, jecur obftructione liberat.
Daturque ex coxendice laborantibus.

[δ'. Περὶ χαμελαίας.] Χαμελαίας τὴν πικρὰν ἐπικρα-
τοῦσαν ἔχει ποιότητα. διὸ καὶ τὰ ῥυπαρὰ λίαν ἕλκη καὶ
ὅσα μεγίστας ἐσχάρας ἔχει, μετὰ μέλιτος ἀνακαθαίρειν δύναται.

[241] [ε'. Περὶ χαμαιλεύκης.] Χαμαιλεύκη θερμὴ τὴν
δύναμίν ἐστι κατὰ τὴν τρίτην που τάξιν καὶ ξηρὰ κατὰ τὴν
πρώτην.

[στ'. Περὶ χαμαιλέοντος.] Χαμαιλέοντος ἡ ῥίζα τοῦ
μὲν μέλανος, ἔχει τι δηλητήριον, ὅθεν ἔξωθεν ἡ χρῆσις αὐ-
τοῦ πρὸς ψώρας καὶ λειχῆνας καὶ ἀλφοὺς καὶ ὅλως ὅσα
ῥύψεως δεῖται καὶ τοῖς μαλακτικοῖς καὶ διαφορητικοῖς μίγνυ-
ται φαρμάκοις. καὶ τὰ φαγεδαινικὰ τῶν ἑλκῶν ἰᾶται κατα-
πλασθεῖσα. ἔστι γὰρ ξηρὰ κατὰ τὴν τρίτην ἤδη που τάξιν.
ἐν δὲ τῷ θερμαίνειν ἐκ τῆς δευτέρας συμπληρουμένης. ἡ δὲ
τοῦ λευκοῦ χαμαιλέοντος ῥίζα πρὸς ἕλμινθας πλατείας δίδο-
ται πλῆ(115)θος ὀξυβάφου μετ᾽ οἴνου αὐστηροῦ. προσφέ-
ρουσι δ᾽ αὐτὴν καὶ τοῖς ὑδερικοῖς παραπλησίαν οὖσαν καὶ
αὐτὴν τῇ κράσει τῇ τοῦ μέλανος ῥίζῃ, πλὴν ὅσα πικροτέρα
ἐκείνης ἐστίν.

[4. *De chamelaea, oleagine.*] Chamelaea vincen-
tem habet qualitatem amaram. Quamobrem admodum for-
dida ulcera et quae maximas habent cruftas, cum melle per-
purgare poteft.

[5. *De chamaeleuce, tuffilagine.*] Chamaeleuce ca-
lidae facultatis eft tertio quodammodo ordine, ficcae primo.

[6. *De chamaeleonte.*] Chamaeleontis radix nigri
quidem, lethale quiddam obtinet. Quamobrem foris utique
ufus ejus ad pforas adhibetur et lichenas et vitiligines et in
fumma quae deterfionem poftulant, praeterea digerentibus
et emollientibus pharmacis commifcetur, et phagedaenica
ulcera fanat illita. Eft enim ficca tertio ordine, calefacit
vero fecundo ordine abfoluto. Porro albi chamaeleontis
radix ad latos lumbricos potui datur cum vino auftero
menfura oxybaphi. Exhibent fane etiam aqua inter cutem
laborantibus affimilem habentem temperiem ipfius nigri ra-
dici, nifi quatenus amarior quam illa eft.

[ζ'. *Περὶ χαμαιπίτυος.*] Χαμαιπίτυς κατὰ τὴν γεῦσιν
μὲν ἰσχυρότερον ἔχει τὸν πικρὸν χυμὸν τοῦ δριμέος, κατὰ
τὴν ἐνέργειαν δὲ διακαθαίρει καὶ ῥύπτει τὰ σπλάγχνα πλέον
ἢ θερμαίνει. διὰ τοῦτο καὶ τοῖς ἰκτεριῶσι καὶ ὅλως οἷς
ἐμφράττεται ῥᾳδίως τὸ ἧπαρ ἀγαθόν ἐστι φάρμακον. ἄγει
δὲ καὶ καταμήνια πινομένη τε καὶ μετὰ μέλιτος προστιθε-
μένη. ἔστι δὲ καὶ οὐρητικὸν φάρμακον. ἔνιοι δὲ καὶ ἰσχιαδι-
κοῖς αὐτὴν διδόασιν, ἀφέψοντες ἐν μελικράτῳ. χλωρὰ δ᾽ ἡ
πόα καὶ τὰ μεγάλα τραύματα κολλᾷν δύναται καὶ τὰ ση-
πεδονώδη τῶν ἑλκῶν ἰᾶται καὶ τὰς ἐν μαστοῖς σκληρότητας
διαφορεῖ. ἔστι γὰρ ἐν τῷ ξηραίνειν τῆς τρίτης τάξεως, ἐν
δὲ τῷ θερμαίνειν τῆς δευτέρας.

[η'. *Περὶ χαμαισύκης.*] Χαμαισύκη ῥυπτικήν τε ἅμα
καὶ δριμεῖαν ἔχει δύναμιν, ὥστε καὶ ἀκροχορδόνας καὶ μυρ-
μηκίας, οἵ τε κλῶνες αὐτῆς καταπλαττόμενοι καὶ ὁ ἐξ αὐ-
τῶν ὀπὸς ἀφαιροῦσιν. ἀπορρύπτουσι δὲ σὺν μέλιτι καὶ τὰς
ἐν ὀφθαλμοῖς παχείας οὐλάς. ὠφελοῦσι δὲ καὶ τὰς διὰ πά-
χος ἀμβλυωπίας, ὥσπερ οὖν καὶ ἀρχὰς ὑποχύσεων.

[7. *De chamaepity, ajuga, ibiga.*] Chamaepitys
guftu quidem amarum faporem validiorem acri obtinet,
effectu vero expurgat abftergitque vifcera plus quam calefa-
cit. Proinde auriginofis et omnino quibus facile jecur ob-
ftruitur, bonum eft remedium. Quin et menfes ducit tum
pota tum appofita cum melle. Sed et urinae movendae
medicamentum eft. Sunt autem etiam, qui eam exhibent
decoctam in melicrato iis, qui coxendicis doloribus tor-
quentur. Herba porro ipfa viridis vulnera magna conglu-
tinat et ulcera putrefcentia fanat, praeterea uberum durities
difcutit. Eft enim in ficcando ordinis tertii in calefaciendo
vero fecundi.

[8. *De chamaefyce.*] Chamaefyce abftergendi fimul
et acrem vim poffidet. Itaque acrochordonas et myrmecias,
caules ejus teneriores in modum cataplasmatis admoti, qui-
que ex eis profluit liquor auferunt. Cum melle vero craffas
oculorum cicatrices detergunt. Sed et hebetudines vifus a
craffitie natas adjuvant, ficut fane et fuffufionum principia.

Ed. Chart. XIII. [241.242.]   Baf. II. (115.)

[θ'. *Περὶ χελιδονίου.*] Χελιδόνιον ῥυπτικῆς. ἰσχυρῶς
ἐστι καὶ θερμῆς δυνάμεως· καὶ μέντοι καὶ ὁ χυλὸς αὐτῆς
εἰς ὀξυωπίας ἐστὶ χρήσιμος· ἐφ' ὧν ἀθροίζεται παχύ τι κατὰ
τὴν κόρην, διαφορεῖσθαι δεόμενον. ἐχρήσαντο δ' ἔνιοι τῇ
ῥίζῃ καὶ πρὸς τοὺς ὑπ' ἐμφράξεως ἥπατος ἰκτεριῶντας, ἐν
οἴνῳ λευκῷ διδόντες πίνειν σὺν ἀνίσῳ. διαμασωμένη χρή-
σιμός ἐστιν ὀδόντων ἀλγήμασι. τὸ δὲ μικρότερον χελιδόνιον,
δριμύτερον ὑπάρχον τοῦ μείζονος, ἕλκοῖ ταχέως τὸ δέρμα
καταπλασσόμενον, ὄνυχάς τε λεπροὺς ἐκβάλλει. καθαίρει δ'
ὁ χυλὸς αὐτοῦ διὰ ῥινῶν ἰσχυρῶς ὑπάρχων δριμὺς, ὥστε
εἴη ἂν καὶ ἥδε ἡ πόα τῆς τετάρτης ἤδη που τάξεως συμπλη-
ρουμένης ἤδη καὶ κατὰ τὸ θερμαίνειν καὶ ξηραίνειν.

[242] [ι'. *Περὶ χονδρίλης.*] Χονδρίλη. καὶ ταύτην ἔνιοι
σέριν ὀνομάζουσιν. ἔστι γάρ πω τῆς αὐτῆς ἐκείνης δυνάμεως,
πλὴν ὅσον πλέον ἔχει τὸ ὑπόπικρον ἐν τῇ γεύσει, καὶ διὰ
τοῦτο ξηροτέρα τὴν δύναμίν ἐστιν.

[9. *De chelidonio.*] Chelidonium extergentis admo-
dum et calidae facultatis eft. Sed et fuccus ejus ad acuen-
dum vifum commodus eft, utique in quibus craffum quid-
dam in pupilla colligitur, digeftione atque difcuffione indi-
gens. Ufi funt radice ejus quidam ad auriginem ab ob-
ftructione jecoris proficifcentem, in vino eam albo potui
exhibentes cum anifo. Similiter manfa confert dentium
doloribus. Porro chelidonium minus quum acrius fit ma-
jore, celeriter illitum cutem exulcerat, unguesque fcabros
ejicit. Succus ejus per nares purgat, utpote admodum acer.
Itaque haec herba quarti quodammodo ordinis fuerit cale-
facientium incipientis, majus autem chelidonium tertii eft
ordinis abfoluti jam, idque tum in calefaciendo tum in fic-
cando.

[10. *De chondrila.*] Chondrila. Et hanc quidam
ferin nominant. Eft enim ejusdem fere cum illa facultatis,
nifi quod guftu amariuscula eft, ac proinde facultate fic-
cantiore.

[ια′. Περὶ χόνδρου.] Χόνδρος ἐστὶ μὲν δήπου καὶ τρο-
φὴ βελτίστη, καθάπερ καὶ πυρὸς, ἀλλ᾿ οὐ τῆς νῦν πραγμα-
τείας ἐστὶ περὶ τροφῆς διαιρεῖσθαι, ὡς φάρμακον δὲ τῆς
ἐμπλαστικῆς ἐστι δυνάμεως. ἐν δὲ τῇ κράσει παραπλήσιός ἐστι
πυρῷ, πλέον ἐκείνου τὸ γλίσχρον ἔχων, ᾧ καὶ τρόφιμος αὐ-
τοῦ μᾶλλόν ἐστι καὶ οἷον ὕλη τις ὡς ὑποδοχὴν ἐπιτήδειος
ὄξους τε γίγνεται καὶ θαλάττης καὶ ἅλμης, ὅσα τ᾿ ἄλλα τοιαῦτα
σφοδρῶς ξηραίνοντα· καὶ διὰ τοῦτό τινες ἐκ τῶν ἱκανῶς ξη-
ραινόντων ἐνόμισαν εἶναι καὶ τοῦτο τὸ σπέρμα. ἔστι δ᾿ αὐτὸς
ὁ χόνδρος ἐκ τῶν συμπέττειν δυναμένων μᾶλλον, ὥσπερ καὶ
ὁ πυρὸς, ἅπερ ἥκιστα ξηραίνει. διὰ δὲ τὴν τῶν ξηραινόν-
των φαρμάκων μίξιν τὸ σύνθετον ἐξ αὐτῶν ξηραντικὸν γι-
νόμενον ἐξαπατᾷ τοὺς πολλοὺς τῶν ἰατρῶν, ὡς αὐτῷ τῷ
χόνδρῳ τὴν τοῦ ξηραίνειν αἰτίαν ἀνατιθέναι παρέντας τὰ
μιγνύμενα.

[ιβ′. Περὶ χρυσοκόμης.] Χρυσοκόμη, καλεῖται δὲ καὶ
χρυσίτης· τὴν δριμεῖαν ἅμα καὶ στύφουσαν ἐπικρατούσας
ἔχει ποιότητας ἡ ῥίζα, διὸ μηδὲ πολύχρηστός ἐστιν. ἥ γε μὴν

[11. De chondro, alica.] Chondrus eft fane nutri-
mentum optimum, ficuti et triticum. Sed hujus inftituti
non eft de nutrimento diftinguere. Verum ut medicamen-
tum emplafticae facultatis eft, temperie tritico fimilis, plus
tamen illo vifcofus, quare fane etiam illo plus nutrit. Eft-
que ceu materia quaedam idonea excipiendis aceto, marina
aqua, muria et id genus aliis valenter deficcantibus, proin-
de quidam ex genere admodum exiccantium effe et hoc fe-
men autumarunt. Caeterum chondrus ex numero eft potius
concoquentium, ut et triticum, quae minine profecto defic-
cant. At ob exiccantium medicamentorum admixtionem,
quum quod ex illis compofitum eft, exiccatorium fit, me-
dicorum complures in errorem inducti funt, ut falfo puta-
rent deficcationem chondro acceptam ferendam, iis quae
admixta erant praeteritis.

[12. De chryfocome.] Chryfocome vocatur et chry-
fites. Radix vincentes habet acrem fimul et aftringentem
qualitates, quare non admodum multi ufus eft. Ufui tamen

χρῆσις αὐτῆς ἐν μελικράτῳ καθεψηθείσης ἐν περιπνευμονίαις
τε καὶ ἡπατικοῖς νοσήμασιν. ἔχει δέ τι καὶ τῆς ἐμμήνου
καθάρσεως προτρεπτικόν.

Κεφ. κγ΄. [α΄. Περὶ ψευδοδικτάμνου.] Ψευδοδίκτα-
μνον ἀσθενοῦς δικτάμνου δύναμιν ἔχει.

[β΄. Περὶ ψυλλίου.] Ψυλλίου τὸ σπέρμα μάλιστ᾽ ἐστὶ
χρήσιμον, ἐκ τῆς δευτέρας ὑπάρχον τάξεως τῶν ψυχόντων·
ἐκ τῆς κατὰ τὸ ξηραίνειν καὶ ὑγραίνειν συζυγίας μέσον πώς
ἐστι καὶ σύμμετρον.

Κεφ. κδ΄. [α΄. Περὶ ὠκίμου.] Ὤκιμον ἐκ τῆς δευτέρας
μέν ἐστι τάξεως τῶν θερμαινόντων, ἔχει δ᾽ ὑγρότητα περιτ-
τωματικήν. ὅθεν οὔτε χρήσιμόν ἐστιν εἴσω τοῦ σώματος
λαμβανόμενον, καταπλαττόμενον δ᾽ ἔξωθεν εἰς τὸ διαφο-
ρεῖν καὶ συμπέπτειν ἐστὶ χρήσιμον.

[β΄. Περὶ ὠκιμοειδοῦς.] Ὠκιμοειδές· ἔνιοι δὲ φιλεταίριον
ὀνομάζουσιν· ἄχρηστος μὲν ἡ ῥίζα, τὸ δὲ σπέρμα λεπτομε-
ροῦς τε καὶ ξηραντικῆς ἀδήκτως ὑπάρχει δυνάμεως.

eſt decocta in melicrato in peripneumoniis et morbis he-
paticis ſive jecorariis.   Sed et menſtruae purgationis pro-
vocandae vim quandam obtinet.

Cap. XXIII.   [1. *De pſeudodictamno.*]   Pſeudodi-
ctamnum imbecillis dictamni vim habet.

[2. *De pſyllio.*]   Pſyllium ſemen habet admodum
utile ex ſecundo refrigerantium ordine, in deſiccando vero
et humectando medium quodammodo eſt et ſymmetrum.

Cap. XXIV.   [1. *De ocimo.*]   Ocimum ex ſecundo
eſt ordine calefacientium, habet autem excrementitiam hu-
miditatem.   Proinde nec commodum eſt quod in corpus
ſumatur, caeterum foris illitum ad digerendum et conco-
quendum idoneum eſt.

[2. *De ocimoide.*]   Ocimoides.   Quidam philetaerium
cognominant.   Radix inutilis eſt, at ſemen tenuium par-
tium et deſiccantis citra mordicationem facultatis eſt;

ΓΑΛΗΝΟΥ ΠΕΡΙ ΤΗΣ ΤΩΝ ΑΠΛΩΝ ΦΑΡΜΑΚΩΝ ΚΡΑΣΕΩΣ ΚΑΙ ΔΥΝΑΜΕΩΣ ΒΙΒΛΙΟΝ Ι.

Ed. Chart. XIII. [243.]　　　　　　　Ed. Baſ. II. (115.)

Προοίμιον. Ὅσα μὲν τῶν φυτῶν ἐστι μόρια καὶ καρποὶ καὶ χυλοὶ καὶ ὀποὶ πρόσθεν εἴρηται· νυνὶ δὲ τῶν ὑπολοίπων φαρμάκων ὅσα μεταλλεύεται καὶ ὅσα τῆς γῆς αὐτῆς ἐστιν εἴδη πρόκειται διελθεῖν. ἐφεξῆς δ' αὐτῷ εἰρήσεταί τι καὶ περὶ τῶν ἐν τοῖς ζώοις μορίων, οἷς ἐν λόγῳ φαρμάκων χρώμεθα πρὸς τὰς ἰάσεις. κοινὸν δέ τινα περὶ πάντων αὐτῶν λόγον ἄμεινον εἶναί μοι δοκεῖ προτάξαι

GALENI DE SIMPLICIVM MEDICA-MENTORVM TEMPERAMENTIS AC FACVLTATIBVS LIBER IX.

Prooemium. Quotquot plantarum partes funt et fructus et fucci atque liquores fupra dicta funt omnia. Nunc autem de reliquis medicamentis, quae metallorum ge—nere cenfentur quaeque ipfius terrae fpecies funt, differere propofitum eft, poft quae deinceps nonnihil tractabitur de partibus animalium, utique quibus ceu medicamentis ad curationes utimur. Caeterum praeftare mihi videtur com-

Ed. Chart. XIII. [243.]   Ed. Baf. II. (115. 116.)

σαφηνείας τε ἅμα καὶ τοῦ διηρθρωμένως ἀκούειν ἕνεκα τῶν
εἰρημένων. ἐὰν γὰρ ἔποιτό τις τὰ πάντα τοῖς γεγραφόσιν
ἤτοι τὰς περὶ τῶν φαρμάκων πραγματείας ἢ τὰς περὶ ὕλης
ἢ τὰς περὶ σκευασίας αὐτῶν, ἐν πολλοῖς σφαλήσεται μέγι-
στα καὶ παρακούσει τῶν ὑπ᾽ ἐμοῦ διωρισμένως λεγομένων.
δυοῖν δ᾽ ὄντων κεφαλαίων τοῦ μέλλοντος λεχθήσεσθαι λό-
γου κοινοῦ, τὸ μὲν ἕτερόν ἐστιν εἰ τῶν αὐτοφυῶν φαρμά-
κων τὰ κεκαυμένα θερμότερα χρὴ νομίζειν ἢ ψυχρότερα, τὸ
δ᾽ ἕτερον ὑπὲρ τῶν στυφόντων φαρμάκων, ὧν ἐν εἴδει πρό-
σθεν (116) ἐδείχθη τὰ αὐστηρὰ καὶ τὰ στρυφνά. λέλεκται
μὲν οὖν ἤδη περὶ τούτων ἐν τῷ τετάρτῳ τῶνδε τῶν βι-
βλίων, ἀναμνῆσαι δὲ καὶ νῦν ἄμεινον ὡς ἐναντιωτάτη φαί-
νεται ποιότης καὶ δύναμις εἶναι τοῖς στύφουσι φαρμάκοις
πρὸς τὰ δριμέα. στύφει μὲν γὰρ ἀκακία καὶ βαλαύστιον, ὑπό-
κυστίς τε καὶ κύτινοι καὶ κηπὶς καὶ ῥῆον καὶ ῥοῦς, ὀμφά-
κιόν τε καὶ μέσπιλα, καὶ κρανία καὶ ῥοιᾶς λέμματα καὶ
μύρτα. δριμέα δ᾽ ἐστὶν εὐφόρβιον καὶ σκόροδα καὶ κρόμμυα

muniter de illis omnibus praefari, quo videlicet tum clarius
intelligi poffint tum quae dicenda funt diftincte ceu in
articulos inaudiantnr. Nam fi quis in omnibus fequatur
fcriptores five medicamentorum, five materiarum, five
illorum praeparandorum, in multis profecto turpiffime hal-
lucinabitur et ea quae determinate a me pofita funt perpe-
ram accipiet. Caeterum quum duo fint capita communis
orationis jam proponendae, alterum eft an fponte nafcen-
tium medicamentorum quae combufta funt, calidiora arbi-
trari oporteat an frigidiora; alterum de medicamentis aftrin-
gentibus, quorum in genere effe fupra oftenfum eft tum
auftera tum acerba. Itaque fuper his quidem in quarto
horum commentariorum verba fecimus, fed et modo com-
memorare fatius fuerit, medicamentis aftringentibus facul-
tatem et qualitatem ineffe cum acribus pugnantiffimam.
Aftringunt enim acacia, balauftium, hopocyftis, cytini,
galla, rheon, rhus, omphacium, mefpila, corna, mali-
corium, myrtha. Acria vero funt euphorbium, allium,

καὶ πράσα καὶ νᾶπυ καὶ πέπερι καὶ γιγγίβερι καὶ σμύρ-
νιον, ὀρίγανόν τε καὶ γλήχων, καὶ καλαμίνθη καὶ θύμος.
χρὴ τοίνυν ἀναμνησθῆναι μόνον ἡμᾶς ὁποίαν αἴσθησιν ἔχο-
μεν ἑκάστου τῶν εἰρημένων. ἀκολουθήσει γὰρ εὐθέως ἡ δια-
φορὰ τῆς ποιότητος αὐτῶν, ἣν ἐν τῷ τετάρτῳ λόγῳ διῆλ-
θον ἅμα ταῖς ἄλλαις γευσταῖς ἁπάσαις διαφοραῖς. [244]
συνάγει μὲν οὖν καὶ σφίγγει καὶ πιλεῖ τὴν οὐσίαν ἡμῶν τὰ
στύφοντα, καὶ διὰ τοῦτο ἐπιτιθέμενα, καθ᾽ ὅ τι ἂν ἐθελή-
σῃς μέλος ἔξωθεν, εὐθέως ἀποδείκνυσιν αὐτὸ ῥυσόν τε καὶ
προσεσταλμένον. ἔμπαλιν δὲ τούτοις τὰ δριμέα κατὰ τοῦ
δέρματος ἐπιτιθέμενα θερμαίνει τε σαφῶς αὐτὸ καὶ εἰς ὄγ-
κον συναίρει σὺν ἐρυθρῷ χρώματι, καὶ εἰ χρονίσειεν, ἑλκοῖ.
ταῦτα μὲν οὖν ἐναργῶς φαίνεται τέμνοντά τε καὶ θερμαί-
νοντα, καὶ διὰ τοῦθ᾽ ἕλκοντα πρὸς ἑαυτὰ τὸ ἐκ τῶν πλη-
σιαζόντων μορίων αἷμα. τὰ στύφοντα δ᾽ ἀποκρουόμενα το
περιεχόμενον ἐν αὐτοῖς τῷ ψύχειν τε καὶ συνάγειν καὶ πι-
λεῖν πέφυκεν. ἡ δύναμίς τε οὖν ἐναντιωτάτη τοῖς στύφουσίν
ἐστι πρὸς τὰ δριμέα, καὶ ἡ κατὰ τὴν γεῦσιν ποιότης οὐδὲν

caepa, porrum, napy, piper, gingiberi, ſmyrnium, ori-
ganum, pulegium, calaminthe et thymus. Revocandum
itaque in memoriam duntaxat, qualem cujusque dictorum
percipimus ſenſum et protinus ſequetur qualitatis eorum
diverſitas, quam in quarto libro expoſui una cum aliis
omnibus guſtus differentiis. Sane contrahunt conſtipantque
atque condenſant ſubſtantiam noſtram aſtringentia, ac pro-
inde in quamvis corporis noſtri partem extrinſecus impolita
continuo illam rugoſam et contractam efficiunt, contra quam
acria quae impoſita cui perſpicuo eam calefaciunt atque
in molem attollunt rubente colore, ac ſi diutius immorentur,
etiam ulcerant. Haec itaque evidenter apparent tum inci-
dere, tum calefacere, tum etiam a vicinis partibus ad ſeſe
ſanguinem attrahere, at aſtringentia refrigerando, contra-
hendo conſtringendoque in illis etiam contentum repellere.
Facultas itaque adverſiſſima eſt aſtringentibus cum acribus,
nec quae in guſtu apparet qualitas ſimile quippiam obtinet.

ὅμοιον ἔχουσα. πῶς οὖν ἔνιοι καὶ τὸ πέπερι καὶ τὰ σκόρο-
δα καὶ πάντα τὰ δριμέα στύφειν λέγουσιν οὐδ' ἐπινοῆσαι
δυνατόν. εἰ μὲν γὰρ ὥσπερ ταῦτα στύφειν, οὕτω καὶ ῥοῦν
καὶ βαλαύστιον ὀμφάκιόν τε καὶ μέσπιλον ὅσα τ' ἄλλα τοι-
αῦτα δριμέα προσηγόρευον, ὑπαλλάττοντες τὸ τῶν Ἑλλή-
νων ἔθος ἐν τοῖς ὀνόμασιν, ἀγνοεῖν μὲν ἂν αὐτοῖς ὑπολά-
βοιμεν τὰς φωνὰς τῶν Ἑλλήνων ἅμα τοῖς ὑπ' αὐτῶν ση-
μαινομένοις, οὐ μὴν ἀναισθήτους γε κατὰ τὴν γευστικὴν
εἶναι δύναμιν, ἢ τὴν ὀσφρητικήν· ἐπεὶ δ' ἑνὶ προσαγορεύ-
ουσιν ὀνόματι πράγματα δύο, καὶ τῇ κατὰ τὴν ὄσφρησιν
αἰσθήσει καὶ τῇ κατὰ τὴν γεῦσιν, οἷς τε φαίνονται πράτ-
τοντα φύσιν ἐναντιωτάτην ἀλλήλοις ἔχοντα, θαυμάσαι προσ-
ήκει τοὺς ἀνθρώπους ἢ ἕνεκεν τῆς ἀναισθησίας ἢ τῆς
ἀνοίας ἢ καὶ ἀμφοτέρου ἅμα. παραπλήσιον γάρ τοι ποιοῦ-
σιν τῷ λέγοντι τὴν χιόνα τῷ πυρὶ τὴν αὐτὴν αἴσθησιν
ἐργάζεσθαι, καί τις ὑπὸ συνήθειας τῆς εἰς τοσοῦτον ἀλλο-
κότου χρήσεως τῶν ὀνομάτων, ἔφη μοί ποτε μηδὲν κωλύειν
φάναι τὴν αὐτὴν ἔχειν ποιότητά τε καὶ δύναμιν τῷ πυρὶ
τὴν χιόνα· καὶ γὰρ καὶ ταύτην ὦφθαι πολλάκις ἀποκαίου-

Quid ergo nonnullis in mentem venerit, ut piper, allium,
atque adeo acria omnia aftringere dicerent, fane cogitatione
affequi nequeo. Nam fi ut haec aftringere dictitant, ita rhu,
balauftium, omphacium, mefpilum et quotquot ejus generis
acria cognominarent, diverfa ac commutata in nominibus
Graecorum confuetudine, ignaros profecto illos vocum
Graecarum et earum fignificatuum, non tamen guftandi
aut olfaciendi carere judicio dicerèm. Nunc vero quum
res duas et olfactu et guftu et effectibus fuis, contrariam
inter fefe naturam oftentantes, una appellatione nuncupent,
admiranda profecto hominum aut ftupiditas eft aut demen-
tia, aut fimul utraque; perinde enim faciunt atque illi qui
et ignis et nivis eundem effe fenfum ajunt. Atque adeo in
quendam quondam incidi, qui prae tam aliena atque abfur-
da ufurpandorum vocabulorum confuetudine diceret nihil
prohibere, quo minus diceretur nix eandem cum igne ha-
bere tum qualitatem tum facultatem, quia videlicet et haec

σαν τοὺς πόδας τῶν δι᾽ αὐτῆς ἐπιπολὺ βαδισάντων· τῶν
μὲν δὴ τοιούτων ἀνθρά'πων οὐ σμικροῦ χρόνου χρεία τὸν
ῥύπον ἀποκαθῆραι τῆς ψυχῆς. ὅσοι δ᾽ οὐχ οὕτως ἠτύχησαν
ὡς ἐν ἀμαθίᾳ τελέᾳ διαβιῶναι, προανεγνωκόσι τὸ τέταρτον
τῶρδε τῶν ὑπομνημάτων, ἀρκεῖ τούτοις ἀναμνήσεως ἕνεκα
τὰ μέχρι δεῦρο λελεγμένα, χάριν τοῦ διηρθρωμένως ἀκούειν
τῶν ὀνομάτων ἐφ᾽ ἑκάστου τῶν οἰκείων πραγμάτων, ὡς
ἅπαντες Ἕλληνες εἰώθασιν χρῆσθαι. μεταβήσομαι δ᾽ ἐπὶ τὸ
δεύτερον ἤδη σκέμμα, μηκέθ᾽ ὑπὲρ ὀνόματός τε καὶ τοῦ κατ᾽
αὐτὸ σημαινομένου γιγνομενον, ἀλλὰ περὶ φύσεως πράγμα-
τος οἱ μὲν γὰρ πλεῖστοι νομίζουσι τὰ καυθέντα πάντα ψυ-
χρότερα γίγνεσθαι σφῶν αὐτῶν, ἔνιοι δ᾽ ἔμπαλιν αὐξάνε-
σθαι τὴν θερμασίαν οἴονται τῶν καυθέντων ἁπάντων, ἅμαρ
τάνοντες ἑκάτεροι. φαίνονται γὰρ ἐναργῶς ἔνια μὲν θερμό-
τερα γινόμενα, κατά τε τὴν γεῦσιν καὶ τὴν ἁφὴν καὶ τὴν ἐν
τῇ χρήσει θεωρουμένην δύναμιν, ὡς ἔμπροσθεν εἶπον ἐπί τε
τῶν δριμέων καὶ τῶν στυφόντων, ἔνια δ᾽ ἔμπαλιν ἧττον
θερμὰ φαινόμενα μετὰ τὸ καυθῆναι· καὶ τοῦτο διαγινώσκο-
μεν σαφῶς τῇ τε αἰσθήσει καὶ τῇ χρήσει. λέγω δὲ χρῆσιν,

quandoque vifa fit pedes diutius per eam ambulantium
aduffiffe. Sane non parvo tempore opus eft, ut illis ho-
minibus fordem animi expurges. At quibus non in tam
profunda ignorantiae caligine degere contingit, ac quartum
horum commentariorum perlegerint, iis quae jam dicta
funt memoriae caufa repetita fufficiunt, quo diftincte no-
mina de quaque propriarum rerum ita inaudiant, quemad-
modum efferre Graecis mos eft. Tranfibo vero ad fecun-
dam fpeculationem, haud etiam de nomine et fignificato ejus
habendam, verum de rei natura. Nam plerique exiftimant
combufta omnia fe ipfis effici frigidiora, alii e contra com-
buftorum omnium augeri caliditatem exiftimant; utrique
fane falluntur. Confpiciuntur enim liquido quaedam calidiora
reddita et ad guftum et ad tactum et ad eam quae in ufu
cernitur facultatem, velut fupra dicebam de acribus et
aftringentibus. Quaedam contra ab uftione minus apparent
calida, idque clare difcernimus tum tactu tum ufu. Died

164 ΓΑΛΗΝΟΥ ΠΕΡΙ ΤΗΣ ΤΩΝ ΑΠΛΩΝ ΦΑΡΜ. ΚΡΑΣ.

Ed. Chart. XIII. [244. 245.]　　　　　　　Ed. Baf. II. (116.)

ὥσπερ ἐπὶ τῶν ἔμπροσθεν εἶπον, ὅταν ἐπιτιθέντα τῷ δέρ-
ματι τὰ μὲν ἐρυθρότερά τε καὶ θερμότερα αὐτὰ ποιῇ, τὰ
δὲ ἄναιμά τε καὶ ψυχρὰ, καὶ τὰ μὲν εἰς ὄγκον ἐξαίρῃ, τὰ
δὲ προστέλλῃ. τὰ μὲν οὖν δριμέα πολὺ τῆς θερμότητος
ἀπόλλυσι καυθέντα, τὰ δὲ μὴ τοιαῦτα προσλαμβάνει, τελέως
δὲ ψυχρὸν οὐδὲν τῶν καυθέντων ἐστίν. ἐγκαταλείπεται γὰρ
αὐτοῖς οἷον ἐμπύρευμά τι· καὶ γὰρ προσηγόρευεν οὕτως Ἀρι-
στοτέλης αὐτὸ, καὶ τοῦτ᾿ ἔστι τὸ κατὰ τὰς πλύσεις ἀποῤ-
ῥυπτόμενον. ἔστι δὲ τὸ λεπτομερέστατον τῆς τῶν καυθέν-
των οὐσίας, οὗ συναπελθόντος τῷ ὕδατι τὸ λοιπὸν τοῦ
καυθέντος οὐσία γεώδης ἐστί. [245] τὸ μὲν γὰρ ὑγρὸν ἅπαν
ἡ καῦσις ἐκδαπανᾷ, τὸ δ᾿ ὑπολειπόμενον γεῶδές ἐστιν ἅμα
τῷ πρὸς Ἀριστοτέλους ἐμπυρεύματι κληθέντι. τοῦτ᾿ οὖν
ὅταν τις ἀφέληται καὶ χωρίσῃ τῇ πλύσει, τὸ μὲν ὕδωρ, ᾧ
τὶ φάρμακον ἐπλύθη, θερμὴν δύναμιν ἐπεκτήσατο λεπτο-
μερῆ, τὸ δ᾿ ὑπόλοιπον γίνεται γεῶδες ψυχρὸν, ξηραίνειν
ἀδήκτως δυνάμενον. εἴρηται μὲν οὖν μοι καὶ περὶ τούτων
ἔμπροσθεν, ἀλλ᾿ οὐδὲν χεῖρον ἀναμνῆσαι καὶ νῦν, ἵνα τις

autem uſum, ceu ante dixi, quum cuti impoſita alia cali-
diorem rubentioremque partem efficiunt, alia exanguem et
frigidam, et alia molem attollunt, alia contrahunt. Igitur
acria multum caloris amittunt uſta, at quae ejusmodi non
ſunt aſſumunt. Sane combuſtorum omnium nullum plane
eſt frigidum, relinquuntur enim in illis velut reliquiae quae-
dam ignis, nam ita vocabat Ariſtoteles. Atque id eſt, quod
per ablutiones detergitur ex combuſtorum ſubſtantia ſubti-
liſſimum, quod ubi cum aqua abierit, quod uſti reliquum
eſt, ſubſtantia terrena eſt, ſiquidem humidum omne com-
buſtio abſumit, reliquum autem terrenum eſt una cum em-
pyreumate ab Ariſtotele vocato. Hoc ergo ubi per lotionem
ablatum ac ſemotum fuerit, aqua in qua medicamentum ab-
lutum eſt calidam aſcivit facultatem, eamque tenuium par-
tium, quod reliquuum vero eſt, terreum ſimul et frigidum
eſt, deliccare citra mordacitatem potens. De his et quidem
et ſupra diximus, caeterum nihilo deterius eſt in memoriam

ὑπόγυον ἐσχηκὼς τὴν ἀνάμνησιν αὐτῶν ἕπηται τοῖς λεχθη-
σομένοις ἀκριβέστερον.

Κεφ. α΄. Περὶ τῶν γῶν. [α΄. Περὶ τῶν τῆς γῆς διαφορῶν.]

Δυοῖν σημαινομένων πραγμάτων ἐκ τοῦ τῆς γῆς
ὀνόματος ἀναγκαῖόν ἐστιν διαστεῖλαι πρότερον αὐτὰ σα-
φηνείας ἕνεκα τῶν λεχθησομένων. τὸ μὲν οὖν ἕτερον αὐτῶν
σύνηθές ἐστιν ἅπασι τοῖς Ἕλλησιν. ὅταν τε γὰρ σπείρουσιν
πυροὺς ἢ κριθὰς ἤ τι τῶν ἄλλων σπερμάτων, ἃ δημήτρια
καλεῖται, μετρίως ὑγρὰν εἶναι χρῆναί φασι τὴν γῆν. ὅταν τε
φυτεύουσιν ἀμπέλους ἢ συκᾶς ἢ ἐλαίας ἤ τι τῶν ἄλλων
δένδρων, φυλάττεσθαι κελεύουσι τήν τ᾽ ἄνικμον ἐσχάτως καὶ
ξηρὰν τήν θ᾽ ὑγρὰν καὶ πηλώδη. καὶ γὰρ οὖν ὀνομάζουσι
πηλὸν τὴν γῆν ὑγρῷ φυραθεῖσαν, οἵ τε τὰ γεωργικὰ γρά-
ψαντες ἐν ταῖς τῶν χωρίων διαφοραῖς τά τε μελάγγαια καὶ
ἀργιλώδη καὶ ψαμμώδη διαστελλόμενα λέγουσιν. καλοῦσι δὲ
καὶ λιπαρὰν γῆν, ἐξ ἧς ὁ πηλὸς γίνεται γλίσχρος. ἑτέραν τε
κατὰ τοὐναντίον τῇδε διακειμένην, ἀλιπῆ καὶ ψαθυρόν, ὡς
ἄν εἴποι τις, ἐργαζομένη τὸν πηλόν. ἓν μὲν δὴ τοῦτο σημαι-

nunc ea revocaffe, ut repetita illorum memoria fimul quae
dicenda funt exactius quis affequatur.

Cap. I. De terris. [1. De terrae differentiis.]
Quum duae fint res quae terrae vocabulo fignificantur, ne-
ceffarium duxi prius eas diftinguere, ut clariora fint quae
dicenda veniunt.   Altera fane omnibus Graecis maxime
confueta eft.   Siquidem ubi triticum, hordeum, aut aliud
quodpiam feminum quae cerealia nuncupantur, feminant,
mediocriter humidam effe terram oportere ajunt.   At ubi
vites, ficus, oleas, aut aliam quamvis arborem plantant,
fugiendam praecipiunt tum eam, quae uliginis plane expers
fit et arida, tum quae humida fit et lutofa, nam lutum vo-
cant terram humore maceratam.   Tum qui de colendis agris
confcribunt, in regionum differentiis atram terram, argil-
lofam arenofamque difcriminantes efferunt, fed et pin-
guem terram vocant ex qua lutum fit vifcofum ac lentum,
alteram vero contra quam haec difpofitam, quae lutum effi-
ciat pinguitudinis expers et friabile, ut fic dicam.   Atque

νόμενόν ἐστι τοῦ τῆς γῆς ὀνόματος ἅπασι σύνηθες. ἕτερον δὲ
μόνον τοῖς φιλοσόφοις, ἐπειδὴ λέγωσι τῶν σωμάτων στοι-
χεῖα γῆν καὶ ὕδωρ καὶ ἀέρα καὶ πῦρ. τὸ γὰρ ξηρὸν ἐσχά-
τως σῶμα καὶ ψυχρὸν ὀνομάζουσι γῆν. κατὰ τούτους οὖν
οὐδὲν μὲν τῶν συνθέτων τούτων σωμάτων ἐστὶν ἡ στοι-
χειώδης γῆ, πλεῖστον μέντοι τῆς γῆς ἔχειν αὐτά φασιν, οἷον
τόν τε ἀδάμαντα καὶ τὰς πέτρας, καὶ ὅσῳ γ᾽ ἂν ὦσι σκλη-
ρότερα τὸ σῶμα, τοσούτῳ μᾶλλον αὐτὰ εἶναί φασι γεωδέ-
στερα ἔμπαλιν τοῖς γεωργοῖς. οὐ γὰρ τὴν σκληροτέραν σύ-
στασιν τῶν σωμάτων ὀνομάζουσιν οὗτοι γεωδεστέραν, ἀλλὰ
λίθους μὲν καὶ πέτρας τὰ τοιαῦτα καλοῦσιν ἀνεπιτηδειό-
τατα πρὸς γεωργίαν. ἀκριβεστάτην δὲ γῆν εἶναί φασι τὴν
ποῤῥωτάτην τῇ συ(117)στάσει τῆς πέτρας, ὅπου γε καὶ τὴν
ἀργιλώδη τε καὶ τὴν ψαμμώδη μέμφονται πρὸς τὰ πλεῖστα.
κατὰ μὲν οὖν τὸ παρὰ τοῖς φιλοσόφοις σημαινόμενον αἱ
τῆς γῆς διαφοραὶ τρισὶν ὁρισθήσονται γένεσιν. ἔστι γὰρ τὸ
μέν τι λίθος αὐτῆς, τὸ δὲ μεταλλευτόν τι σῶμα, τὸ δὲ τρί-
τον ἡ γεωργουμένη γῆ, διαφωνίας γεγονυίας παρ᾽ αὐτοῖς

hoc eſt unum terrae vocabuli ſignificatum omnibus uſitatum.
Alterum eſt ſolis philoſophis uſurpatum, quum ajunt ele-
menta corporum eſſe terram, aquam, aërem et ignem. Cor-
pus namque extreme ſiccum ac frigidum terram nuncupant.
Secundum hos ergo nullum compoſitorum corporum terra
cenſetur elementaris, ajunt tamen ea plurimum habere
terrae, puta adamantem et ſaxa, et quanto corpore ſuerint
duriore, tanto magis ea dicunt eſſe terrea, contra quam agri-
colae. Haud enim quo durior ſit corporum conſiſtentia,
eo plus terream eſſe dictitant, verum lapides et petras
plane ad agriculturam eſſe ineptiſſima contendunt. Caeterum
eam eſſe terram dicunt exactiſſimam, quae quam longiſſime
receſſit a ſaxi conſiſtentia, quippe quum et argilloſam et
arenoſam ad pleraque damnent inutilem. Secundum ita-
que ſignificatum quod a philoſophis celebratur, tribus ſinie-
tur generibus terrae differentiae. Siquidem unum ejus genus
lapis eſt, alterum corpus metallicum, tertium vero terra

ΚΑΙ ΔΥΝΑΜΕΩΣ ΒΙΒΛΙΟΝ I. 167

Ed. Chart. XIII. [245. 246.] Ed. Baf. II. (117.)

περὶ τῶν χεομένων μεταλλευτῶν σωμάτων, οἷον χαλκοῦ καὶ κασσιτέρου καὶ μολύβδου. ταῦτα γὰρ ἔνιοί φασιν οὐ γῆς, ἀλλ᾽ ὕδατος ἔχειν τὸ πλέον. οἵ γε μὴν ἄλλοι πάντες ἄνθρωποι γῆν ὀνομάζουσιν ἐκείνην μόνην τὴν οὐσίαν, ἥτις ὑγρῷ φυραθεῖσα πηλὸς γίνεται. περὶ ἧς κἀγὼ νῦν ἔγνωκα τὰς διαφορὰς εἰπεῖν, ἐκεῖνο μόνον ἔτι προσθείς, ὡς ἡ προειρημένη τομὴ τῶν γεωδῶν σωμάτων εἴς τε λίθους καὶ τὰ μεταλλευόμενα καὶ τὴν γεωργουμένην γῆν ἄνευ τῶν φυσικῶν ἰδίως ὀνομαζομένων σωμάτων εὕρηται. τούτων δὲ προσιόντων καὶ τὰ ξύλα πάντα καὶ καρπῶν μόρια πολλὰ, καθάπερ καὶ ζώων, ὀνομασθήσεται γεώδη τὴν οὐσίαν εἶναι. [246] καρπῶν μὲν μόρια, πυρῆνες ἐλαιῶν καὶ γίγαρτα σταφυλῶν καὶ καρύων 'λέμματα καὶ κώνων, ἕτερά τε πολλὰ τοιαῦτα, τῶν ζώων δὲ τά τ᾽ ὀστέα καὶ τὰ κέρατα καὶ οἱ ὀδόντες. ἀλλὰ περὶ μὲν τῶν ἐν τοῖς φυτοῖς μορίων ὅσα γεώδη καὶ σκληρὰ, τὸ μέν πού τι καὶ πρόσθεν εἴρηται, τὸ δ᾽ ἂν καὶ νῦν ῥηθείη· περὶ δὲ τῶν ἐν τοῖς ζώοις ἐφεξῆς εἰρήσεται, πρότερον διελθόντος μου τὰ κατὰ τὴν γῆν εἴδη.

quae colitur, facta apud eos differentia de metallicis corporibus quae fundi poffunt, velut aere, ftanno, plumbo, haec enim quidam ajunt non terrae, fed aquae plus continere. Attamen caeteri homines omnes eam duntaxat terram nominant, quae humore macerata lutum efficitur, de qua utique et ego nunc ftatui differentias exponere, id modo praefatus quod propofita fectio corporum terrenorum in lapides, metallica et terram quae colitur, absque corporibus quae proprie naturalia nominant, diela eft. Nam fi ea accedant, tum ligna omnia et fructuum partes complures, velut etiam animalium, effentia effe terrena dicentur, fructuum quidem partes, ut nuclei olivarum et vinacei uvarum, putamina nucum et conorum et ejus generis multa alia, animalium vero offa, cornua, dentes. Verum de plantarum partibus quae terrenae utique funt et durae, partim jam fupra dictum eft, partim etiam nunc dicetur, at de iis quae animantium funt infra tractabitur, ubi prius terrae fpecies

168 ΓΑΛΗΝΟΤ ΠΕΡΙ ΤΗΣ ΤΩΝ ΑΠΛΩΝ ΦΑΡΜ. ΚΡΑΣ.

Ed. Chart. XIII. [246.]   Ed. Baſ. II. (117.)
καλεῖν μὲν γὰρ ἔξεστί σοι καὶ διαφορὰς αὐτὰ καὶ εἴδη καὶ
γένη. λέγω δὴ ταῦτα λίθους τε καὶ τὰ μεταλλευτὰ σώματα,
καὶ τὴν εἰς πηλὸν λυομένην γῆν, καὶ πρῶτόν γε τὰς διαφο-
ρὰς ἐρῶ τῆς ὑπὸ πάντων Ἑλλήνων ὀνομαζομένης γῆς, ἥτις
ἔχει κοινὸν ὕδατι πλησιάσασα, διαλύεσθαι παραχρῆμα καὶ
πηλὸν γίνεσθαι. τὸ γὰρ τῆς παρὰ τοῖς φιλοσόφοις οὕτω
καλούμενον οὐ κοινὸν ἅπασιν, ἀλλ᾽ ἐκείνοις μόνοις σύνηθες
ἔχει τοὶ σημαινόμενον.

[β΄. Περὶ τῶν διαφορῶν τῆς συνήθως ὀνομαζομένης
γῆς.] Γῆν ἔφην ὀνομάζεσθαι σύνηθες ἅπασιν Ἕλλησιν, ἥτις
ἂν εἰς τὸ ὑγρὸν ἐμβληθεῖσα παραχρῆμα διαλύεταί τε καὶ
πηλὸς γίνεται. ταύτης οὖν ἡ μέν τίς ἐστιν ἣν γεωργοῦσιν οἱ
ἄνθρωποι, διαφορὰς ἔχουσά τινας μὲν κατὰ τὸν ἴδιον λό-
γον ἐν τῷ λιπαρά τε εἶναι καὶ γλίσχρος, ἥτις πάντως ἐστὶ
καὶ μέλαινα τὴν χρόαν. ἡ δὲ ψαθυρωτέρα τε καὶ ἀλιπής, ἣν
καλοῦσιν ἄργιλον, οὖσα καὶ ἥδε λευκοτέρα πως. ἐναντιώ-
ταται μὲν αὗται διαφοραί· αἱ δ᾽ ἄλλαι μεταξὺ τούτων, ἤτοι
τῇ ἑτέρᾳ πλησιάζουσαι μᾶλλον ἢ τῇ ἑτέρᾳ, τινὲς δὲ κἂν τῷ

abſolvero; licet enim ea tibi aut differentias, aut ſpecies, aut
etiam appellare genera.   Dico autem haec, lapides, metallica
corpora, terram in lutum ſolubilem.   Ac primum omnium
dicam a Graecis nuncupatae terrae differentias, quae com-
mune hoc habet, ut addita aqua continuo ſolvatur et fiat
lutum.   Nam quod a philoſophis ſic appellatur non habet
omnibus commune, ſed illis tantum conſuetum ac celebra-
tum ſignificatum.

[2. *De differentiis nominatae paſſim terrae.*] Terram
uſitate Graecis vocari dixi quae injecta aqua ſtatim ſolvitur
et fit lutum.   Hujusmodi ergo eſt, quam homines ad cul-
turam elaborant, differentias habens quasdam ſane ſecun-
dum propriam rationem, dum pinguis eſt et viſcoſa quae
utique omnino et atra colore eſt, alia vero friabilior et
pinguedinis expers, quam vocant argillam, quae ſane quo-
dammodo candidior eſt.   Atque hae maxime contrariae ſunt
differentiae, aliae harum in medio ſunt, alteri atque alteri
magis accedentes, atque adeo quaedam etiam quae ex aequo

μέσῳ δοκεῖν ἀκριβῶς εἶναι, τὴν ἴσην ἀμφοῖν ἀφεστηκυῖαι
διάστασιν. αἱ δ᾽ ἐξ ἐπιμιξίας ἑτερογενῶν σωμάτων διαφοραὶ
τῆς γῆς εἰσι, καθὸ λιθώδεις τε καὶ ψαμμώδεις ὑπάρχουσιν,
καὶ χωρίζουσί γε τῶν τοιούτων τὴν μεμιγμένην οὐσίαν, ἀνα-
δεύσαντες καὶ ἀναφυράσαντες ὕδατι πολλῷ, μέχρι τοῦ πᾶν
ὑγρὸν ἐργάσασθαι. καθισταμένου γὰρ τούτου τὸ μὲν τῆς
λιθώδους τε καὶ ψαμμώδους ἐμφερόμενον ὑφιζάνει πᾶν, ἐπο-
χεῖται δὲ ἡ ἀκριβὴς γῆ. τοιοῦτον γάρ τι καὶ κατὰ τὴν Δη-
μνίαν γίνεται γῆν, ἣν μίλτον ὀνομάζουσιν ἔνιοι Δημνίαν.
καί τινες ἄλλοι σφραγῖδα Δημνίαν, διὰ τὴν ἐπιβαλλομένην
αὐτῇ σφραγῖδα τῆς Ἀρτέμιδος ἱεράν. ταύτην γάρ τοι τὴν
γῆν ἡ ἱέρεια λαμβάνουσα μετά τινος ἐπιχωρίου τιμῆς, οὐ
ζώων θυομένων, ἀλλὰ πυρῶν καὶ κριθῶν ἀντιδιδομένων τῷ
χωρίῳ, κομίζει μὲν εἰς τὴν πόλιν ἀναφυράσασα ὕδατι καὶ
πηλὸν ὑγρὸν ἐργασαμένη καὶ τοῦτον ταράξασα σφοδρῶς, εἶτ᾽
ἐάσασα καταστῆναι, πρῶτον μὲν ἀφαιρεῖ τὸ ἐπιπολῆς ὕδωρ,
εἶθ᾽ ὑπ᾽ αὐτῷ τὸ λιπαρὸν τῆς γῆς λαβοῦσα καὶ μόνον ἀπο-
λιποῦσα τὸ ὑφιζηκὸς λιθῶδές τε καὶ ψαμμῶδες, ὅπερ καὶ

ad unguem in medio pari intervallo ab utraque diſtant. At
aliae ſunt terrae differentiae ex diverſi generis corporum
natae commixtione, qua ratione lapidoſae et arenoſae ha-
bentur. Atque admixtam talium ſubſtantiam ſegregant lar-
gae aquae effuſione ac maceratione, dum totum humidum
efficiatur, quum enim id effectum eſt, id quod defertur
atque ineſt lapidoſum atque arenoſum, id omne ſubſidit et
terra exacta ſupernatat. Tale quiddam et in Lemnia terra
viſitur, quam cognominant quidam milton Lemniam, et
alii quidam figillum Lemnium, ob impreſſum videlicet illi
figillum Dianae ſacrum. Siquidem hanc terram ſacerdos
cum patrio quodam honore ſumens, haud mactatis animali-
bus, ſed tritico atque hordeo piamenti gratia terrae redditis
in urbem comportat. Quam deinde aqua maceratam atque
in lutum redactam, ubi valenter conturbavit paulumque
inde quieſcere finit, aquam quae ſupernatat primum aufert,
et mox quod ſub ea eſt pingue terrae tollit, ac reliquum
duntaxat, quod ad imum ſubſedit, lapidoſum ſcilicet et are-

ἄχρηστόν ἐστιν ἄχρι τοσούτου ξηραίνει τὸν λιπαρὸν πηλὸν,
ἄχρις ἂν εἰς σύστασιν ἀφίκηται μαλακοῦ κηροῦ, καὶ τούτου
λαμβάνουσα μόρια σμικρὰ τὴν ἱερὰν τῆς Ἀρτέμιδος ἐπιβάλ-
λει σφραγῖδα, κἄπειτα πάλιν ἐν σκιᾷ ξηραίνει, μέχρις ἂν
ἀκριβῶς ἄνικμος ἀποτελεσθῇ, καὶ γένηται τοῦτο δὴ τὸ γι-
νωσκόμενον ἰατροῖς ἅπασι φάρμακον ἡ Λημνία σφραγίς.
οὕτω γὰρ αὐτὴν ὀνομάζουσιν, ὡς ἔφην, ἔνιοι διὰ τὴν ἐπι-
βαλλομένην αὐτῇ σφραγῖδα, καθάπερ γε καὶ διὰ τὴν χρόαν
ἔνιοι Λημνίαν μίλτον. ἔχει μὲν οὖν τὴν χρόαν τὴν αὐτὴν
τῇ μίλτῳ, διαφέρει δ᾽ αὐτῆς τῷ μὴ μολύνειν ἁπτομένην,
καθάπερ ἐκείνην, καὶ κατά γε τὸν λόφον ἐν τῇ Λήμνῳ τὸν
ὅλον ὄντα κιρρὸν τῇ χρόᾳ, καθ᾽ ὃν οὔτε δένδρον ἐστὶν οὔτε
πέτρα οὔτε φυτόν, μόνη δ᾽ ἡ τοιαύτη γῆ. τρεῖς δ᾽ αὐτῆς εὑρί-
σκονται διαφοραί· μία μὲν ἡ προειρημένη τῆς ἱερᾶς γῆς, ἧς
οὐδεὶς ἄλλος ἅπτεται πλὴν τῆς ἱερείας. δευτέρα δ᾽ ἑτέρα τῆς
ὄντως μίλτου, χρῶνται δ᾽ οἱ [247] τέκτονες αὐτῇ μάλιστα.
τρίτη δ᾽ ἡ τῆς ῥυπούσης, ᾗ χρῶνται τῶν πλυνόντων ὀθό-

nosum relinquit, ut inutile ac supervacaneum. Porro latum
illud pingue usque eo desiccat, dum mollis cerae consisten-
tiam accipiat, hujusque exiguis acceptis particulis sacrum
Dianae signum imprimit, ac postea rursum in umbra sic-
candum reponit, donec omnem plane humiditatem mittat,
fiatque illud medicis omnibus cognitum medicamentum Lem-
nium sigillum, sic enim quidam illam cognominant ob im-
pressum illi sigillum, ceu etiam nonnulli ob colorem Lem-
niam rubricam appellitant. Eundem ergo quem rubrica
colorem obtinet, verum ab ea differt quod contactu non
contaminet atque illa, et secundum collem in Lemno qui
totus colore fulvo est et in quo neque arbor, neque saxum,
neque planta nascitur, tantum hujusmodi terra visitur.
Porro tres ejus signantur differentiae, una quam posuimus
terrae sacrae, quam alii nemini praeter unum sacerdotem
contingere fas est, altera vero ejus quae revera est rubrica,
utuntur autem ea potissimum fabri, demum tertia ejus quae
extergit qua utuntur, qui lintea et vestes lavant, quibus uti-

νας τε καὶ ἐσθῆτας οἱ βουληθέντες. ἀνεγνωκὼς δὲ ἐγὼ παρά
τε Διοσκορίδη καὶ ἄλλοις τισὶ μίγνυσθαι τράγειον αἷμα τῇ
Λημνίᾳ γῇ, κᾀκ τοῦ διὰ μίξεως ταύτης γενομένου πηλοῦ
τὴν ἱέρειαν ἀναπλάττειν τε καὶ σφραγίζειν ἃς ὀνομάζουσι
Λημνίας σφραγῖδας, ὠρέχθην αὐτὸς ἱστορῆσαι τὴν συμμε-
τρίαν τῆς μίξεως. ὥσπερ οὖν εἰς Κύπρον ἕνεκα τῶν ἐν αὐ-
τῇ μετάλλων, εἴς τε τὴν κοίλην Συρίαν, μόριον οὖσαν τῆς
Παλαιστίνης, ἕνεκεν ἀσφάλτου καί τινων ἄλλων κατ᾽ αὐτὴν
ἀξίων ἱστορίας ἐπορεύθην, οὕτως καὶ εἰς Λῆμνον οὐκ
ὤκνησα πλεῦσαι, θεασόμενος ὁπόσον μίγνυται τοῦ αἵματος
τῇ γῇ. καὶ τό γε δεύτερον ἐξ Ἀσίας εἰς Ῥώμην ἀφικέσθαι
πεζῇ πορευόμενος διὰ Θράκης τε καὶ Μακεδονίας, ἔπλευσα
πρότερον ἀπὸ Τρωάδος Ἀλεξανδρείας εἰς Λῆμνον, ἐπιτυγὼν
εἰς Θεσσαλονίκην ἀναγομένου πλοίου, συνθεμένῳ τῷ ναυ-
κλήρῳ παραβάλλειν πρότερον τῇ Λήμνῳ· ὁ δὲ προσέυχε
μὲν, οὐ μὴν ᾗ γ᾽ ἐχρῆν πόλει. τὴν ἀρχὴν γὰρ οὐδ᾽ ἠπιστά-
μην δύο πόλεις εἶναι κατὰ τὴν νῆσον, ἀλλὰ ᾤμην, ὡς Σά-

que collibitum eft. Caeterum quum et apud Diofcoridem
et alios quosdam fcriptum legiffem Lemniae terrae hircinum
mifceri fanguinem, atque ex luto quod ea mixtione confi-
ciebatur facerdotem Lemnia quae vocant figilla tum confor-
mare tum confignare, cupiebam profecto et ipfe mixtionis
modum infpicere atque commoderationem. Itaque quem-
admodum in Cyprum navigaveram videndorum quae in ea
funt metallorum gratia, in cavam Syriam Paleftinae partem
profectus fueram bituminis et aliorum quorundam infpi-
ciendorum caufa, ita neo in Lemnum enavigare piguit, ut
quantum fanguinis terrae admifceretur confpicerem. Nam
quum iterum ex Afia Romam pedeftri peterem itinere per
Thraciam et Macedoniam, potius a Troade Alexandria in
Lemnum adnavigavi, nactus illic navem quae ad Theffalo-
nicam curfum deftinabat. Conveniebam autem cum nau-
clero, ut in curfu Lemnum appelleret. Et fane ille prae-
ftitit, fed non ad eam civitatem, ad quam oportebat. Antea
enim nefciveram duas effe in infula civitates, fed credebam

Ed. Chart. XIII. [247.]   Ed. Baf. II. (117)

μον καὶ Χίον καὶ Κῶ Ἄνδρον τε καὶ Τῆνον καὶ πάσας
τὰς κατὰ τὸ Αἰγαῖον, οὕτω καὶ τὴν Λῆμνον ὁμώνυμον
ἔχειν πόλιν ὅλῃ τῇ νήσῳ μίαν. ὡς δὲ ἀποβὰς τῆς νεὼς,
ἔγνων Μυρίναν μὲν ὀνομάζεσθαι τὴν πόλιν, εἶναι δ᾽ οὔτε
κατὰ Φιλοκτήτην οὔτε κατὰ τὸ ἱερὸν τοῦ Ἡφαίστου λό-
φον ἐν τῇ χώρᾳ τῆς πόλεως ἐκείνης, ἀλλ᾽ ἐν ἑτέρᾳ τῇ Ἡφαι-
στιάδι καλουμένῃ, καὶ οὐδ᾽ ἐγγὺς εἶναι τὴν πόλιν ἐκείνην
τῆς Μυρίνης, ὅ τε ναύκληρος οὐκ ἠδύνατό με περιμένειν,
ἀνεβαλλόμην εἰσαῦθις, ὅταν ἀπὸ Ῥώμης εἰς Ἀσίαν ἀφί-
κωμαι, θεάσασθαι τὴν Ἡφαιστιάδα. καί μοι τοῦτ᾽ ἐπράχθη,
καθάπερ ἤλπισά τε καὶ προὐθέμην. ὡς γὰρ ἀπὸ τῆς Ἰτα-
λίας διαβαλὼν εἰς τὴν Μακεδονίαν καὶ σχεδὸν ὅλην αὐτὴν
ὁδοιπορήσας ἐν Φιλίπποις ἐγενόμην, ἥπερ ἐστὶν ὅμορος τῇ
Θρᾴκῃ πόλις, ἐντεῦθεν ἐπὶ τὴν πλησίον θάλατταν εἴκοσιν
ἐπὶ τοῖς ἑκατὸν ἀπέχουσαν στάδια κατελθὼν, ἔπλευσα πρό-
τερον μὲν εἰς Θάσον ἐγγύς που διακοσίους σταδίους, ἐκεῖ-
θεν δὲ εἰς Λῆμνον ἑπτακοσίους, εἶτ᾽ αὖθις ἀπὸ Λήμνου
τοὺς ἴσους ἑπτακοσίους εἰς Ἀλεξανδρείαν Τρωάδα. καὶ διὰ

ut Samus, Chius, Cos, Andrus, Tenus et omnes adeo quae
in Aegeo funt mari, unam duntaxat civitatem habent toti
infulae cognomine, ita et Lemnum nominis fui unam habere
civitatem.   Porro ut ex navi defcenderam intellexi civitati
nomen effe Myrinae, nec in regione civitatis illius aut Phi-
loctetis templum effe aut facrum Neptuni collem, fed in
altera quae vocaretur Hephaeftias, nec civitatem eam My-
rinae effe propinquam.   Quumque me nauclerus expectare
non poffet, diftuli, ut quum Roma in Afiam redirem, tum
Hephaeftiada viferem, id quod feci prout fperaveram et
propofueram.   Nam ubi ex Italia in Macedoniam trajecif-
fem eamque pene totam pedeftri itinere pertransiiffem, per-
veniffemque Philippos, quae civitas eft finitima Thraciae,
inde ad mare defcendi quod proximum aberat centum vi-
ginti ftadiis, primumque Thafon transmifi, diftantem plus
minus ducentis ftadiis, atque illinc in Lemnum feptingentis,
ac rurfum ferme feptingentis in Alexandriam Troada trajeci.

τουτ᾽ ἐξεπίτηδες ἔγραψα περί τε τοῦ πλοῦ καὶ τῶν στα-
δίων, ὅπως εἴ τις ἐθέλῃ θεάσασθαι καὶ αὐτὸς ὁμοίως ἐμοὶ
τὴν (118) Ἡφαιστιάδα διαγινώσκων τὴν θέσιν αὐτῆς, οὕ-
τως παρασκευάζοιτο πρὸς τὸν πλοῦν. ἐν γάρ τοι τῇ ὅλῃ
νήσῳ τῇ Λήμνῳ, κατὰ μὲν τὸ πρὸς ταῖς ἀνατολαῖς μέρος
αὐτῆς ἐστιν Ἡφαιστιὰς, κατὰ δὲ τὸ πρὸς ταῖς δυσμαῖς ἡ
Μυρίνα. καὶ τό γε ὑπὸ τοῦ ποιητοῦ λεγόμενον ἐπὶ τοῦ Ἡφαί-
στου, κάππεσεν ἐν Λήμνῳ, διὰ τὴν φύσιν τοῦ λόφου δοκεῖ
μοι τὸν μῦθον ἐπίστασθαι. φαίνεται γὰρ ὁμοιότατος κεκαυ-
μένῳ κατά γε τὴν χρόαν καὶ διὰ τὸ μηδὲν ἐν αὐτῷ φύε-
σθαι. εἰς τοῦτον οὖν τὸν λόφον ἥ τε ἱέρεια παραγενομένη,
καθ᾽ ὃν ἐγὼ καιρὸν ἐπέβην τῆς νήσου, καί τινα πυρῶν τε
καὶ κριθῶν ἀριθμὸν ἐμβάλλουσα τῇ γῇ καὶ ἄλλα τινὰ ποιή-
σασα κατὰ τὸν ἐπιχώριον σεβασμὸν, ἐπλήρωσεν μὲν ὅλην
ἅμαξαν τῆς γῆς. κομίσασα δ᾽ εἰς τὴν πόλιν, ὡς εἶπον ἀρτίως,
ἐσκεύασε τὰς πολυθρυλήτους Λημνίας σφραγῖδας. ἔδοξεν οὖν
μοι πυθέσθαι μή τι πρότερόν ποτε τράγειον ἢ αἴγειον αἷμα
τῇ γῇ ταύτῃ μιγνύμενον ἐν ἱστορίᾳ παρειλήφασιν. ἐφ᾽ ᾗ

Ac proinde fane ex induſtria tum de navigatione tum de
ſtadiis aſcripſi, ut ſi quem eadem quae me caperet Hephae-
ſtiada viſendi cupiditas, cognito ejus ſitu ſic navigationem
inſtitueret. In tota namque inſula Lemno orientem ſpectat
Hephaeſtias, occidentem vero Myrina. Et quod a poëta
dictum de Vulcano eſt, Decidit in Lemnum, propter collis
naturam occaſionem ſumpſiſſe fabulae crediderim; apparet
enim combuſto ſimillimus tum colore ipſo, tum etiam quia
nihil in eo naſcitur. In hunc itaque collem ſacerdos, quo
tempore ego ad inſulam acceſſeram, egreſſa, certo quodam
tritici hordeique numero in terram conjecto, aliisque qui-
busdam pro religione patria perpetratis, plauſtrum totum
terra implevit. Atque ubi in urbem convexiſſet, quo dixi
modo illas fama hominum adeo celebratas Lemnias ſphra-
gidas praeparabat. Viſum ergo mihi erat perconctari,
nunquid unquam antea hircinum, aut caprinum ſanguinem
huic miſceri ſolitum memoriae proditum accepiſſet. Quo

174 ΓΑΛΗΝΟΥ ΠΕΡΙ ΤΗΣ ΤΩΝ ΑΠΛΩΝ ΦΑΡΜ. ΚΡΑΣ.

Ed. Chart. XIII. [247. 248.]   Ed. Baſ. II. (118.)

πεύσει πάντες οἱ ἀκούσαντες ἐγέλασαν, οὐχ οἱ τυχόντες ἄν-
δρες ὄντες, ἀλλὰ καὶ πάνυ πεπαιδευμένοι τά τ' ἄλλα καὶ τὴν
ἐπιχώριον ἱστορίαν ἅπασαν. ἀλλὰ καὶ βιβλίον ἔλαβον παρά
τινος αὐτῶν, γεγραμμένον ὑπό τινος τῶν ἐπιχωρίων ἀνδρῶν
ἔμπροσθεν, ἐν ᾧ τὴν χρῆσιν ἅπασαν ἐδίδασκε τῆς Λημνίας
γῆς, ὅθεν οὐκ ὤκνησα κἀγὼ πειραθῆναι τοῦ φαρμάκου, δισ-
μυρίας λαβὼν [248] σφραγῖδας. ἐχρῆτο δὲ καὶ αὐτὸς ὁ δοὺς
τὸ βιβλίον, ἐν τοῖς πρώτοις ἀριθμούμενος τῆς Ἡφαιστιάδος,
εἰς πολλὰ τῷ φαρμάκῳ. καὶ γὰρ ἐπὶ τραυμάτων καὶ πα-
λαιῶν καὶ δυσεπουλώτων ἐχεοδήκτων τε καὶ ὅλως θηριο-
δήκτων, ἐπί τε τῶν θανασίμων φαρμάκων, οὐ προδιδοὺς μό-
νον, ἀλλὰ καὶ ἐπιδιδοὺς, ἐχρῆτο τῇ σφραγῖδι. ἔφασκε δὲ καὶ
τοῦ διὰ τῶν ἀρκευθίδων φαρμάκου πεῖραν ἔχειν, εἰς ὃ καὶ
τῆς Λημνίας ἐμβάλλεται κινοῦντος ἔμετον, εἴ τις ἔτι κατὰ
τὴν κοιλίαν ὄντος τοῦ θανασίμου φαρμάκου πίοι τὸ ἀλε-
ξητήριον. ἀλλὰ τούτου μὲν καὶ ἡμεῖς ἔχομεν πεῖραν ἐπί τε
λαγωοῦ θαλαττίου καὶ κανθαρίδων, ὑποπτευσάντων μὲν εἰ-

audito omnes in riſum ſoluti ſunt, nec ii ſane quivis ex
vulgo, ſed viri oppido quam eruditi cum in aliis tum prae-
cipue in univerſa patriae hiſtoria. Quin et a quodam librum
accepi quondam ab incolarum quopiam conſcriptum, qui
omnem Lemniae terrae uſum edocebat. Quamobrem nec
me quoque piguit hujus medicamenti periculum ſacere, ac-
ceptis ſphragidum viginti millibus. Sed et is a quo librum
dono accepi, inter principes habitus, ad multa hoc utebatur
medicamento. Siquidem ad vulnera tum vetera tum quae
difficile cicatrice obducuntur, ad haec ad morſus viperae,
atque adeo omnes ferarum morſus, nec non adverſus me-
dicamenta lethalia, non ante modo exhibere, ſed et poſt
ſphragide uti conſueverat, addebat porro ſeſe periculum
feciſſe medicamenti, quod quia fructum juniperi accipit, διὰ
τῶν ἀρκευθίδων nuncupatur, cui utique indebatur et terra
Lemnia, vomitumque ciere ajebat, ſi quis, quum etiamnum
in ventre lethale venenum haereret, alexeterium ſive amu-
letum ebibiſſet. Et ſane nos quoque hujus ſecimus pericu-
lum in lepore marino et cantharidibus, quum ſeſe tale quip-

ληφέναι τι τοιοῦτον τῶν ἀνθρώπων, ἐμεσάντων δ᾽ αὐτίκα
πᾶν ἐπὶ τῷ διὰ τῆς Λημνίας σφραγῖδος φαρμάκῳ, καὶ μη-
δὲν μετὰ ταῦτα παθόντων σύμπτωμα τῶν ἑπομένων λαγωῷ
τε καὶ κανθαρίσι, καίτοι τῆς δόσεως τῶν ὀλεθρίων φαρ-
μάκων ἐλεγχθείσης. εἰ δὲ καὶ πρὸς τἄλλα θανάσιμα φάρμακα,
ταῦτα δὴ τὰ δηλητήρια καλούμενα, τὴν αὐτὴν δύναμιν ἔχει
τὸ διὰ τῶν ἀρκευθίδων καὶ τῆς Λημνίας φάρμακον, ἐμοὶ
μὲν ἄδηλον. ὁ δ᾽ ἐκ τῆς Ἡφαιστιάδος ἐπηγγείλατο μέχρι
τοῦ καὶ λυττῶντος κυνὸς ἰᾶσθαι δῆγμα φάσκειν αὐτὴν, πινο-
μένην δι᾽ οἴνου κεκραμένου, κατὰ δὲ τοῦ ἕλκους ἐπιτιθε-
μένην δι᾽ ὄξους πάνυ δριμέος. ἀλλὰ δι᾽ ὄξους μὲν καὶ τὰ
τῶν ἄλλων θηρίων ἔλεγεν αὐτὴν ἰᾶσθαι δήγματα. φύλλων
βοτανῶν ἔξωθεν ἐπιτιθεμένων, ἃς ἐμάθομεν ἀντιπεπονθέναι.
σηπεδόσιν. μάλιστα δ᾽ ἐπῄνει σκόρδιον, εἶτα κενταύριον τὸ
λεπτὸν, εἶτα πράσιον. ἐπί γε μὴν κακοήθων καὶ σηπεδονω-
δῶν ἑλκῶν εἴ ποτ᾽ ἐχρησάμην τῇ Λημνίᾳ, μεγάλως ὠφέλησε.
ἡ δὲ χρῆσις γίνεται κατὰ τὸ μέγεθος τῆς τοῦ ἕλκους κακίας.

piam accepiffe homines fufpicarentur, verum haufto quod
Lemniam fphragida habebat medicamento protinus omne
evomuerunt, nec poftea ullum illis accidit fymptoma eorum
quae leporem et cantharides comitari confueverunt, tametfi
conjuncta effet pernicioforum medicamentorum exhibitio.
Caeterum an ad alia mortifera medicamenta, haec inquam
quae vocant deleteria, eandem vim habeat medicamentum,
quod ex fructu juniperi et terra Lemnia conficitur, mihi
utique ignotum eft. At ille ab Hephaeftiade profecto affe-
rebat adeo, ut et rabientis canis morfum eam fanare diceret
in vino diluto epotam, ulceri autem ex aceto impenfe acri
impofitam. Sed et aliarum ferarum ictus ex aceto fanare
referebat extrinfecus foliis infuper impofitis, quae putredini
refiftere didicimus. In primis vero praedicabat fcordium,
deinde centaurium exile, inde marrubium. Porro fi quando
nos fane ad ulcera maligna et putrida terram Lemniam
adhibuimus, magnifice profuit. Ufus autem eft pro pravi-
tatis ulceris magnitudine. Quippe id quod graviter olet

τὸ μὲν γὰρ δυσῶδες καὶ λίαν πλαδαρόν τε καὶ ῥυπαρὸν,
ἀνέχεται δι᾽ ὄξους δριμυτάτου τῆς Λημνίας λελυμένη; εἰς
πηλώδη σύστασιν ὁμοίως τοῖς τροχίσκοις, ὧν ἄλλος ἄλλῳ
χρῆται, Πολυείδου λέγω καὶ Πασίωνος καὶ Ἄνδρωνος, καὶ
τούτῳ τῷ νῦν εἰρημένῳ, προσαγορευομένῳ δὲ Βητινῷ. καὶ
γὰρ οὗτοι πάντες ἰσχυρῶς ξηραίνοντες ὠφελοῦσι τὰ κακοήθη
τῶν ἑλκῶν, ἀνιέμενοι ποτὲ μὲν οἴνῳ γλυκεῖ, ποτὲ δὲ σιραίῳ,
ποτὲ δ᾽ οἰνομέλιτι, ποτὲ δὲ τῶν λευκῶν οἴνων ἐνίοις ἢ τῶν
κιῤῥῶν ἢ ξανθῶν· ὡς ἂν ἡ χρεία κελεύῃ. διορισθήσεται γὰρ
ὑπὲρ τούτων ἐν ἑτέροις. ὡσαύτως δὲ καὶ δι᾽ ὄξους ἀνίενταί
ποτε, καὶ δι᾽ οἴνου ἢ ὕδατος ἢ ὀξυμέλιτος, ἢ ὀξυκράτου
τε καὶ μελικράτου. καὶ ἡ Λημνία δὲ γῆ δι᾽ ἑκάστου τῶν
εἰρημένων ἀνιεμένη φάρμακον ἐπιτήδειόν ἐστιν εἴς τε τὴν
τῶν προσφάτων τραυμάτων κόλλησιν εἴς τε τὴν τῶν χρο-
νίων ἢ δυσεπουλώτων ἢ κακοήθων ἴασιν. ὡσαύτως δὲ καὶ
ἡ ἄλλη πᾶσα φαρμακώδης γῆ. διελέσθαι γὰρ δεήσει, καθά-
περ ἔμπροσθεν ἀπὸ τῆς στοιχειώδους γῆς, ἐν ᾗ καὶ οἱ λίθοι
περιείχοντο τὴν εἰς πηλὸν λυομένην, οὕτω νῦν ἀπὸ τῆς

impendioque laxum molleque eſt, ac ſordidum ſuſtinet, ut
vel per acerrimum acetum Lemnia terra in lutoſam ſolvatur
conſiſtentiam aliorum more paſtillorum quorum alius alio
utitur, dico autem Polyidae, et Paſionis, et Andronis et qui
nunc dictus eſt, quem Betinum vocant. Siquidem hi omnes
valenter deſiccantes proſunt ulceribus contumacibus, ſoluti
interdum quidem in vino dulci, interdum ſapa, interdum
oenomelite, nonnunquam etiam alborum vinorum quopiam
aut ſulvorum aut flavorum, prout nimirum uſus poſtulat,
nam de talibus alibi definietur. Similiter vero quandoque
ſolvuntur aut ex aceto, aut vino, aut aqua, aut oxymelite,
aut oxycrato, aut melicrato. Porro Lemnia terra ex aliquo
comprehenſorum ſoluta, medicamentum fit idoneum tum re-
centibus glutinandis vulneribus, tum medendis inveteratis
aegre ad cicatricem venientibus et contumacibus. Similiter
autem et alia quaevis terra medicamentoſa. Neceſſe enim
erit diſtinguere ſicuti ſupra, ab elementari terra, in qua et
lapides comprehendebantur, eam quae in lutum ſolvitur, ſic

γεωργουμένης τὴν φαρμακώδη. καλέσαι γὰρ οὐδὲν χεῖρον οὕτως ᾗ πρὸς τὰς θεραπείας χρώμεθα, καίτοι καὶ τῆς γεωργουμένης ἡ λιπαρὰ χρήσιμος εἰς θεραπείαν ἐστὶν ἁπάντων τῶν ξηρανθῆναι δεομένων μορίων, ὅθεν αὐτῇ κατὰ Ἀλεξάνδρειάν τε καὶ Αἴγυπτον χρῶνται πολλοὶ μὲν ἰδίᾳ προαιρέσει, πολλοὶ δ᾽ ἐξ ὀνειράτων. εἶδον γοῦν ἐπὶ τῆς Ἀλεξανδρείας ὑδερώδεις τε καὶ σπληνώδεις ἐνίους χρωμένους τῷ πηλῷ τῆς Αἰγυπτίας γῆς. πολλοὶ δὲ καὶ κνήμας καὶ μηροὺς καὶ πήχεις καὶ βραχίονας καὶ νῶτα καὶ πλευρὰς καὶ στέρνα τῷ πηλῷ τῆς γῆς ταύτης χριόμενοι σαφῶς ὠφε-[249] λοῦντο. κατὰ δὲ τὸν αὐτὸν τρόπον τάς τε παλαιὰς φλεγμονὰς καὶ τὰ χαῦνα τῶν οἰδημάτων ὀνίνησιν ὁ πηλὸς οὗτος, ὥστ᾽ ἐνίους οἶδα καὶ ὅλην τὴν ἕξιν οἰδαλέους ἐξ αἱμοῤῥοΐδων ἀμέτρου κενώσεως γενομένους, ὠφεληθέντας ἐναργῶς. καί τινες ἀλγήματα χρόνια κατά τι μόριον ἐστηριγμένα τῷ πηλῷ τούτῳ τελέως ἐξιάσαντο, ξηραντικὴν γὰρ ἔχει πᾶσα γῆ δύναμιν. ἐπεὶ καὶ φύσει ξηρὸν αὐτῆς ἐστι τὸ σῶμα, καὶ ὅτε γε ἀκριβῶς ᾖ πυρώδους ἄμικτος

nunc ab ea quae colitur medicamentofam. Nihilo enim deterius erit ita eam cognominaffe qua ad curationes utimur, tametfi ejus quoque quae colitur, fi qua pinguis eft, commoda eft ad curationem earum omnium partium quae deficcari pofcunt. Unde fane ea et Alexandriae et per Aegyptum utuntur multi fua utique fponte ac judicio, multi vero etiam moniti fomniis. Vidi enim Alexandriae quosdam hydrope laborantes ac lienofos Aegyptiae terrae luto utentes multos, qui fibi furas, femora, cubitos, brachia, tergum, latera pectusque inungerent ac perfpicuo juvarentur. Eundem in modum et veteres phlegmonas et laxa oedemata adjuvat lutum hoc. Novi fiquidem quosdam, qui ex immodica per haemorrhoidas evacuatione turgentes effecti, ac tumidi non obfcure fuere adjuti. Sed et quidam diutinos fixosque parte quapiam dolores perpeffi, luto hoc plane perfanati funt, deficcandi namque vim terra quaevis poffidet. Quoniam vero corpus ejus natura ficcum eft et

Ed. Chart. XIII. (249.)   Ed. Baf. II. (118.)

οὐσίας, ἀθηκτότατα ξηραίνει, συντελεῖ δὲ εἰς τοῦτο αὐτῇ τὸ
πεπλύσθαι.

[γ'. Περὶ πλύσεως γῆς.] Πλύνεται δὲ κατὰ τὸν αὐτὸν
τρόπον ἅπασα γῆ τῷ προειρημένῳ περὶ τῆς Λημνίας, ὕδατι
μὲν πρῶτον ἀναφυραθεῖσα μηδεμιᾶς φαρμακώδους ποιότη-
τος ἔμφασιν ἔχουσι. καταστάντος δὲ τοῦ πηλοῦ καὶ περιαι-
ρεθέντος ἄνωθεν τοῦ ὕδατος, εἶτα τοῦ μετ' αὐτὸ χωρισθέν-
τος ἀπὸ τῶν ὑφισταμένων κάτω λιθωδῶν τε καὶ ψαμμω-
δῶν. εἰ δὲ καὶ γεγυμνασμένην ἔχεις τὴν γευστικὴν αἴσθησιν,
αὐτὸς ἔσῃ κριτὴς ἀκριβὴς ἥς τε δεῖ πλύνειν γῆς ἧς τε μή.
τίνες μὲν γὰρ οὐ δέονται πλύσεως, τινὲς δὲ δὶς ἢ τρὶς δέον-
ται πλυθῆναι. τὴν μὲν οὖν Λημνίαν ἑτοίμην λαμβάνεις ἅπαξ
πεπλυμένην ὑπὸ τῆς ἱερείας, ἐκ δευτέρου δὲ πλυθῆναι μὴ
δεομένην.

[δ'. Περὶ Σαμίας γῆς.] Ἡ Σαμία δ' οὐδὲ δεῖται πλυ-
θῆναι. χρώμεθα δ' αὐτῆς θατέρῳ τῶν εἰδῶν μᾶλλον, ὃ
δὴ καὶ Σάμιον ἀστέρα καλοῦσιν, εἰς τὰς τοῦ αἵματος πτύ-

quando prorfum igneae fubſtantiae mixtionis eſt expers,
ita deſiccat, ut minime ſit mordax, ad quod tamen etiam
proſicit ſi lavetur.

[3. *De terrae lotione.*] Caeterum lavatur terra omnis
ad eundem modum, quo propoſitum eſt de Lemnia. Pri-
mum quidem maceratur aqua, quae nullam habet medica-
mentofae qualitatis fuſpicionem. At ubi lutum conſederit,
effunditur quae innatat aqua, deinde quod poſt ipſam erat
fegregatur a lapidoſis atque arenoſis, quae ad imum refe-
derunt. Ac ſi exercitatum habeas guſtandi ſenſum, ipſe
judex eris accuratus, quam oporteat terram lavare, quam
non. Nam quaedam lavari non deſiderant, quaedam etiam
bis terque elui expoſcunt. Ac Lemniam quidem paratam
accipis ſemel a facerdote lotam, quae iterum ablui non
exigit.

[4. *De terra Samia.*] At Samiam ne lavari quidem
opus eſt. Utimur autem altera ejus ſpecie magis, quam Sa-
mium aſtera cognominant, ad fanguinis expuitiones unde-

σεις, ὁπόθεν ἄν γιγνόμεναι τύχωσιν, ὥσπερ καὶ τῇ Λημνίᾳ
σφραγῖδι. κατὰ δὲ τὴν αὐτὴν δύναμιν ὠφελοῦσι καὶ τὰς ἐκ
μήτρας αἱμοῤῥαγίας καὶ τὸν ὀνομαζόμενον ῥοῦν γυναικεῖον,
καὶ μέντοι καὶ τὰς δυσεντερικὰς ἑλκώσεις πρὸ τοῦ σηπε-
δονώδη γενέσθαι τὰ ἕλκη, καλεῖν δ᾽ ἔθος ἐστὶν τοῖς ἰατροῖς
τὰς τοιαύτας διαθέσεις νομὰς ἀπὸ τοῦ νέμεσθαι τὴν ση-
πεδόνα πρὸς τὰ πλησιάσαντα μόρια, συνδιαφθείρουσαν αὐτὰ
(119) τῷ πρώτῳ κακωθέντι. τῇ γε μὴν Λημνίᾳ κἀπὶ τοι-
ούτων ἐχρησάμην ἐνίοτε καὶ σαφῶς ὤνησεν ἐνεθεῖσά τε δι᾽
ἕδρας καὶ ποθεῖσα, προαποκλυσθέντων τῶν ἑλκῶν, ὡς εἰώ-
θαμεν πράττειν, μελικράτῳ μὲν ἀκρατεστέρῳ προτέρῳ, δευ-
τέρῳ δ᾽ ἅλμῃ. ἐνέθη μὲν οὖν δι᾽ ἀρνογλώσσου χυλοῦ, δι᾽
ὀξυκράτου δ᾽ ὑδαροῦς ἐπόθη. φαίνεται δ᾽ οὐκ ὀλίγῳ τινὶ
δραστικωτέραν δύναμιν ἔχειν ἡ Λημνία γῆ τῆς Σαμίας, ὅθεν
οὐδὲ τὰ φλεγμῆναι φθάσαντα φέρει τὴν δύναμιν αὐτῆς,
ἀλλὰ τραχύνεται σαφῶς καὶ μάλισθ᾽ ὅταν ὁ ἄνθρωπος ᾖ
μαλακόσαρκος. ὑπὸ δὲ τῆς Σαμίας οὐ μόνον οὐ παροξύνε-
ταί τι τῶν οὕτως ἐχόντων μορίων, ἀλλὰ καὶ παρηγορεῖται,

cunque natas, velut etiam Lemnio figillo. Eadem vi juvant
fanguinis ex utero profluvia et vocatum fluxum muliebrem.
Quin et profunt exulcerationibus dyfentericis, antequam pu-
trefcentia evadant ulcera. Nomas id genus affectus appel-
lare medicis mos elt ab eo, quod pútredo depafcat et ad
vicinas partes ferpat, una cum primum vitiata et ipfas
corrumpens. Tametfi etiam illis quandoque fum ufus Lemnia
et palam profuit tum per fedem infufa tum epota, utique
antea quod facere folemus, ulceribus melicrato meraciore
prius ablutis, pofterius vero muria. Injiciebatur ergo per
fuccum arnoglofli, bibebatur vero ex oxycrato aquofo. Sed
nec paulo quopiam efficacioribus videtur effe viribus Le-
mnia terra quam Samia, quare nec ea, quae jam phlegmone
tentari coeperint, vim ejus perferunt, fed clare irritantur
atque exafperantur, potiffimum fi vir fit habitus mollioris.
At a Samia adeo non exafperatur ulla fic affectarum par-
tium, ut etiam mitigentur maxime quae humidiores funt et

καὶ μάλιστά γε τὰ θερμότερα καὶ χαυνότερα, καθάπερ οἵ
τε τιτθοὶ καὶ οἱ ὄρχεις καὶ οἱ ἀδένες. ἐπιτηδείως δ᾽ ἂν χρῶ
τηνικαῦτα τῇ τοιαύτῃ γῇ, μετὰ τὸ λειῶσαι δι᾽ ὕδατος, ἐπι-
μιγνὺς ῥοδίνου καλοῦ τοσοῦτον, ὅσον τὸ μιχθὲν οὐκ ἐάσει
ξηρανθῆναι τὸ φάρμακον. ἀγαθὸν δὲ τὸ οὕτως σκευασθέν
ἐστι καὶ πρὸς τὰς ἄλλας φλεγμονὰς ὅσαι θερμαὶ καὶ βου-
βῶνας ἀρχομένους καὶ ποδαγρικὰ ῥεύματα καὶ ὅλως ὅπου
ψῦξαι βουλόμεθα μετρίως μετὰ τοῦ παρηγορεῖν, ὥστ᾽ ἐναρ-
γῶς φαίνεσθαι τῆς Σαμίας τὴν δύναμιν μετρίως ψυκτικήν.
ἔστι δὲ καὶ ἀερωδεστέρα πως αὐτῆς ἡ οὐσία παραβαλλομένη
τῇ Λημνίᾳ, δηλοῖ δ᾽ ἡ κουφότης. ἐκ τούτων οὖν τῶν γνω-
ρισμάτων καὶ πᾶσαν ἄλλην φαρ[250]μακώδη γῆν δοκίμαζε.
λέγω δὲ γνωρίσματα τήν τε ἐν τῇ συστάσει κουφότητά τε
καὶ βαρύτητα καὶ τὴν ἐν τῇ γεύσει τραχύτητα καὶ λειότητα
καὶ προσέτι τὸ κολλῶδές τε καὶ ῥυπτικόν. ἐχέκολλος μὲν
γάρ ἐστι καὶ γλίσχρος ὁ Σάμιος ἀστήρ, ἐχούσης τι καὶ τῆς
Λημνίας σφραγῖδος ὀλίγον τοιοῦτον. ῥυπτικήν τε δύναμιν
ἔχει καὶ μετρίαν Σελινουσία τε γῆ καὶ Χία, διὸ καί τινες

laxiores, velut ubera, teftes, adenes. Idonee autem utaris
terra ejusmodi, fi ubi ad laevorem redegeris per aquam,
tantum admifceas olei rofati boni, quod mixtione fua me-
dicamentum a reficcatione prohibeat. Sed et commodum
utileque eft, ubi fic praeparatum fuerit, ad alias quoque
phlegmonas calidas et bubonas incipientes et fluxiones po-
dagricas et fummatim ubi refrigerare flatutum eft medio-
criter cum mitigatione ac lenitione, ut evidenter appareat
vim Samiae mediocriter effe refrigeratoriam. Quin et magis
quodammodo aërea eft ejus effentia collata ad Lemniam,
cujus argumentum eft levitas. His itaque notis et omnem
aliam terram medicamentofam aeftimato. Dico autem notas
confiftentiae, tum levitatem tum gravitatem, praetereaque
in guftu afperitatem ac laevitatem, ad haec tenacitatem et
abftergendi potentiam. Tenax enim et vifcofus eft Samius
after, quum et Lemnia fphragis ejusmodi paululum quiddam
habeat. Abfterforiam quoque facultatem moderatam obtinent
et Selinufia terra et Chia, quamobrem mulieres quaedam ad

τῶν γυναικῶν ἐπὶ τὸ πρόσωπον αὐταῖς χρῶνται. δέδεικται
δὲ ἐν τῷ τρίτῳ τῆς θεραπευτικῆς μεθόδου τὸ βραχέως ῥυ-
πτικὸν ἅπαν εἰς σάρκωσιν ἑλκῶν ἐπιτήδειον, ἐὰν δὲ ξηραίνῃ,
καὶ πρὸς ἐπούλωσιν ἀγαθόν· ἐπιτηδειότατα δ' ἐξ αὐτῶν ἐστι
τοῖς τε ἐπιπολῆς ἕλκεσι καὶ πυρικαύτοις ὅσα πρὸς τῷ ξη-
ραίνειν ἀδήκτως οὔτε θερμαίνει σαφῶς οὔτε ψύχει. ὅθεν
ἥ τε Σελινουσία καὶ ἡ Χία γῆ κάλλιστα φάρμακα πρὸς τὰ
πυρίκαυτα τῶν ἑλκῶν ἐστι· δεῖται γὰρ ταῦτα μετριώτατα
ῥυπτόντων φαρμάκων ἄνευ θάλψεως ἢ ψύξεως ἐπιφανοῦς,
ὅπερ ὑπάρχει καὶ τῇ Σελινουσίᾳ καὶ τῇ Χίᾳ καὶ τῇ Σαμίᾳ
γῇ. λέλεκται δὲ ὅτι καὶ ταύτης εἶδός ἐστιν ὁ ἀστὴρ ὀνομα-
ζόμενος, ὑπερέχων τῆς ἄλλης γῆς τῷ γλίσχρον τι καὶ κολ-
λῶδες ἔχειν, ὅθεν οὔτε πρὸς τὰ ἄλλα τῶν ἑλκῶν οὔτε πρὸς
τὰ πυρίκαυτα ταῖς ἄλλαις ἐνάμιλλός ἐστιν, ὅσαι τε κολλῶ-
δες οὐκ ἔχουσιν. ἐμπλαστικωτέραν γὰρ ἐργάζεται τὴν οὐσίαν
τὸ κολλῶδες, ὡς μὴ ῥύπτειν, ὅταν γε δηλονότι μηδεμία δρι-
μύτης ἄλλη προσῇ τῷ γλίσχρῳ τε καὶ κολλώδει σώματι, κα-

faciem iis utuntur. Oftenfum autem eft in tertio libro de ra-
tione curandi, quicquid leviter abfterget, producendae ulce-
rum carni effe idoneum. Id autem fi etiam deficcet, cicatrici
inducendae eft accommodum, porro omnium ex his aptiffi-
ma funt et ad ulcera, quae in fumma cute confiftunt, et ad
ambufta illa, quae cum citra morfum exiccant tum neque
manifefto calefaciunt neque refrigerant. Quocirca terra Se-
linufia et terra Chia pulcherrima funt ad ambufta ulcerum
remedia. Expofcunt enim ea moderatiffime extergentia me-
dicamenta, abfque infigni aut calefactione aut refrigeratione,
quod utique ineft tum Selinufiae tum Chiae tum Samiae
terrae. Dictum eft autem quod et hujus fpecies eft after
quem vocant, reliqua terra hoc praeftans, quod vifcofum
quiddam ac tenax obtineat. Quocirca quod cum ad alia
ulcera tum ad ambufta pertinet, aliis terris, quae tenaci-
tatem non habent, conferendus non eft. Siquidem fubftan-
tiam tenacitas magis reddit emplafticam quam ut finat ab-
ftergere, fcilicet ubi nulla utique alia adfit acrimonia vifcofo

θάπερ ἐν τοῖς ἰξοῖς ἐστιν. ἤ γε μὴν Χία καὶ ἡ Σελινουσία
γῆ τῆς μὲν Σαμίας λείπονται πρὸς τὰς περὶ τιτθοὺς καὶ
ὄρχεις καὶ βουβῶνας ἀρχομένας φλεγμονάς. ὅμως δ' οὐκ
ἀνάρμοστοι τυγχάνουσιν οὖσαι, μηδενὸς ἄλλου τῶν ἄκρως
ποιούντων παρόντος. ἡ δὲ Κιμωλία μικτῆς οὖσα δυνάμεως,
ἔχει μέν τι καὶ ψυκτικὸν, ἔχει δέ τι καὶ διαφορητικὸν βραχὺ,
διὸ πλυθεῖσα μὲν ἀποτίθεται τοῦτο, χωρὶς δὲ τοῦ πλυθῆ-
ναι κατ' ἀμφοτέρας ἐνεργεῖ τὰς δυνάμεις, καθάπερ καὶ ἄλλα
πολλὰ τῶν συνθέτων φαρμάκων διαφοροῦντά τε καὶ ἀπο-
κρουόμενα. παρὰ δὲ τὴν τῶν μιγνυμένων ὑγρῶν αὐτῇ φύσιν
ἐναργῶς ἐπιδείκνυται τῶν δυνάμεων ἑκατέραν. τοῖς μὲν γὰρ
ἀποκρουομένοις καὶ ψύχουσι μιχθεῖσα τὸν γενόμενον ἐξ αὐ-
τῆς τε κἀκείνων πηλὸν ἐργάζεται ψύχοντά τε καὶ ἀποκρουό-
μενον, τοῖς δὲ διαφορητικοῖς διαφοροῦντα καὶ αὐτόν. οὕτω
γοῦν καὶ τοῖς πυρικαύτοις ἁρμόττει, καί τινες τῶν ἰδιωτῶν
ἐπιχρίουσιν αὐτὴν, παραχρῆμα συράσαντες ὄξει. χρὴ δ' ἐν τῇ
τοιαύτῃ χρήσει μὴ λίαν εἶναι δριμὺ τὸ ὄξος. εἰ δὲ τοιοῦτον
εἴη, βέλτιον ὕδατος αὐτῷ μιγνύναι. μέμνησό γε μὴν τοῦτο

tenacique corpori, ut in vifco cernere eft. Attamen Chia et
Selinufia terra inferiores funt Samia ad phlegmonas, in
mammillis, teftibus atque inguinibus incipientes, tametfi ubi
inopia eft aliorum quae fumme profunt, nec ipfae plane
ineptae funt et incommodae. Porro Cimolia quum mixtae
fit facultatis, partim refrigerat, partim etiam digerit, fed le-
viter. Proinde dum lavatur, hanc facultatem deponit atque
exuit, abfque ablutione vero fecundum utrasque agit facul-
tates, ceu alia quoque compofitorum medicamentorum plu-
rima, digerentia pariter et repercutientia. Porro utramque
facultatem facile indicat, dum illi mifcentur humores na-
turae contrariae. Nam fi mixta fit repercutientibus refri-
gerantibusque, lutum quod ex ipfa et illis conficitur re-
frigerans repercutiensque efficit, fin digerentibus, et ipfum
digerens. Sic ambuftis convenit. Atque idiotae quidam pro-
tinus aceto maceratam illinunt. Sed in tali ufu non im-
penfe acre fit acetum oportet, ac fi tale fit, aquam mifcere
praeftat.   Et illud mihi femper memoria teneto, ceu com-

Ed. Chart. XIII. [250 251.] Ed. Baf. II. (119)

κοινὸν ἐπὶ πάσης γῆς εἶναι τῆς κούφης. ἅπασαι γὰρ ὀνί-
ναοι τὰ πυρίκαυτα παραχρῆμα παραχρίόμεναι δι' ὄξους, ἢ
ὀξυκράτου, κωλύουσαι φλυκταινοῦσθαι. προσεπιβλέπειν δ'
ἐν τούτῳ καὶ τὴν φύσιν τοῦ θεραπευομένου σώματος, εἰ
μαλακὸν ἢ σκληρὸν, εἰδὼς ἀεὶ καθόλου τοῦτο, τὰ μὲν μα-
λακὰ σώματα μὴ φέρειν τὴν δύναμιν τῶν ἰσχυρῶν φαρμά-
κων, τὰ δὲ σκληρὰ φέρειν. οὐ μὴν τῆς γ' ἐνεστώσης πρα-
γματείας ἴδια ταῦτα. ῥηθήσεται γὰρ ἐπιπλέον ἔν τε τοῖς περὶ
συνθέσεως φαρμάκων κἀν τοῖς περὶ τῶν εὐπορίστων. ἡ δὲ
παροῦσα διέξοδος ἀπ' ἀρχῆς ἐσπούδακε τὰς καθόλου δυνά-
μεις τῶν φαρμάκων εὑρεῖν, αἷς προσέχων τις τὸν νοῦν εἰς
τὴν τῶν κατὰ μέρος χρῆσιν εὐπορίαν ἕξει παμπόλλην ἐπι-
μαθὼν δηλονότι τὴν μέθοδον τῆς χρήσεως αὐτῶν, ὥστ'
οὐκέτι προσήκει μηκύνειν, ἀλλ' ὅπερ εἴρηται καὶ πρόσθεν
ἀναμνῆσαι καὶ νῦν αὐτὴν μὲν τὴν ἄμικτον γῆν ἄλλη τινὶ
τῶν ἑτερογενῶν οὐσιῶν ξηραντικῆς ἀδήκτως εἶναι δυνάμεως.
ἐπεὶ δ' ἀδύνατόν ἐστιν ἄμικτον εὑρεῖν ἀκριβῶς τι σῶμα, [251]
προσεπισκέπτεσθαι προσήκει τὴν μίξιν τῶν συμβεβηκότων

mune omnis terrae levis. Omnes enim ambufta juvant, con-
tinuo illitae ex aceto, aut oxycrato, nimirum bullas exi-
ftere prohibentes. Caeterum contemplandum infuper eft,
corporis curandi quae fit natura five habitudo, durane an
mollis, id in univerfum prae oculis habendo, corpora mol-
lia valentium medicamentorum vim haud poffe perferre,
dura vero poffe. Sed haec hujus inftituti non funt, verum
copiofius exponentur tum in tractatu de componendis phar
macis tum in libris de facile parabilibus. Praefens autem
narratio a principio id ftuduit, ut generales inveniret facul-
tates. Quibus animum intendens quispiam, complura ha-
biturus eft ad particularis ufus copiam, utique fi utendi eo-
rum viam ac rationem infuper adjunxerit atque edidicerit
Quare immorandum non eft. Verum quod antea dictum eft,
nunc in memoriam revocare oportet, nempe terram ipfam
expertem mixtionis fubftantiae generis alterius vim habere
citra morfum deficcandi. Atqui quum nullum reperire cor-
pus queas mixtionis ad unguem expers, infpicienda item

αὐτῇ κατά τε τὰς ἐν κουφότητι καὶ βαρύτητι διαφορὰς καὶ
τὰς ἐν τῇ γεύσει. στύψεως μὲν γάρ τινος ἔμφασιν ἔχουσα
τοσοῦτον προσείληφε ψύξεως, ὅσον καὶ στύψεως. εἰ δὲ δρι-
μύτητος ἐμφαίνοιτό τι, τοσοῦτον ἔχει θερμότητος, ὅσον δρι-
μύτητος. ὡσαύτως δ᾿ ἐπὶ τῆς κούφης καὶ βαρείας σκοπεῖ-
σθαι. τῆς μὲν κούφης τοιαύτης γινομένης, ὅταν ἀερώδους
οὐσίας μετέχῃ δαψιλοῦς ἐν τῇ δι᾿ ὅλης ἑαυτῆς κράσει, τῆς δὲ
βαρείας, ὅσῳ περ ἂν ᾖ μᾶλλον τοιαύτη, τοσούτῳ μᾶλλον εἰ-
λικρινεστέρας γῆς ὑπαρχούσης. ἴδιον δὲ γῆς ἐστι τὸ μὴ χεῖ-
σθαι πυρὶ πλησιάζουσαν, ὅπερ ὅ τε μόλυβδος καὶ καττίτε-
ρος, ἄργυράς τε καὶ χρυσὸς ἔχουσιν, ὥσθ᾿ ὅταν ἀργυρῖτιν
ἢ χρυσῖτιν ἢ σιδηρῖτιν ἀκούσῃς γῆν, ὀνομάζουσι γὰρ οὕτως
ἔνιοι τὰς ἐκ τῶν μετάλλων λαμβανομένας, μὴ νόμιζε δι᾿ ὅλου
κεκρᾶσθαι τὸν ἄργυρον ἢ τὸν χρυσὸν ἢ τὸν σίδηρον τῇ γῇ·
πλησιάζειν δὲ μορίοις μικροῖς τῆς γῆς ἀναμεμιγμένα μόρια
μικρά, κατὰ μὲν τὴν χρυσῖτιν χρυσοῦ, κατὰ δὲ τὴν ἀργυρῖ-
τι τἀργύρου, κατὰ δὲ τὴν σιδηρῖτιν σιδήρου, καὶ ταῦτ᾿ ἐν ταῖς
καμίνοις ὑπὸ τοῦ πυρὸς χεόμενα συνέρχεσθαι πρὸς ἄλληλα.

eſt eorum quae illi accidunt commixtio, idque ſecundum
levitatis et gravitatis differentias, easque quae in guſtu vi-
ſuntur. Nam ſi qua eluceat aſtrictio, tantum aſſumpſit fri-
giditatis quantum habet et aſtrictionis. Sin etiam acrimo-
nia quaedam appareat, tantum ineſſe ſcito caliditatis quan-
tum et acrimoniae.　Similiter in levi et gravi videndum,
quum levitas illi inde proveniat, quod larga et copioſa in
tota ejus temperie aërea inſit ſubſtantia, gravitas vero quan-
to major ſit, tanto itidem ſincerior terra exiſtat.　Terrae
proprium eſt quod igni admota non fundatur aut lique-
ſcat, id quod accidit plumbo, ſtanno, argento et auro. Ita-
que quum terram audis nominari argyriten vel chryſiten
vel ſideriten, nam ita nuncupant quidam illas quae ex me-
tallis ſumuntur, haud putes per totum terrae immixtum eſſe
argentum, aurum aut ferrum, ſed contingere conjunctas-
que eſſe parvis terrae particulis immixtas particulas parvas,
in chryſite quidem auri, in argyrite argenti, in ſiderite
ferri, easque ab igne in fornacibus ſuſas coire ad invicem

κατὰ δὲ τὸν αὐτὸν τρόπον ἡ τὴν ὕαλον ἔχουσα ψάμμιός
ἐστιν, ἐν ψάμμῳ γὰρ μάλιστα τῆς τοιαύτης οὐσίας εὑρίσκε-
ται ψήγματα πολλάκις μικρά. καὶ ὅσοι τούτων ἔμπειροι θεα-
σάμενοι τὰς τοιαύτας ψάμμους γνωρίζουσιν ὁπόσον ἐξ αὐ-
τῶν ἀθροῖσαι δύνανται τῆς ὑάλου, καὶ χρυσοῦ δὲ ψήγματα
μικρὰ πολλὰ κατα τινας εὑρίσκεται ψάμμους, ἀλλ᾽ οὐκ ἐξ
ἁπάσης ψάμμου τὸν χρυσὸν ἐξαίρουσι καὶ τὴν ὕαλον οἱ περὶ
ταῦτ᾽ ἔχοντες, ἐκλεγόμενοι δηλονότι τὰς μετ᾽ ὀλίγης δαπάνης
ἀθροι(120)ζούσας πλεῖστον, ὡς τό γ᾽ ἐν ταῖς καμίνοις ἀνα-
λώσαντας πολλὰ βραχύ τι σχεῖν τῆς διαθροιζομένης οὐσίας
ἀκερδὲς αὐτοῖς εἶναι δοκεῖ. διὰ τοῦτο μὲν οὖν καίτοι γε πολ-
λαῖς ψάμμοις χρυσοῦ καὶ ὑάλου ψηγμάτων περιεχομένων οὐκ
ἐπὶ πάσας οἱ περὶ ταῦτα δεινοὶ παραγίνονται. κατὰ δὲ τὸν
αὐτὸν λόγον οὐδὲ χαλκὸν ἢ ἄργυρον ἢ σίδηρον ἢ κασσίτε-
ρον ἢ μόλυβδον ἐκ πάσης γῆς ἐκλέγουσιν. οὐ μὴν οὐδ᾽
ὅταν χωρίσωσιν ἑκάστην τῶν εἰρημένων ἀπὸ τῆς ἀναμεμι-
γμένης γῆς, ἡ καταλειπομένη παραπλησία ταῖς ἄλλαις γαῖς
ἐστιν, ἃς συνήθως ἔφην ὀνομάζεσθαι πᾶσιν Ἕλλησιν, ἐχού-

Eundem in modum quae vitrum continet terra arenofa eft,
in arena enim potiſſimum ejusmodi ſubftantiae fruftula re-
periuntur faepenumero parva. Et qui earum rerum periti
funt, confpectis arenis talibus, haud difficulter cognofcunt
quantum ex eis colligi queat vitri. Sed et auri quoque fru-
ftula exigua frequenter non parvo numero in quibusdam
inveniuntur arenis. Verum non ex quavis arena qui ne
gotio huic funt dediti aurum vitrumque extrahunt, fed eas
eligunt arenas, quae quamminimo impendio plurimum con-
gerunt. Siquidem poft multos fumptus, quos in fornacibus
inftruendis facere neceſſe eft, fi paulum modo colligeretur
fubftantiae, damnofum id ipfis eſſet. Itaque quum in pluri-
mis arenis auri vitrique fruftula parva contineantur, qui
talia callent, non ad quafvis accedunt. Ad eundem modum
neque aes aut argentum aut ferrum aut ftannum plum-
bumve ex quavis terra colligunt. Nec tamen ubi dictorum
quodque ab admixta terra feparaverint, quae reliqua eft
aliis terris eft fimilis, quas paffim fic ab omnibus nuncu-

σαις γνώρισμα κοινὸν τὸ τέγγεσθαί τε καὶ διαλύεσθαι ῥᾳ-
δίως εἰς πηλόν. τῆς γὰρ ἐν τοῖς μετάλλοις γῆς ὑπόλειμμα
λιθῶδες γίγνεται, ἄτηκτόν τε καὶ ἄτεγκτον. λέγω δὲ τέγγε-
σθαι μὲν τὸ δι᾽ ὅλης τῆς οὐσίας ὑγραίνεσθαι, βρέχεσθαι δὲ
τὸ κατὰ τὴν ἔξωθεν ἐπιφάνειαν μόνην, οὐ διικνουμένης εἰς
τὸ βάθος αὐτῆς τῆς ὑγρότητος. οὕτως οὖν καὶ ἡ μεταλλευ-
ομένη Καδμεία γεννᾶται, λιθώδης οὖσα καὶ ἄτεγκτος. ἀλλὰ
περὶ μὲν τῶν τοιούτων σωμάτων ἐφεξῆς εἰρήσεται· νυνὶ δ᾽
ἐπανήξω πάλιν ἐπὶ τὴν φαρμακώδη γῆν, ἥτις, ὅτι μὲν εἰς
πηλὸν λύεται ῥᾳδίως ἐν ὕδατι τεγγομένη, διὰ τοῦτ᾽ ὀνομά-
ζεται γῆ, διότι δὲ χρῄζομεν αὐτῆς ὥσπερ καὶ ἄλλων φαρ-
μάκων, διὰ τοῦτο φαρμακῖτις εἰκότως ἂν λέγοιτο. καίτοι
τὴν γ᾽ ἀμπελῖτιν ὀνομαζομένην γῆν ἔνιοι φαρμακῖτιν ὀνο-
μάζουσιν μόνην, ἤτοι γ᾽ ὡς μόνην τοιαύτην οὖσαν ἢ ὡς ἐνερ-
γεστέραν τὴν φαρμακώδη δύναμιν ἔχουσαν, ὅπερ καὶ ἀληθές
ἐστιν. ὀνομάζεται δ᾽ ἀμπελῖτις οὐχ ὅτι φυτεύειν ἀμπέλους
ἐν ταύτῃ βέλτιον, ἀλλ᾽ ὅτι περιχριομένη ταῖς ἀμπέλοις φθεί-
ρει τοὺς γεννωμένους ἐπ᾽ αὐτῶν σκώληκας, οὓς σκνῖπας ὀνο-
μάζουσιν οἱ παρ᾽ ἡμῖν ἀμπελουργοί. γεννῶνται δὲ οὗτοι τοῦ

pari propofui, quae communem habent notam, quod irri-
gatae facile folvantur in lutum; nam terrae quae in metal-
lis eft reliquiae lapideae fiunt, nec liquari rigarive pof-
funt. Dico autem rigari per totam fubftantiam humectari.
madefcere vero extima tantum fuperficie madefieri, haud
etiam in altum penetrante humore. Sic fit Cadmia quam
vocant lapidea, nec ipfa rigari potis. Sed de talibus cor-
poribus infra differetur. Nunc rurfum ad medicamentofam
terram revertor, quae proinde, quod aqua irrigata facile
in lutum folvitur, terra appellatur, quia vero ea utimur
velut aliis medicamentis, idcirco non injuria medicamen-
tofa fola vocatur: nempe quia aut fola eft ejusmodi, aut
evidentiorem quam aliae vim medicamentofam poffidet, id
quod fane verum eft. Nominatur autem ampelites, non
quod vitem in ea ferere praeftet, fed quod viti circumlita
interimat nafcentes in ea vermes, quos fcnipas apud nos
vinitores cognominant. Nafcuntur porro hi ineunte vere,

ἦρος εἰσβάλλοντος, ἡνίκα βλαστάνουσιν οἱ ἄμπελοι καὶ τό γ᾽ ἐνοιδισκόμενον αὐτῶν μέρος, ὅθεν ὁ βλαστὸς φύεται, ὃ καλοῦσιν ὀφθαλμόν. [252] τούτους οὖν τοὺς ὀφθαλμοὺς διεσθίοντες οἱ σκνῖπες οὐ μικρὰ βλάπτουσιν τὰς ἀμπέλους, διὸ καὶ τὰς ῥίζας τῶν ὀφθαλμῶν τούτων περιχρίουσιν οἱ περὶ ταῦτα δεινοί. κατὰ τοῦτο μὲν οὖν ἀμπελῖτίς τε καὶ φαρμακῖτις ἡ τοιαύτη γῆ προσαγορεύεται, δηλοῦσα κἀκ τοῦ φθείρειν τοὺς σκνῖπας ὅσον αὐτῇ μέτεστι δυνάμεως φαρμακώδους. ἀφέστηκεν δὲ πολὺ καὶ τῶν ἄλλων εἰδῶν τῆς γῆς, οἷς χρώμεθα πρὸς τὰς ἰάσεις, ἐγγὺς ἤδη τῆς λιθώδους ἤκουσα. διὸ καὶ μιγνυμένην αὐτὴν ἐν ταῖς τῶν φαρμάκων γραφαῖς εὑρήσεις, ἔνθα ξηρᾶναί τι καὶ διαφορῆσαι προσήκει. τὸ γὰρ ἄδηκτον καὶ μέτριον καὶ παρηγορικὸν οὐκ ἔχει καθάπερ ἡ Χία τε καὶ Σαμία καὶ Σελινουσία. καὶ περὶ τῆς Κιμωλίας δὲ προείρηται βραχὺ τούτων οὔσης ἰσχυροτέρας, ἀδήκτου δ᾽ ἔτι καὶ αὐτῆς, καὶ μάλιστα εἰ πλυθείη. καὶ ἡ Κρητικὴ δὲ γῆ παραπλησία πώς ἐστι ταύταις, ἀλλ᾽ ἱκανῶς ἀσθενὴς ὑπάρχει, πολὺ τὸ ἀερῶδες ἔχουσα, τὸ μέντοι ῥυπτικὸν

quum germinare vites turgereque earum pars unde germen exit, quem oculum nominant, incipiunt. Hos igitur oculos fcnipes depafcentes non levem viti noxam afferunt, ac proinde oculorum iftorum radices, qui haec fapiunt, inungunt ac illinunt. Hac itaque ratione ampelites et pharmacites id genus terra appellata eft, vel ex eo quod fcnipas perdat, quantum habeat facultatis medicamentofae indicans. Sed et a reliqua terra, qua ad curationes utimur, multum diverfa eft, quippe quae proxime ad lapideam perveniat, quamobrem mifceri eam in medicamentorum fcriptionibus comperies, ubi exiccare atque digerere quid opus eft. Nec enim mordacitatis expers eft, nec moderata, nec mitigandi vim obtinet velut Chia, Samia et Selinufia. Atque de Cimolia quidem dictum eft quod illis paulo fit valentior, veruntamen etiam morfus expers, maxime fi elota fit. Cretica vero terra iftis quodammodo affimilis eft, verum admodum imbecilla eft, multum habens fubftantiae aëreae.

ἔχει, διὸ καὶ οἱ ἄνθρωποι λαμπρύνουσιν αὐτῇ τὰ ῥυπαρὰ
τῶν ἀργυρωμάτων, ὥστ᾽ ἔχοις ἂν καὶ ταύτην ἐς ὅπερ καὶ
τὰς ἄλλας τὰς ἀδήκτως ῥυπτούσας προειρήκαμεν ἐπιτηδείους
εἶναι. τούτων δ᾽ ἁπασῶν ἡ Λημνία δύναμιν ἰσχυροτέραν
ἔχει, πρόσεστι γὰρ αὐτῇ τι καὶ στύψεως, ἡ δ᾽ Ἐρετριὰς ἔτι
καὶ ταύτης ἰσχυροτέραν, οὐ μὴν ὥστ᾽ ἤδη δάκνειν. ἐὰν δὲ
καὶ πλυθῇ, πάνυ μετρία γίνεται παραπλησίως ταῖς προειρη-
μέναις. ἐγχωρεῖ δὲ τὴν γῆν ταύτην οὐχ ἅπαξ, ἀλλὰ καὶ δὶς
ἢ τρὶς πλυθῆναι, καθάπερ καὶ τὴν Κιμωλίαν. καὶ μέντοι καὶ
καίουσιν αὐτὴν ἔνιοι ποιοῦντες δηλονότι λεπτομερεστέραν
τε καὶ δριμυτέραν, ὥστ᾽ εἰς τὴν διαφορητικὴν μεταπίπτειν
δύναμιν. εἰ δὲ πλυθείη καυθεῖσα, τὸ μὲν δριμὺ καταλιποῦσα
τῷ ὕδατι, τὸ δ᾽ ἐκ τῆς ὀπτήσεως λεπτομερὲς ἔχουσα, ξηραν-
τικωτέρα γίνεται. διὸ τῆς ἀκαύστου τῷ κοινῷ λόγῳ γῆς
ἁπάσης ἐπὶ τῶν ἑλκῶν οὔσης χρησίμης, ἔτι μᾶλλον ἡ μετὰ
τὸ καυθῆναι πλυθεῖσα, καὶ πρὸς τὰ δυσσαρκωτά τε καὶ δυς-
επούλωτα χρήσιμός ἐστιν. ὄντων δ᾽ αὐτῆς δυοῖν εἰδῶν ἡ

Ineſt tamen ei vis extergendi, quamobrem ea homines va-
ſis argenteis ſordidis ſplendorem reſtituunt. Itaque et haec
tibi uſui fuerit ad ea omnia ad quae alias ſine morſu
extergentes idoneas eſſe poſuimus. Harum omnium Lemnia
valentiſſimas vires obtinet, ſiquidem et aſtrictio ei quaedam
ineſt.　　Porro Eretrienſis hac etiam valentiorem poſſidet,
hactenus tamen ut nondum mordicet.　　Quod ſi lavetur,
valde moderata efficitur, non ſecus atque ſupradictae. Ex-
pedit vero hanc terram non ſemel, ſed bis terque lavare
ut et Cimoliam.　　Quin et urunt eam quidam, quo videlicet
eſſentiae reddant ſubtilioris et acrioris, ut et ad digerendi
potentiam tranſeat. Caeterum ſi uſta lavetur, tunc depoſita
in aquam acrimonia ſubtilitatem quidem, quam ex toſtione
acquiſiverat, retinens deſiccantior conſtituitur.　　Quocirca
quum uſtionem non experta, communi ratione terrae cu-
juslibet, ulceribus ſit accommoda, magis certe jam congruit
et ad ea quae carnem ſibi reſtitui aegre patiuntur et ad
ea quae ad cicatricem difficulter perveniunt, ſi poſtquam
combuſta fuerit abluatur.　　Porro quum duae ejus ſpecies

τεφρώδης κατὰ τὴν χρόαν ἀμείνων ἐστὶ τῆς πάνυ λευκῆς·
ἔστι δὲ καὶ ἄλλη γῆ πνιγῖτις ὀνομαζομένη, κατὰ μὲν τὴν
ὅλην δύναμιν ἐοικυῖα τῇ Κιμωλίᾳ, κατὰ δὲ τὴν χρόαν ἀφε-
στηκυῖα. μέλαινα γάρ ἐστιν ὁμοίως τῇ ἀμπελίτιδι, τὸ δὲ γλί-
σχρον καὶ κολλῶδες οὐχ ἧττον ἔχει Σαμίας γῆς, ἀλλ᾽ ἔστιν
ὅτε καὶ μᾶλλον. ἐδόθη δ᾽ ἡμῖν ἐν τῷ μεγάλῳ τούτῳ λοιμῷ,
καὶ ἄλλη τις ἐξ Ἀρμενίας τῆς ὁμόρου Καππαδοκίας γῆ ξη-
ραντικωτέρα, τὴν χρόαν ὠχρά· λίθον δ᾽ αὐτὴν ὠνόμαζεν, οὐ
γῆν, ὁ δοὺς, καὶ ἔστιν εὐλειοτάτη, καθάπερ καὶ ἡ τίτανος.
ὀνομάζω δ᾽ οὕτω δηλονότι τὴν κεκαυμένην πέτραν. ἀλλὰ
καὶ ὥσπερ ἐκείνης οὐδὲν ἐμφέρεται ψαμμῶδες, οὕτως οὐδὲ τῆς
Ἀρμενίας. μετὰ γὰρ τὸ θραυσθῆναι τῷ δοίδυκι κατὰ τὴν
θυίαν, οὕτως ἐστὶ λεία καὶ ἄλιθος ὥσπερ ἡ τίτανος καὶ ὁ
Σάμιος ἀστήρ, οὐ μὴν ὁμοίως γε κούφη τῷ ἀστέρι. διὸ καὶ
πεπύκνωται μᾶλλον αὐτοῦ καὶ ἧττον ἀερώδης ἐστὶν, καὶ διὰ
τοῦτο φαντασίαν ἀποφαίνει τοῖς ἀμελέστερον ὁρῶσι λίθος
εἶναι. διαφέρει δ᾽ οὐδὲν ὡς πρὸς τὰ παρόντα λίθον ἢ γῆν

fint, ea quae colore eft cinericio, illi quae admodum albida
eft praefertur. Eft et alia terra dicta pnigites, tota qui-
dem facultate Cimoliae aſſimilis, caeterum colore diverſa.
Eft enim atra, perinde ut ampelites. Porro viſcoſitatem et
tenacitatem non minorem quam Samia terra obtinet, imo
nonnunquam etiam majorem. Caeterum durante hac im-
mani et gravi peſte, allata ad me et alia quaedam terra
eft ex Armenia ea quae Cappadociae finitima eft, ficcantior,
colore pallido. Lapidem qui donarat non terram appella-
bat: promptiſſimeque in laevorem ſolvitur, ceu etiam calx,
fic enim videlicet nuncupo petram combuſlam. Verum uti
nec in illa arenoſum quippiam apparet, ita nec in Arme-
nia. Nam poſteaquam in mortario piſtillo comminuta eft,
adeo eft laevis, nec plus eft lapidea quam aut calx aut
Samius after, tametſi non aeque ut after laevis eft. Itaque
illo etiam magis conſpiſſata eft minusque aëria, quamobrem
opinionem ac phantaſiam praebet iis, qui negligentius in-
tuentur, quaſi lapis eſſet. Caeterum quod ad praeſentia at-

Ed. Chart. XIII. [252. 253.]   Ed. Baſ. II. (120.)

αὐτὴν ὀνομάζειν, εἰδότας ἄκρως ξηραίνουσαν. ἐπί τε γὰρ δυσ-
εντεριῶν καὶ τῶν κατὰ γαστέρα ῥευμάτων, αἵματός τε πτύ-
σεως καὶ κατάῤῥου καὶ προοέτι τῶν κατὰ τὸ στόμα σηπε-
δονωδῶν ἑλκῶν ἁρμόττει μάλιστα. καὶ μέντοι καὶ τοὺς ἀπὸ
κεφαλῆς εἰς θώρακα ῥευματιζομένους ὀνίνησι μεγάλως, ὥστε
καὶ τοὺς διὰ τὴν τοιαύτην αἰτίαν συνεχῶς δυσπνοοῦντας
ἰσχυρῶς ὠφελεῖ. καὶ μέντοι καὶ ὅσοι φθόῃ κάμνουσιν, καὶ τού-
τους ὀνίνησιν. [253] ξηραίνει γὰρ αὐτῶν τὸ ἕλκος, ὡς μηδὲ
βήττειν ἔτι, πλὴν εἰ κατὰ τὴν δίαιταν ἁμαρτάνοιεν ἀξιολό-
γως ἢ τὸ περιέχον ἐξαιφνίδιον εἰς δυσκρασίαν μεταπέσοι. καί
μοι δοκεῖ, καθάπερ ἐπὶ τῶν συρίγγων ἐθεασάμεθα πολλάκις,
οὐ μόνον ἐν ἄλλοις μορίοις, ἀλλὰ καὶ κατὰ τὴν ἕδραν ἄνευ
τοῦ κολλύριον καθεῖναι τὸν ῥύπον ἢ τὸν τύλον ἐξαιροῦν
τῆς σύριγγος, αὐτῷ μόνῳ τῷ ξηραίνοντι φαρμάκῳ προστελ-
λομένας τε καὶ κλειομένας αὐτὰς, οὕτω κἀπὶ τοῦ κατὰ τὸν
πνεύμονα συμβαίνειν ἕλκους. φαίνεται γὰρ καὶ τοῦτο διὰ
τῶν ξηραινόντων φαρμάκων ὁμοίως ὀνινάμενον, ὅταν τε μέ-
τριον ᾖ καὶ μὴ μέγα λίαν, ὥστ᾽ ἔδοξαν ἔνιοι τῶν ἐχόντων

tinet nihil intereſt lapidem an terram vocites, ſi id modo
teneamus quod ſumme deſiccat. Siquidem ad dyſenterias
et ventris profluvia, tum ſanguinis expuitiones et catarrhos,
ad haec ad putreſcentia oris ulcera in primis competit. Quin
et eos magnifice juvat quibus ex capite in thoracem fluxio
decumbit, quamobrem illis, quibus ex tali occaſione aſſiduo
difficilis eſt anhelitus, valide prodeſt. Sed et eos qui phthoë
laborant adjuvat; ulcus enim eorum deſiccat, ut haud etiam
tuſſiant, niſi in victu peccetur non leviter, aut ambiens
derepente ad intemperiem recidat. Ac mihi videtur, quod
ſicut in fiſtulis ſaepe conſpeximus, non in aliis partibus
duntaxat, ſed in ipſo etiam ano, ut citra collyrii immiſſio-
nem, quod ſordem et callum auferent, ipſo duntaxat deſic-
cante medicamento contraherentur ac clauderentur, ita quo-
que in pulmonis eveniat ulcere. Siquidem et ipſum ab exic-
cantibus juvari medicamentis perinde conſpicitur, utique
quum mediocre eſt non admodum magnum. Itaque viſi ſont
quidam eorum, qui talia habebant, prorſum eſſe liberati. Ac

αὐτὰ τελείως ἀπηλλάχθαι, καὶ τῶν γ' εἰς τὴν Διβύην ἀπὸ
Ῥώμης διὰ τοιαύτην αἰτίαν πορευθέντων ἔνιοι τελείως ἐπεί-
σθησαν ὑγιεῖς εἶναι, καὶ μέχρι γέ τινων ἐτῶν ἀμέμπτως διή-
γαγον, εἶθ᾽ ὕστερόν ποτε πάλιν ἀφυλακτότερον αὐτοῖς διαι-
τηθεῖσιν ὑποστροφὴ τοῦ νουήματος ἐγένετο. τούτους οὖν,
ὡς ἔφην, ἡ ἐκ τῆς Ἀρμενίας βῶλος ἐναργῶς ὠφέλησε καί-
τοι γ᾽ ἐν Ῥώμῃ διατρίβοντας, ἔτι τε μᾶλλον τοὺς δυσπνο-
οῦντας συνεχῶς. ἐν δὲ τῷ μεγάλῳ τούτῳ λοιμῷ παραπλησίῳ
τὴν ἰδέαν ὄντι τῷ κατὰ Θουκυδίδην γενομένῳ πάντες οἱ
πιόντες τούτου τοῦ φαρμάκου διὰ ταχέων ἐθεραπεύθησαν,
ὅσους δ᾽ οὐδὲν ὤνησεν ἀπέ(121)θανον πάντες, οὐδ᾽ ὑπ᾽ ἄλ-
λου τινὸς ὠφελήθησαν, ᾧ καὶ δῆλον ὅτι μόνους τοὺς ἀνιά-
τως ἔχοντας οὐκ ὠφέλησε. πίνεται δὲ μετ᾽ οἴνου λεπτοῦ τὴν
σύστασιν, κεκραμένου μετρίως μὲν, εἰ ἀπύρετος εἴη παντάπα-
σιν ὁ ἄνθρωπος ἢ βραχὺ πυρεταίνοι, πάνυ δ᾽ ὑδαροῦς, εἰ
πυρέττοι μειζόνως. οὐ μὴν οὐδὲ σφοδροὶ κατὰ τὴν θερμα-
σίαν εἰσὶν οἱ λοιμώδεις πυρετοί. περὶ δὲ τῶν ξηρανθῆναι
δεομένων ἑλκῶν τί δεῖ καὶ λέγειν ὁπηλίκην ἔχει δύναμιν ἡ

quidam, qui Roma in Libyam talem ob caufam profecti funt,
plane fe fanos effe credidere, et fane usque ad annos ali-
quot inculpate tranfigebant, poftea vero quum non pari de-
gerent cura et cautione, reditus morbi apparuit. Hos ergo,
ut dixi, bolus Armenia evidenter adjuvit. Quin et eos, qui
Romae agunt, qui affiduo difficultate fpirandi difcruciantur,
magis etiam. Porro in magna hac pefte, cujus eadem facies
fuit atque ejus quae Thucydidis memoria graffabatur, quot-
quot hoc medicamentum bibere, celeriter curati funt. At
quibus non profuit, omnes interiere, fcilicet quum nec alio
quovis juvarentur. Unde colligitur quod iis duntaxat non
fuerit auxilio, qui plane erant incurabiles. Caeterum bibitur
ex vino albo confiftentia tenui modice diluto, fi aut plane
febri careat aut leviter ea teneatur, fin gravius febriat, ad-
modum aqueo. Non tamen calore vehementes funt febres
peftilentiales. Porro de ulceribus reficcari poftulantibus
quid attinet dicere quantam vim habeat bolus haec Ar-

Ἀρμενικὴ βῶλος αὕτη; καλεῖν δ' ἔξεστί σοι, καθάπερ ἔφην,
καὶ λίθον αὐτὴν, ὡς ὁ δοὺς ὠνόμαζεν, καὶ γῆν, ὡς ἂν ἐγὼ
φαίην, ἐπειδὴ καὶ τέγγεται τοῖς ὑγροῖς.

  Κεφ. β'. Περὶ λίθων. [α'. Περὶ ἐνεργουσῶν ποιο-
τήτων τῶν λίθων.] Τῶν αὐτοφυῶν σωμάτων εἰσὶ καὶ αἱ
λίθοι, διαφέρουσαι τῆς συνήθως ὀνομαζομένης γῆς τῷ μὴ
τέγγεσθαι. δυνάμεις δ' ἔχουσι τὰς μὲν κατὰ τὴν ἰδιότητα
τῆς ὅλης οὐσίας, τὰς δὲ κατὰ τὰς δραστικὰς ποιότητας. ὅπως
δ' ἀλλήλων διαφέρει ταῦτα πρόσθεν εἴρηται. νῦν οὖν ὁ λό-
γος ἡμῖν ἔστω περὶ τῶν κατὰ τὰς δραστικὰς ποιότητας
ἐνεργουσῶν, ἐν αἷς ἐστι καὶ ἡ τῆς χρήσεως αὐτῆς μέθοδος.
ἐδείκνυντο γὰρ αἱ κατὰ τὴν ἰδιότητα τῆς ὅλης οὐσίας δυνά-
μεις ἀμέθοδοί τ' εἶναι καὶ ἄλογοι καὶ δι' ἐμπειρίας μόνης
γινωσκόμεναι. διὰ τί γὰρ ἥδε ἡ λίθος ἁψαμένη τραύματος
αἱμοῤῥαγοῦντος ἐπέχει τὴν φορὰν οὐκ ἴσμεν· διὰ τί μέντοι
τὸν αἱματίτην καλούμενον λίθον ἐμβάλλουσιν ὀφθαλμικαῖς
δυνάμεσιν ἴσμεν, ἔστι γὰρ εὕρημα λόγου τὸ τοιοῦτον. ἐὰν

menica? Liberum eſt autem utcunque appellare velis, ſive
lapidem, ut is qui mihi donavit, ſive terram, ut ego, quan-
doquidem humidis rigari patitur.

  Cap. II. De lapidibus. [1. De lapidum qualita-
tibus effectricibus.] Ex ſponte natis corporibus ſunt et la-
pides, hoc diverſi a nuncupata vulgo terra, quod rigari
non ſuſtinent. Vires habent partim ſecundum totius ſub-
ſtantiae proprietatem, partim ſecundum qualitates effectri-
ces. Porro ut haec inter ſe diſſerant ſuperius docui. Nunc
autem ſermo nobis eſto de illis, quae ſecundum effectrices
agunt qualitates, in quibus ſane eſt et utendi ratio ac me-
thodus. Siquidem, ut oſtendimus, facultates quae proprieta-
tis totius ſubſtantiae ratione inſunt, a methodo ac ratione
alienae ſunt et per ſolam noſcuntur experientiam. Nam cur
hic lapis tacto vulnere, unde ſanguis prorumpit, curſum
ejus reprimat ac ſiſtat, haud novimus. At cur lapis quem
vocant haematitem in oculares facultates indatur, haud la-
tet; nam id rationis inventum eſt. Si enim in cote oculari

γοῦν ἐπ᾽ ἀκόνης ὀφθαλμικῆς ἀποτρίψας μεθ᾽ ὕδατος αὐτὸν
εἰς πάχος μέλιτος ἐθελήσῃς γεύσασθαι, στυφούσης αἰσθήσῃ
δυνάμεως. ἔμαθες δ᾽ ὅτι τὰς αὐξανομένας ἔτι φλεγμονὰς, καὶ
μάλιστα ἐν νευρώδεσι μορίοις, ἀποκρούεσθαι δεῖ τοῖς στύ-
φουσι φαρμάκοις. ὅταν δὲ μηκέτ᾽ ἐπιῤῥέῃ τὸ αἷμα τῷ μέρει,
προσμιγνύναι τοῖς στύφουσιν τὰ διαφοροῦντα, καὶ κατὰ βραχύ
γε μεταβαίνειν ἐπ᾽ αὐτὰ μόνα. περὶ μὲν οὖν τῶν τοιούτων
δυνάμεων ἐν ταῖς λίθοις ἐροῦμεν, ἀναμνήσαντες πρότερον
ὧν ἐπὶ πλεῖστον διήλθομεν ἐν τοῖς πρὸς τοὺς ἐπιτιμῶντας
τοῖς σολοικίζουσιν τῇ φωνῇ. [254] τούτων γὰρ ἔνιοι λίθον
ἀῤῥενικῶς οὐκ ἐπιτρέπουσι λέγειν, ἀλλ᾽ ἐὰν εἴπῃς, ἔμβαλλον
τὸν λίθον ἐπὶ τὸν κύνα, κεκράγασιν ὡς αὐτοὶ πεπληγμένοι
λίθῳ τὴν κεφαλήν· ὥσπερ γε καὶ ἂν τὸν δρῦν εἴπῃ τις, ὡς
ξύλῳ πεπληγότος ἐκβοῶσιν. ἐὰν οὖν ἐκείνοις τις πειθόμενος
τὰ συνήθη τοῖς ἰατροῖς ὀνόματα μεταῤῥυθμίζῃ, τὴν λίθον
λέγων τὴν αἱματῖτιν καὶ τὴν πυρῖτιν καὶ τὴν γαλακτῖτιν
καὶ τὴν σχιστὴν, ὡς περίεργός τε καὶ παράσημος καταγνω·

eum teras cum aqua, donec mellis craſſitiem accipiat, aſtrin-
gentem facultatem, ſi guſtare volueris percipies. Atqui di-
diciſti, quod phlegmonas etiamnum gliſcentes potiſſimum,
quae contingunt in partibus nervoſis, reſtringentibus medi
camentis repercutere oporteat, at ubi haud etiam ſanguis
in partem affluit aſtringentibus medicinis, quae digerant ad-
jungere et fenſim ad ipſa ſola tranſire. Atque de hujusmodi
quidem facultatibus in lapidibus diſſeremus, ubi ea prius in
memoriam revocarimus de quibus fuſe loquuti ſumus in
libro contra eos conſcripto qui inſultant iis qui voce ſo-
loeciſmam committunt. Nam horum quidam λίθον maſcu-
lino genere efferri non ſinunt, verum ſi dicas, ἔμβαλλον
τὸν λίθον ἐπὶ τὸν κύνα, non aliter vociferantur quam ſi
ipſis in caput lapis eſſet conjectus, velut etiam ſiquis dixerit
τὸν δρῦν quercum ſonat, exclamant tanquam fuſte percuſſi.
Itaque ſiquis eorum fuaſu conſueta medicis nomina mutare
in animum inducat dicens τὴν λίθον, τὴν αἱματῖτιν et τὴν
πυρῖτιν et τὴν γαλακτῖτιν et τὴν σχιστὴν, ut curioſus ſane

194 *ΓΑΛΗΝΟΤ ΠΕΡΙ ΤΗΣ ΤΩΝ ΑΠΛΩΝ ΦΑΡΜ. ΚΡΑΣ.*

Ed. Chart. XIII. [254.]   **Ed. Baſ. II. (121.)**

σθήσεται, πάντων ἒξ ἔθους ἤδη παλαιῶν λεγόντων ἀῤῥενι-
κῶς τὰς διαφορὰς αὐτῶν, αἱματίτην, πυρίτην, γαλακτίτην,
μελιτίτην, γαγάτην, σχιστὸν, Φρύγιον, Ἀράβιον, Μεμφίτην.
ἔμπαλιν δὲ τὴν πέτραν λέγουσιν θηλυκῶς, οὐ τὸν πέτρον
ἀῤῥενικῶς. Ἀσίαν οὖν πέτραν ὀνομάζουσιν, οὐκ Ἄσιον πέ-
τρον, τὸν λίθον Ἄσιον. οὕτως δὲ καὶ Ἀσίας πέτρας ἄνθος,
ἐκ πέτρας δὲ κεκαυμένης φασὶ γίνεσθαι τὴν τίτανον. ὅ γε
μὴν Ταραντῖνος Ἡρακλείδης καὶ ἄλλοι τινὲς οὐκ ἐκ πάσης
λίθου φασὶ γίγνεσθαι τὴν τίτανον, ἀλλ᾽ ἐκ μόνης γε τῆς
πέτρας, ὀνομάζοντες οὕτως κατ᾽ ἐξοχὴν τῶν λίθων μίαν τὴν
σκληροτάτην. ἐγὼ γοῦν ἐξεπίτηδες εἴωθα, μεταβάλλων τὰ
ὀνόματα, λέγειν ἑκατέρως ἅπαντα τὰ τοιαῦτα, περὶ ὧν ἀχρή-
στως ἐρίζουσιν ἔνιοι, δεικνὺς ἔργῳ μηδὲν βλαπτομένην τὴν
σαφήνειαν τῆς ἑρμηνείας, ὁποτέρως ἄν τις εἴπῃ. θαυμαστὸν
δ᾽ οὐδὲν τοὺς ἀγνοοῦντας ὅτι τῆς κατὰ φύσιν ἑρμηνείας
ἤτοι μίαν μόνην ἀρετὴν θετέον εἶναι τὴν σαφήνειαν, ἢ πρώ-
την γε τῶν ἄλλων ἁπασῶν καὶ ἀρίστην, εἰς τοσούτους λή-

et ſtolidus damnabitur, nimirum quum veteres ex more
omnes maſculine efferant eorum differentias, αἱματίτην, πυ-
ρίτην, γαλακτίτην, μελιτίτην, γαγάτην, σχιστὸν, Φρύγιον,
Ἀράβιον, μεμφίτην.   E contrario vero τὴν πέτραν foemi-
nine pronunciant, non τὸν πέτρον maſculine. Nam Ἀσίαν
πέτραν, non Ἄσιον πέτρον nominant λίθον Ἄσιον, lapi-
dem Aſium, ceu etiam Aſiae petrae ſlorem. Porro ex petra
combuſta calcem ſieri dicunt. Attamen Heraclides Tarenti-
nus et alii nonnulli non ex quovis lapide calcem ſieri vo-
lunt, ſed ex ſola petra, nuncupantes ita per excellentiam
ſolum qui ſit lapidum duriſſimus. Equidem ego vel ex in-
duſtria et ſtudio conſuevi mutatis invicem nominibus utro-
que modo talia efferre, de quibus inutiliter nonnulli rixan-
tur, id re ipſa commonſtrans, nihil offendi enarrationis cla-
ritatem, utrovis modo quis dixerit.   Caeterum mirandum
non eſt qui ignorant enarrationis ſecundum naturam aut
unam ſolam habendam virtutem, ipſam ſcilicet perſpicuita-
tem ↄ claritatem, aut certe omnium aliarum primam atque

ρους ἐκτρέπεσθαι. περὶ πρώτων οὖν ἐρῶ λίθων ὅσοι παρα-
τριβόμενοι θυίαις ἢ ἀκόναις εἰς χυλὸν ἀναλύονται.

[β'. Περὶ αἱματίτου, γαλακτίτου καὶ μελιτίτου.] Εἷς
δέ τίς ἐστι τῶν τοιούτων καὶ ὁ καλούμενος αἱματίτης, ἀπὸ
τῆς κατὰ τὴν χρόαν ὁμοιότητος οὕτως ὠνομασμένος, ὥσπερ
γε καὶ ὁ γαλακτίτης, ἐπειδὴ κἀκεῖνος εἰς χυλὸν λυθεὶς ὅμοιος
φαίνεται γάλακτι. παραπλήσιον δ' αὐτῷ κατὰ τὴν χρόαν
τὸν χυλὸν ἐργαζόμενος ὁ μελιτίτης, ἀπὸ τῆς κατὰ τὴν γεῦ-
σιν ὁμοιότητος οὕτως ὠνόμασται. δέδεικται δ' ἐν τῷ τετάρ-
τῳ τῶνδε τῶν ὑπομνημάτων ὁ μὲν γλυκὺς ἅπας χυλὸς
ὑπὸ συμμέτρου θερμασίας τοιοῦτος γινόμενος, ὁ δὲ στύφων
ὑπὸ ψύξεως. ἕξει τοιγαροῦν ὁ μὲν αἱματίτης λίθος τοσοῦ-
τον τῆς ψύξεως, ὅσον καὶ τῆς στύψεως, ὁ δὲ μελιτίτης
σύμμετρον θερμότητα, μέσην δ' ἀμφοῖν κρᾶσιν ὁ γαλακτίτης.
εἰκότως οὖν ἐτόλμησαν οἱ ἰατροὶ ταῖς ὀφθαλμικαῖς δυνάμε-
σιν μιγνύναι τὸν αἱματίτην λίθον. καὶ μόνῳ δ' ἂν αὐτῷ
χρήσαιο τραχέων γεγονότων βλεφάρων, εἰ μὲν ἅμα φλεγμονὴ
τοιαῦτ' εἴη γεγονότα, δι' ὠοῦ τὴν ἄνεσιν ποιούμενος, ἢ μᾶλ-

optimam, fi ad tantas vertantur nugas. Itaque de iis lapi-
dibus primum differam qui mortarii aut cotis attritu in
liquorem fuccumve folvuntur.

[2. *De haematite, galactite et melitite.*] Porro talium
quoque unus eft haematites quem vocant, a coloris fimi-
litudine ita nominatus, ficut quod galactites, quando et ipfe
in fuccum folutus lacti fimilis confpicitur. Huic autem co-
lori adfimilem fuccum efficiens, melitites a mellis fimilitu-
dine, quod guftu repraefentat nuncupatus eft. Porro often-
fum in quarto horum commentariorum eft quod fuccus
omnis dulcis a temperato calore talis eveniat, aftringens
vero a frigore. Habebit ergo lapis haematites tantum fri-
giditatis quantum habet aftrictionis. Melitites vero calorem
temperatum, mediam autem utriusque temperiem galactites.
Merito itaque aufi funt medici ocularibus facultatibus lapi-
dem mifcere haematiten. Ac folo eo uti poffis palpebris
exafperatis, fi quidem quum phlegmonae afperae fint red-
ditae, ex ovo ipfum diluens, ac fi magis etiam per deco-

λον ἔτι διὰ τήλεως ἀφεψήματος· εἰ δὲ χωρὶς φλεγμονῆς, δι᾿
ὕδατος. ἄρχου δ᾿ ἀεὶ μὲν ἀπὸ μετρίως ὑγροῦ διὰ τῆς μήλης
ἐγχέων, ὅταν δ᾿ ὅτι φέρει τὴν δύναμιν αὐτοῦ θεάσῃ, παχύ-
τερον ἀεὶ καὶ μᾶλλον ἐργάζου. καὶ τελευτῶν οὕτω παχὺ
ποιήσεις ὡς διὰ μήλης πυρῆνος ὑπαλείφεν καθ᾿ ὑποβολὴν
ἢ ἐκτροπὴν τοῦ βλεφάρου. ὁ δ᾿ αὐτὸς οὗτος λίθος ὁμοίως
ἐπ᾿ ἀκόνης ἀποτριβόμενος αἵματος πτύσεσιν ἁρμόττει καὶ
πᾶσιν ἕλκεσιν. ξηρὸς δὲ λειωθεὶς ὡς χνοώδης γενέσθαι κα-
ταστέλλει τὰ ὑπερσαρκοῦντα. χρῆται μὲν οὖν οὐδεὶς αὐτῷ
μόνῳ καθ᾿ αὑτόν. ἐγὼ δ᾿ ἐφ᾿ ὧν εἶπον ἐχρησάμην, [255]
ἐκ τῆς κατὰ τὴν γεῦσιν ποιότητος εὑρὼν τὴν δύναμιν, εἶτα
τῇ πείρᾳ βασανίσαι βουληθεὶς εἰ καλῶς ἐτεκμηράμην. καὶ
αὐτὰ δὲ τὰ κατὰ τοὺς ὀφθαλμοὺς ἕλκη συνουλοῖ μόνος αὐ-
τὸς, ἀποτριβόμενος μὲν, ὡς ὀλίγον ἔμπροσθεν εἶπον, ἤτοι
δ᾿ ἐγχυματιζόμενος ἢ ὑπαλειφόμενος. ἐβασάνισα γὰρ καὶ
τοῦτο τῇ πείρᾳ.

[γ΄. Περὶ σχιστοῦ καὶ ἄλλων πολλῶν λίθων.] Τούτῳ
δὲ τῷ λίθῳ παραπλησίαν μὲν, ἀσθενεστέραν δὲ τὴν δύνα-

ctum foenigraeci: ſin vero citra phlegmonen, ex aqua. In-
cipito vero ſemper a modice humido per ſpecillum infun-
dens, ubi autem quod vires ejus ferat conſpexeris, magis
ac magis craſſum efficies, ac tandem adeo craſſum facies,
ut ſpecilli cuſpide inungas ſecundum ſubjectionem aut
everſionem palpebrae. Hic idem lapis ſimiliter in cote con-
tritus ſanguinis expuitioni competit omnibusque ulceribus
Porro ſiccus ſi ad tantum redactus fuerit laevorem, ut pol-
linem tenuitate aequet, reprimit excreſcentia.　Atque eo
nullus ſolo atque per ſeſe utitur　Ego vero ad ea quae
dixi uſus ſum facultate ejus ex guſtus qualitate comperta,
quum mox experientia periclitari vellem nunquid recte
conjeciſſem. Et ipſa quidem oculorum ulcera ſolus per ſe
cicatrice includit, ut paulo ante comprehenſum eſt, attritus,
caeterum aut aſſuſus aut inunctus: nam et id experientia
exploratum habeo.

[3. De ſchiſto ac multis aliis lapidibus.] Huic la-
pidi perſimilem vim obtinet, verum infirmiorem, is qui

μιν ὁ σχιστὸς καλούμενος ἔχει, καὶ μετ' αὐτὸν ὁ γαλακτίτης.
ὁ δὲ μελιτίτης, ὡς ἔφην, ἤδη τι καὶ θερμότητος προσείληφεν.
ἕκαστος οὖν αὐτῶν ὁ ἀποχωρῶν κατὰ βραχὺ τῆς τοῦ αἱματίτου δυνάμεως ἐπὶ μὲν τῶν ὀφθαλμῶν ὁμοίως εἰς χρῆσιν ἄγεται, πρᾳότερος δέ ἐστιν· ἀεὶ δὲ τὰ πρᾳότερα φάρμακα τοῖς μὲν ἔτι φλεγμαίνουσι μορίοις ἐστὶ προσηνέστερα, τοῖς δ' ἀποφλι. ἤνασιν μορίος ἀσθενέστερα πρὸς τὸ τέλος ἐξυγιάσαι. κοινοῦ δὲ τοῦ ξηραίνειν ἅπασι τοῖς λίθοις ὑπάρχοντος, ὅσοι μὲν αὐτῶν ἢ εἰς χυλὸν λυθέντες ἢ ἄλλως λειωθέντες οὐδεμίαν ἐν ἀρχῇ κατὰ τὴν γεῦσιν ἔχουσι ποιότητα, τούτους μὲν ἡγητέον ἀσθενεστάτους τ' εἶναι καὶ προσηνεστάτους καὶ ἀδηκτοτάτους. ὅσοι δὲ φαίνονταί τινα σαφῆ ποιό(122)τητα κατὰ γεῦσιν ἐνδεικνύμενοι, τῆς ποιότητος ἀνάλογον ἔχουσι τὴν ἰσχύν· εἰ μὲν στύφοιεν, εἰς τὸ καταστεῖλαι καὶ σφίγξαι καὶ πιλῆσαι καὶ συναγαγεῖν, εἰ δὲ δάκνοιεν, εἰς τὸ θερμῆναί τε καὶ διαφορῆσαι καὶ τῆξαι, μέσοι δ' αὐτῶν εἰσὶν οἱ ῥύπτοντες μόνον ἄνευ τοῦ στύφειν ἢ δάκνειν. ὁ μὲν οὖν αἱματίτης καὶ ὁ σχιστός, ὅ τε γαλακτίτης καὶ ὁ μελι-

vocatur fchiftus, ac poft eum galactites. At melitites caliditatis etiam nonnihil, ut dixi, adjunxit. Ut itaque unusquisque leviter ac fenfim ab haematitis facultate recedit, ita ad oculos in ufum ducitur, eft tamen mitior. Porro mitiora remedia partibus etiamnum phlegmone afflictis femper gratiora funt atque jucundiora, caeterum liberis jam phlegmone partibus infirmiora quam quae perfanare valeant. Porro quum lapidibus omnibus commune fit, ut deficcent, quotquot ex iis in fuccum foluti, aut alioqui ad laevorem triti, nullam evidentem qualitatem in guftu obtinent, hos putandum eft effe tum infirmiffimos tum mitiffimos tum minime mordaces. At qui manifeftam guftui qualitatem offerunt, hi pro qualitatis proportione potentiam poffident, ac fi quidem aftringant, ad comprimendum, conftringendum, fpiffandum et contrahendum, fi vero mordicent, ad calefaciendum, digerendum et liquandum, medii eorum funt qui abftergent citra aftrictionem aut mordicationem. Igitur haematites, fchiftus, galactites ac melitites in fuc-

198 ΓΑΛΗΝΟΥ ΠΕΡΙ ΤΗΣ ΤΩΝ ΑΠΛΩΝ ΦΑΡΜ. ΚΡΑΣ.

Ed. Chart. XIII. [255.]   Ed. Baf. II. (122.)

τίτης εἰς χυλὸν ἀναλύονται, παρατριβόμενοι, καθάπερ εἶπον,
ἀκόναις τε καὶ θυίαις, ὄντων καὶ ἄλλων εἰς χυλὸν λυομένων
λίθων, ὥσπερ οὗτος ὁ κατ᾽ Αἴγυπτον γεννώμενος, ᾧ χρῶν-
ται στιλπνοῦντες τὰς ὀθόνας. ἔστι δ᾽ ἀποιότερος τῶν εἰρη-
μένων, οὔτε στύψιν οὔτε ῥύψιν οὔτε δῆξιν ἐμφαίνων. ὅθεν
αὐτὸ δὴ τοῦτο μόνον ὑπάρχει τῷ λίθῳ τούτῳ τὸ ξηραίνειν,
καὶ διὰ τοῦτο κηρωτῇ μιγνύντες αὐτὸν εἰς ἐπούλωσιν ἑλκῶν
ἐπὶ τῶν μαλακῶν σωμάτων χρῶνται. μίγνυνται δὲ καὶ ταῖς
ὀφθαλμικαῖς δυνάμεσιν ὁμοίως τοῖς προειρημένοις. ὅσῳ δ᾽
ἐστὶ μαλακτικώτερος αὐτῶν διὰ τὸ μηδεμίαν ἔχειν δραστι-
κὴν ποιότητα, τοσούτῳ μετριώτερός τε καὶ ἀναισθητότερος
ὑπάρχει. τοῦτον τὸν λίθον ἔνιοι μὲν μόροξον, ἔνιοι δὲ γρα-
φίδα καλοῦσιν.

[δ΄. Περὶ τοῦ Διοσκουρίδου θυΐτου.] Ἁπάντων δὲ τῶν
εἰρημένων λίθων ἰσχυροτέραν ἔχει δύναμιν ὁ ἐκ τῆς Αἰθιο-
πίας κομιζόμενος, ὑπόχλωρός πως, ὡς ἴασπις ὀνομαζόμενος.
ἀνιέμενος οὗτος ὁ λίθος εἰς χυλὸν γαλακτώδη κατὰ τὴν χρόαν
δακνώδη τοῖς γενομένοις, καὶ διὰ τοῦτ᾽ αὐτὴν οὐδεὶς ἔμιξεν

cum folvuntur quo pofui modo ad cotem aut mortarium
attriti, quum fint et alii lapides in fuccum folubiles, ut
qui in Aegypto nafcitur, quo utuntur ad fplendorem linteis
conciliandum. Eft autem omnium dictorum minime qualitatis
particeps, nec aftrictionem nec morfum nec abfterfionem
prae fe ferens. Quocirca hoc ipfum duntaxat lapidi huic
ineft, quod deficcet videlicet. Proinde cerato eum mifcen-
tes, ad cicatricem ulceribus inducendam in mollibus cor-
poribus ufurpant. Sed et ocularibus mifcetur facultatibus
perinde ut modo dicti. At quanto eft majore emolliendi
vi quam praedicti, quod nullam videlicet effectricem qua-
litatem habeat, tanto etiam moderatior eft magisque dolo-
rem levat. Hunc lapidem quidam moroxum, nonnulli leu-
cographida nuncupant.

[4. De thyite Diofcoridis.] Omnium dictorum lapi-
dum valentiffimam vim habet is, qui ex Aethiopia affertur,
quadantenus fubviridis, ut jafpis quem vocant. Solvitur hic
lapis in fuccum colore lacteum, guftu vero mordacem, ac

ὀφθαλμικαῖς δυνάμεσιν, οὔτ᾽ ἀποκρουστικαῖς ῥευμάτων οὔθ᾽
ἑλκῶν ἰατικαῖς, ἀλλὰ μόνον εἰς τὸ καθῆραί τε καὶ ῥύψαι
τὰ χωρὶς φλεγμονῆς ἐπισκοτοῦντα ταῖς κόραις, ἐξ ὧν εἰσι
καὶ αἱ πρόσφατοι τῶν οὐλῶν, ἃς λεπτύνειν πέφυκεν. ἀποῤ-
ῥύπτει δὲ καὶ τὰ μὴ πάνυ σκληρὰ τῶν πτερυγίων.
[ε΄. Περὶ Ἰουδαϊκοῦ.] Ἔστι δὲ καὶ ἄλλος λίθος ἰσχυ-
ρότερος τὴν δύναμιν ἐν τῇ Παλαιστίνῃ Συρίᾳ γινόμενος,
λευκὸς μὲν τὴν χρόαν, [256] εὔρυθμος δὲ κατὰ τὸ σχῆμα
καὶ γραμμὰς ἔχων ὡς ἀπὸ τόρνου γεγονυίας. ὀνομάζουσι δ᾽
αὐτὸν ἀπὸ τῆς χώρας ἐν ᾗ γεννᾶσθαι πέφυκεν Ἰουδαϊκὸν,
καὶ χρῶνται πρὸς τοὺς ἐν τῇ κύστει λίθους, ἀνιέντες μὲν
ἐπ᾽ ἀκόνης, ποτίζοντες δὲ δι᾽ ὕδατος θερμοῦ κυάθων τριῶν.
ἡμεῖς δ᾽ ἐφ᾽ ὧν ἐπειράθημεν οὐδὲν ἤνυσεν ὡς πρὸς τοὺς
ἐν κύστει λίθους, ἐπὶ δὲ τῶν ἐν νεφροῖς συνιμένων ἐστὶ
δραστήριος.
[στ΄. Περὶ πυρίτου.] Εἷς τῶν ἰσχυρὰν δύναμιν ἐχόν-
των ἐστίν καὶ ὁ πυρίτης ὀνομαζόμενος, ᾧ χρώμεθα μιγνύν-
τες ἐμπλάστρῳ διαφορητικῷ. προσεμβάλλεται δ᾽ αὐτῇ καὶ ὁ

proinde illum nemo ocularibus mifcet facultatibus, nec flu-
xiones repercutientibus neque ulcera fanantibus, fed tan-
tum ad purgandum et abftergendum quae pupillam obte-
nebrant absque phlegmone, ex quibus funt cicatrices recen-
tes, quas attenuare poteft. Sed et oculorum ungues, utique
fi non admodum duri fuerint exterget.
[5. De Judaico.] Eft et alius lapis viribus valen-
tioribus in Palaeflina Syria proveniens colore candido, fpe-
cie concinna, lineas habens ceu torno ductas, appellitant
eum a loco, in quo nafci confuevit Judaïcum. Utunturque
ad veficae lapides, in cote folventes et ex aquae calidae
tribus cyathis potui praebentes. Sane in quibus nos experti
fumus proficit nihil, quod ad lapides veficae pertinet, ve-
rum ad eos qui in renibus haerent efficax eft.
[6. De pyrite.] Unus eorum qui validam facultatem
poffident eft et pyrites quem vocant, quo utimur digerenti
emplaftro admixto, adjicitur ei et fchiftos. Ab hoc medi-

200 ΓΑΛΗΝΟΥ ΠΕΡΙ ΤΗΣ ΤΩΝ ΑΠΛΩΝ ΦΑΡΜ. ΚΡΑΣ.

Ed. Chart. XIII. [256.]   Ed. Baf. II. (122.)

σχιστός. ὑπὸ τούτου τοῦ φαρμάκου καὶ πύον μὲν πολλά-
κις, ἀλλὰ καὶ θρομβώδης σύστασις ἐν ταῖς μεταξὺ χώραις
τῶν μυῶν γενομένη διεφορήθη. κεκόφθαι δὲ καὶ λελειῶσθαι
πάνυ σφόδρα χρὴ τοὺς λίθους ἅπαντας ὅταν εἰς χρῆσιν
ἄγωνται, παραπλησίως τοῖς εἰς τὰς ὀφθαλμικὰς δυνάμεις μι-
γνυμένοις. εἰ μὴ γὰρ χνοώδεις γεννηθεῖεν ὡς εἰς τὸ βάθος
καταδύεσθαι τῶν σωμάτων οἷς προσφέρονται, παραπλήσιοι
μενοῦσι ταύταις ταῖς θαλαττίαις τε καὶ ποταμίαις ψάμμοις,
αἵτινες καὶ αὐταὶ τὴν μὲν κοινὴν ἁπάντων λίθων δύναμιν
ἔχουσιν. ξηραίνουσι γοῦν τὴν ὑποιδόν τε καὶ ὑδερώδη σάρ-
κα, κατακλινομένων ἐν αὐταῖς τεθερμασμέναις τῶν καμνόν-
των. οὐ μὴν εἰς ἄλλο γέ τι χρώμεθα αὐταῖς, ὥσπερ τοῖς
προειρημένοις εἰς ὀφθαλμικάς τε καὶ σταλτικὰς αἵματος καὶ
ῥοῦ γυναικείου δυνάμεις, ἔτι τε κολλητικὸν ἑλκῶν, ἐπουλω-
τικόν τε καὶ σαρκωτικόν. ὅσοι γὰρ αὐτῶν οὐκ εἰσὶ δριμεῖς,
εἰς ταῦτα πάντες εἰσὶ χρήσιμοι, καθάπερ οἱ δριμεῖς, ὧν
ὕστερον ἐμνημόνευσα, πρὸς τὸ ῥύψαι τε καὶ ἀποσμῆξαι

camento et pus faepenumero et confiftentia grumofa in fpa-
tiis intermediis mufculorum nata, per halitum digefta funt.
Caeterum lapides omnes ubi in ufum vocantur, admodum
vehementer contufi, atque ad laevorem redacti fint opor-
tet, fimiliter atque ea quae in ophthalmicas facultates mi-
fcentur. Etenim nifi pollinis inftar comminuantur, adeo ut
in profundum corporum, quibus applicantur, fubeant, affi-
miles manent iftis marinis et fluviatilibus arenis, quae et
ipfae communem omnium lapidum vim poffident. Siquidem
exiccant tumentem ab aqua inter cutem carnem, videlicet
laborante in eis calefactis decumbente. Non tamen ad aliud
quippiam eis utimur tanquam praedictis, puta ad ophthal-
micas et fiftentes tum fanguinem tum muliebre profluvium
facultates, praeterea ad glutinanda ulcera, cicatrice clau-
denda, carne implenda. Nam qui ex eis acres non funt, ad
haec omnia funt utiles, velut et acres, quorum pofterius
mentionem faciam, ad detergendum abftergendumque, tum

καὶ ἀφελεῖν, λεπτῦναί τε καὶ διαφορῆσαι καὶ σφοδρῶς ξηρᾶναι καὶ τῆξαι.

[ζ΄. Περὶ φρυγίου.] Ταύτης τῆς δυνάμεως ἔχεται καὶ ὁ φρύγιος καλούμενος. ἀεὶ δ᾽ αὐτῷ κεκαυμένῳ κέχρημαι, καὶ πρὸς μὲν τὰ σηπεδονώδη τῶν ἑλκῶν ἢ αὐτὸν καθ᾽ ἑαυτὸν ἢ δι᾽ ὄξους ἢ δι᾽ οἰνομέλιτος ἢ δι᾽ ὀξυκράτου. πρὸς ὀφθαλμοὺς δὲ ξηρὸν ποιῶν φάρμακον, ὃ πολλοὶ λαβόντες ἔχουσιν ἤδη παρ᾽ ἐμοῦ. μίγνυμι δὲ αὐτῷ καὶ ἄλλα τινά. λεχθήσεται δὲ περὶ αὐτοῦ κατὰ τὴν περὶ συνθέσεως τῶν φαρμάκων πραγματείαν. νυνὶ δ᾽ ἀρκεῖ περὶ τῆς καθόλου δεδηλῶσθαι δυνάμεως αὐτοῦ. ξηραίνει γὰρ ἰσχυρῶς, ἔχων τι καὶ στύψεως ἅμα καὶ δήξεως. εἴρηται δέ μοι κἂν τοῖς ἔμπροσθεν ἄριστά τε καὶ πολύχρηστα φάρμακα εἶναι πάντα τὰ μεμιγμένα, ἐν αὐτοῖς ἔχοντα τὰς δύο δυνάμεις, τήν τε ἀποκρουστικὴν καὶ διαφορητικήν.

[η΄. Περὶ ἀγηράτου.] Ἔστι δὲ καὶ ὁ ἀγήρατος καλούμενος λίθος, ᾧ τοὺς σκυτοτόμους ὁρῶμεν χρωμένους, μικτῆς δ᾽ ἐστὶ δυνάμεως στυπτικῆς τε καὶ διαφορητικῆς, ἀλλὰ περὶ μόνης τῆς στυπτικῆς σκεπτέον. ὠφελεῖ μὲν ἐναργῶς γαρ

detrahendum, extenuandum, digerendum valenterque ficcandum et colliquandum.

[7. De phrygio.] Hujus facultatis habetur et phrygius quem vocant. Sed eo femper utor combufto quidem ad ulcera putrida, idque aut ipfo per fe aut ex aceto aut oenomelite aut oxycrato, ad oculos vero medicamentum ficcum efficiens, quod multi nunc acceptum a me obtinent. Mifcentur ei et alia quaepiam. Dicetur autem de ipfo in opere de componendis pharmacis. Nunc fatis eft de generali ejus facultate explicuiffe. Valide enim deficcat, habens quiddam aftrictionis fimul et mordicationis. Dictum vero fuperius eft ea effe omnia optima medicamenta plurimique ufus, quae mixtas in fefe hafce duas facultates habent, nempe repellentem et difcutientem.

[8. De agerato.] Eft autem lapis ageratus quem vocant, quo utuntur coriarii facultatis mixtae, aftringentis fcilicet et digerentis. Sed de fola aftringente confiderandum.

Ed. Chart. XIII. [256. 257.]　　　　　　Ed. Baf. II. (122.)

γαρεῶνας φλεγμαίνοντας, οὐ μὴν γευομένοις γε σαφῆ στύψιν
ἔχων ἢ δριμύτητα φαίνεται.

[θ'. Περὶ Ἀσσίου.] Ἔστι δὲ καὶ ἄλλος λίθος ἐν
Ἀσσῷ γεννώμενος, ὃν καὶ δι᾿ αὐτὸ τοῦτο καλοῦσιν Ἄσ-
σιον, οὐ σκληρὸς ὡς αἱ πέτραι· πωρυειδὴς γάρ ἐστι κατά
τε χρόαν καὶ σύστασιν, εὔθρυπτός τε καὶ χαῦνος, [257]
ἐπιτρέφεται δ᾿ αὐτῷ παραπλήσιόν τι ἀλεύρῳ λεπτοτάτῳ,
τῷ προσιζάνοντι τοῖς τοίχοις τῶν ἐν τοῖς μύλωσι διαττο-
μένων ἀλεύρων. καλοῦσι μὲν οὖν τὸ φάρμακον τοῦτο πέ-
τρας Ἀσίας ἄνθος. ἔστι δὲ λεπτομερὲς, ὡς ἀδήκτως τὰς
πλαδαρὰς σάρκας ἐκτήκειν. ὁμοίαν δ᾿ αὐτῷ δύναμιν ἔχουσα
καὶ ἡ πέτρα καθ᾿ ἣν γεννᾶται τῷ σφοδρῷ τῆς ἐνεργείας
ἀπολείπεται. πλεονεκτεῖ γὰρ αὐτῆς τὸ ἄνθος οὐ μόνον τῷ
μᾶλλον ἐκτήκειν καὶ διαφορεῖν καὶ ταριχεύειν, ἀλλὰ καὶ τῷ
χωρὶς δήξεως ἰσχυρῶς ταῦτα ποιεῖν. ἔχει δέ τι καὶ ἁλμυρὸν
ἐν τῇ γεύσει τουτὶ τὸ τῆς Ἀσίας πέτρας ἄνθος, ὡς εἰκάσαι
τὴν γένεσιν ἴσχειν αὐτὸ, δρόσου τινὸς ἐκ θαλάττης ἐφιζού-
σης τῇ πέτρᾳ, κἄπειτα ξηραινομένης ὑπὸ τοῦ ἡλίου.

Juvat quidem evidenter columellas phlegmone gravatas, non
tamen apertam guftu aftrictionem praeferre aut acrimoniam
confpicitur.

[9. De Affio.] Eft et alius lapis in Affo proveniens,
quem ob id ipfum Affion cognominant, non durus ut pe-
trae. Siquidem color illi eft, pariterque confiftentia ceu
tophi, friabilis et laxus. Innafcitur ei quiddam farinae te-
nuiffimae fimillimum, qualis in molarum parietibus adhae-
rere vifitur. Appellitant hoc medicamentum petrae Afiae
florem. Eft vero et fubtilium partium, ut fine morfu nimis
molles carnes ac fluidas eliquet. Petra vero in qua nafci-
tur, tametfi vim habeat illi fimilem, actionis tamen vehe-
mentia inferior eft. Hoc enim ea potior eft flos, non tan-
tum, quod magis colliquet ac digerat et velut fale condita
fervet, fed et quia haec praeftet abfque vehementi mordi-
catione. Habet et falfedinem quandam in guftu hic Afiae
petrae flos, ut conjectura fit illum nafci ex eo, quod ros
quidam ex mari in petram refidens poftea a fole deficcetur.

[ί. Περὶ γαγάτου καὶ θρακίου.] Ἔστι δὲ καὶ ἄλλος
λίθος μέλας τὴν χρόαν, ὅταν ὁμιλήσῃ πυρὶ, παραπλησίαν
ὀσμὴν ἀσφάλτου ποιῶν, ὃν ὁ Διοσκορίδης καὶ ἄλλοι τινὲς
ἐν Λυκίᾳ φασὶν εὑρίσκεσθαι, κατὰ τὸν ποταμὸν ὄνομα Γα-
γάτην, ὅθεν περ καὶ αὐτῷ τῷ (123) λίθῳ τὴν προσηγορίαν
εἶναι φαμέν. οὐ μὴν ἐγὼ εἶδον ἐκεῖνον τὸν ποταμὸν, καίτοι
παραπλεύσας ὅλην Λυκίαν μικρῷ πλοίῳ τῆς ἱστορίας ἕνεκα
τῶν ἐν αὐτῇ. πλακώδεις δὲ λίθους μελαίνας, εἰ κατὰ πυρὸς
ἐπιτεθεῖεν, ἀσθενῆ φλόγα γεννῶντας ἐκόμισα πολλὰς ἐκ τῆς
κοίλης Συρίας, ἐν τῷ λόφῳ γεννωμένας τῷ περιέχοντι τὴν
νεκρὰν ὀνομαζομένην θάλασσαν, ἐν τοῖς ἀνατολικοῖς αὐτῆς
μέρεσιν, ἔνθα καὶ ἡ ἄσφαλτος γίνεται. καὶ ἦν ἡ ὀσμὴ τῶν
λίθων τῇ ἀσφάλτῳ παραπλησία. ἐχρησάμην δ' αὐτοῖς εἰς
ἐμφυσήματα χρόνια κατὰ γόνυ γινόμενα δυσθεράπευτα, μι-
γνὺς ταῖς πρὸς τοῦτο τὸ σύμπτωμα πεπειρασμέναις δυνά-
μεσιν, καὶ σαφῶς ἔδοξεν ἡμῖν ἐναργεστέραν αὐτῶν πεποιηκέ-
ναι τὴν δύναμιν. ἐμίζα δ' αὐτὸν καὶ τῇ βαρβάρῳ καλου-
μένῃ καὶ σαφῶς ἐγένετο ξηραντικώτερον τὸ φάρμακον, ὡς
καὶ κόλπους προστέλλειν, οὐ μόνον ἔναιμα τραύματα κολλᾷν

[10. *De gagate et thracio.*] Eſt et alius lapis colore
atro, qui ubi igni admotus fuerit, perſimilem bitumini odo-
rem exhibet, quem Dioſcorides nonnulliique alii in Lycia
inveniri prodiderunt ad fluvium nomine Gagatem, unde et
ipſi lapidi nomenclaturam inditam dicunt. Ego tamen eum
fluvium non vidi, tametſi parva navicula totius Lyciae lit-
tora legerim, quo videlicet quae in ea ſunt inſpicerem.
Cruſtaceos vero lapides nigros et qui in ignem additi exi-
lem flammam ederent, complures ex Coele Syria aſportavi
natos in colle mortuum mare quod vocant circundante
qua orientem ſpectat, ubi et bitumen eſt, eratque lapidum
odor ſimilis bitumini. Utebarque eis ad inflationes in genu
diuturnas et aegre curabiles, mixtis videlicet facultatibus,
quae ad hoc ſymptoma probatae fuerant, planeque viſus
ſum mihi evidentiorem earum facultatem reddidiſſe. Miſcui
vero ipſum et barbaro quam vocant et palam medicamen-
tum effectum eſt exiccantius, adeo ut et ſiuus contraheret,

ἐφ᾿ ὧν ἡρμοκέναι μάλιστα πεπίστευται. ἔστι δὲ καὶ ἄλλη τις
λίθος, ἧς καὶ Νίκανδρος μέμνηται γράφων οὕτως.

> Ἥ σύ γε Θρήϊσσαν ἐνὶ φλέξαις πυρὶ λίαν·
> Εἶθ᾿ ὕδατι ῥανθεῖσα ἐλάσεται, ἔσβεσε δ᾿ αὐτὴν
> Τυτθόν, ὅτ᾿ ὀσμήσηται, ἐπιῤῥανθέντος ἐλαίου,
> Τὴν ἀπὸ Θρηϊκίου νομέες ποταμοῖο φέρουσιν,
> Ὃν Πόντον καλέουσιν.

Ἀλλ᾿ οὐδὲν ἐξ αὐτῆς ὤφελος ἐς ἰατρικὴν οὐδ᾿ ὁ Νίκανδρος
γράφει παρὰ τὴν δυσωδίαν, ἣ τὰ θηρία θυμιώμενα διώκει.

[ια΄. Περὶ μαγνίτιδός τε καὶ ἡρακλείας.] Τῶν λίθων
δ᾿ ἐστὶ μία καὶ ἡ μαγνῖτις τε καὶ Ἡρακλεία καλουμένη,
παραπλησίαν ἔχουσα τῷ αἱματίτῃ τὴν δύναμιν.

[ιβ΄. Περὶ Ἀραβίου.] Ὁ γε μὴν Ἀράβιος καλούμενος
λίθος, ἐοικὼς ἐλέφαντι, ξηραντικῆς τε καὶ ῥυπτικῆς ἐστι δυ-
νάμεως.

[ιγ΄. Περὶ ἀλαβαστρίτου.] Καὶ ὁ ἀλαβαστρίτης δὲ κα-

nedum cruenta vulnera glutinaret, ad quae competere ma-
xime creditur. Eſt et alius lapis, cujus meminit Nicander
hunc in modum,

> Si lapis uratur candenti Thracius igne et
> Poſt madefiat aqua, flagrabit totus; at idem
> Mox oleo affuſo penitus reſtinguitur. Adfert
> Thracius hunc ad nos paſtor de flumine, nomen
> Cui Pontus.

Verum nullus ejus in medicina uſus eſt, neque Nicander
praeter graveolentiam quae ſuffitu feras fugat, quicquam
ei aſcripſit.

[11. De magnete et heracleio] Ex lapidibus unus
eſt et magnites et Heracleius quem vocant, aſſimilem hae-
matiti vim obtinens.

[12. De Arabio.] Attamen Arabius quem nominant,
lapis elephanti ſimilis, deſiccantis abſtergentisque faculta-
tis eſt.

[13. De alabaſtrite.] Et alabaſtrites vocatus unguis,

λούμενος ὄνυξ εἰς χρείαν ἰατρικὴν ἔρχεται καυθείς. ἔνιοι δὲ
καὶ ποτίζουσι τοὺς στομαχικοὺς αὐτήν.

[ιδ΄. Περὶ σμυρίδος.] Καὶ ἡ καλουμένη δὲ σμυρὶς, ὅτι
μὲν ἱκανῶς ῥυπτικῆς ἐστι δυνάμεως, δῆλόν ἐστιν κἀκ τῶν
χρωμένων αὐτῇ [258] δακτυλιογλύφων, εἰς τὴν τοιαύτην
χρείαν, ἀλλ' ὅτι καὶ τοὺς ὀδόντας ἐργάζεται καθαροὺς ἐπει-
ράθημεν.

[ιε΄. Περὶ κισσήρεως.] Εἰ δὲ καὶ ἡ κίσσηρις ἐν τοῖς
λίθοις ἀριθμεῖτο καὶ αὕτη τῆς αὐτῆς ἐστι δυνάμεως ὅσον
ἐπὶ τῷ ῥύπτειν, ὥσπερ γε καὶ τὸ ἐκ τῶν κεραμίδων ὄστρα-
κον, ἔτι τε μᾶλλον αὐτοῦ τὸ ἐκ τῶν κλιβάνων, ἀλλ' ἡ γε
σμιρὶς ἔχει τι δριμὺ, καὶ διὰ τοῦτο τινὲς αὐτὴν μιγνύουσιν
καυστικαῖς τε καὶ ξηραντικαῖς δυνάμεσιν καὶ ταῖς θεραπευ-
ούσαις οὖλα πλαδαρά. καυθεῖσα δ' ἡ κίσσηρις οὐκ ἀπολεί-
πεται ημίρεως εἰς τὰς αὐτὰς χρείας.

[ιστ΄. Περὶ λίθων τῶν ἐν τοῖς σπόγγοις.] Εἰσὶ δὲ καὶ
οἱ ἐν τοῖς σπόγγοις εὑρισκόμενοι λίθοι θρυπτικῆς δυνάμεως,
οὐ μὴν οὕτως ἰσχυρᾶς ὥστε τοὺς ἐν τῇ κύστει λίθους θρύ-

in medicinae ufum ingreditur combuftus. Quidam eum bi-
bendum dant ftomachicis.

[14. *De fmyride.*] Sed et vocata fmyris, quod mul-
tam abftergentem habeat facultatem, clarum eft vel ex eo,
quod qui annulos exculpunt, eum in ufum illo utantur.
Quin etiam quod dentes puros efficiat experti fumus.

[15. *De ciffere, pumice.*] Caeterum fi pumex inter
lapides recenferi poteft et ipfe ejusdem eft facultatis, quod
certe ad abfterfionem attinet, velut etiam figulina tefta, ac
multo magis ea, quae fornacium eft. Sed fmiris acrimo-
niae quiddam obtinet. Proinde caufticis et deficcantibus
facultatibus a quibusdam mifcetur, eisque quae curant gin-
givas laxas ac mollitie fluidas. Pumex autem fi combu-
ratur, haud erit inferior eosdem ad ufus fmire.

[16. *De lapidibus, qui in fpongiis reperiuntur.*] La-
pides qui reperiuntur in fpongiis frangendi vim obtinent,
non tamen ita validam, ut lapides in vefica comminuant,

Ed. Chart. XIII. [258.]   Ed. Baf. II. (123.)

πτειν, ἀλλ᾽ οἱ τοῦτο γράψαντες ἐψεύσαντο, τοὺς δ᾽ ἐν νε-
φροῖς ὄντας θρύπτουσιν, ὥσπερ καὶ οἱ ἐκ τῆς Καππαδό-
κης, οὓς ἐν τῷ Ἀργαίῳ φασὶ γεννᾶσθαι. λύονται δ᾽ εἰς
χυλὸν οὗτοι γαλακτώδη κατὰ τὴν χρόαν, ὥστ᾽ εὔδηλον ὅτι
λεπτυντικῆς εἰσι δυνάμεως ἄνευ τοῦ θερμαίνειν ἐπιφανῶς.

[ιζ. Περὶ ὀστρακίτου.] Τὸν δὲ ὀστρακίτην ὀνομαζό-
μενον λίθον ἐπαινούντων ἀκούω τινῶν ὡς ξηραντικὴν ἱκα-
νῶς ἔχοντα δύναμιν ἐκ στύψεώς τε καὶ δριμύτητος ἐπιμεμι-
γμένην, ὥσπερ γε καὶ τὸν γεώδη καλούμενον ἀποκαθαίρειν
τε τὰς κόρας καὶ τιτθῶν καὶ ὄρχεων ἰᾶσθαι φλεγμονὰς,
ἐνιέμενοι ὕδατι. τό γε μὴν τῆς Ναξίας ἀκόνης ἀπότριμμα καὶ
τιτθοὺς παρθένων κωλύει πρὸς ὥρας ἐμφυσᾶσθαι καὶ παί-
δων ὄρχεις, ὡς μετέχον δηλονότι καὶ καὶ ψυκτικῆς δυνάμεως.

[ιη. Περὶ ὀφίτου.] Καὶ ὀφίτης δὲ καλούμενος λίθος
κανθεὶς ῥυπτικῆς τε καὶ θρυπτικῆς ἐστι δυνάμεως, ὥσπερ γε
καὶ ἡ ὕαλος. ἱκανῶς γὰρ καὶ αὐτὴ θρύπτει πινομένη μετ᾽
οἴνου λευκοῦ καὶ λεπτοῦ τοὺς ἐν κύστει λίθους, ἀλλ᾽ οὐκ
ἄν τις αὐτὴν ἐν τοῖς λίθους ἀριθμοίη.

et qui id fcriptum reliquerunt mentiti funt. Verum eos
qui in renibus confiftunt rumpunt, velut qui ex Cappado-
cia convehuntur, quos in Argaeo nafci ajunt. Solvuntur
autem hi in fuccum colore lacteum, ex quo liquet quod
extenuandi vim obtinent, absque ut infigniter calefaciant.

[17. *De oftracite.*] Porro oftraciten vocatum lapidem
praedicare quosdam audio quafi deficcandi valenter facul-
tatem obtineat, temperatam ex aftrictione et acrimonia.
Velut geodem nomine, pupillas expurgare et uberum te-
ftiumque phlegmonas fanare, ex aqua videlicet inunctum.
Attamen cotis Naxiae ramentum mammas virginibus fuo
tempore prohibet tumefcere et puerorum teftes, tanquam
videlicet particeps facultatis refrigeratoriae.

[18. *De ophite et vitro.*] Sed ophites quem vocant
lapis, uftus extergendi confringendique vim poffidet, ceu
etiam vitrum. Admodum enim ipfum ex vino albo ac
tenui epotum lapides veficae conterit atque confringit. Ve-
rum ipfum in lapidibus quispiam forte non numeret.

[ιη΄. Περὶ χλωροῦ ἰάσπεώς τε καὶ ὀμφατίτεως καὶ ἱε-
ρακίτου καὶ Ἰνδικοῦ.] Ἰδιότητα δέ τινες ἐνίοις λίθους μαρ-
τυροῦσι τοιαύτην, οἵαν ὄντως ἔχει καὶ ὁ χλωρὸς ἴασπις,
ὠφελῶν τόν τε στόμαχον καὶ τὸ τῆς γαστρὸς στόμα περια-
πτόμενον. ἐντιθέασί τε καὶ δακτυλίῳ αὐτὸν ἔνιοι καὶ γλύ-
φουσιν ἐν αὐτῷ τὸν τὰς ἀκτῖνας ἔχοντα δράκοντα, καθάπερ
καὶ ὁ βασιλεὺς Νεχεψὼς ἔγραψεν ἐν τῇ τεσσαρακαιδεκάτῃ
βίβλῳ. τούτου μὲν οὖν τοῦ λίθου κἀγὼ πεῖραν ἱκανὴν ἔχω,
καὶ ὁρμάθιόν γέ τι ποιήσας ἐκ λιθιδίων τοιούτων ἐξῆπτον
τοῦ τραχήλου σύμμετρον οὕτως, ὡς ψαύειν τοὺς λίθους τοῦ
στόματος τῆς γαστρός. ἐφαίνοντο δὲ μηδὲν ἧττον ὠφελοῦν-
τες ἢ εἰ τὴν γλυφὴν οὐκ ἔχοιεν, ἣν ὁ Νεχεψὼς ἔγραψε. τὸν
δ᾽ ὀμφατίτην λίθον ἀνὴρ ἀξιόπιστος ὄντως ἔφη τοὺς ἐχιο-
δήκτους ὠφελεῖν περιαπτόμενον. ἀλλ᾽ ἔξω τῆς κατὰ μέθοδον
χρήσεως αἱ τοιαῦται δυνάμεις εἰσίν, ὥσπερ γε καὶ τοῦ ἱερα-
κίτου τε καὶ Ἰνδικοῦ τὸ ἐκ τῶν αἱμορροΐδων ἱστῶντος αἷμα.
[259] [κ΄. Περὶ σαπφύρου.] Καὶ γὰρ οὖν καὶ ὁ σάπφυρος
πεπίστευται πινόμενος ὠφελεῖν τοὺς ὑπὸ σκορπίου πληγέντας.

[19. *De jaſpide viridi et lapide omphatite et hie-
racite et Indico.*] Proprietatem nonnulli lapidibus quibus-
dam teſtimonio ſuo aſcribunt, qualem re vera habet jaſpis
virens, nempe ſtomachum adhaeſu ventrisque os adjuvans.
Ac nonnulli quoque ipſum annulis inſerunt, ſcalpuntque
in eo draconem radios habentem, velut rex Nechepſos me-
moriae prodidit in quarto et decimo libro. Sane hujus ego
quoque lapidis abunde ſeci periculum. Torquem enim ex
hujusmodi lapillis confectum a collo ſuſpendi, ita ut lapi-
des os ventris contingerent. Apparebaut autem nihilo ſe-
cius prodeſſe, etiamſi ſculpturam non haberent quam ſcri-
pſit Nechepſos. Porro lapidem omphatitem vir ſide di-
gnus re vera juvare morſos a vipera ſuſpenſum retulit.
Sed ejusmodi facultates extra uſum ſunt methodo conſtan-
tem. Velut etiam cum Hieracites et Indicus profluentem
ex haemorrhoidibus ſiſtunt ſanguinem.
[20. *De ſapphyro.*] Sed et ſapphyrus ictos a ſcor-
pio epotus juvare creditur.

[κα′. Περὶ ἀφροσελίνου.] Καὶ ὁ ἀφροσέλινος καλού-
μενος καὶ τοὺς ἐπιλήπτους, οὐ μὴν ἡμεῖς ἐπειράθημεν. εἰσὶ
δὲ καὶ ἄλλοι τινὲς λίθοι περιαπτόμενοι πρός τινων, ἔνιοι δὲ
καὶ χαρακτῆράς τινας ἐγγραφομένους ἔχοντες καὶ γράμματα,
καθάπερ καὶ ὁ πρὸς τὰς αἱμορῥοΐδας ἥρμοκεν ἱερακίτης, οὗ
καὶ ἡμεῖς ἐπειράθημεν. ἀλλ᾽ οὐ νῦν περὶ τῶν τοιούτων λέ-
γειν καιρὸς ἐξ ἐμπειρίας μόνης ἐχόντων τὴν πίστιν, οὐ κατὰ
μέθοδόν τινα λογικὴν εἰς χρῆσιν ἠγμένων. ἄλλος οὖν ὁ περὶ
τούτων ἔσται καιρός τε καὶ τόπος. νυνὶ δ᾽ ἐπὶ τὸ προκείμε-
νον ἐξ ἀρχῆς ἡμῖν ἐν ὅλῃ τῇ πραγματείᾳ πάλιν ἀνέλθωμεν.

Κεφ. γ′. Περὶ τῶν μεταλλικῶν φαρμάκων. [α′. Περὶ
κοινῶν τῶν μετάλλων λόγων τε καὶ συστάσεων καὶ δυνά-
μεων.] Μεταλλικὰ φάρμακα προσαγορεύειν ἔθος ἐστὶν τοῖς
ἰατροῖς ὧν ἡ γένεσις ἐν τοῖς μετάλλοις ἐστὶν, ἤτοι γε αὐ-
τοφυὴς (124) ἢ διὰ καμίνου γινομένη. καὶ τρίτα γε πρὸς
αὐτοῖς ἐστιν ὅσα πάλιν ἐκ τούτων αὐτῶν οἱ ἄνθρωποι συ-
σκευάζουσιν καθ᾽ ὀντιναοῦν τρόπον, οἷον ψιμμύθιον, ψω-
ρικὸν, σάνδικα, φῦκον. ἐφεξῆς οὖν ὑπὲρ ἁπάντων εἰρήσεται

[21. *De Aphrofelino.*] Et Aphrofelinus quem vocant,
comitiali morbo vexatos; non tamen nos experti fumus.
Sunt vero et alii lapides nonnulli qui adverfus quaedam
fufpenduntur.   Caeterum quidam characteres quosdam et
litteras infcriptas habent, ficut qui haemorroidibus congruit
Hieracites, cujus nos fecimus periculum.   Sed non eft nunc
tempus de illis differere qui fola experientia fidem habent,
ac non rationali quadam methodo in ufum veniunt; aliud
de his tempus erit et locus. Nunc autem ad id quod ab
initio nobis toto opere propofitum fuit revertor.

C a p. III.   *De metallicis medicamentis.*   [1. *De com-
munibus metallorum rationibus, fubftantiis ac facultati-
bus.*]   Metallica medicamenta appellare medicis mos eft,
quorum generatio in metallis eft five fpontanea five per
fornacem facta.   Et ad haec tertio loco funt quae rurfum
homines ex his ipfis praeparant quovis modo, velut cerufam,
pforicum, fandica, phycum.   Deinceps itaque de fingulis

κατὰ τὴν τῶν γραμμάτων τάξιν, ἀφ᾽ ὧν ἄρχεται τῶν ὀνο-
μάτων ἕκαστον, ἐκεῖνο πρότερον ὑπὲρ ἁπάντων αὐτῶν κοινῇ
προειποῦσιν ἡμῖν, ὥσπερ ἐπί τε τῶν λίθων ἐποιήσαμεν ὀλί-
γον ἔμπροσθεν ἐπί τε τούτων ἀνώτερον περὶ τῆς φαρμα-
κώδους γῆς. ὥσπερ γὰρ ἐκεῖνα, κατὰ τὸν αὐτὸν τρόπον καὶ
τὰ μεταλλικὰ πάντα φάρμακα κοινὸν ἔχει τὸ ξηραίνειν. γεώ-
δης γὰρ αὐτῶν ἐστιν ἡ οὐσία, κατὰ τὸ τῆς στοιχειώδους γῆς
σημαινόμενον ὀνομάζοντός μου νῦν. ἀλλ᾽ ὥσπερ ὑφ᾽ ἡμῶν
ἐκ τῆς κεραμίτιδος γῆς οἱ πίθοι τε καὶ αἱ κεραμίδες αἵ τε
χύτραι καὶ τἄλλα τὰ τοιαῦτα γίνεται, διὰ πυρὸς ἐκφρυ-
γέντος αὐτῆς τοῦ νοτεροῦ σκληρυνθέντας, τὸν αὐτὸν τρό-
πον ἐν τῇ γῇ θερμασίας πολυχρονίου τὴν μικτὴν οὐσίαν
ἐκ γῆς καὶ ὕδατος, ἐνίοτε δὲ καὶ ἀέρος ἐνοῦντός τε καὶ
κεραννύντος, εἶτα ξηραίνοντος, αἱ συστάσεις γίνονται τῶν
μεταλλικῶν φαρμάκων. ἡ δὲ τῶν χωρίων φύσις ἐν οἷς ταῦτα
συνίσταται παρὰ τὸ μᾶλλόν τε καὶ ἧττον εἶναι ψυχρὰ τὰ
μὲν μᾶλλον πήγνυσι, τὰ δ᾽ ἧττον. ὥσπερ οὖν ἐν ταῖς τῆς
γῆς διαφοραῖς πλείστη μὲν ἡ οὐσία τῆς στοιχειώδους γῆς,

dicetur ea ferie literarum qua quodque nomen incipit. Ve-
rum illud primum de omnibus illis dicemus communi prae-
fatione, qualem de lapidibus paulo ante habuimus et his
etiam fuperius de terra medicamentofa. Nam uti illis id
inter fefe omnibus commune eft ut deficcent, ita metalli-
cis quoque medicamentis omnibus, eft enim effentia eorum
terrea, fecundum elementaris videlicet terrae fignificatum
nunc loquendo. Sed quemadmodum a nobis ex terra figu-
lina dolia et fictilia ollaeque et alia ejusmodi parantur, per
ignem qui torrendo humiditatem abfumit durata; eundem
in modum in terra, caliditate diutina mixtam ex terra et
aqua, nonnunquam etiam aëre, fubftantiam uniente tempe-
ranteque ac postea deficcante metallicorum medicamentorum
proveniunt confiftentiae. Porro locorum in quibus haec
proveniunt natura prout plus minusque est frigida, alia plus
alia minus congelat ac cogit. Quemadmodum itaque in terrae
differentiis plurima ineft effentia terrae elementaris, pau-

ὀλίγη δὲ ἡ τοῦ ἀερώδους, οὕτως ἐν τοῖς μεταλλευτοῖς πολὺ
τῆς πυρώδους ἐγκέκραται. μεταξὺ δ᾽ αὐτῶν εἰσιν αἱ λίθοι,
διὸ καὶ τὰ πλεῖστα τῶν ¦μεταλλικῶν φαρμάκων πλυνόμενα
τὰ μὲν ἅπαξ ἢ δὶς, τὰ δὲ πλεονάκις, εἰς τὰς ἀδήκτως ξηραι-
νούσας δυνάμεις γίγνεται χρήσιμα. οὕτω μὲν οὖν οἱ κοινοὶ
λόγοι, οὓς περὶ πάντων αὐτῶν ἀναγκαῖον προεγνῶσθαι· λε-
χθήσονται δ᾽ ἐφεξῆς οἱ καθ᾽ ἕκαστον ἴδιον κατὰ τὴν τῶν
γραμμάτων τάξιν, ἀφ᾽ ὧν αἱ προσηγορίαι τῶν φαρμάκων
ἄρχονται.

[260] [β'. Περὶ ἁλῶν.] Ἅλες. εἰσὶ μὲν καὶ οὗτοι ἐκ
τῆς θαλάσσης γενόμενοι κατὰ τὰς καλουμένας ἅλας, ὧν κἂν
τοῖς θαλαττίοις φαρμάκοις μνημονεύσομεν. εἰσὶ δὲ καὶ οἱ
ὀρυκτοὶ καλούμενοι τῷ τῶν μεταλλικῶν φαρμάκων περιλαμ-
βανόμενοι γένει. δύναμιν δ᾽ ἔχουσι παραπλησίαν ἀλλήλοις
ἅπαντες οἵ τ᾽ ὀρυκτοὶ καὶ οἱ ἀπὸ τῆς θαλάττης, ὑπὲρ ὧν
εἴρηται μὲν πρόσθεν ἐν τῷ τετάρτῳ γράμματι κατ᾽ ἐκεῖνον
τὸν λόγον ἡνίκα τὸν ἁλυκόν τε καὶ ἁλμυρὸν χυμὸν ἀπὸ
πικροῦ διωρίζομεν. εἰρήσεται δὲ καὶ νῦν ὡς ὁ μὲν ἐν τοῖς
ἀφρονίτροις πικρός τέ ἐστι καὶ ῥυπτικὸς, ὁ δ᾽ ἐν τοῖς ἁλσὶ

lum vero aëris, ita in metallicis multum immixtum eſt
igneae ſubſtantiae. In medio eorum ſunt lapides. Proinde
pleraque metallicorum medicamentorum alia ſemel aut bis,
alia vero frequentius lota, idonea ſunt ad deſiccantes ſine
morſu facultates. Atque hae ſunt communes rationes quas
de his omnibus praeſcire oporteat. Deinceps vero dicentur
quae cuique ſigillatim ſunt propriae, idque juxta litera-
rum a quibus appellationes incipiunt ordinem.

[2. De halis, ſalibus.] Sal partim ex mari prove-
nit in ſalinis videlicet dictis, cujus et inter marina medica-
menta mentionem facturi ſumus; partim foſſilis communi
metallicorum genere comprehenſus. Utrique vis aſſimilis
eſt, ſive foſſilis ſit ſive ex mari oriundus. De quibus et ſupra
verba fecimus libro quarto eo loco ubi ſalſum ac ſalſugino-
ſum ſaporem ab amaro diſtinximus. Ac nunc quoque dicetur
quod in aphronitris quidem amarus eſt et abſtergens, in

ΚΑΙ ΔΥΝΑΜΕΩΣ ΒΙΒΛΙΟΝ Ι. 211

Ed. Chart. XIII. [260.]   Ed. Baf. II. (124.)

τοσοῦτον ἀπολείπεται κατὰ τὸ ῥύπτειν, ὅσον πλεονεκτεῖ
κατὰ τὴν στύψιν. ἔστι γὰρ μικτὸς ἐκ δυοῖν ποιοτήτων, ῥυ-
πτικῆς τε καὶ στυπτικῆς. ὅτι δ᾽ ἱκανῶς ἀμφότεροι ξηραί-
νουσιν ἐδέδεικτο καὶ πρόσθεν. ἐν τῷ μέσῳ δ᾽ ἀμφοῖν ἐστιν
ὁ τοῦ λίτρου.

[γ΄. Περὶ ἀρμενιακοῦ.] Ἀρμενιακὸν δύναμιν ἔχει ῥυπτι-
κὴν ἅμα βραχείᾳ δριμύτητι καὶ στύψει βραχυτάσῃ. μίγνυται
τοιγαροῦν ὡς τοιοῦτο καὶ ταῖς ὀφθαλμικαῖς δυνάμεσιν, καὶ
αὐτὸ δὲ καθ᾽ αὑτὸ λειώσαντες καὶ χνοῶδες ἐργασάμενοι χρῶν-
ται ξηρῷ πρὸς αὔξησιν τῶν ἐν τοῖς βλεφάροις τριχῶν, ὅταν
ὑπὸ δριμύτητος χυμῶν τινὲς μὲν ἐκπίπτοντες αὐτῶν, τινὲς
δὲ ἀναυξεῖς καὶ ἄτροφοι γίγνωνται. τὰς γὰρ δριμύτητας ταύ-
τας ἐπιδαπανῆσαν εἰς τὴν κατὰ φύσιν εὐεξίαν ἐπανάγειν
τὸ μόριον, οἵ τά τ᾽ ἄλλα καὶ τὸ φύειν καὶ αὔξειν καὶ ῥων-
νύναι τὰς τρίχας τῶν βλεφάρων ὑπάρχει. τινὰ μὲν γὰρ αὐ-
τῶν ἐστιν ἄντικρυς τῶν φαρμάκων ἔργα, τινὰ δὲ διὰ μέσης
τῆς τῶν ζώων σωμάτων διοικούσης φύσεως· καθάπερ καὶ
τὰ τούτων αὐτῶν καλλιβλέφαρα προσαγορεύουσιν· αὐτὰ μὲν

falibus vero tanto in abftergendo inferior eft, quantum ei
acceffit aftrictionis; eft enim ex duabus qualitatibus mixtus,
abftergente videlicet et aftringente. Porro quod magnopere
uterque deficcet fupra monftratum eft. Caeterum utriusque
in medio eft nitri sapor.

[3. De armeniaco.] Armeniacum vim habet exter-
gentem cum levicula acrimonia et leviffima aftrictione. Ita-
que tale quum fit, ocularibus mifcetur facultatibus. Et ipfo
per fefe quoque ad pollinis laevorem redacto utuntur ficco
ad pilorum in palpebris incrementum, nempe ubi prae humo-
rum acrimonia partim excidunt, partim vero nec crefcunt
nec aluntur. Siquidem depaftis his acrimoniis in bonum na-
turae habitum pars reducitur; cujus quum alia funt munera
tum etiam producendi incrementum praebendi ac roborandi
qui in palpebris funt pili, quippe quum prima et ex pro-
feffo quaedam fint medicamentorum opera; quaedam vero
mediante natura quae animantium corpus difpenfat, edun-
tur, velut quae in ipfis calliblephara nuncupant. Ipfa enim

Ed. Chart. XIII. [260.]   Ed. Baf. II. (124.)

γὰρ ξηραίνει μετρίως τὰ μετρίως βεβλαμμένα μόρια, τὴν
φθείρουσαν τὰς τρίχας ὑγρότητα δαπανῶντα. ταύτης δὲ ἀπο-
λομένης ἡ φύσις ἐπὶ τὰς ἰδίας ἐνεργείας ἀφικνεῖται τῶν
τέως αὐτὴν ἐμποδιζόντων οὐκέτ᾽ ἐνόντων.

[δ΄. Περὶ ἀῤῥενικοῦ.] Ἀῤῥενικὴ ἢ ἀῤῥενικὸν, ἑκατέρως
γὰρ ὀνομάζεται, καυστικῆς ἐστι δυνάμεως, ἄκαυτόν τε καὶ
κεκαυμένον. εὔδηλον δ᾽ ὅτι καὶ λεπτομερέστερον γίγνεται καυ-
θέν. χρῶνται δ᾽ αὐτῷ καὶ εἰς τὰς ψιλώσεις τῶν τριχῶν ὡς
ἀποκαίοντι· εἰ χρονίσειέ γε, καὶ αὐτοῦ τοῦ δέρματος ἅπτεται.

[ε΄. Περὶ ἀφρολίτρου.] Ἀφρόλιτρον ἀφρονίτρου δια-
φέρει. νίτρου μὲν γὰρ ἀφρὸς ξηραντικόν ἐστι φάρμακον
ἀλεύρῳ πυρίνῳ παραπλήσιος ὀφθῆναι. καὶ γὰρ καὶ λευκός
ἐστιν, οὐχ ὥσπερ τὸ τῆς Ἀσίας πέτρας ἄνθος τεφρῶδης.
ἀφρόνιτρον δ᾽ οὐκ ἀλευρῶδες οὐδὲ διαλελυμένον, ἀλλὰ πε-
πηγός ἐστιν καὶ συνεστὸς, ᾧ πάντες οἱ ῥυπῶντες ἐν τοῖς
βαλανείοις ὁσημέραι χρῶνται, ῥυπτικὴν ἔχοντι δύναμιν, ὡς
μὴ μόνον ἀποσμῆξαι ῥύπον, ἀλλὰ καὶ κνησμὸν ἰάσασθαι,
διαφορουμένων ὑπ᾽ αὐτοῦ τῶν ἐργαζομένων αὐτὸν ἰχώρων.

partes oblaefas mediocriter deficcant, pilos corrumpentem
humiditatem abfumendo, quae ubi abolita eſt tum natura ad
proprias redit actiones nimirum fublatis quae hactenus im-
pedimento fuerant.

[4. *De Arrhenico*.] Arrhenice five arrhenicum, utro-
que enim modo appellitant, facultatis eſt caufticae five uren-
tis, idque tam combuſtum quam uſtionis expers. Caeterum
id conftat uftione reddi tenuiorum partium. Utuntur porro
eo ceu adurente ad denudandam pilis partem quamvis, ve-
rum fi diutius inhaereat, nec cuti etiam ipfi parcet.

[5. *De Aphrolitro*.] Aphrolitrum ab aphronitro dif-
fert. Nitri enim fpuma medicamentum eſt exiccatorium,
afpectu triticeae farinae fimilis; etenim alba eſt, non ut
Afiae petrae flos cinericea; aphrolitrum vero farinae fpe-
ciem non habet, neque folutum eſt, fed congelatum et coa-
ctum, quo qui in balneis fordes exterunt quotidie utuntur;
ea detergendi facultate, ut non modo fordes extergeat, fed
etiam pruritum fanet, nempe difcuſſa quae ipfum excitat

εἰκότως οὖν δι' αὐτοῦ σκευάζουσιν ἰατροὶ πολλὰ τῶν δια-
φορούντων φαρμάκων. ὁ δ' ἀφρὸς τοῦ νίτρου τῆς αὐτῆς
μέν ἐστι φύσεως καὶ δυνάμεως τῷ νίτρῳ, λεπτομερεστέραν
δ' ἔχει τὴν οὐσίαν. ἐῤῥέθη γε μὴν ὀλίγον ἔμπροσθεν ἐν τῷ
μεταξὺ κατὰ τὴν δύναμιν εἶναι τὸ ἀφρόλιτρον ἀφρο [261]
νίτρου τε καὶ ἁλῶν. ἀφρολίτρῳ μὲν γὰρ ἡ ῥυπτικὴ δύνα-
μις ὑπάρχει μόνη, τοῖς δ' ἁλσὶ καὶ ἡ στυπτικὴ, πολὺ πλείων
δὲ ἡ ῥυπτική.

[στ'. Περὶ γύψου.] Γύψος καὶ αὐτὴ πρὸς τῇ κοινῇ
πάντων τῶν γεωδῶν σωμάτων καὶ λιθωδῶν δυνάμει, καθ'
ἣν ἐλέγετο ξηραίνειν, ἔτι καὶ τοῦτο προσείληφεν, ὅτι ἐμπλα-
στικῆς τ' ἐστὶ δυνάμεως. ἑνοῦται γὰρ αὐτὴ πρὸς αὑτὴν
καὶ πήγνυται καὶ λιθοῦται βρεχεῖσα, διὸ καὶ τοῖς πρὸς αἷ-
μοῤῥαγίαν ἁρμόττουσι φαρμάκοις ξηροῖς μίγνυται χρησίμως.
αὐτὴ γὰρ μόνη καθ' αὑτὴν λιθώδης γίγνεται καὶ σκληρὰ
πηγνυμένη, καὶ διὰ τοῦτο ἐπενόησα δεύειν αὐτὴν ᾠοῦ τῷ
λεπτῷ καὶ λευκῷ, τῷ πρὸς τὰς ὀφθαλμίας χρησίμῳ, μιγνὺς
ἀλεύρου πυρίνου τὸ χνοωδέστατον, ὃ προσίζει τοῖς τοίχοις

fanie. Non abs re itaque medici ex eo multa digerentium
medicamentorum praeparant. At fpuma nitri ejusdem qui-
dem cum nitro tum naturae tum facultatis eſt, caeterum
eſſentiae tenuioris. Dictum tamen paulo ante eſt nimirum
in medio conſiſtentem habere facultatem aphronitri et ſalis.
Aphronitro enim ſola ineſt vis extergendi, ſali vero etiam
aſtringendi multo magis ac extergendi.

[6. *De gypſo.*] Gypſum et ipſum ad communem om-
nium terrenorum lapidoſorumque corporum facultatem qua
deſiccare dicta ſunt inſuper hoc adjunctum habet, quod eſt
facultatis emplaſticae. Unitur enim ipſa ad ſeſe et cogitur
lapideſcitque macerata. Quamobrem ficcis medicamentis,
quae ad ſanguinis accommodantur eruptionem, utiliter com-
miſcetur; nam ipſa per ſeſe lapidoſa fit, coacta ac conge-
lata. Proinde rigare diluereque illam excogitavi tenui al-
boque ovi liquore, quod ad ophthalmias utile eſt, admixto
quod in farina triticea eſt pollinis tenuiſſimi, qui in parieti-

214 ΓΑΛΗΝΟΤ ΠΕΡΙ ΤΗΣ ΤΩΝ ΑΠΛΩΝ ΦΑΡΜ. ΚΡΑΣ.

Ed. Chart. XIII. [261.]   Ed. Baf. II. (124. 125.)

κατὰ τοὺς μύλωνας. ἀναλαμβάνειν δὲ χρὴ τὸ οὕτως φυρα-
θὲν ἁπαλαῖς ταῖς θριξὶν λαγῴαις, ἢ καί τισι τῶν ὁμοίως
μαλακῶν.

[ζ΄. Περὶ γύψου κεκαυμένης.] Καυθεῖσα δὲ γύψος τὸ
μὲν ἐμπλαστικὸν οὐχ ὁμοίως ἔχει, λεπτομερεστέρα δὲ καὶ ξη-
ραντικωτέρα γίγνεται, καὶ μέντοι καὶ ἀποκρουστικὴ, καὶ μά-
λισθ᾽ ὅταν ὀξυκράτῳ δευθῇ.

[η΄. Περὶ διφρυγοῦς.] Διφρυγὲς μικτῆς ἐστι ποιότητος
καὶ δυνάμεως. ἔχει γάρ τι καὶ μετρίως στῦφον ἐν αὐτῷ καὶ
δριμὺ μετρίως, διὸ καὶ (125) τῶν κακοήθων ἑλκῶν ἀγαθόν
ἐστι φάμακον. ἐκόμισα δὲ καὶ τούτου τοῦ φαρμάκου πολύ
τι πλῆθος ἐκ τῶν ἐν Κύπρῳ Σόλων, ἔνθα τὸ μέταλλόν
ἐστιν, ὡς ἀπὸ σταδίων τῆς πόλεως τριάκοντα. ἔῤῥιπτο γὰρ
ἐν τῷ μεταξὺ τόπῳ τοῦ τε προκειμένου κατὰ τὸ μέταλλον
οἴκου καὶ τῆς ὑποκειμένης αὐτῷ κώμης. ὁ δὲ προεστὼς ἐπί-
τροπος τοῦ μετάλλου τὸ μετὰ τὴν καδμείαν εὑρισκόμενον
ἄχρηστον ἔλεγεν ὑπάρχειν αὐτὸ, διὸ καὶ ῥίπτεσθαι παραπλη-
σίως τῇ κατὰ τὰς ἑστίας τέφρᾳ τῶν καόντων ξύλων. πολύ-

bus molarum refidet   Excipere vero quod fic maceratum
eft, tenellis leporis pilis aut qui perinde funt molles expedit.

[7. *De gypfo ufto.*] Gypfum combuftum non aeque
emplafticam vim habet, caeterum tenuiorum eft partium
et valentius deficcat.   Quin et repercufforium eft, maxime
fi maceretur oxycrato.

[8. *De diphryge.*] Diphryges mixtam habet tum
qualitatem tum facultatem, habet enim in fefe quiddam et
mediocriter aftringens et mediocriter acre.   Quamobrem
ulcerum malignorum optimum medicamentum eft.   Convexi
autem et hujus medicamenti vim ingentem ex iis qui in
Cypro funt Solis, ubi metallum ab urbe abeft quafi triginta
ftadiis.   Projectum enim erat in medio fpatio aedium quae
ante metallum extructae erant et vici qui ei fubjacet.   Cae-
terum praefectus ac procurator metalli id quod poft cadmiam
reperiretur effe dicebat inutile; itaque abjici non fecus at-
que uftorum in foco lignorum cinerem.   Verum hoc mihi

χρηστον δ' ἱκανῶς ἐγένετό μοι τὸ φάρμακον τοῦτο πρός
τε τὰ κατὰ τὸ στόμα σηπεδονώδη τῶν ἑλκῶν, αὐτό τε καθ᾽
αὑτὸ καὶ μετὰ μέλιτος ἀπηφρισμένον καὶ πρὸς συνάγχην,
ὅταν ἤδη φθάνῃ διὰ τῶν στυφόντων ἀνεσταλμένον τὸ ἐπιρ-
ρέον. καὶ γαργαρεῶνα δὲ ἀποτεμὼν αὐτῷ μόνῳ παραχρῆμά
τε καὶ μέχρι συνουλώσεως ἐχρησάμην, πολλάκις ἐσφραγισμέ-
νην ἀκριβῶς οὐλὴν ἐργαζομένῳ καὶ τούτου τοῦ μορίου καὶ
πάντων τῶν ἑλκωθέντων. οὕτω δὲ καὶ κατὰ τῶν ἐν αἰδοί-
οις τε καὶ ἕδρᾳ πάντων ἑλκῶν. ἡ δὲ χρῆσις ὁμοία τοῖς
κατὰ τὸ στόμα. καὶ γὰρ καὶ χαίρει πως τοῖς αὐτοῖς φαρ-
μάκοις τὰ μέρη θερμὰ καὶ ὑγρὰ παραπλησίως ὄντα. προσ-
άπτεται δὲ ὁ τοιοῦτος λόγος ἤδη καὶ τῆς περὶ συνθέσεως
φαρμάκων πραγματείας. ἐάσαντες οὖν αὐτὸν ἐπὶ τὸ προσ-
κείμενον ἴωμεν, αὐτὴν τὴν καθόλου δύναμιν ἑκάστου λέγον-
τες φαρμάκου, ὥσπερ καὶ τοῦ διφρυγοῦς εἴπομεν. προσθήσω
δί τι τῷ κατ᾽ αὐτὸ λόγῳ χρήσιμον οὐ περὶ διφρυγοῦς μό-
νον γινώσκειν, ἀλλὰ καὶ περὶ Λημνίας σφραγῖδος καὶ πομ-
φόλυγος καὶ ὀποβαλσάμου καὶ λυκίου τοῦ Ἰνδικοῦ. τούτων

multo utiliffimum factum eft medicamentum tum ad putre-
fcentia oris ulcera five per fe five cum melle, cui detracta
fit fpuma, tum ad anginam, videlicet ubi jam per aftrin-
gentium medicamentorum auxilium conftitit quod influebat.
Praeterea columellam ubi praefecuiffem ipfo folo et ftatim
et usque ad cicatricem fum ufus; ac frequenter exacte
occlufam effecit cicatricem tam hujus particulae tum omnium
adeo exulceratarum, fic in ulceribus omnibus pudendorum
atque ani. Ufus autem fimilis eft ut in oris ulceribus, fiqui-
dem eae partes eisdem fere medicamentis gaudent, nimirum
calidae fimiliter ac humidae. Verum haec oratio jam tractatum
de componendis medicamentis attingit. Ea itaque omiffa
ad id quod propofitum eft pergamus univerfalem medica-
menti cujusque facultatem exponentes, ficut fane diphrygis
diximus. Adjiciam vero huic qui de illo habetur fermoni
rem non modo de diphryge fcitu utilem, fed et de Lemnia
fphragide et pompholyge et opobalfamo et lycio Indico.

γὰρ ἔμαθον ἔτι μειράκιον ὢν σκευασίας, ἀδιά[262]γνωστον
τὸ σκευασθὲν ἐργαζόμενος τῶν ἀληθινῶν. ἦν δὲ ὁ διδάξας
ἄνθρωπος ἐπὶ μισθῷ μεγάλῳ περιεργότατος οὐκ ἐς ταῦτα
μόνον, ἀλλὰ καὶ ἄλλα παραπλήσια. διὰ τοῦτο τοιγαροῦν ἔς
τε Λῆμνον καὶ Κύπρον καὶ τὴν Παλαιστίνην Συρίαν ἐσπού-
δασα πορευθεὶς ἑκάστου τῶν φαρμάκων τούτων πολὺ πλῆ-
θος εἰς ὅλον ἐμαυτοῦ παραθέσθαι τὸν βίον, ἀλλὰ καὶ τὸ
λύκιον τὸ Ἰνδικὸν ἀρτίως ἐνηνεγμένον ἐς Φοινίκην ἅμα
τῇ Ἰνδικῇ ἀλόῃ κατ᾽ ἐκεῖνον τὸν χρόνον εὐτύχησα λαβεῖν,
ἡνίκα τὴν ἀπὸ τῆς Παλαιστίνης ὁδὸν ἐπανῄειν, αὐτῷ τε
τῷ κεκομίσθαι διὰ τῶν καμήλων, σὺν τῷ παντὶ φορτίῳ,
πεισθεὶς Ἰνδικὸν ὑπάρχειν αὐτὸ καὶ τῷ τὸ νοθευόμενον οὐ
δύνασθαι πρὸς τῶν κομιζόντων γινώσκεσθαι, τῆς ὕλης ἐξ ἧς
σκευάζεται κατὰ τοὺς τόπους ἐκείνους μὴ γεννωμένης. ἄμει-
νον δ᾽ ἔδοξέ μοι οὐδαμῶς γράφειν τὰς τῶν νόθων συνθέ-
σεις, τῶν πονηρῶν ἀνθρώπων ἕρμαιον ἡγουμένων τὰ τοι-
αῦτα μανθάνειν. οὐδὲ γὰρ ἀναγκαῖον ἅμα τοῖς διαγνώσε-
σιν τῶν ἀληθινῶν καὶ γνησίων τὰς τῶν νόθων συνθέσεις

Nam etiamnum adolefcens didici haec ita praeparare ut
a veris nativisque nihil differre viderentur; nam qui me
docebat ingenti mercede homo curiofiffimus erat non in his
tantum, fed et aliis fimilibus.　　Itaque in Lemnum, in Cy-
prum, in Palaeftinam Syriam eo ftudio navigavi, ut medi-
camentorum iftorum cujusque vim magnam quae in om-
nem vitam meam fatis foret reponerem.　　Sed et lycium In-
dicum nuper afportatum in Phoenicen cum aloë Indica id
temporis commodum accipere contigit, quum a Palaeftina
iter reflecterem; quum perfuafum haberem eo ipfo quod
a camelis cum tota farcina advectum effet, proculdubio effe
Indicum, quodque adulteratum haud nofci ab iis qui portaf-
fent poffet; proptera quod materia, ex qua id praeparatur
atque adulteratur, illis in locis haud nafceretur.　　Porro
fatius vifum eft mihi quibus rationibus ea adulterantur
haudquaquam afcribere, utpote quum homines fcelerati in
lucro ponant talia poffe difcere.　　Nec enim neceffarium eft
cum verorum ac germanorum notis ac indiciis adulteran-

γινώσκειν, μηδέν γε συντελούσας εἰς τὴν διάγνωσιν αὐτῶν.
ἐβουλόμην δ᾽ ἂν, εἴ μοι δυνατὸν ἦν, καὶ τὰς παρὰ τοῖς ἐμοῦ
πρεσβυτέροις τῶν παραπεποιημένων φαρμάκων σκευασίας
ἀπαλεῖψαι. [θ'. Περὶ θείου.] ᶜἍπαν μὲν θεῖον ἑλκτικῆς ἐστι δυ-
νάμεως, θερμὸν μὲν τῇ κράσει, λεπτομερὲς δὲ κατὰ τὴν οὐ-
σίαν ὑπάρχον, ὡς καὶ πρὸς πολλὰ τῶν ἰοβόλων ἀνθίστα-
σθαι. ἔγωγ᾽ οὖν ἐπί τε τρυγόνος θαλασσίας καὶ δράκοντος
ἐχρησάμην αὐτῷ πολλάκις, ἁλιεῖς τέ τινας διδάξας ἤκουσα
μετὰ χρόνον αὐτῶν ἐπαινούντων μεγάλα τὸ φάρμακον. ἡ
δὲ χρῆσις γίνεται καὶ ξηροῦ κατὰ τοῦ νύγματος ἐπιπαττο-
μένου τοῦ φαρμάκου καὶ σιάλου μεμιγμένου. καὶ γὰρ καὶ
τοῦτο ἐπινοήσας εὗρον ὑπὸ τῆς πείρας μαρτυρούμενον,
ἐπενόησα δὲ καὶ δι᾽ οὔρου δευθὲν αὐτὸ ποιήσειν. εὐπόριστα
γὰρ ἁλιεῖς ὅλως ἐδίδασκον φάρμακα, καὶ σὺν ἐλαίῳ δὲ πα-
λαιῷ καὶ σὺν μέλιτι καὶ σὺν ῥητίνῃ τερμινθίνῃ καλῶς ἂν
ἔφην αὐτοὺς χρήσασθαι. καὶ μέντοι καὶ πάντων τούτων ἡ
πεῖρα τὴν κρίσιν ἐποιήσατο. καὶ ψώρας δὲ καὶ λειχῆνας καὶ

dorum nofſe compofitiones, quum nihil ad ea difcernenda
conferant; imo optem, ſi fieri poſſet, qnae a majoribus me
perperam conficiendorum medicamentorum proditae ſunt
compofitiones omnes prorſum delere atque extirpare.
[9. *De Sulfure.*] Sulfur omne trahendi vim poſſi-
det, eſtque temperamenti calidi atqne eſſentiae tenuis adeo
ut ad multa venenatorum animalium refiſtat. Siquidem
ego adverſus turturem marinum et draconem ſaepenumero
eo ſum uſus, et quum id piſcatores quosdam docuiſſem,
reverſo poſt aliqnantum temporis magnifice medicamentum
hoc commendarunt. Uſus ejus eſt ut et ſiccum ictui infper-
gatur et cum ſaliva mixtum; nam quum et hoc excogitaſ-
ſem, ab experientia comprobari reperi. Sed et urina ma-
ceratum idem effecturum excogitavi. Docebam enim piſca-
tores medicamenta maxime parabilia, dixique pulchre illos
et cum oleo veteri et melle et relina terebinthina uſuros.
Et ſane horum omnium experientia judicium praeſtitit.

λέπρας οὐκ ὀλιγάκις ἰασάμην τῷ φαρμάκῳ τῷδε, μετὰ ῥη-
τίνῃ τερμινθίνῃ. ἀποῤῥύπτει γὰρ τὰ τοιαῦτα πάντα πάθη
χωρὶς τοῦ πρὸς τὸ βάθος ἀποκρούεσθαι, πολλῶν ἄλλων
φαρμάκων τῶν ἰωμένων αὐτὰ μικτὴν ἐχόντων δύναμιν ὡς
διαφορεῖν τε καὶ ἀποκρούεσθαι.

[ί. Περὶ ἰοῦ.] Ἰὸς δριμεῖαν ἔχει γευομένοις ποιότητα
διαφορητικός τε καὶ καθαιρετικὸς καὶ τηκτικὸς ὢν οὐχ ἁπα-
λῆς μόνον, ἀλλὰ καὶ σκληρᾶς σαρκός· εἴρηται δ᾽ ἐν τοῖς
ἔμπροσθεν ὡς ἔνιοι πολλὰ τῶν τοιούτων φαρμάκων ἐπου-
λωτικὰ καλοῦσιν, ἐπειδὴ λειώσαντες αὐτὸν καὶ χνοώδη ποιή-
σαντες, ἅπτονται τῶν ὑπερσαρκούντων ἑλκῶν διὰ μήλης πυ-
ρῆνος. εἶτα καὶ τὴν ὑστεραίαν εὑρίσκουσιν προσεσταλμένα,
καίτοι γε γινώσκοντες ὡς εἰ βραχεῖ πλέον ἐπιθεῖεν, οἱ κατε-
σταλμένον, ἀλλὰ καὶ καταβιβρωσκόμενον εὑρήσουσι τὸ ἕλκος·
τήκει γὰρ καὶ διαφορεῖ τὴν σάρκα, τῶν ἐπουλωτικῶν φαρ-
μάκων [263] συναγόντων τε καὶ πιλούντων καὶ σφιγγόντων
καὶ τυλούντων αὐτήν. ἔστι δὲ καὶ τῇ γεύσει δακνώδης, οὐ
μόνον τοῖς ἕλκεσιν ὁ ἰός. εἰ δέ τις μίξειεν ὀλίγον κηρωτῇ

Quin et pſoras et lichenas et lepras non raro hoc medica-
mento cum reſina terebinthina ſanavi.   Extergit omnes id
genus affectus atque in profundum non repellit: quum alia
multa medicamenta quae illos curant mixtam habeant po-
tentiam, nempe ut diſcutiant pariter et repellant.

[10. De aerugine.]   Aerugo guſtantibns acrem qua-
litatem offert, digerens, detrahens et liquans non teneram
modo, ſed et duram carnem.   Porro ſupra dictum eſt non-
nullos ejus generis medicamenta epulotica appellare, quum
iis in tenuiſſimum pollinem tritis per ſpecilli cuſpidem
contigerit ulcera excreſcentia ac poſtridie contracta repe-
riant; tametſi illos haud lateat, ſi paulo plus impoſitum
foret, ſeſe ulcus non contractum, ſed eroſum inventuros;
ſiqnideni colliquat et digerit carnem, quum medicamenta
epulotica contrahant, conſtipent, couſtringant et calli in mo-
rem illam indurent.   Quin et guſtum mordicat aerugo, non
tantum ipſa ulcera.   Quod si pauculum ejus cerato non

πολλῇ, ῥυπτικὸν ἀδήκτως γίνεται τὸ μικτὸν ἐξ ἀμφοῖν. εἴρη-
ται δ᾽ ἔμπροσθεν ὑπὲρ τῆς φύσεως τῶν τοιούτων φαρμά-
κων, ὅπως τε παραλογίζονταί τινες ἑαυτοὺς ἐκ τῶν τοιού-
των συνθέσεων, ἤτοι σαρκωτικὴν ἢ ἐπουλωτικὴν δύναμιν
οἷς οὐ χρὴ προσάπτοντες φαρμάκοις, οὐκ αὐτοῖς τοῦτο ποι-
εῖν πεφυκόσιν, ἀλλὰ τοῖς ἐξ αὐτῶν συντελοῦσιν συγκειμένοις.
[ια΄. Περὶ καδμείας.] Καδμεία γίνεται μὲν καὶ κατὰ
τὴν ἐν ταῖς καμίνοις γένεσιν τοῦ χαλκοῦ, τῆς γῆς ὅλης ἐκεί-
νης ἐξ ἧς ὁ χαλκὸς γεννᾶται κατὰ τὴν καμινείαν ἀναπεμπού-
σης εἰς ὕψος οἷον αἰθαλόν τινα ἢ ἄσβολον, ἢ αἰθάλην γε
καὶ ἀσβόλην, ὡς ἂν ἐθέλῃ τις καλεῖν. εἰ δ᾽ οὐ γῆν, ἀλλὰ
λίθον ἐθέλεις καλεῖν, ἐξ οὗ διακρινομένου κατὰ τὰς καμί-
νους τὸ μέν τι χαλκὸς γίνεται, τὸ δὲ καδμεία, τὸ δὲ διφρυ-
γές, διαφερέτω μηδέν. γίγνεται δὲ καὶ ἐν τοῖς ἀργυρίοις με-
τάλλοις κατὰ τὴν ὁμοίαν διάκρισιν ἢ γένεσιν ἢ ὅπως ἂν
ἐθέλῃς ὀνομάζειν. ἀλλὰ καὶ τοῦ πυρίτου λίθου καμινευομέ-
νου γίγνεται καδμεία. καὶ χωρὶς δὲ καμίνου καδμεία κατὰ Κύ-
προν εὑρίσκεται, καὶ δικαίως ἄν τις τὴν τοιαύτην ὀνομάζοι

pauco admifceas, id quod ex ambobus mixtum eſt citra mor-
fum extergit. Dictum vero fupra eſt de talium medica-
mentorum natura, tum ut fefe quidam fallant ex talibus
compoſitionibus aut farcoticam aut epuloticam facultatem
medicamentis afcribentes quibus minime oportet, utpote
quum ipfa id praeſtare nequeant, verum ea quae ex ipſis
compoſita funt.

[11. De Cadmia.] Cadmia fit ubi in fornacibus aes
paratur, nempe tota terra ex qua aes generetur, in forna-
cibus in altum egerente velut fuliginem quampiam aut favil-
lam, utcumque appellare libuerit. At fi non terram, fed lapi-
dem nuncupare velis ex quo in fornacibus fecernendo par-
tim fit aes partim cadmia partim diphryges, nihil sane
retulerit. Sed et in argenteis metallis efficitur fimili fecre-
tione five generatione, aut quomodocunque vocare voles.
Quin et ex pyrite lapide in fornacibus uſto fit cadmia. Cae-
terum absque fornace in Cypro cadmia invenitur; ac jure
quispiam illam lapidem nuncupet. Itaque in Solis pauciſſi-

220 ΓΑΛΗΝΟΤ ΠΕΡΙ ΤΗΣ ΤΩΝ ΑΠΛΩΝ ΦΑΡΜ. ΚΡΑΣ.

Ed. Chart. XIII. [263.]   Ed. Bal. II. (125. 126.)

λίθον. ἐν γοῦν τοῖς Σόλοις τῆς ἐν ταῖς καμινείαις γεννωμέ-
νης καδμείας ὀλίγιστον ἦν ἔτι καθ᾽ ὃν ἐγὼ χρόνον ἐπεδή-
μησα τῇ νήσῳ. λίθους δὲ λαβὼν παρὰ τοῦ τοῖς μετάλλοις
ἐπιτεταγμένου κατά τε τὰ ὄρη καὶ τοὺς ῥύακας εὑρισκομέ-
νους, οὓς εἰς Ἀσίαν τε καὶ Ἰταλίαν κομίσαντός μου, μέγι-
στον δῶρον ἐδόκουν οἱ φίλοι λαμβάνειν, ὡς τῆς ἄλλης κα-
δμείας ἐκείνην οὖσαν ἀμείνονα. τὴν τοιαύτην μὲν οὖν εἰκό-
τως ἄν τις ὀνομάζοι λιθώδη καδμείαν, τῆς δὲ καμινευομένης
ἡ μέν τις βοτρυῖτις, ἡ δὲ πλακῖτις ὑπὸ τῶι ἰατρῶν καλεῖ-
ται· βοτρυῖτις μὲν ἡ ἐν τοῖς ὑψηλοτέροις μέρεσι τῶν οἴκων
ἀθροιζομένη κατὰ τὰς καμινείας, πλακῖτις δὲ ἡ ἐν τοῖς τα-
πεινοτέροις. καὶ πρόδηλον ὅτι λεπτομερεστέρα μὲν (126) ἡ
βοτρυῖτίς ἐστι, παχυμερεστέρα δὲ ἡ πλακῖτις, ἀμφότεραι δὲ
ξηραντικῆς δυνάμεως, ὥσπερ καὶ τἄλλα τὰ μεταλλευόμενά
τε καὶ λιθώδη καὶ γεώδη. πρὸς δὲ τῇ ξηραντικῇ καὶ τὴν
ῥυπτικὴν μετρίως ἔχει. ἥ γε μὴν ἐκ τῶν καμίνων ἐξ ἀνάγ-
κης ἔχει τι καὶ τῆς τοῖ πυρὸς δυνάμεως. εἰκότως οὖν πλύ-
νοντες αὐτὴν φάρμακον ἐργάζονται ξηραῖνόν τε καὶ ῥύπτον

mum etiam reliquum erat cadmiae quae in fornacibus pro-
venit, quo tempore ego in infula peregrinabar. Verum
lapides qui in montibus et rivis reperiebantur a metallis
praefecto acceptos in Afiam Italiamque portavi ad amicos,
a quibus fummam inibam gratiam, quod fe vel maximum
munus accepiffe dicerent, et quae alia omni cadmia multo
effet praeftantior. Et talem certe merito quis lapidofam
vocet cadmiam. At ejus quae combufta eft aliam botryitin,
aliam placitim medici nuncupant; botryitin quidem quae in
editioribus domorum, in quibus fornaces exftructaefunt, par-
tibus colligitur; placitin vero quae in inferioribus. Ac liquet
fane botryitin partium effe tenuiorum, craffiorum vero pla-
citin, utranque autem vi deficcandi ceu alia metallica omnia
et lapidofa terrenaque. Porro praeter deficcandi faculta-
tem mediocriter extergit. Attamen quae in fornacibus col-
ligitur, igneae facultatis aliquid habeat neceffe eft. Merito
itaque lavantes eam medicamentum efficiunt mediocriter tum

Ed. Chart. XIII. [263. 264.]　　　　Ed. Baf. II. (126.)

μετρίως ἄνευ δήξεως ὡς εἰς τὰ πληρώσεως ἕλκη δεόμενα
κατά τε τοὺς ὀφθαλμοὺς καὶ τὸ πᾶν σῶμα χρήσιμον. τὰ δὲ
λίαν ὑγρὰ τῶν ἑλκῶν ἢ σηπεδονώδη κατὰ μὲν τὰ πάνυ μα-
λακὰ τῶν σωμάτων, οἷα τὰ τῶν εὐνούχων τε καὶ παίδων
καὶ γυναικῶν ἐστιν, ὀνίνησιν ἡ τοιαύτη καδμεία· κατὰ δὲ τὰ
σκληρὰ καὶ σύντονα τῶν εὐτονώτερον ξηραινόντων ἐστὶ χρεία
φαρμάκων. ἀεὶ τοίνυν χρὴ μεμνῆσθαι πρὸς τὴν εὔκρατόν τε
καὶ μέσην τῶν ὑπερβολῶν φύσιν ἀναφέρεσθαι τὸν λόγον ἐν
ἅπασι τοῖς ἁπλῶς λεγομένοις, οἷον ὅτε εἴπωμεν ἤτοι πλη-
ρωτικὸν ἑλκῶν ἢ ἐπουλωτικὸν εἶναι φάρμακον, ἢ ἄλλο ὁτι-
οῦν ἄλλο ποιοῦν, πρὸς ἣν καὶ ἡμεῖς νῦν ἀναφέροντες ξηραν-
τικὴν καὶ βραχέως ῥυπτικὴν τῇ καδμείᾳ τὴν δύναμιν εἶναί
φαμεν, ἐν δὲ τῇ κατὰ θερμότητά τε καὶ ψύξιν διαφορᾷ
σύμμετρός πώς ἐστιν οὐδέτερον ἐπιφανῶς ἐργαζομένη.

[264] [ιβ΄. Περὶ κινναβάρεως.] Κιννάβαρι δριμείας με-
τρίως δυνάμεώς ἐστιν, ἔχει δέ τι καὶ στύψεως.

[ιγ΄. Περὶ κισσήρεως.] Κίσσηρις ἐάν τ᾽ ἐν τοῖς μεταλ-

deficcans tum extergens absque mordicatione utile ad ulcera
carnis impletionem pofcentia et in oculis et in toto corpore.
Porro ulcera magnopere humida aut putrefcentia in corpo-
ribus impendio mollibus, qualia funt eunuchorum, puerorum
ac mulierum, ejusmodi cadmia adjuvat, at in durioribus et
contentioribus quae valentius deficcant requirunt. Itaque
illud femper memoria tenendum, fermonem ad temperatam
et mediam excelfuum naturam in iis quae ita fimpliciter
?fferuntur referendum, puta quum dicimus medicamentum
aut ulcera carne implere, cicatrice claudere, aut aliud quidvis
ejus generis praeftare, ad quam utique et nos refpicientes
deficcatoriam leviterque abfterforiam cadmiae inelfe faculta-
tem dicimus. In caliditatis autem et frigiditatis differentia
temperata quodammodo exiftit cadmia, nempe neutrum infi-
gniter efficiens.

[12. *De cinnabari.*] Cinnabari modice acrem fa-
cultatem obtinet. Habet vero et aftrictionis quippiam.

[13. *De cifere, pumice.*] Pumicem fi inter metal-

λευτοῖς τάξης αὐτὴν, ἐγκαλέσουσιν οἱ φιλεγκλήμονες, ἂν τ᾽ ἐν
τοῖς λίθοις, οὐ συγχωρήσουσι λίθον εἶναι, πολὺ δὲ μᾶλλον
οὐδὲ γῆν, οὐδὲ τῶν ἐκ θαλάττης τι. καὶ μὴν δεῖ ποτε περὶ
αὐτῆς εἰπεῖν, ἐμβαλλομένης εἴς τε τὰ σαρκωτικὰ φάρμακα
καὶ τὰ τῶν ὀδόντων ῥυπτικά. τοῦτο μὲν οὖν ἀκαύτου, τοῦτο
δὲ κεκαυμένης, ἡνίκα καὶ λεπτομερεστέρα γίνεται τοῖς ἄλλοις
τοῖς κεκαυμένοις ἅπασι παραπλησίως, ἀλλ᾽ ἐν τῇ καύσει
προσλαμβάνει τι δριμὺ, καὶ ἀποτίθεταί γε πάλιν αὐτὸ πλυ-
νομένη. δόξει δ᾽ ἂν τοὺς ὀδόντας λαμπρύνειν οὐ τῇ δυ-
νάμει μόνον, ἀλλὰ καὶ τῇ τραχύτητι, καθάπερ εἰ καὶ σμί-
ριν ἢ ὄστρακον ἤ τι τοιοῦτον λειώσας προσφέροις, ἅτινα καὶ
αὐτὰ λαμπρύνει τάχα κατ᾽ ἄμφω, διότι τε ῥυπτικὸν ἔχει
τι καὶ τῇ τραχύτητι. κατὰ δὲ τὸν αὐτὸν λόγον καὶ τὰ κε-
καυμένα κέρατα λαμπρυντικὰ τῶν ὀδόντων ἐστίν.

[ιδ'. Περὶ κονίας τῆς ἐκ τῆς τέφρας.] Κονία. τῆς τέ-
φρας πλυθείσης ἡ κονία γίνεται, τέφραν δὲ τὸ ὑπόλειμμα
τῶν κεκαυμένων σωμάτων ὀνομάζουσιν οἱ Ἕλληνες, ἐάν τε
λιθώδη τὴν φύσιν, ἐάν τε δένδρων ἢ ζώων ᾖ μόρια. κατὰ

lica recenfeas, calumniabuntur quibus animus prurit accu-
fandi libidine; et fi inter lapides ponas, lapidem effe ne-
gabunt;   ac multo minus terram effe concedent;   nec
marinorum haberi quodpiam volent.   Atqui alicubi tamen
de illo dicendum eft; quippe qui in farcotica indatur medi-
camenta et ea quae dentes extergunt, partim uftionem non
expertus, partim etiam uftus, quando videlicet aliis omnibus
combuftis fimiliter fubftantiae efficitur tenuioris.   Caeterum
uftione quiddam acquirit acrimoniae, quam rurfum lotione
exuit.   Videri autem poterit fplendorem dentibus conciliare
non tantum facultate, fed etiam afperitate, velut etiam fi
fmirin aut teftam aut hoc genus quippiam tritum admoveas,
quae certe et ipfa fplendorem afferunt forte utroque, tum
quia detergendi habeant facultatem tum quia afperitatem.
Eundem in modum cornua deufta dentes fplendidos efficiunt.

[14. *De conia, lixivio ex cinere.*]   Lixivium.   Abluto
cinere fit lixivium.   Cinerem autem uftorum corporum reli-
quias Graeci nuncupant, five natura fint lapidea five arborum

τὴν φύσιν οὖν τοῦ πλυνομένου καὶ ἡ κονία γίνεται, τοῦ
μὲν ἐμπύρευμα δριμύτατον ἔχοντος δριμυτάτη, τοῦ δὲ μὴ
τοιούτου μετριωτέρα, διὸ καὶ ταῖς σηπταῖς λεγομέναις δυ-
νάμεσι μίγνυται καυστικὴν ἔχουσα θερμότητα, τῷ λεπτομε-
ρεῖ τῆς οὐσίας ἀνωδύνως κάουσα.

[ιε΄. Περὶ κυανοῦ.] Κυανὸς εἴτ᾽ ἀρσενικῶς εἴτε θη-
λυκῶς ἐθέλεις ὀνομάζειν τὸ φάρμακον τοῦτο, δριμείας ἐστὶν
δυνάμεως, καθαιρετικῆς τε καὶ διαφορητικῆς πλέονος ἢ κατὰ
τὸ κιννάβαρι· μετέχει δὲ καὶ στύψεως.

[ιστ΄. Περὶ λεπίδος τῆς ἀπὸ χαλκοῦ καὶ σιδήρου καὶ
στομώματος.] Λεπὶς ἡ μέν τίς ἐστι χαλκοῦ πολύχρηστον
φάρμακον, ἡ δέ τις σιδήρου τε καὶ στομώματος. ὀνομάζουσι
δέ τινες καὶ ἡλῖτιν λεπίδα. ξηραίνουσι μὲν οὖν ἰσχυρῶς
ἅπασαι, διαφέρουσι δ᾽ ἀλλήλων αὐτῷ τε τῷ ξηραίνειν
ἧττόν τε καὶ μᾶλλον καὶ τῷ παχυμερεστέρας ἢ λεπτομερε-
στέρας οἰσίας εἶναι καὶ τῷ στύψεως μετέχειν ἧττόν τε καὶ
μᾶλλον. ἡ μὲν οὖν ἡλῖτις ἐν τῷ ξηραίνειν πρωτεύει. καὶ

---

animaliumve particulae. Fit ergo lixivium pro ejus quod
eluitur natura, ejus quidem quod empyreuma five igneam
naturam habet acerrimam, ipfum quoque accerrimum eft,
ejus quod tale non eft, etiam moderatius.   Quare et fepticis
vocatis facultatibus commifcetur utpote caufticam caliditatem
poffidens, fed propter fubftantiae tenuitatem citra dolorem
adurens.

[15. *De cyano, caeruleo.*] Cyanus, five mafculino
five foeminino genere pronunciare velis, hoc medicamentum
acri facultate eft tum exedendi tum difcutiendi potentiore
quam cinnabari.   Ineft quoque ei nonnulla aftrictio

[16. *De fpuama aeris et ferri et chalybis.*] Squama
alia eft aeris, medicamentum multo utiliffimum, alia ferri et
chalybis. Quidam vero nominant et helitin fquamam. Om-
nes fane vehementer deficcant. At inter fefe diverfae funt
tum quod alia magis, alia minus exficcet, tum quod alia craf-
fioris, alia tenuioris fit effentiae, quodque plus minusve aftri-
ctionis fint participes.   Helitis certe principem in deficcando

224 ΓΑΛΗΝΟΥ ΠΕΡΙ ΤΗΣ ΤΩΝ ΑΠΛΩΝ ΦΑΡΜ. ΚΡΑΣ.

Ed. Chart. XIII. [264. 265.]   Ed. Baf. II. (126.)
γὰρ καὶ λεπτομερεστέρα τῶν ἄλλων ἐστὶν, προσειληφυῖά τι
καὶ ἰοῦ, στύψεως δὲ πλείονος ἢ τοῦ σιδήρου μετέχει λεπὶς,
καὶ ταῦτ᾽ ἔτι μᾶλλον ἢ τοῦ στομώματος, διὸ καὶ πρὸς τὰ
κακοήθη τῶν ἑλκῶν ἀμείνους εἰσὶ τῆς τοῦ χαλκοῦ. [265]
καθαιρεῖ δὲ καὶ τήκει σάρκα μᾶλλον ἢ τοῦ χαλκοῦ, ταύτης
δ᾽ ἔτι μᾶλλον ἡ ἡλῖτις. ἅπασαι δὲ λεπίδες δακνώδεις εἰσὶν
οὐκ ἀγεννῶς, ᾧ καὶ δῆλον ὡς ἡ τῆς οὐσίας αὐτῶν σύστα-
σις οὐ πάνυ τι λεπτομερής ἐστιν, ἀλλὰ παχυμερὴς μᾶλλον.
ἀδηκτότερον γὰρ ἀεὶ τῶν τὴν αὐτὴν δύναμιν ἐχόντων ἐστὶ
τὸ λεπτομερέστερον, ὡς ἐν τοῖς ἔμπροσθεν λόγοις ἐδείχθη.

[ιζ΄. Περὶ λιθαργύρου.] Λιθάργυρος ξηραίνει μὲν
ὥσπερ καὶ τἄλλα πάντα τὰ μεταλλικά τε καὶ γεώδη καὶ λι-
θώδη φάρμακα, μετριώτατά γε μὴν τοῦτο ποιεῖ. καὶ κατὰ
τὰς ἄλλας δὲ ποιότητάς τε καὶ δυνάμεις ἐν τῷ μέσῳ πώς
ἐστιν, οὔτε θερμαίνουσα σαφῶς οὔτε ψύχουσα καὶ τοῦ στύ-
φειν τε καὶ ἀποῤῥύπτειν μετρίως μετέχει. διὸ καὶ τῶν σαρ-
κωτικῶν φαρμάκων, ἃ μετρίως ἐδείχθη ῥυπτικὰ, λείπεται καὶ

locum obtinet, nam et fubtiliſſimae omnium fubſtantiae eſt,
nimirum quae et aeruginis nonnihil aſſumpſerit.   Majorem
obtinet aſtrictionem ſquama ferri et hac etiam majorem
chalybis, quamobrem ad contumacia ulcera meliores ſunt
quam ſquama aeris.   Detrahit et liquat carnem potentius
ſquama aeris et hac etiam valentius helitis.   Omnes autem
ſquamae non inſtrenue mordaces ſunt.   Ex quo clarum eſt
quod eſſentiae ipſarum conſiſtentia non admodum tenuis
eſt, ſed potius craſſa.   Siquidem inter ea quae eandem vim
obtinent minus eſt mordax quod eſt tenuius, ceu ſuperio-
ribus libris oſtendimus.

[17. De lithargyro.]   Lithargyrus deſiccat quidem
velut alia omnia metallica, lapidea terrenaque medica-
menta, verum omnium id efficit moderatiſſime.   Et ſecun-
dum alias tum qualitates tum facultates quodammodo in
medio eſt, neque manifeſto calefaciens neque refrigerans.
Modica tamen adſtringendi abſtergendique facultas ei ineſt,
quamobrem inferior eſt et ſarcoticis medicamentis, quae

τῶν συναγόντων δὲ καὶ στυφόντων. πρὸς δὲ τὰ κατὰ μη-
ροὺς παρατρίμματα χρήσιμόν ἐστι φάρμακον, ἐπειδὴ βρα-
χέως ἀμφοτέρων τῶν εἰρημένων μετέχει δυνάμεων. τῆς μέσης
οὖν τάξεως εἰκότως ἂν ἐν τοῖς μεταλλικοῖς νομίζοιτο.
διὸ καὶ ὡς ὕλῃ χρώμεθα πολλάκις αὐτῇ, μιγνύντες τοῖς ἰσχυρὰν
ἔχουσι δύναμιν ἢ δάκνουσαν ἢ στυφουσαν ἢ ὅ τι ἄλλο ποι-
οῦσαν, ὥσπερ κἂν τοῖς τηκτοῖς τῷ κηρῷ χρώμεθα πρὸς τὰ
πλεῖστα τῶν φαρμάκων ὥσπερ ὕλῃ τινί. διότι καὶ αὐτὸς ἐν
τῷ μέσῳ πως τέτακται τῶν ἰσχυρὰν ἐχόντων δύναμιν.

[ιη'. *Περὶ νίτρου.*] Νίτρον εἴρηται καὶ πρόσθεν ἐν
τῷ μεταξὺ τοῦ ἀφρονίτρου τε καὶ ἁλῶν δυνάμεως εἶναι,
καυθὲν δ' ἐγγυτέρω γίγνεται τῷ ἀφρονίτρῳ, λεπτομερέστε-
ρον δ' ἐκ τῆς καύσεως ἀποτελούμενον. ξηραίνει τοιγαροῦν
καὶ διαφορεῖ καὶ, εἰ εἴσω τοῦ σώματος ληφθείη, τέμνει καὶ
λεπτύνει τοὺς παχεῖς καὶ γλίσχρους χυμοὺς πολὺ μᾶλλον τῶν
ἁλῶν. ἀφρόνιτρον δ' εἰ μὴ μεγάλης ἀνάγκης οὔσης οὐδὲ
καταπίνει τις ὡς ἂν κακοστόμαχον ὄν, ἐπεί τοι μᾶλλόν ἐστι
νίτρου τμητικόν. ἐπὶ γοῦν μυκήτων πνιγόντων ἐχρῆτό τις

mediocriter extergentia oſtendimus et contrahentibus atque
aſtrigentibus. Caeterum ad intertrigines femorum utilis
medela eſt, quandoquidem utriusque jam dictae facultatis
leviter eſt particeps. Jure itaque medii ordinis in metal-
licis habebitur. Proinde ea frequenter utimur ceu materia
iis miſcentes quae valentem facultatem obtinent ſive mor-
dicantem ſive aſtringentem vel aliud facientem, ſicut in
liqueſcentibus ad pleraque medicamenta ceram adhibemus
tanquam materiam, quia ſcilicet et ipſa quodammodo me-
dium tenet eorum quae valentem facultatem poſſident.

[18. *De nitro.*] Nitrum dictum eſt ſupra in medio
aphronitri et ſalis virium. Caeterum uſtum propius ad
aphronitrum accedit, utpote ex uſtione tenuius redditum.
Deſiccat itaque ac digerit, et ſi intro in corpus fumatur,
incidit et extenuat craſſos lentosque ſuccos potentius
multo quam ſal. Aphronitrum vero, niſi gravis urgeat ne-
ceſſitas, devorandum non eſt, nimirum inimicum ſtomacho,
quandoquidem plus etiam nitro incidit. Sane ad fungos

ἀγροῖκος αὐτῷ καὶ διὰ παντὸς εὐδοκίμει. νίτρῳ δὲ κεκαυ-
μένῳ τε καὶ ἀκαύστῳ καὶ ἔτι μᾶλλον αὐτοῦ τῷ ἀφρῷ καὶ
ἡμεῖς ἐπὶ τοιούτων χρώμεθα.

[ιθ'. Περὶ μελαντηρίας.] Μελαντηρία τῶν στυφόντων
ἱκανῶς ἐστι φαρμάκων, μετὰ τοῦ καὶ λεπτομερὴς εἶναι σχε-
δὸν ἁπάντων τῶν στυφόντων μάλιστα.

[κ'. Περὶ μέλανος γραφικοῦ.] Μέλαν ᾧ γράφομεν, ἱκα-
νῶς καὶ τοῦτο ξηραίνει λυόμενον ὕδατι. καὶ τὰ πυρίκαντα
δὲ τῶν ἑλκῶν πα(127)ραχρῆμα καταχριόμενον ὀνίνησιν. εἰ
δὲ καὶ ὄξους ἔχει, πολὺ μᾶλλον.

[266] [κα'. Περὶ μίσυος.] Μίσυ. κατὰ τὸ μέταλλον
ἐν Κύπρῳ τὸ προειρημένον ἐν τοῖς τῶν Σόλων ὄρεσι μέγας
τις ἦν οἶκος, οὐ κατὰ τὸν δεξιὸν τοῖχον, ὡς πρὸς ἡμᾶς δὲ
τοὺς εἰσιόντας ἀριστερὸν, εἴσοδος ἦν εἰς αὐτὸ τὸ μέταλλον,
ἐν ᾧ τινας ἐθεασάμην ἐπὶ πλεῖστον ἐκτεταμένας οἷον ζώνας
ἐπ' ἀλλήλαις τρεῖς, ταπεινοτάτην μὲν τὴν τοῦ σώρεως, ἐπ'
αὐτῇ δὲ τὴν τῆς χαλκίτεως, εἶτα τοῦ μίσυος. ὁ δὲ κατ' ἐκεῖ-

ſuffocantes ruſticus quidam uti eo aſſolet et ſemper pro-
fuiſſe probatum eſt. Caeterum nitro uſto ſimul et non
uſto, et multo etiam magis ejus ſpuma in talibus uti con-
ſuevimus.

[19. *De melanteria.*] Melanteria ex medicamentis
eſt multum aſtringentibus cum hoc quod omnia propemo-
dum aſtringentia tenuitate partium exuperet.

[20. *De atramento ſcriptorio.*] Atramentum quo
ſcribimus admodum et ipſum deſiccat aqua ſolutum. Ulcera
autem igni ambuſta protinus illitum juvat, at ſi acetum quo-
que habeat, multo magis.

[21. *De miſy.*] Miſy. In metallo Cypri, cujus modo
mentionem feci, in montibus Solorum domus erat ingens,
cujus ad parietem dextrum, ſed ad nos utique qui ingredie-
bamur ſiniſtrum, deſcenſus erat in ipſum metallum, in quo
quasdam conſpexi in longiſſimum porrectas veluti zonas
alias ſuper alias, numero tres: infima erat ipſius ſoreos: ſuper
quam erat altera chalciteos, ſuprema miſyos. Caeterum id

ΚΑΙ ΔΥΝΑΜΕΩΣ ΒΙΒΛΙΟΝ Ι. 227

Ed. Chart. XIII. [266.]   Ed. Baf. II. (127.)

νον ιὸν καιρὸν ἐπίτροπος τοῦ μετάλλου, δεικνύς μοι ταῦτα,
καθάπερ, ἔφη, νῦν ἥκεις ἐν πενίᾳ τῆς καμινευομένης καδμείας
ὄντων ἡμῶν, οὕτω ἐν πλούτῳ θαυμαστῷ τὰ τρία ταῦτα
ὁρᾷς καθεστηκότα. καὶ τοίνυν καὶ λαβὼν ἐξ αὐτοῦ πάμ-
πολυ πρῶτον μὲν εἰς τὴν Ἀσίαν, ἐκεῖθεν δ᾽ εἰς τὴν Ῥώμην
ἐκόμισα καὶ μέχρι νῦν ἔσχον ἐτῶν μεταξὺ γενομένων ὡς λ΄.
καὶ κατά τινα τύχην ἡ προκειμένη πραγματεία μέχρι μὲν
τῆς ὀγδόης βίβλου προῆλθεν, ὡς πρὸ ἐτῶν εἴκοσιν, οὐ προσ-
τεθέντος αὐτῇ τοῦ ἐννάτου τούτου, διὰ τὸ τινὰς μὲν τῶν
λίθων μηδέπω τεθεᾶσθαι. καὶ μέντοι καὶ τὰς μεταξὺ γενο-
μένας ἀσχολίας ἑτέρων ἕνεκα. νυνὶ δὲ προστεθέντος μου τὸ
ἔννατον τοῦτο βιβλίον, ἐν τῷ μεταξὺ συνέβη τι θέαμα κατὰ
τύχην κάλλιστον, ὅπερ ἐξεπίτηδες ἄν τις αὐτὸς ἐτεχνήσατο.
δεηθεὶς γὰρ εἴς τι φάρμακον σκευαζόμενον μίσυος, ἀνειλό-
μην ὡς χειροπληθῆ βῶλον, οὐ πάνυ τι τοιαύτην σύστασιν
ἴσχοντος τοῦ μίσυος, ἀλλὰ κατὰ μικρὰς ἐνώσεις διαλυνομέ-
νου. θαυμάσας οὖν τὴν ἀήθη πύκνωσιν αὐτοῦ καὶ θλάσας
τὴν βῶλον, εὗρον ἐπιπολῆς μὲν ἐν κύκλῳ τὸ μίσυ καθάπερ

temporis praefectus metalli his commonftratis, ficut, inquit,
nunc advenis in cadmiae fornacariae inopia, ita horum trium
admirandas has vides divitias. Itaque ego ingenti ejus
accepto pondere, primum quidem in Afiam, deinde Romam
attuli et usque modo habui, elapfis jam annis plus minus
triginta. Et forte quadam abfolutum fuit hoc opus adus-
que octavum librum ante annos viginti, nec adcjetus fuit
nonus, partim quod lapides quosdam nondum confpexiflem,
partim ob alia negotia quae mihi interea temporis obvenere.
Nunc autem quum nonum hunc librum caeteris addere para-
rem, interea forte fortuna mihi accidit res fpectatu longe pul-
cherrima, ac fi quispiam eo ftudio ac induftria magno cum
artificio effeciflet. Nam quum mify opus haberem ad medi-
camentum quodpiam praeparandum, bolum ejus accepi quan-
tum fere plena manu teneas, qualem fane confiftentiam mify
non admodum folet habere, quum in parva fruftula divi-
datur. Miratus itaque iufolitam ejus condenfationem bolo
fracto extinum quidem mify circumquaque reperi ejus quod

ἐπάνθισμά τι τοῦ ἔνδον. ἐπ᾿ αὐτῷ δὲ μεταξὺ χαλκίτεώς τε
καὶ μίσυος οἷον ἡμίῤῥοπός τις ἐκ χαλκίτεως εἰς μίσυ μετα-
βολή. τὸ γὰρ ἐξ ἀρχῆς βῶλος ἦν χαλκίτεως. ὅσον δ᾿ ἐν τῷ
βάθει χαλκῖτις ἀκριβὴς ἦν, ἔτι μηδεμίαν ἀλλοίωσιν ἐσχηκυῖα.
τοῦτ᾿ αὖν θεασάμενος, ἐννοήσας τε καὶ κατὰ τὸ μέταλλον,
οὕτως ἐπὶ τῇ χαλκίτιδι γεννᾶσθαι τὸ μίσυ, καθάπερ τὸν
ἰὸν ἐπὶ τῷ χαλκῷ, τὸ διασωζόμενον ἔτι παρ᾿ ἐμοὶ τοῦ σώ-
ρεως, ἐσκοπούμην εἴ τινα μεταβολὴν εἰς χαλκῖτιν λαμβάνοι
καὶ βραχεῖά τις ὑπόφασις ἐφάνη τάχα καὶ αὐτὴ χρόνῳ πολλῷ
δυνησομένη τὴν μεταβολὴν εἰς χαλκῖτιν ἔχειν, ὥστ᾿ οὐδὲν
θαυμαστὸν ὁμογενοῦς εἶναι δυνάμεως τὰ τρία φάρμακα, τὸ
σῶρυ λέγω καὶ τὴν χαλκῖτιν καὶ τὸ μίσυ, διαφέροντα λεπτο-
μερείᾳ τε καὶ παχυμερείᾳ. παχυμερέστατον μὲν γὰρ ἐν αὐ-
τοῖς τὸ σῶρυ, λεπτομερέστατον δὲ τὸ μίσυ, μέσην δ᾿ ἀμφοῖν
δύναμιν ἡ χαλκῖτις ἔχει. καίονται πάντα τὰ τρία καὶ τὰς
καλουμένας ἐσχάρας ἐργαζόμενα, μετέχει γε μὴν καίτοι καί-
οντα στύψεως. ἧττον δ᾿ ἐν τῷ προσφέρεσθαι ταῖς σκληραῖς

intus erat velut. efflorefcentiam.   Porro fub eo inter chal-
citin videlicet et mify quiddam erat medium vergens ex chal-
cite ad mify ex dimidio jam commutatum, principio enim
bolus fuerat chalciteos, caeterum quod in alto erat perfecta
erat chalcitis nullam dum alterationem experta. Hoc igitur
ubi vidiffem, cogitatione repetens et in metallo ita fuper
chalcitin nafci ipfum mify ut aerugo fuper·aes, in mentem
fubiit infpicere quod fervabatur adhuc apud me reliquum
ipfius foreos, numquid et ipfum ullam accepiffet mutatio-
nem in chalcitin, et quaedam certe apparuit fufpicio, ut
videretur et ipfum forte longo tempore mutationem in
chalcitin poffe accipere. Itaque mirum non eft tria haec
medicamenta ejusdem genere facultatis effe, fory dico et
chalcitin et mify, tenuitate partium et craffitie inter fe di-
verfa; craffiffimum enim eft inter ipfa fory, tenuiffimum mify,
mediam utriusque facultatem habet chalcitis. Adurunt uni-
verfa haec tria et efcharas quas vocant efficiunt, attamen
etiamfi urant nonnihil quoque aftringunt Caeterum mify

σαρξὶ δάκνει τὸ μίσυ τῆς χαλκίτεως, καίτοι γε οὐχ ἧττον
αὐτῆς ὂν θερμὸν, ἀλλ᾽ ἐκ τοῦ κατὰ τὴν οὐσίαν λεπτομε-
ροῦς ἔχει τοῦτο. χυτῶν δ᾽ ὄντων ἀμφοτέρων ἐν ταῖς ἑψή-
ςεσιν, καὶ μᾶλλόν γε τῆς χαλκίτεως ἢ τοῦ μίσυος, οὐ τήκε-
ται τὸ σῶρυ, διὰ τὸ λιθωδεστέραν τε καὶ σφοδροτέραν ἔχειν
τὴν πῆξιν, ὥσπερ αὖ πάλιν τὸ μίσυ τῷ κατειργάσθαι διὰ
τῆς συμφύτου θερμότητος, ξηρότερον ὂν τῆς χαλκίτεως, εἰκό-
τως δὲ καὶ δυστηκτότερόν ἐστιν.

[267] [κβ'. Περὶ μολυβδαίνης.] Μολύβδαινα λιθαρ-
γύρῳ παραπλησίαν ἔχει δύναμιν, ἀποκεχωρηκυῖα βραχύ τι
τῆς μέσης κράσεως ἐπὶ τὸ ψυχρότερον, ἀλλ᾽ οὐδὲ ῥυπτικῆς
μετέχει δυνάμεως, ἔστι δ᾽ ἄμφω τὰ φάρμακα τηκτὰ καὶ οὐχ
ὥσπερ οἱ λίθοι καὶ ἡ καδμεία καὶ ἡ ψάμμος ἄτηκτα. τα-
χίστη δ᾽ αὐτῶν ἡ τῆξις γίνεται προσλαβόντος ὄξους τοῦ
ἐλαίου. τήκεταί γε μὴν καὶ εἰ ὕδωρ μίξας ἐπιπλεῖστον ἑψή-
σαις. ὥσπερ δ᾽ ἐν Κύπρῳ τὴν ἐν τοῖς ὄρεσιν καὶ ῥύαξι
γεννωμένην καδμείαν ἔλαβον οὖσαν, ὡς ἔφην, εἶδός τι λί-
θου, κατὰ τὸν αὐτὸν τρόπον καὶ μολύβδαιναν, ἐῤῥιμμένην

admotum corporibus duris minus chalcite mordicat, tametſi ea
non minus ſit calidum, verum id habet beneficio tenuitatis
partium. Porro quum utraque haec in decoctionibus fun-
dantur et magis chalcitis quam miſy, ſory, tamen non lique-
ſcit, nimirum quod lapidoſius ſit ac vehementius compa-
ctum, ſicut rurſum miſy, quia a congenito calore elaboratius
eſt ac proinde ſiccius chalcite, idcirco merito quoque aegrius
liqueſcit

[22. De plumbagine.] Molybdaena ſimilem lithar-
gyro vim poſſidet, tantum a media temperie ad frigidius
paulum quid recedens, ſed nec abſtergentis facultatis eſt
paiticeps. Utraque autem haec medicamenta liquari poſ-
ſunt, ac non ut lapides et cadmia et arena liquationem re-
ſpuunt, ſed celerrime liquantur, ubi oleo additum nonnihil
aceti eſt, liquantur tamen etiam admixta aqua, ſed diutiſ-
ſima coctione. Porro ceu in Cypro cadmiam quae in mon-
tibus et rivis naſcitur accipiebam, quae et ipſa lapidis, ut
dixi, ſpecies eſt, ad eundem modum molybdaenam multam

230 ΓΑΛΗΝΟΤ ΠΕΡΙ ΤΗΣ ΤΩΝ ΑΠΛΩΝ ΦΑΡΜ. ΚΡΑΣ.

Ed. Chart. XlII. [267.]   Ed. Baf. II. (127.)
παμπόλλοις ἅμα τοῖς ἄλλοις λίθοις ἐθεασάμην κατὰ τὴν εἰς
Ἐργαστήρια φέρουσαν ὁδὸν ἀπὸ Περγάμου. καλεῖται δ᾽ Ἐρ-
γαστήρια κώμη τις, ἐν ᾗ καὶ μέταλλά ἐστι, μεταξὺ Περγά-
μου καὶ Κυζίκου, σταδίους ἀπέχουσα Περγάμου τετρακο-
σίους τεσσαράκοντα.

[κγ'. Περὶ μολύβδου.] Μόλυβδος δυνάμεώς ἐστι ψυ-
κτικῆς. ἔχει γὰρ οὐ μόνον ὑγρὰν οὐσίαν πολλὴν ὑπὸ ψύξεως
πεπηγυῖαν, ἀλλὰ καὶ ἀερώδη, τῆς γεώδους ὀλίγης μετέχων.
ὅτι μὲν οὖν ὑγρὰν οὐσίαν ἔχει πλείστην ὑπὸ ψύξεως πεπη-
γυῖαν ἡ γινομένη διὰ ταχέων, ἐπειδὰν ὁμιλήσῃ πυρὶ, χύσις
τε καὶ ῥύσις αὐτῷ γινέσθω σοι τεκμήριον. ὅτι δὲ καὶ ἀε-
ρώδη, σημεῖον τόδ᾽ ἐστίν. μόλυβδος μόνος ὧν ἴσμεν αὐξάνε-
ται καὶ ὄγκῳ καὶ σταθμῷ, κατατιθέμενος ἐν οἴκοις κατα-
γείοις ἀέρα θολερὸν ἔχουσιν, ὡς εὐρῶτος πληροῦσθαι τα-
χέως τὰ κατ᾽ αὐτοὺς κείμενα· καὶ οἱ τοὺς πόδας δὲ τῶν
ἀνδριάντων συνδοῦντες τοῖς λίθοις μόλυβδοι πολλάκις ὤφθη-
σαν ηὐξημένοι. καί τινες εἰς τοσοῦτον ἤρθησαν ὄγκον, ὡς
ἀποκρεμάννυσθαι τῶν λίθων ὁμοίως κρυστάλλῳ. ταῦτα

cum aliis projectam lapidibus confpexi in via quae ad Erga-
fteria ducit a Pergamo. Vocatur autem Ergafteria pagus
quidam in quo et metalla funt inter Cyzicum et Pergamum
quadringentis et quadraginta ftadiis diftans a Pergamo.

[23. De plumbo.] Plumbum facultatis eft refrigerantis.
Siquidem non multam habet fubftantiam humidam a frigroe
congelatam coactamque, fed et aëream, paucam autem terream.
Igitur quod plurimum habet effentiae humidae a frigore coa-
ctae, indicium tibi efto quod ubi admotum eft igni celeriter fun-
datur fluatque. Quod vero et aëreae fit particeps, hoc habeto
fignum. Omnium quae novimus unicum plumbum tum mole
ipfa tum pondere augetur, fi condetur in aedibus fubterraneis
aërem habentibus turbidum, ita ut quaecunque illic ponan-
tur, celeriter fitum colligant. Tum etiam plumbea ftatuarum
vincula, quibus earum pedes annectuntur, faepenumero cre-
viffe vifum eft et quaedam adeo intumuiffe ut ex lapidi-

μὲν οὖν πιθανὰ πρὸ τῆς πείρας γνωρίσματα τῆς ὑγρότητός
τι καὶ ψύξεως αὐτοῦ. τὰ δ᾽ ἐπιστημονικά τε καὶ βέβαια
διὰ τῆς πείρας γινώσκεται. θυίαν γοῦν σκευάσας ἐκ μολύ-
βδου, μετὰ δοίδυκος μολυβδίνου βαλὼν εἰς αὐτὴν, ὅ τι ἂν
ἐθέλοις ὑγρὸν, εἰ τρίβοις, ὡς ἀνεῖναι χυλόν τινα τόν τε δοί-
δυκα καὶ τὸν μόλυβδον, τὸ γεννώμενον ἐξ ἀμφοῖν εὑρήσεις
πολὺ ψυχρότερον τὴν δύναμιν ἢ τὸ ὑγρὸν ἐτύγχανεν ὄν.
ἔξεστι δ᾽ ἐμβάλλειν σοι καὶ ὕδωρ καὶ οἶνον λεπτὸν ὑδατώδη
καὶ ἔλαιον καὶ πᾶν ὁτιοῦν τοιοῦτον. εἰ δὲ καὶ μᾶλλον βού-
λοιο τὸν χυλὸν ἐμψυκτικὸν ποιῆσαι, τὸ ἔλαιον ὀμφάκινον
ἢ ῥόδινον ἢ μήλινον ἢ μύρσινον ἔστω. τῷ δὲ γεννωμένῳ
χυλῷ χρώμενος εἴς τε τὰς ἐν ἕδρᾳ μεθ᾽ ἑλκῶν ἢ στολίδων
ἀνεχομένας φλεγμονὰς, εἴς τε τὰς ἐν αἰδοίοις καὶ ὄρχεσιν
καὶ τιτθοῖς, ἄριστον ἕξεις φάρμακον. ὁμοίως δὲ καὶ κατὰ
τῶν ἄλλων ἁπάντων ῥευμάτων ἀρχομένων, ὅσα τε βουβῶ-
σιν ἢ ποσὶν ἢ τοῖς ἄλλοις ἄρθροις ἐγκατασκήπτει, καὶ μέν-
τοι καὶ τοῖς ἕλκεσι τοῖς κακοήθεσιν, ὡς καὶ πρὸς τὰ καρ-

bus dependerent cryftalli modo verrucae. Atque hae pro-
babiles quidem funt humiditatis ejus frigiditatisque notae
priusquam experiaris. Caeterum fcientificae et certae per
experientiam cognofcuntur. Praeparato igitur mortario
fimulque piftillo utrisque ex plumbo infunde quemlibet
liquorem, itaque terito ut et piftillus et plumbeum mor-
tarium fuccum quendam reddant, id quod ex utroque
conftabit, multo erit frigidius quam liquor ipfe fuerat.
Licet autem et aquam et vinum tenue aqueum et oleum
injicere aut quidvis ejusmodi. At fi etiam plus efficere
fuccum voles refrigeratorium, oleum omphacinum aut ro-
faceum aut melinum aut myrtinum. Porro fi fucco qui
proveniet uti voles, optimum habebis remedium et ad phle-
gmonas in fede cum ulcere aut rugis et ad eas quae in
pudendis teftibusque et uberibus confiftunt, fimiliter ad-
verfus caeteras omnes fluxiones incipientes, quae aut in
inguina aut in pedes aut in alium quemvis articulum decum-
bunt. Sed et ulceribus rebellibus ntile eft; nam ad can-

κινώδη χρησάμενος αὐτῷ θαυμάσεις τὸ φάρμακον. εἰ δὲ
βούλει διὰ ταχέων πλεῖστον ἀθροῖσαι τοῦ μολύβδου χυλὸν,
ἐν ἡλίῳ πειρῶ τρίβειν ἢ ὁπωσοῦν ἀέρι θερμῷ γεγονότι. πο-
λύχρηστον δ᾽ ἔσται σοι τὸ φάρμακον, εἰ καὶ τῶν ψυκτικῶν
χυλῶν ἐμβαλὼν τρίβοις, οἷον ἀειζώου, κοτυληδόνος καὶ σέ-
ρεως καὶ θριδακίνης καὶ χονδρίλης καὶ ψυλλίου καὶ ὄμφα-
κος καὶ ἀνδράχνης. [268] ὅσα δὲ τούτων οὐ μεθίησι ῥᾳ-
δίως χυλὸν, ὥσπερ καὶ ἡ ἀνδράχνη, μιγνύειν αὐτοῖς τινα
τῶν ἄλλων ὑγρῶν, οἷος καὶ ὁ τῆς ὄμφακός ἐστιν, ὃς καὶ
αὐτὸς καθ᾽ ἑαυτὸν ἐμβαλλόμενος τῇ προειρημένῃ θυίᾳ, κάλ-
λιστον ἐμψυκτικὸν ἐργάζεται φάρμακον. ἀλλὰ καὶ πλατυν-
θεὶς ὁ μόλυβδος ἄνευ τῶν ἄλλων τινὸς, αὐτὸς καθ᾽ ἑαυτὸν
μόνος, ὑποστόρεσμα γίνεται ταῖς ψόαις τῶν ἀσκούντων ἀθλη-
τῶν, ὅταν ὀνειρώττωσιν, φανερῶς ἐμψύχων αὐτούς. καί που
λεπὶς ἐκ μολύβδου λεπτὴ γενομένη καλῶς ἐπιδεθεῖσα κατὰ
γαγγλίου (128) τελέως ἠφάνισιν αὐτό. καλῶς δ᾽ ἐπιδήσει
πᾶς ὁ μεμαθηκὼς ὑφ᾽ Ἱπποκράτους κατὰ τὸ σῖνος ἐρείδειν
μᾶλλον ἢ ἔνθεν καὶ ἔνθεν. οὐδὲν οὖν θαυμαστόν ἐστιν οὐδὲ

crofa eo utens virtutem medicamenti mirabere.   Quod fi
celeriter multum fucci plumbei voles colligere, conare in
fole terere aut quocunque certe modo aëre calefecto. Multo
autem utiliffimum habebis medicamentum, fi affufo refrige-
rantium fuccorum quopiam teras, ceu fempervivi, cotyledo-
nis, intybi, lactucae, chondriles, pfyllii, omphacis, por-
tulacae.   Porro fiqua horum non facile in fuccum folvun-
tur, velut portulaca, mifceto illis aliorum fuccorum quem-
piam, velut omphacis, qui et ipfe per fefe praedicto mortario
inditus medicamentum efficit refrigeratorium longe pulcher-
rimum.   Quin et in laminam diductum plumbum ipfum per
fefe athletarum fefe exercitantium lumbis infternitur ubi
Veneris fomniis vexantur, fcilicet nimirum haud obfcure eos
refrigerans.   Sed et bractea tenuis ex plumbo facta probe
ganglio illigata plane ipfum diffipat.   Illigabit autem probe
quisquis ab Hippocrate didicerit in ipfam noxam potius fir-
mandum quam hinc vel inde.   Mirum ergo non eft, fi

τὸν κεκαυμένον μόλυβδον, ὅταν πλυθῇ, ψυκτικῆς γίνεσθαι
δυνάμεως, πρὸ πλυθῆναι δὲ μικτῆς ἐστιν δηλονότι. καὶ τοῦτο
μὲν οὖν αὐτὸ τὸ φάρμακον ὁ κεκαυμένος μόλυβδος ἀγαθόν
ἐστιν πρὸς τὰ κακοηθευόμενα τῶν ἑλκῶν. ὅταν δὲ πλυθῇ,
πολὺ μᾶλλον εἴς τε πλήρωσιν αὐτῶν καὶ συνούλωσιν ἄρι-
στον γίνεται φάρμακον. ἁρμόττει δὲ καὶ τοῖς χειρωνείοις κα-
λουμένοις καὶ καρκινώδεσιν ἅπασιν αὐτός τε καθ᾽ ἑαυτὸν
καί τισι τῶν ἀπουλωτικῶν φαρμάκων μιγνύμενος, οἷόν ἐστι
καὶ τὸ διὰ τῆς καδμείας. χρὴ δὲ λύειν μὲν ἐν ἀρχῇ, εἰ πο-
λὺς ὁ ἰχὼρ εἴη, καθ᾽ ἑκάστην ἡμέραν· εἰ δὲ μὴ, διὰ τρίτης
ἢ καὶ διὰ τετάρτης. ἐπικείσθω δὲ ἔξωθεν ἐξ ὕδατος ψυ-
χροῦ σπόγγος, ὃς ὅταν ξηραίνηται, βρεχέσθω. ταῦτα μὲν οὖν
ἐπὶ πλέον ἢ κατὰ τὴν προκειμένην πραγματείαν εἴρηται, διὰ
τὴν οἰκειότητα τοῦ λόγου προαχθέντος μου. καιρὸς δ᾽ ἤδη
πρὸς τὰ συνεχῆ μετιέναι.

[κδ´. Περὶ ὀστράκου.] Ὄστρακον ξηραντικῆς τ᾽ ἐστὶ καὶ
ῥυπτικῆς δυνάμεως, μάλιστα δὲ τὸ ἐκ τῶν κλιβάνων, τῷ
κατωπτῆσθαι. διὸ καὶ τῶν ἐμπλάστρων ἣν ὀνομάζουσιν

plumbum crematum, ac rurfus ablutum refrigerantis effi-
ciatur facultatis, quum ante lotionem mixtae fuerit. Et hoc
ipfum medicamentum, nempe plumbum combuftum, bonum
eft ad ulcera rebellia. Ubi vero lotum fuerit, multo opti-
mum medicamentum eft et ad ulcerum impletionem et ad
eadem cicatrice obducenda. Convenit et chironeis quae
vocant ulceribus et cancrofis et putredinofis omnibus, tum
ipfum per fefe tum medicamentorum ad cicatricem per-
ducentium quibusdam commixtum, quale eft quod ex ca-
dmia conficitur. Caeterum folvendum eft principio, fi copiofa
fit fanies, quotidie, fi minus, tertio aut quarto quoque die.
Verum foris fpongiam imponito aquae frigidae, quae fi de-
ficcetur, rurfum mergatur. Sed haec fufius quam pro in-
ftituto diximus, plufculum fermonis affinitate provecti. At
tempus jam eft fequentia deinceps perfequi.

[24. *De oftraco, tefta.*] Tefta deficcandi vim poffidet
atque abftergendi, maxime quae ex fornacibus eft, quod
videlicet tofta fit. Quocirca emplaftrum quod vocant he-

234 ΓΑΛΗΝΟΥ ΠΕΡΙ ΤΗΣ ΤΩΝ ΑΠΛΩΝ ΦΑΡΜ. ΚΡΑΣ.

Ed. Chart. XIII. [268.]   Ed. Baf. II. (128.)

ἡφαιστιάδα, διὰ τούτου σκευαζομένη κάλλιστον ἐπουλωτικὸν
γίνεται φάρμακον.

[κέ. Περὶ πομφόλυγος καὶ σποδίου.] Πομφόλυξ γίνε-
ται μὲν καὶ κατὰ τὴν τοῦ χαλκοῦ καμινείαν, ὥσπερ καὶ ἡ
καδμεία. γίνεται δὲ καὶ αὐτῆς τῆς καδμείας καμινευομένης καὶ
κατά τε τὴν Κύπρον, ἐπειδὴ τὴν παρασκευὴν οὐκ εἶχεν εἰς
τὴν τοῦ χαλκοῦ καμινείαν ὁ ἐπίτροπος, ἐκέλευσεν ἐξ αὐτῆς
τῆς καδμείας σκευασθῆναι παρόντι καὶ θεωμένῳ πομφόλυγα,
κατὰ σμικρὰ θραύματα τῆς καδμείας ἐπιβαλλομένης τῷ πυρὶ,
προσκειμένῳ αὐτῷ δηλονότι χαλκευτικῆς φύσεως. ὄροφος δ᾽
ἦν τις στεγανὸς ὑποδεχόμενος τὸν ἀναφερόμενον αἴθαλον,
καμινευομένης τῆς καδμείας, ὃν ἀθροίσας ἔσχον πομφόλυγα.
τὸ δ᾽ ἀντικαταφερόμενον κάτω καὶ πῖπτον ἐπὶ τοὔδαφος ἡ
καλουμένη σποδός ἐστι, πλείων ἀθροιζομένη κατὰ τὰς τοῦ
χαλκοῦ καμινείας. ἔνιοι δὲ σπόδιον οὐδετέρως αὐτὴν ὀνομά-
ζουσιν, ᾧ δοκεῖ παραπλησίαν δύναμιν ἔχειν τὸ καλούμενον
ἀντισπόδιον. ἐγὼ δ᾽ οὐδέποτε ἐχρησάμην αὐτῷ διὰ τὸ δα-
ψιλῆ ἔχειν ἀεί τις πομφόλυγα. ταύτην γὰρ ἔχων τις οὐδ᾽

phaeſtiada ex hac praeparata videlicet optimum eſt medi-
camentum inducendae cicatrici.

[25. De pompholyge et ſpodio.] Pompholyx fit et in
aeris fornace, velut et cadmia, fitque et dum in fornacibus
cadmia uritur, ut in Cypro. Quum enim praefectus ad aeris
fornacem inſtructas res non haberet, praecepit ex ipſa ca-
dmia praeparari, praeſentibus atque inſpectantibus nobis
pompholyga, videlicet minutis cadmiae fragmentis in ignem
conjectis, addito videlicet eo quod aeris naturam habet. Ca-
mera quaedam erat incurva, nuſquam pertuſa, ſed integra
quae egeſtam ab uſta cadmia favillam excipiebat, quam ubi
collegiſſent, habebant pompholyga.   At quod reflectens in
pavimentum recidebat, ſpodos eſt quam vocant, quae plu-
rima, ubi aes in fornacibus uritur, colligi aſſolet.   Quidam
eam ſpodium neutro genere pronunciant, cui videtur ſimi-
lem habere facultatem quod vocant antiſpodium. At ego illo
uſus ſum nunquam, quum large mihi ſemper pompholyx ſup-
peteret.   Nec enim quisquam, ubi haec adſit, ſpodio uti

ἂν τῷ σποδίῳ χρήσαιτο, μήτοι γε τῷ ἀντισποδίῳ. φάρμα-
κον δ᾽ ἐστιν ὁ πομφόλυξ, εἰ πλυθείη, σχεδὸν ἁπάντων ὅσα
ξηραίνειν ἀδήκτως πέφυκε προφερέστατον, ὅθεν εἴς τε τὰ
καρκινώδη τῶν ἑλκῶν ἐστιν ἐπιτήδειος καὶ τἄλλα τὰ κακοή-
θη πάντα. [269] μίγνυται τοιγαροῦν εἴς τε τὰ κατὰ τοὺς
ὀφθαλμοὺς ῥεύματα συντιθέμενα κολλύρια καὶ ὅσα φλυκταί-
νας τὰς ἐν αὐτοῖς ἢ ἕλκη θεραπεύει, καὶ πρὸς τὰ κατὰ τὴν
ἕδραν τε καὶ αἰδοῖον ἕλκη. καὶ κάλλιστόν ἐστι φάρμακον
ἀδήκτως, ὡς ἔφην, ξηραῖνον. ἀλλ᾽ οὐ τῆς προκειμένης πρα-
γματείας τὸ χρονίζειν ἐν τούτοις.

[κστ΄. Περὶ σανδαράκης.] Σανδαράκη καυστικῆς ἐστι
δυνάμεως, ὥσπερ τὸ ἀῤῥενικὸν ὀνομαζόμενον. εἰκότως οὖν εἴς
τε τὰς διαφορητικὰς δυνάμεις αὐτὴν μιγνύουσιν καὶ τὰς
ῥυπτικάς.

[κζ΄. Περὶ σάνδικος.] Σάνδιξ ὁποίας ἐστὶν δυνάμεως
τῷ περὶ ψιμμυθίου λόγῳ ῥηθήσεται.

[κη΄. Περὶ σκωρίας.] Σκωρία πᾶσα ξηραντικὸν ἱκανῶς
ἐστι φάρμακον, ἡ δὲ τοῦ σιδήρου μάλιστα. καὶ λειοτάτην γε

velit, nedum antifpodio. Eft autem pompholyx medica-
mentum prope omnium quae citra morfum deficcant, fi
elota fuerit, praeftantiffimum; quamobrem ad ulcera can-
crofa idonea eft et ad alia omnia maligna. Itaque inditur
collyriis quae ad oculorum imponuntur fluxiones quaeque
bullas five puftulas in eis natas aut ulcera curant. Prae-
terea ad pudendorum ac fedis ulcera optimum eft medica-
mentum nimirum fine morfu, ut dixi, deficcans. Sed non
eft hujus negotii in iftis diutius immorari.

[26. *De fandaraca.*] Sandaraca urentis eft faculta-
tis ceu arfenicum quod vocant. Merito itaque eam dige-
rentibus facultatibus commifcent atque extergentibus.

[27. *De fandice.*] Sandix qua fit facultate prae-
dita, in fermone de pfimmythio explicabitur.

[28. *De fcoria.*] Scoria omnis reficcatorium medi-
camentum eft, potiffimum autem ferri. Siquidem ad lae-

236 ΓΑΛΗΝΟΥ ΠΕΡΙ ΤΗΣ ΤΩΝ ΑΠΛΩΝ ΦΑΡΜ. ΚΡΑΣ.

Ed. Chart. XIII. [269.]   Ed. Baſ. II. (128.)

ποιῶν αὐτὴν ἐν ὄξει δριμυτάτῳ, καὶ μετὰ ταῦθ᾽ ἑψῶν εἴς
τε τὰ πυοῤῥοῦντα τῶν ὤτων χρονίως χρῶμαι φαρμάκῳ ξη-
ραντικωτάτῳ, ὥστε θαυμάζειν τοὺς ἰδόντας σκευαζόμενον
αὐτὸ καὶ ἀπιστεῖν αὐτῷ πρὸ τῆς πείρας, εἰ ἀναδέχεσθαι
δύναται τὰ ὦτα τοιούτου φαρμάκου. τὴν δὲ τοῦ ἀργυρίου
σκωρίαν ἰδίως προσαγορεύουσιν ἕλκυσμα, καὶ μίγνυται δὲ καὶ
ἐμπλάστροις τισὶ ξηραντικῆς δηλονότι δυνάμεως οὖσιν.

[κθ΄. Περὶ στίμμεως.] Στίμμι. πρὸς τῇ δυνάμει τῇ ξη-
ραντικῇ καὶ στύψιν ἔχει τὸ φάρμακον τοῦτο, διὸ καὶ τοῖς
ὀφθαλμικοῖς φαρμάκοις μίγνυται τοῖς τ᾽ ἀναπλαττομένοις
εἰς τὰ καλούμενα κολλύρια καὶ τοῖς ξηροῖς, ἃ δὴ ξηρὰ κολ-
λύρια προσαγορεύουσιν.

[λ΄. Περὶ στυπτηρίας σχιστῆς καὶ στρογγύλης καὶ
ὑγρᾶς.] Στυπτηρία. τούτου τοῦ φαρμάκου καὶ τοὔνομα
παρωνόμασται τῇ στύψει, σφοδροτάτην γὰρ αὐτὴν ἔχει. πα-
χυμεροῦς δ᾽ ὄντος αὐτοῦ, λεπτομερεστέρα πώς ἐστιν τῶν
ἄλλων στυπτηριῶν ἡ σχιστὴ καλουμένη. μετ᾽ αὐτὴν δ᾽ ἡ

vorem redigens ipſam in aceto quam acerrimo, poſteaque
decoquens ad aures quae longo jam tempore pure fluxe-
runt, ea utor pro medicamento maxime exiccatorio adeo
ut mirentur qui praeparantem me vident, et ante rci
periculum fidem non habeant, aures tale poſſe ferre me-
dicamentum. Porro argenti ſcoriam proprie helcysma ap-
pellant. Verum emplaſtris quibusdam, quippe quae reſic-
catoriae facultatis fit commiſcetur.

[29. De ſtimmi.] Stimmi. Ad facultatem deſiccantem
adjunctam habet hoc medicamentum aſtrictionem. Quam-
obrem et ocularibus medicinis commiſcetur, et illis ſci-
licet, quae conformantur in collyria quae vocant, et ficcis
quae utique ficca collyria cognominant.

[30. De alumine fiſſili, rotundo et humido.] Alumen.
Hujus medicamenti nomen ab aſtrictione deductum eſt, nam
adeſt illi vehementiſſima. Caeterum quum fit craſſarum par-
tium, tenuiorum quodammodo partium eſt quod vocatur
fiſſile. Proxime eſt rotundum et aſtragalote. Admodum au-

στρογγύλη καὶ ἀστραγαλωτή. παχυμερὴς δ᾽ ἱκανῶς ἢ ϑ᾽
ὑγρὰ καὶ ἡ πλακῖτίς τε καὶ ἡ πλινϑῖτις ὀνομαζομένη.

[λα΄. Περὶ τιτάνου.] Τίτανος, ἡ μὲν ἄσβεστος καίει
σφοδρῶς, ὡς ἐσχάραν ποιεῖν, ἡ σβεσϑεῖσα δὲ παραχρῆμα μὲν
ἐσχαροῖ καὶ αὐτὴ, μεϑ᾽ ἡμέραν δὲ μίαν ἢ δευτέραν ἧττον
καίει καὶ ἧττον ἐσχαροῖ, μετὰ δὲ χρόνον οὐδ᾽ ὅλως ἐσχά-
ρας ἐργάζεται. ϑερμαίνει δ᾽ ἔτι καὶ διατήκει τὰς σάρκας. εἰ
δὲ πλυϑείη, τὴν μὲν δῆξιν ἐναποτίϑεται τῷ ὕδατι καὶ ποιεῖ
τὴν καλουμένην κονίαν, αὐτὴ δ᾽ ἀδήκτως ξηραίνει. καὶ εἰ
δίς γε ἢ τρὶς ἢ πλεονάκις πλυϑείη, τελέως ἄδηκτος γίγνεται
καὶ ξηραίνει γενναίως ἄνευ δήξεως.

[270] [λβ΄. Περὶ ὑδραργύρου.] Ὑδράργυρος οὐκ ἔστι
τῶν αὐτοφυῶν φαρμάκων, ἀλλὰ τῶν σκευαζομένων, ὥσπερ
ψιμμύϑιόν τε καὶ ὁ ἰὸς καὶ ψωρικὸν καὶ λιϑάργυρος. ἔχω
δ᾽ αὐτῆς οὐδεμίαν πεῖραν οὔϑ᾽ ὡς ἀναιρούσης, εἰ καταπο-
ϑείη, οὔτ᾽ ἔζωϑεν ἐπιτιϑεμένης.

tem craffarum partium eft tum liquidum tum placites et
plinthites appellatum.

[31. De calce.] Calx, viva quidem vehementer urit,
adeo ut cruftas efficiat, extincta vero protinus etiam cru-
ftam molitur et ipfa, at poft diem unum aut alterum minus
urit, minusque inducere cruftam poteft, at vero temporis
progreffu prorfum nec cruftam quidem gignere queat, ta-
metfi etiamnum calefaciat carnemque liquet. Porro fi lave-
tur in aqua, fuam mordacitatem exuit efficitque nuncupa-
tum lixivium. At ipfa abfque morfu reficcat, ac fi bis ter-
que aut amplius abluta fuerit, plane mordacitatis expers
conftituitur ac ftrenue abfque mordacitate exiccat.

[32. De hydrargyro.] Hydrargyrus non eft ex fponte
nafcentibus medicamentis, fed ex iis quae praeparantur,
velut ceruffa, aerugo, pforicum, lithargyros. Nullum autem
ejus feci periculum, neque quod interimat, fi devoretur,
neque ubi foris admota fit.

Ed. Chart. XIII. [270.] Ed. Baf. II. (128. 129.)

[λγ'. Περὶ φύκους.] Φῦκος ὁποίας ἐστὶ δυνάμεως, ἐν
τῷ περὶ ψιμμυθίου λόγῳ ῥηθήσεται.

[λδ'. Περὶ χαλκάνθου.] Χάλκανθος. ἱστόρηταί μοι καὶ
περὶ χαλκάνθου κατὰ τύχην εἰς χαλκῖτιν μεταβάλλοντι. ἐκό-
μισα γὰρ καὶ τοῦτο τὸ φάρμακον ἐκ τῆς Κύπρου πάμπολυ.
τὸ δ' ἔξωθεν αὐτοῦ πᾶν, ὡς μετὰ ἔτη σχεδὸν κ΄ χαλκῖτις
ἐγένετο, τοῦ ἔνδον ὄντος ἔτι χαλκάνθου. διὸ καὶ φυλάττω
μέχρι νῦν ἔτι τὸ μεταβάλλον οὕτως ἐπιτηρῶν, ὅπως ἄχρι
τοῦ βάθους ἡ μεταβολὴ προσ(129)έρχηται καθ' ἕκαστον
ἔτος, ὥσπερ τῆς χαλκίτεως εἰς τὸ μίσυ, ὡς προείρηται. θαυ-
μάσαι δ' ἔστιν ἐπὶ τοῦ φαρμάκου τούτου πῶς ἰσχυροτάτῃ
στύψει μέμικται θερμότης οὐκ ἀγεννής. δῆλον οὖν ὅτι τα-
ριχεῦσαι μάλιστα πάντων δύναται τὰς ὑγρὰς σάρκας ἐκδα-
πανῶν μὲν τῇ θερμότητι τὴν ὑγρότητα, τῇ στύψει δὲ συν-
άγον καὶ πιλοῦν τὴν οὐσίαν. ἐν τούτῳ γάρ τοι τῷ ἔργῳ
προσεκθλίβει μέν τι καὶ αὐτῆς τῆς ὑγρότητος, σφίγγει δὲ
καὶ ξηραίνει καὶ συνάγει πρὸς ἑαυτὴν ὅλης τῆς σαρκὸς τὴν

[33. *De fuco.*] Fucus cujusnam fit facultatis ubi de
cerulla agetur exponam.

[34. *De atramento futorio.*] Atramentum futorium.
Forte fortuna et chalcanthum in chalcitin tranfire confpexi.
Afportavi enim ex Cypro et hujus medicamenti ingentem
copiam.   Extimum ejus omne poft annos plus minus vi-
ginti chalcilis effectum eft, intima ejus parte chalcanthi
fpeciem fervante. Quamobrem et usque in hunc diem quod
fic mutatur affervo, obfervans dum ad imum usque volven-
tibus annis procedat mutatio, ceu chalcitidis quoque in
mily, ut eft ante pofitum.   Caeterum mirari fubit de hoc
medicamento, quo pacto vehementiffimae aftrictioni admixta
elt caliditas non infrenua.   Conftat ergo quod omnium
maxime condire fervareque carnes humidas poteft, nimirum
caliditate humiditatem abfumens, atque aftrictione fubftan-
tiam contrahens atque conftipans, hoc enim opere nonni-
uil etiam humiditatis ipfius exprimit. Conftringit vero, de-
ficcat atque contrahit in fefe totius fubftantiam carnis:

οὐσίαν. ἐν δ᾿ οὖν τῇ Κύπρῳ, καθ᾿ ὃν ἐγὼ καιρὸν ἐγενό-
μην ἐν αὐτῇ, τὸ φάρμακον τοῦτο τόνδε τὸν τρόπον ἐθεα-
σάμην ἀθροιζόμενον. οἶκος ἦν μέγας μὲν, οὐ μὴν ὑψηλός
γε προκείμενος τῆς εἰς τὸ μέταλλον εἰσόδου. καὶ τούτου τοῦ
οἴκου κατὰ τὸν ἀριστερὸν τοῖχον, ὅστις ἦν τοῖς εἰσιοῦσιν
κατὰ χεῖρα δεξιὰν, ἐξεκεκόλαπτο διῶρυξ εἰς τὸν συνεχῆ λό-
φον, εὖρος μὲν ὡς ψαύειν ἀλλήλων τρεῖς ἄνδρας, ὕψος δὲ
ὡς τὸν μακρότατον ἄνθρωπον ὀρθὸν δύνασθαι βαδίζειν. ἡ
δὲ διῶρυξ αὕτη κατάντης μὲν, οὐ μὴν ὀξεῖά γε καὶ κριμνώ-
δης. ἐπὶ τῷ τέλει δ᾿ αὐτῆς οὔσης ὡς σταδιαίας λάκκος
ὕδατος χλωροῦ τε καὶ παχέος χλιαροῦ μεστὸς ἦν. ἐν ἁπάσῃ
δὲ τῇ καταβάσει θερμασία παραπλησία τῇ κατὰ τοὺς πρώ-
τους οἴκους τῶν βαλανείων, οὓς εἰώθασιν προμαλακτήρια
καλεῖν. τὸ δὲ καθ᾿ ἑκάστην ἡμέραν ἀθροιζόμενον ὕδωρ πλῆ-
θος ἦν ἀμφορέων Ῥωμαϊκῶν ὡς ὀκτὼ, κατὰ σταγόνας μι-
κρὰς, ἐν ταῖς τέτταρσιν καὶ εἴκοσιν ὥραις ὅλης τῆς ἡμέρας
καὶ νυκτὸς ἐκ τοῦ διατιτραμένου λόφου καταφερόμενον.
ἀναφέροντες οὖν τὸ ὕδωρ τοῦτο πεδῆταί τινες ἐνέβαλον
πυέλοις τετραγώνοις κατὰ τὸν προκείμενον οἶκον, ἐκ κερα-

Porro quo tempore in Cypro diverfabar, hunc in modum
medicamentum hoc colligi confpexi. Domus erat magna
quidem, fed humilis ingreffui in metallum objecta. Ad pa-
rietem autem domus finiftrum, qui erat ingredientibus dex-
ter, effoffus erat fpecus in continentem collem ea latitu-
dine, ut tres fefe viri in eo contingerent, tanta vero alti-
tudine, ut viro fumme procero recto liceret incedere. Spe-
cus hic declivis quidem erat, non tamen praeceps ac prae-
ruptus. Porro ad finem ejus quafi in ftadium porrecti
lacus erat aquae viridis et craffae tepidae plenus. At in
toto defcenfu calor fimilis qualis in primis balneorum ae-
dibus percipitur, quas promalacteria appellare confueve-
runt. Aqua vero quotidie guttatim ex pertufo colle deftil-
lans, quatuor et viginti horis totius diei ac noctis colligi
affolet ad amphoras Romanas quafi octo. Eam vincti qui-
dam in pifcinas quafdam quadratas fictiles, in domo ad in-
greffum pofita fitas efferebant, in quibus paucis diebus con-

240 ΓΑΛΗΝΟΤ ΠΕΡΙ ΤΗΣ ΤΩΝ ΑΠΛΩΝ ΦΑΡΜ. ΚΡΑΣ.

Ed. Chart. XIII. [270. 271.]   Ed. Baf. II. (129.)
μίων γεγονυίαις, ἐν αἷς πηγνύμενος ἡμέραις ὀλίγαις ἐγίνετο
χάλκανθος. ἐμοὶ δ᾽, ὁπότε κατέβην ἐπὶ τὸ πέρας τοῦ ὀρύ-
γματος, ἔνθα τὸ χλιαρόν τε καὶ χλωρὸν ὕδωρ ἠθροίζετο,
καὶ ἡ ὀδμὴ τοῦ ἀέρος ἐφαίνετο πνιγώδης καὶ δύσφορος, ὄζου-
σα χαλκίτεώς τε καὶ ἰοῦ. τοιαύτην δ᾽ εἶχε ποιότητα καὶ αὐτὸ
τὸ ὕδωρ γευόμενον. ταῦτ᾽ ἄρα καὶ γυμνοὶ καὶ μετὰ σπουδῆς
τοὺς ἀμφορέας ἀνεκόμιζον οἱ πεδῆται καὶ πλείω χρόνον οὐχ
ὑπέμενον ἐνδιατρίβειν, [271] ἀλλὰ ταχέως ἀνέτρεχον, ἑκατέ-
ρωθεν ἐν τοῖς τοίχοις τοῦ ὀρύγματος, λύχνων καιομένων ἐκ
συμμέτρου διαστήματος, οἵτινες οὐδ᾽ αὐτοὶ χρόνον ἐξῆρ-
κουν μακρὸν, ἀλλ᾽ ἐσβέννυντο τάχιστα. τὸ δ᾽ οὖν ὄρυγμα
τοῦτο κατὰ βραχὺ διωρύχθαι παρ᾽ αὐτῶν ἤκουον σὺν ἔτεσι
πολλοῖς. τουτὶ γὰρ ἔφασαν, ὃ νῦν ὁρᾷς, ἀπὸ τοῦ λόφου
καταφερόμενον εἰς τὸν λάκκον ὕδωρ χλωρὸν ἔλαττον εἴωθεν
αὐτοῦ γίγνεσθαι κατὰ βραχὺ, κἀπειδὰν ἐγγὺς ᾖ τοῦ παύσα-
σθαι, πάλιν ὑπορύττουσιν οἱ πεδῆται τὸ συνεχὲς τοῦ λόφου.
καί ποτε πρόσθεν ἔπεσεν ἀθρόως τὸ διορυττόμενον, ὡς ἀπο-
κτεῖναι μὲν πάντας αὐτοὺς, ὅλην δὲ διαφθεῖραι τὴν ὁδόν.

crefcebat, fiebatque chalcanthus. Mihi vero, ubi ad termi-
num effoffi fpecus defcendiffem, ubi videlicet tepida haec
viridisque aqua colligitur, aëris odor vifus eft fuffocans et
toleratu difficilis, chalcitin aeruginemque redolens. Et aqua
quoque guftu praeferebat qualitatem ejusmodi. Eapropter et
nudi et cum fumma feftinatione amphoras vincti exporta-
bant, nec longiorem illic moram perferre poterant, fed ce-
leriter recurrebant.   Accenfi autem erant mediocribus in
fpecu intervallis lychni, qui nec ipfi longo tempore dura-
bant, fed celerrime extinguebantur. Hunc ergo fpecum pe-
detentim excavatum multis annis ab iis tunc didici. Haec
enim inquiebant aqua viridis, quam vides ex colle in la-
cum manantem, fenfim fe ipfa minor effici affolet. At ubi
prope adeft ut definat, rurfum vincti, quod continens eft
ipfius collis perfodere pergunt. Evenitque aliquando olim
ut fubito quicquid perfoffum effet concideret, omnesque
ad unum occideret ac totam viam corrumperet. Id ubi fit

ὅταν οὖν τοῦτο γένηται, πάλιν ἄλλην ὀπὴν ποιησάμενοι διο-
ρύττουσιν, ἄχρις ἂν ὑπακούσῃ τὸ ὕδωρ. ταῦτά σοι περὶ χαλ-
κάνθου λέγειν εἶχον, ἴσως μὲν οὖν οὐκ ἀναγκαῖα, γινώσκε-
σθαι μέντοι μᾶλλον ἢ ἀγνοεῖσθαι βελτίω. μέμνησο δ᾽ ὅτι
κατὰ τὴν ἀριστερὰν εἰσιόντων χεῖρα τὸ τοῦ σώρεως καὶ χαλ-
κίτεως καὶ μίσυος ἔφην ἑωρᾶσθαί μοι μέταλλον, ὥστ᾽ ἐκ τού-
των ἐπινοῆσαί μοι δύνασθαι τὸ διηθούμενον ὕδωρ ὄμβριον
ἐν τῷ λόφῳ περικλύζειν τε καὶ περιπλύνειν ὅλην ἐκείνην τὴν
γῆν, ἐξ ἧς αὐτοφυῶς μὲν ἐγένετο τὸ σῶρυ καὶ μίσυ καὶ
χαλκῖτις καὶ καμινευόμενος δὲ χαλκὸς καὶ καδμεία καὶ πομφό-
λυξ καὶ, σπόδιον καὶ διφρυγές.

[λε'. Περὶ χαλκίτεω;.] Χαλκῖτις, εἴρηται περὶ αὐτῆς ἐν
τῷ περὶ μίσυος λόγῳ, νῦν οὖν ἀρκέσει τοσοῦτον εἰπεῖν, ὡς
μεμιγμένας ἔχει τήν τε στυπτικὴν καὶ δριμεῖαν δύναμιν. ἐπι-
κρατεῖ δ᾽ ἡ δριμεῖα ὑφ᾽ ὁ δρά τις οὖσα μέχρι τοῦ καίειν τε τὴν
σάρκα καὶ τὴν καλουμένην ἐσχάραν ἐργάζεσθαι. κανθὲν δὲ
τὸ φάρμακον τοῦτο δάκνει μὲν ἧττον, ξηραίνει δ᾽ οὐχ ἧττον,
ἀποτίθεται δὲ καὶ τῆς στύψεως οὐκ ὀλίγον, ὥστε πάντῃ

alio foramini fodiendo eousque infiftunt, quoad rurfum aqua
illis adfit. Haec habui quae tibi de chalcantho exponenda
cenferem, et fane fortaffe non neceffaria, caeterum quae
fcire praeftaret quam ignorare. Memineris autem quod ad
finiftram manum ingredientibus confpectum nobis dixerim
metallum foreos, chalciteos et mifyos, ut ex iis conjicere
liceat aquam pluviam totius collis terram illam colluere
atque abluere, ex qua fponte quidem fiebat fory, mify et
chalcitis, et per fornaces aes, cadmia, pompholyx, fpodium
et diphryges.

[35. De chalcitide.] Chalcitis. Dictum de ea eft in
fermone de mify, nunc autem tantum dixiffe fufficiat, quod
mixtas habeat aftringentem acremque facultates. Caeterum
vincit acris, ut quae adeo eft vehemens ut carnem urat
vocatamque efcharam efficiat. Uftum hoc medicamentum
minus quidem mordicat, caeterum non minus deficcat, fed
et aftrictionis non parum amittit. Itaque undequaque me-

Ed. Chart. XIII. [271. 272.]   Ed. Baf. II. (129)

κρείττων ἐστὶν ἡ κεκαυμένη χαλκῖτις τῆς ἀκαύστου, λεπτομε-
ρεστέρα μὲν, ὥσπερ καὶ τἄλλα τὰ κεκαυμένα, γιγνομένη, δρι-
μύτητα δ᾽ οὐ προσλαμβάνουσα, καθάπερ ἄλλα πολλά. με-
μάθηκας δὲ καὶ ὅτι πάντα τὰ κεκαυμένα πλυνόμενα μετριώ-
τερά τε καὶ ἀδηκτότερα γίγνεται.

[λστ᾽. Περὶ χαλκοῦ κεκαυμένου.] Χαλκὸς κεκαυμένος
ἔχει μέν τι καὶ δριμὺ, καὶ στύψεως δὲ μετέχει, καὶ διὰ τοῦτο,
εἰ πλυθείη, κάλλιστόν ἐστι φάρμακον εἰς συνούλωσιν ἑλκῶν,
ἐργάζεσθαι δὲ τοῦτο δύναται καὶ πρὶν πλυθῆναι, καὶ μάλιστ᾽
ἐπὶ τῶν σκληροτέρων σαρκῶν. ταῖς δ᾽ ἀπαλαῖς ὁ πεπλυμέ-
νος χρησιμώτερος.

[λζ᾽. Περὶ χαλκοῦ ἄνθους.] Χαλκοῦ ἄνθος λεπτομερε-
στέρας ἐστὶ τοῦτο δυνάμεως τοῦ τε κεκαυμένου χαλκοῦ καὶ
τῆς λεπίδος. εἰκότως οὖν δι᾽ αὐτοῦ σκευάζοντες κολλύρια
ῥύπτουσί τε καὶ ἀφαιροῦσιν τῶν βλεφάρων τὰς μεγάλας τρα-
χύτητας, ἃς συκώσεις ὀνομάζουσιν.

[272] [λη᾽. Περὶ χρυσοκόλλης.] Χρυσοκόλλα. καὶ τοῦτο
τὸ φάρμακον ἐκ τῶν τηκόντων σάρκας ἐστὶν, οὐ μὴν ἰσχυ-

lior eft chalcitis ufta quam quae non ufta eft, nempe par-
tibus tunc quidem tenuioribus, ceu alia omnia combufta,
verum haud affumpta acrimonia, velut aliis multis acci-
dit. Didicifti porro quod ufta omnia, fi laventur, modera-
tiora reddantur minusque mordacia.

[36. *De aere ufto.*] Aes uftum habet et acrimoniam
quandam, fed et aftrictionis eft particeps. Proinde fi lave-
tur, pulcherrimum eft medicamentum inducendae ulceribus
cicatrici, quamquam id ipfum praeftare et antequam lave-
tur poffit, potiffimum in carne duriore, alioqui in molliore
commodius eft quod ablutum eft.

[37. *De flore aeris.*] Flos aeris facultatis eft tenuio-
rum partium quam aut aes uftum aut fquama. Merito
itaque ex eo factis collyriis extergunt auferuntque palpe-
brarum magnas afperitates, quas vocant fycofes.

[38. *De chryfocolla.*] Chryfocolla. Et hoc medica-
mentum ex iis eft quae carnem liquant, non tamen valen-

ΚΑΙ ΔΥΝΑΜΕΩΣ ΒΙΒΛΙΟΝ Ι. 243

Ed. Chart. XIII. [272.] Ed. Baf. II. (129.)

ρῶς γε σάκνει, διαφορητική γε μὴν ἱκανῶς ἐστιν καὶ ξηραν-
τική. ἔνιοι μὲν οὖν τὸ μεταλλευόμενον μόνον οὕτως ὀνο-
μάζουσιν, ἔνιοι δὲ τὸ σκευαζόμενον ἐν θυίᾳ χαλκῇ καὶ δοί-
δυκι χαλκῷ δι᾽ οὔρου παιδός, ὅπερ ἔνιοι κατὰ τὰς διαφο-
ρὰς τῶν ἰῶν ἀριθμοῦσιν. ἄμεινον δὲ θέρους αὐτὸ σκευάζειν,
ἢ πάντως γε ἐν ἀέρι θερμῷ, τρίβοντας τὸ οὖρον ἐν τῇ θυίᾳ.
κάλλιον δὲ ἐρυθρὸν εἶναι τὸ χαλκὸν, ἐξ οὗ κατασκευάζεις
αὐτήν τε τὴν θυίαν καὶ τὸν δοίδυκα. πλέον γὰρ ἀποτρίβε-
ται περιαγομένου τοῦ δοίδυκος, ὅταν ἀπαλώτερος ὁ χαλκὸς
ᾖ. τοῦτο τὸ φάρμακον ἐπιτηδειότατόν ἐστι κακοήθεσιν ἕλκε-
σιν, αὐτό τε καθ᾽ ἑαυτὸ καὶ μιγνύμενον ἑτέροις, ὡς ἐν τοῖς
περὶ συνθέσεως φαρμάκων εἰρήσεται. νυνὶ δὲ ἀρκεῖ τό γε γι-
νώσκειν ὡς τῆς μεταλλευτῆς χρυσοκόλλης ὅσον τοι μᾶλλον
ξηραίνει ἧττον δάκνει, τοσοῦτον αὐτῆς ὑπερέχει τῇ λεπτομε-
ρείᾳ. καὶ αὐτὴν μέντοι αὐτὴν χρυσοκόλλην ἐκείνην καύσας
πολὺ λεπτομερεστέραν ἐργάσῃ.

[λθ'. Περὶ ψιμμυθίου.] Ψιμμύθιον. καὶ τοῦτο τὸ φάρ-
μακον μαρτυρεῖ τῇ προειρημένῃ πρὸ τούτου δυνάμει. ὑπὸ

ter mordicat, quamquam fit facultate admodum digerente
deficcanteque. Igitur quidam id modo quod in metallis
invenitur ita nominant, alii vero id quod in aereo morta-
rio piftilloque aereo ex pueri urina praeparatur, id quod
quidam inter aeruginum differentias numerant. Satius vere
eft ipfum praeparare tempore aeftivo, aut certe aëre pror-
fum calido, urinam in mortario terentes. Praeftat aut aes,
ex quo mortarium piftillumque conficias, rubrum fit, nam
quo aes mollius fuerit, eo plus circumagendo piftillo de-
teritur. Hoc medicamentum aptiffimum eft ulceribus contu-
macibus, tum per fe tum aliis mixtum, ut in opere de
componendis medicamentis referetur. Nunc autem id no-
viffe fat eft, quod quanto plus quam chryfocolla metallica
deficcat minusque mordicat, tanto etiam ipfam excellit te-
nuitate partium. Ipfam tamen chryfocollam illam fi uras,
multo tenuiorem efficies.

[39. De ceruffa.] Ceruffa. Et hoc medicamentum
teftimonium praebet modo dictae facultati. Nam fi ex acri

γοῦν ὄξους δριμέος αὐτὸ διαλυόμενον γευόμενον ὅμως οὔτε
δριμὺ οὔτε δακνῶδές ἐστιν οὔτε διαφορητικὸν, ἀλλ᾽ ἐμπλα-
στικόν τε καὶ ἐμφυκτικὸν, ἐναντιωτάτης ὂν ἰῷ δυνάμεως.
καίτοι κἀκεῖνος ὄξους διαλύοντος τὸν χαλκὸν γίγνεται. καί-
όμενον δὲ τὸ ψιμμύθιον εἰς τὴν καλουμένην σάνδικα μετα-
βαλὸν λεπτομερέστερόν γε αὐτοῦ φάρμακον, οὐ μὴν ἤδη γί
πω θερμαῖνον. (130) τὸ δέ γε φῦκος, τὴν ψύξιν τοῦ ψιμ-
μυθίου φυλάττον, λεπτομέρειαν προσείληφε, ὡς δύνασθαι δι᾽
αὐτὴν εἰς τὸ βάθος καταδύεσθαι τῶν ὁμιλούντων σωμάτων
τὴν δύναμιν αὐτοῦ.

　　[μ΄. Περὶ ψωρικοῦ.] Ψωρικόν. λιθαργύρῳ μιγνυμένης
διπλασίας χαλκίτεως γίνεται τὸ φάρμακον, ὄξει μὲν πρῶτα
δριμυτάτῳ λειωθέντων ἀμφοῖν, εἶτ᾽ εἰς καινὴν χύτραν ἐμβλη-
θέντων, ἣν καταχώσεις ἡμέρας μ΄. μέσου θέρους ἐν κοπρίᾳ
τοῦτο τὸ φάρμακον ξηραντικώτερόν τε ἅμα καὶ ἀδηκτότερον
γίνεται χαλκίτεως καὶ δηλονότι καὶ λεπτομερέστερον.

aceto folvatur, guſtu tamen neque acre erit neque mordax
neque digerens, fed emplaſticum et refrigeratorium, facul-
tatis aerugini diſſimillimae, tametſi et illa conficiatur aceto
aes diſſolvente. Porro ceruſſa aduſta in ſandica quam vo-
cant tranſit, medicamentum ſe ipſo tenuius, nondum tamen
calefaciens. Fucus autem ſervata ceruſſae frigiditate tenui-
tatem partium aſſumpſit, ut per eam in profundum altum-
que corporum quibus admovetur vis ejus penetrare valeat.

　　[40. De pforico.] Pforicum. Conficitur hoc medica-
mentum dupla chalcite admixta lithargyro, ante tamen
utrisque aceto acerrimo ſolutis, ſicque in ollam novam
conjectis, quam fimo aeſtate media diebus quadraginta
obrutam ſepelies. Hoc medicamentum deſiccatorium eſt ma-
gis, ſimulque minus mordax chalcite, ac nimirum partibus
etiam tenuioribus.

ΓΑΛΗΝΟΥ ΠΕΡΙ ΤΗΣ ΤΩΝ ΑΠΛΩΝ ΦΑΡ-
ΜΑΚΩΝ ΚΡΑΣΕΩΣ ΚΑΙ ΔΥΝΑΜΕΩΣ
ΒΙΒΛΙΟΝ Κ.

Ed. Chart. XIII. [273.]   Ed. Baf. II. (130.)

Κεφ. α΄. Οὐδὲν τῶν νῦν λεχθησομένων τοῖς ἀγνο-
οῦσι τὰ κατὰ τὴν ἀρχὴν τῆς πραγματείας ἐν τοῖς πρώτοις
πέντε βιβλίοις εἰρημένα μεγάλην ὠφέλειαν οἴσει, τινὰ δ᾽
ἴσως καὶ βλάψει τὸν χρησόμενον τοῖς ἐν αὐτῷ γεγραμμένοις
φαρμάκοις, οὐκ ἔχοντα μέθοδον. ὡς οὖν ἐκεῖνα μεμαθηκότι
σοι διαλέξομαι, τὸ κεφάλαιον ἀναμνήσας ὅλης τῆς· πραγμα-
τείας. ἐδείχθη τὰ φάρμακα κατὰ μὲν τὰς δραστικὰς ὀνομα-

GALENI DE SIMPLICIVM MEDICA-
MENTORVM TEMPERAMENTIS AC
FACVLTATIBVS LIBER X.

Cap. I. Nihil eorum quae nunc dicenda veniunt
magnopere juvare poterit eos, qui ea quae principio hujus
tractationis, primis videlicet quinque libris tradita funt,
ignorant, imo quaedam fortaſſis noxae occaſio erunt illi,
qui quum ſcriptis hic medicamentis uti volet, rationem
tamen ac methodum non habeat. Tanquam itaque illa didice-
ris, ita tecum verba faciam, repetita totius tractatus ſumma.

ζομένας ποιότητας ἐνεργοῦντα θερμότητα καὶ ψυχρότητα
καὶ ξηρότητα καὶ ὑγρότητα, τῇ δὲ τούτων κράσει στρυφνὰ
καὶ αὐστηρὰ καὶ ἁλμυρὰ καὶ ἁλυκὰ καὶ πικρὰ καὶ δριμέα
καὶ γλυκέα γιγνόμενα, καὶ τὰ μὲν ῥυπτικὰ, τὰ δὲ ἀποκρου-
στικὰ, τὰ δὲ ἑλκτικὰ, τὰ δὲ μαλακτικὰ, τὰ δὲ καυστικὰ, τὰ
δὲ σηπτικὰ, τὰ δὲ ἐσχαρωτικὰ, καὶ πρός γε τούτοις ἔτι κατ᾽
ἄλλας ἰδικωτέρας ἐνεργείας, σαρκωτικά τε καὶ συνουλωτικὰ
καὶ κολλητικὰ συρίγγων ἢ ἑλκῶν, ἢ καθαιρετικὰ τῶν ὑπερ-
αυξανομένον σαρκῶν. ἐδείχθη δὲ καὶ ὡς ἡ καθόλου δύναμις
ἐκ πείρας μιᾶς ἐνδεικτικῶς εὑρίσκοιτο, καὶ οὐ τῆς τυχούσης
γε πείρας, ἀλλὰ μετὰ τῶν εἰρημένων διορισμῶν γιγνομένης·
εὑρεθείσης δ᾽ ἅπαξ τῆς καθόλου δυνάμεως οὐδεμιᾶς ἔτι
πείρας εἶναι χρείαν εἴς γε τὰς κατὰ μέρος ἐνεργείας, ὅτι μὴ
πρὸς βεβαίωσιν μόνην ὧν ὁ λόγος εὗρεν. οὕτως οὖν καὶ νῦν
ποιησαίμεθα τὴν κρίσιν τῆς προκειμένης ὕλης, αὕτη δ᾽ ἐστὶν
ἡ ἐκ των ζώων. ἐν μὲν γὰρ τοῖς μετὰ τὸ πέμπτον ἐφεξῆς
τρισὶ βιβλίοις, ἕκτῳ καὶ ἑβδόμῳ καὶ ὀγδόῳ, τὴν περὶ τὰ φυτὰ
διήλθομεν ὕλην, οὐ πᾶσαν δηλονότι τὴν καθ᾽ ὅλην τὴν

Oftenfum eft medicamenta quae effectricibus nominatis
qualitatibus agunt, nempe caliditate, frigiditate, humiditate
et siccitate, harum mixtione effici acerba, auftera, falfa, fal-
fuginofa, amara, acria, dulcia, praeterea extergentia, repel-
lentia, attrahentia, emollientia, urentia, feptica, efcharotica,
ad haec fecundum alias actiones magis fpeciales farcotica,
cicatricem inducentia, glutinatoria, tum fiftularum, tum
ulcerum, aut carnis excrefcentiam detrahentia. Oftenfum
quoque eft, quo pacto univerfalis facultas experientia unica
demonstratorie inveniatur, nec ea vulgari et quavis, sed
quae cum dictis adhibeatur limitationibus. Caeterum in-
venta femel facultate univerfali, nulla infuper experientia
opus effe ad particulares actiones, nisi ad confirmationem
eorum quae ratio reperit. Sic ergo nunc quoque judi-
cium faciamus propofitae materiae, quae eft ea quae ab
animauribus accipitur. In tribus enim libris qui fequun-
tur quintum, nempe fexto feptimo et octavo, materiam ad
plantas attinentem expofuimus non fane omnem, quae uni-

ΚΑΙ ΔΥΝΑΜΕΩΣ ΒΙΒΛΙΟΝ Κ. 247

Ed. Chart. XIII. [274.] Ed. Baf. II. (130.)
οἰκουμένην, [274] ἀλλ᾿ ὅσης ἡμεῖς ἔχομεν πεῖραν. ἐν δὲ τῷ
πρὸ τοῦδε, τῆς δ᾿ ὅλης πραγματείας ἐννάτῳ, τὴν περὶ τὰ
γεώδη τε καὶ λιθώδη σώματα. λείπεται δ᾿ ἡμῖν ἔτι τὴν περὶ
τὰ ζῶα διελεῖν ὕλην· εἶτ᾿ ἔτι τῶν ἐν θαλάττῃ καὶ λίμναις
ἢ ὅλως ἐν ὕδατι γεννωμένων ἐστὶν ὑπόλοιπον, ἃ μήτε φυτὰ
μήτε γῆ μήτε λίθος ἐστὶ μήτε ζῶον. ὀλίγιστα δὲ τὰ τοιαῦτα
παντάπασίν ἐστι καὶ γεγράψεται τελευταῖα, μετὰ τὸ διελ-
θεῖν ἡμᾶς τὰ κατὰ τὰ σώματα τῶν ζώων. ἔσται δὲ καὶ
τούτων ἡ τάξις τῆς διδασκαλίας κατὰ τὴν τῶν πρώτων
γραμμάτων τάξιν ἐν ταῖς προσηγορίαις αὐτῶν. ὥσπερ δ᾿ ἐν
τῇ τῶν φυτῶν ὕλῃ καὶ περὶ τῶν ἐξ αὐτῶν γινομένων χυ-
μῶν τὸν λόγον ἐποιησάμην, οὕτως καὶ νῦν οὐ μόνον τῶν
στερεῶν μορίων ἐν τοῖς ζώοις ἡ διδασκαλία τῆς δυνάμεως,
ἀλλὰ καὶ τῶν ἐν αὐτοῖς περιεχομίνων ἔσται, φλέγματος, χο-
λῆς, αἵματος, οὔρου, κόπρου καὶ τῶν ὁμοίων. ἐν μὲν οὖν
τοῖς ἔμπροσθεν εἰρημένοις οὐ πολλὰ τῶν κατὰ μέρος ἐν
ταῖς ὑπὸ τῶν ἰατρῶν γεγραμμέναις ὕλαις ἄγνωστά μοι γέ-

verfo terrarum orbe reperiatur, fed quantum nobis expe-
riri ejus datum eft. In fuperiore vero, qui eft totius operis
nonus, eam quae verfatur in terreis ac lapidofis corpori-
bus enarravimus. Reliquum porro nunc eft ut eam quae
ab animalibus fumitur materiam perfequamur. Deinde re-
ftant quae in mari, paludibus, aut omnino in aqua nafcun-
tur, quae quidem neque plantae neque terra neque lapis
neque animal funt. Ea plane paucifſima funt et ultimo
loco fcribenda, poſtquam videlicet quae ad animantium
corpora pertinent abfolvero. In quibus is doctrinae ordo
fervabitur, qui in nomenclaturarum primis vifitur literis.
Porro ficut in plantarum materia etiam de fuccis, qui ex
ipſis fiunt, differui, ita nunc quoque non folum edocebo fo-
lidarum in animalibus partium facultatem, fed eorum quo-
que, quae in ipfis continentur, puta pituitae, bilis, fangumis,
urinae, ftercoris et fimilium. Igitur in iïs, quae fuperius
funt dicta, haud ita multa particularia eorum quae in ma-
teriis confcripta funt a medicis ignota mihi fuere, verum

γονεν, ἀλλ' αὐτὸς ἐσπούδασα διὰ τῆς πείρας γνῶναι τὰς
δυνάμεις αὐτῶν, εἴ τινος δ' οὐκ ἔγνων, οὐδ' ἔγραψα περὶ
τούτου τὴν ἀρχὴν, οὐκ ἀξιῶν ἄλλοις πιστεύειν οὐδὲ περὶ
ἑνὸς τοιούτου, διὰ τὸ καταμαθεῖν ἐνίους πολλὰ ψευδομέ-
νους. ἐπὶ δὲ τῆς νῦν προκειμένης ὕλης οὐχ οὕτως ἔχει. πάμ-
πολλα ὁμολογῶ μορίων τε καὶ ὑγρῶν ἐν τοῖς τῶν ζώων
σώμασι περιεχομένων, ὧν οὐδεμίαν αὐτὸς ἔσχηκα τοιαύτην
πεῖραν, ὁποίαν ἔγραψάν τινες· ἔνια μὲν γὰρ αὐτῶν ἀσελγῆ
τέ ἐστι καὶ βδελυρὰ, τινὰ δὲ καὶ πρὸς τῶν νόμων ἀπηγο-
ρευμένα, περὶ ὧν οὐκ οἶδα πῶς ἔγραψεν ὁ Ξενοκράτης, ἄν-
θρωπος οὐ πάλαι γεγονὼς, ἀλλὰ κατὰ τοὺς πάππους ἡμῶν,
τῆς Ῥωμαϊκῆς βασιλείας ἀπηγορευκυίας ἀνθρώπους ἐσθίειν,
ἀλλ' ἐκεῖνός γε ὡς αὐτὸς πεπειραμένος ἀξιοπίστως πάνυ
γράφει τίνα πάθη θεραπεύειν πέφυκεν ἐγκέφαλος ἐσθιόμε-
νος ἢ σάρκες ἢ ἧπαρ ἀνθρώπου, τίνα δὲ τὰ τῆς κεφαλῆς
ἢ κνήμης ἢ δακτύλων ὀστᾶ τὰ μὲν καυθέντα, τὰ δ' ἄκαυ-
στα πινόμενα, τίνα δ' αὐτὸ τὸ αἷμα. ταῦτα μὲν οὖν εἰ καὶ

operam dedi, ut ipfe per experientiam facultates eorum
cognofcerem.   Quod fi quid ignorabam, plane nec de illo
quicquam confcripfi, haud credendum aliis cenfens ne de
uno quidem ejusmodi, quod certum habeam nonnullos
multa mentiri.   At in praefenti materia non ita fe res ha-
bet.   Ingenue fiquidem fateor complura effe tum partium
tum liquorum in animantium corporibus comprehenforum,
quorum nullius eiufmodi feci periculum, cujusmodi quidam
fcriptum reliquerunt.   Siquidem quaedam eorum abomi-
nanda detefandaque funt, quaedam etiam legibus vetita, de
quibus haud fcio quo pacto fcribere licuit Xenocrati, ho-
mini non olim nato, fed proavorum noftrorum feculo, quum
imperium Romanum hominibus vefci vetuiffet.   Atque ille
fane, tanquam ipfemet fuerit expertus, magna profecto fi-
ducia fcribit, quosnam affectus curare valeat comefum cere-
brum, aut carnes, aut jecur humanum, quos autem capitis,
furae et digitorum offa, partim ufta, partim uftionem non ex-
perta, quae denique et fangnis.   Sed haec fane tametfi con-

παρὰ τοὺς νόμους, ἀλλ᾽ οὐκ ἀσελγῆ γε. πόσις δ᾽ ἱδρῶτός
τε καὶ οὔρου καὶ καταμηνίου γυναικὸς ἀσελγῆ καὶ βδελυρὰ,
καὶ τούτων οὐδὲν ἧττον ἡ κόπρος, ἣν διαχριομένην τε τοῖς
κατὰ τὸ στόμα καὶ τὴν φάρυγγα μορίοις εἴς τε τὴν γαστέρα
καταπινομένην ἔγραψεν ὁ Ξενοκράτης ὅ τί ποτε ποιεῖν δύ-
ναται· γέγραφε δὲ καὶ περὶ τοῦ κατὰ τὰ ὦτα ῥύπου κατα-
πινομένου. ἐγὼ μὲν οὖν οὐδὲ τοῦτον ἂν ὑπέμεινα καταπιεῖν,
ἐφ᾽ ᾧ γε μηδέποτε νοσῆσαι. πολὺ δ᾽ αὐτοῦ βδελυρώτερον
ἡγοῦμαι τὴν κόπρον εἶναι. καὶ μεῖζόν γε ὄνειδός ἐστιν ἀν-
θρώπῳ σωφρονοῦντι κοπροφάγον ἀκούειν ἢ αἰσχρουργὸν ἢ
κίναιδον, ἀλλὰ καὶ τῶν αἰσχρουργῶν μᾶλλον βδελυττόμεθα
τοὺς φοινικίζοντας τῶν λεσβιαζόντων, ᾧ φαίνεταί μοι παρα-
πλήσιόν τι πάσχειν ὁ καὶ καταμηνίου πίνων. οὔτ᾽ οὖν τού-
των ὑπομεῖναι τις ἂν εἰς πεῖραν ἐλθεῖν ἄνθρωπος κατὰ φύ-
σιν ἔχων οὔθ᾽ ὅσα μετριώτερα μὲν τούτων, ἔτι δ᾽ ἀσελγῆ,
κόπρῳ καταχρίεσθαί τι τοῦ σώματος μέρος, ἕνεκα τοῦ κατ᾽
αὐτὸ πάθους, ἢ ἀνθρώπου σπέρματος. γόνον δὲ αὐτὸ καλεῖν

tra leges funt, non tamen funt foeda atque abominanda.
At potio fudoris aut urinae aut menfium mulieris abomi-
nanda deteftandaque eft, atque horum in primis ftercus,
quod tamen fcribit Xenocrates, fi oris ac gutturis partibus
inungatur et in ventrem devoretur, quid praeftare valeat.
Scripfit etiam de aurium fordibus devorandis. At ego ne
has quidem unquam devorare fuftineam, ne fi in totum
quidem morbo deinceps liber degerem. Atque his etiam
magis abominandum puto ftercus. Eftque probrum gravius
homini modefto audire ftercorivorum quam fellatorem aut
cinaedum. Et inter fellatores magis execramur qui phoeni-
ciffant quam qui lesbiantur. Cui non diffimile mihi vide-
tur perpeti qui menfes bibere fuftinet. Itaque horum
nemo periculum facere non averfabitur hominum certe fe-
cundum naturam habentium, neque infuper eorum, quae
tametfi modeftiora videantur, tamen etiam foeda funt, nempe
partem aliquam corporis ftercore inungi perpeti ob affe-
ctum fcilicet, fi quem patiatur, aut humano femine, id

εἴωθεν ὁ Ξενοκράτης, [275] καὶ διορίζεταί γε μετὰ πάσης
ἐπιμελείας τίνα μὲν αὐτὸς ὁ γόνος μόνος ὠφελεῖν πέφυκε
καταχριόμενος, τίνα δὲ μετὰ τὴν ὁμιλίαν ἀνδρὸς καὶ γυναι-
κὸς, ὅταν ἐκπέσῃ τοῦ γυναικείου κόλπου. μεγάλην γάρ τινα
δεῖ γενέσθαι βοηθημάτων πενίαν, ἵνα τις χίμεθλα θεραπεύσῃ
ὑπερχύσας ἀνδρὸς σπέρμα μὴ μεῖναν ἔνδον, ἀλλ᾽ ἐκρυὲν τῆς
γυναικὸς ἐπὶ τῇ συνουσίᾳ. πολὺ μὲν δὴ καὶ τὸ τοιοῦτο τῆς
ὕλης εἶδός ἐστιν ἐν τοῖς περὶ τῆς ἀπὸ τῶν ζώων ὠφελείας
ὑπ᾽ αὐτοῦ γεγραμμένοις. οὐ γὰρ ἀνθρώπου δηλονότι, τίνα
δύναμιν ἔχει πινόμενον οὖρον ἢ καταπινομένοις τε καὶ δια-
χριομένοις τοῖς ἐν τὸ στόματι μέρεσι κόπρος, ἀλλὰ καὶ τῶν
ἄλλων ζώων ἑκάστου διηγεῖται, πολὺ δ᾽ ἄλλ᾽ τῶν δυσπο-
ρίστων, οἷον ὅταν ἐλέφαντος ἢ ἵππου Νειλώον μνημονεύῃ.
βασιλίσκον μὲν γὰρ τὸ θηρίον οὐδὲ εἶδον οὐδέποτε, καὶ εἰ
ἀληθῆ τὰ λεγόμενα περὶ αὐτοῦ, κινδυνῶδές ἐστι καὶ τὸ
πλησίον ἀφικέσθαι τῷ ζώῳ τούτῳ. παραπλήσια δὲ τῷ Ξε-
νοκράτει καὶ ἄλλοι τινὲς ἔγραψαν περὶ ζώων, ἐξ ὧν καὶ

quod genituram appellare folet Xenocrates, fummaque dili-
gentia diftinguit quaenam ipsa genitura fola illita juvare
queat, quae vero ubi ex finu mulieris poft coitum viri
effluxerit.   Nam ingens fit medicamentorum penuria opor-
tet, ubi quis, quo perniones ouret, viri femen conqnirere
cogitur quod in mulieris congreffu intus non remanfit,
verum effluxit.   Atque pleraqne fane ejufmodi materiae
fpecies eft in iis quae de utilitate ab animalibus percipienda
ab illo funt confcripta.   Siquidem non quam vim habeaι
epota urina, aut devoratum illitumve oris partibus ftercus
duntaxat hominis enarrat, verum etiam aliorum cuiufque
animalium, atque alia etiam non pauca rarorum et paratu
difficilium, puta quum elephanti, aut equi Niloi meminit.
Nam beftiam feu feram regiam, quam vocant bafilifcon, ne
videre quidem unquam contigit, et fi vera funt, qnae de illa
referuntur, periculofum etiam eft vel prope accedere ad hoc
animal.   Non diffimilia iis quae a Xenocrate fcripta funt
et ab aliis prodita funt de animalibus, ex quibus et ipfe

αὐ(131)τός ὁ Ξενοκράτης ἐξεγράψατο τὰ πλεῖστα. πόθεν
γὰρ ἂν ηὐπόρησε τοσούτων τε καὶ τοιούτων πραγμάτων
αὐτὸς πειραθῆναι; ὁ γοῦν ἡμέτερος γενόμενός ποτε βασι-
λεὺς Ἄτταλος ἐλάττονα φαίνεται γράφων, καίτοι φιλοτιμό-
τατα σχὼν περὶ τὴν τῶν τοιούτων πεῖραν. ἐπαινῶν δέ τις
Ἀιευρίυτου τὴν αὐτὴν πραγματείαν, ἔδωκέ μοι καὶ αὐτὴν
διελθεῖν, ὥς γε ἐμοὶ δοκεῖ, χωρὶς αὐτοψίας ἰδίας τοῦ γρά-
ψαντος αὐτὴν γεγονυῖαν. ἐγὼ τοίνυν οὔτε βασιλίσκων οὔτι
ἐλεφάντων οὔθ᾽ ἵππων Νειλώων οὔτ᾽ ἄλλου τινὸς οὐ μη
πεῖραν αὐτὸς ἔχω μνημονεύσω, τῶν δὲ καλουμένων φίλτρων,
ἀγωγίμων, ὀνειροπομπῶν τε καὶ μισήτρων, αὐτοῖς γὰρ τοῖ;
ἐκείνων ὀνόμασιν ἐξεπίτηδες χρῶμαι, τὴν ἀρχὴν ἄν, οὐδ᾽ εἰ
πεῖραν ἱκανὴν εἶχον, ἐμνημόνευσα διὰ γραμμάτων, ὥσπει
οὐδὲ τῶν θανασίμων φαρμάκων ἢ τῶν ὡς αὐτοὶ καλοῦσιν
παθοποιῶν. ἐκεῖνα μὲν γὰρ αὐτῶν καὶ γελοῖα, καταδῆσαι
τοὺς ἀντιδίκους, ὡς μηδὲν ἐπὶ τοῦ δικανικοῦ δυνηθῆναι
φθέγξασθαι, ἢ ἐκτρῶσαι ποιῆσαι τὴν κύουσαν, ἢ μηδέποτε

Xenocrates pleraque exfcripfit. Nam unde illi tantarun
taliumque rerum experiundarum fuiffet copia? Sane rec
quondam nofter Attalus, quum ambitiofiffime talia ad ex-
perientiam conquireret, tamen pauciora fcribere confpici-
tur. Porro quidam Ateurifti eandem tractationem comm:n-
dans, enarrandam mihi tradidit, caeterum judicio meo nec
illa quidem etiam ita ab illo confcripta eft, ut omnia ipfe
fuerit intuitus oculisque fuis praefens confpexerit. Proinde
nec ego bafilifcorum aut elephantorum aut equorum Ni-
loorum, neque alterius cuiusquam cujus ipfe periculum
non fecerim meminero. Porro φίλτρων, ἀγωγίμων, ὀνειρα-
πομπῶν et μισήτρων vocatorum, ex induftria enim ipfa
illorum nomina recenfui, plane nec fi abunde illa forem
expertus, mentionem facere in animum inducerem, ficuti
nec lethalium medicamentorum, aut, ut ipfi vocant, παθο-
ποιῶν. Nam illa fane ridicula funt, conftringere ac vincire
adverfarios, ut in judicio nihil poffint eloqui, aut gravidae
abortum afferre, aut ut ne unquam deinceps concipiat effi-

252 ΓΑΛΗΝΟΤ ΠΕΡΙ ΤΗΣ ΤΩΝ ΑΠΛΩΝ ΦΑΡΜ. ΚΡΑΣ.

Ed. Chart. XIII. [275.]　　　　　　　　Ed. Baf. II. (131.)

συλλαβεῖν, ὅσα τ᾽ ἄλλα τοιαῦτα. τὰ μέν γε πλεῖστα εἶναι
τούτων ἐστὶ καὶ πρὸς τῆς πείρας ἀδύνατα ὑπάρχειν, ἔνια
δὲ εἰ καὶ δυνατὰ, βλαβερὰ γοῦν ἥ ἐστὶ τῷ βίῳ τῶν ἀν-
θρώπων, ὥστ᾽ ἐγὼ νὴ τοὺς θεοὺς θαυμάζω κατὰ τίνα τὴν
ἔννοιαν ἧκον ἐπὶ τὸ γράφειν αὐτά τινες. ἃ γὰρ καὶ τοῖς
ζῶσιν ἀδοξίαν φέρει γνωσθέντα, πῶς ταῦτα μετὰ θάνατον
εὐδοξίαν οἴσειν αὐτοῖς ἤλπισαν; εἰ μὲν οὖν βασιλεῖς ὄντες
ἐν ἀνθρώποις ἐπὶ θανάτῳ κατακεκριμένοις ἐποιήσαντο τὴν
πεῖραν αὐτῶν, οὐδὲν ἔπραξαν δεινόν. ἐπεὶ δ᾽ ἰδιῶται τοιαύ-
της ἐξουσίας ἐν ὅλῳ τῷ βίῳ γεγονότες ἐπὶ τὸ γράφειν ἧκον
αὐτὰ, δυοῖν θάτερον, ἢ μὴ πειραθέντες αὐτοὶ γράφουσιν
ὑπὲρ ὧν οὐκ ἴσασιν, ἢ εἴπερ ἐπειράθησαν, ἀσεβέστατοι πάν-
των ἀνθρώπων εἰσὶν, ἕνεκα πείρας ὀλέθρια δόντες φάρμακα
τοῖς οὐδὲν ἠδικηκόσιν, ἐνίοτε δὲ καὶ καλοῖς τε καὶ ἀγαθοῖς
ἀνδράσιν. ἰατροὺς γοῦν τις ἑστῶτας ἐπὶ ῥωποπώλαις θεα-
σάμενος δύο, προσεκόμισεν αὐτοῖς μέλι πιπράσκων δῆθεν.
οἱ δὲ ἐγεύσαντό τε καὶ περὶ τῆς τιμῆς διελέγοντο καὶ ὡς
ὀλίγον αὐτῶν διδόντων, ὁ μὲν σπεύσας ἐχωρήθη, τῶν δ᾽

cere et quaecunque ejus funt generis. Sane horum pleraque
vel antequam facias periculum, fcire licet effe impoffibilia,
quaedam vero poffibilia, caeterum vitae mortalium noxia.
Itaque ego per deos, admiror qua cogitatione quove
confilio ad ea fcribenda quidam accefferint. Nam quae vi-
ventibus dedecori atque ignominiae funt prodita, quo pa-
cto fibi poft mortem gloriae fore fperarunt? Itaque fi regia pote-
ftate praediti in hominibus morti condemnatis illa experirentur,
nihil grave committerent. At ubi totam vitam degunt privati at-
que ejusmodi poteftatis expertes ad ea fcribenda accedunt, duo-
rum alterum necefse eft aut enim fi experti non funt: ea con-
fcribunt quae ipfi ignorant; at fi experti funt, hominum
omnium funt vel impiiffimi, qui experiundi gratia hominibus
innoxiis perniciofa medicamenta exhibent, ac nonnunquam
etiam honeftis ac probis viris. Nam quidam medicis duobus
ad unguentariorum officinam confpectis attulit ad eos mel
venditurus fcilicet. Illi ubi guftaffent, de pretio difceptant. At
hic tanquam illi parum offerrent, propere fubducit fefe, verum

ἰατρῶν οὐδέτερος ἐσώθη. [276] τὰ τοιαῦτ' οὖν ἅπαντα τῶν
πραξάντων τοὺς γράψαντας οὐχ ἧττον, ἀλλὰ καὶ μᾶλλον
ἄξιον μισεῖν, ὅσῳ καὶ μεῖόν ἐστιν ἀδίκημα μόνον τι ποιῆ-
σαι κακὸν ἢ μετὰ πολλῶν. καὶ τῷ μὲν πράξαντι συναπέ-
θανεν ἡ τῶν κακῶν θεωρημάτων ἐμπειρία, τῶν δὲ γραψάν-
των πάντων ἀθάνατός ἐστιν τοῖς πονηροῖς ὅπλα τῆς κα-
κουργίας παρασκευάζουσα. λέγωμεν οὖν ἡμεῖς ἤδη περὶ τῶν
χρησίμων ἀνθρώποις πραγμάτων, ὅσων πεῖραν ἔχομεν.
    Κεφ. β'. Περὶ τῶν ἐν τοῖς ζώοις ὑγρῶν. [α. Περὶ
αἵματος.] Αἷμα, προσυπακούειν δηλονότι χρὴ τοῦ κατὰ φύσιν
ἔχοντος ζώου, τοῦτο γὰρ καὶ ὄντως ἐστὶν αἷμα. τὸ δὲ με-
λαγχολικὸν ἢ πικρόχολον ἢ φλεγματῶδες ἢ ὀρρῶδες ἢ σηπε-
δονῶδες αἷμα μικτόν ἐστιν ἔκ τε τοῦ κατ' ἀλήθειαν αἵμα-
τος καὶ τοῦ μεμιγμένου χυμοῦ τε καὶ ἰχῶρος αὐτῷ. καὶ αὐ-
τοῦ δὲ τοῦ κατὰ φύσιν αἵματος ἐν ἑκάστῳ ζώῳ τὸ μὲν
ὑγρότερόν ἐστι, τὸ δὲ ξηρότερον, καὶ τὸ μὲν μᾶλλον, τὸ δὲ
ἧττον θερμὸν, ψυχρὸν γὰρ οὐδέν ἐστιν αἷμα.

medicorum neuter fervatus eft. Itaque non minus qui fcri-
bunt quam qui talia perpetrant imo magis etiam, odio digni
funt, quanto fcilicet minor injuria ac fcelus eft quod folus
facias quam quod cum multis. Deinde cum eo, qui per-
petravit, moritur et malorum theorematum experientia, at
eorum qui fcriptis prodidere immortalis eft malitia, arma
pravis hominibus fuppeditans. Jam igitur nos dicamus de
iis rebus quae humano generi funt utiles, utique quarum
fecimus periculum.
    Cap. II. *De humoribus qui funt in animalibus.*
[1. *De fanguine.*] Sanguis. Intelligendum videlicet eft
animalis fecundum naturam habentis nam is re vera fan-
guis eft. At melancholicus aut biliofus, aut pituitofus aut
ferofus aut putridus fanguis eft mixtus ex fanguine fci-
licet vero et ichore fanieve illi permixta. Tum ipfius quo-
que fanguinis naturalis in quoque animali alius liquidior,
alius ficcior, hic magis, ille minus calidus, nam frigidus fan-
guis nullus eft.

[β΄. Περὶ ὑείου αἵματος.] Ὕειον μὲν οὖν ὑγρόν ἐστιν
καὶ ἧττον θερμὸν, ἀνθρωπείῳ μάλιστα κατὰ τὴν κρᾶσιν ἐοι-
κὸς, εἴπερ γε καὶ σάρκες τῶν ὑῶν ἐοίκασι ταῖς τῶν ἀνθρώ-
πων. ἴσμεν γοῦν ἤδη πολλοὺς ἁλόντας πανδοκέας τε καὶ
μαγείρους ἐν τῷ πιπράσκειν ὡς ὕεια τὰ τῶν ἀνθρώπων
κρέα, καίτοι τῶν ἐσθιόντων αὐτὰ διαφορᾶς οὐδεμιᾶς οὐδεὶς
ᾐσθάνετο. ἀλλὰ καὶ διηγουμένων τινῶν ἤκουσα πιστῶν ἀν-
θρώπων ἐδηδοκέναι μὲν ἔν τινι πανδοχείῳ ζωμὸν δαψιλῆ
μετὰ κρεῶν ἡδίστων, ἤδη δὲ ἐμπεπλησμένων, εὑρεῖν ἐν αὐτῷ
δακτύλου μέρος τὸ πρόσω κατ᾽ αὐτὸν τὸν ὄνυχα, φοβηθέν-
τες δὲ τοὺς ἐν τῷ πανδοχείῳ μὴ καὶ αὐτοὺς φάγωσιν ὡς
εἰθισμένοι τοῦ πράγματος, αὐτίκα μὲν ἐξελθεῖν, ἐμέσαντες
δὲ τὰ [ἐδηδεσμένα τῆς ὁδοιπορίας ἔχεσθαι. καὶ μέντοι καὶ
φωραθῆναι τοὺς κατὰ τὸ πανδοχεῖον οὐ μετὰ πολὺν χρό-
νον ἔφασαν ἐφ᾽ οἷς ἔσφαττον ἀνθρώπους, ὥστ᾽ εἰκότως
ἄν τις ὑπολάβοι καὶ τὸ αἷμα τῶν ὑῶν ὁμοιότατον εἶναι τῷ
τῶν ἀνθρώπων. ἐκ γὰρ τοιούτου αἵματος ἥ τε πρώτη γένε-
σίς ἐστι καὶ ἡ μετὰ ταῦτα τροφὴ ταῖς σαρξὶν, ὥστε καὶ

[2. De ſanguine ſuillo.] Sanguis ſuillus humidus eſt
et minus calidus humano, maxime temperie ſimilis, ſiquidem
et carnes ſuum humanis ſunt ſimiles. Comperti enim ſunt
hoſpites et coqui complures, qui humanas carnes pro ſuillis
venderent, tameſi qui eas ediſſent, nullum omnino diſcri-
men percipere potuerint. Quin et ipſe narrantes audivi
viros fide dignos, ſeſe in diverſorio publico jus eſitaſſe de-
licatum cum carnibus ſuaviſſimis, caeterum quum jam penè
ſaturi eſſent, inveniſſe digiti partem anteriorem, quae vi-
delicet ad unguem eſt, quo perculſi ac metuentes eos qui
agebant in diverſorio, ne ſcilicet ſe quoque vorarent ceu ei
rei aſſueti, protinus quidem illinc exiere ac vomitu reddi-
tis quae ederant ita iter denuo ingreſſi ſunt. Sed et in
ipſo faeinore homines mactantes deprehenſos non ita multo
poſt referebant. Itaque jure quiſpiam exiſtimet ſuillum
ſanguinem hnmano eſſe ſimillimum, ex tali enim ſanguine
tum prima conſtat generatio tum poſtea nutritio carnibus.

ὅστις ἀνθρώπειον αἷμά φησιν εἶναι πρός τι νόσημα χρήσιμον, ἐν ὑείῳ πρότερον ἐπιδειξάσθω, καὶ εἰ μὴ τὴν αὐτὴν, ἀλλ᾽ ὁμοίαν ἐνέργειαν. εἰ γὰρ καὶ κατά τι τῆς δυνάμεως ἀπολείποιτο ἀνθρωπείου αἵματος, παραπλήσιον γοῦν τι δράσει, δι᾽ οὗ γνωσθέντος ἐλπίσομεν ὑπ᾽ ἀνθρωπείου τελεώτερον ἔσεσθαι τὴν ὠφέλειαν. ὡς ἐάν γε μηδὲ μικρόν τι φαίνηται τῆς ἐπαγγελίας διασῶζον, οὐδ᾽ ἐπ᾽ ἀνθρωπείου λόγον ἔχει πειρᾶσθαι. τὰ μὲν γὰρ ὅμοια τῶν ὁμοίων εἶναι ποιητικὰ πεπειράμεθα. περιστερᾶς γοῦν αἷμα παρ᾽ ἡμῖν ἐν Περγάμῳ, σχεδὸν δὲ καὶ καθ᾽ ὅλην τὴν Ἀσίαν, εἰώθασιν οἱ ἀνατρήσαντες ὀστᾶ κεφαλῆς κατεαγότα κατασχεῖν τῆς παχείας μήνιγγος. εἶτά τις ἔχων μὲν κατὰ τύχην φάτταν, οὐκ ἔχων δὲ περιστερὰν, ἐχρήσατο τῷ τῆς φάττης αἵματι καὶ ὅμως ὁ ἄνθρωπος ἐσώθη. καὶ ἄλλος δὲ τρυγόνος ἐπ᾽ ἄλλῳ χρησάμενος, οὐδὲν ἔβλαψε τὸν ἄνθρωπον. [277] τοῖς γὰρ ὁμοίοις ἐπὶ τῶν αὐτῶν χρῆσθαι παθῶν μὴ παρόντων τῶν προπεπειρασμένων ἕν τι τῶν ὁμολογουμένων ἐστὶ καὶ μαρτυρουμένων ὑπὸ τῆς ἐμπειρίας. καὶ τά γε πλεῖστα τοῦ τῶν ἀνθρώπων βίου κατὰ τοῦτον περαίνεται τὸν τρόπον.

Itaque quifquis fanguinem humanum morbo alicui utilem effe ait, in fuillo primum id comprobet, ac fi non eandem, faltem fimilem actionem oftendat. Nam etfi aliquatenus inferior fit humano fanguine, faltem affimile quippiam efficiet; quo cognito ab humano pleniorem fore utilitatem fperabimus. Nam fi ne paulum quidem promiffis refpondeat, non erit cur in humano experiri oporteat, quippe fimilia efficere poffe fimilia experti fumus. Nam columbae fanguinem Pergameni noftri, atque adeo per totam fere Afiam, qui capitis offa confracta perforant, in craffum cerebri involucrum effundere affolent. Poftea quidam quum haberet palumbum, nec effet ad manum columba, ufus eft palumbi fanguine, et tamen fervatus eft homo ille. Et alius turturem eundem ad ufum applicans nihil hominem laefit. Siquidem fimilibus ad eofdem uti affectus, ubi quae antea expertus fis non adfunt, unum eft ex confeffis et experientia comprobatis. Et humanae vitae pleraque hunc in modum peraguntur.

[γ΄. Περὶ αἵματος περιστερᾶς.] Ἐπεὶ δ᾽ ὡς παραδεί-
γματος ἐμνημόνευσα τοῦ τῶν περιστερῶν αἵματος, οὐδὲν
ἂν εἴη χεῖρον ἤδη καὶ τοῦτο προχειρίσασθαι τῷ λόγῳ. καὶ
γὰρ καὶ πρὸς ὑποσφάγματα κατὰ τοὺς ὀφθαλμοὺς γινόμενα
χρῶνταί τινες αὐτῷ, παραχρῆμα δηλονότι λαμβάνοντες τὸ
ἐκρέον τοῦ σφαττομένου ζώου. θερμὸν μὲν γὰρ κατὰ τῶν
ὑποσφαγμάτων ἐγχέων αὐτὸ, τὰς κατὰ τὴν ἔκφυσιν τῶν
πτερύγων διήρει φλέβας, ὅπως ἐξαρκέσειεν αὐτὸ τὸ ζῶον εἰς
πολλὰς χρήσεις. ἕτερος δὲ τῶν ἀπαλῶν νεοττῶν ἐξαίρων τὰ
πτερὰ, μαλακὰ δ᾽ ἐστὶ ταῦτα καὶ τὰς σύριγγας ὑγροῦ πλή-
ρεις ἔχει, τοῦτ᾽ αὐτὸ τὸ ὑγρὸν ἐκθλίβων, ἐνέσταξε τοῖς
ὀφθαλμοῖς. ἑτέροις δὲ ἰατροῖς ἀμφισβήτησις ἐγένετο πότερον
νεοττοῦ χρὴ τὸ αἷμα κατὰ τῆς μήνιγγος ἐπιστάζειν ἢ τελείας
περιστερᾶς, καὶ πότερον ἄρρενος ἢ θήλεος. ἐγὼ δ᾽ ἐν Ῥώμῃ
μυρίους οἶδα τῶν ἀνατρηθέντων ὀστᾶ κεφαλῆς οὐδὲν βλα-
βέντας ἐπὶ τῇ τοῦ ῥοδίνου χρήσει, χωρὶς αἵματος περιστε-
ρᾶς, εἶναι δὲ αὐτὸ χρὴ θερμὸν οὕτως ὡς τὸ τῆς περιστερᾶς
αἷμα. καὶ ἴσως γε τῷ συμμέτρῳ τῆς κατὰ τὴν θίξιν θερμα-
σίας ὠφέλιμόν ἐστιν, οὐκ ἐξαιρέτῳ τινὶ καὶ ἀγνώστῳ δυνά-

[3. De fanguine columbae.] Porro quoniam exempli
vice mentionem feci fanguinis columbini, nihilo deterius
fuerit jam ipfum fermoui proponere. Siquidem eo ad fuffu-
fiones in oculis factas quidam utuntur, protinus videlicet
fumentes qui ex animante mactata effluit. Nam calidum
in fuffufiones affundunt venis ad alarum exortus incifis, quo
videlicet ad multos ufus idem animal fufficiat. Alter pul-
lorum tenerorum extractis pennis, funt autem hae molles
et fiftulas humore plenas obtinent, eum ipfum humorem
exprimebat oculis inftillans. At aliis medicis controverfia
fuit, pulline fanguinem an columbae adultae meningi af-
fundere oporteret, et an maris an foeminae. Ego vero fex-
centos novi eorum, quibus Romae perforata fuere capitis
offa, nec quicquam ab ufu rofacei citra columbae fanguinem
offenfos. Verum id calidum fit aeque atque columbae fan-
guis neceffe eft, ac fortaffis ipfa tantum caliditatis in con-
tactu moderatione eft utilis, haudquaquam eximia et inco-

μει. συνϋπάρχει δ᾽ αὐτῷ καὶ ἡ κατὰ τὴν δύναμιν εὐκρασία,
ἀλλὰ τί τοῦτο; καὶ γὰρ καὶ τὸ ῥόδινον ἔχει ταύτην μετὰ
τοῦ καὶ στύψεως βραχείας μετέχειν, ὥστε οὐδὲν ἕξεις μεῖζον
ἐπί γε κεφαλῆς ἀνατρηθείσης ῥοδίνῳ (132) καλῷ χρώμενος.
ἐδήλωσα δ᾽ ἔμπροσθεν ὅπως ἐσκευάσθαι χρὴ τὸ ἄμεμπτον
ῥόδινον. ἔστι δὲ καὶ τῶν ὑποσφαγμάτων ἰατικὰ κολλύρια
πάμπολλα καὶ μάλιστα τὴν σμύρναν ἔχοντα πολλήν, ὁποῖον
καὶ τὸ Δαμοκράτους ὀνομαζόμενον διάσμυρνον. ἑξῆς δὲ τού-
των ἐστὶ τὰ διὰ λιβανωτοῦ πολλοῦ καὶ τούτων ἑξῆς τὰ
διὰ κρόκου, καὶ χυλὸς δὲ τήλεως ἀμείνων ἐστὶν αἵματος περι-
στερᾶς εἰς τὰ τοιαῦτα. τί ἂν οὖν δέοι περιστερᾶς ἢ φάττας
ἢ τρυγόνας ἀναμένειν, εὐποριστότερον μὲν ἁπάντων ἔχοντας
φάρμακον τῆλιν, ἕτοιμα δὲ τὰ εἰρημένα κολλύρια; κατὰ δὲ
τὸν αὐτὸν τρόπον οὐδὲ γλαυκὸς αἵματος δεηθησόμεθα πρὸς
τοὺς δυσπνοοῦντας. ἔνιοί γε μὴν οὐ τὸ αἷμα διδόασι πίνειν,
ἀλλ᾽ αὐτὴν ἑψήσαντες κελεύουσιν ἐσθίειν ἐν ἁπλῷ ζωμῷ. τὸ
δ᾽ οὖν αἷμά τινες μὲν ἐπιστάξαντες ὕδατι, τινὲς δὲ οἴνῳ

gnita facultate. Adest illi quoque bona facultatis tempe-
ries. Sed quid hoc? Nam et haec rofaceo ineft, praeter-
quam quod leviter aftringat. Itaque melius invenire nihil
poffis in capite perforato, quam ut rofaceo probo utare.
Indicavi autem fupra quo pacto oporteat rofaceum de quo
queri non liceat praeparare. Sed et collyria funt plurima,
quae medeantur fuffufionibus, et maxime quod plurimam
recipit myrrham, quale eft quod a Democrate compofitum
eft, quod vocant diafmyrnon. Secundo funt quae habent
multum thuris. Poft quae funt quae ex croco conftant.
Quin et foenigraeci fuccus fanguine columbino in hoc utique
praeftat. Quid ergo moramur aut columbos aut palumbos
aut turtures, cum omnium medicamentorum paratu facilli-
mum habeamus foenum Graecum, tum memorata collyria
in promptu fervemus? Ad eundem modum nec noctuae
fanguine ad difficulter fpirantes egebimus, quanquam funt
qui non fanguinem bibendum exhibeant, fed ipfam jubeant
coctam edere ex fimplici jure. Ac fanguinem quidem alii
aquae, alii vino inftillantes exhibent. Et fuit etiam quidam

258 *ΓΑΛΗΝΟΥ ΠΕΡΙ ΤΗΣ ΤΩΝ ΑΠΛΩΝ ΦΑΡΜ. ΚΡΑΣ.*

Ed. Chart. XIII. [277. 278.]   Ed. Lind. II. (132.)

διδόασιν, καί τις ὑπερεπήνει τὸ αἷμα τοῦτο παρὰ γυναικὶ
συνεχῶς δυσπνοούσῃ, πυθομένου δέ μου ποίαν οἶδε δύσ-
πνοιαν ὑπ' αὐτοῦ τεθεραπευμένην, οὐδ' ὅτι πλείους εἰσὶν
ἠπίστατο. καὶ τοίνυν ἐχρήσατο μὲν ἐπὶ τῆς γυναικὸς, οὐδὲν
δὲ ὤνησεν,

[δ'. *Περὶ αἵματος νυκτερίδος τε καὶ λαγωοῦ καὶ ἀλε-
κτορίδων καὶ αἰγῶν καὶ ἀρνῶν καὶ ἐρίφων ἄρκτων τε καὶ
ταύρων καὶ τράγων.*] καθάπερ οὐδὲ τὸ τῆς νυκτερίδος, ὃ
γεγράφασιν ἔνιοι, καταχριόμενον τοῖς τιτθοῖς τῶν παρθέ-
νων ἄχρι πλείστου προσεσταλμένους αὐτοὺς διαφυλάττει. ἔστι
δὲ καὶ τοῦτο ψεῦδος, ὥσπερ γε καὶ τὸ μὴ φύεσθαι τρίχας
ἐν ταῖς μασχάλαις, ὃ καλῶς ποιῶν ὁ Ξενοκράτης διέβαλεν
ὡς οὐκ ἀληθές. αὐτὸς δ' ἀξιοῖ μετὰ τὴν ἐκείνου χρῆσιν ἢ
χάλκανθον ἐπιπάττειν ἢ σπέρμα κωνείου. [278] καί φησιν
οὕτω πραξάντων ἢ μηδ' ὅλως φύεσθαι τὰς τρίχας ἢ χνοώ-
δεις φύεσθαι, ὥσπερ μικρόν τι φάρμακον προσφέρων τὸ
σπέρμα τοῦ κωνείου καὶ οὐχ ἱκανὸν αὐτὸ καθ' αὑτὸ κατα-
ψῦξαι γενναίως οἷς ἂν ἐπιτεθῇ μορίοις. ἔνιοι δὲ καὶ τοῖς

qui immodice hunc fanguinem apud mulierem affidue diffi-
culter fpirantem extolleret, et quum rogarem, qualem ab eo
fciret curatam fpirandi difficultatem, ne id quidem noverat,
quod plures effent.   Et fane in muliere quidem eft ufus,
verum profuit nihil,

[4. *De fanguine vefpertilionis, leporis, gallinarum,
caprarum, agnorum, hoedorum, urforum, taurorum et hir-
corum.*] ficut nec fanguis vefpertilionis, quod fcribunt
quidam, fi virginum uberibus illinatur, plurimo ea tempore ab
extuberatione tueri.   Eft autem et ipfum falfum, veluti et
quod enafci fub alis pilos prohibeat, id quod recte Xenocra-
tes tanquam mendacium calumniatus eft.   Verum ipfe cen-
fet poft illius ufum aut chalcanthon infpergendum aut
femen cicutae. Atque ubi hoc factum erit, aut prorfum pilos
non predituros, aut certe lanuginofos, ceu leve atque exile
medicamentum adderet cicutae femen, ac non per fefe fuffi-
ciat ftrenue refrigerare partes quibus fuerit impofitum.   Alii

αἰδοίοις τῶν παίδων ἐπαλείφουσι τὸ τῆς νυκτερίδος αἷμα,
νομίζοντες ἐκ τούτου φυλάξειν ἄνηβα μέχρι πλείστου τὰ
μόρια. καίτοι γ᾽ ἐχρῆν οὐδὲ μέχρι πλείστου νομίζειν, ἀλλὰ
διὰ παντὸς ἔσεσθαι τοιαῦτα, καθάπερ οἴονται καὶ τὰς μα-
σχάλας. ἐκ μὲν οὖν τοῦ ψυγῆναι σφοδρῶς τὸ μόριον εὔλο-
γόν ἐστι γενέσθαι τι τοιοῦτον, οὐ μὴν τό γε τῆς νυκτερί-
δος αἷμα ψυχρὸν εἰς τοσοῦτόν ἐστι κατὰ δύναμιν, ὅλως γὰρ
οὐδὲν αἷμα ψυχρόν ἐστιν. ὡς τροφῇ μέντοι πολλάκις αἵματι
χρῶνται πολλοὶ τοῦ τε λαγωοῦ καὶ τῶν ἀλεκτορίδων καὶ
τῶν αἰγῶν, ἀλλὰ τῷ μὲν τοῦ λαγωοῦ καὶ τῶν ἀλεκτορίδων
οὐκ ὀλίγοι καὶ τῶν ἐν ταῖς πόλεσι, τῷ δὲ τῶν αἰγῶν οἱ
κατὰ τοὺς ἀγροὺς ἐμπιπλάντες αὐτῶν τὰς γαστέρας ἅμα τῇ
πιμελῇ, καθάπερ Ὅμηρος ἔφη τοὺς μνηστῆρας. ἀλλὰ νῦν
ἡμῖν ὁ λόγος ἐστὶν οὐ περὶ τῶν ἐν τροφῆς χώρᾳ προσφε-
ρομένων, ἀλλὰ τῶν ὡς φαρμάκων. ἔνια δ᾽, ὡς καὶ πρόσθεν
εἴρηται, τροφαί τε ἅμα καὶ φάρμακά ἐστιν, ὧν ἐν τῇδε τῇ
πραγματείᾳ καθ᾽ ὅσον φάρμακά ἐστιν, οὐ καθ᾽ ὅσον τρο-
φαί. καὶ γὰρ καὶ ὅσοι τὸ αἷμα τῆς αἰγὸς τοῖς ὑδεριῶσι

vero et puerorum pudendis fanguinem vefpertilionis illinunt,
credentes ita diutiffime eas partes a pube fervari poffe im-
munes. Atqui non oportebat putare diutiffime, verum per-
petuo fore tales, velut exiftimant et alas. Ergo ex refrigera-
tione partis vehementi ejufmodi quippiam poffe contingere
non eft a ratione alienum. Non tamen adeo frigidae facul-
tatis eft vefpertilionis fanguis, nam in totum nullus fanguis
frigidus eft. Sunt enim non pauci, qui pro alimento ha-
bent fanguinem leporis, gallinarum et caprarum; verum
leporis et gallinarum complures etiam eorum, qui urbes
incolunt; at agreftes ventres fuos caprarum fanguine una
cum adipe implent, ut Homerus ait folitos fponfos Penelo-
pes. Sed nunc non eft nobis fermo de iis quae ciborum
loco fumuntur, fed quae adhibentur ut medicamenta Sed
quaedam funt, uti fupra pofui, alimenta fimul et medica-
menta, quorum hic facienda mentio eft, quatenus medica-
menta, non quatenus alimenta. Etenim qui aqua inter cu-
tem laborantibus fanguinem caprarum cum melle exhibue-

μετὰ μέλιτος ἔδοσαν ὡς φάρμακον, οὐχ ὡς τροφὴν αὐτὸ
προσφέρουσιν, καὶ ὅσοι πρὸς δυσεντερίαν ὀπτήσαντες ἢ πρὸς
ῥεῦμα γαστρὸς ἐχρήσαντο. καί μοι δοκεῖ τὸ παχυμερὲς αὐ-
τοῦ καὶ γεῶδες ἅμα θερμότητι ξηραντικὸν ὑπολαβὼν εἶναι
πρὸς ταύτην τὴν χρῆσιν ἀφικέσθαι τις. εἰς δὲ τὰς μήνιγγων
αἱμοῤῥαγίας ἀλεκτρυόνός τε καὶ ἀλεκτορίδος αἷμα γεγραμμέ-
νον ὑπ᾽ αὐτῶν εὑρὼν, οὔτ᾽ ἤλπισα δράσειν τι μέγα καὶ τῇ
πείρᾳ κρίνειν ἅμα μὲν ἠδέσθην, ὡς μὴ περίεργος ἢ μωρὸς
εἶναι δοκοίην, εἰ τοσαῦτά τε καὶ τοιαῦτα φάρμακα δόκιμα
παρελθὼν ἐλπίζοιμι τὸ τῶν ὀρνίθων τούτων αἷμα μᾶλλον
ἀνύσειν, ἅμα δ᾽ ἐπισφαλοῦς οὔσης τῆς τοιαύτης αἱμοῤῥαγίας
οὐκ ἐδόκει μοι καλῶς ἔχειν ἐπί τι τῶν ἀπειράστων ἀφικνεῖ-
σθαι. σφαλερὰ γὰρ οὕτως ἡ τοιαύτη πεῖρα καὶ μόνοις βα-
σιλεῦσιν ἐπὶ πονηρῶν ἀνθρώπων εὐλόγως παραλαμβανομένη.
προκατέγνων δὲ καὶ τοῦ τῶν ἀρνῶν αἵματος, ὃ θεραπεύειν
ἐπιληψίαν ἔνιοί φασι πινόμενον, οὐκοῦν οὐδὲ τοῦτο τῇ πείρᾳ
κρίνειν ἤμελλον. εἰ δέ τις βούλεται πειραθῆναι, σαφῶς οἶδα

runt, eum ut medicamentum, non ut alimentum obtulere, tum
qui ad dyfenteriam tofto eo et ad ventris fluxum funt ufi.
Videturque mihi quifpiam craffam ejus effentiam, et terream
cum caliditate exiccatoriam effe fufpicatus ad hunc ufum
perductus.   Porro galli gallinaeque fanguinem quum ab ip-
fis ad meningum haemorrhagiam fcriptum inveniffem, nec
magnum quippiam effecturum fperavi, nec aufus fum expe-
riri.   Simul enim metuebam ne curiofus et ftolidus viderer,
fi tantis tamque probatis remediis femel praeteritis, con-
fiderem fanguinem gallinaceum illis plus poffe praeftare,
fimul vero quum ejusmodi fanguinis eruptio admodum fit pe-
riculofa, non eft mihi vifum fore honeftum, fi ad ea quae
inexplorata effent tranfiffem, fiquidem periculofa eft ejus-
modi experientia, et quae folis regibus in homines noxios
merito ufurpatur. Defperabam vero etiam de fanguine agno-
rum, quem quidam comitiali morbo mederi potum fcri-
pferunt.   Itaque nec hunc quidem etiam experimento judi-
care fum aufus. Quod fi quis experiri volet, certe fcio da-

ΚΑΙ ΔΥΝΑΜΕΩΣ ΒΙΒΛΙΟΝ Κ. 261

Ed. Chart. XIII. [278.]   Ed. Baf. II. (132.)

καταγινωσκόμενον αὐτῶν τῶν γραψάντων τὰ τοιαῦτα. πάντα
γὰρ ὅσα πινόμενα φάρμακα τοὺς ἐπιληπτικοὺς ὀνίνησι, τῆς
τεμνούσης ἐστὶ δυνάμεως, ἥκιστα δὲ τοιοῦτο τὸ τῶν ἀρνῶν
αἷμα. τὸ δ᾽ ἐπὶ τοῦ τῶν ἐρίφων αἵματος εἰρημένον ὑπὸ
Ξενοκράτους, ἐνδεχόμενον εἶναι νομίσας ἀνύειν τι διὰ τὴν
τοῦ ὄξους μίξιν ὑπερεθέμην τινὶ πρᾶξαι τῶν ἐν ἀγρῷ διαι-
τωμένων ἀνδρὶ φιλογεωργῷ μὲν, πεπαιδευμένῳ δὲ τὴν πρώ-
την παιδείαν, καί φησιν αὐτῷ κεχρημένος ἐπὶ δυοῖν αἷμα
πτυσάντων ὠφέλειάν τινα πεπειρᾶσθαι. ἐδόκει δέ μοι μηδέ-
τερος αὐτῶν ἐξ ὧν διηγεῖτο μήτ᾽ ἐξ ἀρτηρίας αὐτὸ μήτε
ἐκ λάρυγγος ἢ πνεύμονος ἐπτυκέναι. γράφει γοῦν ὁ Ξενο-
κράτης ἐν τῷ πρώτῳ περὶ τῆς ἀπὸ τῶν ζώων ὠφελείας,
ἔνθα περὶ ἐρίφων διαλέγεται, κατὰ λέξιν ᾧδε· πρὸς τοὺς
αἱμοπτυϊκοὺς πάνυ ὠφέλιμον. χρὴ δὲ μήπω πεπηγότι ὅσον
ἡμικοτυλίῳ παραμῖξαι ὄξους δριμέος ἴσον, ἔπειτ᾽ ἀναζέσαντα
τριχῇ διανέμειν, διδόναι τε καταῤῥοφεῖν ἑκάστης ἡμέρας μέ-
ρος ἓν, ὥστ᾽ ἔξεστί σοι κατ᾽ ἀγρόν ποτε τῶν ἄλλων ἀπο-
ροῦντι καὶ τούτῳ χρήσασθαι τὴν πεῖραν ἀκίνδυνον ἔχοντι.

mnabit qui talia fcripferunt. Siquidem quaecunque potu
juvant epilepticos, ea facultatis funt incidentis, at fanguis
agninus omnium minime talis eft. Porro quod de hoedorum
fanguine prodidit Xenocrates, quum exiftimaſſem non eſſe
impoſſibile, ratus ob aceti mixtionem poſſe aliquid efficere,
perfuaſi cuidam in agro degenti ac rei ruſticae quidem ftu-
dioſo, caeterum primis difciplinis erudito, retulitque fe eo
in duobus fanguinem expuentibus ufum nonnullam utilitatem
expertum. Caeterum illorum neuter ex iis quae mihi nar-
rabat neque ex arteria neque ex larynge aut pulmone
expuiſſe viſus eft. Xenocrates igitur in primo libro de per-
cipienda ab animantibus utilitate, ubi de hoedis differit, fcri-
bit in haec verba: *Ad fanguinem fpuentes admodum utile.*
Oportet autem nondum concreto menfura femicotylae tan-
tundem admifcere aceti acris, idque fervefactum trifariam
partiri et in fingulos dies fingulas partes exorbendas prae-
bere. Itaque liceat tibi forte fortuna in agro deprehenfo,
ubi reliquorum fuerit inopia, hoc uti, quum citra periculum

262 ΓΑΛΗΝΟΥ ΠΕΡΙ ΤΗΣ ΤΩΝ ΑΠΛΩΝ ΦΑΡΜ. ΚΡΑΣ.

Ed. Chart. XIII. [278. 279.]　　　　　Ed. Baf. II. (132.)
τό γε μὴν τῆς ἄρκτου κατὰ τῶν ἀποστημάτων θερμὸν ἐπι-
τιθέμενον ἐγχωρεῖ πεπαίνειν αὐτά. [279] προσθήσω δὲ τῷ
λόγῳ καὶ τὸ τῆς αἰγός τε καὶ τράγου καὶ ταύρου. καί σοι
πάρεστιν, εἰ βούλει, παρελθόντι μυρία τῶν εὐπορίστων φαρ-
μάκων οἷς ἀποστήματα πεπαίνομεν ἄρκτους καὶ ταύρους καὶ
τράγους καταθύειν ἐφ᾽ ἑκάστῃ δηλονότι χρήσει. οὐ γὰρ δὴ
ἅπαξ γέ τις ἐπιθεὶς κατὰ τοῦ πεπονθότος μορίου τὴν ἐπαγ-
γελίαν ἀπαιτήσει τοῦ φαρμάκου, οὐ μὴν οὐδὲ ψυχρὸν ἤδη
γεγονὸς ὡς πεπηγέναι.

[ε΄. Περὶ αἵματος τῶν χλωρῶν βατράχων.] Τοῦ δὲ
τῶν χλωρῶν βατράχων τῶν μικρῶν, οὓς βρέξαντάς τινες
ὀνομάζουσι, τὸ αἷμα διαβεβαιουμένου τινός, ἐπειδὰν τῶν
βλεφάρων ἐκτίλας τὰς τρίχας ἐπαλείψῃς, οὐκέτ᾽ ἀνα-
φύεσθαι, ψεῦδος εὗρον ὑποβαλὼν τῇ πείρᾳ. μετὰ ταῦτα
δὲ καὶ γεγραμμένον ὑπό τινων εὗρον αὐτό, καθάπερ γε
καὶ τὸ τῶν κροτώνων, οὓς κυνοραίστας μᾶλλον ὀνομάζου-
σιν οἱ παλαιοί. ἀλλ᾽ οὐδὲ τοῦτο τὴν ἐπαγγελίαν ἔσωσεν εἰς
πεῖραν ἀχθέν.

id experiri poffis. Urforum vero fanguis, fi abfceffibus cali-
dus imponatur, fieri poteft ut concoquat. Adjiciam vero
etiam caprinum, hircinum, taurinum. Licetque tibi, fi voles,
praeteritis decem millibus medicamentorum paratu prom-
ptorum, quibus concoquuntur abfceffus, urfos, tauros ac hir-
cos mactare, quolibet fcilicet ufu, nec enim quifpiam femel
impofito in partem affectam medicamento promiffum ejus
exiget, nec etiam fi refrixerit ut jam cogatur.

[5. De fanguine viridium ranarum.] Porro quum
affereret quidam fanguinem viridium ranarum parvarum,
quas quidam brexantes nuncupant, fi evulfis ex palpebris
pilis inungeretur, ut in pofterum ne recrefcerent prohibi-
turum, falfum id comperi facto periculo. Poftea vero fcri-
ptum a quibufdam reperi illud ipfum, ficut etiam crotonum,
quos potius veteres appellitant cynoraiftas. Verum nec hio
facto periculo promiffa praeftitit.

Ed. Chart. XIII. [279.]   Ed. Baf. II. (132. 133.)

[στ΄. Περὶ αἵματος κροκοδείλου καὶ τῶν λοιπῶν.] Εἰ
δὲ τὸ τοῦ χερσαίου κροκοδείλου ποιητικὸν ὀξυδορκίας ἐστὶν,
οὐδὲ πειράζειν ἔμελλον, ἔχων ὀξυδερκῆ φάρμακα δόκιμα, κα-
θάπερ οὐδ᾽ εἰ τὸ τῶν ὀχευόντων ἵππων, ἐσχαρωτικόν τε καὶ
σηπτικὸν, οὐδ᾽ εἰ τὸ τῶν κατοικιδίων μυῶν ἀποπίπτειν
ποιεῖ ἀκροχορδόνας. ἕτερα γὰρ ἦν μοι πολλὰ καὶ πρὸς
τοῦτό γε τὸ πάθημα, καθάπερ γε καὶ πρὸς τὸ δυσιατότε-
ρον αὐτοῦ τὴν μυρμηκίαν ὀνομαζομένην, ἐφυλαττόμην τε
γοητείας δόξαν ἀπενέγκασθαι, φθανόντων ἤδη τῶν βασκάνων
ἰατρῶν λέγειν ἐκ μαντικῆς τινος, οὐκ ἰατρικῆς θεωρίας τὰς
προῤῥήσεις ἐπὶ τῶν νοσούντων με ποιεῖσθαι.

(133) [ζ΄. Περὶ γάλακτος.] Γάλα. διττὴν ἔχει τοῦτο
χρείαν, τὴν μὲν ἑτέραν ὡς τροφὴν, τὴν δὲ ἑτέραν ὡς φάρ-
μακον. ἀλλ᾽ ὡς μὲν τροφή τι δύναται διά τε τῆς θεραπευ-
τικῆς μεθόδου καὶ κατὰ τὰ ἄλλα δεδήλωται. τὴν δ᾽ ὡς φαρ-
μάκου δύναμιν αὐτὴν νῦν ἐρῶ, πρότερόν γε ἀναμνήσας κἀπὶ
τοῦδε, καθάπερ ὀλίγον ἔμπροσθεν ἐπὶ τοῦ αἵματος, ὡς οὐ
περὶ τοῦ νοσώδους γάλακτος, ἀλλὰ τοῦ κατὰ φύσιν ἐν ἑκά-

[6. De fanguine crocodili et reliquorum.] Caeterum
an crocodili terreftris fanguis vifum acuat, ne id quidem
experiri volui, quum haberem probata aciei exacuendae me-
dicamenta oxyderce. Neque an admiffariorum equorum
fanguis cruftam moliatur et fepticus fit, neque an murium
domefticorum fanguis verrucas decidere faciat. Nam aliorum
fuit mihi magna femper copia et ad hoc pathema et quod
aegrius illo medicabile eft, nempe ad vocatam myrmeciam.
Et cavebam ne praeftigiaturae opinionem merito referrem,
quum jam etiam improbi quidam medici ex divinandi qua-
piam arte, non ex fpeculatione medica me in morbis folere
praedicere calumniarentur.

[7. De lacte.] Lac. Bifariam hoc utimur, partim ut
cibo, partim ut medicamento. Sed quid valeat ut cibus, in
curandi methodo alibique expofitum eft, at facultatem ejus
ceu medicamenti, eam nunc explicamus. Ac primum illud
commonebo, quod paulo ante de fanguine, quod non de
morbido lacte, fed de naturali cuiufque animantis ea quae

264 ΓΑΛΗΝΟΥ ΠΕΡΙ ΤΗΣ ΤΩΝ ΑΠΛΩΝ ΦΑΡΜ. ΚΡΑΣ.

Ed. Chart. XIII. [279. 280.]　　　　　Ed. Baf. II. (133.)
στῳ τῶν ζώων χρὴ ἀκούειν τῶν λεχθησομένων. τὸ τοίνυν
ὑγιεινότατον γάλα, καθάπερ καὶ τὸ αἷμα, καθαρόν ἐστι καὶ
εἰλικρινὲς, οὔτε πικρότητος οὔτ᾽ ὀξύτητος οὔτε δριμύτητος
οὔθ᾽ ἁλυκότητος οὔτε δυσωδίας μετέχον, ἀλλ᾽ ὡς ἄν εἴποι
τις εὐῶδες ἢ ἄνοσμον ἢ εἴπερ ἄρα σμικρᾶς τινος εὐωδίας με-
τέχον. εὔδηλον ὅτι καὶ γευόμενόν ἐστιν ἡδὺ, βραχεῖαν ἔχον
γλυκύτητα, καθάπερ καὶ τὸ αἷμα τὸ ὑγιεινὸν, ἐξ οὗ καὶ ἡ
τοῦ γάλακτός ἐστι γένεσις. τὸ δὲ τοιοῦτο γάλα πρὸς τὰ δρι-
μέα καὶ δάκνοντα ῥεύματα συμφορώτατόν ἐστιν, οὐ μόνον
ἀποπλῦνον αὐτὰ τῶν ἐνοχλουμένων μορίων, ἔστι γὰρ αὐτῷ
τοῦτο καὶ πρὸς τὸ ὕδωρ κοινὸν, ἀλλὰ καὶ περιπλαττόμε-
νον τοῖς σώμασιν, ὡς μὴ γυμνοῖς αὐτοῖς προσπίπτειν τὸ
ἐπιῤῥέον. οὐ μόνον δὲ κατὰ τοῦτο πλεονεκτεῖ τοῦ ὕδατος,
ἀλλὰ καὶ τῷ περιπλύνειν αὐτὸ, διὰ τὸ περιέχειν ἐν ἑαυτῷ
ῥυπτικὴν ὑγρότητα τὴν ὀνομαζομένην ὀῤῥὸν, ὃς προαποκλύ-
ζεται καὶ προσαποκλύζει τὰ σώματα. τῷ δὲ λοιπῷ παντὶ
παχεῖ ὄντι καὶ λιπαρῷ περιπλάττεται καθ᾽ ὅνπερ τρόπον
καὶ ἡ πιμελὴ καὶ τὸ στέαρ, ὠοῦ τε τὸ λευκὸν ἤ τ᾽ ἐκ τοῦ
πεπλυσμένου κηροῦ καὶ ἐλαίου κηρωτή [280] καὶ γὰρ καὶ

dicenda funt, intelligere oporteat.　Igitur lac faniffimum,
velut etiam fauguis, purum fincerumque eft, nec amaroris
nec acrimoniae aut aciditatis aut falfedinis aut foetoris
particeps, fed ut dixerit quifpiam, bono odore praeditum
aut odoris expers, aut certe exiguum odorem bonum refe-
rens.　Clarum etiam eft id effe debere guftu fuave, paucu-
lam habens dulcedinem, ficut et fanguis integrae fanitatis ex
quo et lactis conftat generatio. Tale lac ad acres et mor-
daces fluxiones eft utiliffimum, non abluens tantummodo eas
a partibus afflictis, eft enim id illi cum aqua commune, fed
et corpora illinens, ut non in nuda cadat quod defluit. Nec
in hoc duntaxat aquae praeftat, verum etiam quia colluit,
utpote extergentem in fefe humiditatem continens, quam
vocant ferum, id quod colluit diluitque corpora, reliquo
autem quod craffum pingueque eft, circumlinitur non aliter
quam pinguedo, adeps atque ovi albumen et ceratum ex
eloto oleo ceraque confectum, nam et haec ab acribus icho-

ΚΑΙ ΔΥΝΑΜΕΩΣ ΒΙΒΛΙΟΝ Κ. 265

Ed. Chart. XIII. [280.]   Ed. Baf. II. (133.)

ταῦτα τὰς ἀπὸ τῶν δριμέων ἰχώρων πραΰνει δήξεις, ἐκ τοῦ
περιπλάττεσθαι τοῖς σώμασιν ἄδηκτον ἔχοντα φύσιν. εὐτρε-
πτότατον δ' ὃν ἅπαν γάλα, καὶ μάλισθ' ὅταν ᾖ τὸ περιέ-
χον θερμὸν, ἀποβάλλει πολὺ τῆς εἰρημένης δυνάμεως, εἰ μὴ
παραχρῆμά τις αὐτῷ χρῷτο θερμῷ τῶν τιτθῶν ἐκχυθέντι.
μάλιστα μὲν οὖν γυναικὸς εὐεκτούσης τε καὶ καλῶς διαιτω-
μένης γάλακτι χρηστέον ἐστὶν, οἰκειότατον γὰρ ἀνθρωπείῳ
σώματι τοῦτο, δεύτερον δὲ τῶν ἄλλων ζώων, ὅσα μὴ πολὺ
κεχώρισται τῆς ἀνθρώπου φύσεως. εἴση δὲ τοῦτο ῥᾳδίως ἐκ
τῆς τῶν σαρκῶν ὀσμῆς, ἀηδοῦς μὲν οὔσης τῶν πόῤῥω ταῖς
κράσεσιν ἀφεστηκότων, οἷον κυνὸς, λύκου, λέοντος, παρδά-
λεως, ἀλώπεκος, ὑαίνης, ἄρκτου καὶ τῶν ὁμοίων, οὐκ ἀη-
δοῦς δὲ τῶν μὴ πόῤῥω, καθάπερ ὑὸς, αἰγὸς, ἵππου, βοὸς,
ὄνου, προβάτου. καὶ τοίνυν καὶ χρῶνται πάντες οἱ ἄνθρω-
ποι τῇ πείρᾳ διδαχθέντες αἰγείῳ τε καὶ προβατείῳ καὶ
βοείῳ καὶ ὀνείῳ γάλακτι, καὶ τυροὺς δὲ ποιοῦσιν ἐξ αὐτῶν,
ὅτι μὴ τοῦ ὀνείου. λεπτὸν γὰρ πάνυ τοῦτο καὶ μεστὸν ὀῤ-
ῤώδους ὑγρότητος, ὥσπερ γε τὸ βόειον παχύ. μέσον δ' ἐστὶν

ribus feu fanie natas mordicationes mitigant, eo quod cor-
poribus circumlinantur ipfa naturae minime mordacis. Porro
quum lac omnium facillime alteretur, praefertim fi ambiens
fuerit calidum, multum a dicta facultate amittit, nifi proti-
nus quis ab uberibus eflufo calido etiamnum utatur. Maxime
igitur mulieris bene habitae et bonam victus rationem fer-
vantis lacte utendum, nam id humano corpori eft familia-
riffimum, deinde aliorum animalium, quae quidem ab hu-
mana natura non longiffime abfunt, id quod fcies ex car-
nium odore; nam faftidiofus eft et injucundus eorum quae
multum diverfam habent temperiem, ceu canis, lupi, leonis,
pardalis, vulpis, hyaenae, urfi et fimilium, non injucundus
autem eft eorum quae non porro abfunt, ut fuis, caprae,
equae, bovis, ovis, afini. Quocirca etiam cuncti homines docti
experientia caprino, ovillo, bubulo afininoque utuntur lacte
et cafeos ex eis conficiunt, excepto afinino. Nam id plane
tenue eft et plenum humoris ferofi, velut bubulum craffum,

τῇ συστάσει τὸ τῆς αἰγὸς, ἄπεπτον δὲ καὶ ὑδατῶδες ὗς ἔχει
τὸ γάλα. σύγκειται δ᾽ ἐκ τριῶν οὐσιῶν ἅπαν γάλα, τυρώ-
δους, ὀῤῥώδους, λιπαρᾶς, ἣν πλείστην ἔχειν φαίνεται τὸ βό-
ειον, ἐξ ἧς καὶ τὸ καλούμενον βούτυρον ποιοῦσι, πεπτικῆς
τε καὶ χαλαστικῆς ὂν δυνάμεως, διὸ καὶ μάλιστα αὐτῷ χρῶν-
ται ἐπί τε παρωτίδων καὶ βουβώνων.

[η΄. Περὶ ὀῤῥοῦ γάλακτος.] Ὁ δὲ ὀῤῥὸς, ὡς εἴρηται,
ῥυπτικὴν ἔχει δύναμιν, ὑπαγωγῆς τε γαστρὸς ἕνεκα λαμβά-
νεται καὶ διὰ κλυστήρων ἐνίεται, περιῤῥύπτων τε καὶ περι-
πλύνων ἀδήκτως τὰς ἐν τοῖς ἐντέροις δριμύτητας. ἕλκη τε
τὰ δριμεῖς ἰχῶρας ἔχοντα κατακλύζων ἄν τις ἀνθ᾽ ὕδατος
ὀῤῥῷ κάλλιστα ποιήσειεν. ὅσα τε διαφορητικὰ φάρμακα τῶν
ἐκχυμωμάτων τε καὶ μελασμάτων ἐστὶν καὶ ταῦτα δι᾽ ὀῤῥοῦ
περιπλύνειν ἄμεινον, οὐ δι᾽ ὕδατος. οὕτως οὖν αὐτῷ καὶ
πρὸς ὑπώπια καὶ ὑποσφάγματα χρώμεθα, μιγνύντες τοῖς
οἰκείοις πρὸς ταῦτα φαρμάκοις. τὸ δὲ τυρῶδες καὶ παχὺ
τοῦ γάλακτος ἐμπλάττεται μᾶλλον, καὶ κατὰ τοῦτο τὰς δρι-
μύτητας ἀμβλύνει. ὅταν δὲ προσλάβῃ τινὸς ἑτέρας ξηραντι-

caeterum confiftentia medium caprinum eft, at fus crudum
aqueumque lac obtinet.   Porro lac omne ex tribus conftat
effentiis, cafeofa, ferofa, pingui; hanc plurimam habere con-
fpicitur bubulum, ex quo conficitur et id quod butyrum
nominant, concoquentis et laxantis facultatis, quamobrem
maxime illo utuntur ad parotidas et bubones.

[8. *De fero lactis.*] At serum, ut dictum eft, exter-
gendi facultatem poffidet, adhibeturque fubducendi ventris
gratia, ac per clyfteres injicitur extergens et abluens fine
mordacitate inteftinorum acrimoniam. Praeterea fi quis ul-
cera quae fanie infeftantur acri vice aquae fero colluat,
optime fane fecerit. Praeterea quaecunque medicamenta
digerere folent fugillationes et livores, ea praeftat fero quam
aqua diluere.   Sic etiam eo utimur ad fugillata et fuffufio-
nes, peculiaribus ad haec medicamentis commifcentes. At
cafeofum illud et craffum ipfius lactis magis illitum adhaeret
et eo nomine acrimoniam retundit.   Porro ubi aliam quam-

κῆς δυνάμεως, ἄριστον γίγνεται φάρμακον ἐπί τε δυσεντερι-
κῶν καὶ πάντων τῶν κατὰ γαστέρα δριμέων ῥευμάτων, προσ-
λαμβάνει δὲ διὰ τῶν ἐμβαλλομένων αὐτῷ προαφεψημένων
διαπύρων λίθων. εἶναι δὲ χρὴ τούτους οὓς ὀνομάζουσιν κά-
χληκας, ἑψῆσθαί τε τὸ γάλα, μέχρις ἂν ἐκδαπανηθῇ τὸ πλεῖ-
στον ἐξ αὐτοῦ τῆς ὀῤῥώδους ὑγρότητος. ἡμεῖς δὲ καὶ διὰ
σιδηρῶν κυλίνδρων διαπύρων ἐμβαλλομένων αὐτῷ τὴν αὐ-
τὴν ἢ καὶ βελτίονα δύναμιν ἐργαζόμεθα. μετέχει γὰρ ὁ σί-
δηρος, ὡς εἴρηται, στυπτικῆς δυνάμεως, καὶ τούτου γε χάριν
τοὺς κυλίνδρους αὐτὸς παρεσκευασάμην πλείονας ἐπὶ πέρα-
σιν ὀβελῶν προσκειμένους, ἵνα τις ἐκ τῆς λαβῆς εὐκόλως
ἐπαίρῃ πυρωθέντα τὸν σίδηρον. ὥσπερ δὲ τῶν καυστηρίων,
οὕτω καὶ τούτων τὰς λαβὰς ἐνελίττω ῥάκεσιν. ὅλον δὲ τὸ
γάλα πρός τε τὰ κατ᾽ ὀφθαλμοὺς ῥεύματα δριμέα κατὰ μό-
νας τε καὶ μετὰ τῶν ἁπλῶν κολλυρίων ἐστὶ χρήσιμον, ἔτι
τε πρὸς ὑποσφάγματα καὶ ὑπώπια, καὶ μέντοι καὶ κατὰ τῶν
βλεφάρων ἔξωθεν, ὑπνοῦν μελλόντων τῶν ὀφθαλμιώντων
ἐπιτιθέμενον ἅμα ῥοδίνῳ καὶ ᾠῷ, πέττει τὰς φλεγμονὰς

piam deficcantem facultatem habuerit adjunctam, optimum
eft remedium dyfenteriae et omnium ventris acrium fluxio-
num. Eam accipit a lapidibus, qui praedecocto ipfi injiciun-
tur igniti. Porro eos effe oportet quos vocant filices. Et
lac eousque decoqui debet, dum pleraque ferofi in eo humo-
ris abfumpta pars fuerit. At nos injectis ferreis in ipfum
cylindris candentibus, eandem aut etiam meliorem faculta-
tem efficimus; nam ferrum aftringentis quoque, ut eft di-
ctum, facultatis eft particeps. Ac proinde cylindros ego
complures effeci hujus gratia, ad fines veruum propenden-
tes, quo videlicet quis manubrio ignitum ferrum facile igni
eximat, et ficut cauteriorum, ita horum manubria pannis
involvo. Porro lac totum ad acres oculorum fluxiones tum
per fe tum cum mollium collyriorum quopiam eft utile,
praeterea ad fugillata et fuffufiones. Quin etiam palpebris
extrinfecus ubi qui ophthalmia laborant, fomno fefe dabunt,
impofitum fimul cum rofaceo et ovo phlegmonas eorum con-

268 ΓΑΛΗΝΟΥ ΠΕΡΙ ΤΗΣ ΤΩΝ ΑΠΛΩΝ ΦΑΡΜ. ΚΡΑΣ.

Ed Chart. XIII. [280. 281.]   Ed. Baf. II. (133.)

αἰτῶν, γυναικὸς δ᾽ ἔστω τὸ γάλα τοῦτο, πρόσφατον ἐκ τῶν
τιτθῶν ἐπισταζόμενον. ἐνίεμεν δὲ αὐτὸ καὶ μήτραις ἡλκω-
μέναις καὶ κατὰ μόνας μὲν, [281] ἀλλὰ καὶ τοῖς ἀδήκτως
θεραπεύουσι φαρμάκοις μιγνύντες οἷς μίγνυται, κᾀπειδὰν τὰ
κατὰ τὴν ἕδραν ἕλκη παρηγορῶμεν, ὀδυνώμενα διὰ δριμεῖς
ἰχῶρας ἢ φλεγμονὰς ἢ στολίδας ἀνεξαμένας. οὕτως δὲ καὶ
πρὸς τὰ κατὰ τὰ αἰδοῖα χρώμεθα καὶ πάνθ᾽ ἁπλῶς τὰ πα-
ρηγορίας δεόμενα διὰ φλεγμονὴν ἢ δῆξιν ἢ κακοήθειαν. διὰ
τοῦτο οὖν καὶ τοῖς καρκινώδεσιν ἕλκεσιν προσφέρεται μι-
γνύμενον ἀνωδύνοις φαρμάκοις, οἷα μάλιστα τὰ διὰ πομφό-
λυγός ἐστι. καὶ τί δεῖ λέγειν ὅτι καὶ διάκλυσμα καὶ διακρά-
τημα τῶν ἐν τῷ στόματι φλεγμαινόντων ἀνωδυνώτατόν
ἐστιν ἀνακογχυλιζόμενον; καὶ φλεγμαίνοντα παρίσθμια κατὰ
σταφυλὴν καὶ ἀντιάδας ἱκανῶς παρηγορεῖ, καὶ διὰ τοῦτο
καὶ συνάγχην, ἁπλῶς δ᾽ εἰπεῖν, ὡς ἔφην, παρηγορικόν ἐστι
φάρμακον, ἄδηκτον μὲν ἔχον καὶ τὴν ὅλην οὐσίαν, πολὺ δὲ
μᾶλλον ὅταν ἐκδαπανήσωμεν αὐτῆς ἑψήσει μετρίᾳ τὸ πλέον
τῆς ὀῤῥώδους ὑγρότητος. οὕτως γοῦν μοι δοκοῦσιν οἱ ἰα-

coquet, fed hoc efto lac mulieris recens ex mamillis expreſ-
fum. Infundimus ipfum et utero ulcerato tum per fefe tum
iis medicamentis commifcentes, quibus mifceri poteft, utique
citra morfum curantibus, et ubi in fede ulcera mitigamus
prae faniei acrimonia dolentia, aut phlegmonas aut rugas
perpetientia. Sic et ad ulcera pudendorum utimur, et ad
omnia quae leniri poftulant five ob phlegmonen five ob
morfum five ob malignitatem. Ea propter et cancrofis ap-
plicatur ulceribus medicamentis anodynis commixtum, qua-
lia funt quae conftant ex pompholyge. Et quid attinet com-
memorare, quod ore contentum et collutum gargarizatum-
que, vel maxime phlegmonas ejus mitigat? Sed et tonfillas
et columellam et antiadas phlegmone affectas admodum mi-
tigat et proinde etiam anginam. Atque ut femel dicam, me-
dicamentum eft leniens, totam quidem fubftantiam habens
mordacitatis expertem, fed multo magis ubi concoctione
moderata potiſſima pars feroſi humoris abfumpta eft. Sic

τροὶ καὶ πρὸς τὰ κατὰ διάβρωσιν ἀναιροῦντα θανάσιμα
φάρμακα, προτραπῆναι διδόναι τὸ γάλα, καθάπερ ὅ τε θα-
λάττιος λαγωὸς ἀναιρεῖ καὶ ἡ κανθαρίς. ἔνιοι δὲ καὶ τοῖς
ἀκόνιτον ἢ θαψίαν εἰληφόσι διδόασιν. ἀλλὰ ταῦτα μὲν εὐ-
λόγως ἐπενόησαν, ἕτερα δ᾽ ἐψεύσαντο φανερῶς, ὥσπερ καὶ
τὸ περὶ τὸ τῆς κυνὸς γάλακτος ὡς κωλύοντος ἀνιέναι τρίχα
ἐκ τῶν βλεφάρων, εἰ ἐξαιρεθεισῶν αὐτῶν ἐπιχρισθείη τῷ
τόπῳ, ὅθεν αἱ ῥίζαι τῶν τριχῶν ἀνεσπάσθησαν. κατὰ δὲ
τὸν αὐτὸν λόγον οἱ γράψαντες εἴργειν αὐτὸ τῆς ἐπὶ (134)
τῶν αἰδοίων ἐκφύσεως ταχείας τὰς τρίχας, εἰ περιχρισθείη
πρὶν ἡβᾶν, ἐκβάλλειν τε τὰ νεκρὰ τῶν ἐμβρύων ποθέν, οὐκ
ἀληθεύουσιν. ἕτερα δέ τινα γοητείας ἐχόμενα γράφουσιν περί
τε τούτων καὶ ἄλλων τινῶν ζώων γάλακτος, ἃ καταρχὰς
εὐθέως ἠρνησάμην αὐτὸς ἐρεῖν, εἰ καὶ πεῖραν αὐτῶν εἶχον
ὡς ἀληθῶς λεγομένων.

[θʹ. Περὶ τυροῦ.] Τυρός. τῷ περὶ γάλακτος λόγῳ καὶ
περὶ τυροῦ προσθεῖναι προσήκει, διότι γάλα πεπηγός ἐστιν.
οὐ μὴν ἥ γε οὐσία πᾶσα τοῦ γάλακτος πήγνυται κατὰ τοὺς

mihi videntur etiam medici ad venena, quae erofione inter-
imunt, lac dari fuadere, velut funt lepus marinus et can-
tharis. Sunt etiam qui exhibent iis, qui aconitum et tha-
pfiam fumpferint, fed haec ex ratione fecerunt. Alia vero
palam mentiti funt, ut de lacte canino, quod in palpebris
pilos renafci prohibeat, fi prioribus evulfis ei loco foret
illitum, unde pilorum radices exacte eſſent. Ad eundem
modum qui fcripferunt quod celerem pilorum in pudendis
exortum reprimat, fiquidem foret ante pubertatem illitum,
quique quod foetus emortuos ejiceret potum, verum non
protulere. Sed et alia quaedam praeftigiis contaminata,
tum de horum tum de aliorum quorundam animaliüm lacte
confcribunt, quae me ab initio dicturum negavi, etiamfi ex-
perientia didiciſſem vera dixiſſe.

[9. De cafeo.] Cafeus. Sermoni qui habetur de lacte
annectendum eft de cafeo, propterea quod fit lac coagula-
tum. Non tamen univerfa lactis eſſentia in cafeos cogitur,

270 ΓΑΛΗΝΟΥ ΠΕΡΙ ΤΗΣ ΤΩΝ ΑΠΛΩΝ ΦΑΡΜ. ΚΡΑΣ.

Ed. Chart. XIII. [281.]   Ed. Baf. II. (134.)

τυροὺς, ἀλλὰ τὸ παχὺ μόνον, ἀποκρινομένου τε καὶ χωρι-
ζομένου τοῦ λεπτοῦ καὶ ὀρρώδους. ἔχειν δ᾽ ἐρρέθη τὸ γάλα
καὶ λιπαράν τινα καὶ οἷον ἐλαιώδη φύσιν ἐν ἑαυτῷ, καὶ
πλείστην ταύτην ἔφην ὑπάρχειν ἐν τῷ βοείῳ, κἀπειδὰν ἀπο-
χωρισθῇ τοῦ λοιποῦ γάλακτος, αὐτὸ καθ᾽ αὑτὸ γενόμενον
τὸ λιπαρὸν τοῦτο βούτυρον ὀνομάζεσθαι, παγὲν δ᾽ ἅμα τῷ
παντὶ γάλακτι, χωρισθείσης κατὰ τὴν πῆξιν δηλονότι τῆς
ὀρρώδους ὑγρότητος, λιπαρὸν ἐργάζονται τὸν τυρόν. καί τινες
οὕτω γίνονται λιπαροὶ τῶν βοείων τυρῶν, ὡς ἐκρεῖν αὐτῶν
ἐλαιῶδές τι. τῷ χρόνῳ δὲ καὶ οὗτοι καὶ οἱ ἄλλοι πάντες
δριμύτεροί σοι φανοῦνται γευομένῳ τε καὶ ὀσμωμένῳ. καί
ποτε τυρόν μοι κομισθέντα βόειον ἀπὸ τῆς ὀσμῆς δριμὺν
εἶναι τεκμηράμενος ἀπέρριψα, κἀγὼ μὲν ᾤμην ἀνηλῶσθαι
πρὸς τῶν οἰκετῶν αὐτόν, ὁ δὲ φυλάττειν εἰθισμένος τὰ τοι-
αῦτα μετὰ χρόνον συχνὸν ἐκ τοῦ ταμειίου προκομίσας ἠρώτα
τί κελεύοιμι δὴ περὶ αὐτοῦ. καὶ φανέντος ἀβρώτου διὰ
δριμύτητα, πρόβλημα μετὰ παιδιᾶς ἦν ὅπως ἄν τις αὐτὸν
διάθοιτο χρησίμως. ἐν τούτῳ δή τινος ἀρθριτικοῦ κομισθέν-

fed quod craſſum eſt duntaxat, ſcilicet tenui ſeroſo ſecreto
ac ſeparato. Porro dictum eſt habere lac in ſe naturam
quandam pinguem et veluti oleoſam, eamque plurimam eſſe
poſni in bubulo, ac ubi a reliquo lacte ſejunctum fuerit, ſo-
lumque per ſe conſtiterit, id pingue butyrum appellari, at
ubi cum toto lacte coagulatum fuerit, ſeroſo duntaxat hu-
more per coagulationem ſeparato, pinguem caſeum effici.
Eiuntque hoc pacto caſei bubuli quidam adeo pingues, ut
ex iis effluat quiddam ad ſpeciem olei. Porro tum hi tum
reliqui omnes temporis ſpatio acriores tibi apparebunt, ſive
guſtes ſive olfacias. Itaque quum mihi olim caſeus allatus eſſet
bubulus, quem ex odore acrem eſſe conjiciebam, abjeci, et jam
a famulis abſumptum putabam, caeterum illi talia ſervare
ſoliti longo poſt tempore ex promptuario proferentes, quid-
nam de illo fieri juberem rogant. Quum igitur edendo
non eſſet propter acrimoniam, ludicrum nobis problema
extitit proponentibus, cui rei quis illum utiliter poſſet accom-
modare. Interea quum ad me arthriticus quispiam in curru

τος ἐπὶ δίφρου πρός με, πώρους ἐν τοῖς ἄρθροις ἔχοντος,
ἐπῆλθέ μοι σκέλος ταριχηρὸν ὑός, ὃ ἦν ἔνδον, ἐψήσαντα δεῦ-
σαι τῷ ἀφεψήματι τὸν τυρὸν, ἐν θυίᾳ τε καλῶς ἐνώσαντα
κατὰ τῶν πώρων ἐπιτιθέναι. καὶ τοίνυν ὁ ἀρθριτικὸς ὑπὸ
τοῦ φαρμάκου [282] τούτου μεγίστως ὤνητο. διαὀῥηγνυμέ-
νου γὰρ αὐτομάτως αὐτῷ τοῦ δέρματος ἄνευ τομῆς, ἀπέὀ-
ῤεεν ἀλύπως ἑκάστης ἡμέρας μόρια τῶν πώρων. ἐπεὶ δ᾽ ὅλως
ὁ παρ᾽ ἐμοὶ τυρὸς ἐξεδεδαπάνητο, τοιοῦτον ἕτερον ἑαυτῷ
πορισάμενος ὁ ἀρθριτικὸς ἐφύλαττεν εἰσαῦθις, ὕστερον δὲ
πάλιν ἐχρήσατο παλαιωθέντι, κἀπειδὴ καὶ τότε τῆς αὐ-
τῆς ὠφελείας ἐπειράθην, πολλάκις τοῦ λοιποῦ διετέλεσε χρώ-
μενος αὐτῷ, καί τινας ἄλλους τῶν ὁμοίως πασχόντων φί-
λων ἐδίδαξεν. τοῦτο μὲν οὖν ἐκ τῆς ἡμετέρας ἐπινοίας τῇ
πείρᾳ βεβαιωθὲν ἐγνώσθη, τὸν δὲ πρόσφατον τυρὸν ἐναν-
τίας ὄντα τῷ παλαιῷ κράσεως, ἐπέθηκά ποτε τραῦμα μέ-
τριον τῷ μεγέθει ἔχοντι κατ᾽ ἀγρὸν ἀνθρώπῳ, προλειώσας
δηλονότι. κατ᾽ αὐτοῦ δ᾽ ἔξωθεν ἐπέθηκα φύλλα λαπάθου.
δύναιτο δ᾽ ἄν, εἰ μὴ παρείη ταῦτα, καὶ ἀμπέλου καὶ πλα-

convectus effet, tophos in articulis habens, fubiit mihi crure
fuillo falfo, quod erat intus, decocto cafeum eo decocto ma-
cerare, ac probe in mortario fubigendo unitum tophis impo-
nere. Et fane arthriticus ab hoc medicamento magnifice
adjutus eft, nam rupta fponte fua cute, abfque incifione vi-
delicet, effluxere quotidie citra dolorem tophorum parti-
culae. Ubi autem totus, qui apud me erat cafeus fuiffet
abfumptus, talem fibi alium comparans arthriticus in pofterum
fervavit, et poftea rurfum ufus eft inveterato, atque ubi
tunc quoque idem percepit commodum, faepius deinceps
uti perfeverabat, et quosdam amicorum fimiliter affectorum
docuit. Atque id quidem nos excogitavimus, caeterum com-
probavit atque confirmavit experientia. Porro recentem,
qui inveterato contrarii eft temperamenti, quandoque homini
in agro degenti moderatae magnitudinis vulnus habenti impo-
fui, antea videlicet ad laevorem tritum. Extrinfecus autem
illi imponebam folia lapathi. Poffint vero etiam, fi haec non
adfint, folia fuperponi vitis aut platani aut betae aut la-

Ed. Chart. XIII. [282.]   Ed. Baf. II. (134.)
τάνου καὶ τεύτλου καὶ θριδακίνης ἐπιβάλλεσθαι. αὐτὸς μὲν
οὖν ὁ τυρὸς ἐκόλλησε τὸ τραῦμα ἁπαλός τις ὤν. ἕτερος δὲ
ὁ καλούμενος ἐν Περγάμῳ τε παρ᾽ ἐμοὶ καὶ κατὰ τὴν ὑπερ-
κειμένην Ἀσίαν ὀξυγαλάκτινος, ὀγροίκου μέγα τραῦμα σχόν-
τος ἐκόλλησεν ὁμοίως ἐπιτεθείς. ἀποκρουστικὴν γὰρ ὁ μα-
λακός τε καὶ νεοπαγὴς τυρὸς ἔχει δύναμιν ἐμψύχων ἀτρέμα.
ὁ δ᾽ ὀξυγαλάκτινος καὶ πρὸς ταῦτα καὶ διαφορητικὴν ἐπι-
κτᾶται βραχεῖαν.

[ί. Περὶ βουτύρου.] Βούτυρος ἢ βούτυρον, ὅπως ἂν
ἐθέλῃς ἀῤῥενικῶς τε καὶ οὐδετέρως ὀνομάζειν αὐτόν. γίνεται
μὲν οὖν ἐκ τοῦ λιπαρωτάτου κατὰ τὸ γάλα, καθότι προεί-
ρηται. θαυμάζω δ᾽ ὅπως ὁ Διοσκορίδης ἐκ προβατείου φη-
σὶν αὐτὸν καὶ αἰγείου τὴν γένεσιν ἔχειν. ἐγὼ γὰρ ἐκ τοῦ
βοείου τὸ φάρμακον τοῦτο γιγνόμενον οἶδα, καὶ διὰ τοῦτο
νομίζω καὶ βούτυρον καλεῖσθαι, πεπτικῆς τ᾽ ἐστὶ δυνάμεως,
ἔχον ὀλίγον τι τῆς διαφορητικῆς, ἐπί τε τῶν μέσων κατά
τε τὴν μαλακότητα καὶ σκληρότητα σώματος. ἀεὶ γὰρ χρὴ
μεμνῆσθαι τοῦ τὰς ἁπλᾶς καὶ ἄνευ προσθήκης καὶ διορί-
σμοῦ τινος ἀποφάνσεις ἐπὶ τῶν μέσων τῇ κράσει λέγεσθαι

ctucae. At ipfe quidem cafeus vulnus glutinavit, eratque
etiamnum mollis. Alius vero, qui vocatur et in patria
mea Pergamo et per fuperjacentem Afiam oxygalactinus,
magnum ruftici vulnus conglutinavit impofitus, nam re-
cens coagulatus ac mollis repercutiendi vim obtinet, ni-
mirum leviter refrigerans. At oxygalactinus praeter haec
digerendi infuper levem quandam vim poffidet.

[10. De butyro.] Butyrus aut butyrum, utcunque
nominare velis five mafculino five neutro genere, fit qui-
dem, ut fupra dictum eft, ex eo quod in lacte pinguiffi-
mum eft. Miror autem quo pacto Diofcorides ex ovillo
et caprino confici referat. Ego namque ex bubulo hoc me-
dicamentum fieri novi ac proinde nuncupatum effe butyrum
exiftimo. Facultatis eft concoquentis, paulum habens etiam
digerendi facultatis, in mediis nimirum corporibus fecun-
dum duritiem ac mollitiem. Nam id femper memoria tenere
oportet, quicquid fimpliciter ac fine addito aut limitatione aliqua

σωμάτων. τῶν μὲν γὰρ σκληρῶν τελέως σωμάτων τοὺς παρὰ
φύσιν ὄγκους διαφορεῖν ἀδύνατόν ἐστι τὸ φάρμακον τοῦτο,
τὰ δὲ μαλακὰ φλεγμαίνοντα καὶ πέττει καὶ διαφορεῖ ῥᾳ-
δίως, ὥστε καὶ παρωτίδας καὶ βουβῶνας καὶ τὰς ἐν τῷ
στόματι φλεγμονὰς καὶ ἄλλα δὲ μυρία πολλὰ τελέως αὐτῷ
μόνῳ ἰασάμεθα παιδικῶν σωμάτων καὶ γυναικείων πασχόν-
των. ἀλλὰ κἀπὶ τῶν φυόντων ὀδόντας παιδίων διαχριόμε-
νον συνεχῶς οὐδὲν ἧττον μέλιτος λεπτύνει τὰ οὖλα, δι᾽ ὧν
ἡ διέξοδος αὐτοῖς γίνεται. καὶ τὰ ἄλλα πάντα τὰ κατὰ τὸ
στόμα φλεγμονώδη πάθη μετὰ τὸ παύσασθαι τὸ ἐπιῤῥέον
διαφορεῖ τε καὶ πέττει. διὸ καὶ τοῖς καταπλάσμασι μίγνυται
τοῖς ἔξωθεν ἐπιτιθεμένοις, κατὰ παρωτίδων τε καὶ ὑποχον-
δρίων καὶ βουβώνων. καὶ μέντοι καὶ καταποθὲν εἰς τὴν γα-
στέρα καὶ δι᾽ αὐτῆς ἀναδοθὲν συντελεῖ μεγάλα ταῖς ἐκ πνεύ-
μονος ἀναπτύσεσιν ἐν πλευριτικοῖς τε καὶ περιπνευμονικοῖς
πάθεσιν, μετὰ καὶ τοῦ πέττειν αὐτά. μόνον μὲν οὖν ἐκλει-
χόμενον πέπτει μὲν μᾶλλον, ἀνάγει δὲ ἧττον, ἅμα δὲ μέλιτι
καὶ ἀμυγδάλοις πικροῖς ἀνάγει μὲν μᾶλλον, ἧττον δὲ πέττει.

profertur, de mediis temperie corporibus intelligi. Nam cor-
porum plane durorum tumores praeter naturam hoc nequit
medicamentum digerere, at quae in mollibus funt phlegmonae,
eas et concoquit et digerit perfacile, nam parotidas et bu-
bonas et oris phlegmonas aliasque partes complures pror-
fum illo folo curavimus, nimirum puerilibus corporibus
ac muliebribus perpetientibus. Sed et gingivis puerorum
dentientium affidue illitum nihilo imbecillius melle gingi-
vas extenuat, per quas exitus eft dentibus. Et alios omnes
in ore affectus phlegmonofos, poftea quam fluxio reftiterit,
digerit pariter et concoquit. Proinde cataplafmatis inditur,
quae extrinfecus imponuntur parotidibus, hypochondriis et
bubonibus. Sed et in ventrem devoratum et ex eo diftribu-
tum magnifice confert expuitionibus ex pulmone, idque in
pleuriticis et peripneumonicis affectibus cum hoc, quod eos
etiam concoquat. Atque fi folum lingatur, magis quidem
concoquit, verum minus educit; fin cum melle et amygdalis
amaris, plus educit, fed minus concoquit.

Ed. Chart. XIII. [282. 283.]   Ed. Baf. II. (134.)

[ια'. Περὶ πιτύας.] Πιτύα πᾶσα δριμείας ἐστὶ καὶ
διαφορητικῆς δυνάμεως· καὶ δηλονότι ξηραντικῆς· ἕπεται γὰρ
τοῖς εἰρημένοις [283] ἐξ ἀνάγκης τοῦτο. ἀλλὰ τὴν μὲν τῶν
λαγωῶν ἐπιλήπτους θεραπεύειν ἔγραψαν, εἰ μετ' ὄξους πί-
νοιτο, καὶ ῥοῦν γυναικεῖον ἰᾶσθαι καὶ γάλα τεθρομβωμένον
ἐν κοιλίᾳ διαλύειν, οὗ καὶ ἡμεῖς ἐπειράθημεν οὐκ ἐπὶ λα-
γωᾶς μόνης, ἀλλὰ καὶ τῶν ἄλλων ζώων πιτύας. ἀμείνω δ'
ἁπάντων αὐτῶν ἐστιν ἡ λαγώα. διαλύει δὲ καὶ τὸ θρομβού-
μενον αἷμα κατὰ κοιλίαν ὁμοίως ποθεῖσα, μᾶλλον μὲν ἴσως
τῶν ἄλλων ἢ λαγώα, οὐ μὴν μόνη γε, ὥς τινες ἔγραψαν,
ἀλλὰ καὶ τοῦτο κοινὸν ἁπάσης ἐστὶ πιτύας, ἔνιοι δὲ τὰς
ἐκ θώρακος πτύσεις αἵματος ἐπέχειν φασὶν πινομένην πι-
τύαν λαγῶαν, ἀλλ' οὔτ' ἄλλον χρησάμενον εἶδον οὔτ' αὐ-
τὸς ἐτόλμησα χρήσασθαι δριμεῖ φαρμάκῳ πρὸς πάθος δεό-
μενον στύψεως. ἱππείαν δὲ πιτύαν ἐπί τε δυσεντερικῶν καὶ
κοιλιακῶν ἔγραψαν ἰδίως ἁρμόττειν.

[ιβ'. Περὶ πιτύας τῆς φώκης.] Τὴν δὲ τῆς φώκης ἄρ-

[11. De coagulo.] Coagulum omne acris ac digeren-
tis facultatis eſt ac nimirum etiam exiccatoriae, nam necef-
fario id fuperiora comitatur. At leporis quidem coagulum
comitialem morbum, fi cum aceto bibatur, praeterea profluu-
vium muliebre fanare proditum eſt, fed et lac in ventre
coagulatum diffolvere, quod certe et nos experti fumus,
non folum in leporino, fed etiam in aliorum animalium om-
nïum coagulo, attamen leporinum omnium eſt praeſtantiſſi-
mum. Sed et fanguinem in ventre concretum fimili modo
potum diffolvit, ac efficacius quidem caeteris, verum non
folum, quod quibusdam fcriptum legitur, fed et hoc com-
mune eſt omni coagulo. Quidam autem fanguinis ex tho-
race rejectiones leporinum coagulum epotum fupprimere
prodiderunt, caeterum nec alium quenquam eo ufum novi,
nec ipfe fum aufus acri uti remedio ad affectum aftrictionem
pofcentem. Porro coagulum equinum ad dyfentericos et coe-
liacos peculiariter accommodari fcripferunt nonnulli.

[12. De coagulo phocae.] At phocae coagulum exi-

ΚΑΙ ΔΥΝΑΜΕΩΣ ΒΙΒΛΙΟΝ Κ. 275

Ed. Chart. XIII. [283.]   Ed. Baf. II. (134, 135.)
μόττειν ἐξαιρέτως ἐπαινοῦσιν ὡς καστορίου δύναμιν ἔχου-
σαν. ὅσα δὲ διὰ τὴν ἰδιότητα τῆς ὅλης οὐσίας ἐνεργεῖν ἔγρα-
ψαν ἑκάστην τῶν πιτυῶν, οὐ νῦν λέγειν καιρός.
(135) [ιγ'. Περὶ χολῆς.] Οὗτος ὁ χυμὸς ἀποδέδεικται
θερμότατος εἶναι τῶν ἐν ἑκάστῳ ζώῳ χυμῶν. ὥσπερ οὖν
τὸ αἷμα καὶ τὰς σάρκας ἀνομοίας ἔχει κεκραμένα τὰ ζῶα,
κατὰ τὸν αὐτὸν λόγον καὶ τὴν χολήν. ἐν μὲν γὰρ τοῖς θερ-
μοτάτοις ἀναγκαῖόν ἐστι καὶ τὴν χολὴν ὑπὲρ τὰς τῶν ἄλλων
ζώων χολὰς εἶναι, ἐν δὲ τοῖς ἧττον ἐκείνων θερμοῖς ἀνά-
λογον ἀπολείπεσθαι καὶ τὸν χυμὸν τοῦτον, ὅσον ἀπολείπε-
ται κἂν τοῖς ἄλλοις. ἔμαθες γὰρ εἶναι τοὺς πάντας ἐν ἑκά-
στῳ τῶν ἐναίμων ζώων χυμοὺς τέσσαρας, αἷμα καὶ φλέγμα
καὶ χολὴν ξανθήν τε καὶ μέλαιναν. ἔμαθες δὲ καὶ ὡς ἔθος
ἐστὶν οὐ μόνον τοῖς ἰατροῖς, ἀλλὰ καὶ τοῖς Ἕλλησιν ἅπα-
σιν τὴν μὲν ξανθὴν χολὴν ἁπλῶς ὀνομάζειν χολήν, ὡς ὑπα-
κουσομένων τῶν ἀκουσάντων τὸ τῆς χρόας ὄνομα, τὴν μέ-
λαιναν δ' οὐχ ἁπλῶς ὀνομάζειν χολήν, ἀλλὰ μετὰ προσθή-
κης ὅλου τούτου μέλαιναν χολήν. ἀλλὰ καὶ ὡς τὴν ξανθὴν

mie aptum effe quidam praedicant, tanquam vires obtineat
caftorei. Verum quaecunque proditum eft quodque coagu-
lum fecundum effentiae fuae praeftare proprietatem, non
eft nunc tempus exponere.

[13. *De felle.*] Hic fuccus omnium, quae in quoque
funt animalium, calidiffimus effe demonftratus eft. Itaque
ficuti fanguinem et carnes diffimiliter temperata obtinent
animalia, eadem ratione et fel. Quocirca calidiffimorum fel,
aliorum quoque animalium fel excellere neceffe eft, et quae
illis minus funt calida, proportione et hunc humorem illis
ineffe calidum, quanto fcilicet et in aliis funt inferiora.
Didicifti enim quatuor effe univerfos in unoquoque animali
fanguineo humores, fanguinem, pituitam et bilem tum fla-
vam tum atram. Didicifti porro ex more non tantum medi-
cis, fed et Graecis omnibus bilem flavam abfolute efferri
bilem, tanquam fubaudituris qui audiunt coloris cogno-
minationem, atram vero non fimpliciter nuncupari bilem,
ed cum addito nempe hoc toto atram bilem. Sed et quod

276 ΓΑΛΗΝΟΥ ΠΕΡΙ ΤΗΣ ΤΩΝ ΑΠΛΩΝ ΦΑΡΜ. ΚΡΑΣ.

Ed. Chart. XIII. [283.]   Ed. Baf. II. (135.)
χολὴν ἐνίοτε καλοῦσιν ὠχρὰν ἐπίστασαι καὶ ὡς κατὰ τὴν
ἐπὶ τῷ ἥπατι κύστιν ἐνίοτε μὲν ὠχρὰν, ἐνίοτε δὲ ξανθὴν ἐν
ταῖς τῶν ζώων ἀνατομαῖς ὁρῶμεν αὐτήν. ἤκουσας δὲ καὶ ὡς
ἡ ξανθὴ θερμοτέρα τῆς ὠχρᾶς ἐστι τοσοῦτον ὅσον καὶ πα-
χυτέρα. μιγνυμένης γὰρ ὀῤῥώδους ὑγρότητος τῇ ξανθῇ χολῇ
τὴν ὠχρὰν συμβαίνει γίνεσθαι, καθάπερ καὶ τὴν ὠχρὰν θερ-
μαινομένην ἐπὶ πλέον παχεῖαν μὲν ἀποτελεῖσθαι τῇ συστά-
σει, ξανθὴν δὲ τῇ χρόᾳ. καὶ γὰρ οὖν καὶ κατὰ τὰ ζῶα φαί-
νεται τοῖς μὲν μᾶλλον θερμοῖς ξανθὴ, τοῖς δ' ἧττον ὠχρά.
καὶ ὅταν γε τὰ θερμὰ ζῶα πεινήσαντα τύχη καὶ διψήσαντα,
πρὸς τὸ μέλαν ἐκτρέπεται χρῶμα, ποτὲ μὲν ἰῶδες ἔχουσα
τοῦτο, ποτὲ δὲ κυανοῦν, ἐνίοτε δὲ τὸ τῆς ἰσάτιδος, ὅπερ
ἐστὶ φαιότερον τοῦ τῆς κράμβης. πρόσεχε τοίνυν καὶ σὺ τῷ
χρώματι τῶν χολῶν, ὅταν σκευάζῃς φάρμακον ἐν ᾧ καὶ χο-
λῆς τι περιέχεται. μιγνῦσι δὲ τοῖς μὲν ὀνομαζομένοις κυκλί-
σκοις τε καὶ τροχίσκοις, οἷος ὅ τε τοῦ Ἀνδρωνός ἐστι καὶ
Πολυείδου καὶ Πασίωνος καὶ ὁ Βιτῖνος, τὴν τοῦ ταύρου
χολήν. ὅταν μὲν γὰρ τῶν εἰς τοὺς ὀφθαλμοὺς χρησίμων

flavam bilem nonnuuquam pallidam cognominant nofti et
quod in vefica jecoris interdum pallidam, interdum flavam
in diffectionibus animalium ipfam confpicimus. Audifti
porro flavam tanto effe pallida calidiorem, quanto et craf-
fiorem, nam ferofo recremento flavae bili commixto
pallidam conftitui contingit, ficut et flavam plufculum cale-
factam confiftentia reddi craffam, colore autem flavam.
Quin et in animalibus apparet flava quidem iis, quae
magis funt calida, quae vero minus, pallida. Et ubi ca-
lida animalia aut fame aut fiti torquentur, ad atrum co-
lorem vergit, interdum illum habens aeruginofum, inter-
dum caeruleum, interim ifatidis, qui quidem magis eft
colore brafficae fufcus. Itaque et tu bilis colori diligenter
intendito, quum medicamentum praeparabis cui admifcenda
eft bilis. Mifcent autem cyclifcis vocatis et trochifcis,
qualis eft Andronis et Polyidae et Pafionis et Bitinis, qui
tauri recipiunt bilem, nam ubi ea medicamenta praeparant,

φαρμάκων σκευάζουσιν, ὑαίνης καὶ ἀλεκτρυόνος καὶ πέρδικος
καί τινων ἑτέρων ζώων. ἔστι δὲ ἡ τοῦ [284] ταύρου θερ-
μοτέρα δηλονότι καὶ ξηραντικωτέρα τῆς τῶν εὐνουχισθέν-
των βοῶν. ὁμοιοῦται γὰρ ἀεὶ τὸ εὐνουχισθὲν ζῶον τῷ θήλει
τε καὶ νέῳ. ὥσπερ οὖν ταῦτα πλεονεκτεῖ μὲν ὑγρότητι τῶν
τελείων, ἀπολείπεται δὲ θερμότητι, κατὰ τὸν αὐτὸν τρόπον
ὁ εὐνουχισθεὶς βοῦς τῶν ταύρων. καί τινων ταύρων ἐθεα-
σάμην χολὴν κυανὴν ὑπεροπτηθείσης τῆς ξανθῆς, ἣν οὐκ
ἠξίωσα βαλεῖν εἰς τὸ σκευαζόμενον φάρμακον, ἀλλ᾽ ἑτέρου
ταύρου τὴν μετρίως ξανθὴν εἱλόμην. ὑπερπεπονήκει γὰρ ὁ
ταῦρος ἐκεῖνος ἑλκόμενος βιαίοις δεσμοῖς, ὥστε εὔδηλον ὅτι
καὶ θυμωθεὶς ἐν τούτῳ τῷ ἔργῳ θερμοτέραν ἔσχε τὴν κρᾶ-
σιν. εἰκὸς δ᾽ αὐτὸν ἦν καὶ διψῆσαι καὶ πεινῆσαι βιαίως
συρόμενον, ἐν κεφαλαίῳ δ᾽ εἰπεῖν, ὥσπερ τὸ οὖρον ἐπὶ μὲν
τῷ συμμέτρῳ πόματι συμμέτρως ὠχρὸν φαίνεται, διψησάν-
των δὲ καὶ ἀσιτησάντων καὶ πολλὰ καμόντων ξανθόν, ἐμπλη-
σθέντων δὲ καὶ μεθυσθέντων λευκόν, οὕτω καὶ ἡ χολὴ με-
ταβάλλει τὰς χρόας, ἐπὶ μὲν τὸ ξανθότερον ἐν γυμνασίοις

quae funt utilia ad oculos, hyaenae, galli, perdicis et aliorum
quorundam animalium bilem adhibent. Porro taurorum
bilis calidior eſt et ſiccior quam boum caſtratorum ; nam ca-
ſtratum animal ſemper ſimile redditur foeminae et iis quae
funt aetatis minoris. Itaque ſicut haec humore ſuperant
adulta et perfecta vincunturque ab iisdem caliditate, ad
eundem modum bos caſtratus a tauris. Et quorundam ego
taurorum bilem vidi caeruleam, flava nimirum ſuperaſſata,
quam ſane in praeparandum injici medicamentum vetui,
ſumpto illius loco alterius tauri bile mediocriter flava, nam
ille vinculis violenter tractus ſupra modum fuerat defa-
tigatus, itaque eo labore quum excanduiſſet, clarum eſt
temperiem ejus fuiſſe calidiorem, probabileque eſt ſic vio-
lenter pertractum tum ſitiiſſe tum etiam eſuriviſſe. At-
que ut ſummatim dicam, velut urina a modica potione
modice pallere et ſitim famemque et multum laborem
perpeſſis flava eſſe conſpicitur, impletis vero atque ine-
briatis albida, ita et bilis colores variat, ad flavius qui-

278 ΓΑΛΗΝΟΥ ΠΕΡΙ ΤΗΣ ΤΩΝ ΑΠΛΩΝ ΦΑΡΜ. ΚΡΑΣ.

Ed. Chart. XIII. [284.]   Ed. Baf. II. (135.)

καὶ ἀσιτίαις καὶ δίψεσι, ἐπὶ δὲ τὸ λευκότερον ἐν τοῖς ἐναν-
τίοις. ἴσθι τοίνυν ἐὰν μὲν ξανθὴν ἱκανῶς ἐμβάλῃς χολὴν
τῷ σκευαζομένῳ φαρμάκῳ, θερμότερον αὐτὸ ποιήσεις, ἐὰν δὲ
ὠχρὰν, μετρίως θερμὸν, ἐὰν δὲ ἔκλυτόν τε καὶ ὑδατώδη,
τοσούτῳ τῆς προσηκούσης κράσεως ἀπολειπόμενον, ὅσῳ καὶ
ἡ χολὴ πρὸς τὸ λευκότερον ἐτράπετο. οὕτως οὖν καὶ τοῖς
τὰς μεμυκυίας αἱμοῤῥοΐδας ἀναστομοῦσι διὰ ταύρου χολῆς
ἐνίοτε μὲν ἀσθενὴς, ἐνίοτε δὲ περαιτέρω τοῦ προσήκοντος
ἐφάνη δριμεῖα. γίνεται μὲν οὖν καὶ παρὰ τὸ χρώμενον τῇ
χολῇ σῶμα διαφορά τις, εὐαίσθητόν τε καὶ δυσαίσθητον
ὑπάρχον εὐπαθές τε καὶ δυσπαθές. ἀλλὰ παρ᾽ αὐτὴν μὲν,
ὡς ἔφην, τὴν χολὴν οὐ μικρά τίς ἐστιν ἡ παραλλαγή. ὁ γοῦν
αὐτὸς ἄνθρωπος ὑπὸ μὲν τῆς ξανθῆς χολῆς μᾶλλον, ἧττον
δὲ ὑπὸ τῆς ὠχρᾶς δάκνεται. εὔδηλον μὲν οὖν ἔνεστι κἀκ τοῦ
τὰς αἱμοῤῥοΐδας ἀναστομοῦν, ὅπως ἐστὶ δριμὺς ὁ χυμὸς
οὗτος, ἀλλὰ καὶ τοῖς χρωμένοις αὐτοῖς φαίνεται δάκνων, καὶ
διὰ τοῦτο φυλαττόμεθα πρὸς ἄλλο τι νόσημά τε καὶ σύμ-
πτωμα χρῆσθαι τῇ ξανθῇ χολῇ καθ᾽ ἑαυτὴν μόνῃ. καὶ γὰρ

dem per exercitia, inediam et fitim, ad candidius vero in
contrariis. Scito ergo fi praeparando medicamento bilem
impenfe flavam injicias, calidius te id effecturum, fi pal-
lidam, mediocriter calidum, fin exolutam et aqueam, tanto
imbecillius temperie convenienti, quanto et bilis ad can-
didius fuerit verfa. Sic qui occlufas haemorrhoidas tau-
rino felle aperiunt, iis interdum imbecillum, interdum
vero fupra quam conveniebat acre apparuit. Quamquam
nonnulla quoque diverfitas exiftit pro corpore cui adhi-
betur, prout fcilicet promptiore fenfu aut hebetiore fue-
rit, tum perfacile patiens aut difficulter. Verum in ipfa
bile non parva vifitur, ut dixi, varietas, nam idem homo
a pallida minus, a flava bile plus mordicatur. Liquet ita-
que vel ex eo, quod haemorrhoidas aperit, quam fit hic
humor acris, fed et illis ipfis qui utuntur mordicare per-
cipitur. Ac proinde cavemus ne ad alium morbum aut
fymptoma bilem flavam ufurpemus folam ac per fe, nam

οἱ εἰρημένοι κυκλίσκοι τῆς χολῆς ὀλίγον λαμβάνουσι καὶ τὰ
πρὸς ὀξυδερκίαν συντιθέμενα φάρμακα τὰ μὲν ὑαίνης χο-
λῆς, τὰ δὲ πέρδικος ἢ ἀλεκτρυόνος ἢ ἄλλου τινὸς λαμβάνον-
ται, μέλι τε μιγνύμενον ἔχει καὶ μαράθρου χυλὸν ἢ ὀπο-
βάλσαμον. ἐνίων δὲ ζώων ἐξαιρέτως ἐπήνηται χολὴ παρὰ τοῖς
ἰατροῖς, ὡς ὀξυδερκές τε ἅμα καὶ ὑποχυμάτων ἀρχὰς δια-
φοροῦσα, καθάπερ ἥ τε τοῦ ἰχθύος, ὀνομάζουσι δ᾽ αὐτὸν
καλλιώνυμον, ὑαίνης τε καὶ τοῦ θαλαττίου σκορπίου καὶ
ἀλεκτορίδος καὶ πέρδικος. ἀσθενεστάτη δ᾽ ἐστὶν ἡ τῶν ὑῶν
εἰς τοσοῦτον, ὥστε μηδὲ τοῖς ἕλκεσιν ἀφόρητον εἶναι, φαί-
νεταί γε μάλιστα πασῶν χολῶν ὑδατωδεστάτη, πλὴν τῶν
ἀγρίων καὶ κατ᾽ ὄρη διαιτωμένων ὑῶν. ὥσπερ γὰρ ἡ σὰρξ
ὅλη θερμοτέρα τε καὶ ξηροτέρα τούτων ἐστὶν, οὕτω καὶ ἡ
χολή. τῇ δὲ τῶν ἡμέρων ὑῶν χολῇ χρῶνταί τινες ἐπὶ τῶν
ἐν ὠσὶν ἑλκῶν, οὐκ ἀδοκίμῳ ψαρμάκῳ, καὶ χρῶ καὶ σὺ μὴ
παρόντος ἄλλου τινὸς τῶν συνθέτων, ἔστι γὰρ μυρία. κατὰ
δὲ τὸ μέγεθος τῆς διαθέσεως καὶ ἄλλη τις ἄλλου ζώου χολὴ
δύναιτ᾽ ἂν ἁρμόττειν. ὅταν γὰρ ᾖ χρόνιόν τε τὸ ἕλκος ἰχῶρά

propofiti cyclifci pauculum bilis accipiunt. Ac quae ad ocu-
lorum aciem componuntur medicamenta, partim hyaenae
partim perdicis partim galli partim alterius cujuspiam bilem
accipientia, admixtum habent tum mel tum foeniculi fuccum
tum opobalfamum. Porro animalium quorundam fingulariter
bilis a medicis extollitur, tanquam aciem exacuat oculorum
et fuffufionum initia digerat, velut pifcis quem vocant cal-
lionymon, hyaenae et fcorpii marini tum galli et perdicis. At
fuilla adeo omnium imbecillima eft, ut ne ulceribus quidem
toleratu fit gravis, et apparet omnium bilium maxime aquea
exceptis filveftribus fuibus et iis qui degunt in montibus,
nam ut horum caro et calidior et ficcior eft, ita et bilis.
Porro domefticorum fuum bile utuntur quidam ad ulcera
aurium, medicamento utique non afpernando, et tu quoque
ubi compofitorum nihil affuerit, utitor, funt enim innumera.
Sed et pro affectus magnitudine alia etiam atque alia al-
terius animalis bilis poteft congruere. Nam ubi ulcus diu-

280 ΓΑΛΗΝΟΥ ΠΕΡΙ ΤΗΣ ΤΩΝ ΑΠΛΩΝ ΦΑΡΜ. ΚΡΑΣ.

Ed. Chart. XIII. [284. 285.]   Ed. Baf. II. (135.)

τε καὶ πῦον ἔχον πολὺν, καὶ τῶν ξηραντικωτέρων ἀνέξεται
χολῶν, οἷα τῶν τε προβάτων βραχὺ δριμυτέρα τῆς τῶν ὑῶν
καὶ μᾶλλον ταύτης ἡ τῶν αἰγῶν, ᾗ παραπλησία πώς ἐστιν
ἡ τῶν ἄρκτων τε καὶ βοῶν. ἡ δὲ τῶν ταύρων ἰσχυροτέρα
μὲν τούτων, ἀπολειπομένη δὲ τῆς τῶν ὑαινῶν. αὕτη δ᾽ αὖ
πάλιν αὐτὴ τῇ τε τοῦ καλλιωνύ[285]μου καὶ σκορπίου θα-
λαττίου καὶ χελώνης θαλαττίας. τὴν δὲ τῆς ἀγρίας αἰγὸς
χολὴν ἔγραψαν ἔνιοι τοὺς νυκταλωπιῶντας ὠφελεῖν. εἰσὶ δὲ
καὶ αἱ τῶν πτηνῶν ζώων χολαὶ πᾶσαι δριμύτεραί τε καὶ
ξηραντικώτεραι τῶν ἐν τοῖς τετράποσι, τῶν δὲ πτηνῶν αὐ-
τῶν αἵ τε τῶν ἀλεκτορίδων τε καὶ περδίκων εἰσὶ μὲν ἀμεί-
νους εἰς ἰατρικὴν χρείαν. αἱ δὲ τῶν ἱεράκων τε καὶ ἀετῶν
δριμεῖαι ἱκανῶς, εἰσὶ δὲ καὶ διαβρωτικαί, διὸ καὶ ἰώδεις φαί-
νονται κατὰ τὴν χρόαν, ἐνίοτε δὲ καὶ μέλαιναι. ταύτας οὖν
αὐτῶν ἐπιστάμενος τὰς διαφοράς, ἐπιστάμενος δὲ καὶ τῶν
παθῶν τίνα μὲν δεῖ μᾶλλον ξηραίνεσθαι, τίνα δ᾽ ἧττον, ἐὰν
μιᾶς ἡστινοσοῦν χολῆς ἀπὸ τῶν ἔργων πειραθείης, ἀπ᾽ ἐκεί-
νων ἐπὶ τὰς ἄλλας μεταβαίνειν δυνήσῃ κατὰ μέθοδον, ὥστ᾽
ἀεὶ τὴν ἁρμόττουσαν τῷ πάθει παραλαμβάνειν. ἅτε γὰρ ἐν

turnum fuerit, multamque faniem pusque contineat, etiam
ficciorem bilem perferet, puta ovium, quae paulo eft acrior
fuilla, hac etiam magis caprarum, cui affimilis quodammodo
eft urforum et boum. At taurorum his valentior eft, in-
ferior tamen bile hyaenarum, et haec quoque inferior bile
callionymi et fcorpii marini et marinae teftudinis.   Porro
hirci agreftis bilem fcripfere quidam prodeffe lufciofis.
Caeterum volatilium animalium biles omnes tum acriores
funt tum ficciores quam quadrupedum, et inter ipfas quo-
que volucres gallinarum et perdicum biles ad medicinae
ufum probatiores habentur. Accipitrum vero et aquilarum
impendio acres funt, fed et erodunt, quamobrem colore vi-
funtur aerugineo ac nonnunquam atro.   His itaque earum
cognitis differentiis atque affectibus, qui plus, quique minus
deficcari poftulant cognitis, fi unam modo quampiam opere
fueris expertus, inde ad alias tranfire poteris per metho-
dum, ut femper quae affectui commoda fit adhibeatur. Nam

στοχασμῷ κειμένης τῆς καθ᾽ ἑκάστην δύναμιν σφοδρότητος,
ἀπό τινος ὡρισμένης ἀρχῆς ἐπὶ τὴν ἀπείραστον ὕλην μετα-
βαίνειν σε χρὴ, παρὰ (136) τοῦ προπεπειραμένου μαθόντα
τὰς ἐν αὐτοῖς ὑπεροχάς. ἐγὼ δὲ καὶ γνωρίσματά σοι σαφῆ
διῆλθον ἀπὸ τῆς χρόας τῶν χολῶν καὶ τῆς κράσεως τῶν ζώων.
[ιδ᾽. Περὶ ἱδρῶτος.] Ἱδρώς. ἕν τι καὶ τοῦτο τῶν ἐν
σώματι τοῦ ζώου γεννωμένων ὑγρῶν, ὕλην τε τὴν αὐτὴν
ἔχον καὶ τρόπον γενέσεως τὸν αὐτὸν τοῖς οὔροις. ἐκ γὰρ τῆς
πινομένης ὑγρότητος ἡ γένεσις ἀμφοτέρων ἐστί, θερμαινομέ-
νης τε ἅμα κατὰ τὸ σῶμα καί τι χολώδους οὐσίας προσλαμ-
βανούσης. ἐπὶ πλέον δ᾽ ὁ ἱδρὼς κατείργασται, διεξεληλυθὼς
ἄχρι τοῦ δέρματος ἅπαντα τὰ μεταξὺ μόρια. διαφέρειν γε
μὴν ἀναγκαῖον ἀλλήλων ἐστὶ καὶ τοὺς ἱδρῶτας καὶ τὰ οὖρα
παρά τε τὰς τῶν ζώων κράσεις, φύσει τε καὶ κατὰ τὰς ἡλι-
κίας ὑπηλλαγμένας ἀλλήλων, οὐ σμικρὰ καὶ κατὰ τὴν προ-
ηγουμένην δίαιταν. εὔδηλον δὲ, κἂν παραλείπηταί ποτε τὸ
κατὰ τὰς ὥρας τοῦ ἔτους καὶ τὴν παροῦσαν κατάστασιν,
ἔτι δὲ καὶ τὰς χώρας, διαφορὰν οὐ σμικρὰν ἐργάζεσθαι τοῖς

quum velut in conjectura fita fit cujusque facultalis vehe-
mentia, a definito quopiam principio ad materiam inexplo-
ratam tranfire oportet, ac a prius explorato excessus qui
in illis confiftunt difcere. Sed et notas quasdam luculentas
ego expofui tum a bilis colore tum ab animalium temperie.

[14. *De fudore.*] Sudor. Unus et hic eft humorum
in animantis corpore provenientium et eandem habens ma-
teriam quam urina et eundem generationis modum. Siqui-
dem utrique a bibito humore generantur, calefacto fimul
in corpore et biliofae nonnihil fubftantiae adepto, verum
fudor plus eft elaboratus, utpote qui ad cutem usque per-
meatis omnibus quae interfunt partibus pervenit. Attamen
men fudores inter fefe et urinas differre necefle eft, tum
pro animalium temperamentis, quae et natura et per ae-
tates non parum a fefe invicem funt diverfa, et pro prae-
cedente victus ratione. Clarum autem eft, etiam fi aliquan-
do in fermone omiffum fuerit, pro tempore anni et praes-
enti conftitutione, praeterea pro regionibus, diverfitatem

σώμασιν τῶν ζώων. ἀλλ' ἕνεκα τῆς κατὰ τὸν λόγον συντο-
μίας ἑνὶ κεφαλαίῳ περιλαμβάνειν εἴωθα τὰ τοιαῦτα πάντα
κατὰ τὴν περιέχοντος ἡμᾶς ἀέρος κρᾶσιν ὑπαλλάττεσθαι λέ-
γων αὐτά. καὶ γὰρ καὶ τὰς ἐν ταῖς χώραις διαφορὰς κατὰ
θερμασίαν καὶ ψύξιν οὗτος περιλαμβάνει, καθάπερ καὶ τὰς
ὥρας τοῦ ἔτους καὶ τὴν παροῦσαν ἢ τὴν προγεγονυῖαν κα-
τάστασιν. ὅταν οὖν ὁ λόγος ἤτοι περὶ οὔρων ἢ ἱδρώτων
ἢ αἵματος ἢ πιμελῆς ἢ στέατος ἤ τινος ἄλλου τῶν κατὰ
τὸ σῶμα γίνηται, διαιρουμένων ἡμῶν τὰς ἐν τοῖς ζώοις δια-
φοράς, ἐπὶ τῶν ὑγιαινόντων σωμάτων ἀκούειν χρὴ τοῦ λό-
γου τὴν μέσην. τῆς ἑαυτῶν οἰκείας κράσεως ἐχόντων κατά-
στασιν· οὕτως καὶ ὁ ἱδρὼς, ὅτι μὲν οὖν τῆς ἁλυκῆς τε καὶ
ἁλμυρᾶς ὀνομαζομένης μετέχει ποιότητος, ἡ γεῦσις μαρτυρεῖ.
παραῤῥυεὶς γὰρ εἰς τὸ στόμα πολλάκις ἀκόντων ἱδρὼς ἐν-
δείκνυται τὴν εἰρημένην ποιότητα, πολλάκις δὲ αὐτὴ καὶ πι-
κρότητα σαφῆ συνενδείκνυται. δηλοῖ γε μὴν καὶ ἡ χρόα αὐ-
τοῦ τὴν φύσιν. ὥσπερ γὰρ τὸ κατὰ φύσιν οὖρον ὠχρὸν με-
τρίως ἐστὶν, οὕτω καὶ ὁ ἱδρώς. γνώσῃ δὲ τοῦτο ῥᾳδίως ἐπὶ

effici in animantium corporibus non parvam. Nam com-
pendii gratia uno capite complecti ejusmodi omnia ſoleo,
nempe pro ambientis nos aëris temperie ea mutari dicens;
etenim diverſitatem regionum, quae eſt in caliditate et fri-
giditate, hic comprehendit, ut tempus anni et praeſentem
praeteritamque conſtitutionem. Quum ergo ſermo fuerit de
urinis aut ſudoribus aut bilibus aut ſanguine aut pingue-
dine aut adipe aut quopiam in corpore nato, dividentibus
videlicet nobis eas, quae in animalibus viſuntur, differen-
tias, de ſanis corporibus ſermo intelligendus eſt, mediam
propriae ipforum temperiei conſtitutionem habentibus. Sic
ergo quod et ſudor ſalſae et ſalſuginoſae vocatae qualitatis
eſt particeps, guſtus teſtimonio probatur, nam ſaepenumero
nolentibus in os deſluens dictam qualitatem indicat. Saepe
vero etiam non obſcurum praefert amarorem. Attamen et
color ejus naturam deſignat, nam ſicut urina naturalis mo-
dice eſt pallida, ſic et ſudor. Verum id facile cognoſces in

KAI ΔΥΝΑΜΕΩΣ ΒΙΒΛΙΟΝ Κ. 283

τῶν λουομένων, ὅταν ἐλαίου χωρὶς ἀποστλεγγίζωνται. κατὰ
γὰρ τὸ κοῖλον τῆς στλεγγίδος ἀθροίζεται, τήν γε χρόαν ἐν
δεικνύμενον οἵαν εἴρηκα καὶ τὴν γεῦσιν, τὸ μὲν ἁλυκὸν ἔχων
ἐναργῶς, ἀμυδρὸν δὲ τὸ πικρόν. ἀλλὰ περὶ μὲν οὔρου καὶ
πλείω τοῦ προσήκοντος ἔγραψαν οἱ ἰατροί, διὰ τὸ δαψιλὲς
ἑκάστης ἡμέρας ἀθροίζεσθαι τοῦτο πᾶσιν ἀνθρώ[286]ποις
ἰδίᾳ τε καὶ δημοσίᾳ. περὶ δὲ τῶν ἱδρώτων ἢ οὐδὲν ἢ τῶν
περιέργων τινὰ μᾶλλον, ἃ γοητείας ἔχεται. καὶ χωρὶς δὲ τῶν
τοιούτων ἀναγεγράφασιν ἔνιοι περιττὰ δι᾽ ἄλλης ὕλης ἰατρι
κῆς γίνεσθαι δυνάμενα. μίγνυται δ᾽ ἱδρὼς ἐν ταῖς παλαί
στραις ὁ τῶν γυμναζομένων τῷ πάτῳ, κονίσαλον δ᾽ αὐτὸν
ὀνομάζουσιν ἔνιοι τῶν περιέργως ἀττικιζόντων, συντελοῦν τι
τῷ ψιλῷ πάτῳ πρὸς διαφόρησιν ὄγκων τῶν παρὰ φύσιν.
ἐκεῖνος γὰρ τὸ μὲν ἀποκρουστικὸν πλέον ἔχει, διαφορητικὸν
δ᾽ ἀμυδρὸν πάνυ. μετὰ δὲ τὸ δέχεσθαι τὸν ἱδρῶτα τῶν γυ
μναζομένων ἐπικτᾶται πολὺ τῆς διαφορητικῆς δυνάμεως. ἐπὶ
γοῦν τῶν φλεγμονῶν τῶν τιτθῶν δραστικώτερόν ἐστι βοή
θημα μόνος ὁ τοιοῦτος πάτος ἐπιτιθέμενος. ἐὰν δὲ ξηρότε

iis, qui lavantur, quum absque oleo ftrigili raduntur, nam
fudor in cavo ftrigilis colligitur, colorem quem dixi fimul
et guftum praeferens, ac evidenter falfedinem habens, fed
obfcure amarorem. Verum de urina plus etiam quam conveniat medici fcripferunt, propterea nimirum quod large ea
in omnibus hominibus tum privatim tum publice quotidie
colligatur. At de fudoribus aut nihil aut quae curiofa fint
potius et praeftigiaturae obnoxia, et infuper fcripferunt alii
fupervacanea, quae per aliam fieri poffent materiam medicam. Porro fudor etiam in palaeftris exercentium mifcetur
fordibus, quem quidam curiofe Atticam fectantes linguam
conifalon vocant: confertque nonnihil tenuibus fordibus, ut
tumores praeter naturam per halitum digerant. Nam illae
plus repercutiunt, minus autem digerunt, at poft adjunctum exercentium fudorem acquirunt multum facultatis
digerentis. Ergo ad phlegmonas uberum folae hae fordes
impofitae efficaciori funt remedio. Sin ficciores videbuntur,

284 ΓΑΛΗΝΟΥ ΠΕΡΙ ΤΗΣ ΤΩΝ ΑΠΛΩΝ ΦΑΡΜ. ΚΡΑΣ.

Ed. Chart. XIII. [286.]   Ed. Baf. II. (136.)
ρόν σοι φάνηται, κύπρινον ἐπαλείφειν, κἂν πάνυ σφόδρα
ξηρὸς ᾖ, καὶ ἀναμάλαττε τῷ κυπρίνῳ. κάλλιον δὲ μὴ τὸν
ξηρὸν, ἀλλὰ τὸν μαλακὸν αἱρεῖσθαι. μὴ παρόντος δὲ τοῦ
κυπρίνου ῥόδινον καλὸν ἀρκεῖ μιγνύειν. τοῦτο τὸ φάρμακον
καὶ πρὸς τὰς ἐκ τόκων σβέσαι τὸ γάλα προαιρουμένας, ὅταν
οἷον τυρωθῇ κατὰ τοὺς μαστοὺς, χρήσιμον ἱκανῶς ἐστιν. ἐξ
αὐτοῦ δὲ ὁρμώμενος καὶ πρὸς ἄλλα παραπλήσια παθήματα
χρῆσθαι δύνασαι. ἐγὼ γοῦν ποτε καὶ κατὰ βουβῶνος αὐτῷ
χρησάμενος ἐν τάχει παυόμενον ἐθεασάμην τὸν ὄγκον.

[ιέ. Περὶ οὔρου.] Οὖρον. εἴρηται μὲν οὖν ἤδη περὶ
τῆς ὅλης φύσεως αὐτοῦ κατὰ τὸν περὶ τῶν ἱδρώτων λόγον.
εἰρήσεται δὲ καὶ νῦν ὅση ταῖς χολαῖς ἐστι διαφορὰ κατὰ τὰ
ζῶα, τοσαύτην καὶ τοῖς οὔροις εἶναι. Θερμὰ μὲν ἅπαντα ταῖς
δυνάμεσίν ἐστιν, ἀλλὰ μᾶλλον μὲν τὸ τῶν θερμοτέρων ζώων,
ἧττον δὲ τὸ τῶν ψυχροτέρων. περὶ ἀνθρωπείου οὔρου. ἀν-
θρώπου δὲ οὖρον ἁπάντων τῶν ἄλλων οὔρων σχεδόν ἐστιν
ἀσθενέστατον, ὅτι μὴ τῶν ἡμέρων ὑῶν, ὧν ἐκτέμνουσι τοὺς
ὄρχεις. ἐκείνων γὰρ ἥ τε κρᾶσις ὅλου τοῦ σώματος ὁμοία
τῇ τῶν ἀνθρώπων ἐστὶν τό τ᾽ οὖρον ὡσαύτως ἀσθενές.

cyprinum fuperungito, et fi valde etiam ficcae, cyprino
item fubigito. Praeftat autem non ficcas, fed molles acci-
pere.   Porro fi non adfit cyprinum, rofaceum bonum mi-
fcuiffe fufficit.   Hoc medicamentum admodum eft utile iis,
quibus a partu reftringere lac confilium eft, eo nomine, quod
in mammis coaguletur in morem cafei. Hinc orfo ad alios
affectus fimiles uti licebit. Atque ego fane ad bubonem eo
ufus celeriter difparuiffe tumorem confpexi.

[15. *De urina.*]   Dictum quidem eft de tota ejus
natura in fermone de fudore. Diceturque et nunc quod
quanta eft in animalibus bilis diverfitas, tanta item fit in
urinis. Atque omnes quidem facultate funt calidae, fed
plus tamen animalium calidiorum: minus autem frigidio-
rum. De urina humana. At urina hominis omnium prope
aliarum urinarum eft imbecillima, exceptis porcis domefti-
cis, quibus exacti funt teftes. Nam illorum fimilis eft totius
corporis temperies temperiei hominum et urina fimiliter

ἰσχυρὸν δὲ καὶ τῶν ἐν τοῖς ὄρεσι κάπρων, ὡς καὶ διὰ τῆς
ὀσμῆς φαίνεται δριμυτάτης οὔσης. κᾀπὶ τῶν ἄλλων δὲ ζώων
ἁπάντων ἔνεστί σοι διὰ τῆς ὀσμῆς γνωρίζειν τὴν δύναμιν
αὐτοῦ. τὸ μὲν γὰρ γεύεσθαι τῶν οὔρων ἐκείνων βδελυρώτα-
τον, ὅπου καὶ τὸ τῶν παίδων οὖρον οὐχ ὑπέμεινέ τις ἀνὴρ
ἀξιόλογος ἤθει καὶ βίῳ πιεῖν, ὁπότε λοιμωδῶς ἐνόσησεν ἐν
Συρίᾳ, καθ᾽ ἣν πολλοὶ πεπωκότες οὐρόν τινες καὶ παίδων
καὶ ἀνδρῶν ἐδόκουν ἐκ τούτου διασεσῶσθαι. ῥυπτικῆς μὲν
οὖν δυνάμεως εἴπερ τι καὶ ἄλλο τὸ τῶν ἀνθρώπων ἐστὶν
οὖρον, ὡς δηλοῦσι πολλοὶ καὶ οἱ γναφεῖς, τὰ ῥυπαρὰ τῶν
ἀμφιεσμάτων ἐκκαθαίροντές τε καὶ ἀποῤῥύπτοντες ἡμῖν αὐ-
τῷ. ταύτην δὲ τὴν δύναμιν αὐτοῦ καὶ οἱ ἰατροὶ θεασάμε-
νοι ψώραν καὶ λέπραν ἀποσμήχουσί τε καὶ καταντλοῦσιν
τῶν ἑλκῶν τὰ πολλῆς ὑγρότητος μεστὰ καὶ ῥύπου καὶ ἀκα-
θαρσίας, καὶ πολύ γε μᾶλλον ὅταν ἔχῃ τι σηπεδονῶδες. ἀλλὰ
καὶ τοῖς αἰδοίοις, ὅταν οὕτω πάσχῃ, τὸ οὖρον ἐνίασιν καὶ
τοῖς πυοῤῥοοῦσιν ὠσί. καὶ τοὺς ἀχῶρας δὲ καὶ πίτυρα δι᾽
αὐτοῦ θεραπεύουσι, καταντλοῦντες τὴν κεφαλήν. ἡμεῖς δὲ

debilis. Verum montanorum aprorum valida eſt, ut etiam
ex odore apparet, qni utique acerrimus eſt. Sed et in aliis
animalibus ex odore vim ejus conjicere liceat: nam urinas
illas deguſtare plane eſt abominandum, quum ne pueri qui-
dem urinam vir quidam honeſtus vita pariter ac moribus
bibere ſuſtinuerit, quum peſtifere aegrotaret in Syria, ubi
quum multi urinam puerorum ſimul et virorum hauſiſſent,
ſeſe hinc ſervatos credebant. Caeterum urina hominum ut
ſiquid aliud extergendi vim obtinet: qnod quum alii multi
ſatis indicant, tum maxime fullones, qui ſordida veſtium
ea expurgant atque extergunt. Hanc ejus vim quum et
medici conſpexiſſent, pſoras et lepras ea detergunt, perfun-
duntque ulcera tum multa humiditate tum ſordibus et im-
puritate ſcatentia, ac multo magis ubi putridum quiddam
obtinent. Sed et pudendis, ubi ſic afficiuntur, urinam infun-
dunt et auribus pure fluentibus. Quin et achoras et fur
fures ea curant, capiti identidem perfundentes. At nos haec

Ed. Chart. XIII. [286. 287.]　　　　　Ed. Baf. II. (136. 137.)

ταῦτα ἐμυσάχθημεν μᾶλλον ποιεῖν, ἑτέρων εὐπορουντες εἰς
αὐτὰ φαρμάκων. τὰ δ᾽ ἐν τοῖς δακτύλοις τῶν ποδῶν ἕλκη
καὶ μάλιστα ἐκ προπταισμάτων, ἐπειδὰν ἀφλέγμαντα γένηται,
καὶ αὐτὸς ἰασάμην οὔρῳ πολλάκις ἐπί τε δούλων καὶ ἀγροί-
κων ἀνθρώπων, εἰς ὁδοιπορίαν ἀπιόντων χωρὶς ἰατροῦ. μο-
τὸν γὰρ αὐτοῖς ἐπιτιθεὶς κατὰ τοῦ ἕλκους, εἶτ᾽ [287] ἔξω-
θεν καὶ ὀθονίῳ περιελίξας καὶ δήσας ὁσάκις οὐρεῖν προθυ-
μηθῶσιν, κατὰ τοῦ δακτύλου φέρεσθαι τὸ οὖρον ἐπιτρέπειν
ἐκέλευσα καὶ μὴ λύειν, ἄχρις ἂν ἀκριβῶς θεραπευθῇ. συνε-
χώρησα γὰρ καὶ εἴ τινα ἄλλον ἐπυθόμην ἐν ἀγρῷ χωρὶς
ἰατροῦ καταντλοῦντα τῶν ἑλκῶν τὸ οὖρον, ὅταν ἐν (137)
τοῖς κάτω μέρεσιν ᾖ τοῦ θώρακος ἄχρι τῶν ποδῶν ἄκρων,
ὅσα δὲ περὶ κεφαλὴν ἢ κατὰ τὸ πρόσωπον ἕλκη γίγνεται,
ταῦτ᾽ ἐμυσάχθην οὔρῳ καταντλεῖν ἐᾶσαί τινα. τό γε μὴν δι᾽
οὔρου παιδὸς σκευαζόμενον φάρμακον, ὃ καλοῦσιν ἔνιοι χρυ-
σοκόλλαν, ἐπειδὴ πρὸς τὴν τοῦ χρυσοῦ κόλλησιν αὐτῷ χρῶν-
ται, κάλλιστον εἶναί φημι πρὸς ἕλκη δυσίατα. γίνεται δὲ
θυίας τῷ τῆς φιάλης σχήματι κατασκευασθείσης ἐξ ἐρυθροῦ

facere odimus potius, quum ad manum fint quae illis con-
ducant alia medicamenta, at ulcera digitorum pedis maxime
quae ex illifione atque offenfione effent inflicta, faepenu-
mero, ubi nimirum phlegmone carerent, et ipfe curavi, ea-
que in fervis et hominibus rufticis, quos iter ingredi abs-
que medicis erat neceffe, fiquidem linamento ulceri impo-
fito ac iufuper linteo circumvoluto ac ligato quoties me-
jendi incefferet cupiditas, in digitum ferri urinam praecepi,
nec ante folvere quam bene effet curatus. Nam et fi quem
alium ruri fine medico agentem urinam ulceribus perfun-
dentem audiffem, non vetui, ubi fcilicet in partibus thorace
inferioribus usque ad imos pedes ulcus conftitiffet, fiqui-
dem ulcera aut capitis aut faciei urina perfundi finere
averfabar.　　Attamen medicamentum, quod ex urina pueri
conficitur, quod quidam vocant chryfocollan, quia eo ad
auri glutinationem utuntur, ad ulcera difficilia fanatu opti-
mum effe affero. Fit autem id figura phiali confecto mor-

ΚΑΙ ΔΥΝΑΜΕΩΣ ΒΙΒΛΙΟΝ Κ. 287

Ed. Chart. XIII. [287.] Ed. Baf. II. (137.)

χαλκοῦ, δοίδυκα δὲ τῆς αὐτῆς ὕλης ἐχούσης εἰς ἣν ἐνουροῦντος τοῦ παιδὸς ὁ δοίδυξ περιάγεται πολλάκις, ὡς ἀποῤῥίψαί τι μὴ μόνης τῆς θυίας, ἀλλὰ καὶ ἑαυτοῦ, καὶ γίνεται τοῦτο πλείοσιν ἡμέραις, ἄχρις ἂν μελιτώδη σύστασιν σχῇ τὸ οὖρον. ἐν ἡλίῳ δὲ χρὴ πράττεσθαι τοῦτο. ῥᾷον γὰρ ἀποτρίβεται τοῦ χαλκοῦ κατὰ τὸν τοιοῦτον ἀέρα ἢ εἰ μὴ ἥλιος εἴη, θερμὸν ἄλλως εἶναι τὸν οἶκον. τούτῳ τῷ φαρμάκῳ μιγνυμένῳ τοῖς ἐπιτηδείοις εἰς ἴασιν ἑλκῶν κακοήθων χρώμεθα, καθάπερ εἶπον, ὡς ἀρίστῳ. βδελυρίαν γὰρ οὐδεμίαν ἔχει, παραπλησίως τῷ οὔρῳ κατὰ τῆς κεφαλῆς καταχεομένῳ καὶ περὶ τίνων ἄλλων μορίων. τὸ μὲν γὰρ καὶ πίνειν οὔρου, τί ἄν τις καὶ λέγοι; γεγράφασι μὴν ἔνιοι τῶν ἰατρῶν περὶ τοῦ κατὰ τὸ οὖρον ὑφισταμένου παχέος τε καὶ λευκοῦ, λέγοντες αὐτὸ θεραπεύειν ἐρυσιπέλατα. τὰ μὲν οὖν ἔτι πυρώδη καὶ ὄντως ἐρυσιπέλατα τῶν θερμῶν καὶ δριμέων φάρμακον οὐδὲν ὠφελῆσαι δύναται. τὰ δ᾽ ἤδη διὰ τῶν ψυχόντων ἐνεψυγμένα καὶ τοῦτο καὶ ἄλλα πολλὰ τῶν διαφορητικῶν φαρμάκων ὀνινάναι δύνανται. τούτῳ μὲν οὖν ἐγχωρεῖ χρῆσθαι

tario ex aere rubro, habente piftillum ejusdem materiae, in quod mejente puero piftillum circumages identidem, ut non tantum a mortario quid deradat, fed etiam a fefe nonnihil deterat: id quod pluribus deinceps diebus peragitur, donec urina craffitiem affequatur mellis. Faciendum vero id in fole, nam facilius in aëre ejusmodi ab aere quid deteritur, aut fi fol abfit, calidas effe aedes faltem convenit. Hoc medicamento mixto iis quae curandis ulceribus malignis funt idonea utimur, ut dixi, ceu optimo, nihil enim habet abominandum, perinde ut urina capiti alterive parti infufa. Nam quid commemorem urinae potum? Scripfere tamen medicorum quidam de fubfidente in urina craffo illo videlicet et albo, dicentes id mederi eryfipelatis. Sane ea eryfipelata, quae ignea etiamnum funt et re vera eryfipelata, calidorum et acrium medicamentorum omnino nullum juvare poteft, quae vero per refrigerantia refrixere, tum hoc tum alia multa medicamenta digerentia adjuvare valent.

μὴ περὶ πρόσωπον ἢ ἐγγὺς τούτου συστάντος ἐρυσιπέλατος,
ἀλλ᾿ ἤτοι κατά τι τῶν κώλων ἢ κατὰ τὸν νῶτον ἢ τὴν γα-
στέρα. πιεῖν δ᾿ οὔρου παιδὸς ἕνεκα τῆς καλουμένης ὀρθο-
πνοίας οὐκ ἀναγκαῖον, ὄντων γε καὶ ἄλλων φαρμάκων ἃ
βοηθεῖ τῷ πάθει τούτῳ. καὶ μέντοι καὶ πιών τις οὐκ ἀπηλ-
λάγη τοῦ πάθους, ὥστ᾿ οὐδ᾿ ἐξαίρετον ἔχει τι παρὰ τἄλλα.

[ιστ'. Περὶ σιέλου.] Σίελον, εἴτε σίαλον, εἴτε πτύελον
ὀνομάζειν θέλει τις, οὔ μοι διαφέρει. γινώσκειν δὲ αὐτοῦ χρὴ
τὴν δύναμιν εἶναι διάφορον ἔν τε τοῖς ζώων εἴδεσι καὶ καθ᾿
ἕκαστον αὐτῶν ὑγιαῖνον ἢ νοσοῦν ἐδηδοκότος ἢ πεπωκότος ἢ
ἀπότου τε καὶ νενηστευκότος. ὡς γὰρ τὰ οὖρα καὶ αἱ χολαὶ καὶ
ὁ ἱδρὼς, οὕτως καὶ τὸ πτύελον ἀσθενὲς μὲν ἐδηδοκότων ἐστὶν,
ἰσχυρὸν δὲ καὶ δριμὺ τὸ τῶν ὑπερδιψάντων καὶ ὑπερπεινησάν-
των. ἐν τῷ μέσῳ δ᾿ ἀμφοῖν ἐστιν τὸ τῶν εὐπεπτηκότων
μὲν, οὐδέπω δ᾿ ἐδηδοκότων ἢ πεπωκότων. τούτῳ τοιγαροῦν
τῷ σιέλῳ καὶ αἱ τροφαὶ τῶν παίδων τοὺς λειχῆνας ἰῶνται,
βρέχουσαι τὸν μικρὸν δάκτυλον, εἶτα ἀνατρίβουσαι τὸ πεπον-
θὸς δέρμα. καὶ τοῦτο ποιοῦσι πολλάκις, ὡς διασώζεσθαι

Atque hoc quidem uti licebit, ubi non in facie aut prope
eryſipelas conſtiterit, verum in artuum quopiam aut dorſo
aut ventre.   At urinam pueri orthopnoeae gratia ebibere
neceſſarium non eſt, quum ſint et alia medicamenta quae
huic medeantur affectui. Quin quum bibiſſet quidam, affe-
ctu liberatus non eſt, ut non eximium quid praeter alia
poſſideat.

[16. De ſielo, ſaliva.] Sielon ſive ſialon, ſive ptye-
lon appellare libet, nihil intereſt. Verum id ſciendum eſt,
vim ejus eſſe differentem tum in animalium ſpeciebus tum
in eorum unoquoque ſano et aegroto, jejuno et ſitibundo,
aut cibo potuque ſumpto.   Etenim ut urina et bilis, ſic
etiam ſaliva ſumpto quidem cibo imbecilla eſt, valida et
acris eorum qui ingenti aut inedia aut ſiti premuntur, in
medio utriusque eſt eorum, qui probe concoxere quidem,
nondum tamen cibum potumve hauſere.   Hac ergo ſaliva
nutrices puerorum lichenas curant, parvum videlicet digi-
tum rigantes, ac deinde cutem affectam confricantes, idque

ΚΑΙ ΔΥΝΑΜΕΩΣ ΒΙΒΛΙΟΝ Κ. 289

Ed. Chart. XIII. [287. 288]　　　　　　　Baf. II. (137.)

κατὰ τὸν μεταξὺ τῶν χρήσεων χρόνον ἔν τῷ λειχῆνι τὴν
ἀπὸ τοῦ σιέλου δύναμιν. ἀλλὰ καὶ πυροὺς μασώμενοι πολλοὶ
τῶν ἀγροίκων δοθιῆσιν ἐπιτιθέασιν. διαφορεῖ τε γὰρ αὐ-
τοὺς καὶ πέττει ταχέως. καίτοι γε εἰ δι᾽ ὕδατος δευθεῖεν, οὐχ
ὁμοίως ὠφελοῦσιν. εὔδηλον οἶν ὅτι τὸ σίαλον αὐτὸ τὴν
ἰσχὺν τῆς ὠφελείας παρέχει. κατὰ δὲ τῶν μαλακῶν καὶ παι-
δικῶν σωμάτων ἄρτον, οὐ πυροὺς ἐπιτιθέασι μασωμένους.
[288] διαφορεῖ δὲ πάντα τὰ οὕτω μασηθέντα καὶ ὑπώπια
καὶ τὰ ἄλλα ἐκχυμώματα, καὶ μᾶλλον ὅταν ὁ ἄρτος ἅμα βρα-
χείᾳ ῥαφανῖδι μασηθείη. καθ᾽ ὅλην δὲ τὴν οὐσίαν τὸ πτύε-
λον ἐναντιώτατόν ἐστι τοῖς ἀναιροῦσιν ἀνθρώπους θηρίοις,
ὥς που καὶ Νίκανδρος ὁ ποιητὴς λέγει. καί μοί τις ἐπαγ-
γειλάμενος ἐπῳδὴν ἀναιροῦσαν σκορπίους ἐπιδείξειν, ἅπαξ
εἰπὼν αὐτὴν ἐπέπτυσε τῷ σκορπίῳ, κἄπειθ᾽ ἑξῆς δεύτερον
εἰπὼν αὖθις ἐπέπτυσεν, εἶτα καὶ τὸ τρίτον εἰπόντος τε καὶ
καταπτύσαντος ἀπέθανεν ὁ σκορπίος. ὕστερον δ᾽ ἐγὼ χωρὶς
τῆς ἐπῳδῆς ἐθεασάμην ἐπὶ τῷ σιάλῳ μόνῳ τὸν σκορπίον
ἀποθανόντα καὶ τοῦτ᾽ αὐτὸ πάσχοντα ταχέως μὲν ἐπὶ τοῦ

faciunt fubinde tanto fcilicet intervallo, dum falivae vires
in lichene perdurent ac nondum fint extinctae. Sed et
triticum mandentes rufvici non pauci furunculis imponunt,
nam celeriter eos et digerit et concoquit, quum fi macera-
rent aqua, non aeque prodeffet. Ex quo liquet falivam ju-
vandi robur afferre. Atque corporibus mollibus aut puero-
rum panem, non triticum imponunt ore commanfum. Porro
omnia fic commanfa digerunt et fugillata, caeteraque ecchy-
momata, maxime ubi panis fimul cum pauco radiculae fue-
rit commanfus. Porro tota fubftantia vel maxime adverfa
eft faliva beftiis hominem interficientibus, ceu alicubi etiam
Nicander poëta refert. Pollicitus autem mihi quidam incan-
tationam fefe oftenfurum, quae fcorpios interficeret, ubi
illam femel dixiffet, in fcorpium expuit, inde rurfum eam
obmurmurans iterum fcorpium confpuit, ac ubi tertio di-
xiffet atque expuiffet, mortuus eft fcorpius. At poftea ego
absque incantatione a fola faliva occifum vidi fcorpium,
idque celeriter a faliva efurientium aut fitientium, tarde

τῶν πεινώντων τε καὶ διψώντων πτυέλου, βραδέως δὲ ἐπὶ
τῶν ἐμπεπλησμένων ἐδεσμάτων τε καὶ πομάτων, ἐπὶ δὲ τῶν
ἄλλων ἀνάλογον.

[ιζ΄. Περὶ τῶν ἐν τῷ σώματι γεννωμένων.] Γεννᾶται
μὲν ἐν τῷ σώματι καὶ ἄλλα παρὰ φύσιν, ὧν οὐ καλὸν με-
μνῆσθαι, γεννᾶται δὲ καὶ ὁ ἐν κύστει λίθος, ὑπὲρ οὗ τινες
ἔγραψαν, ὡς εἰπεῖν ὅτι θρύπτει λίθους τοὺς ἐν κύστει. τοῦτο
μὲν οὖν ψεῦδός ἐστι κεκριμένον τῇ πείρᾳ. εἰ δὲ καὶ τοὺς ἐν
νεφροῖς λίθους θρύπτει τὴν ἀρχὴν, οὐδ᾽ ἐπειράθην μὲν, ἔχων
ἕτερα δόκιμα φάρμακα πρὸς τὸ σύμπτωμα τοῦτο. περὶ δὲ
τοῦ πύου καὶ ὅσα τοιαῦτα παρίημι λέγειν τοῖς τὰ τοιαῦτα
δεινοῖς ἅμα γοητείαις τισίν. ἡ μέντοι κόπρος ἕν τι τῶν ἐν
τῷ σώματι γεννωμένων ἐστὶ, κατὰ φύσιν ἐχόντων τῶν ζώων,
ὥσπερ καὶ ὁ ἐν τοῖς ὠσὶ ῥύπος· ὑπὲρ ἑκατέρου τοίνυν ἐφε-
ξῆς δίειμι.

[ιη΄. Περὶ κόπρου.] Κόπρος εἴτε κόπρον εἴτ᾽ ἀποπά-
τημα καλεῖν ἐθέλοις οὐ διοίσει. γίγνωσκε δὲ τὴν οὐσίαν ταύ-
την διαφορητικωτάτην ἔχειν δύναμιν. ἔστι δ᾽ ἡ τῶν ἀνθρώ-

autem ab illis qui cibo potuque fuerant impleti, in aliis
autem proportione.

[17. *De iis quae in corpore proveniunt.*] Nafcuntur
in corpore cum alia praeter naturam, quorum non eft fa-
tis honeftum meminiffe, tum etiam lapis in vefica, de quo
fcripfere quidam quod lapides veficae comminuat. Atque
hoc quidem falfum eft experientia judicatum, caeterum an
renum lapides frangat, omnino experti non fumus, quum
fuppeterent alia ad hoc fymptoma probata medicamenta.
De pure autem et id genus dicere fuperfedeo, id illis con-
cedens, qui his in rebus mirifici funt, fcilicet quibusdam
cum praeftigiis. Caeterum ftercus unum eft inter ea, quae
in corpore proveniunt, fecundum naturam affecto animali,
veluti et avium fordes. De utroque itaque deinceps differam.

[18. *De copro, ftercore.*] Copros five copron five
apopatema appellari velis perinde eft. Scito autem hanc
fubftantiam vim habere vel maxime digerentem. Verum

πων διὰ τὴν δυσωδίαν βδελυρά. βοῶν δὲ καὶ αἰγῶν καὶ
χερσαίων κροκοδείλων καὶ κυνῶν, ὅταν ὀστᾶ φάγωσιν, οὔτε
δυσώδης ἐστὶ καὶ πεῖραν ἱκανὴν οὐχ ἡμῖν μόνοις, ἀλλὰ καὶ
τοῖς ἄλλοις τῶν ἔμπροσθεν ἰατρῶν ἔδωκεν. Ἀσκληπιάδης
μέν γε ὁ ἐπικληθεὶς φαρμακείων καὶ τἄλλα μὲν ἅπαντα
σύνθετα φάρμακα συνήθροισεν,. ὡς πολλὰς βίβλους πληρῶ-
σαι. καὶ κόπρῳ δὲ χρῆται πολλάκις ἐπὶ πολλῶν παθῶν ἀνα-
μιγνὺς, οὐ μόνον τοῖς ἔξωθεν ἐπιτιθεμένοις φαρμάκοις, ἀλλὰ
καὶ τοῖς εἴσω τοῦ στόματος λαμβανομένοις.
[ιθ'. Περὶ κυνείας πόπρου.] Ἐγὼ γοῦν οἶδα καὶ αὐ-
τὸς θαυμαστῆς δυνάμεως πειραθεὶς ἀνθρωπείας τε καὶ κυ-
νὸς κόπρου. λέξω δέ σοι περὶ προτέρας τῆς κυνείας, ἢ συνε-
χῶς ἐχρῆτό τις τῶν ἡμετέρων διδασκάλων, ὀστᾶ διδοὺς ἐσθί-
ειν κυνὶ μόνα δυεῖν ἐφεξῆς ἡμερῶν, ἐξ ὧν σκληρὰ καὶ λευκὴ
καὶ ἥκιστα δυσώδης ἡ κόπρος γίγνεται. ταύτην οὖν λαμβά-
νων ἐξήραινεν, ὡς ὕστερον ὁπότε βούληται χρῆσθαι λειοῦ-
σθαι ῥᾳδίως. ἐχρῆτο δ' αὐτῇ πρός τε συνάγχας καὶ δυσεν-

ſtercus humanum ob foetorem abominandum eſt, at bubu-
lum, caprinum, crocodilorum terreſtrium et canum, ubi oſſi-
bus duntaxat veſcuntur, neque graviter olet et multa ex-
perientia non tantum nobis, ſed et aliis medicis me natu
majoribus comprobatum eſt. Siquidem Aſclepiades, cui co-
gnomentum erat pharmaceon, et alia omnia medicamenta
collegit, ut multos impleret libros, et ſtercore ad multos
ſaepe affectus utitur non modo medicamentis, quae foris
imponuntur commiſcens, ſed iis quoque quae intro in os
ſumuntur.

[19. De ſtercore canino.] Sane ego memini me ad-
mirandam tum humani tum canini ſtercoris expertum fa-
cultatem. Sed prius differam de canino, qui uti aſſidue
conſuevit praeceptorum noſtrorum quidam, ſola oſſa cani
edenda exhibens duobus continuo diebus, ex quibus durum,
candidum ac minime foetens ſtercus proveniebat. Hoc igi-
tur acceptum deſiccabat, ut quum poſtea uſus eſſet facile
ad laevorem poſſet redigi. Utebatur eo ad anginam et dyſ-

Ed. Chart. XIII. [288. 289.]　　　　Ed. Baf. II. (137. 138.)

τερίας καὶ τὰ παλαιότατα τῶν ἑλκῶν. πρὸς μὲν οὖν συνάγ-
χας, ἀναμιγνὺς τοῖς καὶ ἄλλως ἁρμόττουσιν πρὸς τὸ πά-
θος τοῦτο φαρμάκοις· ἐπὶ δὲ δυσεντερικῶν τῷ ἀφεψημένῳ
γάλακτι, τῶν καλουμένων καχλήκων διαπύρων (138) ἐμβε-
βλημένων, ἢ ἃς ὕστερον ἐγὼ διὰ τὸ εὐπόριστον ἐπὶ τὸν σί-
δηρον ἧκον, ἐμβάλλων τοῦτον διάπυρον τῷ γάλακτι καλῶς
προαφε[289]ψημένῳ. καλοῦσι δ' ἔνιοι τῶν ἰατρῶν οὐκ οἶδ'
ὅπως τὸ τοιοῦτον γάλα σχιστόν. ἐχρῆν γὰρ οὐ τοῦτο κα-
λεῖν οὕτως, ἀλλ' ἐφ' ὧν χωρίζομέν τε καὶ σχίζομεν ἀπὸ τοῦ
τυρώδους τὸν ὀῤῥόν. ἀλλὰ τῆς κυνείας κόπρου ξηρᾶς λειώ-
σας ὁ ἰατρὸς ἐνέβαλλε τῷ τοὺς κάχληκας ἐναπεσβεσμένους
ἔχοντι γάλακτι λανθανόντως καὶ μόνους τοὺς γνησιωτάτους
μαθητὰς ἐδίδαξε τοῦτο. τούτων μὲν οὖν τῶν δύο χρήσεων
τῆς κυνείας κόπρου πάνυ πολλὴν ἔχω πεῖραν ὡς θαυμαστοῦ
φαρμάκου, καθάπερ καὶ τῆς ἐπὶ τῶν κακοηθεστάτων ἑλκῶν.
ἐμίγνυε γὰρ οὖν κἀπ' ἐκείνων τοῖς δοκίμοις φαρμάκοις τῆς
κυνείας κόπρου βραχὺ, καὶ σαφῶς ἰσχυρότερον ἑαυτοῦ τὸ
φάρμακον ἐγίγνετο, καὶ εἴ που διαφορῆσαί τι καὶ ξηρᾶναι,
κἀκείνοις τοῖς φαρμάκοις ἐμίγνυεν.

enteriam et fumme inveterata ulcera, ad anginam quidem
iis admifcens, quae alioqui huic affectui congruebant, ad
dyfenteriam lacti illi immifcens, cui decocto calculos voca-
tos filices ignitos injici ante pofuimus, aut ut ego poftea
ob parandi facilitatem ad ferrum confugi, id candens lacti
probe decocto injiciens. Vocant autem medici nonnulli lac
ejusmodi nefcio quo pacto fchiftum, verum oportebat non
hoc fic appellare, fed in quo fegregamus ac fcindimus ferum
a cafeo. Caeterum medicus ille ftercus caninum aridum
tritum lacti, in quo extincti erant calculi marini, clam injicie-
bat, et id folum generofiffimos quosque difcipulos docebat.
In his ergo duobus multum expertus fum ftercus caninum
ceu medicamentum mirabile, ficut et in ulceribus extreme
malignis. Mifcui ergo et ad illa paulum quiddam ftercoris
canini medicamentis probatis, et manifefto fe ipfo valentius
redditum eft medicamentum, et fi quando digerere aut defic-
care quid opus effet, illis etiam medicamentis admifcui.

ΚΑΙ ΔΥΝΑΜΕΩΣ ΒΙΒΛΙΟΝ Κ. 293

Ed. Chart. XIII. [289.]   Ed. Baf. II. (138.)

[κ'. Περὶ ἀνθρωπείας κόπρου.] Τῆς ἀνθρωπείας κό-
πρου τοιάνδε τινὰ πεῖραν ἔχω. συνεχῶς τις ὑπὸ τῶν κατὰ
τὴν φάρυγγα φλεγμονῶν ἠνωχλεῖτο σφοδρῶς, ὡς κινδυνεύειν
ἀποπνιγῆναι, καὶ δὴ φλεβοτομεῖσθαι διὰ τὸν κίνδυνον τοῦ-
τον ἠναγκάζετο. τούτῳ τις ἐντυχὼν ἐπηγγείλατο πεῖραν δώ-
σειν φαρμάκου καὶ καλεῖν ἑαυτὸν ἠξίου πρὸ τῆς φλεβοτο-
μίας, ὅταν αὖθίς ποτε φλεγμήνῃ τι τῶν κατὰ τὴν φάρυγγα
μορίων αὐτοῦ. καὶ τοίνυν κληθεὶς, εἶτα διαχρίσας φαρμάκῳ
ταχέως ἐθεράπευσε τὸν ἄνθρωπον. ὡς δὲ καὶ αὖθις ἤδη
ἐνήργησεν, οὐκ ἐπὶ αὐτοῦ μόνου, ἀλλὰ καὶ ἐπ᾽ ἄλλων τῶν
ὁμοίως πασχόντων ἠξίου δοὺς μισθὸν ὁ συνεχῶς κινδυνεύων
πνιγῆναι μαθεῖν τὸ φάρμακον. ἦν δ᾽ ἅμα τε πλούσιος καὶ
περὶ χρημάτων δαπάνην ἐλευθέριος. ὡς δὲ περὶ τοῦ μισθοῦ
συνέβησαν, ὁ πιπράσκων τὴν γραφὴν ἀντιπαθείᾳ τινὶ τὴν
ὠφέλειαν ἔφη τὸ φάρμακον ἔχειν. εἶναι δὲ τὴν ἀντιπάθειαν
τὸ μὴ γνῶναι τὸν θεραπευόμενον ἐξ ὧν σύγκειται. ἐκέλευ-
σεν οὖν ἄλλον ἀνθ᾽ ἑαυτοῦ μαθησόμενον, ὅστις ἂν αὐτῷ
πιστότατος εἶναι δοκῇ, καὶ τοῦτο αὐτὸν ὀμόσαι βουλόμενον

[20. De ſtercore humano.] Caeterum humani ſtercoris
hoc habeo experimentum. Aſſidue quidam a phlegmonis
ad guttur exiſtentibus vexabatur adeo vehementer, ut ſuffo-
cationis ſubiret periculum, et ſane ob hoc periculum ſan-
gninem mittere cogebatur. In hunc quum forte quis inci-
diſſet, pollicitus eſt ſe praebiturum medicamenti experimen-
tum, et ſe vocari, ſi quando rurſus aliqua in parte gutturis
emicuiſſet phlegmone, ante ſanguinis miſſionem praecepit.
Itaque vocatus medicamento illito ſtatim hominem curavit.
Ut autem iterum profecit, non in ipſo tantum, ſed et in aliis
qui ſimiliter erant affecti rogabat is, qui aſſiduo ſuffocari
periclitabatur, data mercede ut ſeſe medicamentum illud
doceret, erat enim ille et locuples et in pecuniae ſumptu
liberalis; porro ubi conventum eſſet de pretio, is qui ven-
debat hoc medicamentum, inquit, per antipathiam quan-
dam utilitatem obtinet, eſſe autem eam antipathiam ut qui
curatur neſciat unde conficiatur. Juſſit itaque alium daret
qui pro ipſo diſceret, qui ſibi fideliſſimus eſſe videretur qui-

μηδενὶ δοῦναι τὴν γραφὴν τοῦ φαρμάκου, μέχρις ἂν αὐτὸς
ὁ ἀποδιδόμενος ζῇ. κατὰ τοῦτον μὲν δὴ μετὰ τὸν τοῦ δεί-
ξαντος θάνατον ὁ μαθὼν οὐ μόνον τὸν ἴδιον ἄνθρωπον,
ἀλλὰ καὶ τοὺς ἄλλους ἰᾶται, κᾀμοῦ μηδ᾽ αἰτήσαντος τοῦ
φαρμάκου τὴν γραφὴν οὗτος ἔδωκεν ἑκών· ἦν δὲ κόπρος
παιδίου ξηρὰ μετὰ μέλιτος Ἀττικοῦ λελειωμένη. διῃτᾶτο δὲ
τὸ παιδίον, οὗ τὴν κόπρον ἔμελλον λήψεσθαι, καθάπερ αὐ-
τὸς ὁ δοὺς τὸ φάρμακον ἔδειξεν, ἐπὶ θέρμων ἐδωδῇ. τού-
των δὴ τῶν συνήθως ἐσθιομένων μετ᾽ ἄρτου καλῶς ὠπτη-
μένου κλιβανίτου συμμέτρων ἁλῶν τε καὶ ζύμης ἔχοντος.
ἐδίδου δὲ καὶ οἶνον παλαιὸν πίνειν. ἅπαντα ταῦτα σύμμε-
τρα κατὰ τὸν ὄγκον, ὡς ἀκριβῶς εὐπεπτῆσαι τὸ παιδίον.
ἐπὶ μὲν δὴ τῆς πρώτης ἡμέρας τοιαύτῃ διαίτῃ χρώμενος
οὐδέπω κατὰ τὴν ὑστεραίαν ἀνῃρεῖτο τὴν κόπρον· ἐν ἐκείνῃ
δ᾽ αὖ πάλιν ὁμοίως διαιτήσας τὸ κατὰ τὴν τρίτην ἐκκριθὲν
ἐλάμβανεν καὶ ξηραίνων ἐχρῆτο παραπλησίως τῇ κυνείᾳ κό-
πρῳ, καθότι προείρηται. ἔλεγε δὲ τὸν διδάξαντα διὰ τὴν
δυσωδίαν τῶν ἄλλων ἐδεσμάτων φεύγοντα τοὺς θέρμους

que jurejurando reciperet fefe nulli ejus facturum copiam,
priusquam ipfe qui dediffet foret defunctus, itaque a morte
ejus qui indicarat non tantum ille fuum hominem, fed et
alios fanabat, et mihi ne petenti quidem medicamenti ex-
emplum volens ac lubens obtulit.   Erat autem ftercus pueri
ficcum cum melle Attico ad laevorem tritum. Victitabat au-
tem puer, cujus ftercus accepturus erat, uti ipfe qui medi-
camentum dederat oftendit, lupinis illis videlicet qui ex
more edi folent, cum pane bene cocto in clibano modicum
falem et fermentnm habente.   Praebebat autem bibendum
vinum vetus, atque haec omnia mediocri in quantitate, ut
perfecte ea puer poffet concoquere. Itaque quum primo
die eo victu effet ufus, poftero tamen die nondum ftercus
capiebat, fed in eo quoque die rurfum eodem alebat victu,
ac tertio demum fumebat, ac poftea arefacto utebatur fimi-
liter ut ftercore canino, ut ante dictum eft. Dicebat autem
illum qui docuerat fugiantem alios cibos ob foetorem prae-

Ed. Chart. XIII. [289. 290.] Ed. Baf. II. (158.)

αἱρεῖσθαι, ἑαυτὸν δὲ ἕνεκα πείρας ὀρνιθείου κρέως καὶ περ-
δικείου δι᾿ ὕδατος ἢ λιτοῦ ζωμοῦ καλῶς ἑψημένου ἐδηδο-
κέναι πολλάκις, ἐνηργηκέναι δὲ τὸ φάρμακον οὐδὲν ἧττον.
ἐγὼ μὲν δή σοι ταῦτα λέγειν ἔχω περὶ κυνείας τε καὶ ἀν-
θρωπείας κόπρου.

[290] [κα΄. Περὶ λυκείας κόπρου.] Τὴν δὲ τῶν λύκων
ἐπότιζέ τις κωλικοὺς οὐ μόνον ἐν τοῖς παροξυσμοῖς, ἀλλὰ
καὶ τοῖς διαλείμμασιν, ὅσοι γε χωρὶς φλεγμονῆς ἔπασχον. εἶ-
δον δέ τινας αὐτῶν οὐκέθ᾿ ἁλόντας τῷ παθήματι καὶ τοὺς
ἁλόντας οὐκέτ᾿ οὐδέποτ᾿ αὖθις ἰσχυρῶς παθόντας, ἀλλ᾿
οὐδὲ μετ᾿ ὀλίγον χρόνον. ἐλάμβανε δὲ κἀκεῖνος τὴν λευκοτέ-
ραν κόπρον τῶν λύκων μᾶλλον, ἥτις ὀστᾶ φαγόντων αὐ-
τῶν ἀποκρίνεται. ἐθαύμασα δ᾿ ἐπ᾿ αὐτῷ, ὅτι καὶ περιαπτό-
μενον πολλάκις ἐναργῶς ὠφέλησεν. ἐλάμβανεν οὖν οὗτος τὴν
κόπρον οὐδὲ πεπτωκυῖαν ἐπὶ τὴν γῆν, οὐ χαλεπῶς δὲ γίνε-
ται τοῦτο. φύσιν γὰρ ἔχει ἐκεῖνο τὸ ζῶον, καθάπερ ὁ κύων,
ἐπαίρων τὸ ἕτερον τῶν ὀπισθίων σκελῶν ἐνουρεῖν καὶ ἀπο-
πατεῖν πρός τι τῶν ἐξεχόντων τῆς γῆς. ἐπ᾿ ἀκάνθαις τε οὖν

tuliſſe lupinos, feſe vero experimenti gratia carnes galli-
naceas aut perdicum ex aqua aut tenui jure bene coctas per-
ſaepe exhibuiſſe et medicamentum nihilominus operatum.
Atque ego ſane haec tibi de canino humanoque ſtercore nar-
rare poſſum.

[21. De ſtercore lupino.] At lupinum ſtercus qui-
dam colicis potandum dabat, non tantum in ipſis paroxys-
mis, ſed etiam in intervallis, ſiquidem phlegmone vacarent.
Quorum ego quosdam vidi non amplius invadi, et qui erant
invaſi non amplius id graviter paſſos, ſed nec poſt paucum
temporis. Accipiebat autem ille albidius potius ſtercus
quale ubi oſſa ederint ſolent excernere. Verum illud etiam
in eo mirabar, quod vel ſuſpenſum evidenter aliquoties
juviſſet. Itaque hic ſtercus capiebat quod non decidiſſet in
terram, id quod non erat inventu difficile: ea enim eſt lu-
porum natura quae canum, ut ſuſpenſo altero poſteriorum
crurum et mejant et cacent in eminenti quopiam ex terra.

296 ΓΑΛΗΝΟΥ ΠΕΡΙ ΤΗΣ ΤΩΝ ΑΠΛΩΝ ΦΑΡΜ. ΚΡΑΣ.

Ed. Chart. XIII. [290.]　　　　　　　Ed. Baf. II. (138.)
πολλάκις εὑρίσκεται θέρους ἐν ὥρᾳ λυκεία κόπρος ἐπί τε
θάμνοις τισὶ καὶ κλείθροις καὶ βοτάναις εὐαυξέσιν. εὑρίσκεται
δὲ ἐν ταῖς κόπροις αὐτῶν καὶ αὐτῶν τῶν ὀστῶν τι τοῦ
καταβεβρωμένου ζώου διαπεφευγότος, ὥσπερ τὴν μάσησιν,
οὕτω καὶ τὴν πέψιν, ὃ καὶ αὐτὸ κόπτων καὶ λειῶν ἐδί-
δου πίνειν τοῖς κωλικοῖς. καὶ εἰ καθαρότητος ἄνθρωπος εἴη
καὶ ἁλῶν καὶ πεπέρεως ἤ τινος τῶν τοιούτων, ἐμίγνυεν.
ἐδίδου δὲ τοὐπίπαν μὲν δι᾽ οἴνου λεπτοῦ κατὰ τὴν σύστα-
σιν, ἔστι δ᾽ ὅτε καὶ δι᾽ ὕδατος. τὸ δ᾽ οὖν περιαπτόμενον
τῆς κόπρου ταῖς λαγόσι τοῦ πάσχοντος ἐκέλευσεν ἔχειν ἄρ-
τημα, μάλιστα μὲν ἐξ ἐρίου γεγονὸς οὐ τοῦ τυχόντος προ-
βάτου. πολὺ γὰρ εἶναι βέλτιον ὑπὸ τοῦ λύκου διεσπασμέ-
νου ἐπὶ τὸ πρὸς τὴν τοιαύτην χρείαν ἐπιτήδειον ἐσόμενον.
εἰ δὲ μὴ παρείη τὸ τοιοῦτον ἔριον, ἐκ δέρματος ἐλαφείαν
τὸν ἱμάντα τὸν περιελιττόμενον ταῖς λαγόσι καὶ αὐτὸ τὸ
περιέξον τὴν κόπρον ἐκέλευσεν εἶναι. ἡμεῖς δὲ καὶ εἰς χυτρί-
διον τηλικοῦτον, ἡλίκος ἐστὶν ὁ μέγιστος κύαμος, ἐμβάλλον-
τες τῆς κόπρου περιήψαμεν ἐνίοις ἕνεκα πείρας, ἐθαυμάσα-

Itaque in fpinis faepe acftate ftercus lupinum reperitur et
fruticibus, vepribus herbisque procerioribus. Invenitur
porro in ftercore illorum et nonnihil offium devorati ani-
malis, quod ut effugit commanfionem, ita et concoctionem,
quod et ipfum contundens ac conterens bibendum praebuit
colicis, ac fi homo effet puritatis amans, mifcebat et falis
quippiam aut piperis aut quippiam ejusmodi. Ut plurimum
autem ex vino albo confiftentiae tenuis bibendum praebebat,
interim vero etiam ex aqua. Hoc ergo ftercoris quod
patientis ilibus applicandum effet praecepit fufpendi ex
vinculo confecto ex lana, fed non qualibet, verum multo
praeftabat eam effe ovis a lupo laniatae, unde quod ad
hunc ufum accommodaretur effet conficiendum. Quod fi
talis non adeffet lana, ex pelle cervina et lorum quod
cingeret ilia, et in quo ftercus contineretur parari prae-
cipiebat. At nos ollulam ad magnitudinem maximae fa-
bae confecimus, quam experiundi gratia indito ftercore
quibusdam fufpendimus, nec potuimus non mirari quum

μέν τε φανερῶς ὠφεληθέντας ἰδόντες τοὺς πλείστους αὐτῶν.
ἐποιοῦμεν δὲ τῷ χυτριδίῳ δύο τινὰ καθάπερ ὦτα, δι' ὧν
ὁ ἱμὰς διεβάλετο. τοῦτο μὲν δὴ κατὰ τὸ πάρεργον, εἰ μέλ-
λει τις καὶ τοῖς οὕτω περιαπτομένοις πιστεύειν, λέγω δ'
οὕτως, ὥστ' οὐσίαν εἶναι τὴν περιαπτομένην, οὐκ ὀνόματα
βάρβαρα, καθάπερ εἰώθασιν ἔνιοι τῶν γοήτων, ἐπείτοι καὶ
ἄλλων οὐσιῶν ἐπειράθην ὁμοίως ἐνεργουσῶν ἐπ' ἄλλων πα-
θῶν. ἀλλ' οὐ νῦν καιρὸς ὑπὲρ αὐτῶν λέγειν, ἴωμεν οὖν
αὖθις ἐπὶ τὸ προκείμενον.

[κβ'. Περὶ αἰγείας κόπρου.] Ἀνθρωπείας μὲν γὰρ καὶ
κυνείας καὶ λυκείας ἐμνημόνευσα κόπρου, τῶν δ' ἄλλων
οὐδέπω, καίτοι πλείους ἔτι τῶν εἰρημένων ὑπολείπονται, τι-
νὲς μὲν καὶ πάνυ συνεχῆ τὴν χρείαν παρέχουσαι, τινὲς δὲ
σπανιωτέραν. συνεχέστατα μὲν οὖν χρώμεθα ταῖς τῶν αἰ-
γῶν κόπροις, σπύραθοι δ' ἰδίως ὀνομάζονται δριμείας καὶ
διαφορητικῆς οὖσαι δυνάμεως, ὡς καὶ τοῖς σκιῤῥουμένοις
ὄγκοις ἁρμόττειν οὐ σπληνὸς μόνον, ἐφ' ὧν συνεχέστατα
χρῶνται πολλοὶ τῶν ἰατρῶν ταῖς (139) τοιαύταις κόπροις,

plurimos ipſorum videremus adjutos. Caeterum ad ollu-
lam duas ceu aures affiximus, per quas lorum transmitti
poſſet. Sed hoc quidem obiter diclum eſto, ſiquis in-
venietur qui ſic ſuſpenſis fidem habere dignabitur. Dico
autem ſic, nam ſubſtantia eſt quae ſuſpenditur, non voces
barbarae, ut quidam facere praeſtigiatorum aſſolent, quando
et alias expertus ſum ſubſtantias quae in aliis affectibus
ſimiliter operarentur. Sed de his non eſt nunc dicendi
tempus. Ad propoſitum itaque revertamur.

[22. *De ſtercore caprino.*] Nam humanum, cani-
num lupinumque ſtercus recenſui, alia vero nondum; quo-
rum etiam major eſt quam dictorum numerus, et quae-
dam aſſiduo habentur in uſu, quaedam rariore. Omnium
creberrime utimur caprino ſtercore digerentis et acris
facultatis, adeo ut et induratis ſcirrhorum in modum tu-
moribus congruat, nec tantum lienis, ad quos creberrime
medici non pauci hujusmodi ſtercora applicant, ſed etiam

ἀλλὰ καὶ ἄλλων μερῶν. ἐγωγ᾽ οὖν ἐπὶ γόνατος ἔχοντος ὄγκον
χρόνιον δύσλυτον ἐχρησάμην αὐτῇ δι᾽ ὀξυκράτου καταπλάτ-
τεσθαι κελεύσας ἄλευρον κρίθινον ἐπιβαλλομένης τῆς κό-
πρου, καὶ θαυμαστῶς ὁ ἄνθρωπος ὤνητο. τῶν δ᾽ ἀγροίκων
τις ἦν, ἐφ᾽ ᾧ τοῦτο [291] ἐπράχθη. καὶ οὕτως ἤδη καὶ
ἄλλος ἀγροῖκος ἐφ᾽ ὁμοίων ὄγκων οὐ κατὰ γόνατος μόνον,
ἀλλὰ καὶ κατ᾽ ἄλλων μορίων ὁμοίως χρησάμενος ὠφελήθη.
δριμύτερον γάρ ἐστι τὸ φάρμακον ἢ ὥστε γυναῖκας ἀστυκὰς
ἢ παιδία θεραπεύειν, ἢ ὅλως τοὺς μαλακοσάρκους. ἀλλὰ περὶ
μὲν τῆς κατὰ μέρος χρήσεως ἁπάντων φαρμάκων ἐν τῷ περὶ
συνθέσεως αὐτῶν εἰρήσεται. καὶ ἐπὶ τῶν ὑδερικῶν τε καὶ
σπληνικῶν τῇ αἰγείᾳ κόπρῳ πολυειδῶς χρώμεθα. καὶ μέντοι
καὶ καυθεῖσα λεπτομερεστέρα μὲν, οὐ μὴν δριμυτέρα γε σα-
φῶς γίνεται. διὸ καὶ πρὸς ἀλωπεκίας ἁρμόττει καὶ πάνθ᾽
ὅσα τῶν ῥυπτόντων δεῖται φαρμάκων, οἷον λέπρας τε καὶ
ψώρας καὶ λειχῆνας, ὅσα τ᾽ ἄλλα τοιαῦτα. μίγνυται δὲ καὶ
τοῖς διαφορητικοῖς καταπλάσμασιν, οἷα τὰ τῶν παρωτίδων

aliarum partium. Siquidem ego eo ufus fum ad genu
tumorem habens inveteratum et aegre folubilem, juffo
fieri cataplasmate ex farina hordeacea per oxycratum, in-
dito videlicet hoc ftercore, et mirum eft quam homo ille
fuerit adjutus. Erat autem rufticus in quo id factum eft.
Et jam etiam alius rufticus quum fic ufus effet non tan-
tum in genu, fed etiam aliis in partibus ad tumores fimi-
les perinde adjutus eft. Nam acrius eft medicamentum
quam ut mulieres urbanas aut pueros aut omnino qui
tenera funt carne fanare poffit. Sed de particulari om-
nium medicamentorum ufu in opere de componendis illis
tractabitur. Quin et ad aquam inter cutem et ad fple-
nicos varie caprino ftercore utimur. Sed et uftum tenuio-
ris quidem effentiae, verum haud manifefto redditur acrius.
Quamobrem fane ad alopecias congruit, et omnia adeo
quae extergentia medicamenta defiderant, ut lepras, pfo-
ras, lichenas et hoc genus alia. Mifcetur digerentibus
cataplasmatis, qualia funt quae accommodantur ad paroti-

ἐστὶ καὶ τῶν βουβώνον κεχρονικότων. ἔστι γὰρ ἡ δύναμις
αὐτῆς ἀκαύστου καὶ κικαυμένης ῥυπτική τε καὶ διαφορητικὴ,
καὶ οὐ βραχύ γε τὸ διαφορητικὸν ἔχει. πρὸς γοῦν τὰ τῶν
ἐχιδνῶν δήγματα καὶ πολὺ δὴ μᾶλλον ἔτι τὰ τῶν ἄλλων
θηρίων ἰατρός τις τῶν ἐν ἀγροῖς τε καὶ κώμαις ἰατρευόν-
των ἐχρῆτο δι᾽ ὄξους αὐτῇ καὶ διέσωσε πάνυ πολλούς. ὁ
δ᾽ αὐτὸς οὗτος ἰατρὸς καὶ τοῖς ἰκτερικοῖς ἐδίδου τὰς σπυ-
ράθους δι᾽ οἴνου πίνειν καὶ πρὸς ῥοῦν γυναικεῖον ἐχρῆτο,
σὺν λιβανωτῷ προστιθείς. καὶ χρὴ γινώσκειν μὲν ἅπαντα
τὰ τοιαῦτα τὸν ἄριστον ἰατρὸν, ἐκλέγεσθαι δὲ τὰ βελτίω,
καὶ μάλιστ᾽ ἐπὶ τῶν ἀστυκῶν τε καὶ ἀξιολόγων ἀνδρῶν, ἐφ᾽
ὧν οὐκ ἄν ποτ᾽ ἐχρησάμην ἐγὼ τοιούτῳ φαρμάκῳ παμπόλ-
λων ἀμεινόνων εὐπορῶν. ὅμως δ᾽ οὖν γίγνεταί ποτε καὶ τῶν
τοιούτων ἡ χρεία κατὰ τὰς ὁδοιπορίας καὶ τὰ κυνηγέσια καὶ
τὴν ἐν ἀγρῷ διατριβὴν, ὅταν τι μὴ παρῇ τῶν βελτιόνων, ἢ
καὶ σκληρόσαρκος ὁ ἀγροῖκος ἄνθρωπος ᾖ, παραπλήσιος
ὄνῳ. πολλοὶ γὰρ τῶν τοιούτων κατὰ τοὺς ἀγροὺς εἰσὶν
ἄξιοι τοῦ πίνειν σπύραθα. ὅπερ δὲ κἂν τοῖς ἔμπροσθεν ἐπ᾽

das et bubonas diuturniores, eft enim vis ejus tum ufti
tum non ufti abfterforia et digerens, nec etiam parvam
habet digerendi potentiam. Nam medicus quispiam ex
iis, qui in agris et vicis medicinam exercent, utebatur eo
ex aceto ad viperarum morfus et multo fane etiam ma-
gis aliarum beftiarum, ac profecto ex iis complures ferva-
vit. Et hic ipfe quoque medicus ad auriginem potanda
ipfa ftercora caprina ex vino praebuit, et ad profluvium
muliebre cum thure appofuit. Quae omnia fane optimus
medicus ignorare non debet, caeterum potiora eligere
potiffimum ad urbanos et honoratos alicujusque exiftima-
tionis viros, in quibus equidem ego tali nunquam fum
ufus medicamento, quum multo meliorum fuppeteret copia.
Attamen exiftit nonnunquam talium ufus aut in itinere aut
in venatione aut rufticatione, quum fcilicet meliorum nihil
affuerit, aut homo rufticus perinde fuerit carnis durae ac
afino fimilis. Nam ejusmodi multos in agris reperias di-
nos, qui bibant ftercora caprina. Porro quod et fupra

ούρων τε καὶ χολῶν καὶ σιάλων ἐῤῥέθη, τοῦτο καὶ νῦν μέ-
μνησο, τὴν μὲν καθόλου καὶ κοινὴν δύναμιν ἁπάσαις εἶναι
τὴν αὐτήν, ἐξηλλάχθαι δὲ κατὰ τὰς τῶν ζώων κράσεις. τῶν
μὲν γὰρ ξηροτέρων τῇ κράσει ζώων καὶ ἡ κόπρος ἐστὶ ξη-
ραντικωτέρα, καθάπερ γε καὶ τῶν θερμοτέρων θερμαντικω-
τέρα, ψύχει δ᾽ οὐδεμία, καθάπερ οὐδ᾽ ὑγραίνει. πολλὰ δ᾽
ἂν εἴη καὶ παρὰ τὴν φύσιν τῶν ἐδηδεσμένων αὐτῶν ἡ δια-
φορά, καὶ διὰ τοῦτ᾽ ἐπ᾽ ἀνθρώπων μᾶλλον ἢ τῶν ἄλλων
ζώων μείζων ἐστίν, ὅτι ποικιλωτάτης τῆς τροφῆς χρῆται τὸ
ζῶον τοῦτο. τί γὰρ ὅμοιον ἔχει σκόροδά τε καὶ κρόμμυα
φαγόντες ἢ κολοκύνθην, εἰ οὕτως ἔτυχεν; αἰγὸς δὲ σπύρα-
θοι βραχὺ μὲν ἄν τι διαφέροιεν ἀλλήλων παρὰ τὰς νομάς,
οὐ μὴν τοσοῦτόν γε ὅσον αἱ τῶν ἀνθρώπων.

[κγ΄. Περὶ βοείας κόπρου.] Ὡσαύτως δὲ καὶ τῶν βοῶν
αἱ κόπροι βραχεῖαν ἔχουσι διαφοράν, οὖσαί γε καὶ αὗται
ξηραντικῆς δυνάμεως. ἔχουσι δὲ καὶ τὴν ἑλκτικήν, ὡς δηλοῦ-
σιν, ὠφελοῦσαι τὰ τῶν μελιττῶν τε καὶ σφηκῶν δήγματα.

monui de urinis et bile et faliva, id nunc memoria repete,
nempe univerfalem et communem facultatem eandem om-
nibus inefle, verum pro animalium temperamentis variam.
Nam eorum quae ficciore funt temperie et ftercus exic-
cantius eft; ficut et calidiorum magis etiam calefactorium.
Verum nullum omnino ftercus refrigerat, ficut nec ullum
humectat.   Sed et pro natura eorum qnae edunt, multa
item fuerit diverfitas.   Proinde in hominibus potius quam
aliis animalibus major eft, quandoquidem hoc animal di-
verfiffimis maximeque variis cibis utitur.   Nam quid fimile
habent qui allium ac caepas comedunt et qui cucurbitam
verbi caufa? at caprarum ftercora pro pafto vario nonnihil
item habuerint differentiae, non tamen tantum quantum
ftercus humanum.

[23. De ftercore bubulo.] Similiter ftercus bubulum
exiguam habet differentiam, eftque et ipfum facultatis exic-
catoriae, verum attractoriam etiam obtinet, ut monftrat,
dum apum vefparumque morfus juvat.   Atque haec ut a

ΚΑΙ ΔΥΝΑΜΕΩΣ ΒΙΒΛΙΟΝ Κ. 301

Ed. Chart. XIII. [291. 292.] Ed. Baf. II. (139.)

ταῦτα μὲν οὖν ἐνδέχεται καὶ κατὰ τὴν ἰδιότητα τῆς ὅλης
οὐσίας ὠφελεῖσθαι. τοὺς ὑδερικοὺς δέ τις ἐν Μυσίᾳ τῇ ἐν
Ἑλλησπόντῳ βολβίτῳ καταχρίων ἐν ἡλίῳ κατέκλινε φαρμά-
κων ἔμπειρος ἰατρός. ὁ δ᾽ αὐτὸς οὗτος ἐπετίθει καὶ τοῖς
φλεγμαίνουσι μέρεσι τῶν ἀγροίκων ὑγρὰν λαμβάνων ἦρος,
ὅτε νέμονται τὴν πόαν οἱ βόες· εὔδηλον δ᾽ ὅτι τῆς ἄλλης
ἥδε πολλῷ μετριωτέρα τὴν δύναμίν ἐστιν. ἄλλην δὲ λέγω
τὴν ἐπὶ τῇ τῶν ἀχύρων ἐδωδῇ. μέση γὰρ αὕτη τῆς τε εἰρη-
μένης ἐστὶ καὶ τῆς ἐπὶ τῇ τῶν ὀρόβων προσφορᾷ. [292]
πρόδηλον οὖν ὅτι καθάπερ ἡ ἐκ τῆς βοτανώδους νομῆς ἐπὶ
τῶν φλεγμονῶν, οὕτως ἥδε τοῖς ὑδερικοῖς ἐστιν ἐπιτήδειος.
εἰδέναι μέντοι χρὴ πάντα τὰ τοιαῦτα φάρμακα σκληροῖς
σώμασιν ἀγροίκων ἀνθρώπων ἁρμόττειν, σκαπανέων τε καὶ
θεριστῶν καὶ τῶν ἰσχυρὸν οὕτως ἔργον διαπραττομένων,
ἐφ᾽ ᾧ καὶ πρὸς χοιράδας ὁ κατὰ τὴν Μυσίαν ἰατρὸς ἐχρῆτο
καὶ τῶν σκιῤῥωδῶν ὄγκων ἁπάντων σὺν ὄξει καταπλάττων.
[κδ΄. Περὶ προβατείου κόπρου.] Ὁ δ᾽ αὐτὸς οὗτος καὶ τῇ

proprietate fubftantiae totius juventur fieri poteft. Caete-
rum medicus quidam medicamentorum peritus in Myfia, quae
in Hellefponto eft, aqua inter cutem laborantes bubulo fter-
core oblinens in folem exponebat. Atque hic ipfe impo-
fuit et partibus rufticorum phlegmone obfeffis humidum illud
vere collectum quum herbam boves pafcuntur. Manifeftum
autem eft hoc effe alio moderatioribus multo viribus, dico
autem aliud, quum paleis vefcuntur; nam hoc medium eft
inter id quod modo diximus et quod provenit ab ervi paftu.
Liquet ergo quemadmodum id quod pafcuo herbaceo pro-
venit, ad phlegmonas accommodatur, fic iftud aqua infeftatis
effe idoneum. Scire tamen oportet, omnia id genus me-
dicamenta duris agreftium hominum, corporibus aptari,
nempe fufforibus et mefforibus et qui opus obeunt tam
validum; in quibus utique Myfius ille medicus et ad ftru-
mas adhibebat et ad tumores omnes fcirrhofos ex aceto
in cataplasmatis formam compofitum illinens.

[24. *De ftercore ovillo*.] Sed et hic ipfe medicus

302 ΓΑΛΗΝΟΤ ΠΕΡΙ ΤΗΣ ΤΩΝ ΑΠΛΩΝ ΦΑΡΜ. ΚΡΑΣ.

Ed. Chart. XIII. [292.]   Ed. Baf. II. (139.)

τῶν προβάτων κόπρῳ πρὸς ἀκροχορδόνας ἐχρῆτο καὶ μυρμη-
κίας καὶ θύμους καὶ δοθιῆνας σκληροὺς τοὺς καλουμένους
ἥλους, ὄξει δεύων αὐτήν. ἀλλὰ καὶ τὰ πυρίκαντα τῶν ἑλκῶν
εἰς οὐλὴν ἦγε, μιγνὺς τῆς κόπρου ταύτης κηρωτῇ ῥοδίνῳ. καὶ
μέντοι καὶ διὰ τῶν αἰγῶν κεκαυμένους ὁμοίως ἐθεράπευε,
μιγνὺς καὶ ταῦτα ὀλίγον τι πάνυ πολλαπλασίῳ τῆς κηρω-
τῆς ὄγκῳ. καὶ ὅλως ἦν αὐτῷ σπούδασμα διὰ τῶν ἐν τοῖς
ἀγροῖς εὐπορίστων ἅπαντα θεραπεύειν, ἐν οἷσι δηλονότι καὶ
αἱ βοτάναι καὶ οἱ θάμνοι καὶ τῶν δένδρων εἰσὶν οἱ ἀκρέ-
μονες καὶ τὰ βλαστήματα καὶ τὰ μαλακὰ φύλλα καὶ οἱ καρ-
ποὶ καὶ οἱ φλοιοὶ, περὶ ὧν ἐν τοῖς εὐπορίστοις ἐπιπλέον
εἰρήσεται.

[κέ. Περὶ κόπρου περιστερᾶς.] Τῇ γοῦν κόπρῳ τῶν
νομάδων περιστερῶν, οὕτως γὰρ αὐτὰς ἔνιοι καλοῦσι δια-
στέλλοντες ἀπὸ τῶν κατοικιδίων, ὡς θερμαίνοντι φαρμάκῳ
καὶ αὐτὸς ἐγὼ πάνυ συνεχῶς εἰς πολλὰ χρῶμαι, μετὰ μὲν
καρδάμου σπέρματος κεκομμένην τε καὶ διηθημένην ξηρὰν
ἀντὶ νάπυος ἐπὶ τῶν φοινιγμοῦ δεομένων προσφέρων. εὐδη-

ovium utebatnr ftercore ad acrochordonas et myrmecias et
tliymos et furunculos duros, quos clavos nominant, aceto
videlicet diluens. Quin et ulcerum ambufta ad cicatricem
illo dncebat, nempe ftercus hoc cerato rofaceo commifcens.
Sed et per ftercus caprinum combuftum fimiliter curabat,
caeterum pauculum ejus multis numeris majori cerati moli
admifcebat. Et in totum ftudium id illi erat unicum omnia
curare per ea, quae ex agris facillime parantur: inter quae
funt et herbae et frutices et arborum flagra et germina et
folia mollia et fructus et cortices, fuper quibus copiofius di-
cetur in facile parabilibus.

[25. De ftercore columbino.] Porro ftercore colum-
borum nomadum, nam fic eas quidam cognominant a do-
mefticis videlicet diftinguentes, tanquam medicamento cale-
faciente et ipfe ad multa frequenter admodum utor, nempe
cum femine nafturtii contufum cribratumque ficcum vice
napyos ad ea quae rubrificari debent adhibens. Manifeftum

ΚΑΙ ΔΥΝΑΜΕΩΣ ΒΙΒΛΙΟΝ Κ. 303

Ed. Chart. XIII. [292.] Ed. Baf. II. (139.)

λον δ' ὅτι τοὺς κεχρονικότας ἅπαντας ἐν τοῖς τοιοῖσδε λέγω
πάθεσιν ὁποῖόν ἐστιν ἰσχιὰς, ἡμικρανία, σκοτώματά τε καὶ
σκοτόδινοι καὶ κεφαλαῖαι καὶ τὰ κατὰ πλευρὰς ἢ ὠμοπλά-
τας ἢ τένοντα ἢ ψόας ἀλγήματα χρόνια, καὶ πρὸς τούτοις
ἔτι νεφρίτιδές τε καὶ κοιλιακαὶ διαθέσεις καὶ ποδαγρικαὶ
ἀρθρίτιδες, ὅταν γε μηδέπω σύστασις ἢ πώρων ἐν τοῖς ἄρ-
θροις αὐτῶν. αὕτη μὲν οὖν ἡ κόπρος οὐδὲν ἔχει δυσῶδες
καὶ μάλιστα ξηρανθεῖσα. διὸ καὶ κατὰ πόλεις αὐτῇ χρώμεθα
πολυειδῶς, ἀναμιγνύντες ἄλλοτε ἄλλῳ φαρμάκῳ.
[κστ'. Περὶ ἀλεκτορίδος κόπρου.] Τῇ δὲ τῶν ἀλεκτο-
ρίδων ἑωρακὼς τὸν ἐν τῇ Μυσίᾳ χρώμενον ἐπὶ τῶν ὑπὸ
τῆς μυκήτων ἐδωδῆς πνιγομένων ἐχρησάμην καὶ αὐτὸς ἐπι
τινων ἐν τῇ πόλει προσενηνεγμένων αὐτὴν, ἐπὶ πάντων λει-
ουμένην κυάθοις τρισὶν ἢ τέτρασιν ὀξυκράτου τε καὶ ὀξυ-
μέλιτος, καὶ προφανῶς ὠφέλησεν διὰ ταχέων. ἤμεσαν γὰρ ὀλί-
γον ὕστερον οἱ πνιγόμενοι φλεγματώδη παχύτατον χυμὸν, ἐφ᾽
ᾧ τελέως ἐπαύσαντο τοῦ συμπτώματος. ἔστι δὲ τῆς τῶν
περιστερῶν ἧττον ἡ κόπρος αὕτη θερμή. ὁ δ᾽ ἐπὶ τῆς Μυ-

autem eft quod inveterata omnia dico in talibus affectibus,
quales funt coxendix, hemicrania, fcotomata, vertigines et
cephalaea, et in lateribus, fcapulis, cervice, lumbis, dolo-
res inveterati, et ad haec nephritides et affectus coeliaci
et podagricae arthritides, quando videlicet in articulis eo-
rum nondum conftiterint tophi. Atque hoc ftercus plane
foetidum non eft maxime arefactum. Quocirca et in urbi-
bus eo varie utimur, alias aliis mifcentes medicamentis.
[26. De ftercore gallinaco.] Porro quum confpexif-
fem illum in Myfia medicum gallinaceo utentem ftercore in
eis, qui ab efu fungorum fuffocabantur, et ipfe quoque fum
ufus in quibusdam urbem inhabitantibus, qui et ipfi fungos
efitarant, ipfum videlicet ad laevorem contritum tribus qua-
tuorve oxycrati aut oxymelitis infpergens cyathis; et pa-
lam adjuti funt idque celeriter. Nam qui praefocabantur,
paulo poft vomebant pituitofum humorem omnino craffiffi-
mum, et exinde plane liberati funt fymptomate. Eft au-
tem hoc ftercus columbino minus calidum. Caeterum My-

σίας ἰατρὸς καὶ τοῖς χρονίοις κωλικοῖς ἐδίδου πίνειν τῆς
τῶν ἀλεκτορί(140)δων κόπρου δι᾽ οἰνομέλιτος· εἰ δὲ μὴ
παρείη τοῦτο, δι᾽ ὄξους ἢ οἴνου κεκραμένου ὕδατι. μεμνῆ-
σθαι δέ σε χρὴ τοῦ κοινοῦ περὶ πάντων ζώων λόγου, κατά
τε τὰ περιεχόμενα κατὰ τὰ σώματα αὐτῶν, ὑγρά τε καὶ
στερεὰ, καὶ κατὰ τὰ μόρια παμπόλλην εἶναι τὴν διαφορὰν
τῶν ὀρείων καλουμένων, παρά τε τὰ κατὰ πεδία καὶ ἕλη
καὶ λίμνας καὶ κατὰ τὴν [293] οἰκίαν. ἀεὶ γὰρ τὰ γυμνα-
ζόμενα τῶν ἀγυμνάστων ἐστὶ ξηρότερα καὶ τὰ τροφαῖς χρώ-
μενα ξηροτέραις τε καὶ θερμοτέραις τῶν ὑγροτέραις τε καὶ
ψυχροτέραις χρωμένων. ἐπὶ γοῦν τῶν περιστερῶν διὰ τὸ
συνεχῶς χρῆσθαι τῇ κόπρῳ πάμπολυ λειπομένην εὗρον ἀεὶ
τῶν ἐπὶ ταῖς οἰκίαις τρεφομένων τῆς τῶν ὀρείων νομάδων.
εὗρον δὲ καὶ τὴν τῶν ἀλεκτορίδων ἀσθενεστέραν πολὺ τῶν
ἐγκεκλεισμένων τε καὶ πιτύροις τρεφομένων, ἰσχυρότερον δ᾽
οὐκ ὀλίγῳ τῶν ἐν τοῖς ἀγροῖς κατὰ τὰς αὐλάς τε καὶ τού-
των ἔξωθεν νεμομένων.

fius ille medicus dabat etiam bibendum ſtercus gallinaceum iis
qui diutino coli dolore fuiſſent vexati ex oenomelite, quod
ſi hoc non aderat, ex aceto aut vino aqua diluto.   Porro
memoria tenere oportet communem de omnibus animantibus
rationem, nempe in iis quae in corporibus ipforum continen-
tur, tam humida quam ſolida, tum in ipſis partibus plurimam
eſſe diverſitatem montanorum quae vocant et eorum quae in
pratis, paludibus, lacubus et aedibus verſantur.   Semper
enim quae exercentur iis quae non exercentur ſunt
ſicciora, et quae cibis utuntur calidioribus ſiccioribusque
iis quae humidis frigidisque.   Nam in columbis, quan-
doquidem creber nobis earum ſtercoris eſt uſus, multo
femper inferius ac imbecillius expertus ſum earum ſter-
cus quae in domibus degebant quam earum quae in mon-
tibus, quas nomadas nuncupant.   Tum gallinarum quoque
inveni multo etiam imbecillius earum quae concluſae fer-
vantur et furfuribus aluntur, non paulo autem valentius
earum quae in agris, atriis aut foris paſcuntur.

[κζ'. *Περὶ κόπρου χηνῶν τε καὶ πελαργῶν.*] Ἡ δὲ τῶν
χηνῶν κόπρος ἄχρηστός ἐστι διὰ πολλὴν δριμύτητα. λογί-
ζομαι δὲ καὶ τὴν ἱεράκων τε καὶ ἀετῶν. ἀλλὰ καὶ τὸ δυσ-
πόριστον ἁπάσης τῆς τοιαύτης ὕλης φευκτέον. ἐξ οὗ καὶ
μᾶλλον ὁρμώμενοί τινες ἰσχυρὰς δυνάμεις μαρτυροῦσι ταῖς
τοιαύταις ὕλαις, ὡς οὐ ῥᾳδίως ἐλεγχθησόμενοι, καθάπερ οἱ
τὴν τῶν πελαργῶν κόπρον ἐπιλήπτους ἰᾶσθαι γράψαντες.
ἀλλ᾽ αὕτη μέντοι πολλῶν ὄντων ἄλλων ὧν γράφουσιν εὐ-
ποριστωτέρα κατὰ πολὺ τυγχάνουσα περίεργον ὅμως τ᾽ ἐστὶ
πρὸς τῷ μηδ᾽ ἀληθὲς εἶναι τὸ γεγραμμένον ὑπ᾽ αὐτῆς. πει-
σθεὶς γοῦν τις ὑπὸ τῶν γραφόντων τὰ τοιαῦτα καὶ πιὼν
τῆς κόπρου ταύτης οὐδὲν ὤνηται. δηλοῦσι γοῦν καὶ πρὸ
τῆς πείρας οἱ γράφοντες αὐτὰ τὸ μοχθηρὸν ὧν ἐπαγγέλλον-
ται. κατὰ πολλοὺς γὰρ τρόπους δυσπνοούντων ἀνθρώπων
οὔθ᾽ ὅ τι πᾶσιν ἁρμόττει προστιθέασι κατὰ τὸν λόγον οὔθ᾽
ὅ τι τοῖσδέ τισιν ἢ τῷδε. τινές γε μὴν τῶν γραψάντων
οὐ δυσπνοίας ἁπλῶς, ἀλλ᾽ ὀρθοπνοίας λέγουσιν ἰάματα εἶναι
τὰ τοιαῦτα, κόπρον πελαργοῦ καὶ γλαυκὸς αἷμα καὶ οὖρον

[27. *De flercore anferum et ciconiarum.*] Caeterum
ftercus anferinum prae nimia acrimonia inutile eft. Col-
ligo enim ita effe et accipitrum et aquilarum. Verum fu-
gienda eft materia omnis ejusmodi, quae difficulter com-
parari poteft. Qua occafione complures validiffimas vires
talibus materiis teftimonio afcribunt fuo, ceu non facile
redarguendi, velut qui ciconiarum ftercus comitiali morbo
mederi fcriptitant. Verum quamquam hoc multis aliis quae
fcribunt longe fit parabilius, curiofum tamen eft, ut taceam
falfum effe, quod de illo eft proditum; nam quidam iis
qui talia memorant credulus epoto hoc ftercore nihil ad-
jutus eft. Nam et antequam experiare, promiſſorum pravi-
tatem ac falfitatem ipfi qui talia fcribunt detegunt, nam
quum multis modis difficulter homines fpirent, neque quod
omnibus conferant afcribunt neque quod his aut huic.
Tametfi funt inter eos qui talia fcriptitant qui non fim-
pliciter dyfpnoeae, difficilis fpirationis, fed orthopnoeae talia
effe remedia dicunt, nempe ciconiae ftercus, noctuae fan-

306 ΓΑΛΗΝΟΤ ΠΕΡΙ ΤΗΣ ΤΩΝ ΑΠΛΩΝ ΦΑΡΜ. ΚΡΑΣ.

Ed. Chart. XIII. [293.]   Ed. Baf. II. (140.)
ἀνθρώπου καὶ ἄλλα τούτων ἀτοπώτερα μὴ γινώσκοντες,
ὅτι φλεγματώδης καὶ γλίσχρος χυμὸς ἐμφράττων τὰ βρογχία
τοῦ πνεύμονος αἴτιος γίνεται τοῦ πάθους τούτου καὶ ὡς
ἴασις ἐν τῷ κενῶσαι τοῦτό ἐστιν, καὶ ὡς ἡ κένωσις αὐτοῦ
καὶ μετὰ βηχὸς ἀναπτυομένου γίγνεται, καὶ ὡς οὐκ ἐνδέχε-
ται τοῦτο γίνεσθαι μὴ πολλάκις ποθέντος δριμυτέρου φαρ-
μάκου. οἱ δέ γε οὕτως εἰσὶ ληρώδεις ἢ γέητες ἢ οὐκ οἶδ᾽
ὅ τι φῶ, ὡς τῶν ἀτόπων ἕκαστον τούτων πομάτων ποθὲν
ἀπαλλάττειν τῆς δυσπνοίας φασὶ τοὺς κάμνοντας, ὅπερ οὐδ᾽
εἰ μήλην τις καθεὶς εἰς τὸν πνεύμονα δι᾽ ἐκείνης ἀφαιρεῖν
ἐδύνατο τὸν ἐμπεπλασμένον χυμὸν, ἐκ μιᾶς ἂν ἐπιβολῆς
ἐπράχθη. κάλλιον οὖν ἦν αὐτοῖς, οὐκ εἰ ποθείη τόδε τι τὸ
αἷμα ἢ τὸ οὖρον τὴν δύσπνοιαν ἰᾶσθαι λέγειν, ἀλλ᾽ εἰ πί-
νοιτο. κάλλιον δὲ ὅτι μὴ πάντῃ τε καὶ πάντως ἰάσεται,
μηδ᾽ εἰ πίνοιτο συνεχῶς, ἀλλ᾽ ὅτι πολλοὺς μὲν ἰάσατο, πολ-
λοὺς δὲ ὠφέλησεν μὲν, οὐ τελέως δ᾽ ἀπήλλαξε τοῦ νοσή-
ματος. ἀλλὰ τούτους μὲν ἤδη καταλίπωμεν, ἐπὶ δὲ τὸ συνε-
χὲς ἴωμεν τοῦ λόγου. πάσης γάρ τοι κόπρου τὸ δριμὺ καὶ

guinem, urinam humanam et alia his abfurdiora, haud
fcientes quod pituitofus vifcofusque fuccus bronchia ob-
ftruens pulmonis, hujus affectus fit caufa et quod in eo
evacuando confiftat medela, quod evacuatur dum per tuf-
fim excreatur, et quod id fieri nequeat absque crebro
epoto medicamento acriore. At hi adeo funt nugaces, aut
praeftigiatores, aut quo illos digno appellem nomine nefcio,
ut dicant abfurdorum iftorum poculorum unumquodque
epotum a dyfpnoea liberare, quod fieri non poffet, ne fi
vel fpecillum fas effet alicui in pulmonem demittere, quo
infixum humorem tolleret femel duntaxat demiffo. Prae-
ftabat itaque illis dixiffe, non fi epotus fit hic fanguis aut
urina, fanare dyfpnoeam, fed fi potetur, rectiusque etiam
quod non femper et omnino fanabit, ne fi vel affiduo po-
tetur, fed quod multos fanavit, multos vero adjuvit qui-
dem, fed morbo prorfum non liberavit. Sed hos jam mit-
tamus et quod deinceps eft, ad id pergamus. Cujusque
enim ftercoris acrimoniam et digerendi vim poffidentis,

ΚΑΙ ΔΥΝΑΜΕΩΣ ΒΙΒΛΙΟΝ Κ. 307

Ed. Chart. XIII. [293. 294.]   Ed. Baf. II. (140.)

διαφορητικὸν ἐχούσης παρὰ τὸ μᾶλλόν τε καὶ ἧττον ἑτέραν
ἑτέρας τὴν τοιαύτην ἔχειν δύναμιν, αἳ κατὰ μέρος ἐν αὐταῖς
γίνονται διαφοραὶ, καὶ διὰ τοῦτο τινὰς μὲν τόδε τι τὸ πά-
θημα, τινὰς δὲ τόδε τι θεραπεύειν μᾶλλον.

[κή. Περὶ μυῶν κόπρου.] Οὕτω γοῦν καὶ τὰ τῶν
μυῶν ἀποπατήματα γεγράφασιν ἀλωπεκίας θεραπεύειν, καὶ
ἦν τις ἰατρὸς ὃς [294] ἐχρῆτο τῷ συνθέτῳ φαρμάκῳ διὰ
μυῶν κόπρου κατεσκευασμένῳ πρὸς τὸ πάθημα τοῦτο. καί
τις ἄλλος βαλάνιον προσθεῖναι παιδίῳ δεομένῳ τῶν οἰκείων
ἐκέλευσεν παρασκευασθῆναι μυῶν κόπρῳ, ἐφ' ὧν πάντες οἱ
ἀκούσαντες ἐγέλασαν, εἰ τοσούτων ὄντων, ἃ προστιθέμενα
τῇ ἕδρᾳ πρὸς ἔκκρισιν ἐπεγείρει τὸ ἔντερον, ἅπανθ' ὑπερ-
βὰς ἐκεῖνος ἐπὶ τὴν τῶν μυῶν ἧκε κόπρον. ἔστι γὰρ ὄντως
αἰδεθῆναι τὰ τοιαῦτα καὶ εἰς πεῖραν ἄγειν ἁπάντων κατα-
γινωσκόντων ὡς περιέργου τε καὶ γόητος ὃς ἂν ταῦτα
πράττῃ τε καὶ λέγῃ. περὶ μὲν οὖν τῆς τῶν μυῶν κόπρου
καὶ ταυθ' ἱκανά.

[κθ'. Περὶ κόπρου τῶν χερσαίων κροκοδείλων καὶ

prout aliud alio plus minusve ejus fortitum eſt faculta-
tis, ita particulares in ipſis proveniunt differentiae, ac
proinde aliud hoc pathema potius, aliud illud magis curare
valet.

[28. *De ſtercore murium.*] Sic enim murium ſtercus
alopecias curare proditum eſt, et inventus eſt quidam me-
dicus, qui ad hoc pathema utebatur compoſito medicamento
ex murium ſtercore confecto. Et alius quidam glandem
puero familiaribus rogantibus ut apponeret praecepit ut
ex ſtercore conficeretur murium. Quo dicto omnes qui
audierant in riſum ſoluti ſunt, quod quum tot eſſent quae
appoſita ſedi ad excretionem excitarent inteſtinum, ille
omnibus praeteritis ad murium confugiſſet ſtercus. Nam
re vera pudendum eſt alia etiam experiri velle, quum omnes
ceu curioſum et praeſtigiatorem condemnent eum qui talia
aut faciat aut dicat. Itaque de murium ſtercore haec quo-
que ſufficiunt.

[29. *De ſtercore crocodilorum terreſtrium et ſlur-*

308 ΓΑΛΗΝΟΥ ΠΕΡΙ ΤΗΣ ΤΩΝ ΑΠΛΩΝ ΦΑΡΜ. ΚΡΑΣ.

Ed. Chart. XIII. [294.]   Ed. Baf. II. (140.)

ψάρων.] Τὴν δὲ τῶν χερσαίων κροκοδείλων τούτων τῶν
μικρῶν τε καὶ χαμαιρεπῶν κόπρον ἔντιμον αἱ τρυφῶσαι
πεποιήκασι γυναῖκες, αἷς οὐκ ἀρκέσει τοῖς ἄλλοις φαρμάκοις
τοσούτοις οὖσιν λαμπρόν τε καὶ τετανὸν ἐργάσασθαι τὸ
περὶ τὸ πρόσωπον δέρμα, προστιθέασι δ᾽ αὐτοῖς καὶ τὴν
τῶν κροκοδείλων κόπρον. ὁμοία δ᾽ αὐτῇ γίνεται καὶ ἡ τῶν
ψάρων, ὅταν ὄρυζαν μόνην ἐσθίωσιν. εὔδηλον οὖν ὅτι ῥυ-
πτικήν τε καὶ ξηραντικὴν δύναμιν ἔχουσιν αἱ τοιαῦται κό-
προι μετρίαν ἑκατέραν καὶ πολὺ μετριώτεραί τε καὶ ἀμυδρό-
τεραι αἱ τῶν ψάρων. ἡ δέ γε τῶν κροκοδείλων κόπρος
ὥσπερ τῶν προσώπων τὴν ἔφηλιν ἀφαιρεῖν πέφυκεν, οὕτω
καὶ ἑλεῖν ἀλφοὺς καὶ λειχῆνας.

[λ´. Περὶ ῥύπου τῶν ἀνθρώπων.] Ῥύπος γεννᾶται μὲν
οὐ μόνον ἐπὶ παντὸς τοῦ κατὰ τὸ σῶμα δέρματος, ἀλλὰ
κἂν τοῖς ὠσὶ, διὰ δὲ βραχύτητα δυσπόριστός ἐστι καὶ κατὰ
τοῦτο περὶ αὐτοῦ γεγράφασιν οὐδὲν, ὅτι μὴ παρωνυχίαις
ἁρμόττειν τὸν ἐκ τοῦ ὠτὸς ῥύπον, ὅνπερ δὴ καὶ μόνον οἷόν
τε λαβεῖν ἐστι καθ᾽ ἑαυτόν. ὁ γὰρ ἐπιτρεφόμενος ἅπαντι τῷ
δέρματι κατά τε τὰ βαλανεῖα καὶ τὰς παλαίστρας ἀποῤῥύ-

norum.] Caeterum terreſtrium crocodilorum, horum in-
quam exiguorum et humi ſerpentium, ſtercus pretioſum
effecere mulieres delicioſae, quibus non eſt ſatis, quod alia
ſint medicamenta tam multa, quibus faciei cutis et tenſa
et ſplendens efficitur, quin etiam adjungant ſtercus croco-
dilorum. Simile illi ſit et ſturnorum ſtercus, quum ſolam
oryzam ederint. Clarum itaque eſt quod abſtergendi de-
ſiccandique facultatem utramque moderatam habent ſtercora
ejusmodi et multo moderatiorem et hebetiorem ſtercus
ſturnorum. At ſtercus crocodilorum ſicut a facie ephe-
len tollit, ita et vitiliginem et lichenas.

[30. De ſordibus hominum.] Sordes naſcitur non
tantum per totam corporis cutem, ſed et in auribus, ſed
ob paucitatem paratu difficilis eſt. Proinde de illa nihil
ſcribunt, niſi quod paronychiis congruat ſordes aurium,
quam ſane etiam ſolam per ſe licet accipere. Nam quae
in tota cute provenit et balneis et in palaeſtris deraditur,

πτεται, συντελῶν τι καὶ αὐτὸς τῷ καλουμένῳ πάτῳ, περὶ
οὗ προείρηται. δηλοῖ δ᾽ αὐτοῦ καὶ ἡ γένεσις τὴν φύσιν. εἰ
γὰρ τοῦ κατὰ τὴν ἄδηλον διαπνοὴν ἐκκενουμένου τὸ πα-
χυμερὲς καὶ γεῶδες ὑπόλειμμα ῥύπος γίγνεται, ξηραντικῆς
ἐστι δυνάμεως, ἔχον τι καὶ θερμότητος. ὅ γε μὴν ἐπιτρεφό-
μενος τοῖς τῶν προβάτων ἐρίοις ῥύπος, ἐξ οὗ τὸν καλού-
μενον οἴσυπον ποιοῦσιν, πεπτικῆς ἐστι δυνάμεως παραπλη-
σίως τῷ βουτύρῳ, βραχύ τι δὲ καὶ διαφορητικὸν ἔχει.

conferens nonnihil et ipfa pato quem vocant, de quo fupra
differui. Sed et generatio ejus naturam indicat. Nam fi
fordes eft craffum illud ac terreftre quod reliquum eft
eorum quae per latentem tranfpirationem evacuantur, fequi-
tur ut deficcandi vim habeat cum nonnulla caliditate jun-
ctam. Ea tamen fordes, quae lanis ovium inhaeret et
adnafcitur, ex qua oefypon quod vocant conficitur, conco-
quendi vim habet fimilem butyro, paulum vero etiam di-
gerentis facultatis obtinens.

ΓΑΛΗΝΟΥ ΠΕΡΙ ΤΗΣ ΤΩΝ ΑΠΛΩΝ ΦΑΡΜΑΚΩΝ ΚΡΑΣΕΩΣ ΚΑΙ ΔΥΝΑΜΕΩΣ ΒΙΒΛΙΟΝ Λ.

Ed. Chart. XIII. [295.]   Ed. Baf. II. (141.)

Προοίμιον. Τὰ πλεῖστα τῶν ἐν τοῖς ζώοις μορίων κοινὰ πᾶσιν αὐτοῖς ἐστιν, οὐδὲν μὴν οὕτω κοινὸν ὡς ἡ σάρξ. πᾶν γὰρ ζῶον ἔχει ταύτην. ἔναιμον μὲν ἄνθρωπός τε καὶ τετράποδα πάντα καὶ ὄρνιθες, ὄφεις τε καὶ σαῦροι καὶ χελῶναι καὶ ἄλλα τοιαῦτα· χωρὶς δ᾽ αἵματος τά τ᾽ ὄστρεα πάντα καὶ τῶν ἐνύδρων οὐκ ὀλίγα, καθάπερ καὶ τῶν

GALENI DE SIMPLICIVM MEDICAMENTORVM TEMPERAMENTIS AC FACVLTATIBVS LIBER XI.

Prooemium. Pleraeque animantium partes communes inter fe omnium funt, nulla tamen eſt aeque communis ut caro. Hanc enim habet omne animal fanguine quidem praeditum, ut homo et omnes quadrupedes, tum aves, ferpentes, lacerti quos fauros vocant, teſtudines et quae funt ejus generis: fanguine carentia tum oſtrea omnia tum non pauca eorum quae in aquis degunt, ficut et non-

ἐν αὐτῇ τῇ γῇ. καὶ τὸ ἐσθιόμενον τῶν ζώων ἡ σάρξ ἐστι
μάλιστα. καὶ γὰρ καὶ τῶν σπλάγχνων ὁ πλεῖστος ὄγκος ἐκ
τῶν κατ᾽ αὐτὰς γίνεται σαρκῶν. ἔνιοι δὲ τῶν ἰατρῶν τὴν
μὲν ἐν τούτοις σάρκα παρέγχυμα καλοῦσιν, διότι τῶν φλε-
βῶν ἐκχεόμενον τὸ αἷμα περιπήγνυται πᾶσι τοῖς ἀγγείοις,
ὡς ἐκεῖνοι νομίζουσιν, τὴν δ᾽ ἐν τοῖς μυσὶ μόνην ὀνομάζουσι
σάρκα. περὶ μὲν δὴ τῶν ὀνομάτων, ὡς ἀεί φαμεν, ἐρίζειν
οὐ χρή, τὴν δὲ τῶν πραγμάτων αὐτῶν ἐπιστήμην ἀσκητέον,
ἧς καὶ ἡμεῖς ἀντιποιούμενοι διὰ παντὸς, ὅσα περὶ τῶν καθ᾽
ἕκαστον ζῶον μορίων ἰδίων καὶ κοινῶν ἐπιστάμεθα, τὰ μὲν
ἐκ τῆς πείρας, τὰ δ᾽ ἐκ τοῦ λόγου διδαχθέντες, ἐφεξῆς ἐροῦ-
μεν ἅπαντα τὴν ἀρχὴν ἀπὸ τῆς ἰδίως ὀνομαζομένης σαρκὸς
ποιησάμενοι.

[296] Κεφ. α᾽. [α᾽. Περὶ σαρκὸς ἐχίδνης.] Οὐχ ἅπασαι
τῶν ζώων αἱ σάρκες ἄνθρωπον τρέφουσιν, ἀλλ᾽ ἐνίων εἰσὶ
καὶ θανάσιμοι τῶν φαρμακωδῶν οὐδὲν ἧττον, ἃ καλοῦσι
θηλητήρια, καὶ τῶν τρεφουσῶν δὲ ἡμᾶς σαρκῶν ἔνιαι μὲν
αὐτὸ τοῦτο μόνον εἰσὶ τροφαὶ, τινὲς δὲ πρὸς τῷ τρέφειν

nulla quae in terris. Et quod ex animantibus maxime edi-
tur, caro eſt, nam et viſcerum plurima moles ex carnibus
ipſis inhaerentibus conſtat. Verum nonnulli medicorum car-
nem viſcerum parenchyma vocandam cenſent, propterea
quod ex venis effuſus ſanguis circum vaſa omnia concre-
ſcat, ut ipſi arbitrantur, ſed eam quae viſitur in muſculis
ſolam carnis appellatione dignantur. Verum de nominibus,
ut ſemper monemus, contendendum non eſt, ſed exercenda
potius rerum ſcientia, cujus nos quoque ſtudio usque dediti
quaecunque tum de propriis cujusque animantis partibus
tum de communibus cognovimus, eaque partim experien-
tia partim ratione docti, omnia deinceps exponemus orſi
a carne proprie dicta.

Cap. I. [1. De carne viperae.] Non omnes anima-
lium carnes hominem nutriunt, ſed quorundam etiam le-
thales ſunt non ſecus atque venena quae vocant deleteria.
Tum inter eas carnes quae hominem nutriunt, quaedam
hoc ipſum tantum, ſunt nempe nutrimentum, quaedam vero

ἔχουσι καὶ τὴν ὡς φαρμάκου δύναμιν, ἐπειδὴ κατὰ τὸ ξη-
ραίνειν ἢ ὑγραίνειν καὶ θερμαίνειν ἢ ψύχειν, ἀλλοιοῦσι τὸ
σῶμα. τὰς γοῦν τῶν ἐχιδνῶν θερμαινούσας τε καὶ ξηραινού-
σας ἐναργῶς ἔστιν ἰδεῖν ἀρτυομένας, ὥσπερ αἱ ἐγχέλεις ἐλαίῳ
καὶ ἁλσὶ καὶ ἀνήθῳ καὶ πράσῳ καὶ ὕδατι δηλονότι μετὰ
τοῦ συμμέτρου. ὅτι δὲ καθαίρουσιν διὰ τοῦ δέρματος ἅπαν
τὸ σῶμα γνῶναί σοι πάρεστι κἀξ ὧν ἐπειράθην ἐγὼ ἔτι
νέος γενόμενος ἐπὶ τῆς ἡμετέρας Ἀσίας, ὧν ἕκαστον ἐφε-
ξῆς ἤδη δίειμι. ἄνθρωπος νοσῶν τὸ καλούμενον πάθος ἐλέ-
φαντα μέχρι μέν τινος ὁμοδίαιτος ἦν τοῖς συνήθεσιν, ἐπεὶ
δ᾿ ἐκ τῆς τρὸς αὐτὸν κοινωνίας τε καὶ ὁμιλίας ἐκοινώνησαν
μὲν ἔνιοι τοῦ πάθους, αὐτὸς δὲ δυσώδης ἦν ἤδη καὶ εἰ-
δεχθής, καλύβην αὐτῷ πηξάμενοι πλησίον τῆς κώμης ἐπὶ
χθαμαλοῦ τοῦ λόφου παρά τινι πηγῇ ἱδρύουσιν ἐν αὐτῇ
τὸν ἄνθρωπον φέροντες τροφὰς αὐτῷ ἐφ᾿ ἡμέρας τοσαύτας
ὅσον ἀποζῆν ἱκανῶς. περὶ δὲ κυνὸς ἐπιτολὴν θερισταῖς πλη-
σίον αὐτοῦ θερίζουσιν ἐκομίσθη τις οἶνος ἐν κεραμίῳ μάλ᾿

fupra quam quod nutriunt habent et facultatem ceu medi-
camenti, quandoquidem deficcando, humeciando, calefa-
ciendo ac refrigerando corpus alterant.   Nam viperarum
carnes palam videre eſt calefacientes et deficcantes ubi con-
diuntur ceu anguillae, nempe oleo, fale, anetho, porro et
aqua, servato nimirum modo.   Quod autem totum corpus
per cutim evacuent, difcere tibi liceat vel ex iis quae ego
juvenis etiamnum in Afia noftra fum expertus, quae figilla-
tim deinceps narrabo; homo quidam morbo quem elephanta
cognominant laborans aliquo usque cum fodalibus conver-
fabatur, donec ex ipfius confuetudine converfationeque qui-
dam noftrum morbi inficerentur contagione, et ille jam odo-
ratu gravis ac foedus redderetur afpectu.   Conftructo igitur
illi tugurio proxime vicum in jugo collis propter fontem,
illic hominem collocant, tantum illi quotidie ciborum feren-
tes quod vitae fuftinendae fatis foret.   Caeterum ad canis
exortum quum forte meſſoribus haud procul inde metenti-
bus vinum eſſet allatum in fictili fane quam fragrans, is qui-

ΚΑΙ ΔΥΝΑΜΕΩΣ ΒΙΒΛΙΟΝ Δ. 313

Ed. Chart. XIII. [296.]   Ed. Baf. II. (141.)
εὐώδης. ὁ μὲν κομίσας ἐγγὺς τῶν θεριζόντων καταθεὶς ἐχω-
ρίσθη· τοῖς δ᾽ ὡς ἧκεν ὁ καιρὸς τοῦ πίνειν, ἔθος μὲν ἦν
αὐτοῖς ἐκχέουσι κρατῆρα μεθ᾽ ὕδατος συμμέτρου κεραννύναι
τὸν οἶνον, ὡς δὲ ἀνελομένου νεανίσκου τὸ κεράμιον, ἐξαι-
ροῦντά τε τὸν οἶνον εἰς τὸν κρατῆρα, συνεξέπεσεν ἔχιδνα
νεκρά. διίσαντες οὖν οἱ θερισταὶ μή τι πάθοιεν ἐκ τοῦ πό-
ματος, αὐτοὶ μὲν ὕδατος ἔπιον, ὡς δ᾽ ἀπηλλάττοντο, χαρί-
ζονται δῆθεν ὑπὸ φιλανθρωπίας τῷ τὸν ἐλέφαντα νοσοῦντι
τὸν ὅλον οἶνον, ἄμεινον αὐτῷ κρίναντες εἶναι τεθνάναι
μᾶλλον ἢ ζῆν τοιούτῳ. ὁ δ᾽ ἐκ τούτου πίνων ὑγιὴς ἐγένετο
θαυμαστόν τινα τρόπον. ὅλον γὰρ αὐτοῦ τὸ τοῦ δέρματος
ὀχθῶδες ἀπέπεσεν ὡς τῶν μαλακοστράκων ζώων τὸ σκε-
πασμα. ὅσον δ᾽ ὑπόλοιπον ἦν ἔτι μαλακὸν ἱκανῶς ἐφαίνετο
καθάπερ τὸ τῶν καράβων τε καὶ καρκίνων, ὅταν ἀποπέσῃ
τὸ πέριξ ὄστρακον. ἕτερον τοιοῦτον ἐξ ὁμοίας περιπτώσεως
ἐγένετο κατὰ τὴν ἐν Ἀσίᾳ Μυσίαν, οὐ πόῤῥω τῆς ἡμετέ-
ρας πόλεως. ἄνθρωπος ἐλέφαντι κάμνων ἐπὶ χρῆσιν ὥρμη-
σεν ὑδάτων θερμῶν αὐτοφυῶν ὠφελείας ἐλπίδι. παλλακὶς δ᾽

dem qui attulerat depofito illo prope meffores abiit. Verum
ubi ejus bibendi adveniffet tempus, fublato fictili adolefcens,
ut pro more impleto cratere competente aqua vinum tempe-
raret, in cratera vinum effundit et una excidit vipera mor-
tua. Quare attoniti meffores veriti ne quod, fi bibiffent,
inde fibi malum eveniret, fuam quidem fitim aquae potione
fedare maluerunt. Caeterum quum illinc difcederent, prae
humanitate videlicet ac mifericordia homini illi elephanti
obnoxio vinum largiuntur, rati expedire illi potius mori
qaum vivere in ea miferia. At ille ubi bibiffet, admiran-
dum in modum fanitati reftitutus eft. Nam tuberofum illud
omne cutis totius non aliter quam animalium a teftis mol-
litie nuncupatorum malacoftracon tegmen decidit, quod au-
tem reliquum erat molle admodum apparuit, inftar cutis
cancrorum et locuftarum, ubi extima tefta fuerit detracta.
Alterum quoque ejusmodi non diffimili cafu in Myfia Afiae
non procul ab urbe noftra accidit. Vir quidam elephanto
laborans profectus eft ad aquarum calidarum fponte nafcen-

314 ΓΑΛΗΝΟΥ ΠΕΡΙ ΤΗΣ ΤΩΝ ΑΠΛΩΝ ΦΑΡΜ. ΚΡΑΣ.

Ed. Chart. XIII. [296. 297.]　　　　　　Ed. Baf. II. (141.)

ἦν αὐτῷ δούλη νέα τε καὶ καλὴ πολλοὺς ἐραστὰς ἔχουσα,
ταύτῃ καὶ ἄλλα μέν τινα τῶν κατὰ τὴν οἰκίαν, ἀτὰρ οὖν
καὶ τὰ κατὰ τὸ ταμεῖον ἐπίστευεν ὁ κάμνων. ὡς δὲ κατα-
χθέντων αὐτῶν, ἡνίκ᾽ ἐχρῆτο τοῖς ὕδασιν, ἐν οἰκίᾳ παρακεί-
μενον ἐχούσῃ χωρίον αὐχμηρὸν ἐχιδνῶν μεστὸν, ἐμπεσοῦσά
τις αὐτῶν εἰς οἴνου κεράμιον ἀμελῶς κείμενον ἐναπέθανεν,
ἕρμαιον ἡγησαμένη τὸ κατὰ τύχην ἐκβὰν ἡ παλλακὴ τῷ
δεσπότῃ τὸν ποτὸν ἐκ τούτου προσέφερεν. ὁ δὲ πίνων αὐτὸ
τῷ κατὰ τὴν καλύβην ὡσαύτως ὑγιάσθη. δύο μὲν ἤδη σοι
ταῦτα διδάγματα τῆς κατὰ τὴν περίπτωσιν πείρας, ἕτερον
δ᾽ ἐπ᾽ αὐτοῖς τρίτον ἐξ ἡμετέρας μιμήσεως. ἐπειδὴ γάρ τις
νοσῶν τοῦτο τὸ νόσημα φιλοσοφώτερος ἢ κατὰ τοὺς πολ-
λοὺς ἐδυσχέραινέ τε δεινῶς καὶ τεθνάναι βέλτιον ἢ ζῆν
ἔφασκεν εἶναι, διακειμένῳ οὕτως ἀθλίως ἐδήλωσα τὰς προ-
ειρημένας δύο [297] περιπτώσεις αὐτῶν. ὁ δ᾽, αὐτός τε γὰρ
ἦν ἔμπειρος οἰωνῶν ἐχρήσατό τε φίλῳ θαυμαστῶς κατορ-
θοῦντι τὸ μάθημα, καθίσας ἐπ᾽ ὄρνισιν ἅμ᾽ ἐκείνῳ προΰ-

tium ufum, fperans inde nonnihil fe commodi adepturum.
Erat illi fcortum mancipium juvencula fane formofa com-
pluribus amatoribus ambita. Ille iftius fidei tum nonnulla
alia ad rem domefticam fpectantia tum penu ipfum credide-
rat. Profectis igitur illis, in aedibus, quibus vicinus erat
locus fquallidus et viperarum plenus, forte fortuna ex illis
una in urceum vini incidit negligentius pofitum extinctaque
eft. Ac fcortum quidem in lucro id reputans quod forte
eveniffet, hero id vini propinat atque ille ebibit. Caeterum
exinde ad eum modum quo ille qui degebat in tugurio per-
fanatus eft. Porro tertium quoque annectam quod ex noftra
profectum eft imitatione. Quum quidam hoc morbo aegro-
taret, animo magis quam vulgus philofophico et comtem-
ptore mortis oppido quam graviter ferebat, fatiusque dice-
bat mortem femel perpeti quam vitam vivere tam miferabi-
lem. Itaque illi quae fuperioribus duobus accidiffent in-
dico. Erat autem ipfe auguriorum peritus et amico uteba-
tur mirifice hanc difciplinam tractante. Itaque ubi ad au-
gurium cum illo confediffet, perfuafus eft ut quae per ex-

τράπη τε μιμήσασθαι τὰ διὰ τῆς πείρας ἐγνωσμένα καὶ πί-
νων οἶνον οὕτω φαρμαχθέντα λεπρώδης ἐγένετο. χρόνῳ δ᾽
ὕστερον ἰασάμεθα καὶ τὴν λέπραν αὐτοῦ τοῖς συνήθεσι
φαρμάκοις. τέταρτος ἐπὶ τούτῳ τέχνην πεποιημένος ἐχίδνας
ζώσας συλλαμβάνειν ἐν ἀρχῇ μὲν ἦν τοῦ πάθους ἐκείνου,
προὔκειτο δ᾽ ἡμῖν ὅπως ἰαθῇ τάχιστα. φλέβα τε οὖν αὐτοῦ
τεμόντες καὶ καθήραντες φαρμάκῳ μέλαιναν κενοῦντι, χρή-
σασθαι ταῖς ἀγρευομέναις ἐχίδναις συνεβουλεύσαμεν, ἐν λο-
πάδι σκευάζοντι, καθάπερ τὰς ἐγχέλεις. οὗτος μὲν οὖν οὕ-
τως ἐθεραπεύθη, διαπνεύσαντος αὐτῷ τοῦ πάθους. ἄλλος
δέ τις ἀνὴρ πλούσιος οὐχ ἡμεδαπὸς οὗτός γε, ἀλλ᾽ ἐκ μέ-
σης Θρᾴκης ἧκεν, ὀνείρατος προτρέψαντος αὐτὸν εἰς τὸ Πέρ-
γαμον, εἶτα τοῦ θεοῦ προστάξαντος ὄναρ αὐτῷ πίνειν τε
τοῦ διὰ τῶν ἐχιδνῶν φαρμάκου καθ᾽ ἑκάστην ἡμέραν καὶ
χρίειν ἔξωθεν τὸ σῶμα, μετέπεσεν τὸ πάθος οὐ μετὰ πολ-
λὰς ἡμέρας εἰς λέπραν, ἐθεραπεύθη τε πάλιν οἷς ὁ θεὸς
ἐκέλευεν φαρμάκοις καὶ τοῦτο τὸ νόσημα. ἡ μὲν δὴ τῶν
ἐχιδνῶν σὰρξ εἰς τοσοῦτον ἥκει τῆς ξηραντικῆς δυνάμεως·

perientiam eſſent cognita ipſe imitaretur, atque epoto vino
quod ſic erat veneno infectum leproſus factus eſt, ac poſtea
lepram ejus nos confuetis remediis ſanavimus; quartus
praeterea vivas capere viperas arte inſtituit. Sed illius
morbi tantum erant in illo principia. Itaque cura ſtudium-
que ‘nobis fuit ut illum quam celerrime ſanitati redderemus.
Quocirca miſſo ſanguine atraque bile medicamento detracta
viperis quas capiebat uti juſſimus praeparatis in olla anguil-
larum in modum. Atque hic ita ſanatus eſt, evaporato per
cutem affectu. Poſtremo et alius vir quidam opulentus, non
noſtras ille quidem, ſed ex media Thracia, Pergamum ad-
venit admonitus ſomnio. Ubi jubente deo per infomnium
ut quotidie medicamentum biberet, quod confectum eſt ex
viperis, forisque corpus inungeret, non multos poſt dies
morbus in lepram abiit, rurfumque et haec affectio quibus
deus praecipiebat medicamentis curata eſt. Sane viperarum
caro adeo ingentem obtinet deficcandi facultatem, ut qui-

3₁6 ΓΑΛΗΝΟΥ ΠΕΡΙ ΤΗΣ ΤΩΝ ΑΠΛΩΝ ΦΑΡΜ. ΚΡΑΣ.

Ed. Chart. XIII. [297.]　　　　　Ed. Baf. II. (141. 142.)

ἐπεὶ δ' ἔνιοι τῶν φαγόντων αὐτὴν ἑάλωσαν δίψει σφοδρο-
τάτῳ καὶ διὰ τοῦτο προσαγορεύουσι τὰς ἐχίδνας διψάδας.
εἰσὶ δ' οἳ καὶ τοὺς δηχθέντας ὑπ' αὐτῶν φασιν οὐκ ἐμπί-
πλασθαι πίνοντας, ἀλλὰ διαρρήγνυσθαι πρότερον ἢ παύσα-
σθαι διψῶντας. διὰ τοῦτο τῶν ἐν Ῥώμῃ τὰς ἐχίδνας θη-
ρευόντων, οὓς ὀνομάζουσι Μαρσοὺς, ἐπυθόμην εἴ τι σημεῖον
ἔχοιέν με διδάξαι διακριτικὸν ἑκατέρου τοῦ γένους τῶν ἐχι-
δνῶν· οἱ δ' οὐδὲν ὅλως ἔφασαν εἶναι γένος ἐχιδνῶν διψά-
δων, ἀλλὰ τὰς παρὰ θαλάττῃ καὶ τόποις ἁλμυρίδα πολλὴν
ἔχουσι διαιτωμένας ἁλμυρὰν ἴσχειν τὴν σάρκα, διὸ καὶ κατὰ
Λιβύην πολλὰς γίγνεσθαι τοιαύτας, ἐν Ἰταλίᾳ δ' οὐκ εἶναι
διὰ τὴν ὑγρότητα τῆς χώρας. ταῦτα μὲν οὖν ἤκουσα τῶν
Μαρσῶν λεγόντων, οὐ μὴν ἔχω βεβαίως εἰπεῖν εἴτ' ἀληθεύ-
ουσι τὸ σύμπαν εἴτε καὶ ψεύδονται κατά τι. τὸ μὲν γὰρ
ἐν οἷς εἰρήκασι χωρίοις γίνεσθαί τινας ἐχίδνας (142) ἁλυ-
κὴν ἐχούσας τὴν σάρκα πιθανώτατον εἶναί μοι δοκεῖ. συμ-
μεταβαλλούσας γὰρ οἶδα ταῖς τροφαῖς τὰς τῶν ζώων σάρ-
κας, οὐ μὴν ὡς οὐδέν ἐστι γένος ἐχιδνῶν διψάδων ἀποφήνα-

dam qui eam edere vehementiſſima cruciati ſint ſiti, ac pro-
inde illas dipſadas cognominant.　Sunt autem qui dicant de-
morſos a viperis ſatiari non poſſe potando, ſed disrumpi
citius quam ſiti liberari.　Quocirca eos qui Romae viperas
venantur, quos Marſos nuncupant, percontatus ſum ecquid
haberent ſigni, quo genus utrumque viperarum| diſcernerent.
At illi prorſum negabant ullum eſſe genus viperarum dipſa-
dum, verum eas quae juxta mare atque in locis degunt ſal-
ſedinem multam habentibus, carnem obtinere ſalſam, ac
proinde in Libya talium ingentem eſſe proventum, in Italia
vero propter regionis humiditatem non inveniri. Atque haec
quidem narrantes audivi Marſos, non tamen certo dicere
queam an in totum verum dixerint, an partim etiam falſum.
Nam quasdam eſſe viperas in iis quas memorabant regionibus,
quibus ſalſa ſit caro, vel maxime mihi videtur eſſe probabile;
ſcio enim cum cibis animalium mutari carnes, non tamen
nullum eſſe genus viperarum dipſadum pronunciare valeam.

ΚΑΙ ΔΥΝΑΜΕΩΣ ΒΙΒΛΙΟΝ Λ. 317

Ed. Chart. XIII. [297.]   Ed. Baf. II. (142.)

σθαι δύναμαι. τὸ δ᾽ οὖν ἀσφαλέστατόν ἐστι φυλάττεσθαι
τὰς ἐν τοῖς τοιούτοις χωρίοις ἐχίδνας θηρεύειν εἰς ἐδωδὴν ἢ
φαρμάκου κατασκευὴν, ὁποῖόν ἐστι καὶ τουτὶ τὸ ἔνδοξον, ὃ
καλοῦσιν ἅπαντες σχεδὸν ἰατροὶ θηριακήν. ἐπεὶ δ᾽ ἔθος ἡμῖν
ἐστιν, ὅταν τοὺς καλουμένους ἀρτίσκους θηριακοὺς σκευά-
ζωμεν, ἀφαιρεῖν οὐ μόνον τὴν κεφαλὴν αὐτῶν, ἀλλὰ καὶ
τὴν οὐρὰν, ἐνενόησα πολλάκις εὐλόγως ἴσως μὲν τὴν κεφα-
λὴν ὅλην, διὰ τὸν ἐν τῷ στόματι περιεχόμενον ἰὸν, ἀλόγως
δὲ τὴν οὐρὰν ἀφαιρεῖσθαι. οὐδὲ γὰρ τοῦτ᾽ ἔστιν εἰπεῖν, ὅτι
διὰ τὰ περιττώματα τῆς τροφῆς τά θ᾽ ὑγρὰ καὶ τὰ ξηρὰ
πρακτέον οὕτως ἐστίν. ἀποκτείναντες γὰρ αὐτὰς, εἶτ᾽ ἐκδεί-
ραντές τε καὶ ἀναπτύξαντες, ἐξαιροῦμέν τε καὶ ἀποῤῥίπτο-
μεν ἅπαντα τὰ ἔνδον, ὡς μόνην καταλείπεσθαι τὴν τῶν
σαρκῶν οὐσίαν ἅμα ταῖς διαπεφυκυίαις αὐτῶν ἀρτηρίαις τε
καὶ φλεψὶν, ἐλάχιστον ἐχούσαις ὄγκον ὡς πρὸς τὴν ὅλην
σάρκα, καὶ μηδὲ φαινόμενον, ἐὰν μὴ πάνυ τις ἐπιμελῶς κα-
τασκέψηται. τοὺς μὲν οὖν ἀρτίσκους, οὓς δὴ καὶ θηριακοὺς
ὀνομάζουσι, σκευάζομεν οὕτως. κεκαθαρμένας αὐτὰς λαβόντες,
εἶθ᾽ ἕψοντες ἐν ὕδατι, μέχρις ἂν ἀκριβῶς ἡμῖν εἶναι δό-

Caeterum tutiffimum eft cavere ne in ejusmodi regionibus vi-
peras venemur, feu ad efum, feu ad medicamenti praepa-
rationem, quale eft et hoc praeclarum quod medici prope
omnes theriacam appellitant. Porro quoniam ex more,
quum paftillos theriacos quos vocant praeparamus, non tan-
tum caput, fed et caudam eorum abjicimus, fubiit mihi fre-
quenter rationabile fortaffis effe caput quidem totum abjici
ob venenum quod ore continent, verum a ratione alienum
effe adimere et caudam. Nec enim dicere liceat quod id fa-
ciendum fit ob recrementa nutrimenti tum liquida tum ficca.
Nam interfectis atque excoriatis apertisque exempta intera-
nea omnia abjicimus, ut fola fit carnium fubftantia, reliqua
una cum arteriis venisque per ipfas innatis, quarum minima
moles eft ut ad totam carnem, ac ne apparens quidem, nifi
quis multum diligenter intentis oculis confideret. Atque
paftillos, quos et theriacos vocant, hunc in modum praepara-
mus. Purgatas illas in aqua elixamus quoad exacte nobis

ξωσιν ἐφθαί. [298] συνεμβάλλομεν δ᾽ εὐθέως ἐξ ἀρχῆς ἀνή-
θου τῷ ὕδατι καὶ μετὰ τὴν ἕψησιν ἀπὸ τῶν σαρκῶν δια-
κρίνομεν τὰς ἀκάνθας, εἶτα μίγνυμεν ἄρτῳ λελειωμένῳ τὴν
σάρκα. τὸν δ᾽ ἄρτον τοῦτον οὐ τὸν ἐπιτυχόντα λαμβάνο-
μεν, ἀλλ᾽ ὡς ἔνι μάλιστα καθαρώτατόν τε καὶ καλῶς ὠπτη-
μένον ἐν κλιβάνῳ, συμμέτρων ἁλῶν ἔχοντα καὶ ζύμης. προ-
αναξηραίνομεν δὲ αὐτὸν ἐν οἴκῳ ξηρῷ καὶ ἀνίκμῳ, μέχρις
ἂν οὕτω γένηται ξηρὸς ὡς ἐν ὅλμῳ κοπῆναι δύνασθαι.
οὐ μὴν κόπτοντές γε μίγνυμεν, ἀλλὰ διαβρέχοντες τῷ ὕδατι,
καθὸ τὰς ἐχίδνας ἐψήσαμεν. αὐτὴν δὲ τὴν σάρκα πρὶν μι-
γνύναι τῷ ἄρτῳ, τρίβομεν ἐν θυίᾳ τῶν μαγείρων, ἄχρις ἂν
ἀκριβῶς γένηται λεία. καὶ μετὰ ταῦτα μικροὺς ἀρτίσκους
λεπτοὺς πλάσαντες, εἶτα ξηράναντες ἐν οἴκῳ θερμῷ καὶ ξη-
ρῷ φυλάττομεν ἀποτιθέμενοι πάλιν ἐν οἴκῳ τοιούτῳ. τού-
τους μὲν οὖν εἰσβάλλοντος τοῦ θέρους σκευάζομεν, ἡνίκα
μάλιστα βελτίστη τῶν ἐχιδνῶν ἐστιν ἡ σάρξ. χρώμεθα δ᾽
ὕστερον κόπτοντές τε καὶ διάττοντες, εἶτ᾽ αὖθις λειοῦντες
ἀναμιγνύντες τε τοῖς ἐσκευασμένοις εἰς ἡδονὴν ἁλσὶν, ἐμβάλ-

videantur coctae.　Indimus autem ab initio ſtatim aquae
anethum et poſt coctionem ſpinas a carne ſeparamus, mox
pani ad laevorem trito carnem commiſcemus.　Verum non
quemlibet panem citra delectum accipimus, ſed quam fieri
poſſit puriſſimum ſimul et probe in clibano coctum et ſalis
ſimulque fermenti quod ſatis ſit habentem.　Eum autem antea
deſiccamus in aedibus ſiccis minimeque humectis, donec adeo
ſiccus efficiatur ut in mortario contundi poſſit.　Non tamen
tundentes miſcemus, verum aqua in qua decoctae fuerant
viperae maceramus, et carnem ipſam priusquam commiſcea-
tur pani, in mortario coquorum eatenus conterimus, donec
exacte reddatur laevis.　Poſtea parvos paſtillos fingentes
atque in aedibus calidis ſiccisque deſiccantes, deinde quoque
in talibus repoſitos ſervamus.　Hos ergo ineunte aeſtate
conficimus, quo potiſſimum tempore optima eſt viperarum
caro.　Porro utimur eis poſtea contuſis denuo et cribratis
et rurſus ad laevorem redactis, ſalis nonnihil adjicientes ad

ΚΑΙ ΔΥΝΑΜΕΩΣ ΒΙΒΛΙΟΝ Δ. 319

Ed. Chart. XIII. [298.]   Ed. Baf. II. (142.)
λομεν δ᾿ αὐτῶν καὶ τῇ θηριακῇ. γίγνονται δὲ καὶ οἱ διὰ
τῶν ὀπτηθεισῶν ἐχιδνῶν ἅλες ὑπὸ τὸν αὐτὸν καιρὸν εἰς
χύτραν καινὴν ἐμβαλλόντων ἡμῶν τὰς ἐχίδνας ζώσας, ἅμα
τοῖς ὑπεστορεσμένοις τε καὶ περικειμένοις αὐταῖς φαρμάκοις,
ἃ λέγειν ἅπαντα νῦν οὐκ ἔστι τῆς ἐνεστώσης πραγματείας.
ἴσως γάρ τις ἡμῖν εὐλόγως ἐγκαλέσει καὶ περὶ τῶν ἀρτί-
σκων τῆς κατασκευῆς ὡς οὐκ ἐν καιρῷ διελθοῦσιν. ἀλλὰ
ταῦτα μὲν ἐπειδὴ φθάνει λελέχθαι, φυλαττέσθω, κἂν δοκῇ
μὴ πάνυ τι τῆς προκειμένης εἶναι πραγματείας ἴδια. τὰ δ᾿
ἑξῆς κατὰ τὸ προσῆκον μέτρον λεγέσθω. προσῆκον δ᾿ ἐστὶ
περὶ τῆς καθόλου δυνάμεως ἀναμνῆσαι τὴν σάρκα τῶν ἐχι-
δνῶν, εἰπόντα εἶναι ξηραντικήν τε καὶ διαφορητικὴν ἰσχυ-
ρῶς, ἅμα τῷ θερμαίνειν μετρίως. ἐπείγεται δ᾿, ὡς ἔοικεν, ἡ
δύναμις αὐτῆς ἐπὶ τὸ δέρμα, διὰ τούτου κινοῦσα τὰ κατὰ
τὸ σῶμα περιττώματα. φθειρῶν τε οὖν πλῆθος οὐκ ὀλίγον
γεννᾶται τοῖς ἔχουσι κακοχυμίαν ἐν τοῖς σώμασι δαψιλῆ καὶ
τοῦ δέρματος ἀφίσταταί τε καὶ ἀποπίπτει καθάπερ τι λέ-
πος ἡ ἐπιδερμὶς ὀνομαζομένη, καθ᾿ ἣν ἴσχονται μᾶλλον τῶν

fuavitatem praeparati, cujus etiam aliquid ipfi theriacae in-
jicimus. Caeterum eodem quoque tempore ex viperis aſſatis
alem conficimus, vivis illis in ollam novam injectis, una cum
iis medicamentis quae illis et ſubſterni et apponi aſſolent, quae
omnia commemorare non eſt praeſentis negocii. Nam inve-
nientur fortaſſis etiam qui me non injuria reprehendent ob
monſtratam hoc in loco paſtillorum praeparationem tanquam
alieno tempore expoſitam. Verum haec poſteaquam dicta
nunc ſunt, ſerventur tamen ac maneant, etiamſi non ad-
modum videantur huic inſtituto propria. At quae ſequun-
tur convenienti dicantur modo, conveniens autem eſt gene-
ralis facultatis meminiſſe carnem viperinam dicendo exicca-
toriam et valenter digerentem, mediocriter vero calefacientem.
Properat autem ut videtur vis ejus ad cutem, per eam vide-
licet quae in corpore ſunt recrementa exigens. Quibus ergo
aſſatim eſt malus ſuccus in corpore, iis ingens provenit pedi-
culorum numerus: et a cute ſeu ſquama abſcedit ac decidit
extima cutis, ad quam ſiſluntur ac retinentur craſſi terreni-

320 ΓΑΛΗΝΟΥ ΠΕΡΙ ΤΗΣ ΤΩΝ ΑΠΛΩΝ ΦΑΡΜ. ΚΡΑΣ.

Ed. Chart. XIII. [298.]   Ed. Baf. II. (142.)

εἰς τὸ δέρμα φερομένων χυμῶν οἱ παχεῖς καὶ γεώδεις, ὑφ᾽
ὧν αἵ τε ψῶραι καὶ αἱ λέπραι καὶ οἱ ἐλέφαντες γίνονται.
ταῦτα μὲν οὖν εἶχόν σοι λέγειν περὶ τῶν τῆς ἐχίδνης σαρ-
κῶν, ἐφεξῆς δὲ πάλιν ἀναλήψομαι τὸν λόγον. αἱ μὲν τῶν
θερμοτέρων φύσει ζώων σάρκες οὐ μόνον τρέφουσιν ἡμᾶς,
ἀλλὰ καὶ θερμαίνουσιν, αἱ δὲ τῶν ψυχροτέρων ψύχουσιν.
οὕτως δὲ καὶ αἱ μὲν τῶν ξηροτέρων ξηραίνουσιν, αἱ δὲ τῶν
ὑγροτέρων ὑγραίνουσιν. μεμνημένος οὖν ὧν ἔμαθες ἐν τοῖς
περὶ κράσεων, ὅταν γνωρίσῃς τι τῶν ζώων εἶναι τῇ κράσει
ξηρότερον, ὥσπερ εἰ τύχοι τὸν ἄγριον ὗν τοῦ ἡμέρου, γί-
νωσκε τούτου καὶ τὴν σάρκα ξηραντικωτέραν εἶναι καὶ κατὰ
τὰς ἄλλας διαφορὰς τῶν κράσεων ὡσαύτως, οἷον ὅτι συὸς
μὲν πρόβατον ξηρότερον, τούτου δ᾽ αἴξ, τούτου δὲ βοῦς, καὶ
τούτου λέων. οὕτω δὲ καὶ κατὰ θερμότητα λέων μὲν κυ-
νὸς θερμότερος, κύων δὲ ταύρου, ταῦρος δὲ τοῦ τοὺς ὄρ-
χεις ἐκτετμημένου βοός. ἀνάλογον οὖν τῇ κατὰ τὴν κρᾶσιν
ὑπεροχῇ τῶν ἄλλων ζώων καὶ αἱ σάρκες αὐτῶν διοίσουσιν.
καὶ διὰ τοῦτο ξηραίνειν μὲν ἐθέλων τὸ σῶμα τῶν ξηροτέ-
ρων τῇ κράσει ζώων δώσεις τὴν σάρκα, θερμαίνειν δὲ βου-

que humores ad cutem protrufi, a quibus quidem pforae,
leprae et elephantes nafcuntur. Et haec quidem habui quae
de viperarum carne dicenda putarem. Rurfum ergo fermo-
nem repetam. Calidiorum natura animalium carnes non
folum nos alunt, fed etiam calefaciunt, frigidiorum autem
refrigerant: fic etiam ficciorum carnes deficcant, humidiorum
humectant. Memoria itaque repete, quemadmodum didicifti
in libris de temperamentis, quod ubi conjeceris animal quod-
vis temperie effe ficcius, velut exempli gratia fuem fylveftrem
domeftico, hujus et carnem cognofcas effe magis exiccato-
riam et fecundum alias temperamentorum differentias fimili-
ter, puta fue ficciorem ovem, et hac capram, qua bovem,
quo denique leonem, fic in caliditate leo calidior eft cane,
canis tauro, taurus bove execto. Itaque proportione qua
caetera animalia in temperie excedunt, et carnes quoque
eorum differunt atque exuperant. Proinde ubi confilium
fuerit corpus exiccare, ficciorum temperie animalium car-

Ed. Chart. XIII. [298. 299.]   Ed. Baf. II. (142.)

λόμενος τῶν θερμοτέρων, καὶ ψυχρότερον μὲν ἐπιχειρῶν ἐρ-
γάζεσθαι τῶν ψυχροτέρων, ὑγρότερον δὲ τῶν ὑγροτέρων. οὐ
σμικρὰ δὲ διαφορὰ τῶν σαρκῶν ἐστι κἂν τῷ τεταριχεῦ-
σθαί τινας αὐτῶν. ὅλῳ γὰρ παντὶ διαλλάττουσιν, ὡς πολ-
λάκις ὑγροτάτου τῇ κράσει ζώου ταριχευθεῖσαν σάρκα ξη-
ραντικωτέραν εἶναι μακρῷ τῆς φύσεως ξηρᾶς. [299] ἀταρι-
χεύτου καὶ ἡ ὀπτηθεῖσα δὲ ξηροτέρα τῆς ἑψηθείσης ἐστὶν
ἐν ὕδατι. ἔγραψαν δὲ καὶ ἄλλων ζώων ἔνιοι σάρκας ὠφε-
λεῖν ἐσθιομένας τε καὶ κατὰ πεπονθότων μερῶν ἐπιτιθεμέ-
νας, οἷον τὴν τοῦ χερσαίου ἐχίνου σκελετευθεῖσαν, εἰ ποθείη
ἐλεφαντιῶσιν καὶ καχέκταις καὶ σπασμώδεσιν καὶ νεφριτικοῖς,
ἔτι τε τοῖς τὸν ἀνασάρκα προσαγορευόμενον ὕδερον ἔχουσιν.
εἰ δὲ ταῦτα ποιεῖν πέφυκεν, εἴη ἂν ἡ δύναμις αὐτῆς ἰσχυ-
ρῶς διαφορητική τε καὶ ξηραντική, ὥσπερ καὶ ἡ τῆς σκελε-
τευθείσης γαλῆς, ἥπερ οὖν ὀνίνησι τοὺς ἐπιληπτικοὺς πινο-
μένη. τῶν δὲ ταριχευθέντων αἰλούρων τὴν σάρκα λειωθεῖ-
σαν ἐπιτιθεμένην ἐξάγειν σκόλοπάς φασιν, ὡς ἑλκτικὴν ἔχου-

nem exhibeto, calefacere autem volens, calidiorum, et frigi-
diorum fi coneris refrigerare, denique fi humidius reddere,
humidiorum. Nec parva exiftit carnium differentia quum
quasdam fale condimus. Nam prorfum diverfae atque aliae
evadunt, adeo ut faepenumero animalis temperie humidif-
fimi caro falita longe evaferit exiccantior quam ea quae
natura fuerat ficca. Porro inter eas quae falitae non funt
ficcior eft quae affa eft quam quae in aqua elixa. Scripfe-
runt autem et aliorum animalium carnes quidam prodeffe
tum comefas tum in partes affectas impofitas, ut erinaci
terreftris deficcatam, fi bibenda praebeatur elephanto ob-
noxiis, ejus qui mali funt habitus tum convulfionem faepe-
numero patientibus nephriticisque et iis qui laborant aqua
inter cutem, quam anafarca vocant. Ac fi ea efficere poteft,
facultatem habuerit valenter fimul digerentem deficcantem-
que. Sicut et caro muftelae arefacta, quae utique comitiali
morbo afflictos juvat epota. Sed et falitorum haelurorum
carnem ad laevorem contritam palos et fpicula educere
ajunt impofitam, videlicet tanquam trahendi vim habeat.

322 ΓΑΛΗΝΟΥ ΠΕΡΙ ΤΗΣ ΤΩΝ ΑΠΛΩΝ ΦΑΡΜ. ΚΡΑΣ.

Ed. Chart. XIII. [299.]   Ed. Baf. II. (142.)
σαν δύναμιν δηλονότι, τῶν δὲ μυάκων ἁρμόττειν ἕλκεσιν ὑπὸ
κυνὸς δάκνοντος γεγονόσιν. ἐγὼ δ᾽ οὐδεμίαν ἐξαίρετον εὑ-
ρίσκω δύναμιν, ἧς δεῖται τὰ τοιαῦτα τῶν ἑλκῶν, ὥσπερ τὰ
ὑπὸ τοῦ λυττῶντος κυνὸς δακόντος γενόμενα. καὶ ἡ τῶν
κοχλιῶν δὲ σάρξ κοπεῖσα πρότερον ἐν ὅλμῳ καὶ μετὰ ταῦτα
λειωθεῖσα ξηραντικωτάτη γίνεται πάντων τῶν ὑγρότητα
περιττὴν ἐχόντων μορίων, ὥστε καὶ τοῖς ὑδερικοῖς ἁρμότ-
τειν. ἡ δὲ ἐξ αὐτῶν ὑγρότης, μόνη καθ᾽ ἑαυτὴν ἄνευ τῆς
σαρκὸς λαμβανομένη, καλεῖται ὑπὸ τῶν πολλῶν μύξα κο-
χλίου, μιγνυμένη δὲ λιβανωτῷ ἢ ἀλόη ἢ σμύρνη ἤ τισι
τούτων ἢ πᾶσιν ἄχρι τοῦ κηρωτῆς πάχος ἔχειν, ἐγκόλλόν
τε γίνεται φάρμακον καὶ ξηραίνει καλῶς τοὺς ὑποπύους μύ-
ξους τῶν ὤτων. ἔστι δὲ καὶ ἀνακόλλημα ξηραντικὸν τῶν
εἰς ὀφθαλμοὺς ῥευμάτων, ἐπιτιθεμένη κατὰ τὸ μέτωπον.
ἔνιοι δὲ καὶ πρὸς σκόλοπας χρῶνται, λειοῦντες ὅλους μετὰ
τῶν ὀστράκων, εἰσὶ δ᾽ οἳ καὶ πρὸς καταμηνίων ἐπίσχεσιν.
αὐτὰς δὲ τὰς σάρκας μόνας κἀγώ ποτε κατ᾽ ἀγρὸν ἐπὶ
τραύματος ἅμα νεύρου τρώσει τε καὶ θλάσει γεγονότος ἐπέ-

Porro mytulorum carnem ulceribus a mordente cane infli-
ctis competere, ego vero nullam infignem invenio faculta-
tem quam requirant id genus ulcera, tanquam ea quae a
rabido cane mordente funt illata. At cochlearum caro
prius in mortario contufa ac poftea ad laevorem redacta
omnium valentiffime deficcat partes fuperfluo humore gra-
vatas, adeo ut et hydericis conveniat. Ipfe autem hu-
mor folus per fe citra carnem, vocatur autem is a vulgo
mucus limacis, thuri mixtus aut aloae aut myrrhae aut
horum quibusdam aut omnibus, quoad accipiat cerati craf-
fitiem, medicamentum fit tenax deficcatque purulentos mu-
cores aurium. Sed et fronti impofitum agglutinamentum
oculorum fluxiones reficcant. Quidam etiam ad palos
eximendos utuntur totis una cum teftis ad laevorem tri-
tis, fed et quidam ad fiftendos menfes. Equidem ego
aliquando in agro carnes ipfas folas in vulnus cum nervi
vulneratione et contufione factum tritas impofui ipfum-

ΚΑΙ ΔΥΝΑΜΕΩΣ ΒΙΒΛΙΟΝ Δ. 323

Ed. Chart. XIII. [299.]　　　　　　　Ed. Baf. II. (142. 143.)

θήκα λειώσας, καὶ τό τε τραῦμα καλῶς ἐκολλήθη καὶ τὸ
νεῦρον οὐκ ἐφλέγμηνε. ἦν δὲ σκληρὸς καὶ ἀγροῖκος ἄνθρω-
πος, ἔμιξά γε μὴν λειουμέναις αὐταῖς ἄχνην ἀλεύ(143)ρου,
λαβὼν ἀπὸ τοῦ πλησιάζοντος τῇ μύλῃ τοίχου. γεγράφασι δέ
τινες τῶν πρὸ ἡμῶν ἰατρῶν σμύρναν ἢ λιβανωτὸν μιγνύειν
αὐτοῖς δεῖν ἐπὶ τῆς τοιαύτης χρήσεως, ἀλλ' οὐδετέραν εἶχον
τούτων ἔξωθεν τῆς πόλεως ἐπὶ τῆς ἀγροικίας. δύναιτο δ'
ἄν τις καὶ ῥητίνης φρικτῆς λείας μιγνύειν εἰ παρείη. ὁπόταν
μέντοι πολὺ τῆς μύξης τῶν κοχλιῶν ἐθέλεις λαβεῖν μόνης,
κατακέντησον αὐτῶν τὴν σάρκα γραφείῳ. χρὴ δὲ μὴ πρὸ
πολλῶν ἡμερῶν αὐτοὺς θηρεῦσαι, καταξηραίνονται γὰρ ἐν
τῷ χρόνῳ. πρόσφατοι δ' ὄντες πολὺ τῆς γλίσχρας ὑγρότη-
τος ἔχουσιν, ἣν κατακεντούμενοι τῷ γραφείῳ προΐασιν. ἡ
δ' ὑγρότης αὕτη καὶ τῶν ἐν τοῖς βλεφάροις τριχῶν παρὰ
φύσιν ἀνακόλλημα γίνεται.

[β'. Περὶ πιμελῆς καὶ στέατος.] Πιμελὴ καὶ στέαρ.
κοινότατα καὶ ταῦτα τῶν ἐν τοῖς ζώοις μορίων ἐστί. τὰ
γὰρ εὐτροφοῦντα πάντα πιμελὴν ἢ στέαρ ἴσχει, τὰ δὲ

que vulnus pulchre glutinatum eſt, et nervus phlegmo-
nem haud perpeſſus, erat autem homo durus et agreſlis,
miſcui illis contritis pollinem farinae acceptum a pariete
molae proximo. Scripſere autem majores me nonnulli
medici ad ejusmodi uſum miſcendum thus aut myrrham
vel utraque. Verum horum habebam tum neutrum, ut
qui tunc ab urbe abeſſem in agro. Poſſis autem et reſi-
nae frictae contritae admiſcere, ſi adſit, quippiam. Porro
ubi multum muci cochlearum accipere voles, ſeorſum ſtilo
carnem earum pungito. Sed non ante multos dies vena-
tas eſſe expedit, alioqui enim tempore deſiccantur; nam
recentes plurimum habent viſcoſae illius humiditatis, quam
ſtilo compunctae effundunt. Humiditas haec pilorum in
palpebris praeter naturam gluten eſt.

[2. De adipe et ſevo.] Adeps et ſevus et haec
quoque communiſſimae ſunt inter animalium partes. Nam
quaecunque bene nutriuntur, ea omnia aut adipem aut

324 ΓΑΛΗΝΟΥ ΠΕΡΙ ΤΗΣ ΤΩΝ ΑΠΛΩΝ ΦΑΡΜ. ΚΡΑΣ.

Ed. Chart. XIII. [299. 300.]　　　　　　Ed. Baf. II. (143.)

ἰσχνὰ καὶ ἄτροφα πολλάκις μὲν οὐδ᾽ ὅλως ἔχειν φαίνεται,
πολλάκις δ᾽ οὕτως ὀλίγην τε καὶ ξηρὰν, ὡς δύσχρηστον εἶναι.
διαφέρει δὲ πιμελῆς στέαρ τῷ πάχει, διὸ καὶ τοῖς γεωδεστέ-
ραν ἔχουσιν τὴν ὅλην φύσιν ζώοις τὸ στέαρ γίνεται καθά-
περ τοῖς ὑγροτέραν ἡ πιμελή. διὰ τοῦτο τοιγαροῦν ἡ μὲν
πιμελὴ τήκεται ῥᾳδίως ὑπὸ τοῦ πυρὸς, οὐ ῥᾳδίως δὲ πή-
γνυται τακεῖσα. τὸ δὲ στέαρ οὔτε τήκεται ῥᾳδίως, κἂν τακῇ,
πήγνυται τάχιστα καὶ φαίνεται πολὺ σκληρότερον τῆς πιμε-
λῆς. ὗς μὲν οὖν εὐτροφῶν πιμελὴν πλείστην ἔχει διὰ τὴν
φυσικὴν τῆς κράσεως ὑγρότητα, [300] βόες δὲ καὶ αἶγες
ὅσα τε ἄλλα κερασφόρα διὰ τὴν ξηρότητα τὸ στέαρ πλεῖ-
στον γεννᾷ. σὺ δ᾽ εἰ βούλει τὴν ἐλαιώδη καὶ λιπαρὰν οὐ-
σίαν ἅπασαν ἐν τοῖς ζώοις κάλει στέαρ, ὥσπερ οἱ πλεῖστοι
τῶν ἰατρῶν. ἔξεστι δέ σοι καὶ πιμελὴν ὀνομάζειν ἅπαν τοῦτο
τὸ γένος. οὐ μὴν ἔξεστί γέ σοι βουλομένῳ μὴ ψεύδεσθαι τὸ
στέαρ τῶν αἰγῶν ὑγρότερον εἶναι φάναι τοῦ τῶν ὑῶν.
ὑγρότατον γὰρ τοῦτο σχεδὸν ἁπάντων τῶν ἄλλων ἐστὶ, καὶ

fevum obtinent, quae vero macilenta funt maleque nutriun-
tur, faepe omnino ne habere quidem, faepe vero pancu-
lum idque ficcum, ut aegre uti poffis, apparet. Porro
differt ab adipe fevus quod craffior fit ac propterea ani-
mantibus totam naturam terrenam magis habentibus fevus
provenit, velut humidioribus adeps. Proinde adeps cele-
riter in ignem pofita liquefcit, nec facile, ubi liquata fue-
rit, rurfum concrefcit ac cogitur, at fevus nec facile
funditur liquefcitve et fufus celerrime coit ac conglacia-
tur, multoque apparet adipe durior. Sus enim bene ha-
bitus paftusque multam habet adipem, ob naturalem tem-
peramenti humiditatem. At boves et caprae et quaecun-
que id genus cornigera ob ficcitatem plurimum fevum
generant. At tu, fi voles, oleofam et pinguem in anima-
libus fubftantiam omnem adipem appellato, ut plerique
medici; fed et pinguedinem appellare totum hoc genus
licet, non tamen licet citra mendacium fevum caprinum
humidius effe dicere quam fuum; nam hoc omnium ferme

ΚΑΙ ΔΥΝΑΜΕΩΣ ΒΙΒΛΙΟΝ Δ. 325

Ed. Chart. XIII. [300.]   Ed. Baf. II. (143.)
διὰ τοῦτο κατὰ τὴν ἐνέργειαν ἐγγὺς ἐλαίου τὴν δύναμιν,
μαλακτικώτερόν γε μὴν ἐλαίου καὶ πεπτικώτερόν ἐστι. καὶ
διὰ τοῦτο τοῖς πρὸς φλεγμονὰς ἁρμόττουσιν καταπλάσμασι
μίγνυται. τοῖς δὲ δακνομένοις τὰ κατὰ τὸ ἀπευθυσμένον ἢ
τὸ κῶλον ἐνίεμεν αἴγειον μᾶλλον ἢ ὕειον στέαρ, οὐχ ὅτι
μᾶλλον ἀμβλυτικόν ἐστι δριμύτητος, ὅσον γὰρ ἐπὶ τῇ φύ-
σει μᾶλλον ἀμβλύνει τὸ ὕειον καὶ διὰ τοῦτο μίγνυται καὶ
τοῖς ἕλκη θεραπεύουσι φαρμάκοις, οἷόν πέρ ἐστι καὶ τὸ κα-
λούμενον πάρυγρον. ἀλλ᾽ ὅτι τὸ μὲν αἴγειον πήγνυται ῥᾳ-
δίως διὰ πάχος, ἀποῤῥεῖ δὲ τὸ ὕειον ὁμοίως τῷ ἐλαίῳ διὰ
τοῦτ᾽ ἐνίεμεν αὐτὸ μᾶλλον ἐπὶ τῶν δυσεντερικῶν τε καὶ
τεινεσμωδῶν, ὅταν παρηγορῆσαι τὴν δῆξιν αὐτῶν βουληθῶ-
μεν. καὶ διὰ λεπτομέρειαν δ᾽ ἔνια μᾶλλον ἀμβλύνει δριμύ-
τητας, ὅταν ἐν τῷ βάθει τῶν δακνομένων σωμάτων τὸ λυ-
ποῦν ᾖ. ἧττον μὲν γὰρ τὸ παχυμερὲς, μᾶλλον δὲ τὸ λεπτο-
μερὲς ὅλα διεξέρχεται τὰ σώματα καὶ πᾶσι κεράννυται τοῖς
δάκνουσιν ἰχωρσιν αὐτό. κατὰ τοῦτο γοῦν καὶ τὸ χήνειον

aliorum eft humidiffimum, ac proinde actione fua vici-
nam oleo vim poffidens, quanquam oleo magis tum emol-
liat tum concoquat, ac proinde cataplasmatis quae ad
phlegmonas accommodantur commifceri folet. Qui vero
mordicationes perpetiuntur aut in recto inteftino aut in
colo, iis potius caprinum fevum quam fuillum injicimus,
non quod acrimonias plus obtundat, nam ex natura fua
fuillum obtundit magis, ac proinde mifcetur medicamentis
ulcera curantibus, cujusmodi eft quod vocant parygrum,
fed quod caprinum ob craffitiem citius concrefcat, fuillus
autem inftar olei defluat, proinde ipfum potius dyfente-
ricis et tenesmis injicimus, quando morfum eorum miti-
gare confilium eft. Porro ob tenuitatem effentiae non-
nulla acrimonias magis retundunt, ꞌubi nimirum in alto
mordicatorum corporum quod moleftum eft haeferit. Nam
quod craffiorum eft partium minus, magis autem quod fub-
tilium tota corpora penetrat, et omni ipfum faniei mor-
dicanti permifcetur. Hac ratione adeps anferinus quae

στέαρ τὰ κατὰ βάθος τῶν σωμάτων δάκνοντα μᾶλλον
ἀμβλύνει. ἔστι δὲ καὶ θερμότερον τοῦ ὑείου. μεταξύ γε μὴν
αὐτῶν ἐστι τὸ τῶν ἀλεκτρυόνων, θερμότερον δ' ἀεὶ καὶ ξη-
ρότερον τὸ τῶν ἀῤῥένων ζώων ἐστίν. αὐτῶν δὲ τούτων τὸ
τῶν ἐκτεμνομένων τοὺς ὄρχεις ἧττον θερμόν τε καὶ ξηρόν.
ὁμοιοῦται γὰρ ἀεὶ τὸ εὐνουχισθὲν ἄῤῥεν τοῖς ὁμογενέσι θή-
λεσι. κεφάλαιον δ' ἐστὶ τοῦ λόγου τόδε κοινὸν, οὗ μεμνῆ-
σθαι χρὴ, τὸ κατὰ τὴν τῶν ζώων κρᾶσιν ἀεὶ τὰς διαφο-
ρὰς γίνεσθαι τῆς ἐν αὐτοῖς πιμελῆς ἢ στέατος ἢ ὅπως ἂν
ὀνομάζειν ἐθέλῃς ὅλον τὸ γένος· τοῦτο τοῦ κατὰ τὰ ζῶα
σώματος ἐλαιώδους τε καὶ λιπαροῦ. ἐπεὶ τοίνυν ὗς ἀπολεί-
πεται κατὰ θερμότητά τε καὶ ξηρότητα σχεδὸν ἁπάντων
τῶν τετραπόδων ζώων, διὰ τοῦτο καὶ πιμελὴν ἧττόν τε θερ-
μὴν ἔχει καὶ μᾶλλον ὑγράν. ἁπάσης μὲν οὖν πιμελῆς δύνα-
μίς ἐστιν ὑγραντική τε καὶ θερμαντικὴ τῶν ἀνθρωπίνων
σωμάτων. τούτου γὰρ μεμνῆσθαι χρὴ διὰ παντὸς, εἰρημέ-
νου κατὰ τὴν ἀρχὴν τῆσδε τῆς πραγματείας· αἱ δὲ καθ'
ἕκαστον αὐτῶν διαφοραὶ κατὰ τὸ μᾶλλόν τε καὶ ἧττόν εἰσιν.

in alto corpore mordicant magis obtundit; fed et fuillo
calidior eft. Horum tamen in medio eft gallinaceorum
adeps ac gallinarum. Porro calidior femper ac ficcior
eft mafculorum animalium, et horum ipforum exectorum
minus tum calidus tum ficcus, quippe mas caftratus ejus=
dem femper generis foeminae affimilatur. Hoc autem fer-
monis caput commune eft, cujus meminiffe oportet, pro
animalium temperie femper exiftere differentias ejus quae in
illis eft pinguedinis aut adipis aut quocunque modo appel-
lare libebit totum hoc genus corporibus in animantibus
oleofi et pinguis. Igitur quum fus omnibus prope quadru-
pedibus animalibus in caliditate ac ficcitate inferior fit, pro-
inde pinguedinem quoque minus habet calidam magisque hu-
midam. Omnis igitur pinguedinis facultas eft humectatoria
et calefactoria humanorum corporum, hujus enim meminiffe
perpetuo oportet in principiis hujus operis dicti, at differen-
tiae quae funt cujusque figillatim in majoris minorisque
ratione funt. Nam pinguedo fuis ut ad nos quidem largius

KAI ΔΥΝΑΜΕΩΣ ΒΙΒΛΙΟΝ Δ. 327

τοῦ μὲν γὰρ ὑός ὡς πρὸς ἡμᾶς ἡ πιμελὴ τὸ μὲν ὑγραίνειν
ἔχει δαψιλῶς, τὸ θερμαίνειν δ᾽ οὐχ ὁμοίως ὥσπερ τοὔλαιον,
ἀλλ᾽ ἔστι κατὰ τὴν ἐν ἡμῖν θερμότητα καὶ ἡ τοῦ λίπους
τῶν ὑῶν. ἡ δὲ τῶν ταύρων πολὺ θερμοτέρα καὶ ξηροτέρα
τῆς τῶν ὑῶν, μεμνημένων ἡμῶν πάλιν κἀνταῦθα τὸ μὲν
ἄῤῥεν τοῦ θήλεος ἀεὶ ξηρότερον εἶναι καὶ θερμότερον, τὸ
δ᾽ εὐνουχισθὲν ἄῤῥεν ὁμοιοῦσθαι τῷ θήλει, καθάπερ γε καὶ
τὸ νέον ἅπαν. αὐτῶν δὲ τῶν νέων τὸ θῆλυ τοῦ ἄῤῥενος
ὑγρότερόν τε εἶναι καὶ ἧττον θερμόν. οὕτως οὖν καὶ τὸ
μόσχειον στέαρ ἀπολείπεται τοῦ τῶν ταύρων θερμότητί τε
καὶ ξηρότητι καὶ τὸ τῶν ἐρίφων τοῦ τῶν αἰγῶν, ἀπολείπε-
ται δὲ καὶ τὸ τῶν αἰγῶν τοῦ τῶν τράγων, αὐτῶν δὴ πάλιν
τὸ τῶν ταύρων τοῦ τῶν λεόντων· διαφορητικώτατον γὰρ
ἐκεῖνο σχεδὸν ἁπάντων τῶν ἐν τοῖς τετράποσι. καὶ γὰρ καὶ
θερμότατον αὐτῶν ἐστι καὶ λεπτομερέστατον, ὥστε εἰ μίξαις
αὐτὸ τοῖς πρὸς ἕλκη καὶ φλεγμονὰς ἁρμόττουσι φαρμάκοις,
οὐ μόνον οὐδὲν ὀνήσεις, ἀλλὰ καὶ βλάψεις δριμύτερον τοῦ
προσήκοντος ἐργασάμενος. ὄγκοις δὲ χρονίοις ἐσκληρυσμένοις

humectare poteſt, ſed non aeque calefacere, ſicuti neque
oleum, verum pinguedinis ſuum talis eſt caliditas qualis
ſpectatur in nobis. Porro taurorum adeps ſuillo multo cali-
dior eſt et ſiccior, rurſum in memoria repetentibus nobis
marem foemina eſſe tum calidiorem tum ſicciorem, marem
autem caſtratum aſſimilari foeminae, velut quicquid juvenilis
eſt aetatis. Et inter juvenilia foemina mare humidior eſt
et minus calida. Sic et adeps vitulinus taurino minus tum
calidus eſt tum ſiccus, et hoedorum quam caprarum, ſed et
caprarum minus quam hircorum, et rurſum taurorum mi-
nus quam leonum, nam horum adeps omnium prope qua-
drupedum adipe potentius digerit, nam et caliditate exupe-
rat et partium tenuitate. Itaque ſi ipſum medicamentis ad
ulcera et phlegmonas convenientibus commiſceas, non modo
nihil adjuveris, verum etiam laeſeris, nimirum addita ma-
jori quam conveniat acrimonia. Inveteratis tamen tumori-
bus atque ſcirrhi in morem induratis tum nervorum curva-

[301] καὶ νεύρων ἀγκύλαις καὶ ἁπλῶς ὅσα σκιῤῥώδη, προσ-
φορώτατόν ἐστιν ἐφ᾽ ὧν ἀπρακτόταιον φαίνεται τὸ τῶν
ὑῶν. τὸ δὲ τῶν ταύρων ἴσόν πως ἑκατέρου διέστηκεν, ὅσῳ
θερμότερόν τέ ἐστι καὶ ξηρότερον τοῦ τῶν ὑῶν, τοσούτῳ
καὶ τοῦ τῶν λεόντων ἀπολειπόμενον. ὡς ἂν οὖν ἐν τῷ μέσῳ
τεταγμένον, εἰκότως ἑκατέρῳ τῷ γένει μίγνυται τῶν φαρμά-
κων, τοῖς τε τὰ σκιῤῥώδη θεραπεύουσι καὶ τοῖς τὰ φλε-
γμαίνοντα πέπτουσιν, ὁποῖόν ἐστιν τὸ τετραφάρμακον ὀνο-
μαζόμενον ἐκ κηροῦ καὶ ῥητίνης καὶ πίττης καὶ στέατος
συγκείμενον. εἰς γάρ τοι τοῦτο, κἂν ταύρειον βάλῃς κἂν
μόσχειον κἂν τράγειον κἂν αἴγειον κἂν ὕειον, ἐκπυπτικόν
τε καὶ πεπτικὸν ἐργάσῃ φάρμακον. ἀλλὰ τὸ μὲν ὕειον ἐμβλη-
θὲν ἐπὶ παίδων ἁρμόζει καὶ γυναικῶν καὶ συνελόντι φάναι
τῶν ἁπαλοσάρκων, τὸ δὲ τοῦ ταύρου σκαπανεῦσι καὶ θε-
ρισταῖς καὶ πᾶσι τοῖς σκληρὰς ἔχουσι σάρκας ἢ διὰ τὴν
φυσικὴν κρᾶσιν ἢ διὰ τὴν ἰδέαν τοῦ βίου χρήσιμον ὑπάρ-
χει. χρονίζον δ᾽ ἅπαν στέαρ ἑαυτοῦ γίνεται θερμότερόν τε
καὶ λεπτομερέστερον, ὥστε καὶ διαφορητικώτερον. ὑπάρχει δὲ

turis, et in fumma qnaecunque fcirrhofa funt, iis aptiffimus
eft in quibus fane minime apparet efficax fuillus. Tauri-
nus autem ab utroqne ex aequo diftat, ut quanto calidior
ficciorque fuillo eft, tanto fuperetur a leonino. Itaque tan-
quam in medio confiftens merito utrique medicamentorum
mifcetur generi, et ei fcilicet quod fcirrhofis medetur et ei
quod phlegmonas concoquit, cujusmodi eft tetrapharmacum
quod vocant, ex cera, refina, pice et adipe conftans. Nam
five in hoc taurinum five vitulinum five hircinum five capri-
num five fuillum indideris, femper puri movendo aptum et
concoctorium medicamentum effeceris. Sed fuillus fi adda-
tur, in pueris et foeminis et ut breviter dicam omnibus qui-
bus caro eft mollior competit. Sin taurinum adjeceris, fof-
foribus et mefforibus et omnibus carnem duram habentibus
five ob naturalem temperiem five ex ratione ac forma vitae
conveniens effeceris. Caeterum adeps omnis, dum invete-
rafcit, fe ipfa et calidior et tenuiorum partium efficitur, ac
proinde quoque valentius digerens. Verum id omnibus in-

ΚΑΙ ΔΥΝΑΜΕΩΣ ΒΙΒΛΙΟΝ Δ. 329

Ed. Chart. XIII. [301.]   Ed. Baf. II. (143. 144.)
τοῦτο σχεδὸν ἅπασι τοῖς χρονίζουσιν, ὅσα γε μὴ φθάνει
σαπῆναι. καὶ γὰρ οἶνος καὶ μέλι καὶ ὄξος καὶ τυρὸς καὶ
βούτυρον καὶ οἴσυπος ἔλαιόν τε πᾶν, εἴτε σχίνινον εἴτε κί-
κινον εἴτε ῥαφάνινον εἴτ᾽ αὐτὸ τὸ ἐκ τῶν ἐλαιῶν εἴη, χρο-
νίζοντα λεπτότερά τε καὶ λεπτομερέστερα γίνεται καὶ διὰ
τοῦτο δριμύτερά τε γευομένοις φαίνεται διαφορητικώτερόν
τε χρωμένοις, ἐπὶ τῶν σκληρυνομένων τε καὶ δυσλύτων
ἁπάντων παθῶν. ἐγὼ μὲν οὖν εἴρηκα δριμύτερον γευομέ-
νοις φαίνεσθαι. τινὲς δὲ τῶν διαφθειρόντων τὰ σημαινό-
μενα τῶν ὀνομάτων οὐ δριμέα καλοῦσιν, ἀλλὰ στύφοντα
τὰ τοιαῦτα πάντα, μέχρι τοῦ πεπέρεως, ὡς οὐδὲν διαφέρον
ἢ στῦφον εἰπεῖν ἢ δριμύ. καὶ (144) εἰ αὖθις αὐτοὺς ἔροιο
περί τε κηκίδων καὶ μύρτων καὶ μεσπίλων καὶ σιδίων ῥοιᾶς,
ὀμφακίου τε καὶ ῥοῦ, καὶ ταῦτα στύφειν φασὶ, καίτοι γε
ἐναντιωτάτην αἴσθησιν ἔχομεν ἐπ᾽ αὐτῶν τῆς γινομένης ἡμῖν
ἀπὸ πεπέρεως καὶ πυρέθρου καὶ νάπυος, εὐφορβίου τε καὶ
κρομμύου καὶ σκορόδου καὶ ἀδάρκης. εἰ μὲν οὖν ὡς τὸ τῆς
στύψεως ὄνομα κοινὸν ἐπιφέρουσιν, κατ᾽ ἀμφοτέρων τῶν
γιγνομένων ἡμῖν ἐν τῇ γεύσει παθῶν, οὕτω καὶ αὐτὰ τὰ

veterafcentibus accidit, quae quidem non putrefcere antici-
pent. Nam vinum, mel, acetum, cafeus, butyrum, oefy-
pus, oleum omne five lentifcinum five cicinum five rapha-
ninum five ipfum quod ex olivis conficitur, vetuftate et
calidiora et tenuioris effentiae efficiuntur, ac proinde gu-
ftantibus apparent acriora et ad induratos aegreque folubiles
affectus adhibentibus potentius digerentia. Atque ego fane
guftantibus acriora videri dixi, at quidam, quibus ftudium
eft nominum fignificatus corrumpere, non acria, fed aftrin-
gentia vocant id genus omnia ad usque piper, tanquam in-
terfit nihil aftrigens an acre dixeris. Et fi denuo illos roges
de galla, myrto, mefpilis, mali punici putaminibus, rhoo
et omphacio, et haec dicunt aftringere, tametfi adverfiffimum
ex illis fenfum percipiamus ei qui a pipere, pyrethro, napy,
euphorbio, caepa, allio, adarce percipitur. Igitur fi quem-
admodum aftrictionis vocabulum de utroque affectu quem
guftu percipimus communiter efferunt, fic ipfos quoque

πάθη μίαν ἔχειν οἴονται φύσιν, ἀλλ' ὅτι μᾶλλον ἢ ἀνθρώ-
πους αὐτοὺς εἶναι νομιστέον ἰδίας αἰσθήσεις ἔχοντας μόνους.
εἰ δ' ὄμφακα μὲν καὶ ῥοῦν καὶ κηκίδα βαλαύστιόν τε καὶ
ὑποκυστίδα, συνάγειν τε καὶ σφίγγειν ἡμῶν ὁμολογοῦσι τὴν
οὐσίαν, διακρίνειν τε καὶ δάκνειν καὶ διεξέρχεσθαι τὸ πέπερι
καὶ νᾶπυ καὶ πύρεθρον, ἀκύρως μὲν ὀνομάζουσι στύφοντα
τὰ δάκνοντα καὶ θερμαίνοντα, τῆς γνώσεως μέντοι τῶν φαρ-
μάκων αὐτῶν οὐχ ἡμαρτήκασιν. εἰ δὲ δεῖ στοχασάμενον εἰ-
πεῖν πότερον ἐν τοῖς ὀνόμασιν ἢ ἐν τοῖς πράγμασι σφάλ-
λονται, φαίην ἂν ἔγωγε μᾶλλον ἐν τοῖς ὀνόμασιν ἐσφάλθαι
τοὺς ἄνδρας, καὶ μάλιστα τοὺς ἀήθεις Ἑλλάδος φωνῆς,
οἷός ἐστιν ὁ Ἀναζαρβεὺς Διοσκορίδης, πολλὰ μὲν καλῶς εἴ-
ρηκε τῶν περὶ τῆς ἰατρικῆς ὕλης ἱστορουμένων, ἀγνοῶν δὲ
τὰ σημαινόμενα τῶν Ἑλληνικῶν ὀνομάτων. οὗτος οὖν, ὅταν
λέγει στυπτικώτερον στέαρ εἶναι τὸ τῶν αἰγῶν τοῦ τῶν ὑῶν,
εἰ μὲν οὖν τὸ δριμύτερον διὰ τοῦ στυπτικωτέρου βούλεται
δηλῶσαι, ἐκδεξόμεθα τὸν λόγον ὡς ἀληθῆ· εἰ δὲ τὸ τοιαύ-
την ἔχον ποιότητά τε καὶ δύναμιν, οἷον ῥοῦς καὶ ῥῆον ὑπό-

affectus unam habere naturam exiſtimant, quidvis aliud potius
habendi quam homines, ut qui ſoli proprios ſenſus obtineant.
At ſi omphaca, rhoon, gallam, balauſtium, hypocyſtida
contrahere conſtringereque noſtram fateantur ſubſtantiam,
ſecernere vero mordicare ac penetrare, piper, napy, pyre-
thrum, improprie aſtringentia nuncupant, quae mordicant
et calefaciunt, caeterum in cognoſcendis ipſis medicamentis
non peccant. Verum ſi oportet conjectantem dicere in vo-
cabulis an in rebus hallucinentur, equidem in vocabulis
potius falſos viros illos dixerim et maxime quibus Graeca
lingua inſueta eſt, qualis eſt Dioſcorides Anazarbenſis, qui
profecto multa bene dixit eorum quae de materia medica
memoriae prodidit, caeterum ſignificata Graecarum vocum
non ſatis pernovit. Hic ergo quum ait magis eſſe aſtricto-
rium adipem caprinum ſuillo, ſiquidem acriorem ſignificare
velit per magis aſtrictorium, accipimus ſermonem ceu verum,
at ſi illud, talem habentem qualitatem et facultatem qualem

κυστίς τε καὶ βαλαύστιον, οὐκ ἀληθῆ φήσομεν εἶναι τὸν λό-
γον. ἐπειδὴ δὲ καὶ τὸ τῶν ἐχιδνῶν στέαρ, ὅταν ἐκ ῥιζῶν
τις ἀνασπάσας τὰς ἐν ταῖς μασχάλαις τρίχας ἐπαλείφῃ, φασὶ
μὴ καὶ ταύτας φύεσθαι, κάλλιον ἔδοξέ μοι καὶ τούτου πει-
ραθῆναι, καὶ πράξας ὡς ἐκέλευσαν εὗρον ψευδομένους αὐ-
τοὺς, ὥσπερ καὶ ὅτι [302] τὰς ἀρχὰς τῶν ὑποχύσεων ἰᾶται.
τὸ δὲ τῶν ἄρκτων στέαρ ἀλωπεκίαις ἁρμόττειν ἀληθῶς
ἔγραψαν, ἔχομεν δ᾽ αὐτοῦ δοκιμώτερα φάρμακα πρὸς τὸ πά-
θος. ἀλλὰ τό γε μὴν τῶν ἀλωπέκων ὅταν ὠταλγίας φῶσι
θεραπεύειν, ἄνευ τοῦ διορίσασθαι ποίας λέγουσιν ὠταλγίας,
ὡς οὐδὲ γινώσκουσιν διηρθρωμένως αὐτοῖς ἃ λέγουσιν, οὐδ᾽
ὅλως χρὴ προσέχειν τὸν νοῦν. ἄλλοι δὲ ἰχθύων ἐπαινοῦσι
στέαρ, ὡς πρὸς τὰς ὑποχύσεις ἢ ὅπερ ἂν ἐθέλωσι πάθος
ὀνομάζειν. ἕτεροι δ᾽ οὐχ ἁπλῶς ἰχθύων, ἀλλὰ ποταμίων γρά-
φουσιν, ἄλλοι δὲ μᾶλλον θαλαττίων, ἵνα δοκῶσί τι πλέον
ἐπίστασθαι τῶν πολλῶν.

[γ΄. Περὶ μυελοῦ.] Μυελὸς μαλακτικῆς τῶν σκληρυνο-
μένων τε καὶ σκιῤῥουμένων σωμάτων ἐστὶ δυνάμεως, εἴτε

rhus, rheon, hypocyftis, balauftium, haud verum effe fermo-
nem dicemus. Porro quoniam viperarum adipem, ubi radici-
tus pilos fub alis evulferis, prohibere illos ne nafcantur illitum
referunt, vifum eft mihi ejus faccre periculum effe fatius,
at ubi prout jubent feciffem, mentitos comperi, ficut etiam
quod initia fuffufionum fanet. Verum urforum adipem
alopecias curare vere eft proditum, quum tamen probatiora
habeamus ad eum affectum remedia. Porro quum dicant
tamen vulpinum adipem dolores aurium fanare, neque di-
cant quos aurium dolores, ceu non nofcentibus ipfos diftin-
guere, attendendum non eft. Alii pifcium adipem laudant,
tanquam ad fuffufiones aut quemcunque alium affectum no-
minare velint congruat. Alii non fimpliciter pifcium dicunt,
fed addunt fluviatilium, alii vero potius marinorum, quo
videlicet aliquid plus fcire videantur quam vulgus.

[3. De modulla.] Medulla vim habet indurata et
fcirrhofa corpora emolliendi, five mufculis five tendonibus

μύες εἴτε τένοντες εἴτε σύνδεσμοι τοῦτο πάσχοιεν εἴτε καὶ
σπλάγχνα. καλλίστου δ᾽ ἐπειράθην ἀεὶ τοῦ τῶν ἐλάφων,
ἐφεξῆς δ᾽ αὐτῶν τοῦ τῶν νέων βοῶν, οὓς δὴ καὶ μόσχους
καλοῦσι, καὶ διὰ τοῦτο καὶ τὸν μυελὸν αὐτῶν ὀνομάζουσι
μόσχειον. ὁ δὲ τῶν τράγων καὶ τῶν ταύρων δριμύτερος αὐ-
τῶν ἐστι καὶ ξηραντικώτερος, ὥστ᾽ οὐ δύναται διαλύειν σκλη-
ρότητας σκιῤῥώδεις, εἴ τι μεμνήμεθα τῶν ἐν τῷ πέμπτῳ γράμ-
ματι περὶ τούτων εἰρημένων. ἐκ δ᾽ οὖν τοῦ μοσχείου γε
καὶ ἐλαφείου μυελοῦ καὶ πεσσοὶ μαλακτικοὶ τῶν κατὰ τὰς
μήτρας συντίθενται καὶ κατ᾽ αὐτῆς ἔξωθεν τῆς μήτρας ἐπι-
τίθεται φάρμακα διὰ μυελοῦ σκευαζόμενα, δύναμιν ἔχοντα
μαλακτικήν. λαμβάνεται δ᾽ οὐ μόνος ὁ ἐκ τῶν ὀστῶν μυε-
λός, ὅσπερ δὴ καὶ ὄντως ἐστὶ μυελός, ἀλλὰ καὶ ἐκ τῆς ῥά-
χεως, ὃν καὶ αὐτὸν ὀνομάζουσι μυελὸν νωτιαῖον, ὄντα σκλη-
ρότερόν τε καὶ αὐχμηρότερον τοῦ λοιποῦ. μαλακώτερος γὰρ
ἐστιν ἐκεῖνος καὶ λιπαρώτερος, καὶ διὰ τοῦτ᾽ ἐγὼ τὸν ἐκ τῆς
ῥάχεως ἰδίᾳ καθ᾽ ἑαυτὸν ἄνευ τούτου κατατίθεμαι. φρον-
τίζω δὲ τοῦ μήτε σαπῆναι μήτ᾽ εὐρῶτα σχεῖν ἑκάτερον τῶν
μυελῶν. ἐν χειμῶνί τε οὖν πρῶτον αὐτοὺς λαμβάνω, καθάπερ

five ligamentis id accidat, five etiam vifceribus.   Optimam
femper expertus fum cervinam, deinde juniorum boum quos
vitulos etiam nominant, ac proinde medullam eorum vitu-
linam appellitant.   At hircorum et taurorum tum acrior eft
tum ficcior.   Itaque durities fcirrhofas diffolvere nequit,
fiqua etiam memoria manet eorum quae in quinto libro de
his funt prodita.   Ex vitulina igitur et cervina medulla
peffi componuntur uteros emollientes.   Et extrinfecus ute-
ris medicamenta imponuntur, quae ex medulla praeparantur,
vim habentia emolliendi.   Accipitur autem non folum me-
dulla ex offibus, quae fane re vera eft medulla, fed et ex
fpina, quam et ipfam medullam nominant, fpinalem videli-
cet, quae tum durior tum ficcior eft quam alia, illa enim
mollior eft et pinguior, ac proinde ego fpinalem feorfum
per fefe absque illa repono.   Sed ea mihi utriusque cura
eft, ne aut putrefcant aut fitum colligant.   Itaque in hieme
primum eas capio, velut et adipem: deinde in aedibus ficcis

ΚΑΙ ΔΥΝΑΜΕΩΣ ΒΙΒΛΙΟΝ Δ. 333

Ed. Chart. XIII. [3o2.]   Ed. Baf. II. (144.)

καὶ τὸ στέαρ, εἶτ᾽ ἐν οἴκῳ ξηραίνων ὑπερῴῳ τε καὶ ἀνίκμῳ
μετὰ φύλλων δάφνης ξηρῶν ἀποτίθεμαι. τὰ γὰρ ὑγρὰ καὶ
πρόσφατα φύλλα πολὺ τῆς ἑαυτῶν μεταδίδωσι ποιότητος,
ὥστε δριμυτέρους γενέσθαι τοὺς μυελούς. εἰ δέ ποτε καὶ θερ-
μοῦ καὶ νοτίου τοῦ περιέχοντος ὄντος ἀποθέσθαι βουληθείης
μυελοὺς ἢ στέαρ, ἔστω σοι παρεσκευασμένος οἶκος μήτε θερ-
μός, οἶοι μάλιστά εἰσιν οἱ πρὸς μεσημβρίαν ἐστραμμένοι, σή-
πεται γὰρ ἐν τοῖς τοιούτοις μήτε κατάγειος ὑγρός, εὐρωτιᾷ
γὰρ ἐν τοῖς τοιούτοις, ἀλλ᾽ ὑπερῷός τε καὶ πρὸς ἄρκτον
ἐστραμμένος, ἀναπεπταμένας ἔχων μικρὰς θυρίδας ὡς δέχε-
σθαι τοὺς ἀρκτικοὺς ἀνέμους δι᾽ ἡμέρας τε καὶ νυκτός.

[δ΄. Περὶ κεφαλῶν μαινίδων.] Κεφαλῶν μαινίδων τα-
ριχηρῶν καίων τις ἐχρῆτο πρὸς τὰς ἐν ἕδρᾳ ῥαγάδας, ὁ δ᾽ αἰ-
τὸς οὗτος καὶ πρὸς γαργαρεῶνα χρονίως ἐσκιῤῥωμένον. ἔοικεν
οὖν ἡ δύναμις αὐτῶν ξηραντική τις εἶναι, μὴ πάνυ δριμεῖα.
τοῦτο γὰρ ἐνίοις ὑπάρχει τῶν κεκαυμένων, ὡς τό γε ξηραί
νειν κοινὸν ἅπασιν.

atque editis plane humoris expertibus cum foliis lauri ficcis
repono: nam quae recentia funt et humida multum etiam
qualitatis fuae illis impertiunt, ut acriores fiant medullae.
At fi quando ambiente calido et auftrino medullas aut adi-
pem voles reponere, paratum fit in hoc cubiculum neque
calidum, qualia fere funt quae meridiem fpectant, putres-
cunt enim in talibus, nec humo proximum atque humidum,
nam in talibus fitum contrahunt, fed fupernum atque ex-
celfum et ad aquilonem obverfum parvas habens apertas
feneftras, ut tam noctu quam interdiu ab arcto fpirantes
ventos accipiat.

[4. De capite maenidum.] Capitibus maenidum fale
conditarum uftis ad fedis fiffuras utebatur quidam, et is
ipfe ad columellam diu induratam. Videtur ergo vis
illarum effe deficcatoria non admodum acris, nam id
aduftorum quaepiam obtinent, ficut omnia communiter
deficcationem.

334 ΓΑΛΗΝΟΥ ΠΕΡΙ ΤΗΣ ΤΩΝ ΑΠΛΩΝ ΦΑΡΜ. ΚΡΑΣ.

Ed. Chart. XIII. [302. 303.]   Ed. Baf. II. (144.)

[ε'. Περὶ κεφαλῆς λαγωῶν.] Ἕτερος δὲ κεφαλὴν ὅλην
λαγωοῦ καίων ἐχρῆτο πρὸς ἀλωπεκίας μετὰ στέατος ἀρκτείου.

[303] [στ'. Περὶ κεφαλῆς σαύρων.] Τὴν δὲ τῆς σαύρας
κεφαλὴν λειωθεῖσαν ἔνιοι γράφουσι σκόλοπας ἐξάγειν καὶ
μυρμηκίας καὶ ἀκροχορδόνας καὶ ἥλους.

[ζ'. Περὶ ἐγκεφάλου λαγωοῦ.] Ἐγκέφαλον λαγωοῦ πα-
ρατριβόμενόν τε καὶ ἐσθιόμενον ἐπὶ τῶν ὀδοντιώντων παί-
δων ἐμάθομεν ὠφέλιμον ὑπάρχειν, ἡψημένης δηλονότι τῆς
κεφαλῆς ὅλης ὥσπερ εἴωθα, οὐ μὴν ἐξαίρετός γε ἡ δύναμις
αὐτοῦ, ἀλλὰ παραπλησία μέλιτι καὶ βουτύρῳ καὶ τοῖς ἄλλοις,
ὅσα πρὸς ὀδόντας φυομένων παιδίων ἁρμόττει. τινὲς δὲ καὶ
φόβοις βοηθεῖν ἐσθιόμενον τὸν ἐγκέφαλον τοῦτον ἔγραψαν.

[η'. Περὶ κεράτων ἐλάφου καὶ αἰγῶν.] Κέρασιν ἐλά-
φου καὶ αἰγὸς κεκαυμένοις μάλιστα χρῶνται, καθάπερ καὶ
ἡμεῖς ἐχρησάμεθα πολλάκις εἴς τε τὸ λαμπρύνειν τοὺς ὀδόν-
τας καὶ προστέλλειν τὰ οὖλα τὰ πλαδαρά. τὸ δὲ τῆς ἐλά-
φου τινὲς τῶν γραψάντων τὰ τοιαῦτα μάλιστ᾽ ἐπαινοῦσιν,
ὡς εἰ μετὰ τὸ καυθῆναι πλυθείη καὶ δυσεντερίαν καὶ πτύσιν

[5. De capite leporum.] Alius caput totum leporis
comburens utebatur ad alopecias cum adipe urſino.

[6. De capite lacertarum.] Porro lacertae caput
contritum quidam palos et ſpicula extrahere memoriae reli-
querunt tum myrmecias, acrochordonas et clavos.

[7. De cerebro leporis.] Cerebrum leporis attritum
et eſum utile eſſe didicimus pueris dentientibus, capite vide-
licet toto elixo, ut fieri ſolet. Non tamen eximia vis ejus
eſt, ſed ſimilis melli et butyro et aliis quae ad dentientes
pueros conveniunt. Quidam etiam adverſus metum utiliter
edi cerebrum hoc prodidere.

[8. De cornibus cervi et caprae.] Cornibus cervi et
caprae uſtis maxime utuntur, ut et nos ſaepe uſi ſumus
tum ad candorem dentium tum ad contrahendas mollitie
fluidas gingivas. Caeterum cervinum maxime laudatur ac
commendatur ab iis qui talia ſcribunt. Quod ſi ab uſtione
lavetur, dyſenteriam et ſanguinis excreationem, praeterea

ΚΑΙ ΔΥΝΑΜΕΩΣ ΒΙΒΛΙΟΝ Δ. 335

Ed. Chart. XIII. [3o3.]   Ed. Baf. II. (144. 145.)

αἵματος, ἔτι τε τὰς καλουμένας κοιλιακὰς διαθέσεις ἐκθερα-
πεύειν, ἰκτερικοῖς τε διδόμενον ὠφέλιμον, ἐπὶ πάντων δὲ τού-
των κελεύουσι διδόναι κοχλιάρια δύο, μεμίχασι δὲ αὐτό τινες,
ὡς εἴρηται, κεκαυμένον τε καὶ πεπλυμένον καὶ τοῖς ξηραί-
νουσι κολλυρίοις τὰ ἐν ὀφθαλμοῖς ῥεύματα. ἔστι γὰρ δηλον-
ότι πάντων τῶν τοιούτων ἡ δύναμις ξηραντικὴ, καθάπερ
καὶ εἴρηται.

(145) [θ'. Περὶ πνεύμονος ἀρνείου καὶ χοιρείου καὶ
ἀλώπεκος.] Πνεύμων ἄρνειός τε καὶ χοίρειος τὰ ἐξ ὑποδη-
μάτων παρατρίμματα θεραπεύειν πεπίστευται. ὁ δὲ τῆς ἀλώ-
πεκος σκελετευθεὶς εἰ πίνοιτο, τοὺς ἀσθματικοὺς ὠφελεῖ.

[ι'. Περὶ ἥπατος κυνὸς λυττῶντος.] Ἧπαρ τὸ μὲν
λυττῶντος κυνὸς ἔγραψάν τινες, εἰ ὀπτηθὲν βρωθείη, τοῖς
ὑπ᾿ αὐτοῦ δεδηγμένοις γίγνεσθαι βοήθημα, καί τινας μὲν οἶδα
τῶν προσενεγκαμένων αὐτὸ ζῆν, ἀλλ᾿ οὐκ ἐκείνῳ μόνῳ, χρη-
σαμένους δ᾿ ἐφεξῆς καὶ τοῖς ἄλλοις φαρμάκοις, ὧν πεῖραν
ἔχομεν ἐπὶ τῶν λυσσοδήκτων. ἤκουσα δέ τινας αὐτῷ μόνῳ
πιστεύσαντας ὕστερον ἀποθανόντας.

coeliacos affectus fanat et aurigini utile effe dicunt. Porro
duo exhiberi cochlearia ad omnia ifta praecipiunt. Mifcue-
runt autem ipfum nonnulli, ut dictum eft, uftum et elotum,
collyriis etiam deficcantibus oculorum fluxiones. Eft enim
fcilicet omnium talium vis exiccatoria, velut et ante di-
ctum eft.

[9. *De pulmone agnino et porcino et vulpino.*] Pulmo
agninus pariter et porcinus intertrigines a calceamantis cu-
rare creditur. At vulpinus, fi bibatur reficcatus, afthmaticos
juvat.

[10. *De jecore canis rabidi.*] Jecur canis rabientis,
fi affum edatur, remedium exiftere iis qui ab ipfo fuerint
morfi quibusdam eft proditum, ac fcio certe quosdam qui
fumpfere manfiffe fuperftites, verum non illo duntaxat ufos,
fiquidem alia praeterea remedia, quorum fecimus periculum
in rabientibus, tunc adhibuimus. Audivi vero quosdam,
quum illi foli fidem habuiffent, poftea mortuos.

[ια'. Περὶ ἥπατος αἰγὸς καὶ τράγου.] Τὸ δὲ τῆς αἰ-
γὸς ἧπαρ ὀπτῶντές τινες, εἶτα λαμβάνοντες τον ἀποῤῥέοντα
ἰχῶρα πρὸς νυκτάλωπας χρῶνται, καὶ τὸν ἀτμὸν δ' αὐτοῦ
δέχεσθαι τοῖς ὀφθαλμοῖς ἀνεῳγόσι κελεύουσιν ἑψομένου. καὶ
μέντοι καὶ ὀπτὸν ἐσθιόμενον πρὸς ταῦτα τὰ παθήματά
φασιν ἁρμόττειν, ἐλέγχειν τε τοὺς ἐπιλήπτους, εἰ βρωθείη.
ταὐτὸ δὲ δύνασθαι καὶ τὸ τράγειον ἧπαρ.

[ιβ'. Περὶ ἥπατος σαύρας.] ῟Ηπαρ σαύρας ἐντεθὲν
ὀδοῦσι βεβρωμένοις ἔγραψάν τινες ἀνωδυνίαν ἐργάζεσθαι.

[3o4] [ιγ'. Περὶ κοιλίας αἰθυίας.] Κοιλίαν αἰθυίας
ἐπαινοῦσί τινες ὡς πεπτικὸν φάρμακον, εἴ τις ἢ παραχρῆμα
λαμβάνων ἑφθὴν ἢ σκελετεύων προσφέροιτο. πειραθέντες δ'
ἡμεῖς αὐτοῦ ματαίαν εὕρομεν τὴν ὑπόσχεσιν, ὥσπερ καὶ τοῦ
τῶν ἀλεκτορίδων ἔνδον χιτῶνος, ὃν καὶ αὐτὸν ἔνιοι σκελε-
τεύοντες ὠφελεῖν φασιν, εἰ ποθείη τοὺς στομαχικούς.

[ιδ'. Περὶ ἥπατος λύκου.] Τὸ δὲ ἧπαρ τοῦ λύκου πολ-
λάκις μὲν ἔβαλλον εἰς τὸ δι' εὐπατορίου φάρμακον ἡπατικὸν,

[11. De jecore caprino et hircino.]   Porro capri-
num jecur quidam aſſantes ſaniemque eſſluentem excipien-
tes inungunt nyctalopa affectos.   Vaporem etiam ejus, dum
elixatur, oculis apertis excipiendum praecipiunt.   Quin et
aſſum ſi edatur, et ad eosdem affectus accommodari ajunt: et
eos, qui comitiali morbo ſunt obnoxii, arguere convulſio-
nemque illis accerſere.   Idem poteſt hircinum.

[12. De jecore lacertae.]   Jecur autem lacertae ero-
ſis impoſitum dentibus eos dolore liberare nonnulli ſcriptum
reliquere.

[13. De ventre mergi]   Ventrem mergi quidam com-
mendant tanquam medicamentum concoquens, idque ſive
protinus elixum ſive arefactum comedas.   At nos id experti
vanam eſſe promiſſionem comperimus, ſicut ſane etiam quod
de interna tunica gallinarum memoriae eſt proditum.   Ajunt
enim quidam, ſi ea arefacta bibatur, juvare ſtomachicos.

[14. De jecore lupino.]   Jecur lupinum ſaepenu-
mero in medicamentum indidi hepaticum, quod ex eupa-

οὐ μὴν ὑπεροχῆς τινος ἐπειράθην ἀξιολόγου, παραβάλλων
αὐτῷ τὸ χωρὶς τούτου σκευαζόμενον.

[ιέ. Περὶ καστορίου.] Ὄρχεις κάστορος ὀνομάζουσι
καστόριον. ἔνδοξον δὲ καὶ πολύχρηστον φάρμακον, ὡς καὶ
βιβλίον ὅλον Ἀρχιγένει γεγράφθαι περὶ καστορίου χρήσεως.
ἐκεῖνος μὲν οὖν τὰς κατὰ μέρος αὐτοῦ δυνάμεις διῆλθεν,
ἐγὼ δ᾽ ὥσπερ ἐπὶ τῶν ἄλλων φαρμάκων, οὕτω κἀπὶ τού-
του τὴν καθόλου δύναμιν ἐρῶ, πρὸς ἣν ἀποβλέπων τις εὑ-
ρίσκειν ἑαυτῷ δυνήσεται τὰς κατὰ μέρος. ὅτι μὲν δὴ θερ-
μαίνει πρόδηλον. εἰ γὰρ ἐθελήσαις λεῖον ἀκριβῶς ἐργασάμε-
νος αὐτὸ, διύσας ἐλαίῳ, χρῖσαί τε καὶ ἀνατρῖψαι τι αὐτῷ
μόριον, ἐναργῶς αἰσθήσῃ θερμαινόμενον αὐτό. τὰ δὲ θερ-
μαίνοντα πάντα διαφοροῦντά τι τῆς πλησιαζούσης οὐσίας
εὐθέως αὐτὴν καὶ ξηραίνει, πλὴν εἰ μή τι φύσει ὑγρὸν εἴη,
καθάπερ ἔλαιόν τε καὶ ὕδωρ, ἐπίκτητόν τε ποιότητα θερ-
μὴν, οὐ δύναμιν, προσλάβοι, καθάπερ αὐτὰ ταῦτα πυρὶ πλη-
σιάσαντα και ἡλίῳ θερινῷ. τοῦ τοίνυν καστορίου καὶ ἡ

torio conficitur, nec tamen quod mentione dignum fit am-
plius praeftare comperi, ad illud videlicet comparans quod
fine ipfo componitur.

[15. De caftorio.] Tefticulos caftoris nuncupant ca-
ftorium medicamentum et celebre et multi ufus, adeo ut
Archigenes de caftorii ufu totum confcripferit librum. At-
que ille fane particulares ejus facultates expofuit, nos vero
velut in aliis medicamentis fecimus, ita et in hoc quoque
generalem modo facultatem dicemus. Quam fi prae oculis
habeas, ipfe per te particulares invenire poffis. Itaque quod
calefaciat manifeftum eft. Nam fi. voles ipfum ad unguem
laevigatum oleo maceratum parti cuipiam infricare, evi-
denter illam incalefcere percipies. Porro calefacientia om-
nia ubi contracta fubftantiae quippiam digerunt, continuo
etiam illam deficcant, nifi fiquid natura fuerit humidum
ceu oleum et aqua, atque adventitiam qualitatem calidam,
non facultatem, affumpferit, ficut certe haec ipfa igni folive
aeftivo admota. Itaque quum caftorii confiftentia quoque

σύστασις οὖσα ξηρὰ προσειληφυῖά τε τὸ θερμαίνειν εἰκότως
ξηραίνει. τοῦτο μὲν οὖν κοινὸν αὐτῷ καὶ ἄλλοις φαρμάκοις
παμπόλλοις ἐστί· λεπτομερὲς δ᾽ ἱκανῶς ὑπάρχει καὶ κατὰ
τοῦτο πλέον ἑτέρων δύναται, θερμαινόντων τε καὶ ξηραι-
νόντων ὁμοίως αὐτῷ. τὰ γάρ τοι λεπτομερῆ φάρμακα δρα-
στικώτερα τῶν παχυμερῶν ἐστι, κἂν ἴσην ἔχῃ τὴν δύναμιν
ἐκ τοῦ διεξέρχεσθαι καὶ κατὰ βάθους ἰέναι τῶν ὁμιλούν-
των σωμάτων, καὶ μάλισθ᾽ ὅταν ᾖ ταῦτα πυκνά, καθάπερ
τὰ νευρώδη. φανερῶς γοῦν ὑπὸ τοῦ καστορίου τὰ τοιαῦτα
μεγάλως ὠφελεῖται διὰ τὴν εἰρημένην αἰτίαν. ἀγνοοῦσι δὲ
οἱ πλεῖστοι τῶν ἰατρῶν, ἐν τῇ τοῦ καστορίου χρήσει προσ-
έχοντες τὸν νοῦν αὐτῷ μόνῳ τῷ τρέμειν ἢ σπᾶσθαί τι μό-
ριον, ἢ ἀναίσθητον ἢ ἀκίνητον εἶναι, ἢ δυσαίσθητον ἢ δυσκί-
νητον, μὴ γινώσκοντες ἑπόμενα τοιαῦτα συμπτώματα διαθέ-
σεσι σώματος ἀνομοίαις. ἀλλὰ σύ γε παρ᾽ Ἱπποκράτους μα-
θὼν ἐπὶ πληρώσει τε καὶ κενώσει γίγνεσθαι σπασμὸν, ἔνθα
μὲν χρὴ κενῶσαι τὰ παρὰ φύσιν ἐν τοῖς νεύροις περιεχόμενα,
καὶ πίνειν δίδου καὶ κατὰ τοῦ δέρματος ἔξωθεν ἐπιτίθει

fit ficca et calefaciendi potentiam habeat adjunctam, merito
deficcat, atque hoc illi cum multis aliis medicamentis com-
mune exiftit.   Porro quoniam impenfe tenuium eft partium,
ob id plus valet quam alia quae fimiliter ut ipfum cale-
faciunt et deficcant.   Nam quae tenuium funt partium me-
dicamenta iis quae funt craffarum funt efficaciora, etiam
fi parem fortita fuerint facultatem, nimirum quia penetrent
et in altum fubeant admotorum corporum, potiffimum fi ea
denfa fuerint velut nervofa.   Palam igitur talia ob caufam
pofitam magnifice juvantur a caftorio.   Caeterum falluntur
medicorum plerique in ufu caftorii, quum id modo confi-
derant partem quampiam aut tremere aut convelli, aut fenfu
motuve privatam effe, aut aegre fentire moverive, haud
fcientes id genus fymptomata ad diffimiles feqni corporis
affectus.   At tu ab Hippocrate doctus ex plenitudine pariter
et inanitione convulfionem confequi, ubi quidem quae in
nervis continentur praeter naturam evacuare confilium eft,
ibi et bibendum exhibe et foris cuti caftorium impone, ubi

καστόριον. ἔνθα δὲ δι᾿ ὑπερβάλλουσαν ξηρότητα γίγνεται
σπασμὸς, ἐναντιώτατον εἶναι γίγνωσκε τὸ φάρμακον τοῦτο.
κατὰ δὲ τὸν αὐτὸν λόγον καὶ τοῖς τρέμουσι διὰ πλήθους
ὠφελιμώτατόν ἐστιν, ἐναντιώτατον δὲ τοῖς διὰ κένωσιν εἰς
τὸ τοιοῦτον πάθος ἐμπίπτουσιν. ἀνάλογον δὲ τοῖς εἰρημέ-
νοις πάθεσι καὶ τοῦ λύζειν ἐν τῷ στομάχῳ γιγνομένου τὴν
διάθεσιν εὗρον καὶ διορισάμενος. εἰ μὲν ὑπὸ πλήθους τοῦτο
πάσχοιεν οἱ κάμνοντες, ἐπὶ τὴν τοῦ καστορίου χρῆσιν ἧκε,
διὰ ξηρότητα δὲ καὶ κένωσιν ἢ δι᾿ ὑγρῶν [3o5] δριμέων
δῆξιν εἰ συσταίη, φεῦγε τὸ φάρμακον. ὑπονοήσειε μὲν οὖν
τις αὐτὸ τῇ τε ὀσμῇ καὶ τῇ γεύσει προσέχων ἀλλοτριωτά-
την ἔχειν ἀνθρώπου σώματι τὴν οὐσίαν. ἐν μέντοι τῇ χρή-
σει φαίνεται μηδὲν ἐργαζόμενον ὧν τὰ τοιαῦτα ποιεῖ, τὰ
μὲν στόμαχον κακοῦντα, τὰ δὲ γαστέρα, τὰ δὲ κεφαλήν, τὰ
δὲ ἄλλο τι. τουτὶ δὲ τὸ φάρμακον εἴθ᾿ ὑγρῷ σώματι προσ-
φέροις δεομένῳ ξηρότητος εἴτε ψυχρῷ θερμότητος, εἴθ᾿
ὑγρῷ καὶ ψυχρῷ θερμότητος καὶ ξηρότητος χρῄζοντι, με-
γάλην μὲν ὠφέλειαν ἐπιδείκνυται, βλάβην δ᾿ οὐδεμίαν οὐδενὶ

vero ex ficcitate nimia obvenerit convulfio, fcito hoc medica-
mentum illic effe adverfiffimum. Ad eundem modum iis
qui prae plenitudine tremunt utiliffimum, adverfiffimum vero
iis quibus id accidit ab inanitione. Ad portionem modo
dictorum affectuum, ubi fingultus evenerit ftomachi, per-
fcrutato prius inventoque illius affectu ac difcreto, fiquidem
a plenitudine ipfum aegroti perpetiantur, ad caftorei ufum
accedito, fin autem a ficcitate et evacuatione aut acrium hu-
morum morfu provenerit, medicamentum hoc fugito. Sane
fi odori gufluique advertas animum, fufpicaberis humano cor-
pori adverfiffimam habere fubftantiam, tametfi in ufu nihil
efficere comperiatur eorum quae talia facere affolent. Siqui-
dem alia ftomachum vitiant, alia ventrem, alia caput, alia
aliam quamvis partem laedunt, at hoc medicamentum five
corpori humido applices reficcationem pofcenti, five frigido
calefactionem, five humido fimul frigidoque calefactionem
pariter et reficcationem requirenti, magnam utique experiere
commoditatem, nec ullam parti cuiquam noxam afferet, po-

προστρίβεται μορίῳ, καὶ μάλισθ᾽ ὅταν ἀπύρετος ὁ ἄνθρω
πος ᾖ, καὶ τῶν πυρεσσόντων δὲ μὴ πάνυ θερμῶς, ἀλλ᾽ ὡς
ἂν εἴποι τις χλιαρὸν πυρετόν, οἷος ἐν καταφοραῖς μάλιστα
καὶ ληθάργοις γίγνεται. πολλοῖς μὲν πάνυ τὸ καστόριον
ἐδώκαμεν, ἅμα μὲν πέπερι λευκῷ κοχλιαρίου πλῆθος ἑκατέ
ρου διὰ μελικράτου ποτίζοντες, ἐβλάβη δ᾽ οὐδεὶς οὐδὲν, ἀλλὰ
καταμηνίων ἐπεχομένων προκενώσας ἀπὸ σφυροῦ μετρίως,
εἶτα διδοὺς καστόριον μετὰ γλήχωνος ἢ καλαμίνθης, ἐπει
ράθην ἀεὶ τοῦ φαρμάκου κινοῦντος κάθαρσιν, ἄνευ τοῦ βλα
βῆναί τι τὴν ἄνθρωπον. ἐκβάλλει δὲ καὶ χόρια κατεσχημένα.
ταῦτα μὲν οὖν ἅπαντα διὰ μελικράτου πινόμενον ἐργάζε
ται. τοὺς δὲ ἐμπνευματουμένους τὴν γαστέρα δυσιάτως ἢ
στροφουμένους ἢ λύζοντας, ἐπὶ ψυχροῖς καὶ γλίσχροις χυ
μοῖς ἢ παχεῖ καὶ φυσώδει πνεύματι, δι᾽ ὀξυκράτου πινόμε
νον ὀνίνησιν· ὅσα δὲ εἴσω τοῦ σώματος λαμβανόμενον ὠφε
λεῖ, ταῦτα καὶ κατὰ τοῦ δέρματος ἐπιτιθέμενον ἅμα σικυω
νίῳ ἢ παλαιῷ ἐλαίῳ. τὰ δὲ πλείονος θερμότητος δεόμενα
καὶ ἀνατρίβειν προσήκει δι᾽ ἑαυτοῦ. ὠφελεῖ δὲ καὶ εἴ τις

tiffimum fi febri vacet aut non admodum calidam perpetiatur homo febrim, fed ut fic dicam tepidam, qualis accidit
in cataphoris maxime et lethargis.   Ac multis fane caflorium exhibuimus una cum pipere albo, utrumque menfura
cochlearii ex melicrato bibendum praebentes, nec quisquam
ullam fenfit noxam.   Sed et menfibus retentis, ubi per
venam quae in talo eft modice evacuaffem oblato caftorio
una cum pulegio aut calamintha, femper medicamentum
hoc expertus fum purgationem ciere absque foeminae laefione.   Praeterea fecundas morantes ejicit, eaque omnia
ex melicrato potum efficit.   At quibus ita venter flatu distenditur, ut aegre curationem admittat, itaque torminibus
vexatur, atque fingultu idque ob frigidos craffosque humores aut craffos flatulentosque fpiritus, eos ex oxycrato potum adjuvat.   Quae porro juvat in corpus intro fumptum,
iis prodeft quoque cuti impofitum cum ficyonio aut veteri
oleo, quae vero ampliori caliditate indigent, iis etiam per
fefe infricari debet.   Juvat etiam fi quis fuffitum ejus in

Ed. Chart. XIII. [305.] Ed. Baf. II. (145. 146.)

ἐπ᾽ ἄνθραξιν αὐτὸ θυμιῶν ἀρύῃ διὰ τῆς εἰσπνοῆς, καὶ μάλιστα τὰ κατὰ τὸν πνεύμονα καὶ ἐγκέφαλον ὑγρὰ καὶ ψυχρὰ πάθη. τά γε μὴν ληθαργικὰ καὶ καταφορικὰ πάντα πάθη μετὰ πυρετῶν ἄμεινον οὐ τῶν εἰρημένων ἐλαίων τινὶ δεύοντας θεραπεύειν, ἀλλὰ διὰ ῥοδίνου μᾶλλον ἐπιτιθέναι τῇ κεφαλῇ καὶ τῷ αὐχένι.

(146) [ιστ´. Περὶ νεφρῶν σκίγκων.] Τὰ περὶ τοὺς νεφροὺς τῶν σκίγκων ὡς ἐντατικὰ αἰδοίων πίνεται καὶ ἀντιπεπονθέναι γε αὐτοῖς δοκεῖ, μάλιστα θρίδακος σπέρμα μεθ᾽ ὕδατος πινόμενον. ἔνιοι δὲ καὶ τὸ τῶν φακῶν ἀφέψημα μετὰ μέλιτος πινόμενον παύειν φασὶ τὰς ἐντάσεις.

[ιζ´. Περὶ ὀνύχων αἰγείων καὶ ὀνείων.] Ὄνυχας αἰγῶν ἔνιοι κανθέντας, εἶτα τὴν τέφραν ὄξει δεύοντες ἀλωπεκίας καταχρίουσιν, ὥστ᾽ εἴη ἂν καὶ ἡ τοιαύτη τέφρα λεπτυντικῆς δυνάμεως. ἔνιοι τοὺς τῶν ὄνων ὄνυχας κανθέντας ἐπιλήπτους φασὶ θεραπεύειν, εἰ πίνοιτο συνεχῶς, ἐλαίῳ δὲ φυραθέντας χοιράδας διαφορεῖν· ἐπιπαττομένην δὲ τὴν αὐτὴν τέφραν ξηρὰν ἰᾶσθαι τὰ χίμεθλα.

prunis impofiti infpiratione hauriat, maxime affectus humidos et frigidos in pulmone aut capite confiftentes. Attamen lethargicos et cataphoricos affectus omnes, qui quidem adjunctam habent febrem, praeftat non dictorum oleorum quopiam macerantes curare, fed potius ex rofaceo capiti colloque imponere.

[16. *De renibus fcincorum.*] Renes fcincorum bibunt quidam tanquam pudenda intendentes, quorum contrarium accidere videtur maxime femine lactucae poto ex aqua. Sed et quidam lenticularum decoctum cum melle bibitum intenfiones fedare referunt.

[17. *De unguibus caprarum et afinorum.*] Quidam ungues caprarum deuftos moxque aceto perfufos alopeciis illinunt. Itaque fuerit et talis cinis facultatis extenuatoriae. Sunt autem qui combuftos afinorum ungues comitialem morbum curare dicant, fi fcilicet affiduo bibantur, fi vero olec macerentur, ftrumas digerere, fed et ipfum cinerem, fi ficcu infperfus fuerit, fanare perniones.

[ιη'. Περὶ ὀστῶν κεκαυμένων.] Ὀστᾶ κεκαυμένα δια-
φορητικῆς καὶ ξηραντικῆς ἱκανῶς ἐστι δυνάμεως, μάλιστα δέ
φασιν ἔνιοι τὰ τῶν ἀνθρώπων δύνασθαι τοῦτο. τόν γε μὴν
ὕειον ἀστράγαλον κεκαυμένον, εἶτα πινόμενον, ἐμπνευματώ-
σεις καὶ στρόφους ἔφασαν θεραπεύειν. ἔγνων δέ τινας τῶν
καθ᾽ ἡμᾶς ἀνθρώπων ὀστᾶ κεκαυμένα ποτίζοντας, μὴ γινω-
σκόντων τῶν πινόντων ὅ τι πίνοιεν, ὅπως μὴ μυσάττοιντο,
πολλῶν ἐπιληψίαν τε καὶ ἀρθρῖτιν ἐκτεθεραπευκέναι.

[3ο6] [ιθ'. Περὶ γήρως ὄφεως.] Γῆρας ὄφεως ἔγρα-
ψάν τινες ἀναζεσθὲν ἐν ὄξει θεραπεύειν ὀδονταλγίας.

[κ'. Περὶ δέρματος προβάτου.] Δέρμα προβάτου νεω-
στὶ ἐκδεδαρμένου περιτεθὲν τοῖς μεμαστιγωμένοις ὁπωσοῦν
ἐναργῶς ὠφελεῖ πάντων ἑτέρων μᾶλλον, ὡς ἐν ἡμέρᾳ μιᾷ
καὶ νυκτὶ θεραπεύειν αὐτούς· συμπέπτει τε γὰρ καὶ διαφο-
ρεῖ τὰ ὕφαιμα.

[κα'. Περὶ ἵππων λειχήνων.] Λειχῆνας ἵππων λειωθέν-
τας σὺν ὄξει γεγράφασί τινες ἐπιληψίας θεραπεύειν, ἔνιοι δὲ
καὶ πρὸς παντὸς θηρίου δῆγμα συμβουλεύουσι χρῆσθαι.

[18. *De offibus uftis.*] Offa combufta admodum dige-
rentem exiccantemque vim obtinent, et id maxime, ut qui-
dam afferunt, humana. Certe talum fuillum combuftum ac
deinde bibitum inflationes et tormina fanare dixerunt. Novi
autem noftratium quosdam offa combufta potui exhibuiffe,
haud fcientibus qui biberent quidnam bibiffent, ne fcilicet
averfarentur, ac multorum tum epilepfiam tum arthritim
curaffe.

[19. *De fenecta ferpentis.*] Senectam ferpentis fcri-
pfere quidam in aceto bullitam dentium mederi doloribus.

[20. *De pelle ovina.*] Pellis ovina recens detracta
circumpofita iis, qui quocunque modo fuerint verberati,
omnium luculentiffime adjuvat, adeo ut die ac nocte una illos
curet; concoquit enim et digerit quae fub cute fanguinem
habent.

[21. *De equorum lichenibus.*] Equorum lichenas cum
aceto tritas comitiales curare fcriptum quibusdam eft, alii
vero et ad cujusvis ferae morfum adhiberi confulunt.

Ed. Chart. XIII. [3o6.]   Ed. Baf. II. (146.)

[κβ΄. Περὶ ἀράχνης ὑφάσματος.] Ἀράχνης ὕφασμα
γράφουσί τινες ἀφλέγμαντα φυλάττειν τὰ ἐπιπολῆς ἕλκη.

[κγ΄. Περὶ δερμάτων παλαιῶν.] Δέρματα παλαιὰ τὰ
ἀπὸ τῶν καττυμάτων καυθέντα πρὸς τὰ ἐκ τῶν ὑποδημά-
των ἐκθλίμματα γεγράφασιν ἁρμόττειν, ὡς δῆθεν ἀντιπα-
θείᾳ τινὶ τοῦτο ποιοῦντα. φλεγμαίνοντα μὲν οὖν οὐκ ὠφε-
λεῖται, παυσαμένης δὲ τῆς φλεγμονῆς εἰκότως ὠφελεῖται ξη-
ραινόμενα· ξηραντικὴ γὰρ ἡ τοιαύτη τέφρα. καὶ ἡμεῖς ἐχρη-
σάμεθά ποτε κατὰ ἀγρὸν αὐτῇ πρός τι τοιοῦτον ἐκ παρα-
τρίμματος ἕλκος. θεραπεύει δ᾽ εἰκότως ἡ τοιαύτη τέφρα
καὶ τὰ πυρίκαυτα τῶν ἑλκῶν καὶ τὰ καλούμενα παρατρίμ-
ματα κατὰ τοὺς μηροὺς γινόμενα.

[κδ΄. Περὶ ὀστρείων.] Ὄστρεια καλοῦσιν ἔνιοι πάντα
τὰ ὀστρακόδερμα πρὸς Ἀριστοτέλους ὀνομασθέντα. τὸ δ᾽
ὑπὸ τῶν πολλῶν ὄστρεον ὀνομαζόμενον, ἐν τῇ δευτέρᾳ συλ-
λαβῇ χωρὶς τοῦ ι λεγόμενον, εἶδος ἕν τι τῶν ὀστρείων τί-
θενται, περιλαμβάνοντες ἐν τῷ παντὶ γένει καὶ κήρυκας καὶ

[22. De tela aranei.] Aranei telam fcribunt qui-
dam a phlegmone tueri fummae cutis ulcera.

[23. De coriis veteribus.] Coria vetera quae vide-
licet veteramentorum funt ufta, ad attritiones commodari
calceamentorum fcriptum a quibusdam eft, tanquam fcili-
cet hoc faciant ex antipatheia quadam. Certe quae phle-
gmone obfidentur, haudquaquam juvantur, verum ubi fe-
data fuit phlegmone, non injuria juvantur, nempe quia
reficcantur, eft enim talis cinis reficcatorius. Ac nos fane
quandoque in agro ad ulcus ejusmodi ex attritione fumus
ufi. Curat autem talis cinis non abs re ulcerum am-
bufta et quae vocantur intertrigines in feminibus exi-
ftentes.

[24. De oftreiis.] Oftreia quidam nuncupant omnia
teftacea ab Ariftotele appellata. At quod a plerisque
vocatur oftreon, fecunda fyllaba absque i fcripta, unam effe
oftrei orum fpeciem confituunt, in toto genere comprehen-

344 ΓΑΛΗΝΟΥ ΠΕΡΙ ΤΗΣ ΤΩΝ ΑΠΛΩΝ ΦΑΡΜ. ΚΡΑΣ.

Ed. Chart. XIII. [206.]　　　　　　Ed. Baf. II. (146.)
πορφύρας καὶ χήμας καὶ πίνας ἅπαντά τε τὰ παραπλήσια,
ἐφ' ὧν ἐφεξῆς ἐρῶ.

[κέ. Περὶ κηρύκων καὶ πορφυρῶν.] Κηρύκων καὶ πορ-
φυρῶν τὸ ὄστρακον, ἐπειδὴ σκληρότατόν ἐστιν, οὐδέποτ'
αὐτῷ χωρὶς καύσεως κέχρημαι. καυθὲν μέντοι ξηραντικῆς
ἐστι δυνάμεως, ἀκριβῶς δ' αὐτὸ χρὴ λειοῦν, ὡς χνοῶδες γί-
νεσθαι, κόψαντα δηλονότι τι καὶ σήσαντα πρότερον. ἔστω
δέ σοι τοῦτο κοινὸν ἐπὶ πάντων τῶν λιθώδη καὶ ὀστρα-
κώδη τὴν οὐσίαν ἐχόντων. εἰ μὴ γὰρ ἀκριβῶς λειωθείη, πα-
ραπλήσια ταῖς ψάμμοις ἐστί. καὶ αὐτὸ δὲ καθ' αὑτὸ λειω-
θέντων αὐτῶν τὸ γινόμενον ἄλευρον ἕλκεσι κακοήθεσιν ἁρ-
μόττει. κοινὸν δὲ καὶ τοῦτ' αὐτὸ πάντων ἐστὶ τῶν ξηραι-
νόντων ἰσχυρῶς, ἄνευ τοῦ δάκνειν ἐπιφανῶς· ἐρεθίζοντα γὰρ
ἐκεῖνα ῥευμάτων αἴτια γίνεται. καὶ ἄλλο δέ τι κοινὸν ὑπάρ-
χει τοῖς τοιούτοις ἅπασι; μετ' ὀξυκράτου γὰρ ἢ ὄξους ἢ οἰνο-
μέλιτος ἢ ὀξυμέλιτος ἐπιτήδεια τοῖς σηπεδονώδεσιν ἕλκεσι γί-
γνεται. διὰ τοῦτο καὶ οἱ λίθοι πάντες εἰς τοιαύτην ἀγόμενοι
χρείαν οἱ μὲν μᾶλλον, οἱ δ' ἧττον, ἅπαντες δ' αὖ ὠφελοῦσι.

dentes et buccina et purpuras et chamas et pinas et fimi-
lia omnia, de quibus deinceps dicam.

[25. *De buccinis et purpuris.*] Buccinorum purpu-
rarumque tefta, quandoquidem durillima eft, nunquam abs-
que uftione utor, atque ufta quidem deficcandi vim ad-
modum pollidet. Caeterum ad unguem eam laevigare pla-
neque pollinis in modum necelle eft, tundendo fcilicet
et cribrando prius. Quod tibi commune fit in omnibus
lapidofis teftaceisque fubftantiis praeceptum; nam nifi ex-
acte laevia fint reddita, arenis fimilia funt. Per fe autem
illarum tritarum farina ulceribus malignis competit. Id
quod ipfum quoque commune eft omnium quae citra in-
fignem morfum deficcant vehementer, quippe quum alio-
qui fluxionum caufa exiftant. Sed et aliud eft omnium
id genus commune, nempe ut cum aceto aut oxycrato
aut oenomelite aut oxymelite idonea fit ulceribus putre-
fcentibus. Idcirco lapides omnes ubi ad eum ufum appli-
cantur, aliis magis, aliis minus, certe omnes conferunt.

[307] [κστ'. Περὶ ὀστρέων.] Ὀστρέων τὸ ὄστρακον
καυθὲν ὁμοίας ἐστὶ δυνάμεως τῷ τῶν κηρύκων ὀστράκῳ,
καὶ μᾶλλον ἔτι λεπτομερεστέρας, ἀσφαλέστερον δ' εἰπεῖν,
ἧττον παχυμεροῦς. ἅπαντα γὰρ γεώδη καὶ σκληρὰν τὴν τοῦ
σώματος ἔχοντα σύστασίν τε καὶ πῆξιν ἱκανῶς ἐστι παχυ-
μερῆ, διὸ καὶ λειοῦν ἐπιμελῶς αὐτὰ προσήκει. ὅταν οὖν ποτ'
εἴπωμεν ἕτερον ἑτέρου τούτων εἶναι λεπτομερέστερον, οὕτως
ἀκούειν χρὴ τῆς λέξεως, ὡς εἰ καὶ τὸν Ὀδυσσέα φαίημεν
εἶναι τοῦ Θερσίτου μείζονα, μικρῶν ἀμφοτέρων ὄντων, ἢ
τὸν Αἴαντα τοῦ Ἀχιλλέως μικρότερον, ἀμφοῖν καὶ τούτων
μεγάλων ὄντων. ἔχει δ', ὡς εἴρηται καὶ πρόσθεν, ἅπαντα τὰ
τοιαῦτα τῆς συνακτικῆς τι δυνάμεως ἐν ἑαυτοῖς, δι' ἣν καὶ
πιληθείσης αὐτῶν τῆς οὐσίας σκληρὰ καὶ γεώδη γέγονεν, ὃ
διὰ τῆς καύσεως ἀποβαλόντα τὴν ἐναντίαν ἐπικτᾶται δύνα-
μιν, ἣν διαφορητικὴν ὀνομάζομεν. εἰ δὲ πλύναις αὐτὰ καὶ
καύσαις, τὸ μὲν οἷον ἐμπύρευμα πᾶν ἐναποτίθεται τῷ ὕδατι,
καὶ τοῦτό γ' ἐργάζεται θερμαῖνον λεπτομερῶς, ὡς καὶ σή-
πειν ἐνίοτε. τὸ δὲ ὑπόλοιπον ἄδηκτον γίγνεται γεῶδες, ὃ

[26. De oſtreis.] Oſtreorum teſta uſta ſimilis eſt fa-
cultatis buccinorum teſtis, tametſi etiam tenuioris, imo ut
certius veriusque dicam, minus craſſae. Nam terreſtrem
duramque corporis ſortita conſiſtentiam concretioneinque,
impendio omnia craſſarum ſunt partium. Itaque accurate
ea laevigare neceſſe eſt. Quamobrem quum dicimus horum
aliud alio eſſe tenuius, ita inaudienda dictio eſt, tanquam
ſi Ulyſſem Therſite dicamus majorem, quum uterque tamen
fuerit parvus, aut Ajacem Achille minorem, quum ambo
itidem fuerint magni. Caeterum omnia id genus, ut antea
eſt dictum, cogendi quandam in ſe facultatem obtinent, per
quam condenſata eorum eſſentia dura terreſtriaque ſunt
reddita, quam ubi per uſtionem depoſuerint, contrariam
aſciſcunt facultatem, quam vocant digerentem; porro ſi uſſe-
ris ea laverisque, ignea tota natura in aquam depoſita,
ipſam efficiunt cum tenuitate calefacientem, adeo ut et in-
terdum putrefaciat, reliquum vero terreum morſus ſit ex-

346 ΓΑΛΗΝΟΥ ΠΕΡΙ ΤΗΣ ΤΩΝ ΑΠΛΩΝ ΦΑΡΜ. ΚΡΑΣ.

Ed. Chart. XIII. [307.] Ed. Baf. II. (146. 147.)

μάλιστά ἐστιν ἐπὶ τῶν ὑγρῶν ἑλκῶν χρήσιμον, εἰς πλήρω-
σίν τε καὶ συνούλωσιν. τῷ δ᾽ οὖν ὀστράκῳ τῶν ὀνομαζο-
μένων ἰδίως ὀστρέων κεκαυμένῳ χρῶμαι πρὸς τὰς ἐκ ῥευ-
μάτων χρονίας καὶ δυσσαρκώτους κοιλότητας, ὅσαι συραγ-
γώδεις εἰσὶ καὶ βαθεῖαι, περιτεθεὶς ἔξωθεν αὐτὸ μετὰ πα-
λαιοῦ στέατος ὑείου. καλεῖται δ᾽ ὑπὸ τῶν πολλῶν ἀξούγ-
γιον τοῦτο. καὶ εἴς γε τὸν κόλπον αὐτὸν ἐμβάλλω τι τῶν
τὰ τοιαῦτα σαρκούντων, οἷόν ἐστι καὶ τὸ κεκαυμένον δι-
φρυγές, ὃ καλοῦσι σπεκάριον. ὁμοίως δὲ κατὰ γένος ἐστὶ
δυνάμεως καὶ τὰ τῶν ἄλλων ὀστρακοδέρμων ὄστρακα καυ-
θέντα, μάλιστα δ᾽, ὡς ἔφην, τὸ τῶν ὀστρέων, εἶτα τῶν κη-
ρύκων τε καὶ πορφυρῶν. μίγνυταί τε οὖν ἐμπλαστικαῖς δυ-
νάμεσι διαφορητικαῖς ἡ τοιαύτη τέφρα καὶ μετὰ στέατος
ἅπαντος διαφορεῖ. τῷ δ᾽ εἶναι διαφορητικώτερον τὸ παλαιὸν
ἐκείνῳ μᾶλλον μίγνυται. δριμύτερον δὲ τοῦ προσή(147)κον-
τος γίνεται τὸ φάρμακον, εἰ τῶν δριμέων τι μίξειας αὐτῷ
στεάτων, ὑπὲρ ὧν ἔμπροσθεν διωρισάμην. ἀλλὰ καὶ λαμ-
πρύνει τοὺς ὀδόντας ἡ τῶν τοιούτων ὑπάντων τέφρα, οὐ

pers, id quod maxime implendis cicatriceque claudendis
ulceribus humidis eſt utile. Igitur teſta eorum quae pecu-
liariter vocantur oſtrea, combuſta utor ad diuturnas ex flu-
xione aegreque carne implebiles cavitates, nempe quae fi-
ſtuloſae ſunt atque profundae, eam foris cum ſuillo adipe
veterato circumpouens, id vulgo axungiam nuncupant. At
in ſinum ipſum aliquid eorum quae talia carne implent
immitto, quale aes uſtum diphryges, quod ſpecarium nomi-
nant. Parem in genere facultatem habent et caeterorum
oſtracodermorum teſtae deuſtae, maxime vero, ut dixi, oſtreo-
rum, deinde buccinorum et purpurarum. Itaque cinis
ejus generi emplaſticis miſcetur facultatibus digerentibus et
cum quovis adipe digerit. Verum quoniam inveteratus effi-
cacius digerit, illi magis miſceri ſolet. Porro potentius
hoc medicamentum digeret, ſi acrem illi adipem quempiam
miſcueris, de quibus ſuperius determinatum eſt. Quin et
dentes ſplendidiores talium omnium cinis efficit, non tan-

μόνῳ τῷ ῥυπτικῷ τῆς δυνάμεως, ἀλλὰ καὶ τῷ τῆς οὐσίας
τραχεῖ, καθάπερ ἡ κίσσηρίς τε καὶ τὸ τῶν κλιβάνων ὄστρα-
κον. ἐν μὲν οὖν τῇ τοιαύτῃ χρήσει πάνυ σφόδρα λειοῦν οὐκ
ἀναγκαῖόν ἐστι τὰ οὕτω καυθέντα, τοῖς δὲ κακοήθεσιν ἕλ-
κεσιν ἐπὶ πάντων ἀκριβῶς προλειώσεις. καὶ τὰ ὑπερσαρ-
κοῦντα δὲ μετρίως καθαιρεῖ καὶ προστέλλει. μετά γε μὴν
ἁλῶν πάντα τὰ τοιαῦτα καυθέντα ποιεῖ μὲν καὶ τὸ τῶν
ὀδόντων σμῆγμα δραστικώτερον, ὡς τὰ πλαδαρὰ τῶν οὔλων
ξηραίνειν, ἀλλὰ καὶ τὰ σηπεδονώδη τῶν ἑλκῶν ὠφελεῖ.
[κζ΄. Περὶ σηπίας.] Ἱκανῶς τὸ σηπίας ὄστρακον χαῦ-
νόν ἐστιν, οὐχ ὥσπερ τὰ τῶν ὀστρείων λιθώδη. τὸ μὲν οὖν
ῥύπτειν, ὥσπερ καὶ τἄλλα τῶν ὀστρακοδέρμων ὄστρακα,
κοινὸν αὐτῷ πρὸς ἐκεῖνα, καθάπερ γε καὶ τὸ ξηραίνειν. τὸ
δὲ τῆς οὐσίας λεπτομερὲς ἐξαίρετον αὐτῷ παρὰ τἄλλα ὑπάρ-
χει, διὸ καὶ καυθέντι χρώμεθα πρὸς ἀλφοὺς ἔφηλίν τε καὶ
φακοὺς καὶ ψώρας. ἀλλὰ καὶ τοῖς ὀρυκτοῖς ἁλσὶ μιχθὲν
ἀποτήκει τὰ κατ' ὀφθαλμοὺς γινόμενα πτερύγια. καὶ πρὶν
καυθῆναι δὲ ὀπτώμενόν τε καὶ λειούμενον ὀδόντας τε λαμπρύ-

tum extergendi potentia, fed et afperitate fubftantiae, velut
et pumex et tefta clibani. Verum in ufu ejusmodi non eft
neceffe, quae fic ufta funt admodum laevigare, at in ulce-
ribus rebellibus prae omnibus diligenter funt laeviganda
ac infpergenda. Porro excrefcentiam carnis mediocriter ex-
terunt comprimuntque. Ad haec cum fale omnia id genus
ufta dentium fmegma reddunt efficacius, adeo, ut non modo
laxitatem mollitiemque gingivarum deficcet, verum etiam
ulcera putrefcentia adjuvet.

[27. De fepia.] Sepiarum tefta admodum laxa eft,
non ut oftreorum lapidofa. Itaque abfterfio quidem illi cum
aliis oftracodermorum teftis communis eft, velut etiam de-
ficcatio, caeterum partium tenuitas eximia illi prae caete-
ris ineft. Quocirca ufta ea utimur ad vitiligines, ephelin,
lentes, pforas. Quin et foffili fali mixta, in oculis exiften-
tes ungues eliquat. Et antequam uratur, contrita et laevi-
gata dentibus fplendorem affert, ulceraque deficcat. Porro

νει καὶ ξηραίνει τὰ [3o8] ἕλκη. τῷ συμμέτρῳ αὐτοῦ τῆς
τραχύτητος καὶ πρὸς τὰς ἐν ὀφθαλμοῖς μεγάλας τραχύτητας,
ἃς καλοῦσιν συκώσεις, εἰώθαμεν χρῆσθαι, διαγλύφοντες ἐξ
αὐτοῦ παραπλήσιόν τι κολλυρίῳ κατὰ τὸ σχῆμα καὶ ἀνα-
τρίβοντες αὐτὰς ὡς αἱμάξαι. τούτου γὰρ γενομένου καὶ τὰ
καθαιρετικὰ τῶν κολλυρίων ἄμεινον ἐπ' αὐτῶν ἐνεργεῖ.

[κη'. Περὶ πωμάτων πορφυρῶν.] Πώματα πορφυρῶν
δι' ὄξους ποθέντα σπλῆνας οἰδαλέους ἔγραψάν τινες ἰᾶ-
σθαι, θυμιώμενα δὲ τὰς πνιγομένας ὑστερικῶς ὠφελεῖν ἐκ-
βάλλειν τε τὰ κατεχόμενα χόρια.

[κθ'. Περὶ ἐρίων οἰσυπηρῶν.] Ἔρια τὰ μὲν ἔτι ῥυ-
παρὰ, καὶ διὰ τοῦτο καλούμενα πρός τινων οἰσυπηρὰ, χρη-
σίμως δέχεται τὰς κατὰ τῶν τεθλασμένων ἢ ὁπωσοῦν πε-
πληγότων μορίων ἐπιβροχὰς, συνεργαζόμενα πρὸς τὴν ἐξ αὐ-
τῶν ὠφέλειαν διὰ τὸν οἴσυπον. τὰ δὲ πεπλυμένα καὶ μηκέτι
ἔχοντα τὸν οἴσυπον ὕλη τις ἐπιτήδειος γίνεται πρὸς τὸ δέ-
ξασθαι τὰς ἐπιβρεχομένας ὑγρότητας. καυθέντα δὲ δύναμιν

hoc nomine, quod mediocrem obtinet afperitatem adhibe-
mus eam et ad ingentes oculorum afperitates, quas fyco-
feis appellare confuevimus. Nam exculpentes ex ea quid-
dam ipfa figura fimile collyrio, eo illas confricamus, do-
nec fanguinem reddere incipiant, quo facto collyria ca-
thaeretica five detrahentia praeftantius affectum fuum in
illas exerunt.

[28. *De operculis purpurarum,*] Opercula purpura-
rum quidam memoriae prodiderunt ex aceto bibita lienes
turgidos fanare et fuffitu eas, quae uteri fuffocatione peri-
clitantur, juvare, praeterea retentas ejicere fecundas.

[29. *De lana fuccida.*] Lana fordida, ac proinde a
quibusdam appellata fuccida, idonee excipit irrigationes,
quae adhibentur contufis aut quomodocunque percuffis par-
ticulis, ut quae utilitatem ex illis proficifcentem promo-
veat, idque propter oefypon. Lota vero nec amplius oefy-
pon habens, apta quaedam materia fit humoribus qui irri-
gantur excipiendis. Porro ufta vim habet acrem pariter et

ΚΑΙ ΔΥΝΑΜΕΩΣ ΒΙΒΛΙΟΝ Λ. 349

Ed. Chart. XIII. [308.]　　　　　Ed. Baf. II. (147.)

ἔχει δριμεῖάν τε καὶ θερμὴν ἅμα λεπτομερείᾳ, ὥστε καὶ τὰς
πλαδαρὰς σάρκας ἐπὶ τῶν ἑλκῶν ἀποτήκειν τάχιστα. βάλλε-
ται δὲ καὶ εἰς φάρμακον ξηραντικὸν, καῖε δ' αὐτὰ καθάπερ
καὶ τῶν ἄλλων τὰ πλεῖστα, χύτραν καινὴν πληρῶν, εἶτα
πωμάζων ὀπὰς πλέονας ἔχοντι πώματι.

[λ'. *Περὶ τριχῶν κεκαυμένων.*] Τρίχες κεκαυμέναι πα-
ραπλησίως τοῖς κεκαυμένοις ἐρίοις θερμαντικῆς τε καὶ ξη-
ραντικῆς ἱκανᾶς εἰσι δυνάμεως.

[λα'. *Περὶ τῆς τῶν ὠῶν δυνάμεως.*] Ἀκόλουθον ἄν
εἴη τῇ περὶ τῶν μορίων διδασκαλίᾳ καὶ περὶ τῶν ὠῶν εἰ-
πεῖν, ἀλλαχόθι γὰρ αὐτῶν οὐκ ἔχω μνημονεῦσαι. μέρη μὲν
οὖν τῶν ζώων οὐκ ἔστι τὰ ὠὰ, καθάπερ οὐδὲ τῶν δένδρων
ὁ καρπὸς, οὐδὲ τῶν κυουσῶν τὰ ἔμβρυα, τοῖς δ' ἐπιφυο-
μένοις ἀνάλογον ἔχει. φαίνεται δὲ τῶν ἐπιφυομένων τὰ μὲν
οἰκεῖα πάντῃ ταῖς φύσεσιν τῶν φυτῶν ἢ ζᾴων εἶναι, τὰ δ'
οὐ πάντῃ τοιαῦτα, καθάπερ ὁ ἰξὸς ὁ ἐπιφυόμενος ταῖς
δρυσὶν, οὐδ' ἁπλῶς εἴ τι τοῖς δένδροις ἑτερογενὲς ἐπιφύεται
δένδρον ἢ θάμνος ἢ καρπὸς ἢ πόα ἢ ὅλως ἐκβλάστημά τι,

calidam una cum partium tenuitate. Itaque molles nimium-
que humidas ulcerum carnes celerrime eliquat. Inditur et
in medicamenta deficcatoria. Urito eam tanquam alia plu-
rima, ollam implens novam, quam tegat operculum multis
foraminibus pertufum.

[30. *De pilis uſtis.*] Pili ufti fimiliter ut ufta lana
calefacientis deficcantisque admodum funt facultatis.

[31. *De ovorum facultate.*] Confequens fuerit ad par-
tium doctrinam de ovis differere, nam alibi eorum memi-
niffe non licet. Sane ova partes non funt animalium, ceu
nec arborum fructus, nec gravidarum foetus, verum pro-
portione refpondet iis quae agnafcuntur. Itaque eorum
quae agnafcuntur quaedam plane familiaria propriaque
confpiciuntur tum plantarum tum animalium naturis, quae-
dam non omnino talia, ut vifcum, quod agnafcitur quercu-
bus, et ut femel dicam fi qua arboribus alterius generis
arbor, frutex, fructus, herba, aut omnino germen quod-

350 ΓΑΛΗΝΟΥ ΠΕΡΙ ΤΗΣ ΤΩΝ ΑΠΛΩΝ ΦΑΡΜ. ΚΡΑΣ.

Ed. Chart. XIII. [3o8. 3o9.]   Ed. Baf. II. (147.)

καθάπερ οἱ μύκητες. ἐκ δ᾽ οὖν τῶν οἰκείων ἐστὶ καὶ τὸ
ἔριον ἐπὶ τῶν προβάτων καὶ αἱ τρίχες ἐπὶ τῶν ἄλλων ζώων,
καὶ τὰ κέρατα δὲ τὰ ἀποπίπτοντα καὶ πάλιν φυόμενα, κα-
θάπερ ἐπὶ τῶν ἀῤῥένων ἐλάφων, ἐκ τούτου τοῦ γένους
ἐστί. τὰ δὲ κνούμενα τοῖς καρποῖς ἀνάλογον ἔχει, διαδοχῆς
ἕνεκα τοῦ γένους ὑπὸ τῆς φύσεως γινόμενα. τούτων ἕν τι
καὶ τὸ ὠόν ἐστιν, ἕνεκα τῆς τοῦ γένους διαμονῆς γεγονός.
ἔστι δὲ καὶ ὡς τροφὴ χρήσιμον, ἀλλὰ νῦν οἱ πρόκειται περὶ
τροφῆς λέγειν. ὅσα τοίνυν ὡς φάρμακα ἐνεργεῖ, ταῦτ᾽ εἰρήσε-
ται κατὰ τόνδε τὸν λόγον, ἐξ ὀλίγων τῶν κατὰ μέρος χρήσεων
εὑρισκόντων ἡμῶν τὴν δύναμιν αὐτοῦ, κατά τε τὰ μόρια
καὶ τὴν ὅλην οὐσίαν, ἐμάθομεν γὰρ ὅπως εὑρεθείσης τῆς
καθόλου δυνάμεως ἑκάστου τῶν ὄντων ἐπὶ πολλὰς κατὰ
μέρος χρήσεις ἄγειν αὐτὴν δυνάμεθα. προμεμαθήκαμεν δὲ καὶ
ὅπως ἐκ μιᾶς [3o9] ἢ δευτέρας πείρας ἐστὶ περὶ τῆς κα-
θόλου δυνάμεως συλλογίσασθαι. τὸ μὲν οὖν λευκὸν καὶ λε-
πτὸν τῶν ὠῶν, ᾧ καὶ πρὸς τὰς ὀφθαλμίας χρώμεθα, τῶν
ἀδηκτοτάτων ἐστὶ φαρμάκων, οὐδ᾽ ἀποτυχίαν εἶχον ἐκ δυσ-

piam, ut fungi, agnafcantur. Ex familiaribus autem eft et
ovium lana et aliorum animalium pili, et cornua quae de-
cidentia denuo recrefcunt, ut in mafculis cervis, ex hoc
funt genere. Conceptus autem five foetus fructibus propor-
tione refpondent, nimirum ad generis propagationem a na-
tura creati. Ex his unum eft et ovum factum ad generis
fucceffionem perpetuitatemque. Caeterum utile eft et tan-
quam nutrimentum, verum de nutrimento non eft nunc
inftitutum differere. Proinde quae tanquam medicamentum
efficere poteft, ea hoc loco recenfebo, ex pauculis ufibus
particularibus vim ejus exquirens tum in partibus, tum in
tota fubftantia. Siquidem quo pacto inventa rerum cujus-
que generali facultate ad multos eam ufus particulares
ducere poffimus didicimus. Infuper docti jam fumus, quo-
modo ex uno alterove experimento de generali facultate
liceat colligere. Igitur ovorum album et tenue illud, quo
item ad ophthalmias utimur, ex numero eft medicamen-
torum minime mordicantium, nec unquam effectu fruftratus

κρασίας τοιαύτης, οἵαν ἔχει τὸ γάλα πολλάκις, ὡς ἔμπροσθεν
ἐδείκνυμεν ἐπὶ τῶν ἠπεπτηκότων ζώων ἢ ὑπερπεπεινηκότων ἢ
ὑπερδεδιψηκότων ἢ μοχθηροῖς ἐδέσμασι κεχρημένων, ἃ δὴ καὶ
μᾶλλον ἐπὶ γυναικῶν εἴωθε γίνεσθαι διὰ τὴν τῆς διαίτης πλημ-
μέλειαν. τὰ δ᾽ ὠὰ μίαν μόνην ἐπιδέχεται μοχθηρίαν τὴν ἐκ
τῆς παλαιότητος, ἣν ῥᾷστον φυλάττεσθαι τοῖς προσφάτοις
χρώμενον. ἔστι δὲ συνηθέστατον ἡμῖν εὐποριστώτατόν τε τὸ
τῶν ἀλεκτορίδων, καὶ διὰ τοῦτο αὐτῷ χρώμεθα μὴ δεόμενοι
τῶν ἄλλων, καίτοι τὴν αὐτὴν ἐχόντων φύσιν. τῇ κράσει δ᾽
ἐστὶ ψυχρότερον τοῦ συμμέτρου. χρηστέον οὖν τῷ λευκῷ
τῶν ὠῶν οὐ μόνον ἐπὶ τῶν ὀφθαλμῶν, ἀλλὰ καὶ ἐπὶ τῶν
ἄλλων ἁπάντων ὅσα τῶν ἀδηκτοτάτων δεῖται φαρμάκων,
ὡς τὰ καθ᾽ ἕδραν τε καὶ αἰδοῖον ἕλκη κακοήθη πάντα. μί-
γνυται δὲ χρησίμως καὶ τοῖς τὰς ἐκ μηνίγγων αἱμορραγίας
ἐπέχουσι φαρμάκοις, ἅπερ ἐστὶν ἀδήκτως ἐμπλαττόμενά τε
καὶ στύφοντα. καὶ πρὸς τὰ κακοήθη δὲ τῶν ἑλκῶν μίγνυ-
ται τοῖς ξηραίνειν ἀδήκτως ταῦτα πεφυκόσιν, ὁποῖόν ἐστι

fum ex ulla tali intemperie qualem habet faepe lac, uti
ante oftendimus, in animalibus cruditatem perpetientibus,
aut nimiam famen. fitimve, aut quae cibis pafta funt pra-
vis, quae fane frequentius evenire folent mulieribus, ob
victus videlicet vitaeque errorem. At ova unam modo pra-
vitatem patiuntur, quam fcilicet affert vetuftas, eamque
facillime effugias fi utaris recentibus. Porro ufitatiffimum
nobis eft maximeque parabile gallinarum ovum; eapropter
illo utimur aliorum ova nihil curantes, tametfi eandem cum
illis habeant naturam. Temperie porro moderato frigidius
eft. Itaque utendum eft ovi albumine non tantum ad ocu-
los verum etiam ad alia omnia, quae medicamenta requi-
runt fuaviffima minimeque mordacia, ut funt univerfa fedis
ac pudendorum ulcera contumacia. Mifcetur quoque idonee
medicamentis profluvium fanguinis ex cerebri involucris
fupprimentibus, quae nimirum citra morfum illinuntur at-
que aftringunt. Sed et ad ulcera maligna mifcetur iis, quae
absque morfu ea poffunt deficcare, cujusmodi eft medica-

352 *ΓΑΛΗΝΟΥ ΠΕΡΙ ΤΗΣ ΤΩΝ ΑΠΛΩΝ ΦΑΡΜ. ΚΡΑΣ.*

Ed. Chart. XIII. [309.]   Ed. Baf. II. (147. 148.)

φάρμακον ὅ τε πεπλυμένος πομφόλυξ καὶ τῶν μεταλλικῶν
ἔνια πλυθέντα, περὶ ὧν προείρηται κατὰ τὸν ἴδιον λόγον.
ἔστι δὲ καὶ ἡ λέκιθος τῶν ὠῶν ὁμοίας φύσεως, καὶ διὰ
τοῦτο μίγνυται κηρωταῖς ἀδήκτοις ἑψηθέντων ἢ ὀπτηθέν-
των τῶν ὠῶν. εὔδηλον δ᾽ ὅτι διοίσουσιν ἀλλήλων αὗται
βραχεῖαν διαφορὰν διὰ τὸ ξηραντικώτερα μὲν ἠρέμα γίγνε-
σθαι τὴν ὄπτησιν, ὅσον δὲ προσέλαβε τῆς δυνάμεως ταύτης
τοσοῦτον ἀπολλύναι τοῦ παρηγορικοῦ. μίγνυται δὲ καὶ κα-
ταπλάσμασιν ἀφλεγμάντοις, ὥσπερ ἐν ἕδρᾳ τοῖς διὰ μελι-
λώτου. ὠμῷ δ᾽ ὅλῳ ὠῷ χρώμεθα, μιγνύντες ῥόδινον ἐπὶ
τῶν κατὰ βλέφαρα καὶ ὦτα καὶ τιτθοὺς φλεγμονῶν, ὅσαι
τε πληγέντων αὐτῶν ἢ καὶ ἄλλως γίγνονται καὶ κατὰ τῶν
νευρωδῶν δὲ σωμάτων, οἷον ἀγκῶνός τε καὶ τῶν κατὰ τοὺς
δακτύλους τεινόντων ἢ ἄρθρων ἐν ποσί τε καὶ χερσίν. ἐν
ὄξει δ᾽ ἑψηθὲν ὠὸν βρωθείη, ξηραίνει τὰ κα(148)τὰ γαστέρα
ῥεύματα. καὶ εἰ μίξειας δ᾽ αὐτῷ τι τῶν πρὸς δυσεντερίαν ἢ
κοιλιακὴν διάθεσιν ἁρμοττόντων, εἶτ᾽ ἐπ᾽ ἀκάπνου τε καὶ
μετρίου πυρός, ὁποῖόν ἐστι τὸ ἐκ τῶν ἀνθράκων, ταγηνίσας

mentum pompholyx elota et metallicorum quaedam elota,
de quibus privatim fupra difleruimus. Porro et ipfe vitel-
lus affimilis eft naturae, ac proinde mifcetur ceratis mor-
fus expertibus, ovis videlicet, aut elixis aut affis.   Verum
id tamen manifeftum eft, hic levem exiftere differentiam,
quod paulo plus deficcent quae funt affa, ac quantum hujus
accipiunt facultatis, tantum deperdant de mitigandi poten-
tia. Mifcetur et cataplafmatis phlegmonem extinguentibus, ut
iis quae ex meliloto conftant, fedi applicandis. Crudo vero
ovo toto utimur admixto rofaceo ad palpebrarum, aurium
mammarumque phlegmonas quae fcilicet aut ictis illis aut
alio quovis modo evenerint, aut extiterint in nervofis cor-
poribus, puta cubito et digitorum tendonibus aut articulis,
idque in pedibus pariter et manibus.   Porro in aceto co-
ctum ovum fi edatur, fluxiones ventris deficcat. At fi etiam
quippiam eorum, quae ad dyfenteriam aut coeliacum affe-
ctum conveniunt, adjunxeris, atque in igne modico fumi-
que experte, qualis eft qui ex prunis conftat, frixeris eden-

δοίης φαγεῖν, οὐ σμικρότατα τοὺς κάμνοντας ὠφελήσεις.
ἐπιτηδειότατα δὲ πρὸς τὴν τοιαύτην μίξιν ἐστὶν ὀμφάκιόν
τε καὶ ῥοῦς ὅ τε τοῖς ὄψοις ἐπιπαττόμενος, ἐρυθρὸς ὀνο-
μαζόμενος, ὅ τε χυλὸς αὐτοῦ κηκίς τε καὶ σίδια καὶ τέφρα
τῶν ὀπτηθέντων ὅλων κοχλιῶν. ἐπιτήδεια δὲ καὶ γίγαρτα
σταφυλῶν καὶ μύρτα καὶ μέσπιλα καὶ κράνα. φαρμακωδέ-
στερα δὲ τούτων βαλαύστιόν τε καὶ ὑποκυστὶς καὶ κύτινοι.
καὶ πρὸς κατακαύματα δὲ παραχρῆμα ὠμὸν ἐπιτιθέμενον
ὠφέλιμόν ἐστιν, εἴτε τις ἀναλαβὼν ἐρίῳ μαλακῷ τὸ λευκὸν
αὐτοῦ μόνον, εἴτε καὶ σὺν λεκίθῳ πᾶν ἀναδεύσας ἐπιθείη.
καὶ γὰρ ἐμψύχει μετρίως καὶ ἀδήκτως ξηραίνει. τοιούτῳ δ᾽
ὄντι χρώμεθα αὐτῷ καὶ πρὸς τὰ κατὰ τοῦ μετώπου τῶν
καλουμένων ἀνακολλημάτων ἐπιτιθέμενα καὶ τὰς ἐκ τῶν
βλεφάρων δὲ τρίχας ἀνακολλῶμεν, ἐπιμιγνύντες τι τῶν ἐπι-
τηδείων, οἷός πέρ ἐστι καὶ ὁ λιβανωτός, καὶ μάλισθ᾽ ὅταν
ᾖ λιπαρὸς καὶ μὴ παλαιὸς καὶ ξηρός. ἀλλ᾽ ἔν γε τοῖς τοι-
ούτοις ἡ γλισχρότης τοῦ λευκοῦ τῶν ὠῶν ἐστι χρήσιμος,
οὐχ ἡ κρᾶσις, εἰ μὴ καθ᾽ ὅσον οὐδὲν ἐναντιοῦται τῷ προσφε-

dumque ita praebeas, non minime fane laborantes adjuve-
ris. Aptiſſima talem ad uſum ſunt omphacium, rhus tum
ipſe qui cibis adſpergitur, erythros nuncupatus, tum ſuccus
ipſius, galla, mali granati putamina, cinis cochlearum in-
tegrarum uſtarum. Apta quoque et uvarum acini et myrta
et meſpila et corna. Magis iſtis medicamentoſa ſunt ba-
lauſtium, hypocyſtis, cytini ſive mali punici flores. Sed
et ad ambuſtiones protinus impoſitum eſt utile, ſive quis
ſeorſum albumen duntaxat ipſum molli lana excipiat, ſive
etiam cum vitello commiſcens confundensque applicet, ete
nim mediocriter refrigerat et citra morſum deſiccat. Tale
quum ſit et ad anacollemata vocata, quae fronti videlicet
imponuntur, utimur, et pilos palpebrarum agglutinamus,
nimirum admixto idoneorum quopiam, cujus generis eſt
thus, potiſſimum pingue ſi fuerit, ac non inveteratum et
ſiccum. Verum in illiusmodi, ipſius albuminis commoda
eſt viſcoſitas, non autem temperies, niſi quis quatenus ne-
quaquam adverſatur illi, quod adhibetur medicamento, eo

354 ΓΑΛΗΝΟΥ ΠΕΡΙ ΤΗΣ ΤΩΝ ΑΠΛΩΝ ΦΑΡΜ. ΚΡΑΣ.

Ed. Chart. XIII. [309. 310.]   Ed. Baf. II. (148.)

ρομένῳ φαρμάκῳ, χρήσιμον εἶναί τις αὐτὴν λέγοι. [310] τινὰ
γὰρ τῶν γλίσχρων ἐναντιοῦται, καθάπερ ὁ ἰξὸς δριμὺς καὶ
θερμὸς ὢν εἰς τὰ μὴ δεόμενα θερμαίνεσθαι. καὶ λέλεκταί
γε πολλάκις ὡς τὰ μηδεμίαν ἰσχυρὰν ἔχοντα δύναμιν φάρ-
μακα μίγνυται τοῖς τὰς τοιαύτας ἔχουσιν δυνάμεις ὡς ὕλη
καὶ διὰ τοῦτ᾽ ἔστι πολύχρηστα τοῖς ἰσχυρῶς ἐνεργοῦσιν ὑπη-
ρετοῦντα. τοιοῦτον ὑπάρχον καὶ τὸ ὠὸν, ἅμα δὲ καὶ κατὰ
τὴν τῆς ἐψήσεως ἢ ὀπτήσεως ποσότητα προσεπικτώμενον
οὐ σμικρὰν διαφορὰν, πολύχρηστον γίνεται. τοῖς μὲν γὰρ
ξηραίνουσι τὰς ὑγρότητας φαρμάκοις ἑψηθέν τε καὶ ὀπτη-
θὲν καὶ ταγηνισθὲν μίγνυται, τοῖς δὲ τὰ κατὰ θώρακα καὶ
πνεύμονα τέμνουσιν τὸ καλούμενον ῥοφητὸν, ὃ μέχρι τοσού-
του προσήκει δι᾽ ὕδατος ἕψειν, ὡς γενέσθαι θερμόν. κατὰ
δὲ τὴν αὐτὴν φύσιν ἐπὶ τῶν τετραχυσμένων τὴν φάρυγγα
διὰ κραυγὴν ἢ χυμοῦ δριμύτητα παραλαμβάνεται, περιπλατ-
τόμενον μὲν τοῖς πεπονθόσι μέρεσι καὶ προσμένον ὥσπερ
τι κατάπλασμα, τῷ δὲ τῆς οὐσίας ἀδήκτῳ παρηγοροῦν τε
ἅμα καὶ ἐκθεραπεῦον αὐτά. τῷ δ᾽ αὐτῷ λόγῳ καὶ τὰς

nomine utile commodumque dixerit. Nam vifcoforum quae-
dam funt quae adverfantur, velut vifcum nimirum acre et
calidum ad ea, quae calefieri non debent, dictumque fre-
quenter fuperius eft ea quae validam vim nullam obtine-
ant medicamenta, ceu materiam iis quae tales vires obti-
nent mifceri, proinde quoque creberrimi funt ufus, utpote
iis quae valenter agunt infervientia.   Ejusmodi quum fit
ovum, fimulque non parvam adipifcatur in elixationis affa-
tionisque quantitate differentiam, fit fane multo utiliffimum
Nam medicamentis, quae humiditates deficcant aut elixum
aut affum aut frictum mifcetur, iis vero quae incidunt ea
quae in thorace pulmoneque funt forbile quod vocant, id
quod in aqua eousque elixari debet dum incaluerit. Ejus-
dem hujus naturae nomine et ad eos, quibus gutturis fu-
premum aut ex vociferatione aut ex humorum acrimonia,
exafperatum eft, affumitur, tum fcilicet quod affectis parti-
bus illinitur, atque cataplafmatis modo inhaeret, tum quod
fubftantia fua mordacitatis experte eas mitigat fanatque.

ΚΑΙ ΔΥΝΑΜΕΩΣ ΒΙΒΛΙΟΝ Λ. 355

Ed. Chart. XIII. [310.]   Ed. Baf. II. (148.)
κατὰ τὸν στόμαχον καὶ γαστέρα καὶ ἔντερα καὶ κύστιν ἰᾶται τραχύτητας.

[λβʹ. Περὶ ἐχίνων κεκαυμένων.] Ἐχίνων ἀμφοτέρων, τοῦ τε θαλαττίου καὶ τοῦ χερσαίου, τὸ σῶμα πᾶν καιόμενον ἐργάζεται τέφραν, ῥυπτικῆς τε καὶ διαφορητικῆς καὶ καθαιρετικῆς δυνάμεως. ἔνιοι γοῦν αὐτῷ πρός τε τὰ ὑπερσαρκήσαντα καὶ τὰ ῥυπαρὰ τῶν ἑλκῶν ἐχρήσαντο.

[λγʹ. Περὶ κοχλιῶν.] Κοχλίαι δὲ ὅλοι, μετὰ τῶν ὀστράκων καιόμενοι μιγνυμένης αὐτοῖς κηκίδος ὀμφακίτιδος καὶ πεπέρεως λευκοῦ, μεγάλα ὠφελοῦσι δυσεντερίας, ἐφ᾽ ὧν οὐδέπω σηπεδονώδη τὰ ἕλκη. προσήκει δ᾽ εἶναι τοῦ μὲν πεπέρεως ἓν μέρος, τῆς δὲ κηκίδος δύο, τέσσαρα δὲ τῆς τέφρας τῶν κοχλιῶν. ἀκριβῶς λεῖα ποιήσας ταῦτα, τοῖς τ᾽ ὄψοις ἐπίπαττε καὶ δίδου πίνειν δι᾽ ὕδατος ἢ οἴνου λευκοῦ τε καὶ αὐστηροῦ. χωρὶς δὲ τοῦ μιχθῆναι κηκίδι, κοχλιῶν ἡ τέφρα ξηραντικῆς ἱκανῶς ἐστι δυνάμεως, ἐχούσης τι διὰ τὴν καῦσιν καὶ θερμοῦ. ἄκαυστοι δ᾽ οἱ κοχλίαι λειωθέντες ἅμα τοῖς ὀστράκοις ἐπιτίθενται κατά τε τῆς γαστρὸς ὅλης ἐπὶ τῶν

Eadem ratione ſtomachi, ventris, inteſtinorum ac veficae medetur aſperitatibus.

[32. *De erinaceis combuſtis.*] Erinacei utriusque, tum marini tum terreſtris, corpus totum uſtum cinerem efficit facultatis tum extergentis tum digerentis tum detrahentis. Itaque eo quidam et ad excreſcentia et ad ſordida uſi ſunt ulcera.

[33. *De limacibus.*] Cochleae ſi totae cum teſtis urantur admixta galla omphacitide ſimulque pipere albo, mirifice profunt dyfenteriis, in quibus ulcera nondum computreſcere coeperunt. Convenit autem ut piperis ſit pars una, gallae vero duae, quatuor cineris cochlearum. Hoc ubi ad unguem laevigaris, cibis inſpergito, bibendumque ant ex aqua aut ex vino albo et auſtero praebeto. Caeterum abſque gallae mixtione cinis cochlearum admodum reſiccantis eſt facultatis, obtinens item nonnihil ex uſtione calidum. Porro cochleae quae uſtionem non ſunt expertae, ſi tritae una cum teſtis imponantur et toti ventri aqua inter cutem

356 ΓΑΛΗΝΟΥ ΠΕΡΙ ΤΗΣ ΤΩΝ ΑΠΛΩΝ ΦΑΡΜ. ΚΡΑΣ.

Ed. Chart. XIII. [310. 311.]   Ed. Baf. II. (148.)
ὑδερικῶν, κατά τε τῶν ἐν τοῖς ἄρθροις ὄγκων ἐπὶ τῶν ἀρθρι-
τικῶν. καὶ γίνεται μὲν ἡ πρόθεσις αὐτῶν δυσαφαίρετος, ἱκα-
νῶς δὲ ξηραίνει. καὶ μέντοι καὶ προσκεῖσθαι διὰ παντὸς ἐᾷν
αὐτοὺς προσῆκεν, ἄχρις ἂν ἀποπέσωσιν αὐτόματα. τοῦτο δὲ
ποιητέον κἀπὶ τῶν δυσλύτων ἐκ πληγῆς ὄγκων καὶ περὶ
θλάσεως γενομένης ἐν ὠσί. ξηραίνουσι γὰρ ἱκαῶς ἅπαντας
αὐτοὺς, κἂν γλίσχρον καὶ παχὺ κατὰ βάθους ὑγρὸν πε-
ριέχηται.

[λδ΄. Περὶ καρκίνων κεκαυμένων.] Ἥ γε μὴν τῶν πο-
ταμίων καρκίνων τέφρα ξηραντικὴ μέν ἐστιν ὁμοίως τοῖς
προειρημένοις, ἰδιότητι δὲ τῆς ὅλης οὐσίας θαυμαστῶς ἐπὶ
τῶν λυσσοδήκτων ἐνεργεῖ, καὶ μόνη μὲν, ἀλλὰ καὶ μετὰ γεν-
τιανῆς τε καὶ λιβανωτοῦ πολὺ μᾶλλον. εἶναι δὲ χρὴ τοῦ
μὲν λιβανωτοῦ μοῖραν μίαν, πέντε δὲ τῆς γεντιανῆς καὶ τῶν
καρκίνων δέκα. καὶ ἄλλως μὲν οἶν καυθεῖσιν αὐτοῖς ἐχρη-
σάμεθά ποτε σπανίως, ὡς τὸ πολὺ δὲ καθ᾽ ὃν Αἰσχρίων
ὁ ἐμπειρικὸς ἐχρῆσατο φαρμάκων ἐμπειρικώτατος γέρων, πο-
λίτης τε καὶ διδάσκαλος ἡμέ[311]τερος. ἦν δὲ λοπὰς ἐρυ-

laborantium et in arthriticis articulorum tumoribus, aegre
quidem divelli poterunt, caeterum impenfe deficcant. Et
fane inhaerere finere oportet, quoad fponte decidant. Idem-
que faciendum in tumoribus ex ictu natis difficile folubili-
bus et ex contufione facta in auribus, deficcant enim illos
magnopere univerfos, etiamfi vifcofus craffusque in alto
humor contineatur.

[24. De cancris uftis.] At fluviatilium cancrorum
cinis, quamquam fimiliter praedictis exiccatorius eft, fub-
ftantiae tamen proprietate mirabilis eft ejus in iis, qui a
rabiente cane funt morfi, effectus, isque tum folus tum
cum gentiana et thure multo praeftantior. Thuris fane par-
tem effe unam oportet, quinque autem gentianae, porro
cancrorum decem. Et raro equidem aliter illis uftis nos
fumus ufi caeterum ad eum modum plerumque, quo Ae-
fchrion empiricus ille medicamentorum peritiffimus fe-
nex, concivis ac praeceptor meus. Patella erat aeris

KAI ΔΥΝΑΜΕΩΣ ΒΙΒΛΙΟΝ Λ. 357

Ed. Chart. XIII. [311.]   Ed. Baf. II. (148.)

θροῦ χαλκοῦ, καθ᾽ ἧς ἐπιτιθεὶς ζῶντας τοὺς καρκίνους ἔκαε
ἄχρις οὗ τεφρωθῶσιν, ὡς εὐκόλως λειοῦσθαι. οὗτος ὁ Αἰ-
σχρίων εἶχεν ἀεὶ παρεσκευασμένον ἕτοιμον ἐπὶ τῆς οἰκίας
τὸ φάρμακον, ὥρᾳ θέρους κάων τοὺς καρκίνους, μετὰ τὴν
τοῦ κυνὸς ἐπιτολὴν, ἡνίκα λέοντι ἥλιος ἦν, ἡ σελήνη δὲ ὀκ-
τωκαιδεκαταία. πίνειν τε καθ᾽ ἑκάστην ἡμέραν ἐδίδου τὸ
φάρμακον τοῦτο τοῖς λυσσοδήκτοις, ἄχρι τῆς τεσσαρακοστῆς
ἐπιπάσσων ὕδατι κοχλιάριον εὐμέγεθες. εἰ δ᾽ οὐκ ἐξ ἀρχῆς,
ἀλλὰ μεθ᾽ ἡμέρας τινὰς τοῦ δηχθῆναι προὐνοεῖτο τοῦ δεδη-
γμένου, δύο κοχλιάρια καθ᾽ ἑκάστην ἡμέραν ἐπέπαττεν. ἐχρῆτο
δὲ καὶ κατ᾽ αὐτοῦ τραύματος τῷ διὰ τῆς Βρυτίας πίττης,
ὀποπάνακός τε καὶ ὄξους, ἐμπλαστικῷ φαρμάκῳ, μίαν λαμ-
βάνοντι πίττης λίτραν, ἕνα δὲ ὄξους δριμυτάτου ξέστην Ἰτα-
λικὸν, ὀποπάνακος δὲ τρεῖς οὐγγίας. ταῦτα καίτοι τῆς προ-
κειμένης οὐκ ὄντα πραγματείας, ἔγραψα διὰ τὸ θαρρεῖν τῷ
φαρμάκῳ, μηδενὸς μηδέποτε ἀποθανόντος τῶν ὡς εἴρηται
χρησαμένων αὐτῷ. ποιήσομαι δὲ καὶ κατὰ μόνας ἑτέραν

rubri, in quam impofitos cancros viventes hactenus uſſit,
ut in cinerem redacti facile ad laevorem redigi poſſent.
Hic Aeſchrion paratum ſemper in aedibus hoc habebat me-
dicamentum tempore aeſtivo, urens eos poſt ortum canis,
quando ſol in leonem tranſiſſet, non niſi luna decimao-
ctava. Porro bibendum hoc medicamentum iis, qui a cane
rabido fuiſſent morſi praebebat quotidie diebus quadra-
ginta, menſura cochlearii magni aquae inſperſum. At ſi
non protinus ab initio, verum aliquot poſt dies curam ce-
piſſet demorſi, tunc quotidie duo cochlearia aquae inſper-
gebat. Ad ipſum vero vulnus emplaſticum applicabat me-
dicamentum, quod ex pice Brutia et opopanace acetoque
conficitur, habens picis libram unam, unum aceti acerrimi
ſextarium Italicum, opopanacis vero uncias tres. Haec ta-
metſi a praeſenti inſtituto eſſent aliena, ſcribenda tamen
cenſui, quia magnopere medicamento huic ipſe confiderem,
nimirum cum nullus unquam eorum, qui illo fuerint uſi,
ſit mortuus. Caeterum ſeorſum etiam librum conſcribam

πραγματείαν περὶ τῶν ἰδιότητι τῆς ὅλης οὐσίας ἐνεργούντων,
ἐν οἷς ἐστι καὶ τὰ τοιαῦτα πάντα. συγγινώσκειν οὖν χρὴ
τῷ τῆς γραφῆς ἀκαίρῳ καὶ νῦν καὶ κατ᾽ ἄλλα χωρία τῆσδε
τῆς πραγματείας ἐνίοτε γεγονότι, διὰ τὴν ἐκ τῶν λεγομένων
ὠφέλειαν μεγίστην οὖσαν, ἣν διασώζεσθαι βούλομαι τοῖς μεθ᾽
ἡμᾶς ἀνθρώποις, εἰ καὶ μεταξὺ θάνατος γενόμενος ἀποκω-
λύσει με γράψαι τὰς ἐφεξῆς τῆσδε τῆς πραγματείας. ἁπάντων
δὲ τῶν τοιούτων τὰς αἰτίας λέγειν βουλόμενος ὁ διδάσκαλος
ἡμῶν Πέλοψ εἰκότως ἔφη τὸν καρκίνον, ἔνυδρον ζῶον ὑπάρ-
χοντα, ὠφελεῖν τοὺς λυσσοδήκτους, οἷς φόβος ἐστὶν ἁλῶναι
πάθει ξηροτάτῳ τῇ λύττῃ, διὸ καὶ τὸ ὕδωρ φοβοῦνται. πο-
ταμίους δὲ τοὺς καρκίνους, οὐ θαλαττίους, ἔφασκεν ἁρμότ-
τειν, ἐπειδὴ διὰ τὴν ἐπιμιξίαν τῶν ἁλῶν, ξηραντικωτάτων
ὄντων, τὰ θαλάττια ζῶα τὴν πρὸς τὴν λύτταν ἐναντιότητα
μὴ διαφυλάξειεν ἀκριβῆ. καί τινος εἰπόντος αὐτῷ, διὰ τί
οὖν οὐχὶ καὶ πάντα τὰ ἐν ὕδατι ποτίμῳ ζῶα παραπλησίως
τοῖς καρκίνοις ὠφελεῖ; ὅτι, (149) ἔφη, τὴν ὁμοίαν σκευασίαν

aliquando de iis quae proprietate fubstantiae totius quid
agunt, e quorum numero funt id genus omnia.   Ignofcen-
dum itaque tum hoc in loco fcribendi importunitati tum
ficubi praeterea id mihi hoc in opere contigit, nempe quia
ex iis fumma proveniret utilitas, quam fane pofteris im-
pertire volebam, fi forfan me prius quam quae poft haec
deinceps funt opera perfecissem, mors occupaflet propofitum
impediens.   Caeterum Pelops doctor meus et ipfe omnium
ejusmodi caufas reddere volens non abs re, inquit, cancer,
quum animal fit aquaticum, prodeft e cane rabido morfis,
quibus videlicet metus eft ne corripiantur affectu ficcissimo,
nempe rabie, quamobrem fane etiam aquam metuunt.   Ac
fluviatiles, non marinos, convenire cancros dictitabat, quod
animalia marina ob admixtionem falis natura ficcissimi, haud
aeque exacta tuerentur eam, quae eft adverfus rabiem,
contrarietatem. Ac quum quidam fubjecisset, cur non omnia
quae in potabili aqua degunt animalia, perinde ut cancri,
juvari affolent? quia, inquit, fimilem cancris praeparatio-

τοῖς καρκίνοις οὐ δύναται δέξασθαι. τούτων γὰρ καυθέντων
τὴν τέφραν, ξηραντικὴν γινομένην, ἐκδαπανᾷν τε ἅμα καὶ
διαφορεῖν τὸν ἰὸν τῶν δακνόντων κυνῶν. ταῦτα μὲν οὖν ὁ
Πέλοψ ἔλεγεν, ἐπαγγελλόμενός τε καὶ φιλοτιμούμενος ἐπί-
στασθαι τὰς αἰτίας αὐτῶν ἁπάντων. ἐγὼ δὲ ἐὰν μὴ πρό-
τερον ἐμαυτὸν πείσω γινώσκειν ἀκριβῶς τι, τοὺς πέλας οὐκ
ἐπιχειρῶ πείθειν. οὐκοῦν οὐδὲ τὸν τοῦ Πέλοπος λόγον ὡς
ἀληθῆ προσηκάμην, ἀντιλογίας ἔχοντα συχνὰς, ἀλλὰ καὶ τοὺς
καρκίνους ἡγοῦμαι κατὰ τὴν ἰδιότητα τῆς ὅλης οὐσίας ὠφε-
λεῖν. διὰ δὲ τὸ μηδένα τεθνάναι τῶν χρησαμένων αὐτοῖς,
τοῖς γε μὴν σώμασιν ὅλοις ἐβουλήθην ἤδη δεδηλῶσθαί μοι
τοῦτο, κἂν μὴ τῆς ἐνεστώσης πραγματείας οἰκεῖον ᾖ. τοῦτο
γὰρ οὐκ ἦν τὸ προκείμενον.

[λε΄. Περὶ χελιδόνων κεκαυμένων.] Οὐδ᾽ ἐφ᾽ ὧν εἶπον
μόνων ζώων, ἀλλὰ καὶ τῶν χελιδόνων ἐχρήσαντο πολλοὶ
καίοντες καὶ τῇ τέφρᾳ μέλι μιγνύντες, εἶτα διαχρίοντες τοὺς
συναγχικούς. καὶ ὅλως ὅσα κατὰ φάρυγγα καὶ γαργαρεῶνα
σὺν ὄγκοις γίγνεται πάθη. χρῶνται δ᾽ ἔνιοι καὶ πρὸς ὀξυ-

nem non admittunt, nam horum uftorum cinerem, exicca-
torius quum fit, canum rabientium venenum abfumere fi-
mulque digerere. Haec igitur fane Pelops dicebat, profi-
tens ambitioneque magna jactitans omnium fe talium noviffe
caufas. At ego nifi plane me fcire quippiam perfuafum
habeam, aliis perfuadere non tento. Itaque nec Pelopis ra-
tionem ut veram accepi, ut quae crebras habeat contra-
dictiones, verum cancros opinor ex proprietate totius fub-
ftantiae prodeffe. Quoniam autem nullum eorum qui fue-
rant illis ufi mortuum fciveram, haec aperienda recenfen-
daque a me exiftimavi, tametfi non effet hujus inftituti
proprium.

[35. De hirundinibus uftis.] Sane corporibus totis,
nam id erat propofitum, non eorum tantum animalium, quae
dixi, fed et hirundinum ufi funt multi, comburentes vide-
licet et cinerem melli mifcentes, ac deinde fynanchicos
inungentes, et in totum quicunque in gutture ac columella
confiftunt cum tumoribus affectus. Utuntur et ad acuen-

360 ΓΑΛΗΝΟΥ ΠΕΡΙ ΤΗΣ ΤΩΝ ΑΠΛΩΝ ΦΑΡΜ. ΚΡΑΣ.

Ed. Chart. XIII. [311. 312.]   Ed. Baf. II. (149.)
δερκίαν τῇ τέφρᾳ ταύτῃ. σκελετεύοντες δὲ αὐτὰς ἄλλοι δι-
δόασι πίνειν δραχμῆς πλῆθος.

[312] [λστ'. Περὶ τεττίγων.] Καὶ τοῖς τέττιξι δὲ ξη-
ροῖς χρῶνταί τινες ἐπὶ τῶν κωλικῶν διαθέσεων, μετὰ πεπέ-
ρεως ἴσων τὸν ἀριθμὸν κόκκων, καὶ διδόασιν ἢ τρεῖς ἢ πέντε
ἢ ἑπτὰ, κατά τε τὰ διαλείμματα καὶ τοὺς παροξυσμούς.
ὀπτῶντες δ' αὐτοὺς ἄλλοι διδόασιν ἐσθίειν τοῖς πεπονθόσι
κύστιν.

[λζ'. Περὶ κορύδων.] Ὅ γε μὴν κόρυδος τὸ πτηνὸν ζῶον
τουτὶ τὸ μικρὸν, ὃ καὶ κατὰ τὰς ὁδοὺς πολλάκις ὁρῶμεν,
ἑψόμενον ἐν τῷ ζωμῷ τοὺς κωλικοὺς ὠφελεῖ. χρὴ δὲ συνε-
χῶς καὶ πολλάκις ἐσθίειν αὐτὸ μετὰ τοῦ ζωμοῦ. ἔχει δὲ ἐπὶ
τῆς κεφαλῆς τοῦτο τὸ ζῶον ὥσπερ τινὰ λόφον ἐκ τῶν τρι-
χῶν αὐτοφυῆ, δι' ὃν καὶ ὁ μῦθος ὃν Ἀριστοφάνης ὁ κω-
μικὸς ἔγραψεν ἐπλάσθη. λέγει δὲ περὶ αὐτοῦ τόνδε τὸν τρό-
πον· ἀμαθὴς γὰρ ἔφυς καὶ πολυπράγμων, οὐδ' Αἴσωπον
μεμάθηκας, ὃς ἔφασκε λέγων κόρυδον πρώτην πάντων ὀρνί-
θων γενέσθαι, πρότερον τῆς γῆς, κἄπειτα νόσῳ τὸν πατέρα
αὐτῆς ἀποθνήσκειν, γῆν δ' οὐκ εἶναι, αὐτὸν δὲ προκεῖσθαι

dum vifum hoc cinere nonnulli. At aliis eas arefactas
drachmae pondere bibendas exhibent.

[36. *De cicadis.*] Sed et cicadis ficcis quidam utun-
tur ad colicos affectus cum paribus numero piperis granis,
dantque aut tres aut quinque aut feptem, per intermiffio-
nem videlicet et per ipfos etiam paroxyfmos. Porro alii
affas edendas offerunt, quibus affecta vefica eft.

[37. *De galeritis, alaudis.*] Galerita tamen avis illa
pufilla obiter nobis plerumque obvia, in jure elixa colicos
adjuvat. Verum affidue eam edere fimul cum jure neceffe
eft. Habet vero hoc animal in capite velut galerum ex pilis
fponte enatum, cujus occafione efficta eft quae apud Ari-
ftophanem comicum legitur fabula. Is enim inquit hunc in
modum: imperitus es nec curiofus et nec Aefopum quidem
didicifti, qui ait galeritam primam volucrum fuiffe, etiam
ante terram, inde patrem morbo defunctum, quum humus
nondum effet enata, dies quidem quinque jacuiffe, at hanc

Ed. Chart. XIII. [312.]　　　　　　Ed. Baf. II. (149.)

πεμπταῖον, τὴν δ᾽ ἀπορ   πατέρα
αὐτῆς ἐν τῇ κεφαλῇ κατορύξαι. τοῦτο δέ φασι καὶ τὸν Θεό-
κριτον αἰνίττεσθαι λέγοντα,

Οὐδ᾽ ἐπιτυμβίδιαι κορυδαλλίδες ἠλαίνοντι.

δηλοῦν γὰρ αὐτὸν τὰς τὸν τύμβον ἐπὶ τῆς κεφαλῆς ἐχού-
σας. προσέθηκα δὲ ταῦτα τῷ λόγῳ, διὰ τὸ βούλεσθαι σα-
φῶς δηλῶσαι τὸ ζῷον τὸν κόρυδον, ὁποίαν τινὰ τὴν ἐπὶ
τῆς κεφαλῆς ἀνάστασιν ἔχει τῶν τριχῶν, ἐπειδὴ τῆς ὠφε-
λείας αὐτοῦ πρὸς τοὺς κωλικοὺς ἐπειράθην, καὶ βούλομαι
καλῶς γνωρίσαι τοῖς οὐκ εἰδόσιν αὐτὸ, ἐπειδὴ τοῖς πυργή-
τοις ὀνομαζομένοις ἔοικεν, ἀλλὰ τῷ τε λόφῳ διακρίνεται καὶ
βραχύ τι μείζων ἐστὶν αὐτοῦ. καὶ γάρ τοι καὶ ἡ κορυδαλὶς
καλουμένη βοτάνη καὶ αὐτοῖς κωλικοῖς ἁρμόττει. καί σοι καὶ
τοῦτο κατὰ τὸ πάρεργον ἐγνώσθω.

[λη΄. Περὶ ἀλεκτορίδων.] Ὅ γε μὴν τῶν ἀλεκτορίδων
ἁπλοῦς ζωμὸς ἐπικεραστικῆς ἐστι δυνάμεως, ὥσπερ ὁ τῶν
παλαιῶν ἀλεκτρυόνων ὑπακτικῆς. ἕψειν δὲ αὐτοὺς χρὴ μεθ᾽
ἁλῶν ἐπὶ πλεῖστον. ἀλλὰ τούτων μὲν αὐτοὶ πεῖραν ἔχομεν.

prae inopia melioris confilii in capite tandem patrem fuum
defodiſſe. Hoc quoque ajunt obfcure licet defignaſſe tamen
Theocritum,

Nec galeritae fepulchrum in capite ferentes, vagantur.

nempe indicare illum eas, quae in capite fepulchrum ge-
rant. Annexui autem huic ifta fermoni, quo plane et clare
hoc animal, nempe galeritam fignificare quos ferat in capite
pilos erectos, quandoquidem expertus fum ejus adverfus
colicos utilitatem, velimque qui ipfum non norunt, iis bene
aperteque monftratum. Etenim aviculis pyrgitis ac tro-
glytis appellatis affimilis eft. Difcernitur autem tum quia
galeram habet tum quia paulo major exiftit. Nam et ipfa
corydalis appellata herba colicis convenit. Et hoc quoque
tibi obiter fit notatum.

[38. *De gallinis.*] At gallinarum jus fimplex retinendi
vim poffidet, uti gallorum fubducendi. Coquendi autem funt
cum fale prolixiffime. Sed horum ipfi fecimus periculum.

[λθʹ. Περὶ γαλῆς.] Γαλῆν δὲ οὐδέποτε ἐκαύσαμεν, ἐφ᾽
ἧς γεγράφασι τὴν τέφραν καταχριομένην μετ᾽ ὄξους ὠφελεῖν
ποδαγρικούς τε καὶ ἀρθριτικούς, ὡς ἱκανῶς διαφορεῖν πε-
φυκυῖαν, σκελετευθεῖσαν δὲ πινομένην ἐπιλήπτους, κατὰ τὴν
αὐτὴν δηλονότι δύναμιν. ἔνιοι δὲ καὶ πάντως ἀλεξιφάρμακον
εἶναι θηρίου, καὶ μάλιστα τὴν κοιλίαν αὐτῆς.

[μʹ. Περὶ κεκαυμένων βατράχων.] Τῶν γε μὴν κεκαυ-
μένων βατράχων τὴν τέφραν αἱμοῤῥαγίας ἴαμά φασιν ὑπάρ-
χειν ἐπιπαττομένην, ἀλωπεκίας δὲ ἰᾶσθαι μετὰ πίττης ὑγρᾶς.

[μαʹ. Περὶ ἱπποκάμπου.] Καὶ τὸν ἱππόκαμπον δὲ τὸ
θαλάττιον ζῶον ὅλον καυθὲν ἔγραψάν τινες ἀλωπεκίας ὠφε-
λεῖν, καὶ αὐτὸ δηλονότι ξηραντικῆς τε καὶ λεπτομεροῦς δυ-
νάμεως ὑπάρχειν ἢ τὴν τέφραν αὐτοῦ. μιγνύουσι δ᾽ αὐτὴν
τινὲς μὲν ἀμαρακίνῳ μύρῳ, τινὲς δ᾽ ὑγρᾷ πίττῃ, τινὲς δὲ
παλαιῷ στέατι ὑός.

[313] [μβʹ. Περὶ ταριχηρῶν τελλινῶν.] Καὶ τὰς τα-
ριχηρὰς δὲ τελλίνας καυθείσας καυστικὴν ἐργάζεσθαι τέφραν
εἰς τοσοῦτόν φασιν, ὥστε μετὰ κεδρίας μιγνυμένην αὐτήν,

[39. *De muſtela.*] Muſtelam nunquam combuſſimus.
De qua ſcriptum legitur, cinerem quidem ejus cum aceto
illitum podagricos arthriticosque juvare, tanquam vehemen-
ter valeat digerere, ipſam vero areſactam ac potam pro-
deſſe comitialibus, eadem nimirum illa facultate. Porro
quidam etiam plane omnis ferae alaxipharmacum eam aſſe
referunt, et maxime eius ventrem.

[40. *De ranis uſtis.*] At ranarum uſtarum cinerem
ſanguinis eruptioni mederi referunt inſperſum: ceterum
cum liquida pice ſanare alopecias.

[41. *De hippocampo.*] Et hippocampum, animal illud
marinum, ſi totum uſſeris, alopeciis prodeſſe proditum a
quibusdam eſt, ipſumque videlicet deſiccantis eſſe ſacultatis
extenuantisque, aut certe ejus cinerem, quem quidam un-
guento amaracino commiſcent, quidam pici liquidae, alii
veteri adipi ſuillo.

[42. *De tellinis ſalſis.*] Et ſalſas tellinas uſtas adeo
urentem efficere cinerem ajunt, ut is cum cedria evulſos

ὅταν ἐκ τῶν ῥιζῶν ἐξέλωμεν τὰς τρίχας τῶν βλεφάρων, ἐν-
σταζομένην τῷ χωρίῳ κωλύειν αὖθις αὐτὰς ἀναφύεσθαι.
Περὶ γῆς ἐντέρων. Χωρὶς δὲ καύσεως ἢ ἑψήσεως ὅλων τῶν
ζώων ἐπιτιθεμένων τοῖς πεπονθόσι μορίοις ἢ εἴσω τοῦ σώ-
ματος λαμβανομένων ἐπειράθησαν, ἢ ὡς πεπειραμένοι γεγρά-
φασιν ἔνιοι τῶν ἰατρῶν γῆς μὲν ἔντερα λειωθέντα, νεύ-
ροις διῃρημένοις ἐπιτιθέμενα, παραχρῆμα θαυμαστῶς ὀνινά-
ναι, τὰ δ᾽ αὐτὰ ταῦτα πάντα σὺν γλυκεῖ πινόμενα φάρ-
μακον οὐρητικὸν εἶναι.

[μγ. Περὶ κόρεων.] Γεγράφασι δὲ καὶ περὶ κόρεων,
ὡς εἰ μετ᾽ ὄξους ποθεῖεν, ἐκβαλλόντων βδέλλας καταπεπο-
μένας. ἀλλ᾽ ἡμεῖς γε διὰ σκορόδων ἐδωδῆς ἐκβάλλοντες αὐ-
τὰς ἀεὶ κόρεων οὐκ ἐδεήθημεν.

[μδ. Περὶ κανθαρίδων.] Κανθαρίδων γε μὴν ἱκανὴν
πεῖραν ἔχομεν ἐπὶ τῶν ψωρωδῶν ὀνύχων, οἷς ἐπιτιθέμεναι
μετὰ τῶν ἐπιτηδείων κηρωτῶν ἢ ἐμπλαστῶν φαρμάκων ἐξά-
γουσιν αὐτούς, ὡς ἐκπίπτειν ὅλους. ἐμίξαμεν δὲ καὶ ταῖς
πρὸς ψώρας καὶ λέπρας ἁρμοζούσαις δυνάμεσι καί τισι τῶν

radicitus ex palpebris pilos inſtillatus in locum renaſci
prohibeat. *De lumbricis terrae.* Porro citra uſtionem
aut lixationem totorum animalium in partes affectas im-
poſitorum aut intro in corpus ſumptorum, quidam medi-
corum fecere periculum aut ceu fecerint periculum ita ſcri-
bunt, terrae quidem inteſtina contrita nervisque diviſa
impoſita protinus mirum in modum prodeſſe, atque haec
ipſa quoque cum mulſa pota medicamentum eſſe moven-
dae urinae idoneum.

[43. *De cimicibus.*] Sed et de cimicibus quibusdam
traditum eſt, quod ſi cum aceto bibantur hirudines abſor-
ptas ejiciant; at nobis, quum eas perpetuo alliorum eſu
ejecerimus, haud opus fuit cimicibus.

[44. *De cantharidibus.*] Veruntamen ſufficientem ha-
bemus de cantharidibus experientiam, quod in ungues pſo-
rodeis idoneis ceratis, aut emplaſtris impoſitae ſic illos edu-
cunt ut toti cadant. Miſcuimus eas etiam facultatibus pſo-
ris et lepris congruentibus nec non quibusdam putrefactis,

σηπτῶν, ἐνίοτε δὲ καὶ τῶν τοὺς καλουμένους ἥλους ἐκβαλ-
λόντων. εἰς δέ τις τῶν ἡμετέρων διδασκάλων ἐνέβαλλεν αὐ-
τῶν ὀλίγον εἰς οὐρητικὸν φάρμακον. ἔνιοι δὲ μόνα τὰ πτερὰ
καὶ τοὺς (ı5ο) πόδας ἐμβάλλουσιν, ἃ δὴ καὶ ἀλεξητήριά
φασιν εἶναι τοῖς τὰ σώματα πιοῦσιν αὐτῶν. ἔνιοι δὲ ἔμπα-
λιν, ἡμεῖς δὲ ὅλας ἐμβάλλομεν. ἐπιτηδειότεραι δ᾽ εἰσὶ πρὸς
ἅπερ ἔφην λέγων πεπειράσθαι τῶν κανθαρίδων ἐκ τῶν πυ-
ρῶν ὅσαι μηλίνας ἐγκαρσίας ζώνας ἔχουσιν ἐν τοῖς πτεροῖς,
καὶ μᾶλλον, ἐὰν ἐμβαλὼν αὐτὰς εἰς ἀγγεῖον καινὸν κερά-
μιον, εἶτα περιτιθεὶς τῷ στόματι τοῦ ἀγγείου τῶν ἀραιῶν
ὀθονίων τι κρατῇς οὕτω τὸ ἀγγεῖον, ὡς ἐστράφθαι τὴν
ὀθόνην κάτω, δεχομένην τὸν ἀναφερόμενον ἀτμὸν τοῦ ὄξους
ἄχρις ἂν ἀποθάνωσιν αἱ κανθαρίδες.

[μέ. Περὶ βουπρήστεως.] Οὕτω δὲ καὶ τὰς βουπρή-
στεις ἀποτίθεσθαι προσῆκεν. εἰσὶ δὲ καὶ αὗται γένος τι ζώου,
παραπλήσιον κανθαρίσι κατὰ τὴν ἰδέαν καὶ τὴν δύναμιν.

[μστ΄. Περὶ πιτυοκάμπης.] Καὶ μὴν καὶ ἐπὶ ταῖς
πίτυσι κάμπαι, καλούμεναι δὲ εἰκότως πιτυοκάμπαι, τοιαύ-
της εἰσὶ δυνάμεως.

atque interim etiam iis quae clavos quos vocant ejiciunt.
Porro praeceptorum meorum quidam earum paulum quid-
dam in medicamenta urinam moventia folebat injicere. At
quidam folas alas et pedes injiciunt, quae ajunt eſſe ale-
xeteria iis qui corpora ipforum bibiſſent, alii contra, at
nos totas indimus.   Caeterum aptiores funt ad ea quae
expertum me dixi eae cantharides, quae inventae in fru-
mento lutea transverfim in alis cingula obtinent, potiſſi-
mum fi injiciantur in vas novum fictile, cujus ori linteum
obductum fit rarum, itaque illud invertas ut linteum ha-
litum ab aceto fubtus pofito excipiat, donec emoriantur
ipfae cantharides.

[45. De bupreſtidibus.]   Sic bupresteis quoque repo-
nere expedit. Sunt autem et ipfae animalis quoddam ge-
nus cantharidibus tum fpecie tum viribus affimile.

[46. De pityocampe.] Quin et erucae quae in piceis nafcun-
tur merito fane nuncupatae pityocampae hujus funt facultatis.

Ed. Chart. XIII. [313. 314.]   Ed. Baf. II. (150.)

[μζ'. Περὶ σαλαμάνδρας.] Καὶ τῆς σαλαμάνδρας δὲ
καυθείσης τὴν τέφραν ἔνιοι μιγνύουσι σηπταῖς τε καὶ λε-
πρικαῖς καὶ ψωρικαῖς δυνάμεσι.

[314] [μή'. Περὶ νάρκης.] Καὶ τὴν νάρκην δ᾽ ὅλην,
λέγω δὲ δηλονότι τὸ θαλάττιον ζῶον, ἔγραψαν ἔνιοι κεφα-
λαλγίας ἰᾶσθαι προσφερομένην τῇ κεφαλῇ καὶ τὴν ἐξεστραμ-
μένην ἕδραν ἐντρέπειν. ἀλλ᾽ ἐγὼ πειραθεὶς ἀμφοῖν οὐδέτε-
ρον ἐργαζομένην εὗρον. ἐννοήσας οὖν αὐτὴν ἔτι ζῶσαν προσ-
τιθέναι τινὶ κεφαλὴν ὀδυνωμένῳ, δύνασθαι γὰρ ἀνώδυνον
εἶναι φάρμακον, ὁμοίως τοῖς ἄλλοις ὅσα ναρκοῖ τὴν αἴσθη-
σιν εὗρον οὕτως ἔχειν. οἶμαι δὲ καὶ τὸν πρῶτον χρησάμε-
νον ἔκ τινος τοιαύτης ἐπινοίας ὁρμηθέντα χρῆσθαι.

[μθ'. Περὶ δράκοντος θαλαττίου καὶ τρίγλης.] Ζῶντα
δ᾽ ἀναπτυχθέντα καὶ παραχρῆμα προσενεχθέντα τοῖς πεπον-
θόσι μορίοις ὠφελεῖν ἔγραψαν ζῶα ταυτὶ, δράκοντα μὲν θα-
λάττιον ἐπὶ τῆς ἰδίας πληγῆς ἐπιτιθέμενον, ὡσαύτως δὲ καὶ
τρίγλην ἐπὶ τὴν τοῦ δράκοντος, μῦς δὲ τοὺς κατ᾽ οἶκον ἐπὶ
τὴν τοῦ σκορπίου, καθάπερ καὶ τὴν σαῦραν, μυγαλὴν δ᾽ ἐπὶ

[47. De falamandra.] Et falamandrae combustae
cinerem quidam septicis et lepricis psoricisque miscent
facultatibus.

[48. De torpedine.] Sed et torpedinem totam, dico
autem animal marinum, capitis dolores sanare capiti admo-
tam sedemque eversam coercere a quibusdam est proditum.
Verum ego quum utrumque essem expertus, neutrum ve-
rum comperi. Eam igitur cum cogitassem vivam esse ap-
plicandam, cui caput doleret, posse enim fieri ut hoc me-
dicamentum anodynon esset, ac dolore liberaret similiter
ut alia quae sensum obstupefaciunt, ita habere comperi.
Putoque eum, qui primus est usus tali quapiam motum
ratione experiri aggressum.

[49. De dracone marino et trigle.] Vivas etiamnum
hasce animantes apertas et protinus partibus affectis appo-
sitas prodesse scripserunt, nempe draconem marinum in
suum ipsius ictum impositum, similiter et triglam in dra-
conis, mures domesticos in ictum scorpii, velut et sauram.

τὴν ἑαυτῆς καὶ σαύραν τὴν Χαλκιδικήν, ἥν καὶ δι᾽ οἴνου
ποτίζουσιν, ὡς θεραπεύουσαν τὸ ἑαυτῆς δῆγμα. καὶ σκορ-
πίον δὲ τὴν ἑαυτοῦ πληγὴν ἐκθεραπεύειν ἐπιτιθέμενον λεῖον·
ὡσαύτως δὲ καὶ ὀπτὸν ἐσθιόμενον. ἁρμόττειν δ᾽ αὐτόν φασι
καὶ τοῖς ὑπ᾽ ἐχίδνης δηχθεῖσιν, ἀσκαλαβώτην δὲ τοῖς ὑπὸ
σκορπίου. λέγουσι δὲ κἂν τοῖς κατ᾽ Αἴγυπτον χωρίοις σκε-
λετευθέντα τὸν καλούμενον ἀσείρακον τοῖς ὑπὸ σκορπίου πλη-
γεῖσι δίδοσθαι καὶ τὸ καλούμενον κύβιον ἐπὶ κυνὸς δήγμα-
τος ὠφελίμως παραλαμβάνεσθαι κατὰ τοῦ τραύματος ἐπι-
τιθέμενον, ἄλλα τε πολλὰ τοιαῦτα, περὶ ὧν ἐπιπλέον ἐροῦ-
μεν ἐν τοῖς κατὰ ἰδιότητα τῆς ὅλης οὐσίας ἐνεργοῦσιν. ἐν
ἐλαίῳ δ᾽ ἑψηθέντων ὅλων ζώων ἐχρήσαντο τῷ ἐλαίῳ τι-
νὲς τῶν καθ᾽ ἡμᾶς ἰατρῶν. ἔνιοι δὲ τῶν ἔμπροσθεν, ἕνεκα
μὲν ψιλώσεως τριχῶν πιτυοκάμπαις τε καὶ ταῖς θαλαττίαις
ἀκαλήφαις καὶ λαγωῷ τῷ θαλαττίῳ καὶ σκολοπένδρᾳ τῇ
θαλαττίᾳ· πρὸς ὠταλγίαν δὲ σίλφαις ἐνεψηθείσαις τῷ ἐλαίῳ
καὶ τοῖς καλουμένοις ὀνίσκοις. ἔστι δὲ ζῶα σφαιρούμενα κατὰ
τὴν εἰς ἑαυτὸν σύνοδον, ἅπερ ὀνομάζουσί τινες τῶν παρ᾽ ἡμῖν

Mygalen in fuum ipfius et fauram Chalcidicam, quam et
ex vino bibendam praebent, tanquam fuum ipfius morfum
fanet. Porro fcorpium ipfius ictum curare, fi tritus im-
ponatur, fimiliter fi affus edatur. Congruere autem ajunt
et iis, qui a vipera funt morfi, afcalabota vero iis qui a
fcorpio. Referunt autem et in Aegypti regionibus arefa-
ctum afiracum quem vocant exhiberi iis, qui a fcorpio
percuffi funt, et vocatum cybium utiliter vulneri a cane
inflicto imponi multaque ejusmodi, de quibus copiofius dif-
feremus, ubi tractabitur de iis quae proprietate fubftan-
tiae quid agunt. Caeterum in oleo lixis totis animalibus
ipfo oleo utebantur noftratium medicorum quidam, fed et
fuperiorum nonnulli ad depilationem nempe pityocampis
et urticis marinis, lepore marino, fcolopendro marino; ad
aurium vero dolorem filphis in oleo coctis et iis quos vo-
cant multipedas. Ea enim animalia in globum fefe con-
trahunt, vocantque ea apud nos quidam fabas, quandoqui-

κυάμους, ἐπειδὴ παραπλήσιοι τοῖς ἐδωδίμοις κυάμοις εἰσὶν,
ὅταν ἑαυτοὺς σφαιρώσωσι φαιοὶ κατὰ τὴν χρόαν ὄντες. ἐπὶ
δὲ τῆς ἀγροικίας ἔστιν ἰδεῖν πλείστους τούτους γεννωμένους
ὑπὸ ταῖς ὑδρίαις, αἷς ἀπὸ τῶν κρηνῶν κομίζουσι τὸ ὕδωρ
οἱ ἀγροῖκοι, κατατίθενται δ᾽ αὐτὰς πλησίον τῆς ἑστίας, καί
τινας τῶν κατὰ ἀγρὸν ἰατρευόντων εἶδον ἀεὶ χρωμένους τῷ
ἐξ αὐτῶν ἐλαίῳ πρὸς τὰ τῶν ὤτων ἀλγήματα πάντα, μὴ
διοριζομένους κατὰ τίνα γέγονε διάθεσιν· ὅθεν εἰκότως ἐνίοτε
μὲν ἐπιτυγχάνουσιν, ἐνίοτε δὲ καὶ βλάπτουσι. καὶ τί θαυμα-
στὸν, ὅπου καὶ τῶν ἐνδόξων ἰατρῶν ἔνιοι χωρὶς διορισμοῦ
περὶ τῶν τοιούτων ἔγραψαν; τοιαῦτα γοῦν ἐστι καὶ τὰ τῶν
εὐπορίστων φαρμάκων Ἀπολλωνίου βιβλία. οὗτος τοίνυν καὶ
τὰ τῆς γῆς ἔντερα γέγραφεν ἐν ἐλαίῳ καθεψηθέντα τῶν
ὤτων ἀλγήματα πραΰνειν, ἔνιοι δὲ στέατι χηνὸς ἀξιοῦσι
μίξαντας οὕτω χρῆσθαι.

[315] [ν΄. Περὶ ἀλωπέκων καὶ ὑαινῶν.] Περὶ δὲ τῶν
ὅλων ἐν ἐλαίῳ καθεψομένων ἀλωπέκων, οὕτως γάρ τινες
ἀρθριτικοὺς θεραπεύουσιν, οἱ μὲν ζώσας ἐμβάλλοντες μεγίστῳ
λέβητι τὰς ἀλώπεκας, οἱ δὲ καὶ τεθνεώσας, ἀναγκαῖον εἰπεῖν

dem efculentis fabis funt perfimilia, ubi fefe videlicet in
globum convolverint colore fufco. Porro in agro complu-
res videre eft natos fub fitulis, quibus a fontibus ruftici
aquam comportant, deponuntque eas juxta focum. Vidique
quosdam ex eis qui medicinam in agro exercebant affidue
oleo ex illis compofito ad univerfos aurium dolores uti,
non difcernentes affectum unde oriretur. Itaque non abs
re evenit ut interim effequerentur, interim lae-
derent. Et quid mirum, quando et infignes quidam medici
de iis citra diftinctionem fcripfere? tales funt Apollonii
libri de facile parabilibus. Atque hic fane etiam fcripfit
vermes terrae in oleo coctos aurium dolores mitigare, fed
alii cenfent admixto adipe anferino fic demum utendum.

[50. *De vulpe et hyena.*] Caeterum de vulpibus,
quae totae oleo coquuntur, nam fic quidam curant arthri-
ticos, partim vivas vulpes in lebetem ingentem injicien-
tes partim etiam mortuas, fufius dicere mihi neceffe eft,

368 ΓΑΛΗΝΟΥ ΠΕΡΙ ΤΗΣ ΤΩΝ ΑΠΛΩΝ ΦΑΡΜ. ΚΡΑΣ.

Ed. Chart. XIII. [315.]   Ed. Baf. II. (150.)

ἐπιπλέον, ἐπειδὴ πολλοὺς ἔδοξαν κατ᾽ ἀρχὰς μὲν ἀπηλλα
χέναι τοῦ πάθους, οὐ μετὰ πολὺν δὲ χρόνον ὠφελ' κέναι
μόνον. ἐπανῆλθε γὰρ αὐτοῖς τὸ πάθος, οὐ μὴν οὕτω γε
σφοδρὸν ὡς ἔμπροσθεν ἦν. ἔστι δὴ τὸ κατὰ τὰς ἀλώπεκας
οὐδέν τι διαφορητικώτερον τοῦ κατὰ τὴν ὕαιναν, ἧς ὁμοίως
ἑψομένης ἐν ἐλαίῳ διαφορητικώτατον γίνεται τοὔλαιον. εἴρη
ται δὲ πολλάκις ὡς τοῖς τοιούτοις φαρμάκοις ὑπάρχει τὰ
διὰ βάθους ἐν τῷ σώματι περιεχόμενα πρὸς τὴν ἐπιφάνειαν
ἕλκειν καὶ κατὰ τοῦτο τὰς ὀδύνας ἐνίοτε παύειν. οὐ γὰρ
δὴ διὰ παντός γε τοῦτ᾽ αὐτοῖς ἕπεται μόνον, ἐκείνων τῶν
ὀδυνῶν παυομένων ὑπὸ τῶν τοιούτων φαρμάκων, ἐφ᾽ ὧν
ἐν τῷ βάθει περιέχεται χυμὸς ὀδύνης ποιητικὸς, ἢ διὰ τὸ
πάχος τῆς οὐσίας ἢ διὰ ψύξιν ἢ δριμύτητα σφοδρὰν ἢ καὶ
πνεῦμα φυσῶδες, οὐκ ἔχον διέξοδον. οἱ τοίνυν ταῖς ἀλώπεξι
χρώμενοι καὶ αὐτοὶ διαφορητικὸν εἰργάζοντο τοὔλαιον, εἶτα
πυέλους αὐτῷ πληροῦντες ἐνεβίβαζον αὐταῖς ὅλους τοὺς
ἀρθριτικοὺς, ἐνδιατρίβειν χρόνῳ συχνῷ κελεύοντες, ἐκ τούτου

quandoquidem plerosque vifae funt principio plane morbo
hoc liberaffe, verum poft multum temporis non ita profuiffe: fiquidem illos malum repetiit, quamquam non ita
vehemens quam antea.   Sane oleum in quo cocta vulpes
eft non eft potentioris in digerendo facultatis quam in
quo hyaena, quae fi fimiliter in oleo lixetur, redditur oleum
longe potentiffimae in digerendo facultatis. Porro frequenter dictum eft talibus medicamentis ineffe potentiam eorum,
quae in alto continentur corpore, in extimam cutem extrahendi, ac eo nomine quandoque fedandi dolores, non
enim perpetuo hoc ad ea fequitur, quum ii duntaxat dolores ab ejusmodi medicamentis fedentur, quorum caufa eft
humor in alto contentus, dolorem ciens aut fubftantiae
craffitie aut refrigeratione aut vehementi acrimonia, aut
etiam fpiritus flatuofus exitum non habens. Itaque qui utuntur vulpibus et ipfi oleum digeftivum efficiunt, atque inde
impletis eo alveolis totos arthriticos in eos imponunt
multo ibi tempore immorari praecipientes. Verum ex hoc

ΚΑΙ ΔΥΝΑΜΕΩΣ ΒΙΒΛΙΟΝ Δ. 369

Ed. Chart. XIII. [315.]   Ed. Lind. II. (150. 151.)
τε συνέβαινεν οὐ μόνον τοὺς περὶ τοῖς ἄρθροις ὄγκους
αὐτῶν, ἀλλὰ καὶ τὸ σύμπαν σῶμα κενοῦσθαι. πληθωρικῶς
οὖν ὅλου τοῦ σώματος αὐτοῖς προδιακειμένου θαυμαστὸν
οὐδὲν ἦν ὠφέλειαν τῇ κενώσει γενέσθαι, μηδενὸς μὴν ἐπιρ-
ρέοντος τοῖς πεπονθόσι μέρεσι διὰ τὸ κενοῦσθαι τὸ σύμ-
παν σῶμα, τῶν ἐν αὐτοῖς περιεχομένων χυμῶν διαφορου-
μένων. ὥσπερ δ᾽ ἔμπροσθεν ἀπαθοῦς ὄντος αὐτοῖς τοῦ σώ-
ματος ἡ μοχθηρὰ δίαιτα τὸ πάθος εἰργάσατο, κατὰ τὸν
αὐτὸν τρόπον ἢ καὶ μᾶλλον ἔτι διὰ τῆς ὁμοίας διαίτης εἰ-
κὸς ἦν αὖθις αὐτοὺς ὡσαύτως διατεθήσεσθαι τοῖς πεπονη-
κόσιν ἄρθροις.

Κεφ. β'. [α'. Περὶ τῶν ἐν θαλάττῃ καὶ ἁλμυροῖς
ὕδασι γεννωμένων.] Μόνα ταῦτα ἔτι λείποντα τῇ συμπάσῃ
πραγματείᾳ καιρὸν ἐπιτήδειον ἔχει τόνδε. τὰ μὲν γὰρ ἐν
θαλάττῃ (151) τε καὶ ὕδατι γεννώμενα ζῶα κατὰ τὸν ἔμπρο-
σθεν εἴρηται λόγον περὶ τῶν ζώων. ὅσα δὲ γεννᾶται μὲν
ἐν ὕδασιν ἢ ἐξ ὑδάτων, οὐκ ἔστι δὲ ταῦτα ζῶα, νῦν εἰ-
ρήσεται.

fit ut non tantum qui circa articulos funt tumores evacuen-
tur, fed etiam univerfum corpus. Itaque ubi corpus illis
antea plenitudine affectum fuerit, mirum non eft per eva-
cuationem confecutum commodum, nempe quum nihil etiam
in affectas partes influat, quia corpus univerfum jam eva-
cuatum eft et qui continebantur humores exhalarunt. Cae-
terum quemadmodum antea, quum corpus noxa vacaret,
prava victus ratio morbum invexit, eundem in modum aut
etiam amplius a fimili diaeta par eft rurfum illos fimiliter
afficiendos in articulis quibus jam laboraverunt.

Cap. II. [1. De iis quae mari et aquis falfis prove-
niunt.] Sola haec in toto opere reliqua hoc habent nunc
tempus opportunum. Nam quae in mari et aqua nafcuntur
animalia fuperiori fermone expofita funt, ubi videlicet age-
batur de animalibus, at quae in aquis quidem aut ex aquis
nafcuntur, nec funt animalia, ea nunc exponentur.

[β΄. Περὶ ἀδαρκίου.] Ἀδάρκιον, ἔνιοι δὲ ἀῤῥενικῶς
ἄδαρκον, ἄλλοι δὲ θηλυκῶς ἀδάρκην καλοῦσι κατὰ μὲν τὴν
οὐσίαν οἷος ἀφρός τίς ἐστι πεπηγώς, ὕδατος ἁλμυροῦ πε-
ριπηγνύμενος φορυτῷ τε καὶ καλάμοις. δριμύτατον δ᾽ ἐστὶ
καὶ θερμαντικώτατον τοῦτο, διὸ καὶ καθ᾽ αὑτὸ μὲν ἄχρη-
στόν ἐστι, μίγνυται δὲ τοῖς ἀμβλύνουσι τὴν δύναμιν αὐτοῦ
καὶ οὕτω γίγνεται πολύχρηστον ἐπὶ τῶν θερμανθῆναι δεο-
μένων διαθέσεων ἔξωθεν προσαγόμενον. εἴσω γὰρ τοῦ σώ-
ματος οὐχ οἷόν τε λαβεῖν αὐτὸ διὰ τὸ σφοδρὸν τῆς δυνάμεως.

[γ΄. Περὶ ἀλκυονίων.] Ἀλκυόνια ῥύπτει μὲν ἅπαντα
καὶ διαφορεῖ, δριμεῖαν ἔχοντα ποιότητα καὶ θερμὴν δύνα-
μιν, ἀλλὰ τὸ μᾶλλόν τε [316] καὶ ἧττον ἐν αὐτοῖς ἐστιν
οὐκ ὀλίγον, ἔν τε τούτοις αὐτοῖς οἷς εἴρηκα καὶ προσέτι
κατὰ τὸ λεπτομερὲς τῆς ὅλης οὐσίας. ἔστι δ᾽ αὐτῶν ἓν μὲν
πυκνὸν καὶ βαρὺ καὶ μοχθηρὸν κατὰ τὴν ὀσμήν, ὄζει γὰρ
ἰχθύων σαπρῶν, ἐοικὸς κατὰ σχῆμα σπόγγῳ. δεύτερον δ᾽
ἄλλο προμηκέστερον τῷ σχήματι κοῦφον καὶ ἀραιὸν, ὀσμὴν
φυκίοις ὁμοίαν ἔχον. ἄλλο δὲ τρίτον σκώληκι μέν ἐστι τὸ

[2. De adurcio.] Adarcion, quidam vero mafculine
efferunt adarcon, alii foeminine adarcen appellitant, effentia
quidem fua velut fpuma eft aquae falfae concreta, circum
arundines et farragines concrefcens. Acerrimum hoc eft
medicamentum fimulque calidiſſimum, proinde et per fe
inutile eft, verum commifceri folet iis quae vini ejus retun-
dunt, ſicque fit multo utiliſſimum in iis affectibus qui cale-
fieri poftulant, idque foris impofitum, nam intro in corpus
ipfum fumere eft impoſſibile, nimirum ob virium vehe-
mentiam.

[3. De alcyoniis.] Alcyonia omnia detergunt ac di-
gerunt, qualitatem habentia acrem et calidam facultatem,
verum magis et minus in ipfis non parum eft, in his ipfis
quae diximus fecundum partium effentiae totius tenuitatem.
Eft autem eorum unum denfum et grave odoris pravi, olet
enim pifces putridos, fpongiae figura fimile. Alterum vero
figura longiufcula, leve et rarum, odorem habens fimilem
phyciis. Aliud tertium vermi fimile eft figura, colore pur-

σχῆμα παραπλήσιον, πορφυρίζει δὲ τῇ χρόᾳ καὶ τῇ συστά-
σει μαλακόν ἐστιν. ὀνομάζουσι δ᾽ αὐτὸ Μιλήσιον. ἐφ᾽ οἷς
ἄλλο τέταρτον, ὁμοίως μὲν τῷ δευτέρῳ λελεγμένῳ κοῦφόν
τε καὶ ἀραιὸν, ἐοικὸς δὲ ἐρίοις οἰσυπηροῖς. τὸ δὲ πέμπτον
ἔξωθεν μὲν ἐπιφανείᾳ λείᾳ περιγράφεται, τὴν δ᾽ ἐντὸς οὐ-
σίαν ἔχει τραχεῖαν, οὐδεμίαν μὲν ἔχον ὀσμὴν, ἐν τῇ γεύσει
δὲ δριμὺ φαινόμενον· ἔστι γὰρ δήπου καὶ θερμότατον ἁπάν-
των τῶν ἀλκυονίων, ὡς τρίχας ἀποκάειν δύνασθαι. διὸ τῶν
μὲν πρώτων δύο λειχῆνας καὶ ἀλφοὺς καὶ μέντοι καὶ ψώ-
ρας καὶ λέπρας ὠφελούντων, ἔτι τε λαμπρυνόντων τὸ δέρμα
διὰ τὸ σύμμετρον τῆς δυνάμεως, δύναται ταὐτὸ ποιεῖν τουτὶ
τὸ ἔσχατον εἰρημένον. οὐ γὰρ ἀποῤῥύπτει μόνον ἐκεῖνα,
ὥσπερ τὴν ἔξωθεν ἐπιφάνειαν, ἀλλ᾽ ἀποδέρει τε καὶ ἐκ-
δέρει προσερχόμενον εἰς τὸ βάθος τοῦ δέρματος ὡς ἕλκη
ποιεῖν. τὸ δὲ τρίτον εἰρημένον ἁπάντων ἐστὶ λεπτομερέστα-
τον, διὸ καὶ καυθὲν ἀλωπεκίας ἰᾶται μετ᾽ οἴνου καταχριό-
μενον πυῤῥοῦ μὲν τὴν χρόαν, λεπτοῦ δὲ τῇ συστάσει. τὸ
τέταρτον δὲ τούτων ἐστὶν ὁμοειδὲς κατὰ τὴν δύναμιν, ἀσθε-
νέστερον δ᾽ οὐκ ὀλίγον.

pureo, confiftentia molli, vocant id Milefium. Poft quae
quartum fecundo quidem jam pofito fimiliter et leve et
rarum, verum lanis fuccidis fimile. Denique quintum ex-
tima fuperficie laevi circumfcribitur, caeterum interna fub-
ftantia afperum, nullius odoris, guftu tamen apparens acre,
et fane omnium alcyoniorum eft calidiffimum, adeo ut et
pilos urere poffit. Itaque quum duo prima lichenas, alphos,
pforas leprasque adjuvent, praeterea cutem fplendidiorem
competentia virium efficiant, idem praestare non poteft
hoc ultimo loco pofitum. Nec enim perinde ut illa cutem
duntaxat fummam extergit, fed etiam excoriat, usque in
profundum cutis penetrans ut etiam ulcera moliatur. Porro
quod tertio ordine recenfuimus omnium eft tenuiffimum.
Itaque uftum alopecias curat illitum cum vino, colore qui-
dem fulvo, tenui tamen effentia. Quartum autem ejusdem
cum hoc fpeciei vires obtinet, verum haud parum imbe-
cilliores.

[δ'. Περὶ ἁλῶν.] ῞Αλες τῆς αὐτῆς κατὰ γένος δυνά-
μεως οἵ τ᾽ ὀρυκτοὶ καὶ οἱ θαλάττιοι. διαφέρουσι δὲ τῷ μᾶλ-
λον πεπιλῆσθαι τὴν οὐσίαν τῶν ἐκ τῆς γῆς ἁλῶν, διὸ καὶ
τὸ παχυμερές τε καὶ στῦφον ἐν τούτοις μᾶλλόν ἐστιν. οἱ μὲν
οὖν θαλάττιοι τήκονται παραχρῆμα περιχυθέντος ὕδατος
αὐτοῖς, οἱ δ᾽ ἐκ τῆς γῆς οὐ πάσχουσι τοῦτο. τοῖς θαλατ-
τίοις δ᾽ ὁμοειδεῖς εἰσι καὶ οἱ κατὰ λίμνας τινὰς, ἐχούσας
ἁλμυρίδα, γεννώμενοι τοῦ θέρους, ἐξοπτωμένου τοῦ ὕδατος
ἐξ αὐτῶν, ὥσπερ καὶ οἱ Τραγάσιοι πλησίον Σμινθίου. συνί-
σταται γὰρ ἐνταῦθα πρὸς τῶν αὐτοφυῶν ὑδάτων θερμῶν
ἱκανῶς ὄντων ὕδωρ δαψιλὲς λιμνάζον οὐκ ἐν πολλῷ χω-
ρίῳ, καὶ τοῦτο τοῦ θέρους ὅλον ἐκδαπανᾶται ξηραινόμενον
ὑπὸ τοῦ ἡλίου, τοῦ τόπου δ᾽ ἁλμυρίδα σύμφυτον ἔχοντος,
τὸ ὑπολειπόμενον αὐτοῦ πᾶν ἅλες γίνονται, τὴν ἐπωνυμίαν
ἀπό τε τοῦ χωρίου καὶ τῶν ὑδάτων λαμβάνοντες. καὶ γὰρ
αὐτὰ τὰ αὐτοφυῆ κατ᾽ ἐκεῖνον τὸν τόπον ὕδατα Τραγά-
σια καλεῖται, ξηραντικωτάτης ὄντα δυνάμεως, καὶ χρῶνταί
γε πρὸς τοῦτ᾽ αὐτοῖς οἱ κατ᾽ ἐκεῖνον τὸν τόπον ἰατροί.

[5. *De fale.*]   Sal ejusdem genere facultatis eſt, ſive
foſſilis ſit ſive marinus, verum hoc differunt, quod ſalis ex
terra effoſſi ſubſtantia magis ſit compacta, ac proinde in hoc
major eſt partium craſſities et aſtringendi potentia. Itaque
marinus aſſuſa aqua protinus liqueſcit, at foſſili hoc non
evenit.   Porro ejusdem ſpeciei cum marino eſt qui in
ſtagnis quibusdam ſalſedinem habentibus naſcitur aeſtate
videlicet, aquis aeſtu ex iis aſſumptis, cujusmodi eſt Tragaſius,
non procul a Sminthio. Confluit enim illuc ante aquas ſpon-
taneas, quae admodum ſunt calidae, copioſa aqua ſtagnans
non amplo in loco, et ea aeſtate omnis abſumitur a ſole
videlicet arefacta.   Porro quoniam locus ipſe ſalſedinem
connatam continet, quod reliquum eſt omne, ſal eſt cogno-
minationem a loco pariter et aquis ſortitus.   Nam ſponta-
neae et ipſae illis in locis aquae Tragaſiae nuncupantur facul-
tate ſumme exiccatoria, et ſane qui in ea regione ſunt medici
ad hoc illas accommodant.   Porro dictum eſt et de Sodo-

ΚΑΙ ΔΥΝΑΜΕΩΣ ΒΙΒΛΙΟΝ Δ. 373

Ed. Chart. XIII. [316. 317.]   Ed. Baf. II. (151.)

λέλεκται δὲ καὶ περὶ τῶν Σοδομηνῶν τῶν ἐν τῇ νεκρᾷ θα-
λάσσῃ καλουμένῃ γεννωμένων ἐν τῷ τετάρτῳ γράμματι, καὶ
εἴ τις ἐκεῖνο τὸ βιβλίον ἀνέγνωκεν ἐπιμελῶς, ἀναμνήσεως αὐ-
τῷ μόνον δεήσει νῦν, ὥστε ῥηθείσης τῆς γευστῆς ποιότητος
αὐτὸν ἐπίστασθαι τὴν δύναμιν τοῦ φαρμάκου. τῆς οὖν ἁλυ-
κῆς ποιότητος διαφορούσης τε ἅμα καὶ συναγούσης τὴν
πλησιάζουσαν οὐσίαν, τὸ καλούμενον ἀφρόνιτρον ἐν τούτῳ
τὴν διαφορὰν ἔχει, καθόσον ἕνα μόνον ἐν τούτῳ τὸν ἐπι-
κρατοῦντα χυμὸν ἐναργῶς ἔστιν ἰδεῖν, ὃν ὀνομάζουσι πικρὸν,
διαφορητικὴν ἔχοντα δύναμιν, συνακτικὴν δ' οὐκ ἔχοντα,
καθάπερ οἱ ἅλες. οὗτοι γὰρ ὅσον μὲν ὑγρόν ἐστιν ἐν τοῖς
σώμασι, τοῦτο πᾶν ἐκβόσκονται· τὸ δ' ὑπόλοιπον τῆς στε-
ρεᾶς οὐσίας συνάγουσι τῇ στύψει, διὸ καὶ ταριχεύουσι [317]
καὶ ἄσηπτα φυλάσσουσι τὰ σώματα τῶν σηπομένων, ὑγρό-
τητα περιττωματικὴν ἐχόντων ἀδιάλυτόν τε καὶ ἄσφιγκτον
τὴν οὐσίαν. οἷς τοίνυν σώμασι μηδ' ὅλως ἐστὶν ὑγρότης
περιττή, καθάπερ τῷ καλλίστῳ μέλιτι, καὶ πεπίληται τὸ
στερεὸν σῶμα, καθάπερ τοῖς λίθοις, ἀδύνατον τούτοις σαπῆ-

menis in mari mortuo provenientibus in quarto libro, quem
fi quis librum diligenter perlegerit, illi tantum refricare me-
moriam nunc opus eft, ut expofita guftus qualitate ipfe medi-
camenti facultatem cognofcat. Igitur quum qualitas falfa
digerat fimul et contrahat contactam ab ipfa fubftantiam,
aphrolitron in hoc differt, quod in ipfo unum modo fapo-
rem exuperantem evidenter fit videre, quem vocant amarum,
vim habentem digerendi, haud etiam contrahendi, uti fal.
Nam hic quicquid in corporibus humidum ineft, id totum
abfumit, et quod reliquum eft fubftantiae folidae aftrictione
contrahit, ac proinde etiam conditura fua carnes fervat et
a putredine tuetur, quippe quae putrefcunt, excrementi-
tium continent humorem fubftantiamque tum diffolubilem
tum minime compactam. Quibus ergo corporibus nulla
prorfum eft humiditas fuperflua, ceu melli optimo, et corpus
folidum et compactum eft, ceu lapidibus, ea ut putrefcant

374 ΓΑΛΗΝΟΤ ΠΕΡΙ ΤΗΣ ΤΩΝ ΑΠΛΩΝ ΦΑΡΜ. ΚΡΑΣ.

Ed. Chart. XIII. [317.]   Ed. Baf. II. (151.)

ναι, διόπερ καὶ ἡ τῶν ἁλῶν χρῆσις οὐκ ἐπὶ τούτων εὐδό-
κιμος, ἀλλ᾽ ὑφ᾽ ὧν ὕποπτος ἡ σῆψις.

[έ. Περὶ ἁλῶν κεκαυμένων.] Ἅλες κεκαυμένοι τὸ μὲν
διαφορητικὸν μᾶλλον ἔχουσι τῶν ἀκαύστων, εἰς ὅσον αὐτῶν
λεπτομερέστερον γίγνεται τὸ σῶμα, τὴν ἀπὸ τοῦ πυρὸς λαμ-
βάνον δύναμιν, ὡς κἀπὶ τῶν ἄλλων ἐδείχθη τῶν κεκαυμέ-
νων συμβαίνειν, οὐ μὴν ὁμοίως γε τοῖς ἀκαύστοις συνάγειν
καὶ πιλοῦν τὴν στερεὰν οὐσίαν ἔτι δύνανται.

[στ. Περὶ νίτρου.] Νίτρον. ἐδείχθη καὶ τοῦτο τὸ
φάρμακον ἐν τῷ μεταξὺ δύναμιν ἔχον ἁλῶν τε καὶ ἀφρο-
νίτρου.

[ζ. Περὶ ἁλὸς ἄνθους.] Ἁλὸς ἄνθος, ἔνιοι μὲν ὡς
ἓν ὄνομα τὸ ἁλόσανθον, ἔνιοι δὲ καὶ διαιροῦντες ἁλὸς ἄν-
θος ὀνομάζουσιν. ἔστι δ᾽ ὑγρὸν τοῦτο τὸ φάρμακον λεπτο-
μερέστερον καὶ τῶν κεκαυμένων ἁλῶν, δριμύ τε τῇ ποιότητι
καὶ διαφορητικὸν ἱκανῶς τῇ δυνάμει.

[ή. Περὶ ἁλὸς ἄχνης.] Ἁλὸς ἄχνη, ἀφρῶδές ἐστιν
ἐπάνθισμα τῶν ἁλῶν λεπτομερεστέρας πολὺ φύσεως ὑπάρ-

est impossibile. Ac proinde in his salis non probatur usus,
verum in iis in quibus suspecta putredo.

[5. *De sale usto.*] Sal ustus digerit quidem poten-
tius quam ustionis expers, quanto scilicet subtilius ipsius
corpus accepta ab igne facultate redditur, velut et in
aliis quae combusta sunt evenire diximus, verum non
sicut ille qui non est ustionem expertus, solidam ipsam
substantiam contrahere constringereque potest.

[6. *De nitro.*] Litrum. Ostensum est et hoc medi-
camentum in medio salis et aphrolitri vires habere.

[7. *De salis flore.*] Halos anthos. Quidam ut unum
nomen halosanthos, quidam dividentes halos anthos nomi-
nant. Est autem hoc medicamentum liquidum, tenuiorum
etiam partium quam sal ustus, tum acris qualitatis et
admodum digerentis facultatis.

[8. *De spuma salis.*] Halos achne spumosa est salis
efflorescentia multo tenuioris naturae quam sal ipse; quare

ΚΑΙ ΔΥΝΑΜΕΩΣ ΒΙΒΛΙΟΝ Λ. 375

Ed. Chart. XIII. [317. 318.]   Ed. Baf. II. (151. 152.)

χον αὐτῶν τῶν ἁλῶν, ὥστε καὶ λεπτύνειν καὶ διαφορεῖν
πολὺ μᾶλλον αὐτῶν δύναται, τὸ δ᾽ ὑπόλοιπον τῆς οὐσίας
συνάγειν καθάπερ οἱ ἅλες οὐ δύναται.

[θ΄· Περὶ ἀσφάλτου.] "Ἀσφαλτον. ἔν τι καὶ τοῦτο
τῶν ἐν ὕδατι θαλαττίῳ γεννωμένων καὶ ἄλλῳ τινὶ τῶν
ὁμοίων θαλάττῃ, καθάπερ ἐν Ἀπολλωνίᾳ τε τῇ κατ᾽ Ἤπει-
ρον καὶ τἄλλα χωρία τοιαῦτα, πολλοῖς ὕδασιν αὐτοφυέσιν
οἷον ἀφρὸς, ἐποχούμενον (152) εὑρίσκεται τὸ φάρμακον
τοῦτο μαλακὸν μὲν ὄν, ὁπότ᾽ ἐπινήχεται, μετὰ δὲ ταῦτα ξη-
ραινόμενον, ὡς σκληρὸν γίνεσθαι μᾶλλον τῆς ξηρᾶς πίττης.

[ι΄. Περὶ ἀσφάλτου γεννωμένου ἐν τῇ νεκρᾷ θαλάσσῃ.]
Καλλίστη δ᾽ ἄσφαλτος γεννᾶται κατὰ τὴν νεκρὰν ὀνομαζο-
μένην θάλασσαν. ἔστι δ᾽ αὐτὴ λίμνη τις ἁλμυρὰ κατὰ τὴν
κοίλην Συρίαν. ἡ δὲ δύναμις τοῦ φαρμάκου ξηραντικὴ τ᾽
ἐστὶ καὶ θερμαντικὴ κατὰ τὴν δευτέραν που τάξιν. εἰκό-
τως οὖν αὐτῷ χρῶνται πρός γε [318] τὰς κολλήσεις τῶν
ἐναίμων τραυμάτων πρὸς τἄλλα, ὅσα ξηραίνειν δεόμενα
μετὰ τοῦ θερμῆναι μετρίως.

et extenuare et digerere multo plus ipſo poteſt, verum quod
ſubſtantiae eſt reliquum contrahere ut ſal nequit.

[9. *De bitumine.*] Bitumen unum et ipſum eſt ex
iis quae in aqua marina proveniunt, et in alia quapiam quae
non eſt marinae diſſimilis, ut in Apollonio Epiri. Et per alia
id genus loca multa, aquis ſponte naſcentibus ceu ſpuma
quaedam innatans hoc medicamentum reperitur. Et molle
quidem eſt dum innatat, poſtea vero reſiccatum pice ſicca
durius efficitur.

[10. *De bitumine proveniente in mari mortuo.*] Opti-
mum vero bitumen in mari quod mortuum vocant provenit.
Eſt autem id ſtagnum ſalſum in cava Syria. Caeterum me-
dicamenti ipſius vis eſt tum reſiccatoria tum calefactoria in
ſecundo ordine. Merito itaque eo utuntur et ad glutina-
tiones vulnerum cruentorum et ad alia omnia quae exic-
cari debent cum modica calefactione.

376 ΓΑΛΗΝΟΥ ΠΕΡΙ ΤΗΣ ΤΩΝ ΑΠΛΩΝ ΦΑΡΜ. ΚΡΑΣ.

Ed. Chart. XIII. [318.]   Ed. Baf. II. (152.)

[ια'. Περὶ σπόγγου.] Σπόγγος ὁ μὲν κεκαυμένος δρι-
μείας ἐστὶ καὶ διαφορητικῆς δυνάμεως. ἐχρῆτο δ' αὐτῷ τις
τῶν ἡμετέρων διδασκάλων καὶ πρὸς τὰς ἐν ταῖς χειρουργί-
αις αἱμορῥαγίας, ἕτοιμον ἔχων ξηρὸν μὲν καὶ ἄνικμον, δεδευ-
μένον δὲ μάλιστα μὲν ἀσφάλτῳ, μὴ παρούσης δὲ ταύτης
πίττῃ, προσετίθει δ' αὐτὸν τοῖς αἱμορῥαγοῦσι χωρίοις, ἔτι
καιόμενον, ὡς ἐσχαροῦσθαί τε ἅμα τὸ μόριον καὶ οἷον πῶ-
μά τι λαμβάνειν αὐτὸ τὸ σῶμα τοῦ καυθέντος σπόγγου.
καινὸς δ' ὁ σπόγγος αὐτὸς καθ' ἑαυτὸν οὐχ ὡς ἔριον ἢ
μοτὸς τιλτὸς, ὕλη μόνον ἐστὶ τῶν ἐπιβρεχομένων ὑγρῶν,
ἀλλὰ καὶ ξηραίνει σαφῶς. εἴσῃ δὲ χρησάμενος ἐπὶ τραύμα-
τος αὐτῷ μόνῳ μεθ' ὕδατος ἢ ὀξυκράτου ἢ οἴνου κατὰ τὰς
τῶν σωμάτων διαφορὰς, ὡς προείρηται, κολλήσει γὰρ αὐτὰ
παραπλησίως τοῖς ἐναίμοις ὀνομαζομένοις φαρμάκοις. εἰ δὲ
μὴ καινὸς, ἀλλ' ἀπὸ χρήσεως εἴη, γνώσῃ σαφῶς ὅσον ἀπο-
λείπεται τοῦ καινοῦ κατὰ τραυμάτων ἐπιτιθέμενος εἴτ' οὖν
ὕδατι βεβρεγμένος εἴτ' οἴνῳ εἴτ' ὀξυκράτῳ. καὶ οὐδὲν θαυ-
μαστὸν ἐπὶ τοῦ καινοῦ σπόγγου, διασωζομένης ἔτι τῆς δυνά-

[11. De Spongia.] Spongia ufta acris eft et digeren-
tis facultatis.   Utebatur ea praeceptorum meorum quidam
ad fanguinis eruptiones, quae manuali opera indigent, in
quem ufum femper eam paratam habebat ficcam et exare-
factam; quum vero res poftularet, bitumine in primis im-
buebat, fin eo careret, pice.   Porro admovebat eam parti-
bus fanguine profluentibus etiamnum ardentem, ut et crufta
parti induceretur, et ipfum fpongiae uftae corpus ceu oper-
culum acciperet.   Caeterum fpongia nova non ficut lana
aut linamentum materia duntaxat eft, quae humores irri-
gando excipiat, fed etiam manifefte deficcat. Id quod fcies,
fi ea fola utaris in vulnere cum aqua aut oxycrato aut vino
pro diverfitate videlicet corporum, uti eft ante dictum.
Glutinabit fiquidem ea fimiliter atque medicamenta quae
vocant enaema.   At fi non nova fit, fed ufui accommodata,
palam cognofces quantum a nova fuperetur, fi vulneribus
eam imponas five cum aqua five cum oxycrato five cum
vino.   Nec mirum eft, cum in fpongia nova fervetur etiam-

ΚΑΙ ΔΥΝΑΜΕΩΣ ΒΙΒΛΙΟΝ Δ. 377

Ed. Chart. XIII. [318.]   Ed. Baf. II. (152.)

μεως ἦν ἐκ τῆς θαλάττης εἶχε, ξηραίνεσθαι μετρίως τὰ σώ-
ματα. ταῦτα δὲ δύναται ποιεῖν, ὅταν ἔτι διασώζῃ τὴν ἀπὸ
τῆς θαλάττης ὀσμήν, ὡς ἔν γε τῷ χρόνῳ, κἂν μηδέπω πρὸς
χρῆσιν ἠγμένος ᾖ, τήν τ᾽ ὀσμὴν ἀπόλλυσι καὶ ξηραίνειν
ὁμοίως οὐ δύναται.

[ιβ΄. Περὶ γάρου.] Γάρος δυνάμεώς ἐστι θερμῆς ἱκα-
νῶς καὶ ξηρᾶς, καὶ διὰ τοῦτο πρὸς τὰ σηπεδονώδη τῶν
ἑλκῶν ἐχρήσαντό τινες αὐτῷ τῶν ἰατρῶν, ἐνιᾶσί τε τοῖς
δυσεντερικοῖς τε καὶ ἰσχιαδικοῖς.

[ιγ΄. Περὶ ἅλμης.] Ἅλμη τῶν ταριχηρῶν ἰχθύων ὁμοίως
τῷ γάρῳ πρός τε τὰς σηπεδόνας ἁρμόζει καὶ πρὸς ἰσχιάδας
καὶ δυσεντερίαν ἐνιεμένη, τῇ δὲ δριμύτητι τοὺς μὲν τὸ ἰσχίον
ἐνοχλοῦντας χυμοὺς ἐπισπᾶται καὶ διὰ τῶν ἐντέρων ἐκκενοῖ,
τὰ δὲ σηπεδονώδη τῶν ἑλκῶν ἐν τῇ δυσεντερίᾳ περικλύζει
τε καὶ ξηραίνει. μάλιστα δὲ τῇ τῶν ταριχηρῶν σιλούρων
καὶ τῇ τῶν μαινίδων ἅλμῃ πρὸς τὰ τοιαῦτα κέχρηνταί τινες
ἰατροί, καὶ ἡμεῖς δ᾽ ἐπὶ τῶν ἐν στόματι σηπεδονωδῶν ἑλκῶν
ἐχρησάμεθα.

num ea quam a mari accepit facultas modice corpora exic-
candi. Atque haec quidem praeſtare poteſt, quum etiam-
num ſervat maris odorem. Nam temporis ſpatio, etiam ſi
nunquam uſui accommodata ſit, tamen et odorem maris
amittit nec aeque deſiccare poteſt.

[12. De garo.] Garus facultatem habet multum et ca-
lidam et ſiccam, ac proinde ex eo medici quidam ad ulcera uſi
ſunt putreſcentia, tum dyſentericis iſchiadicisque injiciunt.

[13. De muria.] Salſugo piſcium ſalſorum ſimiliter
garo et ad putredines accommodatur, et ad iſchiadas dyſen-
teriasque infunditur. Et acrimonia quidem humores coxam
infeſtantes attrahit, ac proinde inteſtina evacuat. Putre-
ſcentia vero ulcera in dyſenteria colluit atque deſiccat. Ma-
xime vero ſalſugine ſalſorum ſilurorum et maenidum ad talia
uti medici quidam aſſolent. Et nos ſane ad ulcera in ore
putrida accommodavimus.

ΓΑΛΗΝΟΥ ΠΕΡΙ ΣΥΝΘΕΣΕΩΣ ΦΑΡΜΑΚΩΝ ΤΩΝ ΚΑΤΑ ΤΟΠΟΥΣ ΒΙΒΛΙΟΝ Α.

Ed. Chart. XIII. [319.]　　　　　　　　Ed. Baf. II. (152.)

Κεφ. α΄. *Ὅτι μὲν οὐ μόνον τὸ θεραπευόμενον*
πάθος ἐνδείκνυται τὴν θεραπείαν, ἀλλ᾽ ἥ τε τοῦ κάμνοντος
κρᾶσις ἥ τε τοῦ πάσχοντος μορίου φύσις οὐ μικρὸν συνεν-
δείκνυται, δέδεικται πρόσθεν ἐν τοῖς τῆς θεραπευτικῆς μεθόδου
γράμμασιν, ὥσπερ γε καὶ ὅπως ἄν τις ἐκ τῶν ἁπλῶν φαρ-
μάκων σύνθετον αὐτὸς ποιοῖ διὰ συντόμου μὲν ἐν ἐκείνοις,
πλατύτερον δ᾽ ἐν τοῖς πρὸ τούτου βιβλίοις ἑπτὰ τὴν μεθό-

GALENI DE COMPOSITIONE MEDI-
CAMENTORVM SECVNDVM LOCOS
LIBER I.

Cap. I. Quod non folum is qui curatur affectus
curationem ipfam indicet, fed quod tum ipfius aegri tempe-
ramentum tum affectae partis natura non parum indicent,
antea in commentariis de medendi methodo eft monftra-
tum, quemadmodum etiam quomodo quis ex fimplicibus
medicamentis per fe compofitum aliquod faciat compendio
quidem in illis, fufius in vero in feptem libris ante hunc

δον ἅπασαν ἐδήλωσα. νυνὶ δὲ τὰς καθ᾽ ἕκαστον μέρος τοῦ
σώματος ἁρμοττούσας δυνάμεις φαρμάκων, ὅπως ἄν τις αὐ-
τός τε κατασκευάζοι μεθόδῳ καὶ ταῖς ὑπὸ τῶν ἔμπροσθεν
ἰατρῶν εὑρημέναις ὀρθῶς χρῷτο, πρόκειται διελθεῖν ἀπὸ τῆς
κεφαλῆς ἀρξαμένοις, ὡς καὶ τοῖς πρὸ ἡμῶν ἅπασιν ἔδοξεν.
συμβαίνει δ᾽ αὐτῇ τὰ μὲν πλεῖστα τῶν παθῶν κοινὰ τοῖς
ἄλλοις πᾶσι μέρεσιν, τὸ δὲ τῶν τριχῶν πάθος ὀλίγοις κεκοι-
νώνηται, διότι καὶ τὸ τετριχῶσθαι κατὰ πρῶτον λόγον οὐ
πολλοῖς ὑπάρχει. γένεσις μὲν γὰρ ταῖς θριξὶν, οἷαπερ ἡ τῶν
ἐκ τῆς γῆς φυομένων, ὡς ἐν τοῖς περὶ κράσεων ὑπομνήμα-
σιν ἐδείχθη. καθάπερ δὲ ἐν τούτοις τὰ μὲν κατὰ τέχνην
καὶ προαίρεσιν τοῦ γεωργοῦ, τὰ δὲ κατὰ τὰς φυσικὰς αἰ-
τίας γεννᾶται, τὸν αὐτὸν τρόπον κἂν τοῖς τῶν ζώων σώ-
μασιν [320] ἀρούρᾳ μέν τινι πυροὺς ἢ κριθὰς ἤ τι τῶν
ἄλλων δημητρίων σπερμάτων ἐν αὐτῇ φυομένων ἐχούσῃ τῆς
κεφαλῆς ἐοικυίας,᾽ ταῖς δ᾽ ἄλλαις πόαις ὅσαι κατὰ τἀνώ-
τερα χωρία φύονται τῶν ἐν ὅλῳ τῷ σώματι τριχῶν ὁμοίαν

item editis univerfalem methodum oſtendimus. Nunc vero
quomodo quis per fe methodo medicamentorum facultates
dirigat ad ſingulas corporis partes congruentes atque iis quae
a prioribus medicis inventae ſunt recte utatur, percurrere
propoſitum eſt, a capite initio facto, ſicuti omnibus, qui nos
praeceſſerunt eſt viſum. Accidunt autem ipſi capiti plurimae
affectiones cum reliquis omnibus partibus communes, verum
capillorum affectionem cum paucis communem habet; pro-
pterea quod etiam piloſum eſſe ex primaria ratione haud
multis ineſt. Generatio enim pilorum eadem eſt quae terrae
naſcentium, quemadmodum in libris de temperamentis eſt
demonſtratum. Quemadmodum autem in iis quaedam arte
et arbitrio agricolae, quaedam vero naturalibus cauſis pro-
veniunt, eodem modo et in animalium corporibus. Arvo
enim cuipiam triticum aut hordeum aut quidpiam caetero-
rum cerealium feminum in fe orientium habenti caput aſſi-
milatur, aliis vero herbis pili, qui in fuperiori parte
naſcuntur, qui his qui fuut in toto corpore pilis ſimilem

Ed. Chart. XIII. [520.]   Ed. Baf. II. (152.)

ἐχουσῶν τὴν γένεσιν. οὐ γὰρ κατὰ πρῶτον λόγον ἡ φύσις
αὐτὰς εἴωθε γεννᾷν, ἀλλὰ κατά τι συμβεβηκός. αἵ γε μὴν
κατά τε βλέφαρα καὶ τὰς ὀφρῦς ἐδείκνυντο χρείαν οὐ μι-
κρὰν παρέχουσαι τοῖς ζώοις. αἱ δ᾽ ἐπὶ τῶν γενείων τε
καὶ τῶν αἰδοίων ἕνεκα μικροτέρων χρειῶν γεγονέναι δοκοῦσι,
διὸ καὶ τὰ πάθη μάλιστα μὲν τῶν ἐν ὀφθαλμοῖς τε καὶ
ταῖς ὀφρύσιν ἐπὶ τὴν ἑαυτῶν θεραπείαν ἡμᾶς προτρέπει,
δεύτερα δ᾽ ἐπ᾽ αὐτοῖς τῶν κατὰ τὴν κεφαλὴν, εἶτα γενείων
τε καὶ αἰδοίων. ἔστι δὲ τὰ πάθη τῶν τριχῶν ἥ τε παντε-
λὴς ἀπώλεια καὶ ἡ κατὰ χρόαν ὑπαλλαγὴ, καθάπερ ἐν ταῖς
καλουμέναις λεύκαις γίνεται, καὶ πρὸς τούτοις ἐν ἀλωπε-
κίαις τε καὶ ὀφιάσεσιν οὐ μικρὰ καὶ ἀπρεπὴς ἅμα βλάβη
γίγνεται τῶν τριχῶν. ἔνιοι μὲν οὖν ὑπέσχοντο καθάπερ
ταύτας, οὕτω καὶ τὰς ἀρχομένας φαλακρώσεις κωλύειν αὐ-
ξηθῆναι. εἰσὶ δ᾽ οἳ τοῦτο μὲν ἀδύνατον εἶναί φασιν, ἐπὶ δὲ
τὴν τῶν ἀλωπεκιῶν τε καὶ ὀφιάσεων ἀφικόμενοι θεραπείαν
ἔγραψαν φάρμακα δι᾽ ὧν ἐπαγγέλλονται τελέως αὐτὰς ἰά-
σασθαι. καὶ δὴ καὶ χρώμενοι τοῖς γεγραμμένοις ὑπ᾽ αὐτῶν

habent generaticnem, non enim fecundum primam ratio-
nem, fed per accidens quoddam natura eos generare folet.
At pili cum palpebrarum tum fuperciliorum non parvum
ufum animalibus exhibere oftendebantur, menti vero et
pudendorum pili minoris utilitatis gratia producti videntur.
Quapropter etiam affectiones pilorum in oculis et fuperciliis
in primis nos ad fui curationem adhortantur; fecundum
vero locum capitis capillorum affectiones habent, deinde
menti et pudendorum. Sunt autem pilorum affectiones per-
fecta perditio et coloris ipforum alteratio, velut in vitiligine
alba leuce appellata fieri confuevit. At haec etiam in alo-
peciis et ophiafi non modicum atque indecorum detrimen-
tum fimul capillis accedit. Quidam igitur promiferunt ve-
luti has, fic etiam incipientem calviciem fe ne augefcant
prohibituros: funt autem qui hoc impoffibile effe dicant.
Ad alopeciarum autem et ophiafis curationem accedentes
pharmaca fcripferunt, per quae perfectam ipfarum fanatio-
nem pollicentur. At vero plerique medici ex ipforum ufu

Ed. Chart. XIII. [520.]　　　　　　Ed. Baf. II. (152. 153.)

φαρμάκοις οἱ πολλοὶ τῶν ἰατρῶν οὐ μόνον ἀποτυγχάνουσιν
ἐνίοτε μεγάλως, ἀλλὰ καὶ βλάπτουσιν ἰσχυρῶς, ὡς ἀνίατον
ἐργάζεσθαι τὴν διάθεσιν, ὅπερ αὐτοῖς συμβαίνει καὶ κατ᾽
ἄλλα φάρμακα πολλὰ, χωρὶς μεθόδου χρωμένοις. ἐγὼ δ᾽ ὅπερ
Ἱπποκράτης ἐκέλευσεν, ἀεὶ πεπείραμαι πράττειν ἐπὶ τῶν τῆς
τέχνης ἔργων, ὡς τὸ προσφερόμενον βοήθημα, καθάπερ ἐκεῖ-
νος ἔγρα(153)ψεν, ὠφελέειν ἢ μὴ βλάπτειν. ὅτι δ᾽ ἡ χωρὶς
μεθόδου τῶν φαρμάκων χρῆσις οὐ μόνον οὐδὲν ὀνίνησιν,
ἀλλὰ καὶ βλάπτει πολλάκις, ἔνεστί σοι μαθεῖν ἐντεῦθεν· ἤδη
γὰρ αὐτοῦ τοῦ προκειμένου καιρὸς ἄρξασθαι.

Κεφ. β΄. [Περὶ ἀλωπεκίας καὶ φαλακρώσεως καὶ ὀφιά-
σεως.] Καθάπερ τῶν φυτῶν ἔνια μὲν ὑγρότητος ἐνδείᾳ δια-
φθείρεται ξηραινόμενα, τινὰ δ᾽ ὑγροῖς ἀλλοτρίοις τῆς ἑαυ-
τῶν φύσεως ὁμιλοῦντα, τὸν αὐτὸν τρόπον καὶ ταῖς θριξὶν
ἤτοι δι᾽ ἔνδειαν ὑγρῶν, ὑφ᾽ ὧν τρέφεσθαι πεφύκασιν, ἢ διὰ
φαυλότητα φθείρεσθαι συμβαίνει. δι᾽ ἔνδειαν μὲν ὑγρῶν ἡ
φαλάκρωσις γίγνεται, διὰ μοχθηρίαν δὲ χυμῶν ἀλωπεκία τε
καὶ ὀφίασις, ἓν μέν γε ἄμφω κατά γε τὴν νοσώδη διάθεσιν

aliquando non folum fucceffu longe fruftrantur, fed etiam
vehementer nocent, ut affectio ipfa incurabilis reddatur,
quod fane ipfis etiam circa alia pharmaca contingit, quibus
citra methodi rationem utuntur. Ego vero id quod Hippo-
crates praecepit in artis operibus facere femper annitor:
nimirum ut quod auxilii loco adhibetur, velut ille fcripfit,
juvet vel certe non noceat. Quod vero pharmacorum citra
methodum ufus non folum non profit, fed frequenter etiam
obfit, hinc fane difcere licet. Jam vero ordiendi quod pro-
pofuimus tempus adeft.

Cap. II. [De alopecia, calvitie et ophiafi.] Quem-
admodum plantae aliquae ob humoris inopiam reficcatae
corrumpuntur, aliquae vero ob humoris alieni ab ipfarum
natura commercium, eodem modo et capilli aut propter
humorum ex quibus nutriri confueverunt inopiam aut pro-
pter eorundem vitiationem accidit ut corrumpantur. Et
propter inopiam fane humorum calvicies contingit, propter
vitiatos vero humores alopecia et ophiafis, unum quidem

οὖσαι πάθος, ὀνόματα δ᾽ ἐσχηκυῖαι διαφέροντα παρὰ το
σχῆμα. παραπλήσιον γὰρ ὄφει τὸ βεβλαμμένον μέρος τῆς
κεφαλῆς φαίνεται κατὰ τὰς ὀφιάσεις· αἱ δ᾽ ἀλωπεκίαι διὰ
τοῦτο, ὥς φασιν, οὕτως ὠνομάσθησαν, ὅτι συνεχῶς γίγνονται
ταῖς ἀλώπεξιν. ἡμεῖς δὲ διὰ τί μὲν ὠνομάσθησαν οὕτως οὐ
ζητοῦμεν, ὅπως δὲ γίγνονται ζητήσαντες ὑγρῶν μοχθηρῶν
περιουσίαν αἰτίαν εὕρομεν. ὁποῖα δέ ἐστι ταῦτα, διὰ τῆς
χροιᾶς τοῦ τῆς κεφαλῆς δέρματος διαγνώσῃ. φαίνεται γὰρ
ἐνίων μὲν ἐπὶ τὸ λευκότερον ἐκτρεπόμενον, ἐνίων δ᾽ ἐπὶ τὸ
μελάντερον ἢ ὠχρότερον, ὥστε καὶ κάθαρσιν πρῶτον ἐπ᾽ αὐ-
τῶν ἐργάσῃ τοῦ παντὸς σώματος, ἤτοι φλέγματος ἀγωγὸν
δοὺς φάρμακον ἢ χολῆς ὠχρᾶς ἢ μελαίνης, [321] ἐκ τῆς
χροιᾶς τεκμαιρόμενος τὸν πλεονάζοντα χυμόν. ἐγὼ δ᾽ ἀεὶ
διὰ τῆς ἱερᾶς ἐκάθηρα, προσβαλὼν ἐνίοτε μὲν ἐλλεβόρου μέ-
λανος, εἰ μελαγχολικώτερον ἐβουλόμην ἐκκαθᾶραι χυμόν, ἐνί-
οτε δὲ σκαμμωνίας εἰ πικρόχολον. εἰ δὲ φλεγματικώτερον
ἐπικρατεῖν ὑπέλαβον, οὐδὲν ἔμιξα. τοὺς γὰρ τοιούτους, καὶ
μάλιστα ἐκ τῆς κεφαλῆς, ἡ διὰ τῆς κολοκυνθίδος ἱερὰ καθαί-

ambae fecundum morbofam affectionem malum, nomina au-
tem juxta figuram habentes diverfa; ferpenti enim fimilis
laefa capitis pars in ophiafi apparet, alopecias autem ob id
appellatas ferunt, quod vulpibus frequenter accidant. Nos
autem propter quid fic appellari contigit non quaerimus,
unde vero oriantur caufam quaerentes, eam ipfam humo-
rum vitiatorum redundantiam comperimus. Quales autem
tandem fint corrupti humores ex colore cutis capitis cogno-
fces: aliquibus enim mutata albidior apparet, aliquibus ni-
grior aut pallidior. Quare in iftis primum totius corporis
purgationem adhibebis aut pharmaco pituitam ducente exhi-
bito aut quod bilem pallidam aut nigram trahit, conjectura
redundantis humoris ex colore cutis facta. Ego vero fem-
per hieram purgavi, aliquando veratro nigro adjecto, ubi
atrae bilis expurgare volui humorem, aliquando fcammonia,
fi amara bilis purganda effet: fi vero pituitofum exuperare
conjeciffem humorem, nihil admifcui. Tales enim, praefer-
tim ex capite, hiera ex colocynthide purgare confuevit fimul-

ΤΩΝ ΚΑΤΑ ΤΟΠΟΥΣ ΒΙΒΛΙΟΝ Δ. 383

Ed. Chart. XIII. [321.]   Ed. Baf. II. (153.)

ρειν πέφυκεν ἅμα τῷ καὶ ἄλλους τινὰς χυμοὺς δηλονότι,
κἂν μὴ προσλάβῃ σκαμμωνίας ἢ ἐλλεβόρου μέλανος ἢ ἐπι-
θύμου, καὶ τὰ διὰ τῆς ἀλόης δὲ καταπότια τὰ καὶ τῆς σκαμ-
μωνίας καὶ τῆς κολοκυνθίδος ἔχοντα, χρησιμώτερα καθαίρειν
πέφυκε τοὺς οὕτω διακειμένους. μετὰ δὲ τὴν τοῦ ὅλου σώ-
ματος κάθαρσιν ἀποφλεγματίζειν ἄμεινον, εἶθ᾽ οὕτως χρῆ-
σθαι τοῖς τοπικοῖς βοηθήμασιν, ὑπὲρ ὧν τῆς συνθέσεως ἐρῶν
ἔρχομαι. χρὴ γὰρ ὥσπερ ἐπὶ τῶν ἄλλων παθῶν, οὕτω καὶ
ἐπὶ τούτων ἰᾶσθαι τὴν διάθεσιν, ἧς σύμπτωμά ἐστι κάκω-
σις τῶν τριχῶν. εἴπερ οὖν ἔστι τις κακοχυμία καθ᾽ ἕνα τό-
πον ἠθροισμένη, σκοπὸς ἔσται τῆς ἰάσεως ἡ κένωσις ταύτης
ὅτι τάχιστα, πρὶν εἴς τινα καχεξίαν ὑπ᾽ αὐτῆς ἀχθῆναι τὸ
δέρμα τηλικαύτην, ὥστε κἂν ἐκκενώσῃ τις αὐτοῦ τὴν κακο-
χυμίαν, ἐπιῤῥεῖν τε παρασκευάσῃ χρηστὸν αἷμα καὶ διαφθεί-
ρεσθαι τοῦθ᾽ ὑπὸ τῆς ἐν αὐτῷ κατασκευασθείσης καχεξίας.
εἴπερ οὖν ἐκκενῶσαι πρόκειται τὴν ἐν τῷ δέρματι κακοχυ-
μίαν, διαφορητικῶν φαρμάκων ἐστὶ χρεία, καίτοι τάχ᾽ ἄν
τις ἀντερεῖ, τὸν κοινὸν σκοπὸν ἐπὶ πάντων παθῶν ὅσα δι᾽

que cum his etiam alios quosdam humores etiam fi fcammo-
nia aut veratrum nigrum aut epithymum non aſſumpſerit.
Quin et ex aloë catapotia quae tum fcammoniam tum colo-
cynthidem admixtam habent, utiliter ita affectos purgare
folent. Caeterum poſt totius corporis purgationem pituitam
per os ducere praeſtat, deinde usque adeo affecto loco reme-
dia admovenda, de quorum compoſitione dicere aggredior.
Oportet enim velut in aliis, ſic et in his affectioni mederi
cujus ſymptoma eſt vitium capillorum. Si quidem igitur
vitiatus humor circa unam locum fuerit collectus, fcopus
medendi erit ut his quam celerrime evacuetur, priusquam
ab ipfo cutis in quendam malum habitum deducatur, tan-
tum ut etiam, ſi quis vitiatum ipſius humorem evacuet et
boni fanguinis influxum praeparet, is adeo etiam a malo in
ipfa habitu prius inducto corrumpatur. Si itaque vitiatum
humorem in cute evacuare volueris, difcufforiis pharmacis
opus habebis. Atqui contradicet forfan aliquis communem
fcopum in omnibus affectionibus quae ex influxu humorum

ἐπιῤῥοὴν ὑγρῶν γίγνεται καταφρονεῖσθαί τε καὶ ἀνατρέπε-
σθαι νομίζων. ἀποκρούεσθαι γὰρ αὐτὰ προσήκειν φαμὲν
ἐμψύχοντάς τε καὶ στύφοντας τὸ μέρος, οὐχ ἕλκειν θερμαί-
νοντας, εἶναι δὲ τὰ διαφορητικὰ πάντα θερμὰ ταῖς δυνά-
μεσι. καὶ ἀληθῶς γε φήσομεν εἰρῆσθαι ταῦτα. τὰς γὰρ ἀρ-
χομένας ὀφιάσεις ἢ ἀλωπεκίας κωλύειν αὐξάνεσθαι χρὴ τοῖς
τοιούτοις φαρμάκοις, οὐ μὴν ἤδη γέ πω καλεῖσθαι τὴν ἀρχὴν
αὐτῶν ἀλωπεκίαν ἢ ὀφίασιν, ὥσπερ οὐδὲ ψώραν ἢ λέπραν
ἤδη τὴν ἐκ λειχῆνος ἀρχομένην. ἐγὼ γοῦν, ὡς ἴστε, καὶ τὰς
ἤδη γεγονυίας ἀλωπεκίας ἰασάμην ἐνίοτε καθάρσει μόνῃ μη-
δὲν ἔτι φάρμακον μετ᾽ αὐτὴν προσαγαγὼν τῷ πεπονθότι
τόπῳ, προὐτράπην δ᾽ ἐπὶ τῷ καὶ τούτου πλείονα πεῖραν
ἔχειν ἔκ τινος τοιαύτης συντυχίας. νεανίσκος τις εὐέκτης τε
καὶ γυμναστικὸς ἔσχεν ἐν τῇ κεφαλῇ τὸ πάθος τοῦτο. συνή-
θης δ᾽ ἦν ἡμῖν ἱκανῶς, ὥστε καὶ τὴν δίαιταν αὐτοῦ γινώ-
σκειν, ᾗ μηνῶν ἤδη τριῶν ἢ τεττάρων ἐκέχρητο, καθ᾽ ἑκά-
στην σχεδὸν ἡμέραν ἐμπιπλάμενος μυκήτων. τοῦτον ἐκάθηρα
μόνῃ τῇ διὰ τῆς κολοκυνθίδος ἱερᾷ, δὶς ἐν ἡμέραις πέντε,

fiunt, contemni ac fubverti ratus repelli ipfos debere affe-
rens, partem refrigerando ac aftringendo non attrahi calefa-
ciendo, effe autem discutientia medicamenta omnia facultate
calida. Et certe affirmamus nos quoque vere haec dicta
effe. Incipientes enim ophiafes alopecias per hujusmodi
pharmaca prohibere oportet ne augefcant, non tamen jam
principium ipforum alopeciam aut ophiafin appellari, ficut
neque fcabiem, neque lepram jam appellamus quae ex im-
petigine orditur. Ego itaque, quemadmodum noftis, etiam
jam factas alopecias aliquando purgatione fanavi, nullo am-
plius medicamento poft ipfam ad locum affectum admoto.
Ut autem ampliorem ejus rei experientiam facerem ex ejus-
modi quopiam fucceffu fum impulfus. Adolefcens quispiam
bonae habitudinis et exercitiis affuetus hanc affectionem in
capite habebat, erat autem fatis familiaris mihi, ut victus
rationem etiam ipfius qua jam per tres aut quatuor menfes
ufus erat, probe noffem, explebat enim fe quotidie ferme
fungis. Hunc itaque fola hiera ex colocynthide purgavi bis

ΤΩΝ ΚΑΤΑ ΤΟΠΟΥΣ ΒΙΒΛΙΟΝ Α. 385

Ed. Chart. XIII. [321. 522.] Ed. Baf. II. (153.)

τὴν μὲν πρώτην κάθαρσιν ἐπὶ τέσσαρσι δραχμαῖς, τὴν δὲ δευ
τέραν ἐπὶ πέντε. πρὶν δὲ ἐπὶ τὰς καθάρσεις ταύτας ἐλθεῖν,
ἔδωκα τῶν διὰ τῆς ἀλόης αὐτῷ καταποτίων ἕνδεκα, παραπλή
σιά πως ἐρεβίνθοις τὸ μέγεθος. ἔχει δὲ ταῦτα τῆς μὲν κολο
κυνθίδος ἓν μέρος, ἀλόης δὲ καὶ σκαμμωνίας ἑκατέρου δύο,
τούτοις ἓν μέρος ἐγὼ μιγνύω χυλοῦ ἀψινθίου, πρότερον δὲ καὶ
μαστίχης χίας ἔβαλον καὶ βδελλίου, οὕτω γὰρ ἐχρῆτο Κόϊντος.
ἀλλὰ διὰ τί περιεῖλον ὕστερον αὐτὰ λόγος ἕτερος, ὃν ἐν τοῖς
περὶ τῶν καθαιρόντων φαρμάκων συνθέσεως ἐρεῖν ἀναβάλλο
μαι. μέλλοντος οὖν μου μετὰ τρεῖς ταύτας καθάρσεις ἀποφλε
γματίζειν τὸν ἄνθρωπον, εἶτα χρήσασθαί τινι φαρμάκῳ κατὰ
τοῦ πεπονθότος μορίου, συνέβη στείλαπθαι αὐτόν τινα ἀποδη
μίαν ἐξαιφνίδιον, ἐν ᾗ διαιτώμενος εὐχύμοις [322] ἐδέσμασιν,
οἷς ἠκηκόει παρ᾽ ἐμοῦ μεθ᾽ ἡμέρας ὡς εἴκοσιν ὑπέστρεψεν ἐκτε
θεραπευμένος τὸ περὶ τὰς τρίχας πάθος. ἐντεῦθεν οὖν ὁρμη
θεὶς ἐγὼ τὴν αὐτὴν θεραπείαν ἐφ᾽ ἑτέρων ποιησάμενος ἀνέμει
να θεάσασθαι χωρὶς τῶν ἐπιτιθεμένων τῇ κεφαλῇ φαρμάκων

in quinque diebus, in prima fane purgatione quatuor ex
ea drachmis, in fecunda quinque exhibitis. Priusquam vero
ad has purgationes pervenire, catapotia ex aloë undecim ei
praebui, ciceribus fere magnitudinem parem habentia. Habent
autem catapotia haec colocynthidis partem, id eſt aloës et
fcammoniae utriusque partes ii, his ego unam partem fucci
abſinthii miſceo. Antea vero etiam maſtichen Chiam et
bdellium adjeci, hoc enim modo Quintus utebatur. Verum
propter quid ea rejecerim poſtea alio ſermone explicabitur,
quem in compoſitionis purgantium pharmacorum libros
reſervo. Quum igitur poſt has tres purgationes homini pituitam e capite deducere per apophlegmatismos vellem,
atque deinde pharmacum quoddam ad affectam partem adhibere, contigit ipſum derepente in profectionem quandam
ablegari, in qua cum boni fucci cibis de quibus a me audierat uteretur, poſt dies forte viginti rediit, ab affectione circa
capillos penitus curatus. Ex hoc fane fucceſſu incitatus
ego, quum in aliis eandem curationem feciſſem expectavi
ut viderem quid citra pharmacorum ad caput adhibitionem

Ed. Chart. XIII. [322.]　　　　　　Ed. Baf. II. (153.)

τὸ γενησόμενον. ἐθεραπεύθησαν οὖν πάντες οὕτως, οὐ μὴν ἐπί
γε τῶν ἤδη κεχρονισμένων ἐπεχείρησα τῇ τοιαύτῃ πείρᾳ, δυσ-
έκνιπτοι γὰρ ἐπὶ τούτων εἰσὶν οἱ ἐνιζηκότες ἰχῶρες τῷ δέρ-
ματι. πολὺ δὲ μᾶλλον ἐφ' ὧν ἤδη καὶ αὐτὸ τὸ δέρμα καχε-
ξίαν τινὰ ἔσχεν, οὐ χρὴ θαῤῥεῖν μόναις ταῖς καθάρσεσιν.
ταυτὶ μὲν οὖν ἀναγκαίως μοι προείρηται· περὶ δὲ τῶν ὠφε-
λούντων τὸ πάθος φαρμάκων ἄρξομαι λέγειν ἤδη. κενω-
τικὰ μὲν οὖν εἶναι χρὴ πάντως αὐτὰ τοῦ λυποῦντος χυμοῦ,
κενοῦν δ' οὐδὲν δύναται χωρὶς τοῦ διαφορητικὴν ἔχειν δύ-
ναμιν, ἔχειν δὲ αὐτὴν οὐ δύναται χωρὶς τοῦ θερμαίνειν,
ἀλλ' ἐὰν μὲν τῶν πάνυ θερμαινόντων ᾖ, καύσει τὸ δέρμα,
καὶ χωρὶς δὲ τοῦ καίειν ἐν ἀρχῇ μὲν ὀνήσει γενναίως, ὑπερ-
ξηρανθὲν δὲ τῷ χρόνῳ τὸ δέρμα τῆς κεφαλῆς ἔσται τοιοῦ-
τον ὁποῖον οἱ φαλακρωθέντες ἔχουσιν. οὐ μὴν οὐδ' ἁπλῶς
χρὴ μετρίως εἶναι τὸ φάρμακον θερμὸν, ἐντὸς τῶν ὅρων
ἧκον τοῦ προκειμένου σκοποῦ. καὶ γὰρ καὶ λεπτομερὲς εἶναι
προσήκει αὐτὸ, μέχρι γε τοῦ βάθους καταδύεσθαι μέλλον,
ἐξ οὗ ταῖς τῶν τριχῶν ῥίζαις ἡ τῆς γενέσεως ἀρχὴ, καὶ τῇ

effet fecuturum. Curati funt itaque omnes hoc modo, tamen
in jam inveteratis hujusmodi experientiae periculum feci. Dif-
ficulter enim eluuntur in his cuti admodum infidentes ferofi
humores, multo vero magis in iis quibus jam ipfa cutis ad
malum habitum pervenit non eft fidendum folis purgationibus.
Atque haec quidam neceffario praefatus fum. Caeterum de
pharmacis affectioni huic commodis jam dicere incipiam.
Evacuativa igitur omnino effe oportet ipfa affligentis humo-
ris, verum evacuare nihil poteft, quod non difcutiendi vi
fit praeditum, eam vero facultatem citra calefactionem ha-
bere non poteft, fed fi quidem ex vehementer calefacientium
numero fuerit, cutem exuret, quod fi vero non urat, in
principio quidem praeclare juvabit, progreffu vero tempo-
ris cuticula capitis fuper reficcata talis evadet, qualem in
calvis videmus. Non tamen fimpliciter moderate calidum
effe pharmacum oportet, fed intra videlicet fines fcopi pro-
pofiti accedens. Nam et tennium partium ipfum effe con-
venit, quod fane in altum fit progreffurum, unde radices

δυνάμει τοιοῦτον οἷον προείρηται πρὸς τὸ παχύτερον καὶ
σκληρότερον εἶναι τὸ τῆς κεφαλῆς δέρμα καὶ διὰ τοῦτο
φαρμάκου δεῖσθαι δραστικωτέρου. εἴγε μὴν πρὸς τῷ διαφο
ρεῖν τοὺς μοχθηροὺς χυμοὺς ἐπιτήδειον εἴη τὸ φάρμακον
ἕλκειν αἷμα χρηστὸν, ὥσπερ ἡ θαψία, κάλλιστον ἂν εἴη τοῦτο.
πολλῷ δ᾽ οὔσης θερμοτέρας τῆς θαψίας ἢ κατὰ τὴν τοῦ
πάθους χρείαν, εἰκότως (154) ἄν τις αὐτὴν φυλαξάτω μόνην
προσφέρειν. ἑλκώσεις τε γὰρ εἴωθεν ποιεῖν ἐν τῷ δέρματι
καὶ πάντως γε φλεγμονώδη τινὰ οἰδήματα. διὰ τοῦτο οὖν
ἐπὶ τὸ μιγνύειν αὐτῇ τινα παραγιγνόμεθα τῶν πραϋνόντων
τὴν σφοδρότητα. δύναται δὲ τοῦτο ποιῆσαι κηρωτὴ δι᾽ ἐλαίου
σκευασθεῖσα. λεπτομερὲς δ᾽ ἔστω τὸ ἔλαιον ὁποῖον τὸ Σα
βῖνόν ἐστιν, ἄμεινον δ᾽ εἰ καὶ συμμέτρως εἴη παλαιόν. ἀγα
θὸν δὲ καὶ τὸ κίκινον ἔλαιον εἰς τοῦτο, φύσιν ἐξ ἀρχῆς
ἔχον τοιαύτην ὁποίαν ἴσχει τὸ Σαβῖνον παλαιούμενον. εἰ
δὲ μηδ᾽ ἑτέρου τούτων εὐποροίης, τῶν γοῦν ἄλλων τῶν
Ἑλληνικῶν ἐλαίων ὁτιοῦν, ἄνευ θαλλῶν ἐλαίας ἐσκευασμένον
μιγνύναι καὶ μᾶλλον ἐὰν ᾖ παλαιόν. εὔδηλον οὖν ὅτι τό

capillorum generationis fuae principium habent, et facultate
qualem diximus praeditum, propter id quod craſſior fit et
durior capitis cutis et ob id medicamento opus habeat efficaciore. Itaque fi fupra hoc quod vitiatos humores discutiat,
etiam idoneum fit ad bonum fanguinem attrahendum, velut
eſt thapfia, optimum fane pharmacum eſt cenfendum. At vero
quum thapfia longe calidior fit quam affectioni fit ex ufu,
merito ejus adhibitionem per fe vitamus, exulcerationes
enim in cute excitare confuevit, et omnino phlegmonofa
oedemata, quapropter neceſſario quaedam quae ejus vehementiam mitigent admifcemus. Id ipfum vero ceratum ex
oleo apparatum praeſtare poteſt: fit autem tenuium partium
oleum, quale eſt Sabinum, praeſtat item moderate eſſe vetu
ſtum. Ad hanc rem confert item oleum cicinum, quod mox
ab initio ejusmodi naturam habet, quale praedictum eſt Sabinum inveteratum. Quod fi neutrum horum ad manum
fit, ex reliquis Graecis oleis citra olearum germina apparatis, quodcunque tandem admifcemus, praefertim fi fit vetu

γε ἀπὸ τῆς Ἰβηρίας ἢ Ἰσπανίας, ἢ ὅπως ἄν τις ὀνομάζειν
ἐθέλοι, φευκτέον τό τε ἐκ μηδέπω πεπείρων ἀκριβῶς τῶν
ἐλαιῶν, ὃ καλοῦσιν ὠμοτριβές τε καὶ ὀμφάκινον. ἐχρησάμην
δὲ καὶ μόνῃ θαψίᾳ μίξει δαψιλοῦς ὕδατος, ἐκλίσας αὐτῆς
τὸ σφοδρὸν τῆς δυνάμεως. ἐπίστασθαι δὲ χρὴ περὶ θαψίας
τὸν χρησόμενον αὐτῇ μεγίστην εἶναι διαφορὰν τῆς προσφά-
του πρὸς τὴν παλαιοτέραν. ἐκλύεται γὰρ ἡ δύναμις ἱκανῶς
τοῦ φαρμάκου μετ᾽ ἐνιαυτὸν, ἔτι δὲ μᾶλλον εἰ δυοῖν ἐτῶν
γένοιτο· τολμήσειε δ᾽ ἄν τις εἰπεῖν ἄχρηστον αὐτὴν γίγνε-
σθαι παντάπασιν εἰς τριετίαν ἐκταθεῖσαν. ἐπιστάμενος οὖν
ταῦτα, τὴν μίξιν τοῦ ὕδατος ἄνισον ἐργάζου, τῇ μὲν προσ-
φάτῳ μιγνὺς πάμπολυ καὶ διὰ τοῦτο πλεονάκις ἐπιχρίων
ἑκάστης ἡμέρας, τῇ δ᾽ ἀσθενεστέρᾳ διὰ τὸν χρόνον ἔλατ-
τον, ὡς καὶ προσμένειν ἐπιπλεῖον δύνασθαι διὰ τὸ πάχος
καὶ μὴ ἀποῤῥεῖν αὐτίκα δι᾽ ὑγρότητα. καὶ μέντοι κᾂν σύν-
θετον φάρμακον ποιῇς, ἔχον καὶ τῆς θαψίας, ὁποῖόν ἐστιν
ᾧ συνεχῶς ἐγὼ [323] χρῶμαι, μίξεις οὐκ ἴσον ἀεὶ στα-

ſtum.   Perſpicuum itaque eſſe opinor oleum ex Iberia aut
Hiſpania, aut quo modo cunque quis eam appellare velit, fu-
giendum eſſe, itemque quod ex olivis nondum plene maturis
apparatur, omotribes et omphacinum Graecis appellatum.
Uſus ſum autem et ſola thapſia vehementi ejus facultate larga
aquae admixtione exoluta.   Verum de thapſia qui ipſa uti-
tur ſciat opus eſt maximam differentiam eſſe recentis ad
vetuſtiorem: vis enim hujus pharmaci poſt annum multum
exolvitur, atque amplius adhuc poſt duos annos, auderet
autem quiſpiam dicere, inutilem penitus ejus uſum trien-
nium progreſſae.   Haec igitur haud ignorans imparem aquae
modum admiſcebis.   Ad recentem enim plurimum aquae
addes eamque ſaepe ſingulis diebus illines, ad eam vero quae
per tempus imbecillior reddita eſt minus affundes, quo et ob
craſſitiem diutius adhaerere et propter liquiditatem non ſta-
tim defluere contingat.   Quin et quum compoſitum pharma-
cum paras, quod thapſiae admixtionem requirit, quale eſt
quo ego aſſidue utor, non aequale ſemper pondus thapſiae

θυμὸν τῆς θαψίας, ἀλλ᾿ ὅσον τῷ χρόνῳ τῆς ἡλικίας προσ-
ήκει τοσοῦτον αὐξήσεις. διορισθήσεται δ᾿ ἀκριβέστερον ἔτι
περὶ τοῦδε μικρὸν ὕστερον, ὅταν ἐπὶ τὰ σύνθετα παρε-
γένωμαι, διελθὼν πρότερον ὅσα τῶν ἁπλῶν φαρμάκων
ἐστὶν οἰκεῖα τῷ πάθει τούτῳ. τῶν μὲν γὰρ ἰσχυρῶς θερ-
μαινόντων ἐστὶν εὐφόρβιον, τῶν δ᾿ αὐτάρκως τὸ δάφνι-
νον εἴτ᾿ οὖν ἔλαιόν ἐστιν εἴτε μύρον εἴθ᾿ ὅ τι βούλει κα-
λεῖν αὐτό, καὶ γὰρ καὶ τούτοις ὑπάρχει μετὰ τοῦ θερμαί-
νειν τε καὶ διαφορεῖν ἐπισπᾶσθαί τι τοῦ αἵματος εἰς τὸν
ὑπ᾿ αὐτῶν θερμαινόμενον τόπον. ἔνεστι γοῦν αὐτοῖς χρῆ-
σθαι καὶ καταμόνας, τὸ μὲν εὐφόρβιον ἐν ἐλαίῳ λειοῦντα,
τῷ δαφνίνῳ δ᾿ ἐπαλείφοντα μόνῳ χωρὶς ἑτέρου μίξεως.
εἰ δ᾿ εἰαπόρρυτον φαίνοιτο, βραχὺ κηροῦ μιγνύσθω. παμ-
πόλλῳ δ᾿ ὄντος θερμοτέρου τοῦ νέου εὐφορβίου, τῷ
μὲν ἤδη δυοῖν ἢ τριῶν ἐτῶν ὄντι χρώμενος ἐμβαλεῖς ἐλαίου
λίτρᾳ μιᾷ Ῥωμαϊκῇ οὐγγίαν μίαν εὐφορβίου, ὅπερ ἐστὶ δω-
δέκατον μέρος τοῦ ἐλαίου, τῷ δὲ νέῳ πεφεισμένως χρήσῃ
βραχύτατον μιγνὺς τὴν πρώτην ἢ καὶ κηροῦ προσεπεμβάλ-

admifcebis, fed quantum pro tempore aetatis ejus convenit,
tantum ipfum pondus augebis. Caeterum de hac tota re
paulo poft diligentius, quum ad compofita pervenero, differe-
tur, ubi prius omnia fimplicia pharmaca affectioni huic fami-
liaria recenfuero. Etenim ex his quae fortiter calefaciunt eft
euphorbium, quae autem fufficienter, laurinum five oleum
five unguentum aut quocunque tandem nomine id appellare
velis, nam et his una cum calefaciendi ac difcutiendi facul-
tate ineft et facultas attrahendi fanguinem in locum ab ipfis
calefactum. Licet igitur ipfis et per fe uti, euphorbium
quidem in oleo laevigando folvendove, laurino vero folo
citra alterius admixtionem illinendo, fi tamen minus flui-
dum appareat, parum cerae addatur. Quum vero multo cali-
dius fit recens euphorbium, fi quidem eo quod duorum aut
trium annorum eft, uteris, ad libram unam Romanam olei
euphorbii unciam unam injicies quae fane duodecima olei
pars exiftit. Recenti vero euphorbio parce utaris quam
minima ejus parte primum admixta, aut etiam cerae uncia

λων οὐγγίαν μίαν, ὡς θεάσασθαι πῶς ἐκθερμαίνει τὸν ἄν-
θρωπον. ἐξέσται γάρ σοι κατὰ τὴν δευτέραν χρῆσιν αὖθις
ἐπεμβάλλειν, εἴτ' ἐλαίου βουληθείης εἴτε κηροῦ. παραπλησίως
δὲ καὶ τῇ θαψίᾳ χρηστέον ἅπασί τε τοῖς ἰσχυροῖς φαρμά-
κοις. ἡ μὲν γὰρ ἐπὶ τοὔλαττον ἁμαρτία βλάβην οὐδεμίαν
ἔχει, τὸ δὲ πλέον ἐνίοτε τραχύνει καὶ ἑλκοῖ τὸ δέρμα καὶ
φλεγμονὴν ἐργάζεται. καὶ μέντοι κἂν ἐπὶ τῶν ἐφεξῆς, κατὰ
τὰ σύνθετα φάρμακα γράφηταί ποτε εὐφόρβιον ἢ θαψία,
τὸν σταθμὸν αὐτῶν ἐπὶ τῶν ἀκμαίων φαρμάκων, οὐ τῶν
παλαιῶν ἀκούειν σε χρή. τὰ μὲν οὖν λίαν παλαιὰ φεύ-
γειν προσήκει παντάπασιν οὐ μόνον ἐπὶ τούτων, ἀλλὰ καὶ
τῶν ἄλλων φαρμάκων ὅσα χυλοὶ καὶ ὀποὶ καὶ ἄνθη καὶ
φύλλα καὶ καρποὶ καὶ ῥίζαι καὶ σπέρματά ἐστιν, ὁπότε γε
καὶ τὰ μεταλλιστὰ πολυχρόνια γενόμενα καταλύεται καὶ
αὐτὰ ταῖς δυνάμεσιν. χρώμεθα δ' ἐνίοις φαρμάκοις ἐτᾶν εἴ-
κοσιν οὖσιν ἢ τριάκοντα, διὰ τὸ μηδέπω παντελῆ τὴν πα-
ρακμὴν ἔχειν. ἄλλη γὰρ ἄλλου παρακμή τ' ἐστὶ καὶ ἀκμὴ
καὶ ὡς ἄν εἴποι τις καὶ γῆρας. ἐνδείκνυται δὲ τὴν ἰδίαν

una infuper addita, quo videas quantum hominem calefaciat,
licebit enim tibi, ubi rurfus uti voles, denuo addere five
oleum five ceram malis. Eodem modo etiam thapfia uten-
dum eft omnibusque fortibus medicamentis. Peccatum
enim infra modum nullum detrimentum affert, fupra vero
aliquando exafperat, et exulcerat cutem inflammationemque
fufcitat. Et fane ubi in fequentibus compofitis pharmacis
quandoque euphorbium aut thapfia fcribatur, pondus ipfo
rum in vigore exiftentium, non veterum intelligere oportet.
Valde enim vetufta omnino fugere oportet, non folum in
his pharmacis, fed omnibus etiam aliis quae videlicet fucci
et liquores et flores et folia et fructus et radices et femina
exiftunt, quando fane etiam metallica per longioris tempo-
ris fitum et ipfa viribus infirmantur. Utimur tamen qui-
busdam pharmacis viginti aut etiam triginta annorum pro-
pterea quod nondum vergentem omnino habeant aetatem:
alia enim aliam tum vigentem tum inclinatam aetatem
habent, atque etiam, fi ita dicere libeat, fenectam. Unum-

ἀκμὴν ἕκαστον τοῖς πολλάκις ἑωρακόσιν ἐξ ὀσμῆς καὶ γεύ-
σεως, ἐνίοτε δὲ καὶ χρόας καὶ συστάσεως τῆς κατὰ πάχος.
ὥσπερ δὲ ἐπὶ τῶν ἄλλων ἁπάντων φαρμάκων ἠξίωσα μὴ
μόνον ὅτι θερμαίνει γινώσκειν, ἀλλὰ καὶ κατὰ πόσην ἀπό-
στασιν, οὕτω κἀπὶ τῶν πρὸς τὰς ἀλωπεκίας ἁρμοζόντων
ἀξιῶ σε γινώσκειν ὅτι θερμότατον μέν ἐστι τὸ εὐφόρβιον,
ἧττον δ᾽ αὐτοῦ θερμὸν ἡ θαψία, μετὰ θαψίαν δὲ νᾶπύ τε
καὶ κάρδαμόν ἐστιν, καθ᾽ ἕτερον δὲ τόπον ἡ λιμνῆτις, οὐδε-
νὸς τούτων δεύτερον. ὀνομάζεται δ᾽ οὐ τοῦτο μόνον, ἀλλὰ
καὶ διτταῖς ἄλλαις προσηγορίαις ἀδάρκιόν τε καὶ ἀδάρκη.
τούτων δ᾽ ἐφεξῆς ἐστι θεῖόν τε καὶ ὁ τοῦ νίτρου ἀφρός,
αὐτό τε τὸ μαλακὸν νίτρον καυθέν. ὀνομάζουσι δ᾽ αὐτὸ
καὶ βερενικάριον, ὥσπερ γε καὶ τὸ λευκὸν ἀφρόνιτρον κοῦ-
φόν τε καὶ χαῦνον ὑπάρχον, οὐδεμίαν ἔχον ἐν ἑαυτῷ γεώδη
τραχύτητα, οἵ τ᾽ ἐλλέβοροι ἀμφότεροι καὶ τὸ τοῦ εὐζώμου
σπέρμα καὶ τὸ δάφνινον εἴτε μύρον ἐθέλοις ὀνομάζειν εἴτ᾽
ἔλαιον αὐτὸ, καὶ πρὸς τούτοις ἀλκυόνια τὰ ἀμφότερα, κεκαυ-

quodque autem proprium vigorem iis qui ea faepe vide-
runt indicat, tum ex odore tum ex guſtu, aliquando etiam
ex colore et fecundum craſſitiem compage. Quemadmo-
dum in aliis omnibus pharmacis non folum quod calefa-
ciant operae pretium eſt cognoſcere, fed et quanta diſtan-
tia quantoque ordine id faciant. Sic item in iis quae
alopeciis conferunt pharmacis noſſe oportet, quod calidiſ-
fimum quidem ex eis eſt euphorbium. Eo autem minus
calidum eſt thapſia, poſt thapſiam autem finapi et naſtur-
tium. Juxta alium autem modum limnitis nulli horum
fecundum eſt: habet autem praeter hanc duas alias appel-
lationes, nam et adarcium et adarce vocatur. Poſt haec
fuccedunt fulphur et nitri fpuma ipfumque nitrum molle
uſtum et quod berenicarium appellatur, quemadmodum et
aphronitrum album leve ac laxum, quod nullam in fe ter-
ream afperitatem habet. Deinde veratrum utrumque et eru-
cae femen et laurinum five oleum five unguentum velis
appellare, ad haec alcyonium utrumque uſtum et non

Ed. Chart. XIII. [323. 324.]   Ed. Baf. II. (154.)

μένα τε καὶ ἄκαυστα, βελτίω δὲ τὰ κεκαυμένα. καὶ αἱ ῥί-
ζαι δὲ τοῦ καλάμου καὶ ὁ φλοιὸς, ἄμφω καὶ ταῦτα καυ-
θέντα. ἀλλὰ καὶ ὑγρὰ πίττα καὶ τὸ κέδρινον, ὅπερ ἔνιοι
κεδρίαν ὀνομάζουσιν, ἥ τε τῶν μυῶν κόπρος ἄρκτου τε τὸ
στέαρ, ἄμεινον δ᾽ [324] εἰ παλαιότερον εἴη. καὶ μὲν δὴ καὶ
τὸ τῆς ὑαίνης, λέοντός τε καὶ παρδάλεως καὶ χηνὸς ἐπι-
τήδεια, καὶ πάνθ᾽ ὅσα λεπτομερῆ ταῖς οὐσίαις ἐστὶν, ὡς ἑτοί-
μως εἰς τὸ βάθος καταδύεσθαι τοῦ δέρματος, ἄχρι τῶν κατὰ
τὰς τρίχας ῥιζῶν, ἀλλὰ καὶ τὰ πικρὰ τῶν ἀμυγδάλων, ὅλα
κεκαυμένα, χρήσιμα καὶ λιβανωτὸς ἐν ὄξει δριμυτάτῳ κατειρ-
γασμένος. ἄκουε δέ μου τὸ κατειργάσθαι ῥῆμα λεγόμενον,
ὅταν ἡμέραις πλείοσιν καὶ μάλιστ᾽ ἐπὶ πλέον ἐν ἡλίῳ τρί-
βηταί τι σὺν ὄξει δριμεῖ. τούτοις ἅπασιν τοῖς φαρμάκοις
ἔνεστι χρῆσθαι, τοῖς μὲν ἰσχυροῖς κηρωτὴν ὑγρὰν μιγνύντα,
τὰ δ᾽ ἀσθενῆ δεύοντα ἐλαίῳ δαφνίνῳ, καὶ τὰς μὲν κεχρο-
νισμένας καὶ δυσιάτους τοῖς ἰσχυροῖς ἐξιώμενον, τὰς δ᾽ ἀρ-
χομένας καὶ μικρὰς τοῖς ἀσθενέσιν.

[Πρὸς ἀλωπεκίας σύνθετα.] Σύνθετα δὲ φάρμακα τὰ

uſtum, praeſtat tamen uſtum, et arundinis radices itemque
cortex ambo uſta. Quin et pix liquida et cedrinum, quod
aliqui cedriam appellant, et murium ſtercus urſaeque adeps,
praeſtat autem ſi vetuſtior extet. Quanquam etiam hyae-
nae leonisque ac pardalis ac anſeris adipes conveniunt,
et quicunque tenuium partium ſubſtantiam habent, quo
prompte in cutis profundum penetrare queant, atque ad
radices usque capillorum pertingant. Sed et amygdalae
amarae integrae uſtae commode ſunt, et thus aceto acer-
rimo confectum. Confectum autem intelligge quum pluri-
bus diebus et maxime ad ſolem diutius cum acri aceto
ſit contritum His itaque omnibus pharmacis licet utaris
ad fortia quidem cerato liquido addito, debilibus vero oleo
laurino imbutis. Et inveteratas quidem ac difficile cura-
biles cum fortibus perſanare conaberis, incipientes autem
etparvas cum debilibus.

[*Ad alopecias compoſita medicamenta.*] Caeterum

ΤΩΝ ΚΑΤΑ ΤΟΠΟΥΣ ΒΙΒΛΙΟΝ Δ. 393

Ed. Chart. XIII. [324.]　　　　　　Ed. Baf. II. (154. 155.)

μὲν ὑπὸ τῶν ἔμπροσθεν ἰατρῶν, ὅσοι γε ἀξιόλογοι, μεγά-
λως ἐπηνημένα, τὰ δ᾽ ὑφ᾽ ἡμῶν αὐτῶν διὰ μακρᾶς πείρας
βεβασανισμένα τὰ τοιαῦτά ἐστιν. ♃ εὐφορβίου καὶ θαψίας
καὶ δαφνίνου, ἑκάστου < β΄. θείου ἀπύρου καὶ ἑλλεβόρου
ἀνὰ < μίαν, ἄν τε μέλανος εὐπορῇς ἄν τε λευκοῦ. τού-
τοις δὲ μίγνυε κηροῦ < στ΄, δαφνίνῳ τήξας ἢ κικίνῳ ἢ
ἐλαίῳ παλαιῷ, καὶ χρῶ τούτῳ ὡς ἰσχυροτάτῳ φαρμάκῳ ἐπὶ
τῶν κεχρονισμένων καὶ δυσθεραπεύτων, τούτοις ἔμιξά ποτε
καὶ καρδάμου δραχμὴν μίαν ἢ ἀλκυονίου κεκαυμένου < α΄.
ἄμεινον δ᾽ εἰς ταῦτα τὸ σκληρότερον καὶ τραχύτερον. θα-
ψίας δὲ μὴ παρούσης, ἀντ᾽ αὐτῆς τοσοῦτον σταθμὸν ἤτοι
καρδάμου σπέρματος ἢ εὐζώμου μικτέον ἐστὶν ἢ τὸ κάρδα-
μον. εἰ δὲ δάφνινον οὐκ ἔχεις καλὸν, ὑγρὰν πίσσαν μίγνυε.
τῷ μὲν οὖν δαφνίνῳ πρὸς τὴν (155) ὑγρὰν πίτταν οὐ με-
γάλη ἡ ὑπεροχὴ, τῇ θαψίᾳ δὲ πρὸς τἄλλα μεγίστη. τὸ γὰρ
ἰσχυρότατον τῶν πρὸς τὸ πάθος ἐνεργῶς ποιούντων τοῦτο
τὸ φάρμακόν ἐστιν, ὅταν γε, ὡς ἔφην, δυσθεράπευτον ᾖ. τὰ

pharmaca compofita quae partim a prioribus medicis qui
alicujus aeflimationis fuerunt magnopere funt laudata, par-
tim vero a nobis ipfis per longam experientiam funt ex-
aminata ac probata, ejusmodi exiftunt. ♃. Euphorbii tha-
pfiae, laurini, fingulorum ℥ ij. fulphuris vivi, veratri
utriusque ℥ j. neque refert albo, an nigro veratro quod
ad manum fit utaris. His admifce cerae ℥ vj. laurino aut ci-
cino aut veteri oleo praeeliquans, utereque hoc ut fortiffimo
pharmaco ad inveteratas et aegre curabiles alopecias. His
etiam aliquando nafturtii ℥ j. aut alcyonii ufti ℥ j.
admifcui. Praeftat autem in hunc ufum alcyonium quod
durius eft et magis afperum. Quod fi thapfia non adfit,
pro ipfa tantum pondus feminis nafturtii aut erucae ad-
des aut ipfum adeo nafturtium. Si vero laurinum non
habeas bonum, picem liquidam adde: laurinum namque
picem liquidam non multum excellit, thapfia vero reli-
quorum refpectu maximum exceffum habet. Hoc fane
pharmacum omnium quae ad hanc affectionem efficaciter
faciunt fortiffimum et valentiffimum eft, quando videli-

γὰρ μικρὰ καὶ ἀρχόμενα καὶ κάθαρσις ἰᾶται μόνη καὶ τῶν
ἁπλῶν ὧν εἶπον ἕκαστον κεκαυμένον, ἀναλαμβανόμενον ἤτοι
δαφνίνῳ ἢ κεδρίνῳ ἢ πίττῃ ὑγρᾷ ἢ κικίνῳ, ἐλαίῳ παλαιῷ.
ἔμιξα δέ ποτε καὶ μέλιτος ἀντὶ τῆς κηρωτῆς ἐλάττονος ὄγκῳ
τε καὶ σταθμῷ, καὶ οὐδενὶ χεῖρον ἐγένετο τὸ φάρμακον.
καὶ τὰ διὰ τῶν στεάτων δὲ συντιθέμενα, προσλαβόντα θα-
ψίας ὀλίγον, ὀνίνησιν καὶ μᾶλλον ὅταν αὐτοῖς μίξῃς ἀδάρ-
κιόν τε καὶ εὐφόρβιον. ἔστω δὲ τῶν μὲν στεάτων ἑκάστου
μέρος ἓν, ὄντων τριῶν, λεοντείου, παρδαλείου καὶ ὑαίνης.
εἰ δὲ μὴ παρείη τὸ τῆς ὑαίνης, ἀρκεῖ τοῖς παροῦσι δύο
χρῆσθαι μίξαντα τὸ χήνειον. εἰ δὲ καὶ πάντ᾽ ἔχοις τὰ τέτ-
ταρα, μιγνύναι πάντα, καὶ σὺν αὐτοῖς γε τὸ ἄρκτειον, εἰ
ἔχοις καὶ τοῦτο. τῷ δ᾽ ἐξ αἰτῶν ἠθροισμένῳ δωδέκατον
ἀρκεῖ μῖξαι μέρος θαψίας ἢ εὐφορβίου· εἰ δ᾽ ἰσχυρότερον
ἐθέλοις ποιῆσαι, ἀμφοτέρων ἅμα, τῇ πείρᾳ γὰρ καὶ ταῦτα
κριθέντα τὰ φάρμακα τῶν ἐνεργῶν εὑρέθη· χάριν γὰρ τοῦ
πλειόνων πεῖραν ἔχειν ἑκάστῳ τῶν αἰτούντων ἰατρῶν φί-

cet affectio, ut dicebam, aegre recipit curationem. Quae
enim parva eſt et incipiens etiamnum, ſola purgatione
ſanatur, et per ſingula quae recenſui ſimplicia uſta lau-
rino aut cedrino aut liquida pice aut cicino vel veteri
oleo excepta. Admiſcui etiam aliquando mel pro cerato,
minori tamen copia et pondere, neque ulla ex parte pe-
jus evaſit pharmacum. Quae vero etiam ex adipibus
componuntur thapſiae pauſillum aſſumentia proſunt, prae-
ſertim ſi euphorbium et adarcium addatur. Sit autem
adipis cujusque pars una; ſunt enim tres, leonis, pardalii
et hyaenae. Si vero hyaenae adeps non adſit, ſufficit
praeſentibus reliquis duobus uti anſerino admixto. Si
vero omnes quatuor habeas, ſimul omnes miſcebis addito
inſuper, ſi adſit, urſino. Ad totam vero eorum molem
duodecimam thapſiae aut euphorbii partem addere ſatis
eſt, aut, ſi omnino fortius facere velis, amborum ſimul
addes, nam et per experientiam haec ipſa pharmaca eſſi
cacia ſunt judicata. Plurimum enim experientiae habendae
gratia petentibus ſubinde medicis a me amicis ſingulis aliud

λων ἄλλο τι καὶ ἄλλο σχεδιάζων ἐδίδουν τῶν τῇ πείρᾳ κρι-
θέντων καὶ εὑρέθη τὰ πλεῖστα βέλτιστα. πρὸ πάντων δὲ
ἡμᾶς χρὴ μεμνῆσθαι τῆς κατὰ τὴν χρῆσιν αὐτῶν μεθόδου,
κοινῆς οὔσης ἐπὶ πάντων καὶ μάλιστα τῶν ἰσχυρῶν φαρμά-
κων, καὶ διὰ τοῦτό γε πολλάκις αὐτῆς ἀναμιμνήσκω, διότι
μεγάλην ἔχει [325] δύναμιν. ὁ γὰρ ἑκάστῳ τῶν ἰσχυρῶν φαρ-
μάκων χρώμενος ἐν ἀρχῇ μὲν αὐτὸ μαλακώτερον προσφε-
ρέτω, μίξει δηλονότι τῶν ἐκλυόντων τὴν δύναμιν, οἷα πέρ
ἐστιν ἔλαιόν τε καὶ κηρὸς καὶ τῶν ἁπλῶν ὅσα προείπομεν
ἀσθενῆ λιβανωτός τε καὶ καλάμου φλοιὸς καὶ ῥίζαι κεκαυ-
μέναι καὶ ἀμύγδαλα πικρὰ καὶ ὅσα τοιαῦτα. μετὰ δὲ τὴν
πρώτην χρῆσιν ὅταν ἐπὶ τὴν δευτέραν παραγίνηται, σκοπεῖ-
σθαι χρὴ τίνα παραλλαγὴν ἐν τῷ πεπονθότι μορίῳ τὸ προσ-
αχθὲν φάρμακον εἰργάσατο καὶ πρὸς ἐκείνην ἀποβλέποντας
ἤτοι πραΰνειν αὐτοῦ τὸ σφοδρὸν τῆς δυνάμεως ἢ αὐξάνειν.
οἷον ἐπ' αὐτοῦ τοῦ νῦν προκειμένου πάθους ἀμελεῖν μὴτα
χρὴ ξυρῷ τὰς τρίχας, ἀνατρίβειν δὲ τὸ πεπονθὸς δέρμα δι'

atque aliud eorum quae experientia cognita habui, ex tem-
pore digeftum exhibui, et reperta funt fane plurima ex eis
optime conducentia. Verum ante omnia vos methodi memi-
niffe oportet circa eorum ufum quae communis in omnibus
praefertim fortibus pharmacis exiftit, quare etiam faepe ejus
mentionem facio, utpote in qua magna omnino vis fita eft.
Qui enim fingulis fortibus pharmacis utitur, in principio
quidem ipfa molliora adhibebit, admixtione videlicet eorum
quae vires ipforum exolvunt, qualia funt oleum et cera et
ex fimplicibus quae diximus debilia, velut eft thus et arun-
dinis cortex, ac radices exuftae et amygdalae amarae et
quaecunque illius generis exiftunt. At vero poft primum
ufum cum jam fecundo adhibere voles, intueri oportet qua-
lem alterationem in affecta particula prius admotum phar-
macum fecit, atque illius refpectu aut vehementiam faculta-
tis ejus lenire aut augere. Velut in hac quam jam tracta-
mus affectione primum quidem capillos novacula tollere
oportet, deinde affectam cutem per linteolum neque afpe-

396 ΓΑΛΗΝΟΥ ΠΕΡΙ ΣΥΝΘΕΣΕΩΣ ΦΑΡΜΑΚΩΝ

Ed. Chart. XIII. [325.]   Ed. Baf. II. (155.)

ὀθόνης μήτε πάνυ τραχείας μήτε μαλακῆς, ὁρῶντα πόσον
ἐρεύθους τούτῳ προσέρχεται μετὰ τοιᾶσδε κινήσεως καὶ ἀνα-
τρίψεως. ἔσται γάρ σοι τοῦτο πρὸς τὴν τῆς ἰάσεως ἐλπίδα
χρήσιμον, εἰ μὲν ἐπ᾽ ὀλίγαις ἀνατρίψεσιν ἐρυθραίνοιτο, με-
τρίαν ἡγούμενος τὴν διάθεσιν, εἰ δ᾽ ἐπὶ πολλαῖς, χαλεπωτέ-
ραν, ὡς ἔνιά γε δέρματα, κἂν ἐπὶ πολὺ τρίβῃς, οὐκ ἐρυ-
θραίνεται. πρόδηλον οὖν ὅτι ταῦτα μέν ἐστι χαλεπώτατα,
καθάπερ τὰ ῥᾳδίως ἐρυθραινόμενα πρᾳότατα, τὰ δ᾽ ἐν τῷ
μεταξὺ τούτων ἅπαντα κατὰ τοσοῦτον ἀλλήλων διαφέροντα
καθ᾽ ὅσον ἤτοι τοῖς χειρίστοις ἢ τοῖς μετριωτάτοις πλησιά-
ζει. ταῦτα μὲν οὖν κατὰ τὸ πάρεργον εἰρήσθω καίτοι γε
οὐκ ὄντα πάρεργα. πάλιν δὲ ἐπὶ τὸ προκείμενον ἀνελθὼν
ἀναμνήσω σε τῆς ἐν τῇ χρήσει μεθόδου. μετὰ γὰρ τὴν πρώ-
την προσφορὰν τοῦ δοκιμασθέντος φαρμάκου σκέπτεσθαι
προσήκει πρῶτον μὲν εἰ καὶ πρὸ τῆς ἀνατρίψεως εὐχρού-
στερον φανείη τὸ δέρμα, δεύτερον δὲ εἰ μετ᾽ ὀλιγωτέρας ἀνα-
τρίψεως ἢ πρόσθεν ἢ εἰ μετὰ τῆς ἴσης μὲν, ἀλλὰ μᾶλλον
ἢ πρόσθεν ἐρυθρὸν γένοιτο. σκοπεῖσθαι δὲ πρὸ πάντων,

rum, neque molle nimis confricare, ac videre ad quantum
ruborem per hujusmodi motionem ac confrictionem perve-
nit.   Hoc enim tibi ex ufu ad fpem curationis eſt futurum.
Namque fi per exiguas defrictiones rubefiat, moderatam
affectionem opinaris; fi vero per multas, graviorem, praefer-
tim cum quaedam cuticulae, etiam fi multum confrices, non
rubefiant.   Manifeſtum igitur eſt has omnium difficillime
curari, ficut contra facillime quae facile rubefcunt, quae
vero inter has medio modo habent, tantum inter fe diffe-
runt, quantum vel ad peffimas vel moderatiffimas accedunt.
Atque haec quidem acceffionis loco fint dicta, quanquam
neque neglectui habenda.   Rurfus itaque ad id quod propo-
fitum erat reverfus methodi te commonefaciam quam ufus
pharmacorum requirit.   Poſt primam igitur pharmaci cujus
ufum elegeris adhibitionem intueri convenit primum quidem,
an etiam ante confrictionem cutis coloratior appareat, deinde
autem an cum pauciore quam prius frictione, aut cum aequali
quidem, magis tamen quam prius rubicunda fiat.   Prae om-

ὅταν ἰσχυρὰ προσενέγκῃς φάρμακα, μή τι περαιτέρω τοῦ προσ-
ήκοντος ἐκθερμαίνοιτο τὸ δέρμα, φανεῖται δὲ τοῦτο θεω-
μένῳ τέ σοι τὴν χρόαν αὐτοῦ καὶ τοὺς δακτύλους ἐπιβάλ-
λοντι· τῇ χροιᾷ μὲν γὰρ ἔσται ξανθότερον, ἐπιβάλλοντι δὲ
τοὺς δακτύλους θερμὸν ἱκανῶς φανεῖται. προσέχειν οὖν ἐπὶ
τοιούτων χρὴ, κίνδυνος γὰρ ἐπικαυθῆναι τὸ δέρμα, δεύτε-
ρον ἢ τρίτον αὐτοῖς χρησαμένῳ. μεταβαίνειν οὖν ἐπί τι τῶν
μαλακωτέρων, ἢ τῷ μὲν αὐτῷ χρηστέον, ἀλλ' ἐκλύσαντα τὴν
δύναμιν αὐτοῦ μίξει κηρωτῆς ἢ στέατος ἢ ὑγρότητός τινος
ἐλαιώδους. χρῆσθαι δὲ καταβροχῇ δι' ἐλαίου γλυκέος θερ-
μοῦ καὶ ἄρτῳ ἐν καταπλάσματι, πυρίαις τε καὶ κατασχα-
σμοῖς καὶ σικύαις καὶ κηρωτῆς ἐπαλείψεσιν. χρονίσαντος δὲ
τοῦ πάθους καὶ συνεχέσι ξυρήσεσιν καὶ φοινιγμῷ διὰ νά-
πυος, ὡς προείρηται, καὶ ἀνατρίψεσιν ταῖς γεγραμμέναις
ταῖς ἑξῆς, ἐπιχριομένης πίσσης ἢ κεδρίνου ἐλαίου καὶ μετὰ
τὴν ἀνάτριψιν κατασχασμοῖς. ἔνιοι δὲ βελόνας συνδήσαντες,
ὥστε τὰς ἀκμὰς ἔχειν ἐπὶ τὸ δέρμα, κατεκέντησαν ταύταις

nibus vero animadvertere oportet, ne in fortium pharmaco-
rum admotione cutis ultra quam convenit concalefcat, id
quod tum ex colore ipfius tum digitorum tactu deprehendes,
colore namque flavior apparebit, et digitorum contactu
abunde calidam cognofces. Horum itaque animadverfionem
habere oportet: periculum enim eft iterum atque iterum
repetito eorum ufu cutem exuri. Quare ad molliora trans-
eundum eft, aut eodem utendum quidem, fed cerati aut
adipis aut liquoris cujusdem oleofi admixtione vi ipfius ex-
oluta. Utendum eft et olei calidi dulcis irrigatione et cata-
plasmate ex pane fomentisque et fcarificationibus ac cucur-
bitis et cerati illitione, virium item refectrice dicta. Caete-
rum perfeverante affectione utendum eft affidua rafura et
rubificatorio ex finapi, velut eft praedictum itemque frictio-
nibus praefcriptis, et fequentibus diebus illita pice aut oleo
cedrino et poft confrictionem fcarificationibus. Quidam
vero aciculas colligantes hoc modo, ut aciem ad cutem ver-
gentem habeant, per ipfas cutem compungunt. Verum poft

αὐτὸ, μετὰ δε τὸν διὰ τῆς ἀνατρίψεως φοινιγμὸν καὶ τὸν
κατασχασμὸν φαρμάκοις χρῆσθαι μετασυγκριτικοῖς· ἐπὶ πάν-
των δὲ κοινὸς σκοπὸς ἐν τῷ ἀέρι θερμῷ τὴν προσφορὰν
ποιεῖσθαι τοῦ φαρμάκου, καὶ εἴ γε ἡλιού[326]μενον ἔχοις τι
χωρίον, ἐν ἐκείνῳ μάλιστα χωρὶς αὔρας καταπνεούσης αὐτὸ,
χειμῶνος δὲ κάλλιον ἐπὶ λουτρῷ χρῆσθαι τοῖς φαρμάκοις.

[Περὶ τῶν γεγραμμένων φαρμάκων συνθέτων ἐπὶ τοῦ
τῆς ἀλωπεκίας πάθους τοῖς ἐμοῦ πρεσβυτέροις ἰατροῖς.]
Ἥρας μὲν οὖν ἐν τῷ νάρθηκι κατὰ λέξιν οὕτως ἔγραψεν·
πρὸς ἀλωπεκίας. ἀλκυόνιον τὸ τραχύτερον, καύσας καὶ λειο-
τριβήσας σὺν ἐλαίῳ κατάχριε τὸν τόπον, μάλιστα ἐν λύχνῳ
λαμβάνων τὸ ἔλαιον. αὕτη μὲν ἡ τοῦ Ἥρα γραφή. καὶ χρὴ
γινώσκειν ἡμᾶς τὸ φάρμακον τοῦτο μέσον εἶναι τῇ δυνάμει
καὶ διὰ τοῦτο καὶ τὰς μέσας κατὰ μέγεθος ἀλωπεκίας ἰάσα-
σθαι ἱκανόν. μέτριον μὲν γάρ ἐστι φάρμακον, εἰ καλάμου
ῥίζαν ἢ φλοιὸν ἢ ἀμύγδαλα πικρὰ ἤ τι τῶν τοιούτων καύ-
σας ἐλαίῳ μίξαις, ἰσχυρὰ δὲ τὰ δι' εὐφορβίου καὶ θαψίας

rubificationem per defrictionem inductam et poft fcarifica-
tionem pharmacis metafyncriticis ex alto evocantibus ute-
mur. In omnibus autem communis fcopus hic fit, ut in
aëre calido pharmacum ipfum adhibeamus et maxime fi fieri
poffit in loco infolato, qui non habeat auram ipfum perflan-
tem: hiemis autem tempore praeftiterit in balneo his phar-
macis uti.

[*De pharmacis compofitis ad alopeciae affectionem a
fenioribus medicis confcriptis.*] Heras quidem igitur in
ferula juxta dictionis feriem fic fcripfit ad alopecias. Al-
cyonium quod afperius eft uftum ac cum oleo tritum ac
laevigatum loco illinito. Sit autem oleum maxime ex lucer-
nis acceptum. Haec quidem funt Herae verba: verum noffe
oportet medium effe viribus hoc pharmacum, et propterea
ad medias magnitudine alopecias curandas fufficiens. Infir-
mum equidem pharmacum eft, fi calami radicem aut corti-
cem aut amygdalas amaras aut ejus generis quippiam uftum
cum oleo commifceas. fortia vero funt quae ex euphorbio

καὶ ἀδάρκης. ἐν τῷ μεταξὺ δ' αὐτῶν ἐστι τὸ κεκαυμένον
ἀλκυόνιον. ἀλλὰ καὶ αὐτὸ τοῦτο μετριώτερον μέν ἐστιν
ἐλαίῳ μιχθὲν, ἰσχυρότερον δ' ὑγρᾷ πίσσῃ καὶ δαφνίνῳ.
μίγνυται δὲ καὶ τοῖς εἰρημένοις στέασι. καὶ χρωμένῳ γέ τινι
πρὸς τὸ πάθος ἀρκτείῳ στέατι μηδὲν ἀνύοντος αὐτοῦ συνε-
βούλευσα μίξαι τὸ κεκαυμένον ἀλκυόνιον, ὑφ' οὗ διὰ ταχέων
ἐθεραπεύθη. τὸ δὲ τοῦ λύχνου ἔλαιον οὐ κατ' ἄλλον τινὰ
λόγον ἐπιτήδειόν ἐστιν ἢ τῷ λεπτομερέστερον εἶναι τοῦ λοι-
ποῦ. προσέρχεται δὲ τοῦτο αὐτῷ κατὰ τὴν οἷον ἕψησιν τὴν
ἐν τῷ λύχνῳ καὶ γίγνεται τῷ τε παλαιῷ καὶ τῷ κικίνῳ πα-
ραπλήσιον, ὡς εἰ καὶ ἄλλως ἐπὶ πυρὸς ἐθέλοις ἔλαιον θερ-
μῆναι. καὶ γὰρ οὖν καὶ ὁ ῥύπος ὁ ἐπὶ ταῖς λυχνίαις γιγνό-
μενος ἐοικὼς ὑγρῷ πηλῷ τοῖς ἐπὶ τῆς ἀγροικίας παρ' ἡμῖν,
ἔγνωσται θεραπεύων τὰ ἐν τῷ μέσῳ τῶν ἐν τοῖς ποσὶ δα-
κτύλων ἕλκη, συνεχῶς αὐτοῖς γιγνόμενα δι' ἀλουσίαν τε καὶ
ἀμέλειαν τοῦ διανίζειν αὐτὰ καθ' ἑκάστην ἡμέραν. τούτῳ
τοίνυν αὐτῷ τῷ ῥύπῳ πηλώδει συνεβούλευσά τινι τῶν
ἀγροίκων ξύσαντι τὴν ἀλωπεκίαν, ἣν (156) ἔδειξέ μοι, κατα-

et thapfia et adarce apparantur. In medio vero iftorum
eft alcyonium uftum, fed et ipfum moderatius redditur
oleo admixto, fortius vero liquida pice aut laurino affufo.
Mifcetur item praedictis adipibus. Et fane ego cuidam, qui
ad hanc affectionem urfino adipe ufus erat, nec quicquam
profecerat, alcyonium admifcere confului, a quo poftea
brevi fanus evafit. Caeterum oleum lucernarum non ob
aliam rationem aptum eft, quam quod magis tenuium par-
tium exiftit, id quod ipfi ex lucerna, in qua veluti coqui-
tur, accedit fitque tum veteri tum cicino adfimile, veluti fi
etiam alias ad ignem oleum velis calefacere. Itaque et for-
des, quae in lucernis liquido luto fimiles gignuntur, iis qui
apud nos ruri degunt cognitae funt, ad ulcera in medio
digitorum pedum curanda efficaces: quae ulcera frequenter
illis oboriuntur propter illuviem et negligentiam perluendi
eos fingulis diebus. His itaque fordibus lutofis confului
cuidam agrefti alopeciam, ubi prius rafiffet, quam mihi
oftenderat, illinire fimulque frequenti abrafione uti: qui

400 *ΓΑΛΗΝΟΥ ΠΕΡΙ ΣΥΝΘΕΣΕΩΣ ΦΑΡΜΑΚΩΝ*

Ed. Chart. XIII. [326. 327.]   Ed. Baf. II. (156.)

χρίεσθαι μετὰ τοῦ ξυρᾶν τὸν τόπον συνεχῶς, ἐκθεραπευθεὶς
δὲ ὑπ᾽ αὐτοῦ καὶ ἄλλους ἐπεχείρησεν οὕτως ἰᾶσθαι, νομί-
σας ἅπασαν ἀλωπεκίαν ὑπὸ τοῦ φαρμάκου τούτου δύνα-
σθαι θεραπεύεσθαι. ἐγὼ δὲ μετρίαν αὐτοῦ τὴν διάθεσιν
θεασάμενος, ἤλπισα διὰ τοῦ ῥύπου θεραπευθήσεσθαι.

[Ἕτερον τοῦ Ἥρα ἐπὶ παίδων ἁρμόττον.] Ἕτερον δ᾽
ἑξῆς τῷ προγεγραμμένῳ φαρμάκῳ ὁ Ἥρας ἔγραψε κατὰ λέ-
ξιν οὕτως. 4 εὐζώμου σπέρματος μέρος ἕν, καρδάμου μέρος
α΄. νίτρου μέρος α΄. ἐν ἐνίοις δὲ ἀντιγράφοις ἁπλῶς γέγρα-
πται 4 εὐζώμου μέρος ἕν, καρδάμου μέρος ἕν, νίτρου μέ-
ρος ἕν, λεάνας πίσσαν ὑγρὰν παράχει καὶ προανατρίβων
τὸν τόπον ἐπίπλασσε. καὶ ὅταν ἄρῃς τὸ φάρμακον ἀπό-
μασσε τὸν τόπον σπόγγῳ ἐκ θερμοῦ, ἄραι δὲ δὶς τῆς ἡμέ-
ρας. [327] ἐνεργεῖ δὲ μάλιστα ἐπὶ τῶν παιδίων τοῦτο τὸ
φάρμακον, ἰσχυρότερον μὲν γάρ ἐστι τοῦ προτέρου, κεχρο-
νισμένην δὲ καὶ δυσθεράπευτον ἀλωπεκίαν οὐκ ἂν ἰάσαιτο·
δηλοῖ δὲ τοῦτο καὶ ὁ Ἥρας αὐτὸς προσγράψας ἐνεργεῖν
ἐπὶ παίδων αὐτὸ μάλιστα, τουτέστιν ἐπὶ σωμάτων μαλακὸν

fane ab ipfis perfanatus etiam alios tentavit hoc modo
curare, utpote qui putaret omnem alopeciam ab hoc phar-
maco poffe curari. Verum ego quum moderatam ejus affe-
ctionem effem intuitus, fperavi ipfum quidem per illas for-
des fanitatem confecuturum.

[*Aliud compofitum pharmacum Herae pueris aptum.*]
Aliud etiam deinceps pharmacum Heras poft praefcriptum,
juxta feriem dictionis hoc modo fcripfit. 4 feminis erucae
partem j, nafturtii partem j, nitri partem j. In aliquibus
autem exemplaribus fimpliciter fcriptum eft 4 erucae
partem j, nafturtii partem j, nitri partem j. contritis picem
liquidam affunde et loco prius confricato impone: atque ubi
abftuleris pharmacum, locum fpongia calida imbuta extere.
Auferes autem bis per diem et in pueris maxime efficax
confpicitur hoc pharmacum: fortius enim eft priore, verum
inveteratam et aegre cedentem alopeciam non curaverit:
quod ipfum etiam Heras indicat, qui in pueris ipfum ma-
xime efficax adfcripfit, hoc eft in corporibus molli cute

ΤΩΝ ΚΑΤΑ ΤΟΠΟΥΣ ΒΙΒΛΙΟΝ Α. 401

Ed. Chart. XIII. [327.] Ed. Baf. II. (156.)

ἐχόντων τὸ δέρμα. ῥᾳδίως γὰρ ἐκ τῶν τοιούτων οἱ μοχθη-
ροὶ διαφοροῦνται χυμοί, παραπλήσιον δὲ δηλονότι οἱ εὐνοῦ-
χοι καὶ αἱ γυναῖκες ἔχουσι τὸ δέρμα τοῖς παιδίοις.

[Περὶ τῶν ὑπὸ Κρίτωνος γεγραμμένων πρὸς ἀλωπε-
κίας.] Κρίτων δὲ ἐν τῷ τρίτῳ τῶν κοσμητικῶν οὕτως ἔγρα-
ψεν. πρὸς δὲ τὰς λεγομένας ἀλωπεκίας, πάθος τριχῶν λυ-
μαντικὸν καὶ κοινῶς δυσμορφίας ποιητικὸν, χρηστέον ταῖς
ὑπογεγραμμέναις σκευασίαις, ὡς Ἡρακλείδης ὁ Ταραντῖνος.
ἀμύγδαλα πικρὰ σὺν τοῖς λεπύροις κατακαύσας καὶ τρίψας
μετ᾽ ὄξους ἀναλάμβανε μικρὸν μέλιτος ἐπιβαλὼν, ἐπὶ δὲ τῆς
χρήσεως προανατρίβων τὸν πεπονθότα τοπον ὀθονίῳ κα-
θαρῷ ἐπίχριε συνεχῶς. ὠφελεῖ δὲ μάλιστα καὶ ἡ συνεχὴς
ξύρησις, πρὸ τῆς ἐπιθέσεως τοῦ φαρμάκου. ἄλλο ᾧ Μόσχος
ἐχρῆτο. ἐχίνων θαλασσίων τὰ ὄστρακα κατακαύσας καὶ ὕδατι
ἀναλαβὼν ἐπιτίθει προανατρίβων τοὺς τόπους. ἔν τισιν
ἀντιγράφοις εὗρον οὐχ ὕδατι ἀλλὰ στέατι ἀρκτείῳ, ἀναλαμ-
βανομένης τῆς τῶν ἐχίνων σποδιᾶς, καὶ μᾶλλον οὕτως ἐμοὶ
ἤρεσεν· ἔστι γὰρ ἐνεργέστερον. ἄλλο. καλάμου ῥίζας κατα-

praeditis. Ex hujuscemodi enim vitiati humores facile dis-
cutiuntur. Habent autem confimilem pueris cuticulam eu-
nuchi et mulieres.

[De iis quae Crito ad alopecias confcripfit.] Crito
vero in tertio libro eorum quae ad corporis ornatum
pertinent fic fcripfit. Ad affectionem alopeciam appella-
tam, quae capillos devaftat et cutis deformitatem inducit,
fubfcriptis compofitionibus utendum eft, ut Heraclides
Tarentinus tradit. Amygdalas amaras cum corticibus uftas,
ac tritas aceto excipe modico item affufo melle. Ufu vero
expetente, loco per mundum linteolum praefricato affidue
illine. Prodeft autem maxime etiam affidua rafura, ante-
quam pharmacum imponatur. Aliud quo Mofchus ufus eft.
Erinaceorum marinorum teftas exuftas et aqua fubactas
locis praefrictis impone. In quibusdam exemplaribus non
aqua, fed adipe urfino excipi debere erinaceorum cinerem
reperi, quod mihi magis placuit: hoc enim modo efficacius
redditur. Aliud. Calami radices uftas adipe urfino excipe

Ed. Chart. XIII. [327.]　　　　　　　Ed. Baf. II. (156.)
καύσας, ἀναλαβὼν στέατι ἀρκτείῳ, οὕτως ἐπιτίθει. ἄλλο. θα-
ψίας φλοιὸν τρίψας μετ᾿ ὄξους ἐπιτίθει. ἄλλο. χαμαιλέον-
τος ῥίζαν τρίψας ἐπιμελῶς μετὰ ὄξους ἐπιτίθει. ταῦτα προ-
ειπὼν ὁ Κρίτων ἐφεξῆς τάδε γράφει. χρονιζούσης δὲ τῆς
διαθέσεως χρηστέον ταῖς ὑπογεγραμμέναις σκευασίαις· ἐνδει-
κνύμενος ἐκ τούτων τὰ προγεγραμμένα φάρμακα μετρίων
εἶναι διαθέσεων ἰατικά. γράφει τοίνυν ἐφεξῆς καὶ τὰ πρὸς
τὰς ἰσχυροτέρας διαθέσεις ἁρμόττοντα κατὰ τὴν ἐκείνου λέ-
ξιν οὕτως ἔχοντα.

[Περὶ τῶν ὑπὸ Ἡρακλείδου γεγραμμένων πρὸς ἀλωπε-
κίας χρονίας.] Πρὸς ἀλωπεκίας ὡς Ἡρακλείδης ὁ Ταραντῖ-
νος. Ὀρεστίνου πρὸς τὰς κεχρονισμένας ἀλωπεκίας 4 μυο-
χόδων ⪪ β΄. λιβανωτοῦ ⪪ β΄. ὄξει δριμυτάτῳ διαλύσας
ἐπίχριε, προξυρήσας τοὺς τόπους. ἄλλο. 4 ἐχίνων θαλασ-
σίων σὺν τοῖς ὀστράκοις κεκαυμένων ⪪ β΄. κηκίδων ὀμ-
φακιτίδων τὸ ἴσον, ἀμυγδάλων πικρῶν κεκαυμένων τὸ ἴσον.
μυοχόδων ⪪ α΄. ὄξει διαλύσας καὶ τρίψας ἐπιμελῶς ἐπι-
τίθει. ἄλλο ὡς Ὀρεστῖνος. 4 ἀρκτείων τριχῶν κεκαυμένων,
ἀδιάντου κεκαυμένου, καλάμου ῥιζῶν κεκαυμένων, συκῆς φύλ-

atque impone. *Aliud.* Thapfiae corticem tritum cum aceto
imponito. *Aliud.* Chamaeleontis radicem cum aceto dili-
genter tritam imponito. Haec praefatus Criton deinceps ita
fcribit. Quod fi vero perfeveret affectio, fubfcriptis compo-
fitionibus utendum eft. Quibus verbis plane indicat per
praefcripta medicamenta moderatas affectiones fanari. Itaque
deinceps quae ad fortiores affectiones conducunt fcribit,
quae juxta feriem dictionis ipfius hoc modo habent.

[*De fcriptis ab Heraclide ad alopecias inveteratas.*]
Ad alopecias velut Heraclides Tarentinus tradit. Oreftini ad
alopecias inveteratas. 4 Mufcerdae ʒ ij, thuris ʒ ij, aceto
acerrimo diffoluta praerafis locis illine. *Aliud.* 4 Erinaceo-
rum marinorum una cum teftis exuftorum ʒ ij, gallarum acer-
barum tantundem, amygdalarum amararum uftarum tantun-
dem, mufcerdae ʒ j. aceto diffoluta et probe trita impo-
nito. *Aliud.* Oreftini 4 Pilorum urfi uftorum, adianti
ufti, radicum calami uftarum, foliorum fici uftorum, pavi-

ΤΩΝ ΚΑΤΑ ΤΟΠΟΥΣ ΒΙΒΛΙΟΝ Α. 403

Ed. Chart. XIII. [327. 328.]　　　　Ed. Baf. II. (156.)

λων κεκαυμένων, κιλικίου ῥάκους κεκαυμένου ἑκάστου τὸ ἴσον
ἀναλάμβανε στέατι ἀρκτείῳ καὶ κεδρίᾳ. ἐπὶ δὲ τῆς χρήσεως
πυρία, ἀνατρίβων τὸν τόπον συκῆς φύλλοις καὶ νίτρῳ ἀπο-
σμήχων, κατάχριε τῷ φαρμάκῳ καθ᾽ ἡμέραν, ἑλκωθείσης δὲ
τῆς ἐπιφανείας ἐπιτίθει κηρωτὴν διὰ λεκίθου καὶ πυρίνων
καὶ κριθίνων ἀλεύρων, χυλῷ προσφάτῳ ἐπίχριε. ἄλλο Ὄθω-
νος Σικελοῦ ἐπιτετευγμένον. ♃ βατράχων τῶν σμικροτάτων
κεκαυμένων ἐν χυτριδίῳ, τῆς σποδοῦ μέρος α΄. μυοχόδων, ἑλ-
λεβόρου λευκοῦ, καλάμου ῥίζης κεκαυμένης, πεπέρεως λευκοῦ,
ἑκάστου τὸ ἴσον, ὄξει προσανάλαβε καὶ χρῶ προανατρίβων
καὶ ἀποξυρῶν τὸν τόπον. ἄλλο. ♃ ὀνύχων αἰγείων κεκαυ-
μένων τῆς σποδοῦ, θαψίας χυλοῦ, ἀλκυονίου, μυοχόδων,
ἀφρονίτρου, σμύρνης, πεπέρεως λευκοῦ, ζιγγιβέρεως, ἑκάστου
τὸ ἴσον τρίψας ἐπιμελῶς ἀναλάμβανε αἰγεία χολῇ.

[328] [Περὶ τῶν ὑπὸ Κλεοπάτρας γεγραμμένων ἐν τῷ
κοσμητικῷ.] Ἐν τῷ Κλεοπάτρας κοσμητικῷ πρὸς ἀλωπεκίας
γέγραπται φάρμακα κατὰ τὴν αὐτῆς ἐκείνης λέξιν, ᾧδέ πως
ἔχουσαν. πρὸς ἀλωπεκίας. σανδαράχην λειώσας ἀναλάμβανε

culi cilicii ufti, fingulorum aequales partes, adipe urfino
et cedria excipe. Ufus vero tempore loco foto et per fici
folia confricto ac per nitrum exterfo pharmacum quotidie
illine. Cutis vero fuperficie exulcerata, ceratum ex ovi
luteo impone et farinarum tritici, ac hordei fuccum recen-
tem fuperline. *Aliud Othonis Siculi accommodatum.* ♃.
Cineris ranarum minimarum in ollula uftarum partem unam:
mufcerdae veratri albi, radicis calami uftae, piperis albi,
fingulorum aequales portiones aceto excipe et ad praefri-
ctum ac praerafum locum utere. *Aliud.* ♃ Cineris un-
gularum caprinarum uftarum, fucci thapfiae, alcyonii, mu-
fcerdae, fpumae nitri, myrrhae, piperis albi, zingiberis,
fingulorum aequas partes probe tritas felle caprino excipe.
[*De iis quae Cleopatra in libro eorum, quae ad cor-
poris ornatum pertinent, fcripfit.*] In libro Cleopatrae de
ornatu corporis ad alopecias defcripta funt pharmaca,
quae juxta illius dictionis feriem hoc modo habent. *Ad
Alopecias.* Sandaracham tritam largoque vifco quercino

Ed. Chart. XIII. [328.]   Ed. Baf. II. (136.)

ἰξῷ δρυΐνῳ, ὡς ὅτι πλείστῳ καὶ προεκνιτρώσας,·ἔμπλασσε εἰς
ὀθόνιον καὶ ἐπιτίθει. ἐγὼ δὲ καὶ νίτρου ἀφρῷ προσέμιξα
τὰ προειρημένα καὶ ἐνήργησεν καλῶς. ἄλλο. 24 σκίλλης ◁
α′. ἐλλεβόρου λευκοῦ ◁ α′. λεῖα ποιήσας σὺν ὄξει καὶ
ξυρήσας καὶ προεκνιτρώσας κατάχριε. ἄλλο. 24 νάπυος ◁
α′. καρδάμου ◁ α′. λεῖα μετ′ ὄξους ἐπιτίθει, προξυρήσας
καὶ ἐκνιτρώσας τὸν τόπον, βέλτιον δὲ κατασχάζειν. ἄλλο. 24
φλοιοῦ καλάμου ◁ δ′. ἀφρονίτρου ◁ δ′. πίσσῃ ὑγρᾷ
ἀναλαβὼν χρῶ. συνεχῶς δὲ ἐπίξυρα τὸν τόπον καὶ τάχιστα
τριχοφυήσει, ἔτι δὲ καὶ προσανάτριβε ὀθονίῳ. ἄλλο. μυῶν
κεφαλὰς συναπόθλα ἀνατρίβων. ἄλλο. μυόχοδα λεῖα κατά-
χριε, ὀθονίῳ ἐφαιμάξας τὸν τόπον. ἄλλο. ἀμύγδαλα πικρὰ
σὺν τοῖς λεπύροις καύσας, τρῖψον μετ′ ὄξους καὶ μέλιτος καὶ
τὸν τόπον ἐφαιμάσσων τῇ ἀνατρίψει κατάχριε. ποίει δὲ
τοῦτο συνεχῶς καὶ ἀναξύρα τὸν τόπον, καὶ ταχέως τρίχες
ἀναβήσονται. ἄλλο. αὕτη ἡ δύναμις πασῶν ἐστι βελτίων,
ποιοῦσα καὶ πρὸς ῥεούσας τρίχας, σὺν ἐλαίῳ ἢ μύρῳ ἐνιε-

exceptam et in linteolum inditam, loco per nitrum prius
praeparato imponito. Ego vero etiam nitri fpumam ad
praedicta admifcui et egregie efficax pharmacum fuit. *Aliud.*
24 Scillae ʒ j, veratri albi ʒ j, ex aceto trita praerafis
et nitro confrictis illinito. *Aliud.* 24 Sinapis ʒ j, naftur-
tii ʒ j, trita ex aceto praerafis et nitro exterfis locis im-
ponito. Praeftat autem locum fcarificare. *Aliud.* 24 Cor-
ticis calami ʒ iiij, fpumae nitri ʒ, iiij, pice liquida ex-
ceptis utere. Caeterum locum affidue radere oportet et cum
linteolo confricare, fic enim quam celerrime pilos produ-
cet. *Aliud.* Mufcarum capita contrita affrica. *Aliud.* Mu-
fcerdas tritas illine, loco prius per linteoli affrictum fub-
cruento reddito. *Aliud.* Amygdalas amaras una cum cor-
ticibus exuftas cum aceto et melle contere et loco per de-
frictionem fubcruento reddito illine, idque ipfum affidue
facere perge: et locum novacula rade, fic enim capilli cito
prodibunt. *Aliud.* Caeterum ea quae fequitur compofitio
omnes vi fua praecellit, faciens item ad profluvium capil-
lorum cum aleo aut unguento diffoluta: facit et ad deci-

ΤΩΝ ΚΑΤΑ ΤΟΠΟΥΣ ΒΙΒΛΙΟΝ Δ. 405

Ed. Chart. XIII. [328.]   Ed. Baſ. II. (156. 157.)

μένη καὶ τοῖς ἐν ἀρχῇ μαδαριῶσιν ἢ εἰς φαλακρότητα ἐμπί-
πτουσιν, ἔστι δὲ θαυμάσιος. ♃ μυῶν τῶν κατοικιδίων κε-
καυμένων, μέρος ά. ἀμπελίνου ῥάκους κεκαυμένου μέρος ἕν,
ἱππείων ὀδόντων κεκαυμένων μέρος ἕν, στέατος ἀρκτείου
μέρος ἕν, μυελοῦ ἐλαφείου μέρος ά. καλάμου φλοιοῦ μέρος
ἕν, ταῦτα ξηρὰ λειούσθω καὶ προσμισγομένου μέλιτος ἱκα-
νοῦ, ἕως ἂν σχῇ μέλιτος πάχος, τριβέσθω καὶ μιγνυέσθω τὸ
στέαρ καὶ ὁ μυελὸς τακέντα, καὶ ἀποτιθέσθω εἰς πυξίδα
χαλκῆν τὸ φάρμακον καὶ ἀνατριβέσθω ἡ ἀλωπεκία, μέχρις
οὗ ἀνατριχοφυήσῃ. ὁμοίως δὲ καὶ αἱ ῥέουσαι τρίχες καθ᾽
ἡμέραν ὑποχριέσθωσαν. καὶ τούτων τῶν φαρμάκων καὶ τῶν
ἐφεξῆς γραφησομένων οὐ χαλεπὸν διακρῖναι τά τε δριμύτερα
καὶ ἰσχυρότερα καὶ τὰ μαλακώτερα καὶ ἀσθενέστερα, μεμνη-
μένους ὧν κατ᾽ ἀρχὰς εἶπον. οὕτω γὰρ ὑπάρχει καὶ τὸ κε-
χρῆσθαι (157) καλῶς αὐτοῖς, ἐπὶ μὲν τῶν μετριωτέρων ἀλω-
πεκιῶν τοῖς μετριωτέροις, ἐπὶ δὲ τῶν ἰσχυροτέρων τοῖς ἰσχυ-
ροτέροις, ὥσπερ γε κἀπὶ τῶν ἰσχυροτάτων τοῖς ἰσχυροτάτοις.

duos in principio palpebrarum pilos et in calviciem pro-
labentes, eſtque omnino admirabilis. ♃ Murium domeſti-
corum uſtorum partem unam, panniculi ampelini uſti par-
tem unam, dentium equinorum uſtorum partem unam, adi-
pis urſini partem unam, medullae cervinae partem unam,
corticis calami partem unam. Haec omnia arida laevigentur
et ſufficienti melle admixto ad craſſitudinem mellis redi-
gantur, indeque adeps et medulla liquefacta addantur: et
pharmacum ipſum in aeream pyxidem reponatur, ex eoque
alopecia donec capillos producat defricetur. Similiter autem
et proflui capilli quotidie ex eo illinantur. Porro inter haec
ipſa pharmaca itemque ea, quae deinceps deſcribentur, non
difficile eſt dijudicare quae acriora ac fortiora rurſusque
quae molliora et imbecilliora exiſtant, modo quis ea, quae
in principio dixi in memoriam revocet. Ita enim et rectus
eorum uſus continget, nimirum ad mediocres alopecias me-
diocribus adhibitis ad fortiores fortioribus: velut etiam ad
eas quae fortiſſimae ſunt fortiſſima remedia admoventur.

Ed. Chart. XIII. [328. 329.]   Ed. Baſ. II. (157.)

[Περὶ τῶν ὑπ᾽ Ἀρχιγένους γεγραμμένων ταῖς ἀλωπε-
κίαις χρησίμων.] Ἔγραψε καὶ Ἀρχιγένης ταῦτα τὰ φάρμακα
πρὸς ἀλωπεκίας διὰ τῆσδε τῆς λέξεως. τὰς ἐπιπολαίους ἀλω-
πεκίας ἐκνιτρώσας καὶ ὀθονίῳ ἐκμάξας περιστερεῶνι ἐν ἡλίῳ
τριβέντι καὶ ὄξει διέντι, κατάχριε ἱκανῶς ἢ ὁμοίως σμήξας
σεύτλου φύλλα ἐπίθες, ἐπάνω δὲ ὑγρὸν ὀθόνιον, ἀφαίρει
δὲ βρέχων τὸν τόπον. τὰς δὲ βαθείας ἀνάτριβε σὺν ὄξει,
νίτρου βώλῳ ἢ σηπίας ὀστράκῳ ἢ ἰχθύᾳ ἢ συκῆς φύλλοις,
μέχρις ἀναξασμοῦ, εἶτα ἀπομάξας τὸ αἷμα σεύτλον ἐν οἴνῳ
ἑφθὸν ἐπίθες, [329] ἢ ἰσχάδας κεκαυμένας ἐν οἴνῳ ἢ φα-
κοῦ ἄλευρον σὺν οἴνῳ κατάπλασσε ἢ φλυκταινώσας τὴν ἀλω-
πεκίαν βουπρήστει μετ᾽ ὄξους ἢ βατραχίῳ ἢ ἄρου ῥίζῃ σὺν
τινι τούτων κηρωτοειδὲς ποιήσας καὶ ἐπιθεὶς εἰς νύκτα, πρωὶ
δ᾽ ἀποσχάσας τὰς φλυκταίνας κατάπλασσε σκορόδῳ ἢ βου-
σελίνῳ ἢ ἀνεμώνης φύλλοις, καλῶς ποιοῦσι μετὰ τὰς φλυ-
κταινώσεις καὶ ἱππόκαμποι θαλάσσιοι καέντες καὶ ἐπιπασσό-
μενοι μετ᾽ ὀλίγου χαλκάνθου, ὠμοῦ λείου ἢ ὑείων σιαγόνων

[De iis quae Archigenes ad alopecias commoda
medicamenta conſcripſit.] Archigenes item haec pharmaca
ad alopecias hac verborum ſerie deſcripſit. Alopecias lae-
ves et in ſuperficie haerentes, nitro confricatas ac linteolo
exterſas, verbenaca in ſole trita acetoque diluta largiter
illine. Aut eodem modo exterſis betae folia impone, inſu-
perque linteolo humecto contege, aufer autem ea per loci
humectationem. Caeterum in altum progreſſus cum aceto,
nitri gleba aut ſepiae piſcis teſta aut aſpera ſquatinae cute
aut fici foliis, uſque ad dilaniationem defrica, deinde de-
terſo ſanguine, betam ex vino coctam impone aut caricas
uſtas cum vino, aut lentis farinam cum vino pro cata-
plaſmate adhibe. Aut bupreſti cum aceto aut ranunculo aut
ari radice aut tali quopiam, in cerati formam redactis et
per noctem impoſitis, bullas ex alopecia excita: mane vero
bullas compunctas, allio aut buſelino aut anemones foliis
intege. Probe faciunt etiam poſt excitatas bullas hippo-
campi marini uſti et cum modico atramento ſutorio crudo
trito inſperſi: itemque oſſa maxillarum ſuillarum uſta.

ὀστᾶ κεκαυμένα. ἄλλο. ἢ ξυρήσας καὶ σμήξας ἀφρονίτρῳ καὶ
ἀλκυονίῳ μετὰ δριμέος ὄξους ἀνάτριβε, μέχρις ἂν αἱμάξῃ,
εἶτα κατάχριε καρύων Ποντικῶν κελύφεσιν κεκαυμένοις λεά-
νας μετὰ μέλιτος, θεράπευε δὶς τῆς ἡμέρας. τὸ πολὺ καθί-
στησιν ἐν ἡμέραις δέκα. ἢ μύας κατοικιδίους ἐν χύτρᾳ καύ-
σας, λείους ἀναλάμβανε ἀξουγγίῳ καὶ προανατρίβων σκορόδῳ
τὰς ἀλωπεκίας ἐν σπληνίῳ ἐπιτίθει, καὶ τοῦτο καθ᾽ ἡμέραν
ποίει, μέχρις ἂν ἐκφυῶσιν τρίχες. ἢ βατράχια τὰ μικτὰ ὁμοίως
κατακαύσας τὴν τέφραν μετὰ πίσσης πολλάκις ἀνεξεσμένης,
μέχρις ἂν παχεῖα γένηται, ἐπίχριε μήτε προξυρῶν μήτε προ-
σμήχων. ἢ μυόχοδα καὶ λίβανον ἴσα σὺν ὄξει μέλιτος πάχος
κατάχριε προφοινίσσων, ἢ σῦκα ξηρὰ κεκαυμένα κατάχριε μετ᾽
ἐλαίου ὁμοίως λειώσας. ἢ ἐλλέβορον λευκὸν, πέπερι, μυόχοδα
προσμήξας καὶ καταξύσας, σὺν ὄξει κατάχριε. ἢ ῥαφάνῳ καὶ
κρομμύῳ, ἐπικαρσίως τμηθέντι ἀνατρίψας εὖ μάλα κατάχριε.
ἢ ἀλκυονίῳ πεφοσμένῳ καὶ βάπτων τὸν δάκτυλον ἐν ἐλαίῳ
τρῖβε ἐπιμελῶς, μέχρις ἂν δηχθῇ, καὶ κατορθώσεις. ἢ ἀλκυό-

Aliud. ubi deraſeris et cum nitri ſpuma deterſeris alcyo-
nio, ex acri aceto confrica, donec ſanguis emanet, dehinc
ubi nucum avellanarum putamina uſta ex melle laeviga-
veris, inunge, atque id bis in die facito. Sedat ac ſiſtit
eas ut plurimum in diebus decem. Aut mures domeſticos
in olla exuſtos᾿ tritosque axungia excipe et praefrictis cum
allio alopeciis in. ſplenio impone, idque donec capilli ena-
ſcantur quotidie repete. Aut ranunculos parvos ſimiliter
exure, eorumque cinerem cum pice ſaepe ſerveſacta usque-
quo craſſa ſacta ſit, illine, loco neque raſo neque prius
confricto. Aut muſcerdas et thus aequali portione cum aceto
ad mellis craſſitudinem redacta, loco prius rubificato illine.
Aut ficus aridas uſtas cum oleo ſimiliter illine, ubi prius
laevigaveris. Aut veratrum album, *aut* piper, *aut* muſcer-
das praedeterſis, ac praeraſis ex aceto illine. Aut raphano
et caepis oblique conciſis probe confricans illine. Aut
alcyonium torrefactum cum digito oleo madefacto diligen-
ter affrica, donec morſum percipiat, et correctam alopeciam
emendabis. Aut alcyonium ad lucernam torrefactum, adi-

408 ΓΑΛΗΝΟΤ ΠΕΡΙ ΣΤΝΘΕΣΕΩΣ ΦΑΡΜΑΚΩΝ

Ed. Chart. XIII. [329.]   Ed. Baf. II. (157.)
νιον πρὸς λύχνον φώξας καὶ στέαρ ἄρκτειον ὁμοίως τήξας,
μίξον καὶ κατάχριε προσμήχων ἐν ἡλίῳ. ἢ προκεντήσας ὡς
ἔθος, κατάπλασσε κρομμύῳ λείῳ μετὰ μέλιτος. ἢ ῥαφάνου
φλοιῷ ὁμοίως. ἢ κατασχάσας καλάμου ἐπιφάνειαν, ἣν Αἰ-
γύπτιοι σιφθείριον καλοῦσι, κεκαυμένην πίσσῃ ὑγρᾷ πρόσ-
μιγε καὶ σπλήνιον ἐπιτιθεὶς λῦε τετράκις ἢ πεντάκις, εἶτα
ἀποσμήξας ἄλλο σπλήνιον ἐπιτίθει. ἔνιοι νίτρον πρὸς τὸ
δέκατον τῆς τέφρας μίσγουσι καὶ λίαν ὠφελοῦσιν. ἢ λεπίδι
στομώματος μετ᾽ ὄξους καὶ ἐλαίου κατάχριε ὁμοίως. ἢ αἰ-
λούρου ἢ κροκοδείλου κόπρου �; στ᾽. νάπυος �; δ᾽. μετ᾽
ὄξους δριμέος κατάχριε. ἢ κανθαρίδας κεκαυμένας πίσσῃ
ὑγρᾷ ἀναλαβὼν ὡς κηρωτὴν ὑγρὰν γενέσθαι, προαποσμήξας
νίτρῳ ὀπτῷ καὶ ἐκμάξας ἐν σπληνίῳ, ἐπίθες καὶ ἔα διανυ-
κτερεῦσαι, πρωὶ δὲ ἄρας ἔα ξηρανθῆναι τὸν τόπον, μέχρις
ἂν περιῤῥαγῇ. ὅταν δὲ ἀναστείλωσιν αἱ τρίχες, ξύρα συνε-
χῶς. ἢ κάρδαμον, οἱ δὲ πέπερι, μυόχοδα, ἐλλέβορον λευκὸν,
ἴσα μετ᾽ ὄξους κατάχριε ἢ αἱμάξας ἐπιπολῆς ἰχθύϊ ἢ συ-

pemque urſinum ſimiliter liquefactum, miſce et praefrictis
ad ſolem illine.   Aut praepunctis pro more caepas tritas
cum melle cataplaſmatis modo impone. Aut raphani cor-
ticem eodem modo. Aut facta ſcarificatione, arundinis cor-
ticem ſuperiorem, quem Aegyptii ſiphtherium appellant,
uſtum cum pice liquida committe, ſpleniumque impone et
quater aut quinquies ſolve: deinde exterge, ac aliud ſple-
nium impone. Quidam nitrum ad decimam cineris ipſius
partem admiſcent, valdeque ei confert. Aut ſquamam ſto-
momatis cum aceto et oleo illine eodem modo. Aut felis,
ſive crocodili ſtercoris ʒ vj, ſinapis ʒ iiij, cum acri aceto
illine. Aut cantharidas uſtas pice liquida exceptas ad cerati
liquidi formam redige, praefrictisque ex nitro aſſo locis
et exterſis, in ſplenio impone et per noctem ſine, mane
vero tolle, locumque exiccari permitte usquequo circum-
circa rumpatur: ubi vero eruperint capilli, eos aſſidue rade.
Aut naſturtium, vel ut alii piper, muſcerdas, veratrum al-
bum, aequalibus portionibus ex aceto illine. Aut cum piſcis
corio, quale eſt ſquatinae, aut folio ficulneo, aut pumice

κίνῳ φύλλῳ ἢ κισσήρει λείᾳ, ἀμύγδαλα πικρὰ καύσας μετ᾽
ὀξυμέλιτος κατάχριε. συνεχῶς δὲ τοῦτο ποίει καὶ ξύρα, αὐ-
ξήσουσι γὰρ ταχέως. ἢ χελώνης θαλασσίας αἵματι κατάχριε,
ἐπαινεῖται. ἢ ἱπποποτάμου δέρμα καύσας κατάχριε. ἢ καρύοις
Ποντικοῖς κεκαυμένοις καὶ σταφίσιν ἀγρίαις σὺν δαφνίνῳ
μύρῳ, τοῦτο γὰρ Ἀρχιγένης ἐπαινεῖ. ἢ μυόχοδα καὶ ἑλλέ-
βορον κατάχριε λευκόν. ἢ καλάμου φλοιοῦ κεκαυμένου καὶ
νίτρου ἑκάστου ἴσον, πίσσῃ ὑγρᾷ μαλαγματῶδες ποίει. ἢ
κάρυα πικρὰ σὺν τοῖς λεπύροις καύσας μετ᾽ ὄξους ἢ μέλι-
τος, πυκνῶς κατάχριε προεκμάξας ὀθονίῳ καὶ ξύρα τὸν τό-
πον πυκνῶς. ἢ ἀμμωνιακοῦ θυμιάματος μετ᾽ ὀποῦ τιθυμάλ-
λου ἀνάτριβε. [330] ἢ αἰλούρου ἀφοδεύματι ξηρῷ μετ᾽ ὄξους
ἢ ῥοὸς < δ᾽ ἢ β'. σινήπεως < β' σὺν ὄξει δριμεῖ κα-
τάχριε. ἢ ἀμυγδάλοις πικροῖς καὶ κισσήρει ἐπίχριε. Διονυσί-
δωρος δὲ ὁ ἰατρὸς, κάσσυμα καινὸν καίων μετ᾽ ὄξους δρι-
μέος κατάχριε. ἄκρως δὲ ποιεῖ ἐπὶ τῶν χρονίων, εἰ θαψίας
χυλὸν ἢ ῥίζαν ἀναλαβὼν κηρωτῇ ἐπιθείης τῷ τόπῳ μετὰ

laevi, fuperne alopecias cruentas facito, deinde amygdalas
amaras uftas cum aceto mulfo illinito, idque affidue facito
ac radito, augefcent enim ftatim capilli. Aut teftudinis ma-
rinae fanguinem illine, ex laudatiffimis enim hic eft. Aut
hippopotami corium uftum illine. Aut nuces ponticas uftas
et ftaphidas filveftres cum unguento laurino. Hoc enim ab
Archigene laudatur. Aut mufcerdas et veratrum album
illinito. Aut corticis arundinis uftae et nitri aequas partes,
cum pice liquida ad malagmatis formam redige. Aut nuces
amaras una cum corticibus uftas ex aceto, aut melle fre-
quenter illine, idque loco prius per linteolum exterfo: poft
vero affidue radito. Aut ammoniacum thymiama cum fucco
tithymali affricato, aut felis ftercus aridum ex aceto, aut
rhois ℨ iiij. vel ij. finapis ℨ ij. cum acri aceto illine.
Aut amygdalas amaras et pumicem illine. Dionyfodorus
autem medicus, corium, inquit, novum uftum cum acri
aceto illine. Egregie autem facit ad inveteratas alopecias,
fi thapfiae fuccum, aut radicem cerato exceptum loco im-

τοῦ μηδὲν ἄλλο προσαπεργάσασθαι.· ἀφίσταται γὰρ ἡ ἄνω-
θεν ἐπιφάνεια καὶ ἰχωῤῥοεῖ, ὑποφύονταί τε αἱ τρίχες αὐτό-
ματοι. ὁρᾷς ὅπως καὶ ὁ Ἀρχιγένης ἐπαινεῖ τὸ διὰ τῆς θα-
ψίας, οὐ γὰρ ἂν εὕροις ἄμεινον αὐτοῦ φάρμακον. αὐξάνε-
ται δ᾽ ἡ πίστις τῶν ὠφελούντων κἀκ τῆς συμφώνου ἱστο-
ρίας, καὶ διὰ τοῦτο κἀγὼ τὰ παρὰ τοῖς ἐμπείροις ἰατροῖς
φάρμακα γράφω πάντα.

[Περὶ τῶν ὑπ᾽ Ἀσκληπιάδου γεγραμμένων ἐν τῷ περὶ
ἀλωπεκίας βιβλίῳ.] Οὐ τοῦ νεωτέρου δηλονότι μέμνημαι νῦν
Ἀσκληπιάδου, τοῦ συνθέσεις φαρμάκων ἀξιολόγους ἐν πολ-
λοῖς γράψαντος βιβλίοις, ἀλλὰ τοῦ παλαιοτέρου τοῦ Βιθυ-
νοῦ. οὗτος τοίνυν ὁ Ἀσκληπιάδης σεμνύνεται θεραπείας
ἀγωγὴν εὑρηκέναι δι᾽ ἧς ἰᾶσθαί φησιν πολλούς, ἀλωπεκίας
δυσθεραπεύτους ἔχοντας, πλέον δέ φησιν εἰς τὴν θεραπείαν
δύνασθαι τὴν ὅλην δίαιταν ἢ τὰ φάρμακα· περὶ μὲν οὖν
τῆς διαίτης τάδε γράφει. ἀφεκτέον οὖν παντὸς οἴνου εἰς
τέλος, διὰ ταύτας τὰς αἰτίας. εὔδηλον δ᾽ ὅτι προείρηκεν
αὐτὸς τὰς αἰτίας, ἃς ἔξεστι βουλομένῳ μαθεῖν, ἀναγνόντι

pofueris, etiam fi nihil praeterea aliud facias: decedit euim
fuperna cutis et fanie ferofa madet, capillique fua fponte
fubnafcuntur. Vides itaque quomodo Archigenes ex thapfia
pharmacum collaudet, neque enim aliud eo praeftantius
reperias. Auget autem fidem commoditatis ejus confona
hiftoria, quapropter et ego omnia, quae apud medicos ex-
pertos funt medicamenta fcribo.

[De iis quae Afclepiades in libro de Alopecia fcri-
pfit.] Non recentioris nunc mentionem facio Afclepiadae,
qui memorabiles fane pharmacorum compofitiones in multis
libris confcripfit, fed vetuftioris, Bithyni videlicet. Hic ita-
que Afclepiades curandi viam fe reperiffe gloriatur, per quam
multos curatu difficiles alopecias habentes fanatos dicit.
Verum plus ad curationem totam vivendi rationem valere
quam pharmaca ipfa tradit. De vivendi ratione itaque haec
fcribit. Abftinendum itaque ab omni vino in totum, pro-
pter has ipfas caufas. Manifeftum vero eft inde, ipfum antea
retuliffe caufas, quas fi quis difcere velit, ex libri ipfius

τὸ βιβλίον. εἶτ᾽ ἐφεξῆς φησιν· ἀφεκτέον δὲ καὶ τοῦ λίαν ὑπερεμπίπλασθαι, κωλύει δὲ καὶ κρεῶν ἐσθίειν καὶ τυροῦ καὶ γάλακτος καὶ ὀσπρίων καὶ πάντων ἁπλῶς ὅσα δύναμεις ἐν μικροῖς ὄγκοις ἔχει πολυτρόφους τε καὶ πνευματούσας, ἀλλὰ καὶ τὰ πολλὰ τῶν γυμνασίων κελεύει φεύγειν, ὥσπερ γε καὶ τὰ συνεχῆ λουτρὰ καὶ τοὺς πολλοὺς ἱδρῶτας. περὶ δὲ τῶν φαρμάκων τάδε γράφει κατὰ λέξιν. ἔστι δὲ τὸ μὲν πρῶτον σύγχρισμα τοιοῦτον. ♃ ἀφρονίτρου μέρη δύο, ἁλὸς ἀμμωνιακοῦ μέρος ἕν, κεκαυμένα λεάναντες, ὄξει διέντες ἅς δριμυτάτῳ μέχρι τοῦ λαβεῖν γλοιοῦ πάχος, προκαταξυσθείσης τῆς ἀλωπεκίας κούφως, ὥστε δασυνθῆναι καὶ ἔναιμον γενέσθαι τὸν τόπον, μετρίως καταχρίοντες τὴν κεφαλὴν καὶ τρίψαντες μέχρι τοῦ συλλαβεῖν καὶ εἰς βάθος παρενεχθῆναι τὸ φάρμακον, καλῶς προκαταχρίσαντες ἡσυχάζειν ἐῶμεν ἕως δείλης. ἔπειτα τὸ αὐτὸ ποιήσαντες τῇ ἑσπέρᾳ καὶ τῇ ἑξῆς καὶ τῇ τρίτῃ παραπλησίως, μεγάλην παραλλαγὴν εὑρίσκομεν. ἵσταται γὰρ ἡ νομὴ καὶ αἱ τρίχες καταψώμεναι καὶ μὴ διελκόμεναι μετὰ βίας ἀντείχοντο καὶ οὐκ ἀνεσπῶντο. ἔπειτα

lectione requirat. Deinde fubjungit: Abſtinendum etiam nimia repletione. Prohibet autem et carnium eſum et caſei et lactis et leguminum omniumque ſimpliciter quae etiam exigua copia accepta vim habent, qua multum et nutriant et inflent. Quin et exercitia plurima fugere jubet, velut etiam aſſidue balnea et multas exudationes. Caeterum de pharmacis juxta ſeriem dictionis ſic ſcribit. Eſt autem primum unguentum tale. ♃ Spumae nitri partes duas, ſalis ammoniaci partem unam, uſta trita acerrimoque aceto diluta, donec ſtrigmentorum craſſitudinem accipiant, praeſcalptae leviter alopeciae, quo denſetur et cruentus reddatur locus, moderate illinimus, defricamusque donec caput ea concipiat et pharmacum in altum probe deferatur, atque ita quieſcere usque ad crepuſculum ſinimus, poſtea ad veſperam idem repetentes ſimiliterque ſequenti ac tertia die magnam permutationem reperimus. Siſtitur enim depaſtio et capilli dum raduntur, neque vi trahuntur, reſiſtunt et non evelluntur. Deinde ſequenti die ex aceto praeſrictis

τῇ ἑξῆς ἐπανατρίψαντες ἐν ὄξει (158) καταπλάττομεν, μέχρι
τοῦ φλυκταίνας ἐπαναστῆναι καὶ ἕλκωσιν ἐπιπόλαιον λαβεῖν
τὸ δέρμα. παρασχάσαντες δὲ τὰς φλυκταίνας καὶ ἄχρι δυεῖν
ἡμερῶν ὑποδεξάμενοι τὸ ὑδατῶδες, τὸ ἀπὸ τῶν ἑλκῶν ῥέον,
ἐχρώμεθα πάλιν τῷ αὐτῷ συγχρίσματι, φειδόμενοι τῶν ἑλ-
κωδῶν τόπων καὶ ὑπερβαίνοντες, αὐτοὺς δὲ τοὺς ὑγιεῖς
λαμβάνοντες καὶ τούτους καταψῶντες ἡσυχάζειν ἐῶμεν ἕως
δείλης. ἔπειτα τὸ αὐτὸ ποιήσαντες καὶ ἀνατρίβοντες ἐπὶ
βραχὺ, μέχρις ἑπτὰ καὶ ὀκτὼ ποιοῦντες ἡμερῶν, ἤδη που
συνθεωροῦμεν ἀπὸ τῶν περάτων τῆς ἀλωπεκίας, οὐκ ἔτι
λεπτὰς καὶ χνοώδεις τρίχας ὡς ἔμπροσθεν, ἀλλ' ἐμβριθεστέ-
ρας, ἔπειτα κατὰ μικρὸν ἀεὶ ταύτας ἐπιβαινούσας τοῖς ἐψι-
λωμένοις, συνεκλειπούσας δὲ πάλιν τὰς λεπτὰς καὶ ἀσθενεῖς
ὁμοίου τινὸς συμβαίνοντος τοῖς ἠλκωμένοις. [331] καὶ γὰρ
ἐπὶ τῶν ἑλκῶν ἀπὸ τοῦ πέρατος ἡ οὐλὴ τὴν ἀρχὴν λαμβά-
νουσα τὸ ἔσχατον εἰς τὰ μέσα τοῦ ἕλκους ἀποτελευτᾷ, ἐπί
τε τῆς ἀλωπεκίας τὰ πρὸς τῷ τετριχωμένῳ πρῶτα ἐξισχύει
καὶ δασύνεται, τὰ δ' ἐν τοῖς μέσοις ὕστατα πάντων τριχο-

cataplafma apponimus, quoad bullae affurgant et cutis in
fuperficie exulceretur. Bullas autem ubi diviferimus, atque
ad duos dies aquofitatem exceperimus, quae ab ipfis ulce-
ribus prodit, inde rurfus eodem unguento utimur, ulcera-
tis tantum locis parcentes, eosque transgredientes. Sanos
vero apprehendentes, eosque deradentes, usque ad crepu-
fculum quiefcere finimus, quo idem repetentes multumque
confricantes, usque ad feptimum aut octavum id facere per-
gimus diem, quo fane tempore videmus jam ab extremis
alopeciae non amplius tenues, ut ante, et lanuginofos pro-
dire pilos, fed robuftiores, poftea paulatim etiam in parti-
bus denudatis excrefcente, viciffimque tenues et imbecilles
deficientes. Contingitque fimile quiddam quale in ulceratis
videmus. In ulceribus enim cicatrix ab extremo initium
faciens poftremum in medio ulcere definit ac coit. Ita in
alopecia partes pilofis vicinae primum convalefcunt et den-
fae pilis redduntur, quae vero in medio fitae funt, omnium

ΤΩΝ ΚΑΤΑ ΤΟΠΟΥΣ ΒΙΒΛΙΟΝ Δ. 413

Ed. Chart. XIII. [331.] Ed. Baf. II. (158.)

φυεῖ. προκοπτούσης μὲν οὖν τῆς θεραπείας οὕτως, οὐδὲν
προσδεόμεθα φαρμάκων ἑτέρων, ἀλλ᾽ ἑνὶ τούτῳ διὰ πλείονος
ἀεὶ χρόνου χρώμεθα καὶ ὑπήκουεν ἐπιεικῶς τὸ πάθος, εἰ
μὴ παντελῶς εὐμεγέθης ἡ ψιλότης εἴη. τὸν δὲ μέσον χρόνον
τῷ τε καταξυσμῷ τῷ διὰ τοῦ σμιλίου συνεχῶς ἐνηργοῦμεν
καὶ ἔστιν ὅτε τῇ ἀκμῇ τοῦ ὀξυβελοῦς ἐπικρούοντες τὸν
χρῶτα διὰ τῶν νυγμάτων αἱμάτιον ἐκομισάμεθα σύμμετρον.
ταῦτα προειπὼν ὁ Ἀσκληπιάδης αὐτοῖς ὀνόμασιν ἐφεξῆς
ἀπεφήνατο περὶ ξυρήσεως ἐναντίως τοῖς ἄλλοις. οὐ γὰρ συν-
εχῶς, ἀλλ᾽ ἐκ διαλειμμάτων κελεύει ξυρᾶσθαι τὸ πεπονθὸς
μόριον, ὅταν ἤδη μετρίως παχεῖαι τρίχες ἐν αὐτῷ φύωνται.
τὰς δ᾽ ἀρχομένας ἔτι καὶ λεπτὰς οὐκ ἀξιοῖ ξυρᾶν. μετὰ δὲ
τὸν περὶ τῆς ξυρήσεως λόγον ἐφεξῆς γράφει κατὰ λέξιν
οὕτως. εἰ δὲ καταβραδύνοιτο τῆς τριχώσεως, ἐπὶ τὰς ὑπο-
γεγραμμένας δυνάμεις καταφεύγομεν, εἰσὶ δὲ τοιαῦταί τινες.
ἐχίνου χερσαίου τὴν κεφαλὴν ἢ τὸ δέρμα κατακαύσας καὶ
τρίψας λεῖον μέλιτι δεύσας ἐπίχριε. ἄλλο. ἱπποκάμπον θα-
λάσσιον καὶ νίτρου μικρὸν συγκατακαύσας καὶ στέαρ χήνειον

poftremo pilos producunt. Si itaque curatio hoc modo pro-
cefferit, reliquis medicamentis nihil opus habebimus, fed
uno hoc per multum tempus femper utimur, ceditque be-
niguiter affectio, nifi omnino magna nuditas exiftat. Medio
autem tempore fcalpturam per acutum caelum affidue fa-
cimus. Aliquando etiam cuspide acuti fpiculi cute pertufa,
per fifluras ipfas fanguinem moderate elicimus. Haec his
verbis praefatus Afclepiades deinceps de rafura contra
quam alii tradit: neque enim affidue, fed per intervalla
affectam partem radere jubet, ubi jam mediocriter denfi
capilli in ea fuerint exorti, prodeuntes autem jam et ad-
huc tenues rafura non dignatur. Caeterum poft rafurae
factam mentionem deinceps haec verba fcribit. Quod fi
vero remoretur capillorum exortus, ad fubfcriptas compo-
fitiones confugimus. Sunt autem tales. Erinacii terreftris
caput, aut corium uftum tritum ac melle fubactum illinito.
Aliud. Hippocampum marinum et nitri parum fimul exure

μίξας, κατάχριε προεκνιτρώσας τὸν τόπον. ἄλλο. θαψίαν ἐν
ὕδατι δεύσας κατάχριε. ἄλλο. μυῶν τὰ διαχωρήματα μετ᾽
ὄξους λειώσας κατάχριε. ἄλλο. καλάμου κυπρίου λαβὼν τὰ
φύλλα καὶ κατακαύσας ἐπὶ κεραμίδος, ἔπειτα ῥητίνη πιτυΐνῃ
ὡς πλεῖστον τῆς τέφρας ἀναλαβὼν, ἔμπλασσε καὶ προκατα-
σχάσας τὴν ἀλωπεκίαν ἐπίθες καὶ ἐπίδησον. ἢ τὸν φλοιὸν
ἢ τὴν κόμην τῶν καλάμων ὡσαύτως σκεύασον, ἔτι δὲ καὶ
νίτρου τῆς τέφρας τὸ ἴσον μίξας καὶ πίττῃ ἀναλαβὼν χρῶ.
ἔστι δὲ οὐκ ἄπρακτον, ἀλλ᾽ ἱκανῶς ἐνεργοῦν. ἐπὶ τούτοις
ὁ Ἀσκληπιάδης μνημονεύει καὶ τῶν μυιῶν, ἃς κελεύει θη-
ρεύσαντας ὡς πλείστας εὐθέως ἐνθλίβειν τὰς κεφαλὰς αὐ-
τῶν εἰς τὰ ἐψιλωμένα τῆς ἀλωπεκίας, καὶ μάλιστα, φησὶν,
ἐπειδὰν ἑλκώσωμεν αὐτήν. καὶ γὰρ καὶ συμφέρει, φησὶ, τὸ
ἀπὸ τῶν μυιῶν αἷμα παροξυνομένῃ τηνικαῦτα τοῖς διὰ
τοῦ νίτρου καὶ τῶν ἁλῶν συντιθεμένοις φαρμάκοις, ὑφ᾽ ὧν
οὐ μόνον δάκνεσθαί φησιν αὐτὰς, ἀλλὰ καὶ φλυκταινοῦσθαι.

[Περὶ τῶν ὑπὸ Σωρανοῦ γεγραμμένων πρὸς ἀλωπεκίας.]
Προειπὼν τινα κατὰ τὴν ἰδίαν ἀγωγὴν μνημονεύσας τε καὶ

adipeque anferino admixto, loco nitro praeparato illine.
Aliud. Thapfiam aqua maceratam illine. *Aliud.* Murium
ftercora cum aceto trita illine. *Aliud.* Calami Cyprii folia
in olla exurito, deinde refina pinus cineris plurimum ex-
cipito et praefcarificatae alopeciae imponito ac obligato. Aut
corticem five comam arundinum eodem modo praeparato,
ampliusque nitri parem cineris modum admifceto et pice
exceptis utitor. Eft autem non invalidum, fed plurimum
efficax. Poft haec vero etiam mufcarum Afclepiades memi-
nit, jubens quam plurima ipfarum capita, mox ubi captae
funt, nudis alopeciae partibus affricari, atque id maxime,
ubi alopecia fuerit exulcerata. Etenim confert, inquit, mu-
fcarum fanguinem irritata tunc per medicamenta, quae ex
nitro atque fale componuntur, nimirum, inquit, cum non
mordeant haec ipfa tantum, fed bullas etiam in eis excitent.

[*De iis quae Soranus ad alopecias confcripfit.*] Sora-
nus autem cum praedixiffet quaedam, quae juxta propriae

Ed. Chart. XIII. [331. 332.]   Ed. Baf. II. (158)

τῶν ·ὑπ' Ἀσκληπιάδου γεγραμμένων, ἐφεξῆς γράφει κατα
λέξιν οὕτως. διὸ καὶ προσφάτου τυγχάνοντος αὐτοῦ συ-
στολὴ τὸ πρῶτον ἁρμόσει, καὶ μετὰ ταῦτα ἁπλοῦν τροφιον
εὔχυλον καὶ καταβροχὴ δι' ἐλαίου γλυκέος θερμοῦ, καὶ ἄρτος
ἐν καταπλάσμασι, πυρίαι τε καὶ καταξυσμοὶ καὶ σικύαι καὶ
κηρωτὴ καὶ ἀνάληψις. χρονίσαντος δὲ συνεχὴς ξύρησις καὶ
φοινιγμὸς διὰ νάπυος καὶ ἀνατρίψεις αἱ γεγραμμέναι, ταῖς
ἑξῆς ἐπιχριομένης πίσσης ἢ κεδρίνου ἐλαίου, καὶ δι' ἀνατρί-
ψεως τῆς διὰ φύλλων συκῆς ἢ κρομμύων ἢ ὀθονίου περιει-
λημμένου τῷ λιχανῷ δακτύλῳ ἢ τῷ ἀντίχειρι καὶ μετὰ τὴν
ἀνάτριψιν κατασχασμοί. ἔνιοι δὲ βελόνας συνδήσαντες, ὥστε
τὰς ἀκμὰς ὑφ' ἓν ἔχειν, κατεκέντησαν δι' αὐτῶν τὸ δέρμα,
μετὰ δὲ τὸν διὰ τῆς ἀνατρίψεως φοινιγμὸν καὶ τὸν κατα-
σχασμὸν φάρμακα μετασυγκριτικὰ ἐπίχριστα ἢ ἐπίπλαστα.
[332] τοιαῦτα δὲ πολλὰ κατὰ μέρος ἐστί. καὶ γὰρ καὶ κρόμ-
μυον λεῖον ἢ ῥαφάνου φλοιὸς ἑκάτερον μετὰ μέλιτος ἐπι-
πλασσόμενον ἢ ἀφρονίτρου μέρος ἕν, ῥοῦ μέρη β'. καὶ ἁλὸς

fectae ductum digeffit meminiffetque eorum, quae Afclepia-
des fcripfit, deinde fic hac verborum ferie fubtexit. Qua-
propter ubi recens malum eft, primum abftinentia proderit,
deinde fimplex exiguus cibus boni fucci et irrigatio ex oleo
dulci calido et panis in cataplafmate, fomentaque et fcal-
pturae et cucurbitae ac cerata. Vires item reparentur. In-
veterata autem jam affectione affidua rafura et rubificatio ex
finapi et frictiones praefcriptae, ita ut in fequentibus diebus
picem fuperlinas, aut oleum cedrinum. Proderit item rubifi-
catio ex affrictu foliorum fici, aut caeparum aut linteoli Indici,
aut pollici obvoluti et poft frictionem fcarificationes. Qui-
dam vero acus colligantes ita, ut cufpides ipfarum in eundem
locum porrigantur, per ipfas et cutem compungunt. Cae-
terum poft rubificationem per defrictionem inductam poft-
que fcarificationem pharmaca conveniunt metafyncritiça,
tum illita tum emplaftri modo impofita. Ejusmodi autem
multa particulatim exiftunt. Nam et caepe tritum et raphani
cortex, utrumque cum melle emplaftri more appofitum va-
let. Aut fpumae nitri pars una, rhois partes duae, falis

4ι6 *ΓΑΛΗΝΟΥ ΠΕΡΙ ΣΥΝΘΕΣΕΩΣ ΦΑΡΜΑΚΩΝ*

Ed. Chart. XIII. [332.]   Ed. Baf. II. (158.)

ἀμμωνιακοῦ μέρος ἕν, κεκαυμένα καὶ λελειωμένα μετ᾽ ὄξους
δριμέος, ἄχρι τοῦ λαβεῖν γλοιοῦ πάχος. γέγραπται δὲ καὶ
ἄλλα πολλὰ, φησὶν, παρά τε Ἀσκληπιάδῃ καὶ Ἡρακλείδῃ
τῷ Ταραντίνῳ καὶ Ἐλεφαντίδῃ καὶ Μοσχίωνι διὰ τοῦ κοσμη-
τικοῦ, ἐξ ὧν ἔγραψε καὶ αὐτὸς τά θ᾽ ὑπ᾽ Ἀσκληπιάδου προ-
γεγραμμένα καὶ ἄλλα τινὰ ὧν ἐφεξῆς μνημονεύσω. 2μ ἀρ-
κτείου στέατος μέρος ἕν, καλάμου φύλλων κεκαυμένων τέ-
φρας μέρος ἕν, σιδήρου στομάματος λεπίδα, ὄξει καὶ ἐλαίῳ
μίξας παλαιῷ κατάχριε. ἄλλο. 2μ αἰλούρου ἢ κροκοδείλου
κόπρου < η΄. νάπυος < δ΄. μετ᾽ ὄξους δριμέος. ἄλλο. 2μ
κριθῶν κεκαυμένων καὶ μυοχόδων ἴσον, μετ᾽ ὄξους δριμέος.
ἄλλο. 2μ κάρδαμον καὶ μυόχοδα καὶ ἑλλέβορον λευκὸν καὶ
πέπερι, ἴσα μετ᾽ ὄξους δριμυτάτου. ἄλλο. νᾶπυ καὶ κάρδα-
μον ἢ σφονδύλιον καύσας καὶ λειώσας, ὄξει κατάχριε. ἄλλο.
2μ βατράχων κεκαυμένων < ιη΄. κισσήρεως κεκαυμένης <
ιβ΄. ἐν ἄλλῳ ιε΄. νάπυος < η΄. νίτρου < δ΄. καρύων κε-
καυμένων < κδ΄. ἄλλο. καὶ κηρωτὴ διὰ πεπέρεως καὶ πυ-
ρέθρου καὶ ἀσβέστου καὶ μυρσίνου ἐλαίου. δεῖ δὲ καὶ

ammoniaci pars una, uſta et cum acri aceto trita ad ſtri-
gmentorum craſſitudinem redigantur.   Scripta ſunt et alia
multa, inquit, apud Aſclepiadem et Heraclidem Tarentinum,
Elephantidemque ac Moſchionem in libro de ornatu.   Ex
quibus ſane et ipſe ea, quae ex Aſclepiade praeſcripta vi-
diſti, exſcripſi et alia item quaedam, quorum deinceps men-
tionem faciam. 2μ Adipis urſini partem unam, cineris fo-
liorum calami uſtorum partem unam, ſquamae ſtomomatis
ferri partem unam, aceto et oleo veteri ſubacta illine.
Aliud. 2μ Stercoris felis aut crocodili ℨ viij, ſinapis ℨ
iiij, ex acri aceto. *Aliud.* 2μ Hordei uſti et muſcerdae
par pondus ex acri aceto. *Aliud.* 2μ. Naſturtium et mu-
ſcerdas, veratrum album, piper, aequali menſura ex acer-
rimo aceto. *Aliud.* Sinapi et naſturtium aut ſpondylium,
uſta ac trita ex aceto illine. *Aliud.* 2μ Ranarum uſtarum
ℨ xviij. pumicis uſti ℨ xij, alii xv. habent, ſinapis ℨ
viij. nitri ℨ iiij, nucum uſtarum ℨ xxiiij. *Aliud.* Praeſtat
et ceratum ex pipere, pyrethro, calce viva et oleo myrteo.

προανατρίβειν τὸ πεπονθὸς, ἤτοι δι' ἀλκυονίου κεκαυμένου ἄχρις ὅτου δηχθῇ, ἢ ἐχίνου θαλασσίου κεκαυμένου τῆς σποδοῦ ὀθονίῳ ἐνηλειμμένης, μέχρις ἂν ἔρευθος γένηται. ἄλλα φάρμακα ἐν χρήσει γεγονότα τὰ μὲν ἐμοὶ, τὰ δὲ τοῖς διδασκάλοις μου, τὰ δὲ φίλοις ἰατροῖς. προσμίξας φοινίξουσι κίσσηριν, προπυριάσας καὶ χρίσας θαψίας χυλῷ ἄχρις ἂν ἐπαρθῇ, εἶτα πυριάσας κηρωτῇ ῥοδίνῃ χρῶ. ἄλλο. ♃ καλάμου φύλλων καὶ ῥίζης αἰτῶν κεκαυμένων καὶ ἄρκτου τριχῶν καὶ ἀδιάντου καὶ στέατος ἀρκτείου καὶ πίσσης ὑγρᾶς καὶ τριχῶν αἰγείων κεκαυμένων καὶ κεδρίας, ἁπάντων ἴσων ὄντων ὀκτὼ καὶ οὕτως ἔγχεε τὰ τηκτὰ μετὰ τῶν ξηρῶν προαποσμήχων. ἄλλο. συκῆς φύλλοις μετὰ ὄξους ἄχρι χνοώδεις ἀναβῶσιν καὶ τότε βοτάνης τῆς λεγομένης στοιβῆς, χυλῷ κατάχριε. ἄλλο. βατράχους λιπτοὺς καύσας ἐπίπασον μετὰ πίσσης ὑγρᾶς χλιαρᾶς, εἶτα ἐπίχριε μήτε προξυρῶν μήτε προσμήχων. ἄλλο. ♃. ἀφρονίτρου ⧼ δ', μυῶν ἀφοδεύματος ⧼ β, καλάμου φλοιοῦ κεκαυμένου ⧼ β, πίσσῃ ὑγρᾷ ἀναλαμβάνων, ποίει σπλήνιον καὶ προξυρῶν τὸν τόπον καὶ

Oportet autem et partem affectam praefricare, vel per alcyonium uftum, donec morfum perfentifcat, vel per erinacii marini ufti cinerem linteolo involutum, donec locus rubefiat. Alia pharmaca, quae partim mihi, partim praeceptoribus meis, partim amicis medicis in ufu fuerunt. Pumice rubificatorio praefricato, praefomentatoque et thapfiae fuccum donec cutis elevetur, illinito, deindeque fomento adhibito cerato rofaceo utitor. *Aliud.* ♃ Foliorum ac radicis calami uftorum, pilorum urfi, adianti, adipis urfini, picis liquidae, pilorum caprarum uftorum, cedriae, omnium octo par pondus accipe, liquidaque cum aridis commifce et praefrictis adhibe. *Aliud.* Fici folia cum aceto donec lanugo prodierit affrica, deinde vero herbae, quae ftoebe appellatur, fuccum illine. *Aliud.* Ranas parvas uftas pici liquidae tepidae infperge, deinde neque praerafis neque praefrictis illine. *Aliud.* ♃ Spumae nitri ʒ iiij. ftercoris muris ʒ ij. corticis calami ufti ʒ ij, pice liquida excipito et fplenium formato, idque praerafo ac cum nitro prae-

418 ΓΑΛΗΝΟΤ ΠΕΡΙ ΣΤΝΘΕΣΕΩΣ ΦΑΡΜΑΚΩΝ

Ed. Chart. XIII. [332.]   Ed. Baf, II. (158. 159.)

προεκνιτρῶν, ἐπιτίθει καὶ μὴ ἀφαίρει πρὸ δυεῖν ἢ τριῶν ἡμε-
ρῶν. ἄλλο. 4 νάπυος καὶ κόπρου αἰλούρου τὸ ἴσον ἑκα-
τέρου προσμήξας, τὸν τόπον κατάχριε. ἄλλο. κατασχάσας
κατάχριε σηπίας τῷ μέλανι ἢ πράσιον χλωρὸν τρίψας κατά-
χριε. (159) ἄλλο. σφαιρίτιδος φύλλα πεφρυγμένα λειοτρίβει
μετ᾽ ὄξους καὶ ἐπιτίθει. καλεῖται δὲ σφαιρῖτις ἡ τὰ σφαιρία
φέρουσα κυπάρισσος. ἄλλο. κάρυα πικρὰ σὺν τοῖς λέμμα-
σιν κατακαύσας μετὰ μέλιτος καὶ ὄξους κατάχριε προξυρή-
σας. ἄλλο. ἐχίνων θαλασσίων τὰ ὄστρακα κατακαύσας μετὰ
μέλιτος καὶ ὄξους προξυρήσας κατάχριε. ἄλλο. ἀλκυονίου κε-
καυμένου καὶ μυῶν ἀφοδεύματα μετὰ πράσου χυλοῦ κατά-
χριε. ἄλλο. 4 θαψίας ῥίζης < δ΄. χαμαιλέοντος ῥίζης <
β΄. ἀναλάμβανε ἰξῷ εἰργασμένῳ καὶ ἀναπλάσας ἐπιτίθει καὶ
ὅταν προερεθισθῇ, ἐξάρπαζε. ἄλλο. 4 καλάμου Ἑλληνικοῦ
φύλλων κεκαυμένων < δ΄. μυοχόδων < β΄. ἐχίνων κεκαυ-
μένων < α΄. μετὰ ὄξους λεάνας κατάχριε. ἄλλο. 4 ἁλὸς
ἀμμωνιακοῦ < α΄. νίτρου < α΄. φώξας ἀμφότερα καὶ δεύ-
σας ὄξει, κατάχριε τρὶς τῆς ἡμέρας προεκνιτρώσας τὸν τόπον.

parato loco imponito et ante biduum vel triduum non au-
ferto. *Aliud.* 4 Sinapis et ftercoris felis aequas utrinsque
partes loco praefricto illinito. *Aliud.* Scarificato ac fepiae
atramentum illinito, aut marrubium viride tritum illinito
Aliud. Sphaeritidis folia torrefacta et cum aceto laevigata
imponito.   Appellatur autem fphaeritis, cupreffus, quae
fphaeria producit. *Aliud.* Nuces amaras una cum putamine
ultas praerafis ex aceto et melle illine. *Aliud.* Erinaceo-
rum marinorum teftas uftas ex melle et aceto praerafis
illine. *Aliud.* Alcyonium uftum et murium ftercora cum
porri fucco illine. *Aliud.* 4. Radicis thapfiae Ʒ iiij, ra-
dicis chamaeleontis Ʒ ij, vifco probe fubacto excipe, et
cataplafmatis modo impone, quumque exacerbatus aeger
fuerit, adime. *Aliud.* 4 Foliorum calami graeci uftorum
Ʒ iiij, mufcerdae Ʒ ij, erinaceorum uftorum Ʒj, cum
aceto trita illine. *Aliud.* 4 Salis ammoniaci Ʒj, nitri
Ʒj, utrumque torrefacito, acetoque rigata ter in die illi-
nito, loco prius cum nitro praeparato. *Aliud.* 4 Amy-

ΤΩΝ ΚΑΤΑ ΤΟΠΟΥΣ ΒΙΒΛΙΟΝ Δ. 419

Ed. Chart. XIII. [332. 333.] Ed. Baf. II. (159.)

ἄλλο. ⅔ ἀμυγδάλων πικρῶν ὀπτῶν τριόβολον, κισσήρεως ὀβολοὺς [333] δύο, ἁλὸς ἀμμωνιακοῦ τριόβολον, ὁμοίως κατάχριε δι᾿ ὄξους. ἄλλο. πέπερι, μυόχοδα, ἐλλέβορος λευκὸς ἴσα μετ᾿ ὄξους καὶ ὀλίγου ἐλαίου κατάχριε. ἄλλο. στομώματος λεπίδα μετ᾿ ὄξους καὶ ὀλίγου ἐλαίου κατάχριε. ἄλλο. προσερεθίσας τὸν τόπον διὰ κισσήρεως κατάχριε, μίξας θείου καὶ νίτρου ἀφροῦ καὶ ἀμμωνιακοῦ τὸ ἴσον ἑκάστου μετ᾿ ὄξους. ἄλλο. ⅔ ἀλκυονίου δραχμὴν μίαν, θείου ἀπύρου ⋖ στ᾿. μυιῶν πεφωσμένων ὥστε ἀναξηρανθῆναι κύαθον ἕνα, τὰς μυίας λέαινε ἰδίᾳ καὶ τὸ θεῖον, τὸ δὲ ἀλκυόνιον ἑψήσας ἐν ὕδατι συλλέαινε τοῖς ξηροῖς, παραχέον ἀνὰ μέρος χολῆς ὑείας καὶ ὄξους, ἕως γλοιῶδες γένηται, εἶτα ἀξουγγίαν τὴν ἀπὸ τῶν τροχῶν ξύσας καὶ ἐπὶ τῆς χειρὸς ἀναμαλάξας μίξον, ὡς ἐμπλαστρῶδες γενέσθαι καὶ προξυρήσας τὴν ἀλωπεκίαν καὶ προφοινίξας, ἐπίχριε τῷ φαρμάκῳ θαῤῥῶν ὡς ἀρίστῳ. ἄλλο. προαποσμήξας τὸν τόπον, ὄξει διαβεβρεγμένον χόνδρον λειώσας καὶ προσβαλὼν ὁποῦ Κυρηναϊκοῦ βραχὺ, κατάχριε. ἄλλο. προαποσμήξας τὸν τόπον καὶ κατασχάσας ἰσχάδας

gdalarum amararum toſtarum obolos tres, pumicis obolos ij, ſalis ammoniaci obolos tres, ſimiliter illine ex aceto. *Aliud.* Piper, muſcerdas, veratrum album, aequali pondere cum aceto et exiguo oleo illine. *Aliud.* Squamam ſtomomatis cum aceto et modico oleo illine. *Aliud.* Locum per pumicem proritato, et ſulfuris, ſpumae nitri, ammoniaci, ſingulorum aequas partes mixtas cum aceto illinito. *Aliud.* ⅔ Alcyonii ʒj, ſulfuris vivi ʒ vj, muſcarum ad ariditatem torrefactarum cyathum unum, muſcas per ſe terito, itemque ſulfur, alcyonium vero aqua coctum una cum ſiccis laevigato, felle ſuillo ac aceto viciſſim affuſis usquequo ſtrigmentoſum reddatur. Deinde axungiam a rotis deraſam et manu emollitam, ut emplaſtri forma fiat miſceto et praeraſa alopecia ac rubificata, pharmacum ut optimum confidenter illinito. *Aliud.* Locum ubi deterſeris, alicamque aceto irrigatam laevigaveris, addideriſque exiguum cyrenaicum liquorem, inunge. *Aliud.* Loco praefricto ac ſcarificato caricas aſſatas cum paſſo cataplaſmatis modo im-

420 *ΓΑΛΗΝΟΥ ΠΕΡΙ ΣΥΝΘΕΣΕΩΣ ΦΑΡΜΑΚΩΝ*

Ed. Chart. XIII. [333.]   Ed. Baf. II. (159.)

ὀπτὰς, μετὰ γλυκέος κατάπλασσε. ἄλλο. κατάχριε γλυκεῖ, εἶτα
νάρθηκα κεκαυμένον κατάπλασσε. τὰ ἐφεξῆς γεγραμμένα δύο
φάρμακα θαυμάσιά ἐστιν, τὴν λέξιν ἔχοντα τοῦ δόντος αὐτὰ
πρὸς ἀλωπεκίας φαλακρώσεις, ἀραιότητας τριχῶν δυσαλθεῖς,
ἐπὶ κεφαλῆς, ἐπὶ γενείων, ἐπὶ ὀφρύων. ♃ προβάτου τῶν τρι-
χῶν γο α΄. καλάμου ῥίζης γο στ΄. πτέρεως σὺν τῇ ῥίζῃ γο
γ΄. S˝. λοπίμου τῶν πωγώνων γο γ΄, ἐρίων οἰσυπηρῶν ὡς
ὅτι λιπαρωτάτων γο στ΄. κεφαλὰς μυιῶν ἀριθμῷ λστ΄. μυίας
ε΄ χωρὶς κεφαλῶν. πάντα εἰς καινὴν χύτραν ἐμβαλὼν ἔνθες
ἐν ἱπνῷ, εἶτα τὴν τέφραν αὐτῶν λέαινε. προτετρίφθω δέ σοι
ἐν οἴνῳ Ἀμιναίῳ λαδάνου γο α΄. σμύρνης γο α΄. καὶ προσ-
εμβεβλήσθωσαν ἐλαίου παλαιοῦ γο β΄. κεδρίνου γο α΄. μα-
λαβάθρου γο β΄. εἶτα περιπάσας τὰ ξηρὰ ἀνελοῦ, προανα-
τρίψας δὲ ὀθονίῳ τὴν ἀλωπεκίαν, εἶτα κούφως κατακνίσας
ἢ κρομμύῳ ἢ σκίλλῃ ἢ συκῆς φύλλῳ ἀναξύσας σχολαίως,
ἐπίχριε ἀνατρίβων τὸ φάρμακον καὶ λουσάμενος ἐντόνῳ

ponito. *Aliud.* Paffum illinito ac deinde ferulam uftam
infpergito. Quae deinceps fequuntur duo pharmaca admi-
randa funt, et verbis ejus qui ea prodidit infcripta ad
alopecias, calviciem, raritatem capillorum aegre curabilem
in capite, in mento ac fuperciliis. ♃ Pilorum ovis unciam
unam, radicis calami uncias vj, filicis cum radice qua-
drantem ac unciae dimidium, caftanearum hifpidi corticis
quadrantem, lanarum fuccidarum quam pinguiffimarum,
fexuncem, capita mufcarum numero xxxvj, mufcas v ca-
pitibus rejectis. Omnia in novam ollam indita in furnum
mittito, deinde cinerem ipforum terito. Sunto autem tibi
in vino Aminaeo prius trita ladani ℥ j, myrrhae ℥ j, ad-
jicianturque olei veteris ℥ ij, et cedrini ℥ j, malabathrini
℥ ij. deinde infperfis aridis tritis medicamentum fume, at-
que ubi linteolo alopeciam praefricueris, deindeque aut
caepa aut fcilla vellicaveris, aut fici foliis lente excalpfe-
ris, pharmacum ipfum illitu affrica. Lotoque homini in
fequentibus diebus locum intento linteolo valide confri-
cato, contentus illitione usque ad menfes duos. Quod fi

Ed. Chart. XIII. [333.]   Ed. Baf. II. (159.)

ὀθονίῳ ξέων, ταῖς ἐχομέναις ἀρκοῦ ἐπιχρίων ἕως διμήνου,
ἐπιμένων δὲ καὶ φαλάκρωσιν ἰάσῃ.

[Πρὸς τοὺς παρ᾽ ἡλικίαν φαλακρουμένους βοήθεια.] ♃
Στέατος ταυρείου ἡλιωμένου λίτραν μίαν, ἀδάρκης γο α΄.
θαψίας χυλοῦ γο α΄. S″. οἱ δὲ γο S″. σμύρνης καλῆς γο α΄.
πολυτρίχου λίτρας S″. καλλιτρίχου λίτρας S″. ὄνου μορίου
λίτραν μίαν, σπληνὸς ὄνου λίτραν α΄. λαδάνου τὸ ἴσον. τὸ
λάδανον ἐγὼ βρέξας ἐν οἴνῳ βραχεῖ ἐλείωσα τὸ στέαρ, τήξας
ἐφ᾽ ὕδατος ἀτμῷ, εἶτα τοῦ ὄνου τὸ μόριον ὀπτὸν ξύε, ἕως
οἷ δαπανηθῇ. τὸν δὲ σπλῆνα φρύγε σὺν τῷ καλλιτρίχῳ
καὶ πολυτρίχῳ ἐν χύτρᾳ καινῇ καὶ κόψας τὰ κοπτὰ καὶ
κοσκινήσας ἀναλάμβανε ἐν γλευκίνῳ ἢ Σαβίνῳ ἐλαίῳ χρῶ
πρὸ βαλανείου προκτενίζων τὴν κεφαλήν. εὔδηλον δ᾽ ὅτι
τὰ αὐτὰ φάρμακα καὶ πρὸς τὰς τῶν γενείων τρίχας μὴ φυο-
μένας ἁρμόττει. ἄλλο. ♃ τήλεως ξέστας δ΄. λινοσπέρμου ξέ-
στας β΄. λαδάνου γο ή. ἀκακίας χυλοῦ γο στ΄. φύλλου μα-
λαβάθρου γο στ΄. κηκίδας ἀριθμῷ κ΄. ὄνυχος ἀρωματικοῦ
γο β΄. καλάμου Συριακῆς γο β΄. S″. οἱ δὲ γο α΄. βδελλίου

amplius in hac curatione perſeveraveris, etiam calviciem
ea perſanabis.

[*Ad calveſcentes praeter aetatem remedium.*] ♃ Adi‑
pis taurini inſolati ℔ j, adarces ℥ j, ſucci thapſiae ℥ j
ß, alii ℥ ß, habent, myrrhae bonae ℥ j, polytrichi ℔ ß,
callitrichi ℔ ß, membri aſinini ℔ j, ſplenis aſinini ℔ j,
ladani tantundem. Ego ladanum in vino pauxillo macera-
tum contrivi, adipem vero aquae vapore liquefeci, deinde
aſini membrum aſſatum donec infumatur radito, ſplenem
vero cum callitricho et polytricho in nova olla torrefacito,
contuſisque quae contundi poſſunt ac cribratis omnia gleu-
cino aut ſabino excipito et ante balneum utitor, capite
prius pectinato. Manifeſtum vero eſt quod eadem pharmaca
etiam ad menti pilos non enaſcentes conducunt. *Aliud.*
♃ Foenigraeci ſextarios iiij, ſeminis lini ſextarios ij, la-
dani beſſem, ſucci acaciae ſexuncem, folii malabatri ſexun-
cem, gallas numero xx, onychis aromatici ſextantem, ca-
lami Syriaci ℥ ij ß, alii ℥ j, habent, bdellii ſextantem,

γο β'. μυρσίνης κεκαυμένης ξέστην μίαν, βρύου, οἱ δὲ σπλά-
χνου, οἱ δὲ ἀρωματικοῦ γο γ'. ἴρεως ἀστραγαλίτιδος, οἱ δὲ
Ἰλλυρικῆς γο β'. κόψας καθ᾽ ἓν ἕκαστον καὶ σήσας λεπτῷ
κοσκίνῳ, μίξεις κατὰ τὸ ἑξῆς ὡς προγέγραπται. ἐπὶ [334]
δὲ τῆς χρείας, βάλῃς τοῦ φαρμάκου ὡς τὸ τρίτον ἢ τὸ ἀρ-
κοῦν εἰς χαλκοῦν ἢ ὀστράκινον ἀγγεῖον, ἔπειτα προσμίξας
οἴνου ἰταλικοῦ εὐώδους, ἵνα ἔξυγρον γένηται, εἶτα ἐπ᾽ ἄνθρα-
κας ἐπιθεὶς κίνει ξυλαρίῳ, ἄχρις οὗ ζέσῃ ἅπαξ, προσέχων
μήπως καυθῇ, εἶτα καταχρίσεις κελεύων ἐνιδροῦν τῷ φαρ-
μάκῳ, ἔπειτα ἡσυχῇ ἀνατρίψεις ἐν τῇ ἐμβάσει καὶ ὡς ἔθος
ἔχει. καταντλῶν τὴν κεφαλὴν ἀπόπλυνε, ἑξῆς δὲ σταφίδα
ἀγρίαν κεκομμένην κατ᾽ ἰδίαν καὶ σεσημένην παρ᾽ ἡμέρας
τέσσαρας τῆς χρήσεως προσμίξεις τῷ φαρμάκῳ καὶ ὁμοίως
ἑψήσεις καὶ ὡσαύτως καταχρίσεις, φειδόμενος μὴ εἰς τοὺς
ὀφθαλμοὺς καταρρεύσῃ. ἀλείμματι δὲ χρήσῃ μετὰ βαλανεῖον,
ἐλαίου μυρσίνου λίτραν μίαν τετριμμένου μετὰ λαδάνου γο
δ'. ἀμετάπτωτος ἡ δύναμις. ἄλλο πρὸς τὰ αὐτά. ♃ περικα-

myrti uftae fextarium unum, mufci, quem alii fplanchnon,
alii bryon aromaticum vocant, quadrantem, iridis aftraga-
litidis, alii Illyricae, fextantem. Singula per fe contundito
ac per cribrum arctius excutito et deinceps ut praefcri-
ptum eft mifceto. Ufu vero expetente pharmaci tertiam
partem aut quantum fufficit in aereum aut teftaceum vas
conjicito, deinde vini Italici odorati tantum ut liquidum
reddatur admifceto, atque ita prunis impofitum, donec fe-
mel ebulliat, cum lignea virga agitato, animadverfione ha-
bita ne comburatur. Poft vero illines, aegro cum medica-
mento in aquam defidere juffo, fenfimque in folio fedenti
affricabis, ac pro more capite ex aqua perfufo pharmacum
ablues. Deinde autem ftaphidem filveftrem per fe tufam
ac cribratam, quatuor diebus illitionis pharmaco admifce-
bis fimiliterque coques, eodemque modo illines, parce tamen
ac caute ne in oculos deftillet. Unguento autem a balneo
uteris olei myrtei libra una, cum ladani triente contrita.
Conftans et certa eft pharmaci hujus facultas, neque citra
effectum dilabitur. *Aliud ad eadem.* ♃ Pericalamitidis ℥ j.

ΤΩΝ ΚΑΤΑ ΤΟΠΟΥΣ ΒΙΒΛΙΟΝ Α. 423

Ed. Chart. XIII. [334.]　　　　Ed. Baf. II. (159.)

λαμίτιδος γο α'. μυροπισσοκήρου, ἀποτραγοπώγωνος γλοιοῦ
τοῦ ἐκ τῶν τριχῶν ἀνὰ γο ἥμισυ, βρέφους ἀμόρφου στέα-
τος λίτραν μίαν, διονυσιακοῦ φύλλων ἀπαλῶν τοῦ χυλοῦ
λαδώνιδος φύλλων ἀπαλῶν χυλοῦ, καλλικέρεως χυλοῦ, περι-
στερεῶνος βοτάνης χυλοῦ, καλάμου φύλλων χυλοῦ ἑκάστου
ἀνὰ κυάθους γ'. καὶ ἥμισυ, κυνομόρου, ἐχίνων θαλασσίων
κεκαυμένων ἑκάστου ἀνὰ γο β'. κἂν πλέον δὲ, ἄμεινον ποι-
ήσεις, ἀκανθίωνος ἐπιγείου τὸ δέρμα κεκαυμένον, πάντα
λειοτριβεῖν δεῖ ἐν θυίᾳ μολυβδίνῃ ἐπὶ πλείονας ἡμέρας, ἕως
πάντα λειωθέντα καλῶς ἑνωθῇ. καὶ ἀπὸ τῆς θυίας τι πο-
σὸν ἀποσμηχθῇ, χρῶ προανατρίψας τὸν τόπον εὐτόνως ὠμο-
λίνῳ, εἶτα προαποσμήξας τῇ τῆς ἀλθαίας σὺν ἐφήβου ῥίζῃ
κατάχριε. τοῦτο τὸ φάρμακον οὕτω γεγραμμένον εὗρε Κλαυ-
διανὸς ὁ ἑταῖρος ἡμῶν ἐκ πυκτίδι διφθέρᾳ, τοῦ χρωμένου
αὐτῷ ἀποθανόντος, περὶ πολλοῦ ποιησάμενος κτήσασθαι
διὰ τὸ θεάσασθαι δύο τινὰς ἀρχομένους φαλακροῦσθαι θε-
ραπευθέντας ὑπ' αὐτοῦ, ὡς μήτε προβῆναι τὴν φαλάκρωσιν

myropiſſoceri, ſordis barbae hircinae ejus videlicet quae
a pilis, utriusque ℥ ℟, adipis infantis informis ℔ j, ſucci
foliorum dionyſiaci tenerorum, ſucci foliorum ladonidis te-
nerorum, ſucci callicereos, ſucci herbae verbenacae, ſucci
foliorum calami, ſingulorum cyathos iij ℟, cynomori, eri-
naceorum marinorum uſtorum, utriusque ſextantem aut am-
plius, ſi melius reddere pharmacum velis, acanthionis ter
reſtris corium uſtum.　Haec omnia ad plures dies in pila
plumbea terere oportet, donec omnia prope laevigata uni-
antur, atque etiam donec a pila quippiam detritum eis ac-
cedat. Utere loco acriter ex crudo linteolo ex lino prae-
fricto, ac deinde cum althaeae radice deterſo illinito.　Hoc
pharmacum eo modo ſcriptum reperit Claudianus amicus
noſter in libello ex membranis contexto, eo qui pharmaco
uſus fuerat vita defuncto.　Multi autem faciebat ejus pos-
ſeſſionem, propterea quod duos quosdam calveſcere jam
incipientes ex eo curatos conſpexiſſet ita ut neque ulte-
rius calvicies progrederetur, et quod denudatus locus pilis

Ed. Chart. XIII. [534.]   Ed. Baf. II. (159. 160.)

αὐτό τε τὸ ἐψιλωμένον δασυνθῆναι, καὶ συμβολικῶς δὲ
γεγραμμένον. τοῦτο λαβόντες ἡμεῖς ἐσκοπούμεθα καθ᾽ ἕκα-
στον, ὁποῖόν τι τὸ δηλούμενόν ἐστιν. ἐπινοοῦντες οὖν ἄλλοτ᾽
ἄλλο, διὰ μακρᾶς πείρας εὑρήσειν τὸ ἀληθὲς ἠλπίζομεν.
ἀλλ᾽ ἔν γε τῷ παρόντι γεγράφθω τοῖς ἔπειτα, γραψόντων
καὶ ἡμῶν ὕστερον ἐὰν εὕρωμέν τι μεταξὺ τῇ πείρᾳ κρίναν-
τες. ἐν δὲ τῷ παρόντι τὸ μὲν περικαλαμίτιδος φλοιὸν κα-
λάμου νομίζομεν εἰρῆσθαι· καὶ γὰρ καὶ ἄλλως ἴσμεν αὐτῶν
ἁρμόττοντα ταῖς τοιαύταις διαθέσεσιν, ἐπειδὰν κανθῇ, καὶ
γεγραφότας ἑτέρους δι᾽ αὐτοῦ φάρμακα τοιαῦτα. πιθανὸν
οὖν ἐστιν, ἐπειδὴ περίκειται τῷ καλάμῳ ὁ φλοιός, περικαλα-
μίτιν αὐτὸν εἰρῆσθαι. δύναται δὲ καὶ τὸ καλούμενον ὑπὸ
τινῶν μὲν λίμνηστρον, ὑπὸ τινῶν δὲ ἀδάρκη τε καὶ ἀδάρ-
κιον (160) οὕτως εἰρῆσθαι διὰ τὸ περιφύεσθαι τοῖς καλά-
μοις. τὸ δὲ μυροπισσοκήρου νομίζομεν εἰρῆσθαι πίσσης καὶ
κηροῦ τετηκότων μύρῳ τινὶ τῶν πρὸς τὰ τοιαῦτα δοκούν-
των ἁρμόττειν, ὁποῖόν ἐστιν γλεύκινον καὶ δάφνινον καὶ
νάρδινον καὶ σχίνινον καὶ σησάμινον καὶ κέδρινον. τὸ δὲ

denſus evaſerat, ad haec quod ſymbolice ſcriptus erat. Nos
hoc nacti ſingillatim conſiderabamus quid tandem ſingulis
ſignificaretur, cumque jam hoc, jam aliud mente concipe-
remus, per magnam experientiam tandem nos veritatem
reperturos ſperabamus. Verum in praeſens quidem ſit po-
ſteris ſcriptum, ſcripturi etiam in poſterum ſi quid expe-
rientia cognitum repererimus. In praeſens autem pericala-
mitidem calami corticem dici putamus. Nam et alias ipſum
ejusmodi affectionibus convenire ſcimus, maxime uſtum,
novimus item alios ſcriptores ex ejusmodi pharmaca com-
poſuiſſe, quapropter credibile eſt, quoniam cortex calamo
circum adhaeret, pericalamitin ipſum appellari. Poteſt au-
tem etiam id, quod ab aliquibus limneſtrum, ab aliis adarce
et adarcium dicitur pericalamitis appellari, propterea quod
calamis adnaſcatur. At vero myropiſſocerum, picem et ce-
ram dici aeſtimamus unguento quopiam ad hujusmodi af-
fectiones congruenti eliquata, veluti eſt gleucinum et lau-
rinum, nardinum, lentiſcinum, ſeſaminum et cedrinum.

ἀποτραγοπώγωνος, ἄντικρυς ἡμῖν ἐδόκει περὶ τοῦ λαδάνου
λελέχθαι. καὶ γὰρ συμπεφώνηται πρὸς τὰς τοιαύτας διαθέ-
σεις ἁρμόττειν. καὶ ἡ γένεσις αὐτοῦ κατὰ τὰ γένεια τῶν
τράγων ἔν τισι χωρίοις ἐπιγίγνεται. δηλοῖ δὲ τοῦτο καὶ ʿ Ροῦ-
φος ὁ Ἐφέσιος διὰ τῶνδε τῶν ἐπῶν·

Ἄλλο δέ που κατὰ γαῖαν Ἐρέμβων λήδανον εὕροις
Αἰγῶν ἀμφὶ γένεια. τὸ γὰρ καταθύμιον αἰξὶ,
Κίστου ἀνθηέντος ἐπέδμεναι ἄκρα πέτηλα.
[335] Τοῦ δʼ ἀπὸ λαχνήεντος, ἀνεπλήσθησαν ἀλοιφῆς
Αἶγες ὑπαὶ λασίῃσι γενειάσι, πλευρά τε πάντα.
Οὐ μὲν δὴ νούσοις τόδε κάλλιον, ἀλλʼ ἄρα πνοιὴ,
Ἔξοχον, οὕνεκα πολλὰ μεμιγμένα φάρμακʼ ἔχουσιν
Ἀμβρόσιʼ, οἷά τε γαῖα φύει πεδίοισιν Ἐρέμβων.
εἰ ʾμὲν οὖν τοῦτο μόνον τὸ λάδανον ὁ συνθεὶς τὸ φάρμα-
κον ἐμβάλλεσθαι κελεύει, τῶν ἀδήλων ἐστίν. ἐγχωρεῖ δὲ καὶ
ἀφʼ ἑνὸς εἴδους τὸ πᾶν εἰρῆσθαι γένος αὐτῷ. βρέφους δʼ
ἀμόρφου δοκεῖ μοι λέγειν τῆς ἄρκτου. ταύτην γάρ φασιν
ἀποκυΐσκεσθαι μὲν ἄμορφον, ὡσανεὶ σαρκῶδές τι μέρος.

Caeterum barbae hircinae fordes ſtatim nobis viſae ſunt de
ladano dictae eſſe, nam ad has affectiones convenire in
confeſſo eſt. Et ſane generatio ejus circa mentum hircorum
in quibusdam locis contingit, quod ipſum et Rufus Ephe-
ſius per hos verſus indicat:

Ladanum Eremborum reperitur et alterum in arvis,
Caprarum circum barbas. Nam pabula capris
Florentis ciſti ſummae gratiſſima frondes.
Iſtius vero lanuginis unguem inhaeret
Caprarum hirſutisque genis, atque undique coſtis.
Non adeo id morbis prodeſt, ſed ſpirat odorem
Eximium, quare praeſtantia pharmaca miſcent
Plurima, Eremborum et tellus fert qualia campis.

An quidem igitur hoc ſolum ladanum is, qui pharmacum
compoſuit, injicere jubet non ſatis manifeſtum eſt, poſſi-
bile eſt autem per unam ſpeciem totum genus ab eo de-
ſignari. Porro infantem informem videtur mihi urſae di-
xiſſe. Urſam enim parere ajunt informem quendam velut

Ed. Chart. XIII. [335.]   Ed. Baf. II. (160.)

ἐκλειχούσης δὲ τοῦτο τῆς μητρὸς διαμορφοῦσθαι τὸ ζῶον.
διονυσιακοῦ δὲ δοκεῖ μοι λέγειν τῆς ἀμπέλου, τάχα δ᾽ ἄν τις
φαίη καὶ κιττοῦ λέγεσθαι δύνασθαι. λαδώνιδος δὲ, ὅτι τῆς
δάφνης λέγει, οὐκ ἄν οἶμαί τινα διαπορῆσαι, καλλικέρως δὲ
τῆς τήλεως δοκεῖ μοι λέγειν. ὀνομάζεται δὲ παρ᾽ ἡμῖν ἐν
Ἀσίᾳ τοῦτο τὸ φυτὸν αἰγόκερως. κυνόμορον δὲ τὴν κυνόσ-
βατον εἰκὸς λέγεσθαι. ἀκανθίωνα δὲ ἐπίγειον ἡγοῦμαι τὸν
ἐπίγειον ἐχῖνον λελέχθαι.

Κεφ. β΄. [Περὶ ῥεουσῶν τριχῶν.] Πάθος ἕτερον τρι-
χῶν ἐστιν, ἀραιότητι μὲν τοῦ δέρματος, ἐνδείᾳ δὲ τῆς γεν-
νώσης αὐτὰς οὐσίας ἑπόμενον, διὸ καὶ ἡ θεραπία τῶν οὕ-
τως βεβλαμμένων οὐ τὸν αὐτὸν ἔχει σκοπὸν ταῖς ἀλωπε-
κίαις. ἐπ᾽ ἐκείνων μὲν γὰρ ἐκδαπανῆσαι τὴν κακοχυμίαν ὁ
σκοπός, ἐπὶ τούτων δὲ ῥῶσαί τε τὴν ἕξιν τῆς κεφαλῆς καὶ
χρηστοῦ παρουσίαν ἐργάσασθαι χυμοῦ καὶ τοῦ δέρματος
τὴν κατὰ πυκνότητα καὶ ἀραιότητα συμμετρίαν ἀνακαλέσα-
σθαι. διὸ καὶ τοῖς ὑγραίνουσι φαρμάκοις μεμίχθαι χρή τι

carnis molem, verum poſt per linctum matris animal for-
mari ac effigiari.   Dionyſiacum autem vitem mihi dicere
videtur, quamquam et de hedera dici poſſe aliquis opinari
queat.   At vero quod ladonidem laurum appellet, nemini
puto dubium eſſe.   Calliceros autem foenum graecum ap-
pellare videtur, nominatur autem haec planta apud nos in
Aſia aegoceros. Cynomorum deinde rubum canis veriſimile
eſt dici.   Acanthiona autem poſtremum terreſtrem erina-
cium terreſtrem appellatum ab eo exiſtimo.

Cap. II. [*De defluvio capillorum.*] Eſt et alia pilo-
rum affectio, quae ad raritatem cutis inopiamque ſubſtan-
tiae pilos generantis conſequitur. Quapropter etiam curatio
hoc modo laeſorum non eundem ſcopum quem alopeciae
habet. In alopeciis enim ut vitiatus humor conſumatur in-
tentionem ſummam ac primarium ſcopum habemus, in his
vero, ut capitis habitum roboremus et boni ſucci allatio-
nem procuremus, cutemque ad denſitatem ac raritatem mo-
deratam revocemus. Quamobrem ſane ad pharmaca hume-

μετρίως στύφον, ὁποῖόν ἐστι τὸ λάδανον, ἔχον ἐν ἑαυτῷ συμμέτρως ἀμφότερα τὰ πρὸς τὸ σύμπτωμα τοῦτο ἐπιτήδεια, θερμότητά τε μετρίαν καὶ στύψιν ἀνάλογον αὐτῇ. διὰ τοῦτο τοιγαροῦν ἐλαίῳ μιγνύμενον ὡς ἐγχρίεσθαι καθίστησι τὸ σύμπτωμα τῶν ῥεουσῶν τριχῶν. εὔδηλον δ' ὅτι προηγεῖσθαι χρὴ τῆς τοῦ φαρμάκου χρήσεως, τρίψιν τῆς κεφαλῆς καὶ τῶν πολλῶν τριχῶν ἀφαίρεσιν, εἰ δ' ἡ ὥρα τοῦ ἔτους ἐπιτρέπει, καὶ τελείαν ἄρσιν. οὕτω γὰρ ἐπὶ ταῖς τρίψεσί τε καὶ χρίσεσι ῥωμαλέον τε καὶ θερμὸν ἔσται τὸ δέρμα καὶ τὴν συμμετρίαν τῆς πυκνώσεως ἕξει τὴν κατὰ φύσιν. εἴωθε δὲ τὸ πάθημα τοῦτο περὶ τὰς τρίχας γίγνεσθαι, πλειστάκις μὲν τοῖς νοσήσασιν, σπανιάκις δὲ καὶ χωρὶς νόσου, καὶ μᾶλλον αὐτῷ διαίτης ἀναληπτικῆς τε καὶ ὑγιεινῆς ἐστι χρεία. καὶ πολλοὶ χωρὶς φαρμάκου τελείως ἐξυγιάσθησαν ἐν τάχει. συνέθεσαν δ' οὖν ὅμως ἕνεκεν αὐτοῦ φάρμακα, σύμμετρον πύκνωσιν ἐργαζόμενα τοῦ δέρματος, ἅμα τῷ μὴ ψύχειν αὐτό. τὰ γάρ τοι σφοδρῶς στύφοντα πάντως μὲν καὶ ψύχει καὶ

ctantia aliquid moderate adftringens admifcere oportet, quale eft ladanum, quod utraque in fe moderate complectitur, quae ad hoc fymptoma conveniunt, caliditatem videlicet mediocrem et aftringendi vim juxta eandem proportionem: propter hoc itaque oleo mixtum, quo illiniri poffit, fymptoma defluvii capillorum fiftit. At vero manifeftum eft capitis frictionem neceffario hujus pharmaci ufui praemitti et multorum pilorum ablationem, aut fi anni tempus id fieri permittit, perfectam ablationem. Ita enim in affrictu et illitu robufta et calida reddetur cutis et moderatam denfitatem acquiret, eam videlicet quae fecundum naturam eft. Confuevit autem hic circa pilos affectus faepe iis qui aegrotarunt accidere, raro autem citra morbum. Et magis fane victu vires reficiente atque falubri opus habet, multique citra medicamentum perfecte fanati funt, atque id brevi. Compofuerunt tamen medici ejus gratia pharmaca moderatam denfitatem cuti inducentia, ita tamen ut ne fimul eam refrigerent; quae enim vehementer aftrin-

τὴν ἐπιῤῥοὴν δὲ τῆς τροφῆς ἀναστέλλει, δι᾽ ἣν ἐνδεῶς γι-
γνομένην αἱ τρίχες ἐκρέουσιν. σκοπὸς οὖν ἐστι τοῖς φαρ-
μάκοις τὸ μὲν ἐπιῤῥέον αἷμα μὴ ὅτι κωλύειν, ἀλλὰ καὶ
προτρέπειν, συνάγειν δ᾽ ἀτρέμα καὶ σφίγγειν τὸ κεχαυνωμέ-
νον δέρμα. τοιοῦτον δ᾽ αὐτοφυές ἐστι τὸ λάδανον, ὃ διὰ
τὸ σύστασιν ἔχειν ὁμοίως κηρῷ δεῖταί τινος ὑγρότητος ἐπι-
τηδείου δαψιλοῦς, ὅπως ἐναλείφοιτο τῇ κεφαλῇ. βέλτιον
οὖν ἐστι τὴν ὑγρότητα ταύτην ὁμοίαν εἶναι τῷ λαδάνῳ.
τουτέστι μικτὴν ἐξ ἐναντίων δυνάμεων, ἑλκτικῆς τε καὶ συν-
ακτικῆς. [336] οὔκουν οὔτε τὸ Σαβῖνον οὔτε τὸ παλαιὸν
ἔλαιον οὔτε τὸ κίκινον ἐπιτήδειον, ἀλλὰ τὸ κατὰ τὴν Ἰβη-
ρίαν ἢ Ἰσπανίαν ἢ ὅπως ἂν ἐθέλῃς ὀνομάζειν αὐτὴν γεν-
νώμενον, ἔχει γάρ τι καὶ στύψεως, ἔτι δὲ τοῦδε μᾶλλον τὸ
σχίνινον αὐτοφυῶς ὑπάρχον τοιοῦτον, οἷόν περ καὶ τὸ λά-
δανον. ὥστε οὔτε ἐπειράθην οὔτε ἐπινοῶ κρεῖττον ἔσεσθαι
φάρμακον ἐπὶ τῶν ῥεουσῶν τριχῶν τοῦ μιχθέντος ἔκ τε
τοῦ λαδάνου καὶ τοῦ σχινίνου. πρόδηλον δ᾽ ὅτι ξυρηθέντι

gunt, omnia etiam refrigerant et alimenti influxum repri-
munt, propter cujus inopiam capilli defluunt. Intentio ita-
que medicamentorum eſt fanguinem affluentem non folum
non praepedire, fed etiam prolectare, cogere autem fenfim
et aſtringere rarefactam cutem. Tale autem fponte naturae
eſt ipfum ladanum, quod quia cerae fimilem compagem
habet largo aliquo convenienti liquore indiget, quo capiti
illini poſſit. Praeſtat igitur hujusmodi liquorem fimilem la-
dano effe, hoc eſt ex contrariis facultatibus mixtum, attra-
ctoria nimirum et coactoria.   Nequaquam ergo oleum Sa-
binum aut vetus aut cicinum ad hanc rem aptum fuerit,
fed in Iberia aut Hifpania aut quomodocunque tandem
appellare velis natum, habet enim et adſtrictorium quip-
piam, atque amplius adhuc eo lentifcinum fponte naturae
tale exiſtens, quale eſt ipfum ladanum. Quare neque ex-
pertus fum neque mente concipere poſſum ullum prae-
ſtantius pharmacum fore ad defluos capillos quam eſt quod
ex ladano et lentifcino oleo permixtum conſtat. Manifeſtum

μέν τινι παχύτερον χρὴ προσφέρεσθαι τὸ φάρμακον, ἐν χρῷ
δὲ κειρομένοις ὑγρότερον. ὅτι γὰρ οὐ χρὴ κομᾶν, πρὶν ἂν
οὕτω τις θεραπεύηται, ἐστὶ πρόδηλον. εἰ δὲ πολλὴ ῥύσις
εἴη καὶ τεκμαίροιο τοῦ τῆς κεφαλῆς δέρματος ἀραιότητα γε-
γονέναι πολλὴν, οὐκ ἀνεπιτήδειον εἰς τὰ παρόντα καὶ τὸ
μύρσινον ἀντὶ τοῦ σχινίνου μίγνυσθαι τῷ λαδάνῳ. μίξαις
δ᾿ ἄν ποτε καὶ τὸ νάρδινον μύρον ἐν ἡλικίᾳ ψυχρᾷ καὶ ὥρᾳ
χειμερινῇ· ἀγαθὸν δὲ φάρμακον εἰς πάντα καὶ τὸ τῶν πλου-
σίων γυναικῶν μύρον, ὃ καλοῦσιν ἐν Ῥώμῃ φουλίατον. οὐχ
ἧττον δὲ τοῦτο χρηστὸν, ἀλλὰ καὶ μᾶλλον, ὃ προσαγορεύ-
ουσι σπικάτον, ὥστε τούτοις μὲν καταμόνας χρίεσθαι κέ-
λευε τὰς πλουσίας καὶ μετὰ νάρδου τῆς ἀρίστης. τὸ λάδανον
δὲ τῆκε κατὰ διπλοῦν ἀγγεῖον δηλονότι καὶ τηχθέντος μετὰ
νάρδου πρόσμιγε τῶν εἰρημένων πολυτελῶν μύρων, ὅτουπερ
ἂν εὐποροίης. ἐμοὶ μὲν οὖν ἤρκεσε ταῦτα μετὰ τῆς ἀνα-
ληπτικῆς τε καὶ ὑγιεινῆς διαίτης, ἥτις ἐπὶ τῶν πλείστων
ἐστὶν αὐτάρκης μόνη. συνέθηκαν δὲ, ὡς ἔφην, ἔνιοι τῶν

autem eſt quod raſo quidem cuipiam craſſius admovere
medicamentum oportet, ad ipſam vero cutem praeſectos
liquidius, quod. enim comam alere non oporteat, priusquam
quis curetur, evidens puto. Quod ſi vero large defluant
capilli et conjectare poſſis multam raritatem cutis capitis
factam, non ineptum fuerit in praeſens myrteum oleum
pro lentiſcino ad ladanum admiſcere. Licebit etiam ali-
quando unguentum nardinum adhibere in aetate frigida et
tempore hiemali. Bonum autem pharmacum ad haec eſt
divitum foeminarum unguentum, quod Romae vocant fo-
liatum. Non minus autem eo commodum eſt, imo magis,
quod appellant ſpicatum. Quare cum his vel ſoli divites
ungi jubeto et cum optimo nardino. Ladanum vero in du-
plo vaſe liquefacito et liquefacto una cum nardino ex prae-
dictis pretioſis unguentis quodcunque ad manum fuerit ad-
miſceto. Atque haec quidem medicamenta mihi ſuffecerunt
una cum refectoria ac ſalubri diaeta, quae in plerisque
etiam ſola ſuffecit. Compoſuerunt autem, ut dixi, quidam

Ed. Chart. XIII. [336.]   Ed. Baf. II. (160.)
ἔμπροσθεν ἰατρῶν φάρμακα πρὸς ῥεούσας τρίχας, ὧν ἐγὼ
μνημονεύσας, ὅπη διενήνοχεν ἀλλήλων διηγήσομαι. πρώτας
δὲ ἐρῶ τὰς ὑφ᾽ Ἥρα γεγραμμένας συνθέσεις φαρμάκων, ὧν
τὴν μὲν προτέραν ἐπαινῶ, τὴν δὲ δευτέραν περίεργον ἡγοῦ-
μαι. γράφει δὲ περὶ τῆς προτέρας ὡδί.
    [Αἱ ὑφ᾽ Ἥρα γεγραμμέναι συνθέσεις φαρμάκων πρὸς
ῥεούσας τρίχας.] Ἥρας ἔγραψεν ἐν τῷ νάρθηκι δύο φάρ-
μακα τὰ ὑπογεγραμμένα κατὰ τὴν ἐκείνου λέξιν αὐτοῦ, πρὸς
τὸ μὴ ἀποῤῥεῖν τὰς ἐν τῇ κεφαλῇ τρίχας. λάδανον ἀποβρέ-
χων ἐν οἴνῳ αὐστηρῷ λέαινε, ἐπαλλὰξ παρεπιχέων μύρσινον
ἔλαιον καὶ οἶνον, ὡς μέλιτος σχεῖν πάχος καὶ χρῖε τὴν κε-
φαλὴν πρὸ βαλανείου καὶ μετὰ βαλανεῖον. βέλτιον δέ ἐστιν
καὶ πολυτρίχου ὅ τινες καὶ ἀδίαντον καλοῦσιν καὶ τὸ
ἥμισυ μέρος τοῦ λαδάνου προσβάλλειν καὶ χρῆσθαι μετὰ
μυρσίνου ἢ μετὰ ναρδίνου. ταῦτα περὶ τῆς προτέρας συν-
θέσεως εἰπὼν ὁ Ἥρας ἐφεξῆς γράφει ταῦτα.
    [Σύνθεσις ἐλαίου πρὸς ῥεούσας τρίχας, ἡ δ᾽ αὐτὴ καὶ
μελαίνει.] Μεταξὺ καλανδῶν Ἰουλίων καὶ ἰδῶν κάρυα χλωρὰ

ex prioribus medicis pharmaca ad defluos capillos, in quo-
rum relatione ubi invicem diffentiant exponam. Primum
autem referam compofitiones ab Hera fcriptas, quarum
priorem quidem laudo, pofteriorem vero curiofam praeter
rem auctam exiftimo. De priore vero ita fcribit.
    [Compofitiones pharmacorum ad defluos capillos ab
Hera fcriptae.] Heras in ferula duo fubfcripta pharmaca
habet, juxta hanc ipfam dictionis ipfius feriem, ad hoc ut
capilli in capite ne defluant.   Ladanum in vino auftero
rigatum terito et oleo myrteo ac vino viciffim affufo ad
mellis craffitudinem redigito, ex eoque ante et poft bal-
neum caput illinito. Praeftat autem et polytrichon, quod
quidam adiantum vocant, dimidia ladani portione adjicere
et cum myrteo aut nardino uti.   Haec de priore compo·
fitione locutus Heras deinceps haec fcribit.
    [Compofitio olei ad defluos capillos, quae et nigros
eos facit.] Iutra calendas et idus Julias nuces virides cen-

Ed. Chart. XIII. [336. 337.]   Ed. Baf. II. (160)

ἑκατὸν θλάσας καὶ μίξας ἐλαίου πρωτείου ξε α'. καὶ στυ-
πτηρίας ὑγρᾶς λίτρας γ'. βάλε εἰς σκεῦος καινὸν ὀστράκινον
προβρέξας τὸ σκεῦος καὶ ἐπιμελέστατα περιχρίσας, κατάθου
αὐτὸ ἐν τόπῳ μήτε λίαν νοτερῷ μήτε θερμῷ καὶ ἔα ὑπὸ
τὴν γῆν μῆνας τρεῖς, εἶτα ἀνελόμενος χρῶ τῷ ἐλαίῳ. αὕτη
σοι καὶ ἡ τοῦ δευτέρου φαρμάκου γραφὴ, πλέον ἢ δεῖ στυ-
πτικὸν ἐργαζομένη τὸ φάρμακον. καὶ διὰ τοῦτο ἐπανορθού-
μενος αὐτοῦ τὸ σφοδρὸν τῆς στύψεως ὁ πρῶτος συνθεὶς ἐκ
τοῦ κατορύξαι τε καὶ οἷον σῆψαι τὰ μιχθέντα λεπτομερε-
στέραν αὐτῶν τὴν οὐσίαν ἐπειράθη ποιῆσαι. τὸ δὲ τοιοῦ-
τον φάρμακον ἐν ὥρᾳ καὶ χώρᾳ καὶ φύσει σώματος [337]
θερμῇ χρήσιμον, ὡς ἐπί γε τῶν ἐναντίων οὐκ ἀσφαλὲς χρῆ-
σθαι. καὶ γὰρ οὖν καὶ ψυχθείσας ὑπ' αὐτοῦ γυναῖκας εἶδον,
ὡς κορύζῃ τε καὶ βράγχῳ καὶ κατάρρῳ περιπεσεῖν ἐξ αὐτοῦ.

[Περὶ τῶν ὑπ' Ἀρχιγένους γεγραμμένων πρὸς ῥεού-
σας τρίχας.] Ἐν τῷ πρώτῳ τῶν κατὰ γένος φαρμάκων Ἀρ-
χιγένης ἔγραψεν πρὸς ῥεούσας τρίχας ὡδί πως κατὰ λέξιν·

tum tundito, eisque olei primarii fextarium j affundito et
aluminis liquidi lib. iij. Haec fimul in vas novum tefta-
ceum praemadefactum indito, id ipfumque quam diligen-
tiffime oblitum in loco neque humecto nimium neque ca-
lido reponito et per menfes tres fub terra fitum finito:
deinde auferto oleoque utitor. Haec ipfa fecundi pharmaci
eft defcriptio, quae plus quam convenit ipfum pharmacum
aftringens reddit. Quapropter ut vehementem aftringendi
vim ipfius corrigeret is qui primus hoc pharmacum com-
pofuit defodere ac velut putrefacere ipfum juffit, inde
nimirum magis tenuium partium reddere in eo commixta
conatus. At vero tale pharmacum in tempore regioneque
ac natura corporis calidis commodum fuerit, adeo ut in
contrariis non tutum fit tali uti. Etenim perfrigeratas ejus
ufu mulieres vidi, ut inde in gravedinem ac raucedinem
defluxumque a capite ad pulmonem delaberentur.

[*De iis quae Archigenes ad defluos capillos con-
fcripfit.*] Archigenes in primo libro pharmacorum fecun-
dum genus ad defluos capillos in haec verba fcripfit. ♃

2μ λαδάνου καὶ ἀψινθίου ἴσα καὶ ἀρκευθίδας δέκα λείας,
ὀθονίῳ ἐνδήσας καὶ βρέξας ἐλαίῳ ἐφ᾽ ἡμέρας ε᾽. ἐκ τούτου
ἀλείφου τὴν κεφαλὴν καὶ οὔτε ῥέουσιν αἱ τρίχες οὔτε πί-
τυρα ἕξει. ἢ κτενιζόμενος ἀδιάντῳ μετὰ μυρσίνου ἢ ῥοδίνου
ἐλαίου, ἢ ἀδιάντῳ, μυρσίνης μελαίνης ἴσα, κηκίδος διπλοῦν
σὺν ἐλαίῳ παλαιῷ ἢ σχινίνῳ ἢ μυρσίνῳ μέλιτος πάχος ποι-
ῶν χρῶ. ἢ λίβανον ἢ μίσυ ἢ κηκίδα ἢ ἀδίαντον ἴσα σὺν
οἴνῳ ἀθαλάσσῳ μέλιτος πάχος ποιῶν τρῖβε ἐν ἡλίῳ. ἢ ἕψε
μαλακῶς, ἕως ἂν μελανθῇ, εἶτα σὺν ἐλαίῳ παλαιῷ ἢ σχι-
νίνῳ ἢ μυρσίνῳ μίξας χρῶ. ἢ κράμβην ξηρὰν κόψας μεθ᾽
ὕδατος κατάπλασσε, ἢ λωτοῦ ῥίζαν ὁμοίως.

[Περὶ τῶν ἐν τῷ Κλεοπάτρας κοσμητικῷ γεγραμμένων.]
Καὶ τὰ γεγραμμένα κατὰ τὸ Κλεοπάτρας κοσμητικὸν αὐ-
τοῖς ὀνόμασιν οὕτως ἔχει· πρὸς τὸ τρίχας γεννῆσαι ἐν τῇ
κεφαλῇ· καλάμων ἁπαλῶν τὰς ῥίζας κόψας χύλισον καὶ μυίας
ἐν πολταρίῳ φρύξας μῖξον, καὶ στέαρ ἄρκτειον καὶ ἔλαιον

Ladani et abfinthii aequales partes et juniperi baccas x,
tritas in linteolum illigato et in oleo per dies v mace-
rato, ex eoque caput illinito, et neque capilli defluent
neque furfures habebunt. Aut dum capillos pectis, adian-
tum cum myrteo aut rofaceo oleo adhibeto. Aut adianti,
myrti nigrae, aequales partes, gallae duplum, cum oleo
veteri aut lentifcino aut myrteo ad mellis craffitudinem
redige ac utere. Aut thus et mify et gallam et adiantum,
aequis partibus cum vino maris experte ad mellis fpiffi-
tudinem in fole terendo redige. Aut molliter cocta donec
nigrefcat, deindeque cum oleo veteri aut lentifcino aut
myrteo mixta in ufum adhibe. Aut brafficam aridam tufam
cum aqua impone. Aut loti radicem eodem modo.

[De iis quae Cleopatra in libro de ornatu fcripfit.]
Quae a Cleopatra in libro de ornatu fcripta funt illius
ipfius verbis fic habent. Ad capillorum in capite genera-
tionem. 2μ Calamorum tenellorum radices ubi contuderis,
fuccum exprimito, mufcasque ubi ficcaveris, in pulticula
mifceto, fimulque urfinum adipem atque oleum cedrinum,

ΤΩΝ ΚΑΤΑ ΤΟΠΟΥΣ ΒΙΒΛΙΟΝ Δ. 433

Ed. Chart. XIII. [337.]   Ed. Baf. II. (161.)

κέδρινον καθ᾿ ἓν τρίψας καὶ ἐπὶ τὸ αὐτὸ μίξας δὸς κατα-
χρίεσθαι. ἵνα δὲ τὴν ὀσμὴν ἀπαμβλύνῃς, μῖξον οἶνον ἢ γλυκύ.
ἄλλο γεγραμμένον οὐ μετὰ πολλὰ τοῦ πρόσθεν ὧδέ πως κατὰ
λέξιν πρὸς τριχοφυΐαν. λινόσπερμα ξηρὸν κατάκαυσον, σὺν
τῇ λινοκαλάμῃ καὶ τρίψας σὺν ἐλαίῳ σησαμίνῳ κατάχριε.
ἄλλο κατωτέρω γεγραμμένον ὧδί πως πρὸς τρίχας ῥεούσας.
γῆν κιμωλίαν ἁδροτάτην βρέξον οἴνῳ αὐστηρῷ καὶ μόρων
χυλῷ τοσούτῳ ὅσον συμπιεῖν μόνον, καὶ πρόσβαλε ὡς λειο-
τάτου ὑοσκυάμου ὀξύβαφον, εἶτα ἀναπλάσας τροχίσκους καὶ
ξηράνας ἐν σκιᾷ ἀπόθου εἰς ἀγγεῖον κεραμεοῦν καινόν. ἐπὶ
δὲ τῆς χρήσεως διεὶς ὕδατι καταχρίεσθαι κέλευε. εἶτα ὅταν
ξηρανθῇ, ἐκκλυζέσθω δι᾿ ἡμερῶν ε΄. τὸ αὐτὸ ποιεῖ. ἔτι δὲ
ποιεῖ καὶ πρὸς τὰ ἐν τῷ προσώπῳ καὶ τραχήλῳ λειχηνώδη.
ἄλλη αὔξουσα ταχέως καὶ δασύνουσα καὶ μελαίνουσα. λά-
δανον λέανον μετ᾿ ἐλαίου καὶ γλυκέος οἴνου καὶ ποιήσας
πάχος τοῦτο κατάχριε προσμηξάμενος. καὶ μετ᾿ ὀλίγα πάλιν
ἕτερον γέγραπται φάρμακον κατὰ λέξιν οὕτως. πρὸς ῥύσιν

ubi in unum triveris, atque una mifcueris, ad illinendum
exhibeto. Quo vero odorem obtundas, vinum aut paſſum
affundito. *Aliud non longe praecedens, his verbis con-
fcriptum.* Quod capilli enafcantur, lini femen fuccum una
cum lini ſtipula exurito, tritumque cum oleo fefamino illi-
nito. *Aliud paulo inferius fcriptum hoc modo.* Ad defluos
capillos, terram cimoliam folidiſſimam vino auſtero et mo-
rorum fucco tanto, quantum combibere poteſt, rigato, eique
hyofcyami tenuiſſime triti acetabulum adjicito, indeque pa-
ſtillos formato, quos in umbra ſiccatos in vas figulinum
novum reponito. Ufu vero poſtulante, aqua diſſolutos illi-
nere jubeto. Deinde cum locus exaruerit, abluatur, quinto
die id ipfum facito. Facit item ad faciei et colli impetigi-
nes. *Aliud capillos augens cito, denfusque ac denigrans.*
Ladanum cum oleo et vino dulci laevigatum, ac ad mellis
craſſitiem redactum praefrictis illinito. Non longe quoque
poſtea aliud pharmacum fcriptum eſt his verbis. *Ad deflu-*

τριχῶν τὴν χωρὶς νόσου γιγνομένην. κράμβην ξηρὰν λείαν
μεθ᾿ ὕδατος κατάπλασσε ἢ λωτοῦ ῥίζαν ὁμοίως.

[Τίνι διαφέρει τοῦ κομμωτικοῦ τὸ κοσμητικὸν τῆς ἰα-
τρικῆς μέρος.] Τῷ μὲν κομμωτικῷ σκοπός ἐστι κάλλος ἐπί-
κτητον ἐργάσασθαι, τῷ δὲ τῆς ἰατρικῆς μέρει τῷ κοσμητικῷ
τὸ κατὰ φύσιν ἅπαν ἐν τῷ σώματι φυλάττειν, ᾧ καὶ τὸ
κατὰ φύσιν ἕπεται κάλλος. ἀπρεπὴς γὰρ ὀφθῆναι κεφαλὴ
πάθος ἀλωπεκίας ἔχουσα, καθάπερ γε κἂν ἐκ τῶν ὀφθαλ-
μῶν αἱ βλεφαρίδες ἐκπέσωσι καὶ τῶν ὀφρύων αἱ τρίχες. οὐ
μόνον δ᾿ εἰς κάλλος, ἀλλὰ καὶ πολὺ πρότερον εἰς αὐτὴν
τὴν ὑγείαν τῶν μορίων αἱ τρίχες αὗται συντελοῦσιν, ὡς ἐν
τοῖς περὶ χρείας μορίων ἐδείχθη. τί δεῖ λέγειν περὶ λειχήνων
ἢ ψώρας ἢ [338] λέπρας ὡς παρὰ φύσιν ταῦτα; τὸ μέντοι
λευκότερον τὸ χρῶμα τοῦ προσώπου ποιεῖν ἐκ φαρμάκων ἢ
ἐρυθρότερον ἢ τὰς τρίχας τῆς κεφαλῆς οὔλας ἢ πυῤῥὰς ἢ
μελαίνας ἢ καθάπερ αἱ γυναῖκες ἐπὶ μήκιστον αὐξανομένας;
ταῦτα καὶ τὰ τοιαῦτα τῆς κομμωτικῆς κακίας ἐστὶν, οὐ τῆς

vium capillorum citra morbum accidens. Braſſicam aridam
tritam ex aqua impone, aut loti radicem eodem modo.

[Quomodo comptoria ab exornatoria medicinae parte
differat.] Comptoriae quidem ſcopus eſt, ut pulchritudinem
acquiſititiam inducat. Exornatoriae vero medicinae partis,
ut quicquid ſecundum naturam eſt, id omne in corpore
cuſtodiat, ad quod conſequitur etiam naturalis pulchritudo.
Indecoro enim aſpectu eſt caput alopecia vitiatum, velut
etiam oculi pilis palpebrarum denudati, ſimiliterque ſuper-
ciliorum pilorum deſluvium. Non ſolum vero ad pulchri-
tudinem, ſed multo prius ad ipſam partium ſanitatem hu-
juscemodi pili conducunt, quemadmodum in libris de uſu
partium eſt demonſtratum. Quid attinet autem dicere de
lichenis aut pſora aut lepra, quum praeter naturam talia
exiſtant? At vero faciei colorem per pharmaca nitidio-
rem, aut rubicundiorem facere aut pilos capitis criſpos
aut fulvos aut nigros aut quemadmodum mulieres ſolent
in longitudinem auctos, haec ipſa et quae hujusmodi ſunt

ἰατρικῆς τέχνης ἔργα. διὰ δὲ τὴν κοινωνίαν τούτων ἐνίοτε
καὶ βασιλικαὶ γυναῖκες ἢ οἱ βασιλεῖς αὐτοὶ προστάττουσιν
ἡμῖν καὶ τὰ τῆς κομμωτικῆς, οἷς οὐκ ἔνεστιν ἀρνεῖσθαι δι-
δάσκοντας διαφέρειν τὴν κομμωτικὴν τοῦ κοσμητικοῦ μέρους
τῆς ἰατρικῆς. διὰ τοῦτο οὖν ἔδοξέ μοι καὶ τὰ ὑπὸ Κρί-
τωνος γεγραμμένα φάρμακα διαφυλακτικὰ τριχῶν καὶ αὐξη-
τικὰ κατὰ τὸ πρῶτον τῶν κοσμητικῶν ἐφεξῆς ὑπογράψαι.
[Τὰ ὑπὸ Κρίτωνος γεγραμμένα φάρμακα διαφυλακτικὰ
τριχῶν καὶ αὐξητικὰ καὶ προφυλακτικὰ τῆς φύσεως αὐτῶν.]
Ἐν τῷ πρώτῳ τῶν κοσμητικῶν ὁ Κρίτων εὐθέως ἐν ἀρχῇ
μετὰ τὸ προοίμιον οὑτωσί πως ἔγραψεν αὐτοῖς ὀνόμασιν.
πρὸς μὲν οὖν διατήρησιν τῶν τριχῶν χρηστέον ταῖς ὑπογε-
γραμμέναις σκευασίαις. Ἡρακλείδου Ταραντίνου διαφυλακτικὰ
τριχῶν. ἀνεμώνης τὸ ἄνθος τρίψας μετ' ἐλαίου κατάχριε.
τὸ δ' αὐτὸ καὶ μελαίνει. ἄλλο. λάδανον πρόβρεχε οἴνῳ αὐ-
στηρῷ καὶ τρίψας ἀναλάμβανε μυρσίνῳ ἐλαίῳ καὶ ὑπόχριε
τὰς τρίχας πρὸ βαλανείου. ἄλλο. περιστερεῶνα τὸν ὀρθὸν

comptorii maleficii exiſtunt, non medicae artis opera. Ve-
rum propter ſocietatem quandam, quam cum illis habent,
quandoque ad regiarum foeminarum, atque adeo ipſorum
regum imperium, etiam comptoria adjungimus, utpote cum
his negare non liceat, docendo tamen comptoriam ab exor-
natoria medicinae parte differre. Quapropter viſum eſt mihi
ea, quae Crito ſcripſit pharmaca capillos conſervantia, eos-
demque augentia, ex primo illius de ornatu libro ſub-
ſcribere.
[Quae Crito ad conſervandos ac augendos capillos
ſcripſit: itemque quae a defluvio ipſos praeſervent.] In
primo libro exornatoriorum ſtatim in principio poſt prae-
fationem Crito haec verba ſcripſit. Ad conſervandos itaque
capillos ſubſcriptis compoſitionibus utendum eſt. Heraclidae
Tarentini conſervativa capillorum. Anemones florem cum
oleo tritum illine, idem etiam eos denigrat. Aliud. Lada-
num vino auſtero maceratum, ac tritum oleo myrteo ex-
cipe, eoque pilos ante balneum ſubline. Aliud. Verbena-

436 *ΓΑΛΗΝΟΥ ΠΕΡΙ ΣΥΝΘΕΣΕΩΣ ΦΑΡΜΑΚΩΝ*

Ed. Chart. XIII. [338.]   Ed. Baf. II. (161.)

λεγόμενον σὺν ταῖς ῥίζαις ξηράνας καὶ κόψας σῆθε λεπτο-
τάτῳ κοσκίνῳ, εἶτα μίξας ἐλαίῳ, ὥστε γλοιοῦ ἔχειν τὸ πά-
χος εἰς ἀγγεῖον χαλκοῦν ἀπόθου, καὶ ὅταν σαπῇ, χρῶ ἀντ᾽
ἐλαίου ὁμοίως. ἄλλο. Ƞ λαδάνου μέρη δύο, πολυτρίχου ὃ
τινὲς ἀδίαντον καλοῦσι μέρος α᾽. οἴνου καὶ μυρσίνου ἐλαίου
μέρος ἓν, ἡμεῖς δὲ ἀντὶ τοῦ μυρσίνου ἐλαίου ἐχρησάμεθα
ναρδίνῳ. ἄλλο. τὸ δ᾽ αὐτὸ καὶ ὑπομελαίνει. Ƞ μύρτων με-
λάνων γο γ᾽. λαδάνου τὸ ἴσον τρῖβε διαλύων ἀκακίας καρ-
ποῦ τῷ ἀφεψήματι, τουτέστι τῶν λεγομένων ἀκάνθης κερα-
τίων· ὅταν δὲ σχῇ γλοιοῦ τὸ πάχος, ἀναλάμβανε, ναρδίνῳ
ἢ μυρσίνῳ ἢ ἄλλῳ τινὶ τῶν ἡδυσμάτων. ἄλλο ἄλειμμα δια-
φυλακτικὸν τριχῶν, τὸ δ᾽ αὐτὸ καὶ ὑπομελαίνει. Ƞ μύρτων
μελάνων ξε α᾽. σελίνου σπέρματος ξε α᾽. σεύτλου σπέρ-
ματος ξε α᾽ μυρσίνης ἀκρεμόνων ξε α᾽. ἀδιάντου ξε τὸ
S″. λαδάνου τὸ ἴσον, οἴνου μέλανος ξε στ᾽. ἕψε μέχρι
παντελοῦς διαλύσεως, καὶ ὅταν τὸ τρίτον ἀπολειφθῇ, ἐπί-

cam rectam appellatam una cum radicibus arefactam con-
tundito et per angustissimum cribrum concernito, deinde
oleo admixto, ut strigmenti crassitudinem accipiat, in vas
aereum reponito, atque ubi computruerit, pro oleo simi-
liter utitor. *Aliud.* Ƞ Ladani partes duas, polytrichi quod
quidam adiantum appellant partem j, vini et olei myrtini
partem unam. Nos autem pro myrteo nardino usi sumus.
Aliud quod ipsum et subnigros reddit. Ƞ Baccarum myrti
nigrarum quadrantem, ladani tantundem, dissoluta cum aca-
ciae fructus, hoc est siliquarum ipsius spinae appellatarum,
decocto, contere, atque ubi limi crassitiem acceperint, nar-
dino aut myrteo, aut aliquo alio odorato unguento excipe.
*Aliud unguentum conservans pilos, quod ipsum etiam
subnigros reddit.* Ƞ Baccarum myrti nigrarum sextarium
unum, seminis apii sextarium unum, seminis betae sexta-
rium unum, virgultorum myrti sextarium unum, adianti
sextarii dimidium, ladani tantundem, vini nigri sextarios vj,
usquequo penitus dissolvantur, coquito, atque ubi tertia pars

βαλλον ἐλαίου ἤ τινος ἡδύσματος ξε β' ἤ τρεῖς, καὶ πάλιν
ἕψε. ὅταν δὲ δὶς ἤ τρὶς ἀναβράσῃ, ἐκθλίψας τὸ ὑγρὸν καὶ
σακκίσας ἐπιμελῶς ἀπόθου εἰς ὑδρίαν, ἐπὶ τῆς χρήσεως
κείρων παντελῶς χρῶ, περιαλείφων δὶς τῆς ἡμέρας τὰς τρί-
χας. ἄλλο. ♃ γλυκέος Κρητικοῦ ξε α'. λαδάνου γο α'. φλοιοῦ
στροβίλων κεκαυμένων γο β'. πολυτρίχου κεκαυμένου γο α'.
στέατος ἀρκτείου λίτραν α'. σεύτλου χυλοῦ Κυ γ'. ἕψε τὸ
λάδανον καὶ τὸ γλυκὺ μέχρι συστάσεως, εἶτα ἐπέμβαλε τὰ
λοιπὰ καὶ ἀνελόμενος εἰς ἀγγεῖον μολυβδοῦν φύλαττε. ἐπὶ
δὲ τῆς χρήσεως ἀνιεὶς ὅσον ἐξαρκεῖ, ἐν ᾧ θέλεις ἡδύσματι
ἡ χρῆσις καθ' ἡμέραν. ἔνιοι δὲ ξυρήσαντες τὴν κεφαλὴν ἐπέ-
χρισαν τῷ φαρμάκῳ, μηδέ τινι διαλύσαντες. ἄλλο. ♃ λαδά-
νου γο α'. γλυκέος ξε α'. φλοιοῦ στροβίλων κεκαυμένων <
β'. ἐν ἄλλῳ < α'. S''. σφαῖραν θαλασσίαν κεκαυμένην καὶ
τετριμμένην α'. Κιλικίου μέλανος κεκαυμένου καὶ τετριμμέ-
νου Κυ γ'. πολυτρίχου κεκαυμένου καὶ τετριμμένου Κυ β'.
στέατος ἀρκτείου λίτραν α'. ἕψε καὶ σκεύαζε καθὰ προεί-

fuperfuerit, olei cujusdam aut odoriferi unguenti fextarios
ij, aut iij, addito rurfumque coquito. Ubi vero bis aut ter
ebullierit, liquorem exprimito, ac diligenter per faccum
excolatum in hydriam recondito. Ufu vero expetente in
praerafis penitus utitor, illitis ex eo bis per diem capillis.
Aliud. ♃ Paffi Cretici fextarium j, ladani ʒ j, corticis nu-
cum pinearum ufti fextantem, polytrichi ufti ʒ j, adipis
urfini libram j, fucci betae cyathos iii. Ladanum et paf-
fum donec cogantur in unam compagem coquito, deinde
reliqua injicito et fublato in vas plumbeum fervato. Ufus
autem tempore, quantum fufficit in quocunque velis fua-
veolente unguento dilnito. Ufus ejus debet effe quotidia-
nus. Quidam vero rafo capiti pharmacum illinerunt nulla
re dilutum. *Aliud.* ♃ Ladani ʒ j, paffi fextarium j, cor-
ticis nucum pinearum ufti ʒ ij, alii fefquidrachmam ha-
bent, fpongiam marinam uftam tritam unam, panniculi
Cilicii ufti triti cyathos tres, polytrichi ufti triti cyathos
duos, adipis urfini libram unam, coquito et apparato ut

Ed. Chart. XIII. [339.]   **Ed. Baf. II. (161, 162.)**

ρηται. [339] ἄλλο διαφυλακτι(162)κὸν τριχῶν καὶ ταῖς ῥεού-
σαις θριξὶν βοηθοῦν. ♃ σελίνου σπέρματος γο β'. καλλι-
τρίχου οὐγγίας β'. λιβάνου γο β'. κάρυα βασιλικὰ ἀριθμῷ
ιέ. λαδάνου γο β'. στροβίλου φλοιοῦ λίτραν α'. πάντα βα-
λὼν εἰς χύτραν καινὴν καὶ στόμα ἀργίλῃ περιπλάσας, ὄπτα
ἐν καμίνῳ βαλανείου, εἶτα ἐξελὼν τρῖψον τὰ ἐγκείμενα καὶ
τούτοις ἐπιβαλὼν στέατος ἀρκτείου λίτραν καὶ μίξας ἀνε-
λοῦ εἰς πυξίδα πριινίνην. ἐπὶ δὲ τῆς χρήσεως αἴρων τοῦ
φαρμάκου ὅσον ἐξαρκεῖ, ἀνάκοπτε ᾧ θέλεις ἡδύσματι καὶ
χρῖε τὴν κεφαλὴν δὶς τῆς ἡμέρας. ἔνιοι δὲ καὶ ξυρῶντες τὴν
κεφαλὴν ἐπιχρίουσι τῷ φαρμάκῳ ἀνειλημμένῳ στέατι ἀρκτείῳ.
ἄλλο πρὸς φαλάκρωσιν, ᾧ ἐχρήσατο Ἀνδρόμαχος ὁ νεώτε-
ρος. λαγωῶν κοιλίας ἓξ ἐκλαβὼν καὶ ξηράνας ἐπιμελῶς φρῦγε
ἐν ἀγγείῳ ὀστρακίνῳ. πρὸς τούτοις λάμβανε μύρτων γο γ'.
καὶ τῶν ἀκρεμόνων τὸ ἴσον, ἀδιάντου γο γ'. ταῦτα πάντα
προσεχῶς φρύξας κόπτε καὶ σῆθε λεπτῷ κοσκίνῳ, εἶτα
ἐπιβαλὼν στέατος ἀρκτείου καὶ φώκης τὸ ἴσον ἀνάκοπτε

dictum eſt. *Aliud quod pilos conſervat et defluentibus
quoque auxiliatur.* ♃ Seminis apii ſextantem, callitrichi
ſextantem, thuris ſextantem, nuces juglandes numero xv,
ladani ſextantem, corticis nucis pineae libram j. Omnia in
novam ollam conjecta et cum argilla probe obturata, in
balnei fornace aſſato: deinde extracta terito et adjecta adi-
pis urſini libra una ſubigito, et in pyxide ilicea reponito.
Uſu vero expetente, quantum ſatis videbitur ex pharmaco
accipito ac quocunque velis odorato unguento conquaſſato,
ex eoque caput his in die illinito. Quidam vero ubi caput
etiam abraſerint, medicamento excepto adipe urſino illi-
nunt. *Aliud ad calviciem, quo uſus eſt Andromachus ju-
nior.* Leporum ventres ſex accipito, probeque ſiccatos in
teſtaceo vaſe torreſacito, ad eosque baccarum myrti qua-
drantem et virgultorum ejusdem tantundem conjicito, in-
deque adianti quadrantem addito, omniaque ſimul attente
torrefacta tundito, ac per anguſtum cribellum excernito,
deinde adipis urſi ac phocae aequis partibus adjectis ſubi-

Ed. Chart. XIII. [339.]   Ed. Baf. II. (162.)

καὶ ἀνελόμενος εἰς πυξίδα μολυβδίνην φύλαττε, ἐπὶ δὲ τῆς
χρήσεως ἄνιε ᾧ βούλει ἡδύσματι. περὶ μὲν οὖν το΄των ἐπὶ
τοσοῦτον.

Κεφ. γ΄. [Περὶ βαμμάτων τῶν τριχῶν.] Μετὰ τὰ γε-
γραμμένα φάρμακα γράφοντος ἄλλα τοῦ Κρίτωνος, ἃ καὶ
τὰς τρίχας μὲν ἐπαγγέλλεται διαφυλάττειν, τὸ πρῶτον δ᾽ αὐ-
τῶν ἔργον ἐστὶ βάπτειν αὐτὰς, ὡς ἤτοι μελαίνας ἢ ξανθὰς
γίγνεσθαι, παραλιπεῖν ἔδοξέ μοι τό γε κατ᾽ ἀρχὰς ἅπαντα
τὰ τοιαῦτα προφανῶς ὄντα κομμωτικὰ, ἐπεὶ οὐκ οἶδ᾽ ὅπως
ἤδη δόγμα κοινὸν γέγονε τὰς γυναῖκας γηρώσας μελαίνειν
τὰς τρίχας τῆς κεφαλῆς, ὡς αἰσχρὸν ὂν ἔχειν πολιὰς, καὶ
τοῦτο καὶ αὐτοῖς τοῖς ἄῤῥεσι δοκεῖ καί φασιν ἐπαχθὲς εἶναι
γραῦν γυναῖκα πολιὰν ἔχειν τὴν κεφαλήν. ὅσαι μὲν τρυφῶ-
σαι κοσμοῦσιν ἑαυτὰς, οὐδεμιᾷ τούτων ἀξιούσῃ τι τοιοῦτον
ὑπ᾽ ἐμοῦ δοθῆναι παρέσχον, ὅσαι δὲ σεμνότεραι τό τε πα-
ράσημον φεύγουσαι καὶ τὰς ὑπ᾽ αὐτῶν τῶν ἀῤῥένων ἐνο-
χλήσεις ἐξιστάμεναι μελαίνειν ἠβουλήθησάν πως τὰς τρίχας

gito, fublatumque pharmacum in pyxidem plumbeam re-
condito. At vero ubi ufus tempus inftiterit, quocunque ve-
lis hedyfmate, ipfum diluito ac utitor. Atque de his qui-
dem hactenus.

Cap. III. [De tincturis capillorum.] Quum vero poft
praefcripta pharmaca Crito alia quaedam fcribat, quae qui-
dem confervationem capillorum promittunt, verum primum
ipfo opus eft ut tingant ipfos, quo five nigri five flavi
reddantur, vifum fane eft mihi in principio ea relinquere,
cum omnia talia manifefte comptorii generis exiftant. Quan-
doquidem autem haud fcio quomodo dogma commune ino-
luerit, ut vetulae foeminae capitis capillos denigrent, tan-
quam turpe fit canos habere, atque hoc ipfum etiam ma-
fculis eft vifum, qui moleftum effe ajunt aniculam uxorem
cano capite habere, quaecunque quidem prae deliciis fe
ipfas ornant, harum nulli tale quippiam a me petenti ex-
hibui. Quaecunque vero magis venerandae, ut notam effu
gerent, tum maritorum fuorum importunitatem vitarent,

ἄνευ τῆς ἐκ τοῦ μελασμοῦ τῶν στυφόντων βλάβης, ἐκείναις
συνεβούλευσα χρῆσθαι τῇ καλουμένῃ κεδρίᾳ, χριομέναις μὲν
αὐτῇ πρὸ τριῶν ἢ τεσσάρων ὡρῶν τοῦ λουτροῦ, σμωμέναις
δὲ μετὰ ταῦτα, καὶ τοῦτο ποιεῖν δι᾽ ἡμερῶν τεσσάρων ἢ
πέντε. πρὸς γὰρ τῷ μηδὲν βλάπτειν ἔτι καὶ προσωφελεῖ τὰς
ἑτοίμως ὑπὸ ψύξεως βλαπτομένας, ἱκανῶς θερμαῖνον φάρ-
μακον οὖσα ἡ κεδρία. χρὴ δ᾽ αὐτὴν ἄμικτον ἐλαίου παρα-
λαμβάνειν ἐπὶ τῶν ξηρανθῆναί τε καὶ θερμανθῆναι σφοδρῶς
δεομένων κεφαλῶν, αἷς ὑγρὰ δηλονότι καὶ ψυχρὰ δυσκρασία
κατ᾽ αὐτάς ἐστιν. ἐπὶ δὲ τῶν ἄλλων ἐλαίῳ μιγνύντας τοῦτο
τὸ φάρμακον καὶ τὰς ῥεούσας τρίχας ἐπανορθοῦται καὶ τὰς
μὴ ῥεούσας ἐναυξεστέρας ἐργάζεται. τὴν δ᾽ ὀσμὴν αὐτοῦ
φεύγουσιν αἱ τρυφῶσαι γυναῖκες, οὖσαν οὐκ ἀηδῆ ταῖς εἰς
ἔθος ἀφικέσθαι τῆς χρήσεως ὑπομεινάσαις. ἐν Ἀσίᾳ δὲ παρ᾽
ἡμῖν αἱ ἐν τοῖς ὄρεσιν ἄγροικοι γυναῖκες οὐ μόνον κεδρίᾳ
χρίονται μετ᾽ ἐλαίου μιγνύουσαι τό τε σύμπαν σῶμα καὶ
τὴν κεφαλὴν, ἀλλὰ καὶ πίττῃ τῇ ὑγρᾷ μετ᾽ ἐλαίου κατὰ τὸν

pilos fuos nigros aliquo modo reddere cupierunt, neque
ex aftrictoria vi nigrorem inducentium oblaedi, illis con-
fului cedriae ufum, ita ut tribus aut quatuor horis ante
balneum illinirent et poftea detergerent, idque per quatuor
aut quinque dies facere pergerent. Ad hoc enim quod nihil
laedit, amplius etiam commoda eft eis, quae facile a fri-
gore offenduntur, nimirum pharmacum exiftens cedria quod
abunde calefaciat. Oportet autem ipfam citra olei admixtio-
nem adhibere capitibus vehementi reficcatione et calefa-
ctione indigentibus, quibus fcilicet humida et frigida in-
temperies per fe ineft, aliis vero oleo mixtum adhibere
pharmacum oportet. Quin et defluentes capillos corrigit
et non defluentes auctiores reddit. Caeterum odorem ejus
vitent delicatae mulierculae, qui fane injucundus eft iis,
quae fuftinent ad confuetudinem ufus pervenire. Porro in
Afia apud nos agreftes mulierculae montana incolentes, non
cedria folum illinuntur oleo permixta, verum tum corpus
univerfum tum caput inungunt. Quin etiam picem liqui-

αὐτὸν τρόπον μεμιγμένῃ καταχρίουσι τὰς ἐν τῇ κεφαλῇ ῥίζας
τῶν τριχῶν καὶ καλοῦσι τὸ σύνθετον τοῦτο φάρμακον πισ-
σέλαιον, ἔτι[340]ρον ὂν τοῦ πισσάνθου καλουμένου, ὃ ταῖς
ὑγραῖς ἐφίσταται πίτταις, λεπτομερέστερον ὑπάρχον αὐτῶν
καὶ τῇ συστάσει καὶ τῇ δυνάμει. τὰ μὲν οὖν τοιαῦτα φάρ-
μακα βραδέως ποιεῖ πολιοῦσθαι, μηδὲν βλάπτοντα τοὺς χρω-
μένους, τὰ δὲ διὰ τῶν αὐστηρῶν τε καὶ στρυφνῶν συγκεί-
μενα βλάπτει μεγάλως. τὴν δ᾿ ὕλην ἐξ ὧν σύγκειται ταῦτα,
τῆς στυπτικῆς ὀνομαζομένης ποιότητός τε καὶ δυνάμεως οὐ-
σαν, ἔχειν τι χρὴ καὶ λεπτομερὲς, ὡς μὴ μόνον ἐπιπολῆς,
ἀλλὰ καὶ διὰ βάθους ἀλλοιοῦν τὸ δέρμα, μέχρι τοῦ κατὰ
τὰς ῥίζας τῶν τριχῶν τόπου. αὕτη μὲν οὖν ἡ τῆς συνθέ-
σεως αὐτῶν ἐστι μέθοδος. ἔχεις δὲ ἐν τῇ περὶ τῶν ἁπλῶν
φαρμάκων πραγματείᾳ τὰς κατὰ μέρος αὐτῶν ὕλας, ἐν αἷς
αὐτῶν αἱ δυνάμεις τε καὶ ποιότητες εἴρηνται. δυνήσῃ τοι-
γαροῦν ἐξ ἐκείνων τά τ᾽ ἤδη συγκείμενα τοῖς ἔμπροσθεν
ὁποίας ἐστὶ δυνάμεως εὑρίσκειν αὐτός τε συντιθέναι. χρή-

dam cum oleo eodem modo permixtam, ad radices capil -
lorum capitis illinunt, vocantque hoc compofitum pharma-
cum oleum picatum, quod omnino aliud eft ab eo quod
illos picis appellatur, quod ipfum liquidae pici incumbit et
fuperftat, tenuium magis partium quam ipfa pix exiftens
tum confiftentia tum etiam facultate.   Hujusmodi itaque
pharmaca tarde canefcere faciunt, nulla utentium oblae-
fione; at vero quae ex aufteris et acerbis compofita funt
magnopere laedunt. Caeterum materiam ex qua componun-
tur haec aftringentis qualitatis ac facultatis exiftentem,
etiam quippiam tenuium partium habere oportet, quo non
in fuperficie tantum, fed et in profundo cutem alterent,
usque ad locum radicum capillorum progrediendo. Atque
haec quidem eft methodus componendi ea. Habes autem in
fimplicium pharmacorum tractatu particulatim materias
ipforum, in quibus facultates et qualitates earum dictae
funt.   Quapropter ex illis tum ea, quae jam a prioribus
compofita funt judicare, ac qualinam vi praedita fint in-

σιμὸν δὲ τοῦτο καὶ πρὸς διάγνωσίν ἐστι τῶν γιγνομένων
παθῶν ἐνίοτε ταῖς βλαπτομέναις. γυναιξὶν καὶ πρὸς τὴν τῶν
ἀποβησομένων πρόγνωσιν, ἴασίν τε τῶν παρόντων. οὐ μόνον
γὰρ ἐν κινδύνῳ γενομένας οἶδα πολλάκις γυναῖκας, ἀλλὰ καὶ
ἀποθανούσας ἐκ τοῦ καταψυχθῆναι τὴν κεφαλὴν ὑπὸ τῶν
τοιούτων φαρμάκων. ἡ βλάβη δ᾽ αὐταῖς μάλιστα γίγνεται
ποτὲ μὲν εἰς ἀποπληξίαν ἢ ἐπιληψίαν ἢ καταφορὰν ἢ κάρον
ἢ τὴν καλουμένην κατάληψιν ἐμπιπτούσαις. ἔστι δ᾽ ὅτε κα-
ταῤῥοις ἁλισκομέναις δυσλύτοις, ὡς φθάσαι τὸν πνεύμονα
παθεῖν καὶ φθόην ἐξ αὐτῶν ἀκολουθῆσαι. βλάπτονται δὲ
θᾶττον μὲν αἱ ψυχροτέραν τὴν κρᾶσιν τῆς κεφαλῆς ἔχουσαι,
βραδύτερον δὲ αἱ θερμοτέραν. τὰ μὲν γὰρ ψυχρὰ μόρια τοῖς
ψυχροῖς πάθεσι, τὰ δὲ θερμὰ τοῖς θερμοῖς ἁλίσκεται ῥᾷον.
ὅ γε μὴν κίνδυνος ἥττων, ὡς ἂν ἐπὶ μικροτέροις αἰτίοις
βλαπτομένων τῶν ψυχροτέραν ἐχουσῶν τὴν κρᾶσιν. αἱ δὲ
θερμαὶ διότι δυσπαθεῖς εἰσιν τοῖς ψύχουσιν αἰτίοις, ὅταν
ὑπὸ μεγάλων νικηθῶσι, μείζονα φέρουσι τὴν βλάβην ὑπο-

venire potes, tum etiam per te ipfum de integro nova
componere. Utile autem hoc eft et ad cognitionem affe-
ctionum, quas jam incurrerunt aliquae mulieres et ad fu-
turarum praenotionem praefentiumque fanationem. Non
folum enim in periculo verfatas faepe fcio foeminas, fed
et mortuas, ex perfrigeratione capitis per hujusmodi phar-
maca inducta. Laefio autem eis maxime accidit, aliquando
quidem in ftuporem attonitum aut comitialem aut veter-
num aut foporem profundiorem aut catochen delabentibus,
aliquando vero deftillationibus folutu difficilibus capiuntur,
ut antequam folvantur pulmones male habere incipiant,
exindeque tabes confequatur. Offenduntur autem citius
quae frigidius temperamentum capitis habent, tardius vero
quae calidius, frigidae enim particulae frigidis affectionibus,
calidae calidis facilius corripiuntur. Atqui periculum minus
fubeunt, utpote cum a minore caufa laedantur quae fri-
gidius temperamentum habent, at vero calidae propterea
quod aegre et vix tandem a frigidis caufis laedi poffunt,
cum fane a magnis caufis fuerint exuperatae, majorem lae-

πεπτωκυῖαν τῷ κοινῷ καὶ καθόλου λόγῳ, τῷ κατὰ τοὺς
ἀφορισμοὺς εἰρημένῳ. ἐν τῆσι νούσοισιν ἧσσον κινδυνεύου-
σιν οἷς ἂν οἰκείη τῆς φύσιος καὶ τῆς ἡλικίης καὶ τῆς ἕξιος
καὶ τῆς ὥρης ἡ νοῦσος μᾶλλον ἢ οἷς ἂν μὴ οἰκείη κατά
τι τουτέων.

[Περὶ τῶν μελαινόντων τὰς τρίχας φαρμάκων Ἀρχι-
γένους.] Εἶπον ὀλίγον ἔμπροσθεν, ὡς οὐ κατὰ τὴν ἐμὴν
γνώμην ἰατρὸς ἂν τὰ τοιαῦτα μεταχειρίζοιτο, προστάττουσι
δ᾿ ἐνίοτε βασιλικαὶ γυναῖκες, αἷς οὐκ ἔστιν ἀρνήσασθαι, με-
λανθῆναι βουλόμεναι τὰς τρίχας ἢ ξανθισθῆναι, διὸ καὶ τὸν
Ἀρχιγένη νομίζω καίτοι σεμνότατον ὄντα, γεγραφέναι περὶ
αὐτῶν ὡδέ πως αὐτοῖς ὀνόμασιν. μελαίνει τρίχας ταῦτα.
καππάρεως ῥίζα λεία σὺν γάλακτι γυναικείῳ, ἔνιοι δὲ ὀνείῳ
μέχρι τὸ τρίτον λειφθῇ, ἑψήσας, κατάπλασσον εἰς νύκτα. ἢ
οὔρῳ κυνείῳ τηρηθέντι ἐπὶ ἡμέρας πέντε ἢ ἓξ σμήχου. ἢ
πρίνου ῥίζης φλοιὸν ἑψήσας μέχρις ἁπαλὸς γένηται, τούτῳ
μὲν κατάπλασσε, τῷ δὲ ὕδατι σμήχου. ἢ ἀνεμώνης τὸ ἐντὸς

fionem incurrunt, quae communi et univerfali rationi fub-
jacent, in aphorismis ab Hippocrate relatae. *In morbis
minus periculum fubeunt aegrotantes, quibus congruus na-
turae, aetati, habitui ac tempori adfuerit morbus quam
quibus nihil fecundum haec ipfa congruerit.*

[*De pharmacis capillos denigrantibus Archigenis.*]
Paulo ante dixi, quod non ex mea fententia medicus ejus-
modi pharmaca contrectat, verum cum regiae aliquando
foeminae, quibus minime negare licet, nigros aut flavos
capillos reddere expetant, eam fane ob rem etiam Archi-
genem puto, quamquam honeftiffimum virum, de illis fcri-
pfiffe in haec fere verba. *Denigrant capillos haec.* Radix
capparis trita cum muliebri lacte aut ut aliis placet afinino
ad tertias coquito et ad noctem pro cataplafmate impo-
nito. Aut urina canis in quinque aut fex dies affervata
lavato. Aut corticem radicis ilicis donec mollis fiat co-
quito, eumque cataplafmatis modo imponito, cum aqua vero
decocto lavato. Aut quod in anemone intrinfecus nigrum

444 ΓΑΛΗΝΟΥ ΠΕΡΙ ΣΥΝΘΕΣΕΩΣ ΦΑΡΜΑΚΩΝ

Ed. Chart. XIII. [340. 341.]　　　　　Ed. Baf. II. (162. 163.)

μέλαν, τριβὲν σὺν ἐλαίῳ μυρσίνῳ καταψῶ. ἢ λιθάργυρον,
κιμωλίαν, στυπτηρίαν ὑγρὰν ἴσα προσμηξάμενος καὶ τὰς τρί-
χας ξηράνας εἰς νύκτα κατάχριε καὶ φύλλοις τεύτλου ἐπάνω
ἐπίδει. ἢ γῆν Σελινουσίαν, λιθάργυρον, ἄσβεστον, ὕδατι μέ-
λιτος πάχος, κονίᾳ ὑγρᾷ προσμήξας κατάχριε ἀνὰ τρίχα καὶ
ὁμοίως φύλλα τεύτλου ἐπιθεὶς κατάδει, πρωΐας δὲ ἀποτινά-
ξας τὰς τρίχας κατάψησον. ἢ ἀψινθίου, ὀστῶν φοινικίων
Συριακῶν, κυάμων Αἰγυπτίων πάντων κεκαυμένων ἰδίᾳ τῆς
[341] σποδοῦ ἴσα οἴνῳ Μενδησίῳ γλοιῶδες ποιήσας, κηρω-
τὴν μυρσίνην ὑγρὰν μῖξον καὶ καταψῶ. ἢ ἰτέας (163) φλοιοῦ
χυλὸν μετ᾽ ἐλαίου τρῖβε, ἄκρως μελαίνει. ἢ ἀπὸ καρύας τὰ
ὡσανεὶ βοτρύδια ἐλαίῳ ἑψήσας ὑγρὰν ἄσφαλτον μῖξον καὶ
χρῶ. ἐφεξῆς τοῖς προειρημένοις καὶ ταῦτα ἔγραψεν ὁ Ἀρ-
χιγένης. μελαίνει πώγωνα φελλὸς ἄβροχος καὶ μόλυβδος κε-
καυμένος, σὺν τεύτλου ὠμοῦ χυλῷ μέλιτος πάχος χρίσας,
ἔασον ἕως ἀρίστου, εἶτα κλύζου. ἢ σκωρίαν σιδήρου καὶ μό-
λυβδον ἐν ὄξει ἑψήσας μέχρι τὸ τρίτον λειφθῇ, ἐπιχρίου

eſt, cum oleo myrteo trito affricato. Aut ſpumam argenti
cimoliam, alumen liquidum pari menſura praelotis et ſic-
catis capillis in noctem illinito et betae foliis ſuperne obli-
gato. Aut Selinuſiam terram argenti ſpumam, calcem, cum
aqua ad mellis craſſitudinem redige, et ubi liquido lixivio
praelaveris, capillum viciſſim inunge ſimiliterque betae fo-
liis impoſitis obligato, mane vero excuſſos capillos appla-
nato. Aut abſinthii, oſſium palmarum Syriacarum, fabarum
Aegyptiarum, omnium uſtorum cinerem pari menſura cum
vino Mendeſio ad ſtrigmenti craſſitudinem redigito et ccrato
myrteo liquido admixto affricato. Aut corticis ſalicis ſuc-
cum cum oleo affricato, ſumme denigrat. Aut nodos ad
racemorum ſimilitudinem ex arbore nuce enatos ex oleo
coquito et bitumine liquido admixto utitor. Poſt praedicta
etiam haec Archigenes aſcripſit, denigrant barbam. Super
aridum et plumbum uſtum, cum betae crudae ſucco mel-
lis ſpiſſitudine illita, ſinito usque ad prandium, deinde
abluito. Aut ferri ſcoriam ac plumbum in aceto cocta ad

ΤΩΝ ΚΑΤΑ ΤΟΠΟΤΣ ΒΙΒΛΙΟΝ Α. 445

Ed. Chart. XIII. [341.]   Ed. Baf. II. (163.)

ἐλαίου ἀπεχόμενος. τούτοις ἐφεξῆς ὁ Ἀρχιγένης ἐκ τῆς κομ-
μωτικῆς κακοτεχνίας ὄντα καὶ ταῦτα ἔγραψε· πυῤῥὰς δὲ
ποιοῦσιν θέρμοι ὠμοὶ σὺν ὕδατι καὶ νίτρῳ καταχριόμενοι.
καὶ ταῦτα δὲ περὶ ξανθισμοῦ. περὶ δὲ τῆς οὐλοποιήσεως
τριχῶν ὧδε. οὐλὰς δὲ ποιήσεις τρίχας, ἐὰν ἀφρῷ ἁλὸς μετὰ
σμύρνης σμήχῃς. ἢ ὀπῷ καρπάσου χρῖε καὶ μένουσιν οὖλαι
καὶ μέλαιναι. ἢ μύρτοις καὶ τεύτλου σπέρματι ἴσοις, λείοις
σὺν ἐλαίῳ χρῶ. ἢ ἀσφοδέλου ῥίζῃ μετὰ ἀκράτου συγχρίου
ἢ λεπύχανα θέρμων καὶ ὀλίγον νίτρον ἐν ὕδατι βρέξον ἐφ'
ἡμέρας τέσσαρας καὶ χρῶ. τούτων τῶν φαρμάκων ἐμνημό-
νευσα, δηλῶσαι βουλόμενος ἀναγκάζεσθαί τινας καὶ τῶν σε-
μνοτάτων ἀνδρῶν, ἐμπειρίαν κτᾶσθαι καὶ τῶν κομμωτικῶν
φαρμάκων. ὅπου γὰρ Ἀρχιγένης οὐκ ᾐδέσθη γράφων αὐτὰ,
πολὺ μᾶλλον ἄν τις Κρίτωνι συγγνώῃ κατὰ τὴν αὐτοκρα-
τορικὴν οἰκίαν ἰατρεύσαντι. φαίνεται δὲ καὶ ὁ Ταραντῖνος
Ἡρακλείδης πολλὰ καὶ δόκιμα φάρμακα τῆς κομμωτικῆς
θεωρίας γεγραφὼς, καίτοι μήπω τοσαύτης τρυφῆς κατεχού-
σης τὰς γυναῖκας ὅση νῦν ἐστιν. ἀλλὰ καὶ τὰ τοῦ Ἡρα-

tertias, illine citra oleum. Poſt haec Archigenes ex com-
ptoria damnata arte accepta haec fcripſit: fulvos autem red-
dunt capillos lupini crudi cum aqua et nitro illiti. Haec
de flavefcentia. De crifpantibus autem capillos dicit: cri-
ſpos autem reddes capillos, ſi ſpuma ſalis cum myrrha con-
fricaveris. Aut fucco carpaſi illine, et manebunt crifpi ac
nigri. Aut myrti baccis, ac betae femine aequali pondere
cum oleo tritis utitor. Aut afphodeli radicem mero illine.
Aut lupinorum cortices, ac parum nitri in aqua ad qua-
triduum macerato ac utitor. Horum pharmacorum men-
tionem ob id feci, ut oſtenderem neceſſario quosdam etiam
boneſliſſimos viros talium ſibi comptoriorum experientiam
parare. Quando enim Archigenes haec fcribere non eſt ve-
ritus, multo amplior venia Critoni danda eſt, qui in Im-
peratoriis aedibus eſt medicus. Apparet autem et Heracli-
clidem Tarentinum multa et probata pharmaca comptoriae
fpeculationis fcripſiſſe, quamquam nondum tantae deliciae
foeminas occuparant, quantae nunc funt. Verum Heraclidae

446 ΓΑΛΗΝΟΥ ΠΕΡΙ ΣΥΝΘΕΣΕΩΣ ΦΑΡΜΑΚΩΝ

Ed. Chart. XIII. [341.]   Ed. Baf. II. (163.)

κλείδου καὶ Κλεοπάτρας, ὅσοι τ᾽ ἄλλοι μετ᾽ αὐτοὺς ἐν τῷ
μεταξὺ γεγόνασιν ἰατροὶ φάρμακα πάντα συνήθροισεν ὁ
Κρίτων. πρὸς ἐκεῖνον οὖν ἀναπέμπω τοὺς βουλομένους με-
λασμούς τε καὶ ξανθίσεις τριχῶν ὅσα τ᾽ ἄλλὰ τοιαῦτα μαν-
θάνειν. ἔγραψε γὰρ τέτταρα βιβλία κοσμητικῶν, ἃ πάντες
ἔχουσιν. τί ἂν οὖν ἔγωγε μεταγράφοιμι νῦν αὐτὰ, δυναμέ-
νων τῶν βουλομένων παρ᾽ ἐκείνου μανθάνειν; ἐν μὲν τῷ
πρώτῳ βιβλίῳ τὰ περὶ τῶν τριχῶν πάντα καταρχὰς εὐθὺς
γεγραμμένα, τῶν δ᾽ ἄλλων τῶν ἐφεξῆς κατὰ τὴν οἰκείαν
τάξιν. ὅπως οὖν ῥᾳδίως εὑρίσκοιεν οἱ ζητοῦντες, ἕκαστα
τῶν τοιούτων φαρμάκων ἔδοξέ μοι δηλῶσαι τὰ κεφάλαια
τῶν καθ᾽ ἕκαστον βιβλίων. ἐν μὲν οὖν τῷ πρώτῳ ταῦτά
ἐστιν.

Τοῦ πρώτου τῶν Κρίτωνος κοσμητικῶν κεφάλαια.
διαφυλακτικὰ τριχῶν. αὐξητικὰ τριχῶν. προφυλακτικὰ τρι-
χῶν. βάμματα πολιῶν. βάμματα ὥστε ξανθὰς καὶ χρυσιζού-
σας ποιεῖν. σμήξεις τριχῶν. ἐπίχριστα προφυλακτικά. προσώ-
που τετανώματα. προσώπου ἐπίχριστα λαμπρυντικά. προσώ-

et Cleopatrae et aliorum quicunque poſt ipſos interjecto
tempore medici fuerunt, pharmaca omnia Crito coacerva-
vit, ad quem ſane remitto eos qui quomodo capilli nigre-
ſcant aut flaveſcant et alia hujusmodi diſcere volunt. Scri-
pſit enim quatuor de ornatu libros, qui in omnium mani-
bus verſantur. Quid igitur ego nunc ipſa fruſtra tranſcri-
berem, cum poſſint ex illo diſcere, qui adeo ea cognoſcere
velint? In primo quidem libro omnia, quae ad capillos
pertinent, ſtatim in principio ſcripta ſunt, reliqua vero
deinceps juxta proprium quodque ordinem. Quo itaque
facile invenire queant ſingula talium pharmacorum absque
longa inveſtigatione, viſum mihi eſt capita ſingulorum li-
brorum indicare. In primo itaque libro capita haec ſunt.
PRIMI libri Critonis de ornatu capita. Conſervantia
capillos. Augentia capillos. Praeſervantia capillos. Tinctu-
rae canorum. Tincturae flavos et auricolores capillos red-
dentes. Smegmata capillorum. Illitiones praeſervantes. Fa-
ciem erugantia. Illitiones faciem nitidam reddentes. Cata-

που καταπλάσματα λαμπρυντικά. ὀφρύων ἐπίχριστα. ὀφρύων
μελάσματα. ὀφθαλμῶν ἐπίχριστα. στιμμίσματα ἔγχριστα.
πρὸς δυσωδίαν μυκτήρων. ὀδόντων ἀποτρίμματα. διαμασή-
ματα πρὸς μασχαλῶν δυσωδίαν. περιτρίμματα. διαμασήματα
πρὸς δυσωδίαν στόματος. Τοῦ δευτέρου κεφάλαια. ῥύμματα προς τὰς ἐπὶ τοῦ
τραχήλου μελανίας. ἐπίχριστα πρὸς τὰς τῶν μασχαλῶν συνι-
δρώσεις. ἐπίχριστα μαστῶν διαφυλακτικά. κοιλίας καθαρτικά.
σμήγματα χειρῶν λαμπρυντικά. πρὸς τὰς ἐκ τόκου μελανίας.
πρὸς τὰς ἐκ τόκου ῥυτίδας. πρὸς τὰς ἐκ τόκου ῥαγάδας.
ἐπιχρίσματα πρὸς τὰς τῶν ὀμφαλῶν ἐξοχάς. ἀνήβων παι-
δίων διαφυλακτικά. παρθενίας διαφυλακτικά. πρὸς τὰς κα-
θύγρους καὶ καταψύχρους γυναῖκας. [342] πρὸς οὐλὰς με-
λαίνας. ψίλωθρα τριχῶν. σμήγματα λεπτυντικὰ παντοῖα.
ἐπίχριστα ἀφανιστικὰ τριχῶν. σμήγματα ὅλου τοῦ σώματος.
καθαρτικὰ λαμπρυντικὰ παντοῖα. καταπλάσματα ἀρωματικὰ
τοῖς ἱματίοις. εὐώδεις βαφαὶ ἱματίων. ῥάσματα θαλάμων καὶ
περιπάτων. θυμιαμάτων παντοίων σκευασία. χρισμάτων καὶ

plaſmata faciem nitidam reddentia. Superciliorum illitio-
nes. Supercilia denigrantia. Oculorum illitiones. Illitiones
ex ſtibio. Ad graveolentiam narium. Dentifricia. Manduca-
tiones. Ad foetorem ſub alis affrictiones. Manducationes ad
foetorem oris. SECUNDI libri capita. Quae nigredines colli repur-
gent. Illitiones ad exudationes ſub alis. Illitiones mammil-
las conſervantes. Ventrem purgantia. Smegmata manus ni-
tidas reddentia. Ad nigredines a partu. Ad rugas a partu.
Ad fiſſuras a partu. Illitiones ad eminentes umbilicos. Quae
pueros impuberes conſervant. Quae virginitatem conſer-
vant. Ad humectas et frigidas mulierculas. Ad cicatrices
nigras. Depilatoria pilorum. Smegmata attenuantia omnis
generis. Illitiones capillos abolentes. Smegmata totius cor-
poris. Repurgatoria nitorem inducentia omnigena. Conſper-
ſiones aromaticae veſtium. Odoratae tincturae veſtium.
Aſperſiones thalamorum et ambulacrorum. Suffimentorum
omnigenorum compoſitiones. Illitionum et unguentorum

μύρων παντοίων σκευασίαι. ἀμυγδαλίνου, βαλανίνου, καρυΐ-
νου, σησαμίνου, μυρσίνου, σχινίνου, δαφνίνου, ῥοδίνου, γλευ-
κίνου, μηλίνου, οἰνανθίνου, σαμψυχίνου, τηλίνου, σουσίνου,
ὃ ἔνιοι κρίνινον καλοῦσι, κικίνου, ἰρίνου, ναρκισσίνου, φοι-
νικίνου, κυπρίνου, κροκίνου, ναρδίνου, ἀμαρακίνου, ἡδυ-
χρόου, μενδησίου, μαλαβαθρίνου.

Τοῦ τρίτου κεφάλαια. πρὸς πίτυρα παντοῖα. πρὸς τὰ ἐν
τῇ κεφαλῇ ἐκβράσματα. πρὸς ἀχῶρας. πρὸς φθεῖρας καὶ κόνι-
δας. πρὸς ἀλωπεκίας. πρὸς τὰς ἐν τῷ προσώπῳ ψωρώδεις
διαθέσεις. πρὸς φακούς. πρὸς ἐφήλεις. νίμματα προσώπου.
πρὸς στίγματα. πρὸς πελιώματα. πρὸς ὑπώπια. πρὸς ἰόνθους.
πρὸς ἐπινυκτίδας. πρὸς τὰ ἐπὶ τῶν γενείων ὀχθώδη. πρὸς
τοὺς ἐπὶ τῶν γενείων λειχῆνας. λειχήνων ἐπιχρίσματα. ἐπιθέ-
ματα ἐκδόρεια. χλωραὶ μετὰ τὰς ἐκδορὰς ἐπιτιθέμεναι. λευκαὶ
πρὸς ἀπούλωσιν. φάρμακα μαλακτικὰ ἐπιτριβέντα λειχήνων.

Τοῦ τετάρτου κεφαλαια. πρὸς ἀλφοὺς μέλανας καὶ
λευκούς. πρὸς οὐλὰς μελαίνας. πρὸς λεύκας. πρὸς λέπρας.

omnis generis compoſitiones, videlicet amygdalini, balanini,
nucum, ſeſamini, myrtei, lentiſcini, laurini, roſacei, gleu-
cini, melini, oenanthini, ſampſuchini, telini, ſuſini quod
aliqui liliaceum appellant, cicini, irini, narciſſini, phoenici,
cyprini, crocini, nardini, amaracini, hedychroi, mendeſii,
malabathrini.

TERTII libri Critonis capita. Ad furfures omnigenos.
Ad capitis eruptiones. Ad ulcera manantia. Ad pediculos
et lendes. Ad alopecias. Ad ſcabioſas faciei affectiones. Ad
lentigines. Ad maculas a ſole provocatas. Lotiones faciei.
Ad ſtigmata. Ad liventia. Ad ſugillata. Ad varos. Ad pu-
ſtulas nocte erumpentes. Ad menti tubercula. Ad menti
impetigines, impetiginum illitiones. Epithemata excoriatoria.
Emplaſtra viridia, quae ab excoriatione imponuntur. Em-
plaſtra alba ad cicatricem inducendam. Pharmaca emollien-
tia, quae impetiginibus affricantur.

QUARTI libri capita. Ad alphos nigros et albos. Ad
cicatrices nigras. Ad leucas. Ad lepras. Ad ungues ſcabio-

πρὸς ὄνυχας ψωριῶντας. πρὸς κνησμώδεις διαθέσεις. πρὸς
ψύδρακας καὶ ἐκδάρματα. πρὸς τὰς ἑρπυστικὰς διαθέσεις.
πρὸς ψωριάσεις. πρὸς θύμους. πρὸς ἀκροχορδόνας. πρὸς
μυρμηκίας. πρὸς ὀμφαλοῦ ἐμπνευμάτωσιν. πρὸς ἐντέρων κα-
τολίσθησιν. πρὸς ὑδροκήλας. πρὸς λειποδέρμους. πρὸς τοὺς
προσπίπτοντας ἀρχούς. πρὸς χίμεθλα. πρὸς τὰς ἐν ποσὶ
ῥωγμάς. ἐν τούτοις τοῖς τέσσαρσι βιβλίοις ὁ Κρίτων ἐπι-
μελέστατα σχεδὸν ἅπαντα ἔγραψε τὰ δόκιμα κοσμητικὰ φάρ-
μακα, προσθεὶς αὐτοῖς καὶ τὰ κομμωτικὰ, νόθον κάλλος,
οὐκ ἀληθινὸν ἐκπορίζοντα, διὸ κἀγὼ παραλείψω μὲν αὐτὰ,
μόνον δὲ μνημονεύσω τῶν τὸ κατὰ φύσιν κάλλος φυλατ-
τόντων. εἰ γὰρ καὶ ὅτι μάλιστα γιγνώσκω τὰ λαμπρυντικὰ
τοῦ σώματος σμήγματα καὶ τὰ τῶν τιτθῶν διαφυλακτικὰ
ταῖς παρθένοις ἐπὶ πλεῖστον, ἀνήβων τε παιδίων ὄρχεις μι-
κροὺς διαφυλάττοντα μέχρι πλείστου καὶ τὴν τῶν τριχῶν
γένεσιν ἐπέχοντα, γράφειν αἰδοῦμαι τὰ τοιαῦτα καὶ πολὺ
μᾶλλον ἃ Κρίτων ἔγραψε καταπλάσματα τῶν ἀρωμάτων ἔν
ἱματίοις, εὐώδεις τε βαφὰς ἱματίων καὶ ῥάσματα θαλάμων

fos. Ad pruriginofas affectiones. Ad pfydracas et ad ex-
coriata. Ad ferpiginofas affectiones. Ad fcabidos. Ad thy-
mos. Ad acrochordonas et myrmecias. Ad umbilici infla-
tionem. Ad inteftinorum delapfionem. Ad hydrocelas. Ad
apellas. Ad procidentes anos. Ad chimethla. Ad rimas
pedum. In his quatuor libris Crito diligentiſſime omnia
ferme exornatoria pharmaca fcripfit, appofitis etiam com-
ptoriis, quae fpuriam pulchritudinem, non veram inducunt,
quapropter etiam ego ea relinquam, folumque mentionem
eorum faciam, quae pulchritudinem fecundum naturam con-
fervant. Quamquam enim vel maxime cognita habeam fme-
gmata corpori nitorem inducentia, itemque quae in virgi-
nibus mamillas confervant et quae impuberum puerorum
tefticulos ad multum tempus parvos confervant, fimiliter
et quae pilorum exortum cohibent, pudet me tamen ejus-
modi fcribere, atque multo magis eas, quas Crito tradidit
confperfiones veftium aromaticas, odoratasque veftium in-
fectiones et afperfiones thalamorum ac ambulacrorum, fuf-

Ed. Chart. XIII. [342. 343.]　　　　Ed. Baf. II. (163. 164.)

καὶ περιπάτων, θυμιαμάτων τε παντοίων ποικιλίας καὶ χρι-
σμάτων καὶ μύρων, ἔξω γὰρ ταῦτα τῆς ἰατρικῆς. ὅταν δὲ
τοῦ κατὰ φύσιν φυλακτικὰ γέγραφεν, ὅταν που δεήσῃ, μνη-
μονεύσω, καὶ πρῶτόν γε τῶν κατὰ τὰς τρίχας, ὅσα μοι δο-
κεῖ χρήσιμα τοῖς ἰατροῖς ἔσεσθαι διδάξω.

Κεφ. δ´. [Περὶ τῶν φθειρόντων τὰς τρίχας φαρμά-
κων.] Ὡς τῶν αὐξανόντων τὰς τρίχας φαρμάκων ἑτέρα
μέν ἐστιν ἰατρικὴ χρῆσις, ἑτέρα δὲ κομμωτικὴ, κατὰ τὸν αὐ-
τὸν τρόπον καὶ τῶν φθειρόντων αὐτάς. γίγνεται γάρ ποτε
καὶ τοῖς ἰατροῖς ἀνάγκη χρήσασθαι τοιούτοις φαρμάκοις
κατὰ τὰς τρεῖς αὐτῶν διαφοράς. λέγω δὲ τρεῖς, ἐπειδὴ τὰ
μὲν ἰδίως καλεῖται ψίλωθρα, τὰ δὲ λεπτυντικὰ τριχῶν, τὰ
δὲ εἰς τὸ παντελὲς ἀναι[343]ρετικά. ταῦτα μὲν οὖν τὰ
ὕστατα ῥηθέντα σφαλερὰν ἔχει τὴν χρῆσιν. ἐνίοτε γὰρ οὐ
μόνον (164) τὰ χρισθέντα μόρια τοῦ σώματος ἄτριχα τοῦ
λοιποῦ πάντα γίγνεται διὰ παντὸς, ἀλλὰ καὶ μέχρι τῆς κε-
φαλῆς καὶ τῶν γενείων καὶ τῶν ὀφρύων καὶ τῶν βλεφαρί-

fimentorum item omnis generis varietates, illitionumque et
unguentorum. Extra enim medicinae documenta talia exi-
ftunt. At vero ubi decoris fecundum naturam conferva-
tiva fcripfit, fi quando locus ita tulerit, ea referam, ac
primum quidem quae circa capillos medicis utilia mihi
videntur docebo.

Cap. IV. [De pharmacis pilos corrumpentibus.] Quem-
admodum ex pharmacis, quae pilos augent, alia medici
ufus, alia comptorii exiftunt, eodem modo et quae ipfos
corrumpunt. Aliquando enim et his medici necefario utun-
tur juxta triplicem eorum differentiam, nempe cum quae-
dam ex eis proprie pfilothra appellantur, alia attenuatoria
capillorum, alia vero ipfos penitus exftirpantia. Haec itaque
poftremo loco nominata periculofi funt ufus. Ex eis enim
illitae corporis partes non folum in pofterum depiles omnes
penitus redduntur, fed et usque ad caput et mentum fu-
perciliaque et palpebrarum pilos, nuditas ipfa procedit. Re-
liquae vero duae differentiae ufum minime periculofum ha-

δων ἡ ψίλωσις τῶν τριχῶν ἐξικνεῖται. τὰ δὲ ἕτερα δύο τὴν
χρῆσιν ἀκίνδυνον ἔχει, τὰ μὲν ψιλωτικὰ τῶν τριχῶν, ἅπερ
ἔφην ἰδίως καλεῖσθαι ψίλωθρα, καθ᾽ ἑκάστην ἡμέραν ἐν
χρήσει γιγνόμενα ταῖς γυναιξὶν ἀπάσαις σχεδὸν καί τισι τῶν
ἀνδρῶν, ἕτερα δὲ τὰς λεπτοτέρας τὰς τρίχας ἐργαζόμενα καὶ
μικροτέρας, ἐπιτήδεια τοῖς σκληρὰς καὶ μεγάλας καὶ πολλὰς
καὶ παχείας ἔχουσιν καὶ διὰ τοῦτο φαινομένοις ὑώδεσιν.
ἀλλήλων δὲ διαφέρει ταῦτα τῷ μᾶλλόν τε καὶ τῷ ἧττον,
ἐπεὶ τὸ γένος αὐτῶν ἕν, ἐξ ἐκείνων συγκείμενον τῶν φαρ-
μάκων, ὅσα σηπτικὴν ἔχει ἢ καυστικὴν δύναμιν. ἀμείνω δὲ
δηλονότι τὰ σηπτικὴν ἔχοντα, τὴν γὰρ χρῆσιν ἀκινδυνοτέραν
ἴσχει. κινδυνωδεστέρα δέ πώς ἐστιν ἡ τῶν καυστικῶν, ἐάν
τις ἀμελήσῃ βραχύ, φλυκταινούντων ἢ ἑλκούντων ἢ ὁπωσοῦν
ἐπικαιόντων τὸ δέρμα. τὴν δὲ κατὰ μέρος ὕλην αὐτῶν ἐν
τοῖς περὶ τῆς τῶν ἁπλῶν φαρμάκων δυνάμεως ὑπομνήμασιν
ἅπασαν ἔγραψα. παραδείγματος δ᾽ ἕνεκεν οἷς συνεχῶς χρώ-
μεθα καὶ δὴ φράσω. τῶν μὲν οὖν ὑγρῶν ἡ στακτὴ καλου-
μένη κονία τοιαύτην ἔχει δύναμιν· τῶν δὲ ξηρῶν καὶ μεταλ-

bent. Et quae quidem pilorum denudatoria funt et pro-
prie, ut dixi, pſilothra vocantur, tantum non quotidie in
omnium muliercularum, ferme etiam quorundam virorum
uſu habentur. Altera vero, quae tenuiores pilos reddunt
et minores, eis conveniunt qui duros et magnos multos-
que et craſſos pilos habent et ob id ſuillis non abſimiles
exiſtunt. Caeterum haec ipſa fecundum exceſſum et defe-
ctum inter ſe differunt, cum unum genus ſit pharmacorum
quod in hunc uſum compoſitum eſt, nimirum eorum quae
corrumpentem et uſtoriam habent facultatem. Praeſtant au-
tem corrumpentem facultatem habentia, quod minori peri-
culo admoventur. Periculoſiora autem quodammodo funt
uſtoria, quae ſi quis paulo negligentius adhibeat, bullas ex-
citant et exulcerant et aliquantulum cutem exurunt. At
vero particularem eorum ſylvam omnem in conimentariis
de ſimplicium pharmacorum facultate tradidi, ſed tamen
exempli gratia ea quibus aſſidue utor recenſebo. Ex liqui-
dis igitur eſt lixivium tali vi praeditum: ex aridis autem

Ed. Chart. XIII. [343.]   Ed. Baf. II. (164.)

λικῶν, ἀρσενικόν τε καὶ σανδαράχη καὶ τίτανος ἢ ἀκατά-
σβεστος, ἣν οἱ πολλοὶ καλοῦσιν αὐτὸ δὴ τοῦτο μόνον ἄσβε-
στον. εὔδηλον οὖν ὅτι τῶν σφοδρῶν ἐν αὐτοῖς ἡ δύναμις
θραύεται μίξει τῶν ἀσθενεστέρων φαρμάκων ὑγρῶν τε καὶ
ξηρῶν, ὧν τὴν συμμετρίαν στοχαστικῶς μὲν πρῶτον ὁ τῆς
δυνάμεως αὐτῶν ἔμπειρος ποιεῖται, διὰ δὲ τῆς ἐμπειρίας
ἐπανορθοῦται τὸ ἐλλεῖπον ἢ προστίθησιν. ὅπως δὲ καὶ
τούτων ὅσαι διὰ τῆς πείρας ἐκρίθησαν ἔχητε, παραγράψω
τὰς ὑπὸ Κρίτωνος ἐν τῷ πρώτῳ τῶν κοσμητικῶν εἰρημένας
ἐπιδείξας πρότερον, ὅτι καὶ τοῖς ἰατροῖς ἀναγκαία πολλάκις
ἡ χρῆσις αὐτῶν γίγνεται. ὥσπερ τὰ βάμματα δυνατὸν ἡμῖν
ἀρνεῖσθαι τῆς κομμωτικῆς ὄντα κακίας, οὕτως ἀδύνατον
ἀρνεῖσθαι τὰ ψιλωτικὰ τῶν τριχῶν. ἐὰν μὲν γὰρ ἔχῃ συμ-
μέτρους τις τρίχας, οὐχ ὑπηρετήσομεν αὐτῷ τρυφῶντι πε-
ριττῶς. ἐὰν δὲ πάνυ πολλὰς καὶ μακρὰς καὶ σκληρὰς, εὔ-
λογον εἶναι δοκεῖ ταύτας ἐλάττους τε καὶ λεπτοτέρας καὶ
μαλακωτέρας καὶ ἀραιοτέρας ἐργάζεσθαι. γίγνεται δέ ποτε

et metallicis arfenicum et fandaracha et calx non extin-
cta quam plerique vivam, Graeci vero etiam folius non ex-
tinctae nomine appellant. Manifeftum itaque eft, vehemen-
tem ipforum vim per admixtionem imbecilliorum pharma-
corum tum liquidorum tum aridorum frangi. Quorum con-
gruentem mixturae modum conjecturaliter primum faciet
virium eorum expertus, deinde vero per experientiam de-
fectum corriget aut etiam addet.   Quo vero etiam eorum
quae per experientiam judicata funt notitiam habeatis, afcri-
bam ea quae in primo libro de ornatu a Critone funt re-
lata, ubi prius oftendero etiam medicis faepiuscule ipforum
ufum neceffarium effe.   Quemadmodum tincturas expeten-
tibus honefte negare poffumus, ut quae comptoriae fint
malitiei, fic depilatoria negare minime licet. Si enim mo-
deratos quispiam habeat capillos, non fubferviemus ipfi ad
fuperfluas delicias. Si vero admodum multos et longos du-
rosque habeat, honeftum effe videtur et rationabile ipfos
pauciores et tenuiores mollioresque ac rariores facere.
Contingit autem aliquando neceffitas ut eis, qui multos et

χρεία καὶ τοῖς πολλὰς ἔχουσι καὶ βαθείας, οὐ μὴν σκληρᾶς
γε παντελοῦς αὐτῶν ἀφαιρέσεως, ὅτε ἤτοι πιττώσεως δέηται
τὸ πᾶν σῶμα, χρώμεθα γὰρ ἐνίοτε τῷ βοηθήματι τούτῳ
κατὰ τὸν τῆς ἰατρικῆς λόγον, ἢ καί τι φάρμακον ἐμπλαστὸν
ἐπιτεθέντων ἡμῶν, ἀναγκαῖον ἦν πάσας τοῦ μέρους προαφε-
λεῖν τὰς τρίχας, ὅπερ ἔνεστι μὲν καὶ διὰ ξυροῦ ποιεῖν,
ἔνιοι δὲ εἴτε κατ᾽ ἀλήθειαν ἢ καὶ πλαττόμενοι δεδιέναι φασὶ
τὸ ξυρόν. ἐνδέχεται γὰρ ὑπ᾽ αὐτοῦ τρωθῆναι τὸ δέρμα. τινὲς
δὲ ἴσως καὶ δεδίασιν εὐλόγως καὶ μάλισθ᾽ ὅταν δεήσῃ ξυ-
ρᾶσθαι τὰ κατὰ τὸν λάρυγγα χωρία. διὰ ταῦτα ὁμοῦ ἀναγ-
καῖόν ἐστι τῷ ἰατρῷ καὶ τῶν τοιούτων φαρμάκων ἐμπει-
ρίας ἔχειν τῆς τε συνθέσεως καὶ τῆς χρήσεως.
[Ψίλωθρα τὰ ὑπὸ Κρίτωνος γεγραμμένα κατὰ λέξιν
οὕτως.] Ψίλωθρα τριχῶν. ♃ ἀρσενικοῦ χρυσίζοντος ♀ ζʹ,
ἢ ιʹ, ἀσβέστου τὸ ἴσον, ἀμύλου γο βʹ, γῆς τῆς λεγομένης
Ῥωμαϊστὶ Σελινουσίας γο αʹ. ἅπαντα τρίψας σήσας λεπτο-
τάτῳ κοσκίνῳ ἀπόθου. ἐπὶ δὲ τῆς χρήσεως, αἴρων τοῦ φαρ-

alte fixos, non tamen duros habent, in totum pilos tolla-
mus, quando aut picatione opus habet totum corpus, quan-
doque enim hoc praefidio juxta medicinae rationem uti-
mur, aut quando pharmacum quod meatus obducat impo-
nere velimus, tunc enim neceſſario a parte pilos prius tol-
limus, quod quidem etiam per novaculam facere licet. Qui-
dam vero five re vera five ficte novaculae timorem con-
fitentur, quoniam periculum fit ex ea cutem fauciari. Qui-
dam autem non citra rationem fortaſſe metuunt, maxime
quum partes gutturis radi oportet. Quapropter neceſſarium
eſt, medicum etiam hujusmodi pharmacorum experientiam
habere, tum quod ad compofitionem tum quod ad ufum
attinet.

[*Pſilothra a Critone hac verborum ſerie conſcripta.*]
Pſilothra capillorum. ♃ Auripigmenti auri coloris ♄ vij,
aut x, calcis vivae tantundem, amyli fextantem, terrae quae
Romanis Selinuſia appellatur ℥j. Omnia trita et per an-
guſtiſſimum cribrum excuſſa reponito. Ufus vero tempore

Ed. Chart. XIII. [343. 344.]   Ed. Baf. II. (164)

μάκου ὅσον ἔξαρκεῖ ἀνάκοπτε ὕδατι, εἶτα ἐπι[344]χρίεσθαι
παραίνει καὶ προσέχειν ὅπως μὴ ἐπικάῃ. ἄλλο παραχρῆμα
λεῖον ποιεῖ. 4 ἀσβέστου μέρη δύο, ἀρσενικοῦ μέρος α'.
ταῦτα βαλὼν εἰς θυίαν μολυβδίνην καὶ ὕδωρ ἐπιχέας ἢ
πτισάνης χυλὸν τρῖβε, καὶ ὅταν μέλαν γένηται, θερμαίνον-
τας κέλευε καταχρίεσθαι καὶ τοῦτο ποιεῖν ἐν βαλανείῳ, λεῖον
γὰρ ποιεῖ τὸ σῶμα. εἰ δὲ φυομένη λεπτὴ ἀναβαίνει, ἕψε τὴν
κονίαν καὶ τὸ ἀρσενικὸν τρῖβε μεθ' ὕδατος καὶ εἰς ἀγγεῖον
κεραμεοῦν ἀκόνιτον βαλὼν ἕψε, καὶ ὅτε συστραφῇ καὶ μέλαν
γένηται, ἐπιχριέσθω. Πάριδος τοῦ ὀρχηστοῦ παραχρῆμα τὰς
τρίχας αἴρει. 4 σανδαράχης γο α'. ἀσβέστου ξϐ α'. ἕψε μεθ'
ὕδατος ἐπιμελῶς καὶ ὅταν ἄρξηται ἀναζεῖν, ἀνελόμενος χρῶ.
τοῦτο δὲ ἔσται φανερὸν εἰ πτερὸν καθιέντι σοι εἰς τὸ ψίλω-
θρον ἀπομαδίσει συντόμως. ἄλλο. 4 ἀμύλου γο α'. ἀσβέ-
στου γο α'. ἀρσενικοῦ γο α'. κόψας καὶ σήσας ἀπόθου καὶ
χρῶ καθάπερ εἴρηται. Ἡρακλείδου Ταραντίνου παραχρῆμα
αἴρει τὰς τρίχας. 4 ἀσβέστου ξϐ α'. κιμωλίας ξϐ α'. κισσή-

ex pharmaco, quod fufficit acceptum aqua conquaffato,
deinde illinire jubeto, ac animadvertere ne exurat. *Aliud
e veftigio laevem reddit.* 4 Calcis vivae partes dnas, au-
ripigmenti partem j. Haec in mortarium plumbeum con-
jecta aqua aut ptifanae fucco affufo terito, atque ubi nigra
reddentur, calefacta illiniri maxime in balneo jubeto, laeve
enim corpus reddunt. Quod fi vero tenuis capillus ena-
fcens fubeat, calcem coquito et auripigmentum cum aqua
terito et ubi in vas fictile non picatum conjeceris, coquito,
atque ubi coacta fuerint nigraque reddita illinito. *Paridis
faltatoris pfilothrum ftatim pilos aufert.* 4 Sandarachae
℥j, calcis vivae fextarium j. Trita cum aqua diligenter
coquito, atque ubi ebullire coeperint ablatis utitor. Expe-
rimentum hujus facies, fi pinnulam in ipfum pfilothrum
immergas, brevi enim glabra fiet. *Aliud.* 4 Amyli ℥j,
calcis vivae ℥j, auripigmenti ℥j, contufa et cribrata
repone utereque ut dictum eft. *Heraclidae Tarantini pfi-
lothrum e veftigio pilos tollit.* 4 Calcis vivae fextarium j,

ΤΩΝ ΚΑΤΑ ΤΟΠΟΥΣ ΒΙΒΛΙΟΝ Α. 455

Ed. Chart. XIII. [344.]   Ed. Baf. II. (164.)
ρεως κεκαυμένης ξ ᵃ αʹ. ἀρσενικοῦ μέρη δʹ, λεῖα ποιήσας
ἀπόθου, ἐπὶ δὲ τῆς χρήσεως ἄνιε ὕδατι καὶ χρῶ καθάπερ
προείρηται. ταῦτα μὲν οὖν ὁ Κρίτων ἔγραψε, χρῆσθαι δὲ
αὐτοῖς ἄμεινον, ὡς καὶ νῦν αἱ γυναῖκες χρῶνται καταχρίου-
σαι τὸ σῶμα, κἄπειτα εἰς χλιαρὸν οἶκον εἰσιοῦσαι βαλανείου,
κἀπειδὰν ἱδροῦν ἄρξωνται, στλεγγίδι τὸ φάρμακον ἀφαιροῦσι
κατά τι μέρος τοῦ σώματος, εἶτα ἂν αἴσθωνται τὰς τρίχας
συναφαιρουμένας αὐτῷ, τὸ λοιπὸν ἅπαν ἀποπλύνουσι σῶμα.

[Ἀφανιστικὰ τριχῶν.] Γέγραπται καὶ περὶ τούτων
ἐν τοῖς κομμωτικοῖς βιβλίοις, ἐκπεπτωκότων ἤδη τῆς ἰατρι-
κῆς ὕλης, διὸ κἀγὼ μόνον τῶν ἁπλῶν ἐν αὐτοῖς ἀναμνήσω,
λεγομένων κἂν τῇ περὶ τῶν ἁπλῶν φαρμάκων πραγματείᾳ.
συντιθέασι γὰρ τὰ προκείμενα κατὰ τὸν λόγον φάρμακα,
διά τε τοῦ λαγωοῦ θαλαττίου καὶ ἥπατος θύννου σεσηπό-
τος καὶ κεδρίας καὶ βατράχου τῶν ἐν τοῖς χλωροῖς καλά-
μοις νεμομένων τῶν ἰχώρων καὶ χελώνης θαλαττίας τοῦ αἵ-
ματος, ἀμπέλου τε λευκῆς τοῦ δακρύου κισσοῦ τοῦ δακρύου

cimoliae fextarium j, pumicis ufti fextarium j, auripigmenti
partes quatuor, trita ac laevigata reponito. Ufus vero tem-
pore aqua dilutis, ut dictum eft, utitor. Haec quidem igitur
Crito fcripfit. Caeterum eorum ufus melior eft, quemad-
modum nunc mulieres utuntur, poft corporis videlicet illi-
tionem, in tepidam balnei domum ingredientes, atque ubi
exudare coeperint, ftrigili pharmacum ex aliqua corporis
parte detrahentes, deinde quum fimul auferri pilos fenfe-
rint, reliquum corpus omne abluentes.

[*Quae pilos difperdant.*] Scriptum quoque de iis eft
quae pilos difperdant in comptoriis libris quae fane jam
ex medica materia exciderunt. Quapropter et ego fimpli-
cium tantum ex eis faciam mentionem, in fimplicium item
pharmacorum tractatu a me relatorum. Juxta rationem
enim propofita pharmaca componunt, ex lepore marino
hepate thunni putrefacto, cedria, ranarum in viridibus
arundinetis degentium cruore five muco, marinae teftudinis
fanguine. lachryma vitis albae, lachryma hederae fimiliter-

Ed. Chart. XIII. [344. 345]   Ed. Baf. II. (164.)
καὶ βρυωνίας ὁμοίως, ἐλαίου τε τοῦ ἀνάλου καλουμένου καὶ
διὰ τῶν θαλασσίων σκολοπένδρων καὶ κνίδης τῆς θαλασσίας
ἀστέρων τε τῶν θαλασσίων, νίτρον τούτοις καὶ ἀμόργην
μιγνύντες. ἄλλα δὲ ἰσχυρότερα δι᾽ ἐχίνων τε καὶ σαλαμάν-
δρας συντιθέασιν, ἕψοντες ἐν ἐλαίῳ, μιγνύουσι δ᾽ αὐτοῖς
καὶ τὰ ἀλκυόνια καὶ τὴν σανδαράχην καὶ ὅσα ἄλλα τοιαῦτα.
Κεφ. ε΄. [Λεπτυντικὰ τριχῶν.] Τοῖς λεπτυντικοῖς
τῶν τριχῶν χρήσαιτο ἄν ποτε καὶ ἰατρὸς, ὡς ἔφην, οὐ τῆς
αὐτῆς δυνάμεως οὖσι τοῖς ψιλωτικοῖς. ἣν γὰρ ἐκαλέσαμεν ἐν
τοῖς περὶ τῶν ἁπλῶν φαρμάκων ὑπομνήμασι δύναμιν ῥυπτι-
κὴν, ταύτης ἐστὶ τὰ λεπτυντικὰ τῶν τριχῶν. ὥσπερ δὲ ἐν
ἅπασι τοῖς ὁμογενέσι φαρμάκοις ἡ διαφορὰ κατὰ τὸ μᾶλ-
λόν τε καὶ ἧττόν ἐστιν, οὕτω καὶ ἐν τοῖς ῥυπτικοῖς· τὸ μὲν
οὖν τῶν κριθῶν καὶ τὸ τῶν κυάμων, ἔτι τε πρὸς τούτοις
ὀρόβων, ἀφρονίτρου τε καὶ νίτρου συνήθη πᾶσίν εἰσιν εἰς
ἀφαίρεσιν ῥύπου χρωμένοις αὐτοῖς. ἡ δὲ συνεχὴς χρῆσις καὶ
λεπτύνει τὰς τρίχας. ὅσα δὲ ἰσχυροτέραν ἔχει τὴν ῥυπτικὴν
[345] δύναμιν, ἐπὶ τῶν πάνυ σκληρὰς καὶ μεγάλας ἐχόντων

que bryoniae ac oleo, quod infulfum appellatur. Ex ma-
rinis item fcolopendris, urticaque marina et ftellis marinis
nitro ac amurca ad haec admixtis. Quin et fortiora his ex
erinaceis et falamandra componunt in oleo coctis. Admi-
fcent autem ipfis et alcyonia et fandarachen et quaecun-
que alia ejus generis exiftunt.
     Cap. V. [*Quae pilos attenuant.*] Utetur etiam ali-
quando medicus, velut dixi, iis quae pilos attenuant, quae
non eandem cum depilatoriis facultatem habent. Quam enim
in fimplicium pharmacorum commentariis exterforiam fa-
cultatem appellavimus, ejusdem funt etiam ea quae pilos
attenuant. Quemadmodum autem in omnibus ejusdem ge-
neris pharmacis differentia fecundum exceffum et defectum
exiftit, fic etiam in exterforiis habet. Hordei itaque farina
et fabarum ampliusque ervi, fpuma nitri ac ipfum nitrum
familiaria pharmaca funt omnibus ad tollendas fordes ufur-
pata. Affiduus autem eorum ufus etiam pilos attenuat.
Quaecunque vero fortiori exterforia facultate praedita funt,

τὰς τρίχας ἁρμόττει παραλαμβανόμενα. τῶν τοιούτων μὲν
οὖν ἤδη φαρμάκων ἐστὶ καὶ τὸ κεκαυμένον νίτρον καὶ ὁ
ἀφρὸς τοῦ νίτρου τό τε ἀφρῶδες ἀφρόνιτρον. ἐν δὲ τῇ συν
εχεῖ χρήσει καὶ τὰ μέλαινα καλούμενα σκεύη τὰ ᾽Αλεξαν
δριωτικὰ κοπτόμενα δηλονότι καὶ διαττάμενα λεπτῷ κοσκίνῳ.
τοῖς πέ(165)νησι δ᾽ ἐγὼ καὶ τὰ τῶν κεραμίδων ὄστρακα
καὶ τὰ τοῦ κλιβάνου καὶ τὴν κίσσηριν ἄκαυστόν τε καὶ
κεκαυμένην ἐδήλωσα. προῖκα δ᾽ ἂν ἔχοι τις ἐπὶ θαλάττῃ
διατρίβων ἢ πόλει μὴ πόῤῥω θαλάττης, ὄστρακα κεκαυμένα
κηρύκων τε καὶ πορφυρῶν καὶ τῶν ἄλλων ὀστρέων. τὸ δὲ
τῆς σηπίας ὄστρακον καὶ χωρὶς τοῦ καυθῆναι. ταῦτα μὲν
τοῖς πάνυ πένησιν, τοῖς δ᾽ ἄλλοις ἀλκυόνιόν τε καὶ στρού
θιον οἵ τε ἐλλέβοροι καὶ ἡ τῆς βρυωνίας ῥίζα καὶ ἡ τοῦ
δρακοντίου καὶ ἀριστολοχίαι καὶ κάγχρου καὶ πάνακος ῥίζα
καὶ τἄλλα ὅσα τοιαῦτα. λελέκται γὰρ, ὡς ἔφην, πολλὰ δια
τῆς τῶν ἁπλῶν φαρμάκων πραγματείας. ταῦτα δ᾽ εὐώδη
ποιῆσαι βουλόμενος μίξεις κυπέρου καὶ μελιλώτου καὶ ῥόδων

in iis qui valde duros et magnos pilos habent aſſumpta
congruunt. Ejus itaque generis pharmacorum eſt nitrum
uſtum et nitri ſpuma et aphronitrum ſpumoſum. In aſſiduo autem uſu faciunt item purpurea appellata vaſa fictilia Alexandriotica, contuſa videlicet et tenui cribro excreta.
Caeterum pauperibus ego etiam fictilium et clibanorum in
quibus aliquid ſub textu coquitur, teſtas, itemque pumicem
uſtum ac non uſtum indicavi. Vili autem et gratis habuerit
quis circa mare degens, aut urbe quapiam non longe a
mari ſita, teſtas uſtas tum buccinorum tum purpurarum
aliorumque oſtreorum, ſepiae vero teſtam etiam citra uſtionem. Atque haec quidem pro valde egenis indico, pro aliis
vero alcyonium et herbam lanariam utrumque veratrum,
bryoniae item et dracunculi radicem, ariſtolochias, canchry
et panacis radicem et quaecunque ejus generis exiſtunt,
plura enim ut dixi, relata ſunt in ſimplicium pharmacorum
tractatu At vero ſi haec ipſa odorata facere volueris,
cyperum et melilotum roſasque ſiccas et junci odorati flo-

ξηρῶν καὶ σχίνου ἄνθους ἴρεώς τε τῆς Ἰλλυρίδος μελισσο-
φύλλου τε καὶ τῆς κυδωνίας πόας. καὶ εἰ πλουσίοις σκευά-
ζοις, ἐμβαλεῖς στάχυος νάρδου τῆς τε Ἰνδικῆς καὶ τῆς Κελτι-
κῆς καὶ τῆς ὀρείας καὶ γῆς Ἐρετριάδος, ἐμβαλεῖς δὲ καὶ
μαλαβάθρου καὶ φύλλου μαλαβάθρου καὶ ἀμώμου καὶ σμύρ-
νης καὶ κρόκου καὶ κόστου καὶ ἡδυχρόου. τῷ δὲ ἀποροῦντι
πολυτελοῦς ὕλης καὶ δι᾽ εὐτελεστέρας οἱ τὰ κοσμητικὰ συν-
θέντες ἐπενόησαν, ὧν καὶ Κρίτων μέμνηται ἐν τῷ πρώτῳ
τῶν κοσμητικῶν γράφων ὧδε. λαβὼν χύτραν ὀστρακίνην και-
νήν, πῶμα ἔχουσαν μεγάλην, ἔμβαλλε εἰς αὐτὴν κατὰ θέσιν
βώλους κιμωλίας. συγκείσθωσαν δὲ οὗτοι κατὰ τὸ ἐνδεχό-
μενον θεατροειδῶς, ὥστε τὸ μέσον αὐτῶν εἶναι κενόν. μεταξὺ
δὲ τῶν βώλων τεθέσθω παραλλήλως μῆλα κυδώνια πρόσ-
φατα εἴκοσι, ταῦτα ἐκ διαλειμμάτων ἀλλάσσειν παραίνει,
εἶτα πωμάσας ἔα μαραίνεσθαι τὰ μῆλα. ἐπὶ δὲ τῆς χρήσεως
αἰρῶν ὅσον ἔξαρκεῖ καὶ λεαίνων χρῆσθαι παραίνει. μετὰ δὲ τὴν
τῶν ψιλώθρων ἐπίθεσιν, ἔχει ἡδεῖάν τινα ὀσμήν. ἄλλο. ῥόδα

rem, iridem Illyricam, meliſſophyllumque et cydoniam her-
bam eis admiſcebis.   Et ſi pro divitibus paraveris ſpicam
nardi Indicam Celticamque et montanam injicies, et ter-
ram Eretriada.   Addes etiam folium malabathri, amomum,
myrrham, crocum, coſtum et hedychroum.   Qui vero pre-
cioſiori materiae parandae non ſuſſicit, ei viliores ii qui
exornatoria compoſuerunt excogitaverunt.   Quorum etiam
Crito meminit in primo de ornatu ſic ſcribens: Ollam
novam figulinam magnam, operculum habentem accipito
in eamque cimoliae glebas pro ſitus ratione conjicito. Com-
ponantur autem hae quantum fieri poteſt ad theatri for-
mam, ut in medio ipſarum locus vacuus relinquatur. Inter
glebas autem viciſſim mala cotonea recentia viginti locen-
tur, haec autem per intervalla variare iubeto, deinde oper-
culo impoſito marceſcere ipſa mala ſinito. Uſu antem ex-
petente, quantum ſatis videbitur accipito, terito ac uti
jubeto. Poſt pſilothrorum vero impoſitionem ſuavem quen-
dam odorem habet. *Aliud.* Roſas quam odoratiſſimas per

μάλιστα εὐωδέστατα ψύξας ἐν σκιᾷ, ἐπὶ μίαν ἡμέραν ὥστε
αὐτὰ μόνα ἰκμάδα μὴ ἔχειν, συντίθει εἰς ἀγγεῖον ὀστράκι-
νον καὶ βώλους κιμωλίας καθὰ προείρηται, ὥστε ὑπεστρώ-
σθαι τὰ ῥόδα καὶ πάλιν μεταξὺ τῶν βώλων ἐντίθεσθαι,
εἶτα πωμάσας ἔα συμπίνειν. ἡ χρῆσις δεδήλωται.

Κεφ. στ'. [Περὶ πιτυριάσεως.] Πιτύροις ὅμοια ἀπὸ
τοῦ τῆς κεφαλῆς δέρματος ἀποπίπτει πολλάκις ἐνίοις κνω-
μένοις καὶ διὰ τοῦτο πιτυρίασιν ὀνομάζουσιν οἱ ἰατροὶ τὸ
σύμπτωμα τοῦτο, γιγνόμενον ὑπὸ μοχθηρῶν ἰχώρων οὓς
ἐκδαπανῆσαι σκοπός ἐστι τοῖς ἰωμένοις αὐτό. πρόδηλον οὖν
ὅτι διαφορητικὰ καὶ ῥυπτικὰ προσακτέον ἐστὶ φάρμακα,
προπαρασκευάσαντας τὸ σύμπαν σῶμα εἰ φαίνοιτο κακοχυ-
μίας μεστόν. ἐπὶ πάντων γὰρ ἠξίωσα τούτου μεμνῆσθαι,
κἂν παραλείπηταί που κατὰ τὸν λόγον. ἔμιξαν δέ τινες τοῖς
εἰρημένοις φαρμάκοις καὶ τῶν στυφόντων ἔνια, ῥωννύναι
βουλόμενοι τὸ πεπονθὸς μόριον, ὡς μὴ ῥᾳδίως εἰς ἑαυτὸ
καταδέχοιτο τοὺς ἐπιῤῥέοντας ἰχῶρας, ἀλλ᾽ ἀντιβαίνοιτο καὶ

diem unam in umbra refrigeratas, quo humor faltem ab eis
deficcetur, in vas figulinum componito, eodemque modo
ut dictum eft glebas cimoliae indito, ita rofae fubfternan-
tur rurfusque inter glebas eaedem imponantur, deinde
operculo addito combibere finito. Ufus jam demonftra-
tus eft.

Cap. VI. [*De furfuratione.*] Quibusdam fe fcalpen-
tibus, furfuribus fimilia ex capitis cute decidunt et pro-
pterea furfurationem medici hoc fymptoma appellant a
vitiatis ichoribus provenientem, quas confumere fcopus eft
eis, qui malum hoc fanare volunt. Manifeftum igitur eft
difcufforia et exterforia pharmaca adhibenda effe, praepa-
rato prius univerfo corpore, fi vitiatis humoribus repletum
videatur, in omnibus enim hujus rei meminiffe oportebit,
etiam fi aliquando in fermone relinquatur. Admifcuerunt
autem quidam praedictis pharmacis quaedem aftringentia,
quo per ea affecta pars corroboretur, ut ne facile in fe
ipfam fufcipiat influentes humores ferofos, fed refiftat eos-

ἀποκρούοιτο, καὶ διὰ τοῦτο καὶ Ἀρχιγένης ἐπὶ τοῦ διὰ χαλ-
κάνθου συντιθεμένου φαρμάκου προσέγραψε [346] κατὰ λέ-
ξιν οὕτως. τουτ᾽ ἐνεργεῖ ὡ; μηδὲν τὸ λοιπὸν γενέσθαι. Κρί-
των μὲν οὖν ἐν τῷ τρίτῳ τῶν κοσμητικῶν τὴν τῶν τοιού-
των φαρμάκων ὕλην ἔγραψεν, εὐθέως κατὰ τὴν ἀρχὴν τοῦ
βιβλίου, καὶ διὰ τοῦτο, καθάπερ ἀρτίως εἶπον, οὐκ ἀναγκαῖον
ἐμὲ γράφειν αὐτὰ πάντων ἐχόντων τὰ βιβλία. τῶν δ᾽ ὑπ᾽
Ἀρχιγένους γεγραμμένων μνημονεύσω μάλιστα, ἐπειδὴ καὶ
προσέγραψεν αὐτῶν ἐνίοις τὸ μὴ αὖθις ἐᾶν γενέσθαι τὸ
σύμπτωμα, γράφει δὲ οὕτω πως αὐτοῖς ὀνόμασιν. δίαιτα δὲ
ἔστω τούτοις ἄφυσος μηδὲν τῶν παχυχύμων ἔχουσα, οἷά
ἐστιν ὕδρα, μύκητες, βολβὸς, ὄσπριον καὶ κρέα μάλιστα βό-
ειον καὶ τὰ ὅμοια. ἔστω δὲ τὰ προσφερόμενα εὔχυλα, εὔ-
πεπτα καὶ προσπλεκέσθω μέλι ταῖς τροφαῖς. ἔμβαμμα, ὄξος
μετὰ ἑψήματος, ἄρτυμα, κύμινον, μάραθρα. τῶν δὲ ἄλλων
πεφεισμένη ἡ χρῆσις ἔστω καὶ μάλιστα τραγήματος παντὸς
φείδεσθαι καὶ οἶνος λευκὸς καὶ λεπτὸς χρήσιμος εἰς ἡδονὴν

que repellat, et ob hoc fane Archigenes in pharmaco ex
atramento futorio compofito haec verba adjecit. Hoc in-
quit adeo efficax eſt, ut neque finat in poſterum fieri.
Crito quidem in tertio libro de ornatu ejusmodi pharma-
corum filvam fcripfit in principio ſtatim ipfius libri. Quare,
velut paulo ante dixi, minime neceſſarium eſt me ipfa hic
rurfus defcribere, cum omnes illius habeant libros. Cae-
terum quae Archigenes fcripfit, indicabo ob id maxime,
quod quibusdam ex eis afcripferit, quod non permittant
fymptoma hoc rurfus fieri. Scribit autem hoc modo fuis
ipfius verbis. Victus ratio conſtituatur ſtatus expers, nihil
ex craffi fucci cibis habens, quales funt tubera, fungi, bulbi,
legumina, carnesque maxime bubulae, ac quae fimilia exi-
ſtunt. Sint autem cibi, quibus vefcuntur, boni fucci, faci-
les concoctu et mel iisdem addatur. Intinctus conferunt
acetum cum fapa. Condimenta cuminum et foeniculum,
aliis parce ntantur et a bellariis omnibus maxime abſti-
neant. Vinum conducit eis album et tenue, voluptatis vero

ΤΩΝ ΚΑΤΑ ΤΟΠΟΥΣ ΒΙΒΛΙΟΝ Δ. 461

Ed. Chart. XIII. [346.]   Ed. Baf. II. (165.)
δὲ ὁ γλυκὺς καὶ τὸ οἰνόμελι. ὀπώρας ἄριστον σταφυλὴ μα
ρανθεῖσα, εἶτα σῦκα πρὸ τροφῆς σιτεῖσθαι ἄμεινον. εὐπε
ψίας δὲ παντὸς μᾶλλον φροντιστέον, περίπατοι πρᾳεῖς πλεῖ
στοι καὶ ἕωθεν καὶ δείλης ἄριστοι. ψυχρολουσία βαλανείων
κρείττων. θερμολουτοῦντι δὲ ἀνοίκειον ἡ πολλὴ διατριβὴ ἐν
τῷ ἀέρι καὶ ἡ κατὰ κεφαλῆς περίχυσις μᾶλλον τῆς ἐμβά
σεως ἀμείνων καὶ μετὰ ταῦτα δαψιλῶς τῷ ψυχρῷ ἀνάψυχε.
ὑπνοῦν εἰς κόρον χρήσιμον. ὀργῆς καὶ θυμοῦ καὶ ἡλιώσεως
καὶ σφοδρᾶς ψύξεως ἀπέχεσθαι καὶ πάντων τῶν τὴν κεφα
λὴν πληρούντων. Ἀρχιγένους πρὸς πιτυρίασιν. ἐφ᾽ ὧν δὲ
πίτυρα ἐν τῇ κεφαλῇ ἐστιν, προσμίξας τήλει μετὰ τεύτλου
χυλοῦ καὶ νίτρου, κιμωλίαν χολῇ βοείᾳ ἢ ὑείᾳ καὶ ὄξει φυ
ρῶν κατάχριε, εἶτα μεθ᾽ ὥραν ἀποκλύσας ἐπίχριε χαλκάνθῳ
καὶ νίτρῳ μετ᾽ ἐλαίου λείοις ἢ μυροβάλανον καὶ κύαμινον
ἄλευρον, ἴσα λεάνας ἐν ὕδατι ἕψε καὶ σμῶ. ἄλλο. ἀμυγδάλοις
πικροῖς λελεπισμένοις μεθ᾽ ὕδατος ἢ ὄξους σμῶ. ὅταν δὲ
ξηρανθῶσιν αἱ τρίχες, ἀπόπλυνε θερμῷ. ἢ μαλάχην ἀγρίαν

gratia dulce et vinum mulfum. Ex fructibus optima eſt uva
arefacta, deinde ficus, quibus ante cibum reliquum vefci
praeſtat. Verum ante omnia bonae concoctionis cura habenda eſt. Deambulationes lenes plurimae et mane et vefperi optimae ſunt. Lavatio ex frigida balneis praeſtat. Si
vero quis calida lavit, incongrua ei eſt longior in aëre
mora, et perfuſio capitis prae folio eſt eligenda, poſtea vero
larga frigidae aſſuſione refrigerato. Dormire ad fatietatem
usque utile eſt. Ira, indignatio, verſatio in ſole et vehemens
refrigeratio vitanda omnia item quae caput replent. Archigenis ad furfurationem capitis. Quibus furfures caput
occuparunt, his cum foenugraeco, betae fucco ac nitro praefrictis et exterſis cimoliam felle bubulo aut fuillo acetoque
fubactam illine. Deinde poſt horam ablue atramentumque
futorium ac nitrum cum oleo trita illine. Aut myrobalanum et fabaceam farinam aequali pondere trita in aqua
coque et aſſrica. Aliud. Amygdalas amaras decorticatas
cum aqua aut aceto aſſrica, cumque exaruerint capilli, calida ablue. Aut malvam ſilveſtrem aqua marina ad decimae

Ed. Chart. XIII. [346.]   **Ed. Baf. II. (165.)**

ἐν θαλάσσῃ ἑψήσας μέχρι τὸ δέκατον λειφθῇ λέαινε καὶ σμῶ.
ἢ νίτρου ἀφρὸν καὶ χάλκανθον, ἴσα μετ᾽ οἴνου χρῶ τρὶς ἢ
τετράκις τοῦ μηνός. τοῦτο ἐνεργεῖ ὡς μὴ τὸ λοιπὸν γενέ-
σθαι. ἢ τρυγὶ οἴνου Ῥοδίου ἢ κισσήρει καὶ νίτρῳ, ἴσοις
μετὰ θέρμων σμῆχε. ἢ κιμωλίᾳ μετὰ τήλεως ἀποβρέγματος
ἢ νίτρῳ ὀπτῷ καὶ βολβῷ, τούτοις ἅμα ὅλοις ἴσοις σμῶ. ἢ
πίσσης ὑγρᾶς ὀῤῥὸν καταχρίσας στυπτηρίαν ἐπίπασσε.

Κεφ. ζ. [Περὶ φθειριάσεως.] Φθειρῶν γένεσις ἐν τῇ
κεφαλῇ συμβαίνει τισὶν ἀθρόως. παμπόλλων ἐξ ὑγρῶν δηλο-
νότι θερμῶν μὲν, οὐ μὴν εἰς τοσοῦτον ἡκόντων θερμότητος
εἰς ὅσον ἤκουσιν οἱ δριμεῖς ἰχῶρες, ὥστε δῆλόν ἐστιν ἐν τῷ
βάθει τοῦ δέρματος γίγνεσθαι τὴν διάθεσιν τῆς φθειριά-
σεως, ἔνθα καὶ γεννᾶσθαι τὰ ζῶα ταῦτα δυνατόν ἐστιν, οὐκ
ἐπιπολῆς τοῦ δέρματος, ἐν ᾧ τὴν πιτυρίασιν ἐλέγομεν συνί-
στασθαι. φάρμακα τοίνυν αὐτῶν ἀναγκαῖον εἶναι ξηραντικὰ
καὶ μᾶλλον ἐκ τοῦ βάθους ἕλκειν τε καὶ κενοῦν δυνάμενα
τῶν πρὸς τὰς πιτυριάσεις ἁρμοττόντων. αὕτη μὲν ἡ μέθο-

partis refiduum coctam terito et affricato. Aut nitri fpumam
et atramentum futorium, aequis partibus cum vino ter aut
quater in menfe affricato, hoc adeo efficax eft, ut neque
in pofterum fiant. Aut vini Rhodii faecem et pumicem et
nitrum, pari pondere cum lupinis affrica. Aut cimoliam
cum foenigraeci cremore adhibe. Aut nitrum affatum et
bulbum. Aut haec omnia fimul pari pondere laevigata
affrica. Aut ubi picis liquidae ferum illeveris, alumen in-
fperge.

Cap. VII. [*De morbo pediculari.*] Pediculorum ge-
neratio quibusdam in capite contingit acervatim, ex multis
videlicet humoribus calidis quidem, fed non ad tantam
caliditatem progreffis, ad quantam perveniunt acres ichores.
Quare manifeftum eft in profundo cutis pedicularis morbi
affectionem fieri, ubi etiam animalia haec generari poffibile
eft non in fuperficie cutis, in qua furfures confiftere dixi-
mus. Pharmaca itaque ipforum neceffario exiccantia funt
et quae ex alto trahere ac evacuare poffunt magis utique
quam ea quae furfuribus conveniunt. Atque haec quidem

δος αὐτῶν τῆς συνθέσεως. τὸ δὲ τῆς πεπειραμένης ὕλης,
δεῖ γὰρ ἐν ἅπασιν, ὡς ἔφην, μάλιστα προσέχειν καὶ θαρῥεῖν
τοῖς ὑπὸ τῆς πείρας μαρτυρηθεῖσιν, ἐν μὲν τῷ τρίτῳ τῶν
Κρίτωνος κοσμητικῶν γέγραπται. παραθήσομαι δὲ καὶ νῦν
ἐγὼ τὰ τοῦ Ἀρχιγένους ὡδί πως ἔχοντα κατὰ λέξιν. [347]
βοηθήματα φθειριάσεως. ἐπὶ δὲ φθειριώντων ♃ σταφίδος
ἀγρίας μέρη δύο, σανδαράχης καὶ νίτρου ἀνὰ μέρος α΄. σὺν
ὄξει καὶ ἐλαίῳ ἄλειφε τὴν κεφαλήν. ἢ ῥοῦν τὸν ἐπὶ τὰ ὄψα,
σὺν ἐλαίῳ λεάνας ἄλειφε ὁμοίως. ἢ ὀξυλαπάθου ῥίζαν μετ᾽
ἐλαίου ὁμοίως, ἢ ἐλλέβορον λευκὸν καὶ (166) σταφίδα ἀγρίαν
καὶ νίτρον, ἴσα μετ᾽ ἐλαίου ἐν βαλανείῳ χρῶ. ἢ ἐν θαλάσσῃ
ἢ ἐν ἅλμῃ ἀκράτῳ μετ᾽ ὄξους κατάντλει. εἰ δὲ ἐψίλωται,
τῇ ἀγρίᾳ σταφίδι μετ᾽ ὀξελαίου κατάπλασσε. ἢ στυπτηρίαν
λείαν μετ᾽ ἐλαίου κατάχριε.

Κεφ. η΄. [Περὶ ἀχώρων.] Ἔν τι τῶν ἐν τῷ δέρματι
τῆς κεφαλῆς γιγνομένων παθῶν ἐστιν ὁ καλούμενος ἀχὼρ,
ἐκ μὲν τοῦ γένους τῶν παρὰ φύσιν ὄγκων ὑπάρχων, ἰδίας

methodus eſt ea componendi. Verum ſilva eorum, quae
experientia conſtant, oportet enim, ut dixi, in omnibus
maxime attendere, ac conſidere his quibus experimentum
teſtimonium praebet, in tertio libro Critonis de ornatu
ſcripta eſt. Apponam autem etiam nunc ego ab Archigene
ſcripta hac ſerie verborum. *Remedia morbi pedicularis.*
Morbo pediculari affectis haec conferunt. ♃ Staphidis ſil-
veſtris partes ij, ſandarachae et nitri utriusque partem j,
cum aceto et oleo capiti illine. Aut Rheon qui in obſonia
additur, cum oleo tritum ſimiliter illinito. Aut oxylapathi
radicem cum oleo eodem modo. Aut veratrum album et
ſtaphidem ſilveſtrem et nitrum, pari pondere cum oleo in
balneo adhibe. Aut aqua marina aut muria meraca cum
aceto perfundito. Quod ſi nuditas pilorum adſit, ſilveſtrem
ſtaphidem emplaſtri more cum oleo et aceto imponito. Aut
alumen tritum cum oleo illinito

Cap. VIII. [*De achoribus.*] Inter affectiones cutis
capitis connumeratur quoque ea quae achor appellatur,
ex genere tumorum praeter naturam exiſtens, propriam

δὲ ἐξαιρέτου προσηγορίας τυχὼν, ἐπὶ τῇ τῶν συμπτωμάτων
ἰδιότητι. λεπτοῖς γὰρ πάνυ τρήμασι κατατιτρᾶται, νοτίδα
λεπτὴν ἔχουσιν ὑγρότητος ἀτρέμα γλίσχρου· πλησιάζει δὲ
αὐτῷ κατὰ τὴν ἰδέαν ἕτερον πάθος τοῦ δέρματος ὃ κα-
λοῦσι κηρίον, ἐπειδὴ τὰς κατατρήσεις ἔχει μείζονας, ὑγρό-
τητά τε περιεχούσας ὑμηττίῳ μέλιτι παραπλησίαν. ἡ γένεσις
δ᾽ αὐτοῖς ἐξ ὑγρότητός ἐστι μικτῆς, τὸ μέν τι λεπτὸν ἰχῶρα
δακνώδη, τὸ δέ τι παχὺν ἐχούσης χυμόν. ὁ μὲν οὖν λεπτὸς,
ἅτε δακνώδης ὢν, τὰ μὲν πρῶτα κνησσᾶν αὐτὰς ἀναγκάζει,
τῷ χρόνῳ δ᾽ ἐπὶ ταῖς κνήσεσιν, ὅ τ᾽ ὄγκος αὐξάνεται τά
τε τρήματα κατ᾽ αὐτῶν συνίσταται. δῆλον οὖν ὅτι κενῶσαι
χρὴ τοὺς ἐργαζομένους τὸ πάθημα χυμούς. εἰ δὲ ἐπιῤῥέοιεν
ἔτι, κωλῦσαι πρότερον τὴν ἐπιῤῥοὴν τῇ τε τῆς κεφαλῆς κε-
νώσει καὶ πρὸς αὐτοῖς ὅλου τοῦ σώματος ὡς ἐπὶ τῶν
ἀλωπεκιῶν προείρηται. μικροῦ δὲ τοῦ παθήματος ὄντος ἀρ-
κεῖ πολλάκις μόνα τὰ τοπικά τε καὶ μερικὰ προσαγορευό-
μενα, χωρὶς τῆς τοῦ παντὸς σώματος κενώσεως. ἁρμόσει δ᾽

autem et fingularem appellationem nacta ob fymptomatum
quae ad eam confequuntur proprietatem, valde enim tenui-
bus foraminibus eroditur, quae tenuem in fe humorem
modice vifcofum complectuntur. Ad fimilitudinem vero ejus
proxime accedit alia cutis affectio, quae favus vocatur,
majora tantum foramina habens, in quibus humor melli
quod eft in favis fimilis continetur. Generatio ipfis ex
humore mixto eft, qui partim tenuem ferofumque ac mor-
dacem, partim vero craffum fuccum in fe habet. Tenuis
itaque humor, utpote mordax, primum quidem ad fcalpen-
dum ipfos impellit, progreffu vero temporis ad fcalpturam
tum tumor augefcit tum foramina in ipfo erumpunt. Ma-
nifeftum igitur eft evacuare oportere humores affectionem
ipfam efficientes. Qui fi etiam influant amplius, prohiben-
dus primum eft ipforum influxus per capitis evacuationem
atque totius corporis purgationem, velut in alopeciis eft
proditum. At vero fi parva affectio exiftat, fola topica et
localia appellata remedia, quae fcilicet locis affectis adhi-
bentur, citra totius corporis evacuationem fuffecerint. Con-

ΤΩΝ ΚΑΤΑ ΤΟΠΟΥΣ ΒΙΒΛΙΟΝ Δ. 465

Ed. Chart. XIII. [347.]   Ed. Baf. II. (166)

αὐτοῖς διὰ μὲν τὸ πάχος καὶ τὸ γλίσχρον τοῦ γεννῶντος αὐτοὺς χυμοῦ τὰ τέμνοντα τοῦτο φάρμακα, ἱῇ δυνάμει δὲ αὐτῶν ὑπάρχοντα ἐξ ἀνάγκης τοῦ διαφορεῖν καὶ ἀναστέλλειν. καὶ τῷ ὄξει δὲ ἐξαίρετόν τι πρόσεστιν ἐκ τῶν τεμνόντων ὄντι, πρὸς τῷ διαφορεῖν ἀναστέλλειν τε καὶ ἀποκρούεσθαι τὸ ἐπιρῥέον, ὡς ἂν ἔχοντι μὲν κατὰ τὴν οὐσίαν ὀλίγον θερμὸν, ἔχοντι δὲ τὸ πλεῖστον αὐτῆς ψυχρὸν λεπτομερές. ἐδείχθη γὰρ ὂν τοιοῦτον ἐν τῷ πρώτῳ περὶ τῆς ἁπλῶν φαρμάκων δυνάμεως. ἔστω τοιγαροῦν ὀξὺ τὸ ὄξος ἀκριβῶς, οὐδὲν ὅλως ἐμφαῖνον οἴνου ποιότητος, καὶ τοῦτο δεύων ἄλλοτε ἄλλῳ τῶν μεταλλικῶν ὀνομαζομένων φαρμάκων ἰάσῃ τοὺς ἀχῶρας. ἄρξαι δὲ ἀπὸ τῶν ἀσθενεστέρων καὶ μάλιστ᾽ ἂν ὀδύνη τις αὐτοῖς συνῇ. κιμωλία τε οὖν ἐπιτήδειος εἰς τοῦτο καὶ ἡ Κρητικὴ καὶ ἡ Λημνία γῆ, πομφόλυξ τε καὶ σπόδιον καὶ λιθάργυρος, ἤ θ᾽ ἁπαλὴ καδμεία. μὴ παυομένου δ᾽ ἐπὶ τούτοις, τὸ διὰ τοῦ γάρτου φάρμακον ξηρὸν ὄξει δεύσας ἐπίχριε. δῆλον δ᾽ ὅτι προαφελὼν τὰς τρίχας ταῦτα

venient autem ipfis ob craffitiem videlicet et vifcofitatem humoris eas generantis pharmaca quae ipfum incidant quaeque facultate fua neceffario difcutiant et repellant. Atqui acetum ex incidentium ordine exiftens ultra hoc, quod difcutit, praecipuum quiddam in fe habet quo reprimit ac quod influit depellit, utpote quod fubftantia fua parum calidum eft, plurimum vero frigidum et partium tenuium: tali namque facultate praeditum effe in primo de fimplicium medicamentorum facultate demonftratum eft. Sit itaque acetum exquifite acidum, in quo nulla penitus vini qualitas appareat, hoc ipfo fane pharmaca metallica appellata modo hoc modo aliud imbues achoribusque ex eis medeberis. Incipere autem ab imbecillioribus praeftat, praefertim fi dolor fimul ipfis adfit. Cimolia igitur ad hanc rem apta eft et Cretica Lemniaque terra et Samia, pompholyxque et fpodium, fpuma argenti et cadmia tenella. Quod fi neque ex his quiefcat malum, pharmacum ex charta ficcum aceto dilutum illinito. Neque obfcurum eft

Ed. Chart. XIII. [347. 348.]　　　　Ed. Baf. II. (166.)

πράξεις. ἐὰν δὲ δριμύτερόν σοι φαίνοιτο τὸ διὰ χάρτου,
μίξεις αὐτῷ λιθάργυρον. εἰ μὲν αὐτάρκως ἐκλῦσαι βούλοιο
τὴν δῆξιν αὐτοῦ, τὴν ἴσην ἐν ὄγκῳ μίξεις· εἰ δ᾽ ἐπιτεῖναι
βούλοιο, βραχέως ἐλάττονα, καθάπερ εἰ καὶ πλεῖστον ἐκλῦσαι
βουληθείης, πλέονα. μὴ παρόντος δέ μοι τοῦ διὰ χάρτου
ποτὲ κατ᾽ ἀγρὸν, ἐπὶ τῆς τοῦ πάσχοντος οἰκήσεως θεασά-
μενος χαρτίον ἄχρηστον, αἰτήσας ἐλλύχνιον, εἶτα καύσας τὸ
χαρτίον [348] καὶ δεύσας ὄξει κατέχρισα τὸν πεπονθότα
τόπον, ἀξιώσας τὸν ἄνθρωπον ἥκειν εἰς ἐμὲ κατὰ τὴν ὑστε-
ραίαν. ᾔδειν γὰρ ὅτι σκληρόσαρκος ὢν οἴσει τὸ φάρμακον.
ὡς δὲ ἀφικόμενος ὀλίγου δεῖν τεθεράπευτο, μεταβῆναι μὲν
ἐφ᾽ ἕτερον οὐκέτ᾽ ἐδικαίωσα, τῷ δ᾽ αὐτῷ χρῆσθαι συμβου-
λεύσας ὑγιῆ τελέως ἐθεασάμην γεγονότα κατὰ τὴν ὑστε-
ραίαν. συνετοῦ οὖν ἀνδρός ἐστι χρεία, καθάπερ εἴρηται πολ-
λάκις, ἐπιστήμονός τε τῆς τε τῶν θεραπευομένων παθῶν
οὐσίας καὶ τῆς τοῦ κάμνοντος φύσεως, ὥσπερ γε καὶ τῆς
δυνάμεως τῶν φαρμάκων, οὐ κατὰ τὸ γένος μόνον, ἀλλὰ
καὶ κατὰ τὴν ποσότητα γιγνώσκειν, ὡς στοχάζεσθαι καθ᾽

tollendos prius capillos antequam talia admoveas. Si vero
acrius tibi ex charta pharmacum appareat, mifcebis ipfi
argenti fpumam, fiquidem abunde mordacitatem ejus exol-
vere velis pari copia, fi vero pauxillum mitigare velis,
minori, quemadmodum etiam fi plurimum ejus vim exol-
vere placeat, majorem ejus copiam addes. Porro quum
aliquando ruri degenti mihi pharmacum ex charta ad ma-
num non effet, confpecta in aegri domo inutili alias charta
faculam poftulavi, exuftaque charta ac aceto diluta partem
affectam illevi hominemque ad me poftridie venire juffi;
fciebam enim, quod quum durae carnis effet, pharmacum
ferre poffet, qui ubi veniffet parum aberat quin curatus
effet, quare ad aliud pharmacum non tranfivi, fed eodem,
uti juffum, poftera die perfecte fanitati reftitutum confpexi.
Prudenti igitur viro, quod faepe jam dixi, opus eft et qui
tum curandorum morborum fubftantiam tum aegri natu-
rum probe norit. Infuperque pharmacorum facultatem non
juxta genus tantum, fed et juxta quantitatem cognofcat,

ΤΩΝ ΚΑΤΑ ΤΟΠΟΥΣ ΒΙΒΛΙΟΝ Δ. 467

Ed. Chart. XIII. [348.]　　　　　　　Ed. Baf. II. (166.)

ἡμέραν ἑκάσιην, ὁποίου δεῖται βοηθήματος. ἐν γὰρ τῷ τὸ
προσενηνεγμένον ἐπὶ τῆς προτεραίας φάρμακον ἐπιτείνειν ἢ
ἐκλύειν εἰς ὅσον ὑπαγορεύει τὸ πάθος ἡ προσήκουσα θερα-
πεία γίγνεται. πρὸς ἀχῶρας φλεγμαίνοντας. ἐὰν δέ ποτε περι-
πέσῃς ἀχῶρι φλεγμονώδει τε καὶ ὀδυνώδει, παρηγορήσεις δη-
λονότι τὴν ὀδύνην αὐτοῦ πρότερον ὑγρῷ φαρμάκῳ, πεπτικῷ
τε καὶ μαλακτικῷ καὶ ἀδήκτῳ, ὁποῖόν ἐστι τὸ πάρυγρον
ὑπό τε Ἥρα καὶ ἄλλων πολλῶν γεγραμμένον. εὔδηλον δ᾽
ὅτι τοῦτο αὐτὸ μαλάξας ἐπὶ τῆς χειρὸς διὰ σπαθομήλης
ἅμα ῥοδίνῳ καὶ ποιήσας ἐπίχριστον οὐκ ἔμπλαστον οἷον
ἐξ ἀρχῆς ἦν ἐπιθήσεις. ἐπιτήδεια δὲ ἐν τῷ τοιούτῳ καιρῷ
καὶ τὰ πρὸς τὰς ὀδυνωμένας ἐφ᾽ ἕλκεσιν ἢ ῥήξεσιν ἕδρας
ἁρμόττοντα. περὶ ὧν εἰρήσεται κατὰ τὸν οἰκεῖον λόγον ἢ
καιρὸν, ὥσπερ γε καὶ τὰ τοὺς καρκίνους παρηγοροῦντα.
ταῦτα οὖν ἅπαντα προεσκεμμένῳ σοι καὶ ἡ τῶν κατὰ μέ-
ρος φαρμάκων ποικιλία γνωσθήσεται χρησίμως. ἧς ἄρξομαι

quo fingulis diebus quali praefidio opus fit conjectet. In
extendenda enim aut exolvenda pharmaci quod prioribus
diebus admotum fuit facultate, in quantum fane affectio ipfa
indicat, congrua curatio confiftit. *Ad achoras inflammatos.*
Quod fi quando in ulcus manans inflammatum fimul et
dolorofum incidas, lenies primum per humidum concocto-
riumque, ac emolliens et acrimoniam arcens pharmacum
dolorem. Tale autem eft parygrum appellatum, ab Hera
aliisque plurimis defcriptum. Satis manifeftum autem eft,
quod ipfum in manu per fpecillum latum cum rofaceo
emollitum et ad unguenti formam redactum, non emplaftri
forma, qualem a principio habebat, adhibere oportet. Con-
veniunt etiam hoc tempore ea, quae ad fedem ex ulceri-
bus aut rupturis dolentem faciunt, de quibus privatim
deftinato fermone ac tempore diretur. Sicut etiam conve-
niunt ea, quae cancros mitigant. Haec igitur omnia ubi
prius confideraveris, etiam particularem pharmacorum va-
rietatem utiliter cognofces. De qua ego quoque dicere ag-

Ed. Chart. XIII. [348.]   Ed. Baf. II. (166.)

κᾀγὼ, τὰ παρὰ τοῖς ἀρίστοις ἰατροῖς ἐπηνημένα φάρμακα
γράψας ἐφεξῆς.

[Περὶ ἀχώρων 'Αρχιγένους.] Ἅ ἔγραψεν 'Αρχιγένης περὶ
ἀχώρων ἐν τῷ πρώτῳ περὶ τῶν κατὰ γένος φαρμάκων.
ἐφ' ὧν δὲ ἀχῶρες ἢ ἐκζέσματα ἢ ἐξανθήσεις τινές εἰσι περὶ
τὴν κεφαλὴν μεθ' ἑλκώσεως, ἀπεχέσθωσαν μὲν παντὸς δρι-
μέος τε καὶ ἁλμυροῦ, ἔτι δὲ ὀξέος. εἶτα ξυρήσας τὰς τρί-
χας ἢ τρὶς ἢ πλεονάκις ἑκάστης ἡμέρας πλύνας θερμῷ, ἐνα-
φεψημένης μυρσίνης ἢ σχίνου ἢ βάτου ἢ βρυωνίας ἢ συκα-
μίνου ἢ θέρμων ἢ φακῶν ἢ ἀσπαράγου ῥίζης, καὶ μάλιστα
ὅταν ἰχῶρες πλείονες ἐκρέωσιν, κατάπλασσε ἰτέας φύλλοις
μεθ' ὕδατος ἢ φακῷ μετὰ μέλιτος ἢ ἀσπαράγου ῥίζῃ ἐφθῇ
ὁμοίως ἢ μίξας τῆλιν ἐν τεύτλου χυλῷ βεβρεγμένην, χρω
ταῖς πεπειραμέναις λιπαραῖς. ἄλλο ἄκρως ποιοῦν. πίτνος
φλοιὸς μετὰ κηρωτῆς ἢ καδμία μετ' ἐλαίου παλαιοῦ κατα
χριομένη ἢ κινναβάρει ὁμοίως κατάπλασσε λείῳ μίξας αὐτῷ
μύρτα ἢ κόγχας ὀστρέων κεκαυμένας, ἕκαστον αὐτῶν μετὰ

grediar, medicamenta apud praeftantiffimum quemque medi-
cum laudata ordine fcripturus.

[De achoribus Archigenis.] Archigenes in primo de
medicamentis fecundum genus ad achoras fic fcripfit. In
quibus achores aut papulae fervidae aut eruptiones circa
caput ulcerofae funt ab omni acri et falfo abftineant item-
que aceto. Deinde derafis capillis aut ter aut faepius quo-
tidie ex calida, in qua myrtus aut lentifcus aut rubus aut
bryonia aut fycomorus aut lupini aut lentes aut afparagi
radix incocta fint lotis, et maxime ubi multa fanies efflu-
xerit, falicis folia ex aqua emplaftri more apponito, aut
lentem cum melle aut afparagi radicem coctam eodem modo.
Aut foenumgraecum betae fucco maceratum pinguibus em-
plaftris ufu cognitis admifceto ac utitor. *Aliud praeclare
faciens.* Pinus corticem cum aceto. Aut cadmiam cum oleo
veteri illinito. Aut cinnabari fimiliter emplaftri more utere
laevigato. Licebit et myrti baccas aut hordeum uftum aut
argenti fpumam aut ceruffam aut oftreorum teftas uftas
admifcere, fingula etiam cum oleo veteri illinire. Aut

ΤΩΝ ΚΑΤΑ ΤΟΠΟΥΣ ΒΙΒΛΙΟΝ Α 469

Ed. Chart. XIII. [348. 349.]   Ed. Baf. II. (166. 167.)

παλαιοῦ ἐλαίου κατάχριε, ἢ σπόδιον καὶ μάνναν ἐν οἴνῳ. εὐ-
τόνως ποιεῖ καὶ χαλκῖτις μετ᾽ ὄξους καὶ ἐλαίου παλαιοῦ
καταχριομένη. ἢ τεύτλου ἀφεψήματι μετ᾽ ὀλίγης κιμωλίας, ἐν
βαλανείῳ μίξας ἅλας καὶ οἶνον. ἢ ὑοσκύαμον καὶ ἀείζωον
μικρὸν, λεῖα σὺν ῥοδίνῳ μελιτῶδες ποιῶν κατάχριε. ἢ κα-
θάρας τὰ ἕλκη τινὶ τῶν σμηγμάτων, οἷον κιμωλίᾳ πεφρυ-
γμένη σὺν οἴνῳ, ἢ τρυγὶ οἴνου ῥοδίου κεκαυμένῃ σὺν ὄξει
παλαιῷ καλῶς ἢ σικύου ἀγρίου ῥίζης ἀφεψήματι κατάντλει.
ἢ τραγάκανθαν ἢ λιθάργυρον ἢ σανδαράχης τὸ διπλοῦν σὺν
οἴνῳ ἢ καὶ μυρσίνῳ ὡς λιπαρῷ κατάχριε. ἢ λιθαργύρῳ καὶ
ἀσβέστῳ, ἴσοις μετ᾽ ὄξους καὶ ἐλαίου κατάχριε. ἢ χαλκίτει
μετὰ μυρσίνου [349] ἢ χολῇ ὑείᾳ ὑγρᾷ κατάχριε. ταῦτα
μὲν ὁ Ἀρχιγένης ἔγραψεν, οὐ μόνον ἐμπειρικὴν ποιησάμε-
νος διδασκαλίαν, ἀλλὰ καὶ ἀδιόριστον. εὑρεῖν γοῦν ἔστι παρὰ
τοῖς ἐμπειρικοῖς, ὅσοι γε αὐτῶν οὐκ ἐν λόγοις ἐριστικοῖς
κατέτριψαν τὸν βίον, ἀλλ᾽ ἐν τοῖς τῆς ἰατρικῆς τέχνης ἔρ-
γοις φιλοπόνως ἐγυμνάσθησαν, ἐπί τισι φαινομένοις γνω-
ρίσμασιν ἐναργεῖς διος μοὺς εἰρημένους; (167) ὁποίους κἀγὼ

cinerulam et mannam ex vino. Egregie conftanter facit et
chalcitis cum aceto et oleo veteri illita. Aut betx:o deco-
ctum cum exigua cimolia fale et vino admixtis in balneo
affrica. Aut hyofcyamum et fempervivum minus, trita cum
rofaceo mellis fpiffitudine illiue. Aut ulceribus ex fmegmate
quopiam repurgatis, terram cimoliam torrefactam cum vino
aut faecem vini Rhodii uftam cum aceto veteri, aut radicis
cucumeris filveftris decoctum adfundito, ac proluito aut
tragacantham aut argenti fpumam aut fandarachae duplum,
cum vino aut etiam cum oleo myrteo aut pingui quopiam
illinito. Aut argenti fpumam et calcem pari pondere cum
aceto et oleo illine. Aut chalcitidem cum myrteo oleo,
vel fuillo felle liquido illine. Haec quidem Archigenes
fcripfit, doctrinam tradens non modo empiricam, fed etiam
indefinitam. Invenire itaque eft apud empiricos, qui fane
non in contentiofis fermonibus vitam contriverunt, fed in
medicae artis operibus diligenter verfati funt, quod in qui-
busdam apparentibus cognitionibus evidentia difcrimina re-

μικρὸν ἔμπροσθεν ἐπὶ τῆς ἀλωπεκίας ἐποιησάμην, ἐρῶ δὲ
καὶ νῦν ἐπ᾿ αὐτῶν ὧν ᾿Αρχιγένης ἔγραψεν φαρμάκων. ἔνια
μὲν γὰρ αὐτῶν ἀχῶρας ἀρχομένους ἄνευ τῆς ἐν ὅλῳ τῷ
σώματι κακοχυμίας ἢ πλήθους ἰᾶται, στυπτικήν τε καὶ ἀπο-
κρουστικὴν ἔχοντα δύναμιν, ἔνια δὲ ἀπειλὴν μεγάλην ἐχόν-
των τῶν ἀχώρων, ἐνίσταται ταῖς αὐξήσεσιν, ἅμα μὲν ἀπο-
κρουόμενα τὸ ἐπιῤῥέον, ἅμα δὲ καὶ συμπέπτοντα καὶ δια-
φοροῦντα τὸ περιεχόμενον, εὔδηλον δ᾿ ὅτι μικτῆς εἶναι χρὴ
δυνάμεως. ἔνια δὲ τοῖς ἐπιπολῆς καὶ μικροῖς ἀρήγει μόνοις,
ἃ χρὴ μέτρια ταῖς δυνάμεσιν εἶναι καὶ μηδὲν ἐρειστικὸν
ἔχοντα ἐκ τῆς διαφορητικῆς ὄντα δυνάμεως. ἄλλα δὲ ἰσχυ-
ρότατα ταῖς δυνάμεσίν ἐστιν, ὡς καὶ τοὺς ὑπὸ παχέων πάνυ
καὶ γλίσχρων ὑγρῶν γεγονότας ἀχῶρας ἐμπεπλασμένους τε
δυσεκνίπτως τῷ δέρματι δύνασθαι κενοῦν, ὥστε κἂν ἤδη
σκιῤῥῶδες ἔχωσί τι, καὶ τοῦτο ἐκμοχλεύειν, κἂν αὐτὴν τὴν
ἕξιν τοῦ δέρματος εἰς καχεξίαν τοιαύτην ἄγῃ, ὡς διαφθεί-
ρειν τὸ ἐπιῤῥέον, εἰ καὶ χρηστὸν εἴη. ταῦτα δέ ἐστι τὰ ἐκ

tulerunt, qualia et ego paulo ante in alopecia feci. Dico
autem et nunc in his quae Archigenes fcripfit medica-
mentis. Quaedam enim ex eis incipientes achoras, citra
cacochymiam in univerfo corpore aut plethoram, fanant,
aftringentem nimirum et repellentem facultatem habentia.
Quaedam vero ubi magnum quoddam malum minantur
achores, eos augeri prohibent, fimul et quod influit repel-
lentia, fimulque quod jam in eis continetur concoquentia
et difcutientia, quae evidens eft mixtae facultatis effe opor-
tere. Quaedam autem eis, quae in fuperficie haerent par-
visque tantum auxiliantur, quae moderatis viribus praedita
effe oportet et nihil quod irritet habere ex difcufforia ni-
mirum facultate. Alia autem viribus omnino robuftiffima
funt, adeo ut etiam achoras ex craffis ac vifcofis humo-
ribus obortos ineluibiliterque cuti infartos evacuare pof-
fint atque id adeo valide, ut etiam fi obduratum quid ha-
beant, id ipfum deturbare valeant, quamvis morbus ipfum
cutis habitum adeo vitiet, ut quod influat corrumpatur, etiam

τῶν δραστικωτάτων συγκείμενα φαρμάκων, ὁποίων ἐμνημόνευσεν ὁ Ἀρχιγένης, ἀναμίξας τοὺς ἅλας τοῖς ἄλλοις διαφορητικοῖς. ἅλες γὰρ καὶ χαλκῖτις καὶ ἡ κεκαυμένη τρὺξ οἴνου καὶ ἡ σανδαράχη καὶ ἡ ἀκατάσβεστος τίτανος ἰσχυρότατα ταῖς δυνάμεσι φάρμακα θερμαίνοντά τε καὶ δάκνοντα καὶ διαφοροῦντα. τούτου δὲ τοῦ γένους εἰσὶ καὶ αἱ χολαὶ τῶν θερμῶν καὶ ξηρῶν ζώων, ὧν οὐκ ἐμνημόνευσεν ὁ Ἀρχιγένης, ἀλλὰ τῆς ὑείας μόνης ἁπασῶν οὔσης μετριωτάτης, ἧς κατὰ τὴν δύναμίν ἐστι καὶ τὸ κιννάβαρι. πλησίον δὲ αὐτοῦ αἵ τε κεκαυμέναι κόγχαι καὶ αἱ κριθαὶ καὶ μετὰ ταῦτα τὸ παλαιὸν ἔλαιον. ὥσπερ δὲ ταῦτα μοχλεύει καὶ τέμνει καὶ διαφορεῖ τὸ βιαίως ἐσφηνωμένον, οὕτως ἀποκρούεται τὰ στύφοντα, τὰ μὲν ἁπλῶς ὄντα ἄμικτα ταῖς ἐναντίαις δυνάμεσι, τὰ δὲ ἐπικρατείᾳ τῆς στυφούσης. μυρσίναι μὲν γὰρ καὶ μύρτα καὶ ὁ τῆς πίτυος φλοιὸς τῶν ἀμίκτων ἐστὶν ἐναντίαις δυνάμεσιν, ὥσπερ καὶ ἡ βάτος καὶ ἡ συκάμινος, εἰ καὶ μετριωτέρας στύψεως ἢ κατὰ τὰ μύρτα

fi utile id exiftat. Haec autem funt ex efficaciſſimis medicamentis compoſita, quale retulit Archigenes, ubi falem ad reliqua difcuſſoria admifcet. Sal enim et chalcitis et vini faex uſta et fandaracha et calx viva fortiſſima viribus me‑ dicamenta funt calefacientia mordentia et difcutientia. Ejus generis eft etiam fel calidorum et ficcorum animalium, quo‑ rum non meminit Archigenes, fed unius fuilli tantum, quod omnium moderatiſſimum exiſtit, ad cujus facultatem etiam proxime cinnabri accedit. Propinquum deinde locum habent conchae uftae et hordeum et poft haec oleum vetuftum. Quemadmodum autem haec emovent, fecant et difcutiunt violenter impactum, fic repellunt aftringentia aliqua qui‑ dem fimpliciter citra contrariae facultatis admixtionem, ali‑ qua vero per dominium aftringentis in eis facultatis. Myrti quidem earumque baccae et pinus cortex ex eorum numero funt, quae non habent contrariae facultatis admixtionem, velut etiam rubus et fycomorus, quamvis moderatius aftrin‑ gant quam myrti earumque baccae, fed tamen aftringendi

καὶ μυρσίνας, ἀλλὰ μετέχει γε ταύτης αἰσθητῶς. μικτῆς δὲ
δυνάμεως τὸ μύρσινόν ἐστιν ἐξ ἐλαίου τε καὶ τοῦ τῶν μύρ-
των ἢ τῆς μυρσίνης χυλοῦ συγκείμενον, ὧν τὸ μὲν ἔλαιον
μαλακτικῆς ἐστι δυνάμεως. ἡ μυρσίνη δὲ καὶ τὰ μύρτα τῆς
στυπτικῆς οὐ μαλάττειν, ἀλλὰ συνάγειν καὶ σφίγγειν πεφυ-
κυίας. ἔστι δὲ τὸ ῥόδινον ἀσθενεστέραν μὲν ἔχον τὴν στύ-
ψιν ἢ κατὰ τὸ μύρσινον, ὅμως γοῦν καὶ αὐτὸ μικτῆς δυνά-
μεώς ἐστιν. ὥσπερ δὲ ταῦτα ταῖς σκευασίαις ἔσχε μικτὰς
δυνάμεις, οὕτως αὐτοφυῶς ἕτερα, καθάπερ ἡ σχῖνός τε καὶ
ἡ κύπερος καὶ οἱ φακοὶ, δέδεικται γὰρ ἐν τῷ περὶ αὐτῶν
λόγῳ τοῦτο. διαφορητικῆς δὲ καὶ ῥυπτικῆς ἄνευ θερμασίας
αἰσθητῆς ἐστι δυνάμεως ὧν ἐμνημόνευσεν ὁ Ἀρχιγένης ἄρτι,
τὸ τεῦτλόν τε καὶ ἡ κεκαυμένη κιμωλία· πρὶν δὲ καυθῆναι
ἀσθενεστέρα τῆς τοῦ τεύτλου δυνάμεως, ἀλλ᾽ ἰσχυροτέρα
ἐστὶν ἡ τοῦ σικύου καὶ ἡ τῆς βρυωνίας καὶ ἡ τοῦ ἀσπα-
ράγου. λιθάργυρος δὲ κιμωλίας μὲν ἀκαύστου γενναιότερον
φάρμακον, ἀσθενέστερον δὲ πολλῷ τῆς τοῦ προκειμένου πά-
θους ἰάσεως. [350] ἡ καδμεία δὲ σύμμετρος ἐπὶ τῶν μέσων

vim fenfibiliter in fe habent. Mixtae autem facultatis eft
oleum myrteum, nam et ex oleo et ex baccarum myrti,
aut ipfius etiam myrti fucco eft compofitum. Oleum autem
ipfum, emollientem habet facultatem. Myrtus autem ejus-
que baccae aftringentem non mollire, fed cogere et ftrin-
gere natam. Rofaceum item quamquam minus quam myr-
teum aftringat, tamen et ipfum mixtae facultatis exiftit.
Quemadmodum autem haec per praeparationem mixtas
vires habent, fic alia fponte naturae talia funt, velut len-
tifcus cyperus et lentes, quod ipfum in fermone de his eft
demonftratum. Caeterum difcufforia et repurgatoria citra
fenfibilem caliditatem facultate praeftant ex eis, quae jam
Archigenes retulit, beta ipfa et cimolia ufta, priusquam
vero uratur, imbecillior viribus quam beta eft. Sed fortior
his eft cucumeris et bryoniae ac afparagi facultas. Spuma
vero argenti praeftantius quidem quam cimolia ufta phar-
macum eft, multum vero debilius quam ad propofitae affe-
ctionis fufficiat medelam. Cadmia autem moderate habet

ΤΩΝ ΚΑΤΑ ΤΟΠΟΥΣ ΒΙΒΛΙΟΝ Δ. 473

Ed. Chart. XIII. [35o.]   Ed. Baf. II. (167.)

κατὰ μέγεθος ἀχώρων. ἀδήκτως δὲ ξηραίνει τὸ σπόδιον, ἡ
δὲ μάννα καὶ πέττει. τὸ ἔλαιον δὲ, ὡς εἶπον ἄρτι, χαλαστι-
κῆς μέν ἐστι δυνάμεως, ἀλλ᾽ οὐκ ἰσχυρᾶς γε ταύτης, καὶ διὰ
τοῦτο εὐνίκητον γίγνεται κατὰ τὴν μίξιν, ὡς μετὰ μὲν τῶν
ἐμπλαστικῶν καὶ ψυκτικῶν, οἷόν ἐστι τὸ ψιμμύθιον, ἐκεῖνο
μᾶλλον ἐγχωρεῖ ἐπιδείκνυσθαι τὴν ἑαυτοῦ δύναμιν, ὡς συνά-
γειν τε καὶ πιλοῦν καὶ σφίγγειν τὴν οὐσίαν ὧν ψαύει σω-
μάτων. ἀναμέμικται δὲ ταῦτα πάντα κατὰ τὸν Ἀρχιγένειον
λόγον, οὔτε ἐπὶ ποίων ἀχώρων οὔτε πότε χρηστέον ἑκάστῳ
διορίσαντος αὐτοῦ. χρῆται δὲ καὶ οἴνῳ κατὰ τὸν λόγον, οὐ
προσθεὶς ὁποίῳ, καίτοι παμπόλλη διαφορὰ καὶ κατὰ τοὺς
οἴνους ἐστί· ὁ μὲν γάρ τις αὐστηρὸς, ὁ δὲ στρυφνὸς, ὁ δὲ
γλυκὺς, ὁ δὲ δριμὺς ὑπάρχει σαφῶς. ἔνιοι δὲ καὶ πλείους
ἅμα ποιότητας ἐμφαίνουσιν, ἔχοντές τέ τι καὶ γλυκὺ καὶ
στῦφον καὶ δριμύ. ὅταν οὖν ἁπλῶς τις γράφῃ δεύειν οἴνῳ
τόδε τι, στοχάζεσθαι χρὴ τὸν ἀναγιγνώσκοντα τίνα σκοπὸν
ἢ σύθεσις ἔχει τοῦ φαρμάκου, καὶ πρὸς τοῦτον ἀποβλέποντα

ad mediae magnitudinis achoras. Citra mordacitatem vero
reficcat cinerula. Manna autem etiam concoquit. Oleum
vero, ut jam dixi, laxantem quidem habet vim, fed eam
non adeo fortem, atque ob id per mixtionem facile exu-
peratur. Itaque ubi fuerit cum obducentibus meatus et re-
frigerantibus permixtum velut eft ceruffa, poffibile eft hoc
magis vim fuam demonftrare, quae eft cogere, obftruere et
aftringere fubftantiam corporum quae contingit. Porro haec
omnia in Archigenis fermone confufa funt, neque in qui-
bus achoribus, neque quando fit ipfo demon-
ftrante. Utitur autem et vino in eodem fermone, neque
apponit quale probet. Atqui multiplex circa vinum diffe-
rentia exiftit. Aliud enim aufterum, aliud acerbum, aliud
dulce, aliud acre manifefte eft, aliqua etiam plures
qualitates fimul ex fe oftendunt, nimirum et dulce quip-
piam et aftringens et acre complectentia. Quando igitur
fimpliciter quis fcribat, dilui debere quippiam vino, lecto-
rem conjectare oportet, quem fcopum pharmaci compofitio

τὸν ἐπιτήδειον αἱρεῖσθαι, στύφοντα μὲν ἐφ᾽ ὧν ἀποκρούσα-
σθαι βούλει, δριμὺν δὲ ἐφ᾽ ὧν διαφορῆσαι, καὶ τοῖς ἄλλοις
ὡς ἑκάστου τὴν δύναμιν ἐδηλώσαμεν ἔνθα περὶ διαφορᾶς
τῶν οἴνων ἐδιδάσκομεν. ὄξος δὲ ἐπιτηδειότατόν ἐστιν ἐν
παντὶ καιρῷ πρὸς ἀχῶρας, ὡς ἂν καὶ τέμνον τοὺς παχεῖς
καὶ γλίσχρους χυμοὺς καὶ διαφοροῦν, ἀποκρουόμενόν τε τὸ
ἐπιῤῥέον. οὐκ αὐτῷ δὲ δηλονότι μόνῳ καθ᾽ ἑαυτὸ χρήσαιτ᾽
ἄν τις, εἴ γε μὴ κατανίψαι τε καὶ καταπλῦναι βουλόμενος
ἀχῶρας, ἀλλὰ δεύων αὐτῷ φάρμακα, μέτρια μὲν ἐφ᾽ ὧν
ἄρχεταί τε καὶ μικρόν ἐστι τὸ πάθος, ἰσχυρὰ δὲ ἐπὶ τῶν
μειζόνων τε καὶ χρονιωτέρων, ἰσχυρότερα δὲ ἐπὶ τῶν χρο-
νιωτάτων τε καὶ δυσιατοτάτων. ἡ διαφορὰ δὲ ἡ κατὰ τὴν
ἰσχὺν τῶν φαρμάκων ἄρτι μοι προείρηται. τῶν δὲ εἰρημέ-
νων ὑπὸ Ἀρχιγένους φαρμάκων οὐδ᾽ ὅλως ἂν χρησαίμην
ἀειζώῳ τε καὶ ψιμμυθίῳ· τὸ μὲν γὰρ ἐμψύχει γενναιότερον
ἢ προσήκει ψύχεσθαι τοὺς ἀρχομένους ἀχῶρας, τὸ δὲ ψιμ-
μύθιον ὀλίγην μὲν ἔχει τὴν ψύξιν, ἀλλ᾽ ἔστι τῶν ἐμπλα-

habeat, et ad illum refpiciendo, id quod aptum fuerit vi-
num eligere, aftringens quidem ubi repellere velit, acre
vero in quibus difcutere. Reliquis item utetur, quemadmo-
dum uniuscujusque vim demonftravimus in loco, ubi de
vinorum differentiis docuimus. Acetum vero in omni occa-
fione ad achoras aptiffimum eft, utpote craffos et vifcofos
humores fecans, atque id quod influit difcutiens et repel-
lens　Verum ipfo non utique per fe quispiam utetur, fi
quidem non proluere aut expurgare achoras velit, fed eo
medicamenta diluet, moderata quidem in quibus incipit et
adhuc parva eft affectio, fortia vero in majoribus et diu-
turnioribus, fortiora autem adhuc in inveteratis jam et
aegerrime curabilibus. Verum differentia medicamentorum
juxta robur jam ante a me relata eft. Caeterum ex relatis
ab Archigene medicamentis in totum non uti exoptem et
fempervivo et ceruffa; illud enim ftrenuius refrigerat
quam convenit incipientes achoras refrigerari, ceruffa vero
exiguam quidem habet frigiditatem et ex medicamentis eft

στικῶν φαρμάκων, ἀντ᾽ αὐτοῦ δὲ χρῆσθαι πάρεστι σποδίῳ
τε καὶ πομφόλυγι.

[Περὶ τῶν ὑπὸ 'Απολλωνίου γεγραμμένων ἐν τῷ πρώτῳ
τῶν εὐπορίστων πρὸς ἀχῶρας.] Ἔγραψεν ὁ 'Απολλώνιος ἐν
τῷ πρώτῳ τῶν εὐπορίστων πρὸς ἀχῶρας πρῶτον μὲν ὡδί
πως κατὰ λέξιν· ῥοδίνῳ ἐλαίῳ τὴν κεφαλὴν ἔγχριε. δεύτερον
δ᾽ ἐπ᾽ αὐτῷ τεύτλου χυλῷ παραπλησίως. καὶ τρίτον ἐπ᾽
αὐτοῖς χελώνης αἵματι χρῶ τὸν αὐτὸν τρόπον. τέταρτον δὲ
δαφνίνῳ ἐλαίῳ χρῖε τὴν κεφαλήν. καὶ πέμπτον κροκίνῳ μύρῳ
χρῖε παραπλησίως. τούτων δὲ τὸ πρῶτον γεγραμμένον ἀσθε-
νέστατόν ἐστιν ἐπὶ παιδίων καὶ γυναικῶν ἁπαλοσάρκων,
ἀρχομένῳ τῷ παθήματι χρήσιμον ὄν· καὶ γὰρ πέττει καὶ δια-
φορεῖ καὶ ἀποκρούεται, πάντα μετρίως ποιοῦν. τὸ δὲ δεύ-
τερον, ἔνθα τὸ τοῦ τεύτλου χυλῷ χρῆσθαι συμβουλεύειν δρα-
στικώτερον μέν ἐστι τοῦ ῥοδίνου, διαφορητικῆς ὑπάρχον· δυ-
νάμεως, οὐ μὴν πρὸς τοὺς ἰσχυροὺς κατεσκευασμένους ἀχῶ-
ρας ἁρμόττειν δυνάμενον. τὸ δὲ τῆς χελώνης αἷμα περίεργόν
ἐστι καὶ οὐδ᾽ ἐπεχείρησά ποτε πειραθῆναι αὐτοῦ. τὸ δ᾽

emplaſticis, pro ea autem uti poſſumus cinerula et pom-
pholyge.

[*De iis quae Apollonius in primo de facile para-
bilibus ad achoras ſcripſit.*] Apollonius in primo de facile
parabilibus ad achoras primum quidem ſic ſcripſit. Roſaceo
oleo caput illine. Deinde poſt hoc betae ſuccum ſimiliter
illine. Tertium deinceps teſtudinis ſanguinem eodem modo
adhibe. Quartum laurino oleo caput illine. Et quintum
crocinum unguentum inunge eodem modo. Ex his ſane
primum imbecillimum eſt, pueris et mulierculis tenerae car-
nis in principio affectionis utile exiſtens, concoquit enim
et diſcutit ac repellit, eaque omnia moderate facit. Secun-
dum vero, ubi betae ſucco uti conſuluit, efficacius quidem
eſt roſaceo diſcuſſoriam vim habens, non tamen ad ſortes
ac jam obfirmatos achoras ſufficit. At vero teſtudinis ſan-
guis curioſum et ſupervacaneum eſt medicamentum, neque
unquam tentavi ejus periculum facere. Quod vero deinceps

Ed. Chart. XIII. [350. 351.]   Ed. Baf. II. (167. 168)

ἐφεξῆς γεγραμμένον τὸ δάφνινον ἰσχυρῶς θερμαίνει καὶ δια
φορεῖ. κεκενωμένου δὲ δεῖται τοῦ τε σώματος ὅλου καὶ τῆς
κεφαλῆς, ὡς διαφορῆσαι τοὺς ἐργαζομένους τὸν ἀχῶρα χυ
μούς. τὸ δὲ κρόκινον μύρον ἔχει τι καὶ διαφορητικὸν καὶ στυ
πτικὸν καὶ πεπτικόν. [351] ἰσχυρότερα δὲ τὰ τρία τῆς ῥο
δίνου φύσεώς ἐστιν. ἐκ τῶν οὖν ἐπ᾽ ἐκείνῳ λεγομένων καὶ
περὶ τούτων ἔνεστι λογίζεσθαι. ἐπὶ τούτοις ἑξῆς γέγραπται
κατὰ λέξιν οὕτως. ταύρου οὔρῳ ἀπόσμα, εἶτ᾽ ἐφεξῆς τόδε,
(168) ποιεῖ καὶ καμήλου οὖρον τούτῳ παραπλήσιον. χρη
στέον δ᾽ ἂν εἴη τούτοις, φησὶν, ἐφ᾽ ἡμέρας πλείους. ἀλλ᾽
ἔγωγε φαίην ἂν πρὸς αὐτὸν οὐχ ὅπως ἐπὶ πολλὰς ἡμέρας,
ἀλλ᾽ οὐδεμιᾷ μόνῃ δύναιτο ἂν ἀνασχέσθαι καθάριος ἄν
θρωπος ἐπιχεομένου αὐτοῦ κατὰ τῆς κεφαλῆς οὖρου οὐδε
νὸς ζῴου τοιούτου, καὶ ταῦτα ἐπὶ παθήματος οὕτω μι
κροῦ καὶ ῥᾳδίως ἰαθῆναι δυναμένου. δὶς γάρ τοι κἂν διὰ
πασῶν ἐστι, τὸ δὴ λεγόμενον τοῦτο, ῥοδίνῳ τε χρῆσθαι, βρα
χυτάτην ἔχοντι δύναμιν, ὡς πρὸς τὸ προκείμενον σύμπτωμα,
καὶ ταύρου καὶ καμήλου τῷ οὔρῳ, δριμυτάτοις τε καὶ χαλε
πωτάτοις καὶ ἀηδεστάτοις οὖσιν. ἐφεξῆς δὲ τούτοις γέγρα

scriptum eft, laurinum, fortiter calefacit et difcutit, opusque habet corporis totius et capitis evacuatione, quo difcutiat humores achoras facientes. Crocinum deinde unguentum difcufforium quiddam habet et aftringens et concoctorium, atque ea tria fortiora in ipfo funt quam in rofacei
natura; ex eis igitur quae de illo dicta funt etiam de hoc
ratiocinari licet. Poft haec autem ipfius verbis ita fcriptum
eft. Tauri urinam affrica, deinde fequitur, facit et cameli
urina eodem modo, utendum autem eis, inquit, ad plures
dies. Verum ego utique dixerim ad ipfum non effe quod
ad multos dies, fed ne ad unum quidem purus homo tolerare queat ut illius alicujus ejusmodi animalis urina capiti
affundatur, praefertim in affectione adeo parva et quae facile curari poteft. Bis enim per omnia, quod dicitur, diftans
eft rofaceo videlicet uti, quod penitus exiguam habet ad
propofitum fymptoma facultatem, et tauri ac cameli urina,
quae acerrimae graviffimaeque et penitus injucundae exi

πται τοιοῦτόν τι φάρμακον αὐτοῖς ὀνόμασι, πιτύρων χοίνικος τὸ S''. βρέξας ἐν ὕδατος κοτύλαις δύο, μετὰ δὲ ταῦτα τρίψας καὶ διηθήσας τὸν χυλὸν ἕψησον μετὰ ὄξους ἡμικοτυλίου, μέχρις οὗ γλοιοῦ πάχος λάβῃ, καὶ τούτῳ τὴν κεφαλὴν ἀπόσμα, εἶτα κλύζε ὕδατι ἢ τεύτλου ἐναφεψημένου ἢ τήλεως ἢ θέρμων, χρίσματι δὲ χρῶ ἰρίνου μύρου ὑποστάθμῃ τοῦτο τὸ φάρμακον διαφορητικόν ἐστιν ἀδήκτως, ἐκ τῶν καλουμένων ῥυπτικῶν συγκείμενον. τοιαύτης γάρ ἐστι δυνάμεως τό τε πίτυρον καὶ τὸ τεῦτλον καὶ οἱ θέρμοι. διαφορητικὸν δὲ μετὰ τοῦ θερμαίνειν μὴ σφοδρῶς ἡ τῆλις. ἐκ τούτου δὲ τοῦ γένους ἐστὶ καὶ ἡ τοῦ ἰρίνου μύρου ὑποστάθμη. περὶ δὲ τῆς τοῦ ὄξους δυνάμεως εἴρηται καὶ πρόσθεν, ὡς ἐπιτήδειόν ἐστιν εἰς τὸ τῶν ἀχώρων πάθος. χρηστέον οὖν ὡς ἐπιτηδειοτάτῳ καὶ δραστικωτάτῳ φαρμάκῳ. ἄλλο μετὰ τούτου φάρμακον γέγραπται ὑπὸ Ἀπολλωνίου κατὰ λέξιν οὕτως. σικύου ἀγρίου ῥίζας ἀφεψήσας τῷ γυλῷ ἀπόσμα. ἐμάθομεν δὲ ὅτι διαφορητικῆς ἱκανῶς ἐστι δυνάμεως ἡ τοῦ σικύου ῥίζα καὶ μετὰ τοῦτο γέγραπται τόδε τὸ

ftunt. Deinceps vero tale quoddam medicamentum his verbis fcriptum eft. Furfurum choenicem medium in aquae heminis duabus madefacito, pofteaque terito ac fuccum excolato, cumque media aceti hemina ad limi fpiffitudinem coquito, et ex eo caput fricato, deinde aqua in qua beta aut foenumgraecum aut lupini cocti fint abluito. Unguento autem utitor faece irini. Hoc medicamentum difcufforium eft citra mordacitatem, ex repurgantibus atque extergentibus appellatis compofitum. Ejusmodi enim facultatis funt furfur, beta et lupini, difcutit autem fimulque calefacit non vehementer foenumgraecum, ex eo autem genere eft et irini unguenti faex. De aceti vero facultate antea quoque dictum eft quod aptum fit ad achorum affectionem, quare hoc ut convenientiffimo et efficaciffimo medicamento utendum eft. Aliud deinde poft hoc medicamentum fcriptum eft ab Apollonio his verbis. Cucumeris filveftris radices decoquito et fuccum affricato. Didicimus autem cucumeris radicem plurimum difcutientis facultatis effe. Et poftea hoc medicamen-

478 ΓΑΛΗΝΟΥ ΠΕΡΙ ΣΥΝΘΕΣΕΩΣ ΦΑΡΜΑΚΩΝ

Ed. Chart. XIII. [351.]   Ed. Baf. II. (168.)

φάρμακον. γῆς κιμωλίας θείου ἀπύρου ἴσον τρίψας μετὰ
ὄξους ἐν βαλανείῳ ἀπόσμα καὶ θερμῷ ὕδατι ἔκπλυνε. τούτῳ
καὶ καταχρίειν δεῖ τῷ φαρμάκῳ, οὐ μόνον, ὡς εἶπεν, ἐν βα-
λανείῳ χρῆσθαι, πάσας γὰρ ἔχει τὰς δυνάμεις ὧν δεῖται τὸ
πάθος, τοῦ μὲν ὄξους ἔχοντος αὐτὰς ὡς καὶ πρόσθεν εἴ-
ρηται, μόνου δὲ τοῦ θείου περαιτέρω τοῦ προσήκοντος ἐκ-
θερμαίνειν τε καὶ διαφορεῖν δυναμένου, διὸ καλῶς αὐτῷ τὴν
κιμωλίαν ἔμιξεν, εἰς συμμετρίαν κράσεως ἄγων τὸ ἐξ ἀμφοῖν
συγκείμενον. τὸ δὲ μετὰ τοῦτο φάρμακον, ἔνθα φησί, μα-
λάχην ξηράνας καὶ κόψας εἰς οὖρον κατάπασον καὶ ἀπόσμα,
μέμφομαι καθόσον ἐμεμψάμην καὶ πρόσθεν τὴν τοῦ οὔρου
χρῆσιν, εἰ καὶ τήν γε δύναμιν αὐτοῦ κἀγὼ φαίην ἂν ἁρ-
μόττειν τῷ πάθει. τὸ δὲ ἐφεξῆς γεγραμμένον, ἐν ᾧ φησιν,
συκῆς φύλλα ἑψήσας ἐν ὕδατι καὶ ἐξαιθριάσας τὸ ὕδωρ καὶ
τρύγα ὀπτὴν ἐμβαλὼν εἰς αὐτὸ ἀπόσμα, μετὰ δὲ ταῦτα ἔκ-
κλυζε ῥύμμασι τὴν τρίχα, δριμὺ ποιεῖ τὸ ῥύμμα, μέχρι μὲν
τῆς ἐν βαλανείῳ χρίσεως οὐ δυνάμενον ἐρεθίσαι σφοδρῶς
τὸν ἀχῶρα, καὶ μάλιστα ἂν κατακλύζῃ τις ἐφεξῆς ὡς ἐκέ-

tum fcriptum eft. Terrae cimoliae, fulphuris vivi par pon-
dus cum aceto terito et in balneo affricato calidaque abluito.
Hoc illinire etiam convenit medicamentum non folum, ut
dixit in balneo adhibere, omnes enim habet facultates,
quibus affectio indiget, aceto quidem ipfas habente, velut
antea eft dictum. Solum vero fulfur ulterius quam conve-
nit calefacere et difcutere poteft, quapropter cimoliam ei
admifcuit, quae compofitionem ex utroque ad moderatam
temperiem reducit. Caeterum quod fequitur medicamentum,
ubi inquit malvam exiccatam et tufam in urinam infper-
gito ac affricato, reprehendo in quantum etiam fuperius
urinae ufum deteftatus fum, etiam fi facultatem ejus affe-
ctioni convenire non negaverim. At quod deinceps fcri-
ptum eft, in quo ait, fici folia in aqua coquito et aquam
infolato, injectaque in ipfam faece ufta affricato, poft haec
vero repurgantibus pilos eluito, acre valde hoc exterforium
medicamentum eft, quod fi in balneo tantum adhibeatur,
non vehementer valet achoras irritare, praefertim fi quis,

λευσε, τουτέστιν ὕδατι γλυκεῖ καταντλήσει τὴν κεφαλήν, ἐπι-
χρίστῳ δὲ χρῆσθαι τοιούτῳ φαρμάκῳ σφαλερόν. ἔστι γὰρ
ἱκανῶς δριμὺ φάρμακον ἡ κεκαυμένη τρὺξ, ὡς ἐδείχθη ἐν τῷ
περὶ τῆς τῶν ἁπλῶν φαρμάκων δυνάμεως. τὸ δ᾽ ἐφεξῆς
φάρμακον ἀσφαλῆ τε τὴν χρῆσιν ἔχει καὶ χρῷτο ἄν τις αὐτῷ
θαῤῥῶν ἐκ λιθαργύρου καὶ δαφνίνου συγκειμένῳ. θαυμάζω
δέ πως, ὡς ὅμοιον τῷ δαφνίνῳ μίγνυσι τὸ ἔλαιον ὡδί πως
γράφων. [352] λιθαργύρῳ λείῳ μετ᾽ ἐλαίου λευκοῦ ἢ δα-
φνίνου προλούσας θερμῷ περίχριε. πάμπολυ γὰρ ἀπολείπε-
ται τῆς τοῦ δαφνίνου δυνάμεως τὸ κοινὸν τοῦτο ἔλαιον, ὃ
κέκληκε λευκὸν, ἀντιδιορίζων αὐτὸ τοῦ δαφνίνου. καὶ τὸ μετ᾽
αὐτὸ δὲ γεγραμμένον ὁμοίαν ἔχει τὴν ἀτοπίαν· ἀντὶ μὲν
γὰρ τῆς λιθαργύρου ψιμμυθίῳ χρῆται, διύει δ᾽ αὐτὸ μυρ-
σίνῳ ἢ δαφνίνῳ, παμπόλλην ἔχουσι διαφορὰν φαρμάκοις.
τὸ μὲν γὰρ ἀποκρουστικόν ἐστι, τὸ δὲ ἱκανῶς θερμαίνει καὶ
διαφορεῖ. καὶ χρεία δηλονότι τοῦ μὲν ἀποκρουστικοῦ κατατ-
χὰς ἐστι, του δὲ διαφορητικοῦ στηριχθέντος ἤδη τοῦ τὸν

ut ipfe deinceps jubet proluat, hoc eſt ex aqua dulci caput
perfundat. Ad illitum vero ejusmodi medicamento uti pe-
riculofum eſt, eſt enim plurimum acre medicamentum faex
uſta, quemadmodum in libris de fimplicium medicamento-
rum facultate commonſtratum eſt. Quod vero fequitur me-
dicamentum fecurum uſum habet, eoque confidenter quis
utetur ex fpuma argenti laurinoque compofito. Miror au-
tem quomodo ut laurino fimile, oleum fimplex admifcet,
fic quodammodo fcribens. Argenti fpumam cum oleo albo
aut laurino tritam, ubi calida praelaveris, circumlinito,
longe enim deficit a laurini facultate oleum commune,
quod album appellavit e regione ipfum a laurino diftin-
guens. Quin et quod poſt hoc fcriptum eſt confimilem ha-
bet abfurditatem. Pro fpuma enim argenti ceruſſa utitur,
diluit autem ipfam myrteo aut laurino, quum multam
omnino differentiam haec medicamenta habeant, alterum
enim repulforium eſt, alterum vero plurimum calefacit et
difcutit. Ufusque eorum eſt, repulforii quidem in principio,
difcufforii vero ubi humor, qui achoras generat, jam eſt

Ed. Chart. XIII. [352.]   Ed. Baf. II. (168.)

ἀχῶρα γεννῶντος χυμοῦ. καὶ τὰ τοῦ κυνοσβάτου δὲ φύλλα,
ὧν ἐφεξῆς μέμνηται κόπτειν καὶ χυλίζειν κελεύων, εἶτα ἐλαίῳ
μιγνύειν, ἀσθενές ἐστι φάρμακον. ἀρχομένῳ δὲ τῷ πάθει
μόνον ἐπιτήδειον, ὡς ἂν τοῦ κυνοσβάτου στύφοντος. τοιοῦ-
τον δ᾿ ἐστὶ φάρμακον καὶ ἡ μολύβδαινα μετὰ ψιμμυθίου
φυραθεῖσα οἴνῳ, μέχρι συστάσεως ὡς κατάχριστον γίγνεσθαι
φάρμακον. ἐναντίας δὲ τοῖς εἰρημένοις δυνάμεώς ἐστιν, ὧν
ὁμοτίμως μέμνηται, μηδένα προσθεὶς διορισμόν, τό τε διὰ
τοῦ καρδάμου καὶ τὸ διὰ τῆς σκίλλης. γράφει δὲ περὶ μὲν
τοῦ προτέρου κατὰ λέξιν οὕτως. καρδάμου καὶ ἁλὸς ἴσον
στέατι χηνείῳ μίξας καὶ λεάνας χρῶ. περὶ δὲ τοῦ δευτέρου
κατὰ τήνδε τὴν λέξιν. σκίλλαν εἰς κάμινον ἐγκρύψας, ὥσπερ
κολοκύνθην, ὅταν μαλακὴ γένηται, ἐξίπωσον, εἶτα μίξας τῷ
χυλῷ ἔλαιον μὴ πολὺ χρῖε. εὔδηλον δ᾿ ὅτι πολὺ τούτου
σφοδρότερόν ἐστι τὸ διὰ τοῦ καρδάμου σκευαζόμενον. ὃ δὲ
ἐφεξῆς γράφει τῶν παρηγορικωτέρων ἐστὶ φαρμάκων, εἰ μὲν
ὀδύνη τις εἴη σφοδρὰ περὶ τὸν ἀχῶρα, μέχρι τοῦ παρηγο-
ρῆσαι προσηκόντως παραλαμβανόμενον. εἰ δὲ διαφορῆσαι

firmatus. Amplius autem deinceps, quum rubi canini folia
contundere et exuccare jubet, deindeque oleo mifcere, im-
becille eft medicamentum et incipienti affectioni folummodo
aptum, utpote quum rubus caninus aftringat. Tale medi-
camentum eft etiam plumbago cum cerulla vino fubacta,
usquequo ad compagem quae illini queat redigantur. Porro
contrariae praedictis facultatis funt, quorum aequaliter
nulla diftinctione appofita meminit, id videlicet quod ex
nafturtio et quod ex fcilla conftat: de priore quidem haec
verba tradens, Nafturtii et falis parem modum adipi anfe-
rino admifceto, terito ac utitor: de altero vero fic fcri-
bens, Scillam in fornace velut cucurbitam cinere obruito,
quumque mollis fiet, exprimito, deinde ad fuccum oleo non
multo admixto illinito. Manifeftum vero eft, multo vehe-
mentius effe quam hoc quod ex nafturtio apparatur. Quod
vero deinceps tradit, ex mitigatoriorum medicamentorum
genere eft, quod ubi dolor quispiam vehemens circa acho-
ras exiftit, donec eum leniat, convenienter adhibetur, fi vero

σκληρὸν καὶ κεχρονισμένον ἀχῶρα βουλόμεθα, παντάπασιν
ἀσθενές. ἔγραψε δὲ ὁ Ἀπολλώνιος ὡδί πως περὶ αὐτοῦ. κο-
τύλην ἐλαίου χαριεστάτου ἐγχέας εἰς μολυβδίνην θυίαν καὶ
δοίδυκα λαβὼν μολύβδινον τρῖβε μέχρις οὗ παχὺ ποιήσεις
καὶ ὑπομελαῖνον, εἶτα χωρὶς τρίψας λιθαργύρου λίτραν μίαν
καὶ ψιμμυθίου τὸ ἴσον μῖξον εἰς τὸ ἔλαιον, μετὰ δὲ ταῦτα
τὴν κεφαλὴν ἐκκλύσας καὶ ξηράνας ἔγχρισον τὸ φάρμακον
οὐ δι᾽ ἐλαίου ψιλῶς, ἀλλὰ ποτὲ μὲν διὰ ῥοδίνου, ποτὲ δὲ
διὰ μυρσίνου κατασκευάσας, ἐπί τε τῶν ἐν ἕδρᾳ στολίδων
καὶ ῥήξεων καὶ τῶν ἑλκῶν τῶν ὀδυνωμένων ἕξεις ἄριστον,
ὅσα τ᾽ ἄλλα παροξύνονται, τῶν ἰσχυροτέρων φαρμάκων προσ-
φερομένων. ἄκρως γὰρ ταῦτα παρηγορεῖ, κἂν φαγεδαινικὰ
κἂν καρκινώδη κἂν ὁπωσοῦν ἔχοντά τι κακόηθες ὑπάρχῃ.
οὔκουν ἐχρῆν αὐτοῦ τὴν σκευασίαν γεγραφέναι νῦν, ἀλλ᾽
ὡς ἐγὼ πρόσθεν εἶπον, αὔταρκες ἦν φάναι παρηγορεῖσθαι
τοὺς ὀδυνώδεις ἀχῶρας τοῖς τοιούτοις φαρμάκοις. κοινὸν
γὰρ τοῦτο ἐπὶ πάντων ἐστὶ τῶν ὀδυνωμένων, ἰδίως δὲ ποι-

duros et inveteratos achoras difcutere velimus, omnino im-
becille eft. Scripfit autem in hunc modum de eo Apollo-
nius. Olei quam optimi heminam in pilam plumbeam in-
fundito et plumbeo piftillo terito, donec craffum et fub-
nigrum reddatur, deinde feorfum fpumae argenti lib. unam
et ceruffae tantundem terito, oleoque admifceto. Poftea vero
eloto et ficcato capite, medicamentum illinito. Neque vero
ex fimplici tantum oleo, fed quandoque rofaceo, quando-
que myrteo apparabis et ad rugas ani intumefcentes rimas-
que ac fiffuras fedis, ad ulceraque dolentia omniaque alia,
quae ex fortiorum medicamentorum ufu exacerbata funt,
optimum medicamentum habebis.   Egregie enim ea lenit,
etiam fi ferpendo exedentia, aut etiam cancrofa aut quo-
modocunque maligna exiftant. Nequaquam igitur ejus com-
pofitionem nunc fcribere oportuit, fed quemadmodum ego
antea dixi, fufficiebat illud dicere, quod dolorifici achores
ejusmodi medicamentis mitigantur, commune enim hoc eft
in omnibus dolore affectis, proprie autem faciens ad acho-

Ed. Chart. XIII. [352. 353.]   Ed. Baf. II. (168. 169.)

οῦν ἐπὶ τῶν ἀχώρων. ἔγραψε δὲ ἐφεξῆς φάρμακον. τοιοῦτον.
2ℓ λιθαργύρου < ή. πηγάνου τῶν ἁπαλῶν φύλλων < έ.
ἐλαίου δραχμὰς ή. ὄξους κοτύλης τέταρτον, τρίψας ἐν τῷ
αὐτῷ τὴν κεφαλὴν κατάχριε. τοῦτο τὸ φάρμακον ἱκανὴν
ἡμῖν δέδωκε πεῖραν. παραπλήσιον δὲ αὐτῷ τὴν δύναμίν
ἐστι καὶ τὸ γεγραμμένον ὑπ' αὐτοῦ ἐφεξῆς κατὰ τήνδε τὴν
συμμετρίαν. 2ℓ ψιμμυθίου δραχμὰς στ'. λιθαργύρου δρα-
χμὰς δ'. κηροῦ τὸ ἴσον, θείου δραχμὰς στ'. ἐλαίου ῥοδίνου
ἢ μυρσίνου τὸ ἱκανόν, ὥστε κηρωτὴν ὑγροτέραν ποιῆσαι.
τὰ ξηρὰ τῇ κηρωτῇ μῖζον καὶ τὴν κεφαλὴν ἔγχριε. τοῦτο
δὲ καὶ πρὸς τὰ ἐν ὅλῳ τῷ σώματι ἐξανθήματα σφόδρα χρή-
σιμόν ἐστιν, ὥστε ἀληθῶς καὶ τοῦτο γέγραπται τῷ Ἀπολ-
λωνίῳ. [353] καὶ τὸ μετ' αὐτὸ δὲ διαφορητικὸν ἱκανῶς ἐστιν,
ὡς ἂν ἀφρὸν ἔχων τοῦ (169) νίτρου πολλὸν, ὡς εἴ γε μὴ τῷ
πλήθει τοῦ ἐλαίου ἐκεκόλαστο, δριμύτερον ἂν ἦν ἢ προσή-
κει. βούλεται γὰρ ἑνὶ μέρει τῆς λιθαργύρου πενταπλάσιον
ἀφροῦ νίτρου μιχθῆναι καὶ τούτοις τριβομένοις παραχεῖσθαι
κατ' ὀλίγον ἔλαιον, ἄχρι συστάσεως εἰς ἔγχρισιν ἐπιτήδειον.

ras. Deinceps autem tale medicamentum ſcripſit. 2ℓ Spu-
mae argenti ʒ octo, foliorum rutae tenerorum ʒ v, olei ʒ
octo, aceti heminae quartam partem, ſimul trita capiti
illinito. Hoc ſane medicamentum multo uſu habemus ex-
ploratum. Propinquum autem ipſi facultate eſt id, quod
conſequenter ab eo eſt conſcriptum juxta hanc commen-
ſurationem. 2ℓ Ceruſſae ʒ vj, ſpumae argenti ʒ iiij, cerae
tantundem, ſulphuris ʒ vj, olei roſacei aut myrtei, quod
ſatis eſt, ut ceratum liquidum fiat, arida cum cerato com-
mittito, caputque inde illinito. Hoc autem et ad omnes in
toto corpore eruptiones vehementer commodum eſt, ut rite
fit ab Apollonio conſcriptum. Quin et quod poſtea fequi-
tur plurimum diſcuſſorium eſt, ut quod ſpumam nitri ha-
beat multam, adeo at, niſi olei multitudine caſtigetur, acrius
fit quam convenit. Jubet autem ad unam ſpumae argenti
partem quintuplam ſpumae nitri admiſceri, hisque dum
teruntur paulatim oleum affundi, donec ad conſiſtentiam
illitioni aptam redigantur.

[Περὶ τῶν ὑπὸ Κρίτωνος γεγραμμένων φαρμάκων πρὸς
ἀχῶρας.] Ἐν μὲν τοῖς τῆς θεραπευτικῆς μεθόδου γράμμασι
τὰς καθόλου δυνάμεις τῶν ὠφελούντων ἕκαστον πάθος εἰ-
πὼν ὀλίγων ἐμνημόνευσα παραδειγμάτων ἀφωρισμένης ὕλης,
ἀναβαλλόμενος ἐνταῦθα τὸ πλῆθος ἁπάντων αὐτῶν διελ-
θεῖν. ἐν δὲ τῷ νῦν ἐνεστῶτι λόγῳ πάντα μὲν ὅσα πᾶσι
γέγραπται φάρμακα μακρὸν ἂν εἴη γράφειν. ὅσα δὲ τοῖς
ἐνδόξοις περὶ τὴν ἐμπειρίαν αὐτῶν ἄμεινον ἐφάνη σοι πάντ'
ἐπελθεῖν, ἵνα καὶ τὰ πλησίον ἀλλήλων πάντῃ μὲν δοκοῦντα
εἶναι τὰ αὐτὰ, βραχὺ δέ τι παραλλάττοντα κατὰ τὴν συ-
σταθμίαν ἢ τὴν σκευασίαν ἱστορήσαντες οἱ τοῖσδε τοῖς γράμ-
μασιν ὁμιλοῦντες ἐκεῖνα μάλιστα σκευάζωσιν ὧν τῆς ὕλης
εὐποροῦσιν. ἐνίοτε γὰρ ἢ οὐδ' ὅλως εὑρίσκομέν τινα τῶν
μιγνυμένων ἢ τοιαῦτα εὑρίσκομεν, ὡς μὴ θαῤῥεῖν ἐμβαλεῖν
αὐτά. τούτου δὲ χρὴ μάλιστα πεφροντικέναι κατὰ πάσας τὰς
σκευασίας τῶν φαρμάκων, ὡς ἀκμαῖα καὶ δόκιμα πάντα εἶναι
τὰ μιγνύμενα. διὰ τοῦτο οὖν ἤδη καὶ τῶν Κρίτωνος μνη-

[De iis quae Crito ad achoras medicamenlis fcri-
pfit.] In methodo de curandis morbis univerfales faculta-
tes medicamentorum ad fingulos morbos recenfui, verum
paucorum definitae materiae exemplorum mentionem feci,
rejecta illic multitudinis ipforum commemoratione. At vero
in praefenti, quam nunc in manibus habemus tractatione
omnia quidem, quae omnes medicamenta fcripferunt, lon-
gum fuerit recenfere. Quae vero a probatis medicis per
experientiam tradita funt, ea omnia vifum eft mihi con-
ducibilius enumerare, quo etiam inter fe propinqua et quae
omnino eadem apparent, paululum vero juxta quantitatem
aut praeparationem evariant ij, qui in his fcriptis verfan-
tur, cognofcant, eaque maxime praeparent quorum materiae
in promptu habentur. Contingit enim aliquando ut aut in
totum ea, quae in compofitionem mifcentur non reperia-
mus, aut talia reperiamus, ut ipfa injicere non audeamus.
Caeterum ejus maxime in componendis pharmacis cura ha-
benda eft, ut bona intergraque et in vigore fint omnia quae
admifcentur. Ob id igitur etiam jam omnium, quae Crito

μονεύσω πάντων, ἐπιμελέστερόν μοι δοκοῦντος πεπραγματεῦ-
σθαι τὴν τῶν ἀχώρων θεραπείαν. εἰς πέντε γοῦν ἔτεμε λόγους
τὴν διδασκαλίαν αὐτῶν, ὧν τοῦ πρώτου κἀγὼ μνημονεύσω.

Ὁ ΠΡΩΤΟΣ λόγος τοῦ Κρίτωνος ἐπὶ τῇ τῶν ἀχώρων
θεραπείᾳ. γράφει τοίνυν αὐτοῖς ὀνόμασιν ὁ Κρίτων οὕτως.
πρὸς τοὺς ἐπὶ τῆς κεφαλῆς συμβαίνοντας ἀχῶρας. γίγνονται
δὲ οὗτοι τὰ πολλὰ πιτυριάσεως προηγησαμένης καὶ σχεδὸν
ψωριάσεως, ἐς τὴν ἀρχὴν χρηστέον ταῖς ὑπογεγραμμέναις
σκευασίαις. πρὸς ἀχῶρας προσφάτους. κόλλῃ τεκτονικῇ σὺν
ὕδατι ἑψηθείσῃ κατάχριε. ἄλλο. μήκωνος ἀγρίας καὶ ὑοσκυά-
μου φύλλα μετ᾽ ἐλαίου κατάπλασσε. ἄλλο. συκῆς ἀκρέμονας
ἢ τῶν φύλλων τὰ ἀπαλὰ τρίψας μεθ᾽ ὕδατος κατάπλαττε,
χρονίων δὲ ὄντων τρῖβε μετ᾽ ὄξους. ἄλλο. καρίων πικρῶν τὰ
ἐντὸς εἰς ὕδωρ χλιαρὸν ἐμβαλὼν καὶ ἐκλεπίσας τρῖβε μετ᾽
ὕδατος, καὶ ποιήσας κηρωτῆς τὸ πάχος ἐπιτίθει προξυρήσας.
ἐπὶ δὲ τῶν κεχρονισμένων ἄνιει μετ᾽ ὄξους. ἄλλο. σκωρίας σι-
δήρου καὶ ῥόδων τὸ ἴσον τρίψας μετ᾽ οἴνου ἐπιτίθει. ἔνιοι δὲ
τρίψαντες ἀναλαμβάνουσι κηρωτῇ σκευασθείσῃ διὰ ῥοδίνου.

tradidit mentionem faciam, nam is fane diligentius achorum
curam tractaffe mihi videtur. In quinque itaque fermones
doctrinam de ipfis diftinxit, quorum primum et ipfe re-
cenfebo.

PRIMVS Critonis fermo de achorum curatione. Scri-
bit itaque Crito haec verba: Ad achoras in capite contin-
gentes, qui plerumque furfuribus praecedentibus fiunt et
ferme etiam fcabie, in principio fubfcriptis compofitionibus
utemur. *Ad achoras recentes.* Gluten fabrile aqua coctum
obline. *Aliud.* Papaveris filveftris et hyofcyami folia cum
oleo emplaftri more appone. *Aliud.* Fici fylveftris vir-
gulta aut folia tenera trita cum aqua imponito. In invete-
ratis vero cum aceto terito. *Aliud.* Nucum amararum nu-
cleos in aquam tepidam injectos et decorticatos cum aqua
terito et cerati craffitudine praerafis imponito. In invete-
ratis cum aceto diluito. *Aliud.* Recrementi ferri et rofa-
rum par pondus cum vino terito et imponito. Quidam vero
trita cerato rofaceo excepta adhibent.

ΤΩΝ ΚΑΤΑ ΤΟΠΟΥΣ ΒΙΒΛΙΟΝ Α. 485

Ed. Chart. XIII. [353 354.]　　　　　Ed. Baf. II. (169)

ΤΟΝ ΔΕΥΤΕΡΟΝ λόγον ἐπὶ τῷ τῶν ἀχώρων πά-
θει κατὰ τήνδε τὴν λέξιν ἔγραψε. περιτεινομένης δὲ τῆς ἐπι-
φανείας καὶ διὰ τοῦτο παρενοχλούσης χρηστέον ταῖς ὑπο-
γεγραμμέναις σκευασίαις. λιπαρὰ πρὸς ἀχῶρας, ψύδρακας,
ἐκζέσματα, παρατρίμματα. ἔστι δὲ καὶ ἑδρικὴ ἀγαθή. ⟨4⟩ λι-
θαργύρου ⟨ ν΄. πηγάνου τῶν ἀπαλῶν φύλλων ⟨ κέ. ὄξει
διαλύσας καὶ ῥοδίνῳ ἀναλαβὼν ἢ μυρσίνῳ ἐπίχριε πτερῷ.
ἄλλη. ⟨4⟩ λιθαργύρου ⟨ σ΄. ψιμμυθίου ⟨ ρν΄. πηγάνου
⟨ ρ΄. σταφίδος ἀγρίας ⟨ κέ. ὄξους ξε γ΄. μυρσίνου λί-
τρας γ΄. τρῖβε κατὰ μέρος ἐπιβάλλων τὸ ὑγρὸν καὶ συντί-
θει, καθάπερ προείρηται. ἄλλη. ⟨4⟩ ψιμμυθίου ⟨ ρν΄. λι-
θαργύρου ⟨ ρ΄. πηγάνου ⟨ ρ΄. μυρσίνου ξε γ΄. τρῖβε,
κατὰ μέρος ἐπιβάλλων τὸ ὑγρόν. ἄλλη. ⟨4⟩ ψιμμυθίου κε-
καυμένου ⟨ ρ΄. πηγάνου ⟨ ρ΄. μάννης λιβάνου ἴσα, πίτυος
φλοιοῦ ⟨ ν΄. ἐλαίου μυρσίνου ξε β΄. ὄξους τὸ ἴσον, συν-
τίθει ὁμοίως. [354] ἄλλη. ⟨4⟩ σκωρίας μολύβδου ⟨ ψ΄. ἑλί-
κων ἀμπέλου ⟨ ρ΄. λιβάνου ⟨ ρ΄. σμύρνης καὶ ἀφρονίτρου
τὸ ἴσον, ὄξους καὶ μυρσίνου ὅσον ἐξαρκεῖ.

SECUNDVM fermonem ad achoram affectionem his
verbis confcripfit. Circumtenfa autem cute et ob id mole-
ftiam inferente, fubjectis compofitionibus utendum eft. *Pin-
guis compofitio ad achoras, pfydracas, papulas fervidas,
intertrigines; eft commoda quoque vitiis fedis.* ⟨4⟩ Spumae
argenti ℥ l. foliorum rutae tenerorum ℥ xxv, aceto diluito,
et rofaceo aut myrteo excepta, cum penna illinito. *Alia.*
⟨4⟩ Spumae argenti ℥ cc. ceruffae ℥ cl. rutae ℥ c. ftaphi-
dis filveftris ℥ xxv, aceti fextarios iij, myrtei libras tres,
particulatim fingula terito et affufo liquore, ut dictum eft,
componito. *Alia.* ⟨4⟩ Ceruffae ℥ cl. fpumae argenti ℥ c.
rutae ℥ c. myrtei fextarios tres, particulatim tritis aquam
affundito. *Alia.* ⟨4⟩ Ceruffae uftae ℥, centum, rutae ℥ c.
mannae, thuris tantundem, corticis pinus ℥ l. olei myrtei
fextarios ij, aceti tantundem, fimiliter componito. *Aliud*
⟨4⟩ Recrementi plumbi ℥ c. pampinorum vitis ℥ c. thuris
℥ c. myrrhae et fpumae nitri tantundem, aceti et myrtei
quantum fufficit.

Ed. Chart. XIII. [354.]   Ed. Baf. II. (169.)

ΕΝ ΔΕ ΤΩΙ ΤΡΙΤΩΙ τοιαῦτά φησιν. χρονιζούσης
δὲ τῆς διαθέσεως χρηστέον ταῖς ὑπογεγραμμέναις σκευασί-
αις, εἶθ᾽ ἑξῆς γράφει. Δαμοκράτειος πρὸς ἀχῶρας καθύγρους
καὶ χρονίους. 4 λαδάνου < ή. ψιμμυθίου τὸ ἴσον, θείου
ἀπύρου < δ'. οἴνῳ καὶ μυρσίνῳ ἐλαίῳ χρῶ. ἄλλη. 4 λι-
θαργύρου < ή. ἑλίκων ἀμπέλου < ή. ὑποκυστίδος χυλοῦ
< δ'. ἀφρονίτρου < β'. κηκίδων < γ'. ἢ β'. ὄξει καὶ μυρ-
σίνῳ χρῶ. ἄλλη. 4 σιδίων καὶ κηκίδων ἀκακίας κιῤῥᾶς, οἴνῳ
τὰ σίδια καὶ τὰς κηκίδας ἐμβρέξας ἕψε, τὴν δ᾽ ἀκακίαν
οἴνῳ διαλύσας ἐπίβαλλε τοῖς λοιποῖς λειωθεῖσιν ἐπιμελῶς,
καὶ ὅτε εὖ ἔχῃ, ἀναλάμβανε μυρσίνῳ. ἄλλη. 4 λιθαργύρου,
ψιμμυθίου, ὑοσκυάμου, μίσυος, κωνείου ἀκρεμόνων ἴσον κε-
καυμένου λιβάνου, ἀκρεμόνων ἐλαίας ἴσον ἀναλάμβανε ὄξει
καὶ σχινίνῳ ἐλαίῳ καὶ χρῶ. ἄλλη σφόδρα καλή. 4 ψιμμυ-
θίου κεκαυμένου < ή. λιθαργύρου < ή. χαλκάνθου < δ'.
ῥοῦ ἐρυθροῦ < δ'. θείου ἀπύρου < β'. ὀπίου < β'.
σμύρνης < β'. ὄξει καὶ σχινίνῳ ἐλαίῳ.

IN TERTIO autem haec tradit. At ubi affectio invete-
rata fuerit, fubfcriptis compofitionibus utendum eft. Et dein-
ceps ita fcribit. *Damocratica compofitio ad achoras humidos
et inveteratos.* 4 Ladani 3 octo, ceruffae tantundem, fulfuris
vivi 3 quatuor, vino et myrteo oleo fubactis utitor. *Alia.*
4 Spumae argenti 3 octo, pampinorum vitis 3 octo, fucci
hypocyftidis 3 quatuor, fpumae nitri 3 ij, gallarum 3 tres
aut ij, ex aceto et myrteo adhibe. *Alia.* 4 Malicorii, gal-
larum, acaciae fulvae tantundem, malicorium et gallas vino
macerata coquito, acaciam vero vino dilutam reliquis probe
tritis adjicito, cumque recte omnia comparata fuerint, myr-
teo excipito. *Alia.* 4 Spumae argenti, ceruffae, hyofcyami,
mifyos ufti, ramulorum cicutae aequales portiones, thuris
ufti, ramulorum oleae tantundem, aceto et oleo lentifcino
exceptis utere. *Alia valde commoda.* 4 Ceruffae uftae 3
octo, fpumae argenti 3 octo, atramenti futorii 3 quatuor,
rhois rubri 3 quatuor, fulfuris vivi 3 ij, opii 3 ij, myrrhae
3 ij, aceto et lentifcino oleo excipe.

ΤΩΝ ΚΑΤΑ ΤΟΠΟΥΣ ΒΙΒΛΙΟΝ Δ. 487

Ed. Chart. XIII. [354.]   Ed. Baf. II. (169.)

ΤΟΝ ΔΕ ΤΕΤΑΡΤΟΝ λόγον ἐπὶ τῇ τῶν ἀχώρων
θεραπείᾳ κατὰ λέξιν οὕτως ἔγραψεν. ἐπεὶ δὲ τῶν ἀναγε-
γραμμένων πρὸς ἀχῶρας τὰ πολλὰ ξηραίνει τε καὶ μᾶλλον
ὀδύνην ἐπιφέρει, ἅτε δὴ περιτεινομένης τῆς ἐπιφανείας, χρη-
στέον ταῖς ὑπογεγραμμέναις σκευασίαις, δι᾽ ὧν ἔνεστι χωρὶς
ὀδύνης κατορθοῦν. λευκὴ ἀνίκητος ποιοῦσα πρὸς ἀχῶρας
καθύγρους καὶ δυσαπαλλάκτους, ποιεῖ καὶ πρὸς ἐκζέσματα
καὶ παρατρίμματα. ℔ λιθαργύρου < ρʹ. κηροῦ < ρʹ. οἱ
δὲ πεντήκοντα. ψιμμυθίου < ρʹ. λιβάνου < κέ. στυπτη-
ρίας σχιστῆς < ιστʹ. τερμινθίνης < κέ. πεπέρεως λευκοῦ
< γʹ. ἐλαίου ξε αʹ. τὰ ξηρὰ κόπτε. ἔλαιον δὲ καὶ λιθάρ-
γυρον καὶ ψιμμύθιον εἰς καινὴν χύτραν ἐπ᾽ ἀνθράκων ἕψε.
ὅταν δὲ μεταβάλλῃ, ἐπίβαλε κηρὸν καὶ ῥητίνην καὶ κίνει
ἄχρις ἀμολύντου, εἶτα ἐπάρας ἀπὸ τοῦ πυρὸς καὶ ποσῶς
ἐάσας ψυγῆναι ἐπίβαλε τὰ ξηρὰ καὶ εἰς θυίαν μετεράσας
καὶ μαλάξας ἐπιμελῶς χρῶ ἐμπλάσσων εἰς ὀθόνιον καὶ λύων
διὰ τρίτης. μᾶλλον δὲ ὠφελεῖ τὸ φάρμακον μιγνύμενον τῇ

QUARTVM vero fermonem de achoribus curandis hac
verborum ferie confcripfit. Quando vero ex his, quae ad
achoras fcripta funt, pleraque reficcant magisque dolorem
inferunt, utpote cute in ipfis affectis circumtenfa, fubfcri-
ptis compofitionibus utendum eft, per quas citra dolorem
emendare licet. *Leuce emplaftrum album inexuperabile,*
faciens ad humidos achoras et qui aegre tolli poffunt,
facit et ad papulas fervidas et intertrigines. ℔ Spumae
argenti ℥ c. cerae ℥ c. alii quinquaginta habent, ceruffae
℥ c, thuris ℥ xxv, aluminis fciffi ℥ xvj, terebinthinae ℥ xxv,
piperis albi ℥ tres, olei fextarium unum, arida tundito.
Oleum vero et argenti fpumam ac ceruffam in ollam no-
vam conjecta ad prunas coquito, atque ubi mutationem
acceperint, ceram et refinam addito, donec non inquinet
amplius manus agitato, deinde ab igne ablatis et quodam-
modo refrigeratis, arida adjicito et in pilam translata dili-
genter emollito. Utitor autem in linteolum impactis, folvi-
toque tertia die. Magis autem contulerit medicamentum

λεγομένη Πασίωνος μηλίνη, ὥστε δύο μὲν εἶναι μέρη τῆς
ἀνικήτου, ἓν δὲ τῆς εἰρημένης Πασίωνος μηλίνης. ἄλλο. ⲛ
ψιμμυθίου ≺ ρκʹ. λιθαργύρου ≺ πʹ. κηροῦ ≺ κδʹ. τερμιν-
θίνης ≺ ιβʹ. μάννης ≺ ιστʹ. στυπτηρίας σχιστῆς ≺ ήʹ.
ἐλαίου κοτύλας βʹ. συντίθει καθὼς προείρηται. μηλίνη Λευ-
κίου ἀναξηραντικὴ παντὸς ῥεύματος, ποιοῦσα πρὸς ἀχῶρας
χρονίους καὶ καθύγρους. ⲛ κηροῦ δραχμὰς ήʹ. σανδαράχης
δραχμὰς δʹ. στέατος μοσχείου δραχμὰς δʹ. τερμινθίνης δρα-
χμὰς βʹ. λιβάνου ≺ αʹ. σμύρνης δραχμὴν μίαν, στυπτηρίας
σχιστῆς κεκαυμένης ≺ αʹ. πίτυος φλοιοῦ δραχμὴν μίαν,
ἐλαίου μυρσίνου τὸ ἀρκοῦν. τὰ τηκτὰ κατὰ τῶν ξηρῶν.
ἄλλη μηλίνη Ὑγιεινοῦ ἀναξηραντικὴ παντὸς ῥεύματος. ⲛ
λιθαργύρου λίτραν μίαν, ψιμμυθίου λίτραν μίαν. ἁλὸς ὀρυ-
κτοῦ /Χ αʹ. στυπτηρίας σχιστῆς λίτρας S″. χαλκάνθους γο
στʹ. ἐλαίου ξε βʹ. ὄξους ξε αʹ. ἕψε ἔλαιον, ἅλας, ψιμμύ-
θιον, λιθάργυρον, μέχρις ἀμολύντου. τὰ δὲ ξηρὰ κόψας, σή-
σας, ὄξει διαλύσας, ἐπίβαλε ψυχομένῳ τῷ φαρμάκῳ κατὰ
μικρὸν ἐπιῤῥαίνων καὶ κινῶν συνεχῶς, εἶτα εἰς θυίαν μετε-

hoc, fi cum melino emplaftro Pafionis fuerit permixtum,
ita ut *emplaftri leuces* inexuperabilis partes duae, melini
autem Pafionis una pars committantur. *Alia.* ⲛ Cerufſae
Ʒ cxx, fpumae argenti Ʒ lxxx, cerae Ʒ xxiiij, terebinthi-
nae Ʒ xij, mannae Ʒ xvj, aluminis fciffilis Ʒ viij, olei he-
minas ij, committe ut dictum eft. *Melinum Leuci empla-
ftrum, quod omnem fluxum reficcat faciens ad achoras
inveteratos et humectos.* ⲛ Cerae Ʒ octo, fandarachae
Ʒ iiij, adipis vitulini Ʒ iiij, terebinthinae Ʒ ij, thuris Ʒ j,
myrrhae Ʒ j, aluminis fciffi ufti Ʒ j, corticis pinus Ʒ j,
olei myrtei, quod fatis eft, liquefacta cum aridis commit-
tito. *Aliud melinum Hygieni, reficcans omnem fluxum.*
Spumae argenti libram j, cerufſae lib. j, falis foffilis lib. j,
aluminis fciffi librae dimidium, atramenti futorii fexuncem,
olei fextarios ij, aceti fextarium j. Oleum, falem, cerufſam,
fpumam argenti, donec non inquinent manus coquito, arida
vero tufa, cribrata, acetoque diluta ad refrigeratum medi-
camentum addito paulatim adftillando ac affidue agitando,

ῥάσας καὶ μαλάξας ἐπιμελῶς, ἀνε(170)λόμενος χρῶ. ἢ τοῦ
Θηβαίου πρὸς ἀχῶρας καθύγρους. ♃ λιθαργύρου ⟨ μή.
ψιμμυθίου ⟨ κδ'. [355] φλοιοῦ λιβάνου δραχμὰς ιβ'. κη-
κίδος ὀμφακίτιδος ⟨ ιβ'. κηροῦ δραχμὰς ή. ῥητίνης τερ-
μινθίνης δραχμὰς ιστ'. ἐλαίου κοτύλην α'. S''. συντίθει καθὰ
προείρηται.

Ἄρχεται δὲ τοῦ πέμπτου λόγου περὶ τῶν ἀχώρων ὁ
Κρίτων οὕτως. παρακμαζούσης δὲ τῆς διαθέσεως καὶ παν-
τελῶς οὐλῆς γενομένης εἰς μετάθεσιν τῆς ὅλης διαθέσεως
χρηστέον ταῖς ὑπογεγραμμέναις σκευασίαις. εἶθ' ἑξῆς γράφει
σμήγματα πλείω κατὰ τήνδε τὴν σύνθεσιν ἕκαστον. σμῆγμα
πρὸς ἀχῶρας, πιτυριάσεις, τραχύτητας, ψωριάσεις. ♃ γῆς κι-
κωλίας λίτραν μίαν, νίτρου ἐρυθροῦ λίτραν α'. μυροβαλάνου
πιέσματος γο στ'. οἱ δὲ Λ΄. S''. σμύρνης δραχμὰς ή. πε-
πέρεως λευκοῦ δραχμὰς ή. νάρδου Κελτικῆς δραχμὰς δ'.
κασίας δραχμὰς δ'. κόστου δραχμὰς δ'. κόψας σήσας ἀπόθου.
ἡ χρῆσις ἐν βαλανείῳ. ἄλλο. ♃ νίτρου ἐρυθροῦ λίτρας δ'.
κιμωλίας γῆς τὸ ἴσον, μυροβαλάνου πιέσματος λίτρας β'.

deinde in pilam translata, ac probe emollita tollito
ac utitor. *Thebaei emplaſtrum ad achoras humidos.* ♃
Spumae argenti ℥ xlviij, ceruſſae ℥ xxiiij, corticis thu
ris ℥ xij, gallae omphacitidis ℥ xij, cerae ℥ octo, reſinae
terebinthinae ℥ xvj, olei ſesquiheminam, componito, ut
dictum eſt.

QUINTVM ſermonem de achoribus Crito ita orditur.
Caeterum in declinatione affectus et cicatrice perfecte ob-
ducta, ad totius mali translationem ſubſequentibus compo-
ſitionibus utendum eſt. Deinde ſmegmata plura ſcribit,
unumquodque juxta hanc compoſitionis formam. *Smegma
ad achoras, furfures, aſperitates et ſcabies.* ♃ Terrae
cimoliae lib. j, nitri rubri lib. j, expreſſionis nucis unguen-
tariae ſexuncem, alii lib. ß habent, myrrhae ℥ octo, pi-
peris albi ℥ octo, nardi Celticae ℥ quatuor, caſiae ℥ iiij,
coſti ℥ iiij, contuſa et cribrata repone, ac utere in balneo.
Aliud. ♃ Nitri rubri lib. iiij, terrae cimoliae tantundem,

κυπέρου λίτραν α΄. οἱ δὲ δ΄. δαφνίδων λίτραν α΄. ἴρεως
ξηρᾶς λίτραν α΄. βρυωνίας ῥίζης, ἀλκυονίου, ἀμυγδάλων κε-
καθαρμένων, κέρατος ἐλαφείου κεκαυμένου ἑκάστου λίτραν
μίαν, συντίθει καθὰ προείρηται. ἄλλο. ⨕ τρυγὸς οἴνου κε-
καυμένης, ἣν Ῥωμαῖοι φέκλην καλοῦσιν λίτρας κδ΄. ὕδατος
ὀμβρίου ξε κη΄. λιβανωτοῦ λίτρας β΄. γῆς Σαμίας λίτρας β΄.
ἐλαίου Σαβίνου λίτρας δ΄. οἱ δὲ ξε δ΄. κηροῦ λίτρας γ΄. S΄΄.
τὴν τρύγα καὶ τὸ ὕδωρ βαλὼν εἰς πίθον κεραμεοῦν ἀκόνι-
τον, ἔα βρέχεσθαι ἐπὶ ἡμέρας ζ. καὶ ἐπικίνει νάρθηκι τρὶς
τῆς ἡμέρας, τῇ δὲ ἐπιούσῃ διαλύσας καὶ σακκίσας τὸ ὑγρὸν
μετεράσας εἰς ἀγγεῖον χαλκοῦν γεγανωμένον καὶ θεὶς ἐπὶ
τὸ πῦρ, ἕψε λαμπροτέρῳ τῷ πυρὶ χρώμενος, καὶ ὅταν τὸ
τρίτον ὑπολειφθῇ, ἐπίβαλε ἔλαιον καὶ κηρὸν καὶ πάλιν ἕψε
πυρὶ χρώμενος μαλθακῷ. ὅταν δὲ τὰ ἐμβληθέντα τακῇ, ἐπί-
βαλε λειωθέντα λιβανωτὸν καὶ γῆν Σαμίαν καὶ ἀνακόψας
μεταίρα εἰς ἀγγεῖον ὑέλινον εὔτονον. τὰ γὰρ λεπτὰ ῥήγνυν-
ται. ἐπὶ δὲ τῆς χρήσεως, περιαλείφων τοὺς πεπονθότας τό-

expreſſionis nucis unguentariae lib. ij, cyperi lib. j, alii iiij,
baccarum lauri lib. j, iridis aridae lib. j, radicis bryoniae,
alcyonii, amygdalarum repurgatarum, cornu cervini uſti,
ſingulorum libram unam, componito ut dictum eſt. *Aliud.*
⨕ Faecis vini uſtae, quam Romani faeculam appellant ℔
xxiiij, aquae pluvialis ſextarios xlviij, thuris lib. ij, terrae
Samiae lib. ij, olei Sabini lib. iij, alii ſextarios iiij, cerae
lib. iij, et dimidiam. Faecem et aquam in dolium ſigulinum
non picatum conjecta ad dies vij, madeſcere ſinito et ter
in die cum ferula agitato. Sequenti deinde die diſſolutum
et ſacco excolatum liquorem in vas aereum ſplendidum
transferto et igni impoſitum coquito, luculentiore autem
igne utaris: atque ubi tertia pars reliqua ſit, oleum et ce-
ram injice, rurſusque ad lentum ignem decoque, poſtquam
vero injecta fuerint liquefacta, thus et terram ſamiam trita
addito, conquaſſato et in vitreum vas robuſtum transferto,
tenuia enim rumpuntur. Uſus autem tempore affectos locos

πους καὶ ἀνατρίβων ἐπιμελῶς, ἀπονίπτεσθαι παραίνει. καλὸν
μὲν ἐν βαλανείῳ· εἰ δὲ μὴ, κατ᾽ οἶκον. καὶ γὰρ χρήσιμόν
ἐστι τὸ φάρμακον πρὸς πᾶσαν ῥυπαρίαν καὶ τραχύτητα καὶ
ψωριάσεις καὶ λειχῆνας. ἄλλο. ♃ φέκλης λίτραν μίαν, ὕδα-
τος ὀμβρίου ξε στ᾽. λιβανωτοῦ λευκοῦ λίτρας β᾽. μαστίχης
λίτρας β᾽. ἀλκυονίου λίτραν α᾽. ἀμμωνιακοῦ θυμιάματος λί-
τρας β᾽. γῆς Σαμίας λίτρας β᾽. ἐλαίου ῥοδίνου λίτρας β᾽.
κηροῦ Τυῤῥηνικοῦ λευκοῦ λίτρας β᾽. βρέχε τὴν τρύγα εἰς
τὸ ὕδωρ, καθὰ προείρηται, κινῶν τρὶς τῆς ἡμέρας νάρθηκι
εὐτόνως, ἔπειτα σακκίσας τὸ ὑγρὸν μετεράσας εἰς ἀγγεῖον
γεγανωμένον καὶ θεὶς ἐπὶ τὸ πῦρ, ἕψε εἰς ἡμίσειαν, εἶτα
ἐπίβαλε τὰ τηκτὰ, καὶ ὅταν διαλυθῇ, κατάπλασσε λειότατον
τὸ ἀλκυόνιον. ἔστω δέ σοι ἐν ἑτοίμῳ διαλυθέντα τῷ τῆς
τρυγὸς ὕδατι καὶ λεανθέντα καλῶς, λιβανωτὸς, ἀμμωνιακὸν,
μαστίχη, γῆ Σαμία, ὥστε γλοιοῦ ἔχειν τὸ πάχος, ταῦτα
ἐπίπασσε, ἐπιβαλὼν καὶ ἀνακόψας ἐπιμελῶς καὶ ἀνελόμενος
χρῶ. ἄλλο διάσμυρνον ἐπικαλούμενον. τρυγὸς κεκαυμένης

circumlinens et diligenter confricans, abluere jube. Prae-
ftaret quidem in balneo id facere, quod fi fieri nequeat,
in domo abluatur. Commodum eft medicamentum ad omnes
fordes, afperitatemque ac fcabiem cutis itemque ad impe-
tigines. *Aliud.* ♃ Faecis vini uftae lib. j, aquae pluviae
fextarios vj, thuris albi lib. ij, maftiches lib. ij, alcyonii
lib. j, ammoniaci thymiamatis lib. ij, terrae Samiae lib. ij,
olei rofacei lib. ij, cerae Tyrrhenicae albae lib. ij. Faecem
in aqua, ut dictum eft, macerato ter fingulis diebus cum
ferula ftrenue agitando. Deinde excolatum per faccum li-
quorem in vas fplendidum transferto, pofitumque ad ignem
ad dimidiam partem coquito, deinde liquabilia adjicito,
atque ubi diffoluta fuerint, alcyonium tenuiffime tritum
infpergito. Habeas autem ad manum prompta in faecis
aqua diffoluta, probeque trita, thus, ammoniacum, mafti-
chen, terram Samiam, eaque ftrigmentitia praedicta craffitie,
haec ubi adjeceris ac diligenter fubegeris, infperge et ablatis
utitor. *Aliud diafmyrnum appellatum.* ♃ Faecis uftae

Ed. Chart. XIII. [355. 356.]　　　　　Ed. Baſ. II. (170.)

λίτρας κδ΄. ὕδατος ὀμβρίου ξε μη΄. ἐλαίου Σαβίνου λίτρας
δ΄. κηροῦ λίτρας δ΄. γῆς Σαμίας λίτρας β΄. λιβάνου λίτρας
β΄. μαστίχης λίτραν α΄. ἀμμωνιακοῦ θυμιάματος λίτραν α΄.
ἀλκυονίου λίτραν α΄. σμύρνης δραχμὰς η΄. συντίθει καθὰ
προείρηται.

[356] [Περὶ τῶν ὑπὸ Κλεοπάτρας γεγραμμένων πρὸς
ἀχῶρας ἐν τῷ κοσμητικῷ.] Καὶ τὰ τῇ Κλεοπάτρᾳ πρὸς
ἀχῶρας γεγραμμένα ἐφεξῆς εἰρήσεται κατὰ τὴν ἐκείνης αὐ-
τῆς λέξιν. πρὸς ἀχῶρας. τήλει λεπτῇ ἐφθῇ, μέλανος τεύ-
τλου χυλῷ βεβρεγμένῃ, ἐκκλυζέσθω ἡ κεφαλὴ ἢ τεύτλου ἀφε-
ψήματι ἢ γῇ κιμωλίᾳ βεβρεγμένῃ τούτοις ἐκκλυσαμένη, κα-
ταχριέσθω μυρσίνῃ λείᾳ μετ᾽ οἰνελαίου, ἄνωθεν δὲ ἐπιτιθέ-
σθω φύλλα τεύτλου. ἄλλο πρὸς τοὺς λίαν ἑλκώδεις. ♃ ψιμ-
μυθίου πεφρυγμένου ⟨ β΄. λιβάνου ⟨ β΄. θείου ⟨ α΄.
λεῖα ποιήσας μετ᾽ ἐλαίου κατάχριε. ἄλλο καὶ πρὸς πίτυρα
ποιοῦν. ♃ νίτρου, χαλκάνθου ἀνὰ ⟨ α΄. λειώσας ἔλαιον
κατάχριε καὶ ἔγχριε. ἄλλο πρὸς ἀχῶρας. σμύρναν καὶ μυρ-
σίνης λευκῆς χλωρὰ φύλλα λεῖα, ἐν οἴνῳ λειώσας κατάχριε.

lib. xxiiij, aquae pluvialis ſextarios xlviij, olei Sabini lib.
quatuor, cerae lib. quatnor, terrae Samiae lib. ij, thuris
lib ij, maſliches libram j, ammoniaci thymiamatis lib. j,
alcyonii lib. j, myrrhae ℨ octo. Componito ac utitor ut
dictum eſt.

[*De iis quae Cleopatra in libro de ornatu ad acho-
ras ſcripſit.*] Porro quae Cleopatra ad achoras ſcripſerit,
ea deinceps referentur illius ipſius verbis. Foenugraeco
tenui cocto et in betae nigrae ſucco macerato caput elua-
tur, aut betae decocto, aut terra cimolia in his macerata
atque exoluta inungatur, aut myrto laevigata ex vino et
oleo, ſuperneque betae ſolia imponantur. *Aliud ad valde
ulceratos.* ♃ Ceruſſae frictae ℨ ij, thuris ℨ ij, ſulfuris ℨ j,
trita ex oleo illinito. *Aliud quod et ad furfures facit.* ♃
Nitri, atramenti ſutorii, utriusque ℨ j, tritis oleum affun-
dito et illinito. *Aliud ad achoras.* Myrrham et myrti albae
ſolia viridia vino trita illinito. Aut terram cimoliam tor

ἢ γῇ κιμωλίᾳ φωσθείσῃ σὺν οἴνῳ μέλανι κατάχριε. ἢ ψιμ-
μυθίου καὶ μολυβδαίνης ἴσον ἑκάστου, σὺν μυρσίνῳ λειώ-
σας κατάχριε. ἢ θείου ἀπύρου ⟨ στ΄. λιβάνου ἄῤῥενος
⟨ α΄. στυπτηρίας σχιστῆς, σταφίδος ἀγρίας, εὐζώμου, νί-
τρου ἀφροῦ ἀνὰ ⟨ α΄. χαλκάνθους ⟨ α΄. πηγάνου κλω-
νία τρία, λειώσας, ὄξος βάλε σύμμετρον καὶ δάφνινον ἔλαιον
ἢ μύρσινον ἢ κρόκινον ἢ παλαιὸν ἔλαιον καὶ ποιήσας λι-
παρὰν κατάχριε, προαποσμήξας τῷ σμήγματι τούτῳ. σμῆ-
γμα. ♃ ὑσσώπου χοίνικα α΄. θέρμων χοίνικας β΄. πτισά-
νης χοίνικα α΄. ἐρεγμοῦ χοίνικα α΄. σικύου ἀγρίου ῥίζης δρα-
χμὰς δ΄. ταῦτα λειώσας μῖξον καὶ δίδου σμήχεσθαι. τὸ δ᾽
αὐτὸ ποιεῖ καὶ πρὸς λέπραν καὶ πρὸς ἰόνθους.

[Περὶ τῶν ὑπὸ Σωρανοῦ γεγραμμένων φαρμάκων πρὸς
ἀχῶρας.] Ἐπειδὴ καὶ ὁ Σωρανὸς ἔγραψε περί γε τῶν ἀχώ-
ρων ἔν τε τῷ τετάρτῳ περὶ φαρμακείας καὶ ἐν τῷ μονο-
βίβλῳ φαρμακευτικῷ φάρμακά τινα καὶ ἡμῖν διὰ τῆς πεί-
ρας ἐγνωσμένα, τὰ μὲν αὐτοῖς χρησαμένοις, τὰ δὲ παρὰ τοῖς

refaclam cum vino nigro illinito. Aut ceruſſae et plumba-
ginis aequales partes cum myrteo tritas illinito. Aut ful-
furis vivi ℥ vj, thuris maſculi ℥ j, aluminis fciſſi, ſtaphidis
ſilveſtris, erucae, ſpumae nitri, ſingulorum ℥ j, atramenti
ſutorii ℥ j, rutae ramulos tres. Terito aceto moderate ef-
fuſo, item laurino aut myrteo aut crocino aut oleo veteri
adſtillato, quo pinguis compoſito fiat eamque, ubi prius hoc
ſmegma affricueris illinito. Smegma ♃ Hyſſopi choenicem
j, lupinorum choenices ij, ptiſſanae choenicem j, fabae fre-
fae choenicem i, radicis cucumeris ſilveſtris ℥ iij. Haec
trita miſceto et affricanda praebeto. Idem et ad lepram
et ad varos facit.

[De iis medicamentis quae Soranus ad achoras fcri-
pſit.] Quandoquidem vero et Soranus de achoribus tum in
quarto de medicina, tum in unico medendi libro, quem
monobiblum inſcripſit, pharmaca quaedam tradidit, quae
etiam nobis per experientiam conſtant, partim quidem pro-

διδασκάλοις ἑωρακόσιν ἢ φίλοις ἰατροῖς καὶ ταῦτα προσθή-
σομεν, κατὰ λέξιν οὕτω γεγραμμένα. πολλῆς δὲ τῆς τῶν ἰχώ-
ρων ἀποκρίσεως ὑπαρχούσης, τῆς δὲ περιωδυνίας σφοδρῶς
ἐγκειμένης, καταπλάττειν ἐφθῷ φακῷ λείῳ μετ᾽ ὀλίγου μέ-
λιτος, ἢ ἄρτῳ μετὰ κοριάννου ἢ ἀρνογλώσσου ἢ στρύχνου ἢ
στέρεως ἢ πολυγόνου ἢ περδικίου βοτάνης. ὁ μὲν οὖν Σω-
ρανὸς, ὡς ἐπὶ πεπληγμένῳ τῷ πάθει τούτῳ τὰ τοιαῦτα
βοηθήματα προσφέρει κατὰ τὴν ἰδίαν αἵρεσιν αἰτιολογῶν,
φαίνεται δὲ ὄντως ὠφελοῦντα κατὰ τὰς ἀρχὰς καὶ τὰς γε-
νέσεις, τῷ κοινῷ λόγῳ τῆς ἀποκρούσεως. ἐφεξῆς δέ φησι, τῶν
δὲ παροξυσμῶν παρενδιδόντων, ξυρᾶν τοὺς τόπους καὶ σμή-
χειν τῷ τῆς τήλεως ἀφεψήματι καὶ τῷ τοῦ τεύτλου καὶ
τῶν ὁμοίων δι᾽ ὕδατος, οὐ δι᾽ οὔρου, ὡς καὶ ἡμεῖς ἔμπρο-
σθεν ἐμεμψάμεθα τοὺς δι᾽ οὔρου τὰς μίξεις ποιουμένους. εἶθ᾽
ἐξῆς γράφει φάρμακα καὶ ἡμῖν, ὡς ἔφην, ἐγνωσμένα. ⁴ μο-
λυβδαίνης, θείου ἀπύρου τὸ ἴσον, λειώσας δὲ παράχει ῥό-
δινον ἢ μύρσινον ἢ σχίνινον, ἄχρι τοῦ γλοιῶδες ποιήσαντα

prio, partim vero praeceptorum aut medicorum amicorum
ufu cognita.   Quare etiam ea ipfa hic apponemus juxta
ipfius dictionem hoc modo tradita. Ubi multus faniei fluor
exiflit et vexatio doloris vehementer incumbit, lenticulam
coctam tritam cum exiguo melle cataplafmatis modo im-
ponito. Aut panem cum coriandro aut plantagine aut fo-
lano aut feride aut polygono aut perdicio herba. Soranus
quidem igitur velut in implicata affectione ejusmodi reme-
dia adhibet, juxta propriam fectam ratiocinatus. Apparent
autem re vera commoda in principiis et circa generationes
communi repellendi ratione.   Deinceps vero inquit: Ubi
autem exacerbationes remiferint, radendi funt loci et foe-
nigraeci decocto aut betae et fimilium ex aqua, non urina
confricandi, quemadmodum etiam nos prius reprehendimus
eos, qui per urinam ejusmodi frictiones faciunt.   Poftea
vero medicamenta fcribit etiam nobis, ut dixi, cognita.
Plumbaginis, fulfuris vivi aequales partes terito, et affufo
rofaceo aut myrteo aut lentifcino, donec ftrigmentofum red-

Ed. Chart. XIII. [356. 357.]　　　Ed. Baf. II. (170. 171.)

κατάχριε. ἄλλο. θείου ἀπύρου, λιθαργύρου, ψιμμυθίου, ἑκά-
στου τὸ ἴσον, κρόκου τὸ ἥμισυ λειώσας μετὰ γλυκέος Κρη-
τικοῦ κατάχριε. ἄλλο. ♃ πηγάνου λείου δραχμὰς δ΄. λιθαρ-
γύρου ⟨ η΄. ὄξος καὶ ἔλαιον ῥόδινον μίξας κατάχριε. ἄλλο.
♃ λιθαργύρου ⟨ κ΄. ἀσβέστου ⟨ κ΄. ὄξους καὶ ἐλαίου
ἀνὰ κοτύλην μίαν λεάνας ὡς τὴν λιπαρὰν κατάχριε. [357]
ἄλλο. ♃ χαλκίτεως δραχμὰς β΄. σαν(171)δαράχης ⟨ δ΄. λι-
θαργύρου δραχμὴν α΄. οἴνῳ αὐστηρῷ καὶ μυρσίνῳ συλλεά-
νας ἐπίχριε. ἐφεξῆς δὲ τούτῳ ὁ Σωρανὸς ἔγραψεν ἄλλο φάρ-
μακον ἰσχυρὸν, ὃ κατὰ τὴν ἑαυτοῦ τῆς αἱρέσεως ἀγωγὴν
ὠνόμασε μετασυγκριτικόν. ἔστι δὲ ἐπὶ τῶν χρονίων καὶ δυσ-
λύτων ἁρμόζον, ᾧ καὶ χρώμενός τις τῶν φίλων ἰατρῶν
εὐδοκίμει. ♃ ἐλαίου κεδρίνου ξε α΄. ὄξους δριμέος ξε γ΄.
ἕψε ἄχρις ἂν ἐξατμισθῇ τὸ ὄξος, εἶτα ἐπίβαλε στέατος χοι-
ρείου τεταριχευμένου παλαιοῦ λίτρας β΄. τακέντος δὲ τού-
του βαστάσας ἀπὸ τοῦ πυρὸς τὴν χύτραν, προσεπίπλασσε
νίτρου λείου γο η΄. θείου ἀπύρου γο στ΄. σανδαράχης γο ἀ

datur, illinito. *Aliud.* ♃ Sulfuris vivi, fpumae argenti, ce-
ruffae omnium aequales partes, croci dimidiam trita cum
paffo Cretico illinilo. *Aliud.* ♃ Rutae laevigatae ʒ iiij,
fpumae argenti ʒ viij, aceto et oleo rofaceo admixto illine.
Aliud. ♃ Spumae argenti ʒ xx, calcis vivae ʒ xx, aceti
ac olei heminam unam terito, ac velut pinguem compofi-
tionem illinito. *Aliud.* ♃ Chalcitidis ʒ ij, fandaraches ʒ
quatuor, fpumae argenti ʒ j, vino auftero et myrteo oleo
fimul trita illinito. Huic vero deinceps Soranus aliud forte
medicamentum fcripfit, quod pro fuae fectae inftituto me-
tafyncriticum appellavit. Convenit autem in inveteratis et
aegre cedentibus achoribus, ex ejusque ufu quidam medi-
cus nobis amicus magnum nomen adeptus eft. ♃ Olei ce-
drini fextarium j, aceti acris fextarios iij, coquito donec
exhalet acetum, deinde adjice adipis fuilli veteris fale fer-
vati lib. ii, eoque liquefacto ollam ab igne auferto et nitri
triti beffem, fulfuris vivi fexuncem, fandaraches ℥ i, infar

μετὰ δὲ τὸ ξηρανθῆναι τὸ καταχρισθὲν φάρμακον κέλευε
σμήχεσθαι κατὰ τὸ βαλανεῖον, διά τε τῶν εἰρημένων καὶ δι᾽
οἴνου καὶ δι᾽ ὠῶν καὶ διὰ νίτρου καὶ δι᾽ ἀφεψήματος
τῶν τοῦ ἀγρίου σικύου ῥιζῶν ἢ τρυγὶ ῥοδίᾳ καὶ κισσήρει
μετὰ θερμοῦ ὕδατος.

Κεφ. θ΄. [Πρὸς ψυδράκια καὶ ἀχῶρας καὶ ἑλκύδρια
καὶ ἐξανθήματα ἐν τῇ κεφαλῇ.] Πρὸς τὰ εἰρημένα πάθη
δεῖ προσφέρεσθαι, ἐπιτήδειον δίαιταν καὶ καθάρσει χρῆσθαι
τοῦ σώματος καὶ τοῦ κρανίου, τοῖς δι᾽ ἀλόης κοκκίοις καὶ
κολοκυνθίδος καὶ σκαμμωνίας, ἀναληφθέντων χυλῷ κράμβης
τῶν διδομένων κοκκίων, εἶτ᾽ αὖθις τῇ τοπικῇ θεραπείᾳ χρῆ-
σθαι, οἷόν ἐστι τὸ ἀδίαντον μετὰ ῥοδίνου ἐπιχριόμενον. ἢ
τήλεως ἀφέψημα σμώμενον. ἢ μαλάχη μετὰ κριθίνου ἀλεύ-
ρου καταπλασσομένη. ἢ μελίλωτον σὺν τηλίνῳ ἀλεύρῳ, μετ᾽
οἴνου καταπλασσόμενον καὶ ἐρεβίνθων ἀφεψήματος καὶ αὐ-
τοὶ ἑφθοὶ καταπλασσόμενοι, κάρυα πικρὰ μασηθέντα καὶ
ἐπιχριόμενα. διαφορεῖ δὲ καὶ μάλιστα καὶ κρίνου ῥίζα σμω-
μένη καὶ λιβανωτὸς σὺν οἴνῳ καὶ ὕδατι καὶ θέρμων πι-

cito. Poſtquam vero illitum medicamentum exaruerit, in
balneo per praedicta ſmegmata confricari jube, perque vi-
num et ova ac nitrum et per radicum cucumeris ſilveſtris
decoctum, aut faece rhodia et pumice cum aqua calida.

Cap. IX. [*Ad pſydracia et achoras, puſtulasque
ulceroſas et exanthemata in capite.*] Ad praeſcriptas affe-
ctiones convenienti victus ratione uti oportet, corporisque
ac capitis purgationem adhibere, per pilulas ex aloë colo-
cynthide et ſcammonia, ita ut braſſicae ſucco coactae ex his
pilulae exhibeantur. Deinde ipſa locali curatione utendum
eſt, cujus generis eſt adiantum cum roſaceo illitum. Aut
foenigraeci decoctum affrictum. Aut malva cum farina hor-
deacea pro cataplaſmate impoſita. Aut melilotum cum fa-
rina foenigraeci ex vino impoſitum et cicerum decocto,
ipſumque cicer coctum impoſitum, nuces amarae comman-
ſae et illitae. Diſcutit autem maxime et lilii radix affri-
cta et thus cum vino et aqua et lupinorum amarorum

κρῶν ἀφέψημα σμώμενον, βολβοὶ σὺν νίτρῳ σμώμενοι, λί-
βανον μετ᾽ ὄξους καταχριόμενον, σίδια ῥόας μετὰ δαφνίνου
ἐλαίου καταχριόμενα. καὶ ἀγχούσης ῥίζας καύσας καὶ λεά-
νας μετ᾽ ἐλαίου, ἕως σχῇ γλοιοῦ πάχος, ἐπίχριε τῷ πτερῷ
καὶ ὠφελήσεις.

decoctum affrictum, bulbi cum nitro affricti thus ex aceto
illitum, putamen mali punici cum laurino illitum. Aut
anchufae radicem uftam et tritam cum oleo, donec ftri-
gmentitiam craffitiem accipiat, cum penna illinito et ae-
grum juvabis.

ΓΑΛΗΝΟΥ ΠΕΡΙ ΣΥΝΘΕΣΕΩΣ ΦΑΡΜΑΚΩΝ ΤΩΝ ΚΑΤΑ ΤΟΠΟΥΣ ΒΙΒΛΙΟΝ Β.

Ed. Chart. XIII. [358.]   Ed. Baf. II. (171.)

Κεφ. αʹ. Ὅσοι μὲν ἔγραψαν ἄνευ διορισμοῦ κεφα
λαλγίας βοηθήματα, πλείονα βλάβην ἢ ὠφέλειαν εἰργάσαντο
τοῖς πιστεύσασιν. οὐ γὰρ ἐπὶ μιᾷ διαθέσει πάντες ἀλγοῦσι
κεφαλὴν, ἀλλ᾽ αὗταί τε πλείους εἰσὶν αἱ διαθέσεις, ἥ τε ἴασις
ἑκάστης αὐτῶν ἰδία. μία μὲν γὰρ διάθεσίς ἐστι κατὰ δυσ
κρασίαν ἁπλῆν ἄνευ χυμῶν, ἑτέρα δὲ ἐπὶ τῇ τούτων ποιό
τητι, καθάπερ γε καὶ τρίτη τις ἄλλη διὰ τὸ πλῆθος αὐτῶν

GALENI DE COMPOSITIONE MEDICAMENTORVM SECVNDVM LOCOS LIBER II.

Cap. I.   Quicunque citra diftinctionem doloris capitis auxilia fcripferunt, majus detrimentum quam emolumentum iis qui eis fidem habuerunt attulere.   Neque
enim omnes ob unum affectum caput dolent, fed tum ipfi
affectus plures funt, tum curatio ipforum fingulorum propria exiftit.   Unus etenim affectus juxta intemperiem fimplicem citra humorum complexum, alius juxta humorum

μόνον γιγνομένη καὶ πρὸς αὐταῖς, ὅταν ἐμφράξωσιν οὗτοι
τὰς διεξόδους τῶν ὑγρῶν τε καὶ τῶν ἀτμῶν καὶ πρὸς ταύ-
ταις ἄλλη. ὅταν δι᾽ ἀσθένειαν ἔν τισι τῶν κατὰ τὴν κεφα-
λὴν μορίων πνεῦμα φυσῶδες ἐγγεννηθῇ, ἔσθ᾽ ὅτε καὶ διὰ
προκαταρκτικήν τινα αἰτίαν, οἷον ἔγκαυσιν ἔξωθεν ἢ ψύξιν
ἢ μέθην ἢ πληγήν. σφοδρόταται μὲν οὖν κεφαλαλγίαι γί-
γνονται κατὰ θερμότητα καὶ ψυχρότητα καὶ μάλισθ᾽ ὅταν
ἀνώμαλοι τύχωσιν, μέτριαι δὲ αἱ κατὰ ξηρότητα. ταῖς δὲ
ὑγρότησιν οὐδεὶς ἕπεται πόνος. ὡσαύτως δὲ κἂν ἐπὶ χυμοῖς
πλεονάσασιν, ἤτοι κατὰ πάντα τὰ μόρια τῆς κεφαλῆς ἢ καθ᾽
ἓν ὁτιοῦν ἢ δύο συμβαίνει τὸ ἄλγημα. σφοδρότερον μὲν ἐγ-
γίνεται διὰ τοὺς θερμούς τε καὶ ψυχρούς, μέτριον δὲ ἐπὶ
τοῖς ξηραίνουσιν ἄνευ θερμότητος ἢ ψύξεως ἐπιφανοῦς. οἱ
δὲ ὑγραίνοντες ἀνώδυνοι τελέως εἰσίν, ὅσον ἐπὶ τῇ ποιότητι·
διὰ [359] γάρ τοι τὸ πλῆθος ὀργανικὰ νοσήματα ποιοῦσιν,
οὔτι τῶν ὁμοιομερῶν, ἐφ᾽ ὧν μόνων αἱ κατὰ δυσκρασίαν

qualitatem, velut etiam tertius quispiam alius juxta multi-
tudinem tantum ipforum humorum contingit. Quibus acce·
dit is qui fit, quum humorum aut vaporum viae interci-
piuntur. Et ad haec alius eft, quum in quibusdam capitis
partibus, propter imbecillitatem flatuofus fpiritus innafci-
tur. Quandoque etiam ob caufam aliquam externam, velut
eft ardor externus, frigiditas, ebrietas, plaga capitis, dolor
contingit. Vehementiffimi igitur capitis dolores fiunt juxta
caliditatem et frigiditatem, maxime quum inaequales exi-
ftant, moderati vero juxta ficcitatem, ad humiditates vero
nullus confequitur dolor. Eodem modo quum ob redun-
dantes humores, five juxta omnes capitis partes, five juxta
unam quamcunque tandem, five duas, dolor contingit ve-
hementior quidem ob calidos et frigidos, moderatior autem
ob reficcantes citra caliditatem, aut frigiditatem manifeftam
oboritur. Humectantes vero penitus nullum dolorem indu-
cunt, quantum ad qualitatem ipforum attinet: ob multitu-
dinem fane inftrumentalium partium morbos faciunt, non
tamen fimilarium partium ullum aliquem, in quibus folum
affectus juxta intemperiem fimplicem fiunt. At vero affe-

Ed. Chart. XIII. [359.]   Ed. Baf. II. (171.)

ἁπλῆν γίγνονται διαθέσεις. αἱ δὲ διὰ πλῆθος ἄνευ μὲν
ἐμφράξεως βαρύνουσι τὴν κεφαλὴν, σὺν ἐμφράξει δὲ μετρίως
μὲν ὀδυνώδεις ἐπὶ ταῖς μετρίαις ἐμφράξεσιν, ἰσχυρῶς δὲ ἐπὶ
ταῖς ἰσχυραῖς συμβαίνουσιν. ἐὰν δὲ καὶ δακνώδη ποιότητα
τὸ πλῆθος ἔχει τοῦ χυμοῦ, καὶ κατὰ τοῦτο τὴν ὀδύνην αὐ-
ξήσει. αὗται μὲν αἱ διαφοραὶ τῶν διαθέσεων, ὅσον ἐπὶ τοῖς
ποιοῦσιν αἰτίοις, ἕτεραι δὲ παρὰ τὴν τῶν πασχόντων μο-
ρίων φύσιν. ἐνίοτε μὲν γὰρ ἔξωθεν τοῦ κρανίου τὸ πάθος
ἐστὶν, ἐνίοτε δὲ ἐντός, καὶ ποτὲ μὲν ἁπάντων τῶν ἐκτὸς ἢ
τῶν ἐντός ἐστιν, ἐνίοτε δὲ οὐ πάντων, ἀλλ' ἑνὸς γένους
σωμάτων ἀρτηριώδους ἢ φλεβώδους ἢ νευρώδους ἢ ὑμενώ-
δους ἢ τοῦ δέρματος ἢ αὐτοῦ τοῦ ἐγκεφάλου. δυσκολώτα-
τον οὖν ἐστι τὸ διαγνῶναι τὸν πεπονθότα τόπον, εἴτε εἷς
ἐστιν εἴτε πλείους· ὑπάρχουσιν ἑνὸς, ἤ τινες οὗτοι τυγχάνου-
σιν ὄντες, οὐ μὴν οὐδὲ τὴν διάθεσιν εὑρεῖν ἕτοιμον, ἀλλὰ
καὶ τοῦτο γεγυμνασμένου δεῖται, κατά γε τὴν διὰ τοῦ λό-
γου γυμνασίαν, ἱστορίαν τε πολλὴν καὶ συνεχῆ τῆς τῶν
καμνόντων διαθέσεως. ἰδιότητες γὰρ ἔνιαι μὲν ἄῤῥητοι παν-

ctus ob humorum multitudinem citra quidem obſtructio-
nem caput gravant, cum obſtructione vero, ſiquidem ea
moderata fuerit, moderatae doloroſi, ſin fortis, fortiter con-
tingunt. Quod ſi etiam mordacem qualitatem humorum
multitudo complectatur, etiam juxta hanc dolorem augebit.
Atque hae quidem differentiae ſunt affectuum, quantum ad
cauſas attinet eos producentes. Aliae vero ſunt juxta affe-
ctarum partium naturam. Aliquando enim extra calvariam
affectio eſt, aliquando intra. Et quandoque quidem omnium
exteriorum aut interiorum eſt, quandoque non omnium, ſed
unius tantum corporum generis, arteriarum videlicet aut
venarum aut nervorum aut membranarum ant cutis aut
ipſius adeo cerebri. Itaque difficillimum eſt affectum co-
gnoſcere locum, ſive unus ſive plures uno exiſtant, aut qui
tandem hi ipſi extent. Nec vero affectum invenire prom-
ptum eſt, ſed et hoc exercitato homine indiget, qui tum
per rationis exercitium, tum per multam et aſſiduam affe-
ctus aegrorum inſpectionem, eum cognoſcat. Proprietates

ΤΩΝ ΚΑΤΑ ΤΟΠΟΥΣ ΒΙΒΛΙΟΝ Β. 501

Ed. Chart. XIII. [359.]　　　　Ed. Baf. II. (171)

τάπασιν, ἔνιαι δὲ δύσρητοι γίγνονται περὶ τὰ κάμνοντα
σώματα, μόνοις τοῖς πολλάκις ἑωρακόσι γνώριμοι. συνεν-
δείκνυνται δὲ τὴν διάθεσιν οὐ μικρῶς ἔνια τῶν προκαταρ-
ξάντων αἰτίων, ἃ καλεῖν ἔθος ἐστὶ τοῖς ἰατροῖς ἰδίως προ-
καταρκτικὰ, καθάπερ ὅταν ἐναργὴς αἴσθησίς τε καὶ βλάβη
τοῖς κάμνουσιν αὐτοῖς ἐγκαύσεως ἢ ψύξεως γένηται. καὶ ῥᾷ-
στόν γε τὰς διαθέσεις ταύτας ἰᾶσθαι προσφάτους, καὶ καλῶς
ἀπ᾽ αὐτῶν ἤρξαντο τῶν ἰατρῶν ὅσοι μετὰ διορισμῶν ἔγρα-
ψαν τὰ βοηθήματα. πολλὰ μὲν οὖν τοῖς ἀρχαιοτέροις ἁπλᾶ
τε καὶ σύνθετα φάρμακα γέγραπται τῶν τοιούτων διαθέ-
σεων, ἐμοὶ δὲ κἀνταῦθα τὰ τῶν νεωτέρων εἰπεῖν ἀρκέσει,
τά τε τοῖς πρεσβυτέροις εὑρημένα γεγραφότων, αὐτῶν τε
προστεθεικότων ἕτερα. τὸν μὲν γὰρ καθόλου τῆς ἰάσεως
σκοπὸν ἑκάστου τῶν παθῶν ὁ λόγος ἡμᾶς διδάσκει, τὰς δὲ
τῆς ὕλης δυνάμεις ἡ πεῖρα. διὰ ταύτην οὖν αὐξάνεται τὸ
πλῆθος τῶν βοηθημάτων ἐπὶ προήκοντι τῷ χρόνῳ καὶ ἤδη
καιρὸς ἥκει τῷ λόγῳ τὰ καθ᾽ ἑκάστην διάθεσιν οἰκεῖα βοη-

enim aliquae quidem omnino dici non poſſunt, quaedam
vero aegre circa aegrotantia corpora oftendi poſſunt, ut-
pote quae tantum iis qui eas faepe viderunt cognitae exi-
ftant. Non parum vero ad affectus cognitionem faciunt
quaedam ex cauſis antegreſſis, quae privatim evidentes me-
dicis vocantur, velut quum manifeftus fenfus et offenfa
ardoris aut frigoris aegris contigit, et facile fane ejusmodi
affectus recentes fanantur, probeque et rite ab eis initium
fumpferunt medici, qui praefidia ac auxilia morborum cum
diftinctionibus defcripferunt. Multa quidem igitur a vetu-
ftioribus pharmaca fimplicia et compofita ad hujusmodi af-
fectiones defcripta funt. Mihi vero etiam hic fatis erit ex
recentioribus apponere, qui fane tum ea quae veteres
invenere confcripferunt, tum ipfi etiam alia quaedam ad-
diderunt. Equidem univerfum curationis fcopum fingulorum
affectuum ratio nos docet, at vero materiae facultatas ex-
perientia ipfa demonftrat. Per hanc igitur auxiliorum copia
progreſſu temporis augetur. Atque adeo nunc tempus adeft

Ed. Chart. XIII. [359. 360.]   Ed. Baf. II. (171, 172.)

θήματα γράφειν, τὴν ἀρχὴν ἀπὸ τῶν κατὰ μόρος τὰς ποιό-
τητας ἐξισταμένων τοῦ κατὰ φύσιν ἑκάστου μορίου ποιη-
σαμένῳ.

[Τὰ ὑπ᾿ Ἀπολλωνίου γεγραμμένα περὶ κεφαλαλγίας
τῆς δι᾿ ἔγκαυσιν.] Ἀπολλώνιος μὲν οὖν ἐν τῷ πρώτῳ τῶν
εὐπορίστων οὕτως ἔγραψε πρὸς κεφαλαλγίαν τὴν δι᾿ ἔγκαυ-
σιν. ῥοδίνῳ διάβρεχε συνεχῶς τὴν κεφαλὴν ἢ καὶ ἔριον ἢ καὶ
ῥάκος εἰς ῥόδινον ἀποβάπτων ἐπιτίθει. ἄλλο. ναρκισσίνῳ
μύρῳ ὡσαύτως χρῶ. ἄλλο. μηλίνῳ μύρῳ χρῶ παραπλησίως.
ἄλλο. συκαμίνου χυλῷ δι᾿ ὀθονίου ἐκτεθλιμμένῳ (172) καὶ
ῥοδίνῳ ἴσῳ χρῶ. ἄλλο. ἀνδράχνης φύλλα κόψας καὶ καθ᾿
αὐτὰ καὶ μετὰ παιπάλης ἀλφίτων κατάπλασσε. ἄλλο. κυ-
πάρισσον ἀπαλὴν λείαν καὶ καθ᾿ ἑαυτὴν καὶ μετὰ παιπά-
λης ἀλφίτων κατάπλασσε. ἄλλο. στρύχνον καὶ καθ᾿ ἑαυτὸ
καὶ μετὰ παιπάλης ἀλφίτων κατάπλασσε. ἄλλο. σήσαμον
τρίψας καὶ ῥόδινον παραστάξας ἐπιτίθει. ἄλλο. ἀμπέλου
φύλλα ἑψήσας λεῖα ἐν μελικράτῳ λεάνας ἐπιτίθει. ἄλλο.
φύλλα κίκεως [360] συγκόψας καὶ ἐμβαλὼν εἰς ὕδατος ὅσον

fermoni, propria auxilia juxta fingulos affectus defcribendi
initium ab iis, quae fecundum qualitates folas a naturali
cujusque partis ftatu difcefferunt facturo.

[Quae Apollonius fcripfit ad dolorem capitis qui ab
ardore provenit.] Apollonius igitur in primo de facile pa-
rabilibus ad capitis dolorem ab ardore provenientem fic
fcripfit: rofaceo affidue caput irrigato, aut lanam, five lin-
teolum rofaceo tingito et imponito. Aliud. Narciffino un-
guento fimiliter utitor. Aliud. Melino unguento eodem
modo utitor. Aliud. Aut mori fucco per linteolum ex-
preffo cum pari rofaceo utitor. Aliud. Portulacae folia
tufa per fe et cum polentae flore imponito. Aliud. Cu-
preffum teneram tritam per fe et cum polentae flore im-
ponito. Aliud. Solanum per fe et cum polentae flore im-
ponito. Aliud. Sefamum terito et rofaceo adftillato, im-
ponito. Aliud. Vitis folia cocta trita cum mulfa aqua im-
ponito. Aliud. Folia ricini contufa et in octo aquae hemi-

ὀκτὼ κοτύλας καὶ ἐξαιθριάσας, τούτῳ τὴν κεφαλὴν κατάν-
τλει καὶ μετὰ ταῦτα κατάπλασσε τοῖς πρὸς ταῦτα ἀναγε-
γραμμένοις. ἄλλο. κονύζης εὐώδους ἐμβαλὼν ὅσον δεσμὸν
ἑκκαίδεκα δακτύλων εἰς ὕδατος ὅσον κοτύλας ηʹ. ἐξαιθριά-
σας κατάντλει πρᾳέως. χρηστέον δ᾽ ὑποστολῇ τροφῆς καὶ
κοιλίας κενώσει καὶ ὕπνῳ καὶ ἡσυχίᾳ, φυλακτέον δὲ μάλιστα
προσφορὰν οἴνου καὶ ἥλιον καὶ λουτρόν. ἔτι δὲ πυρίαν καὶ
κραυγὴν καὶ διάτασιν καὶ πᾶσαν ταραχὴν διανοίας καὶ ἔκ-
στασιν καὶ ἐν εὐπνοίᾳ διατριπτέον.

[Πρὸς κεφαλαλγίαν τὴν διὰ κατάψυξιν.] Ἰρίνῳ μύρῳ
θερμῷ τὴν κεφαλὴν κατάβρεχε, χρῶ δὲ καὶ ἐρίοις καὶ ῥάκε-
σιν εἰς αὐτὸ ἀποβεβρεγμένοις. ἄλλο. δαφνίνῳ μύρῳ ὡσαύ-
τως. ἄλλο. ἀλεύρῳ ἑφθῷ μετὰ μελικράτου χρῶ. ἄλλο. δά-
φνης φύλλα ἁπαλὰ μετὰ ἰρίνου μύρου τετριμμένα εἰς τὴν
κεφαλὴν ἔγχει. ἄλλο. σαμψύχῳ λείᾳ μετ᾽ οἴνου ἢ ῥοδίνου
παραπλησίως χρῶ. ἄλλο. κύπερον κόψας καὶ χηνείῳ μίξας
στέατι τὴν κεφαλὴν κατάχριε. ἄλλο. ἐλάφειον κέρας κατα-
καύσας καὶ λαβὼν ὅσον ὀξύβαφον, οἶνον εὐώδη μίξας διπλα-

nas conjecta fub dio per noctem exponito et cum aqua
caput perfundito, et poft haec, quae ad hujuscemodi affe-
ctum fcripta funt, emplaftri more apponito. *Aliud.* Cony-
zae odorae fafciculum decem et fex digitorum in aquae
heminas octo conjectum fub dio per noctem exponito et
leniter aquam effundito. Utendum et cibi fubtractione et
ventris evacuatione fomnoque et quiete. Vitanda autem ma-
xime vinum, fol et balneum, amplius autem et fomenta,
clamor, contentio, omnisque mentis perturbatio et per-
cuffio. Atque in loco bene perfpirabili degendum.

[*Ad capitis dolorem ex frigore.*] Irino unguento ca-
lido caput irrigato, utere etiam lanis ac linteolis in eo
inadefactis. *Aliud.* Laurino unguento fimiliter utere. *Aliud.*
Farina cocta cum aqua mulfa utitor. *Aliud.* Lauri folia
tenera cum irino unguento trita capiti infunde. *Aliud.*
Sampfucho cum vino trito aut rofaceo fimiliter utitor.
Cyperum tufum adipe anferino admixto capiti illinito.
Aliud. Cornu cervi exurito, ejusque acetabulo vinum odo-

σίονα καὶ τρίψας κατάχριε. ἄλλο. ἁρμόσει δὲ καὶ πυρία διὰ
σπόγγων εἰς θερμὸν ὕδωρ ἀποβεβρεγμένων καὶ ἐκπεπιεσμέ-
νων, καὶ μάλιστα δάφνης φύλλων ἁπαλῶν ἐναφεψημένων ἢ
σαμψύχου ἢ κυπέρου, καὶ πιλήματα μαλακῶν ἐρίων, μύρῳ
ἰρίνῳ καὶ οἴνῳ καταρερασμένα, περὶ τὴν κεφαλὴν τιθέμενα,
καὶ σκέπη καὶ ἀλέα καὶ ὑποστολὴ σιτίων καὶ κοιλίας κένω-
σις, ἔτι δὲ ὕπνος καὶ ἡσυχία, σώματος ἀνάπαυσις, εὐθυμία.
φυλακτέον δὲ ὁμοίως καὶ κραυγὴν καὶ διάτασιν καὶ οἴνου
προσφορὰν καὶ κατάψυξιν. ταῦτα μὲν ὁ Ἀπολλώνιος ἔγρα-
ψε βοηθήματα δι᾽ ἔγκαυσιν κεφαλαλγίας. ὀνομάζουσι δ᾽
ἔγκαυσιν τὴν ἐξ ἡλίου θερινοῦ κατὰ τὴν κεφαλὴν γινομένην
θερμότητα μόνιμον. ἅπαντες γὰρ οἱ ἄνθρωποι θερμαίνονται
τὴν κεφαλὴν ἐν ἡλίῳ θερινῷ διατρίψαντες ἐπὶ πλέον, οὐ
μὴν παραμένει γε πᾶσιν ὁμοίως ἡ θερμότης, ἀλλ᾽ εὐθὺς
παύεται. τισὶ μὲν γὰρ καὶ πρὸ τοῦ λουτροῦ, τοῖς πλείστοις
δὲ λουσαμένοις. ὅσοις δ᾽ ἂν παραμείνῃ, διάθεσιν τῆς κεφα-
λῆς ἤδη κατὰ ἕξιν, οὐ κατὰ σχέσιν ἡγούμενοι γεγονέναι κα-
λοῦσιν ἔγκαυσιν. ἐνίοτε μὲν οὖν μόνη συνίσταται δυσκρασία

ratum dupla menſura admiſceto, terito ac illinito. *Aliud.*
Convenient et fomenta per ſpongias calida imbutas et ex-
preſſas, maxime ſi lauri folia tenera in aqua ſuerint incoc-
cta, aut ſampſuchi aut cyperi, et lanarum mollium pilei
unguento irino et vino rigati, capitique circumpoſiti. Item
tegmina et tepor et ciborum ſubtractio ac ventris evacua-
tio. Amplius autem et ſomnus et quies et corporis tran-
quillitas ac laetitia. Vitanda vero ſimiliter clamor, conten-
tio, vini potus et frigiditas. Haec quidem auxilia adverſus
capitis dolorem ex ardore oborto Apollonius ſcripſit. Ap-
pellant autem ardorem ex ſole aeſtivo circa caput factam
perſeverantem caliditatem. Omnes enim homines in ſole
aeſtivo diutius verſantes capite incaleſcunt, non tamen
omnibus aequaliter caliditas permanet, ſed ſtatim quieſcit,
quibusdam etiam ante balneum, pleriſque vero poſt lotio-
nem, quibuscunque autem permanſerit, affectum capitis jam
ſolutu difficilem, non vero ſolutu facilem factum fuiſſe exi-
ſtimantes ardorem appellant. Aliquando igitur ſola intem-

ΤΩΝ ΚΑΤΑ ΤΟΠΟΥΣ ΒΙΒΛΙΟΝ Β. 505

Ed. Chart. XIII. [36o.]   Ed. Baf. II. (172.)

τῆς ἐπὶ τὸ θερμότερον ἐν τῇ κεφαλῇ γινομένης διαθέσεως,
ἐνίοτε δὲ καὶ πλῆθος χυμῶν ἢ ἀτμῶν ἐπ᾿ αὐτὴν ἀναθεῖ, καὶ
μάλιστα ὅταν ἀνατρέφηταί τις ἐν ὅλῳ τῷ σώματι πλεονεξία
χυμῶν, ἣν ὀνομάζουσιν οἱ περὶ τὸν Ἐρασίστρατον πληθώ-
ραν. γίνεται δὲ αὕτη τῶν τεττάρων χυμῶν ἀνάλογον αὐξη-
θέντων ἢ τοῦ αἵματος μόνου, ὡς ὅταν γέ τις τῶν ἄλλων
αὐξηθείη χυμῶν, οἵπερ εἰσὶ φλέγμα καὶ χολὴ ξανθὴ καὶ μέ-
λαινα, τὴν τοιαύτην αὔξησιν οὔτε πληθώραν οὔτε ἁπλῶς
πλῆθος, ἀλλὰ μετὰ προσθήκης ὀνομάζουσι πλῆθος φλέγμα-
τος ἢ χολῆς ξανθῆς ἢ μελαίνης ὑπάρχειν ἐν τῷ σώματι φά-
σκοντες. τοῖς δ᾿ ἐξ ἐγκαύσεως ἀλγοῦσι τὴν κεφαλὴν τὸ
δέρμα ξηρότερον τῇ ἁφῇ κατὰ τὴν πρώτην ἐπιβολὴν φαίνε-
ται, τούς τε ὀφθαλμοὺς ἐρυθροὺς ἔχουσι. χαίρουσι δὲ καὶ
τοῖς ψυχροῖς προσαντλήμασί τε καὶ ἀλείμμασι. καταρχὰς μὲν
οὖν ἀποκρουστικῇ θεραπείᾳ χρηστέον, ἐκ τῆς τῶν ψυχόντων
καὶ στυφόντων γινομένῃ. μετὰ δὲ ταῦτα τῶν παρηγορικῶν
καὶ πεπτικῶν φαρμάκων τι μιγνύναι χρὴ τοῖς ἀποκρουστι-
κοῖς, εἶτά τι καὶ τῶν διαφορητικῶν προσθετέον, ἀφαι-[361]

peries confiſtit, affectu circa caput calidiore facto, aliquando
vero etiam humorum aut vaporum multitudo ad ipfum
caput effertur, et maxime quum redundantia quaedam hu-
morum, quam Eraſiſtrati fectatores plethoram vocant, in
toto corpore fubalitur. Fit autem haec quatuor humoribus
ex aequo auctis, aut etiam fanguine folo. Nam quum alius
quispiam humor redundarit, velut eſt pituita et flava bilis
itemque nigra, ejusmodi redundantiam non plenitudinem
neque fimpliciter plenitudinem, fed cum appofitione pitui-
tae aut bilis flavae aut nigrae, in corpore factam plenitu-
dinem dicunt. Caeterum eis, qui ex ardore caput dolent,
cutis tactui aridior ad primum contactum apparet, oculos-
que rubros habent, frigidisque tum perfufionibus tum illi-
tionibus gaudent. Principio igitur repulforia curatione uten-
dum eſt, ex refrigerantibus et aſtringentibus conſtante. Poſt-
ea vero mitigatoria et concoctoria medicamenta repellenti-
bus admifcere oportet, deinde etiam ex difcufforiis quip-

ρούντα κατὰ βραχὺ τῶν ἀποκρουστικῶν φαρμάκων. ἄριστα
δὲ τῶν προσφερομένων μάλιστα ὅσα λεπτομερῆ ταῖς οὐ-
σίαις ἐστί. διὸ καταρχὰς μὲν ἄμεινόν ἐστι τῷ ῥοδίνῳ καλῶς
ἐσκευασμένῳ ψυχροτάτῳ καταντλεῖν τὴν κεφαλὴν, στρόφιον
ἐρίου περιθέντας ἐν κύκλῳ, κατὰ μὲν τὸ μέτωπον ἔνθα
παύεται τὸ τετριχωμένον αὐτῆς μέρος, ἐφ᾽ ἑκάτερα δὲ τοῦδε
καθὸ τοῖς ὠσὶ συνάπτει τὸ τετριχωμένον καὶ τόδε ἀπὸ
τοῦδε μετὰ τὴν κορυφήν, οὐ μὴν πολλῷ ταύτης κατωτέρω.
οὔτε γὰρ ἐκκαίεται ῥᾳδίως τὸ καλούμενον ἰνίον μέρος τῆς
κεφαλῆς οὔτε ἀλύπως ἀνέχεται τῶν ψυχόντων διὰ τὸ τὴν
ἀρχὴν ἐνταῦθα εἶναι τοῦ νωτιαίου μυελοῦ, στελέχους δίκην
εἰς κλάδους πολλοὺς σχιζομένου, περὶ ἑξήκοντά που τὸν
ἀριθμὸν νεῦρα. ἡ δὲ κατὰ τὸ βρέγμα καλούμενον χώρα τῆς
κεφαλῆς διὰ τὸ χαλαρὸν τῆς κατὰ τὴν στεφανιαίαν ῥαφὴν
συναρθρώσεως καὶ τὴν τῶν ὀστῶν λεπτότητά τε καὶ χαυ-
νότητα, ῥᾳδίως τήν τε θερμότητα καὶ τὴν ψύξιν ἁπάντων
τῶν ὁμιλούντων φαρμάκων εἴσω διαδίδωσιν, ὥστε κἂν ψύ-
ξαί ποτε δέοι τὴν ἐξ ἐγκαύσεως θερμότητα, κἂν θερμῆναι

piam addendum, paulatim detractis medicamentis quae re-
pellunt. Optima autem cenfenda funt, quae tenuium par-
tium fubftantia praedita adhibentur. Quapropter in princi-
pio quidem melius eft rofaceo probe apparato quam fri-
gidiffimo caput perfundere, lanae fafciculo in orbem cir-
cumpofito, juxta frontem quidem, ubi pilofa ejus pars de-
finit, juxta utrumque vero ejus latus, ubi pili ipfi ad au-
res nectuntur, exinde vero poft verticem, non tamen longe
inferius. Neque enim facile exuritur capitis ea pars, quae
occiput appellatur, neque etiam citra moleftiam refrigeran-
tia fuftinet, propterea quod iftic principium medullae fpi-
nalis exiftat, ad ftipitis modum in multos ramulos divifae
in fexaginta ferme juxta numerum nervos. At vero regio
capitis juxta finciput, propter laxitatem coarticulationis
juxta coronalem futuram et ob offium tenuitatem et rari-
tatem, facile tum caliditatem tum frigiditatem omnium quae
adhibentur medicamentorum intro diftribuit. Quare five
refrigerare oportet ex aeftu caliditatem, five calefacere fri-

ΤΩΝ ΚΑΤΑ ΤΟΠΟΥΣ ΒΙΒΛΙΟΝ Β. 507

Ed. Chart. XIII. [361.]   Ed. Baf. II. (172.)

τὴν ψύξιν, ἐπιτήδειος ἡ κατὰ τὸ βρέγμα χώρα τῆς κεφαλῆς.
ἀρίστη δὲ κατὰ τὰς ἀρχὰς ψύξις ἡ διὰ ῥοδίνου ψυχροῦ,
θερινῆς τῆς ὥρας οὔσης, ἐν ᾗ μάλιστα φιλεῖ τὸ τῆς ἐγκαύ-
σεως πάθημα γίνεσθαι. λέλεκται δέ μοι περὶ ῥοδίνου πολ-
λάκις, ὡς ἄριστόν ἐστιν ἐξ ἐλαίου μὲν ὠμοτριβοῦς ἢ ὀμφα-
κίνου, διττῶς γὰρ ὀνομάζουσιν αὐτὸ, χωρὶς ἁλῶν ἐσκευασμέ-
νου, ῥόδων δὲ ἐναποβεβρεγμένων αὐτῷ πλείστων ἐσκευασμέ-
νου. ἔστω δὲ μὴ παλαιὸν τὸ ῥόδινον, ἀλλὰ κατ᾽ ἐκεῖνο τὸ
ἔτος ἐσκευασμένον, ἤτοι κατὰ τὸ ἔαρ ἢ ἀρχομένου τοῦ θέ-
ρους. ἐφεξῆς δὲ τῷ ῥοδίνῳ τὸ χαμαιμήλινόν ἐστιν, ἐφ᾽ ὧν
σωμάτων δεδοίκαμεν ἔμψυξιν σφοδρὰν ἐργάσασθαι. ταῦτα
δέ ἐστι τά τε τῶν γυναικῶν καὶ τὰ τῶν εὐνούχων καὶ τὰ
τῶν παιδίων, ὅσοι τε μαλακὴν ἔχουσι τὴν σάρκα καὶ λευ-
κὴν τὴν χρόαν, ἀήθεις τέ εἰσιν ἡλίου. καὶ τὸ μέτρον καὶ
τῆς τοῦ ῥοδίνου καὶ χαμαιμηλίνου ψύξεως, ἔκ τε τῶν εἰρη-
μένων ἕξεων τοῦ σώματος καὶ τοῦ τῆς ἐγκαύσεως μεγέθους
εὑρίσκειν χρὴ, καὶ προσεπισκοπούμενον τήν τε ἡλικίαν τοῦ
κάμνοντος καὶ τὴν τοῦ περιέχοντος ἡμᾶς ἀέρος κρᾶσιν, οὐχ

giditatem, aptiſſimus eſt capitis juxta ſinciput locus. Optima
autem in principio refrigeratio ex roſaceo frigido, aeſtivo
tempore exiſtente, in quo maxime ardoris affectio oboriri
conſuevit. Dictum autem eſt mihi de roſaceo jam ſaepe,
quod optimum eſt ex oleo crudo, quod omotribes et om-
phacinon bifariam appellant, citra ſalis admixtionem con-
fecto, roſis quamplurimis ad ipſius irrigationem praeparati-
tis. Sit autem roſaceum non vetus, ſed eo ipſo anno con-
fectum ſive in vere ſive principio aeſtatis. Proximum a ro-
ſaceo chamaemelinum oleum locum habet in iis corpori-
bus, quibus vehementem frigiditatem inducere veremur,
qualia ſunt foeminarum et eunuchorum ac puerorum et
quicunque molli carne praediti albumque habentes colo-
rem ſoli ſunt inſueti. Menſuram autem tum roſacei tum
chamaemelini, quod ad refrigerationem attinet, ex praedi-
ctis corporis habitibus et ex ardoris magnitudine invenire
oportet, conſiderata ſimul aegri aetate et ambientis nos
aëris temperie, non minus autem et domo, in qua aeger

Ed. Chart. XIII. [361.]   Ed. Baf. II. (172. 173.)

ἥκιστα δὲ καὶ αὐτοῦ τοῦ οἴκου καθ᾽ ὃν ὁ κάμνων κατάκει-
ται. ψύξεις δὲ ὅσα προσφέρεις ἐνιστὰς ὕδατι πάνυ ψυχρῷ.
μὴ παρόντος δὲ τούτου χιόνι περιπλάσσεις τὸ ἀγγεῖον· ἢ
τοιαύτη βοήθεια κἂν χυμῶν ἢ ἀτμῶν πλῆθος ἐπὶ τὴν κε-
φαλὴν ὁρμήσῃ, βοηθεῖ γενναίως. ἀποκρούεται γὰρ ταῦτα
καὶ ὠθεῖ κάτω τοῦ σώματος, ὥστε ἐγὼ ἐπὶ μυρίων τούτῳ
τῆς ἰάσεως τῷ τρόπῳ χρησάμενος οὐκ ἐδεήθην ἑτέρου. καὶ
γὰρ εὐπορία ψυχρῶν πηγῶν ἐν ᾽Ρώμῃ πολλὴ καὶ χιόνος,
ὥσπερ γε καὶ παρ᾽ ἡμῖν ἐν Περγάμῳ καὶ κατὰ τὰς πλείστας
τῶν ἐν ᾽Ασίᾳ τε καὶ κατὰ τὴν ῾Ελλάδα πόλεων. ἐν (173) δὲ
ταῖς θερμαῖς χώραις, οἷα καὶ ἡ τῶν Αἰγυπτίων ἐστὶν, ἐν ᾗ
καὶ πηγῶν ψυχρῶν ἀπορία καὶ χιόνος, ἀναγκαῖόν ἐστι προ-
ψύξαντα τὸ ῥόδινον ἐκ τοῦ δι᾽ ὅλης νυκτὸς ὑπαίθριον
θεῖναι, πρὸς αὔραν τινὰ μετεστραμμένον οὕτως ἐπεμβάλλειν
αὐτῷ χυλὸν ἀειζώου ἢ ἀνδράχνης ἢ θριδακίνης ἢ ψυλλίου
ἢ πολυγόνου καί τι καὶ στρύχνου ποτὲ βραχὺ καὶ ἑλίκων
ἀμπέλου καὶ ὀμφάκων, ἔτι γὰρ ὄμφακές εἰσι θέρους ὥρᾳ.
μήκωνος δὲ καὶ μανδραγόρου φυλάττεσθαι χυλόν, οὐκ ἄβλα-

decumbit.   Refrigerabis autem quaecunque adhibere voles
in aqua vehementer frigida collocata, quae fi non adfit, ni-
vem vafculo circumpones; hoc auxilium, five humorum five
vaporum multitudo in caput impetum faciat, praeclare au-
xiliatur, repellit enim eos infraque in corpus detrudit adeo,
ut ego in fexcentis hoc medendi modo ufus nullo alio
habuerim opus. Nam et frigidorum fontium multa Romae
ubertas eft et nivis, quemadmodum apud nos in Pergamo
et in plurimis Afiae Graeciaeque civitatibus.   At vero in
calidis regionibus, qualis eft Aegyptus, in qua et fontium
frigidorum et nivis penuria eft, necefſarium eft praefrige-
rato rofaceo per expofitionem fub dio per integram no-
ctem et per obverfionem ad aurae alicujus afflatum, ita
demum addere ei fempervivi fuccum aut portulacae aut
lactucae aut pfyllii aut polygoni, quin et folani aliquando
paululum et pampinorum vitis et uvarum immaturarum,
tales enim funt adhuc tempore aeftatis.   At papaveris et
mandragorae fucco abflinendum, non enim citra damnum

ΤΩΝ ΚΑΤΑ ΤΟΠΟΥΣ ΒΙΒΛΙΟΝ Β. 509

Ed. Chart. XIII. [361. 362.] Ed. Baf. II. (173.)
βῶς γὰρ ἐμψύχει. φυλάττεσθαι καὶ τὰ μετὰ τοῦ ψύχειν στύ-
φοντα σαφῶς, ὥστε ἀνάγκης ποτὲ καταλαβούσης ὀλίγον
αὐτῶν μιγνύναι χρὴ τοῖς ψύχουσι. διὰ τοῦτο καὶ στρύχνου
χύλὸν ἢ οὐδ᾽ ὅλως μίγνυμεν ἢ βραχὺν παντάπασιν. οὕτω δὲ
καὶ ῥοιᾶς καὶ μήλου καὶ μεσπίλου. [362] καλλίων δὲ ὁ χυ-
λὸς τῶν ὀξειῶν ῥοιῶν εἰς τοῦτο, μᾶλλον γὰρ ἐμψύχει. μη-
δενὸς δὲ τοιούτου παρόντος, ἐν ἀγρῷ ποτε κολοκύνθης ξύσμα
χυλίσας ἔμιξα χυλῷ σταφυλῆς ἀώρου· χρήσαιτο δ᾽ ἄν τις
ἐν τοιούτῳ χωρίῳ καὶ στέρεως χυλῷ καὶ θριδακίνης τῆς
ἀκηπεύτου τε καὶ ἀγρίας, ἣν ἰδίως ὀνομάζουσιν θριδακίνην,
τὴν γὰρ κηπευομένην ὀνομάζουσι θρίδακα. καὶ ὁ τῶν συκα-
μίνων δὲ χυλὸς ἐπιτήδειος εἰς ἔμψυξιν, ἔστω δὲ μὴ λίαν
πέπειρα. φαλακροῦ δὲ τοῦ κάμνοντος ὄντος ἢ βραχείας παν-
τελῶς ἔχοντος τὰς τρίχας, ἢ εὐπορία πλείστη τῶν ἐμψυχόν-
των ἐστίν. ὅσα γὰρ ἐρυσιπελατων ἐπιστάμεθα βοηθήματα
διὰ καταπλασμάτων τε καὶ κηρωμάτων ὑγρῶν, ταῦτα πάντα
τοῖς ἐγκεκαυμένοις ἁρμόττει. Ἀπολλώνιος δὲ καὶ τὰ τοῦ

refrigerat. Vitanda etiam quae cum refrigeratione manifeſte
aſtringunt, quare ſi quando neceſſitas poſtulet, parum quid-
dam ex eis ad refrigerantia admiſcere oportet. Propterea
ſane et ſolani ſuccum aut nunquam penitus aut omnino
parce admiſcemus, ſic etiam mali punici et mali et meſpili.
Ad hanc tamen rem malorum punicorum acidorum ſuccus
praeſtantior eſt, magis enim refrigerat. Porro quum ali-
quando ruri degerem, nihilque horum ad manum eſſet, cu-
curbitae ramenta exuccata ad uvae immaturae ſuccum ad-
miſcui. Poterit autem quiſpiam in tali loco etiam feridis
ſucco uti lactucaeque tum hortenſis tum ſilveſtris, quam
proprie thridacinen appellant, hortenſem enim thridaca vo-
cant, et mororum ſuccus aptus ad refrigerandum, ſint au-
tem non valde matura. Quod ſi calvus ſit aeger aut omnino
breves habeat pilos, maxima ubertas refrigerantium exiſtit.
Quaecunque enim ad eryſipelata auxilia ſcimus ex cata-
plaſmatis et ceromatis humidis, ea omnia ab ardore exuſtis
conveniunt. Caeterum Apollonius ricini folia tenera tuſa in

κίκεως ἀπαλὰ φύλλα κοπέντα βαλεῖν εἰς ὕδωρ ἀξιοῖ, κἄπειτα
τῆς νυκτὸς ὅλης ὑπαίθριον θέντας ὅλον τὸ ἀγγεῖον, ἐν ᾧ
ταῦτα περιέχεται, κατὰ τὴν ὑστεραίαν χρήσασθαι. ἐγὼ μὲν
οὖν οὐ πάνυ τι πεπείραμαι τῆς τοῦ κίκεως δυνάμεως, εἰκὸς
δὲ τὸν Ἀπολλώνιον ἐν Ἀλεξανδρείᾳ διατρίψαντα χρόνῳ
πολλῷ κεκρικέναι διὰ μακρᾶς ἐμπειρίας τὴν δύναμιν αὐτοῦ·
τὸ μέντοι γε γενόμενον ἔλαιον ἐκ τοῦ κίκεως οἶδα σαφῶς
θερμότερον ὑπάρχον τῇ δυνάμει τοῦ παρ᾽ ἡμῖν ἐλαίου, διὸ
καὶ μὴ παρόντος αὐτοῦ τῷ παλαιῷ χρώμεθα. νομίζω δὲ
καὶ ποταμογείτονα καὶ τὸν Νειλῶον σρατιώτην ἔχειν τι
ψυκτικὸν, καὶ θαυμάζω πῶς οὐκ ἐμνημόνευσεν αὐτῶν ὁ
Ἀπολλώνιος, ἀλλὰ καὶ ὁ παρ᾽ ἡμῖν τρίβολος, ὥσπερ καὶ τὸ
πολύγονον, ἔχει τι καὶ αὐτὰ ψυκτικὸν, ἀπαλὰ δηλονότι καὶ
οὐδέπω σκληρὰ καὶ ξηρὰ γεγονότα. τὴν δὲ κόνυζαν οὐ μό-
νον ἀδύνατον ψύχειν, ἀλλὰ καὶ θερμαίνειν μετρίως δυναμέ-
νην οἶδα, καὶ θαυμάζω πῶς αὐτὴν ἔγραψεν ὁ Ἀπολλώνιος
ἐν τοῖς ψύχουσιν. εἴπερ δὲ καὶ ἀπὸ δένδρων ἢ θάμνων ἐπι-
κουρίαν δέοι πορίζεσθαι κεφαλῇ θερμοτέρᾳ τοῦ κατὰ φύσιν,

aquam conjicere jubet, et deinde per totam noctem vafcu-
lum, in quo continentur, fub dio exponere et pofteral die
uti. Ego quidem igitur non valde expertus fum ricini fa-
cultatem, verifimile eft autem Apollonium, qui longo tem-
pore in Alexandria vixit, per magnam experientiam vim
ejus cognoviffe. Atqui oleum ex ricino factum manifefte
cognovi calidius effe facultate oleo, quod apud nos eft,
quare etiam fi non praefens fit, veteri utimur. Puto au-
tem et potamogetonem et niliacum ftratioten quiddam re-
frigerativum habere, mirorque eorum Apollonium nullam
mentionem fecifle. Quin et tribulus apud nos, velut etiam
polygonum, quiddam refrigerans habent, tenera videlicet et
nondum dura ac ficca facta. Conyzam autem non folum
refrigerare impoffibile eft, verum et moderate calefacere po-
tentem novi, et miror fane cur Apollonius eam inter refri-
gerantia retulerit. Quod fi et ab arboribus et fruticibus au-
xilia ad caput praeter naturam calidius petere oporteat,

ἄγνος ἐπιτηδειοτέρα πρὸς τοῦτο καὶ ἄμπελος καὶ σχῖνος καὶ
πλάτανος, εἴ τις λαβὼν αὐτῶν ἁπαλὰς τὰς βλάστας, εἶτα
τρίψας ἐκθλίψειεν αὐτῶν τὸν χυλόν. Ἐρασίστρατος δέ φησι
μέγιστον εἶναι προφυλακτικὸν ἐπὶ τῶν θερμαινόντων ἕξεων,
ὅταν ἡλιοῦσθαι μέλλωσιν, εἰ σπόγγον πλατὺν καὶ πυκνὸν
καὶ κοῖλον βρέξας εἰς ὕδωρ καὶ ἐκπιέσας σφόδρα ἐπιθήσεις
τῇ κεφαλῇ. τοῖς ἐπ᾽ ἐγκαύσει κεφαλαλγοῦσιν ὑπεναντίως ἔχει
τὰ σημεῖα τῶν ἐπὶ ψύξει· καὶ γὰρ καὶ ἀσύμπτωτον καὶ
ἄχρουν ἐστὶν αὐτῶν τὸ πρόσωπον καὶ τοῖς ψυχροῖς οὔτε
χαίρουσιν οὔτε πρὸς αὐτῶν ὠφελοῦνται. καθάπερ δ᾽ ἡ ἔγκαυ-
σις οὐκ ἔστι δύσλυτος διάθεσις, οὕτως οὐδὲ ὅτε ψύξις ἐκ
τοῦ περιέχοντος γένηται, δυσκόλως θεραπεύεται πρόσφατος,
ἀλλ᾽ ἀρκεῖ πηγάνειον ἔλαιον θερμὸν καταντλήσαντα κατὰ
τοῦ βρέγματος, ὡς εἴρηται, τελέως ἀπαλλάξαι τὸν ἄνθρω-
πον. εἰ δὲ καὶ σφοδροτέρας δεήσοι θερμασίας, ἐπεμβάλλειν
εὐφόρβιον τῷ ἐλαίῳ καὶ ὅσα δι᾽ πεπέρεως σκευάζεται. ἀλεί-
φειν δὲ μύροις τοῖσδε χρὴ τὸ μέτωπον καὶ ῥινῶν τοὺς πό-
ρους, μάλιστα μὲν ἰρίνῳ καὶ ἀμαρακίνῳ καὶ ναρδίνῳ. καὶ

vitex convenientior ad hoc exiflit et vitis et lentifcns et
platanus, fi quis eorum teneris germinibus acceptis deinde
tritis ab ipfis fuccum exprimat. Erafiftratus vero magnum
quoddam praefervativum in calidioribus habitibus tradit,
quum videlicet eos folem perferre oportet, fi fpongiam la-
tam et denfam ac cavam in aqua madefactam et probe ex-
preffam capiti imponas. Porro figna dolentium caput ob
frigiditatem contraria funt eis, quae ex ardore oboriuntur.
Nam et fubtumida et decolor ipforum facies exiflit, et fri-
gidis neque gaudent, neque ab eis juvantur. Quemadmodum
autem ardor non aegre folubilis affectio eft, ita neque fri-
giditas ex ambiente nos aëre contracta difficulter curatur.
fi recens eft, fed fufficit oleum rutaceum calidum fincipiti
ut dictum eft, affufum perfecte hominem liberare. Si vero
vehementiori calefactione opus fit, euphorbium in oleo
conjiciatur et quaecunque ex pipere medicamenta conflant
Inungenda autem eft frons aurium et narium meatus hifce
unguentis, maxime quidem irino et amaracino et nardino

Ed. Chart. XIII. [362. 363.]   Ed. Baf. II. (173.)

κομμωτικὰ δὲ τῶν θερμαινόντων ἐστὶ καὶ ταῦτα δὴ τὰ πο-
λυτελῆ τῶν πλουσίων γυναικῶν ἀλείμματα. καλοῦσι δὲ αὐτὰ
κατὰ τὴν τῶν Ῥωμαίων φωνὴν φουλιάτα τε καὶ σπικάτα.
τοῦ δὲ ὀποβαλσάμου πολλάκις ἐπειράθημεν οὐδὲν σαφῶς
ὀνήσαντος οὐδεμίαν διάθεσιν θερμαίνεσθαι δεομένην. ὥσπερ
δὲ τὸ πηγάνειον ἁρμόττειν ἔφην, οὕτω καὶ τὸ σαμψύχινον
καὶ τὸ δάφνινον ἐπαινῶ καὶ τὸ ἑρπύλλινον, πολλάκις καὶ
ἐπὶ πολλῶν αὐτοῖς χρησάμενος· διδόναι δὲ καὶ οἶνον λεπτο-
μερῆ καὶ κινήσει κεχρῆσθαι κελεύειν καὶ λουτροῖς θερμοῖς
καί ποτε ἀπὸ ῥαφανίδων ἐμέτῳ.

[363] [Περὶ τῶν χρονιζουσῶν ἐν τῇ κεφαλῇ διαθέσεων
θερμῶν τε καὶ ψυχρῶν.] Ἐπὶ τῶν χρονιζουσῶν κεφαλαλγι-
κῶν διαθέσεων ἀναγκαῖον γίνεσθαι ξυρᾶν τὴν κεφαλήν, ἢ
ἐν χρῷ πάνυ κείραντα φάρμακα προσφέρειν ἐμπλαστρώδη τε
καὶ κηρωτοειδῆ καὶ ὑγρά. τὰ μὲν οὖν ἐμπλαστρώδη τε καὶ
κηρωτοειδῆ τῇ ξυρηθείσῃ κεφαλῇ, τὰ δὲ ὑγρὰ τῇ βραχυτάτας
ἐχούσῃ τρίχας. ἔστι δὲ καὶ ἡ τούτων ὕλη πολυειδής, τῶν μὲν

Quin et comptoria unguenta ex calefacientium numero exi-
ſtunt, atque adeo ipſa opulentarum foeminarum pretioſa
unguenta, quae foliata et ſpicata Romae appellant. Opo-
balſamum vero ſaepe experti ſumus, nullum manifeſtum
commodum ad ullam aliquam affectionem calefactione in-
digentem conferre. Quemadmodum autem rutaceum oleum
convenire dixi, ſic etiam ſampſuchinum et laurinum laudo
itemque ſerpyllinum, ſaepe et in plerisque ipſis uſus. Dan-
dum etiam vinum tenuium partium et motus corporis
praecipiendus lavacraque calida et quandoque a raphano
vomitus.

[*De inveteratis capitis affectibus calidis et frigidis.*]
In inveteratis capitis doloribus ac affectibus neceſſario pi-
los radimus, aut valde ad ipſam usque cutem praeſecamus,
et medicamenta tum emplaſtrorum ac ceratorum forma tum
etiam liquida adhibemus. Atque ea quidem quae emplaſtro
rum ac ceratorum formam habent raſis penitus adhibemus,
liquida vero his, qui breviſſime praeſectos pilos habent. Eſt

μᾶλλον, τῶν δὲ ἧττον ψυχόντων τε καὶ θερμαινόντων. τὰ
μὲν οὖν ψύχοντα μεταφέρειν ἀπὸ τῶν θεραπευόντων τὰ
ἐρυσιπέλατα, τὰ δὲ θερμαίνοντα διὰ τῶν θερμαινόντων φαρ-
μάκων συνθετέον, ὧν ἁπλούστατον μέν ἐστι τὸ δι᾽ εὐφορ-
βίου σκευαζόμενον, ἀρκεῖ δὲ μίαν γο ἐμβάλλειν εὐφορβίου
τρισὶ κηροῦ τετηκυίαις ἐν ἐλαίου λίτρᾳ μιᾷ. χρῆσθαι δὲ
ἐλαίῳ πρὸς πάντα τὰ θερμαίνεσθαι πάθη δεόμενα μήτε
ὀμφακίνῳ μήτε τῷ συνήθως ὑπὸ πάντων ὀνημαζομένῳ Ἰσπα-
νῷ μήθ᾽ ὅλως ἐσκευασμένῳ μετὰ θαλλῶν, ἀλλ᾽ οἷόν ἐστι
τὸ ἐκ πεπείρων ἐλαιῶν γινόμενον, ἐν πολλοῖς ἔθνεσιν ἄνευ
θαλλῶν ἐμβλήσεως. ἄριστον δὲ ὧν οἶδα τὸ Σαβῖνόν ἐστιν,
οὐ πόῤῥω Ῥώμης ἐν τῇ Σαβίνων χώρᾳ γεννώμενον. ὅσα δὲ
οἱ νεώτεροι τῶν ἰατρῶν, οἱ καλοῦντες ἑαυτοὺς μεθοδικούς,
ὀνομάζουσι μετασυγκριτικὰ φάρμακα, ταῦτα πάντα χρήσιμα
ταῖς τοιαύταις διαθέσεσίν ἐστιν, ὧν τὰ κάλλιστα ἐν τῷ τῆς
πραγματείας τῆς πρὸ ταύτης ἑβδόμῳ εἴρηταί μοι. μεταβαί-

autem et horum materia multiformis, quod partim quidem
magis, partim vero minus refrigerent et calefaciant. Ea
igitur quae frigefaciunt, ex iis quae eryfipelata curant,
transferenda funt, calefacientia vero ex medicamentis cale-
factoriis componenda, quorum fimpliciffimum eft ex eu-
phorbio praeparatum. Sufficit autem unciam euphorbii unam
ad tres cerae liquefactae in olei lib. una conjicere. Uten-
dum autem oleo ad omnes affectus calefactione opus ha-
bentes, neque omphacino neque eo quod vulgo ab omnibus
Hifpanum appellatur neque omnino eo, quod cum olearum
germinibus praeparatur, fed eo quod ex maturis olivis
conficitur apud plerasque gentes citra germinum injectio-
nem. Optimum autem ex eis quae ego novi eft Sabinum
non procul ab urbe Roma in Sabinorum regione progna-
tum. Caeterum medicamenta, quae recentiores medici fe ip-
fos methodicos appellantes, metafyncritica appellant, ea
omnia ad hujusmodi affectus commoda exiftunt, ex quibus
optima etiam in feptimo libro hujuscemodi tractationis,
quae ante hanc a me edita eft, relata funt. Tempus igitur

νειν οὖν ἤδη καιρός ἐπ' ἄλλην διάθεσιν κεφαλῆς, παραγρά-
ψαντα πρῶτα τὰ ὑπὸ Ἀπολλωνίου γεγραμμένα κατὰ λέξιν
οὕτως ἔχοντα.

[Τὰ ὑπὸ Ἀπολλωνίου γραφέντα πρὸς κεφαλαλγίαν
τὴν διὰ μέθην καὶ ἀκρατοποσίαν.] Χρηστέον δὲ πᾶσι τοῖς
ἀναγεγραμμένοις βοηθήμασι πρὸς τὰς γινομένας δι' ἔγκαυ-
σιν κεφαλαλγίας, ἐπιπλεῖστον δὲ τῶν ἀλγημάτων ἰσχυόντων
πηγάνου φύλλοις τετριμμένοις μετὰ ὄξους καὶ ῥοδίνου, ὡς
γλοιοῦ πάχος τὴν κεφαλὴν ἐγχριστέον. ἄλλο. καρύοις πι-
κροῖς μετ' ὄξους καὶ ῥοδίνου τετριμμένοις, ὡς γλοιοῦ πάχος
τὴν κεφαλὴν ἐγχριστέον. ἄλλο. ἴριδι ξηρᾷ καὶ ἄγνω ξηρᾷ
μετ' ὄξους τετριμμένοις καὶ ῥοδίνου παραπλησίως χρῶ. ἄλλο.
δάφνιδι καὶ πηγάνου φύλλοις μετ' ὄξους καὶ ῥοδίνου τετριμ-
μένοις χρῶ. συνοίσει δὲ ὕπνος, ἔνδεια, ἡσυχία, σώματος ἀκι-
νησία, πόμα ὕδωρ θερμὸν, μελίκρατον, κένωσις. ταῦτα μὲν
Ἀπολλώνιος ἔγραψε, καὶ τούτου γε αὐτοῦ χάριν ἐπαινεῖν
χρὴ (174) τὸν ἄνδρα, τοῦ μετὰ διορισμῶν ὑπὲρ ἑκάστου
τῶν βοηθημάτων γράψαι, μηδὲ Ἀρχιγένους αὐτὸ πεποιηκό-

jam eft me ad alium capitis tranfire affectum, afcripturum
primo quae ab Apollonio confcripta funt, quae juxta il-
lius dictionem hoc modo habent.

[*Quae Apollonius ad capitis dolorem ex ebrietate et
meri potu fcripferit.*] Utendum eft omnibus defcriptis au-
xiliis ad dolorem capitis ab ardore obortum. Quod fi do-
lores amplius invalefcant, rutae folia cum aceto et rofaceo
trita ftrigmenti craffitie capiti illinenda. *Aliud.* Nuces ama-
ras cum aceto et rofaceo ad ftrigmentitiam fpiffitudinem
tritas capiti illinito. *Aliud.* Iridem ficcam ac viticem ari-
dum cum aceto et rofaceo eodem adhibe modo. *Aliud.*
Lauri baccam et rutae folia cum aceto et rofaceo trita ad-
hibeto. Conveniet autem fomnus, inedia, quies, corporis
tranquillitas. In potu aqua calida, aqua mulfa et evacuatio.
Haec quidem Apollonius fcripfit. Atque hujus rei gratia
laudare virum decet, quod cum difcrimine de unoquoque
auxilio fcripfit, quum neque Archigenes id ipfum fecerit,

ΤΩΝ ΚΑΤΑ ΤΟΠΟΥΣ ΒΙΒΛΙΟΝ Β. 515

Ed. Chart. XIII. [363. 364.]   Ed. Baf. II. (174.)

τος, ὃν ἐχρῆν ὕστερον Ἀπολλωνίου γεγονότα προστεθει-
κέναι τι τῇ τᾶν ὁρισμῶν ἀκριβείᾳ. ἀλλὰ τὰ μὲν ὑπ' ἐκείνου
κατὰ τὸ πρότερον τῶν φαρμάκων γεγραμμένα μικρὸν ὕστε-
ρον εἰρήσεται· τὰ δέ μοι διὰ μακρᾶς πείρας κριθέντα περὶ
τῆς ἐξ οἴνου πόσεως κεφαλαλγίας ἤδη διηγήσομαι, τὴν μὲν
ἐλπίδα τῆς ἐξ αὐτῶν ὠφελείας ἐκ τῆς διαθέσεως εὑρόντι,
τὴν δὲ ἀκριβῆ βάσανον αὐτῶν διὰ πολλῆς πείρας ποιησα-
μένῳ. τὴν γάρ τοι κεφαλαλγίαν οἱ θερμότεροι τῶν οἴνων
ταῖς κράσεσι γεννῶντες ἐνδείκνυνται πληροῦσθαι πάντως
μὲν ἀτμῶν τὴν κεφαλὴν, ἔστι δ' ὅτε καὶ χυμῶν, ὅσοι θερ-
μοὶ ταῖς κράσεσιν. καὶ γὰρ καὶ χωρὶς οἴνου πόσεως οἱ τοι-
οῦτοι πρὸς τὴν κεφαλὴν ἑτοίμως ἀναφέρονται. χρεία τοίνυν
ἐστὶν ἰάσεως ἐχούσης σκοπὸν τὸν μὲν καθόλου πρῶτον
ἁπάντων κοινὸν τὸν κενώσεως δεόμενον. ἐπεὶ δὲ θερμοὶ τυγ-
χάνουσιν ὄντες οἱ πεπληρωκότες τὴν κεφαλὴν ἀτμοὶ, [364]
καὶ τῆς ἐμψυχούσης αὐτοὺς βοηθείας ἐστὶ χρεία. κελεύειν
οὖν πρότερον, εἰ ἄπεπτος ὁ οἶνος μένει, ἐμεῖν τοὺς κεφαλαλ-
γοῦντας, ὕδωρ πεπωκότας χλιαρόν. εἰ δὲ καὶ μετὰ πέψιν

quem, quum pofterior Apollonio natu fit, apponere quid-
piam ad difcriminum certitudinem oportebat, verum quae
ipfe in priore de medicamentis libro confcripfit, paulo poft
referentur. At vero quae ego per longam experientiam de
capitis dolore ex vini potu cognovi jam exponam, utpote
qui fpem quidem utilitatis ipforum ex affectu inveni, dili-
gentem autem comprobationem per multam experientiam
feci. Capitis itaque dolorem ex vinorum temperie calido-
rum productum indicat, quod ipfum caput omnino vapo-
ribus repletur, quandoque etiam humoribus calida tem-
perie praeditis, nam et citra vini potum ejusmodi ad caput
prompte deferuntur. Curatione itaque opus eft, quae fco-
pum primum univerfalem et communem omnibus habeat,
nimirum evacuatione indigentem. Quum vero calidi fint
qui caput repleverunt humores, etiam refrigerante eos me-
dela opus erit; jubendi igitur funt, fi crudum adhuc in eis
vinum permaneat, ut tepida aqua haufta vomant, fin autem

κεφαλαλγοῖεν, τοῖς ἐμψύχουσι κεχρῆσθαι καὶ ἀποκρουστικοῖς,
οἷόν ἐστι τὸ ῥόδινον, καθ᾽ ἑαυτό τε καὶ σὺν ὄξει ἢ μετὰ
χυλοῦ κισσοῦ ἢ κράμβης. καὶ αὐτὰ δὲ τὰ φύλλα τῆς κράμ-
βης ἀποβρεχθέντα θερμῷ καὶ περιτεθέντα τῇ κεφαλῇ καὶ
δεθέντα φυσικῶς ἀντιπαθεῖ τῇ μέθῃ. φροντιστέον δὲ ὕπνου
τε καὶ ἡσυχίας, κἀπειδὰν ταῦτα πραχθῇ, δι᾽ ὅλης ἡμέρας
εἰς ἑσπέραν χρὴ λούσαντα θρέψαι τροφαῖς εὐχύμοις μὲν, οὐ
μέντοι θερμαινούσαις. εἰσὶ δὲ τοιαῦται πτισάνης χυλός καὶ
ῥόφημα ἐκ χόνδρου καὶ ἄρτος μεθ᾽ ὕδατος καὶ τὰ ῥοφού-
μενα τῶν ὠῶν ἄνευ γάρου. μιγνύσθω δὲ αὐτοῖς μέλιτος
ὅσον αὔταρκες ἡδῦναι· εἰ δὲ πρὸς τοῦτο ἀνεπιτηδείως ἔχου-
σιν οἱ λαμβάνοντες, ἁλῶν τῶν ἡδυσμένων. τῶν δὲ λαχάνων
θριδακίνη μὲν, ὡς εὔχυλός τε καὶ ψυκτική, κράμβη δὲ ὡς
ἀτμῶν ξηραντική. οὕτω δὲ καὶ ὀσπρίων ἡ φακή. ποτῷ δὲ
πάντως μὲν ὕδατι χρηστέον. ἀλλ᾽ ἐπεί τινων ὁ στόμαχος
ἐπὶ ταῖς ὑδροποσίαις ἀνατρέπεται, ῥοιὰν αὐτοῖς ἐπιδοτέον
ἢ μόνην καθ᾽ ἑαυτὴν ἢ μετὰ χόνδρου τακεροῦ, καλῶς ἑψη-
μένου θερμοῦ. καὶ τὰ κεστιανὰ δὲ καλούμενα μῆλα κατὰ

et post concoctionem caput doleant, refrigerantibus utendum
est ac repellentibus, quale est rosaceum per se et cum
aceto aut hederae aut brassicae succo. Quin et ipsa brassi-
cae folia calida irrigata capitique circumposita ac obligata
naturaliter ebrietati resistunt.   Caeterum somni ac quietis
cura in primis habenda est, quod ubi factum fuerit per
totum diem ad vesperam lotum, boni succi cibis, non tamen
calefacientibus nutrire oportet. Sunt autem tales ptisanae
succus et sorbitio ex alica et panis ex aqua et ova sor-
bilia absque garo, admisceatur autem eis ex melle quantum
ad condimentum satis fuerit, si vero ad mel accipiendum
non fuerint appositi, sales conditorii miscentor. Ex oleri-
bus est lactuca, utpote boni succi et refrigeratoria, et bras-
sica, ut quae vapores reficcet. Sic et ex leguminibus lens
est. Potu vero omnino aqua utendum est. At vero cum
stomachus in quibusdam propter aquae potum subvertatur,
malum punicum eis insuper exhibendum est, aut solum per
se aut cum alica flaccida calida probe cocta. Quin et mala

Ed. Chart. XIII. [364.]   Ed. Baf. II. (174.)

τὴν Ῥωμαίων πόλιν ἄνευ μὲν ἑψήσεώς ἐστιν αὐστηρὰ, μετὰ
δὲ τὴν ἕψησιν εὐστόμαχα γίνεται. χρὴ δὲ ἑψεῖν αὐτὰ κατὰ
χύτραν καινὴν, ὕδωρ ἐπιχέοντα θερμὸν, εἶτα κρεμάσαντας
ἐν τῷ ἀγγείῳ τὸ μῆλον ὑποκαίοντάς τε τὴν χύτραν, ὅπως
ἐκ τοῦ ὕδατος ἀναφερόμενος ἀτμὸς θερμὸς τὴν ἕψησιν αὐ-
τοῦ παρασχῇ. καὶ σταφίδες δὲ καὶ ἄπιοι τινὲς μὲν ὠμαὶ,
τινὲς δὲ ὡς τὸ μῆλον ἑψημέναι ῥωννύουσι τὸν στόμαχον.
ἀπέχεσθαι δὲ βαλάνων φοινίκων, ἔχουσι γὰρ ἰδιότητά τινα
κεφαλαλγίας ποιητικήν. εἰ δὲ ἐπὶ τούτοις ὑπνῶσαι καλῶς οὐ
δυνηθεῖεν, ἐπὶ λουτρὸν ἄγειν αὐτοὺς κατὰ τὴν ὑστεραίαν
ὅτι τάχιστα, καταχέοντας ἐν τῷ βαλανείῳ θερμὸν ὕδωρ πολ-
λάκις, εἶθ᾽ ὑπνώσαντας ἢ πάντως ἡσυχάσαντας ἐν τῷ με-
ταξὺ, πάλιν ἐπὶ τὸ λουτρὸν ἄγειν τὸ δεύτερον, εἶθ᾽ οὕτως
τρέφειν, ὡς κατὰ τὴν προτεραίαν· εἰ δὲ μετρίως ἔχοιεν,
ὑδροποτεῖν τε μὴ δύνηνται, συγχωρεῖν ὑδαρὲς πόμα προσφέ-
ρεσθαι τῶν ὑδατωδῶν οἴνων, ὁποῖός ἐστι κατὰ μὲν τὴν
Ἰταλίαν ὁ Σαβῖνος, ἐν Ἀσίᾳ δὲ Τιτακαζηνὸς καὶ Ἀρσυ-
ήνιος καὶ Ἀριούσιος. αἱ δὲ τροφαὶ μετρίως ἔχουσιν αὐτοῖς

ceftiana appellata in urbe Romana citra coctionem quidem
funt auftera, poft coctionem vero ftomacho fatis commoda
fiunt. Coquenda autem funt ipfa in ollam novam aqua
modica infufa, deinde malo in olla fufpenfo, igneque fub
ollam conjecto, quo vapor ex aqua calidus fublatus co-
ctionem ipfi malo praebeat. Uvae paffae etiam et pyra,
aliqua quidem cruda, aliqua vero ut malum ipfum cocta
ftomachum corroborant. Abftinendum vero a glandibus
palmarum, proprietatem enim quandam habent capitis do-
lorem inducendi. Quod fi vero poft haec probe dormire
non poffint, ad balneum poftridie quam celerrime dedu-
cantur, calidaque aqua eis in balneo faepe affundatur,
deinde ubi dormierint aut omnino interpofito tempore quie-
verint, rurfum ad balneum ducendi funt, deinde velut pri-
die connutriendi. Si vero moderate habeant et aquam bi-
bere non poffint, permittendus eft eis potus aquofus ex
aquofis vinis, quale eft in Italia Sabinum, in Afia Titaca-
zenum et Arfyenium et Ariufium. Quin et moderate ha-

518 ΓΑΛΗΝΟΤ ΠΕΡΙ ΣΤΝΘΕΣΕΩΣ ΦΑΡΜΑΚΩΝ

Ed. Chart. XIII. [564.]   Ed. Baf. II. (174.)

καὶ ὄρχεις ἀλεκτρυόνων καὶ τὰ πτερὰ καὶ τῶν ἰχθύων οἱ
πετραῖοι καὶ ἁπαλόσαρκοι δοθήσονται καὶ περιστερᾶς που
νεογνός. ἐψήσθω δὲ πάντα ταῦτα χωρὶς γάρου καὶ οἴνου
κατὰ τοὺς λευκοὺς καὶ ἁπλοῦς ζωμούς, ἐν οἷς ὕδωρ ἐστὶ
μόνον μετ᾽ ἐλαίου καὶ ἀνήθου καὶ βραχέος πράσου, τὴν
ἕψησιν παρεσχημένον, ἐπεμβαλλομένων ἁλῶν ὀλίγων, οὐκ
εὐθὺς τοῦ ἑψήματος ἐν ἀρχῇ, ἀλλ᾽ ὅταν ἤδη πως γέγωνται
τακεροί. εὔδηλον δ᾽ ὅτι καὶ αὐτοὺς καὶ πάντας τοὺς τὴν
κεφαλὴν ἀλγοῦντας αὐξανομένης μὲν ἔτι καὶ ἀκμαζούσης τῆς
ὀδύνης ἡσυχάζειν ἄμεινον, ἐνδιδούσης δὲ καὶ παρακμαζούσης,
ἐν ἐπιτηδείοις χωρίοις περιπατεῖν. ἐπιτήδεια δὲ τοῖς μὲν θερ-
μαίνεσθαι δεομένοις τὰ θερμότερα τοῖς δὲ ψύχεσθαι τὰ ψυ-
χρότερα, καὶ πρὸ μὲν τῆς τροφῆς πλείοσι περιπάτοις χρη-
στέον, ἐπὶ δὲ τῇ τροφῇ βραχέσι τε καὶ νωθροῖς. χρὴ δὲ
μήτε ἐδηδοκέναι πολλὰ μήτε εὐθέως περιπατεῖν, ἀλλὰ μετὰ
δύο που καὶ τρεῖς ὥρας ἢ καὶ πλείονας. ἐὰν δέ ποτε τῶν
ἀνελθόντων ἐπὶ τὴν κεφαλὴν ἀτμῶν τε καὶ χυμῶν ὑπολει-
φθῇ τι λείψανον ἐσφηνωμένον πόροις λεπτοῖς καὶ διὰ τοῦτο

bentibus gallorum teſticuli et alae et ex piſcibus petroſi et
teneris carnibus praediti exhibebuntur et columbarum pulli.
Haec vero omnia citra garum et vinum in albis ac ſim-
plicibus jusculis coquantur, in quibus aqua ſola cum oleo
et anetho ac exiguo porro coctionem perficiat, exiguo
adjecto ſale, non ſtatim in principio coctionis, ſed quum
jam aliquo modo flaccida facta fuerint ac victa. Manife-
ſtum vero, quod tum hos tum omnes qui caput dolent
augeſcente adhuc et vigente dolore quieſcere melius eſt,
remittente vero ac decreſcente in locis aptis deambulare.
Apti ſunt autem iis, qui calefieri opus habent, loci cali-
diores, qui frigefieri, frigidiores. Et ante cibum quidem
pluribus deambulationibus utendum, poſt acceptum vero ci-
bum brevibus et lentis. Oportet autem neque multa come-
dere neque ſtatim deambulare, ſed poſt duas aut tres aut
etiam plures horas. Quod ſi quando ex vaporibus et hu-
moribus in caput ſublatis reliquiae quaedam relinquantur
tenuibus poris ac meatibus impactae et ob id etiam capi-

παραμένῃ τι τῆς κεφαλαλγίας, ἀφίστασθαι μὲν προσήκει τοῦ
ῥοδίνου, χρῆσθαι δὲ πρῶτον μὲν τῷ χαμαιμηλίνῳ συμμέ-
τρως θερμῷ, μετὰ τοῦτο δὲ τῷ ἰρίνῳ, μεγάλως γὰρ ὀνίνησι
τὰς τοιαύτας διαθέσεις, [365] ἐν δὲ τῷ βαλανείῳ τὴν κε-
φαλὴν ὕδατι θερμῷ καταντλητέον, οὐ μόνον ἕνεκα τοῦ δια-
φορῆσαί τι τῶν κατ᾽ αὐτήν, ἀλλὰ καὶ τῶν ὕπνων ἕνεκα.
διόπερ καὶ τὸ δεύτερον ἢ τρίτον λουτρὸν ἑσπέρας ποιητέον,
ἐσθίοντας ἐπ᾽ αὐτῷ θριδακίνας δι᾽ ὄξους, ἐλάχιστον μὲν
ἴσχοντος ἢ μηδ᾽ ὅλως γάρου, πλεῖον δ᾽ ὕδατος, ὡς ἴσον εἶναι
τῷ ὄξει, πλὴν εἰ μὴ παντάπασιν ὑδαρὲς ὑπάρχοι. καὶ γὰρ
καὶ δέονται τοιούτου μᾶλλον ἢ τοῦ δριμυτάτου, θερμότη-
τος γὰρ ἔχει τι τὸ τοιοῦτον ὄξος. ἐπὶ δὲ τούτοις κατὰ τὴν
ὑστεραίαν τὰ μᾶλλον θερμαίνοντα τὴν κεφαλὴν παραλη-
πτέον, μιγνύντα τῷ ἰρίνῳ ποτὲ μὲν ἀμαρακίνου μύρου, ποτὲ
δὲ ναρδίνου, ποτὲ δὲ τῶν πολυτελῶν, οἷς αἱ πλούσιαι γυ-
ναῖκες, κἂν μηδὲν ἔχωσι κακὸν, εἰώθασι κεχρῆσθαι. διὰ ταύ-
της ἐγὼ τῆς ἀγωγῆς τὰς ἐξ οἴνου κεφαλαλγίαις ἰασάμην

tis dolor perfeveret, a rofaceo quidem abftinere expedit,
utendum eft autem primum quidem chamaemelino mode-
rate calido, poftea vero irino, maximopere enim hujusmodi
affectiones juvant. In balneo vero caput calida perfunda-
tur, non folum ob id, ut quippiam circa ipfum difcutia-
tur, fed et fomni conciliandi gratia, quapropter etiam fe-
cundum aut tertium etiam ad vefperam balneum apparan-
dum eft, acceptis ab eo lactucis ex aceto, exiguo aut omnino
nullo addito garo, verum aqua affufa multa, ut acetum
plane exaequet, nifi omnino aquofum fit acetum; nam et
hnjusmodi magis quam acerrimo opus habent, caliditatem
enim in fe aliquam tale acetum complectitur. Poft haec
vero poftera die quae magis caput calefaciant adhibenda,
ita ut ad irinum aliquando amaracinum unguentum adda-
mus, aliquando vero nardinum, quandoque etiam pretiofa,
quibus opulentae foeminae, etiam fi nihil habeant mali, uti
confueverunt. Per hujusmodi fane medicationis ductum
capitis dolores ex vini potu obortos in totum perfanavi,

διὰ παντὸς, οὐδενὶ τῶν γεγραμμένων Ἀπολλωνίῳ χρησάμε-
νος. ὅπου γὰρ δι᾽ ὧν εἶπον ἐτύγχανον τοῦ σκοποῦ καὶ τῶν
Ἀπολλωνίῳ γεγραμμένων οὐδὲν ἐπέβαλλεν ἐλπίδα μοι καλῶς
εἰρῆσθαι, περιττὸν ἦν εἰς πεῖραν ἄγειν ταῦτα. μετὰ δὲ τὰς
προγεγραμμένας τρεῖς διαθέσεις κεφαλαλγικὰς ὁ Ἀπολλώ-
νιος ἔγραψε ταύτην τήνδε τετάρτην.

[Πρὸς κεφαλαλγίαν διὰ πληγὴν ἢ πτῶμα Ἀπολλω-
νίου.] Ῥοδίνῳ καὶ ὄξει κεχλιασμένοις τὴν κεφαλὴν κατάβρεχε.
ἄλλο. ῥόδοις ξηροῖς μάλιστα μὲν ἐφθοῖς, εἰ δὲ καὶ βεβρε-
γμένοις ἐν γλυκεῖ ἢ μελικράτῳ, λείοις κατάπλασσε. ἄλλο. με-
λιλώτῳ παραπλησίως ἐσκευασμένῳ χρῶ. ἄλλο. μυρσίνης λευ-
κῆς φύλλοις ἁπαλοῖς μετ᾽ οἴνου καὶ σμύρνης τετριμμένοις
κατάπλασσε. ἄλλο. ἰρίνῳ μύρῳ καὶ ὄξει κατάχριε. ἄλλο. ἀψιν-
θίῳ λείῳ μετ᾽ οἴνου καὶ σμύρνης τετριμμένης κατάπλασσε.
ἄλλο. γλήχωνι λεία μετ᾽ οἴνου παραπλησίως χρῶ. ἄλλο. γλή-
χωνι καὶ σμύρνῃ τετριμμένοις ὁμοίως χρῶ. ἄλλο. σελίνου
κόμαις ἐφθαῖς μετ᾽ οἴνου λείαις κατάπλασσε. ἄλλο. μήλοις
κυδωνίοις ἐφθοῖς δι᾽ οἴνου κατάπλασσε. ἁρμόσει δὲ καὶ πυ-

nullo ab Apollonio praefcripto pharmaco ufus. Quam enim
et per ea quae jam dixi fcopum contingerem eorum quae
fcripfit Apollonius nullum recte dictum fuiſſe mihi perfuaſi
et fupervacaneum amplius erat eorum experimentum facere.
Caeterum poſt praedictos tres affectus capitis dolorem in-
ducentes, Apollonius quartam hanc infuper addidit.

[Ad dolorem capitis ex plaga aut cafu Apollonii.]
Rofaceo et aceto tepefactis caput rigato. Aliud. Rofis fic-
cis maxime coctis aut certe in paſſo maceratis aut aqua
mulfa tritis pro cataplafmate utitor. Aliud. Meliloto fimi-
liter apparato utitor. Aliud. Myrti albae folia tenera cum
vino et myrrha trita emplaſtri more imponito. Aliud.
Irino unguento et aceto illinito. Aliud. Abfinthium tritum
cum vino et myrrha itidem trita imponito. Aliud. Pulegio
trito ex vino fimiliter utitor. Aliud. Pulegium et myrrham
trita fimiliter adhibeto. Aliud. Apii comas cum vino co-
ctas ac tritas imponito. Aliud. Mala cotonea cocta ex vino

ΤΩΝ ΚΑΤΑ ΤΟΠΟΥΣ ΒΙΒΛΙΟΝ Β. 521

Ed. Chart. XIII. [365.]   Ed. Baf. II. (174. 175.)

ρία διὰ σπόγγων εἰς ὕδωρ θερμὸν ἀποβεβρεγμένων καὶ πι-
λήματα μαλακῶν ἐρίων, ὄξει καὶ ῥοδίνῳ καταρερασμένα, πρὸς
δὲ τούτοις ἡσυχία, σώματος ἀνάπαυσις, ὑποστολὴ τροφῆς,
κένωσις, ἀποχὴ τῶν λυπούντων. (175) ταῦτα δέ ἐστιν ἥλιος,
λουτρὸν, οἰνοποσία, κραυγὴ, διάτασις καὶ τῶν ἐν τροφῇ προσ-
φερομένων τά τε ὀξέα καὶ δριμέα καὶ ἁλυκά. ταῦτα μὲν ὁ
Ἀπολλώνιος ἔγραψε περὶ τῶν ἐπὶ πληγαῖς προφανέσι κε-
φαλαλγιῶν. εἰδέναι δὲ καὶ ἡμᾶς χρὴ τὴν τοιαύτην διάθεσιν
οὐκ ἄλλην οὖσαν ἢ φλεγμονὴν, ἥτις οὐ μόνον ἐκ πληγῆς
ἢ καταπτώσεως, ἀλλὰ καὶ χωρὶς φανερᾶς αἰτίας εἴωθε γί-
νεσθαι κατὰ πάντα τοῦ σώματος τὰ μόρια δι᾽ ἐπιῤῥοὴν
χυμῶν. ἐὰν μὲν οὖν ἡ πληγὴ τραύματος ἢ θλάσματος αἰτία
γένηται, σκοποὶ πλείονες ἔσονται τῆς τῶν ἰαμάτων εὑρέ-
σεως, εἷς μὲν ὁ ἐπὶ τραύματι, ἐφ᾽ ᾧ δεῖ χρῆσθαι τοῖς κολ-
λητικοῖς καὶ ἀφλεγμάντοις φαρμάκοις, προαγκτηριάσαντας τὰ
χείλη τοῦ ἕλκους, δεύτερος δὲ ὁ ἐπὶ τῷ θλάσματι, καὶ τρίτος
ὁ ἐπὶ τοῖς ἀλγήμασιν, ἐνίοτε μὲν ἐν αὐτοῖς μόνοις τοῖς πλη-

imponito. Convenient et fomenta per fpongias aqua calida
imbutas et mollium lanarum fafciculi aceto et rofaceo con-
fperfi. Ad haec et quies et corporis tranquillitas, fubtra-
ctio cibi, evacuatio, fuga eorum quae offendere poffunt,
qualia funt fol, balneum, vini potus, clamor, contentio, et
ex iis quae alimenti loco exhibentur acida et acria ac falfa.
Haec quidem Apollonius fcripfit de capitis doloribus ex
confpicua plaga abortis. Verum operae pretium eft noffe nos
ejusmodi affectum nullum alium praeter inflammationem
effe, quae non ex plaga folum aut cafu, fed citra etiam
manifeftam caufam, in omnibus corporis partibus propter
humorum confluxum fieri confuevit. Siquidem igitur plaga
vulneris aut contufionis caufa exiftat, plures fcopi erunt
ad remediorum inventionem. Unus quidem in vulnere ad
quod conglutinantibus et inflammationem arcentibus medi-
camentis uti oportet, poftquam ulceris labia fibulis impo-
fitis conftrinxerimus. Alter vero in contufione, et tertius
in doloribus, qui quandoque in ipfis folis percullis parti-

522 ΓΑΛΗΝΟΥ ΠΕΡΙ ΣΥΝΘΕΣΕΩΣ ΦΑΡΜΑΚΩΝ

Ed. Chart. XIII. [365. 366.]   Ed. Baſ. II. (175.)
γεῖσι μορίοις γινομένοις, ὡς τὸ πολὺ δὲ καὶ τοῖς συνεχέσιν
ἐπεκτεινομένοις. ὅ τε γὰρ περικράνιος ὑμὴν καὶ τὸ τούτῳ
περιτεταμένον ἔξωθεν δέρμα συνεχῆ τὴν οἰκείαν οὐσίαν ἑκά-
τερον ἔχον, ἐπὶ πᾶσαν ἐκτέταται τὴν κεφαλὴν καὶ κατὰ τοῦτο
συμβαίνει πολλάκις αὐτὴν ὀδυνᾶσθαι, μάλιστα εἰ μέχρι τοῦ
περιοστίου συγκαταβαίνοι ἡ πληγή, ἣν χρὴ ἐπιδιελόντας τὸν
περικράνιον ὑμένα καὶ ξύσαντας θεραπεύειν κατὰ συσσάρ-
κωσιν. [366] εἰ δὲ καὶ διὰ τῆς κατὰ τὰς ῥαφὰς κοινωνίας
τοῦ περικρανίου πρὸς τὴν σκληρὰν μήνιγγα διαδοθείη τι καὶ
εἴσω τοῦ κρανίου τῆς φλεγμονῆς, οὐκ ἀκίνδυνος ἡ τοιαύτη
κεφαλαλγία ἐστί. συμβαίνει δὲ οὐκ ὀλιγάκις ἐν ταῖς ἐξ ὑψη-
λοῦ καταπτώσεσιν ἀποῤῥήγνυσθαί τι τῶν κατὰ τὸν ἐγκέ-
φαλον ἢ τὰς μήνιγγας μορίων, οὗ συμβάντος ἔτι μᾶλλον ἡ
κεφαλαλγία σφοδροτέρα γίνεται καὶ ἡ διάθεσις ὅλη δυσια-
τοτέρα καὶ ὁ κίνδυνος ὀξύτερός τε καὶ σφοδρότερος. ἄρι-
στον οὖν ἐπὶ τούτων, εἰ μή τι τὰ τῆς ἡλικίας κωλύει, μήτε
ἡ ζωτικὴ δύναμις ἄῤῥωστος φαίνοιτο, τὴν ἀρχὴν τῆς ἰάσεως

bus fiunt, plerumque vero etiam ad vicinas partes exten-
duntur. Etenim membrana, quae calvariam ambit et cutis
quae forinfecus circumtenditur, utraque propriam fubftan-
tiam continuam habet per omne caput extenfam, et ob id
fane faepe ipfum univerfum dolore contingit, praefertim fi
usque ad membranam os calvae ambientem plaga penetret,
quam deducta membrana calvariam ambiente offeque con-
fcalpto obrafove carne generanda curare oportet. Quod fi
per communionem membranae calvam ambientis, quam ad
duram cerebri membranam circa futuras habet, etiam intra
calvariam inflammatio ipfa diftribuatur, non absque peri-
culo ejusmodi capitis dolor exiftit.   Contingit autem non
parum faepe in cafu, praefertim ex fublimi facto, ut quae-
dam circa cerebrum aut membranas ejus partes abrumpan-
tur, quod ubi contigit, etiam amplius capitis dolor invale-
fcit ipfaque affectio tota aegre curabilis redditur et peri-
culum ingens ac praeceps imminet. Optimum itaque fuerit
in his, nifi aetas prohibeat, et nifi vitalis facultas debilis

ΤΩΝ ΚΑΤΑ ΤΟΠΟΥΣ ΒΙΒΛΙΟΝ Β.   523

Ed. Chart. XIII. [366.]   Ed. Baf. II. (175.)
ἀπὸ φλεβοτομίας ποιεῖσθαι καὶ ταῖς καταλλήλαις ἐμβροχαῖς
ἐπὶ τῆς κεφαλῆς χρῆσθαι, ἐλαίῳ γλυκεῖ διαβρέχοντας ἔρια
καὶ περισκέποντας αὐτήν. κωλυόμενοι δὲ διά τι τούτων, ἢ
ἡλικίαν ἢ ἀδυναμίαν ἢ καὶ δι᾽ ἄμφω τὴν τοῦ αἵματος ἀφαί-
ρεσιν ποιήσασθαι, διὰ κλυστῆρος ἐκκενώσομεν τὴν γαστέρα,
καὶ αὐτοῦ μὲν ἕνεκα τοῦ κενωθῆναι τὰ κατὰ ταύτην, ἔτι
δὲ μᾶλλον ἀντισπάσεως χάριν τῶν εἰωθότων ἐπὶ τὰ πεπον-
θότα μέρη φέρεσθαι χυμῶν. ἔπειτα τοῖς πρὸς τὰς φλεγμο-
νὰς χρησόμεθα βοηθήμασιν. εἰ δὲ μῆριγξ εἴη τετρωμένη, κα-
λῶς ταύτην κολλᾷ, ὥς φησιν Ἀρχιγένης, καλαμίνθης χύλισμα
ἐγχεόμενον καὶ ἄλευρον κέγχρινον ξηρὸν ἐπιπασσόμενον, εἶτα
βούτυρον καὶ ῥόδινον καὶ στέαρ ὕειον ἄναλον παλαιὸν μι-
γνύμενα καὶ κεχλιασμένα ἐπιχεόμενα. ἀπέχεσθαι δὲ χρὴ τοὺς
τοιούτους οἴνου καὶ σιτίων ἁδροτέρων, καὶ μάλιστα εἰ πυ-
ρέττοιεν. τὴν μέντοι εἰρημένην κένωσιν συμβουλεύει μὲν καὶ
Ἀπολλώνιος, ὁποίαν δέ τινα χρὴ γίνεσθαι ταύτην, οὐκ ἐδή-
λωσεν. ὄξος γε μὴν μιγνύναι τῷ ῥοδίνῳ κελεύει, καθάπερ
ἐπὶ τῶν φρενιτικῶν καὶ ληθαργικῶν, ἐν ταῖς ἀρχαῖς τῶν

appareat, a venae fectione curationis initium facere, et con-
venientibus capitis irrigationibus uti, ex lana nimirum oleo
dulci imbuta capiteque ex ea contecto. Quod fi quippiam
horum five aetas five virium imbecillitas aut etiam ambo
fimul fanguinis detractionem fieri praepediant, alvum per
clyfterem evacuabimus, tum ut fuperflua in ipfo recre-
menta extrahamus tum ut humores, qui ad affectas partes
inde ferri confueverunt, revellamus, atque inde auxiliis ad
inflammationes commodis utemur. Si vero membrana cere-
bri fuerit vulnerata, egregie ipfam conglutinat, inquit Ar-
chigenes, calaminthae fuccus infufus et farina milii arida
infperfa.   Deinde butyrum et rofaceum ac adeps fuillus
infulfus vetus tepefacta ac mixtim infufa. Caeterum hoc
modo affectos a vino et cibis craffioribus abftinere oportet,
maxime fi febri fint correpti. Atqui praedictam evacuatio-
nem confulit etiam Apollonius, qualem autem fieri opor-
teat non oftendit. At vero acetum rofaceo admifceri jubet,
quemadmodum in phreneticis et lethargicis in principio

524 ΓΑΛΗΝΟΥ ΠΕΡΙ ΣΥΝΘΕΣΕΩΣ ΦΑΡΜΑΚΩΝ.

Ed. Chart. XIII. [366.]   Ed. Baſ. II. (175.)

παθῶν εἰώθασιν οἱ πλεῖστοι τῶν ἰατρῶν χρῆσθαι. παρέλιπε
δὲ οὐκ ὀρθῶς καὶ τὸ μέτρον ἑκατέρου δηλῶσαι, τῇ τῶν
ἐμπειρικῶν ὁμοίᾳ μεταβάσει χρησάμενος, οὐ τῇ τῶν δογματι-
κῶν ἐνδείξει. ἡ μὲν γὰρ διάθεσις ἡμῖν ὑπαγορεύει τὰ βοη-
θήματα, τὸ δὲ ποσὸν ἑκάστου καὶ τὴν κατὰ μέρος ἐν ταῖς
ὕλαις διαφορὰν συνενδείκνυται τὸ πεπονθὸς μόριον ἥ τε
κρᾶσις τοῦ κάμνοντος ἀνθρώπου, καὶ πρὸς τούτοις ἡ ζωτικὴ
δύναμις, εἶθ᾽ ἡ ἡλικία καὶ ἡ τοῦ περιέχοντος ἀέρος κρᾶσις,
ἄλλοτε ἄλλη γινομένη παρά τε τὰς χώρας καὶ τὰς ὥρας
τοῦ ἔτους, τήν τε κρατοῦσαν τοῦ ἔτους κατάστασιν. ἐπὶ μὲν
οὖν τῶν φρενιτικῶν, ἀπαθῶν ὑπαρχόντων ἁπάντων τῶν
ἐκτὸς τοῦ κρανίου, κατά τε τὸ δέρμα καὶ τὸν περικράνιον
ὑμένα, προσηκόντως ἔμιξαν ὄξος οἱ πρώτως μίξαντες, ἐκείνῳ
τῷ λογισμῷ πεισθέντες, ὃν ἐν τοῖς περὶ συνθέσεως φαρμά-
κων ὑπομνήμασιν ἐπιπλέον διῆλθον, ἡνίκα ταῖς ἐν τῷ βά-
θει τοῦ σώματος γινομέναις διαθέσεσιν ἔφασκον χρῆναι προσ-
φέρεσθαι φάρμακα τῶν ἐπιπολῆς γινομένων διαθέσεων δια-
φέροντα. ἐκλύεται γὰρ ἁπάντων αὐτῶν ἡ δύναμις ἐν τῇ

plurimi medici facere confueverunt, verum non recte men-
ſuram utriusque dicere reliquit, empiricorum fimul trans-
itione uſus, non indicatione dogmaticorum. Affectus enim
ipſe nobis indicat auxilia, quantitatem autem fingulorum
et particularem materiarum differentiam fimul tum affecta
particula tum aegri temperamentum indicat, et ad haec
vitalis faculos, deinde aelas et ambientes nos aëris tempe-
ries, juxta regiones annique tempora et praedominantem
anni conſtitutionem alia atque alia. In phreniticis quidem
igitur quum omnia, quae extra calvariam circaque cutem
et pelliculam calvariam ambientem ab affectu immunia
ſint, veteres convenienter acetum admiſcuerunt, ea ratione
perſuaſi, quam in commentariis de medicamentorum com-
poſitione per longum recenſui, quando videlicet ad affe-
ctus in profundo corporis obortos medicamenta diverſa ab
iis, quae ad affectus in ſuperficie haerentes deſtinata ſunt,
adhiberi oportere dixi. Exolvitur enim omnium ipſorum

ΤΩΝ ΚΑΤΑ ΤΟΠΟΥΣ ΒΙΒΛΙΩΝ Β. 525

πρὸς τὸ βάθος ὁδῷ καὶ διὰ τοῦτο ἐνίοτε τοῖς οἰκείοις τοῦ
πάθους βοηθήμασιν μίγνυμεν ἐναντίας τε καὶ βλαβερᾶς δυ-
νάμεως φάρμακα. φλεγμονῆς γὰρ ὀδυνώσης ἐναντιώτατόν
ἐστι τοῖς ὠφελοῦσιν ὄξος μιγνύειν, ὡς ἂν μήτε παρηγορικὸν
ἔχοντι μήτε χαλαστικόν. ἀλλ' ὅταν διὰ τοῦ βρέγματος ἢ δι'
ἄλλου τινὸς μέρους τῆς κεφαλῆς εἴσω διϊκνεῖσθαι τὴν τοῦ
φαρμάκου δύναμιν ἐθελήσωμεν, ἐπιμιγνύναι τι τῶν διὰ τὴν
ἑαυτῶν φύσιν βοηθούντων τε καὶ ποδηγησόντων ἐς τὸ βά-
θος τοῦτο παραγινόμεθα, λεπτομερῆ τινα οὐσίαν εὑρίσκον-
τες, ἐνίοτε μὲν ψυχρὰν ὡς ὄξος, ἔστι δ' ὅτε μὲν θερμὴν ὡς
εὐφόρβιον, ἐπισκοπούμενοι τὴν θεραπευομένην διάθεσιν, [367]
εἴτε τῶν θερμαινόντων δεῖται εἴτε τῶν ψυχόντων. κατὰ τοῦ-
τον οὖν τὸν λογισμὸν, ἐὰν μὲν αὐτῇ παχείᾳ μήνιγγι γυμνῇ
προσφέρηται τὸ ῥόδινον, ὡς ἐπὶ τῶν ἐκκοπτομένων τι τοῦ
τῆς κεφαλῆς ὀστοῦ γίνεται, μόνον αὐτὸ προσφέρομεν ἀτρέμα
χλιαίνοντες. ὅταν δὲ χωρὶς τοῦ γεγυμνῶσθαι διὰ τοῦ κατὰ

vis in tranſitione per profundum et ob id ad propria affe-
ctus auxilia aliquando contrariae et nocentis facultatis me-
dicamenta admiſcemus. Quum namque inflammatio dolo-
rem inducat, maxime contrarium eſt acetum reliquis auxi-
liis admiſcere, utpote quod neque mitigandi neque laxandi
vim aliquam in ſe complectatur. Sed quum per ſinciput,
neque enim per aliam quampiam capitis partem tranſitus
patet, medicamenti facultatem intra penetrare velimus,
tunc ſane ad admixtionem alicujus eorum, quae propria
natura auxiliantur ac in profundum ducunt, devenimus,
tenuium partium ſubſtantiam quandam invenientes, quan-
doque quidem frigidam velut acetum, quandoque vero ca-
lidam velut euphorbium affectu, qui curatione ſubjacet
perſpecto num calefacientibus opus habeat an refrigeranti-
bus. Juxta hanc igitur ratiocinationem, ſi quidem craſſae
cerebri membranae nudae roſaceum offeratur, quemadmo-
dum in illis, quibus capitis oſſiculum aliquod exciſum eſt,
fieri conſuevit, ſolum ipſum leniter tepefactum adhibemus.
Quum vero citra denudationem per capitis juxta ſinciput

τὸ βρέγμα τῆς κεφαλῆς μέρους, ὑγιοῦς ὑπάρχοντος τοῦ κρα-
νίου, βουλώμεθα τὸ ῥόδινον ὁδοιπορῆσαι πρὸς τὴν μήνιγγα,
μίγνυμεν ὄξος αὐτῷ τὸ ποδηγῆσον, οὗ πάλιν αὐτοῦ τὸ σφο-
δρὸν τῆς δυνάμεως ἐκλύεται, κατά τε τὴν ὁδοιπορίαν καὶ
τὴν τοῦ ῥοδίνου μίξιν. ἀδιορίστως οὖν ὁ Ἀπολλώνιος ὄξος
μιγνύναι τῷ ῥοδίνῳ κελεύσας ἥμαρτε· αἱ γὰρ τοῦ δέρματος
τῆς κεφαλῆς ἢ τοῦ μετ᾽ αὐτὸ περικρανίου φλεγμοναὶ χωρὶς
μὲν ὀδύνης ἰσχυρᾶς γινόμεναι δύναιντο ἂν ὠφελεῖσθαι μι-
χθέντος ὄξους ὀλίγου τῷ ῥοδίνῳ, βλαβήσονται δὲ, ὅταν αὗ-
ται μεγάλαι τύχωσιν οὖσαι, τό τε ἄλγημα σφοδρὸν ἐπιφέ-
ρωσιν. ἥμαρτε δὲ Ἀπολλώνιος κἂν τῷ μὴ προσθεῖναι τὸν
καιρὸν τῆς χρήσεως, ἑκάστῳ τῶν ὑφ᾽ ἑαυτοῦ γεγραμμένων
βοηθημάτων. ἔνια μὲν γὰρ ἀρχομένων τε καὶ γεννωμένων
ἔτι τῶν φλεγμονῶν ἐστι βοηθήματα, τινὰ δὲ καὶ ἀκμαζουσ-
σῶν ἢ παρακμαζουσῶν ἢ σκιῤῥουμένων. ῥόδινον μὲν οὖν
σὺν ὄξει τῶν ἀρχομένων, ἀκμαζουσῶν δὲ μόνον τὸ ῥόδινον,
ὥσπερ γε τῶν σκιῤῥουμένων, ἐν οἷς ἀψίνθιόν τε καὶ γλή-

partem, fana et integra exiftente calvaria, rofaceum ad ce-
rebri membranam pervenire velimus, acetum ei, ut eo per-
ducat, admifcemus, cujus item rurfus vehemens facultas tum
per viarum tranfitionem tum per rofacei mixturam exol-
vitur. Quapropter Apollonius in eo quod acetum rofaceo
indefinite admifcere juffit peccavit. Cutis enim capitis aut
quae poft eam eft membranae calvariam ambientis inflam-
mationes, citra quidem vehementem dolorem obortae per
exigui fane aceti ad rofaceum admixtionem juvari poffunt,
laedentur autem ubi magnae fuerint, doloremque vehemen-
tem induxerint. Deliquit amplius Apollonius, quod neque
tempus ufus fingulorum ab eo defcriptorum auxiliorum
appofuit. Quaedam enim incipientibus et nafcentibus adhuc
inflammationibus auxiliantur, quaedam etiam in vigore con-
fiftentibus aut decrefcentibus aut etiam induratis opem fe-
runt. Rofaceum itaque cum aceto incipientibus, in vigore
vero confiftentibus rofaceum folum adhibemus, quemadmo-
dum etiam in induratis abfinthium ac pulegium ei admi-

ΤΩΝ ΚΑΤΑ ΤΟΠΟΥΣ ΒΙΒΛΙΟΝ Β. 527

Ed. Chart. XIII. [367.]   Ed. Baf. II. (175. 176.)

χωνα μίγνυμεν, ὡς αἴ γε χωρὶς τοῦ σκιῤῥοῦσθαι παρακμά-
ζουσαι τῶν καλουμένων χαλαστικῶν δέονται φαρμάκων. εἴ-
ρηται δὲ αὐτῶν ἥ τε ὕλη καὶ ἡ σύνθεσις ἐν τοῖς ἔμπροσθεν
ὑπομνήμασιν, πρὶν ἐπὶ ταύτην ἀφικέσθαι, δι᾽ ἣν οἱ πεπον-
θότες τόποι πολὺ τοῖς πάθεσιν συνενδείκνυνται τῆς τῶν
βοηθημάτων εὑρέσεως. τέτταρας οὖν διαθέσεις γράψαντος
τοῦ Ἀπολλωνίου ποιητικὰς ἀλγημάτων κεφαλῆς, ἐπὶ προ-
δήλοις αἰτίοις γινομένας, εἶθ᾽ ἑξῆς μεταβάντος ἐπὶ τὰς ὑπὸ
τῶν ἀδήλων ἀποτελουμένας, μέμψαιτ᾽ ἄν τις εὐλόγως αὐτῷ
μὴ ὅτι δογματικῆς ἀποστάντι διδασκαλίας, ἀλλ᾽ οὐδὲ ἐμπει-
ρικῇ χρησαμένῳ. διορίζονται γὰρ κἀκεῖνοι τὰ πάθη ταῖς κα-
λουμέναις ὑπ᾽ αὐτῶν συνδρομαῖς, αἵτινες ἀθροίσματα συμ-
πτωμάτων εἰσὶν φαινο(176)μένων ἐναργῶς ἅπασιν, ἐν αἷς
συνδρομαῖς καὶ τὰ προκαταρκτικὰ τῶν αἰτίων αὐτοὶ περι-
λαμβάνουσιν, ὡς μόρια τῆς ὅλης συνδρομῆς. ἀλλ᾽ οὐδὲν
τοιοῦτον ἄθρισμα συμπτωμάτων τε καὶ σημείων ὁ Ἀπολ-

fcemus, ac vero quae citra indurationem decrefcunt inflam-
mationes, medicamentis laxantibus appellatis folum opus
habent. Relata eſt autem tnm materia tum compofitio
ipforum in prioribus hujus tractationis commentariis, quos
edidi antequam opus aggrederer, in quo affecti loci mul-
tam indicationem faciunt fimul cum ipfis affectibus ad in-
ventionem remediorum. Quum igitur affectus ab Apollonio
defcripti quatuor fint, qui capitis dolorem faciunt, ob ma-
nifeſtas caufas oborti, deinde vero ex ordine tranfierit ad
eos, qui ex obfcuris caufis producuntur, merito fane quis
ipfum reprehenderit, non folum quod a dogmatica defci-
verit doctrina, fed quod neque empirica fit ufus. Diſtin-
guunt enim etiam hi affectus per fymptomatum concur-
fus ab ipfis appellatos, qui fane fymptomatum quidam
congeſtus funt, quae omnibus evidenter apparent, in qui-
bus concurfibus etiam externas caufas ipfi comprehen-
dunt, tanquam partes totius concurfus exiſtant. Verum
nullum talem congeſtum fymptomatum vel fignorum Apol-

Ed. Chart. XIII. [367.]   Ed. Baf. II. (176.)

λώνιος ἔγραψεν, ὡς μαθησόμεθα προσέχοντες οὐχ ἥκιστα
καὶ τῇδε τῇ ῥήσει τοῦ ἀνδρός.

[Ἡ συνεχὴς ῥῆσις Ἀπολλωνίου τῇ προγεγραμμένῃ,
πρὸς τὰς τῶν κροτάφων ἀλγηδόνας καὶ τὰς ὅλης τῆς κεφα-
λῆς τὰς χωρὶς φανερᾶς αἰτίας γεγενημένας.] Μενδησίῳ μύρῳ
τὴν κεφαλὴν κατάχριε. ἄλλο. στέαρ χήνειον διεὶς Μενδησίῳ
μύρῳ κατάχριε. ἄλλο. σμύρναν τρίψας οἴνῳ ὡς βελτίστῳ,
πάχος ποιῶν χυλοῦ πτισάνης κατάχριε. ἄλλο. σμύρναν τρί-
ψας μύρῳ πολυτελεστάτῳ παραπλησίως χρῶ. ἐπὶ δὲ τῶν
παιδίων τῶν τὰ βρέγματα πονούντων σμύρνη μετ' ἐλαίου
τετριμμένη χρῶ. ἄλλο. ἄγνου σπέρμα τρίψας, καὶ ἐν ὕδατι
διεὶς κατάπλασσε ἢ εἰς ὀθόνιον ἀναλείψας ἐπιτίθει. ἄλλο.
αἰρῶν ἄλευρον, μετὰ στέατος χηνείου συνεκλειώσας κατά-
πλασσε, προτήξας τὸ στέαρ. ἄλλο. ἀνδράχνην καθ' ἑαυτὴν
καὶ μετὰ λινοσπέρματος τρίψας ἐπιτίθει. ἄλλο. ἐλαίας φύλλα
τὰ ἁπαλώτατα τρίψας παράχει ἐλαίου καὶ οἴνου μέλανος
καὶ κατάπλασσε. ἄλλο. τέφραν ἣν ἔχεις ὄξει διεὶς ἢ ὕδατι,

Ionius fcripfit, quemadmodum difcemus ubi et ad fequen-
tem viri doctrinam non minus quam ad priorem animum
adhibebimus.

[Continua ex praecedenti Apollonii doctrina ad tem-
porum ac totius capitis dolores citra manifeftas caufas
obortos.] Unguento Mendefio caput illine. Aliud. Adipem
anferinum Mendefio unguento dilutum illine. Aliud. Myr-
rham vino quam optimo tritam et ad fucci ptifanae craffi-
tudinem redactam illine. Aliud. Myrrham unguento pre-
tiofiffimo tritam fimiliter adhibe. In pueris autem finciput
dolentibus, myrrha cum oleo trita utitor. Aliud. Viticis
femen tritum et aqua dilutum imponito, aut linteolo illi-
tum fimiliter imponito. Aliud. Lolii farinam cum adipe
anferino contritam pro cataplafmate imponito, adipe prius
liquefacto. Aliud. Portulacam per fe et cum lini femine
tritam imponito. Aliud. Oleae folia tenerrima oleo ac vino
nigro affufo terito ac imponito. Aliud. Cinerem quem-
cunque haces aceto aut aqua diluito, eoque caput rigato.

ΤΩΝ ΚΑΤΑ ΤΟΠΟΥΣ ΒΙΒΛΙΟΝ Β. 529

Ed. Chart. XIII. [368.]   Ed. Baſ. II. (176.)

κατάβρεχε τὴν κεφαλήν. ἄλλο. στρύχνον καὶ γῆν κεραμικὴν
τρίψας λείαν κατάπλασσε. ἄλλο. ἁλικακάβου καρπὸν τρίψας
μετὰ στέατος χηνείου ἢ μύρου βαλανίνου χρῶ. ἄλλο. φύλλα
σχίνου τρίψας ἐν ὕδατι κατάπλασσε. ἄλλο. βλίτον τρίψας
σὺν ἐλαίῳ διεὶς χρῶ. ἄλλο. κίκεως καρπὸν τρίψας ἐν ὕδατι
κατάπλασσε. ἄλλο. κορίου σπέρμα καὶ ἀνήθου λεάνας καὶ
μέλιτι μίξας κατάπλασσε. ἄλλο. μελάνθιον τρίψας καὶ ἐλαίῳ
διεὶς κατάπλασσε. ἄλλο. κύμινον καὶ στέαρ χήνειον λεάνας
ἐπιτίθει. ἄλλο. μηκωνείου ὅσον κύαμον Αἰγύπτιον καὶ ἁλὸς
μέρη δύο καὶ γλήχωνος μέρος α'. τρίψας μετ' ὄξους καὶ μύ-
ρου ὡς βελτίστου κατάχριε. ἐπιτήδειον δ' ἂν καὶ τροφῆς
ἀφαιρεῖν καὶ τὴν κοιλίαν κενοῦν καὶ τὴν κεφαλὴν σκεπάζειν,
ἔτι δ' ἡσυχίαν ἄγειν καὶ πᾶσαν κίνησιν φυλάττεσθαι. ὅτι
μὲν οὖν ἀδιορίστως, ὡς ἔφην, γράψας ὁ Ἀπολλώνιος ἐπὶ
τῶν χωρὶς αἰτίας φανερᾶς γενομένων κεφαλαλγιῶν ἔγραψε
τὰ βοηθήματα διττῶς ἥμαρτε, μήτε ὡς δογματικὸς ἀνὴρ τὰς
διαθέσεις εἰπὼν μήτε ὡς ἐμπειρικὸς τὰς συνδρομὰς, ἐξ αὐ-
τῆς αὐτοῦ τῆς ῥήσεως ἐμάθομεν. ὅτι δὲ καὶ τῶν φαρ-

Aliud. Solanum et terram figulinam trita ac laevigata
imponito. *Aliud.* Halicacabi fructum cum adipe anferino
aut unguento balanino tritum adhibeto. *Aliud.* Lentifci
folia trita ex aqua imponito. *Aliud.* Blitum tritum ac oleo
dilutum adhibeto. *Aliud.* Ricini femen aqua tritum impo-
nito. *Aliud.* Coriandri femen et anethi trita ac melle
mixta imponito. *Aliud.* Melanthium tritum ac oleo dilu-
tum imponito. *Aliud.* Cuminum et adipem anferinum trita
imponito. *Aliud.* Succum papaveris fabae Aegyptiacae quan-
titate et falis partes duas et pulegii partem unam cum
aceto et unguento optimo trita illinito. Convenit item ci-
bum fubtrahere et alvum evacuare, caputque contegere,
amplius vero et quietem agere, omnemque motum vitare.
Quod igitur Apollonius, quemadmodum dixi, indefinite tra-
dendo haec remedia ad capitis dolores absque manifefta
caufa factos dupliciter peccarit, neque ut dogmaticus vir
affectus explicans, neque ut empiricus eorum concurfus, id
ipfum ex illius ipfius dictione didicimus. Quod vero et

Ed. Chart. XIII. [368.]   Ed. Baf. II. (176.)

μάκων αἱ δυνάμεις ἀλλήλων διαφέρουσιν οὐκ ὀλίγον ἔστι
μαθεῖν ἀναγνόντας τὰς ὅλας δυνάμεις αὐτῶν. τὸ μὲν γὰρ
πρῶτον ὑπ᾿ αὐτοῦ γεγραμμένων ἁπλῆς ἐστι δυνάμεως χα-
λαστικῆς. τοιαύτη γὰρ ἡ τοῦ Μενδησίου μύρου δύναμις. ἔχε-
ται δὲ τῆς δυνάμεως ἐπιτεταμένης τὸ δεύτερον, ἐν ᾧ μίγνυ-
ται τῷ Μενδησίῳ μύρῳ τὸ τοῦ χηνὸς στέαρ. τὸ δὲ τρίτον
διὰ μὲν τὴν σμύρνην ξηραντικόν ἐστι μετὰ τοῦ θερμαίνειν,
διὰ δὲ τὸν οἶνον στυπτικόν ἐστιν, ἐφ᾿ ὧν ὑγρότητα πλεο-
νάζουσαν ἀποκρούεσθαί τε ἅμα καὶ διαφορεῖν ἡμῖν πρόκει-
ται χρήσιμον ὑπάρχον. ἴσμεν δὲ δή που τὴν ὀσμὴν τῆς σμύρ-
νης τοὺς πλείστους τῶν ὑγιαινόντων κεφαλαλγεῖς ἐργαζο-
μένην, ὥστε τοὺς αὐτοὺς τούτους ὀδυνωμένους τὴν κεφαλὴν
οὐ σμικρὰ βλάψει. τῆς δ᾿ αὐτῆς δυνάμεως τούτῳ τῷ βοη-
θήματι καὶ τὸ τρίτον ἐστὶ καὶ τὸ τέταρτον. τὸ δὲ πέμπτον
οὐκ ἐγγὺς ἥκει τῇ τούτων δυνάμει κατάπλασμα, συντιθέν-
τος αὐτοῦ δι᾿ ὕδατός τε καὶ ἄγνου σπέρματος, οὐ μόνον
ἀπολειπόμενον πολὺ τῶν διὰ τῆς σμύρνης συντιθεμένων κατ᾿
ἀμφοτέρας τὰς δυνάμεις, τήν τε τοῦ θερμαίνειν καὶ τὴν τοῦ

medicamentorum facultates inter fe non parum differant,
ex tota virium ipforum perpenfione difcere licet. Etenim
primum ab eo defcriptum fimplicis eft facultatis laxantis,
talis enim eft Mendefi unguenti facultas   Secundum vero
eandem vim intenfe poffidet, in quo ad Mendefium unguen-
tum anferinus adeps admifcetur.   Tertium autem propter
myrrham quidem reficcatorium eft, unaque calefacit, pro-
pter vinum vero aftringit, utile iis exiftens, in quibus re-
dundantem humiditatem fimul repellere ac difcutere propo-
fuimus. Scimus porro myrrhae odorem plurimis etiam fanis
dolorem capitis inducere, quare fane eos ipfos qui jam
caput dolent non parum offendet. Ejusdem autem faculta-
tis eft et quod fequitur quartum. Quintum vero non prope
ad horum vim accedit, ubi fcilicet cataplafma ex aqua et
viticis femine componit, quod non folum ab utraque facul-
tate, tum calefaciendi tum reficcandi, quibus ea praeftant
quae ex myrrha compofita funt, multum deficit, fed et con-

ξηραίνειν, ἀλλὰ καὶ τοὐναντίον ἐργάζεσθαι δυνάμενον ἐπὶ
τῶν διὰ ψύξιν ἀλγούντων τὴν κεφαλήν. τὸ δ᾽ ἐπὶ τῷδε γε-
γραμμένον, ὃ διὰ τοῦ τῶν αἰρῶν ἀλεύρου καὶ ἐπὶ τοῦ χη-
νείου στέατος συντίθησιν, ἐφ᾽ ὧν ξηρᾶναι βουλόμεθα χρή-
σιμόν ἐστιν, οὐκ ἐπὶ μόνης κεφαλῆς, ἀλλὰ καὶ ἐπὶ τῶν ἄλλων
μορίων εὐλόγως παραληφθησόμενον. εἴη δ᾽ ἂν τοῦτο διὰ τὸ
τοῦ χηνὸς στέαρ ἀλύπως ξηραῖνον. ἔστι γὰρ περιττῶς ἀνώ-
δυνόν τε καὶ παρηγορικὸν τὸ φάρμακον τοῦτο. ἀλλὰ τό γ᾽
ἐφεξῆς αὐτῷ, περὶ οὗ κατὰ λέξιν οὕτως ἔγραψεν· ἀνδρά-
χνην καθ᾽ ἑαυτὴν καὶ μετὰ λινοσπέρματος τρίψας ἐπιτίθει.
ψυκτικόν ἐστι φάρμακον, οὐκ ἀγεννῶς ἁρμόζον διαθέσεσι
θερμαῖς. τὸ δὲ μετὰ τοῦτο γεγραμμένον ὡδί πως· ἐλαίας
φύλλα τὰ ἁπαλώτατα τρίψας παράχει ἐλαίου καὶ οἴνου μέ-
λανος καὶ κατάπλασσε, παρηγορικὸν μὲν ὀδύνης οὐκ ἔστι,
κενωτικὸν δὲ ὑγρότητος χυμῶν ὑπάρχει. ἰσχυρὸν δὲ τῇ δυνά-
μει τὸ ἐφεξῆς αὐτῷ γεγραμμένον ἐστὶν, ἐν ᾧ κελεύει τέφραν
ὄξει διέντας ἢ ὕδατι καταβρέχειν τὴν κεφαλήν. ἐὰν μὲν δι᾽
ὄξους σκευασθῇ, χρονίας διαθέσεις σκιρρουμένας ἰᾶσθαι δυνά-

trarium facere poteſt in iis qui caput ob frigiditatem do-
lent. Quod vero deinde ſequitur ex lolii farina et anſerino
adipe compoſitum, in quibus reſiccare intendimus, utile eſt
neque in capite ſolum, ſed et in aliis partibus rationabi-
liter adhibetur, id ipſum vero ob anſerinum adipem citra
moleſtiam reſiccantem contingit, abunde enim medicamen-
tum hoc et mitigat et ſedat dolorem. Verum quod deinceps
ſequitur, de quo haec verba ſcripſit: Portulacam per ſe et
cum lini ſemine tritam imponito, refrigeratorium eſt medi-
camentum, praeclare faciens ad affectiones calidas. Quod
vero poſt hoc ſcriptum eſt hoc modo, oleae folia tenerrima
oleo ac vino nigro affuſo terito et imponito, dolorem qui-
dem non mitigat, verum humiditates ſuccorum evacuat.
At vero quod deinceps ſcriptum eſt, forti facultate prae-
ſtat, in quo videlicet jubet cinerem aceto aut aqua dilui
eoque caput rigari. Siquidem enim ex aceto praeparetur,
inveteratos affectus et in ſcirrhum induratos ſanare poteſt,

Ed. Chart. XIII. [368. 369.]   Ed. Baf. II. (176.)

μενον, οὐ μὴν ὀδύνης γε παρηγορικὸν ὑπάρχον. εἰ δὲ δι᾽
ὕδατος ἡ τέφρα διηθῇ, τῇ μὲν ἰσχύϊ πάμπολυ τοῦ δι᾽ ὄξους
ἀπολειφθήσεται, πραϋντικὸν δ᾽ ὀδύνης οὐδ᾽ οὕτως ἔσται,
καθάπερ οὐδὲ τὸ μετ᾽ αὐτὸ γεγραμμένον, ὃ διὰ τῆς κερα-
μικῆς γῆς καὶ στρύχνου συντίθησι. [369] περίεργον δὲ ἐπι-
δείκνυται τὴν σκευασίαν ὁ Ἀπολλώνιος ἐν τῷ διὰ ἁλικα-
κάβου καρποῦ συντιθεμένῳ μηδὲν ἔχοντι μήτε τῶν προειρη-
μένων μήτε τῶν ἐφεξῆς μελλόντων λεχθήσεσθαι πλέον, ὥσπερ
γε καὶ τῶν ἐφεξῆς ἕκαστον, ἄλλης δ᾽ ἄλλο δυνάμεως ὑπάρ-
χον, οὐκ ὀρθῶς δὲ ἐποίησεν ἀδιορίστως γράψας. τί γὰρ
ὅμοιον ἔχει τὸ διὰ βλίτου σὺν ἐλαίῳ λελειωμένου κατά-
πλασμα τῷ διὰ κίκεως σπέρματος ἢ κορίου ἢ μελανθίου
συγκειμένῳ; θερμαίνει μὲν γὰρ ταῦτα καὶ ξηραίνει, τὸ δὲ
βλίτον ἀσθενῶς ὑγραίνει τε καὶ ψύχει. τὸ δ᾽ ἐπὶ τῇ τελευτῇ
τοῦ λόγου γεγραμμένον τὴν ἀρχὴν οὐδ᾽ ἐφ᾽ ἑνὸς χρήσασθαί
ποτε πείρας ἕνεκα συμβουλεύσω, μήτοι γε πολλάκις· ὀλιγά-
κις μὲν ἀναγκαζόμεθα χρήσασθαι τοῖς δι᾽ ὀπίου φαρμάκοις,

non tamen doloris mitigativum exiftit. Si vero cum aqua
cinis diluatur ac percoletur, fortitudine quidem plurimum
ab eo deficiet, quod ex aceto conftat, neque tamen fic do-
loris mitigativum erit. Quemadmodum neque id quod poft-
ea defcriptum eft, ex terra figulina et folano compofitum.
Superfluam autem compofitionem Apollonius in eo, quod
ex halicacabi fructu conftat, oftentat, utpote quod neque
praedictis neque poftea dicendis quicquam amplius habeat.
Quemadmodum fane ea quae deinceps fequuntur fingula
alia facultate praedita funt. Non rite autem facit haec
omnia indefinite trahendo. Quid enim fimile habeat cata-
plafma ex blito cum oleo trito, ad illud quod ex ricini
femine aut coriandri aut cumini aut melanthii componi-
tur? Calefaciunt enim haec et reficcant, blitum vero debi
liter humectat et frigefacit. Porro quod in fine fermonis
ipfius fcriptum eft, primum neque ab ullo in ufum affumi
experiundi gratia confuluerim, nedum faepe. Raro enim
cogimur medicamentis ex opio uti, quum videlicet prae do-

ὅταν ὑπὸ σφοδρότητος ὀδύνης ὁ ἄνθρωπος ἀποθανεῖν κιν-
δυνεύῃ. βλάβη δέ τις καὶ τότε τοῖς στερεοῖς μορίοις γίνεται,
δεομένη τῆς μετὰ ταῦτα γενησομένης ἐπανορθώσεως. οὕτω
καὶ τὰ δι᾽ ὀπίου κολλύρια πολλοὺς ἔβλαψ ν, ὡς ἀσθενῆ τε
τὸν ὀφθαλμὸν ἀποδεῖξαι καὶ τὴν καλουμένην ἀμβλυωπίαν
ἐργάσασθαι, καθάπερ γε καὶ βαρυηκοΐαν, ὅσα πρὸς ὠταλ-
γίαν σφοδρὰν συντίθεται δι᾽ ὀποῦ μήκωνος. ἀλλὰ διὰ κεφα-
λαλγίαν σφοδρὰν οὔτε τις συγκοπεὶς ἀπέθανεν οὔθ᾽ ἑαυτὸν
ἀπέκτεινεν, ὡς ἔνιοι τῶν κωλικῶν. ὅπως ἂν γὰρ ἀλγῶσιν,
ἀπολείπονται τῶν τὸ κῶλον ἀλγούντων ἢ οὓς ἢ ὀφθαλμὸν
ἢ ὀδόντα. παρηγοροῦνται δὲ διὰ καταντλημάτων καὶ κατα-
πλασμάτων.

[Περὶ τῶν ὑπ᾽ Ἀρχιγένους γεγραμμένων βοηθημάτων
πρὸς κεφαλαλγίαν.] Καταλιπόντες οὖν ἤδη τὸν Ἀπολλώ-
νιον ἐπὶ τὸν Ἀρχιγένη μεταβῶμεν, ἐν τῷ προτέρῳ τῶν
ἐπιγραφομένων αὐτῷ περὶ τῶν κατὰ γένος φαρμάκων, ᾧδέ
πως γράψαντα. Ἀρχιγένους πρὸς τὰς γινομένας κεφαλαλγίας
χωρὶς (177) πυρετοῦ. κοινῶς ἐν ἀρχῇ ποιεῖ ὑδροποσία, ὀλι-

loris vehementia homo de vita periclitatur, quamquam et
tunc folidae partes ex ejus ufu offendantur, adeo ut poft
haec correctione opus habeant. Sic et ex opio collyria de-
trimento fuerunt, adeo ut debilem oculum reddiderint et
vifus hebetudinem induxerint, velut etiam auditus gravita-
tem inducunt, quaecunque ad vehementem aurium dolorem
ex papaveris fucco compofita funt. At vero ob capitis
dolorem vehementem nemo unquam animi deliquio compre-
henfus mortuus eft, neque fe ipfum occidit, quemadmodum
quidam coli dolore vexati fecerunt. Utcunque enim doleant,
longe minor ipforum dolor eft quam eorum qui coli aut
auris aut oculi aut dentis dolore vexantur. Mitigantur illi
ipfi perfufionibus et cataplasmatum impofitione.

[*Quae Archigenes ad capitis dolorem remedia con-
fcripferit.*] Relicto igitur jam Apollonio ad Archigenem
tranfeamus, qui in priore libro de medicamentis fecundum
genus ei infcripto, hoc modo fcripfit: *Archigenis ad capi-
tis dolores citra febrem obortos.* Communiter in principio

γοσιτία, κοιλίας ἔκλυσις. ταῦτα προειπὼν ἐφεξῆς γράφει
φάρμακα πολυειδῆ. βέλτιον οὖν μοι δοκεῖ κατὰ μόνας ἑκά-
στην τῶν ῥήσεων αὐτοῦ προχειριζομένῳ σκοπῆσαι, καὶ πρῶ-
τόν γε τὴν ἀρχὴν ἐπαινέσαι, σαφῶς εἰπόντος αὐτοῦ τὸν ἀπὸ
τοῦ πυρέττειν διορισμόν. ἐγένετο μὲν οὖν καὶ ὁ Ἀρχιγένης
οὐ τῶν τυχόντων ἰατρῶν, ὥσπερ γε καὶ Μαντίας καὶ Ἡρα-
κλείδης ὁ ἐμπειρικός, ἀλλὰ τῇ περὶ τὴν τέχνην Ἀρχιγένους
ἐπιμελείᾳ πρόσκειται καὶ τὸ μετ᾽ ἐκείνου γεγονέναι. μέγιστον
δὲ τοῦτό ἐστι τοῖς ἐκμαθεῖν ἀληθῶς βουλομένοις ἡντιναοῦν
τέχνην λογικὴν, ὅταν γε καὶ πεφυκότες ὦσιν ἀγχίνοοί τε καὶ
γεγυμνασμένοι κατὰ τὴν τῶν παίδων ἡλικίαν ἐν τοῖς πρώ-
τοις μαθήμασιν. οἱ πολλοὶ δὲ τῶν τὰς τοιαύτας τέχνας με-
ταχειριζομένων οὐ γενέσθαι σοφοὶ κατ᾽ αὐτὰς, ἀλλὰ τοῖς
πολλοῖς φαίνεσθαι τοιοῦτοι σπουδάζουσιν. ἀλλ᾽ ὅ γε Ἀρχι-
γένης εἴπερ τις καὶ ἄλλος ἐκμαθεῖν οὕτω τὰ κατὰ τὴν ἰα-
τρικὴν θεωρίαν σπουδάσας εἰκότως ἀξιόλογα συγγράμματα
πάμπολλα κατέλιπεν, οὐ μὴν ἐν ἅπασί γε οἷς εἶπεν ἄμεμ-

auxiliatur eis aquae potus, parcitas cibi, folutio alvi. Haec
praefatus deinceps medicamenta multiformia confcribit.
Praeftabilius igitur mihi videtur fingillatim unamquamque
ipfius dictionem in manus fumptam confiderare, et primum
fane principium ejus collaudare, in quo manifefte difcri-
men ab eo, quod quis non febriat, inductum diftinxit. Fuit
itaque Archigenes non quidem vulgaris medicus, velut et
Mantias et Heraclides empíricus, verum ad diligentiam,
quam circa artem fecit, etiam hoc Archigeni acceffit, quod
pofterior natu illis ipfis fuit. Caeterum maximum hoc cen-
feri debet iis, qui artem quamcunque tandem rationalem
edifcere rite volunt, quum natura apti ad eam fuerint in-
geniofique et a pueris in primis difciplinis eruditi. Pleri-
que autem ex iis qui ejusmodi artes tractant, non ut ipfi
fapientes in iis evadant, fed ut vulgo tales videantur ftu-
dio habent. At vero Archigenes, ut fi quis alius, quae ad
medicam fpeculationem attinent, diligenter re vera edifcere
ftuduit, atque ob id merito fcripta quam plurima memora-
bilia reliquit.   Non tamen in omnibus fane quae tradidit

πτος εἶναί μοι φαίνεται, ἀλλ᾽ ὥσπερ αὐτὸς ὑφ᾽ ὧν ἀνδρῶν
ὠφεληθεὶς ἄριστος ἐγένετο, τούτων ἐλέγχει πολλὰ, οὕτω καὶ
αὐτὸν εἰκός ἐστιν ἁμαρτάνοντα πρὸς ἡμῶν τῶν μετ᾽ αὐτὸν
γεγονότων ἐξελέγχεσθαι. χαλεπὸν γὰρ ἄνθρωπον ὄντα μὴ
διαμαρτάνειν ἐν πολλοῖς, τὰ μὲν ὅλως ἀγνοήσαντα, τὰ δὲ
κακῶς κρίναντα, τὰ δὲ ἀμελέστερον γράψαντα, καθάπερ καὶ
νῦν μοι δοκεῖ σφαλῆναι τῷ τῶν ἀπυρέτων ἀπὸ τῶν πυρετ-
τόντων διορισμῷ μὴ προσθεὶς τοὺς τῶν ἀπυρέτων ἅπαντας
διορισμούς.

[370] [Περὶ τῶν ἀπὸ στομάχου κεφαλαλγούντων.] Εὐ-
θέως οὖν ὁ πρῶτος ἐν αὐτοῖς ἐστιν τῆς ἀπὸ στομάχου κε-
φαλαλγίας. ἔνιοι γὰρ εἰ καὶ βραχύς τίς ἐστιν ἐν τῇ κοιλίᾳ
καὶ μάλιστα κατὰ τὸ στόμα χυμὸς αὐτοῖς ἀθροισθείη δρι-
μὺς, αὐτίκα κεφαλαλγοῦσιν καὶ διὰ τοῦτο βλάπτονται μέχρι
πλείονος ἀσιτοῦντες. αὐξάνεται γὰρ αὐτοῖς ἐπὶ ταῖς ἀσιτίαις
ἡ τῶν τοιούτων χυμῶν μοχθηρία. χρὴ τοίνυν τοὺς οὕτως
ἐνοχλουμένους ἰᾶσθαι μηδὲν μὲν τῇ κεφαλῇ προσφέροντας,

irreprehenfibilis mihi videtur, verum veluti ipfe pleraque
eorum virorum, a quibus adiutus optimus evaſit, reprehendit,
fic par eſt ipfum delinquentem a nobis poſteris examinari.
Difficile enim eſt ut qui homo ſit non in multis peccet,
quaedam videlicet penitus ignorando, quaedam vero male
judicando et quaedam tandem negligentius fcriptis tradendo.
Quemadmodum fane et nunc mihi in diſtinguendo non fe-
brientes a febricitantibus peccaffe videtur, quum non omnes
eorum qui non febriunt diſtinctiones et difcrimina appo-
fuerit.

[*De iis qui ex ſtomacho caput dolent.*] Statim igi-
tur primum in his difcrimen eſt doloris capitis ex ſtoma-
cho producti. Quidam enim etiam ſi pauxillus quispiam
humor acris in ventre et praefcrtim circa os ejus congre-
getur, ſtatim caput dolent, atque ob id, ſi diutius famem
tolerent, offenduntur, angetur enim ipfis inediam ferentibus
ejusmodi humorum malitia. Eos igitur qui hoc modo affli-
guntur fanare oportet, ita ut nihil remediorum capiti adhi-

εἴ γε οὐδὲ πέπονθεν οὐδὲν ἴδιον πάθος, ἀλλ᾽ ὑπὸ τῆς ἀνό-
δου τῶν ἐν τῇ γαστρὶ χυμῶν ἀτμοὺς ἐγειρόντων μοχθηροὺς
λυπεῖται, καθάπερ ἄλλοι τοῖς τῶν ὑποχεομένων συπτώμα-
σι περιπίπτουσιν ἐπὶ τοῖς τοιούτοις χυμοῖς. τίς οὖν ἡ θε-
ραπεία; κενῶσαι τῆς γαστρὸς ὅτι τάχιστα τοὺς λυποῦντας
χυμούς. ἐκκενοῦνται δὲ εὐεμέσι ῥᾳδίως ὕδωρ πίνουσι, τοῖς
δυσεμέσι δυσχερέστερον. ὡς ἔνιοί γε, κἂν διὰ τῆς τῶν δακτύ-
λων ἢ πτερῶν καθέσεως εἰς ἔμετον παροξύνωσι τὴν γαστέρα,
πλέον αὐτοῖς οὐδὲν γίνεται. τοὺς τοιούτους οὖν ὅτι τάχιστα
πειρᾶσθαι τροφὴν εὔχυμόν τε καὶ εὐστόμαχον προσφέρεσθαι,
εἰ μὲν ἐγχωροίη, λουσαμένους, εἰ δὲ μὴ, πρὸ τοῦ λουτροῦ
τοσοῦτον προσαραμένους τροφῆς ὡς μὴ βλαβῆναι λουομέ-
νους. δειπνήσαντες δὲ ὀλίγου πιεῖν ἀψινθίου κατὰ τὴν ὑστε-
ραίαν, οὕτω τε πειρᾶσθαι διαιτᾶσθαι τὸ λοιπὸν, ὡς ἄγαν
αὐτοὺς εὐπεπτήσαντας ἄρτον προσφέρεσθαι βραχὺ κατὰ
τρίτην ὥραν ἢ τετάρτην ἢ βραχὺ πρωϊαίτερον ἢ ὀψιαίτερον,
ὡς διάστημα σχεῖν ἱκανὸν ἐπὶ τὴν εἰθισμένην ὥραν τοῦ λου-

beamus, quandoquidem neque proprius eft hic capiti affe-
ctus, fed ab humorum in ventre malignos vapores exci-
tantium in ipfo afcenfu affligitur, quemadmodum alii in
fuffuforum fymptomata ob hujusmodi humores incidunt.
Quae igitur horum erit cura? ut videlicet affligentes in
ventre humores quam celerrime evacuemus. Evacuantur
autem ad vomitum proclives facile ab aquae potu, aegre
vomentibus vero difficilius, adeo ut etiam digitorum five
pinnularum immiffione venter ad vomitum irritatus qui-
busdam nihil amplius effuderit. His igitur conabimur quam-
primum cibum boni fucci ac ftomacho commodum exhi-
bere, fi res ita ferat, a balneo, fi non, ante balneum tantum
cibi offeremus, ut ne laedantur inde poftea lavantes A coena
autem modicum abfinthium in potu dabimus, atque ita et
poftridie faciemus, eoque modo in pofterum diaetam ipfis
conftituemus, donec valde bene concoquentes ipfos videa-
mus, atque tum fane panis pauxillum eis praebebimus circa
tertiam aut quartam horam aut paulo prius, vel etiam fe-
rius, ut fatis amplum fpatium ad confuetam balnei horam

τροῦ. ὅσοι δὲ οὐ δύνανται τὸν ἄρτον ἐσθίειν χωρὶς ὄψου, τούτοις ἢ ἐλαιῶν ἢ φοινίκων ἢ σταφυλῆς ἤ τινος τοιούτου διδόναι, τῇ πείρᾳ τὸ βέλτιστον αὐτῶν εὑρίσκοντας. ἄλλο γὰρ ἄλλῳ βέλτιόν ἐστιν, κατὰ τὴν ἰδιότητα τῆς φύσεως. εἰς δὲ τὴν τῶν μοχθηρῶν χυμῶν ἐν τῇ γαστρὶ πλεονεξίαν ἥ τε τῆς πεττικῆς δυνάμεως ἀσθένεια καὶ ἡ τοῦ στόματος τῆς κοιλίας ἀτονία τὰ μέγιστα συντελεῖ, καθάπερ γε καὶ ἡ εὐαισθησία καὶ πρὸς τούτοις ἡ κεφαλὴ δέχεσθαι τοὺς ἀτμοὺς τῶν τοιούτων χυμῶν ἐπιτηδείως ἔχουσα, καθάπερ ἐνίοις οἱ ὀφθαλμοί. ἐγὼ μὲν οὖν πολλάκις ἐπὶ πολλῶν ἐπειράθην ἧς διῆλθον ἀγωγῆς, ὠνησάσης τὴν ἀπὸ τῆς κοιλίας γενομένην κεφαλαλγίαν. ὁ δὲ Ἀρχιγένης, ἁπλῶς γράψας ἁπάσης κεφαλαλγίας τῆς ἄνευ πυρετοῦ βοήθημα τὴν ὀλιγοσιτίαν, εὔδηλός ἐστιν οὐδὲν εἰδὼς περὶ τῆς ἐπὶ χολώδει χυμῷ γενομένης. ἔτι δὲ μᾶλλον ἄν τις τούτῳ πεισθείη, τὴν τελευταίαν αὐτοῦ λέξιν ἀναγνοὺς, ἔχουσαν οὕτω· Ἀρχιγένης. ἐπὶ δὲ τῶν ἀπὸ στομάχου κεφαλαλγούντων πνευματικῶς τε καὶ διατεινο-

---

interfit. Quicunque vero panem citra obfonium edere non poffunt, iis olivas aut palmulas aut uvas aut tale quiddam addemus, per experientiam cognofcendo quid ex eis praeftet, quum aliud alio melius fit juxta naturae proprietatem. Caeterum ad vitioforum in ventre humorum redundantiam tum facultatis concoctricis debilitas tum oris ventris infirmitas plurimum conferunt. Quemadmodum etiam fenfus exquifitus et ad haec caput ad ejusmodi humorum vapores fufcipiendos aptum, quemadmodum et in quibusdam oculi. Ego quidem igitur faepe et in multis expertus fum hanc quam narravi curandi viam, ad capitis ex ftomacho dolorem commodam. Archigenes vero quum fimpliciter ad omnem capitis dolorem citra febrem cibi parcitatem auxiliarem fcribat, palam facit fe nihil de eo, qui ex biliofo humore oboritur fcire. Quod fane etiam amplius quis crediderit, qui poftremam ejus dictionem legerit, quae hoc modo habet. *Archigenes.* In his vero, qui ex ftomacho caput dolent flatuofeque diftenduntur, acetum in quo papave-

μένων, ὄξει κωδείας ἀναφεψημένας ἔχοντι κατάντλει ἢ τοὺς
σπόγγους βρέχων ἐπιτίθει, εἶτα κατάπλασσε τὸ μέτωπον
ἀλφίτῳ μετὰ ἡδυόσμου καὶ ὄξους ἢ γλήχωνα μετὰ τῶν αὐ-
τῶν ἢ στρύχνου χυλῷ μετὰ ῥοδίνου χρῖε. στόμαχον μὲν γὰρ
ὀνομάζει, δηλονότι τῆς κοιλίας τὸ στόμα εἰθικότων οὕτω
τῶν ἰατρῶν καλεῖν τὸ μόριον τοῦτο, οἵ γε καὶ στομαχικὰς
συγκοπὰς ὀνομάζουσι καὶ στομαχικούς τινας εἶναί φασιν
ἀπό τινος τῶν ἐν τῷ τόπῳ τούτῳ γιγνομένων πάθους. οὕ-
τως ὀνομάζοντες, ὡς ἡπατικοὺς τοὺς ἀφ᾽ ἥπατος καὶ κωλι-
κοὺς τοὺς ἀπὸ κώλου καὶ νεφριτικοὺς τοὺς ἀπὸ νεφρῶν καὶ
σπληνικοὺς τοὺς ἀπὸ σπληνὸς πάσχοντας. ἓν δὲ ἀπὸ τοῦ
στομάχου τούτου πάθος ὀδυνηρὸν ἔγραψε, καταλαμβάνον
τὴν κεφαλὴν τῶν, ὡς αὐτὸς ὠνόμασεν, πνευματικῶς διατεινο-
μένων, ὅπερ ἐξ οἴνου πόσεως πολλῆς οἶδα μᾶλλον γινόμενον.
[371] οἱ δὲ διὰ χυμοὺς ἀλγοῦντες τὴν κεφαλὴν δακνώδους
ἀλγήματος οὐ διατείνοντος αἰσθάνονται. ἔνδεια μὲν οὖν τρο-
φῆς χρήσιμος ἐπὶ τῶν διατάσεων, οὐ μὴν τοῖς γε δακνώδεις
χυμοὺς ἔχουσιν ἐν τῷ στόματι τῆς κοιλίας. ὅταν μὲν οὖν
ὁ δακνώδης χυμὸς οὕτως ᾖ πικρὸς, ὠχρά τε καὶ ξανθὴ κα-

ris capita incocta fint affundito, aut fpongias eo imbutas
imponito, deinde polentam cum mentha et aceto fronti
pro cataplafmate imponito. Aut pulegium cum iisdem. Aut
folani fuccum cum rofaceo illinito. Stomachum quidem os
ventris appellat, quum et medici hanc partem ita appel-
lare fint affueti, qui etiam ftomachica animi deliquia appel-
lant, et quosdam ftomachicos effe dicunt, a quopiam vide-
licet in eo loco oborto affectu ita appellantes, velut etiam
hepaticos ab hepate et colicos a colo et nephriticos a reni-
bus et fplenicos a fplene affectos. Unam autem ex ftoma-
cho affectionem dolorofam fcripfit, quae caput occupet,
eorum quos ipfe flatuofe diftentos vocavit, quam ex vini
largi potu magis oboriri fcio. Qui enim propter humores
acres caput dolent, mordacem dolorem non diftendentem
percipiunt. Fames igitur in diftenfionibus commoda eft, at
non iis qui mordaces humores in ore ventris habent. Quum
itaque hic mordax humor fuerit amarus, pallida et flava

λεῖται χολὴ, φύσιν ἔχουσα διὰ κουφότητα πρὸς τὸ στόμα
τῆς γαστρὸς ἀναφέρεσθαι. ὅταν δὲ φλεγματώδης ἢ ὀξὺς ἢ
ἁλμυρὸς ᾖ, ἐν τῷ κύτει μᾶλλον ὅλης τῆς γαστρὸς ἤπερ ἐν
τῷ στόματι στηρίξεται. κάλλιστον δὲ ὡς ἐν τοιούτοις ἐστὶν
ἐν τῷ πυθμένι τῆς κοιλίας αὐτὸν περιέχεσθαι. ῥᾳδίως γὰρ
εἰς τὸ ἔντερον ἀφικνεῖται καταλιπὼν τὴν γαστέρα. χειρίστη
δὲ γίνεται διάθεσις ἐπὶ μοχθηροῖς χυμοῖς ἀναποθεῖσι δυσεκ-
νίπτως εἰς τοὺς χιτῶνας τῆς γαστρὸς, ὧν ἄριστον βοήθημα
τὸ δι' ἀλόης ἐστὶ φάρμακον, ὃ καλοῦσιν ἔνιοι μὲν πικρὰν,
ἔνιοι δὲ αὐτὸ τὴν διὰ τῆς ἀλόης ἱεράν. καὶ βάλλουσιν ἑκα-
τὸν μὲν τῆς ἀλόης δραχμὰς, ἓξ δὲ τῶν ἄλλων ἑκάστου, ὄν-
των καὶ αὐτῶν τῷ ἀριθμῷ ἓξ, κινναμώμου, ναρδοστάχυος,
ξυλοβαλσάμου, μαστίχης Χίας, ἀσάρου, κρόκου. κάλλιον δὲ
γίνεται τὸ φάρμακον, ἀλόης ἔλαττον λαβών. ἔδοξε γάρ μοι
πολὺ τὸ πλῆθος αὐτῆς ἑκατὸν εἶναι δραχμὰς πρὸς τὴν τῶν
ἄλλων ἀναλογίαν παραβαλλόμενον, καὶ διὰ τοῦτο καὶ δι'
ἐνενήκοντα δραχμῶν αὐτὸ συνέθηκα, καὶ δι' ὀγδοήκοντα, καὶ

bilis appellatur, quae ob naturalem levitatem ad ventris
os furfum fertur, quum vero pituitofus aut acidus aut fal-
fus fuerit, magis in totius ventris fpatio continetur, quam
quod in ore ipfius firmetur. Optimum autem fuerit, quan-
tum fane nunc in his dicere licet, in fundo ventris ipfum
contineri, facile enim relicto ventre in inteftinum delabi-
tur, peffima autem fit affectio, ubi vitiofi humores in ven-
tris tunicas ineluibiliter fuerint imbibiti, quorum optimum
remedium eft ex aloë medicamentum, quod aliqui picram,
id eft amarum, aliqui hieram, id eft facrum, ex aloë appel-
lant, inque ejus compofitionem aloës drachmas centum con-
jiciunt et fex uniuscujusque reliquorum, quae etiam fex
numero exiftunt, cinnamomum, fpica nardi, xylobalfamum,
maftiche Chia, afarum, crocus. Praeftantius autem fit medi-
camentum, ubi minus de aloë additur. Vifa namque mihi
eft, nimia ejus copia centum drachmae effe, ad proportio-
nem reliquorum, quibus hae adduntur, quapropter etiam
per xc drachmas ipfum compofui et per lxxx. Quin et

μέντοι καὶ δι᾽ ἐλάττονος ἐνίοτε τοῦ κρόκου, διὰ τό τινας
τῶν προσφερομένων αὐτὸ πλήττεσθαι τὴν κεφαλὴν, ὅπερ
καὶ διὰ τῆς ὀσμῆς μόνης τοῦ κρόκου πάσχομεν πολλάκις,
ὥστε ἀρίστην αὐτοῦ σύνθεσιν κρίνας τὴν διὰ τῶν ἐνενή-
κοντα δραχμῶν τῆς ἀλόης καὶ τοῦ κρόκου πέντε ταύτῃ χρῶ-
μαι. τοῖς δὲ μηδὲν τὴν ὀσμὴν ἀλύπως τοῦ κρόκου φέρου-
σιν, ἀλλ᾽ εὐθέως πληρουμένοις τὴν κεφαλὴν, συντίθημι τὸ
φάρμακον, τέτταρας ἐμ(178)βαλὼν τοῦ κρόκου δραχμάς. συν-
εχῶς δὲ ἀναγκάζομεν σκευάζειν αὐτὸ, διὰ τὸ μὴ μόνοις οἷς
διῆλθον, ἀλλὰ καὶ τοῖς πάσχουσι τὰ τῶν ὑποχεομένων φαν-
τάσματα ἢ συμπτώματα διὰ πάθος στομάχου διδόναι. καὶ
πρὸς τούτοις γε τοῖς ἐπεχομένοις τὴν γαστέρα καὶ γυναιξὶ
μὴ καθαιρομέναις καλῶς ἐφ᾽ ὧν ἐνεργεῖ κάλλιον, ὅταν ὀγδοή-
κοντα μὲν ἀλόης δραχμὰς, ἓξ δὲ τοῦ κρόκου λάβῃ. καὶ κάλ-
λιον δέ ἐστι τοῦ καρπησίου λαβεῖν ἀντὶ τοῦ ἀσάρου, συνέ-
θηκα δὲ αὐτό ποτε καὶ ἀμφοῖν ἐμβαλών. ἔστι δὲ ἡ μὲν
τελεία δόσις τοῦ φαρμάκου δραχμὴν μίαν, μεθ᾽ ὕδατος κυά-
θων οὐ πλέονος τριῶν, ἡ δὲ ἐλλιπεστάτη κατὰ τὸ ἥμισυ.

per pauciorem aliquando crocum, propterea quod quidam
ex ejus ufu capite laedantur, quod ipfum faepe ex folo
croci odore perpetimur. Quare optimam ejus effe compofi-
tionem judicans, quae ex aloës drachmis xc et croci drach-
mis v conftat, hac ego utor. His vero qui neque croci
odorem citra moleftiam ferunt, fed ftatim capite replentur,
ex quatuor croci drachmis medicamentum compono. Cogor
autem affidue hoc medicamentum praeparare, propterea
quod non folum his de quibus jam dixi, fed et fuffuforum
fpeciem patientibus, aut etiam alia fymptomata ex ftomachi
affectione habentibus, id ipfum exhibeam et praeterea iis,
qui alvo aftricta laborant, et mulieribus, quae non probe
purgantur. In quibus majorem efficaciam habent, ubi aloës
drachmae lxxx et croci vj fuerint commixtae. Praeftat
autem et carpefium pro afaro conjicere, quamquam etiam
utrisque conjectis aliquando compofuerim. Datur ad fum-
mum ex medicamento hoc drachma una cum aquae cali-
dae cyathis non pluribus quam tribus, minimum vero di-

μεταξὺ δὲ ἀμφοῖν αἱ ἄλλαι, καθ᾽ ἡλικίαν καὶ μέγεθος σώ·
ματος καὶ ἔθος ὑπαλλαττομένης τῆς ποσότητος.

[Ἀρχιγένους τὰ ἐφεξῆς τῇ πρώτῃ ῥήσει γραφέντα, ἐν
οἷς καὶ Γαληνοῦ διορισμός.] Περὶ μὲν οὖν τῶν ἀπὸ στομα-
χου κεφαλαλγούντων ἱκανὰ ταῦτα. καιρὸς δὲ μεταβαίνειν ἤδη
πρὸς τὰς ὑπὸ τοῦ Ἀρχιγένους γεγραμμένας ῥήσεις ἐφεξῆς
τῇ πρώτῃ. ποιήσομαι δὲ καθ᾽ ἑκάστην αὐτῶν ὁμοίαν ἐξέτα-
σιν ᾗ κατὰ τὴν πρώτην ἔπραξα, συνάψας αὐτῇ διὰ τῶν
πραγμάτων ἀκολουθίαν καὶ τὴν ὑστάτην. ἀλλὰ νῦν γε ἀπὸ
τῆς δευτέρας ἄρξομαι. ἐμβρέγματα δὲ ἐὰν μὲν ἀπὸ χειμῶνος
ᾖ ἀπὸ περιψύξεως πάσχωσιν, ἔλαιον χλιαρὸν καὶ διάχρισμα
ῥινῶν, δαφνίδων ἐκπίεσμα ἢ δάφνινον ἔλαιον ἢ συριακὸν μύ-
ρον ἢ κίκινον ἢ στυράκινον ἢ γλεύκινον, ἢ ἄλλο τι τοιοῦ-
τον θερμαντικόν. ἵνα δ᾽ ἀπὸ τοῦ τελευταίου τὴν ἀρχὴν
ποιήσωμαι, λέγειν αὐτὸν ἡγοῦμαι τήν τε καλουμένην αὐτόῤ-
ῥυτον ῥητίνην, [372] ἐν Λακεδαίμονι πλείστην γιγνομένην
καὶ τὸ καπνέλαιον ἐν Κιλικίᾳ, τό τε ἀμαράκινον καὶ τὸ

midium ejus praebetur. Datur et intra hos modos quantitate juxta aetatem, corporis magnitudinem confuetudinemque permutata.

[*Quae Archigenes confequenter ad primam dictionem fcripfit, in quibus eft etiam Galeni cenfura.*] De iis quidem igitur qui caput ex ftomacho dolent haec fuffecerint. Tranfeundem itaque jam ad ea quae Archigenes poft primam dictionem deinceps fcripfit. Faciam autem juxta fingula ipforum confimilem expenfionem, qualem circa primam feci, connectendo ad ipfa propter rerum confequentiam etiam ultimam ipfius dictionem. Sed nunc a fecunda initium faciam. Irrigationes autem fi quidem a frigore aut hieme patiantur, conveniunt oleum tepidum et illitio narium, fuccus e baccis lauri expreffus, aut oleum laurinum aut unguentum Syriacum aut cicinum aut ftyracinum aut gleucinum aut tale aliquod aliud calefactorium. Ut igitur a poftremo exordiar, opinor ipfum refinam, quae fua fponte emanat, dicere, quae plurima in Lacedaemone provenit, et capnelaeon Ciliciae, et amaracinum ac ftyracinum in

στυράκινον ἐν Κυζίκῳ, τό τε ἐν Πέργῃ σκευαζόμενον ἴρινον,
ἀξιοῖ διαχρίειν τοῖς τοιούτοις μύροις τὰς ῥῖνας, ὡς διὰ τῆς
ὀσμῆς αὐτῶν θερμαινομένης τῆς κεφαλῆς. καὶ γὰρ καὶ φαί-
νεται σαφῶς τοῦτο γινόμενον, ὡς καὶ τοὺς ἰδιώτας αὐτοῖς
χρῆσθαι, καὶ μάλιστα τοῖς εὐπορίστοις. εὐπόριστα δέ ἐστιν
ἄλλοις ἄλλα τὰ παρ᾽ ἑκάστοις πλεονάζοντα, καὶ παρ᾽ ἡμῖν
γε κατὰ τὴν Ἀσίαν ἔθος ἐστὶ τοῖς ἀγροίκοις τῷ καλου-
μένῳ κεδρίνῳ χρῆσθαι, κἂν ἀπορῶσι δέ ποτε αὐτοῦ, πισσε-
λαίῳ. καλοῦσι δὲ οὕτω τὸ συγκείμενον ἐξ ἐλαίου τε καὶ πίτ-
της ὑγρᾶς. μιγνύουσι δὲ καὶ τούτῳ καὶ τῷ κεδρίνῳ τὸ ἔλαιον
οἱ μὲν πλέον, οἱ δὲ ἔλαττον, εἰς ὅσον ἂν ἐκλῦσαι τὸ σφο-
δρὸν τῆς δυνάμεως αὐτῶν βουληθῶσιν. ἅπασι δ᾽ οἷς εἶπον
εἰώθασι καὶ τὰ τῆς κεφαλῆς χρῆσθαι καὶ μάλιστα, ὡς εἴρη-
ται, κατὰ τὸ βρέγμα. διαχρίουσι δὲ καὶ τὸ μέτωπον αὐτοῖς
καὶ τῶν ὤτων τοὺς πόρους, ἔνιοι δὲ καὶ τὰ τῶν ποδῶν
ἴχνη καὶ τὴν ἕδραν. ὅταν δὲ ὁ Ἀρχιγένης εἴπῃ δαφνίδων ἐκ-
πίεσμα τὸ καλούμενον ἁπλῶς δάφνινον, ἡγητέον οὕτως ὀνο-
μάζειν αὐτὸν, ὡς τό τε προσλαβὸν ἐλαίου δάφνινον ἔλαιον

Cyzico et quod in Perga apparatur irinum. His vero un-
guentis nares oblinere operae pretium ducit, quo per odo-
rem ipforum caput calefiat, quod ipfum inde evenire ma-
nifefte apparet adeo, ut et idiotae vulgo his utantur et
maxime eis, quae facile parari poffunt. Parabilia autem funt
aliis alia, quae videlicet apud fingulos redundant. Et apud
nos fane in Afia agreftibus et ruri degentibus hominibus
cedrino appellato uti mos eft, et fi quando ejus inopia fit,
piffelaeo, quo nomine id appellant quod ex oleo et liquida
pice conftat.   Admifcent autem tum huic tum cedrino
oleum aliqui plus, aliqui minus, in quantum virium ipfo-
rum vehementiam exolvere velint. Utuntur autem omnibus
quae dixi et circa caput et praefertim circa finciput, veluti
dixi. Illinunt et frontem ex eis et aurium meatus, quidam
etiam veftigia pedum ac fedem.   Caeterum quum Archigenes
fuccum e baccis lauri expreffum dicit, quod fimpliciter lau-
rinum dicitur, ipfum nominare putandum eft, velut id
quod oleum admixtum habet, laurinum oleum appellatur.

ὀνομάζεται. Συριακὸν δὲ μύρον ἡγοῦμαι λέγειν αὐτὸν τὸν
Κομμαγηνὸν, ἐπειδὴ κομίζουσιν ἐκ Συρίας ἡμῖν αὐτό. Ἀρ-
χιγένους. θέρους δὲ ἢ καυσωδῶς διατεινομένων δι᾽ ὄξους καὶ
ἐλαίου ἢ ὕδατος καὶ ῥοδίνου, ἔτι δὲ χυλοῦ πολυγόνου ἢ
ἀνδράχνης ἢ στρύχνου, ἤ τινος τῶν ψυχόντων, σπόγγους τε
ἐξ ὀξυκράτου τίθει τῇ κεφαλῇ. ἐν τούτῳ τῷ λόγῳ δόξει
μὲν ἴσως τισὶν ἀμελέστερον ἀναγινώσκουσιν μίαν ἁπλῆν θε-
ραπεύειν διάθεσιν ὁ Ἀρχιγένης. ἔχει δὲ οὐχ οὕτως. ἐκ μὲν
τοῦ φάναι καυσωδῶς τὴν θερμὴν ἐνδείκνυται διάθεσιν, ἐκ
δὲ τοῦ διατεινομένων τὴν ὑπὸ πνεύματος φυσώδους τοῦτο
πάσχουσαν, ὡς μὴ μόνον ἠλλοιῶσθαι κατὰ τὴν δυσκρασίαν,
ἀλλὰ πλεονεξίαν ὑπάρχειν ἀτμώδους πνεύματος. ἐν ἀρχῇ μὲν
οὖν ἐπὶ τῶν τοιούτων διαθέσεων ἀμφοτέρων ἢ τῶν ψυχόν-
των βοηθημάτων δύναμίς ἐστιν ἐπιτήδειος, ἐμψύχουσα μὲν
τὴν κατὰ θερμότητα δυσκρασίαν, ἀνακρουομένη δὲ καὶ ἀνα-
στέλλουσα τὴν ἀναφορὰν τοῦ φυσώδους πνεύματος, ἄμεινον
δ᾽ ἂν εἴη κατὰ τὴν ἐμὴν δόξαν ἀκριβέστερον ἐκζητῆσαι πότε

Syriacum vero unguentum eum dicere Comagenum exi-
ſtimo, quandoquidem id ipſum nobis ex Syria aſportatur.
Archigenes. Aeſtate vero aut ubi alias aeſtuoſe diſtendun-
tur per acetum et oleum aut aquam et roſaceum. Amplius
vero et per polygoni ſuccum aut portulacae aut ſolani aut
aliquo alio ex refrigerantibus irrigato, ſpongiasque poſca
imbutas capiti imponito. In hoc ſane ſermone videbitur
forte quibusdam negligentius legentibus, unum ſimplicem
affectum Archigenes curare, verum non ita habet. Ex eo
enim quod *aeſtuoſe* dicit, calidum affectum indicat, ex eo
vero quod addit *diſtenduntur*, affectionem quae hoc modo
a flatu ventoſo afiligitur oſtendit, ut non ſolum ſecundum
intemperiem mutata ſit, ſed etiam vaporoſi flatus redun-
dantia adſit. In principio itaque in ejusmodi utrisque affe-
ctibus, refrigerantium auxiliorum facultas apta eſt, quae in-
temperiem calidam refrigeret et flatulenti ſpiritus proven-
tum repellat et retundat. Atque mea quidem opinione prae-
ſtiterit diligentiorem rei inquiſitionem facere. Aliquando

μὲν ἐκ τοῦ σώματος ἀναφέρεται τὸ φυσῶδες πνεῦμα, καθά-
περ ἐπὶ τῶν ἀπὸ τοῦ στομάχου κεφαλαλγικῶν ἐλέχθη, πότε
δὲ ἐν τῇ κεφαλῇ γεννᾶται· καὶ γὰρ ἡ γαστὴρ ἐκφυσᾶται ἐνίοτε
δυσλύτως. ἐνίοτε δὲ καὶ τῶν μετ᾽ αὐτὴν ἐντέρων ποτὲ μὲν
ἡ νῆστις ἢ τὸ λεπτὸν ἔντερον, ἔστι δ᾽ ὅτε τὸ κῶλον. οὐδὲν
οὖν θαυμαστὸν οὐδὲ ἀδύνατόν ἐστι τὴν αὐτὴν διάθεσιν ἔν
τισι τῶν κατὰ τὴν κεφαλὴν μορίων γιγομένην τὸ φυσῶδες
πνεῦμα γεννᾷν, οὗ τῆς γενέσεως ἐν τοῖς κατὰ τὴν γαστέρα
τόποις τὴν αἰτίαν εὕρομεν, ἔνδειαν θερμασίας τοσαύτης ὡς
γεννᾷν ἐκ τῶν σιτίων τε καὶ ποτῶν ἀτμῶδές τε καὶ φυσῶ-
δες πνεῦμα. δι᾽ ἀῤῥωστίαν δὲ τῆς περισταλτικῆς δυνάμεως
ἐκφυσᾶσθαί τε καὶ πληροῦσθαι τὴν ἐντὸς εὐρυχωρίαν τῶν
οὕτω παθόντων μορίων, ὥστε διατείνεσθαι μὲν διὰ τὴν
πλήρωσιν, ὀδυνᾶσθαι δὲ διὰ τὴν τάσιν. εὑρέθη γὰρ οὖν καὶ
τοῦθ᾽ ἡμῖν, ἐν οἷς περὶ τῶν ἀλγημάτων τὰς κοινὰς καὶ γε-
νικὰς ἐσκοπούμεν, ὡς ἐν τῷ διαλύεσθαι τὸ συνεχὲς τῶν
ὁμοιομερῶν σωμάτων ἡ ὀδύνη γίνοιτο. διαλύει δ᾽ αὐτὴν τὰ
διαβιβρώσκοντα καὶ τὰ τέμνοντα καὶ τὰ διατείνοντα καὶ τὰ

etenim ex corpore flatulentus fpiritus affertur, quemadmo-
dum in doloribus capitis ex ftomacho relatum eft, aliquando
vero in ipfo capite generatur. Venter namque interdum
aegre folubili modo inflatur, interdum vero etiam poft ipfum
fita inteftina, quandoque quidem jejunum aut tenue inte-
ftinum, quandoque etiam colum. Nihil igitur mirum eft
neque impoffibile eundem affectum in quibusdam juxta ca-
put partibus obortum flatulentum fpiritum generare, cujus
generationis in locis circa ventrem caufam invenimus, tanti
caloris inopiam, ut ex cibis ac potibus vaporofum et fla-
tulentum fpiritum generet, propter infirmitatem vero com-
prehenfivae facultatis interna ita affectarum partium capa-
citas infletur et expleatur, ut propter expletionem quidem
diftendatur, propter tenfionem vero dolore afficiatur. In-
ventum equidem et hoc nobis in commentariis eft, in qui-
bus communes et generales dolorum caufas confiderabamus,
quod ob diffolutionem continuitatis fimilarium partium do-
lor oboriatur. Diffolvunt autem ipfam erodentia, incidentia,

σφοδρῶς θερμαίνοντα καὶ ψύχοντα. διὸ κἀπὶ τῶν κατὰ
τὴν κεφαλὴν ἀλγημάτων εἴωθα πυνθάνεσθαι τῶν πασχόντων,
ὁποία τίς ἐστιν ἡ ποιότης αὐτῶν. [373] ἔνιοι μὲν γὰρ ὡς
διαβιβρωσκομένων τῶν σωμάτων αἰσθάνεσθαί φασι τῆς ὀδύ-
νης, ἔνιοι δὲ ὡς διατεινομένων ἢ βαρυνομένων ἢ θλωμένων
ἢ μόνης ἐπικρατούσης σφοδρᾶς θερμότητος ἢ ψύξεως. εἰ μὲν
γὰρ ὡς διαβιβρωσκομένων καὶ κεντουμένων, ἤτοι διὰ δριμύ-
τητα χυμῶν ἢ τοιούτου πνεύματος αἰτιατέον· εἰ δὲ διατεί-
νοιντο χωρὶς τοῦ δάκνεσθαι, πλήρωσιν τῶν διατεινομένων
μορίων, ἤτοι διὰ πνεῦμα φυσῶδες ἢ χυμὸν ἐπιρρυέντα πο-
λὺν, ἐν ᾧ γένει καὶ φλεγμονὴ καὶ τὸ ἐρυσίπελάς ἐστιν· ἡ
μὲν φλεγμονὴ θερμὸν αἷμα πολὺ τοῦ φλεγμαίνοντος σώμα-
τος ἐν αὐτῷ περιέχοντος, τὸ δὲ ἐρυσίπελας χολώδη χυμόν.
εἰ δὲ ἐξ ἀμφοῖν πλεονεκτούντων πληρωθείη τι μόριον, ἤτοι
τὴν ἐρυσιπελατώδη φλεγμονὴν ἢ τὸ φλεγμονῶδες ἐρυσίπελας
γίνεσθαι. καὶ μή τις δοκείτω μακρὸν ἡμᾶς λόγον ἐφ᾽ ἑνὶ
μορίῳ καθ᾽ ἓν σύμπτωμα πάσχοντι ποιεῖσθαι. κοινὸς γὰρ

diſtendentia et vehementer calefacientia ac refrigerantia.
Quapropter in doloribus circa caput aegros interrogare
conſuevi, qualisnam eorum qualitas ſit. Quidam enim velut
erodantur corpora doloris ſenſum perceptant, quidam vero
velut diſtendantur aut graventur aut tundantur aut ſolius
vehementer invaleſcentis caliditatis aut frigiditatis. Siqui-
dem enim velut erodantur aut pungantur ſenſerint, vel
humorum vel ejusmodi flatus acrimonia cauſa putanda eſt,
ſi vero citra morſum diſtendantur, repletionem diſtenſarum
partium vel per flatulentum ſpiritum vel per multi hu-
moris influxum cauſam putabimus, in quo genere et inflam-
matio et eryſipelas exiſtit, inflammatio quidem, ubi inflam-
mata corporis pars multum ſanguinem in ſe continuerit,
eryſipelas vero, ubi bilioſum continuerit humorem, quod
ſi ex utrisque redundantibus pars aliqua expleatur, aut in-
flammatio eryſipelacea aut eryſipelas inflammatum oborie-
tur. Et ne exiſtimet quis longum nos ſermonem de una
parte juxta unum ſymptoma affecta facere; communis enim

ἁπάντων τῶν ὀδυνωμένων ὁ λόγος ἐστὶν καὶ διαρθρώσας τις
αὐτὸν ἀκριβῶς, εὐπορώτερος εἰς τὴν τῶν ἰαμάτων εὕρεσιν
ἐπὶ παντὸς μορίου πάσχοντος ἔσται. τὸ γάρ τοι τῆς τέχνης
στοχαστικὸν ἐν τῷ τῶν διαθέσεων διαγνωστικῷ μάλιστά
ἐστιν. εὑρισκόμεναι γὰρ αὗται τὴν θεραπείαν οὐ στοχαστι-
κῶς, ἀλλ᾽ ἐπιστημονικῶς ἐνδείκνυνται μετὰ του καὶ γινώσκε-
σθαι τὸ δύσλυτον ἐνίων διαθέσεων, ἐφ᾽ ὧν εὔλογον χρῆσθαι
τοῖς κατὰ τὴν ἔνδειξιν, εἰ καὶ μηδὲν ἀνύειν φαίνοιτο κατὰ
τὰς ἀρχάς. καὶ τοῦτ᾽ ἔστι τὸ κατὰ τὸν ἀφορισμὸν εἰρημέ-
νον, ἐν ᾧ φησι, πάντα κατὰ λόγον ποιέοντι, μὴ γινομένων
δὲ τῶν κατὰ λόγον μὴ μεταβαίνειν ἐφ᾽ ἕτερα, μένοντος τοῦ
δόξαντος ἐξ ἀρχῆς. ἔσθ᾽ ὅτε γὰρ οὕτω σφοδρῶς ἐν τοῖς στε-
νοῖς πόροις σφηνοῦ(179)ται τὸ ἀτμῶδες πνεῦμα, καὶ πολὺ
μᾶλλον αὐτοῦ ὁ γλίσχρος χυμὸς ἢ παχὺς, ὡς χρόνου δεῖσθαι
πλείονος εἰς τὴν ἴασιν. λεπτῦναί τε γὰρ τὰ οὕτως ἐσφηνω-
μένα καὶ τοὺς πόρους εὐρῦναι χρὴ, δι᾽ ὧν ἐκκριθήσεται μετὰ
τοῦ προνοεῖσθαι μηκέτι ἐπιῤῥεῖν ἕτερον, ἤτοι χυμὸν ἢ πνεῦμα

omnium dolore affectarum ratio eſt, et ſi quis diligenter in
articulos digeſſerit, promptior ac expeditior ad auxiliorum
inventionem in omni affecta parte fuerit. Quod enim artis
conjecturale eſt, id maxime in affectuum cognitione con-
ſiſtit. Quae ubi inventae fuerint, curationem non conjectu-
raliter, ſed ſcientifice indicant, cum hoc, quod et agnoſcere
datur, quam aegre aliqui affectus medelis cedant, in qui-
bus rationabiliter juxta indicationem remediis utimur, etiam
ſi nihil efficere in principio appareant. Atque hoc eſt, quod
in aphoriſmo dictum eſt, in quo ait, *omnia ſecundum ra-*
tionem facienti, ſi juxta rationem non ſuccedat, ad alia
tranſeundum non eſt manente eo, quod viſum eſt a prin-
cipio. Aliquando enim adeo vehementer in anguſtis mea-
tibus flatus vapidus infarcitur, atque eo adhuc magis len-
tus aut craſſus humor, ut multo tempore opus ſit ad cu-
rationem. Etenim quae ſic infarcta ſunt, attenuare oportet,
meatusque dilatare per quos excernantur, habita ſimul pro-
videntia ne quid aliud, puta humor aut ejusmodi flatus

ΤΩΝ ΚΑΤΑ ΤΟΠΟΤΣ ΒΙΒΛΙΟΝ Α. 547

Ed. Chart. XIII. [373.]   Ed. Baf. II. (179.)

τοιοῦτον, καὶ πρὸς τούτοις τονῶσαι τὸ πεπονθὸς, ὡς μηδὲ
αὐτὸ τὴν τοῦ φυσώδους πνεύματος ἐργάσασθαι γένεσιν. οἱ
μὲν οὖν πρῶτοι συνθέντες οἰκεῖα ταῖς τοιαύταις διαθέσεσι
φάρμακα ποικίλης ἐδεήθησαν ὕλης εἰκότως· εἴ γε ἀποκρούε-
σθαι τὴν ἐπιῤῥέουσαν οὐσίαν, εἴτε ἐν χυμοῖς εἴτε ἐν ἀτμοῖς
εἴη, τῶν ἀναγκαίων ἐστὶ πέττειν τε καὶ λεπτύνειν τὴν ἐσφη-
νωμένην, διαφορεῖν τε ταύτην αὐτὴν καὶ τούτων ἁπάντων
οὐδενὸς ἧττον, ἀλλ' ἔτι καὶ μᾶλλον εὐτονίαν ἐργάζεσθαι
περὶ τὸ πεπονθὸς μόριον, ὡς μὴ παραδέχοιτο μὲν τὸ ἐπιῤ-
ῥέον, ἀποκρίνοι δὲ τὸ λεπτυνθὲν, πέττοι δὲ καὶ λεπτύνοι
τὸ ἐσφηνωμένον. ἀλλ' ἐν τῇ μίξει τῶν τοῦτο δυναμένων
ἐργάζεσθαι φαρμάκων ἄλλος ἄλλου στοχαστικώτερος γενό-
μενος ὁ μὲν ἧττον ὠφελοῦσαν, ὁ δὲ μᾶλλον εἰργάσατο τὴν
σύνθεσιν. ὅθεν, ὡς ἴστε, πρὸς γὰρ ὑμᾶς ἐρῶ τοὺς ἑταίρους,
οἷς μάλιστα γράφεται ταῦτα, δύο πάντως ὁρᾶτέ μοι παρε-
σκευασμένα φάρμακα τῶν τὴν αὐτὴν ἐπαγγελίαν ἐχόντων,
ἔσθ' ὅτε καὶ τρία καὶ τέτταρα, κἀκ τῆς τούτων μίξεως πολ-
λάκις ἐργαζομένῳ τὸ δέον ἐπὶ τῶν δυσιάτων διαθέσεων.

amplius influat, et ad haec corroborandum eft affectum
membrum, ut neque ipfum flatulentum fpiritum gignat.
Qui igitur primi ad ejusmodi affectiones medicamenta com-
pofuerunt, merito varia materia opus habuerunt. Siquidem
influentem fubftantiam, five humor five vapor fuerit, repel-
lere neceffarium exiftit, impactam vero concoquere et at-
tenuare eandemque ipfam difcutere, atque nihilominus, imo
magis, circa affectam partem firmitatem inducere, ne vide-
licet quod influit fufcipiat, attenuatúm vero excernat, im-
pactumque concoquat et attenuet. Verum in mixtione me-
dicamentorum hac facultate praeditorum alius alio feli-
ciore conjectura ufus, alius minus, alius magis commodam
fecit compofitionem. Quapropter velut noftris, ad vos enim
fodales loquar, quibus maxime haec fcribuntur, duo omnino
vidiftis mihi praeparata medicamenta eundem effectum pro-
mittentia, quandoque etiam tria et quatuor et ex horum
mixtura in aegre curabilibus affectibus a me faepe quod

Ed. Chart. XIII. [373. 374.] Ed. Baf. II. (179)

ἐπισκοποῦμαι γὰρ αὐτῶν ἐν τίνι μὲν πλέον ἐστὶ τὸ θερ-
μαῖνον ἁπλοῦν φάρμακον, ἐν τίνι δὲ τὸ ψῦχον, ὥσπερ καὶ
τὸ ξηραῖνον ἢ ὑγραῖνον ἢ λεπτομερὲς ἢ παχυμερὲς, εἶθ᾽ ὁρῶν
ὅπως ἐνήργησε τὸ προσενεχθὲν τῷ πάσχοντι τὴν δευτέραν
χρῆσιν ἤτοι δι᾽ ἄλλου τινὸς ἢ δι᾽ αὐτοῦ τούτου ποιοῦμαι,
πολλάκις μὲν ἐφ᾽ ἕτερόν τι τῶν τὴν αὐτὴν ἐπαγγελίαν ἐχόν-
των ἀφικνούμενος, ἐνίοτε δὲ μιγνὺς ἀμφότερα, κᾀξ αὐτῶν ἐρ-
γαζόμενός τι μέσον. εἴρηται δὲ ἐπὶ πλέον οὐ καθόλου μόνον,
[374] ἀλλὰ καὶ κατὰ μέρος, ἐν τοῖς τῆς θεραπευτικῆς με-
θόδου γράμμασιν ἅπαντα τὰ τοιαῦτα. καὶ χρὴ γινώσκειν,
ὅπερ ἤδη καὶ πρόσθεν εἶπον, ἐκείνη ταύτην ἑπομένην. ὅμως
δὲ ἀναγκάζομαι καὶ νῦν ἀναμιμνήσκειν αὐτῆς, ἕνεκα τοῦ
μᾶλλον ἡμᾶς ἀκολουθῆσαι τοῖς ἐνταῦθα λεγομένοις. ἐπὶ
γοῦν τῆς προκειμένης διαθέσεως, ὀδυνώδους ἐπικρατούσης
θερμότητος, ἅμα φυσώδει πνεύματι κατ᾽ ἀρχὰς μὲν ἀπο-
κρουστικῇ θεραπείᾳ χρηστέον, ἐκ τῆς τῶν ψυχόντων δυνά-
μεως γινομένῃ. συμμέτρως δὲ τούτου πραχθέντος ἐκ τῶν
παρηγορικῶν τε καὶ πεττικῶν μιγνύναι χρὴ τοῖς ἀποκρου-

oportuit factum eſſe. Confidero namque in quonam eorum
copia ſimplex medicamentum calefaciens ſuperet aut fri
gefaciens, velut etiam reſiccans aut humectans aut tenuium
partium aut craſſarum, deinde contemplans quid effecerit,
quod aegro jam fuit admotum, ſecundum uſum aut per
aliud quoddam aut per hoc ipſum facio, ſaepe quidem ad
aliud quod idem promittit tranſeo, aliquando vero utraque
committo, ac medium quiddam ex eis conficio. Talia au-
tem omnia abunde a me non univerſim tantum, ſed et
particulatim in medendi methodo relata ſunt, noſſeque
oportet, quod et jam ante dixi, hanc tractationem illam ſe-
qui, et cogor tamen etiam nunc rurſus meminiſſe, quo ma-
gis ea quae iſtic tradidi aſſequamini. In praedicto itaque
affectu, calore doloroſo praedominante una cum flatu ven-
toſo, in principio quidem repulſoria curatione utendum eſt,
quae ex refrigerantium facultate conſtat, quod ubi moderate
factum eſt, ex mitigatoriis ac concoctoriis medicamentis

στικοῖς, εἶτα καὶ τῶν διαφορητικῶν τι προσθετέον ἀφαι-
ροῦντα κατὰ βραχὺ τῶν ἀποκρουστικῶν φαρμάκων, ἄχρις
ἂν εἰς τὴν ἐναντίαν μίξιν ἀφίκηται τὸ φάρμακον ἦν ἐξ ἀρ-
χῆς ἔσχε, τουτέστιν ἵνα πλεῖστον μὲν ᾖ τὸ λεπτυντικόν τε
καὶ διαφορητικόν, ἔλαττον δὲ τὸ πεττικόν τε καὶ παρηγορι-
κὸν, ἐλάχιστον δὲ τὸ ἀποκρουστικόν. ἀνδράχνην μὲν οὖν
ἐμάθετε ψυκτικῆς καὶ ὑδατώδους οὖσαν οὐσίας, ἧττον δὲ
αὐτῆς τὸ πολύγονον. ἐπὶ δὲ τοῦ στρύχνου τοσοῦτον μεμί-
χθαι παχυμεροῦς τε καὶ γεώδους, ὅσον καὶ τῆς στιψεως. τὸ
δὲ ὄξος ἀποκρουστικήν τε ἅμα καὶ λεπτυντικήν, ἀλλὰ καὶ
διαφορητικὴν ἔχει δύναμιν, ὡς ἂν ἐπικρατούμενον ἐν τῇ κρά-
σει λεπτομερεῖ ψυχρότητι, καθάπερ ὁ ἀκριβῶς αἴθριος ἀὴρ
βόρειος. ἐμάθετε δὲ καὶ τὴν τοῦ ῥοδίνου δύναμιν, ὡς ἔχει
μέν τι καὶ ἀποκρουστικόν, ἔχει δὲ καὶ πεττικὸν καὶ παρη-
γορικὸν, ἔτι δὲ πρὸς τούτοις καὶ διαφορητικόν. εἰκότως οὖν
ὁ Ἀρχιγένης ἐν ἀρχῇ τῆς εἰρημένης διαθέσεως τοῖς τοιου-
τοις χρῆται φαρμάκοις, αὐτὸ μὲν καθ᾽ ἑαυτὸ μόνον ὄξος
οὔτ᾽ ἄλλοθι προσφέρων οὔτε ἐνταῦθα διὰ τὸ σφοδρὸν τῆς

quippiam admifcere ad repulforia oportet. Deinde etiam
difcufforia addenda, ita ut paulatim repulforia medicamenta
detrahamus, donec ad contrariam mixtionem perveniat me-
dicamentum ei, quam a principio habuit, hoc eft ut plu-
rimum quidem difcufforium fit et attenuatorium, minus vero
concoctorium et mitigatorium, minimum autem repulfo-
rium. Portulacam quidem igitur refrigerantis et aquofae
fubftantiae effe didiciftis, minus ea polygonum, in folano
autem tantum admixtum effe craffae et terreae, quantum
aftrictionis. Acetum vero repulforiam fimul et attenuato-
riam et difcufforiam habet facultatem, tanquam quod tem-
peramento tenui frigiditate praepolleat, quemadmodum ex-
acte ferenus aquilonaris aër. Didiciftis etiam rofacei facul-
tatem, quod videlicet et repulforium quiddam habeat, ha-
bet autem et concoctorium et mitigatorium et ad haec etiam
difcufforium. Merito igitur Archigenes in praedicto affectu
ejusmodi medicamentis utitur, ipfum quidem per fe folum
acetum neque alibi exhibens neque hic ob facultatis ipfius

Ed. Chart. XIII. [574.]   Ed. Baſ. II. (179.)

δυνάμεως, μιγνὺς δὲ ἤτοι ῥόδινον ἢ ὕδωρ αὐτῷ. μεταβῶμεν
οὖν ἤδη πρὸς τὰς ἐφεξῆς τοῦ Ἀρχιγένους ῥήσεις. ἐὰν δὲ
ἐπιτείνοιτο, τελεία τροφῆς ἀποχὴ ἁρμόδιος, εἶτα φλεβοτομία
ὑπ᾽ ἀγκῶνος κένωσίς τε τῆς κοιλίας διὰ κλυστῆρος εὐτόνου.
περὶ τούτων τῶν βοηθημάτων εἴρηταί μοι πρότερον, ἡνίκα
τὰς Ἀπολλωνίου ῥήσεις ἐσκοπούμην, ἀσιτίαν μὲν ἐπὶ τοῖς
χολώδεσιν αἰτίοις ἀπαγορεύοντός μου, φλεβοτομίαν δὲ ἐπὶ
παίδων καὶ γερόντων καὶ δυνάμεως ἀσθενοῦς, ἐπαινοῦντος
δὲ τὴν διὰ κλυστῆρος κένωσιν, οὐ μόνον τῆς κενώσεως ἕνεκα
τῶν περιεχομένων ἐν τοῖς ἐντέροις, ἀλλὰ καὶ τῆς ἀντισπά-
σεως τῶν ἐπὶ τὴν κεφαλὴν ἀναφερομένων. καὶ διὰ τοῦτο
καλῶς ἐν οἷς ἔγραψε περὶ αὐτῆς ὁ Ἀρχιγένης, οὐχ ἁπλῶς
εἶπεν κένωσίς τε κοιλίας διὰ κλυστῆρος, ἀλλὰ προσέθηκεν
εὐτόνου. πολὺ γὰρ ἐν τῷ τοιούτῳ κλυστῆρι τὸ τῆς ἀντι-
σπάσεώς ἐστι, πρὸς τῷ μὴ μόνα τὰ κατὰ τὴν γαστέρα καὶ
τὸ μεσάραιον ἐκκενοῦν, ἀλλὰ καὶ τὰ σιμὰ τοῦ ἥπατος. Ἀρ-
χιγένους. ἐμβρέγματα δὲ πήγανον μετ᾽ ὄξους καὶ ἐλαίου λεαι-

vehementiam; admiſcet autem ei vel roſaceum vel aquam.
Tranſeamus autem jam ad ſequentem Archigenis dictio-
nem. *Si vero augeſcat affectus, perfecta cibi abſtinentia
congrua eſt. Deinde venae ſectio e cubito et alvi evacua-
tio per validum clyſterem.* De his auxiliis dictum a me
prius eſt, quando Apollonii dicta conſiderabam. Ubi ſane
in bilioſis cauſis fami renunciavi, velut etiam venae ſectio-
nem in pueris et ſenibus ac viribus debilitatis fieri pro-
hibui, laudavi autem evacuationem per clyſterem, non ſo-
lum propter evacuationem eorum, quae in inteſtinis con-
tinentur, ſed etiam ob revulſionem eorum quae ad caput
feruntur. Atque ob id probe in his quae ſcripſit Archi-
genes non ſimpliciter dixit Evacuatio alvi per clyſterem,
ſed addidit validum; multum enim in hujusmodi clyſtere
ſitum eſt, quantum ad revulſionem attinet ultra hoc, quod
non ſolum ea, quae circa ventrem et meſaraeum ſunt, eva-
cuat, ſed etiam quae circa hepatis ſima haerent. *Archige-
nis.* Irrigationes autem ruta cum aceto et oleo trita. Me-

νόμενον. ἀναμνησθέντες ἧς ὑπέθετο διαθέσεως βοηθήματα
γράφειν, οὕτω κρίνομεν ἕκαστον ὧν καταλέγειν ἤρξατο. τὴν
μὲν οὖν διάθεσιν αὐτὸς οὕτως ἔγραψεν, θέρους δὲ ἢ καυ-
σωδῶς διατεινομένων. ἐφεξῆς δὲ ψυκτικῆς δυνάμεως ὑπέταξε
βοηθήματα καὶ μετὰ ταῦτα ἔφη. ἐὰν δὲ ἐπιτείνηται, τελεία
τροφῆς ἀποχὴ καὶ φλεβοτομία καὶ κλυστὴρ εὔτονος προσφε-
ρέσθω. καὶ τούτων ἐφεξῆς τὰ κατὰ τὴν προκειμένην ἐγράφη
ῥῆσιν, ἐν ᾗ μετ᾽ ὄξους καὶ ἐλαίου λεανθὲν τὸ πήγανον προσ-
φέρειν ἐκέλευσεν, οὐ προσθεὶς πότερον χλωρὸν ἢ ξηρόν.
ἔστι γὰρ οὐ μικρὰ διαφορά, παμπόλλῳ δριμυτέρου τε καὶ
θερμοτέρου τοῦ ξηροῦ παρὰ τὸ χλωρὸν ὑπάρχοντος. ἐμοὶ
μὲν δὴ δοκεῖ τὸ χλωρὸν συμβουλεύειν· οὐ γὰρ ἂν ἀθρόως
ἀπὸ τῶν ψυχόντων ἐπὶ τἀναντία μετέβη. τὸ δ᾽ ὄξος ὅτι
πρὸς τῷ [375] ψύχειν καὶ ἀποκρούεσθαι διαφορητικὸν ἔχει
τι πρόσθεν εἴρηται, παρηγορικῆς δὲ καὶ χαλαστικῆς δυνάμεως
ὑπάρχον τὸ ἔλαιον εἰκότως ἔμιξεν αὐτοῖς. ἄλλο. δαφνίδων
ἔκπίεσμα μετ᾽ ὄξους καὶ πηγάνου. πολὺ τοῦτο τοῦ πρόσθεν
ὑπάρχει δραστικώτερον. ἰσχυρῶς γὰρ θερμαίνοντι τῷ τῶν

mores affectus ad quem auxilia fcribere propofuit, fic ju-
dicanius unumquodque eorum, quae recenfere coepit. Affe-
ctum itaque fic fcripfit: aeftate vero aut ubi alias aeftuofe
diftenduntur. Deinceps vero refrigerantis facultatis auxilia
fubjecit. Et poftea inquit. *Si vero augefcat affectus, per-*
fecta cibi abftinentia et venae fectio et clyfter validus
adhibeatur. Et poft haec propofitam confcripfit dictionem,
in qua cum aceto et oleo tritam rutam adhibere juffit, non
apponens an viridem an aridam velit, eft enim non parva
differentia, quum arida multo acrior et calidior quam vi-
ridis exiftat. Mihi fane viridem confulere videtur; neque
enim acervatim fubitove a refrigerantibus ad contraria
transgreffus eft. Acetum vero ad hoc quod refrigerat et
repellit difcufforium quid habere antea dictum eft. Mitiga-
toriae autem et laxatoriae facultatis exiftens oleum merito
ipfis admifcuit. *Alia.* Succus e lauri baccis expreffus cum
aceto et ruta. Haec priore longe efficacior exiftit, ad fuc-
cum namque e lauri baccis expreffum fortiter calefacien-

Ed. Chart. XIII. [375.]   Ed. Baf. II. (179.)

δαφνίδων ἐκπιέσματι τὸ πήγανον ἔμιξε μετ᾽ ὄξους, ἐλαίου χωρίς. ἄλλο. χύλισμα τῶν τῆς ἴρεως ῥιζῶν μετ᾽ ὄξους. τοῦτο βοήθημα θερμαντικὸν οὐδὲν ἔχει. βέλτιον οὖν ἦν ἐν τῇ πρὸς τὰ γενναιότερα βοηθήματα μεταβάσει πρῶτον αὐτὸ τετάχθαι, εἶτ᾽ ἰτέας φύλλα λεῖα μεθ᾽ ὕδατος. τοῦτο τοῦ προγεγραμμένου τοῦ διὰ τῆς ἴρεως ἀσθενέστερόν ἐστι καὶ τοῖς ἁπάντων πρώτοις γεγραμμένοις ὅμοιον, ὥστε οὐκ ἐν καιρῷ νῦν εἴρηται. ἕρπυλλος τετριμμένος μετ᾽ ὄξους καὶ ἐλαίου. περὶ μὲν ἐλαίου καὶ ὄξους ἔμπροσθεν εἴρηται προσέθηκε δ᾽ αὐτοῖς νῦν ἕρπυλλον, δριμείας ποιότητος φάρμακον, διὰ τοῦτο καὶ θερμαινούσης δυνάμεως. ἀμελῶς δὲ κἀνταῦθα παρέλιπε μὴ δηλώσας πότερον χλωρὸν ἢ ξηρὸν αὐτὸν εἶναι βούλεται. βέλτιον δ᾽ ἴσως τὸν χλωρὸν ἀκούειν. ἄλλο πολύγονον μετὰ πηγάνου διειμένον ἐλαίῳ καὶ ὄξει. τῷ τοῦ πολυγόνου χυλῷ κατὰ τὸν πρῶτον λόγον ὡς ψύχοντι κέχρηται. καὶ γὰρ καὶ ἔστιν ὄντως τοιοῦτος, ὥστε καὶ ἐπὶ τῶν χρονιζόντων ἀλγημάτων, κατὰ τὴν πρώτην μετάβασιν, εὐλόγως ἄν τις αὐτῷ χρήσεται μίξας τὸ πήγανον. ἐπινοεῖν δ᾽ ἡμᾶς χρὴ καθ᾽ ἑκάστην τῶν ἐναντίων ταῖς δυ-

tem rutam admifcuit cum aceto, relicto oleo. *Alia.* Succus radicum iridis cum aceto. Hoc remedium nihil calefactorium habet, melius itaque fuerat ipfum primum in tranfitu ad praeclariora auxilia pofitum effe. *Alia.* Salicis folia trita cum aqua. Hoc praefcripto ex iride imbecillius eft, atque iis quae omnium primum fcripta funt fimile, ut intempeftive nunc ab eo fit relatum. *Alia.* Serpyllum cum aceto et oleo tritum. De aceto et oleo prius dictum eft, adjecit autem nunc eis ferpyllum acris qualitatis medicamentum et ob id etiam calefactoriae facultatis. Negligenter vero etiam hic reliquit, an viride aut aridum velit; praeftiterit autem fortaffis viride intelligere. *Alia.* Polygonum cum ruta, oleo et aceto dilutum. Polygoni fucco primo fermone ut refrigerante ufus eft, nam et re vera talis exiftit. Quare etiam ad inveteratos dolores juxta primum tranfitum rationabiliter quis eo utetur ruta admixta. Animadverfione autem dignum eft in fingulis contrariae facultatis medicamentorum

ΤΩΝ ΚΑΤΑ ΤΟΠΟΥΣ ΒΙΒΛΙΟΝ Β. 553

Ed. Chart. XIII. [375.]　　　　　Ed. Baf. II. (180.)

(180)νάμεσι φαρμάκων μίξιν, ἐν ἀρχῇ μὲν ὀλίγον μιγνύναι
τοῦ γενναίου, κατὰ δὲ τὴν δευτέραν καὶ τρίτην χρῆσιν αὐ-
ξάνειν αὐτοῦ τὸν ὄγκον. ἄλλο. ἀμύγδαλα πικρὰ λεπιζόμενα,
λεῖα μετ᾽ ὄξους καὶ ἐλαίου ἐμβρεχόμενα εἰς κηρωτῆς πάχος
δι᾽ ὀθονίου μετώπῳ ἐπιτιθέμενα. καὶ τοῦτο τῆς πρώτης με-
ταβάσεώς ἐστιν οἰκεῖον. ἐμάθομεν γὰρ διαφορητικὴν ἀδήκτως
δύναμιν ἔχειν τὰ πικρὰ ἀμύγδαλα. ἄλλο. πήγανον ἄγριον μετ᾽
ἐλαίας καὶ ὄξους ὁμοίως· ἀτάκτως καὶ πάλιν τοῦτο παρενέ-
θηκεν, ἰσχυρὸν πάνυ φάρμακον, ἐπὶ τῶν ἱκανῶς χρονιζόντων
ἀλγημάτων εἰκότως παραληφθησόμενον. ἄλλο. λεύκης καρ-
πὸς μετ᾽ ὄξους τριβόμενος. διαφορητικῆς ἐστι δυνάμεως καὶ
ὁ τῆς λεύκης καρπός. ἔν τισι δὲ τῶν ἀντιγράφων οὐ μετ᾽
ὄξους, ἀλλὰ μετ᾽ ὀξυκράτου γέγραπται. ἄλλο. ὠκίμου σπέρμα
σὺν ὕδατι. τὸ μὲν τοῦ ὠκίμου σπέρμα θερμαντικῆς τε καὶ
λεπτυντικῆς ἐστι δυνάμεως, οὐ μὴν ἰσχυρῶς γε, δι᾽ ὕδατος
δὲ μόνου, χρονιζούσης τῆς διαθέσεως, οὐκ ἄν τις εὐλόγως
αὐτῷ χρῷτο, βέλτιον γὰρ ἦν ἔλαιόν τε καὶ ὄξος ὡς καὶ ἐπὶ
τῶν ἄλλων εἶπε, μιγνύναι καὶ τούτῳ. ἄλλο. ποιεῖ καὶ βάλ-

mixtionibus, ut in principio parum ex praeftantiore admi-
fceamus, jnxta fecundum vero et tertium ufum copiam
augeamus. *Alia.* Amygdalae amarae delibratae tritae cum
aceto et oleo irrigationis modo adhibitae, aut cerati craffi-
tudine in linteolo fronti impofitae. Et hoc ad primum trans-
itum pertinet, didicimus enim difcufforiam citra mordaci-
tatem facultatem amygdalas amaras habere. *Alia.* Ruta fil-
veftris cum oleo et aceto eodem modo. Inordinate rurfus
hoc valde forte medicamentum interpofuit, in doloribus
multum inveteratis merito adhibendum. *Alia.* Populi albae
fructus cum aceto tritus. Difcufforiae facultatis eft alhae
populi fructus. In quibusdam autem exemplaribus non cum
aceto, fed cum pofca fcriptum reperitur. *Alia.* Ocimi fe-
men cum aqua. Ocimi femen calefactoriae et attenuatoriae
eft facultatis, non tamen vehementer, cum aqua autem fola
in inveterato affectu minime rationabiliter quis eo utatur,
melius enim erat oleum et acetum, velut in aliis dixit,
etiam huic admifcere. *Alia.* Facit et balfamum, peucedanum,

Ed. Chart. XIII. [375. 376.] Ed. Baf. II. (180.)
σαμον, πευκέδανον, καστόριον καὶ ὁμοῦ καὶ ἰδίᾳ ἕκαστον
σὺν ἐλαίῳ καὶ ὄξει. τοῦτο πάλιν τὸ φάρμακον ἰσχυρόν ἐστι,
καὶ μάλιστα ὅταν αὐτὸ μόνον τὸ πευκέδανον προσφέρηται,
χωρὶς τοῦ μιχθῆναι τῷ καστορίῳ. βάλσαμον δὲ τί καλεῖ
νῦν οὐκ ἔχω φάναι, πότερον τοῦ φυτοῦ τὸν καρπὸν ἢ τὸν
ὀπὸν, ὃν ὀποβάλσαμον ὀνομάζουσιν, ἢ τοῖς κλῶνας αὐτοῦ,
τοὺς καλουμένους ξυλοβάλσαμον. ἄμεινον δέ μοι δοκεῖ τὸ
ὀποβάλσαμον ἀκούειν, λεπτομεροῦς τε καὶ διαφορητικῆς οὐ-
σίας ὑπάρχον, οὐ μὴν ἐπιφανῶς γε θερμῆς. ἄλλο. φύλλα
δάφνης καὶ λεύκης καὶ ἄγνου μετ᾽ ἐλαίου καὶ ὄξους. μικτὸν
καὶ τοῦτο τὸ φάρμακον ἐκ διαφερόντων ταῖς δυνάμεσι τῶν
ἁπλῶν συνέθηκε, τὰ μὲν φύλλα τῆς δάφνης θερμότατα, τὰ
δὲ τῆς ἄγνου μετρίως ψύχοντα. μέσα δὲ ἀμφοῖν ἐστι τὰ τῆς
λεύκης. ἄλλο. πάνακα μετὰ ἐλαίου ἄλειφε. οὐδὲν ἐνταῦθα
τῶν ψυχόντων μέμικται καὶ διὰ τοῦτο ταῖς πάνυ κεχρονι-
σμέναις διαθέσεσι καὶ μηδὲν ἔτι θερμότητος ἐχούσαις χρήσι-
μον ὑπάρχει. διὸ καὶ μέμψαιτο ἄν τις αὐτῷ χωρὶς διορι-
σμῶν τὰ βοηθήματα γραψαντι. [376] πάνακα δὲ ἡγοῦμαι

caftorium, fimul et figillatim unumquodque cum oleo et aceto.
Hoc medicamentum rurfus vehemens eft, maxime quum
ipfum peucedanum folum adhibeatur citra caftorii admix-
tionem. Quid vero balfamum nunc vocet, non habeo dicere,
num videlicet plantae fructum aut fuccum, quem opobalfa-
mum vocant, aut ramulos ipfius xylobalfamum appellatos.
Melius tamen mihi videtur opobalfamum accipere, quod
tenuium partium et difcufforiae fubftantiae exiftit, non ta-
men manifefte calentis. *Alia.* Lauri folia et populi albae
et viticis cum oleo et aceto. Et hoc medicamentum ex fim-
plicibus facultatibus differentibus compofuit, lauri enim folia
calidiffima, viticis vero moderate refrigerantia funt, in me-
dio utrorumque populi folia exiftunt. *Alia.* Panacem cum
oleo illinito. Nihil hic refrigerantium admixtum eft, et ob
id valde inveteratis affectibus et nihil amplius caliditatis
habentibus utile exiftit. Quapropter merito quis ipfum re-
prehenderit, citra diftinctionem medicamenta confcribentem.

νῦν λέγειν αὐτὸν ἀμελῶς ἀντὶ τοῦ φάναι πάνακος ῥίζαν.
οὐ γὰρ δὴ τὸν ὀποπάνακα νομιστέον ὑπ᾽ αὐτοῦ λελέχθαι
πάνακα. διαφέρει δὲ τῆς ῥίζης οὗτος οὐ μικράν τινα θερ-
μότητος ὑπεροχήν. ἄλλο. ἄγνον ἢ ἡδύοσμον, ἀμύγδαλα πι-
κρὰ, ἴριν, ἴσα μίξας σὺν ὄξει καὶ ῥοδίνῳ ἔμβρεχε. τῶν μὲν
ἄλλων ἡ δύναμις εἴρηται πρόσθεν. ἡδυόσμου δὲ νῦν πρῶτον
ἐμνημόνευσε θερμαντικῆς δυνάμεως φαρμάκου. ἄλλο. συκα-
μίνου χυλῷ προσμίξας ὄξος κατάβρεχε. προφανῶς τοῦτο τοῦ
γένους ἐστὶ τῶν ὑπ᾽ αὐτοῦ γεγραμμένων ἀρχομένης τῆς δια-
θέσεως ἐμψυκτικῶν ἰαμάτων, οὐκ ὀρθῶς νῦν ἀναμεμιγμένον
τοῖς πρὸς τὰς αὐξομένας διαθέσεις ἁρμόττουσι φαρμάκοις.
χρονιζόντων δὲ ψιλώσας καταχρίσμασι μὲν τοῖς εἰρημένοις
ἐμβρέγμασί τε παχύτερα ποιῶν αὐτὰ χρῶ. ἄλλο. ῥητίνην μετὰ
μέλιτος κατάχριε κροτάφους καὶ μέτωπον. ἢ μυόχοδα μετ᾽
ὄξους καὶ ῥοδίνου. τρίτος οὗτος αὐτῷ καιρὸς καὶ χρόνος
ἐστὶν ἐπὶ τῶν τῆς κεφαλῆς βοηθημάτων. ὁ μὲν γὰρ πρῶτος
ἦν ἀρχομένου τοῦ πάθους, ὁ δὲ δεύτερος, ὡς αὐτὸς ἔγραψεν,

Panacem vero negligenter nunc ipfum dicere puto panacis
radicem; neque enim opopanaca putandum eſt ab ipfo pa-
nacem dictum eſſe, differt autem a radice hic non parvo
caliditatis exceſſu. *Alia.* Viticem aut mentham, amygdalas
amaras, iridem, aequali menfura cum aceto et rofaceo mixta
adhibeto. Aliorum vires fupra relatae funt, menthae autem
nunc primum mentionem fecit, medicamenti calefactoriae
facultatis. *Alia.* Aut mororum fucco cum aceto admixto
rigato. Hoc medicamentum evidenter apparet refrigerantium
medicamentorum generis ab ipfo confcriptorum eſſe, quae
incipiente affectu conveniunt minimeque recte nunc ad me-
dicamenta auctis affectibus commoda admifcetur. *Alia.* In-
veterato autem affectu pilis denudato illitionibusque et riga-
tionibus praedictis, craſſius tamen apparatis utitor. *Alia.*
Refinam cum melle temporibus et fronti illine. Aut mus-
cerdas cum aceto et rofaceo. Tertium hoc tempus eſt et
opportunitas in capitis remediis adhibendis. Primum nam-
que erat incipiente affectu, fecundum vero, ut ipfe fcri-

Ed. Chart. XIII. [376.]   Ed. Baf. II. (180.)

ἐπιτεινομένου. τρίτος δὲ οὗτος, ἐν ᾧ φησιν χρονιζόντων ὅστις δεῖται σφοδροτέρων βοηθημάτων, ὧν ἔνια τοῖς πρόσθεν ἀνέμιξεν οὐκ ὀρθῶς.

[Τὰ ὑπὸ Ἀσκληπιάδου γραφέντα ἐν τῷ πρώτῳ τῶν ἐκτὸς πρὸς τὰς προσφάτους κεφαλαλγίας.] Ἐμβροχὴ ᾗ ἐχρήσατο Νικομήδης. Πηγάνου φύλλα < β′. ἡδυόσμου < β′. πευκεδάνου < β′. ἴρεως < β′. ὠκίμου σπέρματος < η′. μήκωνος μελαίνης σπέρματος < δ′. ὀξυκράτου ξ α′. ἕψε εἰς τὸ ἥμισυ, καὶ τὸ ὑγρὸν ἐκθλίψας ἀνάκοπτε ῥοδίνῳ καὶ συνεχῶς ἔμβρεχε τὴν κεφαλήν.

[Ἄλλο ᾧ ἐχρήσατο Χαρικλῆς.] Ἀμυγδάλων πικρῶν κεκαθαρμένων < β′. λύγου ἄνθους < β′. πευκεδάνου ῥίζης < β′. ἡδυόσμου χλωροῦ ἢ ξηροῦ < β′. πηγάνου ἀκρεμόνων < β′. δαφνίδων κεκαθαρμένων < β′. σπονδύλου < β′. ἑρπύλλου < β′. καστορίου < β′. ῥόδων χλωρῶν ἢ ξηρῶν < δ′. ὄξει διαλύσας ἀναλάμβανε κηρωτῇ σκευασθείσῃ διὰ ῥοδίνου, ἔπειτα εἰς ὀθόνιον ἐμπλάσας, καὶ ξυρήσας τὰς τρίχας, ἐπιτίθει καθ᾽ ὅλης τῆς κεφαλῆς, καὶ ταινιδίῳ καταδή-

pſit, augeſcente. Tertium autem hic, quum ait inveterato quod ipſum vehementioribus auxiliis opus habet, quorum aliqua non recte prioribus admiſcuit.

[*Quae Aſclepiades ad capitis dolorem in primo externorum ſcripſit.*] Ad recentes capitis dolores irrigatio, qua uſus eſt Nicomedes. Foliorum rutae drachmas duas, menthae drachmas duas, peucedani drachmas quatuor, iridis drachmas duas, ſeminis ocimi drachmas octo, ſeminis papaveris nigri drachmas quatuor, poſcae heminas duas. Ad dimidium coquito, et expreſſum ſuccum cum roſaceo conquaſſato, et caput aſſidue ex eo irrigato.

[*Aliud, quo uſus eſt Charicles.*] Amygdalarum amararum depuratarum drachmas duas, ſeminis viticis drachmas duas, peucedani radicis drachmas duas, menthae viridis ſive aridae drachmas duas, ramulorum rutae drachmas duas, baccarum lauri depuratarum drachmas duas, ſerpylli drachmas duas, ſphondylii drachmas duas, caſtorii drachmas duas, roſarum viridium aut ſiccarum drachmas quatuor,

σας φύλαττε μέχρι τῆς ἐπιούσης ἡμέρας, καὶ πάλιν λύσας,
καὶ ἀνανεώσας ἐπιτίθει.
[Τροχίσκος πρὸς κεφαλαλγίαν Ἀντωνίου ῥιζοτόμου.]
Ὅπου πευκεδάνου ⊰ ιστ'. ὅπου μήκωνος ⊰ α'. ἀνίσου
⊰ δ'. ὑοσκυάμου σπέρματος ⊰ δ'. κρόκου, σμύρνης ἀνὰ
δραχμὰς δ'. σκαμμωνίας ⊰ δ'. πάντα λεάνας μετ' ὄξους,
ἀνάπλασσε τροχίσκους καὶ ξήρανον ἐν σκιᾷ, ἐν δὲ τῇ χρή-
σει ἀνιεὶς μετ' ὄξους, ἐπίχριε τὸ μέτωπον, ἀπὸ κροτάφου
ἀρξάμενος, καὶ ἐπὶ τὸν ἕτερον κρόταφον καταλήγων. ἐπὶ δὲ
τῶν πυρεσσόντων ὕδατι χρώμενος κατάχριε.
[Ὡς δὲ Ἀλέξανδρος; ἔχει οὕτως.] Πευκεδάνου ῥίζης
⊰ δ'. ἢ τοῦ ὀποῦ ⊰ β'. κρόκου ⊰ α'. σμύρνης ⊰ α'.
ὀπίου ⊰ α'. ὄξει ἀναλάμβανε καὶ ποίει τροχίσκους. ἐν δὲ
τῇ χρήσει ὄξει διαλύων κατάχριε τοὺς ἐν αἰσθήσει τόπους,
τοῦτο παραχρῆμα λύει τοὺς πόνους.
[Ἄλλο Ἀντιγόνου ἐν στρατοπέδῳ ἐπισήμως ἰατρεύσαν-
τος.] Δαφνίδων ξηρῶν, λείων, κεκαθαρμένων ⊰ δ'. σκαμμω-

aceti heminas duas, rofacei quod fatis eft apparato ac
utere, ut dictum eft.
[*Paftillus ad capitis dolorem, quo ufus eft Antonius
herbarius.*] Succi peucedani drachmas fex, fucci papaveris
drachmas quatuor, croci drachmas quatuor, myrrhae drach-
mas quatuor, fcammoniae drachmas quatuor, omnia trita
cum aceto iu paftillos redigito, eosque in umbra reficcato.
Ufus autem tempore aceto dilutos fronti illinito, a tem-
pore altero initio fumto et usque ad alterum tempus pro-
grediendo. In febricitantibus ex aqua illinito.
[*Quo Alexander ufus eft, fic habet.*] Peucedani ra-
dicis aut fucci drachmam unam, croci drachmam unam,
myrrhae drachmam unam, opii drachmam unam, aceto ex-
cipe ac redige in paftillos: ufu vero exigente aceto diffo-
lutos locis fenfum doloris perceptantibus illinito.
[*Aliud Antigoni, qui in caftris exercitus infignis
medicus fuit.*] Baccarum lauri ficcarum, purgatarum, tri-
tarum, drachmas quatuor, fcammoniae drachmas quatuor,

Ed. Chart. XIII. [376.]　　　　　　　Ed. Baf. II. (181.)

νίας < δ'. σελίνου σπέρματος < ή. ὅπου μήκωνος < δ'.
κρόκου < ή. σμύρνης < δ'. ὀμφάκου < δ'. ἑρπύλλου
< ή. ὄξους τὸ αὔταρκες σκεύαζε καθὰ προείρηται.

[Χρονίως κεφαλαλγούντων ἐπιθήματα ὡς ἐχρήσατο
Χαρικλῆς.] Ἰρίνου μύρου πιέσματα, πευκεδάνου, καστορίου,
ἀνὰ μέρος α'. δαφνιδίων μέρη δύο, ἄγνου σπέρματος μέρη
δύο, ῥόδων ξηρῶν μέρη δύο, ὄξει διαλύσας, ἀναλάμβανε κη-
ρωτῇ σκευασθείσῃ διὰ ῥοδίνου, ἔπειτα εἰς ὀθόνιον ἐμπλά-
σας ἐπιτίθει καθ' ὅλης τῆς κεφαλῆς, προξυρήσας τὰς τρί-
χας καὶ ταινιδίῳ καταδήσας φύλαττε μέχρι τῆς ἐπιούσης,
καὶ πάλιν ἐπιτίθει.

(181) [Περὶ τῶν ἐπὶ χολώδει χυμῷ κεφαλαλγούντων.]
Τὰ μὲν σημεῖα παραπλήσια τοῖς ἐπ' ἐγκαύσει, προσέρχεται
δὲ αὐτοῖς δῆξίς τε πλείων καὶ ὠχρότης προσώπου, καί ποτε
καὶ τοῦ στόματος ἐκπίκρωσις. ἡλικίαις δὲ μᾶλλον ἀκμαστι-
καῖς καὶ κράσεσι θερμοτέραις καὶ βίῳ φροντιστικῷ καὶ τοῖς
χολὴν συνάγουσι ξανθὴν, τοῦτο τὸ πάθος εἴωθε συμβαί-

fucci papaveris drachmas quatuor, feminis apii drachmas
octo, croci drachmas octo, myrrhae drachmas quatuor,
omphacii drachmas quatuor, ferpylli drachmas octo, aceti
quod fatis eſt, praepara et utere, ut dictum eſt.

[*Ad inveteratum capitis dolorem epithema, quo Cha-
ricles ufus eſt.*] Retrimentorum, quae ab expreſſo irino
unguento fuperfunt, peucedani, caſtorii, fingulorum partem
unam, baccarum lauri partes II. feminis viticis partes II.
rofarum ficcarum partes II. ramulorum rutae partes IV.
aceto diſſoluta cerato ex rofaceo apparato excipito, deinde
linteolo impacta praerafis capillis per omne caput impo-
nito, et fafciola obligato atque usque in fequentem diem
obligata cuſtodito, rurfusque imponito.

[*De iis qui ob biliofum humorem caput dolent.*] Signa
in his fimilia funt eis, quae ex ardore oboriuntur, accedit
his major morfus et faciei pallor et aliquando oris amaror.
Aetati autem vigoris et temperamentis calidioribus et vitae
folicitae et iis qui flavam bilem congregant haec affectio

ϝειν. λουτροῖς τε οὖν εὐκράτοις ἐπὶ τούτων καὶ ἀλείμμασι
καὶ ὑδαρεῖ πόματι χρηστέον καὶ ἡ σύμπασα δίαιτα ὑγροτέρα
τε καὶ εὔχυμος παραλαμβανέσθω. κενωτέον δὲ τὸν χολώδη
χυμὸν ἀψινθίου ἀποβρέγματι ἢ διὰ τῆς ἀλόης καὶ αὐτῆς
τῆς πικρᾶς ἀντιδότου καθ᾽ ἑαυτὴν ἢ καὶ σὺν ὀλίγῃ σκαμ-
μωνίᾳ, ἢ διὰ τῶν τῆς ἀλόης καταποτίων. ἐπιχριστέον δὲ τὸ
μέτωπον ἢ τῷ κροκώδει τροχίσκῳ ἢ τῷ τριγώνῳ ἤ τινι τῶν
παραπλησίων.

[Περὶ τῆς κατὰ τὴν συμπάθειαν κεφαλαλγίας.] Εἰ μὲν
ὅλῳ τῷ σώματι συμπάσχει ἡ κεφαλὴ, τούτου προνοητέον
πρός τε τὴν δυσκρασίαν καὶ πρὸς τὴν κρατοῦσαν ὕλην ἐπι-
σταμένως. καὶ εἰ μὲν εἴη πλῆθος καὶ μάλιστα κατὰ τὰς φλέ-
βας, φλεβοτομήσομεν· εἰ δὲ μᾶλλον ποιότης, καθαρτικῷ χρη-
σόμεθα φαρμάκῳ. εἰ δὲ μορίῳ συμπάσχει, οἷον ἥπατι ἢ
γαστρὶ ἢ στομάχῳ, τούτοις βοηθητέον, θερμῆς μὲν ἐν αὐ-
τοῖς ὑποκειμένης δυσκρασίας, ἄρτον ἐξ ὑδαροῦς οἴνου παρ-
υγχόντας, καὶ τὰ διὰ χόνδρου ῥοφήματα καὶ τὰς ἔξωθεν με-
τρίως ἐμψυχούσας τε καὶ τονούσας ἐπιβροχὰς, ὡς ἔμπροσθεν

praecipue contingere folet. Itaque balnea temperata et un-
ctiones et potus dilutus eis exhibenda funt, omnisque vi-
ctus ratio liquidior et boni fucci conftituenda. Evacuandus
item biliofus humor per abfinthii cremorem aut per aloën
et per ipfam picram antidotum per fe datam aut modica
addita fcammonia, vel per catapotia ex aloë confecta. Illi-
nenda frons paftillo croceo aut trigono appellato aut ali-
quo alio his confimili.

[De dolore capitis per confenfum.] Siquidem univerfo
corpori caput per confenfum coafficitur, illi cum adverfus
intemperiem tum adverfus exuperantem materiam inftan-
dum. Et fi quidem humorum multitudo et maxime in venis
fuerit, venam fecabimus. Si vero qualitas magis invaluerit,
purgante medicamento utemur. Si vero uni alicui parti
condoleat, velut hepati aut ventri aut ftomacho, his ipfis
auxiliabimur: calida quidem in ipfis exiftente intemperie,
panem ex vino diluto exhibendo et forbitiones ex alica,
et foris irrigationes moderate refrigerantes et robur adden-

Ed. Chart. XIII. [376. 377.]　　　　　Ed. Baf. II. (181.)
εἴρηται. εἰ δὲ διὰ γλίσχρους τε καὶ παχεῖς χυμοὺς ἐν τῷ
στομάχῳ περιεχομένους κεφαλαλγοῖεν, καὶ τούτους ἐκμοχλεύ-
σομεν, ὀξύμελι πίνειν παρέχοντες τό τε ἁπλοῦν καὶ τὸ Ἰου-
λιάνειον καὶ τοῖς δι᾽ ὑσσώπου τε καὶ ὀριγάνου. καὶ τοῖς
τούτων ἔτι θερμοτέροις τε καὶ τμητικωτέροις καὶ τῷ ἀπὸ
ῥαφανίδων ἐμέτῳ χρηστέον, ἐπιβροχαῖς τε θερμοτέραις καὶ
καταπλάσμασι.

[Περὶ τῆς ἐν πυρετοῖς κεφαλαλγίας.] Ἐπὶ δὲ τῶν ἐν
πυρετοῖς συνεισβαλλουσῶν ἐξ ἀρχῆς κεφαλαλγιῶν, φλεβοτο-
μεῖν τῇ πρώτῃ ἢ τῇ δευτέρᾳ ἀνέσει, εἰ μή τι κωλύει, καὶ μά-
λιστα ἐπὶ τῶν εὐεκτῶν καὶ πολυαίμων. [377] προσέχειν δὲ
μὴ διὰ τὰς ἀπὸ τῆς γαστρὸς ἀναθυμιάσεις γινομένας ἢ δι᾽
ἐποχὴν κοιλίας συμβαίνει τὰ τῆς κεφαλαλγίας. εἰ δὲ ὕστερον
μετὰ τὴν ἑβδόμην εἰσβάλλοι, προκενώσαντες τὴν κοιλίαν διὰ
κλυστῆρος ἀξιολόγως, σικυαστέον ἀπὸ ἰνίου ἢ αὐχένος καὶ
παρηγορητέον τὴν κεφαλὴν ταῖς δι᾽ ἐλαίου ἐμβροχαῖς, ῥοδίνῳ
μὲν ἐπὶ τῶν θερμοτέρων καὶ ὥρᾳ θερινῇ καὶ μετὰ βραχέος

tes, velut antea dictum eſt.　Si vero propter viſcoſos et
craſſos in ſtomacho contentos humores caput doleant, etiam
hos exturbabimus, acetum mulſum in potu praebendo, oxy-
meli dicunt tum ſimplex tum Julianium appellatum.　Ex
hyſſopo etiam ac origano potionibus et quae his adhuc
fortiores ſunt, magisque incidendi vi praeditae, utemur et
vomitu a raphanis irrigationibusque ac cataplaſmatis ca-
lidioribus.

[*De capitis in febribus dolore.*] In doloribus capitis,
qui in principio cum febribus irruunt, vena ſecanda eſt
poſt primam aut ſecundam remiſſionem, niſi quid impediat,
et praeſertim in corporibus boni habitus et multo ſanguine
redundantibus.　Animadvertendum autem num ob vapores
a ventre ſublatos aut ob alvi ſuppreſſionem capitis dolor
contingat.　Quod ſi ſerius poſt ſeptimum tandem irruat diem,
alvo per clyſterem, qui aliquid operae pretii faciat, praeevacua-
cuata cucurbitae ad occiput, ſive cervicem affigantur caput-
que rigationibus ex oleo mitigetur, roſaceo quidem in cali-
dioribus ac hora aeſtiva et cum exiguo aceto, chamaeme-

ΤΩΝ ΚΑΤΑ ΤΟΠΟΥΣ ΒΙΒΛΙΟΝ Β. 561

Ed. Chart. XIII. [377.]   Ed. Baf. II. (181.)

ὄξους, χαμαιμηλίνῳ δὲ ἐπὶ τῶν ψυχροτέρων ἕξεων καὶ ἐν
χειμῶνι πέμπτον μέρος ὄξους προσειληφότι. ἐπιχρίειν δὲ τὸ
μέτωπον κύφει μὲν ἐπὶ τῶν ψυχροτέρων, κροκομάγματι δὲ
ἐπὶ τῶν θερμοτέρων. ἐπὶ μεγέθει δὲ πυρετοῦ γενομένης κε-
φαλαλγίας ἰάματα προγέγραπται ἐν τῷ περὶ πυρετῶν λόγῳ.
δεῖ δὲ παραφυλάττεσθαι ταῦτα, οὐ μόνον ἐπὶ τῶν κατὰ
συμπάθειαν τοῦ στομάχου κεφαλαλγούντων, ἀλλὰ καὶ κατὰ
πάντων τῶν περὶ κεφαλὴν γενομένων παθῶν. ἔστι δὲ ταῦτα
ἄγνου σπέρμα, ἀψινθίου χυλὸς, γάλα πινόμενον, βάλανοι δρΰϊ-
νοι ἐσθιόμενα, ἐλαῖαι μέλαιναι μεμαίκυλα, ὄροβοι. οὗτοι δὲ
καὶ τὰ ἄρθρα παραλύουσιν, ἐπιπλέον δὲ ἅπτεται σμύρνα,
λίβανος, κισσοῦ κόρυμβοι, καὶ ταράττουσι τὴν διάνοιαν σχοί-
νου καρπὸς, κρόκος, πευκέδανον, κυκλάμινος ξηρὰ σὺν οἴνῳ
ποθεῖσα. στύραξ ὀλίγος μὲν ποθεὶς λύει σκυθρωπότητα, πο-
λὺς δὲ κατασκευάζει ταραχώδεις ὕπνους.

Κεφ. β'. [Περὶ κεφαλαίας.] Ἡ λεγομένη κεφαλαία χρό-
νιός τε καὶ δύσλυτός ἐστι κεφαλαλγία, ἐπὶ μικραῖς προφά-
σεσι μεγίστους ἔχουσα παροξυσμοὺς, ὥστε μήτε ψόφων ἀνέ-

lino vero in frigidioribus habitudinibus ac hieme, quinta
aceti parte adjecta. Illinenda frons ex cyphi in frigidiori
bus, ex crocomagmate in calidioribus. Caeterum ad capitis
dolores ob febris magnitudinem obortos medelae praefcri
ptae funt in febrium tractatu. Porro vitare oportet haec,
non folum in dolore capitis per confenfum ftomachi oborto,
fed omnibus etiam aliis circa caput obortis affectibus, funt
autem ea quae fequuntur, viticis femen, abfinthii fuccus, lac
in potu, glandes quercinae in cibo, olivae nigrae, arbuti
fructus, ervum, quod ipfum etiam articulos diffolvit. Amplius
autem offendunt myrrha, thus, hederae cacumina. Mentem
etiam perturbant lentifci fructus, crocus, peucedanum, cy
claminus ficca cum vino potata. Styrax paucus quidem
potatus triftitiam vultus difcutit, multus vero fomnos mul
tum turbulentos inducit.

Cap. II. [De cephalaea.] Cephalaea inveteratus et
aegre cedens capitis dolor appellatur, qui ex facili occa
fione maximas exacerbationes habet adeo, ut neque ftre-

562 ΓΑΛΗΝΟΥ ΠΕΡΙ ΣΥΝΘΕΣΕΩΣ ΦΑΡΜΑΚΩΝ

Ed. Chart. XIII. [377.]   Ed. Baf. II. (181.)

χεσθαι μήτε φωνῆς σφοδροτέρας μήτε λαμπροῦ φωτὸς μήτε
οἰνοποσίας μήτε τῶν τὴν κεφαλὴν πληρούντων ὀσφραντῶν·
μήτε κινήσεως, ἀλλ᾽ ἐν ἡσυχίᾳ καὶ σκότῳ κατακεῖσθαι βού-
λεσθαι διὰ τὸ μέγεθος τῶν ἀλγημάτων· ὡς ὑπὸ σφυρᾶς γὰρ
πλήττεσθαι δοκοῦσιν. ἔνιοι γὰρ ὡς θλωμένων ἢ διατεινο-
μένων αἰσθάνονται τῶν κατὰ τὴν κεφαλὴν, οὐκ ὀλίγοις δὲ
εἰς τὰς ῥίζας τῶν ὀφθαλμῶν διήκει τὸ ἄλγημα. φέρει δὲ τὸ
πάθος ποτὲ μὲν διηνεκῆ ἀλγήματα, ποτὲ δὲ παροξυσμοὺς
καὶ διαλείμματα ἤτοι τεταγμένα ἢ ἄτακτα. διαλείπουσι γὰρ
ἐνίοτε οἱ τοιοῦτοι παροξυσμοὶ, καθάπερ τοῖς ἐπιληπτικοῖς,
καί τις χρόνος ἐπιγίνεται μεταξὺ τελέως ἄμεμπτος. εὔδηλον
οὖν ὅτι τὸ πάθος τοῦτο τὴν εὐπάθειαν μὲν ἔχει τῆς κεφα-
λῆς ὁμογενῆ τοῖς κεφαλαλγικοῖς, ἐπὶ δὲ μᾶλλον ἐκείνων ἀσθε-
νείας ἥκει τὰ κατὰ τὴν κεφαλὴν πάσχοντα μόρια, καί τινες
αὐτῶν τὰς περὶ τὸν ἐγκέφαλον ὀδυνῶνται μήνιγγας, ἔνιοι δὲ
καὶ τὸν περικράνιον ὑμένα μόνον. τὰ μὲν οὖν μετὰ βάρους
ἀλγήματα πλῆθος δηλοῖ, τὰ δὲ μετὰ δήξεως ἢ χυμῶν ἢ

pitus neque vocem vehementiorem neque lumen fplendi-
dum neque vini potum, neque odoramenta caput replentia
tolerare poffint, neque item motum, fed in quiete et tene-
bris ob dolorum magnitudinem decumbere velint, tanquam
a malleo enim pertundi fibi videntur. Quidam enim velut
contundantur aut diftendantur ea, quae circa caput funt,
fentiunt, non paucis vero usque ad oculorum radices do-
lor progreditur. Habet autem haec affectio aliquando qui-
dem continuos dolores, aliquando vero exacerbationes et
intervalla five ordinata five inordinata. Intermittunt enim
quandoque ejusmodi exacerbationes, velut in comitiali morbo
apprehenfis, interceditque tempus aliquod, quod omnino
accufari non poteft. Manifeftum igitur eft, hunc affectum
confimilem aptitudinem capitis, ut facile laedatur, velut in
cephalalgicis habere, verum ad majorem debilitatem deve-
niunt in hoc affectae capitis partes. Et quidam ex eis cere-
bri involucra dolitant, quidam vero membranam tantum
calvariam ambientem. Dolores igitur cum gravitate humo-
rum multitudinem fignificant, cum mordacitate vero aut

ἀτμῶν δριμύτητα, τὰ δὲ μετὰ σφυγμοῦ φλεγμονὴν, τὰ δὲ
μετὰ τάσεων, εἰ μὲν ἄνευ βάρους καὶ σφυγμοῦ γένοιτο, πνεύ-
ματος λεπτοῦ καὶ φυσώδους πλῆθος δηλοῖ, εἰ δὲ μετὰ σφυ-
γμοῦ, φλεγμονὴν ὑμενώδους σώματος. εἰ δὲ μετὰ βάρους
γένοιτο ἡ διάτασις, πλῆθος ἐντὸς τῶν ὑμένων ἰσχόμενον καὶ
τὰ μὲν ἐπιπολῆς ἀλγήματα τοῦ περιοστίου ὑμένος τὸ πάθος
δηλοῖ, τὰ δὲ ἐν βάθει τῶν μηνίγγων. οἷς γὰρ ἡ διάθεσις
ἔνδον τοῦ κρανίου ἐστὶν, τούτοις εἰς τὰς ῥίζας τῶν ὀφθαλ-
μῶν ἀφικνοῦνται οἱ πόνοι, διὰ τὸ τοὺς χιτῶνας τῶν ὀφθαλ-
μῶν ἀπὸ τῶν μηνίγγων ἔχειν τὴν γένεσιν. εἰ δὲ καὶ σαπεὶς
ὁ χυμὸς θερμότερος γένηται, σὺν πυρετῷ κεφαλαλγοῦσι.
πυρέττουσι δὲ τοὐπίπαν καὶ οἱ διὰ φλεγμονὴν ὀδυνώμενοι.
[378] εἰ μὲν οὖν πλῆθος χυμῶν ἢ ἀτμῶν εὕροις αἴτιον, εἰ
μὲν διὰ τὴν τοῦ παντὸς σώματος πλησμονὴν ἐγένετο, τὸ
πᾶν σῶμα κενώσας ἰάσῃ τὴν κεφαλαλγίαν. εἰ δ᾽ ὡς ἀσθε-
νὴς ὑπάρχουσα ἡ κεφαλὴ δέχεται τὰ ἀναφερόμενα, ἀντισπᾷν
δεῖ τὴν ὕλην εἰς ὅλον τὸ σῶμα καὶ οὕτως ἰᾶσθαι τὸ μό-

humorum aut vaporum acredinem, cum pulſu autem in-
flammationem, cum tenſione vero, ſi quidem citra gravita-
tem et pulſum fiat, ſpiritus tenuis et flatulenti multitudi-
nem demonſtrant, cum pulſu vero membranoſi corporis
inflammationem. Si vero cum gravitate diſtentio fiat hu-
morum multitudinem intra membranulas contentam et do-
lores quidem in ſuperficie haerentes, membranae os calvae
ambientis affectionem ſignificant, qui vero in profundo ſunt
cerebri involucrorum; quibuscunque enim affectus intra cal-
variam eſt, his usque ad oculorum radices dolores proce-
dunt, propterea quod oculorum tunicae ex cerebri invo-
lucris habeant ortum. Si vero humor putrefactus calidior
fiat, cum febre caput dolitant. Febricitant autem omnino
et qui ex phlegmone dolent. Si quidem igitur humorum
aut vaporum multitudinem repereris cauſam, ſi quidem
propter totius corporis repletionem facta eſt, univerſo cor-
pore evacuato, capitis dolorem ſanabis. Si vero velut de-
bile exiſtens caput ad ſe ſublatos humores ac vapores ſuſ-
ceptet, materiam revellere oportet in totum corpus atque

Ed. Chart. XIII. [378.]   Ed. Baf. II. (181. 182.)

ριον. κλυστῆρσι μὲν οὖν ἡ ἀντίσπασις γίνεται καὶ διαθέσεσι
τῶν ἄκρων καὶ τρίψεσι πλείοσι τῶν κάτω μερῶν, ἐνίοτε δὲ
καὶ αἵματος κενώσει ἀπ᾽ ἀγκῶνος. εἰ δὲ πλεονάζον ἔτι τὸ
αἷμα φαίνοιτο, καὶ διὰ ῥινῶν ἀναστομώσαντας φλέβα καὶ
κενοῦντας ὅσον αὔταρκες εἶναι δόξει, εἶτα τὴν ἱερὰν ὀξύ-
ναντας, δοτέον, κἄπειτα τοῖς ἀποφλεγματισμοῖς χρηστέον
καὶ τοῖς ἐῤῥίνοις, οἷά ἐστι τὰ διὰ τοῦ ἐλατηρίου καὶ τῆς
κυκλαμίνου μετὰ γάλακτος καὶ πράσου σκευαζόμενα. τὴν δὲ
κεφαλὴν θεραπεύσεις, ἡνίκα μὲν δεῖ κεχρῆσθαι ἀντισπαστι-
κοῖς, διὰ τῶν ἀποκρουστικῶν ἐμβροχῶν, μετὰ δὲ τὴν τοῦ
παντὸς σώματος κένωσιν ἤδη τοῖς κενοῦσι τὴν κεφαλὴν κε-
χρῆσθαι, εἶτα τοῖς ῥωννύναι δυναμένοις. ἀποκρούεται μὲν
οὖν τὸ ὀμφάκινον ἔλαιον καὶ τὸ ῥόδινον καθ᾽ ἑαυτὸ καὶ
σὺν ὄξει (182) καὶ τὸ διὰ τῶν κωδειῶν καὶ θαλλῶν ἀπα-
λῶν ἐλαίας καὶ κισσοῦ κορύμβων, καὶ ἡδυόσμου χλωροῦ
σκευαζόμενον. προσάγει δὲ καὶ τὰ βοηθήματα, χλιαρὰ μὲν
ψυχροτέρου καὶ ὠμοτέρου τοῦ πλήθους ὄντος, ψυχρὰ δὲ
θερμοτέρου καὶ χολωδεστέρου. διαφορεῖ δὲ τὸ γλυκύτατον

ita parti mederi. Per clyfteres itaque revulfio fit et liga-
turis extremitatum et pluribus infernarum partium confri-
ctionibus, interdum etiam fanguinis ex cubito detractione,
quod fi amplius fanguis redundare videatur, etiam ex nari-
bus aperta vena et quantum fufficere videtur, fanguine eva-
cuato. Deinde hieram dabimus exacutam. Et poftea apo-
phlegmatismis pituitam detrahentibus et medicamentis, quae
naribus induntur, utendum eft, qualia funt quae ex elate-
rio et cyclamino cum lacte et porro apparantur. Caput
autem curabis', quandoquidem revulforiis uti oportet per
repulforias irrigationes. Caeterum poft totius corporis eva-
cuationem jam caput evacuantibus uteris, deinde iis quae
firmitatem addere poffunt admotis. Repellit igitur oleum
omphacinum et rofaceum per fe et cum aceto, et quod ex
papaveris capitibus et oleae teneris germinibus et hederae
cacuminibus ac menta viridi apparatur. Afferantur autem
remedia tepida quidem, ubi frigidior et crudior fuerit hu-
morum multitudo, frigida vero ubi calidior et biliofior ex-

ἔλαιον θερμὸν καὶ μᾶλλον παλαιούμενον τοῦτο καὶ τὸ σι-
κυώνιον. εἰ δὲ παχύτερον εἴη τὸ πλῆθος τῶν χυμῶν, σπον-
δύλιον ἢ ἕρπυλλον ἐνεψῶν τῷ ἐλαίῳ ἢ γλήχωνος κόμην ἢ
καλαμίνθην ἢ ἡδύοσμον κενώσεις τὸ πλῆθος. αὐτὰ δὲ ταῦτα
καὶ τόνον ἐντίθησι τῷ μορίῳ, διὸ καὶ μέχρι παντελοῦς ἰά-
σεως χρῆσθαι αὐτοῖς προσήκει. πλέον δὲ πάντων διαφορεῖ
καὶ ῥωννύουσι παντελῶς περιστερεὼν ὁ ὀρθὸς, μάλιστα μὲν
χλωρὸς, ἤδη δὲ καὶ ξηρὸς, σὺν ταῖς ῥίζαις ἅμα ἑρπύλλῳ
ἑψόμενα τῷ ἐλαίῳ. συνεμβλητέον δὲ αὐτοῖς καὶ ῥίζαν τῆς
παρὰ τὰ ὕδατα φυομένης κροκοδειλιάδος τῆς μεγίστης. καὶ
αὐτὸν δὲ τὸν περιστερεῶνα καθ᾽ ἑαυτὸν, εἰ ἀφεψήσας τῷ
ἐλαίῳ ἐμβρέχοις τὴν κεφαλὴν, ἰάσῃ πᾶσαν κεφαλαλγίαν χρο-
νίαν ἐπὶ ψύξει γινομένην ἢ ὑπὸ παχέων χυμῶν. τὰ μέγιστα
δὲ ὠφελοῦσι καὶ οἱ ὑπὸ τὰς ὑδρίας ὄνοι σὺν τῷ ἐλαίῳ
ἑψόμενοι.

[Ἀρχιγένους περὶ ἀποφλεγματισμῶν.] Μετὰ ταῦτα δὲ
ἀποφλεγματισμοὶ διὰ νάπυος ἢ ὑσσώπου μετὰ γλυκέος κα-
θεψημένου ἢ σταφίδος ἀγρίας μετὰ πεπέρεως τετριμμένης

literit. Difcutit autem oleum dulciffimum calidum et magis
inveteratum itemque ficyonium. Si vero craffior fit humo-
rum multitudo, fpondylium aut ferpillum aut pulegii co-
mam aut calaminthen aut mentam oleo incoquendo, mul-
titudinem evacuabis. Eadem haec etiam firmitatem parti
addunt, quapropter usque ad perfectam curationom eis uti
convenit. Omnium porro longe maxime difcutit et perfecte
corroborat verbenaca recta, maxime viridis, imo et arida
cum radicibus et fimul cum ferpillo oleo incocta. Conji-
cienda etiam ad ea crocodiliadis maximae, juxta aquas na-
fcentis radix. Quin et ipfam per fe verbenacam fi oleo
incoxeris, caputque inde rigaveris, omni capitis dolori an·
tiquo ex frigiditate, aut ex craffis humoribus oborto mede-
beris. Maxime etiam profunt fub aquario vafe nafcentes
afelli, millepedae appellati, fi oleo incoquantur.

[Archigenis de apophlegmatifmis.] Poft haec vero
apophlegmatismi, quibus pituita a capite detrahitur ex fiuapi
aut hyffopo cum paffo cocto, aut ex ftaphide filveftri cum

Ed. Chart. XIII. [378. 379.]　　　　Ed. Baf. II. (182.)

καὶ μετὰ μέλιτος ἢ ἐλαίου μεμιγμένου μέλιτι ἢ σταφίδος
ἀγρίας καὶ κατ᾽ ἰδίαν καὶ μετὰ μέλιτος τριβομένης. τὴν μὲν
τῶν ὀνομαζομένων συνήθως τοῖς ἰατροῖς ἀποφλεγματιζόν-
των φαρμάκων ὕλην ὕστερον ἐρῶ, νυνὶ δὲ τοσοῦτον ἐπι-
σημήνασθαι χρήσιμον, ὡς τὸ βοήθημα τοῦτο φλέγματος ἐνο-
χλοῦντός ἐστιν ἅμα, καθάπερ δὴ καὶ αὐτὸ τοὔνομα αὐτοῦ
δηλοῖ. ὁ δὲ Ἀρχιγένης θερμὴν καὶ πνευματώδη διάθεσιν
ὑπέσχετο θεραπεύειν, οὐ ψυχρὰν καὶ φλεγματώδη. ὠφελοῦν-
ται δὲ ἱκανῶς καταντλούμενοι δάφνης ἀφεψήματι ἢ πηγά-
νου ἢ πάνακος ἢ κωδειῶν ἢ δαφνίδων. ἰσχυρῶς θερμαίνου-
σι φαρμάκοις οὐκ οἶδα πῶς κατέλιξε κωδείας ψυχούσας
οὐκ ἀγεννῶς, ἐνδειξάμενος ἐν τῇ τοῦ λόγου λέξει τῶν εἰρη-
μένων ἑκάστῳ δύνασθαί τινα χρῆσθαι καθ᾽ ἑαυτό, τάχα δ᾽
ἄν ποτε καὶ μιχθεῖσιν, οὐ μὴν δηλώσας, εἴπερ ἐμβαλεῖν αὐ-
τοῖς τι κελεύει κωδειῶν, ἕνεκα τοῦ [379] μειῶσαί τε καὶ
πραῦναι τὴν σφοδρότητα τῶν φαρμάκων ἢ καὶ μόναις ποτὲ
χρῆσθαι, ὅπερ ἀρχομένης τε καὶ αὐξανομένης διαθέσεως εὐ-

pipere et melle trita, aut ex oleo admixto melle, aut ex
ftaphide filveftri per fe, vel cum melle trita. Medicamen-
torum quippe, quae pituitam a capite evacuant et medicis
pro more apophlegmatifmi appellantur, materiam poftea re-
feram, nunc autem tantum oftendere commodum fuerit,
quod hocce auxilium pituitae infeftantis eft medela, quem-
admodum fane et ipfum nomen ejus oftendit. Archigenes
autem calidum et flatuofum affectum fe curaturum polli-
citus eft, non frigidum et pituitofum. Juvantur autem plu-
rimum ʼuri aut rutae aut panacis aut papaveris capitum
aut baccarum lauri decocto perfufi. Valide calefacientibus
medicamentis, nefcio quomodo papaveris capita non inftre-
nue refrigerantia annumeraverit, quum in fermonis con-
textu fingulis dictis aliquem per fe uti poffe oftenderit et
fortaffe etiam aliquando fimul mixtis, non tamen manife-
ftum fecerit, num quippiam ex papaveris capitibus ipfis
adjiciendum fit, quo videlicet aliorum medicamentorum ve-
hementia minuatur et mitigetur, an et folis aliquando uten-
dum fit, quod fane incipiente et augefcente affectu tempe-

καιρότερον ἂν ἐγένετο. χρονιζούσης δὲ οὐ μόνον οὐδὲν ὄφε-
λος, ἀλλὰ καὶ βλαβερώτεραι αἱ κώδιαι τυγχάνουσιν οὖσαι.
ἀγαθὴ δὲ καὶ ἡ διὰ τῶν ἁλῶν πυρία. συνέχεεν ἐνταῦθα πάντα
τὸν λόγον ὁ Ἀρχιγένης πυρίας μνημονεύσας διὰ φαρμάκου
ξηραίνοντος μὲν οὐ γενναίως, ἔχοντος δέ τι καὶ θερμαντι-
κόν. ἐχρῆν γὰρ αὐτὸν ἐπιστάμενον ὅτι διάθεσιν θερμὴν ὑπε-
τίθετο θεραπεύειν, ἤτοι φυλάττειν ἀεὶ τὴν ἀπ᾽ αὐτῆς ἔνδει-
ξιν ἢ περὶ τῆς μεταπτώσεως εἰρηκέναι τι καθ᾽ ἣν ἐν τῷ
χρόνῳ τῆς θερμότητος παυσαμένης ἔμφραξις ἢ ἔντασις ἤ
τι τοιοῦτον ἐγένετο, τῆς ἐναντίας θεραπείας δεόμενον τῆς
καταρχὰς ὁρισθείσης. μετὰ δὲ τὰς καταντλήσεις ἢ πυρίας
ὠφελοῦνται, ἐὰν λίνου σπέρμα ῥοδίνῳ ἐπιπάσας ἔρια ῥυ-
παρὰ ἐξ ὀξυροδίνου θερμὰ περιθεὶς ἐπιδήσῃς. τοῦτο παρη-
γορικόν ἐστι τὸ βοήθημα, σφοδρῶς ἐνοχλούσης τῆς ὀδύνης
μετὰ τοῦ καὶ τὴν ὑποκειμένην διάθεσιν ὠφελεῖν, ὥσθ᾽ ὅπου
βοηθήματα τῆς ἐπιτεταμένης κεφαλαλγίας ἔγραψεν, ἐκεῖ βέλ-
τιον ἦν αὐτῷ καὶ περὶ τῆς πυρίας εἰρῆσθαι. κατὰ δὲ τὸν

llivius fieret, inveterato enim affectu non folum non pro-
funt, fed etiam noxia capita papaveris exiftunt. Commo-
dum eft et ex falibus fomentum. Omnem rationem Archi-
genes hic confudit, quum fomenti mentionem faciat per me-
dicamentum reficcans quidem non ftrenue, verum et cale-
factorium quiddam in fe habens. Meminiffe enim eum opor-
tebat, quod quum calidum affectum curare affumpfiffet aut
femper ab illo ipfo indicationem fervaret, aut de trans-
mutatione in diverfam fpeciem quippiam diceret, juxta
quam temporis progreffu calore fedato obduratio aut in-
tenfio aut tale quiddam acceffiffet, quod contraria curatione
indigeat et non ea quae in principio fuit determinata. Poft
perfufiones vero aut fomenta juvantur, fi lini femen rofa-
ceo infartum adhibeas, et lanas fordidas ex aceto rofaceo
calidas circumponas ac obliges. Hoc mitigativum eft auxi-
lium, quum vehementer infeftat dolor, una cum hoc quod
et fubjecto conferat affectui. Quare ubi ad intenfum capitis
dolorem remedia fcripfit, iftic praeftiterat etiam de hoc fo-
mento mentionem facere. Verum pro praefenti temporis

Ed. Chart. XIII. [379.]   Ed. Baf. II. (182.)

καιρὸν τοῦτον, ὑπὲρ οὗ νῦν ὁ λόγος ἐνέστηκεν, εἰ πυρίαις
ἢ καταπλάσμασι χρῆσθαι δόξειεν ἂν, αἱ μὲν πυρίαι διὰ τῶν
κέγχρων ἀμείνους· ὡς γὰρ Ἱπποκράτης ἔφη, καὶ κοῦφος καὶ
προσηνὴς ὁ κέγχρος ἐστίν· οἱ δ' ἅλες ἀνιαροὶ διὰ τὸ βάρος
εἰσὶ καὶ μάλιστα ἐπὶ τῆς κεφαλῆς.

[Περὶ καταπλασμάτων ἐν κεφαλαλγίᾳ.] Καταπλάσμασι
δὲ χρῶ κριθίνῃ ὠμηλύσει, ἐχούσῃ ἴριν κεκομμένην, ἢ πη-
γάνου σπέρματι ὁμοίως, ἢ μαράθρου ῥίζῃ ὁμοίως, ἢ τῇ
ὠμηλύσει δι' ὀξυμέλιτος γενομένῃ, ἢ μιγέντος ἀλφίτου καὶ
γλήχωνος. καὶ ταῦτα τὰ καταπλάσματα τοῦ δευτέρου και-
ροῦ τῶν ὑπ' αὐτοῦ διωρισμένων ἐστὶν, ὃν ἐπιτεινομένης τῆς
κεφαλαίας ἔθετο. παρηγορήσει τε γὰρ ἐκείνην καὶ τὴν διά-
θεσιν ὠφελήσει. ἢ τῷ Νειλέως προσμίξας, καστορίου καὶ
ἴριδος δέκατον, σὺν ὄξει καὶ ῥοδίνῳ ἐπιτίθει. τὸ μὲν οὖν
τοῦ Νειλέως φάρμακον ἐμπλαστῶδες ἔνδοξον ἱκανῶς ἐστιν
ἐκ παλαιοῦ, καὶ διὰ τοῦτο πᾶσι γνώριμον. ἐπαγγέλλεται δὲ
τὰ χρονίζοντα λείψανα τῶν ἐν ὑποχονδρίοις φλεγμονῶν ἐκ-

opportunitate, de qua nunc fermo inftat, fi quis fomentis
aut cataplafmatis uti velit, fomenta ex milio meliora fue-
rint.   Quemadmodum enim Hippocrates ait, *leve et lene
milium exiftit.* Sales vero ob gravitatem molefti funt prae-
fertim capiti admoti.

    [*De cataplafmatis in capitis dolore.*] Cataplafmatis
vero utere hordeacea cruda farina, quae iridem contufam
habeat admixtam. Aut rutae femine eodem modo. Aut foe-
niculi radice fimiliter.   Aut cruda hordeacea farina cum
aceto mulfo apparata. Aut polenta et pulegio mixtis. Et
haec cataplafmata ad fecundam temporis opportunitatem
pertinent, quam fupra augefcente capitis dolore conftituit,
nam et hunc mitigant et affectum juvant. Aut Nilei me-
dicamentum, caftorii et iridis decima parte admixta, cum
aceto et rofaceo imponito. Nilei quidem igitur medicamen-
tum quod ad emplaftri formam paratum eft, jam olim no-
bile et laudatum medicamentum eft et ob id omnibus no-
tum, promittit autem reliquiarum inflammationum in prae-
cordiis inveteratarum curationem, verum eorum quae ei ad-

θεραπεύειν. ἀσαφῶς δὲ τὴν πρὸς αὐτῷ μίξιν ὁ Ἀρχιγένης
ἔγραψε, τοῦ τε καστορίου καὶ τῆς ἴρεως. ἄδηλον γὰρ εἴτε
καθ᾽ ἕτερον αὐτῶν δέκατον μέρος εἶναι βούλεται τοῦ Νει-
λιακοῦ μαλάγματος εἴτε συναμφοτέρων. ἄμεινον δέ μοι δο-
κεῖ μιγνύνειν ἑκατέρου τὸ δέκατον. εἶναι δὲ χρὴ δηλονότι
τὸ μὲν καστόριον καὶ τὴν ἴριν ἀκριβῶς λεῖα, μαλαχθέντι
δὲ ἐπιμελῶς τοῦ Νειλέως φαρμάκῳ κατὰ βραχὺ μίγνυσθαι
διὰ τῶν χειρῶν ταῦτα, μετὰ καὶ τοῦ βρέχειν ἐν μέρει τῷ
ῥοδίνῳ καὶ τῷ ὄξει τὰς χεῖρας. ἢ κάρυα πικρὰ λελεπισμένα
καὶ πήγανον, ἴριδός τε ὀλίγον μίξας σὺν ὄξει καὶ ῥοδίνῳ
μαλαγματῶδες ἐπιτίθει. τὰ τοιαῦτα φάρμακα πολλὰ κατὰ
τὸν δεύτερον καιρὸν τῆς προκειμένης διαθέσεως γεγραφότος
αὐτοῦ τὴν τῆς δυνάμεως ἐξήγησιν ἐπ᾽ ἐκείνων ἐποιησάμην.
ἢ ἄγνου σπέρμα, Περσαίας χλωρὰ φύλλα καὶ σμύρνης ἴσα
σὺν μύρῳ Αἰγυπτίῳ κατάπλασσε τὸ μέτωπον. ἐν Ἀλεξαν-
δρείᾳ μόνῃ τὸ τῆς Περσαίας δένδρον εἶδον, οὐ μὴν ἐν ἄλλῳ
γέ τινι τῶν ὑπὸ Ῥωμαίοις ἐθνῶν. ἔνιοι δὲ Πέρσιον ὀνο-
μάζουσιν αὐτὸ καί φασιν ἐν Πέρσαις ὀλέθριον εἶναι τὸν

mifcentur, caftorii videlicet et iridis, Archigenes obfcure
mixtionem confcripfit, incertum enim num alterius ipforum
decimam Niliacei malagmatis partem effe velit an utrius-
que. Verum mihi praeftabilius videtur utriusque decimam
partem admifcere. Opotet autem caftorium atque iridem
probe trita effe et Nilei medicamento diligenter emollito
paulatim haec admifceri, manibus partim rofaceo partim
aceto madefactis. Aut nuces amaras decorticatas et rutam
ac parum ex iride cum aceto et rofaceo committito, et
malagmatis forma imponito. Quum ejusmodi multa medi-
camenta circa fecundum propofiti affectus tempus Archi-
genes confcripferit, facultatis ipforum expofitionem illis
feci. Aut viticis feminis Perfaeae viridis foliorum et myr-
rhae aequales partes cum unguento Aegyptio fronti cata-
plafmatis modo imponito. In fola Alexandria Perfaeae ar-
borem vidi, et in nulla alia Romanis fubdita gente. Qui-
dam Perfion ipfam appellant, ajuntque in Perfis lethalem

570 ΓΑΛΗΝΟΥ ΠΕΡΙ ΣΥΝΘΕΣΕΩΣ ΦΑΡΜΑΚΩΝ

Ed. Chart. XIII. [379. 380.]   Ed. Baf. II. (182. 183.)
καρπὸν τοῦ δένδρου τούτου. κατὰ δὲ τὴν τῶν Αἰγυπτίων
χώραν ἀβλαβὲς ὑπάρχον. τὸ δὲ Αἰγύπτιον [380] μύρον οὐχ
οὕτω μόνον, ἀλλὰ καὶ Μενδήσιον ὀνομάζεται. τινὲς δὲ αὐτὸ
καὶ μεγαλεῖον καλεῖσθαί φασιν, ἀπὸ τοῦ συντεθέντος αὐτὸ
Μεγάλου τὴν ἐπωνυμίαν ἑκατέραν λαβὸν, ἀπὸ μὲν αὐτοῦ
τοῦ κατ᾽ ἐκεῖνον ὀνόματος ἐν τῇ τῶν καλουμένων παρωνύ-
μων ἰδέᾳ, ἀπὸ δὲ τῆς πατρίδος αὐτοῦ Μενδήσιον. ἔστι δὲ
χαλαστικόν τε καὶ ἀνώδυνον. ἢ θεῖον, καστόριον, δάφνιδος
ἴσα, μετὰ κηρωτῆς ῥοδίνης ἐμπλάσας ἐπιτίθει κροτάφοις
καὶ μετώπῳ. θερμαντικὸν ἱκανῶς ἐστι τὸ φάρμακον τοῦτο
ψυχρὰς διαθέσεις ἀνῆναι δυνάμενον. ἢ καστόριον καὶ πευ-
κέδανον ἴσα. παραπλήσιός ἐστι καὶ ἡ τοῦδε τοῦ φαρμάκου
δύναμις τῇ προγεγραμμένῃ. ἐπιμένοντων δὲ φλεβοτομίᾳ ἀπὸ
ῥινὸς ἢ μετώπου ἢ σικύαις κατὰ τοῦ ἰνίου χρῶ. αἱ μὲν ἀπὸ
τῶν πεπονθότων μορίων ἀφαιρέσεις τοῦ αἵματος ἐπὶ τῶν
χρονιζόντων παθῶν ἁρμόττειν ὡμολόγηνται σχεδὸν ἅπασι
τοῖς ἰατροῖς. αἱ δὲ (183) κατ᾽ ἰνίον σικύαι τῶν ἀντισπα-
στικῶν εἰσι βοηθημάτων, ἐφ᾽ ὧν ἀποτρέψαι τοὺς ἐπ᾽ ὀφθαλ-

ejus arboris fructum eſſe, quum qui in Aegyptiorum re-
gione innocuus exiſtat. At vero Aegyptium unguentum non
folum fic, fed et Mendefium nominatur. Quidam etiam Me-
galeum vocari ajunt, utroque cognomine a Megalo, qui
ipſum compofuit, accepto, et ab illius quidem proprio no-
mine in denominativorum forma Megaleum, a patria vero
ipſius Mendefium appellari. Eſt autem laxatorium et fedat
dolores. Aut fulfur, caſtorium, baccas lauri, aequis portio-
nibus cum cerato rofaceo infarta, temporibus et fronti im-
ponito. Hoc medicamentum multum calefacit et frigidos af-
fectus relaxare poteſt. Aut caſtorium et peucedanum pari
menfura. Confimilis eſt et hujus medicamenti facultas cum
praefcripta. Quod fi affectus perfeveret, venae fectione a
nafo aut fronte aut cucurbitis ad occiput affixis utitor.
Sanguinis a locis affectis detractiones in affectionibus inve-
teralis convenire omnes fere medici confitentur. Verum
cucurbitae ad occiput affixae ex revulforiis auxiliis funt,

ΤΩΝ ΚΑΤΑ ΤΟΠΟΥΣ ΒΙΒΛΙΟΝ Β. 571

Ed. Chart. XIII. [380.]   Ed. Baſ. II. (183.)
μοὺς ἢ ἐπὶ τὰ πρόσω τῆς κεφαλῆς εἰθισμένους χυμοὺς
φέρεσθαι ἐγχειροῦμεν. ἢ πταρμικῷ τινι διάσεισον, στραγγά-
λην περιθεὶς καὶ τὸ πνεῦμα κελεύσας κατασχεῖν. τὴν ἐκ τοῦδε
τοῦ βοηθήματος ὠφέλειαν ἐδήλωσε προσθεὶς τῷ λόγῳ τὸ
διάσεισον. ἐκ δὲ τοῦ βρόχου περιθεῖναι τῷ τραχήλῳ νομί-
ζει σφοδροτέραν ἔσεσθαι τὴν διάθεσιν. ἢ διὰ ῥινὸς κάθηρον.
τοῦτο προειπὼν ἐφεξῆς καταλέγει τὰ διὰ ῥινῶν καθαίροντα,
περὶ ὧν ἐγὼ ποιήσομαι τὸν λόγον, ὥσπερ καὶ περὶ τῶν
ἀποφλεγματιζόντων, ὅταν ὁ τῶν τῇ κεφαλῇ προσφερομένων
φαρμάκων λόγος συμπληρωθῇ. σφόδρα δὲ χρονισάντων σι-
νάπιζε τὴν κεφαλήν, ὡς ἔθος, καὶ διάκαιε πάντων τῶν ἐπι-
πλεῖστον χρονιζόντων παθῶν, ὅταν μηδὲν ἀνύῃ τὰ βοηθή-
ματα, τὴν μετασυγκριτικὴν ὑπὸ τῶν μεθοδικῶν ὀνομαζομέ-
νην θεραπείαν ἅπαντες σχεδὸν εἰώθασι ποιεῖσθαι, τῶν μὲν
πρώτων ἐπ᾽ αὐτὴν ἀφικομένων ἰατρῶν οὐκ οἶδα τίνι λογι-
σμῷ χρησαμένων. ἐγὼ δὲ ἐφ᾽ ὧν ἤτοι δυσκρασία τις ὑγρὰ
καὶ ψυχρὰ τοῖς πάσχουσι μορίοις ἐστὶν αὐτὴ καθ᾽ ἑαυτὴν

quum humores ad oculos aut ad anteriorem capitis par-
tem ferri confuetos avertere conamur. Aut fternutatorio
quopiam concutito, fafciolaque collo circumpofita fpiritum
cohibere jubeto. Utilitatem ex hoc auxilio indicavit per
verbi concutito adjectionem. Quod vero fafciolam collo
circumdare jubet, ad vehementiorem affectum pertinet. Aut
per nares purgato. Hoc praefatus deinceps ea, quae per
nares purgant, recenfet, de quibus ego fermonem deinceps
faciam, velut etiam de apophlegmatismis, ubi medicamen-
torum, quae capiti adhibentur tractationem abfolvero. At
vero in vehementer inveteratis finapi, ut moris eft, capiti
adhibe et perure. In omnibus plurimum inveteratis affe-
ctionibus, quum nihil profecerint reliqua auxilia, curatio-
nem metafyncriticam a methodicis appellatam omnes fere
adhibere confueverunt, prioribus medicis haud fcio qua
ratiocinatione primum ad ejus ufum progreffis. Ego vero
quum intemperies quaepiam humida et frigida aut per fe
ipfam in partibus affectis adeft, aut propter ejusmodi hu-

ἢ διὰ ψυχρότητα χυμῶν τοιούτων γεγενημένη, τὰ διὰ νάπυος
καὶ θαψίας καὶ τῶν ὁμοίων αὐτοῖς προσφέρω φάρμακα.
ταῖς δὲ θερμαῖς καὶ ξηραῖς οὐ προσφέρω. τοῖς μέντοι μὴ
δυναμένοις γνωρίζειν τὰς διαθέσεις ἡ καταφυγὴ, καθάπερ
ἐπὶ τὴν καλουμένην ἱερὰν ἄγκυραν, εἰς τὰ τοιαῦτα γίνεται
φάρμακα καὶ διὰ τοῦτο πολλάκις ἀνύουσι τὸ δέον, ὅτι τοῖς
πλείστοις τῶν ἀνθρώπων αἱ τοιαῦται διαθέσεις ἐνοχλοῦσι
μοχθηρῶς διαιτωμένοις.

[Ἀρχιγένους περὶ τῶν διὰ μέθην κεφαλαλγούντων.]
Ἐπὶ δὲ τῶν διὰ μέθην κεφαλαλγούντων ἴριδι ξηρᾷ καὶ
ἄγνου φύλλοις, ἐν ὄξει καὶ ῥοδίνῳ χρῶ. ἢ σελίνου κόμαις
ἑφθαῖς ἐν οἴνῳ κατάπλασσε· ἢ γλήχωνι μετ᾽ οἴνου ὁμοίως·
ἢ Μενδησίῳ μύρῳ κατάβρεχε ἰδίᾳ ἢ μετὰ χηνείου στέατος·
ἢ σμύρνῃ μετὰ οἴνου Μενδησίου ἔμπλασσε· ἢ πηγάνου φύλλα,
δαφνίδας, ἄγνον, λεύκης καρπὸν, ἴσα λεῖα μετ᾽ ὀξελαίου
χλιάνας ἔμβρεχε. τὰ δὲ ἀμέθυστα τοιαῦτα ἂν εἴη, ἀψίνθιον
πρωῒ νῆστιν πότιζε. ἢ μυρσίνης ἄνθος καὶ σμύρναν καὶ πή-
γανον λεῖα μεθ᾽ ὕδατος. ἐπὶ δὲ τῶν διὰ μέθην κεφαλαλ-

morum frigiditatem fuerit oborta, ex finapi et thapfia ac
fimilibus adhibeo medicamenta, calidis vero et ficcis non
adhibeo. Caeterum hi qui affectus cognofcere non poffunt,
ad ejusmodi medicamenta velut ad facram appellatam an-
choram confugiunt et ob id faepe quod convenit perfici-
tur, quod plerosque hominum ejusmodi affectus propter
pravam diaetam infeftent.

[*Archigenis de iis qui ex ebrietate caput dolent.*]
In iis qui ex ebrietate caput dolent iridem ficcam et viti-
cis folia ex aceto et rofaceo adhibe, aut apii comas coctas
in vino impone, aut pulegium ex vino eodem modo, aut
Mendefium unguentum per fe vel cum anferino adipe ir-
rora, aut myrrham cum vino Mendefio impone, aut rutae
folia, baccas lauri, viticem, populi albae fructum aequali
menfura trita, cum aceto et oleo tepefacta irrora. Caete-
rum ab ebrietate praefervantia hujusmodi utique effent.
Abfinthium mane jejunis bibendum praebe, aut myrti flo-
rem et myrrham ac rutam trita ex aqua. De iis qui ex

γούντων αὐτάρκως εἴρηταί μοι τὰ ὑπὸ Ἀπολλωνίου γε-
γραμμένα σκοπουμένῳ. μετὰ δὲ τὴν προγεγραμμένην ῥῆσιν
ἄλλη ῥῆσίς ἐστι τῶν ἀπὸ στομάχου κεφαλαλγούντων, ὑπὲρ
ἧς ἤδη λέλεκται.

[381] [Τοῦ αὐτοῦ Ἀρχιγένους περίαπτα πρὸς κεφα-
λαλγίαν.] Ἐπειδὴ δὲ καὶ περίαπτα τοῖς κεφαλαλγοῦσιν ἔγρα-
ψεν ὁ Ἀρχιγένης, ὅσα μὲν οὐδένα λόγον ἰατρικὸν ἔχει τοῖς
πείρᾳ κεκρικόσι, ταῦτα παραλείπω, κατά τινα θαυμαστὴν
ἀντιπάθειαν ἄγνωστον ἀνθρώπῳ φάσκουσιν ἐνεργεῖν, ὅσα δὲ
λόγον ἰατρικὸν ἔχει τῶν ὑπ᾽ Ἀρχιγένους γεγραμμένων ἐκλέ-
ξας ἐρῶ μόνα, κατὰ τὴν ἐκείνου λέξιν αὐτοῦ, καθάπερ ἄχρι
δεῦρο περὶ τῶν φαρμάκων ἔπραξα. πολυγόνου πλέξας δύο
κλωνία στεφάνωσον. ὅτι τὸ πολύγονον ἁρμόττει ταῖς θερ-
μαῖς καὶ πνευματώδεσι κεφαλαλγίαις αὐτὸς ἔμπροσθεν εἶ-
πεν. οὐδὲν οὖν θαυμαστὸν ἐπὶ τοιούτων αὐτὸ πολλάκις
ὠφεληκέναι. καὶ γὰρ συνεχῶς αὗται συμβαίνουσι δι᾽ ἔγκαυ-
σίν τε καὶ μέθην. τὸ δὲ δύο δεῖν εἶναι πάντως τὰ κλωνία

ebrietate caput dolent fatis dictum a me eft, quum ea quae
Apollonius ad hanc rem tradidit expenderem. At vero poſt
hanc praeſcriptam Archigenis dictionem alia ſeţuitur de
iis, qui caput ex ſtomacho dolent, de qua jam dictum eſt.
[*Ejusdem Archigenis amuleta ad dolorem capitis.*]
Quandoquidem vero et amuleta ad dolorem capitis Archi-
genes ſcripſit, quae quidem nullam medicam rationem ha-
bent, ea his qui talia per experientiam cognoverunt et
ſecundum mirabilem quandam antipatheiam homini inco-
gnitam efficacia eſſe dicunt relinquam, quae vero ab eo
juxta medicam rationem tradita ſunt, ſelecta referam tan-
tum, juxta illius ipſius dictionem, quemadmodum hactenus
de medicamentis facere conſuevi. Polygoni duos ramulos
coronae modo imponito. Quod polygonum calidis et fla-
tuoſis capitis doloribus conveniat ipſe prius dixi. Nihil
itaque miri eſt in talibus ſaepe ipſum juviſſe, nam pro-
pter ardorem et ebrietatem dolores capitis aſſidue contin-
gunt. At vero quod duos omnino ramulos eſſe oportet,

574 *ΓΑΛΗΝΟΤ ΠΕΡΙ ΣΤΝΘΕΣΕΩΣ ΦΑΡΜΑΚΩΝ*

Ed. Chart. XIII. [381.]   Ed. Baf. II. (183.)

προσέῤῥιπται τοῖς βουλομένοις τὴν ὠφέλειαν ἀπὸ τοῦ πολυ-
γόνου κατὰ ἀντιπάθειαν ἄγνωστον, οὐ κατὰ τὴν κρᾶσιν
αὐτοῦ γίνεσθαι. ἢ κιχώριον, τὸ Ῥωμαϊστὶ καλούμενον ἴντυ--
βον λάχανον, ἐπιτίθει τῇ τοῦ πάσχοντος κεφαλῇ, καὶ μάλιστα
ἐὰν ἀπὸ ἐγκαύσεως ἀλγῇ. ἐγὼ δὲ καὶ προσθήσω, κἂν ἀπὸ
μέθης. οὕτω γὰρ ὠφελοῦσι καὶ οἱ ῥόδινοι στέφανοι καὶ τού-
τους οὖν ἔξεστι γράφειν τῷ βουληθέντι καὶ προστιθέντι
τὸν ἀριθμὸν οὗ ἂν βουληθῇ καὶ φάσκοντι τὸν ἐκ τοσῶνδε
ῥόδων πεπλεγμένον στέφανον ἰᾶσθαι τὴν κεφαλήν. ἐφεξῆς
καλλιτρίχῳ στέφειν ἀξιοῖ τὴν κεφαλήν, ὅ τινες ὀνομάζουσι,
φησὶ, τριχομανές. ἐγὼ δὲ οἶδα τοὺς περὶ βοτανῶν γράψαν-
τας ἀδίαντον μᾶλλον ὀνομάζοντας τὸ καλλίτριχον τοῦ τρι-
χομανοῦς. εἶτα μετ᾽ ὀλίγον τῇ φιλανθρωπείῳ βοτάνῃ στέφε-
σθαι κελεύει καὶ φοίνικος ἄῤῥενος σεβενίῳ. καὶ μετὰ ταῦτα
κατὰ λέξιν οὕτω γράφει· ἢ ἀντικρὺς τοῦ ἡλίου στήσας τὸν
κεφαλαλγοῦντα ἔα μέχρι παύσεται τοῦ πόνου. ἐν τῷ τῶν
περιάπτων καταλόγῳ καὶ τοῦτο ὑπ᾽ αὐτοῦ γέγραπται, τὴν
μὲν ἐκ καταψύξεως ἀλγοῦσαν κεφαλὴν ὠφελῆσαι δυνάμενον,

ab illis adjectum eft, qui polygoni utilitatem ex incognita
antipathia et non ex ipfius temperamento procedere vo-
lunt. Aut cichorium, quod Romani intybum olus appellant,
aegri capiti imponito, et maxime fi ex ardore doleat. Re-
ctiffime appofuit, fi ex ardore, ego vero etiam apponam, fi
ex ebrietate, fic enim et rofaceae coronae juvant. Eas
igitur volenti itidem licebit afcribere, numerumque quem-
cunque tandem velit addere et ex totidem rofis nexam
coronam capiti mederi affeverare. Deinceps callitricho co-
ronare caput operae pretium ducit, quod trichomanes, in-
quit, quidam appellant. Ego vero eos, qui de herbis fcrip-
ferunt, adiantum magis appellare callitrichum fcio quam
trichomanes, Deinde paulo poft philanthropio herba coro-
nari jubet, et palmulae mafculae cortice fummo. Et poft
haec in haec verba fcribit; aut adverfus folem aegrum ex-
pofitum, donec dolor quiefcat, finito. In amuletorum fer-
mone et hoc ab eo relatum eft, quod quidem ex frigidi-
tate dolens caput juvare poteft, fi neque humoribus omni-

ἐὰν μήτε πληθωρικὸς εἴη ὁ ἄνθρωπος μήτε ἠπεπτηκὼς ἤ
τινα χυμὸν μοχθηρὸν ἐν τῇ γαστρὶ καὶ μάλιστα κατὰ τὸ
κύτος αὐτῆς ἔχοι. τὰς δὲ θερμὰς κεφαλαλγίας, ὧν εἰσι καὶ
αἱ δι᾽ ἔγκαυσιν καὶ μέθην, οὐ μικρὰ βλάψει. παραπλήσια
τούτοις ἐφεξῆς γράψας ἐπὶ χαμαίμηλον ἧκεν, οὗ πεῖραν ἔχο-
μεν ὠφελοῦντος κεφαλαλγίαν, ἐὰν αὐτῷ τις, ὡς ἔμπροσθεν
ἐῤῥέθη, δύναιτο χρῆσθαι. καλεῖ δὲ ὁ ᾽Αρχιγένης ἀνθεμίδα τὴν
πόαν, ὥσπερ καὶ ἄλλοι πολλοὶ, καί φησι τὸ μὲν ἄνθος αὐ-
τῆς τριβόμενον καὶ ὀσφραινόμενον ὠφελεῖν, τὰ δὲ φύλλα
βλάπτειν ἄκρως. ἀπαλλάσσει κεφαλαλγίαν περιστερεῶν βο-
τάνη, ἥν τινες ἱερὰν καλοῦσι, καὶ στεφομένη καὶ καταχριο-
μένη μετ᾽ ὄξους καὶ ῥοδίνου. τοῦτο ἐχρῆν αὐτὸν βοήθημα
μὴ νῦν ἐν τοῖς περιάπτοις, ἀλλ᾽ ἔμπροσθεν ἐν τοῖς φαρμα-
κευτικοῖς, εἴπερ οὕτως αὐτὸ θαῤῥεῖ διὰ μακρᾶς πείρας ἐξη-
τακὼς γεγραφέναι. ἢ χελώνης λιμναίας, ἥν τινες ἀμύδα κα-
λοῦσιν, αἷμα ἐπίσταζε ἐπὶ τὸ βρέγμα. καὶ τοῦτο εἴπερ ἀλη-
θές ἐστιν, ἐχρῆν ἐν τοῖς φαρμάκοις αὐτὸ μετὰ διορισμου

bus aequaliter redundet homo, neque ex cruditate laboret
aut aliquem vitiatum humorem in ventre, maxime circa
cavitatem ejus, habeat, verum calidos capitis dolores, ex
quorum numero funt et ex ardore ac ebrietate oborti,
non parum laedet. Confimilia his deinceps fcribens ad
chamaemelum pervenit, cujus experientiam habemus, quod
capitis dolorem juvet fiquis eo velut ante dictum queat
uti. Appellat autem Archigenes anthemidem hanc herbam,
quemadmodum alii multi, et ait florem quidem ipfius tri-
tum olfactum prodeffe, folia vero olfactu fumme nocere.
Liberat a capitis dolore verbenaca herba, quam aliqui fa-
cram vocant tum coronae modo circumpofita tum illita ex
rofaceo et aceto. Hoc auxilium oportebat eum non nunc
inter amuleta, fed prius inter medicamenta referre, fi qui-
dem re vera ei confidit, per longam experientiam cognito
et probato. Aut teftudinis paluftris, quam quidem lutariam
vocant, fanguinem fincipiti inftilla. Et hoc fi quidem verum
eft, inter medicamenta et cum difcrimine referri convenie-

Ed. Chart. XIII. [381. 382.]   Ed. Baf. II. (183.)

γεγράφθαι, πλὴν εἰ μὴ τοῦτό φησιν, ὡς ἅπασαν ὀνίνησι
κεφαλαλγίαν κατὰ πάντα καιρόν. οὕτω γὰρ αὐτῷ καὶ ἡμεῖς
ἀντιπάθειαν αὐτῷ μαρτυρήσομεν, οὐκ ἐνέργειαν ἧς ἔχει κρά-
σεως. ὁπότε οὖν ἐπλήρωσε τὸν περὶ τῶν περιάπτων λόγον,
ἐφεξῆς ἔγραψε ταῦτα.

[382] [Ἀρχιγένους περὶ τῶν ἐν τῇ κεφαλῇ γινομένων
διαιρέσεων καὶ θλάσεων.] Περὶ δὲ τῶν ἐπὶ τῇ κεφαλῇ γινο-
μένων τραυμάτων ἐφεξῆς ῥηθήσεται. μικρᾶς δὲ διαιρέσεως
γινομένης, ἔνιοι σμύρναν ὄξει τρίψαντες ἢ ἀλόην μετὰ μο-
τῶν ἐπιτιθέασί, καὶ κολλᾷ καὶ ἀφλέγμαντα τηρεῖ θαυμα-
στῶς. ἐπὶ δὲ τῶν δίχα διαιρέσεως γινομένων περὶ τὴν κε-
φαλὴν θλασμάτων, ποιεῖ καὶ ἄλφιτα ἐπιτιθέμενα. ἔτι δὲ
οἴσυπος καὶ τὰ οἰσυπηρὰ ἔρια ὁμοίως. ἄλλο. ἰδιαίτερον δὲ
σεμίδαλιν μεθ᾽ ὕδατος κατάπλασσε. ἄλλο. ἢ ὀρίγανον μετὰ
ἀλφίτου. ταῦτα δὲ ὅτι μέν ἐστι χρήσιμα ἐγνῶσθαι τί δεῖ
καὶ λέγειν. ἑτέρας δὲ πραγματείας ἐστὶν οἰκεῖα, πλὴν ἢ τοῖς
διὰ τοιαύτην αἰτίαν κεφαλαλγοῦσιν ἐπιτήδεια νομίζων ὑπάρ-

bat. Nifi fane hoc vult, quod omnem capitis dolorem ju-
vet, idque omni temporis occafione. Ita enim et nos anti-
pathiae teftimonium ei praebebimus, non efficaciae, quam
ex temperamento habet. Abfoluto igitur de amuletis fer-
mone deinceps haec fcribit.

[*Archigenis de fiffuris et contufionibus in capite fa-
ctis.*] De vulneribus autem in capite factis deinceps dice-
tur. Parva autem fiffura facta, aliqui myrrham aceto tri-
tam, aut aloën cum linamentis indunt, glutinaturque ita
et absque inflammatione mirabiliter affervatur. Caeterum
in contufionibus citra difparationem ac fiffuram circa caput
factis, polenta impofita commoda eft. Amplius vero et oefy-
pum, atque ipfae adeo lanae fordibus fudoris fuccidae eo-
dem modo. Magis autem proprie fimilaginem ex aqua pro
cataplasmate impones. Aut origanum cum polenta. Haec
utilia judicata effe quid attinet referre? verum alterius
negocii atque operis funt, quam ut ob hujusmodi caufam
caput dolentibus apta effe judicans, ea afcripfiffe putandus

χειν αὐτὰ γέγραφεν, ἢ ὡς θεραπεῦσαι τὰς ἐπιγινομένας φλε-
γμονὰς ἢ ὡς κωλῦσαι δυνάμενα. καὶ μέντοι καὶ κατὰ ἔνια
τῶν ἀντιγράφων (184) οὐδ᾽ ὅλως φέρεται ταῦτα, καθάπερ
ἐν ἄλλοις, ἔτι καὶ πλείω τούτων ὡδί πως ἔχοντα. ἐπὶ δὲ
τῶν γενομένων περὶ τὴν κεφαλὴν τραυμάτων ἐπί τε τῶν
ουμμέτρων ἢ μὴ πάντως ἰατροῦ νομίμου δεομένων, ἐφ᾽ ὧν
μὲν οὐκ ἔστι ψίλωσις αὐτόθεν, ξυρήσαντες καὶ ἀγκτηριά-
σαντες, κολλητικαῖς ταῖς διὰ πείρας χρησόμεθα. καλῶς κολλᾷ
μήνιγγα τετρωμένην καλαμίνθης χύλισμα ἐγχεόμενον καὶ ἄλευ-
ρον κέγχρινον ξηρὸν ἐπιπασσόμενον. ἔπειτα βούτυρον καὶ
ῥόδινον καὶ στέαρ ὕειον παλαιὸν μίξαντα καὶ χλιάναντα
ἐπιχεῖν αὐτό. ἐφ᾽ ὧν δὲ γύμνωσίς ἐστιν ὀστέου, ἐπιδιελόντες
τὸ περικράνιον ξύσομεν τὸ ὀστέον καὶ κατὰ θῆξιν, ὡς εἰ
μηδὲ ἐψίλωτο θεραπεύσομεν. εἰ δὲ μὴ κρατήσαιεν αἱ ῥαφαὶ
τό τε κατὰ συσσάρκωσιν, ὥσπερ καὶ τῶν λοιπῶν τραυμάτων
ἐπιμελησόμεθα. τεθήσεται δὲ ἡ ἀγωγὴ ἐν ἰδίῳ τόπῳ. ἐφ᾽ ὧν
δὲ τραυμάτων ἢ διὰ μικρότητα ἢ ἄλλως οὐκ ἔνεστι ῥαφαῖς

fit, fed ut quae obortas inflammationes curare aut easdem
prohibere poffint. Atqui in aliquibus exemplaribus haec in
totum non habentur, velut in aliis etiam plura his in hunc
modum. In mediocribus capitis vulneribus, aut quae omnino
legitimo medico non habent opus, in quibus quidem nudi ·
tas per fe non adeft pilos rademus, fibulisque impofitis con-
ftringemus ac glutinantibus experimento cognitis utemur.
Egregie glutinat vulneratam cerebri membranam calamin-
thae fuccus infufus et farina milii arida infperfa, deinde
butyro et rofaceo ac adipe fuillo veteri mixtis ac tepe-
factis infufis. In quibus vero os denudatum eft, divifa mem-
brana calvariam ambiente, os ipfum fcalpemus et per fu-
turae adductionem, tanquam non fit denudatum, curabimus.
Si vero non permaneant futurae, juxta fyffarcofim velut
etiam aliorum vulnerum curam faciemus. Referetur autem
hujusmodi curationis ductus in proprio loco. Caeterum in
quibus vulneribus aut propter parvitatem aut alias futuris
uti non licet, linamentum convulfum cum aceto et oleo

χρῆσθαι, τιλμάτιον μετ᾽ ὀξελαίου ἐπιτίθει ἢ μετὰ χυλοῦ μυρ-
σίνης ἢ σχίνου ἢ βάτου ἢ κονύζης τῆς λεπτοφύλλου, μίσγων
τινὶ αὐτῶν μέλιτος ὀλίγον, βρέχων τὸ τίλμα ἐπιτίθει. κατά-
πλασσε δὲ τῶν εἰρημένων τινὰ φύλλοις, ἢ σπόγγον καινὸν
ἐν ὀξελαίῳ δεύσας ἐπίθες, ἢ ῥυπαρὸν ἔριον ὁμοίως. προστί-
θει δὲ ἐπ᾽ αὐτὸ τὸ τραῦμα κράμβης φύλλα. ἢ ἄλφιτα ὄξει
πεφυρημένα ἰδίᾳ κατάπλασσε ἢ μετὰ κράμβης φύλλων τετριμ-
μένων. ταῦτα μὲν ὁ Ἀρχιγένης ἔγραψε περὶ κεφαλαλγίας
ἅμα διορισμοῖς τισιν, ὡς καὶ ὁ Ἀπολλώνιος. Ἀσκληπιάδης
δὲ ποικίλα μὲν ἔγραψε φάρμακα, διορισμοὺς δὲ αὐτοῖς οὐ
πάνυ τι προσέθηκεν ἀπὸ τῶν διαθέσεων ἀλλ᾽ ἢ μόνον ἐπὶ
τῶν ἀρχομένων τε καὶ χρονίων καὶ τοῦτ᾽ ἐποίησεν, οὐκ ἐπὶ
πολλῶν, ἀλλ᾽ ἐπί τε τοῦ πρώτου καὶ τῶν τελευταίων δυοῖν.
τὰ μὲν οὖν τελευταῖα πιστεύσειεν ἄν τις ἐπὶ τῶν χρονίων
ἐνεργεῖν, ἐξ ἰσχυρῶν τῶν ἁπλῶν φαρμάκων συγκείμενα. τὸ
δὲ πρῶτον ἴσως διὰ τοῦτο μόνον ἄν τις εἰς χρείαν ἀγάγοι
τοιαύτην, ὅτι τὸν τῆς μήκωνος ὀπὸν οὐκ ὀλίγον ἔχει. τὰ δὲ

imponito, aut cum myrti fucco aut lentifci aut rubi aut
conyzae tenuia folia habentis, ad aliquem eorum exiguo
admixto melle, ita ut linamentum ex his imbutum impo-
nas. Et foliis alicujus ex praedictis pro cataplafmate utitor.
Aut fpongiam novam aceto et oleo imbutam imponito. Aut
lanam fordidam eodem modo. At vero ad ipfum vulnus
brafficae folia apponito, aut polentam aceto fubactam per
fe imponito, aut cum brafficae foliis tritis. Haec quidem
Archigenes fcripfit ad capitis dolorem, difcriminibus fimul
quibusdam additis, quemadmodum etiam Apollonius fecit.
Afclepiades vero varia quidem medicamenta fcripfit, fed
eorum difcrimina juxta affectus non ita multum appofuit,
fed faltem in incipientibus et inveteratis, quamquam neque
hoc in multis fecerit, fed in primo folum et poftremis
duobus. Poftrema igitur credere quis poffit inveteratis effi-
cacia effe, utpote ex fortibus fimplicibus medicamentis com-
pofita. Primum vero ob id fortaffis folum quis in ufum
talem affumpferit, quod papaveris fuccum non paucum ad-

ΤΩΝ ΚΑΤΑ ΤΟΠΟΥΣ ΒΙΒΛΙΟΝ Β. 579

Ed. Chart. XIII. [382. 383.] Ed. Baf. II. (184.)
τοιαῦτα μεμαθήκαμεν οὐ τῷ τὰς διαθέσεις ὠφελεῖν, ἀλλὰ
τῷ τὴν αἰσθητικὴν δύναμιν ναρκοῦν, τὰς ὀδύνας εἰωθότα
πραΰνειν. ἐφεξῆς οὖν καὶ ταῦτα πάντα γραφήσεται.
[383] [Τὰ ὑπ᾽ Ἀσκληπιάδου γραφέντα πρὸς κεφα-
λαλγίαν ἐν τῷ πρώτῳ τῶν ἐκτός.] Πρὸς τὰς προσφάτους
κεφαλαλγίας ἐμβροχὴ, ᾗ ἐχρήσατο Νικομήδης. ♃ πηγάνου
τῶν φύλλων ⪬ β΄. ἡδυόσμου ⪬ β΄. πευκεδάνου ⪬ δ΄.
ἴρεως ⪬ β΄. ὠκίμου σπέρματος ⪬ η΄. μήκωνος μελαίνης
σπέρματος ⪬ α΄, οἱ δὲ ⪬ η΄. ὀξυκράτου Κο͞ β΄. ἕψε εἰς
τὸ ἥμισυ καὶ τὸ ὑγρὸν ἐκθλίψας ἀνάκοπτε ῥοδίνῳ καὶ συν-
εχῶς ἔμβρεχε τὴν κεφαλήν. ἄλλο ᾧ ἐχρήσατο Χαρικλῆς.
♃ ἀμυγδάλων πικρῶν κεκαθαρμένων ⪬ β΄. λύγου ἄνθους
⪬ β΄. πευκεδάνου ῥίζης ⪬ β΄. ἡδυόσμου χλωρᾶς ἢ ξηρᾶς
⪬ β΄. πηγάνου ἀκρεμόνων ⪬ β΄. δαφνίδων κεκαθαρμένων
⪬ β΄. ἑρπύλλου ⪬ β΄. σφονδυλίου ⪬ β΄. καστορίου δρα-
χμὰς β΄. ῥόδων χλωρῶν ἢ ξηρῶν δραχμὰς δ΄, ὄξους Κο͞ β΄.
ῥοδίνου τὸ ἀρκοῦν, ὑκεύαζε καὶ χρῶ καθὰ προείρηται.

mixtum habet: hujusmodi autem didicimus non propterea
quod affectibus profint, fed quod fenfilem facultatem ftupe-
faciant, dolores mitigare folere. Quare etiam ea omnia
deinceps a me confcribentur.
[*Quae Afclepiades ad capitis dolorem in primo ex-
ternorum fcripfit.*] Ad recentes capitis dolores irrigatio
qua ufus eft Nicomedes. ♃ Foliorum rutae ℥ ij, menthae
℥ ij, peucedani ℥ iiij, iridis ℥ ij, feminis ocimi ℥ viij, femi-
nis papaveris nigri ℥ iiij, alii ℥ viij, pofcae heminas ij. Ad
dimidium coquito et expreffum fuccum cum rofaceo con-
quaffato, et caput affidue ex eo irrigato. *Aliud quo ufus
eft Charicles.* ♃ Amygdalarum amararum depuratarum
drach. ij, floris viticis ℥ duas, radicis peucedani ℥ ij, men-
thae viridis five aridae ℥ ij, ramulorum rutae ℥ ij, bac-
carum lauri depuratarum ℥ ij, ferpilli ℥ ij, fpondylii ℥ ij,
caftorii ℥ ij, rofarum viridium aut ficcarum ℥ iiij, aceti he-
minas duas, rofacei quod fatis eft. Apparato ac utere ut
dictum eft.

580 ΓΑΛΗΝΟΤ ΠΕΡΙ ΣΤΝΘΕΣΕΩΣ ΦΑΡΜΑΚΩΝ

Ed. Chart. XIII. [383.]									Ed. Baf. II. (184.)

[Τροχίσκος πρὸς κεφαλαλγίαν, ᾧ ἐχρήσατο Ἀντώνιος
ὁ ῥιζοτόμος, πολλὴν ἔχων ἐμπειρίαν φαρμακείας.] ⨃ Ὅπου
πευκεδάνου ⪡ στ΄. ὅπου μήκωνος ⪡ δ΄. κρόκου ⪡ δ΄.
σμύρνης ⪡ δ΄. σκαμμωνίας ⪡ δ΄. ἅπαντα λεάνας μετ᾽ ὄξους
ἀνάπλαττε τροχίσκους καὶ ξήρανον ἐν σκιᾷ. ἐν δὲ τῇ χρή-
σει ἀνιὼν μετ᾽ ὄξους ἐπίχριε τὸ μέτωπον, ἀπὸ κροτάφου
ἀρξάμενος καὶ ἐπὶ τὸν ἕτερον καταλήγων. ἐπὶ δὲ τῶν πυ-
ρεσσόντων ὕδατι χρώμενος κατάχριε. ὡς δὲ Ἀλέξανδρος ἐχρή-
σατο, ἔχει οὕτως. ⨃ πευκεδάνου ῥίζης ἢ τοῦ ὀποῦ ⪡ α΄.
κρόκου ⪡ α΄. σμύρνης ⪡ α΄. ὀπίου ⪡ α΄. ὄξει ἀναλάμβανε
καὶ ποίει τροχίσκους, ἐν δὲ τῇ χρήσει ὄξει διαλύων κατάχριε
τοὺς ἐν αἰσθήσει τόπους. ἄλλο. Ἀντιγόνου ἐν στρατοπέδῳ
ἐπισήμως ἰατρεύσαντος. ⨃ δαφνίδων ξηρῶν, λείων, κεκαθαρ-
μένων ⪡ δ΄. σκαμμωνίας ⪡ δ΄. ὀποῦ μήκωνος ⪡ δ΄. σε-
λίνου σπέρματος ⪡ η΄. κρόκου ⪡ η΄. σμύρνης ⪡ δ΄. ὀμφα-
κίνου ⪡ δ΄. ἑρπύλλου ⪡ η΄. ὄξους τὸ αὔταρκες. σκεύαζε
καὶ χρῶ καθὰ προείρηται.

[*Paſtillus ad capitis dolorem, quo uſus eſt Antonius
herbarius, qui multa artis experientia clarus fuit.*] ⨃
Succi peucedani ℥ ſex, ſucci papaveris ℥ quatuor, croci ℥
quatuor, myrrhae ℥ quatuor, ſcammoniae ℥ iiij. Omnia trita
cum aceto in paſtillos redigito, eosque in umbra reſiccato.
Uſus autem tempore aceto dilutos fronti illinito, a tempore
altero initio ſumpto et usque ad alterum tempus progre-
diendo, in febricitantibus ex aqua illinito. *Quo Alexander
uſus eſt, ſic habet.* ⨃ Peucedani radicis aut ſucci ℥ j,
croci ℥ j, myrrhae ℥ j, opii ℥ j. Aceto excipe ac redige in
paſtillos, uſu vero exigente aceto diſſolutos locis dolorem
ſentientibus illinito. *Aliud Antigoni, qui in caſtris exer-
citus inſignis medicus fuit.* ⨃ Baccarum lauri ſiccarum
purgatarum tritarum ℥ quatuor, ſcammoniae ℥ quatuor,
ſucci papaveris ℥ quatuor, ſeminis apii ℥ octo, croci ℥ octo,
myrrhae drach. quatuor, omphacii ℥ quatuor, ſerpylli
drach. octo, aceti quod ſatis eſt. Praepara ac utere ut
dictum eſt.

Ed. Chart. XIII. [383.]   Ed. Baf. II. (184.)

[Χρονίως κεφαλαλγούντων ἐπίθεμα ᾧ ἐχρήσατο Χαρι-
κλῆς.] 4 Ἰρίνου μύρου πιέσματος, πευκεδάνου, καστορίου
ἀνὰ μέρος α΄. δαφνίδων μέρη β΄. ἄγνου σπέρματος μέρη β΄.
ῥόδων ξηρῶν μέρη β΄. πηγάνου ἀκρεμόνων μέρη δ΄. ὄξει
ἀναλύσας, ἀναλάμβανε κηρωτῇ σκευασθείσῃ διὰ ῥοδίνου.
ἔπειτα εἰς ὀθόνιον ἐμπλάσας καὶ ξυρήσας τὰς τρίχας ἐπι-
τίθει καθ᾽ ὅλης τῆς κεφαλῆς, καὶ ταινιδίῳ καταδήσας φύ-
λαττε μέχρι τῆς ἐπιούσης ἡμέρας καὶ πάλιν ἐπιτίθει. ἄλλο
σφόδρα καλόν. 4 ἀμυγδάλων πικρῶν, λύγου ἄνθους, πευ-
κεδάνου ῥίζης, ἡδυόσμου χλωροῦ, πηγάνου ἀκρεμόνων, δα-
φνίδων, ἑρπύλλου, σφονδυλίου, καστορίου, ἀνὰ μέρος α΄.
ῥόδων μέρη δύο, σκεύαζε καὶ χρῶ, καθάπερ εἴρηται. ἐφεξῆς
τῶν προγεγραμμένων ἔγραψεν ὁ Ἀρχιγένης καὶ ὁ Ἀπολ-
λώνιος καὶ ὁ Ἀσκληπιάδης φάρμακα τὰ μὲν διὰ στόματος,
τὰ δὲ διὰ ῥινὸς καθαίροντα τὴν κεφαλήν. ἔστι δὲ τὰ μὲν
ὑπ᾽ Ἀρχιγένους γεγραμμένα κατ᾽ αὐτὴν τὴν ἐκείνου λέ-
ξιν τάδε.

[Ad inveteratum capitis dolorem epithema, quo Cha-
ricles ufus eſt.] 4 Retrimentorum, quae ab expreſſo irino
unguento fuperfunt, peucedani, caſtorii, fingulorum partem
unam, baccarum lauri partes duas, feminis viticis partes
duas, rofarum ficcarum partes duas, ramulorum rutae par-
tes quatuor. Aceto diſſoluta cerato ex rofaceo apparato
excipito, deinde linteolo impacta praerafis capillis per omne
caput imponito et fafciola obligato, atque usque in fequen-
tem diem obligata cuſtodito rurfusque imponito. Aliud
valde bonum. 4 Amygdalarum amararum, floris viticis,
peucedani radicis, menthae viridis, ramulorum rutae, bac-
carum lauri, ferpylli, fpondylii, caſtorii, fingulorum partem
unam, rofarum partes duas. Appara et utere ut dictum
eſt. Poſt haec praefcripta medicamenta Archigenes et Apol-
lonius, itemque Afclepiades, medicamenta confcripferunt
quorum aliqua per os, aliqua per nares caput purgant.
Caeterum quae Archigenes tradidit haec funt juxta illius
ipfius dictionem.

582 ΓΑΛΗΝΟΥ ΠΕΡΙ ΣΥΝΘΕΣΕΩΣ ΦΑΡΜΑΚΩΝ

Ed. Chart. XIII. [384.]   Ed. Baf. II. (184.)

[384] ['Ἀρχιγένους περὶ ἀποφλεγματισμῶν καὶ ῥινεγ-
χύτων.] Μετὰ ταῦτα δὲ ἀποφλεγματισμοὶ διὰ νάπυος ἢ
ὑσσώπου, μετὰ γλυκέος καθεψημένου, ἢ σταφίδος μετὰ πε-
πέρεως τετριμμένης, ἢ μέλιτος ἐλαίῳ μεμιγμένου, ἢ σταφί-
δος ἀγρίας κατ᾽ ἰδίαν ἢ μετὰ μέλιτος τετριμμένης. ταῦτα μὲν
ὁ Ἀρχιγένης ἔγραψεν ἐν τοῖς τῶν κεφαλαλγικῶν ἰάμασιν· ὁ
δὲ Ἀπολλώνιος ἐν τοῖς πρὸς τὰ τῶν ὀδόντων ἀλγήματα
κατὰ τὸ πρῶτον τῶν εὐπορίστων ὡδί πως ἔγραψεν αὐτῇ
λέξει. πρὸς ὀδονταλγίαν ἔγχυτα εἰς τὴν ῥῖνα. τεύτλου ῥίζης
τὸν χυλὸν αὐτὸν καθ᾽ ἑαυτὸν ἐγχυμάτιζε εἰς τὴν ῥῖνα καὶ
λύει τοὺς πόνους τῶν ὀδόντων. ἄλλο. ♃ κυμίνου ὅσον τοῖς
τρισὶ δακτύλοις καὶ σμύρνης ὅσον κύαμον καὶ σικύου ἀγρίου
τὸ ἐντὸς ὅσον διπλάσιον τρίψας καὶ γάλακτι γυναικείῳ μί-
ξας ἀνάπλασον κολλύρια καὶ ἔνθες εἰς ἑκάτερον τῶν μυ-
κτήρων, εἶθ᾽ οὕτω κέλευσον ἀνασπᾶν, ἐφ᾽ ὅσον ἄν τις διέλ-
θοι στάδια ε΄. εἶτα ἐκμύξασθαι. τὸ φάρμακον τοῦτο καὶ
πρὸς ὠταλγίαν ποιεῖ. ὁ δ᾽ Ἀσκληπιάδης ἐν τῷ πρώτῳ τῶν
ἐκτὸς οὕτως ἔγραψε κατὰ λέξιν· Ἀσκληπιάδης περὶ ἐῤῥίνων

[*Archigenis de apophlegmatismis et quae naribus
infunduntur.*] Poft haec vero apophlegmatismi ex finapi,
aut hyffopo cum paffo cocto, aut ex ftaphide filveftri cum
pipere trita, aut ex melle oleo admixto aut ex ftaphide
filveftri per fe et cum melle trita. Haec quidem Archige-
nes inter remedia doloris capitis fcripfit. Apollonius vero
de iis, quae ad dentium dolores, in primo parabilium tra-
didit, haec verba fcripfit: *Quae naribus infundantur in
dentium dolore.* Radicis betae fuccum per fe in nafum in-
fundito et dolores dentium folvet. *Aliud.* ♃ Cumini quan-
tum tribus digitis apprehendi poteft et myrrhae ad magni-
tudinem fabae, medullae cucumeris filveftris duplum, trita
et lacte muliebri fubacta in collyria redigito, eaque in
utramque narem indito, deinde quamdiu quis quinque fta-
dia percurrere poffit, attrahere et poftea emungere jubeto.
Hoc medicamentum et ad aurium dolores facit. Afclepiades
autem in primo exteriorum ita fcripfit: *Afclepiades de iis,*

καὶ πταρμικῶν καὶ ἀποφλεγματισμῶν. κεφαλῆς καθαρτικὰ
ἔῤῥινα. ποιεῖ δὲ καὶ τοῖς ὑπὸ χρονίου ὀφθαλμίας ἐνοχλου-
μένοις, ποιεῖ καὶ τοῖς ἐπιληπτικοῖς καὶ ἄγει πολλὴν ὑγρα-
σίαν. ♃ μελανθίου ⪜ η΄. (185) ἁλὸς ἀμμωνιακοῦ ⪜ α΄.
ἐλατηρίου ⪜ α΄. τρίψας καὶ λειότατα ποιήσας ἀναλάμβανε
σικυωνίῳ ἐλαίῳ ἢ μύρῳ ἰρίνῳ ἢ κυπρίνῳ, ὥστε κηρωτῆς
ὑγρᾶς ἔχειν τὸ πάχος καὶ ἀνελόμενος εἰς πυξίδα κερατίνην
χρῶ, ὑποχρίων τοὺς μυκτῆρας καὶ κέλευε ἀνασπᾷν. ἄλλο
ὥστε ἀλύπως καθαίρειν ἄπονον ποιεῖ παραχρῆμα. ♃ κυκλα-
μίνου ξηρᾶς δραχμὰς η΄. ἴρεως ξηρᾶς ⪜ β΄. νίτρου ἐρυθροῦ
δραχμὴν μίαν, αὐτὸς ἐλατηρίῳ ἐχρησάμην, τρίψας ἐπιμελῶς,
ἐμφύσας διὰ καλαμίδος παραινῶν ἄνω ἀνασπᾷν, ἔπειτα δὲ
κάτω νεύειν, ὥστε τὸ συναγόμενον ὑγρὸν ἀποῤῥεῖν. τούτων
ἐφεξῆς ὁ Ἀσκληπιάδης ἔγραψεν αὐτοῖς ὀνόμασι τάδε. περὶ
πταρμικῶν. πταρμικὰ κεφαλὴν καθαίροντα Ἡρακλείδου Τα-
ραντίνου. ♃ κυμίνου Αἰθιοπικοῦ, πεπέρεως λευκοῦ, στρου-
θίου, κακτορίου, ἑκάστου τὸ ἴσον κόψας καὶ σήσας ἀπό-

quae naribus induntur et de fternutatoriis et apophlegma-
tismis. Errhina quae naribus indita caput purgant. Con-
ferunt etiam veteri lippitudine oculorum infeflatis, faciunt
et ad comitiali morbo apprehenfos, ducuntque multam
humiditatem. ♃ Melanthii-ℨ viij, falis ammoniaci drach. j,
elaterii drach. j. trita et quam tenuiffime laevigata ficyonio
oleo, aut irino unguento aut cyprino excipe, quo ad cerati
liquidi craffitudinem perducantur, et reconditis in cornea
pyxide utitor, fublitis inde naribus atque aegris attrahere
juffis. Aliud citra moleftiam purgans doloremque e veftigio
fedans. ♃ Cyclamini ficcae ℨ viij, iridis ficcae drach. ij, nitri
rubri drach. j. Ego elaterio ufus fum diligenter trito et
per arundinem infufflato, aegro ipfum attrahere juffo, at-
que deinde deorfum inclinari, quo videlicet coactus liquor
deftillet. Poft haec vero Afclepiades in haec verba fcripfit.
De fternutatoriis. Sternutatoria caput purgantia Hera-
clidae Tarantini. ♃ Cumini Aethiopici, piperis albi, ftruthii,
caftorii, fingulorum aequales partes contufas et cribratas in

584 ΓΑΛΗΝΟΤ ΠΕΡΙ ΣΤΝΘΕΣΕΩΣ ΦΑΡΜΑΚΩΝ

Ed. Chart. XIII. [384.]   Ed. Baf. II. (185.)
θου εἰς πυξίδα χαλκῆν, ἐν δὲ τῇ χρήσει σαλεύων τὴν πυξίδα,
ἀναπωμάσας πρόσφερε τῇ ῥινὶ καὶ ἢ τῷ δακτύλῳ παρά-
πτου ἢ διὰ καλαμίδος ἐμφύσα. ἄλλο. 2 ζιγγιβέρεως δρα-
χμὰς β'. στρουθίου < β'. πεπέρεως λευκοῦ δραχμὴν μίαν,
κασσίας δραχμὴν μίαν, χρῶ καθὰ προείρηται. χρονικῆς κεφα-
λαλγίας πταρμικὰ Πτολεμαίου ποιεῖ σκοτωματικοῖς, ἐπιλη-
πτικοῖς. 2 ἐλλεβόρου λευκοῦ δραχμὰς δ'. ἐν ἄλλῳ α'. σικύου
ἀγρίου ῥίζης δραχμὴν μίαν, στρουθίου < α'. νίτρου ἐρυ-
θροῦ δραχμὴν μίαν, καστορίου < α'. πεπέρεως λευκοῦ < α'.
χρῶ καθὰ προείρηται. ἄλλο. 2 ἐλλεβόρου λευκοῦ, σικύου
ἀγρίου ῥίζης, στρουθίου ἀνὰ μέρη β'. καστορίου, ἀκόρου,
νίτρου ἐρυθροῦ, κυμίνου Αἰθιοπικοῦ, ἀνὰ μέρος α'. εὐφορ-
βίου μέρος α'. λείοις χρῶ καθὰ προείρηται. μετὰ τὴν τῶν
πταρμικῶν γραφὴν προγεγραμμένων ὁ Ἀσκληπιάδης ἔγρα-
ψεν ὡδί πως. διαμασήματα κεφαλῆς καθαρτικὰ ἄγει πολ-
λὴν ὑγρασίαν. 2 πεπέρεως λευκοῦ δραχμὰς β'. σταφίδος
ἀγρίας δραχμὰς β'. κασσίας < β'. ἀναλάμβανε σταφίδι χωρὶς
τῶν γιγάρτων ἢ σύκων λιπαρῶν τῇ σαρκὶ καὶ δίδου δια-

aerea pyxide reponito Ufu vero exigente, pyxidem con-
cutito et apertam naribus admoveto, aut cum digito adhi-
beto, aut etiam per arundinem infufflato. *Aliud.* 2 Zin-
giberis drach. ij, ftruthii drach. ij, piperis albi drach. j,
cafiae drach. j, utere ut dictum eft.   *Ad veterem capitis
dolorem fternutatoria Ptolemaei.   Facit ad vertiginem et
comitiali affectos.* 2 Veratri albi drach. iiij, alii unam ha-
bent, radicis cucumeris filveftris drach. j, ftruthii drach. j,
nitri rubri drach. j, caftorii drach. j, piperis albi drach. j.
Utere ut dictum eft. *Aliud.* 2 Veratri albi, radicis cucu-
meris filveftris, ftruthii, fingulorum partes duas, caftorii,
acori, nitri rubri, cumini Aethiopici, fingulorum partem
unam, euphorbii partem unam. Tritis ut dictum eft utere.
At vero poft dictorum fternutatoriorum defcriptionem Afcle-
piades in hunc modum fcripfit. *Quae manfa caput purgent
et multam humiditatem ducant.* 2 Piperis albi ʒ ij, fta-
phidis filveftris drach. ij, origani ʒ ii, cafiae ʒ ii.   Excipe
uvarum paffarum exacinatarum aut ficuum pinguium carne

μασᾶσθαι. δεῖ δὲ διαμασώμενον κάτω νεύειν καὶ κεχηνέ-
ναι ἐκ διαλειμμάτων, ὥστε τὸ συλλεγόμενον ὑγρὸν ἀποῤῥεῖν.
[385] δεῖ δὲ μετὰ ταῦτα ἐν τῷ στόματι ὕδωρ θερμὸν δια-
κρατεῖν. δήξεως δὲ πολλῆς γενομένης δοτέον διακατέχειν.
ἄλλο. ♃ σταφίδος ἀγρίας, πυρέθρου, πεπέρεως λευκοῦ, ὑσ-
σώπου, καρδαμώμου, ἑκάστου τὸ ἴσον, ἀλφίτων τὸ διπλοῦν,
ὕδατι φυράσας, χρῶ καθὰ προείρηται. τῶν ἐφεξῆς γεγραμμέ-
νων φαρμάκων ἐνίοις μὲν εἶδον τοὺς διδασκάλους χρωμέ-
νους, ἐνίοις δὲ φίλους, ἔνια δὲ καὶ αὐτὸς εἰς χρῆσιν ἤγαγον,
ὡς διὰ πείρας πολλῆς βασανίσαι τὴν ἐπαγγελίαν αὐτῶν. ἔστι
δὲ τὰ ὑπογεγραμμένα. σικύων ἀγρίων φύλλων χυλὸς ἐγχεῖται
ταῖς ῥισὶν, αὐτός τε καθ᾽ ἑαυτὸν καὶ μετὰ τεύτλων ἀφεψή-
ματος ἢ χυλοῦ. ἄλλο. σμύρναν μέλιτι ἑψήσας ἔγχει ταῖς
ῥισίν. ἄλλο. ♃ ἀλόης, νίτρου, μελανθίου ἴσα μετ᾽ ἐλαίου
παλαιοῦ, ὥστε γενέσθαι γλοιῶδες. ἄλλο διαμασώμενον. ♃
νίτρου γο στ´. ἀνίσου γο δ´. σταφίδος ἀγρίας γο γ´. δάφνης
ψύλλα χλωρὰ καὶ σταφίδος ἡμέρου ἐκγιγαρτισμένης ἴσα ἀνα-

et mandenda praebe. Mandentes vero deorſum inclinari
oportet et per intervalla hiare, quo collectus humor deſtil-
let. Poſt vero etiam aqua calida in ore continenda, quae
etiam, ubi multam perceperint mordacitatem, eis etiam ſri-
gida exhibenda eſt. *Aliud.* ♃ Staphidis ſilveſtris, pyrethri,
piperis albi, hyſſopi, cardamomi, ſingulorum aequales par-
tes, polentae duplum. Aqua ſubigito ac utitor ut dictum
eſt. Porro ex ſubſcriptis medicamentis quibusdam praecep-
tores meos uſos ſcio, quibusdam amicos, aliqua etiam ipſe
in uſum aſſumpſi, ut ex multo uſu ſidem ſuam mihi pro-
baverint. Sunt autem haec. Foliorum cucumeris ſilveſtris
ſuccus naribus infunditur tum per ſe ſolus, tum betae ad-
dito decocto aut ſucco. *Aliud.* Myrrham melle coctam
naribus infundito. *Aliud.* ♃ Aloës, nitri, melanthii, *nigel-*
lae, parem menſuram, cum oleo veteri ad ſtrigmentorum
craſſitudinem redacta. *Aliud quod manditur.* ♃ Nitri ſe-
xuncem, aniſi trientem, ſtaphidis ſilveſtris quadrantem, fo-
liorum lauri viridium et uvae paſſae exacinatae parem men-

λάμβανε, ἐκ τούτου τοῦ μίγματος ποίει τροχίσκους ἐκ τριῶν
δραχμῶν, ὡς ἕκαστον αὐτῶν μασᾶσθαι τῆς χρείας καλού-
σης. ἄλλο ἔῤῥινον. ♃ εὐφορβίου ⊲ S''. θαψίας ⊲ α'.
ἴρεως ⊲ α'. μέλιτος ἐφθοῦ ⊲ α' S''. τεύτλου ῥίζης χυλοῦ
τὸ ἀρκοῦν. ἐκ τούτου λαμβάνων κέγχρου μέγεθος ἀνιεὶς
ὕδατι, μήλη ἀναλαμβάνων ἔγχει τοῖς μυκτῆρσιν. ἄλλο ἔῤῥινον.
κυκλαμίνου χυλοῦ κύαθοι β'. κισσοῦ φύλλων χυλοῦ κύαθος
εἷς, πευκεδάνου ὀβολὸς α'. ἐλατηρίου ὀβολὸς α'. ἐν ὑελίνῳ
ἀγγείῳ ἀποτίθενται, ἀναλυομένων ἐπὶ τῆς χρείας γάλακτι
γυναικείῳ, ἔγχει ταῖς ῥισίν. ἄλλο. ♃ σμύρνης γο δ'. εὐφορ-
βίου γο δ'. πεπέρεως λευκοῦ κόκκους κε'. προδιαλύσας ὕδατι
τὴν σμύρναν καὶ τὸ εὐφόρβιον μῖξον λεῖον τὸ πέπερι καὶ
πρόσβαλλε ἐλαίῳ γλευκίνῳ γο στ'. καὶ οὕτω χρῶ. ἄλλο ἔῤῥι-
νον ἀποφλεγματίζον διὰ στόματος ἱκανῶς. ♃ ἐλαίου κοινοῦ
ξε β'. σάπωνος λίτραν α'. φρυκτῆς λίτραν α' S''. ὀποπά-
νακος γο α'. ἀγχούσῃ χρῶσον, καὶ χρῶ προπληρώσας ὕδατι
τὸ στόμα. ἄλλο διάχριστον στόματος. σάπωνα διεὶς τεύτλου

furam, excipe et ex hac mixtura paſtillos trium drachma-
rum coge et ſingulos uſu expetente mandendos praebe.
Aliud quod naribus inditur. ♃ Euphorbii ʒ ß, thapſiae ʒ j,
iridis ʒ j, mellis cocti ſesquidrachmam, ſucci radicis betae
quantum ſufficit. Ex hoc ad milii magnitudinem accipe et
aqua dilutum, ſpecilloque exceptum naribus infunde. *Aliud
quod naribus infunditur.* ♃ Succi cyclamini cyathos ij,
ſucci foliorum hederae cyathum unum, peucedani obolum
unum, elaterii obolum unum. In vitreo vaſe recondito, uſu
vero expoſtulante lacte muliebri diſſoluta naribus infundito.
Aliud. ♃ Myrrhae trientem, euphorbii trientem, piperis
albi grana xxv. Myrrham aqua prius diſſolvito, unaque
ipſum euphorbium, deinde piper tritum addito et adjecto
olei gleucini ſexunce utitor. *Aliud, quod naribus infuſum
multam pituitam per os detrahit.* ♃ Olei communis ſex-
tarios duos, ſaponis libram unam, reſinae frictae ſesquili-
bram, opopanacis ʒ j. Per anchuſam colorato ac utitor
ore prius aqua expleto. *Aliud quo os illinitur.* Saponem

χυλῷ, χρῖσον τὰ κατὰ τὸν οὐρανίσκον καὶ τὸν κίονα τοῦ
στόματος. τὸ δ᾽ αὐτὸ τοῦτο καὶ ἔῤῥινόν ἐστι.
[Τὰ ὑπὸ Κρίτωνος γραφέντα ἐν τῇ πρώτῃ βίβλῳ περὶ
φαρμάκων αὐτοῖς ὀνόμασιν οὕτως.] ἀποφλεγματισμοί. Σταφὶς
ἀγρία διαμασωμένη καὶ ἰδίᾳ καὶ μετὰ γλήχωνος. ἄλλο. ♃
σταφίδος ἀγρίας καὶ ὀριγάνου ἀνὰ ὀξύβαφον, νίτρου ◁ β΄.
λεῖα δίδου κοχλιαρίον πλῆθος διαμασᾶσθαι ἕως ἂν πλη-
ρωθῇ τὸ στόμα, εἶτα χανὼν ἐάτω ῥεῖν. ἄλλο. ♃ ὀριγάνου
γο δ΄. ὑσσώπου ◁ δ΄. σταφίδος ἀγρίας ◁ δ΄. ἀφρονίτρου
◁ β΄. σινήπεως ◁ β΄. πυρέθρου ◁ γ΄. λεάνας χρῶ. ἄλλο.
♃ σινήπεως μέρος α΄. σταφίδος ἀγρίας μέρος α΄. κόψας χρῶ.
τούτῳ οἱ φαρμακοπῶλαι χρῶνται. ἄλλο. ♃ ὑσσώπου, θύ-
μου, ὀριγάνου καὶ ἰδίᾳ καὶ ὁμοῦ χρῶ. ἄλλο. κολοκυνθίδος
τὸ ἐντὸς ἐν ὄξει ἑψημένον πλείονα χρόνον ἐν τῷ στόματι
κρατουμένου τοῦ ὑγροῦ ἢ ἐν οἴνῳ ἀποβραχείσης κολοκυν-
θίδος πλείονα χρόνον. ἄλλο. σκόρόδα μετ᾽ εὐζώμου ὑπέρ-
ματος καὶ νίτρου. ἄλλο. ♃ σταφίδος ἀγρίας ◁ ζ΄. πυρέ-

betae fucco dilutum juxta palatum illinito, atque itidem
juxta oris columellam. Idem etiam naribus infundi poteſt.

[*Quae Crito in primo de medicamentis fcripſit his
verbis.*] *Apophlegmatismi.* Staphis ſilveſtris per ſe et cum
pulegio manſa. *Aliud.* ♃ Staphidis ſilveſtris et origani,
utriusque acetabulum, nitri ℨ ij, trita cochlearii menſura
manducanda praebeto, donec os pituita repleatur, deinde
aperto ore effluere finito. *Aliud.* ♃ Origani ℥ iiij, hyſ-
ſopi ℨ iiij, ſtaphidis ſilveſtris ℨ iiij, ſpumae nitri ℨ ij, ſina-
pis ℨ ij, pyrethri drach. iij. tritis utere. *Aliud.* ♃ Sinapis
partem unam, ſtaphidis ſilveſtris partem unam, contuſis
utere. Hoc pharmacopolae utuntur. *Aliud.* Hyſſopo, thymo,
origano tum per ſe tum ſimul mixtis utere. *Aliud.* Me-
dullae colocynthidis in aceto ad multum tempus coctae,
aut etiam per longum tempus in vino maceratae, liquorem
in ore contineto. *Aliud.* Allia cum erucae ſemine et nitro.
Aliud. ♃ Staphidis ſilveſtris drach. vij, pyrethri drach. iiij,

Ed. Chart. XIII. [385. 386.]   Ed. Baf. II. (185.)

θρου ⊲ δ'. ὑσσώπου ⊲ α', κόψας, ἀνάπλασσε κυκλίσκους
ἀνὰ ⊲ α'. καὶ δίδου διαμασᾶσθαι.

[386] [Τὰ ὑπὸ Κρίτωνος ἐπὶ τῶν ἰκτεριώντων ἔρ-
ρινα φάρμακα γεγραμμένα.] Ἔρρινον ἐκκρίνει διὰ ῥινῶν καὶ
στόματος. μὴ ξενισθῇς δὲ ἐὰν ἀναθερμάνῃ ἢ τραχύνῃ τὴν
ὑπερῴαν· μετασυγκρίνει γάρ. ♃ σταφίδος ἀγρίας ⊲ α'. με-
λανθίου ⊲ γ'. λιάνας μετ' ὄξους, ὡς γλοιοῦ ὑγρότερον εἶναι,
ἐγχυμάτιζε τὰς ῥῖνας ἐπὶ ἡμέρας ε', ἕως ἐκκαθαρθῇ. ποίει
δὲ παρ' ἡμέραν. ἄλλο. ♃ κισσοῦ φύλλα δέκα, δάφνης φύλλα
δέκα, τρῖβε μετ' ἐλαίου ἕως γλοιῶδες γένηται καὶ παράσταζε
ταῖς ῥισὶν ὁμοίως. ἄλλο. ἄκρως δὲ ποιεῖ ἐπ' αὐτῶν καὶ τὸ
ἐλατήριον ἐμφυσώμενον εἰς τὰς ῥῖνας. δεῖ μέντοι ἀβλαβῶς
αὐτὸ βουλόμενον ποιεῖν ἐμβιβάζειν εἰς ἔμβασιν θερμοῦ καὶ
οὕτως ὅλου βαπτιζομένου τοῦ σώματος, πλὴν τοῦ προσώ-
που, ἐμφυσᾶν τὸ ἐλατήριον. ἄγει γὰρ χολὴν δαψιλῆ διὰ μυ-
ξωτήρων. ἄλλο. ἐλατηρίου ἡλίκον ὄροβον διεὶς γυναικείῳ
γάλακτι, ἔγχεοι εἰς τοὺς μυκτῆρας, καὶ ἐπὰν γένηται ἡ κά-

hyſſopi Ʒ j, contuſa in orbiculares paſtillos cogito, eosque
drachmae pondere formatos manducandos exhibeto.

[Quae medicamenta naribus indenda Crito ictericis
conſcripſit.] Medicamentum quod naribus infunditur et
tum per nares tum per os excernit. Ob id ipſum vero ne
conſternaris, ſi palatum calefaciat aut exaſperet, ex alto
enim avocat ac transfert humores. ♃ Staphidis ſilveſtris
Ʒ j, melanthii Ʒ iij, cum aceto trita, ad formam ſtrigmento
liquidiorem redigito et per dies quinque in nares infun-
dito, donec expurgetur aeger, id autem alternis diebus fa-
cito. Aliud. ♃ Hederae folia decem, lauri folia decem
cum oleo terendo ad ſtrigmenti craſſitudinem redigito et
naribus ſimiliter inſtillato. Aliud. Egregie facit et elate-
rium inſufflatum in ipſorum nares. Caeterum ſiquis hoc
citra detrimentum facere velit, in calidae ſolium aegrum
immittet, atque ita toto corpore praeter faciem in eo im-
merſo elaterium inſufflabit, large enim bilem per nares
educit. Aliud. Elaterium ad magnitudinem ervi in lacte
muliebri dilutum naribus infundito, atque ubi purgatio

θαρσις, κάθιζε εἰς μακρὰν καὶ ἀπόνιπτε καὶ διαίτη ἀναλάμβανε.

[Τὰ ὑπ' Αἰνείου παραδοθέντα ἐκ πείρας πρὸς ἀποφλεγματισμόν.] Ὧν πεῖραν ἔχον Αἰνείου χρωμένου, παρ' οὗ καὶ τὰς γραφὰς ἔλαβον. ἔρρινον ἀποφλεγματίζον. ℞ σάπωνος λίτρας στ΄. στέατος αἰγείου λίτραν α΄. κηροῦ λίτρας γ΄. πίσσης ξηρᾶς γο δ΄. οἱ δὲ γο γ΄. νίτρου τὸ ἴσον. κονίας στακτῆς δριμείας κύαθοι δύο, (186) ἄνιε ὕδατι καὶ χρῶ μήλη ἐγχέων καὶ κέλευε ἀνασπᾶν. προσέμβρεχε τὴν κεφαλὴν ἰρίνῳ καὶ μετὰ τὴν χρῆσιν μελικράτῳ πολλάκις ἀνακογχυλιζέσθω. ἄλλο. ℞ εὐφορβίου < στ΄. λυκίου Ἰνδικοῦ < δ΄. ἀναλάμβανε τεύτλου χυλῷ καὶ μέλιτι καὶ ἄνιε ὕδατι ἢ γάλακτι. ἄλλο. κυκλαμίνου χυλοῦ, κύαθοι δύο, κισσοῦ κορύμβων χυλοῦ κύαθος εἷς, πευκεδάνου ὀποῦ ὀβολὸς εἷς, ἐλατηρίου ὀβολὸς εἷς, χρῶ ἐν βαλανείῳ μετὰ γάλακτος γυναικείου. ἄλλο. ℞ πυρέθρου, πεπέρεως, ὑσσώπου, σταφίδος ἀγρίας ἴσον ποίει τροχίσκους δραχμιαίους, ὧν ἕνεκα διαμασάσθω καὶ

prodierit, in calidae labrum demittito ac lavato et per diaetam reficito.

[*Quae Aeneas per experientiam pituitam detrahentia tradidit.*] Quorum experientiam per Aeneae ufum habeo, a quo etiam defcriptiones accepi. *Medicamentum quod naribus inditur atque pituitam detrahit.* ℞ Saponis ℔ vj, adipis caprini ℔ j, cerae ℔ iij, picis aridae trientem, quidam vero quadrantem habent, nitri tantundem, lixivii acris cyathos ij, aqua diluito et dum uteris per fpecillum infundito attrahereque jubeto. Caput vero irino praerigato et poft ufum aquam mulfam faepe gargarizandam praebeto. *Aliud.* ℞ Euphorbii ℨ vj, lycii Indici ℨ iiij, fucco betae excipe, ac melle addito coge. Ufus tempore aqua aut lacte dilue. *Aliud.* ℞ Succi cyclamini cyath. ij, fucci cacuminum hederae cyath. j, fucci peucedani obolum unum, elaterii obolum unum. Utere in balneo cum lacte muliebri. *Aliud.* ℞ Pyrethri, piperis, hyffopi, ftaphidis filveftris parem menfuram in paftillos drachmae pondere cogito, quorum unum manducandum praebeto et poft factam ab ipfo

Ed. Chart. XIII. [386.]   Ed. Baf. II. (186.)

μετὰ τὴν ὑπ' αὐτοῦ κάθαρσιν ἁλσὶ καὶ μέλιτι ἀποθεραπευ-
έσθω. πταρμικά. ♃ πεπέρεως λευκοῦ, ἑλλεβόρου λευκοῦ, κα-
στορίου, εὐφορβίου, στρουθίου, κυκλαμίνου χυλοῦ ξηροῦ ἴσα
προερεθίσας πτερῷ ἐμφύσα.

[Περὶ τῆς χρήσεως ἁπάντων τῶν ἰσχυρῶν φαρμάκων.]
Ὃν ἂν περὶ τῶν προειρημένων φαρμάκων εἴπω λόγον τῆς
χρήσεως, τοῦτον ἐπὶ πάντα τὰ ἄλλα ὅσα δύναμιν ἰσχυρὰν
ἔχει μεταλαβεῖν χρή. προσήκει γὰρ οὐκ εὐθέως ἐξ ἀρχῆς τὰ
δραστικώτατα προσφέρειν, ἀλλ' ἀπὸ τῶν ἀσθενεστέρων ἄρ-
χεσθαι, καὶ μέντοι καὶ αὐτὰ τὰ ἰσχυρὰ φάρμακα πραϋνό-
μενα τῇ μίξει τῶν παρηγορικῶν γίνεται μέτρια. καὶ διὰ τοῦτο
ἐγὼ γάλακτι γυναικείῳ προσφάτῳ λειῶν αὐτῶν ἔνια καὶ
ὕδατι καὶ μετὰ ταῦτα ἐλαίῳ γλυκεῖ, κἄπειτα χυλοῦ τεύτλου
καὶ ἀναγαλλίδος τῆς τὸ κυανοῦν ἄνθος ἐχούσης, οὕτως ἐκ
προσαγωγῆς χρῶμαι, καὶ τὸ τελευταῖόν γε καὶ δι' ὀποβαλ-
σάμου λειῶν ταῦτα προσφέρω τὴν μὲν πρώτην γάλα μι-
γνὺς, ἐπειδὰν δὲ ῥᾳδίως φέρῃ τοῦτο καὶ χωρὶς τοῦ γάλα-
κτος. εὐπορίστῳ δὲ πολλάκις ἐχρησάμην φαρμάκῳ ἐγχεομένῳ

purgationem, fale et melle curato. *Sternutatorium.* ♃ Pi-
peris albi, veratri albi, caftorii, euphorbii, ftruthii, fucci
cyclamini aridi, aequali menfura penna praeirritatis in-
fufflato.

[*De ufu omnium vehementium medicamentorum.*]
Quam utendi rationem de praedictis medicamentis dixero,
eam ad omnia alia, quaecunque validam vim habent, trans-
ferre oportet. Non enim ftatim a principio efficaciffima ad-
hibere convenit, fed a debilioribus aufpicari. Quin et ipfa
valida medicamenta mitigatoriorum admixtione lenita mo-
derata fiunt. Et ob id ego quaedam ex eis muliebri lacte
recenti et aqua diluo et poft hoc oleo dulci, deinde betae
fucco et anagallidis, quae coeruleum florem habet, itidem
fucco, atque ita fenfim in ufu eorum progredior, donec
poftremum etiam per opobalfamum talia diffolvo. Ac pri-
mum quidem lacte admixto adhibeo: quod ubi leviter fe-
runt aegri, etiam citra lactis adjectionem admoveo. Porro
parabili faepe medicamento ufus fum, quod naribus infun-

ΤΩΝ ΚΑΤΑ ΤΟΠΟΥΣ ΒΙΒΛΙΟΝ Β. 591

Ed. Chart. XIII. [387.]   Ed. Baf. II. (186.)

[387] τῇ ῥινὶ μελανθίῳ, ποτὲ μὲν ὄξει δριμεῖ διαβρέχων προ μιᾶς ἡμέρας, εἶτα τῇ ὑστεραίᾳ σὺν ὄξει πάλιν λειῶν καὶ ἐγχέων εἰς τὴν ῥῖνα διὰ τῶν μυκτήρων ἢ τὸν κάμνοντα κελεύων ἀναῤῥοφεῖν αὐτό. ἐνίοτε δὲ ἐλαίῳ παλαιῷ τὸ αὐτὸ μελάνθιον λειῶν καὶ ὁμοίως χρώμενος. οὕτω μὲν οὖν αὐτῷ χρῆται καὶ ὁ Ἀρχιγένης ἐπὶ ἐμφράξεως μυκτήρων. τῷ δὲ πρώτῳ μετὰ ὄξους ὁ Κρίτων ἐπὶ τῶν ἰκτεριώντων.

Κεφ. γ'. [Περὶ ἡμικρανίας.] Πάθος ὀδυνηρὸν γίνεται κατὰ τὸ ἥμισυ μέρος τῆς κεφαλῆς ἐνίοτε μὲν τὸ δεξιὸν, ἔστι δ' ὅτε καὶ κατὰ θάτερον, ὁριζόμενον τῇ κατὰ τὸ μῆκος αὐτῆς ἐκτεταμένῃ ῥαφῇ. καὶ τὰ πολλά γε κατὰ περίοδον παροξύνεται τῆς ὀδύνης αἰτίαν ἐχούσης, ἐπιῤῥοὴν ἀτμῶν ἢ χυμῶν ἤτοι πολλῶν ἢ θερμῶν ἢ ψυχρῶν. ἔνιοι μὲν οὖν αὐτῶν κατὰ τοὺς κροταφίτας μῦς ἀλγοῦσι σφοδρῶς καὶ πλείους γέ εἰσιν οἱ οὕτως ἀλγοῦντες. ἔνιοι δὲ καὶ μέχρι πλείστου τὴν ὀδύνην ἐπαναβαίνουσαν ἔχουσι, καί τινές γε οὕτω σφοδρῶς ἀλγοῦσιν, ὡς μηδὲ τὰς ἐπιβολὰς τῶν χειρῶν εὐκόλως φέρειν.

ditur, melanthio aliquando quidem aceto acri rigato ac pridie macerato, deinde fequenti rurfus cum aceto trito et naribus infufo, aut aegro ipfum abforbere in nares juffo. Aliquando vero oleo veteri idem melanthium contrivi, atque ita intro inftillans ufus fum, quo modo etiam Archigenes eo utitur in narium obturatione. Priore vero, quod cum aceto infunditur, Crito utitur in ictericis.

Cap. III. [*De Hemicrania.*] Hemicrania affectio dolorifica circa dimidiam capitis partem aliquando dexteram, aliquando alteram contingit, quae juxta futuram fecundum longitudinem ejus extenfam terminatur et ut plurimum per circuitum exacerbatur, influxu vaporum aut humorum five multorum five calidorum five frigidorum caufam dolori fuggerente. Quidam igitur ipforum circa temporum mufculos vehementer dolitant et pleraque fane ipforum pars hoc modo affligitur. Quidam vero dolorem ad fublimiora afcendentem habent. Et quidam adeo vehementer dolent, ut neque manuum contactum facile ferant, in quibus palam

ἐφ᾽ ὧν εὐδηλός ἐστιν ὁ περικράνιος ὑμὴν πάσχων, οὐκ ἀπα-
θοῦς τὸ πάμπαν οὐδὲ τοῦ δέρματος ὑπάρχοντος. εὔδηλον
οὖν ἐστι τὴν ἐπιῤῥοὴν τῶν λυπούντων ἀτμῶν ἢ χυμῶν ἢ
ἀμφοτέρων ἤτοι διὰ τῶν φλεβῶν ἢ ἀρτηριῶν ἢ δι᾽ ἀμφοῖν
γίνεσθαι, ποτὲ μὲν αὐτῶν μόνων τῶν ἔνδον τοῦ κρανίου,
τουτέστιν ἐγκεφάλου τε καὶ μηνίγγων τὸ περιττεῦον ἐν αὐ-
τοῖς ἀπωθουμένων ἐκτός, ποτὲ δὲ τοῦ κάτω τῆς κεφαλῆς
σώματος ἀναπέμποντος ἀτμοὺς ἢ χυμοὺς μοχθηρούς. διὸ
καὶ θεραπεύειν τις ἐγχειρῶν ἡμικρανίαν ἐπισκεψάσθω πρό-
τερον ὁποίας δεῖται καθάρσεως ἢ φλεβοτομίας ὁ κάμνων,
εἶθ᾽ οὕτως ἐπὶ τὰ τῆς κεφαλῆς αὐτῆς ἀφικνούμενος βοηθή-
ματα διὰ τε τῶν δακτύλων τῆς ἑαυτοῦ χειρὸς καὶ διὰ σιν-
δόνος ἀνατρίβων τὸ ἥμισυ μέρος τοῦ μετώπου, καὶ μάλιστα
τὸ κατὰ τὸν κροταφίτην μῦν, ἐκθερμαινέτω, πρὸ τῶν παρο-
ξυντικῶν ὡρῶν πράττων τοῦτο. μετὰ δὲ τὸν παροξυσμὸν
τοῖς καλουμένοις ὑπὸ τῶν ἰατρῶν ἡμικρανικοῖς φαρμάκοις
χρήσθω. θερμασίας μὲν πολλῆς ἐν ταῖς ὀδύναις αἰσθανομέ-
νης τοῖς ἔχουσί τι ψυκτικὸν, ἄνευ δὲ ταύτης τοῖς ἱκανῶς

eſt, pelliculam calvam ambientem eſſe affectam et neque
cutem ipſam omnino ab affectione immunem exiſtere. Ra-
tionabile igitur eſt vaporum aut humorum aut utrorumque
intluxum ſive per venas ſive per arterias ſive per utras-
que contingere, quum interdum ea ſola, quae intra calvam
continentur, hoc eſt cerebrum ejusque membranae, quod
in ipſis redundat foras protrudant, interdum vero corpus
infra caput poſitum vitiatos vapores aut humores ſurſum
mittat. Quapropter ubi quis hemicraniam curare aggreditur,
prius quali purgatione aut venae ſectione aeger opus ha-
beat conſideret, atque ita deinde ad capitis auxilia pro-
grediendo tum per digitos ſuae manus tum per linteum
dimidiam frontis partem, et eam maxime quae circa tem-
porum muſculum eſt, confricando excalefaciat, atque id ante
irritationis tempus faciendum eſt. Poſt exacerbationem vero
medicamentis hemicranicis a medicis appellatis utendum, ſi
quidem multa caliditas in doloribus percipiatur, iis quae
refrigerans quippiam habent, citra vero hanc iis quae

θερμαίνουσι. μεμίχθω δὲ ἑκατέροις τῶν τονούντων τι στυ-
πτικὴν ἔχον τὴν δύναμιν δηλονότι. θαυμάζω δὲ ὅπως οὔθ᾽
ὁ Ἀπολλώνιος οὔθ᾽ ὁ Ἀρχιγένης οὔτ᾽ Ἀσκληπιάδης ἐφε-
ξῆς τοῖς πρὸς τὰς κεφαλαλγίας φαρμάκοις ἔγραψάν τι καὶ
περὶ τῶν ἡμικρανικῶν ὀνομαζομένων. ἐχρῆν γὰρ αὐτούς, εἰ
καὶ μηδὲν ἴδιον ἐπ᾽ αὐτῶν ἐστι, διὰ τὸ περιέχεσθαι κατὰ
τὸ τῆς κεφαλαλγίας, αὐτό τε τοῦτο ἐπισημαίνεσθαι. παρα-
πλησίως δὲ καὶ τῷ Ἥρᾳ καὶ τῷ Κρίτωνι τὸ περὶ τοῦ πά-
θους τούτου διελθεῖν ἐπὶ πλέον ἠμέλουν. δι᾽ ὧν δὲ τοῖς
κεχρονισμένοις ἀλγοῦσι τὴν κεφαλὴν βοηθοῦσι φαρμάκων,
ἐνδείκνυται καὶ τοῖς ἡμικρανικοῖς τὴν αὐτὴν εἶναι βοήθειαν.
ὁ μὲν οὖν Ἥρας ἐν τῇ φαρμακίτιδι βίβλῳ κατ᾽ ἀρχὴν εὐ-
θέως ὡδί πως ἔγραψε πρὸς κεφαλαλγίαν.

[388] [Ἐκ τῶν τοῦ Ἥρα πρὸς κεφαλαλγίαν.] ♃ Κρο-
κομάγματος μέρος α΄. κηκίδος μέρος α΄. λεάνας μετ᾽ οἴνου
κατάγριε τὸ μέτωπον καὶ τοὺς κροτάφους. τροχίσκος πρὸς
κεφαλαλγίαν ἄκρως ποιῶν, δὶς ἢ τρὶς ἐπιχριόμενος ἀπὸ κρο-

multum excalefaciant. Utriusque vero aliquid ex iis, quae
robur addunt miſceatur, quod aſtringentem videlicet habeat
facultatem. Demiror autem quod neque Apollonius neque
Archigenes neque Aſclepiades quicquam de hemicranicis
medicamentis, quae merito poſt doloris capitis totius me-
dicamenta ſubjicienda erant, conſcripſerunt. Decebat enim
ipſos, tametſi nihil privatim in ſe habeant, propterea quod
inter ea quae totius capitis dolori deſtinata ſunt contineant-
tur, id ipſum ſaltem annotare. Similiter autem et ab Hera
et a Critone uberior de hac affectione tractatio neglecta
eſt. Caeterum per quae medicamenta inveterato capitis do-
lori medentur, per eadem conſtat eos etiam hemicranicis
affectibus auxiliari. Heras itaque in medicamentario libro
ſtatim a principio in haec verba ad capitis dolorem me-
dicamenta conſcripſit.

[*Medicamenta ex libris Herae ad capitis dolorem.*]
♃ Crocomagmatis partem j, gallae partem j, trita ex vino
fronti ac temporibus illinito. *Paſtillus ad capitis dolorem
egregie faciens, a tempore ad tempus bis aut ter illitus.*

τάφου ἕως κροτάφου. 4 κρόκου < ιε΄. χαλκάνθου < ι.
στυπτηρίας σχιστῆς < ιγ΄. σμύρνης < γ΄. ὀπίου < γ΄. ὀμ-
φακίου < γ΄. χαλκίτεως < γ΄. κόμμεως δραχμὰς ιε΄. λεάνας
ταῦτα πρόσβαλλε οἴνου αὐστηροῦ φαλερίνου τὸ αὔταρκες
καὶ τρῖβε ὡς κολλύριον, εἶτα ποιήσας τροχίσκους, ἐπὶ τῆς
χρείας ἀνιεὶς ὀξυκράτῳ ἢ ὄξει χρῶ. μάλαγμα πρὸς κεφαλαλ-
γίαν. 4 ἰοῦ ξυστοῦ < δ΄. χαλκοῦ κεκαυμένου < β. λε-
πίδος στομώματος δραχμὰς β΄. κιμωλίας δραχμὰς δ΄. χαλκί-
τεως δραχμὰς δ΄. κισσήρεως ὠμῆς δραχμὰς δ΄. τερμινθίνης
γο α΄. κηροῦ < λζ΄ S΄΄. ἐλαίου παλαιοῦ κυάθους β΄. τοῖς
ξηροῖς λειοτάτοις τὰ τηκτὰ ἐπικαταχέων μάλασσε καὶ χρῶ,
ἐὰν δὲ σκληρότερον δοκῇ εἶναι τὸ φάρμακον, ἐλαίῳ ἀμυγδα-
λίνῳ ἀναμάλασσε. ταῦτα μὲν ὁ Ἥρας πρὸς κεφαλαλγίαν
ἔγραψε. χρῶνται δὲ αὐτοῖς ἔνιοι καὶ κατὰ τῶν ἡμικρανικῶν
ἀλγημάτων, ὥσπερ καὶ τοῖς ἄλλοις φαρμάκοις, ὅσα γέγρα-
πται τοῖς προγεγραμμένοις ἀνδράσι πρὸς τὰς χρονιζούσας
κεφαλαλγίας. οὐ μέντοι κατὰ παντὸς ἐκτείνουσι τοῦ μετώ-
που τὸ φάρμακον, ἀλλὰ κατὰ τοῦ πεπονθότος μορίου μόνον.

4 Croci ℥ xv, atramenti futorii ℥ x, aluminis fciſſi ℥ xiij,
myrrhae ℥ iij, opii ℥ iij, omphacii ℥ iij, chalcitidis ℥ iij,
gummi ℥ xv. Tritis omnibus vini Falerni auſteri quod fatis
eſt affunde et ut collyrium tere, indeque in paſtillos omnia
redige. Ufu vero expetente pofca aut aceto dilutis utere.
Malagma ad capitis dolorem. 4 Aeruginis rafilis ℥ iiij,
aeris uſti ℥ ij, fquamae ſtomomatis ℥ ij, cimoliae ℥ iiij,
chalcitidis ℥ iiij, pumicis crudi ℥ iiij, terebinthinae ℥ j,
cerae ℥ xxxvij, et dimidiam, olei veteris cyathos ij. Aridis
tenuiſſime tritis, liquabilia liquefacta affunde, emolli ac
utere. Quod fi durius videatur medicamentum, oleo amy-
gdalino emollito. Haec quidem medicamenta Heras ad ca-
pitis dolorem fcripſit. Utuntur autem eis quidam etiam ad
hemicranicos dolores, quemadmodum etiam aliis medica-
mentis, quae praedicti viri ad inveteratos capitis dolores
deſtinaverunt. Non tamen per omnem frontem medicamen-
tum extendunt, fed per affectam folum partem. Caeterum

ΤΩΝ ΚΑΤΑ ΤΟΠΟΥΣ ΒΙΒΛΙΟΝ Β. 595

Ed. Chart. XIII. [388.]   Ed. Baf. II. (186. 187.)

ἐνὶ δὲ τῶν ἡμετέρων διδασκάλων ἔθος ἦν χρήσασθαι πρὸς
τὰς κεχρονισμένας ἡμικρανίας τῷδε τῷ φαρμάκῳ. ♃ πεπέ-
ρεως λευκοῦ δραχμὰς β'. κροκομάγματος δραχμὰς β'. εὐφορ-
βίου ◁ S''. χρῶ. λέλεκται δὲ περὶ τῆς εὐφορβίου δυνάμεως
ἤδη μοι, διότι ταχέως ἐκλύεται. χρὴ τοίνυν ἐμβάλλειν εἰς τὰ
τοιαῦτα φάρμακα τοῦ μὴ παλαιοῦ. λέλεκται δὲ καὶ ὡς τὸ
μὲν πρόσφατον λευκότερόν ἐστιν, ἐπὶ δὲ τὸ ξανθότερον ἢ
ὠχρότερον χρῶμα τρέπεται παλαιούμενον. ἐὰν δὲ μὴ πάνυ
παλαιὸν ᾖ τὸ εὐφόρβιον, ἀλλὰ δυοῖν ἢ τριῶν ἐτῶν, διπλά-
σιον αὐτοῦ βάλλοις, τουτέστιν δραχμὴν μίαν. ὥσπερ δὲ τὸ
εὐφόρβιον πρόσφατον χρὴ βάλλειν, οὕτω καὶ κόπρου περι-
στερᾶς ◁ S'' τῶν ὀρεινῶν περιστερῶν, ἃς ἐν πύργοις τρέ-
φουσιν ἑαυταῖς τὴν τροφὴν (187) ποριζούσας, οὐχ ὡς ἐν
ταῖς πόλεσιν αἱ κατὰ τὴν οἰκίαν τρεφόμεναι. καὶ μέντοι καὶ
τοῦ μέλανος τοῦ γραφικοῦ τὸ ἴσον ἐμβάλλεται τῇ τῶν πε-
ριστερῶν κόπρῳ, τουτέστιν ◁ S'' τοῦ μέλανος, μὴντοιθτα
τοῦ ἡμετέρου τοῦ Περγαμηνοῦ βαλλομένου, τούτῳ γὰρ ἐχρή-
σατο διὰ παντὸς ὁ διδάσκαλος. ἢ οὖν αὐτὸ ἐκεῖνο χρὴ βάλλειν

ex praeceptoribus noſtris quiſpiám hoc medicamentum ad
inveteratas hemicranias in uſu habebat. ♃ Piperis albi ℥ ij,
crocomagmatis ℥ ij, euphorbii ℥ ß utere. Porro de euphor-
bii facultate jam mihi relatum eſt, quod cito exolvatur,
quare in ejusmodi medicamenta non vetus conjicere opor-
tet. Dictum etiam recens albidius eſſe, quod vero inve-
teratum eſt, flavioris aut pallidioris coloris reddi. Verum
ſi non valde vetus fit euphorbium, ſed duorum aut trium
annorum, duplum ejus adjicies, hoc eſt ℥ i. Quemadmodum
autem euphorbium recens conjiciendum eſt, ſic itidem ſter-
coris columbini drachmae dimidium, ex columbis montanis
quas in turribus nutriunt ſibi ipſis victum quaerentes, non
velut quae in urbibus intra domos nutriuntur. At vero et
atramenti ſcriptorii aequa portio, hoc eſt drachmae dimi-
dium ad columbinum ſtercus injicitur, atque ad hanc rem
noſtrum Pergamenum praeſtat, eo enim ſemper praeceptor
noſter utebatur. Aut igitur illud ipſum ex Pergamo atra-

τὸ ἐκ Περγάμου μέλαν, ἤ τι τῶν ἄριστα κατεσκευασμένων,
καὶ μίξαντας ταῦτα πάντα φυρᾶν καὶ ἀναδεύειν ὄξει δρι-
μυτάτῳ καὶ λειώσαντας ἐπαλείφειν τὸν κροταφίτην μῦν καὶ
ὅλον τὸ ἥμισυ τοῦ μετώπου καὶ τὸ πεπονθὸς μέρος τῆς
κεφαλῆς. ἕτερον φάρμακον οὐ μόνον ἡμικρανίας, ἀλλὰ καὶ
πάσης κεφαλαλγίας κεχρονισμένης ἐπιχριόμενον, ἐν μὲν ταῖς
κεφαλαλγίαις κατὰ τοῦ μετώπου παντός, ἐν δὲ ταῖς ἡμικρα-
νίαις κατὰ τοῦ ἡμίσεως μέρους τῆς κεφαλῆς τοῦ πεπονθό-
τος. ♃ κρόκου δραχμὰς ε΄. χαλκάνθους < ι΄. στυπτηρίας σχι-
στῆς δραχμὰς γ΄. σμύρνης δραχμὰς γ΄. ὀπίου δραχμὰς γ΄.
ὀμφακίου δραχμὰς γ΄. κόμμεως δραχμὰς ιε΄. λειώσας πάντα
πρόσβαλλε οἴνου φαλερίνου καὶ λείου πάλιν ὡς κολλύριον,
εἶτα ἀναπλάσας τροχίσκους ἐπὶ τῆς χρείας ἀνιεὶς ὀξυκράτῳ
ἢ ὄξει κατάχριε. ἕτερον πρὸς τὰς αὐτὰς διαθέσεις. ♃ σκαμ-
μωνίας < στ΄. κρόκου δραχμὰς β΄. κισσοῦ κόμης δραχμὰς στ΄.
θείου ἀπύρου δραχμὰς δ΄. ἀνίσου σπέρματος δραχμὰς η΄. σι-
λίνου σπέρματος δραχμὰς η΄. λειώσας ἐπιμελῶς ὠκίμου χυλῷ
ἀνάπλασον. τοῦτο πλείονι [389] ῥοδίνῳ λυθὲν ἐπιβροχῇ

mentum injicere oportet, aut aliquod aliud optime prae-
paratum. Atque ita omnibus his mixtis et probe fubactis
acetoque acerrimo imbutis ac dilutis temporis mufculus et
dimidium frontis et affecta capitis pars illinenda eft. *Aliud
medicamentum, quod non folum in hemicrania, fed et in
omni inveterato capitis affectu illinitur, in cephalalgiis
per omnem frontem, in hemicrania vero per mediam ca-
pitis partem affecta.* ♃ Croci Ʒ v, atramenti futorii drach.
decem, aluminis fciffi drach. iij, myrrhae drachmas tres,
opii drachmas tres, chalciteos drachmas tres, omphacii
drachmas tres, gummi drach. xv. Omnibus tritis vinum
Falernum adjice et rurfus ut collyrium tere, deindeque in
paftillos redige. Ufus vero tempore pofca dilutos aut aceto
illine. *Aliud ad eosdem affectus.* ♃ Scammoniae drachmas
fex, croci drachmas duas, comae hederae drachmas fex,
fulfuris vivi drachmas quatuor, feminis anifi drachmas
octo, feminis apii drachmas octo, diligenter trita cum ocimi
fucco in paftillos cogito. Hoc medicamentum multo rofaceo

τῆς κεφαλῆς γίνεται τοὺς ληθαργικοὺς ὠφελοῦσα. ἕτερον
φάρμακον οὐ μόνον ἐπὶ τῶν αὐτῶν ἁρμόττον, ἀλλὰ καὶ
τοὺς σκοτωματικοὺς ὠφελοῦν. ⁒ πευκεδάνου ῥίζης ≺ δ´.
ἴρεως Ἰλλυρικῆς ≺ β´. ἰοῦ ≺ α´. ἀκόρου ≺ α´. σφονδυλίου
δραχμὰς δ´. πεπέρεως μέλανος ≺ β´ S´´. καστορίου ≺ β´ S´´.
ἑρπύλλου ≺ δ´ S´´. σμύρνης δραχμὰς β´. δαφνίδων ἀριθμὸν
λε´. πηγάνου χλωροῦ ≺ ή. ἡδυόσμου χλωροῦ δραχμὰ; δ´.
ὀπίου ≺ α´. ὄξει ἀναλαβὼν ποίει τροχίσκους. ἐπὶ δὲ τῆς
χρείας ὄξει καὶ ῥοδίνῳ διεὶς κατάχριε, ἀναληφθὲν δὲ κηρωτῇ
διὰ ῥοδίνου ὡς μάλαγμα ἐπιτίθεται. τροχίσκος οὐ μόνον
τοὺς ἡμικρανίᾳ κάμνοντας ὠφελῶν, ἀλλὰ καὶ τοὺς ἰσχιαδι-
κούς. ⁒ θαψίας ≺ γ´. εὐφορβίου ≺ δ´. ὁποῦ Μηδικοῦ
≺ γ´. σμύρνης ≺ α´. ὁποπάνακος ≺ α´. ὁμοῦ κόψας ἐπί-
πλασον, εἶτα ἐπὶ τῆς χρείας ὄξει ἀποτρίβων κατάχριε. ταῦτα
μὲν σύνθετα φάρμακα. πολλάκις δὲ ἐχρησάμην αὐτοῖς, σχε-
διάσας ἁπλῶς δι᾿ εὐφορβίου χρίσμα τι προσλαβὸν ὀλίγου
κηροῦ, συστάσεως ἕνεκα. ἀρκεῖ δὲ εἰς λίτραν ἐλαίου ἤτοι
Σαβίνου ἤ τινος αὐτῷ παραπλησίου γο γ´. ἐμβάλλειν κηροῦ

diffolutum capitibus lethargicorum rigandis fit commodum.
*Aliud medicamentum non iisdem conveniens, fed et ver-
tiginofis auxiliare.* ⁒ Radicis peucedani ℨ iiij, iridis Illy-
ricae ℨ ij, aeruginis ℨ j, acori ℨ j, fpondylii ℨ iiij, piperis
nigri ℨ ij ß, caftorii ℨ ij ß, ferpilli ℨ iiij ß, myrrhae ℨ ij,
baccarum lauri numero xxxv, rutae viridis ℨ viij, menthae
viridis ℨ iiij, opii ℨ j, aceto excipe et in paftillos redige.
Ufu exigente aceto et rofaceo dilutos illine. Verum cerato
rofaceo exceptum hoc pharmacum ut malagma imponitur.
*Paftillus non folum hemicrania laborantibus commodus,
fed et ifchiadicis auxiliaris.* ⁒ Thapfiae ℨ iij, euphorbii
ℨ iiij, laferis five fucci medici ℨ iij, myrrhae ℨ j, opopa-
nacis ℨ j. Simul contufa in paftillos cogito, quos deinde
ufus tempore aceto tritos illinito. Haec quidem compofita
funt medicamenta. Saepe vero et ipfis ac fimpliciter eu-
phorbii illitione ufus fum, exigua cera ad confiftentiam ad-
jecta. Sufficit autem in libram olei, five Sabini five alterius
ei propinqui, cerae quadrantem injicere et euphorbii ℥ j,

598 ΓΑΛ. Π. ΣΥΝΘΕΣ. ΦΑΡΜ. Τ. Κ. ΤΟΠΟΥΣ ΒΙΒ. Β.

Ed. Chart. XIII. [389.]   Ed. Baf. II. (187.)

καὶ μίαν τοῦ εὐφορβίου καὶ τούτῳ καταχρίειν τὸ ἥμισυ μέ-
ρος τοῦ μετώπου, μετὰ τοῦ κροταφίτου δηλονότι μυός. ἐφ᾽
ὧν δ᾽ ἂν ὑπονοήσῃς ὑπὸ θερμῶν ἀτμῶν ἢ χυμῶν γίνε-
σθαι τὸ κατὰ τὴν ἡμικρανίαν ἄλγημα, μὴ πρόσφερε τὸ φάρ-
μακον τοῦτο. τοῖς δὲ ὑπὸ ψυχρῶν αἰτίων ἐνοχλουμένοις
ὠφελιμώτατόν ἐστιν, ὥσπερ πολλάκις ἅπαξ καταχρισθὲν πρὸ
τοῦ βαλανείου ταχέως ἐξιᾶσθαι τὸ πάθος, ὡς μετὰ λουτρὸν
ὑγιεῖς γίνεσθαι παντελῶς τοὺς κάμνοντας. ὀνίνησι δὲ τούτους
καὶ εἰς τὸ οὖς ἐγχεόμενον ἔλαιον χλιαρὸν, ἐμβεβλημένου βρα-
χέος εὐφορβίου εἰς λίτραν μίαν. τὸ βραχὺ τοῦτο ἥμισύ ἐστι
γο, ὅταν εὔτονον τὸ εὐφόρβιον ᾖ. εἰ δὲ μὴ καὶ πλέον
ἐμβάλλειν προσήκει. ἐπὶ δὲ τῶν εὐαισθήτων σωμάτων, κἂν
ἔλασσον ἡμίσεως γο. βάλῃς ἄμεινον ποιήσεις.

atque ex hoc dimidiam frontis partem illinere una cum
temporis videlicet mufculo. Caeterum in quibus fufpicio-
nem habueris a calidis vaporibus aut humoribus hemicra-
niam fieri, in his ne admoveris hoc medicamentum, iis
vero qui ob frigidas caufas infeftantur commodiffimum adeo
eft, ut faepe femel ante balneum illitum quam citiffime affe-
ctionem perfanet, ut a balneo omnino fani aegri evadant.
Juvat etiam hos, fi oleum tepidum in aurem inftilletur,
modico euphorbio ad oleum injecto, nimirum ad libram
olei unam, euphorbii uncia dimidia, fi validum euphorbium
exiftat, fi vero non, etiam amplius injicere convenit. Verum
in corporibus molli ac tenero fenfu praeditis, etiam fi mi-
nus quam dimidiam unciam injeceris melius res procedet.

ΓΑΛΗΝΟΥ ΠΕΡΙ ΣΥΝΘΕΣΕΩΣ ΦΑΡΜΑΚΩΝ ΤΩΝ ΚΑΤΑ ΤΟΠΟΥΣ ΒΙΒΛΙΟΝ Γ.

Ed. Chart. XIII. [390]   Ed. Baf. II. (187.)

Κεφ. α'. Ὤτων πόνοι γίνονται τινὲς μὲν διὰ ψύξιν, οὓς ἐν ὁδοιπορίαις καταπνευσθέντες ὑπὸ ἀνέμων ψυχρῶν ἴσχουσιν, ἔνιοι δὲ καὶ διὰ λουτρὰ ψυχρὰ καὶ διά τινα τῶν φαρμακωδῶν ὑδάτων, ἐν οἷς λούονται πολλάκις ἔνιοι τρυφῶντες, εἰσὶ δ' οἳ καὶ δι' ὠφέλειαν. γίνονται δὲ ὠτὸς ὀδύναι καὶ διὰ φλεγμονήν, ποτὲ μὲν αὐτοῦ μόνου τοῦ κατὰ τὸν πόρον δέρματος, ποτὲ δὲ καὶ διὰ βάθους, ἡνίκα τὸ

GALENI DE COMPOSITIONE MEDICAMENTORVM SECVNDVM LOCOS LIBER III.

Cap. I. Aurium dolores aliqui ex frigiditate fiunt, quos fane in peregrinationibus a frigidis ventis perflati patiuntur, aliqui vero ex balneis frigidis et quibusdam medicatis aquis oboriuntur, in quibus quidam ob delicias lavant, quamquam fint qui et ob corporis commoditatem id faciant. Fiunt et auris dolores ex inflammatione, interdum quidem folius circa meatum cutis, interdum vero in

Ed. Chart. XIII. [390. 391.]   Ed. Baf. II. (187.)

τεῖρον τὸ ἀκουστικὸν εἰς φλεγμονώδη διάθεσιν ἀφίκηται.
καθ᾽ ὃν δὲ λόγον ἡ φλεγμονὴ τείνουσα τὰ φλεγμαίνοντα
μόρια τὴν ὀδύνην ἐργάζεται, κατὰ τὸν αὐτὸν τρόπον καὶ
πνεῦμα φυσῶδες οὐκ ἔχον διέξοδον ὀδυνηρὸν γίνεται. τῇ δὲ
ἐκ τῶν ἔξωθεν ὑγρῶν δακνωδῶν ἐκπτώσει παραπλησίως ὀδυ-
νῶσιν οἱ ἐν αὐτῷ τῷ σώματι γεννηθέντες ἰχῶρες.

[Περὶ τῶν ἀπὸ ψύξεως ὠταλγιῶν.] Τὰς μὲν οὖν ὑπὸ
ψύξεως μόνης γινομένας ὀδύνας τὰ θερμαίνοντα θεραπεύει
τάχιστα. καί τινας τῶν ἀγροίκων οἶδα διαλύφοντάς τι τῶν
μεγάλων κρομμύων, εἶτα πληροῦντας ἐλαίου καὶ θερμαίνον-
τας ἐν σποδιᾷ συμμέτρως, ἐγχέοντας τοῖς ὠσί. τινὰς δὲ ἐν
ἐλαίῳ ζέοντας οὐ κρόμμυον μόνον, ἀλλὰ σκόροδον, εἶθ᾽ οὕ-
τως ἐγχέοντας. ἐγὼ δὲ εὐφορβίου παντελῶς [391] ὀλίγον
ἐλαίῳ παλαιῷ πολλῷ μιγνὺς χρῶμαι, καθάπερ γε καὶ πεπέ-
ρεως ἀκριβέστατα λελειωμένου. τὰς γὰρ κατὰ ψύξιν ὠταλ-
γίας τὰ οὕτω θερμαίνοντα μεγάλως ὀνίνησιν. ὠφελεῖ δὲ

profundum progreſſa, quando videlicet nervus auditorius
ad inflammatam aſſectionem pervenit. Qua vero ratione
inflammatio partes inflammatas diſtendens dolorem produ-
cit, juxta eundem modum etiam flatulentus ſpiritus tranſi-
tum non habens dolorem excitat. At vero conſimilis dolor
eſt ex ſeroſis et ſanioſis humoribus in corpore aurium ge-
neralis ei, qui ex mordacium humorum illapſu forinſecus
facto contingit.

[*De dolore auris ex frigidate.*] Dolores quidem igi-
tur a ſola frigiditate obortos calefacientia quam celerrime
curant. Atque in hunc uſum quosdam rurales homines ma-
gnas caepas exculpere vidi, deinde oleo eas explere et in
fervente cinere moderate calefacere, atque ita auribus in-
fundere. Quosdam vero non caepas tantum, ſed et allium
in oleo contundere vel fervefacere, atque ita infundere vidi.
Ego vero euphorbio omnino exiguo ad multum vetus oleum
admixto utor, velut etiam pipere exquiſitiſſime trito, au-
rium enim dolores a frigiditate inductos ejusmodi calefa-
cientia magnopere juvant. Prodeſt etiam amaracinum oleum

αὐτοὺς καὶ τὸ ἀμαράκινον ἔλαιον ἐγχεόμενον καὶ ἡ ἀρίστη
νάρδος καὶ τὸ καλούμενον Ῥωμαϊστὶ φουλίατόν τε καὶ σπι
κάτον. ὠφελεῖ δὲ καὶ τὸ Κομμαγηνόν. εἰ δὲ καὶ πήγανον
ἑψήσεις ἐλαίῳ μὴ στύφοντι καὶ προσέτι λεπτομερεῖ, καθάπερ
ἐστὶ τὸ Σαβῖνον, ὀνήσεις μεγάλως.

[Περὶ τῶν ἐξ ὕδατος φαρμακώδους ὠταλγιῶν.] Ὅταν
δὲ ἐξ ὕδατος φαρμακώδους περιέχηταί τι κατὰ τὸν ἀκου-
στικὸν πόρον, συνεχῶς ἐγχεῖν ἔλαιον προσήκει, ἐκκλύζοντας
αὐτὸ καὶ δι' ἐρίου μαλακοῦ σπογγίζοντας καὶ αὖθις ἐγχέον-
τας. παρηγορεῖ δὲ αὐτοὺς μεγάλως καὶ ὠοῦ τὸ λευκὸν, ᾧ
καὶ πρὸς τὰς ὀφθαλμίας χρώμεθα, καὶ γάλα γυναικεῖον. εὔ-
δηλον δὲ ὅτι πᾶν ὅ τι ἂν προσφέρηται θερμὸν εἶναι χρὴ
μετρίως. ὠφελεῖ δὲ αὐτοὺς καὶ τὸ χήνειον στέαρ ἱκανῶς·
ὠφελεῖ δὲ καὶ τὸ τῶν ἀλωπέκων.

[Περὶ τῆς διὰ φλεγμονὴν γινομένης ὠταλγίας.] Εἰ δὲ
φλεγμονή τις εἴη, κάλλιστον πρὸς αὐτὴν φάομακον ἐγχεό-
μενον νάρδινον μύρον μετὰ βραχυτάτου βασιλικοῦ καλου-
μένου φαρμάκου. προσαγορεύεται δὲ τοῦτο καὶ τετραφάρ-

eis infundi et optimam nardum et quod apud Romanos
foliatum, itemque quod ſpicatum appellatur, prodeſt eis et
Commagenum. Atque ſi rutam quoque oleo non aſtringenti
ampliusque tenuium partium incoxeris, velut eſt Sabinum,
magnopere juveris.

[*De dolore auris ex aqua medicata.*] Quum vero ex
aqua medicata quippiam circa auditorium meatum conti-
neatur, oleum aſſidue infundere convenit, quo ipſum elua-
mus, deinde lana molli extergere rurſusque infundere. Ma-
gnifice autem eos mitigat ovi candidum, quo etiam ad lip-
pitudines utimur, itemque lac muliebre. Manifeſtum vero
eſt, quicquid adhibetur mediocriter calidum eſſe oportere.
Plurimum juvantur quoque ex adipe anferino, atque item
vulpino.

[*De dolore auris ex inflammatione oborto.*] Quod ſi
inflammatio adſit, optimum ad eam medicamentum unguen-
tum nardinum cum exiguo baſilico appellato medicamento
infunditur, idem etiam tetrapharmacum appellatur, et Com-

Ed. Chart. XIII. [391.]   Ed. Baf. II. (187. 188.)

μακον· καὶ τὸ Κομμαγηνὸν δὲ ἐπιτήδειόν ἐστι. καὶ τὸ διὰ
τῶν στεάτων φάρμακον, οὗ τὴν σύνθεσιν ὀλίγον ὕστερον
γράψω. βιαζομένης δὲ τῆς ὀδύνης ἀναγκαῖόν ἐστι χρῆσθαι
καὶ τοῖς ναρκῶσι μὲν αἴσθησιν, ὥσπερ καὶ τοῖς ἐπὶ κώλῳ
καὶ νεφροῖς καὶ ὅλως ἅπαντα πάσχοντι μορίῳ σφοδρῶς ἀλ-
γοῦσι. μίγνυται δὲ τοῦτο τῷ γυναικείῳ γάλακτι καὶ τῷ
λευκῷ τοῦ ᾠοῦ, ἃ καὶ καθ᾽ ἑαυτὰ πολ(188)λάκις ἥρμοσεν
ὥτων φλεγμοναῖς. μίγνυται δὲ καὶ καστορίῳ τὸ ὄπιον καὶ
χρὴ παρεσκευάσθαι τοῦτο πρὸ πολλοῦ μεμιγμένον, ἤτοι γε
ἴσῳ κατὰ τὸν σταθμὸν ἢ διπλασίῳ τῷ καστορίῳ, πρὸς μὲν
τὰς σφοδροτάτας ὀδύνας ἴσῳ, πρὸς δὲ τὰς ἐλάττονας δι-
πλασίῳ. τὸ δὲ ὑγρὸν ἔστω τὸ ἐκ τοῦ γλεύκους ἕψημα, πολὺ
γὰρ ἀνωδυνώτερον τοῦτο τῶν γλυκέων ἐστὶν οἴνων. εὐθέως
οὖν ἀπ᾽ ἀρχῆς ἀκριβῶς λεῖα τὰ εἰρημένα φάρμακα τούτῳ
μιγνύσθω, τὸ μὲν καστόριον προλελειωμένον ἀκριβῶς, ὁ δὲ
τῆς μήκωνος ὀπὸς ἐν αὐτῷ τῷ ἑψήματι λελυμένος καὶ οὕτω
μιχθέντα τὰ τρία λειούσθω καλῶς. εἶτα ἐπὶ τῆς χρήσεως
ἀνιέσθω πάλιν ἑψήματι μέχρι τοσαύτης συστάσεως, ὡς ἐγ-

magenum quoque aptum eft, et ex adipibus medicamentum,
cujus compoſitionem paulo poſt defcribam.   Cogente vero
dolore neceſſarium eſt etiam iis quae fenſum ſtupefaciunt
uti, quemadmodum etiam in iis, qui colum aut renes aut
quamcunque tandem partem affecti vehementi dolore affli-
guntur, facere confuevimus. Mifcetur autem opium muliebri
lacti et ovi candido, quae ipfa et per fe faepe aurium in-
flammationibus profuere, mifcetur et caftorio opium. Ve-
rum multo ante ufum tempore, five pari pondere five du-
plo, caftorio admifceatur, praeparatum id effe convenit et
mifcetur quidem in vehementiffimis doloribus pari, in mi-
noribus vero duplo.   Liquor vero, quo haec diluuntur, ex
muſto fapa fit: multo enim magis quam dulcia vina do-
lorem haec fedat. Statim itaque in principio praedicta me-
dicamenta diligenter trita cum fapa mifceantur, caftorium
quidem diligenter prius tritum et laevigatum, papaveris
vero fuccus ipfa fapa diffolutus, atque ita haec tria mixta
probe laevigantur. Deinde vero ufu poftulante rurfus fapa

ΤΩΝ ΚΑΤΑ ΤΟΠΟΥΣ ΒΙΒΛΙΟΝ Γ. 6o3

Ed. Chart. XIII. [391. 392.] Ed. Baf. II. (188.)

χεῖσθαι δύνασθαι διὰ τῶν καλουμένων ὠτεγχύτων, ἐπὶ λύ-
χνῳ χλιανθέντων. ἐγὼ δὲ οὐκ ἐγχέω τοῖς περιωδυνοῦσιν
οὐδὲν φάρμακον, οὐδ᾽ ἐκμάττω δι᾽ ἐρίου, τῇ πείρᾳ τοῦτο
διδαχθεὶς, ὡς ἄμεινόν ἐστι μηδ᾽ ὅλως ψαύειν τοῦ πόρου
τοῦ ἀκουστικοῦ κατὰ τὸν καιρὸν τῆς ὀδύνης. ἀλλὰ διὰ μη-
λωτίδος ἀμφιεσθείσης ἐρίῳ μαλακωτάτῳ πυριῶ τε τοὺς πε-
ριωδυνῶντας, ἐμβάλλω τε τὸ φάρμακον ὡδί πως ἑτοιμασθὲν,
κεχλιασμένον ἐν ὠτεγχύτῃ μετρίως οὕτως, ὡς πυνθανομένων
ἡμῶν τοῦ κάμνοντος, εἰ χλιαρὸν αὐτῷ φαίνοιτο καὶ εἰ ἔτι
δύναται φέρειν αὐτὸ, θερμότερον γενόμενον μέχρι τοσούτου
προσάγειν τὴν θερμασίαν, ὡς μηδέπω λυπεῖν. βάπτων οὖν
εἰς τὸ οὕτω παρεσκευασμένον φάρμακον τὴν μηλωτίδα κατὰ
τὴν ἀρχὴν τοῦ πόρου μετρίως ἐπιτιθεὶς, ἀποῤῥεῖν εἰς τὸ βά-
θος ἐπίτρεπε καὶ μετὰ ταῦτα πάλιν αὖθις καὶ αὖθις καὶ
πολλάκις βάπτων τὸ αὐτὸ τοῦτο ποίει, μηδένα διαλείπων
χρόνον. εὔδηλον δ᾽ ὅτι τούτου γινομένου πάντως τι καὶ
ἀποῤῥυήσεται πρὸς τοὐκτὸς πληρωθέντος ὅλου [392] τοῦ
ἀκουστικοῦ πόρου. τοῦτο τοίνυν δέχου μετρίως, καθ᾽ ὅσον

diluantur in ejusmodi confiftantiam, ut per aurifuforia fpe-
cilla ad lucernam tepefacta infundi poffint. Verum ego
nullum medicamentum dolore vexatis infundo, neque etiam
per lanam inftillo, utpote qui experientia edoctus fim quod
praeftat neque omnino contingere doloris tempore audito-
rium meatum, fed per auriculare fpecillum lana molliffima
obvolutum dolore vexatos foveo, et medicamentum ita mo-
derato tempore in aurifuforio fpecillo praeparatum injicio,
ut interrogato per nos aegro, num tepidum ei videatur et
num calidius ipfum ferre poffit, ad tantam caliditatem pro-
cedam, ut nihil amplius offendat. Tinctum itaque in hoc
modo praeparato medicamento fpecillum ad principium
meatus moderate imponito et in altum defluere ex eo me-
dicamentum permittito, et poftea iterum iterumque et fae-
pius tingito, idemque facito nullo tempore intermiffo. Pa-
lam eft autem quum hoc fit, etiam foris omnino aliquid
effluxurum effe, expleto nimirum toto auditorio meatu; hoc
igitur quantum poffibile eft moderate excipe, nec aurem

οἷόν τε μὴ ψαύων τοῦ ὠτός. ἐπειδὰν δὲ καλῶς πυριάσῃς,
ἐάσας τὸν πόρον, ὃς ἐπληρώθη τοῦ φαρμάκου, μαλακὸν ἐπί-
θες ἔξωθεν ἔριον αὐτῷ τε τῷ στόματι τοῦ πόρου καὶ μετὰ
τοῦτο παντὶ τῷ ὠτί. καὶ ἐὰν δεήσῃ πυριάσαι πάλιν, ἀτρέμα
βαστάξας τὸ ἀντεπικείμενον ἔξωθεν ἔριον αὖθις ὁμοίως πυ-
ρία φυλαττόμενος ὡς οἷόν τε μηδ' ἄλλου τινὸς μέρους τοῦ
ὠτὸς ἅψασθαι. καὶ τούτῳ γε πρόσεχε τὸν νοῦν ὡς μεγίστῳ
παραγγέλματι τῆς τῶν ὤτων ἐπιμελείας. ἡ πυρία δέ σοι γι-
νέσθω, καθὰ προείρηται, διὰ τῶν ἀνωδύνων, ἅπερ ἐστὶ τό
τε κάλλιστον νάρδινον μύρον, ἔχον ὀλίγιστον ἐν αὐτῷ τοῦ
τετραφαρμάκου, καὶ μετὰ τοῦτο τὸ Κομμαγηνόν τε καὶ Σού-
σινον καὶ τὰ πολυτελῆ μύρα τῶν πλουσίων γυναικῶν, ἃ
καλοῦσιν αὗται σπικάτα καὶ φουλιάτα. ἔστι δὲ παχύτερα ἢ
ὥστε ἐγχεῖσθαι. λύειν οὖν αὐτὰ διά τε τοῦ ναρδίνου μύρου
καὶ, εἰ θέρος εἴη καὶ θερμασίας αἴσθησις τῷ κάμνοντι, κατὰ
τὸ φλεγμαῖνον οὖς διὰ ῥοδίνου καλοῦ, μὴ παρόντος δὲ
τούτου, δι' ἀμυγδαλίνου. μέμνησο δ' ὅτι καλὸν ἀεὶ λέγω

contingas.   Poſtquam vero probe foveris, meatum medica-
mento expletum finito et mollem lanam forinſecus tum mea-
tus oſculo tum univerſae auri imponito, atque ubi rurſus
fomenta adhibere oportebit, incumbentem foris lanam leni-
ter tollito, rurſusque ſimiliter foveto quantum poſſibile fue-
rit, diligenter cavens ne vel auditorium meatum vel aliam
quampiam auris partem attingas. Ad hoc vero praeceptum
maxime animum advertas, utpote quod omnium potiſſimum
ſit in aurium curatione. Fomenta vero fiant per ea quae,
velut dictum eſt, dolorem ſedant, quale eſt optimum nardi-
num unguentum pauciſſimo in eo tetrapharmaco diſſoluto.
Deinde etiam Commagenum et Suſinum et pretioſa divitum
muliercularum unguenta, quae ipſae ſpicata et foliata ap-
pellant. Sunt autem ſpiſſiora quam ut infundi queant, qua-
propter per nardinum unguentum ea diſſolvere oportet, et
aeſtatis tempore et ſi coloris ſenſus aegrum circa inflam-
matam aurem infeſtet, per roſaceum bonum: aut ſi hoc non
adſit, amygdalinum. Memineris autem quod bonum ſemper

ῥόδινον, ἐν ᾧ πλεῖστα μὲν ἀποβέβρεκται ῥόδα, τὸ δὲ ἔλαιον,
ἐν ᾧ ταῦτα ἀποβέβρεκται τῶν ὠμοτριβῶν καλουμένων ἔστω,
εἰ οἷόν τε, χωρὶς ἁλῶν ἐσκευασμένον, οὐδενὸς ἄλλου προσ-
εμβεβλημένου τοῖς ῥόδοις, καθάπερ οἱ τὰ στύμματα προσ-
εμβάλλοντες ποιοῦσιν, ἕνεκα τοῦ πολλῷ χρόνῳ διαμεῖναι τὸ
ῥόδινον εὐῶδες.

[Περὶ τῶν ἐπὶ πνεύματι φυσώδει ἢ παχέσι καὶ γλί-
σχροις χυμοῖς ὠταλγιῶν.] Εἰ δὲ καὶ πνεῦμα φυσῶδες ἢ τινα
παχὺν ἢ γλίσχρον χυμὸν, οὐκ ἔχοντα διέξοδον, ἐγκατακεκλεῖ-
σθαι στοχάσαιο καὶ τῶν ἐκφραττόντων τι φαρμάκων μίγνυε.
τεχνικὸς γὰρ στοχασμός σοι γένοιτο τῶν τοιούτων αἰτίων
τοῦ πόνου τά τε προηγησάμενα καὶ τὰ παρόντα πυθομένῳ.
ψύξεως μὲν γὰρ προηγησαμένης τὸ φυσῶδες ἀθροίζεται
πνεῦμα, βάρους δὲ κεφαλῆς ἐδεσμάτων τε φλεγματωδῶν καὶ
κακοχύμων οἱ ψυχροὶ καὶ παχεῖς χυμοί. τούτοις γὰρ ἐπι-
γενομένης ψύξεως αἱ ὀδύναι συμβαίνουσι τῶν πρότερον δια-
πνεομένων ἐπισχεθέντων διὰ τὴν πύκνωσιν. ἐπὶ τούτων οὖν

rofaceum dico, in quo plurimae rofae maceratae funt, ve-
rum oleum, in quo hae macerantur, omphacinum fit ex
crudis olivis et nec dum penitus maturis expreffum, citra
falis additionem praeparatum. Imo neque etiam aliud quic-
quam ad rofas conjiciatur, quemadmodum illi faciunt, qui
fpiffamenta addunt, quo videlicet per multum tempus ipfum
rofaceum odoratum permaneat.

[De dolore auris ex flatulento fpiritu aut craffis
et vifcofis humoribus.] Si vero flatum ventofum ac craffum
aliquem et vifcofum humorem, qui tranfitum non habeat,
inclufum effe conjeceris, etiam medicamentis ab obftru-
ctione liberantibus quippiam admifce. Artificiofa enim con-
jectura caufarum dolorem efficientium tibi continget, fi tum
praegreffa tum praefentia percunctatus fueris. Frigiditate
enim antegreffa flatus ventofus congeritur, gravitate vero
capitis cibisque pituitofis et mali fucci frigidi et craffi hu-
mores. His enim fi frigiditas accedat, dolores contingunt,
eis nimirum, quae prius difflabantur, propter denfitatem in-

ὁ ἀφρὸς τοῦ νίτρου καὶ τὸ νίτρον αὐτὸ τὸ μαλακὸν, ἀφρό-
νιτρόν τε τὸ τοιοῦτον καὶ τὸ καλούμενον ἀμυγδάλινον ἔλαιον
εὐλόγως μίγνυται τοῖς ὠτικοῖς φαρμάκοις. ἐκ τούτου τοῦ
γένους ἐστὶν ὅ τε λευκὸς καὶ ὁ μέλας ἐλλέβορος καὶ τὸ
στρουθίον, ἀμύγδαλά τε τὰ πικρὰ καὶ τῶν τριῶν ἀριστολο-
χιῶν ἣν ἂν ἔχοις, ἥ τε Ἰλλυρικὴ ἴρις. εἰ δὲ καὶ τὸ κιννά-
μωμον ἔχοις, ἐμβαλεῖς καὶ τούτου, μὴ παρόντος δὲ αὐτοῦ,
κασσίαν τήν τε ζίγιρ καλουμένην καὶ τὴν μοτώδη καὶ τὸ
καρπήσιον, ὃ πλεῖστον μέν ἐστιν ἐν Σίδῃ τῆς Παμφυλίας
καὶ διὰ τοῦτο εὐωνότατον πιπράσκεται. Κόϊντος δὲ ὁπότε
ἀποροίη κινναμώμου, τοῦτο ἐπέβαλλεν ἀντ᾽ αὐτοῦ διπλά-
σιον, ὥσπερ ἔνιοι τὴν κασσίαν. ἐκφρακτικὰ δὲ τῶν ἐν τοῖς
ὠσὶ πόρων εἰσὶ καὶ τὰ τοὺς ἐν τοῖς νεφροῖς λίθους θρύ-
πτοντα καὶ πᾶν εἴ τι λεπτομερὲς ἄνευ δήξεως, ὅπως μὴ
παροξύνῃ τὴν ὀδύνην. ἐν οἷς ἐστι καὶ σικύου τοῦ ἀγρίου ἡ
ῥίζα καὶ βρυωνίας καὶ ἄρου καὶ δρακοντίου καὶ κενταυρίου
καὶ πολίου καὶ ὅλως τῶν πικρῶν ἁπάντων. ἀδήκτως γὰρ
καὶ ἀλύπως ἐκκαθαίρει ταῦτα τοὺς πόρους, διαῤῥύπτει τε

clufis et retentis. In his igitur fpuma nitri et nitrum ipfum
molle ejusmodique aphronitrum et oleum amygdalinum
appellatum rationabiliter in auricularia medicamenta mi-
fcentur. Ex hoc genere album item ac nigrum veratrum eft
et ftruthium ac amygdalae amarae et ex tribus ariftolochiis
quaecunque fuerit ad manum et iris Illyrica. Injicies autem
et cinnamomum, fi habueris, aut cafiam, illo non praefente,
tum eam quae zigir, tum quae motodes appellatur, item
carpefium, quod plurimum in Sida Pamphyliae nafcitur et
ob id viliffimo pretio venditur. Quintus fane, quum cinna-
momi inopia effet, carpefium pro ipfo injecit duplo pon-
dere, velut aliqui ejus loco cafiam. Caeterum aurium mea-
tus ab obftructione liberant etiam quae lapides in renibus
atterunt, omniaque infuper tenuium partium citra morda-
citatem, ut ne dolorem exacerbent. Ex quorum numero
eft etiam cucumeris filveftris radix, itemque bryoniae et
ari et dracunculi ac centaureae et polii et omnino omnium
amarorum citra mordacitatem, namque et absque moleftia

καὶ διατέμνει τὰ ἐμπεφραγμένα. διὰ τοῦτο δὲ γράφω πολλὰ
παραδείγματα τῶν τοιούτων, καίτοι γε ἐν τοῖς περὶ τῶν
ἁπλῶν φαρμάκων τῆς δυνάμεως εἰρηκὼς πάντα, διότι βού-
λομαι κατὰ πάντα τόπον τῆς γῆς εὐπορεῖν ἡμᾶς βοηθη-
[393]μάτων, ἔχοντας πρόχειρον αὐτῶν τὴν μνήμην. ἄλλα γὰρ
ἐν ἄλλοις χωρίοις πλεονάζει τε καὶ βελτίω τῶν ἐν ἑτέροις
γινομένων ἐστίν. ἐπεί τοι τό γε διὰ τῶν στεάτων ἀρκέσει
σοι σύνθετον φάρμακον ἔκ τε τῶν ἁπλῶν, ὅσα μικρῷ πρό-
σθεν διῆλθον ὀδύνης πραϋντικά. θαυμάσαι δέ ἐστι τῶν ἰα-
τρῶν, ὅσοι χωρὶς διορισμοῦ πρὸς ὀδύνας ὤτων ἔγραψάν τινα
φάρμακα. τὰ μὲν γὰρ ὑπὸ ψύξεως ὀδυνώμενα τάχιστα θε-
ραπεύεται διὰ τῶν θερμαινόντων. ἐὰν δὲ ὑπὸ δριμύτητος
δακνώδους ἢ φλεγμονῆς σφυγματώδους ἡ ὀδύνη γίνηται, με-
γίστη βλάβη συμπίπτει τοιούτων προσαχθέντων φαρμάκων.
αἱ μέντοι μέτριαι φλεγμοναὶ καὶ μὴ σφυγματώδεις καὶ διὰ
τῶν τοιούτων θεραπεύονται φαρμάκων, ὁποῖόν ἐστιν ὄξος
μετὰ ῥοδίνου χλιανθὲν, ἀναμιχθέντων ἀμφοῖν ἀκριβῶς. οὕτω
δὲ καὶ γλαύκιον, ἐπ᾽ ἀκόνης ἰατρικῆς ἀποτριβόμενον μετ᾽

expurgant haec meatus, disjiciuntque et incidunt obturata.
Verum ob id multa hujusmodi exempla ſcribo, quamvis
ſane omnia in libris de ſimplicium medicamentorum facul-
tatibus retulerim, quod videlicet omnibus terrae locis re-
mediis vos abundare volo, ut ipſorum memoriam in promp-
tu habeatis.   Alia enim in aliis regionibus abundant et
meliora iis quae alibi naſcuntur exiſtunt. Alioqui ſane ex
adipibus compoſitum medicamentum tibi ſufficiet et ex ſim-
plicibus quaecunque paulo ante recenſui doloris mitigativa.
Mirari porro ſubit medicos, qui citra diſtinctionem ad au-
rium dolores medicamenta quaedam conſcripſerunt.   Quae
etenim a frigiditate dolent per calefacientia celerrime cu-
rantur, ſi vero a mordaci acredine aut a pulſatili inflam-
matione dolor flat, maximum detrimentum continget, ſi
ejusmodi medicamenta adhibeantur. Atqui moderatae inflam-
mationes et non pulſatiles etiam per ejusmodi medicamenta
curantur, quale eſt acetum cum roſaceo tepefactum, utris-
que diligenter ſimul commixtis. Sic etiam glaucium in cote

ὄξους ὀνίνησι τὰς ἐπὶ φλεγμονῆς βραχείας ὀδύνας. ἄμεινον
δὲ τὸν ἐκ τοῦ γλαυκίου προκατεσκευασμένον τροχίσκον ἔχειν,
πολυχρηστότατον φάρμακον, ὅστις γίνεται λειωθέντος ἀκρι-
βῶς τοῦ γλαυκίου δι᾽ ὕδατος ὀμβρίου, κἄπειτα ξηρανθέντος
τε καὶ ἀναπλασθέντος. ἐὰν δὲ ψαθυρώτερον ᾖ, ὡς ἀνα-
πλάττεσθαι φαίνηται, μίξεις αὐτῇ κόμμεως ὀλίγον. ἀρκεῖ δὲ
δωδέκατον ἢ πεντεκαιδέκατον εἶναι μέρος αὐτοῦ τοῦ γλαυ-
κίου. καὶ τὰ διὰ γλαυκίου δὲ κολλύρια κατὰ τὸν αὐτὸν
τρόπον ἀποτριβόμενα δι᾽ ὄξους ὀνίνησιν ἐνσταζόμενα τοῖς
ὠσὶ, καὶ τούτων οὐδὲν ἧττον τὰ διὰ κρόκου. ταῦτα μὲν
οὖν εἰσιν ὀδύνης τε καὶ φλεγμονῆς ἰάματα· περὶ δὲ τῶν
ἄλλων διαθέσεων τῶν ἐν τοῖς ὠσὶν γινομένων ἃ διὰ τῆς
ἐμῆς ἐμπειρίας ἔκρινα διελθὼν, οὕτως ἐπὶ τὰ τοῖς πρὸ ἐμοῦ
γεγραμμένα καταβήσομαι.

(189) [Περὶ τῶν ἐν τοῖς ὠσὶν ἑλκῶν.] Ὅσα μὲν πρόσ-
φατα τό τε γλαύκιον ἀποθεραπεύει, μόνον ἀποτριβόμενον
μετ᾽ ὄξους, ὡς ἀρτίως εἴρηται, καὶ τὰ δι᾽ αὐτοῦ κολλύρια
πάντα καὶ τὰ διάκροκά τε καὶ τὰ διάῤῥοδα καλούμενα

medica cum aceto tritum moderatis inflammationis dolori-
bus prodeſt.　Praeſtet autem paſtillum ex glaucio multae
ſane utilitatis medicamentum prius praeparatum habere, qui
ſit ex glaucio probe cum aqua pluviali trito, deinde in pa-
ſtillum redacto et exiccato. Si vero fragilius videatur glau-
cium quam ut in paſtillos formari poſſit, parum gummi ei
addes, ſufficit autem id duodecimam aut quintam et deci-
mam glaucii partem eſſe.　Quin et collyria ex glaucio
eodem modo cum aceto trita eis proſunt auribus inſtil-
lata, atque his nihilominus collyria ex croco. Haec quidem
igitur ſunt doloris et inflammationis remedia. Caeterum de
aliis affectibus, qui in auribus oboriuntur, ubi medicamenta
quae per experientiam cognovi recenſuero, ita deinde ad
ea quae a prioribus medicis ſcripta ſunt tranſibo.

[*De ulceribus aurium.*] Ulcera aurium recentia tum
glaucium ſolum cum aceto tritum, ut jam dictum eſt, curat
tum collyria ex eo omnia et collyria ex croco et ex roſis

παρὰ τῶν ἰατρῶν, ὥσπερ καὶ τὸ τοῦ Νείλου, θεραπεύει δὲ
καὶ τὸ τοῦ Δαμοκράτους διάσμυρνον. τὰ δὲ πυῤῥοοῦντα
χωρὶς ὀδύνης, ὅσα μὲν μετρίως τοῦτο πάσχει, διὰ τῶν αὐ-
τῶν θεραπεύεται, τὰ δὲ ἰσχυρῶς διὰ τῶν τοιούτων, ὁποῖός
ἐστιν ὁ Ἀνδρώνειος τροχίσκος καὶ ὁ τοῦ Μούσα, μεθ' ἑψή-
ματος καὶ ὀλίγου ὄξους ἀνιέμενος, ὧν ἡ ποικιλία τῆς συν-
θέσεως αὖθις εἰρήσεται. νικωμένων δὲ καὶ τούτων σκωρίαν
σιδήρου μετ' ὄξους δριμυτάτου λειώσας ἐπιπλεῖστον πολλαῖς
ἡμέραις ἐν ἡλίῳ θαῤῥῶν χρῶ, εἰ καὶ παράλογον εἶναι δοκεῖ
τῶν δριμυτάτων φαρμάκων ἀνέχεσθαι τὸ οὖς, ὃ μικρὸν ἔμ-
προσθεν εἶπον, οὐδὲν δὲ τῶν μαλακωτάτων ἐγχεομένων
ἀλύπως ὑπομένειν τὴν πρόπτωσιν, ἀλλὰ καὶ ταῦτα φαίνε-
σθαι πλήττοντα.

[Περὶ δυσηκοΐῶν καὶ ἤχων.] Λείποιτ' ἂν οὖν ἔτι περὶ
δυσηκοΐας τε καὶ ἤχων διελθεῖν, οὐδὲν κοινωνούντων ἀλγή-
μασί τε καὶ ἑλκώσεσι, περὶ ὧν ἑξῆς ἐρῶ τὰς ἐπαινουμένας
μεγάλως ὑπὸ τῶν ἐνδόξων ἰατρῶν πρότερον διελθὼν ὠτι-

medicis appellata, velut etiam quod Nilo infcribitur. Curat
item ea Damocratis collyrium ex myrrha. Quae vero pure
manant citra dolorem atque id moderate patiuntur, per ea-
dem curantur. Verum quae fortiter affliguntur per ejus-
modi qualis eft paftillus Andronius et paftillus Mufae, cum
fapa et exiguo aceto dilutus. In quibus componendis varie-
tas rurfus dicetur. Ubi vero et haec a malo vincantur,
recrementa ferri ad plurimos dies in fole cum acerrimo
aceto trita et laevigata confidenter utere, etiam fi praeter
rationem videatur aurem acerrima medicamenta fuftinere
poffe, quam paulo ante dixi neque molliffimorum infufo-
rum admotionem et allapfum citra moleftiam fuftinere, fed
et haec ipfa offendere ipfam videri.

[De audiendi difficultate et de fonitu aurium.] Re-
ftat itaque adhuc de audiendi difficultate et de fono aurium
differere, quae nihil cum doloribus et ulceribus commune
habent. De quibus deinceps dicam, ubi prius compofitiones
auriculares a celeberrimis medicis magnifice laudatas re-

Ed. Chart. XIII. [393. 394.]   Ed. Baf. II. (189.)

κὰς δυνάμεις, καθ᾽ ὅντινα λόγον συνετέθησαν. ἄρξομαι δὲ
ἀπὸ τῆς ὑφ᾽ ᵉΗρα γεγραμμένης.

[394] [᾽Ωτικὴ, ὡς ᵉΗρας·] ᵉΗρας μὲν οὖν οὕτως ἔγρα
ψεν. ὠτικὴ πρὸς πᾶν ἄλγημα καὶ πᾶν ἕλκος. ταύτῃ ἐχρησά
μην ἐπί τινος πυρέσσοντος καὶ παρακόπτοντος διὰ τὰ ἀλγή-
ματα καὶ ἐποίησε δαιμονίως. ♃ σμύρνης < α'. λιβάνου < γ'.
οἱ δὲ < ζ. ἀφρονίτρου < γ'. κρόκου δραχμὰς δ'. οἱ δὲ
< α'. μηκωνείου < γ'. χαλβάνης < β'. ἀμύγδαλα πικρὰ
λελεπισμένα κ'. ἀναλάμβανε ὄξει, ἐπὶ δὲ τῆς χρείας περιω-
δυνίας μὴ οὔσης, ῥοδίνῳ διεὶς ἔνσταζε, δυσηκοΐας δὲ οὔσης
ὄξει διεὶς. ᵉΗρας μὲν οὖν ἓν τοῦτο ἠρκέσθη γράψαι φάρ-
μακον ἀλγήματός τε παντὸς ἴαμα καὶ ἕλκους ὤτων· ἐγὼ δὲ
τὰς μὲν ὀδύνας τῇ τε διὰ τῶν στεάτων, ὡς εἴρηκα, γινομένῃ
θάλψει καὶ τῷ ναρδίνῳ μύρῳ μετὰ τοῦ τετραφαρμάκου
πραΰνεσθαί φημι, σὺν τῷ καὶ τὰς διαθέσεις αὐτὰς ὠφελεῖ-
σθαι, καθάπερ γε καὶ ᾠοῦ τῷ λευκῷ καὶ γάλακτι γυναι-
κείῳ. πραΰνεσθαι δὲ μόνον ἄνευ τοῦ τὰς διαθέσεις ὠφελεῖ-
σθαι διὰ τοῦ μηκωνείου, κατὰ δέ τι συμβεβηκὸς οὐ πρώτως

cenfuero, juxta quam rationem eas compofuerint tandem
illi, initio ab ea quam Heras fcripfit fumpto.

[Compofitio auricularis Herae.] Heras quidem igitur
ita fcripfit.   Compofitio auricularis ad omnem dolorem
omneque ulcus, hac in febriente quodam ufus fum et ob
dolores delirante, et feliciter fucceffit. ♃ Myrrhae ℈ j,
thuris ℈ iij, alii vij, fpumae nitri ℈ iii, croci ℈ iv, alii i,
fucci papaveris ℈ iii. Galbani ℈ ii, amygdalas amaras deli-
bratas xx, aceto excipito   Ufus vero tempore, fi quidem
dolor adfit, rofaceo diluta inftillato, fi vero audiendi diffi
cultas adfit, aceto. Heras itaqne unum hoc medicamentum
fcribere contentus fuit, ad omnem dolorem ac aurium exul-
cerationem remedium. Ego vero dolores per medicamentum
ex adipibus conftaus et per nardinum unguentum tetra-
pharmaco admixto leniri dico, unaque et affectus ipfos
juvari, velut etiam ovi candido et lacte muliebri, per pa-
paveris vero fuccum mitigari folum dolores, nihilque juvari
affectus. Verum per accidens non primario etiam affectus

εἴποι τις ἂν καὶ τὰς διαθέσεις ὀνίνασθαι. παυσαμένης γὰρ
τῆς ὀδύνης καὶ ὕπνων γενομένων ἡ φύσις πέττει τὰς τὴν
ὀδύνην ἐργαζομένας διαθέσεις. τὰ δὲ ἕλκη τὰ ἐν τοῖς ὠσὶν
ἐθεράπευσα διὰ παντὸς τῷ γλαυκίῳ δι᾽ ὄξους, ὥσπερ γε
μετὰ ῥεύματος ἢ πύου τοῖς τροχίσκοις, ἀπὸ τῶν πρᾳοτέρων
ἀρχόμενος, ὁποῖός ἐστιν ὁ Πολυείδου καὶ μετὰ τοῦτον ὁ
᾽Ανδρώνειος καὶ μετ᾽ ἐκεῖνον ὁ καλούμενος Βιθυνός, ᾧ πα-
ραπλήσιός ἐστιν ὁ ἐμὸς, τουτέστιν ὁ διὰ χάρτου κεκαυμένης,
ὡς δὲ ἐγὼ νομίζω, καὶ βελτίων. γίνεται δὲ οὐκ ἀεὶ χρεία
πάντων, ἀλλ᾽ ἀρκεῖ τοὐπίπαν εἷς, ἐὰν ἐπίστηταί τις αὐτῷ
χρῆσθαι, ποτὲ μὲν διὰ σιραίου λύων, ὁπόταν βούληται πρᾳό-
τερον ἐργάσασθαι τὸ φάρμακον, αὖθις δὲ δι᾽ οἴνου γλυ-
κέος, εἶτα δι᾽ ὄξους μὴ δριμέος, εἶτα διὰ τοῦ δριμέος, ἐπὶ
τέλει δὲ διὰ τοῦ δριμυτάτου. διὸ καὶ διὰ τῆς τοιαύτης μί-
ξεως ἄλλοτε ἄλλης γινομένης ἐκλύειν δυνάμενος τὸ σφοδρὸν
τοῦ φαρμάκου τὸ ἰσχυρότατον σκευάσας μόνον, ἔχειν δυ-
νήσῃ. θαυμάσαι δὲ ἔστιν, ὡς ἔφην, τῶν πλείστων ἰατρῶν

inde opem fentire quis dicere poffit, fedato enim dolore
et fomno confequente natura affectus dolorem efficientes
concoquit. Caeterum ulcera in auribus omnino cum glau-
cino ex aceto curavi, quemadmodum etiam quae cum flu-
xione aut purulentia confiftunt, per paftillos a mitioribus
aufpicatus, qualis eft Polyidae et poft eum Andronius et
ab illo Bithynus appellatus, cui fimilis eft meus, hoc eft
ex charta ufta conftans et, velut ego judico, eo etiam prae-
ftantior. Minime vero femper omnium ufu opus habemus,
fed fufficit omnino unus, fi quis uti norit, aliquando quidem
per fapam diluto, fiquidem mitius reddere medicamentum
velit, et rurfus per vinum dulce, deinde per acetum non
acre, deinde etiam per acre, ac poftremo per longe acer-
rimum. Quapropter qnum per ejusmodi mixturam alias
aliter parabilem hujuscemodi medicamenti vehementiam
exolvere poffis, fortiffimum tantum praeparatum habere
poteris. Verum mirari rite, velut dixi, licet plerosque me-
dicos, qui citra difcrimen omnigena aurium doloris medi-

Ed. Chart. XIII. [394.]   Ed. Baf. II. (189.)

ὠταλγίας φάρμακα γραψάντων πάμπολλα χωρὶς διορισμῶν,
ἐφεξῆς ἀλλήλων ἐναντιωτάτας ἔχοντα δυνάμεις· οἷον εὐθέως,
ἀπὸ γάρ τοι τῶν παλαιοτέρων ἄρξασθαι κάλλιον, Ἀπολ-
λώνιος ὁ Ἡροφίλειος ἐν τῇ τῶν εὐπορίστων φαρμάκων
γραφῇ κατὰ μὲν τὴν ἀρχὴν τοῦ βιβλίου κεφαλαλγίας ἰά-
ματα γράφων, πρῶτα μὲν πάντων ἔταξε τὰ δι᾽ ἔγκαυσιν,
εἶτ᾽ ἐφεξῆς δεύτερα τὰ διὰ ψύξιν, εἶτ᾽ ἐπ᾽ αὐτῷ τὰ διὰ μέ-
θης τε καὶ ἀκρατοποσίης· αὐτὸς γὰρ οὕτως ὠνόμασε· τέταρτα
δὲ τὰ διὰ πληγὴν ἢ πτῶμα, τελευταῖα δ᾽, ὡς αὐτὸς προΰ-
γραψε, πρὸς τὰς τῶν κροτάφων ἀλγηδόνας καὶ τοὺς πό-
νους ὅλους τῆς κεφαλῆς τοὺς χωρὶς φανερᾶς αἰτίας γινομέ-
νους. ἐπὶ δὲ τῆς τῶν ὤτων ὀδύνης οὐδένα προσέθηκε διο-
ρισμὸν, ἀλλ᾽ ἁπλῶς προγράψας πρὸς ὠταλγίαν ἑξῆς κατα-
λέγει φάρμακα τὰ μὲν θερμαίνοντα, τὰ δὲ ψύχοντα, καὶ τὰ
μὲν ὑγραίνοντα, τὰ δὲ ξηραίνοντα, καὶ κατὰ τὰς δευτέρας
δυνάμεις τε καὶ ποιότητας τὰ μὲν αὐξηρὰ, τὰ δὲ στρυφνὰ,
τὰ δὲ πικρὰ, τὰ δὲ δριμέα, τὰ δ᾽ ὀξέα, τὰ δ᾽ ἁλυκὰ, καὶ πρὸς

camenta confcripferunt eaque commifcuerunt, in unum or-
dinem redacta quae vel maxime contrarias habent vires.
Quemadmodum ſtatim, a veteribus enim aufpicari praeſtat,
Apollonius Herophili fector in parabilium medicamento-
rum defcriptione in principio quidem libri capitis doloris
remedia fcribens primum omnium ea, quae ex ardore oborto
conveniunt locavit, deinde confequenter ea quae dolori
congruunt ex frigiditate, deinde ea quae ex ebrietate et meri
potu oborto medentur, fic enim ipfe appellavit. Quarto
loco ea quae plagae aut cafui dolores capitis inducentibus
adhibenda funt fubjecit. Et poſtremum juxta illius prae-
fcriptum ea, quae ad temporum et totius capitis dolores
citra manifeſtam caufam obortos conducunt. Verum in au-
rium dolore nullam omnino appofuit diſtinctionem, fed
fimpliciter ad aurium dolores titulo praefcripto, deinceps
medicamenta recenfet, aliqua calefacientia, aliqua refrige-
rantia, quaedam humectantia, quaedam reficcantia, et juxta
fecundas facultates ac qualitates, auſtera, amara, acria,
acida, falfa, et ad haec infuper alia difcutientia, alia aſtrin-

ΤΩΝ ΚΑΤΑ ΤΟΠΟΥΣ ΒΙΒΛΙΟΝ Γ. 613

Ed. Chart. XIII. [394. 395.]   Ed. Baf. II. (189.)

τούτοις ἔτι τὰ μὲν διαφοροῦντα, τὰ δὲ σφίγγοντά τε καὶ
συνάγοντα καὶ ἀποκρονόμενα τὰς ἐπιῤῥοὰς, τὰ δ᾽ ἑλκτικὰ
τῶν ἐν βάθει, καὶ τὰ μὲν ἐκφρακτικὰ, τὰ δὲ ῥυπτικὰ, τὰ δὲ
τῆς αἰσθήσεως ναρκωτικά. εἰ μὲν οὖν μία διαθεσίς ἐστιν
ἀλγημάτων αἰτία, μίαν εὔλογον εἶναι καὶ τὴν τῶν ἰωμένων
αὐτὴν δύναμιν· [395] εἰ δὲ πολλαὶ, τοσοῦτον εἶναι χρὴ καὶ
τὸν τῶν ἰωμένων ἀριθμὸν, ὅσος ὁ τῶν ἐργαζομένων αἰτίων
ἐστίν. Ἡροφίλου τοίνυν οὕτως ἐπαινοῦντος τοὺς διορισμοὺς
ὡς οὐκ οἶδ᾽ εἴ τις ἄλλος, αὐτοῦ τε τοῦ Ἀπολλωνίου τὰ
τῆς κεφαλαλγίας φάρμακα μετὰ διορισμῶν γράψαντος, ἔτι
μᾶλλον θαυμάζω τὸ κατὰ τὰς ὠταλγίας ἀδιόριστον αὐτοῦ.
κατέλιπε μὲν οὖν καὶ τὸ πέμπτον γένος τῶν φαρμάκων
ἀδιόριστον, ὃ κατὰ τὴν τελευτὴν ἔγραψα πρὸς τὰς χωρὶς
φανερᾶς αἰτίας κεφαλαλγίας, καίτοι καὶ τὰς τοιαύτας κεφα-
λαλγίας ἀναγκαῖόν ἐστι πρῶτον μὲν τοῖς κοινοῖς γένεσι
τῶν τὰς ὀδύνας ἐργαζομένων αἰτίων ὑποπεπτωκέναι συνε-
χείας λύσει ἢ δυσκρασίᾳ, ὡς ἐδείξαμεν· εἶια δηλονότι καὶ
τοῖς τὰς αὐτὰς ἐργαζομένοις, ἃ διώρισται μὲν ὑπ᾽ ἐμοῦ

gentia et cogentia ac repellentia influxiones, alia extra-
hentia e profundo corporis, alia ab obſtructionibus libe-
rantia, alia repurgantia et extergentia, alia fenfum ſtupe-
facientia. Siquidem igitur una affectio dolorum eſt cauſa,
rationabile eſt etiam unam eſſe remediorum ipſius facultá-
tem, ſi vero multae, tantum remediorum numerum eſſe
oportet, quantus eſt efficientium cauſarum. Quum itaque
Herophilus diſtinctiones in tantum, ut haud ſciam ſi quis
alius, laudet, ipſeque Apollonius capitis doloris medicamenta
diſtincte ſcripſerit, magis utique miror quod circa aurium
dolores ita indiſcriminatim omnia tractavit. Et quintum in-
fuper medicamentorum genus penitus indiſtinctum reliquit,
illud ſcilicet quod poſtremum ad capitis dolores citra ma-
nifeſtam cauſam obortos deſcripſit. Quamquam et hujus-
modi capitis dolores neceſſe ſit primum communibus gene-
ribus cauſarum dolores efficientium ſubjectos eſſe, ſolutioni
videlicet continuitatis aut intemperiei, quemadmodum a
nobis eſt demonſtratum, deinde etiam iis quae has ipſas

Ed. Chart. XIII. [395.]　　　　　　　Ed. Baf. II. (189.)

παντα κατὰ τὰς οἰκείας πραγματείας. νυνὶ δὲ τῶν ἐν ταῖς
ὠταλγίαις μνημονεύσω μόνον, ὑστάτης ἀπασῶν τῆς πραγμα-
τείας οὔσης ταύτης, ὡς πολλάκις εἴρηται, κατὰ τῆς θερα-
πευτικῆς μεθόδου βιβλία. τὰς γὰρ μεθόδους τῆς θεραπείας
ἐν ἐκείνῃ γράφων, ἐν ᾗ δύο που παραδείγματα τῶν κατὰ
μέρος προσέθηκα, τὸ πλῆθος τῶν φαρμάκων ὅσα συντίθεμαι
ἐκ πολλῶν, εἰς τὴν ἐνεστῶσαν ἀναβαλλόμενος πραγματείαν·
ὡς ἡγεῖσθαι μὲν τῆς θεραπευτικῆς μεθόδου τὰ περὶ τῆς
τῶν ἁπλῶν φαρμάκων δυνάμεως, ἕνδεκα τὸν ἀριθμὸν ὄντα.
μετὰ ταῦτα δὲ τὰ τῆς θεραπευτικῆς μεθόδου τεσσαρασκαί-
δεκα, μεθ' ἃ τὰ τῆς νῦν προκειμένης γράφεσθαι τὰ περὶ
τῆς συνθέσεως τῶν φαρμάκων.

[Περὶ τῶν ὑπὸ Ἀπολλωνίου γεγραμμένων πρὸς ὠταλ-
γίαν.] Ὅτι δὲ λέγων τὸν Ἀπολλώνιον ἡμαρτηκέναι μὴ διο-
ρισάμενον ἐπὶ ποίας ὠταλγίας ἕκαστον ὧν γράφει φαρμά-
κων ὑπάρχει χρήσιμον, οὐ καταψεύδομαι τἀνδρός, ἐξ ὀλίγων
ἀποδείξω παραδειγμάτων. προσγράψας γὰρ, ὡς ἔφην, πρὸς

operantur. Quae omnia a me proprio huic rei et tracta-
tioni loco funt determinata. Nunc autem eorum, quae ad
aurium dolores pertinent folum mentionem faciam, quum
omnium poftrema, velut faepe in methodi medendi libris
dictum eft, haec tractatio exiftat. Etenim curandi methodos
illic tradens nnum atque alterum particulare exemplum
appofui multitudine medicamentorum, quae ex multis com-
pono, in praefentem tractationem rejecta. Quare medendi
methodum de fimphcium medicamentorum facultate libri xi,
merito praecedunt, poft hos vero xiv de medendi methodo
rite confequuntur, his demum de compofitione medicamen-
torum libri, quos nunc in manibus habemus, fuccedunt.

[*Quae Apollonius ad aurium dolores fcripferit.*]
Quod vero Apollonium deliquiffe dixi in eo, quod non
diftinxerit, in quali aurium dolore unumquodque eorum
quae defcribit medicamentorum utile exiftat, ne falfo virum
reprehendiffe coarguar, ex paucis exemplis demonftrabo
Quum enim praefcripfiffet, ut dixi, ad aurium dolorem in-

ὠταλγίαν ἔγχυτα καὶ γράψας ἐν αὐτοῖς, χήνειον ἢ ὀρνίθειον
στέαρ ἡσυχῇ τήξας ἔνσταζε· πάλιν ἐφεξῆς (190) γράφει,
χολὴν ταυρείαν ἢ αἰγείαν μετὰ χυλοῦ πράσου ἔνσταζε. τὸ
μὲν οὖν στέαρ ὧν εἶπε ζώων παρηγορικώτατόν ἐστιν ἁπα-
σῶν τῶν τὰς ὀδύνας ἐργαζομένων διαθέσεων, μετὰ τοῦ καὶ
μεγάλως αὐτῶν ὠφελεῖν ἐνίας. αἱ χολαὶ δὲ αἱ μετὰ πράσου
τάς τε διὰ φλεγμονὴν ὀδύνας αὐξήσουσι καὶ τὰς ἐπὶ δρι-
μέσι καὶ δάκνουσιν ὑγροῖς, μόνας δὲ ὠφελήσουσι τὰς δι᾽
ἔμφραξιν ἢ ψύξιν γεννωμένας ἤτοι κατὰ ψιλὴν δυσκρασίαν
τῆς ψύξεως τῶν στερεῶν μορίων ὀδυνηρᾶς γενομένης ἢ διὰ
τὸ γεννᾶσθαι μὲν ἐν ταῖς τοιαύταις διαθέσεσι φυσώδη πνεύ-
ματα καὶ χυμοὺς ψυχροὺς, κωλύεσθαι δὲ ἐκκρίνεσθαι διὰ
τὴν τοῦ περιέχοντος πύκνωσιν ἄνευ φλεγμονῆς γενομένην.
ἐκκριθέντων γὰρ ὑπὸ τῶν οὕτω δριμέων καὶ θερμῶν φαρ-
μάκων τῶν ἀλγημάτων αἰτίων, θεραπεία τε ἅμα καὶ ἀνω-
δυνία γίνεται. τὸ μὲν οὖν ὀρνίθειόν τε καὶ τὸ γήνειον στέαρ,
ἐὰν μὲν εὔρῃ κεκενωμένον τὸ σῶμα καὶ μηκέτι ἐπιρρέοντα
τὸν τὴν φλεγμονώδη διάθεσιν ἐργαζόμενον χυμὸν, κατὰ τοὺς

fundenda inter eaque fcripfiffet, anferinum aut gallinaceum
adipem liquefactum fenfim inftilla, rurfus deinceps fcribit,
fel taurinum aut caprinum cum porri fucco inftilla. Adeps
quidem igitur horum quae dixi animalium maxime miti-
gat omnes affectus dolores inducentes, fimulque ipfarum
aliquibus magnifice auxiliatur. Fel vero ipfum cum porro
tum ex inflammatione tum ex acribus et mordacibus hu-
moribus obortos dolores augent, folos autem juvant ob
obftructionem aut frigiditate inductos, five ob nudam in-
temperiem frigiditatis folidae partes dolore vexentur, five
propterea quod in ejusmodi affectibus ventofi flatus et fri-
gidi humores generentur, excerni autem prohibeantur pro-
pter continentis corporis condenfationem, citra inflamma-
tionem factam. Ubi enim ab hujusmodi acribus et calidis
medicamentis dolorum caufae fuerint exclufae, curatio fimul
et doloris fedatio contingit. Gallinaceus itaque et anferinus
adeps, fiquidem evacuatum corpus invenerint et humorem,
qui inflammatum affectum excitat, non amplius influentem,

Ed. Chart. XIII. [395. 396.]   Ed. Baf. II. (190.)

δύο λόγους ὀνήσει, τόν τε παρηγορικὸν καὶ τὸν θεραπευτι-
κόν. ἐὰν δὲ ἐπιῤῥέοντος ἔτι τοῦ αἰτίου προσενεχθῇ, τὴν
διάθεσιν μὲν οὐδὲν ὀνίνησι, παρηγορεῖ δὲ τὸ τῆς ὀδύνης
σύμπτωμα, καθάπερ γε κἂν ἐπὶ χυμῶν δριμύτητι ἡ δῆξις
γίνηται. χολὴ δὲ οὐδέποτε μετὰ πράσου χυλοῦ δύναταί τι
χρηστὸν ἐπὶ τῶν εἰρημένων διαθέσεων ἐργάζεσθαι, καθάπερ
οὐδὲ πέπερι, καίτοι τοῦτό γε οἶδα τῶν ἰατρῶν τινα πρά-
ξαντα γυναικὸς ἀλγησάσης οὖς, ἐν χρήσει θερμῶν ὑδάτων
αὐτοφυῶν. [396] εἰωθὼς γὰρ πάντα πιστεύειν τοῖς τῶν
εὐπορίστων φαρμάκων Ἀπολλωνίου βιβλίοις, κεχρημένος τε
κατὰ τύχην πολλάκις ἤδη τῷ διὰ τοῦ πεπέρεως βοηθήματι,
καὶ τότε ἤλπισεν ὠφελήσειν τι τὴν ὠταλγίαν· ἀλλ' οὕτω
γε ὑπ' αὐτοῦ παρωξύνθη τὸ γύναιον, ὡς ὀλίγου δεῖν ἀπάγ-
ξασθαι. γράφει οὖν ὁ Ἀπολλώνιος ὡδί. πεπέρεως ἐν οἴνῳ
ἀπεξεσμένου λεάνας καὶ σύμμετρον τῷ πάχει ποιήσας ἔν-
σταζε. γράφει δὲ ἐν αὐτοῖς τούτοις ἐφεξῆς τὰ διὰ πεπέρεως
καὶ ταῦτα. λύκειόν τε καὶ μηκώνειον ἴσα, γάλακτι γυναικείῳ
διεὶς χρῶ, καὶ τούτῳ γε ἐφεξῆς ἕτερον τουτί· καστορίου καὶ

duabus rationibus tum mitigandi tum curandi profuerint.
Si vero influente adhuc caufa adhibeantur, affectui quidem
nihil auxiliantur, leniunt tamen doloris acceffionem five
fymptoma, quemadmodum etiam fi ob humorum acredinem
mordacitas contingat. Verum fel cum porri fucco nunquam
in ejusmodi affectibus quicquam commodum efficere poteft,
quemadmodum neque piper, et tamen eo etiam medicum
quendam ufum fcio in muliercula, ex calidarum naturae
fponte aquarum ufu aurem dolente. Quum enim per omnia
parabilium medicamentorum Apollonii libris fidem haberet
et jam ante feliciter faepe ex pipere remedio ufus effet,
etiam tunc fperavit fe in auris dolore opitulaturum, verum
adeo ab ipfo exacerbata eft muliercula, ut parum abeffet
quin fe ipfam ftrangularet. Scribit itaque Apollonius in
hunc modum: Piper in vino fervefactum terito et mediocri
craffitudine inftillato. Scribit autem confequenter poft hoc
etiam haec: Lycio et papaveris fucco pari pondere lacte
muliebri dilutis utere. Et poft hoc rurfum aliud, hoc fci-

ΤΩΝ ΚΑΤΑ ΤΟΠΟΤΣ ΒΙΒΛΙΟΝ Γ. 617

Ed. Chart. XIII. [396.]   Ed. Baf. II. (190.)

μηκωνείου ἴσον, φώξας ἐπ᾿ ὀστράκου μάλιστα μὲν Ἀττι-
κοῦ, εἰ δὲ μὴ, Ῥωμαϊκοῦ, καὶ λεάνας διεὶς γλυκεῖ ἔνσταζε.
τὰ μὲν οὖν διὰ τοῦ μηκωνείου πάντα φάρμακα, ναρκωτικὰ
τῆς αἰσθήσεως ὄντα, κατὰ τοῦθ᾿ ἡμᾶς ἀναγκάζει ποτὲ αὐ-
τοῖς ἐπὶ τῶν ὑπὸ μηδενὸς τῶν παρηγορικῶν ὠφελουμένων
χρῆσθαι, τὸ δὲ διὰ τοῦ πεπέρεως φάρμακον ἐξ ἑτέρου γένους
ἐστὶν, ὥσπερ γε καὶ τὸ διὰ τῶν στεάτων ἐξ ἄλλου, καθά-
περ γε καὶ τὸ μετὰ ταῦτα γεγραμμένον ἐφεξῆς φάρμακον
ὡδί πως. χαλβάνην Σουσίνῳ μύρῳ διεὶς πρόσμιξον μέλι καὶ
ῥόδινον καὶ οἰσυπηρὸν ἔριον περὶ μηλωτίδα συστρέψας, κί-
νει καὶ χλιαίνων ἔνσταζε. διαφορητικὸν γὰρ ἀλύπως ἐστὶ
τοῦτο, δυνάμενον ἁρμόττειν φλεγμοναῖς ἐν αἷς οὐκέτι οὐδὲν
ἐπιῤῥεῖ. καλῶς δὲ ποιήσειε κἀπὶ τῶν διὰ ψύξιν ἀλγούντων.
ἴσως δέ τις ἐπιζητήσειε διὰ τίνα τὴν αἰτίαν οὐ μόνον τοῦ
Ἀπολλωνίου, ἀλλὰ καὶ ἄλλων τινῶν ἀξιολόγων ἀνδρῶν
φῶξαι κελευόντων τὸ μηκώνειόν τε καὶ τὸ καστόριον, ὅπως
αὐτῶν τὸ σφοδρὸν τῆς δυνάμεως μειωθείη, παρέλιπον ἐγὼ

licet, caſtorii et papaveris ſucci par pondus in teſta, prae-
cipue quidem Attica, fin minus, Romana, torrefacito, et
trita paſſo diluta inſtillato. Medicamenta igitur ex papa-
veris ſucco omnia ſenſum ſtupefaciunt, et ob id ſane ne-
ceſſario cogimur ipſis uti, ubi nullum aliud mitigativum
opem tulit. At vero ex pipere medicamentum alterius ge-
neris eſt, quemadmodum etiam quod ex adipibus conſtat,
et velut id quod deinceps ſcriptum eſt hoc modo. Galba-
num Suſino unguento diluito et mel ac roſaceum admiſceto,
atque lanam ſordidam auriculario ſpicillo obvolutam in eis
agitando imbuito et tepefacta inſtillato. Diſcuſſorium eſt
citra moleſtiam hoc medicamentum, inflammationibus con-
ducens, in quas nihil amplius influit   Probe etiam ſecerit
in iis, qui ex frigiditate dolore vexantur. Caeterum quae-
ret fortaſſis aliquis, quam ob cauſam, quum non ſolum Apol-
lonius, ſed alii etiam quidam celebres viri papaveris ſuc-
cum et caſtorium torrefacere juſſerint, quo videlicet vehe-
mentia virium ipſorum minueretur, ego ad priorem meum

Ed. Chart. XIII. [396.]　　　　　　　　Ed. Baſ. II. (190.)

τοῦτο προσθεῖναι κατὰ τὸν ἔμπροσθεν λόγον, ἡνίκα τὴν
ἐμὴν ἀγωγὴν τῆς θεραπείας τῶν ὠταλγιῶν ἔγραφον. ἀπολο-
γητέον οὖν αὐτῷ κατὰ τάδε. τὸ μὲν οὖν καστόριον οὐδ᾽
ὅλως ἀξιῶ φώσσειν· οὐ γὰρ ὡς ναρκωτικὸν αὐτὸ τῆς αἰ-
σθήσεως τῷ μηκωνείῳ μίγνυμεν, ἀλλὰ τοὐναντίον ἅπαν
ὡς ἀμβλῦνον τὸ σφοδρὸν τῆς ψυκτικῆς δυνάμεως, ὅπερ οἱ
φῶξαι κελεύοντες ἐπὶ μὲν τοῦ μηκωνείου οὐκ ἀτόπως ποι-
οῦσιν, ἐπὶ δὲ τοῦ καστορίου παντάπασιν ἀτόπως. αὐτὸ γὰρ
καθ᾽ αὑτὸ πεπτικὴν τῶν δυσλύτων τε καὶ σκιῤῥωδῶν δια-
θέσεων ἔχει δύναμιν. αὐτάρκης οὖν ἐστι καὶ ἡ ἐκ τοῦ μη-
κωνείου κεχρονίσθαι τὸ συντεθὲν ἐξ αὐτῶν πραΰνῃς, φω-
γνύμενον γὰρ ἀπόλλυσι τὸ δραστήριον, εἰ δὲ μιχθὲν τῷ κα-
στορίῳ χρονίσειε, μένει μὲν ἔτι καὶ νῦν ἱκανῶς δραστικὸν,
ἀμαυροῦται δὲ αὐτοῦ τὸ κακόηθες, διὸ καὶ βλάπτονταί τινες,
ὡς ἀχλυῶδες ὁρᾶν ἄχρι πολλῶν ἡμερῶν καὶ καρηβαρεῖν καὶ
μὴ καλῶς πέττειν τὰς τροφὰς ποιεῖ, εἰ ποθείη· καὶ διὰ ταύ-
την αὐτοῦ τὴν κακοήθειαν ἐπὶ τὴν φῶξιν ἀφίκοντο πολλοὶ

ſermonem id apponere reliquerim, nimirum ſupra quum
auris doloris curandi rationem ſcriberem. Huic ego re-
ſpondebo in hunc modum, caſtorium quidem igitur neque
omnino torreri operaepretium exiſtimo, neque enim tan-
quam ſenſus ſtupefactivum ad papaveris ſuccum admiſcemus,
ſed ob contrariam omnino rationem, ut videlicet vehemen-
tiam refrigerandae facultatis in eo obtundat. Quare qui pa-
paveris ſuccum torreri jubent probe id ſaciunt, in caſtorio
vero omnino abſurde id praecipiunt, ipſum enim per ſe
concoctoriam aegre ſolubilium et in ſcirrhum induratorum
affectuum vim habet. Abunde igitur ſatis eſſet papaveris
ſucci lenitas, quae ex eorum compoſitionis perennnitate com-
paratur, torrefactus enim efficaciam amittit. At ſi caſtorio
miſceatur, perennaret, quippe manet et nunc abunde effi-
cacia, ejus vero malignitas obſcuratur, ex qua etiam aliqui
laeduntur, ut obſcurins videant per multos omnino dies et
capitis gravitatem ſentiant et neque probe concoquant cibos,
ſl bibatur, et ob hanc ſane ejus malignitatem plerique me-

τῶν ἰατρῶν. ἀλλ᾽ ἐπεὶ πάλιν ἐν τῷ φωχθῆναι τὸ δραστή-
ριον αὐτοῦ ἀμαυροῦσθαι φαίνεται, τούτου γὰρ ἐπειράθην
πολλάκις, ἄμεινον ἡγησάμην ἄφωκτον μὲν μιγνύναι, μετὰ
χρόνον δὲ χρῆσθαι. ταῦτα μὲν οὖν κατὰ τὸ πάρεργον εἴρη-
ται γιγνώσκεσθαι χρήσιμα· τὸ δὲ προκείμενον ἦν οὐ μικρῶς
βλάβην γενέσθαι τοῖς πιστεύουσιν ἀδιορίστοις γραφαῖς φαρ-
μάκων. γέγραπται δὲ καὶ ἄλλοις πολλοῖς τὸν αὐτὸν τρόπον
ἐπὶ πολλῶν μορίων τε καὶ παθῶν ἀδιόριστα φάρμακα, μὴ
γινώσκουσιν ὅσην ὁ διορισμὸς ἔχει δύναμιν εἰς τέχνης σύ-
στασιν. ἐφ᾽ ὧν οὖν θαυμάζω τὸ συγκεχυμένον τε καὶ ἀδιό-
ριστον, ὡς ἐπ᾽ Ἀπολλωνίου τοῦ Ἡροφιλείου, γινώσκοντος
τἀνδρὸς ὅτι κελεύει διὰ παντὸς ὁ Ἡρόφιλος [397] τί τε
καὶ ποῖον καὶ πηλίκον ἐστὶ τὸ τοῦ νοσήματος αἴτιον καὶ
κατὰ τί μάλιστα δυναστεῦον ἐπίστασθαι τὸν ἰατρὸν, ὅπως
καὶ τὴν θεραπείαν ἁρμόττουσαν ἑκάστῳ ποιεῖται. ἔτι δὲ
μᾶλλον ἐπ᾽ Ἀρχιγένους ἄν τις θαυμάσειεν, ἀδιορίστως οὐκ

dici ad torrefactionem confugerunt. Verum quum rurſus in
torrefaciendo efficacia ipſius peſſumdari videatur, id quod
ſaepe ſum expertus, melius eſſe exiſtimavi intoſtum quidem
miſceri, ſed poſt tempus aliquod inveterata jam compoſi-
tione in uſum aſſumi. Haec itaque extra rem dicta ſunt,
ſed quae tamen utilia exiſtant. Caeterum ut ad id quod
propoſitum erat revertamur, non parum noxae inferunt illi,
qui indefinitis medicamentorum deſcriptionibus fidem per
omnia habent. Porro multi alii juxta eundem modum in
plerisque tum locis tum affectibus indefinita medicamenta
ſcripſerunt, neque cognoverunt quantam vim habeat certa
diſtinctio ad artis conſtitutionem. In quibus ſane nihil miror,
quod omnia indiſcriminatim confuderunt, quemadmodum in
Apollonio Herophili ſectatore mihi accidit, utpote qui norit
quod jubeat Herophilus, medicum omnino anniti debere
ut ſciat quae et qualis et quanta ſit morbi cauſa et ubi ma-
xime ea dominetur, quo videlicet et curationem unicuique
convenientem faciat. Magis vero adhuc Archigenem quis
miretur, qui et ipſe non pauca indefinite et indiſtincte ſcri-

Ed. Chart. XIII. [397.]   Ed. Baf. II. (190.)

ὀλίγα καὶ αὐτοῦ γράφοντος ἔν τε ταῖς ἄλλαις θεραπείαις
καὶ ταῖς τῶν ὠταλγιῶν. ἕνα γὰρ ἔγραψεν αὐτὸς ἐπ᾽ αὐτῶν
μόνον διορισμὸν, τὸν ἀπὸ τοῦ μετρίου τε καὶ σφοδροῦ τῆς
ὀδύνης, καί σοι παραγράψω τὴν λέξιν ὅλην αὐτοῦ.

[Τὰ ὑπ᾽ Ἀρχιγένους γεγραμμένα φάρμακα πρὸς ὤτων
ἀλγήματα.] Ἐν τῷ προτέρῳ τῶν κατὰ γένος φαρμάκων ὁ
Ἀρχιγένης ὧδέ πως ἔγραψε κατὰ λέξιν. ἐπὶ δὲ ὠταλγίας
τῆς ἄλλης προηγουμένης διαίτης, ἥνπερ καὶ ἐπὶ κεφαλαλγίας
ἐτάττομεν. ἐπὶ μὲν τῶν μετρίων τῶν ἁπλῶν μύρων χλια-
ρῶν ἐνέσταξιν, οἷον κρόκινον ἢ ἴρινον ἢ ῥόδινον ἢ καρύων
πικρῶν ἀπόθλιμμα, ἢ τῆς κασσίας τὸ μύρον, ἢ νάρδον ἁπλῆν
ἢ Σούσινον ἢ ἀμυγδάλινον, ἢ ῥόδων ἢ ῥοιᾶς ἢ μήκωνος
χύλισμα μετ᾽ ἐλαίου θερμοῦ ἢ πράσου σπέρμα λεῖον ἢ ἑλ-
λέβορον λευκὸν λεῖον μετὰ ῥοδίνου χλιαρὸν ἔγχει ἐν ξύστρᾳ.
ἢ μηκωνείου ὀλίγον σὺν γάλακτι γυναικείῳ, ἢ μηκωνίου χύ-
λισμα σὺν γάλακτι ὁμοίως. σφοδρυνομένης δὲ ἥ τε κοιλία
διὰ κλυστῆρος εὐτόνως ὑπαγέσθω καὶ ἀπ᾽ ἀγκῶνος αἷμα

pfit cum in aliis curationibus tum in eis praefertim, quae
ad aurium dolores deftinavit. Una enim tantum in ipfis
diftinctione ufus eft, a vehementia nimirum et mediocritate
doloris. Atqui et ipfius totam tibi afcribam dictionem.

[*Quae medicamenta Archigenes ad aurium dolores
confcripfit.*] In priore de medicamenti fecundum genus
libro Archigenes in hunc modum haec verba fcripfit. In
aurium dolore, praecedente alia victus ratione, quam ad ca-
pitis dolorem ordinavimus, fi quidem moderatus fuerit, fim-
plicia unguenta tepida inftilla, velut crocinum aut irinum
aut rofaceum aut nucum amararum fuccum aut cafiae un-
guentum aut fimplicem nardum aut fufinum aut amygda-
linum aut rofarum aut mali punici aut papaveris fuccum
cum oleo calido aut porri femen tritum. Aut veratrum al-
bum cum rofaceo tritum, tepidum per ftrigilem infunde.
Aut opii parum cum lacte muliebri. Aut opii fuccum eli-
quatum cum lacte eodem modo. At vero ubi vehemens fit
dolor, alvus per clyfterem valide fubducatur et fanguis a

ΤΩΝ ΚΑΤΑ ΤΟΠΟΥΣ ΒΙΒΛΙΟΝ Γ. 621

Ed. Chart. XIII. [397.]   Ed. Baf. II. (190. 191.)
ἀφαιρείσθω καὶ ὅσα τοιαῦτα. τοὐντεῦθεν πυριάσθωσαν ἀφε-
ψήματι δάφνης ἢ τοιούτου τινὸς ἢ θείου ἀπύρου ἐμπασσο-
μένῳ τῷ ὕδατι. σφόδρα δὲ ἀποθλιβέσθωσαν οἱ σπόγγοι καὶ
τῷ ὠτὶ προστιθέσθωσαν. καὶ γὰρ τὸ ὑγρὸν ῥᾷστα αὐτοὺς
περιψύχει, παρ' ὃ καὶ μακρῶς αἱ πυρίαι αὐτοῖς αἱ ξηραὶ ὠφε-
λιμώτεραί εἰσιν, αἵ τε δι' ἁλῶν ἢ κέγχρου ἢ δι' ἀπαλῶν πι-
λημάτων ἢ διὰ λιπαρῶν ἐκμαγείων. ἢ ἀποζέσας πήγανον
βάλε εἰς στενόστομον ἀγγεῖον τὸ ὕδωρ, ἐρίῳ τε ἔμφραξον
τὸ στόμα καὶ τῷ ὠτίῳ πρόσφερε, ὥστε διικνεῖσθαι εἰς τὸ
οὖς διὰ τοῦ ἐρίου τὴν ἀτμίδα. ἔνιοι δὲ ἐν ὀξυκράτῳ καὶ
ὀλίγῳ ἐλαίῳ τὸ πήγανον ἑψήσαντες οὕτως ἐγχέουσι τὸ
ὑγρὸν εἰς τὸ ἀγγεῖον (191) καὶ πυριῶσι. μετὰ δὲ τὰς πυ-
ρίας διαψήσας τὸ οὖς καὶ ἐγχυματίσας ἢ βαλσάμῳ σὺν ῥο-
δίνῳ λεανθέντι, ἤ τινι τῶν προειρημένων μύρων χλιαρῷ ἢ
ἄλλῳ τινὶ συμφώνῳ πρὸς ὠταλγίαν τῶν αὐτίκα ἀναγραφη-
σομένων κατάπλασσε. ἢ κωδίαν λεπτὴν, ἀλεύρῳ μεμιγμένην
καὶ ἐν μελικράτῳ ἑψημένην ἢ αὐτῇ τῇ κωδίᾳ λεπτῇ μετὰ

cubito detrahatur et quaecunque fimilia adhibeantur. Inde-
que fomentum ex decocto lauri aut fimili quopiam fiat aut
ex fulfure vivo in aqvam infperfo. Exprimantur autem ve-
hementer fpongiae auribusque apponantur, facillime enim
ab humore folvuntur ac laxantur. Quapropter fomenta ficcca
longe commodiora eis exiftunt, ex fale videlicet aut milio
aut delicatis pileis molliterve effigiatis. Aut rutam ferve-
facito, ejusque decoctum in angufti oris vafculum trans-
fundito, lanaque os ejus obturato et auriculae admoveto,
quo vapor inde per lanam ad aurem penetrare poffit. Qui-
dam in oxycrato et exiguo oleo rutam coquunt, atque ita
liquorem in vafculum iufundunt, ex eoque fomentum pa-
rant. Poft fomenta vero aurem concutito et balfamum cum
rofaceo dilutum infundito, aut aliquod ex praedictis un-
guentis tepidum. Aut aliquod aliud conveniens ad auris
dolorem ex iis quae mox defcribentur imponito. Aut pa-
paveris calicem tenuem farina admixta et in aqua mulfa
coctum. Aut papaveris calicem cum hordeacea farina in

Ed. Chart. XIII. [397. 398.]   Ed. Baf. II. (191.)

κριθίνου ἀλεύρου ἐν οἴνῳ ἑψημένῃ. ἢ βουκέρατι ἐν μελικράτῳ
ἑφθῷ ἢ λινοσπέρμῳ ὁμοίως. ἄκρως ποιεῖ σπόγγος ὀφθαλ-
μικὸς μέλιτι ἐφθῷ καὶ ἔτι θερμῷ βρεχόμενος καὶ ἐπιτιθέ-
μενος, ἢ κηρωτὴ ἰρίνου, μιγέντος αὐτῇ στύρακος. ἄκρως
ποιεῖ πρὸς ὠταλγίαν ἀλόη μεμιγμένη μετὰ ῥοδίνου καὶ μέ-
λιτος τὸ πάχος ἐγχεομένη, ἢ χαλκῖτις ἐν οἴνῳ διειμένη, ἢ
περδικίου χυλὸς χλιαρὸς ἐνσταζόμενος ἰδίᾳ ἢ μετὰ μέλιτος,
ἢ νίτρον διεὶς ὀλίγῳ ὕδατι, μίσγε ἔλαιον καὶ χλιαίνων ἔν-
σταζε. ἢ ἀριστολόχου ῥίζαν μετ᾽ ἐλαίου. ἢ ἐλλέβορον λευκὸν
λεάνας σὺν ῥοδίνῳ, χλιαρὸν διὰ ξύστρας ἔνσταζε. καλῶς
ποιεῖ ὄπιον ἐπ᾽ ὀστράκου ὀπτηθέν. καὶ καστόριον ὁμοίως,
ἴσα λεανθέντα μετὰ ῥοδίνου καὶ γλυκέος, μέχρι μέλιτος σχῇ
πάχος, εἶτα μετὰ τὴν πυρίαν περὶ τὴν ὀξεῖαν ἔριον περιει-
λιχθὲν ἐμβάπτεται καὶ ἐπιτίθεται. ἢ μαράθρου χυλὸν μετά
τινος τῶν εἰρημένων μύρων ἐν ἀρχῇ ἔνσταζε. ἢ μετὰ κω-
δυῶν μήκωνος ἀφέψει καὶ ἔγχει τὸ τοῦ ὄφεως γῆρας, ἢ μετά
τινος τῶν εἰρημένων μύρων, [398] ἢ τὸ Σπανὸν γάρος θερ-
μαίνων διὰ ξύστρας. ποιεῖ καὶ τὸ δυσῶδες ἄκοπον ἐγχεό-

vino coctum. Aut foenumgraecum aqua mulſa coctum. Aut
ſemen lini eodem modo. Summe auxiliatur ſpongia ocularis
melle cocto atque adhuc calido imbuta et impoſita. Aut·
ceratum ex irino, ſtyrace ad ipſum admixto. Egregie facit
ad aurium dolorem aloë roſaceo permixta et mellis craſſi-
tudine infuſa. Aut chalcitis vino diluta. Aut perdicii ſuccus
tepidus inſtillatus per ſe et cum melle. Aut nitrum exigua
aqua diluito admixtoque oleo tepidum inſtillato. Aut ariſto-
lochiae radicem cum oleo. Aut veratrum album cum ro-
ſaceo tritum tepidum per ſtrigilem inſtillato. Probe facit
opium in teſta torrefactum, ſimiliterque caſtorium pari pon-
dere cum roſaceo et paſſo ad mellis ſpiſſitudinem redacta,
in quibus deinde poſt fomentum ſpecillum lana obvolutum
intingitur et imponitur. Aut ſuccum faeniculi cum aliquo ex
praedictis unguentis in principio inſtilla. Aut anguis ſenec-
ctam cum calicibus papaveris coquito et infundito, aut cum
quopiam ex praedictis unguentis. Aut garum Hiſpanum ca-
lefactum per ſtrigilem inſtillato. Facit et acopon foetidum

μενον χλιαρόν. ἢ μηκώνειον διεθὲν ῥοδίνῳ καὶ ὀλίγον κρό-
κιον. καὶ παντὸς μᾶλλον ἡ ἱερὰ ἀρωματικὴ μετά τινος τῶν
μύρων. ποιεῖ δὲ ἄκρως λευκὸς ἐλλέβορος λεανθεὶς μετὰ μέ-
λιτος καὶ ῥοδίνου ἐγχεόμενος, ἐμφρασσομένου τοῦ πόρου πορ-
φύρας μαλλῷ. καλῶς ποιεῖ καὶ ὁ ἐλλέβορος μετὰ ἰρίνου μύ-
ρου. ποιεῖ δὲ καὶ κεδρία σὺν ναρδίνῳ μύρῳ ἐγχεομένη. Σε-
βῆρος δὲ τοὺς ἐπὶ ταῖς ὑδρίαις ὄνους λείους μετὰ μ΄ρων
εἰς τὰ ἡλκωμένα ἐνέχει, ἔνιοι δὲ ψυχρὸν ὕδωρ εἰς τὸ ἀλ-
γοῦν ἐγχέουσιν οὖς, καὶ παραχρῆμα μὲν ὑπεραλγοῦσι, μετὰ
βραχὺ δὲ τελέως παύονται. ἄλλοι δὲ κάλλιον ποιοῦντες εἰς
τὸ ἕτερον τοῦ ἀλγοῦντος ψυχρὸν ἐγχέουσιν, ὥσπερ Λεύκιος.
ποιεῖ καλῶς ἀλόη καὶ κρόκινον μετὰ ἀμυγδαλίνου μύρου
ἐγχεόμενα. ἢ χαλκὸς λεῖος μετ' ὄξους καί τινος μύρου. ἄκρως
ποιεῖ σίλφιον μετὰ ῥοδίνου ἐὰν ἕλκωσις ᾖ. θαυμαστῶς ὠφε-
λεῖ τὰς ὑπερβαλλούσας ὠταλγίας, πράσου χυλὸς καὶ οὖρον
αἴγειον καὶ ῥόδινον μετ' ὀλίγης σμύρνης ἐγχεόμενα. ἢ σκιού-
ρου οἰδάρ, ἐν ξύστρᾳ χλιαίνων ἔνσταζε. ἢ σχιστὴν καὶ

tepidum infufum. Aut papaveris fuccus rofaceo et exiguo
crocino dilutus. Omnino tamen praeftat Hiera aromatica
cum quopiam ex unguentis. Egregie facit et veratrum al-
bum tritum, cum melle et rofaceo infufum meatu per pur-
purae lanam obturato. Praeclare facit et veratrum cum
irino oleo vel unguento. Facit et cedria cum nardino un-
guento infufa. Severus autem afellos in aquariis vafis na-
fcentes, millepedas Latini vocant, cum unguentis tritos ul-
ceratis infundebat. Quidam vero frigidam aquam dolenti
auriculae infundunt, et confeftim quidem longe magis doli-
tant, paulo poft vero perfecte a dolore liberantur. Alii
melius faciunt et in alteram non dolentem aurem frigidam
infundunt, quemadmodum Lucius. Praeclare faciunt et aloë
et crocinum cum unguento amygdalino inftillata. Aut aes
tritum cum aceto et aliquo unguento. Summe prodeft et
filphium cum rofaceo, fi exulceratio adfit. Mirabiliter con-
fert in excellenti aurium dolore porri fuccus et caprina
urina et rofaceum, cum exigua myrrha infufa. Aut fciuri
adeps in ftrigili tepefactus inftillatus. Aut alumen fciffam

ἡδυόσμου χυλὸν μετὰ γλυκέος. ἢ πέπερι λευκὸν καὶ ἅλας
ἴσα μεθ᾽ ἑψήματος, ἔγχει ἀριστερᾷ χειρὶ πεντάκις ἢ ἑπτάκις.
ἢ κοχλίαν σεσηπότα Ἀφρικανὸν παρακεντήσας, ῥοδίνου πλη-
ρώσας καὶ ζέσας, διὰ ξύστρας ἐγχυμάτιζε θερμοτέρῳ. ἐὰν δὲ
ἐκ πληγῆς ἀλγῇ τὸ ἐκτὸς τοῦ ὠτὸς, λιβάνου χόνδρῳ γάλα
ἐπιχέας δὶς καὶ ἀποχέας τὸ τρίτον, ἔασον βραχῆναι καὶ κι-
νήσας ἔγχει, εὐθὺς γὰρ παύει. ταῦτα μὲν ὁ Ἀρχιγένης ἔγρα-
ψεν ἀδιορίστως πάνυ. δύναιτο δ᾽ ἄν τις νοῦν ἔχων ἀνα-
μνησκόμενος ὧν ἔμπροσθεν εἶπον ἐννοεῖν ὁποῖόν τι τῶν
εἰρημένων φαρμάκων ἑκάστη τῶν εἰρημένων ὠταλγιῶν ἁρ-
μόττει, μεμνημένος τῆς δυνάμεως αὐτῶν ἐξ ὧν ἔμαθεν ἐν
τοῖς περὶ τῆς τῶν ἁπλῶν φαρμάκων δυνάμεως ὑπομνήμασιν.
ἐγὼ δὲ ἐπὶ τὰς ὑπ᾽ Ἀνδρομάχου γεγραμμένας ὠτικὰς δυνά-
μεις ἤδη μεταβήσομαι.

[Ὠτικαὶ Ἀνδρομάχου τὸν ἀριθμὸν κδ΄.] Τέσσαρας
ἐπὶ τὰς εἴκοσι δυνάμεις ὠτικὰς, ἐφεξῆς ἀλλήλων ἔγραψεν ὁ
Ἀνδρόμαχος, ἐνίαις μὲν προσθείς τινα διορισμὸν, ἐνίαις δὲ

et mentae fuccum cum paffo inflilla. Aut piper album et
falem pari pondere cum fapa finiftra manu ter aut quin-
quies aut fepties infunde. Aut cochleam five limacem Afri-
canam putridam compungito et rofaceo impleto et ferve-
factum calidius per flrigilem infundito. Quod fi ex plaga
externa pars auriculae doleat, ad micam thuris lac affun-
dito, femelque atque iterum diffundito ac tertio macerari
in eo finito et agitatum infundito, flatim enim dolorem
fedat. Haec quidem Archigenes valde indiftincte fcripfit,
poffit autem quispiam mente praeditus, revocatis in memo-
riam iis quae prius dixi, faeile animo concipere quale tan-
dem ex praedictis medicamentis fingulis relatis aurium do-
loribus conveniat, nimirum fi memor fit facultatis eorum,
de qua fimplicium medicamentorum libris mentionem feci.
Verum ego jam ad auriculares compofitiones ab Andro-
macho fcriptas tranfibo.

[*Auriculares compofitiones Andromachi nu. xxiiii.*]
Quatuor et viginti compofitiones auriculares ex ordine
Andromachus confcripfit, quarum aliquibus diftinctionem

ΤΩΝ ΚΑΤΑ ΤΟΠΟΥΣ ΒΙΒΛΙΟΝ Γ. 625

Ed. Chart. XIII. [398.]   Ed. Baf. II. (191.)

οὐδένα. καὶ πρώτη γε αὐτῶν ἐστιν οὕτω γεγραμμένη. ὠτικὴ
ἐκ τῶν Γάλλου ᾗ χρῶμαι. ♃ σμύρνης ⪵ α΄. ἁλὸς ⪵ δ΄.
λιβάνου ⪵ γ΄. ἀφρονίτρου ⪵ γ΄. κρόκου ⪵ δ΄. μηκωνείου
⪵ γ΄. ἀμύγδαλα πικρὰ κ΄. χαλβάνης ⪵ β΄. ὄξους καλοῦ
τὸ ἱκανόν. ἀναφέρεται ἡ γραφὴ εἰς Μενέμαχον. πολύχρηστόν
τινα ταύτην ὠτικὴν ὁ Ἀνδρόμαχος ἔγραψεν, ἐστοχασμένην
πολλῶν ἅμα διαθέσεων ἐν ὠσὶ γινομένων. εἴρηται δέ μοι
καὶ πρόσθεν ὡς αἱ τοιαῦται δυνάμεις οὔτε κατορθώματα
μεγάλα ποιοῦσιν οὔτε σφάλματα, διὰ παντὸς αὐταῖς χρωμέ-
νων ἡμῶν. ὅσαι δὲ πρὸς μίαν διάθεσιν ἁρμόττουσιν, ἐκείνην
μὲν ἄριστα θεραπεύουσιν, τὰς δὲ ἄλλας ἐνίοτε πρὸς τῷ μη-
δὲν ὠφελεῖν ἔτι καὶ παροξύνουσι. δευτέραν ὁ Ἀνδρόμαχος
δύναμιν ἔγραψεν ἐφεξῆς τῇ προειρημένῃ τήνδε. ὠτικὴ Αἰλίου
Γάλλου πρὸς φλεγμονὴν καὶ ἐπιτεταμένας ἀλγηδόνας. ♃
χαλβάνης ⪵ η΄. κινναμώμου ⪵ β΄. σμύρνης ⪵ η΄. κρόκου
⪵ η΄. λιβάνου ⪵ γ΄. ἀφρονίτρου ⪵ γ΄. ὁποῦ μήκωνος
⪵ γ΄ ὄξους ὡς μέλιτος ἔχειν πάχος. δεῖ δὲ προεκνιτροῦν,

quandam, aliquibus nullam appofuit. Et prima quidem ex
eis hoc modo fcripta eft. Compofitio Auricularis ex libris
Galli, qua utor. ♃ Myrrhae ℈ j, falis ℈ iiij, thuris ℈ iij,
fpumae nitri ℈ iij, croci ℈ iiij, fucci papaveris ℈ iij, amy-
gdalas amaras xx, galbani ℈ ij, aceti boni quantum fatis
eft. Defcriptio haec ad Menemachum refertur. Multi ufus
hanc compofitionem auricularem Andromachus fcripfit mul-
tis fimul affectibus aurium deftinatam. Verum antea a me
dictum, quod hujusmodi compofitiones nihil magnopere
corrigunt, neque etiam error ex earum ufu nobis contingit.
Quae vero uni affectioni congruunt, illam ipfam optime
curant, alias vero aliquando ultra hoc quod nihil juvant,
amplius etiam exacerbant. Secundam deinceps compofitio-
nem poft praedictam fcripfit hanc. Compofitio auricularis
Aelii Galli ad inflammationem et intenfos dolores. ♃
Galbani ℈ viij, cinnamomi ℈ ij, myrrhae ℈ viij, croci ℈ viij,
thuris ℈ iij, fpumae nitri ℈ iij, fucci papaveris ℈ iij, aceti,
ut mellis accipiat fpiffitudinem. Oportet autem nitro prius

ἵνα μὴ λίπος ἔχῃ, εἶθ᾽ οὕτως ἐγχεῖν τὸ φάρμακον. [399]
κἀνταῦθα πάλιν ἐκφρακτικά τε καὶ πεπτικὰ καὶ χαλαστικὰ
καὶ διαφορητικὰ μέμικται φάρμακα, μὴ δυνάμενα σφοδρὰς
ὀδύνας ἰᾶσθαι. διὰ τοῦτο οὖν αὐτοῖς ὁ τοῦ μήκωνος ὀπὸς
ἐμίχθη. τρίτην ὠτικὴν ἔγραψε τοιάνδε κατὰ λέξιν. ὠτικὴ
Λαοδίκου βασιλέως, ᾗ κέχρημαι συνεχῶς. ♃ καστορίου ⪵ β'.
ὀποῦ μήκωνος ⪵ δ'. ὀποπάνακος ⪵ β'. λυκίου ἀφροῖ ⪵ α'.
γλυκεῖ ἀναλάμβανε καὶ χρῶ χλιαίνων. αὕτη μὲν προφανῶς
ἁρμόττει ταῖς ἐπιτεταμέναις ὀδύναις, οὐ μὴν ταῖς γε ἄλλαις
διαθέσεσιν. ἐγὼ δὲ, ὡς ἔφην, ἐφ᾽ ἑκάστῃ τῶν διαθέσεων
οἰκείῳ χρῶμαι φαρμάκῳ, φεύγων ἀεὶ τὸν ὀπὸν τοῦ μήκω-
νος, ἔνθα μή τις ἀνάγκη μεγάλη πρὸς αὐτὸν ἡμᾶς ἔρχεσθαι
βιάζεται. τετάρτην ἔγραψε δύναμιν ὠτικὴν ὡδί πως. ἄλλη
πρὸς φλεγμονὴν καὶ πυοῤῥοῦν καὶ παλαιὰς διαθέσεις. ♃
κυάμων Αἰγυπτίων τοῦ ἐντὸς πικροῦ, στυπτηρίας σχιστῆς,
πεπέρεως λευκοῦ, ἀφρονίτρου, κρόκου, ὀπίου, σιδίων, σμύρ-
νης, λιβάνου, νάρδου ἀνὰ ⪵ β'. καστορίου ⪵ α'. μέλιτος
καὶ ὄξους τὸ ἱκανόν. οἱ δὲ μέλιτος ⪵ στ'. ἐν ταύτῃ τὰ

praeparare, ne pingue quicquam adfit, deinde medicamentum
ipfum infundere. Et hic rurfus ab obftructione liberantia
et concoctoria et laxatoria et difcufforia medicamenta
mixta funt, quae vehementes dolores fanare non poffunt
et ob hoc ipfis papaveris fuccus admixtus eft. Tertiam au-
ricularem hujusmodi confcripfit. *Auricularis compofitio
Laodici regis, qua affidue utor.* ♃ caftorii ℨ ij, fucci pa-
paveris ℨ iiij, opopanacis ℨ ij, fpumae lycii ℨ j, paffo excipe
et tepefactis utere. Haec evidenter intenfis doloribus con-
venit, non tamen aliis affectibus. Ego vero quemadmodum
dixi, in unoquoque affectu proprio medicamento utor, fem-
perque papaveris fuccum fugio, neque nifi urgente neceffi-
tate ad ejus ufum pervenio. Quartam deinceps auricu-
larem fic fcripfit. *Alia ad inflammationem et purulentos
ac veteres affectus.* ♃ Fabae Aegyptiae internae amarae,
aluminis fciffi, piperis albi, fpumae nitri, croci, opii, ma-
licorii, myrrhae, thuris, nardi, fingulorum ℨ ij, caftorii ℨ j,
aceti et mellis quantum fufficit, alii mellis ℨ vj, conjiciunt.

ἄλλα φάρμακα διαφορητικὰ καὶ ξηραντικὰ καὶ τῶν ἐμφρά-
ξεων ἐκφρακτικὰ καί τινα καὶ τῶν πεπτικῶν, οἷον ἥ τε
σμύρνα καὶ ὁ λιβανωτὸς ἔγκειται. στυπτηρία δὲ σχιστὴ στυ-
πτικὸν ἰσχυρῶς φάρμακον ὑπὲρ τοῦ ξηραίνεσθαι τὰ πυὸῤ-
ῥοοῦντα μέμικται. πρόσκειται δὲ καὶ τὸ ὄπιον, ἀνωδυνίας
ἕνεκεν. ἀντιτέτακται δὲ αὐτῷ τὸ καστόριον, ὡς ἔμπροσθεν
ἔφην. ἀλλ' ἐπὶ τῶν τοιούτων διαθέσεων οὐ μόνον ὡς ἀν-
τιτεταγμένον, ἀλλὰ καὶ ὡς πέττον αὐτὰς καὶ ὡς ξηραῖνον
εἰκότως ἐμβάλλεται. πέμπτην ἔγραψεν ὁ Ἀνδρόμαχος ὠτι-
κὴν τήνδε κατὰ λέξιν. ἄλλη ἀπὸ Ξενοκράτους, ᾗ κέχρημαι
πολλάκις. ⚜ ἀφροῦ λυκίου ≺ β'. σμύρνης ≺ α'. λιβάνου
≺ α'. σχιστῆς τριώβολον, κρόκου τριώβολον, ἀφρονίτρου
ὀβολοὺς δύο, λεῖα σὺν ὄξει ἀπόθου, χρῶ σὺν ὄξει. καὶ αὕτη
πολύχρηστος μέν ἐστιν, οὐ μὴν ἔνθα πόνος ἰσχυρὸς ἁρμότ-
τει, μήτε ὄπιον ἔχουσα μήτε καστόριον μήτε τῶν ἀτωδύνων
τι στεάτων μήτε γαλβάνης. ἔκτη δύναμις ὠτικὴ κατὰ τήνδε
τὴν λέξιν γέγραπται. ἄλλη ἀπὸ Πρυτάνιδος συμπεφώνηκε τῇ

In hac compofitione medicamenta alia difcuſſoria et reſic-
cantia et obſtructione liberantia ſunt, et quaedam etiam con-
coctoria, velut myrrha et thus, exiſtunt. Alumen autem
fciffile fortiter aſtringens medicamentum quum ſit, ad reſic-
candum purulentum admixtum eſt. Adjectum eſt et opium
doloris fedandi gratia, oppoſitumque eſt ei caſtorium, velut
antea dixi, ſed in ejusmodi affectibus non ſolum ut oppo-
ſitum, ſed et ut concoctorium earum et tanquam reſicca-
tivum merito injicitur. Quintam deinde auricularem Andro-
machus fcripfit his verbis. *Alia Xenocratis, qua faepe uſus
fum.* ⚜ Spumae lycii ʒ ij, myrrhae ʒ j, croci obolos tres,
thuris ʒ j, aluminis fciffi obolos iij, fpumae nitri obolos ij.
Trita cum aceto reponito. Utere cum aceto. Et haec multi
ufus eſt, non tamen in dolore forti convenit, ut quae ne-
que opium neque caſtorium habeat neque quippiam ex adi-
pibus fedantibus dolorem neque galbanum. Sexta compo-
fitio auricularis confequenter hac verborum ferie fcripta
eſt. *Alia Prytanidis concordat cum Harpali compoſitione.*

Ἀρπάλου. ♃ σμύρνης τριώβολον, νάρδου τριώβολον, κρόκου
τριώβολον, χαλκῆς κεκαυ(192)μένης ὀβολοὺς έ. ὀπίου ὀβο-
λοὺς δύο, καστορίου τετρώβολον, σχιστῆς ⪤ ά. καὶ στρογ-
γύλου ⪤ ά. σὺν γλυκεῖ, ὅταν ῥεῦμα, ὅταν δὲ ὀδύνη, σὺν
ῥοδίνῳ. ὅταν δὲ σκώληκες γεννῶνται, ἑλλεβόρου μέλανος μίσγε
⪤ β'. καλῶς ἐποίησεν ἐπὶ τῇ τελευτῇ τὴν χρῆσιν αὐτῆς
εἰπὼν, ἣν ἡμεῖς ἂν εἰρήκειμεν, εἴπερ αὐτὸς αὐτὴν ὤκνησε
προσγράψαι. ἑβδόμη παραπλησία τῇ προγεγραμμένῃ γέγρα-
πται κατὰ τόνδε τὸν τρόπον· ἄλλη δίου Γαΐου σύμφωνος.
♃ ἑλλεβόρου μέλανος ὀβολοὺς β'. σμύρνης ὀβολὸν ά S''.
ὀπίου τριώβολον, χαλκοῦ κεκαυμένου τετρώβολον, στυπτη-
ρίας σχιστῆς ὀβολοὺς β'. καστορίου ὀβολὸν ά. κρόκου τετρώ-
βολον, νάρδου τετρώβολον γλυκεῖ χρῶ. ἔστι δὲ ἡ ὀγδόη πα-
ραπλησία ταῖς προγεγραμμέναις. περὶ δὲ τῆς ἐνάτης ὡδί
πως αὐτὸς ἔγραψεν. ἄλλη ᾗ χρῶμαι πρὸς περιωδυνίας καὶ
ἤχους. ♃ νίτρου ⪤ ά. σμύρνης ⪤ ά. ῥοδίνου κύαθος ά.
ὄξους κύαθος εἷς, ὁμοῦ λεάνας χρῶ. οὐ πρὸς τὰς ἐν φλε-
γμονῇ περιωδυνίας ἁρμόττει τοῦτο τὸ φάρμακον, ἀλλὰ τὰς
ἐπ' ἐμφράξει καὶ πνεύματι ψυχρῷ καὶ ἀτμώδει καὶ χυμῷ

♃ Myrrhae obolos iij, nardi obolos iij, croci obolos iij,
aeris ufti obolos v, opii obolos ij, caftorii obolos iiij, alu-
minis fcifli ℈ j, et retundi ℈ j. Excipe paffo, ubi fluxus fue-
rit, quum dolor, rofaceo, ubi vero vermiculi generentur,
veratri nigri ℈, duas admifceto. Probe fecit, quod in fine
ufum ejus adjecit, quem nos fane dixiffemus, fi ipfe afcri-
bere neglexiffet. Septima fimilis praefcriptae in hunc mo-
dum defcripta eft. *Alia divi Gaji compofitioni confona.* ♃
Veratri nigri obolos ij, myrrhae obolum j et dimidium,
opii obolos iij, aeris ufti obolos iiij, aluminis fcifli obolos ij,
caftorii obolum j, croci obolos iiij, nardi obolos iiij, cum
paffo utere. Octava praefcriptis omnino fimilis eft. De nona
vero hoc modo ipfe fcripfit. *Alia qua utor in doloris ve-
xatione et fonitu.* ♃ Nitri ℈ j, myrrhae ℈ j, rofacei cya-
thum j, aceti cyathum j, fimul tritis utere. Hoc medica-
mentum non ad dolorem in inflammationibus convenit, fed
ad eos dolores, qui ex obftructione et flatu frigido ac va-

παραπλησίως. δεκάτην ἄλλην ἔγραψεν ὡδί πως. πρὸς ὦτα
πυοῤῥοοῦντα παρὰ Ἀρποκρατίωνος. 4 κυτίων, σιδίων, ἀρι-
στολοχίας, χαλκίτεως, μίσυος κυπρίου, κηκίδος, λεπίδος χαλ-
κοῦ, ἀνὰ < α'. σμύρνης, λιβάνου ἀνὰ τριώβολον, [400] χαλ-
κάνθης ὀπτῆς, στυπτηρίας σχιστῆς ἀνὰ τριώβολον, σὺν γλυ-
κεῖ τροχίσκους ποιῶν χρῶ. εἰ δὲ καὶ μὴ προσέγραψεν αὐ-
τὸς ἐν ἀρχῇ τὴν ἐπαγγελίαν τοῦ φαρμάκου, προχειρότατον
ἦν ἡμῖν νοῆσαι, μεμνημένοις ὧν ἐν ἀρχῇ προεῖπον, ὅτι ξη-
ραντικόν ἐστι τὸ φάρμακον ὤτων πυοῤῥοούντων. ὅπερ γί-
νεται καταφερομένου τινὸς ἐκ τῆς κεφαλῆς ῥεύματος, ἐφ' ᾧ
καὶ τὰς ἑλκώσεις χρονίζοντι συμβαινούσας ὁρῶμεν. ἑνδεκά-
την ὠτικὴν ἔγραψεν οὕτως. ὠτικὴ ἐν πολλοῖς σύμφωνος. 4
κρόκου < α'. σμύρνης < α'. καπτορίου < β'. σχιστῆς
< δ'. λιβάνου < α'. σὺν γλυκεῖ μέλιτος πάχος ποιῶν, εἶθ'
οὕτως ἀνιεὶς χρῶ. καὶ αὕτη τῶν μετρίων διαθέσεών ἐστιν
ἰατική, καθάπερ καὶ ἡ ἐφεξῆς αὐτῇ γεγραμμένη, τὰς δὲ ἐφε-
ξῆς ταύτῃ προγεγραμμένας δυνάμεις ὠτικὰς ὑπὸ τοῦ Ἀν-

poroſo, ſimiliterque ex humore oboriuntur. Decimam deiude
hoc modo ſcripſit. *Ad aures purulentas Harpocrationis.*
4 Florum mali punici, malicorii, ariſtolochiae, chalcitidis,
miſyos cyprii, gallae, ſquamae aeris, ſingulorum drach-
mam j, myrrhae, thuris, utriusque obolos iij, atramenti
ſutorii affati, aluminis ſciſſilis, utriusque obolos iij, cum
paſſo paſtillos formato ac utitor. Quod ſi etiam ipſe me-
dicamenti promiſſionem non praeſcripſiſſet, facillimum ta-
men erat nobis eam animo aſſequi, memoria repetentibus
ea quae in principio praefatus ſum. Eſt enim aurium pu-
rulentarum reſiccativum hoc medicamentum, quod ipſum
malum ex fluxione quapiam ex capite delabente contingit,
ob quam ſi diu perſeveret, etiam exulcerationes accidere
videmus. Undecimam auricularem ſic ſcripſit. *Auricularis
compoſitio in multis conſona.* 4 Croci ʒ j, myrrhae ʒ j,
caſtorii ʒ ij, aluminis ſciſſi ʒ iiij, thuris ʒ j, cum paſſo ad
mellis craſſitudinem redigito, deinde etiam ſic dilutis utitor
Et haec moderatos affectus ſanat, quemadmodum etiam ea
quae hanc ſequitur. Caeterum quae deinceps poſt hanc ab

Ed. Chart. XIII. [4oo.]   Ed. Baf. II. (192.)

δρομάχου χωρίς τῆς ἐμῆς ἐξηγήσεως παραγράψω, γνωρίζειν
αὐτὰς ἤδη δυναμένων ὅσοι μέμνηνται τῶν προειρημένων.
ἐφ᾽ ὧν δὲ καὶ αὐτὸς πεποίηται μετὰ διορισμοῦ τὴν γραφὴν,
οὐδὲν ἔτι τούτων οὐδεμία τῆς ἡμετέρας ἐξηγήσεως χρῄζει.
ἐφεξῆς οὖν ἅπασαι γεγράψονται, χάριν τοῦ μηκέτι μνημο-
νεύειν ἡμᾶς ἄλλης ὠτικῆς δυνάμεως ὑφ᾽ ἑτέρου τῶν ἰατρῶν
γεγραμμένης, ἐνταῦθα γὰρ ἡ ποικιλία πασῶν αὐτῶν περι-
έχεται. ὠτικὴ ὡς Σόλων διαιτητής. 4 σμύρνης < δ΄. σχι-
στῆς < δ΄. καστορίου < β΄. λιβάνου < α΄. κρόκου < α΄.
ὀπίου < α΄. Κρητικῷ ἢ οἰνομέλιτι πάχος μέλιτος. ὠτικὴ
᾽Αντιπάτρου πρὸς περιωδυνίας. 4 κρόκου γο β΄. οἱ δὲ γο α΄.
σμύρνης γο α΄. ἁλὸς ἀμμωνιακοῦ γο α΄. σχιστῆς, ἀμμωνια-
κοῦ θυμιάματος ἀνὰ γο S΄΄. μύρου ἰρίνου ἢ Συριακοῦ ὑπο-
στάθμης γο β΄. σὺν οἰνομέλιτι ἢ Κρητικῷ ποιῶν μέλιτος
πάχος λεπτοῦ χρῶ. ὠτικὴ ἄλλη λίαν καλή. 4 ὀποπάνακος
< β΄. ὀποῦ μήκωνος < δ΄. ἀφροῦ λυκίου < δ΄. καστορίου

Andromacho afcriptae funt auriculares compofitiones, eas
citra meam expofitionem afcribam, quum ipfas per fe di-
judicare poffint, qui praedicta memoria tenent. Verum qua-
rum ipfe cum diftinctione fecit defcriptionem, earum nulla
amplius noftra interpretatione opus habet. Deinceps igitur
omnes defcribentur, ne videlicet amplius alicujus alterius
auricularis compofitionis, ab aliquo alio medico confcriptae
mentionem facere opus habeam. In his enim varietas
omnium ipfarum comprehenfa eft. *Auricularis ut Solon
diaetarius.* 4 . Myrrhae ʒ iiij, aluminis fciffi ʒ iiij, caftorii
ʒ ij, thuris ʒ j, croci ʒ j, opii ʒ j. cum Cretico aut vino
mulfo ad mellis craffitudinem redige. *Auricularis compo-
fitio Antipatri ad doloris vexationes.* 4 Croci fextantem,
alii unc. j, myrrhae unc. j, falis ammoniaci unc. j. alumi-
nis fciffi, ammoniaci thymiamatis utriusque unc. dimidium
faecis unguenti irini aut Syriaci fextantem. Cum vino mulfo
aut Cretico ad mellis tenuis fpiffitudinem redige ac utere.
Auricularis alia valde commoda. 4 Opopanacis ʒ ij, fucci
papaveris ʒ iiij, fpumae lycii ʒ iiij, caftorii ʒ ij, aluminis

◄ β'. σχιστῆς τριώβολον, κρόκου τριώβολον, σμύρνης ◄ α'.
ἡ χρῆσις σὺν γάλακτι γυναικείῳ. πρὸς ὦτα πυρροοῦντα
παρὰ Σπενδούσης. ⁴ χοίρου ἐκτομίου χολῆς μέρη β'. μέλι-
τος Ἀττικοῦ μέρος α'. ὁμοῦ ἐν ὑελίνῳ ἀγγείῳ ἐπὶ θερμο-
σποδιᾶς θέρμαινε ἄχρι τοῦ ἡμίσεως καὶ οὕτω χρῶ. ὠτικὴ
παρὰ Ἁρποκράτους πρὸς διαθέσεις καὶ ὀδύνας. ⁴ ναρδο-
στάχυος ◄ στ'. σμύρνης ◄ στ'. πεπέρεως ◄ στ'. ἀφρονί-
τρου ◄ στ'. ἁλὸς ἄνθους ◄ στ'. κρόκου ◄ ζ'. κάρυα πι-
κρὰ ι'. ὀποῦ μήκωνος ◄ ιβ'. οἴνου παλαιοῦ τὸ ἱκανόν,
ἔγχει κασσιτερίνῳ ἀγγείῳ τὸ φάρμακον. πρὸς δυσηκοΐαν καὶ
ἤχους. ⁴ ἐλλεβόρου λευκοῦ ◄ α'. καστορίου ὀβολὸν α'.
ἀφρονίτρου ὀβολὸν α' S''. χρῶ μετ' ὄξους ὡς καλλίπτῳ.
στρουθίου ◄ α'. κρόκου Κιλικίου ◄ α'. καστορίου ◄ α'.
ἐλλεβόρου λευκοῦ ◄ δ'. νίτρου ◄ α'. τροχίσκους ποιῶν
ἐπὶ τῆς χρήσεως ἀνιεὶς οἴνῳ χρῶ. πρὸς ὦτα πυοῤῥοοῦντα.
στυπτηρίαν ἐκκεκαυμένην καὶ σμύρναν μετὰ μέλιτος λεάνας,
προεκκλύσας τὸ ὠτίον ἐρίῳ τὸ φάρμακον ἐπιτίθει. ὠτικὴ
παρὰ Χρυσάνθου Γρατιανοῦ πρὸς φλεγμονὰς καὶ ἑλκώσεις.

fciſſi obolos iij, croci obolos iij, myrrhae ℥ j. Uſus ejus eſt
cum lacte muliebri. *Ad aures purulentas compoſitio Spen-
duſae.* ⁴ Fellis porci caſtrati partes ij, mellis Attici par-
tem j. Vaſe vitreo ſimul indita in fervido cinere, usque
ad dimidium caleſacito atque ita utitor. *Auricularis Har-
pocratis ad affectus et dolores.* ⁴ Spicae nardi ℥ vj, myr-
rhae ℥ vj, piperis ℥ vj, ſpumae nitri ℥ vj, floris ſalis ℥ vj,
croci ℥ vij, nuces amaras x, ſucci paparis ℥ xij, vini ve-
teris quantum ſufficit. Stanneo vaſi medicamentum infun-
dito. *Ad gravitatem auditus et ſonitus.* ⁴ Veratri albi ℥ j,
caſtorii obolum j, ſpumae nitri ſeſquiobolum, cum aceto
optimo utere. *Alia ad ſonitus pulchra.* ⁴ Struthii ℥ j,
croci Cilicii ℥ j, caſtorii ℥ j, veratri albi ℥ iiij, nitri ℥ j,
Redigito in paſtillos et uſu expetente, vino dilutis utere.
Ad aures purulentas. Alumen ſciſſum uſtum et myrrham
cum melle terito et praeſota auricula pharmacum lana ex-
ceptum imponito. *Auricularis Chryſanti Gratiani ad in-*

Ed. Chart. XIII. [400, 401.]　　　　　Ed. Baf. II. (192.

24 σίλφας χωρὶς πτερῶν δεκαδύο, οἴνου παλαιοῦ καὶ μέλι-
τος γο στ'. ῥοιᾶς κέλυφον α'. πράσου χυλοῦ κύαθον α' S''.
ἐν χύτρᾳ καινῇ ἕψε, ἕως τακερωθῇ ἡ ῥοιά, εἶτα λέαινε καὶ
πρόσβαλε μύρου Συριακοῦ γο α'. πίσσης ὑγρᾶς γο α' S''.
κρομμύων δ'. τὸν χυλὸν ἐκθλίψας καὶ συλλεάνας ἀπόθου,
ἐπὶ δὲ τῆς χρείας χλιάνας σὺν ἐρίῳ ἐπιτίθει. ὠτικὴ πρὸς
φλεγμονὰς καὶ πυῤῥοοῦντας. [401] 24 νάρδου Ἰνδικῆς ⪤ α'.
στυπτηρίας σχιστῆς ⪤ β'. ὀπίου ⪤ δ'. σιδίων ⪤ δ'. κρό-
κου ⪤ γ'. σμύρνης ⪤ δ'. λιβάνου ⪤ δ'. μέλιτος Ἀττικοῦ
⪤ δ'. ἀφρονίτρου ⪤ δ'. καστορίου ⪤ β'. ἀμυγδάλων πι-
κρῶν ⪤ η'. πεπέρεως λευκοῦ κόκκους λ'. ὄξους κύαθον α'.
οὔρου συάγρου τὸ ἴσον, κυάμων Αἰγυπτίων χλωρῶν τοῦ
ἐντὸς ⪤ δ'. λεάνας ὁμοῦ ἀπόθου εἰς κασσιτέρινον ἀγγεῖον,
ἐπὶ δὲ τῆς χρήσεως μετὰ ῥοδίνου ἔνσταζε καὶ κροκίδα ἐντί-
θει πορφυρᾶν. ὠτικὴ πρὸς τὰ ἀπεγνωσμένα, ὡς Ζωΐλος ὁ
ὀφθαλμικός. 24 ὑοσκυάμου σπέρματος τριώβολον, στυπτηρίας
σχιστῆς ὀβολοῦ τὸ S''. σμύρνης ⪤ α'. καστορίου τριώβολον,

flammationes et exulcerationes. 24 Blattas detractis pen-
nis xij, vini veteris et mellis utriusque fexuncem, mali
punici putamen unum, fucci porri fefquicyathum. In olla
nova, donec mali punici putamen flaccidum fiat, coquito,
deinde terito et unguenti Syriaci unciam unam adjicito,
picis liquidae fefquiunciam caeparum quatuor fuccum ex-
preffum et contrita fimul reponito. Ufu vero expetente
tepefacta lana excepta indito. *Auricularis compofitio ad*
phlegmonas et purulenta. 24 Nardi Indicae ℨ j, aluminis
fciffi ℨ ij, opii ℨ iiij, malicorii ℨ iiij, croci ℨ iij, myrrhae
ℨ iiij, thuris ℨ iiij, mellis Attici ℨ iiij, fpumae nitri ℨ iiij,
caftorii ℨ ij, amygdalarum amararum ℨ viij, piperis albi
grana xxx, aceti cyathum j, urinae fuis filveftris tantun-
dem, fabae Aegyptiae viridis internae amarae ℨ iiij. Trita
fimul in ftanneo vafe reponito. Ufus tempore cum rofaceo
inftillato et lanae purpura infectae tomentum indito. *Au-*
ricularis ad defperata, velut Zoilus ophthalmicus tradidit.
24 Seminis hyofcyami obolos iij, aluminis fciffi oboli di-
midium, myrrhae ℨ j, caftorii obolos iij, fucci papaveris

ΤΩΝ ΚΑΤΑ ΤΟΠΟΥΣ ΒΙΒΛΙΟΝ Γ. 633

Ed. Chart. XIII. [401.]   Ed. Baf. II. (192. 193.)

μηκωνείου τριώβολον, κηκίδος τριώβολον, κρόκου τετρώβολον,
κινναμώμου τετρώβολον, λιβάνου ὀβολοὺς β΄. ἀφρονίτρου
ὀβολοὺς δύο, σανδαράχης ὀβολοὺς β΄. ὀπίου προσφάτου κο-
χλιάρια τρία, οὔρου σνάγρου ἄῤῥενος κοχλιάρια τρία, κογχυ-
λίου αἵματος τριώβολον, μανδραγόρου χυλοῦ ὀβολὸν α΄. μέ-
λιτος Ἀττικοῦ τὸ ἱκανὸν, κογχυλίῳ ἔμφρασσε τὸ οὖς. ὠτικὴ
ἄλλη πρὸς φλεγμονὰς καὶ πυοῤῥοοῦντα θαυμαστή. ⁊ πη-
γάνου τριώβολον, σμύρνης τριώβολον, δαφνίδων ἀληλεσμένων
τριώβολον, ὑοσκυάμου χυλοῦ ⊰ α΄. ὀπίου ⊰ α΄. κρόκου
⊰ α΄. σὺν γάλακτι γυναικείῳ χρῶ, ἐγχυματίζων χλιαρόν.
ὠτικὴ λίαν καλὴ καὶ δεδοκιμασμένη ἐκ τῶν Ἀπολλωνίου.
⁊ σμύρνης ⊰ β΄. λιβανωτοῦ ⊰ β΄. καρύων πικρῶν ⊰ α΄.
ἀφρονίτρου ⊰ β΄. σχιστῆς ⊰ α΄. σιδίων ⊰ α΄. ναρδοστάχυος
⊰ β΄. ἀλόης ⊰ γ΄. οἰνομέλιτος παλαιοῦ κυάθους γ΄. τὰ
ξηρὰ λεῖα μίσγε τῷ οἰνομέλιτι καὶ ἑψήσας, ἀπόθου εἰς ἀγ-
γεῖον κασσιτέρινον, ἐπὶ δὲ τῆς χρείας χλιαρῷ χρῶ.

(193) [Αἱ ὑπὸ Ἀσκληπιάδου γεγραμμέναι δυνάμεις ἄτικαὶ
ἐν τῷ πρώτῳ τῶν ἐκτός.] Ὠτικὴ πρὸς τὰς προσφάτους περιω-

obolos iij, gallae obolos iij, croci obolos iiij, cinnamomi
obolos iiij, thuris obolos ij, fpumae nitri obolos ij, fanda-
rachae obolos ij, opii recentis cochlearia iij, urinae fuis
ferae mafculae cochlearia tria, fanguinis conchylii obolos iij,
fucci mandragorae obolum j, mellis Attici quantum fufficit,
conchylio aurem obturato. *Auricularis alia ad phlegmo-
nas et purulenta mirabilis.* ⁊ Rutae obolos iij, myrrhae
obolos iij, baccarum lauri amotis corticibus obolos iij, fucci
hyofcyami Ʒ j, opii Ʒ j, croci Ʒ j, cum lacte muliebri utere
et tepidum infunde. *Auricularis compofitio valde bona et
probata, ex Apollonii libris.* ⁊ Myrrhae Ʒ ij, thuris Ʒ j,
nucum amararum Ʒ j, fpumae nitri Ʒ j, aluminis fciffilis
Ʒ j, malicorii Ʒ j, fpicae nardi Ʒ j, aloës Ʒ iij, vini mulfi
veteris cyathos iij. Arida trita vino mulfo admifce et cocta
in ftanneo vafe repone, ufu vero exigente tepido utere.
[*Compofitiones auriculares ab Afclepiade in primo
externorum fcriptae.*] Auriculares compofitiones ad dolores

Ed. Chart. XIII. [401.]   Ed. Baf. II. (193.)

δυνίας, αἷς ἐχρήσατο Νικήρατος, κάλλιστον τοῦτό ἐστιν. ὀνίσκον τῶν κατοικιδίων. ζῶον δέ ἐστιν πολύπουν ἐν τοῖς ὑδρηροῖς ἀγγείοις καὶ ἐν ταῖς κοπρίαις γεννώμενον, κατὰ δὲ τὰς τῶν δακτύλων ἐπαιρήσεις σφαιρούμενον. τούτων λαβὼν τρεῖς ἢ τέτταρας καὶ σὺν ἐλαίῳ ἀποζέσας καὶ τὸ ἔλαιον ἀποθλίψας ἐγχυμάτιζε. ποιεῖ δὲ καὶ ὁ κολοκύνθης χυλὸς, μετὰ ῥοδίνου ἢ ναρδίνου μιγνύμενος καὶ χλιαινόμενος. καὶ περδικίου βοτάνης χυλὸς μετὰ ἐλαίου ἑψόμενος. καὶ κενταυρίου χυλὸς μελικράτῳ διαλυθεὶς, καὶ ὑοσκυάμου χυλὸς ῥοδίνῳ μιγνύμενος. ποιεῖ καὶ ὀποῦ μήκωνος ὀλίγον, γάλακτι γυναικείῳ διαλυθέν. καὶ βοείων κρεῶν οἱ ἀποῤῥέοντες ἰχῶρες ὅτε ὀπτᾶται, ταῦτα δεῖ ὠμὰ πρόσφατα ἐπιτιθέναι ἀνθρακιαῖς καὶ ἔνωμα ὄντα ἐκθλίβειν καὶ τῷ ἐκθλιβομένῳ θερμῷ ὑγρῷ ἐγχυματίζειν. ποιεῖ δὲ καὶ καρύων σεσηπότων τοῦ ἐντὸς τὸ ὑγρὸν, ὄξει διαλυθὲν καὶ ῥοδίνῳ. ποιεῖ δὲ καὶ ὁ Λιβυκὸς κοχλίας, ἀποσβεννύμενος ἐν τῷ οἰκείῳ ὀστράκῳ μετὰ ἐλαίου ναρδίνου ἢ ῥοδίνου. ποιεῖ δὲ καὶ ὑὸς ἀτόκου χολὴ, ἰσοστάθμῳ μέλιτι Ἀττικῷ μιγνυμένη. ἄλλο. ♃ ὀποῦ

aurium recentes, quibus Niceratus ufus eſt. Inter eas optima haec eſt. Afellorum domeſticorum, eſt autem animal multipes in aquariis vaſis et ſterquiliniis enaſcens, quod ad digitorum contactum in orbem ſe contrahit, horum tres aut quatuor in oleo ſervefacito et expreſſum oleum auribus infundito. Facit et cucurbitae ſuccus cum roſaceo aut nardino mixtus et tepefactus. Et perdicii herbae ſuccus cum oleo coctus. Et centaureae ſuccus aqua mulſa dilutus. Et hyoscyami ſuccus roſaceo mixtus. Facit et papaveris ſucci parum lacte muliebri diſſolutum. Et ſeroſus cruor qui a carnibus bubulis dum torrentur deſtillat. Has itaque crudas recentes prunis imponere oportet et crudas adhuc exprimere et expreſſum liquorem calidum infundere. Facit etiam nucum putrefactarum internarum liquor aceto dilutus addito roſaceo. Facit et Africana limaca in propria teſta, cum oleo nardino aut roſaceo ſervefacta. Facit et ſuis quae non peperit fel pari melle Attico admixtum. *Aliud.* ♃ Succi

ΤΩΝ ΚΑΤΑ ΤΟΠΟΤΣ ΒΙΒΛΙΟΝ Γ. 635

Ed. Chart. XIII. [401. 402.]   Ed. Baf. II. (193.)

μήκωνος, καστορίου, ἀνὰ ὀβολοὺς β΄. γλυκεῖ διαλύσας καὶ
ὀλίγον ῥοδίνου ἐπιβαλὼν χλιαίνων ἐγχυμάτιζε. ἄλλο. ♃ ὅπου
μήκωνος καὶ ὅπου πευκεδάνου τὸ ἴσον, διαλύων ἐγχυμάτιζε.
[Πρὸς τὰς μεθ᾽ ἑλκώσεως φλεγμονὰς Χαριξένου.] ♃
σμύρνης, ὀπίου, καστορίου τὸ ἴσον γλυκεῖ διαλύσας, χλιαί-
νων ἐγχυμάτιζε. ἄλλο. ♃ ὑοσκυάμου χυλοῦ, ὅπου μήκωνος,
σμύρνης, καστορίου, ἀνὰ ◁ δ΄. πεπέρεως ◁ α΄. προτρόπου
τὸ ἱκανόν. πρὸς ξηρὰς καὶ ἀνίκμους ἑλκώσεις. ἔστι δὲ καὶ
πεσσὸς ἀγαθός. ♃ οἰσύπου ◁ δ΄. μυελοῦ ἐλαφείου ◁ δ΄.
βουτύρου ◁ δ΄. στέατος χηνείου ◁ δ΄. κηροῦ Τυῤῥηνικοῦ [402]
◁ δ΄. τερμινθίνης ◁ α΄. ἐλαίου κικίνου κυάθους β΄. ἐλαίου
ἀμυγδαλίνου κυάθους β΄. ἐλαίου κυπρίνου κυάθους δύο, πισ-
σελαίου κύαθον α΄. συντίθει καὶ χρῶ ἔξανιεὶς ὅσον ἔξαρκεῖ
ἐλαίῳ ναρδίνῳ μίσγε, ὥστε μέλιτος ἔχειν πάχος. σφόδρα κα-
λὸν καὶ πρὸς τὰς τῶν νεύρων διαθέσεις. ♃ ἐλαίου κυπρίνου
κυάθους β΄. ἰρίνου, ῥοδίνου, ἀμυγδαλίνου, ἐλαίου παλαιοῦ
ἀνὰ κυάθους β΄. πισσελαίου κύαθον α΄. κηροῦ γο β΄. τερ-

papaveris, caſtorii utriusque obolos ij, paſſo diluito, et
pauco roſaceo adjecto tepida infundito. *Aliud.* ♃ Succi pa-
paveris et ſucci peucedani aequales partes diſſolutas in-
fundito.

[*Ad inflammationes cum exulceratione Charixeni.*]
♃ Myrrhae, opii, caſtorii, ſingulorum aequales partes paſſo
dilutas tepidas infunde. *Aliud.* ♃ Hyoſcyami ſucci, ſucci
papaveris, myrrhae, caſtorii, ſingulorum ℈ iiij, piperis ℈ j,
paſſi protropi quantum ſatis eſt. *Ad ſiccas et non humentes
ulcerationes. Optime convenit et in peſſo oppoſitum.* ♃
Oeſypi ℈ iiij, medullae cervinae ℈ iiij, butyri ℈ iiij, adipis
anſerini ℈ iiij, cerae Tyrrhenicae ℈ iiij, terebinthinae ℈ iiij,
olei cicini cyath. ij, olei amygdalini cyath. ij, olei cyprini
cyath. ij, olei picini cyath. j. Componito et utitor quan-
tum ſufficit oleo nardino diluto et ad mellis craſſitudinem
redacto. *Aliud valde commodum. Facit et ad nervorum
affectus.* ♃ Olei cyprini cyath. ij, roſacei, amygdalini, olei
veteris, fing. cyath. ij, piſſelaei cyath. ij, cerae ſextantem,

636 ΓΑΛΗΝΟΥ ΠΕΡΙ ΣΥΝΘΕΣΕΩΣ ΦΑΡΜΑΚΩΝ

Ed. Chart. XIII. [402.]   Ed. Baf. II. (193.)

μινθίνης γο α'. στέατος χηνείου γο α'. συντίθει καὶ χρῶ.
ἄλλο πρὸς τὰς ἐν βάθει ἀποστάσεις, Ἀντωνίου Μούσα. 4
κρόκου < β'. σμύρνης < β'. βδελλίου < δ'. καρύων πι-
κρῶν < η'. πρασίου χυλοῦ κοτύλης τὸ ἥμισυ, προτρόπου
κοτύλης τὸ ἥμισυ, ἕψε τὰ ὑγρὰ καὶ τοῖς λοιποῖς ἐπιβαλων
ἀνελόμενος χρῶ γλυκεῖ διαλύων ὅσον ἐξαρκεῖ. ἄλλο. 4 κρό-
κου, σμύρνης, καστορίου, κενταυρίου ἀνὰ < β'. ἀφρονίτρου
< α'. ἀμυγδάλων πικρῶν κεκαθαρμένων < η'. ἑλξίνης χυλοῦ
ξε α' S''. προτρόπου ξε α' S''. συντίθει καὶ χρῶ καθὰ προ-
είρηται. πρὸς τὰς σὺν ῥεύματι φλεγμονὰς, ᾧ ἐχρήσατο Κλέων.
4 σμύρνης, ἀλόης, λιβάνου, ὀποῦ μήκωνος ἀνὰ < β'. μί-
συος ὠμοῦ < α'. ὄξει ἀναλάμβανε, ἐν δὲ τῇ χρήσει γλυκεῖ
διαλύων ἐγχυμάτιζε. ἄλλο. Ἀρείου Ταρσέως. 4 σμύρνης
< δ' λιβάνου < δ'. μίσυος ὠμοῦ < β'. λυκίου Ἰνδικοῦ
< δ'. ἀναλάμβανε ὄξει. ἡ χρῆσις ὡς δεδήλωται. πολλοῦ δὲ ῥεύ-
ματος ἐπιγινομένου, χρηστέον ταῖς ὑπογεγραμμέναις σκευα-
σίαις. 4 κρόκου, λιβάνου, σμύρνης, ὀπίου, λύγου σπέρματος
ἀνὰ < α'. λυκίου Ἰνδικοῦ, κυτίνων ῥοιᾶς, ῥόδων ἄνθους

terebinthinae ʒ j, adipis anſerini ʒ j, componito et utitor.
Aliud ad abſceſſus in profundo Ant. Muſae. 4 Croci
ʒ ij, myrrhae ʒ ij, bdellii ʒ iiij, nucum amararum ʒ viij,
ſucci marrubii heminae dimidium, paſſi protropi heminae
dimidium.   Liquores coquito et admixtis reliquis excipito.
Utere in paſſo diſſolvens quantum ſufficit. *Aliud.* 4 Croci,
myrrhae, caſtorii, centaureae, ſingul. ʒ ij, ſpumae nitri ʒ j,
amygdalarum amararum depuratarum ʒ viij, ſucci helxines
ſeſquiſext. paſſi protropi ſeſquiſext. componito ac utitor ut
dictum eſt.   *Ad inflammationes cum fluxu, quo uſus eſt
Cleon.* 4 Myrrhae, aloës, thuris, ſucci papaveris, ſingul.
ʒ ij, miſyos crudi ʒ j, aceto excipe et uſu expetente paſſo
diluta infunde. *Aliud Arii Tarſenſis.* 4 Myrrhae ʒ iiij,
thuris ʒ iiij, miſyos crudi ʒ ij, lycii Indici ʒ iiij, aceto ex-
cipe. Uſus jam indicatus eſt. Quod ſi multus fluxus obo-
riatur, ſubſcriptis compoſitionibus utendum eſt. 4 Croci,
thuris, myrrhae, opii, feminis viticis, ſingul. ʒ j, lycii In-
dici, florum mali punici, florum roſarum, ſingul. ʒ iij, aceti

ἀνὰ ◁ β ὄξους κοτύτην α΄. ἔψε λύγου σπέρμα, κυτίνους,
ῥόδων ἄνθος εἰς τὸ ὄξος ἐμβαλὼν καὶ ὅταν διαλυθῇ, ἐπί-
βαλλε τοῖς λοιποῖς καὶ ἀνελόμενος ἀπόθου. ἐν δὲ τῇ χρήσει
γλυκεῖ διαλύσας ἐγχυμάτιζε. πρὸς τὰ πυοῤῥοοῦντα ὦτα μετ᾽
ὀδύνης ᾧ ἐχρήσατο Κίμων. ꝛ κασιορίου ◁ β΄. σχιστῆς,
κρόκου, σμύρνης, λιβανωτοῦ ἀνὰ ◁ α΄. γλυκεῖ ἀναλάμβανε
ἢ μυρτίνῃ καὶ χρῶ, ἐπὶ μὲν τῶν προσφάτων μετ᾽ οἰνομέλι-
τος, ἐπὶ δὲ κεχρονισμένων μετ᾽ ὄξους. Κλαυδίου Δαμονίκου
πρὸς πυοῤῥοοῦντα καὶ χρονίας διαθέσεις. ꝛ κρόκου ◁ γ΄.
σμύρνης ◁ α΄. κάρυα πικρὰ κεκαθαρμένα ἀριθμῷ λ΄. νίτρου
ἀφροῦ, νάρδου Συριακῆς, στυπτηρίας σχιστῆς ἀνὰ ◁ α΄. λι-
βάνου τριώβολον, ὄξει δριμυτάτῳ ἀναλαμβάνεται καὶ δι᾽
ὄξους ἀνίεται. πρὸς δυσωδίαν καὶ νομὴν ἡ τῶν Ἱσπανῶν
λεγομένη. ꝛ γάρου μέλανος ῥωμαϊστὶ λεγομένου ὀξυπόρου
ξε α΄. ὄξους σκιλλητικοῦ ξε α΄. μέλιτος Ἀττικοῦ ξε α΄ S΄΄.
ἕψε μέχρι συστάσεως καὶ ἀνελόμενος εἰς ἀγγεῖον ὑάλινον χρῶ.
ἐν ἄλλαις γραφαῖς ἔχει οὕτω. κολοκύνθης χυλοῦ ξε α΄. συν-

heminam unam. Viticis femen, mali punici flores, rofarum
flores in aceto coquito, et ubi diffolüta fuerint, reliquis ad-
jicito et excepta reponito. Ufus tempore paffo diluta in-
fundito. *Aliud ad purulentas aures cum dolore quo ufus
eft Cimon.* ꝛ Caftorii Ʒ ij, aluminis fciffi, croci, myrrhae,
thuris, fingul. Ʒ j. Paffo aut vino myrtitae excipe ac utere,
ad recens malum cum vino mulfo, ad inveteratum cum
aceto. *Aliud Claudii Damonici ad purulenta et invetera-
tos affectus.* ꝛ Croci Ʒ iij, myrrhae Ʒ j, nuces amaras de-
puratas numero xxx, fpumae nitri, nardi Syriacae, alumi-
nis fciffi, fingul. Ʒ unam, thuris obolos iij. Aceto acerrimo
excipiuntur et per acetum diluuntur. *Ad foetorem et no-
men compofitio Hifpanorum appellata.* ꝛ Gari nigri, quod
Romani fociorum appellant, fextarium unum, aceti fcillitici
fextarium unum, mellis Attici fefquifextarium, ad confiften-
tiam coquito et in vitreo vafe repofitis utitor. In aliis de-
fcriptionibus fic legere eft, fucci cucurbitae fextarium unum

Ed. Chart. XIII. [402. 403.]   Ed. Baf. II. (193.)

τίθει, ποιεῖ πρὸς τὰς μετὰ φλεγμονῆς δυσωδίας. Χαριξένου
πρὸς φθορὰς καὶ δυσωδίας. 2μ στυπτηρίας Μιλησίας λί-
τραν α΄. χαλκάνθου λίτρας η΄. ἀλόης < η΄. κροκομάγματος
< η΄. σμύρνης < η΄. οἴνου μυρτίνου ξε γ΄. ἔψε στυπτη-
ρίαν καὶ τὸν γλυκὺν, καὶ ὅταν συστῇ ἐπίβαλε τὰ λοιπὰ
ὄξει διαλύσας καὶ ἀνελόμενος χρῶ. πρὸς τὰς τῶν σαρκῶν
ἐπαναστάσεις, ᾧ ἐχρήσατο Ἡρακλείδης ὁ Ταραντῖνος. 2μ ἰοῦ
ξυστοῦ < η΄. λεπίδος χαλκοῦ < η΄. ἐν ἄλλῳ < δ΄. μέλι-
τος κοτύλης S΄΄. τὰ ξηρὰ τρίψας καὶ μέλιτι ἀναλαβὼν ἕως
ἐρυθρὸν γενέσθαι καὶ ἀνελόμενος χρῶ. ἄλλο. 2μ ἰοῦ < δ΄.
χαλκάνθου < δ΄. σμύρνης < δ΄. πρασίου χυλοῦ κυάθους γ΄.
μέλιτος τὸ ἱκανὸν, σκεύαζε καθὰ προείρηται. Χαλκηδονία
πρὸς τὰς κεχρονισμένας διαθέσεις. 2μ ἐλλεβόρου λευκοῦ < δ΄.
κρόκου < δ΄. σμύρνης < δ΄. καστορίου < δ΄. λιβανωτοῦ
< δ΄. ὀπίου < δ΄. χαλκάνθου < ιστ΄. πεπέρεως < β΄.
σμύρναν, ὅπιον λιβανωτὸν, καστόριον, ἔμβρεχε ὄξει ἐναφε-
ψημένων σιδίων μέχρι διαλύσεως, [403] εἶτα ἔμβαλε κεκομ-
μένα, ἐλλέβορον, κρόκον, πέπερι, χάλκανθον, εἶτα τρῖβε ὁμοῦ

componito, facit ad foetorem cum inflammatione. *Chari-
xeni ad corruptiones et foetores.* 2μ Aluminis Mileſi libram
unam, atramenti ſutorii ℔ viij, aloës ʒ viij, crocomagniatis
ʒ viij, myrrhae ʒ viij, vini myrtitae ſextarium dimidium.
Alumen et vinum ipſum coquito, atque ubi in conſiſtentiam
coierint, reliqua aceto diſſoluta injicito, et repoſitis utitor.
*Ad carnium incrementum, quo uſus eſt Heraclides Taren-
tinus.* 2μ Aeruginis raſae ʒ viij, ſquamae aeris ʒ viij, in
alio exemplari ʒ iiij, mellis heminae dimidium. Arida trita
ac melle excepta, donec rubefiant, coquito et ablatis utitor.
Aliud. 2μ Aeruginis ʒ iiij, atramenti ſutorii ʒ iiij, myrrhae
ʒ iiij, ſucci marrubii cyath. tres, mellis quantum ſufficit,
praepara ut dictum eſt. *Chalcedonia ad inveteratos affe-
ctus.* 2μ Veratri albi ʒ iiij, croci ʒ iiij, myrrhae ʒ iiij, ca-
ſtorii ʒ iiij, thuris ʒ iiij, opii ʒ iiij, atramenti ſutorii ʒ xvj,
piperis ʒ i. Myrrham, opium, thus, caſtorium, in aceto, cui
malicorium incoctum eſt, usque ad diſſolutionem macerato,
deinde veratrum, crocum, piper, atramentum ſutorium

πάντα ἐπιμελῶς, καὶ ὅταν εὖ ἔχῃ, ἐπίβαλε οἰνομέλιτος τὸ
αὔταρκες, ὥστε τὸ πάχος ἔχειν μέλιτος ἀνιεμένου. ἐπὶ δὲ τῆς
χρήσεως χλιαίνων ἐγχυμάτιζε. τούτῳ τῷ φαρμάκῳ χρώμενος
πολλάκις κατώρθωσα καὶ προκόπτοντος τοῦ χρόνου προσέ-
θηκα τῇ γραφῇ ὀμφακίνου ◁ α΄. (194) Αἰγυπτία πρὸς τὰς
αὐτὰς διαθέσεις, κἄν ὦσι συγγεγενημέναι. ♃ ἀμυγδάλων πι-
κρῶν κεκαθαρμένων ◁ β΄. κυάμων Αἰγυπτίων τοῦ ἐντὸς,
πεπέρεως λευκοῦ, κρόκου, σμύρνης, ὀπίου ἀνὰ ◁ β΄. λι-
βανωτοῦ ◁ β΄. ὀμφακίου ◁ δ΄. σχιστῆς ◁ δ΄. καστορίου
◁ β΄. χαλκάνθου ◁ δ΄. ἀφρονίτρου ◁ β΄. ἀναλάμβανε
ὄξει ἐναφεψημένων σιδίων, ὡς γλοιοῦ ἔχειν τὸ πάχος. ἐπὶ
δὲ τῆς χρήσεως, αὔταρκες λαβὼν τοῦ φαρμάκου καὶ μύρῳ
ναρδίνῳ διαλύσας ἐγχυμάτιζε. πρὸς τὰς ἐκ τῶν ὤτων αἱ-
μοῤῥαγίας Ἡρακλείδου Ταραντίνου, ὥστε μὴ θρομβοῦσθαι.
πρασίου τὸν χυλὸν ἑψήσας καὶ ὄξος μίξας ἐγχυμάτιζε. ἢ
ῥοιᾶς ἐν ὄξει ἑψημένης τὸν χυλὸν ἐκθλίψας ἐγχυμάτιζε. ἢ
πολυγόνου χυλὸν ἐν ὄξει βραχεῖ ἢ ἀκακίαν ἢ ἀμόργην ἢ

contuſa injicito, atque omnia ſimul diligenter terito, quod
ubi probe factum fuerit, vini mulſi quantum ſatis eſt affun-
dito, ut ad diluti mellis craſſitudinem redigantur. Uſu vero
expetente tepefacta infundito.   Ex hujus medicamenti uſu
ſaepe egregie mihi ſucceſſit, verum temporis progreſſu
omphacii ʒ j ad hanc deſcriptionem adjeci.   *Aegyptia ad
eosdem affectus, etiam ſi ſint connati.* ♃ Amygdalarum
amararum depuratarum ʒ ij, fabarum Aegyptiarum interioris
partis amarae, piperis albi, croci, myrrhae, opii, ſingulo-
rum ʒ ij, thuris ʒ ij, omphacii ʒ iiij, aluminis ſciſſi ʒ iiij,
caſtorii ʒ ij, atramenti ſutorii ʒ iiij, ſpumae nitri ʒ ij, aceto,
in quo malicorium incoctum eſt excepta, ad limi craſſitu-
dinem redigito.   Uſus vero tempore quantum ſuffecerit ex
medicamento acceptum ac nardino unguento diſſolutum
infundito. *Ad ſanguinis ex auribus eruptiones Heraclidae
Tarantini. Facit ut ne in grumos coeat.* Marrubii ſuccum
coquito et admixto aceto infundito.   Aut mali punici in
aceto cocto ſuccum exprimito et infundito.   Aut polygonii
ſuccum cum exiguo aceto.   Aut acaciam aut amurcam aut

λύκιον μετ᾽ ὄξους. ἄλλο Βότρυος, ἐφεκτικὸν αἱμοῤῥαγίας.
βάτου χυλὸν καὶ κυκίδων ἐν ὄξει ἑψημένων τὸν χυλὸν ὁμοῦ
μίξας ἐγχυμάτιζε.

[Τὰ ὑπ᾽ Ἀρχιγένους γεγραμμένα φάρμακα τῶν προ-
γεγραμμένων ἐφεξῆς.] Ὅσα μὲν πρὸς τὰς ὠταλγίας ἔγραψεν
ὁ Ἀρχιγένης φάρμακα, πρόσθεν εἴρηται. νυνὶ δὲ προσθήσω
καὶ τὰ πρὸς τὰς ἄλλας διαθέσεις ὑπ᾽ αὐτοῦ γεγραμμένα. ἐπὶ
δὲ τῶν ὑγραινομένων πολυγόνου χυλὸν μετὰ ἴσου ῥόδων
χυλοῦ ἐγχυμάτιζε. ἢ κρόκον καὶ σμύρναν μετὰ γλυκέος καὶ
ῥοδίνου χλιάνας ἔγχει. ἐπὶ δὲ τῶν πυοῤῥοούντων ποιεῖ μὲν
καὶ πολύγονον σὺν ῥοδίνῳ ἐγχεόμενον, συμφωνεῖ δὲ ἄκρως
οἶνος ἐνσταζόμενος, ἐναφεψημένων αὐτῷ κονύζης τῆς λεπτο-
φύλλου φύλλων. ἔνιοι δὲ καὶ λίβανον προσμίσγουσι τῷ
οἴνῳ. ἢ λύκιον ῥοδίνῳ διεὶς ἔνσταζε. ἢ πρασίου ἀγρίου
σπέρμα σὺν ὄξει καὶ ῥοδίνῳ ὁμοίως. ἢ κυμίνου καὶ κρόκου
ἴσον σὺν οἴνῳ αὐστηρῷ· ἢ κρόκου καὶ σμύρνης ἀνὰ < β.
κάρυα λεπτὰ λελεπισμένα λεάνας μῖξον μετὰ μέλιτος Κο S''

lycium cum aceto. *Aliud Botryos, fiftit fanguinis eru-*
ptiones. Succum rubi et fuccum gallarum in aceto coctarum
fimul mixtos infundito.

[*Quae medicamenta Archigenes poft prius fcripta fub-*
jecerit.] Medicamenta ad aurium dolores ab Archigene fcri-
pta fupra relata funt.   Nunc vero etiam ea quae ad alios af-
fectus confcripfit apponam.   Humentibus vero polygoni
fuccum cum pari rofarum fucco infundito.   Aut crocum
et myrrham cum paffo et rofaceo tepefacta infundito.   Pu-
rulentis autem prodeft quidem polygonum cum rofaceo in-
fufum.   Verum egregie convenit eis vinum, in quo cony-
zae tenuia folia habentis folia fint incocta, inftillatum.   Qui-
dam etiam thus ad vinum admifcent.   Aut lycium rofa-
ceo dilutum inftillato.   Aut marrubii filveftris femen cum
aceto et rofaceo eodem modo.   Aut cumini et croci, ae-
quale pondus cum vino auftero.   Aut croci et myrrhae
utriusque ℨ ij, nuces amaras excorticatas numero xxxv. Nu-
ces tritas cum mellis hemina dimidia et porri fucci hemina

καὶ πράσου χυλοῦ Κ͞ S". λεάνας τὰ ξηρὰ εὖ μάλα καὶ
διεὶς τοῖς ὑγροῖς συλλεαίνων ἔνσταζε.

[Περὶ ἡλκωμένων ὤτων.] Ἐπὶ δὲ τῶν ἡλκωμένων
ὤτων καὶ αἱμασσομένων καὶ ἀλγούντων χαλβάνην καὶ ὄπιον
μετὰ γλυκέος καὶ ῥοδίνου μέλιτος πάχος ἔνσταζε. ἢ ἀντὶ
τῆς χαλβάνης ὀπὸν πευκεδάνου μίσγε, καὶ μᾶλλον ποιεῖ. ἢ
σπόδιον ὀπτηθὲν λεῖον μετὰ ῥοδίνου ἔγχει. ἢ λύκιον μετὰ
γυναικείου γάλακτος μεγάλως ἐνεργεῖ. καὶ τὸ μέλι καθ᾽
ἑαυτὸ χλιαρὸν ἐγχεόμενον, μάλιστα δὲ ἐφ᾽ ὧν καὶ δυσωδίαι
εἰσίν. ἔνιοι δὲ τοὺς ἐπὶ ταῖς ὑδρίαις ὄνους μετά τινος μύ-
ρου ἐνστάζουσι, καὶ ἄκρως ὠφελεῖ. ἢ τὰς κατοικιδίους σίλ-
φας, μετὰ ῥοδίνου ἔνσταζε. καλῶς ποιεῖ πρὸς πᾶσαν ὠτὸς
διάθεσιν ἀλώπεκος στέαρ τεταριχευμένον, τηκόμενον καὶ ἐν-
σταζόμενον. ἢ σπονδυλίου τὸ ἐντὸς σὺν μέλιτι καὶ ῥοδίνῳ
ἔγχει, ἢ κλύσας καὶ διαψήσας τὸ οὖς, πράσου ἢ πρασίου
χυλὸν μετὰ μέλιτος ἔγχει. ἢ κονίαν τὴν τῶν πηλοποιῶν μετὰ
μέλιτος ἀνεζεσμένην, ἢ λίβανον μετὰ ὄξους ἐν ῥοιᾶς κελύ-

dimidia commifceto et reliqua item probe trita iisdem li-
quoribus diluito, ac fimul deinde tepefacta inftillato.

[*De auribus exulceratis.*] Caeterum exulceratis au-
ribus et cruentis ac dolentibus galbanum et opium cum
paffo et rofaceo mellis craffitudine inftilla. Aut pro galbano
peucedani fuccum admifce, et magis fuccedet. Aut cinerulam
affatam cum rofaceo tritam infundito. Aut lycium cum la-
cte muliebri. Magnifice opitulatur etiam ipfum mel per fe
tepidum infufum, praefertim fi foetores fimul adfint. Qui-
dam afellos, qui in aquariis vafis reperiuntur, cum un-
guento quopiam inftillant et eximie opem fentiunt. Aut
blattas domefticas cum rofaceo inftillato. Probe facit ad
omnem auris affectum adeps vulpinus inveteratus, liquatu.
et inftillatus. Aut fpondylii interiorem velut medullam cum
melle et rofaceo infunde. Aut elota et confcalpta auricula
porri aut marrubii fuccum cum melle infunde. Aut lixi-
vium figularium cum melle fervefactum. Aut thus cum aceto
in mali punici putamine fervefactum infunde. Aut crocum

Ed. Chart. XIII. [403. 404.]　　　　　Ed. Baf. II. (194.)

φει ζέσας ἔγχει. ἢ κρόκον καὶ σχιστὴν μετ᾽ οἰνομέλιτος
ὁμοίως· ἐν τῷ κελύφει ζέσας ἔγχει. ἢ κηκίδα λείαν ὀθονίῳ
ἐνδήσας ἔψε ἐν οἴνῳ καὶ ἐκ τούτου ἔνσταζε, εὐθέως ἀπό-
νους ποιεῖ.

[404] [Περὶ σκωλήκων ἐν ὠσίν.] Ἐφ᾽ ὧν δὲ σκώλη-
κές εἰσιν, ἑλλέβορον λευκὸν μετὰ μέλιτος κάθιε ἢ ξηρὸν
ἐμφύσα ἢ χυλὸν βάτου ἔγχει. εἰ δὲ λελεπισμένον τὸ τοῦ
ὠτὸς ὀστέον τύχῃ, διελὼν ὄπισθεν τοῦ ὠτὸς ξύσον, ἔπειτα
καύσας ἀπούλου ἀλύπως.

[Περὶ τῶν ἐν τοῖς ὠσὶν ἤχων.] Ἔνιοι μὲν αὐτῶν
φυσώδους πνεύματός εἰσιν ἔκγονοι, τινὲς δὲ διὰ τὴν ἀκρί-
βειαν τῆς ἀκουστικῆς αἰσθήσεως γίνονται, καθάπερ ἐν ὀφθαλ-
μοῖς τὰ τῶν ὑποχεομένων φαντάσματα διὰ τὰς ἀπὸ τοῦ
τῆς γαστρὸς στόματος ἀναθυμιάσεις, ἀκριβὲς δὲ οὐδετέρας
τῶν διαθέσεων γνώρισμα δυνατὸν ἐν ἀρχῇ σχεῖν, οὐ μὴν
οὐδὲ ἀτέχνως προσήκει ἄρχεσθαι τῆς τε διαγνώσεως αὐτῶν
καὶ τῆς ἰάσεως. εἴρηται γὰρ καὶ δέδεικται πολλάκις οὐχ ἕν
τι γένος· ὂν ἐλπίδος στοχαστικῆς. εἶναι γὰρ τεχνικὸν στο

et alumen fciffile cum vino mulfo in mali punici putamine
eodem modo fervefactum infunde. Aut gallam tritam lin-
teolo illigatam in vino coquito et ex hoc inftillato, ftatim
a dolore liberat.

[*De vermibus aurium.*] Porro in quibus vermes funt,
veratrum album cum melle immitte aut aridum infuffla. Aut
rubi fuccum infunde. Quod fi vero auriculae os corrofum,
fiffura retro aurem impacta ipfum fcalpito, deinde urito ac
citra moleftiam cicatricem inducito.

[*De fonitu in auribus.*] Sonitus quidam ex flatuofo
fpiritu generantur. Quidam ob exquifitam fenfus audiendi
fubtilitatem fiunt, quemadmodum in oculis imaginariae fuf
fufiones propter vapores ex ore ventris exhalantes. Cae-
terum neutrius affectus certa cognitio in principio haberi
poteft. Non convenit tamen citra artem aut cognitionem
aut curationem aufpicari. Dictum enim jam faepe eft, atque
etiam demonftratum, non unum conjecturalis fpei genus

ΤΩΝ ΚΑΤΑ ΤΟΠΟΥΣ ΒΙΒΛΙΟΝ Γ. 643

Ed. Chart. XIII. [404.]　　　　　　　Ed. Baf. II. (194.)

χασμόν τινα ἐκ τῶν προκαταρκτικῶν ὀνομαζομένων αἰτίων,
ὅταν ἐπίστηταί τις αὐτῶν τὰς δυνάμεις, ἄλλης μὲν ἐπὶ
ψύξει διαθέσεως γινομένης, ἄλλης δὲ ἐπ᾽ ἐγκαύσει, καθάπερ
γε καὶ πληγῆς προηγησαμένης ἢ νόσου τοίας ἢ τοίας, ὥσπερ
γε καὶ ἀπεψίας ἢ οἰνοποσίας δαψιλοῦς ἢ ἐμέτων βιαίων τε
καὶ πολλῶν. ἔσθ᾽ ὅτε καὶ ἐπὶ φαρμάκων ὠτικῶν χρήσει γί-
νονταί τινες ἦχοι. καὶ τὸ κατὰ βραχὺ δὲ συστῆναι τὸν ἦχον
ἢ ἀθρόως γενέσθαι συντελεῖται πρὸς τὴν τῆς διαθέσεως
εὕρεσιν. ἔτι τε τὸ διαλείμματα ποιεῖν ἢ παραμένειν τὸ σύμ-
πτωμα διηνεκῶς. ἀκριβὴς δὲ διάγνωσις ἐν τῷ χρόνῳ γίγνε-
ται μετὰ τὴν τῶν τεχνικῶς στοχασθέντων χρῆσιν φαρμάκων.
εἰ μὲν οὖν ἐπὶ πυρετοῖς ἦχοι γίνονται, μὴ παρενοχλεῖν, παύ-
ονται γὰρ παραυτίκα ὡς ἐπὶ τὸ πολύ. ἐὰν δὲ ὑπονοήσας
τις ἐπὶ πνεύματι φυσώδει διέξοδον οὐκ ἔχοντι γίνεσθαι
τοὺς ἤχους τὰ τέμνοντα καὶ λεπτύνοντα καὶ διαφοροῦντα
φάρμακα προσφέρων ἀνύη μηθὲν, ἅμα τῷ δηλονότι καὶ
ἀποφλεγματισμοῖς χρῆσθαι καὶ τῇ τῆς ὅλης κεφαλῆς προ-

efſe, atque artificialem quandam conjecturam ex cauſis pro-
catarcticis appellatis facere licet, ſi quis ipſarum vires norit,
quum alius affectus ex frigiditate, alius ex ardore fiat.
Quemadmodum etiam ex praegreſſa plaga aut tali vel tali
morbo, velut et ex cruditate aut largo vini potu aut vio
lento et multo vomitu, aliquando et ob medicamentorum
auricularium uſum ſonitus quidam fiunt. Quin et ſi vel
paulatim congregetur vel coacervatim irruat ſonitus, id
ipſum quoque ad inventionem affectus conducit. Inſuperque
ſi per intervalla repetat, vel continenter hoc ſymptoma
perſeveret. Verum certa cognitio tempore contingit, poſt
uſum medicamentorum artificiali conjectura exhibitorum.
Siquidem igitur in febribus ſonitus fiant, minime intertur-
bandi ſunt, ut plurimum enim ſtatim ſedantur. Si vero ob
flatum ventoſum, cui tranſitus intercluſus ſit, ſonitus fieri
ſuſpicatus quiſpiam fuerit, et ob hanc rem diſſecantibus et
attenuatoriis ac diſcuſſoriis medicamentis admotis nihil pro-
fecerit, ſimulque apophlegmatismis uſus ſit et toto capiti

Ed. Chart. XIII. [404.]　　　　　　　　Ed. Baf. II. (194.)

νοίᾳ, πολλὴν ἕξει ῥοπὴν εἰς ὑπόνοιαν εὐαισθησίας ἀκριβοῦς,
καὶ μάλιστα ἐὰν ὀξυήκους ὁ πάσχων φαίνηται. τοιούτῳ γοῦν
τινι περιπεσὼν ἐγὼ, κεχρημένῳ φαρμάκοις οἷς εἶπον, οὐδὲν
δὲ ὠφελουμένῳ, προσέμιξά τι τῶν ναρκούντων τὴν αἴσθησιν,
ὁποῖόν ἐστιν ὅ τε τοῦ μανδραγόρου χυλὸς καὶ ὁ τοῦ μή-
κωνος ὀπός· ὅπερ ἀπήλλαξε τοῦ συμπτώματος αὐτόν. αἱ
δὴ οὖν ὑπὸ τῶν ἔμπροσθεν ἰατρῶν ὠτικαὶ δυνάμεις, πρὸς
τὰ τοιαῦτα συμπτώματα γεγραμμέναι, διαφορητικῶν καὶ τμη-
τικῶν φαρμάκων εἰσίν. ἔμπροσθεν μὲν οὖν ἐν τῷ καταλόγῳ
τῶν ὠτικῶν δυνάμεων, ἃς ἔγραψεν Ἀνδρόμαχος, ἦσαν ὑπ'
αὐτοῦ τινες λεγόμεναι πρὸς ἤχους ἁρμόττειν ἐκ τῆς τοιαύ-
της ὕλης συγκείμεναι. νυνὶ δὲ προσθήσω τὰς ὑπ' Ἀρχιγέ-
νους γεγραμμένας.

[Αἱ ὑπ' Ἀρχιγένους γεγραμμέναι δυνάμεις πρὸς ἤχους.]
Ἐπὶ δὲ τῶν ἐξαίφνης ἤχων ὄξος μετὰ ῥοδίνου ἔγχεε, ἢ κύ-
μινον καὶ ἔλαιον, μέλιτος πάχος ποιῶν, ἢ σικύου ἀγρίου ῥί-

profpexerit, huic merito in hanc fufpicionem inclinatus ani-
mus erit, fenfus audiendi videlicet fubtilitatem fonitus cau-
fam eſſe, praefertim ſi acuto audiendi fenfu aeger praedi-
tus appareat. In ejusmodi itaque quendam, qui praedictis
medicamentis ufus erat, neque quicquam opis fenferat,
quum ego forte incidiſſem, ex ftupefacientibus fenfum quip-
piam admifcui, velut eft mandragorae fuccus et papaveris
fuccus, ex eisque a fonitus fymptomate liber evaſit. Quae
igitur a prioribus medicis ad hujusmodi fymptomata et ac-
ceſſoria mala confcriptae funt auriculares compoſitiones, ex
difcuſſoriis et incidentibus medicamentis conftant. Supra
itaque in catalogo et enumeratione compoſitionum auricu-
larium ab Andromacho defcriptarum, ex ejusmodi materia
compoſita, quaedam recenfebantur, quas ipfe ad fonitus
convenire fcripſit. Nunc vero eas, quas Archigenes ad hanc
rem confcripfit recenfebo.

[Compoſitiones ab Archigene ad fonitus confcriptae.]
In fonitibus repentinis acetum cum rofaceo inftilla.　　Aut
cuminum et oleum craſſitudine mellis.　　Aut radicis cucu-

ζης χυλὸν, ἢ αὐτὴν ἕψε τὴν ῥίζαν τῷ ἐλαίῳ. εἰ δὲ ἐπιμένοι
πλείονα χρόνον, πᾶσι τοῖς πικροῖς καὶ δριμέσι καὶ λεπτυν-
τικοῖς καὶ διαφορητικοῖς, τοῖς ἀναγραφεῖσιν ἐπὶ τῶν διὰ πά-
χος χυμῶν ὀδυνωμένων, ἕκαστον ἕψων σὺν ὄξει καὶ μέλιτι,
προσπλέκων ἢ κατακλίνας τὸν πάσχοντα καὶ νίτρον ὠμὸν
λεῖον ἐμπάσας εἰς τὸ οὖς, ὄξος δριμὺ χλιαρὸν ἔγχει. εἶτα
ἐπειδὰν παύσηται ζέον, ἐρίῳ ἐψήσας καρύων [405] πικρῶν
χυλὸν ἔγχει καὶ ἀπόφραττε ἐρίῳ. ἢ νίτρον καὶ σμύρναν εὖ
ἑνώσας μετὰ ῥοδίνου καὶ ὄξους καὶ μέλανος γραφικοῦ πα-
χέος ἔνσταζε. ἢ πτερῷ βάπτων δὶς τῆς ἡμέ(195)ρας ἐπιτίθει,
ἢ καστορίῳ καὶ ναρδίνῳ ἴσοις μετ᾽ ὄξους καὶ ῥοδίνου χρῶ,
ἢ ὄξει καὶ νίτρῳ καὶ μέλιτι κλύζε. ἐφ᾽ ὧν δὲ διὰ πολλὴν
αἴσθησιν ἐγγίνεται ἦχος, καστόριον καὶ κωνείου σπέρμα λειώ-
σας σὺν ὄξει ἐπίσταζε. ἐπὶ δὲ τῶν ἐκ νόσου ἤχων ἀψινθίου
ἀφεψήματος πυριάσας, τὸ ὄξος καὶ τὸ ῥόδινον ἔγχει, ἢ ῥα-
φάνου χυλὸν μετὰ ῥοδίνου, ἢ ἀλόην καλλίστην μετ᾽ οἰνομέ-
λιτος ἀνεθεῖσαν. εἰ δ᾽ ἐπιμένοι, ἐλλέβορον μέλανα ἑψήσας

meris filveftris fuccum. Aut ipfam radicem oleo incoctam.
Si vero ad multum tempus perfeverent, omnibus amaris et
acribus attenuatoriisque et difcufforiis, quae ad dolorem ex
craffis humoribus obortum defcripta funt, utaris fingulis in
aceto coctis et admixto melle. Aut reclinato aegro et nitro
crudo trito in aurem infperfo, acre acetum tepidum infunde,
ac poftquam fervere defierit, lana fcalpendo exterge et nu-
cum amararum fuccum infunde et lana obtura. Aut nitrum
et myrrham probe unita, cum rofaceo et aceto ac atra-
mento fcriptorio craffo inftilla, aut penna in eis immerfa
bis in die inde. Aut caftorio ac nardino pari menfura
cum aceto et rofaceo utere. Aut aceto ac nitro melleque
mixtis collue. Caeterum quibus ob multam fenfus fubtili-
tatem fonitus oboriuntur, caftorium et cicutae femen cum
aceto trito inftilla. Ex morbo vero obortis fonitibus, ubi
fomentum ex decoctione abfinthii adhibueris, acetum et ro-
faceum inftilla. Aut raphani fuccum cum rofaceo, aut aloën
optimam cum vino mulfo dilutam. Si vero perdurent, ve-

Ed. Chart. XIII. [4o5.]   Ed. Baf. II. (195.)

μετ' ὄξους χρῶ. τοιαῦτα μὲν ὁ Ἀρχιγένης ἔγραψε πρὸς
τοὺς ἐν τοῖς ὠσὶν ἤχους, ὁ δ' Ἀπολλώνιος ἐν τῷ πρώτῳ
τῶν εὐπορίστων τὰ ὑπογεγραμμένα.

[Τὰ ὑπ' Ἀπολλωνίου πρὸς ἤχους καὶ βόμβους καὶ
συριγμοὺς καὶ ἐμπνευματώσεις.] Ὄξος δριμὺ χλιαίνων ἔνσταζε.
ἔλαιον καὶ ὄξος χλιαίνων ἔνσταζε. μέλι Ἀττικὸν θερμὸν ἔν-
σταζε. δάφνινον ἔλαιον ὡσαύτως. πράσου χυλὸν μετὰ γά-
λακτος γυναικείου ἢ ῥοδίνου ἐγχυμάτιζε. σικύου ἀγρίου τὸν
καρπὸν χυλίσας ἢ φύλλα δι' ὀθονίου ἔνσταζε. κολοκύνθης
ἀγρίας ἐντεριάνην ἐλαίῳ διεὶς ἔγχει, κύμινον λεῖον καὶ μυε-
λὸν μόσχειον ἔνσταζε. σικύου ἀγρίου ἐντεριώνην ἐλαίῳ διεὶς
ἔγχει, βάλανον μυρεψικὴν τρίψας καὶ στέαρ χήνειον καὶ ῥη-
τίνην, ἴσα μίξας ἔνσταζε. λινόσπερμα τρίψας καὶ διεὶς μύρῳ
Ἀραβικῷ ἔνσταζε. μίσυ λεάνας καὶ διεὶς μύρῳ ῥοδίνῳ χρῶ.
πήγανον καὶ κύμινον ἴσα τρίψας καὶ διεὶς καὶ εἰς μέλι μί-
ξας ἔγχει. ὕσσωπον τρίψας καὶ κεδρίνῳ διεὶς ἐλαίῳ ἔνσταζε,
ἀμυγδάλων πικρῶν ἔλαιον μέλιτι μίξας. ἐὰν δὲ ἐνεργεστέρῳ

ratrum nigrum aceto decoctum adhibe. Hujusmodi quidem
Archigenes ad fonitus aurium confcripfit, verum Apollo-
nius in primo parabilium fubfcripta habet.

[*Quae Apollonius ad fonitus et fufurros, fibilosque
ac inflatiönes aurium confcripfit.*] Acetum acre tepidum
inftilla. Oleum et acetum tepidum inftilla. Mel Atticum ca-
lidum inftilla. Laurinum oleum eodem modo. Porri fuc-
cum cum lacte muliebri aut rofaceo infunde. Cucumeris fil-
veftris foliorum aut fructus fuccum per linteolum inftilla.
Cucurbitae filveftris medullam oleo dilutam infunde. Cu-
minum tritum cum medulla vitulina inftilla. Cucumeris fil-
veftris medullam oleo dilutam infunde. Glandem unguenta-
riam terito et adipe anferino ac refina parr menfura ad-
mixtis inftillato. Semen lini tritum et unguento Arabico
dilutum inftilla. Mify terito et unguento rofaceo dilutum
inftillato. Rutam et cuminum pari menfura trita et aceto
diluta, admixto melle infunde. Hyffopum tritam et cedrino
oleo dilutam inftilla. Amygdalarum amararum oleum melle

βούλη χρῆσθαι, σύμπλεξον τοῦτο τῷ προτέρῳ, ἄγνου καὶ
ἀσκαλαβώτου κεφαλὴν τρίψας ἐξ ἴσου καὶ μίξας ἔλαιον ἔν-
σταζε. νίτρον καὶ ῥητίνην καὶ στέαρ χήνειον, ἴσα μετ᾽ ἐλαίου
μίξας καὶ διαλύσας χρῶ. κρόμμυον καὶ σκόροδον καὶ στέαρ
χήνειον ἴσα τρίψας καὶ διηθήσας ἔγχει καὶ προεκκλύσας
ὕδατι θερμῷ νίτρον λεῖον ἐμφύσα.

[Πρὸς ὦτα ἡλκωμένα καὶ ἰχωῤῥοοῦντα τοῦ αὐτοῦ.]
Πρώτους μὲν ἔγραψε κλυσμοὺς Ἀπολλώνιος, δεύτερα δὲ τὰ
ἔγχυτα φάρμακα καὶ τρίτα τὰ ξηραντικὰ καὶ τέταρτα τὰ
ἐμφυσώμενα κατὰ τὴν ὑπογεγραμμένην λέξιν ἑρμηνεύων
ταῦτα. κλυσμοί. ὕδατι θερμῷ συνεχέστερον ἔκκλυζε. φακοῦ
ἀφεψήματι ὡσαύτως. ὑδρομέλιτι θερμῷ παραπλησίας ἔκκλυζε.
κισσοῦ ἀποβρέγματι ἢ ἀφεψήματι μετ᾽ οἴνου χρῶ. σιδίων
ἀποβρέγματι ἢ ἀφεψήματι μετ᾽ οἴνου παραπλησίως. κηκίδος
ἁδρᾶς ἀφεψήματι μετ᾽ οἴνου μυρσίνην ἀφεψημένην ἐν οἴνῳ
κλύζε. οἴνῳ μετ᾽ ὀλίγης στυπτηρίας τετριμμένης χρῶ. στοι-
βῆς καρπὸν ἐν οἴνῳ ἑψήσας κλύζε. οὖρον καὶ οἶνον μίξας
καὶ θερμάνας ἔκκλυζε, πίσσης ὀῤῥῷ ἐγχυμάτιζε. ἐλαίας φύλλα

mixtum eodem modo. Quod fi efficacius reddere velis, hoc
cum priore committito. Viticem et ftellionis caput pari pon-
dere trita admixto oleo inftilla. Nitrum et refinam et adi-
pem anferinum aequis partibus cum oleo admixto diffo-
luta inftilla. Caepas et allium et adipem anferinum pari
menfura trita et excolata infunde, et aqua collutis prius
calida, nitrum tritum infuffla.

[*Ad aures exulceratas et purulentas ejusdem.*] Pri-
mum quidem collutiones Apollonius fcripfit. Secundum
deinde locum infufilia habent. Tertium reficcatoria et quar-
tum quae infufflantur, juxta fubfcriptam ipfius dictionem.
Collutiones. Aqua calida affidue collue. Lenticulae decocto
eodem modo. Aqua mulfa calida fimiliter. Hederae cremore
aut decocto cum vino utitor. Malicorii cremore aut deco-
cto fimiliter cum vino. Gallae plenae decocto cum vino.
Myrto in vino decocto elue. Vino cum exiguo alumine trito
utere. Stoebes femine in vino cocto elue. Urina et vino
mixtis ac calefactis elue. Picis ferum infunde. Oleae folia

Ed. Chart. XIII. [405. 406.]   Ed. Baf. II. (195)

χυλίσας καὶ μέλιτι μίξας, συνέψησον καὶ τούτῳ χρῶ. μη-
κώνιον διεὶς γλυκεῖ ἔνσταζε. κρομμύου χυλίσματι μετὰ μέλι-
τος χρῶ. πηγάνου ἀγρίου χυλὸν μετ᾽ οἴνου καὶ ῥοδίνου
ἐλαίου, ἐν ῥοιᾶς σιδίῳ τεθερμασμένον ἔνσταζε. χολὴν βοὸς
ἢ συὸς ἐν σιδίῳ ῥοιᾶς χλιαρὰν ἔνσταζε. χολὴν αἰγὸς ἢ προ-
βάτου. ἢ χελώνης θαλασσίας μετὰ γάλακτος γυναικείου χλια-
ρὰν ἔνσταζε. καρδάμωμον τρίψας μετὰ μέλιτος ἔνσταζε. πευ-
κεδάνου ὀπὸν ῥοδίνῳ διεὶς χρῶ. ἀλόην καὶ κροκόμαγμα διεὶς
ἔνσταζε. [406] ἀψινθίῳ λείῳ μετὰ μέλιτος χρῶ. σμύρνην
καὶ ῥητίνην καὶ στέαρ χήνειον μετ᾽ ἐλαίου τρίψας ἐγχυμά-
τιζε. τὸ λίπος τὸ ἐπιγινόμενον ἐπὶ τοῦ τυροῦ ἐν τοῖς κε-
ραμείοις συγκειμένου χλιάνας ἔνσταζε. διφρυγὲς λεάνας μετὰ
μέλιτος ἔνσταζε. στυπτηρίαν σχιστὴν λεάνας μετὰ γλυκέος
καὶ ὄξους ἕψησον, ἕως ἂν μέλιτος σχῇ πάχος καὶ χρῶ. ξη-
ραντικά. κεδρίαν μέλιτι μίξας ἔνσταζε. πεπέρεως λευκοῦ κόκ-
κους τρεῖς διεὶς μύρῳ Αἰγυπτίῳ, κόγχῃ μικρᾷ λεάνας ἔνσταζε.
κρόκου καὶ ψιμμυθίου ἴσα τρίψας καὶ διεὶς ῥοδίνῳ ἔγχει.
μελάνθιον καὶ θεῖον ἴσα τρίψας καὶ διεὶς ῥοδίνῳ καὶ μίξας

exuccato et admixto melle coquito ac utitor. Papaveris
fuccum paffo dilutum inftilla. Caeparum fucco cum melle
utere. Rutae filveftris fuccum cum vino et oleo rofaceo
in mali punici putamine calefactis inftilla. Fel bovis vel
fuis in putamine mali punici tepefactum infunde. Fel caprae
vel ovis vel marinae teftudinis cum muliebri lacte tepe-
factum infunde. Cardamomum tritum cum melle inftilla.
Peucedani fuccum rofaceo dilutum inftilla. Aloën et cro-
comagma diluta inftilla. Abfinthio cum melle trito utere.
Myrrham et refinam ac anferinum adipem cum oleo trita
infunde. Pinguedinem cafeo in figulinum vas recens coacto
fuperftantem tepefactam inftillato. Dipfryges tritum cum
melle inftillato. Alumen fciffum tritum cum paffo et aceto
ad mellis craffitiem coquito ac utitor. *Reficcatoria.* Cedriam
melle mixtam inftilla. Piperis albi grana tria unguento Ae-
gyptio diluta, et in parva concha trita inftilla. Crocum et
ceruffam pari menfura trita et rofaceo diluta infunde. Me-
lanthium et fulfur pari pondere terito et rofaceo diluito et

μύρον ἴρινον καὶ στέαρ αἴγειον, ἴσα καὶ αὖθις τρίψας χρῶ.
σμύρναν καὶ θεῖον ἴσα τρίψας καὶ ἐλαίῳ μίξας ἔνσταζε.
σμύρναν καὶ σίδιον ῥοιᾶς γλυκείας ἴσα τρίψας καὶ μέλιτι
διεὶς ἔγχει. θηρία τὰ ἀπὸ τῶν δένδρων, ὥσπερ σκώληκας
ἐρυθροὺς, τρίψας καὶ διεὶς ἐλαίῳ χρῶ. θηρίον ὃ γῆς ἔντερον
καλεῖται, ἑψήσας καὶ διασήσας ἔνσταζε. ῥητίνην καὶ μέλι καὶ
ἔλαιον ἴσα μίξας καὶ διαλύσας ἔνσταζε. ῥοιὰν λαβὼν γλυκεῖαν
καὶ περιτεμὼν τὸν ὀμφαλὸν ἐκκόκκισον, εἶτα ἐγχέας γλυκέος
κύαθον καὶ προσεπιπάσας χαλκάνθου λείου ὀβολοὺς δύο,
συνέψησον μέχρις ἂν σύμμετρον πάχος σχῇ καὶ χλιαρῷ χρῶ.
[Ἐμφυσητικά.] Κηκίδα λείαν ἐμφύσα. πέπερι στογγύ-
λον μετ᾽ οἴνου συντρίψας ἔμπασον. τῷ δ᾽ αὐτῷ χρηστέον
καὶ ἐγχύματι μᾶλλον διειμένῳ. ὀμφάκινον καὶ κηκίδα πεφω-
γμένην, ἴσην λεάνας ἐμφύσα. χρηστέον δὲ καὶ περιπάτοις
καὶ κοιλίας κενώσεσι καὶ σιτίων ὑποστολῇ καὶ διακαθάρσει
τῶν ὤτων ἐπιμελέστερον. πρὸς τὰ κάθυγρα ὦτα. πρὸς δὲ
τὰ κάθυγρα τῶν ὤτων, οὕτω γὰρ αὐτὸς ὀνομάζει, φάρμακα

unguento irino adipeque anſerino pari menſura additis
rurſus terito ac utitor. Myrrham et ſulfur aequis parti-
bus trita et oleo mixta inſtillato. Myrrham et putamen mali
punici dulcis aequis partibus trita ac melle diluta infun-
dito. Animalcula ex arboribus, velut rubri vermes, trita et
oleo diluta inſtilla. Animalculum, quod inteſtinum terrae
appellatur, coctum et excolatum inſtilla. Reſinam et mel
ac oleum pari menſura mixta ac diſſoluta inſtilla. Malum
punicum dulce accipito et execto ejus umbilico acinos eji-
cito, deinde paſſi cyathum unum infundito et atramenti ſu-
torii triti obolos duos infarcito et ad mediocrem craſſitu-
dinem coquendo redigito ac tepido utitor.
[Quae inſufflantur.] Gallam tritam inſuffla. Piper
rotundum cum vino contritum inſperge. Eodem etiam ma-
gis diluto pro infuſili utendum eſt. Omphacium et gallam
torrefactam aequis partibus trita inſuffla. Cinerulam Cy-
priam laevigatam inſuffla. Utendum etiam deambulationibus
et ventris evacuationibus et ciborum ſubtractione et pur-
gatione aurium diligentiore. Ad aures humidas. Caeterum

Ed. Chart. XIII. [406.]   Ed. Baf. II. (195.)

χρήσιμά φησιν ὁ Ἀπολλώνιος τὰ ὑπογεγραμμένα. μίσυ καύ-
σας ἐν ὀθονίῳ καὶ σὺν αὐτῷ λεάνας ἐμφύσα. κηκίδα καύ-
σας καὶ τρίψας παραπλησίως χρῶ. σποδὸν λείαν ὡσαύτως,
στυπτηρίαν ὀπτήσας ἐπ᾽ ὀστράκῳ καὶ λεάνας, ἔλαιον προσ-
εγχέας ἐμφύσα. τῷ δ᾽ αὐτῷ τῆς ἐπιμελείας τρόπῳ χρῶ.
[Πρὸς δυσηκοΐας.] Πρὸς δὲ τοὺς ὑποκώφους, εἴτε δυσ-
κώφους εἴτε δυσηκόους ἐθέλοι τις ὀνομάζειν, τῶν μὲν μι-
κρῶν φωνῶν μηδ᾽ ὅλως ἀκούοντας, τῶν δὲ μεγάλων μόγις,
ὑποπτευτέον τὸ σύμπτωμα, κατὰ βραχὺ γὰρ αὐξανόμενον
ἐν τῷ χρόνῳ κωφότητα τελείαν ἀπεργάζεται. καθαρτέον
τοίνυν ἐστὶ τῇ ἱερᾷ καὶ τοῖς διὰ τῆς κολοκυνθίδος καταπο-
τίοις, ἀποφλεγματιστέον τε καὶ κεφαλὴν ξηραντέον, ἅπαντί
τε τρόπῳ ῥωστέον, ὡς ἐπιδέδεικται πολλάκις. ἔστι δὲ καὶ
διαίτῃ λεπτυνούσῃ χρηστέον, εἰς αὐτὸ δὲ τὸ οὖς ἐμβλητέον
φάρμακα διαιρετικά τε καὶ τμητικὰ καὶ λεπτυντικὰ γλίσχρων
τε καὶ παχέων χυμῶν, ὧν ἡ ὕλη τοιάδε τίς ἐστιν.

ad aures humore madidas, ita enim Apollonius appellat,
fubfcripta medicamenta commoda effe ait. Mify in linteolo
uftum et cum ipfo laevigatum infufflato. Galla ufta ac trita
fimiliter utitor. Spodio trito eodem modo, attamen in tefta
torrefactum et affufo oleo tritum infufflato. Caeterum ea-
dem diligentia circa diaetam utitor.

[*Ad auditus gravitatem.*] Porro in fubfurdis, five
graviter et difficulter audientibus, aut etiam furdaftris ap-
pellatis, utpote qui exiguas voces penitus non audiunt, ma-
gnas autem vix percipiunt, hoc ipfum fymptoma valde fu-
fpectum habere oportet, paulatim enim augefcens temporis
progreffu perfectam furditatem inducit. Quapropter per hie-
ram purgandi funt et per catapotia ex colocynthide, pitui-
taque eis per apophlegmatismos detrahenda, ac caput re-
ficcandum eft, omnique modo curandum ut robur ei ad-
datur, quemadmodum jam faepe eft demonftratum. Uten-
dum etiam attenuatoria victus ratione. Atque in ipfam au-
riculam medicamenta conjicienda funt, quae craffos et vi-
fcofos humores findant ac incidant attenuentque, quorum
filva ejusmodi eft.

[Τὰ ὑπ᾽ Ἀπολλωνίου γεγραμμένα κατὰ τὸ πρῶτον
τῶν εὐπορίστων, πρὸς δυσηκοΐαν φάρμακα κατὰ λέξιν οἵ-
τως.] Πρὸς τὰς δυσηκοΐας τὰς ἐξαπίνης καὶ τὰς ἐκ τῶν κε-
φαλαλγιῶν ἀψίνθιον μεθ᾽ ὕδατος ἑψήσας, πυρία διὰ καλά-
μης κατὰ τὸν ὑποδεδειγμένον διὰ καλάμου τρόπον. δαφνίδ ας
ἢ φύλλα δάφνης ἑψήσας ἐν ὕδατι παραπλησίως χρῶ. ὀρί-
γανον ὁμοίως, ὕσσωπον ὁμοίως, θάλασσαν καὶ ὄξος ὁμοίως.
τοῖς δ᾽ αὐτοῖς τούτοις χρηστέον καὶ ἐν χυτρίδι ἑψημένοις,
[407] καὶ τῇ διὰ τῆς χυτρίδος δεδηλωμένῃ πυρίᾳ. κλυσμοί.
ὄξει λευκῷ καὶ ὕδατι ἴσοις καὶ νίτρῳ λείῳ ὁμοῦ ἐξεσμένοις
κλύζε ἐφ᾽ ἡμέρας πλείους, καὶ μετὰ ταῦτα κλύζε ὕδατι θερμῷ
δαψιλεῖ. ἐνστάξεις. καὶ οὕτως ἐγχυμάτιζε τοῖς πρὸς ταῦτα
ἀναγεγραμμένοις. πράσου χυλὸν καὶ ἴρινον μύρον μίξας ἔν-
σταζε. χολὴν βοείαν καὶ αἰγείαν καὶ μύρον ῥόδινον μίξας
ἔνσταζε. κρομμύων χύλισμα καὶ ῥητίνην ἐλαίῳ διεὶς ἐξ ἴσου
χρῶ. καρύων ἔλαιον καὶ ῥητίνην μίξας, ἐξ ἴσου χρῶ. στυ-
πτηρίαν ὄξει διεὶς ἔνσταζε. σμύρναν καὶ στυπτηρίαν ἴσην

[*Quae Apollonius in primo parabilium ad auditus
gravitatem medicamenta conscripsit in haec verba.*] *Ad
auditus gravitatem repentinam et ex dolore capitis obor-
tam. Fomenta.* Abfinthium cum aqua decoquito et per fti-
pulam fomentum inde facito, quomodo alias per arundinem
id fieri demonftravimus. Baccis lauri aut foliis ejusdem in
aqua decoctis fimiliter utitor. Similiter etiam origano atque
item hyffopo. Aqua quoque marina et aceto eodem modo.
Eisdem autem et in olla coctis utendum eft. Fomentum
vero per ollam quomodo fiat jam demonftratum eft. *Col-
lutiones.* Aceto albo et aqua pari menfura cum nitro trito
fervefactis ad plures dies eluito, atque inde aqua fimplici
calida eluito. *Infufiones.* Et fic ea, quae ad hanc rem de-
fcripta funt infundito. Marrubii fuccum et irinum unguen-
tum mixta infundito. Fel tauri et caprae ac unguentum
rofaceum mixta inftillato. Caeparum fucco et refina oleo
dilutis aequaliter utitor. Oleo nucum et refina mixtis pa-
riter utitor. Alumen aceto dilutum inftillato. Myrrham et

λεάνας καὶ διεὶς ὄξει ἐγχυμάτιζε. στέαρ χήνειον καὶ χο-(196)
λὴν βοὸς καὶ δάφνινον ἴσα μίξας ἔνσταζε. κισσοῦ ἀγρίου
τὸν καρπὸν χυλίσας δι᾿ ὀθονίου ἔνσταζε. ἐλλέβορον μέλανα
σὺν ὄξει λεάνας καὶ μέλιτι ἐπὶ πολὺ ἑψημένῳ ἀναλαβὼν
ποίει κολλύρια βαλανοειδῆ μικρὰ καὶ ἐντίθει τῷ πόρῳ καὶ
ἔα ἐπὶ ἡμέρας έ. γήρας ὄφεως τρίψας μετ᾽ ὄξους ἔνσταζε.
τῷ δ᾽ αὐτῷ καὶ μετὰ χολῆς βοείας ἢ αἰγείας ἢ χελώνης θα-
λασσίας ἢ τοῦ καλλιωνύμου διειμένου χρῶ. καρδάμου τὸ ἱκα-
νὸν καὶ νίτρου βραχὺ, σύκου σαρκὶ χωρὶς τῶν κεγχραμίδων
ἀναλαβὼν ποίησον κολλύριον ἁρμόττον τῷ πόρῳ τῆς ἀκοῆς
καὶ ἔνθες, κομίζου δὲ αὐτὸ τριταῖον. τοῦτο ἄγει ῥύπον ἱκα-
νὸν καὶ παραχρῆμα κουφίζει. ἐπιμελητέον δὲ καὶ τοῦ λοι-
ποῦ σώματος, περιπάτοις τε πρὸς δύναμιν ἱκανῶς καὶ τρί-
ψει τῆς κεφαλῆς καὶ τῶν ἄλλων μερῶν, ἔτι δὲ ἀποφλεγμα-
τισμοῖς καὶ διακλύσμασιν ἀποκρίνειν δυναμένοις, τροφαῖς τε
χρηστέον πλήθει συμμέτροις καὶ κατὰ τὸ γένος εὐλύτοις τε
καὶ εὐεκκρίτοις. βοηθεῖ δὲ ἱκανῶς τοῖς ἐν ταύτῃ τῇ διαθέ-

alumen pari pondere trita et aceto diluto infundito. Adi-
pem anferinum et fel bovis ac laurinum pari menfura mixta
inftillato. Hederae filveftris baccarum fuccum per linteolum
expreffum inftillato. Veratrum nigrum aceto tritum, melle-
que multum cocto exceptum in parva collyria ad formam
glandis redigito, eaque meatui indito, ac per dies quinque
finito. Senectam anguium aceto tritam inftillato. Eadem et
cum felle bubulo aut caprino aut teftudinis marinae aut
callionymi pifcis diluta utitor. Nafturtii quantum fufficit et
nitri parum, carne ficus rejectis granis excipito, indeque
collyrium auditorio meatui congruum formato ac indito,
per triduum autem ipfum eximito. Hoc multas fordes edu-
cit et confeftim levius malum reddit. Caeterum reliqui cor-
poris quoque cura habenda eft. Deambulationibus itaque
pro viribus multis utendum eft et capitis reliquorumque
membrorum frictione. Infuper et apophlegmatismis et col-
lutionibus, quae pituitam extrahere poffunt. Cibis utendum
eft copia moderatis et ex genere eorum, quae facile exol-

Ed. Chart. XIII. [407.]   Ed. Baf. II. (196.)

σει καθεστῶσι καὶ σπογγίον εἰς λεπτὰ κατατετριμμένον καὶ
συνεστραμμένον καὶ μέλιτι καταβεβρεγμένον καὶ εἰς τὴν ἀκοὴν
ἐπιτιθέμενον. τὸ δ᾽ αὐτὸ τοῦτο χρήσιμόν ἐστι καὶ πρὸς
τὴν σάρκα, τὴν φυομένην ἐν τῷ πόρῳ τῆς ἀκοῆς. ἐπὶ δὲ
τούτοις ἔφησε χρηστέον εἶναι τῇ διὰ τῆς χυτρίδος δεδηλω-
μένῃ πυρίᾳ, ἣν αὐτὸς δηλονότι πρόσθεν ἐγεγράφει κατὰ τὰ
τῆς ἀκοῆς βοηθήματα. παραλέλοιπα δὲ αὐτὴν ἐγώ, κατεγνω-
κὼς διὰ τὸ κλυσμὸν μέν τινα ποιεῖν τοῖς ὀδυνωμένοις,
ὠφέλειαν δὲ οὐδεμίαν. διὰ τοῦτο νῦν αὐτὴν προσθήσω. τοὺς
γὰρ δυσκωφοῦντας εἰκός ἐστιν ὑπ᾽ αὐτῆς ὠφεληθήσεσθαί τι
τῶν ἐναντίων βοηθημάτων δεομένους τοῖς ὀδυνωμένοις. ἡσυ-
χίας μὲν γὰρ ἀκριβοῦς ἐν ταῖς ὀδύναις χρήζει τὰ πεπον-
θότα μόρια, κινήσεως δὲ σφοδρᾶς καὶ ὡς ἄν εἴποι τις με-
ταποιήσεως εἰς ἐναντίαν διάθεσιν τῆς οὔσης τὰ δυσκω-
φοῦντα.

[Πυρίαι πρὸς ὠταλγίαν αἱ ὑπὸ ᾿Απολλωνίου γεγραμ-
μέναι κατὰ λέξιν οὕτως.] Πυρίαις δὲ χρηστέον ταῖς διὰ τῶν

vuntur facileque excernuntur. Plurimum autem auxiliatur
in hujusmodi affectu conflitutis fpongia tenuiffime contrita
in orbemque convoluta melleque imbuta et auriculae indita.
Idem remedium commodum eft et ad carnem in auditorio
meatu enafcentem. Poft haec vero inquit utendum effe ollae
fomento jam ante a fe indicato. Indicavit autem hoc ipfe
inter reliqua auditus praefidia, verum ego ipfum velut a
me condemnatum reliqui, propterea quod ad elotionem qui
dem praeftet in aurium dolore, utilitatem autem de fe
omnino nullam praebeat. Quapropter nunc ipfum appo-
nam, verifimile eft enim furdaftros inde juvari, utpote qui
contrariis praefidiis opus habeant his, qui aurium doloribus
vexantur. In doloribus enim affectae partes exquifita quiete
opus habent. Surdaftri vero vehementi motu, et fere di-
xerim transmutatione in contrarium ei, qui jam adeft, af-
fectui indigent.

[*Fomenta ad aurium dolorem ab Apollonio his ver-
bis confcripta.*] Fomentis porro utendum eft per fpongias

σπόγγων, εἰς θερμὸν ὕδωρ ἀποβεβρεγμένων τούτων, ἱκανῶς
τε ἐκτεθλιμμένων καὶ ταῖς διὰ τῆς σικύας, ἔτι τε ταῖς διὰ
τοῦ ἀτμοῦ τῶν τετρημένων καλάμων. χρὴ δὲ τὸ μὲν ἕτερον
τοῦ καλάμου πέρας ἡρμόσθαι τῇ κοιλότητι τοῦ ὠτίου, τὸ
δὲ ἕτερον ἐν χύτρᾳ πῶμα τετρημένον ἐχούσῃ καὶ πάντοθεν
ἐστεγνωμένῃ ἐγκεῖσθαι. ἔστω δὲ ἀψίνθιον ἐν ὕδατι ἀπεζε-
σμένον ἐχούσῃ ἐν αὐτῇ, ὥστε τὸν ἀναφερόμενον χυμὸν προσ-
πίπτειν τῷ τῆς ἀκοῆς πόρῳ, ὡσαύτως δὲ πυριατέον καὶ
στέατι περὶ ὀβελίσκον ὠπτημένῳ. σφόδρα δὲ ἁρμόζει καὶ ὁ
ὑπογεγραμμένος τῆς πυρίας τρόπος. οὖρον μάλιστα μὲν ταύ-
ρου, εἰ δὲ μὴ, βοὸς, ὡς παλαιότατον εἰς χύτραν ἐγχέοντα και-
νὴν στενόστομον καὶ ὄξος τὸ τρίτον μέρος, τοῦ οὔρου μί-
ξαντα καὶ μυρσίνην κεκομμένην, [408] ὄστρακα πίθου τοῖς
μεγέθεσιν ἱκανὰ διάπυρα ποιήσαντα, ἐμβάλλειν εἰς τὴν χύ-
τραν, εἶτα κλίναντα τὸν ἄνθρωπον εἰς τὸ οὖς προσθεῖναι
τὴν χυτρίδα καὶ οὕτω πυριᾶν. περὶ δὲ τὸ οὖς σπεῖραν χρὴ
ποιεῖν ἐξ ἐρίου, πρὸς τὸ μὴ κατακαίεσθαι τοὺς ἐν κύκλῳ
τόπους. χρηστέον δὲ καὶ ἀλεύρῳ κριθίνῳ τε καὶ πυρίνῳ μετ'

aqua calida imbutas ac fufficienter expreffas, itemque per
cucurbitas affixas. Amplius vero et per vaporem ex arun-
dinibus perforatis allatum. Oportet autem alterum arundi-
nis extremum cavitati auriculae congruens effe, alterum
vero in ollam perforatum operculum habentem et undique
obturatum incumbere. Sit autem in olla abfinthium in aqua
fervefactum, quo vapor inde fublatus ad auditorium mea-
tum perferatur. Similiter et per adipem in veru affatum
fomentum adhibendum eft. Vehementer etiam fubfcriptus
fomenti modus convenit. Urinam tauri maxime, aut certe
bovis vetuftiffimam, in ollam novam angufti oris infundito,
et aceti tertiam urinae partem ac myrtum contufam ad-
mifceto, deinde teftas pro ollae magnitudine fatis multas,
igni candefactas in ollam conjicito, pofteaque hominem in-
clinatum appofita ad aurem olla fomentum admittere jubeto.
Circum aurem vero fafciculum ex lana in orbem circum-
ponito, ne videlicet circumfitae partes exurantur. Utendum
et farina hordeacea ac triticea in vino cocta, itemque un-

Ed. Chart. XIII. [408.]   Ed. Baf. II. (196.)

οἴνου ἐψημένῳ καὶ ἰρίνῳ μύρῳ θερμῷ πυρίας χάριν. ἐπὶ δὲ
τὸ οὖς ἄνωθεν ἐπιθετέον ἔρια μαλακὰ καὶ καθαρὰ οἴνῳ καὶ
ἐλαίῳ κατειργασμένα καὶ ἄλευρον κρίθινον ἢ πύρινον, ποτὲ
μὲν αὐτὸ καθ᾽ αὑτὸ ἐψημένον μετ᾽ οἴνου καὶ ἰρίνου μύρου,
ποτὲ δὲ καὶ μίγμα ἔχον περιστερᾶς ἀφόδου καὶ ἀριστολο-
χίας λεπτῆς ἴσον. συνοίσει δὲ καὶ τροφῆς ἔνδεια καὶ λεπτὴ
δίαιτα καὶ κοιλίας κένωσις ἀξιόλογος, ἔτι δὲ ἀνάπαυσις, ἡσυ-
χία, σκέπη τῆς κεφαλῆς, πόμα θερμὸν ὕδωρ, μελίκρατον, πτι-
σάνης χυλὸς μετὰ μέλιτος ἄχρις ἂν ἐνδῶσιν οἱ πόνοι.

[Ἀρχιγένους τὰ πρὸς δυσηκοΐας καὶ κωφώσεις αὐτοῖς
ὀνόμασι γεγραμμένα.] Ἐπὶ δὲ δυσηκοΐας τοῦ φλοιοῦ τῆς ῥα-
φάνου τὸν χυλὸν σὺν ῥοδίνῳ ἢ κυπρίνῳ χλιάνας ἔνσταζε.
ἢ χαλβάνην σὺν ὄξει καὶ μέλιτι ζέσας. ἐπὶ δὲ τῶν ἐπιγενο-
μένων κωφώσεων ἐλλεβόρου μέλανος ὅσον ὄροβον, ἐν μέλιτι
ἐφθῷ τίθει καὶ ἔα ἕως ἂν τὸ ἐμποδίζον διαφράγῃ. ἢ ἀψιν-
θίου ἐκκλύσας ἀφεψήματι μέλι καὶ ἔλαιον ἔνσταζε. ἢ κολ-
λύριον καθέντες διὰ νίτρου καὶ σύκου καὶ νάπυος, οὐκ ἐξαι-
ροῦμεν ἡμέρας τρεῖς. μετὰ τοῦτο δὲ ὀξείαις φωναῖς ἐμβοῶ-

guento irino calido gratia fomenti. Superne vero auriculae
imponendae funt lauae molles ac purae, vino et oleo im-
butae. Hordeacea itidem et triticea farina, aliquando qui
dem per fe cocta, cum vino et unguento irino, aliquando
vero columbino ftercore et ariftolochia tenui aequis par-
tibus admixtis. Confert autem cibi abftinentia et diaeta te-
nuis et alvi evacuatio larga et memorabilis. Infuper et quies.
ocium, capitis velamen. In potu aqua calida, aqua mulfa
ptifanae fuccus cum melle donec remiferint dolores.

[Quae Archigenes ad auditus gravitatem ac furdi-
tatem his verbis confcripfit.] In auditus gravitate. Succum
corticis raphani cum rofaceo aut cyprino tepefactum in
ftilla. Aut galbanum cum aceto et melle fervefactum. Quod
fi furditas fuccedat, veratrum nigrum ervi magnitudine in
cocto melle indito, ac donec quod impedit erodat finito
Aut ubi abfinthii decocto elueris, mel et oleum inftillato
Aut collyrio ex nitro, ficu et finapi immiffo per triduum
id non extrahimus. Poftea vero acutis vocibus affiduis et

μεν συνεχέσι καὶ αὖθις βαρείαις, ἐνσαλπίσαντες δὲ αὐτοῖς
ὕστερον ἀποκαθιστῶμεν, μεθ᾽ ἃ ἐγχέομεν ὠφελίμως ἀσφοδέ-
λου ῥίζας ἐλαίῳ παλαιῷ ἀφεψήσαντες, αἰγείῳ τε οὔρῳ ἐκ-
κλύζομεν συνεχῶς. πρὸς δὲ τὰς ἐκ κεφαλαλγιῶν κωφώσεις
ῥαφάνου χυλὸν μετὰ ῥοδίνου ἔγχεον. ἢ σικύου ἀγρίου χυλὸν
τῶν φύλλων. ἢ καστορίου μετὰ δαφνίδων καὶ ὄξους ἢ ἀλ-
λεβόρου μέλανος λευκῷ ὄξει πεφυραμένου ὅσον ὄροβον, μέ-
λιτι μίξας ἐφθῷ βαλάνια ποιῶν ἐντίθει. τοῦ αὐτοῦ περὶ
τῶν ἐμπιπτομένων τοῖς ὠσὶ σωμάτων. εἰ δὲ ὕδωρ εἰς τὸ
οὖς ἐμπέσοι, βοηθεῖ μὲν τὸ ὄξος καὶ ἐφ᾽ ἑνὶ ποδὶ τῷ κατὰ
τὸ πάσχον οὖς ἅλλεσθαι, παρεκκλίναντά πως ἑαυτὸν, ἐκκρί-
νεται γὰρ αὐτόθι εὐχερῶς. καὶ ὁ ἐκμυξησμὸς δὲ ἄκρως ἐπι-
σπᾶται διὰ ψιλοῦ τοῦ στόματος ἢ καὶ διὰ καλαμίδος, εἶτα
δι᾽ ἐρίου διαψήσας τῶν προειρημένων τι μύρων ἔνσταζε.
ψηφῖδος δὲ ἐμπεσούσης τῷ πόρῳ τοῦ ὠτὸς ἢ κυάμου ἢ
τινος παραπλησίου ἔκκλυζε. ἢ μηλωτρίδι περιελίξας ἔριον καὶ
ἐμβάψας ῥητίνῃ ἀνάσπα ἢ διά τινος τῶν ἐχεκόλλων φαρ-

viciffim gravibus inclamamus et per tubam fonitu immiffo
malum depellere conamur. Poft haec et afphodeli radices
oleo veteri incoctas utiliter infundimus, caprinaque urina
affidue eluimus. Caeterum furditate ex capitis dolore oborta,
raphani fuccum cum rofaceo infunde, aut foliorum cucu-
meris filveftris fuccum. Aut caftorium cum baccis lauri et
aceto, aut nigrum veratrum albo aceto irrigatum, fub orobi
quantitate cocto melli mifcens, glandulasque componens
impone. *Ejusdem de corpusculis, quae auribus illabuntur.*
Quod fi aqua in aurem illabatur, auxiliatur acetum et al-
tero pede affectae auriculae propinquo exilire, aliqualiter
fe ipfum reclinando, hoc enim modo facile excernitur. Quin
et exuctio fimplex per os, aut etiam per ftipulam egregie
aquam extrahit, quod ubi factum fuerit, confcalpta per la-
nam auricula, ex praedictis unguentis aliquod inftilla. Si vero
calculus aut faba aut confimile quippiam in auditorium
meatum illapfum fuerit, eluito aut lana circa auricularium
fpecillum obvoluta et refina tincta extrahito. Item et per

μάκων. εἰ δὲ μὴ ὑπακούοι, πταρμικὸν εἰς τὰς ῥῖνας ἐνιεὶς
ἔμφραττε τὸ στόμα καὶ τοὺς ῥώθωνας. κατὰ γὰρ τὴν γε-
γενημένην ἔντασιν τοῦ πνεύματος ἐκφυσᾶται τὸ ἐμπεσόν.
ποίει δὲ συνεχῶς ἄχρις ἂν ἐκπέσῃ. εἰ γὰρ ἐμμείνῃ ἐπιφλε-
γμαῖνον τὸ οὖς, σπασμοὺς ἐπιφέρει. κάλλιστα δὲ συνεργεῖ εἰς
τὴν τῶν ἐμπεσόντων ἀποβολὴν καὶ ὁ κατασεισμὸς, εἰ μὲν
παιδίον ᾖ, τῷ ποδὶ κατεχόμενον καὶ ἐπὶ κεφαλῇ αἰωρούμε-
νον μετὰ κατασεισμοῦ, εἰ δὲ τέλειος εἴη ὁ πάσχων, κατακλί-
νας αὐτὸν ἐπὶ σανίδα κατὰ τὸ πάσχον οὖς, καὶ κελεύων
τὴν κεφαλὴν ἐρείδειν τῇ σανίδι, ἔπειτα κουφίζων τὸ πρὸς
τὴν κεφαλὴν μέρος τῆς σανίδος, ἔα καταφέρεσθαι καὶ τοῦτο
ποίει πλειστάκις. κινηθήσεται γὰρ τὸ ἐμπεσὸν καὶ προβιβα-
σθήσεται περὶ τὰ προχειρότερα μέρη τοῦ πόρου, μετὰ δὲ ταῦτα
κυαθίσκῳ στενῷ μικρῷ μηλωτρίδος ἀνάσπα εὐφυῶς. [409]
εἰ δὲ κύαμος ἐμπεσὼν ἤ τι ἕτερον παραπλήσιον καὶ ἐμμεῖ-
ναν, διάβροχόν τε γενόμενον καὶ ἔξοιδῆσαν, ὀδύνας ἐπιφέροι,
ὁλόκληρον μὲν αὐτὸ ἐξελεῖν ἀδύνατον, χρὴ δὲ τῷ κυαθίσκῳ

glutinofum aliquod medicamentum fieri poteft. Quod fi ne-
que fic fequatur, fternutatorio in nares injecto, os ac na-
res obturato, facta enim fpiritus conclufi extenfione, id
quod incidit efflatur, idque affidue donec excidat facito; fi
enim intus manferit, aure inflammata convulfiones inducet.
Optime etiam confert ad eorum quae illapfa funt ejectio-
nem concuffio. Si itaque puer fuerit, pede comprehenfum
et in caput elevatum cum concuffione vibrabis. Si vero
perfectae aetatis quispiam ita fuerit affectus, ipfum in ta-
bulam fecundum affectam aurem reclinatum caput ad tabu-
lam firmare jubeto, deinde levata tabulae circa caput parte,
deferri finito idque faepe repetito. Movebitur enim quod
incidit et ad expeditiores meatus partes progredietur, at-
que ita angufta et concava fpecilli parte immiffa fcite ex-
trahito. Si vero faba aut confimile quippiam in aurem il-
lapfum in ea maneat madefactumque et tumefactum dolo-
res inducat, impoffibile quidem eft ipfum integrum eximere.
Quare per fpecilli concavum induftrie partiri ac dividere

Ed. Chart. XIII. [409.]   Ed. Baf. II. (196. 197.)

τῆς μηλωτρίδος εὐφυῶς αὐτὸ διαμερίζειν καὶ οὕτω κατὰ
βραχὺ ἐκφέρειν, ἔπειτα ἕψημα ἢ γλυκὺν οἶνον θερμὸν ἐγχεῖν
καὶ παρηγορεῖν τὸν πόρον διὰ τὸν γινόμενον σπαραγμόν.
ζώου δέ τινος ἐμπεσόντος, σκαμμωνίαν διεὶς ὄξει ἢ ἀψιν-
θίου χυλὸν ἢ πευκεδάνου χυλὸν, καὶ νίτρου καὶ θείου μετὰ
χυλοῦ ῥαφάνου ἔνσταζε.

[Ἀπολλωνίου περὶ τῶν αὐτῶν.] Ἀπολλώνιος δὲ περὶ
τῶν αὐτῶν οὕτως ἔγραψε. πρὸς ψύλλας καὶ σκώληκας ἐν
ὠσὶ καὶ τὰ λοιπὰ τὰ εἰς τὸν πόρον τῆς ἀκοῆς εἰσδυόμενα.
ὄξος καὶ ἔλαιον ἔνσταζε. ἢ καππάρεως χυλὸν ἔνσταζε. ἢ
ἀμύγδαλα πικρὰ τρίψας καὶ τὸ ἐλαιῶδες αὐτῶν ἐκθλίψας
ἔνσταζε. ἄλλο. ἐλλέβορον λευκὸν λεῖον ἔμπασσε. ἢ ἀριστο-
λοχίαν λείαν ἔμπασον. ἢ καλαμίνθης χυλὸν ἔγχει. ἢ κιννα-
βάρεως χλωρᾶς ἔνσταζε. ἢ ἐλλέβορον λευκὸν μετ᾿ οἴνου ἐγχυ-
μάτιζε. ἢ στυπτηρίας καὶ (197) κολοκύνθης τῆς ἀγρίας τοῦ
σπέρματος ἢ τῆς ἐντεριώνης ἴσον τρίψας μετὰ κεδρίνου
ἐλαίου ἔνσταζε. ἢ κρόμμυον τρίψας καὶ ὑσσώπου τὸ ἴσον
οὔρῳ παλαιῷ διεὶς ἐγχυμάτιζε. ἢ σμύρναν τρίψας ὄξει τε καὶ

ipfum oportet atque ita particulatim extrahere, deinde fa-
pam aut vinum dulce calidum infundere ac lenire meatum
ex lancinatione offenfum. At vero fi animal aliquod illa-
pfum fit, fcammoniam aceto dilutam aut abfinthii fuccum
aut peucedani fuccum nitrumque ac fulfur cum raphani
fucco inftillato.

[*Apollonii de iisdem.*] Apollonius autem de iisdem
fic fcripfit. *Ad pulices et vermiculos in aures reliquaque
earum poros illapfa.* Acetum et oleum inftilla. Aut cap-
paris fuccum inftilla. Aut amygdalas amaras terito et oleo-
fum ab ipfis expreffum inftillato. Veratrum album tritum
infpergito. Aut ariftolochiam tritam infpergito. Aut cala-
minthae fuccum infundito. Aut cinnabarim viridem inftil-
lato. Aut veratrum album cum vino infundito. Aut alu-
minis et feminis cucurbitae filveftris, five medullae ejus
aequas partes tritas cum oleo cedrino inftilla. Aut caepam
tritam et hyffopum aequis partibus in vino diluito ac in-
fundito. Aut myrrham tritam, acetoque ac melle pariter

μέλιτι διεὶς ἴσοις χρῶ. ἢ χαλκῖτιν ὠμὴν τρίψας καὶ μέλιτι διεὶς ἐγχυμάτιζε. καθόλου δὲ ἐξαιρετέον τὰ εἰς τὸν πόρον ἐμπίπτοντα τοῦτον τὸν τρόπον. ὠτογλυφίδι ἢ λαβίδι ἢ ἐρίῳ μαλακῷ περὶ μηλωτρίδα περιειλημένῳ καὶ περιερρητινωμένῳ ἢ ἄγκιστρον ἔχοντι λεπτόν. πρὸς ῥύπον τὸν ἐν ὠσί. νίτρον ὀπτὸν λεάνας ἔμπλασον εἰς τὸ οὖς καὶ ἐπίσταξον ὄξος καὶ ἔριον προσθεὶς, ἔασον διὰ νυκτὸς, τῇ δ᾽ ὑστεραίᾳ κλύσον ὕδατι καὶ ἐλαίῳ θερμῷ. πρὸς δὲ τὸ ἐναπολαμβανόμενον ὕδωρ κρομμύου χυλὸν καὶ στέαρ χήνειον χλιάνας ἔνσταζε. ἢ ῥοιᾶς ἀπυρήνου γλυκείας καὶ ὀξείας χυλὸν ἑψήσας ἐν χαλκῷ ἀγγείῳ, ἕως λειφθῇ τὰ δύο μέρη, χρῶ, ὅσον δύο σταλαγμοὶ ἐνστάζων. ἢ σμύρναν τρίψας ὄξει καὶ μέλιτι ἐγχυμάτιζε.

[Ἐκ τῶν Κρίτωνος ὠτικῶν φαρμάκων γεγραμμένων αὐτοῖς ὀνόμασι.] Ὠτικαὶ πρὸς τοὺς ἀπὸ νόσων ἤχους. ἀψίνθιον ἑψήσας ἐν ὕδατι πυρία καὶ ῥόδινον μετ᾽ ὄξους ἔνσταζε. ἢ ῥαφάνου χυλὸν τοῦ φλοιοῦ μετὰ ῥοδίνου ἔνσταζε. ἢ ἀλόην μετ᾽ οἴνου καὶ μέλιτος. ἢ λίβανον μετ᾽ ὄξους καὶ ῥοδίνου,

dilutam adhibe. Aut chalcitidem crudam tritam ac melle dilutam infunde. In univerſum vero eximendum eſt quicquid in meatum incidit hoc modo. Per auriſcalpium nimirum aut volſellam aut lanam mollem ſpecillo obvolutam et reſinam, aut etiam, quae uncinum habeat tenuem appenſem. *Ad aurium ſordem.* Nitrum aſſatum tritum auriculae inſpergito et acetum inſtillato, ac lana appoſita per noctem ſinito, ſequenti vero die aqua et oleo calido eluito. Caeterum ad aquam in aurem acceptam caepae ſuccum et adipem anſerinum tepefactum inſtilla. Aut mali punici nucleo carentis dulcis et acidi ſuccum in aereo vaſe, donec duae partes ſuperſint, eoquito, indeque duas guttas inſtillato. Aut myrrham ex aceto et melle tritam infundito.

[*Auricularia medicamenta a Critone conſcripta his verbis.*] *Ad ſonitus aurium a morbis.* Abſinthium in aqua decoctum pro fomento adhibe et roſaceum cum melle inſtilla. Aut raphani corticis ſuccum cum roſaceo inſtilla. Aut aloën cum vino et melle. Aut thus cum aceto et ro-

ἐν κελύφῳ ῥοιᾶς ἑψηθέντα, ὡς γενέσθαι μελιτῶδες. ἢ ὑοσ-
κυάμου χυλὸν σὺν ῥοδίνῳ χλιαρόν. ἢ καλάμου χλωροῦ χυ-
λὸν τῶν ῥιζῶν σὺν γάλακτι. ἢ ῥάμνου χυλὸν σὺν νάρδῳ
Κελτικῇ. ἢ κηκίδα μέλαιναν μετὰ σμύρνης ἴσης σὺν μέλιτι.
ἢ λύκιον μετ᾿ οἰνομέλιτος ἔνσταζε. ἢ ἀλώπεκος στέαρ. πρὸς
τὰς χωρὶς ὑγρότητος περιωδυνίας τὰς ἐν ὠσὶ καὶ πυορροίας.
♃ οἴνου παλαιοῦ γο α΄ S΄΄. μέλιτος Κορσικοῦ γο α΄. νίτρου
ἐρυθροῦ γο τὸ S΄΄. λυκίου Ἰνδικοῦ γο α΄. λειοτρίβει τὸ λύ-
κιον μετὰ τοῦ οἴνου καὶ τοῦ νίτρου καὶ ἐπίμιξον τὸ μέλι
καὶ εἰς ὑέλινον ἀγγεῖον ἀπόθου καὶ ἐγχυμάτιζε χειμῶνος μὲν
δὶς τῆς ἡμέρας, θέρους δὲ πλεονάκις, καὶ ἐντίθει κροκύδα
κογχυλίου. πρὸς ὦτα πυορροοῦντα. στυπτηρίαν σχιστὴν λειώ-
σας παρέγχει ὄξος καὶ τρίψας ὡς γλοιοῦ ὑγροτέραν σχεῖν
σύστασιν, ἀναλάμβανε πλακὶ ἐρίου καὶ ξηράνας τὸ ἔριον. ἐκ
τούτου ἐντίθει εἰς τὸ οὖς. ἢ αὐτὸ τὸ φάρμακον ὑγρὸν δι᾿
ἐρίου περὶ μηλωτίδα καθιεὶς εἰς τὴν ἀκοὴν, διάχριε αὐτὴν
καθ᾿ ἡμέραν. πρόσβαλλε δὲ καὶ γλυκέος ὀλίγου, ἵνα μὴ ξη-
ραίνηται.

faceo in malicorio ad mellis fpiffitudinem coquendo reda-
ctum. Aut hyofcyami fuccum cum rofaceo tepidum. Aut
radicum calami viridis fuccum cum lacte. Aut rhamni fuc-
cum cum Celtica nardo.   Aut gallam nigram cum pari
myrrha ex melle.   Aut lycium cum vino mulfo inftilla.
Aut vulpis adipem. *Ad dolores aurium absque humiditate
et purulentia.* ♃ Vini veteris ℥ j ß, mellis Corfici ℥ j,
nitri rubri ℥ ß, lycii ℥ j. Lycium cum vino et nitro tri-
tum laevigato ac mel admifceto, et in vitreo vafe repofita
infundito, hieme quidem bis in die, aeftate vero faepius, et
tomentum lanae conchylio infectae indito.   *Ad aures pu-
rulentas.*   Alumen fciffile terito et affufo aceto ad liqui-
diorem ftrigmento confiftentiam redactum lana convoluta
excipito et reficcata lana ex ipfa in aurem indito, aut hoc
ipfum medicamentum liquidum per lanam fpecillo obvolu-
tam in aurem demittito, eamque ex eo quotidie illinito.
Expedit et paululum paffi affundere, ne medicamentum
exarefcat.

Ed. Chart. XIII. [410.]   Ed. Baf. II. (197.)

[410] ['Ἀρχιγένους πρὸς τὰ ἔξωθεν τοῦ πόρου τῶν
ὤτων πάθη.] Πρὸς δὲ τὰ τῶν ὤτων ἔξωθεν τοῦ πόρου
πάθη 'Ἀρχιγένης μὲν οὕτως ἔγραψεν. ἐπὶ δὲ τῶν τεθλασμέ-
νων ὤτων, σμύρναν, λίβανον, γῆν μέλαιναν ᾗ τινες σμῶν-
ται σὺν ὄξει δριμεῖ, εὖ ἐνώσας κηρωτῆς πάχος κατάπλασσε
καὶ μὴ ἐρέθιζε μηδαμῶς. ἢ ψιμμυθίου καὶ σελίνου σπέρμα
ἴσα μετὰ μέλιτος κατάχριε · τινὲς ἀψίνθιον ἀντὶ ψιμμυθίου
γράφουσιν. ἢ θεῖον ἄπυρον, σμύρναν καὶ λίβανον μετὰ πίσ-
σης ὑγρᾶς σπλήνιον ἐπιτίθει. ἢ κόλλαν τεκτονικὴν καὶ ἄσφαλ-
τον ὁμοίως, ἔνιοι καὶ μάνναν μίσγουσιν. ἢ τῇ 'Ἀσκληπια-
δείῳ χρῶ κεφαλικῇ. ἢ τοῖς πρὸς τὰ αἰδοῖα τροχίσκοις κατά-
χριε. ἐφ' ὧν δὲ τέθλασται τὰ ὦτα, πληρώσας ἔσωθεν τὴν
κοιλότητα τὴν προχειροτέραν τοῦ χόνδρου, γῆς κεραμικῆς τῇ
ἑξῆς, ὅταν ξηρανθῇ, στρύχνον μετὰ ψιμμυθίου ἐπάλειφε μέ-
χρι καταστῇ. ἐπὶ δὲ τῶν περὶ τὰ ὦτα τραυμάτων καὶ διαι-
ρέσεων ἐγχονδρίσας ἐπιμελῶς ἀγκτηρίασον, εἶτα τοῖς ἁπλε-
ρμάντοις καὶ τῇ λοιπῇ κολλητικῇ ἀγωγῇ χρῶ. τὰ δὲ φλε-

[*Archigenes ad aurium affectus extra meatum.*] Cae-
terum ad affectus aurium extra meatum auditorium Ar-
chigenes haec confcripfit. *Ad aures contufas.* Myrrham,
libanum, terram nigram, qua aliqui fe tanquam fmegmate
confricant, cum acri aceto probe unita, cerati craffitudine
imponito et nequaquam amplius irritato. Aut ceruffam et
apii femen pariter accepta cum melle obline, quidam ab-
finthium pro ceruffa fcribunt, aut fulfur vivum, myrrham
et thus, cum pice liquida in fplenio imponito, aut glutinum
fabrile et afphaltum five bitumen eodem modo, quidam
etiam mannam admifcent. Aut cephalico Afclepiadeo em-
plaftro utere, aut paftillis pudendis deftinatis illine. Porro
in quibus contufae funt aures, intrinfecam expeditiorem
cavitatem cartilaginum figulina terra expleto, et fequenti
die ubi exaruerit, folanum cum ceruffa illinito usquequo
in integrum reftituantur. Verum in aurium vulneribus et
fiffuris cartilagine probe coaptata fibulas imponito : deinde
inflammationem arcentibus et reliquo glutinatoric ductu
utitor. At vero inflammata in aurium puerorum pulpis

γμαίνοντα τρήματα τῶν λοβῶν ἐπὶ παίδων, ἐλαίῳ ἐν χαλκῷ
λύχνῳ ἰωθέντι καταχρίων ὑγιάσεις. Ἀσκληπιάδης δὲ τούτῳ
πρὸς ὦτα τεθλασμένα ἐχρήσατο. κοχλίας τοὺς μικροὺς σὺν
τοῖς ὀστράκοις τρίψας καὶ μίλτῳ χρώσας ἐπιτίθει. ἄλλο. ♃
ἀλόης μέρος α΄. κόλλης τεκτονικῆς ἐψημένης μετ᾽ ὄξους μέ-
ρος α΄. μίξας ἐπιτίθει, ἔνιοι καὶ μάνναν μίσγουσιν.

[Ἐπιθέματα πρὸς τεθλασμένα ὦτα.] ♃ Κοτυληδόνος
βοτάνης < η΄. ἀμυγδάλων πικρῶν κεκαθαρμένων < β΄. τρα-
γακάνθου < β΄. ὄξει διαλύσας ἀναλάμβανε ἰξῷ δρυΐνῳ,
ἔπειτα ἐμπλάσας ἐπιτίθει. ἢ κηροῦ < η΄. χαλβάνης < η΄.
κάρυος < η΄. ἰξοῦ δρυΐνου < ιστ΄. λιβανωτοῦ < η΄. μί-
συος ὀπτοῦ < η΄. συντίθει καὶ χρῶ. Ἀπολλώνιος δὲ οὕτω
πρὸς τὰς τῶν ὤτων φλεγμονὰς τὰς ἐν τῇ ἐπιφανείᾳ γινο-
μένας ἐξ ἐπιφορᾶς ἢ πληγῆς, καὶ τὰ οἰδήματα καὶ τὰ ἐρυ-
θήματα ἐθεράπευε. βούτυρον πρόσφατον διηθήσας ἔνσταζε.
ἢ στέαρ χήνειον διηθήσας ἐγχυμάτιζε. ἢ στέαρ χήνειον καὶ
γάλα γυναικεῖον μίξας ἔνσταζε. ἢ βαλάνου πίεσμα καὶ ῥητί-

foramina oleum, quod in aerea lucerna aeruginem contra-
xerit, illinendo perfanabis. Caeterum Afclepiades hujusce-
modi ad contufas et fractas aures compofitione ufus eft.
Parvas cochleas ubi cum teftis contriveris et rubrica tin-
xeris appone. *Aliud.* ♃ Aloës partem unam, glutinis fa-
brilis cum aceto cocti partem unam mixta imponito, aliqui
mannam admifcent.

[*Epithemata ad contufas aures.*] ♃ Cotyledonis her-
bae ℨ viij, amygdalarum amararum depuratarum ℨ ij, tra-
gacanthi ℨ ij, aceto dilue et vifco quercino excepta et lin-
teolo infarta impone. Aut cerae ℨ viij, galbani ℨ viij, nu-
cum amararum ℨ viij, vifci quercini ℨ xvj, thuris ℨ viij,
mifyos affati ℨ viij, componito ac utitor. Apollonius autem
hoc modo tum aurium inflammationes in fuperficie cutis
ex humorum impreffione aut plaga obortas, tum tumores
ac rubores curavit. Butyrum recens excolatum inftilla, aut
adipem anferinum percolatum inftilla, aut adipem anferi-
num et lac muliebre mixta inftilla aut glandis unguenta-

νην ὑγρὰν χλιαρὰν ἔγχει. ἢ στέαρ βόειον καὶ χήνειον ἴσα
λεάνας ἔνσταζε. ἢ ὠκίμου χυλὸν καὶ στέαρ χήνειον ἴσα μί-
ξας ἔνσταζε. ἄλλο ἐπίχριστον. μηκώνειον ὕδατι διεὶς πτερῷ
ἔγχριε. ἢ κρόκον τρίψας καὶ γάλακτι γυναικείῳ διεὶς κατά-
χριε. ἢ λιθάργυρον τρίψας μεθ᾽ ὕδατος καὶ νάρδου λεπτῆς
ἐπίχριε. ἢ ψιμμύθιον, κορίων χυλῷ ἢ πολυγόνου ἢ στρύχνου
διεὶς κατάχριε. καταπλάσματα. ἀψίνθιον τρίψας μεθ᾽ ὕδατος
κατάπλασσε. ἢ σήσαμον τρίψας ἐν ὕδατι κατάπλασσε. φακὸν
ἑψήσας ἐν ὕδατι καὶ τρίψας μετὰ μέλιτος κατάπλασσε. ἢ
ῥοιᾶς γλυκείας σίδια ἑψήσας ἐν οἴνῳ καὶ τρίψας κατάπλασσε,
ἀγαθὸν πάνυ τὸ φάρμακον. σμύρναν καὶ στέαρ χήνειον ἢ
βούτυρον ἢ ῥητίνην καὶ κογχυλίου τὸ ἐντὸς ἴσα τρίψας
ἐπιτίθει ἐπὶ τὸ οὖς καὶ τὸν κατ᾽ αὐτῷ κρόταφον. ἔνδεια
δὲ σιτίων ἁρμόζει καὶ κοιλίας κένωσις. ἔτι δὲ ἡσυχία καὶ
σκέπη κεφαλῆς καὶ σώματος ἀνάπαυσις. ἀλλότρια δέ ἐστιν
ἔγκαυσις, κατάψυξις, λουτρὸν, ἔμετος, κραυγὴ καὶ πᾶσα
διάστασις.

riae fuccum et refinam liquidam tepidam affunde aut adi-
pem bubulum ac anferinum aequis partibus liquefactos in-
ftilla, aut oicmi fuccum ac adipem anferinum aequis por-
tionibus mifce et inftilla.. *Aliud quod illini poteſt.* Papa-
veris fuccum aqua dilutum penna illinito, aut crocum tri-
tum et muliebri lacte dilutum illinito aut argenti fpumam
cum aqua et nardo tenui tritam illinito aut ceruffam cori-
andri aut polygoni aut folani fucco dilutam illine. *Cata-
plasmata.* Abfinthium tritum ex aqua pro cataplasmate
impone, aut fefamum aqua tritum impone. Lentem in aqua
coctam ac tritam cum melle impone, aut mali punici dul-
cis putamina cocta et trita in vino; hoc valde commodum
medicamentum exiftit, aut myrrham, adipem anferinum vel
butyrum vel refinam et conchylii partem internam, aequis
partibus trita, fuper aurem et propinqua tempora impone.
Convenit autem ad haec ciborum abftinentia, alvi evacua-
tio, infuper quies et velamen capitis et corporis requies
Longe vero remota effe debent ardor, frigiditas, balneum,
vomitus, clamor et omnis diftentio.

[Τοῦ αὐτοῦ πρὸς τὰ ἐκ πληγῆς εἰλκωμένα καὶ τὰ κα-
ταγνύμενα τῶν ὤτων.] Ἄρτου θερμοῦ τὸ ἐντὸς τρίψας
μετὰ μέλιτος ἐπιτίθει. [411] σμύρναν μετ᾽ οἴνου τρίψας πα-
λαιοῦ ἐπίχριε. κοχλιῶν τοὺς τραχήλους τρίψας σὺν τοῖς
ὀστράκοις καὶ σμύρνης μίξας τὸ ἥμισυ μέρος ἐπιτίθει. ἀψιν-
θίου καὶ σελίνου σπέρματος τὸ ἴσον λεάνας μετὰ μέλιτος
ἐπιτίθει. πίσσῃ περιχρίσας θεῖον λεῖον ἢ μάνναν ἐπίπασσε,
μὴ ἐπίδει δὲ ταῦτα, μηδὲ πυκνὰς ποίει τὰς τῶν ἐπιθεμάτων
ἀφαιρέσεις.

Κεφ. β΄. [Περὶ παρωτίδων.] Αἱ παρωτίδες ἐν τῷ
γένει μέν εἰσι τῶν φλεγμονῶν. γίνονται δὲ τῶν παρὰ τοῖς
ὠσὶν ἀδένων πασχόντων, οὐ μὴν χρώμεθά γε ἐπ᾽ αὐτῶν τῷ
πρώτῳ μέρει τῆς τῶν φλεγμαινόντων μορίων θεραπείας. ἐπ᾽
ἐκείνων μὲν γὰρ ὡς τὸ πολὺ τῇ καλουμένῃ πρὸς τῶν ἰα-
τρῶν ἀποκρουστικῇ καὶ ἀνασταλτικῇ θεραπείᾳ προσήκει χρῆ-
σθαι, καὶ μάλισθ᾽ ὅταν μήτε κακόηθες ᾖ τὸ ἐπιῤῥέον μήτε
πολὺ μήτε πληθωρικοῦ τοῦ σώματος ὑπάρχοντος. οὕτω γοῦν
καὶ σπόγγος μόνος ἐπιτιθεὶς ἐξ ὀξυκράτου κατέστειλεν ἀρχο-
μένας φλεγμονὰς, οὐδὲν ἐκ τούτου παθόντος τοῦ παντὸς

[*Ejusdem ad exulceratas ex plaga et fractas aures.*]
Panem calidum internum cum melle tritum impone. Myr-
rham cum vino veteri tritam illine. Cochlearum colla una
cum teftis terito, et dimidiam myrrhae partem addito ac
imponito.　Abfinthii et apii feminis aequales partes tritas
cum melle imponito. Picem circumline et fulfur tritum aut
thuris micas infperge.　Verum ne obliges ifta, neque fre-
quenter repetito epithematum detractiones.

Cap. II. [*De parotidibus.*] Parotides e genere qui-
dem funt inflammationum, fiunt autem glandulis circa au-
res affectis, non tamen in ipfis utimur prima parte cura-
tionis partium inflammatarum. In illis enim, ut plurimum
curatione reprimente ac repulforia a medicis appellata uti
convenit, atque id maxime, quum neque malignum fit ne-
que multum quod influit neque corpus humoribus ex ae-
quo redundet. Sic namque fpongia fola ex pofca impofita
incipientes inflammationes repreffit, neque quicquam ex eo

σώματος· ἐπὶ δὲ τῶν παρωτίδων αὐτὸ τοὐναντίον ἐργαζό-
μεθα φαρμάκοις ἑλκτικοῖς χρώμενοι, κἂν μηδὲν ἀξιόλογον
ἀνύῃ ταῦτα, καὶ σικύαν προσφέροντες ἢ πυρίαις χρώμενοι
συχναῖς. βουλόμεθα γὰρ ἐκ τοῦ βάθους εἰς τὸ δέρμα τὸν
λυποῦντα χυμὸν ἐπισπάσασθαι, καὶ μάλισθ᾽ ὅταν ἐν τῇ κε-
φαλῇ τὸ πάθος ἐστηριγμένον ὑπάρχῃ ἐστηριγμένων ἐν αὐτῇ
χυμῶν, καὶ μέντοι κἀπειδὰν ἄνευ τοῦ (198) πεπονθέναι τὴν
κεφαλὴν ἐν πυρετοῖς ὀξέσιν ἡ φύσις ἀποτίθεται τοὺς περισ-
σοὺς χυμοὺς ἐκ τῶν ἀγγείων ἐκχέουσα πρὸς τὴν μεταξὺ χώ-
ραν τοῦ δέρματός τε καὶ τῶν ὑποκειμένων σωμάτων, ἡνίκα
καὶ οἱ ἀδένες ἀπολαύσουσι τῶν ἐκπιπτόντων χυμῶν, ἄμει-
νον εἶναι καὶ τότε δοκεῖ συνεργῆσαι τῇ φύσει, δι᾽ ἀπο-
σκήμματος ἰωμένη τοὺς πυρετούς. ὅταν μέντοι σφοδρὰν ὁρ-
μὴν ἔχῃ τὸ ἐπιῤῥέον, οὐδὲν ἡμεῖς προσπεριεργαζόμεθα τῇ
φύσει τὸ πᾶν ἐπιτρέποντες. ἐὰν γὰρ ἤτοι σικύαν ἤτοι φάρ-
μακον ἕλκον ἐκ τοῦ βάθους ἐπὶ τὸ δέρμα τοὺς χυμοὺς
ἐπινέγκωμεν, ὀδύνη σφοδρὰ καταλαμβάνει τὸν ἄνθρωπον, ὡς
δι᾽ αὐτὴν ἀγρυπνίας τε γίνεσθαι καὶ τοὺς πυρετοὺς ἐπιγί-

totum corpus fuit offenſum. Verum in parotidibus ipſum
contrarium facimus, medicamenta attractoria adhibentes, at-
que ſi haec nihil memorabile efficiant, etiam cucurbitam
affigentes aut fomenta aſſidua adhibentes. Annitimur enim
ut affligens humor ex profundo ad cutem attrahatur, prae-
ſertim ſi in capite affectio ſit firmata, humoribus videlicet
in ipſo obfirmatis. Quin et quum citra capitis affectionem
in febribus acutis natura ſuperfluos humores ex vaſis ef-
fundens, ad regionem inter cutem et ſubjecta corpora de-
ponit, quando ſane et glandulae ex effuſis humoribus par-
ticipant, melius utique etiam tunc videtur naturam adju-
vare per humorem ex loco in locum impetuoſum illapſum
febres curantem. At vero quum vehementi impetu fluxus
illabitur, nihil nos curioſius agentes omnia naturae per-
mittimus. Si enim ſive cucurbitam, ſive aliud medicamen-
tum humores ex alto ad cutem attrahens admoverimus,
vehemens dolor hominem apprehendit, unde et vigiliae

Ed. Chart. XIII. [411.]   Ed. Baſ. II. (198.)

γνεσθαι καὶ τὴν δύναμιν καταλύεσθαι. παρηγορεῖν οὖν τηνι-
καῦτα μᾶλλον, οὐ συμπράττειν τῇ ῥοπῇ τῶν χυμῶν προσ-
ήκει, καταπλάσμασι χρωμένους παρηγορικωτάτοις· οἷόν ἐστι
τὸ διὰ σιτίνου ἢ κριθίνου ἢ λινοσπέρματος ἀλεύρου σὺν
μελικράτῳ ἢ τήλεως ἢ ἀλθαίας ἢ χαμαιμήλων ἀποζέματι
ἑψόμενον καὶ ὅσα πρὸς τῷ συμμέτρῳ τῆς ὑγρᾶς θερμότητος,
ἐξ ἧς τὸ παρηγορεῖν ἔχει τὰς ὀδύνας, ἔτι καὶ πέττειν δύνα-
ται τοὺς ἐπιῤῥέοντας χυμοὺς καὶ διαπυΐσκειν, ὡς ἐν τῇ περὶ
τῶν καταπλασμάτων διδασκαλίᾳ τὸν λόγον ἐποιούμεθα. εἰ
δὲ καὶ πλεονάζον αἷμα φανείη σοι, προσκενωτέον αὐτὸ διὰ
φλεβοτομίας ἐπιτρεπούσης μάλιστα τῆς δυνάμεως. νυνὶ δ᾽
ἐπὶ τὴν τῶν φαρμάκων σύνθεσιν, ἥτις ἐξ ἀρχῆς ἡμῖν πρό-
κειται μεταβάντες εἴπωμεν ᾧτινι λόγῳ τήν τε σύνθεσιν
αὐτῶν καὶ τὴν χρῆσίν ἐστι ποιητέον. μὴ διαφορουμένου μὲν
τοῦ ὄγκου τοῖς διαπυΐσκουσι χρηστέον φαρμάκοις, οἷόν ἐστι
τὸ σίτινον ἄλευρον μετὰ ἰσχάδος ἀφεψήματος καὶ ἐλαίου τό
τε διὰ γύρεως καὶ τὸ διὰ ζύμης φάρμακον. ἐὰν δὲ ἐκπυΐ-

fiunt et febres ſuccedunt, ac vires exolvuntur. Mitigare ita-
que tunc et non humorum influxui opitulari convenit per
cataplasmatum maxime lenientium uſum. Velut eſt quod
ex frumenti aut hordei aut ſeminis lini farina, cum aqua
mulſa aut foenigraeci aut altheae aut chamaemelorum de-
cocto coquitur et quaecunque ad hoc quod moderate hu-
mectam habent caliditatem, per quam mitigare dolores va-
lent, etiam influentes humores concoquere poſſunt ac ſup-
purare, quemadmodum de his in cataplasmatum tractatu ſer-
monem fecimus. Quod ſi etiam ſanguis redundare videa-
tur, per venae ſectionem ipſum evacuabimus, praeſertim ſi
id vires permittant. Nunc vero ad medicamentorum com-
poſitionem progredientes, quam etiam a principio nos tra-
ctaturos recepimus, qua ratione tum compoſitio ipſorum
tum uſus conſtet docebimus. Si itaque tumor non diſcu-
tiatur, ſuppurantibus medicamentis utendum eſt, velut eſt
frumenti farina cum caricarum decocto et oleo. Item quod
ex polline et quod ex fermento conſtat medicamentum. Si

σκωσιν αἱ παρωτίδες, ἤτοι διὰ τομῆς εκκρῖναι δεῖ τὸ πῦον,
ἐξιᾶσθαί τε χρὴ τὸ ἕλκος, ὡς ἐπὶ τῶν τοιούτων ὡμολόγη-
ται πᾶσιν, ἢ δριμεῖ διαῤῥήξειν φαρμάκῳ, οἷόν ἐστι τὸ σμί-
λιον [412] καὶ τὸ διὰ σκορόδων, ἢ πειρᾶσθαι διαφορεῖν
αὐτὸ φαρμάκοις, ἑλκτικήν τε ἅμα καὶ λεπτομερῆ δύναμιν
ἔχουσιν, ἀφαιροῦντας δὶς τῆς ἡμέρας αὐτὰ καὶ πυριῶντας
μέχρις ἂν ἐνδῶσί τι καὶ χαλάσωσιν αἱ ὀδύναι, διαφορηθέν-
τος τοῦ πλείονος πύου. τηνικαῦτα γὰρ ἤδη πρῶτον μὲν
ἅπαξ λύειν καὶ πυριᾷν, εἶτα δὲ οὐδὲ τοῦτο συμφέρει πράτ-
τειν, ἀλλ' ἐπιτρέπειν τοῖς φαρμάκοις, εἴ τι λείψανον ἐν βά-
θει περιέχεται, δυσφορεῖν τοῦτο, κἂν σκληρότης εἴη, μαλάτ-
τειν καὶ αὐτὴν, ὥστε κατὰ μὲν τὸν καιρὸν τοῦτον ἐκ μι-
κτῆς δυνάμεως φαρμάκων ἡ σύνθεσις ἔσται τοῦ κατασκευα-
ζομένου φαρμάκου τοῖς ἑλκτικοῖς τῶν μαλακτικῶν μιγνυμέ-
νων. ἐπειδὰν δὲ πᾶν μὲν ᾖ κεκενωμένον τὸ πῦον, ὑπολείπη-
ται δέ τις σκληρότης, τοῖς καλουμένοις μαλακτικοῖς φαρμά-
κοις χρηστέον, ὧν τὴν ποικιλίαν τῆς ὕλης τε καὶ τῆς συν-

vero fuppuratae fuerint parotides, tunc aut per fectionem
pus elicere oportet, ulcusque velut in ejusmodi fieri moris
eft ac omnibus notum, curare, aut fane per medicamen-
tum acre abfceffum rumpere, quale eft milium appellatum,
et quod ex alliis conftat. Aut tentare ut ipfum per medi-
camenta attractoria et tenuium partium vim habentia difcu-
tiamus, bis per diem iisdem ablatis et fomentis admotis,
donec remiferint et laxati fuerint dolores. Quando vero
jam plurimum puris fuerit difcuffum, tunc jam primum fe-
mel folvere ea medicamenta et fomenta adhibere oportet,
deinde vero neque ex re eft id facere, fed ipfis medica-
mentis permittere, ut fi quid reliquum in profundo hae-
reat, id ipfum difcutiat. Quod fi durities adfit, ea ipfa quo-
que molienda eft, quare hoc tempore ex mixta medica-
mentorum facultate compofitio parabitur, emollientibus vi-
delicet ad attractoria admixtis. Poftquam vero omnis puru-
lentia fuerit evacuata et adhuc durities aliqua relinquatur,
emollientibus medicamentis utendum eft, quorum materiae

Ed. Chart. XIII. [412.]   Ed. Baf. II. (198.)

θέσεως ἐν τῷ περὶ μαλαγμάτων ἐδήλωσα λόγῳ. πρόδηλον
δ᾽ ὅτι τὰς μετρίας παρωτίδας, ἐφ᾽ ὧν οὔτε πλῆθός ἐστι τὸ
κατασκῆψαν εἰς τὰ μόρια τοσοῦτον ὡς ὀδύνας σφοδρὰς ἐρ-
γάζεσθαι οὔτε θερμότης σύνεστι τῷ χυμῷ, ῥᾳδίως ἰᾶσθαι
ταῦτα δυνατόν. οὔτε γὰρ σπεύδουσι πρὸς τὴν ἐκπύησιν,
οὔτε ὀδύνην ἐπάγουσι σφοδρὰν, ἀλλ᾽ ἔξεστι τηνικαῦτα καὶ
ταῖς πυρίαις χρῆσθαι δι᾽ ἅλμης καὶ καταπλάσματα θερμαν-
τικώτερά τε καὶ διαφορητικώτερα προσφέρειν καὶ φάρμακα
τῆς αὐτῆς ἐχόμενα δυνάμεως· ἀδιορίστως δὲ καὶ τὰ τῶν
παρωτίδων φάρμακα γεγραφότων τῶν πλείστων ἰατρῶν, ἐάν
τις τῶν νῦν εἰρημένων μεμνημένος ἐπὶ τὴν χρῆσιν αὐτῶν
ἀφίκηται, συνήσει τίσιν ἐπὶ τίνων παρωτίδων χρηστέον. προ-
γυμνάσω δὲ ὑμᾶς κἀγὼ διὰ παραδειγμάτων ὧν ᾽Αρχιγένης
ἔγραψεν ἐν τῷ πρώτῳ τῶν κατὰ γένος φαρμάκων αὐτοῖς
ὀνόμασιν ὡδί.

[᾽Αρχιγένους πρὸς παρωτίδας.] Παρωτίδας διαλύεσθαι
θέλοντες καταπλάσσομεν συνεχῶς ἀρνογλώσσῳ λείῳ μετὰ

itemque compofitionis varietatem, in malagmatum fermone
demonftravi. Manifeftum autem eft, quod moderatas paro-
tidas, in quibus neque humorum multitudo redundans in
particulas irruit, in tantum ut vehementes dolores excitet,
neque caliditas cum humore adeft, facile per haec fanare
poffimus, neque enim ad fuppurationem feftinant neque ve-
hementem dolorem inducunt. Verum licet etiam fomentis
ex muria uti et cataplasmata magis calefacientia et difcu-
tientia adhibere et medicamenta eandem facultatem prope
attingentia. Quum vero plerique medici et parotidum me-
dicamenta indiftincte confcripferint, fiquis praedictis in me-
moriam revocatis ad eorum ufum accefferit, facile intelliget
quibus tandem ad fingulas parotidas utendum fit. Verum
praeexercitabo etiam ego vos ad hanc rem per exempla,
quae Archigenes in primo medicamentorum fecundum ge-
nus his verbis fcripfit.

[*Archigenis ad parotidas.*] Parotidas diffolvere vo-
lentes plantaginem cum fale tritam affidue pro cataplasmate

ἀλῶν. ἢ αἰγείῳ κόπρῳ μετ᾽ ὄξους. ἢ λαπάθου ἀγρίου ῥίζαις
ἐψημέναις ἐν οἴνῳ. ἢ σύκῳ λείῳ μετὰ χαλκάνθης. ἢ σύκῳ
ἑφθῷ μετὰ ἀψινθίου καὶ οἴνου λελειωμένοις. ἢ κήρυκας καύ-
σας θαλασσίους. ἢ πορφύρας ἀναλαβὼν μέλιτι ἢ ἀξουγγείῳ
ἐπιτίθει καὶ εὐθέως διαφοροῦνται. τὸ δ᾽ αὐτὸ τοῦτο ποιεῖ
καὶ ὀστρέου ὄστρακον καὲν καὶ μετὰ μέλιτος ἐπιτιθέμενον.
ἢ κηρωτὴ ῥοδίνη ἢ κυπρίνη, πηγάνῳ ἀναληφθεῖσα. ἢ θείῳ
ἀπύρῳ συμμαλαχθεῖσα. ἢ κιμωλίαν μετ᾽ ὄξους. διαφορεῖ δὲ
μάλιστα τὸ σῦκον ἐν θαλάσσῃ ἑψημένον. ἢ ἄλμῃ ἐπιτιθέ-
μενον λεῖον. τὸ δ᾽ αὐτὸ τοῦτο ποιεῖ καὶ πράσιον λεῖον μεθ᾽
ἁλῶν καὶ ἔριον βουτύρῳ βαπτισθὲν καὶ ἐπιτεθὲν τὰς ἀρ-
χομένας παρωτίδας ὠφελεῖ. ὥσπερ τούτῳ τῷ τελευταίῳ ῥη-
θέντι καλῶς προσέθηκεν ὁ Ἀρχιγένης τὸν διορισμὸν, εἰπὼν
τὰς ἀρχομένας παρωτίδας ὠφελεῖσθαι ὑπὸ τοῦ βουτύρου,
οὕτως ἐχρῆν αὐτὸν καὶ περὶ τῶν ἄλλων εἰρηκέναι τὸν και-
ρόν, ὥσπερ ἐγὼ μικρὸν ἔμπροσθεν ἔπραξα καὶ κατ᾽ αὐτὸ δὲ
τοῦτο τὸ βούτυρον οὐκ αὐτάρκης ὁ ἀπὸ μόνης διορισμὸς
τῆς ἀρχῆς, εἰ μὴ προστεθείη πότερον σφοδρῶς ἢ μαλακῶς;

imponimus. Aut caprinum ftercus ex aceto. Aut rumicis
filveftris radices coctas in vino. Aut ficum tritam cum atra-
mento futorio. Aut ficum coctam cum abfinthio et vino tri-
tis. Aut buccina marina aut purpuras uftas, melle aut
axungia exceptas imponito et confeftim difcutientur. Idem
etiam oftreorum tefta ufta et cum melle impofita facit. Aut
ceratum rofaceum five cyprinum ruta admixta, aut fulfure
vivo addito emollitum aut cimolia cum aceto, difcutit ma-
xime ficus aqua marina aut muria cocta ac trita impofita.
Idem facit et marrubium tritum cum fale. Et lana butyro
imbuta ac impofita inchoantibus parotidibus opitulatur.
Quemadmodum huic poftremo loco ab eo relato recte Ar-
chigenes difcrimen appofuit, incipientes parotidas e butyro
opem fentire teftatus, fic conveniebat ipfum etiam circa
alia medicamenta utendi tempus adjicere, velut ego paulo
ante feci. Quin et circa hoc ipfum butyrum, non fatis eft
ex folo parotidum principio facere difcrimen, nifi appona-

67o   *ΓΑΛΗΝΟΥ ΠΕΡΙ ΣΥΝΘΕΣΕΩΣ ΦΑΡΜΑΚΩΝ*

Ed. Chart. XIII. [412. 413.]   Ed. Baf. II. (198.)

ἐξορμᾶται. καὶ πότερον ὀδυνηρῶς, ὡς μετὰ σφυγμῶν καὶ
ἀγρυπνιῶν ἐνοχλεῖν ἢ μετὰ μετρίας ὀδύνης, ἥτις τε τοῦ νο-
σήματός ἐστιν ἡ κατάστασις, ἆρά γε μεγάλης ἀποστάσεως
δεομένη πάντως ἢ διὰ μικροτέρας κριθῆναι δυναμένη. τῇ τοι-
αύτῃ γὰρ ἀρκεῖ τὸ βούτυρον καὶ μάλιστα ἐπὶ μαλακῶν σω-
μάτων, εὐνούχων τε καὶ παίδων καὶ γυναικῶν καὶ τῶν ἁπα-
λοσάρκων. εἰ δὲ σὺν ὀδύνῃ σφοδρᾷ γένοιτο, καταπλάσματος
ἀνωδύνου δεῖται μετὰ συνεχοῦς πυρίας ἤτοι δι᾽ ὕδατος μό-
νου γινομένης ἢ καὶ βραχυτάτων ἁλῶν ἐμβεβλημένων. [413]
ἐπεὶ δὲ πρῶτον πάντων ἔγραψε φάρμακον ἀρνόγλωσσον μεθ᾽
ἁλῶν, ἀπ᾽ ἐκείνου καὶ ἡμεῖς αὖθις ἀρξόμεθα τῆς ἀρνογλώσ-
σου φύσεως ἀναμνησθέντες ἐκ μικτῶν δυνάμεων συγκειμέ-
νου, διαφορητικῆς τε καὶ ἀποκρουστικῆς. ἐγὼ δὲ οὐδέποτε
ἀξιῶ τὰ ἀποκρουστικὰ μεμίχθαι τοῖς ὠφελοῦσι τὰς παρωτί-
δας φαρμάκοις, πλὴν εἴποτε ἂν σπανίως μικρὸν παμπόλλῳ
τῷ διαφορητικῷ καὶ τούτῳ δηλονότι, χωρὶς ὀδύνης σφοδρᾶς
ἐξορμώσης τῆς παρωτίδος. ὃ δ᾽ ἐφεξῆς τούτῳ γέγραπται·

tur num vehementer aut molliter concitetur et num dolen-
ter, velut cum pulfationibus et vigiliis infeftet, an cum mo-
derato dolore. Deinde qui fit morbi ftatus. Num magna
omnino laxitate opus habeat, an per minorem judicari ac
finiri poffit, tali namque fuffecerit butyrum, in corporibus
praefertim mollibus eunuchorum, puerorum et mulierum et
eorum qui teneram habent carnem. Si vero cum vehementi
dolore fiat, cataplasmate dolorem fedante opus habet fimul-
que affiduo fomento vel per folam aquam vel etiam cum
exiguo injecto ad eam fale. Quandoquidem vero primum
omnium medicamentum confcripfit plantaginem cum fale, ab
illo fane etiam nos rurfus initium faciemus plantaginis na-
turam recordantes ex mixtis facultatibus, difcufforiaque et
repulforia compofitam effe. Ego vero nunquam medicamen-
tis ad parotidas deftinatis repulforia admifceri operae pre-
tium exiftimo, praeterquam fi aliquando, raro tamen, ad
multam difcufforiorum copiam parum quiddam ex eis ad-
datur, atque id tum demum ubi citra vehementem dolorem
parotides irruant. Quod vero deinceps fcriptum eft, ftercus

κόπρος αἰγεία μετ᾽ ὄξους κεχρονισμένης καὶ σκιῤῥουμένης καὶ
μηκέτι μηδὲ ἀξιόλογον ᾽δύνην ἐχούσης παρωτίδος εἴη ἂν
φάρμακον, ὥσπέρ γε καὶ σπληνὸς σκιῤῥουμένου. ὃ δὲ τρί-
τον ἐπ᾽ αὐτοῖς ἔγραψε· ῥίζας ἀγρίας λαπάθου μετ᾽ οἴνου
ἑψημένας. εἰ καὶ τὴν ποιότητα καὶ τὸν χρόνον προσέθηκε
τοῦ οἴκου τάχ᾽ ἂν ἐπεχείρησα καὶ αὐτὸ κρίνειν. ἐπεὶ δὲ οὐ
προσέθηκε, παμπόλλῳ δὲ διαφέρει στρυφνὸν ἢ αὐστηρὸν ἢ
δριμὺν ἢ γλυκὺν ἢ νέον ἢ παλαιὸν ἢ παχὺν ἢ λεπτὸν ἢ
κιῤῥὸν ἢ λευκὸν ἢ μέλανα τὸν οἶνον εἶναι, διὰ τοῦτο κἀγὼ
λέγειν οὐδὲν ἔχω περὶ τοῦ γεγραμμένου φαρμάκου. γινώ-
σκοντες δὲ ὑμεῖς ὅτι διαφορητικώτερος μέν ἐστιν ὁ παλαιὸς,
καὶ μάλιστα ἐὰν ᾖ τῶν φύσει θερμοτέρων, οἱοίπερ εἰσὶν οἱ
κιῤῥοὶ τοὐπίπαν. ἐναντίοι δὲ τούτῳ κατὰ δύναμιν ὅ τε αὐ-
στηρὸς καὶ ὁ στρυφνός. δεῖ μὲν φυλάξασθαι τὸν τοιοῦτον
οἶνον. ἐν δὲ κιῤῥῷ καὶ συμμέτρως παλαιῷ καὶ λεπτομερεῖ
τὰς τοῦ λαπάθου ῥίζας ἑψήσαντες, ἐπὶ παρωτίδων χωρὶς
ὀδύνης (199) σφοδρᾶς γινομένων χρῆσθαι δυνήσεσθε. γράφει
δ᾽ ἐφεξῆς τῷδε· σῦκον λεῖον μετὰ χαλκάνθου. διαφορητικῆς

caprinum ex aceto inveteratae ac induratae, nullumque
amplius memorabilem dolorem habentis parotidis medica-
mentum effe poffit, velut etiam lienis in fcirrhum indurati.
Tertio deinde loco confequenter radices rumicis filveftris
in vino coctas tradidit. Si fane et qualitatem et aetatem
vini appofuiffet, fortaffis et ego tentaffem de eo judicium
ferre, quum vero non adjecerit multumque differat acer-
bum aut aufterum aut acre aut dulce aut recens aut vetus
aut craffum aut tenue aut fulvum aut album aut nigrum
vinum effe, ob id etiam ego nihil habeo, quod de hoc
medicamento dicam. At quum vobis hoc cognitum fit, quod
majori difcutiendi vi praeditum fit vetus, praefertim fi ex
genere natura calidiorum fit, velut funt in totum fulva,
contraria vero huic fecundum vires tum aufterum tum acer-
bum, hujusmodi quidem vinum vitare oportet. In fulvo
vero et mediocriter vetufto et tenuium partium rumicis
radices coquentes, in parotidibus citra vehementem dolorem
oboitis iis uti poteritis. Scribit deinceps: Ficum tritam cum

Ed. Chart. XIII. [413.]   Ed. Baf. II. (199.)

μὲν οὖν καὶ πεπτικῆς δυνάμεώς ἐστι τὸ σῦκον, εἰ μὲν ξη-
ρὸν εἴη μάλιστα, πρόσφατον δὲ ὂν ἔχει μὲν τὸ διαφορη-
τικὸν, οὐ μὴν πέπτειν γε δύναται. χάλκανθον δὲ ὅτι σφο-
δρότατόν ἐστι φάρμακον, ἰσχυρὰς ἀμφοτέρας ἔχον τὰς δυ-
νάμεις, τήν τε ἀποκρουστικὴν καὶ διαφορητικὴν, οὐδεὶς ἀγνοεῖ,
διὸ καὶ φυλακτέον αὐτοῦ τὴν σφοδρότητα. ἐφθῷ δὲ σύκῳ
δηλονότι τῷ ξηρῷ, μετ᾽ ἀψινθίου καὶ οἴνου λελεασμένοις
ἀξιοῖ χρῆσθαι καὶ ἐχρησάμεθά γε αὐτῷ καὶ ἡμεῖς ἐν καιρῷ
κατὰ τὰς μέσας μεγέθει τε καὶ χρόνῳ φλεγμονὰς, ὥσπερ γε
καὶ τοῖς κεκαυμένοις κήρυξι καὶ πορφύραις καὶ ὀστρέοις, ἐπὶ
τῶν ἤδη σκιρρουμένων καὶ χρονιζουσῶν, ἔστι γὰρ ἄλυπόν
τε καὶ ἄδηκτον φάρμακον, οὐ μόνον εἰ μέλιτι δεύσειέ τις
αὐτῶν τὴν σποδιὰν, ἀλλὰ καὶ πολὺ μᾶλλον εἰ παλαιὸν στέαρ
ὑὸς ἄναλον ἐξινίσας μίξειεν. ἀλυπότατα γὰρ τοῦτο διαφορεῖ
τὰς κεχρονισμένας ἁπάσας φλεγμονὰς, κἂν ἐκ ῥευματικῆς
διαθέσεως ὦσιν. ἐφεξῆς δὲ κηρωτῇ ῥοδίνῃ καὶ κυπρίνῃ μετὰ
πηγάνου κελεύει χρῆσθαι, διαφορητικῷ μὲν φαρμάκῳ, σφο-

atramento futorio. Difcutientis quidem igitur et concoquen-
tis facultatis eft ficus, praefertim arida, recens vero difcu-
tiendi quidem facultatem habet, verum concoquere non
poteft. Verum atramentum futorium, quod vehementiffi-
mum fit medicamentum, nemo ignorat utrasque facultates
fortes repellentem et difcutientem complecti, quapropter
etiam vehementia ejus vitanda eft. Cocta deinde fico nimi-
rum arida cum abfinthio et vino tritis uti jubet. His fane
etiam vos utemini in tempore, ad medias magnitudine ac
tempore inflammationes, quemadmodum etiam buccinis et
purpuris et oftreis uftis indurefcentibus ac vetuftis, eft enim
medicamentum, quod omnem afflictionem et acrimoniam
mitigat et difcutit, non folum fi melle quis eorum cinerem
imbuat, fed et multo magis fi adipem fuillum infulfum ve-
tuftum et a fibris depuratum admifceat, citra omnem enim
moleftiam omnes inveteratas inflammationes difcutit, etiam
fi ex rheumatica affectione fint obortae. Deinceps cerato
rofaceo et cyprino cum ruta uti jubet, quod difcufforium

ΤΩΝ ΚΑΤΑ ΤΟΠΟΥΣ ΒΙΒΛΙΟΝ Γ. 673

Ed. Chart. XIII. [413. 414.]   Ed. Baf. II. (199.)

δρὸν δ᾽ οὐδὲν οὐδὲ βίαιον ἔχοντι. βραχὺ δ᾽ αὐτοῦ σφοδρό-
τερον γίνεται τὸ σύνθετον φάρμακον, εἰ θεῖον ἄπυρον ἀντὶ
τοῦ πηγάνου μίξαιμεν. ἡ δὲ ἐφεξῆς γεγραμμένη κιμωλία μετ᾽
ὄξους οὔτε ἰσχυρᾶς οὔτε ὀδυνώδους οὔτε μεγάλης παρωτίδος
ἐστὶν ἴαμα. τὸ δ᾽ ἐν τῇ θαλάσσῃ σῦκον ἑψημένον ἐπὶ τῶν
ἤδη σκιρρουμένων χρήσιμον ἂν εἴη διαφορητικὸν ὑπάρχον.
ὡσαύτως δὲ καὶ εἰ τῆς θαλάσσης μὴ παρούσης ἅλμῃ τις
χρήσαιτο. παραπλήσιον δὲ τούτῳ, καθάπερ καὶ ὁ Ἀρχιγένης
ἔφη, καὶ τὸ πράσιόν ἐστι μεθ᾽ ἁλῶν. ἐφεξῆς δὲ τούτων ἔγρα-
ψεν οὐ μικρὸν ἔμπροσθεν, ὑστάτου κατὰ τὴν ῥῆσιν οὕτως
ἐμνημόνευσα, τοῦ βουτύρου καὶ μετ᾽ αὐτὸ πάλιν ἐπὶ γενναῖον
φάρμακον κατέβη. πύρεθρον λεῖον ἀναλαμβάνεσθαι σύκῳ κε-
λεύων, εἶθ᾽ ἑξῆς ἀσβέστῳ λείᾳ μετὰ μέλιτος χρῆσθαι προσ-
τάττει. καὶ μετὰ τοῦτο γαλῆς αἵματος καταχριομένου μέ-
μνηται. περίεργα δ᾽ ἡγούμενος εἶναι τὰ τοιαῦτα [414] καὶ
πενιχρὰν ἀποφαίνοντα τὴν ἰατρικήν, εἰ διὰ τῶν ἄλλων βοη-
θημάτων ἄνευ γαλῆς αἵματος ἀδυνατεῖ θεραπεῦσαι παρωτί-
δας, οὔτ᾽ ἐχρησάμην αὐτοῖς οὔτε πεῖραν ἔσχον, ἀλλ᾽ οὐδὲ

quidem medicamentum eſt, verum nihil vehemens neque
violentum in ſe habet. Paulo vero efficacior ſit compoſitio,
ſi ſulfur vivum pro ruta admiſceamus. Quae ſequitur deinde
cimolia cum aceto, neque fortem neque doloroſam neque
magnam parotidem curare poteſt. Ficus vero aqua marina
cocta in inveteratis jam commoda fuerit, utpote diſcuſſoria
vi praedita, velut etiam ſi aquae marinae penuria muria
quis utatur. Simile huic eſt, quemadmodum etiam ipſe Ar-
chigenes dixit, marrubium cum ſale. Poſt haec vero de bu-
tyro ſcripſit, cujus ut ultimi circa illius dictionis ordinem
paulo ante mentionem feci. Poſt quod rurſus ad generoſum medicamentum tranſit, pyrethrum tritum fico excipi
jubens. Deinde calce viva cum melle trita uti praecipit. Et
poſt hoc muſtelae ſanguinis illinendi meminit. At vero talia
tanquam curioſa et ſupervacanea et quae magnam rei me-
dicamentariae egeſtatem indicent, ſi per alia auxilia citra
ſanguinis muſtelae adhibitionem parotidas curare nequeat,
neque in uſum aſſumpſi, neque eorum experimentum habeo.

ἄλλος τις τῶν φίλων ἐπεχείρησε χρῆσθαι. τῷ δ᾽ ἐγκεφάλῳ
καταχρίειν οἵῳ δήποτε μετρίων παρωτίδων ἐστὶν ἴαμα.
τούτῳ δ᾽ ἐφεξῆς γράφει κατὰ λέξιν οὕτως. ὄξει ζεστῷ κα-
ταντλήσας ἢ σπόγγον ὀξάλμῃ βρέχων ἐπιτίθει. σκαπανέων
δ᾽ ἄν εἴη τοῦτο καὶ θεριστῶν, οὐ πολιτικῶν σωμάτων βοή-
θημα. μετὰ τοῦτο δὲ δριμέος μέμνηται φαρμάκου τοῦ διὰ
τῆς κεκαυμένης γαλῆς, ἧς τὴν σποδὸν ἐκέλευσεν ἀναλαμβάνε-
σθαι κηρωτῇ ἰρίνῃ. κατ᾽ ἐκεῖνον δὲ δηλονότι τὸν καιρὸν,
ἡνίκα χρονίζει τε καὶ σκιρροῦται, τοῖς τοιούτοις δηλονότι
φαρμάκοις χρηστέον. τὰ γάρ τοι πλεῖστα τῶν γεγραμμένων
ὑπ᾽ αὐτοῦ τῶν χρονιζουσῶν δυσλύτως παρωτίδων ἐστὶν ἰά-
ματα. διὰ τοῦτο καὶ προσέθηκε τῷ φαρμάκῳ τούτῳ τὸ δύ-
νασθαι καὶ χοιράδα καλῶς ἰᾶσθαι. παρέγκειται δ᾽ ἀτάκτως
μετὰ τοῦτο τοιάδε τις λέξις, ἥ τε συνεχὴς καταιόνησις τοῦ
θερμοῦ καὶ ἡ συνεχὴς τῆς ὠμηλύσεως ἐπίθεσις, ὅπερ εἴτε
καθ᾽ αὑτό τις ἀναγινώσκοι εἴτε καὶ τὴν τελευτὴν τῆς προ-
τέρας ῥήσεως ἀρχὴν ταύτης τῆς λέξεως ποιοῖτο, κατ᾽ ἀμφό-
τερα καλῶς εἴρηται. δῆλον δὲ ἔσται προταξάντων ἡμῶν τὴν

Sed neque ex amicis noſtris quispiam alius uti tentavit.
Verum cerebrum illinire quodcunque tandem, mediocrium
parotidum medela exiſtit. Poſt hoc vero haec verba ſcribit.
Aceto ferventi perfundito, aut ſpongiam in acida muria im-
butam imponito. Foſſorum ac meſſorum fortaſſis ea fuerit
medela, non hominum urbanorum. Deinceps acris mentio-
nem facit medicamenti ex muſtela uſta, cujus cinerem
cerato irino excipi juſſit.   Verum ejusmodi medicamen-
tis, quando diu durant et in ſcirrhum indurantur, uten-
dum eſt, pleraque enim ab eo ſcripta veteraſcentium et ae-
gre ſolubilium parotidum remedia exiſtunt.   Quapropter
etiam ipſe ad medicamentum hoc adjecit, quod etiam ſtru-
mas probe ſanare poſſit.   Poſt hoc vero ejusmodi dictio
inordinate inſerta eſt, tum aſſidua calidae aſperſio tum aſſi-
dua crudae hordeaceae farinae impoſitio.   Quod ipſum ſive
quis per ſe legat ſive prioris dictionis finem hujus dictio-
nis principium faciat, utrumque male dictum eſt. Manifeſtum

τελευτὴν τῆς πρὸ ταύτης ῥήσεως, ὥστε γενέσθαι τὸν ὅλον
λόγον τοιοῦτον. θαυμαστῶς διαφορεῖ καὶ χοιράδας, πολλά-
κις καὶ παρωτίδας, ἥ τε συνεχὴς καταιόνησις τοῦ θερμοῦ καὶ
ἡ συνεχὴς τῆς ὠμηλύσεως ἐπίθεσις. ψευδὲς γάρ ἐστι φανε-
ρῶς τὸ φάναι τὸ διαφορεῖσθαι θαυμαστῶς τὰς χοιράδας καὶ
τὰς παρωτίδας ἐκ τῆς συνεχοῦς καταιονήσεως τοῦ θερμοῦ
καὶ τῆς συνεχοῦς ἐπιθέσεως τῆς ὠμηλύσεως. εἰ δέ γε περὶ
τῶν παρωτίδων μόνον λέγοιτο ὁ διορισμός, λείψει τῇ λέξει,
διδάσκων ἡμᾶς ἐπὶ τίνων καὶ ὁποίων παρωτίδων καταιόνη-
σις ὕδατος θερμοῦ καὶ συνεχὴς ὠμηλύσεως ἐπίθεσις ἁρ-
μόττει. οὐ γὰρ ἐπὶ πάσης γε, ἀλλ᾽ ἣν ἐθέλωμεν ἐκπυῆσαι
τάχιστα, καθάπερ ἐν τῷ πρόσθεν λόγῳ διῆλθον. τοῦτο μὲν
οὖν ὡς ἔφην παράκειται μοχθηρῶς· ἐπὶ δὲ τὰ συνεχῆ μετα-
βὰς ὁ Ἀρχιγένης αὖθις γράφει φάρμακα, μὴ προσθεὶς μὲν
ὅτι τῶν σκληρυνομένων καὶ χρονιζουσῶν παρωτίδων ἐστὶν
ἀλεξητήρια, γινωσκόντων δὲ ἡμῶν ἐκ τῆς ὕλης ἐκείνων ὑπάρ-
χειν αὐτά. παραγράψω δ᾽ ὑμῖν ἤδη καὶ τὴν αὐτοῦ τοῦ
Ἀρχιγένους λέξιν ἔχουσαν οὕτω. ἰδίως δὲ θέρμους πικροὺς

vero hoc erit, ubi praecedentis dictionis finem praepofue-
rimus, ut totus fermo ejusmodi fiat: mirabiliter difcutit et
ftrumas, faepe etiam parotidas, tum affidua calidae afperfio
tum affidua crudae hordeaceae farinae impofitio. Etenim
apertum mendacium eft dicere ftrumas atque parotidas mi-
rabiliter ex affidua aquae calidae afperfione, affiduaque cru-
dae hordeaceae farinae impofitione difcuti. Si vero de pa-
rotidibus folum dicatur, certa diftinctio aberit quae doceat
nos in quibus et qualibus parotidibus aquae calidae afperfio
et affidua crudae hordeaceae farinae adhibitio conveniat.
Non enim in omni, fed quam citiffime velimus fuppurari,
haec facienda funt, quemadmodum in fuperiori fermone eft
indicatum. Hoc itaque vitiofe, ut dixi, interfertum eft. Cae-
terum Archigenes ad confequentia transgreffus rurfus medi-
camenta fcribit, non apponens quod induratis et inveteratis
parotidibus falutaria exiftant, quum nos ex materia ipforum
ipfa talia effe cognofcamus. Afcribam autem jam vobis
ipfius Archigenis dictionem quae fic habet. Proprie vero

ἀληλεσμένους ἑψήσας μετὰ μέλιτος, ὀλίγην ἄσβεστον πρόσμι-
ξον καὶ κατάπλασσε. διαφορεῖ δὲ καὶ τοῦτο ἄκρως. πίσσης
βρυτίας, μάννης, λιβάνου ἴσον, τερμινθίνης, φοινίκων συρια-
κῶν μὴ παλαιῶν, λιπαρῶν τῆς σαρκὸς καθαρᾶς, ἑκάστου τὸ
διπλοῦν, χαλβάνης ὡς ἥμισυ τῆς μάννης ἑνώσας εὖ χρῶ. ἐὰν
δὲ ᾖ σκληρὰ, ῥητίνην πρόσμισγε. ἢ νίτρου καὶ σινωπίδος τὸ
τρίτον μετὰ κυπρίνου γλοιῶδες ποιῶν ἔμπλασσε καὶ ἐπιτί-
θει. ἢ ἄσβεστον μετὰ γλοιοῦ ὁμοίως. ἢ ἰσχάδα, χαλβάνην,
νίτρον ἴσα, θείου τὸ τρίτον, τερμινθίνης, ὀποπάνακος ἀνὰ
ἐλάχιστον ἑνώσας χρῶ. ἢ ἄσβεστον μετ᾽ ὄξους λείου καὶ
ἐπιτίθει. εἰ δὲ μηδ᾽ ἐπὶ τούτοις διαφοροῖντο, συνεργητέον τῇ
μεταβολῇ εἰς πῦον, καταπλάσσοντας πυκνῶς θερμῇ τῇ ὠμη-
λύσει. εἶτα πάλιν διαφορητέον διά τε καταντλήσεως πολλῆς
ἢ δάφνης ἢ δαφνίδος ἀφεψήματι καταντλοῦντας, ἢ θεῖον ἤ τι
τοιοῦτον ἐμπάσσοντας εἰς τὸ ὕδωρ ἢ καὶ νίτρον ἢ περιστε-
ρᾶς κόπρον αὐτῇ μιγνύντας. ἢ καὶ σικύαν προσκολλητέον

lupinorum amarorum farinam cum melle coctam, exigua
calce viva addita pro cataplaſmate imponito. Egregie diſcu-
tit et hoc. ♃ Picis brutiae, mannae thuris aequales partes,
terebinthinae, palmarum Syriacarum non vetuſtarum pìn-
guium carnis purae, utriusque duplum, galbani dimidium
mannae, probe unitis utitor, ſi vero dura ſit, reſinam mi-
ſceto, aut nitrum et rubricae ſinopidis tertiam partem cum
unguento cyprino ad ſtrigmentitiam craſſitudinem redacta,
ac linteolo inſerta imponito: aut calcem vivam cum ſtri-
gmentis eodem modo, aut caricas, galbanum, nitrum, pari
menſura, ſulfuris tertiam partem, terebinthinae, opopanacis,
utriusque parum quiddam, unitis utere, aut calcem vivam
cum aceto tritam impone. Quod ſi neque per haec diſcu-
tiantur, adjuvabimus per mutationem in ſuppurationem per
frequentia ex calida crudaque hordeacea farina cataplasmata.
Dehinc rurſus diſcutiendum per largam et frequentem de-
cocti lauri aut baccarum ejus perfuſionem, aut ſulfure, vel
conſimili quopiam in aquam inſperſo, ſive nitro ive colum-
bino ſtercore in ea admixto, aut etiam cucurbita cum ſca-

μετὰ ἀμύξεως. εἶτα ἐπὶ τὴν χειρουργίαν ἰτέον καὶ ὠμοτομη-
τέον. κράτιστον γὰρ ἐπὶ τούτων τὸ τάχιστα εἰς τὰ ἐκτὸς
τὸν ῥευματισμὸν ἐπισπᾶσθαι. [415] ταῦτα μὲν ὁ Ἀρχιγένης
ἔγραψεν. εἰσὶ δὲ καὶ ἔμπλαστροι πολλαὶ, διαφοροῦσαι πα-
ρωτίδας, αἳ μέν τινες τὰς ἤδη σκιῤῥουμένας καὶ κεχρονισμέ-
νας, αἳ δὲ τὰς πεπαυμένας μὲν τῆς ὀδύνης, οὐδεμίαν δὲ
ὑπόφασιν ἐχούσας πύου, καθάπερ γε καὶ τὰς ἤδη διαπυϊ-
σκομένας ἐκθεραπεύουσαι. γεγραμμέναι δέ εἰσι μετὰ τῆς
ἰδίας ἐπαγγελίας ἐν ταῖς ἐμπλάστροις ταῖς διαφορητικαῖς αἱ
τοιαῦται· καθάπερ γε καὶ αἵδε τὰς ἁπλᾶς παρωτίδας ἐκθε-
ραπεύουσαι χαλαστικαὶ καλούμεναι πᾶσίν εἰσι γνώριμοι.
παραδείγματα αὐτῶν ἥ τε Μνασέου καὶ ἡ διὰ χυλῶν καὶ
ἡ διὰ πτισάνης, καὶ τούτων ἔτι μαλακώτεραι αἱ κηρωτοει-
δεῖς, αἵ τε διὰ τοῦ βουτύρου καὶ αἱ διὰ τοῦ οἰσύπου προσ-
λαμβάνουσαι ὀστρέων κεκαυμένων ἢ κηρύκων ἢ πορφυρῶν,
οἷάπερ ἐστὶν αὕτη. ♃ στέατος χοιρείου παλαιοῦ ἀνάλου
πάντων ἀνὰ γο γ΄. βουτύρου γο α΄. κηροῦ γο β΄ Ϛ΄΄.
ὀστρέων κεκαυμένων λειοτάτων γο β΄. τὰ τηκτὰ τήξας,

rificatione affixa. Deinde ad chirurgiam perveniendum eſt
et crudi abſceſſus ſectionem, optimum enim in his ut quam
celerrime fluxio foras evellatur.   Haec quidem Archigenes
ſcripſit.   Sunt autem et multa emplaſtra, quae parotidas
diſcutiunt, aliqua quidem jam inveteratas et induratas, ali-
qua vero eas, in quibus ſedato dolore nulla amplius puris
ſuſpicio eſt, quemadmodum etiam aliqua quae jam ſuppu-
ratas curare poſſunt.   Talia vero inter diſcuſſoria emplaſtra
ſingula cum virium ſuarum profeſſione conſcripta ſunt, vel-
ut etiam ea quae ſimplices parotidas curant, laxatoria ap-
pellata, omnibus nota ſunt. Exempla ipſorum ſunt empla-
ſtrum Mnaſeae et quod ex ſuccis conſtat et quod ex pti-
ſana. His etiam praeſtant quae molliora ſunt et cerati for-
ma conſtant, cum ex butyro tum ex oeſypo conflata,
oſtreis aut buccinis aut purpuris uſtis additis cujusmodi eſt
haec. ♃ Adipis porcini veteris inſulſi ℥ iij, butyri ℥ j, ce-
rae ℥ ij ſs, oſtreorum uſtorum quam tenuiſſime tritorum ℥ ij.

Ed. Chart. XIII. [415.]　　　　Ed. Baf. II. (199. 200.)

ἐπίπασσε τὰ ὄστρεα. καὶ ἐνώσας χρῶ θαῤῥῶν ὡς ἐνεργέ-
στατα πρὸς παρωτίδας.

Κεφ. γ΄. [Περὶ τῶν ἐν τῇ ῥινὶ παθῶν.] Ἐκ μὲν τοῦ
γένους τῶν παρὰ φύσιν ὄγκων οἱ πολύποδες ἐν ταῖς ῥισὶ
γεννῶνται· κατὰ δὲ τὸ τῶν ἑλκώσεων αἱ ὄζαιναι· κατὰ δὲ
τὸ τῶν παρὰ φύσιν ἐκκρίσεων αἱ αἱμοῤῥαγίαι γινόμεναι ταῖς
ὀξέως νοσοῦσι, κατὰ τὰς καλουμένας ἰδίως παρὰ τοῖς νεω-
τέροις ἰατροῖς ὑπερεκκρίσεις, ἐν αἷς ἡ φύσις ἐπὶ κριτικὸν
ὁρμήσασα βοήθημα τῆς συμμετρίας οὐκ ἐκράτησε. πρῶτον
οὖν τῶν ὀζαινῶν ποιήσομαι τὸν λόγον, ἐξ ἐπιῤῥοῆς ὑγρῶν
δριμέων καὶ σηπεδονωδῶν γινομένων, ὡς ἐάν γε μόνον ᾖ
δρι(200)μέα, δυσίατα μὲν ἕλκη ποιεῖν πέφυκεν, οὐ μὴν
ὄζοντα μοχθηρῶς. ἡ δὲ θεραπεία κοινὴ μὲν ἀμφοῖν τε τού-
τοιν καὶ τοῦ πολύπου ξηρᾶναι τὸ πρῶτον, καὶ ῥῶσαι τὴν
κεφαλήν. εὔδηλον γὰρ ὅτι διὰ περιουσίαν ὑγρῶν μοχθηρῶν
ἐπιῤῥεῖ τι ταῖς ῥισὶν ἐξ αὐτῆς. ὅπως δὲ χρὴ ῥωννύναι τὴν
κεφαλὴν ὅλην, ὡς μηδὲν ἐξ αὐτῆς περίττωμα τοῖς κάτω μέ-

Liquabilia liquefacito oftreaque infarcito, ac unitis utitor
confidenter, efficaciſſimum hoc ad parotidas exiſtit.

Cap. lll. [De affectionibus narium.] Ex genere tu-
morum praeter naturam polypodes in naribus generantur,
ex genere vero ulcerum ozaenae. Secundum genus autem
excretionum praeter naturam ſanguinis eruptiones fiunt in
morbis acutis juxta rationem earum, quas recentiores me-
dici privatim ſuperexcretiones appellant, nimirum in qui-
bus natura ad judicatorium auxilium concitata modum ex-
ceſſit. Primum itaque de ozaenis ſermonem faciam, quae
ex humorum acrium et putridorum influxu generantur, ita
ut ſi acres ſolum ſint, aegre curabilia ulcera producere
confueverint, non tamen graveolentia. Caeterum cura com-
munis ambobus his eſt itemque polypi, ut videlicet pri-
mum caput ſiccetur et firmetur, quum palam ſit, ob vitia-
torum humorum redundantiam defluxum ex eo in nares
provenire. Quomodo vero caput in totum corroborare opor-
teat, quo nullum recrementum ex eo ad inferas partes de-

ρεσιν ἐπιῤῥεῖν, εἴρηται πολλάκις. ὅταν οὖν δι᾽ ἐκείνων παρα-
σκευάσῃς τὴν κεφαλὴν ἐῤῥωμένην, ἐπὶ τὴν τῆς ῥινὸς ἀφίξῃ
θεραπείαν, ἐν ταῖς ὀζαίναις σκοπὸν ἔχων ξηρᾶναι τὸ πεπον-
θὸς μόριον διὰ φαρμάκων μικτῆς δυνάμεως, ἀποκρουομένων
τε καὶ διαφορούντων. ἀποκρούεται μὲν οὖν δηλονότι τά τε
αὐστηρὰ καὶ στρυφνὰ κοινῇ προσηγορίᾳ κεχρημένα τῇ τῶν
στυφόντων. διαφορεῖ δὲ τὰ θερμὰ καὶ ξηρὰ ταῖς δυνάμεσιν,
ὧν ἡ ὕλη τοιάδε ἐστίν.
   [᾽Αρχιγένους φάρμακα πρὸς ὀζαίνας.] ᾽Οζαίνης δ᾽ οὔ-
σης ἐν ταῖς ῥισὶ, καλαμίνθης χυλὸν ἐγχυμάτιζε. ἢ αὐτὴν
ξηρὰν τὴν καλαμίνθην ἔμφυσα διὰ σίφωνος. ἢ ἐλλέβορον
λευκὸν μετὰ σπέρματος καρδάμου χήμης ἔμφυσα καθ᾽ ἡμέ-
ραν. μετὰ δὲ τοῦτο τὴν κεφαλὴν κατάντλει. διάχριε δ᾽ αὐ-
τοὺς ἢ χαλκίτιδι ἢ χαλκάνθῳ ἢ ψορικῷ μετὰ μέλιτος ἢ μέλι
ἐνστάξας τὴν εἰς ῥῖνα καὶ διασήσας πταρμικῷ τὰς ἐφελκίδας
ἐκτίναξον, εἶτα τὸ προγεγραμμένον διὰ τοῦ καρδάμου καὶ
τοῦ ἐλλεβόρου φάρμακον ἀνασπᾶν ποίει τῇ ῥινὶ ὡς πλεῖ-
στον καὶ μετὰ τοῦτο διάχριε ἀμόργῃ μετὰ μέλιτος. ἢ ὀμύρ-

legetur, faepe jam dictum eft. Quum igitur per illa caput
validum reddideris, ad naris progredieris curationem, fcopo
in ozaenis propofito, ut affecta pars per mixtae facultatis
medicamenta tum repellentia tum difcutientia reficcetur.
Repellunt itaque tum auftera tum acerba, quae communem
aftringentium appellationem habent, difcutiunt autem calida
et ficca facultate praedita, quorum filva talis eft.
   [*Archigenis medicamenta ad ozaenas.*] Quum ozaena
in naribus fuerit, calaminthae fuccum infunde. Aut ipfam
calamintham aridam per fiftulam infuffla, aut veratrum al-
bum cum feminis nafturtii cheme quotidie infuffla, poft hoc
vero caput perfunde. Obline autem eos chalcitide aut atra-
mento futorio aut pforico cum melle, aut inftillato in na-
rem melle et per fternutatorium facta concuffione tectoria
ulceri obducta excutito, deinde praefcriptum ex nafturtio
et veratro medicamentum per narem attrahere quampluri-
mum jubeto, et poftea amurcam cum melle illinito, aut

680 ΓΑΛΗΝΟΥ ΠΕΡΙ ΣΥΝΘΕΣΕΩΣ ΦΑΡΜΑΚΩΝ

Ed. Chart. XIII. [415. 416.]   Ed. Baſ. II. (200.)
νην καὶ κάρδαμον μετὰ μέλιτος. ἢ βατραχίου χυλὸν μετὰ
στυπτηρίας ὑγρᾶς ἐγχυμάτιζε εἰς τὴν ῥῖνα, ὕπτιον κατακλί-
νας, καὶ κέλευε ἀνασπᾶν, μέχρις οὗ εἰς τὸ στόμα διέλθῃ, καὶ
τοῦτο ποίει μέχρις ἂν ἀποθεραπεύσῃς. ἐὰν δὲ ᾖ παλαιὰ καὶ
ὄξος παλαιὸν πρόσμισγε ἢ θεῖον λεῖον, [416] καὶ δριμὺ ὄξος
εἰς στενόστομον ἀγγεῖον βαλὼν, προστίθει τῇ ἀναπνοῇ αὐ-
τῶν ἐφ᾽ ἱκανὸν, εἶτα μίσυος κυπρίου καὶ νάρδου Ἰνδικῆς τὸ
ἥμισυ μετὰ χίου οἴνου λεάνας, μέχρι μελιτῶδες γένηται, πτερῷ
διάχριε τοὺς πόρους καὶ ἐρίῳ ἔμφρασσε.

[Πρὸς τὰ ἐν τοῖς μυκτῆρσιν ἕλκη.] Τὰ δὲ ἐν τοῖς
μυκτῆρσιν ἕλκη, ῥοιῶν χυλὸν ἐν χαλκῷ ἀγγείῳ ἑψήσας μέ-
χρι ἡμίσους διάχριε. ἢ ῥόαν γλυκεῖαν ὅλην ἐν οἴνῳ ἑψήσας
λεάνον καὶ ἔξωθεν κατάπλασον. ἢ λευκοΐῳ μεθ᾽ ὕδατος διά-
ψα. ἢ βάτου χυλὸν καὶ στυπτηρίαν, λεῖα διεὶς μεθ᾽ ὕδατος.
ἐὰν δὲ ᾖ παλαιὸν, μετ᾽ ὄξους. ἢ ἴριδι καὶ σανδαράχῃ μετὰ
μέλιτος. ἢ στέατι μοσχείῳ καὶ ῥητίνῃ διάχριε.

myrrham et naſturtium cum melle aut ranunculi ſuccum
cum alumine liquido in narem infunde aegrumque reſupi-
natum, donec ad eos penetret, attrahere jube, atque id us-
quequo percuraveris identidem repete. Si vero vetera ſint
ulcera, etiam acetum vetus admiſce aut ſulfur tritum. Acre
item acetum in vaſculum anguſti oris fuſum ad multum
tempus ad reſpirationem ipſorum appone, deinde miſy cy-
prium et dimidium ejus nardi Indicae cum vino Chio ad
mellis craſſitudinem redige, ex eoque meatus penna obline
et per lanam obtura.

[*Ad ulcera in naſo.*] Ulcera in naſo ex malorum pu-
nicorum ſucco in aereo vaſe ad medietatem cocto perline.
Aut malum punicum dulce integrum in vino coctum terito
et forinſecus imponito, aut aeris ſquamam et aeruginem
cum alba viola ex aqua affricato, aut rubi ſuccum et alu-
men Melium, cum aqua diluta eodem modo. Si vero vetus
ſit ulcus, cum aceto diluito, aut iridem et ſandaracham
cum melle oblinito, aut adipem vitulinum et reſinam illinito.

ΤΩΝ ΚΑΤΑ ΤΟΠΟΥΣ ΒΙΒΛΙΟΝ Γ. 681

Ed. Chart. XIII. [416.]   Ed. Baf. II. (200.)

[Περὶ τοῦ κατὰ τὰς ῥῖνας πολύποδος.] Ὄγκος ἐστὶ
παρὰ φύσιν ἐν ταῖς ῥισὶ γεννώμενος, ἐοικὼς κατὰ τὴν τῆς
οὐσίας ἰδιότητα τῇ τοῦ πολύποδος σαρκί. πρόδηλον οὖν ὅτι
παχέων καὶ γλίσχρων χυμῶν ἔγγονόν ἐστι τὸ πάθημα καὶ
διὰ τοῦτο μικτῆς ὕλης δεόμενον, ὡς τὸ μέν τι στύφειν αὐ-
τῆς δύνασθαι, τὸ δὲ τέμνειν καὶ λεπτύνειν, τὸ δὲ διαφορεῖν
καὶ παχύνειν. Ἀρχιγένους πρὸς πολύποδας. ἐπὶ δὲ πολύ-
ποδος. 4 καρδάμου λεπτοῦ χήμην ἤτοι < S''. σὺν ἐλλε-
βόρου λευκοῦ ὀβολοῖς δύο, λεῖα κέλευε τῇ ῥινὶ ἀνασπᾶν.
ὅταν δὲ ἐκπέσῃ, μοτοῖς σὺν τῇ ἀνθηρᾷ διὰ μέλιτος χρῶ ἢ
λυκίῳ ὁμοίως. Ἀσκληπιάδου πρὸς ὀζαίνας καὶ πολύποδας.
ἐν μὲν τῷ πέμπτῳ τῶν ἐκτὸς οὕτως ἔγραψεν ὁ Ἀσκληπιά-
δης. ξηρὸν πρὸς ὀζαίνας. 4 στυπτηρίας σχιστῆς < δ'. σμύρ-
νης < δ'. σανδαράχης < δ'. κηκίδος < α'. χαλκάνθου κε-
καυμένης < α' λείοις χρῶ, πρότερον ἐκκλύζων τοὺς μυκτῆ-
ρας οἴνῳ εὐώδει, καὶ τότε παραπτόμενος πυρῆνι μήλης,
ἄλλο. 4 ἐρείκης καρποῦ < η'. ὀμύρνης < η'. νίτρου ἐρυ-
θροῦ < η'. σιδίων < η'. μυρίκης καρποῦ < α'. κροκομά-

[De polypo narium.] Polypus tumor eſt, qui praeter
naturam in naribus generatur polypodis carni aſſimilis juxta
ſubſtantiae proprietatem. Manifeſtum itaque eſt affectionem
hanc ex craſſis et viſcoſis humoribus generari, atque ob id
mixta materia medicamentaria opus habet, ut videlicet par-
tim aſtringat, partim ſecet et attenuet, partim etiam diſcu-
tiat et condenſet. Archigenis ad polypodas. In polypode
naſturtii tenuis chemen, ſive ʒ ß, cum veratri albi obolis
duobus nare attrahere jube. Ubi vero exciderit, linamentis
cum florido emplaſtro ex melle utere, aut lycio eodem
modo. Aſclepiadae ad ozaenas et polypos. Aſclepiades in
quinto externorum ſic ſcripſit: Aridum ad ozaenas. 4
Aluminis ſciſſi ʒ iiij, myrrhae ʒ iiij, ſandarachae ʒ iiij, gal-
lae ʒj, atramenti ſutorii uſti ʒ j. Tritis utere, naribus prius
vino odorato elotis et medicamento per ſpecilli extremum
ſive nucleum admoto. Aliud. 4 Fructus ericae ʒ viij, myr-
rhae ʒ viij, nitri rubri ʒ iij, malicorii ʒ viij, ſeminis tama-

682 ΓΑΛΗΝΟΤ ΠΕΡΙ ΣΤΝΘΕΣΕΩΣ ΦΑΡΜΑΚΩΝ

Ed. Chart. XIII. [416.]   Ed. Baf. II. (200.)

γματος ⪦ β'. λείοις χρῶ. ἄλλο. ♃ σώρεως Αἰγυπτίου εὐ-
θρύπτου ⪦β'. χαλκίτεως ὀπτῆς ⪦β'. μυρίκης καρποῦ ⪦ α'.
κρόκου ⪦ α'. σμύρνης ⪦ α'. λείοις χρῶ. ἄλλο. ♃ χαλκί-
τεως ὀπτῆς ⪦ β'. χαλκάνθου ὀπτῆς ⪦ β'. μίσυος ⪦ β'.
ἀμώμου ⪦ α'. σμύρνης ⪦ δ'. κρόκου ⪦ α'. λείοις χρῶ.
ἄλλη σύνθεσις ξανθίζουσα λεγομένη. ♃ στυπτηρίας σχιστῆς
⪦ ή'. χαλκίτεως ὠμῆς ⪦ στ'. σανδαράχης ⪦ γ'. σιδίων
ῥοιᾶς ⪦ β'. χαλκάνθου κεκαυμένου ⪦ β'. μίσυος ⪦ β'.
λείοις χρῶ. ἄλλο. ♃ χαλκάνθου κεκαυμένου ⪦ δ'. διφρυ-
γοῦς ⪦ β'. ἀσβέστου ⪦ β'. σανδαράχης ⪦ β'. ξηροῖς πα-
ράπτου. ἢ στρεπτῷ προβρέχων ὕδατι καὶ μολύνων τὸ φάρ-
μακον. ἄλλο. ♃ μίσυος ὀπτοῦ ⪦ β'. μάννης λιβάνου ⪦β'.
χαλκίτεως ὀπτῆς ⪦ β'. λεπίδος χαλκοῦ ⪦ α' S''. ἰοῦ ⪦ α'.
ξηροῖς παράπτου.

[Δάμπωνος πρὸς ὀζαίνας καὶ αἰγίλωπας καὶ πολύπο-
δας καὶ ἄλλα πολλά.] Πρὸς ὀζαίνας καὶ αἰγίλωπας καὶ
πολύποδας καὶ ὅσα βούλει χωρὶς τομῆς καὶ καύσεως ἀπαλ-
λάττειν. ἀφίστησι δὲ καὶ ὀστᾶ διεφθορότα, ποιεῖ δὲ καὶ

ricis ℨ i, crocomagmatis ℨ ij, tritis utere. *Aliud.* ♃ Soreos
Aegyptii friabilis ℨ ij, chalcitidis uftae ℨ ij, feminis tama-
ricis ℨ j, croci ℨ j, myrrhae ℨ j, tritis utere. *Aliud.* ♃
Chalcitidis uftae ℨ ij, atramenti futorii affati ℨ ij, mifyos
ℨ ij, amomi ℨ j, myrrhae ℨ iiij, croci ℨ i, tritis utere. *Alia
compofitio quae flavefcens appellatur.* ♃ Aluminis fciffi
ℨ viij, chalcitidis crudae ℨ vj, fandarachae ℨ iii, putaminis
mali punici ℨ ij, atramenti futorii ufti ℨ ij, mifyos affati
ℨ ij, tritis utere. *Alia.* ♃ Atramenti futorii ufti ℨ iiij,
diphrygis ℨ ij, calcis vivae ℨ ij, fandarachae ℨ ij, arida
admove, aut linamentum tortum aqua madefactum ac me-
dicamento imbutum inde. *Aliud.* ♃ Mifyos affati ℨ ij, man-
nae thuris ℨ ij, chalcitidis affatae ℨ ij, fquamae aeris ℨ j ß,
aeruginis ℨ j, arida adhibe.

[*Lamponis ad ozaenas, aegilopas, polypodas et mul-
ta alia.*] *Ad ozaenas et aegilopas et polypos et quaecun-
que velis citra fectionem ꝛc uftionem fubmovere. Diri-
mit etiam offa corrupta. Facit et ad ulcera ferpentia ac*

πρὸς νομὰς καὶ σηπεδόνας ἐπιπασσομένη καὶ πρὸς τὰ ῥυ-
παρὰ ἕλκη, ἐν μοτῷ μετὰ μέλιτος. ♃ χαλκοῦ ἐρυθροῦ ῥινή-
ματα γο α΄. ἁλῶν ἀμμωνιακῶν γο β΄. ἀμμωνιακοῦ θυμιάμα-
τος γο β΄. στυπτηρίας στρογγύλης γο γ΄. ὄξους δριμυτάτου
Κ°ᴍ στ΄. τὰ ξηρὰ λειώσας καὶ ἐπιβαλὼν ὄξος, ἀναλάμβανε
εἰς ἄγγος ἐρυθροῦ χαλκοῦ καὶ κίνει ἐν ἡλίῳ κερκίδι ἐρυθροῦ
χαλκοῦ, [417] ἐν τοῖς ὑπὸ κύνα καύμασιν, ἕως ἂν ξηρανθῇ
τὸ φάρμακον, εἶτα κατεράσας εἰς θυίαν καὶ τρίψας ἐπιμε-
λῶς ἀνελοῦ εἰς ἄγγος κεραμεοῦν. ἐπὶ δὲ τῆς χρήσεως δίδου
ὕδωρ ἀναῤῥοφῆσαι, εἶτα ἐν τῷ στόματι κατέχειν, τὸ δὲ φάρ-
μακον ἐμφύσα διὰ συριγγίου. Σκριβωνίου Λάργου, ποιεῖ πρὸς
πᾶσαν ἐξοχήν. ♃ μίσυος κεκαυμένης, χαλκίτεως κεκαυμένης,
χαλκάνθης κεκαυμένης, σώρεως, λεπίδος χαλκοῦ ἀνὰ < η΄.
ξηρῷ παράπτου. δεῖ δὲ προαναπαύειν πρὸ μιᾶς ἡμέρας καὶ
τῇ ἐπιούσῃ τὸ φάρμακον ἐπιτιθέναι μετὰ τὴν τροφήν. πρό-
τερον δὲ δεῖ ὑποχρῖσαι τοὺς μυκτῆρας ἀσφάλτῳ ἢ πίσσῃ
ὑγρᾷ ἢ σμύρνης στακτῇ.

[Φιλοξένου χειρουργοῦ πρὸς πολύποδας, ὀζαίνας, πᾶν

putrida insperfa, et ad fordida ulcera linamento excepta
ac indita cum melle. ♃ Scobis aeris rubri unc. i, falis
ammoniaci fextantem, ammoniaci thymiamatis fextantem,
aluminis rotundi quadrantem, aceti acerrimi heminas vi.
Arida terito et affufo aceto omnia in vas aeris rubri trans-
ferto, in eoque ad folem fub caniculae ardore cum aeris
rubri radio agitato, donec medicamentum exarefcat, deinde
in mortarium tranflatum diligenter terito et in fictili re-
condito. Ufu vero exigente aquam abforbendam dato, de-
inde etiam in ore continendam, medicamentum vero per
fiftulam infufflato. *Scribonii Largi, facit ad omnem extube-
rationem.* ♃ Mifyos ufti, chalcitidis uftae, atramenti futorii
ufti, foreos, fquamae aeris, fingulorum ʒ viij, arida admo-
veto. Oportet autem praecedenti die quifcere, deinde fe-
quenti medicamentum poft cibum indere. Illinendae etiam
nares antea cum bitumine aut liquida pice aut myrrha ftacte.

[*Philoxeni Chirurgi ad polypodas, ozaenas, omnem*

Ed. Chart. XIII. [417.]   Ed. Baf. II. (200. 201.)

ὑπερσάρκωμα, αἱμοῤῥοΐδας καὶ ἐὰν βούλῃ ἐσχαρῶσαι.] ♃
Χαλκοῦ κεκαυμένου ἀρσενικοῦ πεφυρμένου, μίσυος ὀπτοῦ
ἀνὰ ⊀ β΄. διφρυγοῦς ⊀ γ΄. χαλκίτεως κεκαυμένης, χαλκάν-
θης κεκαυμένης, λεπίδος χαλκοῦ ἀνὰ ⊀ δ΄. λείοις χρῶ μετὰ
δὲ τὴν τῶν φαρμάκων ἐπίθεσιν χρώμεθα πταρμικοῖς τὰς
ἐφελκίδας βουλόμενοι σαλεύειν, αἳ ἐκπίπτουσι διὰ τριῶν ἢ
τεσσάρων. καὶ μετὰ τὸ ἐκπεσεῖν ἀποθεραπεύονται στέατι
χηνείῳ καὶ βουτύρῳ μετὰ κηρωτῆς ῥοδίνης. ἐν δὲ τῷ πρώτῳ
τῶν ἐκτὸς φαρμάκων οὕτως ἔγραψεν ὁ Ἀσκληπιάδης. (201)
Ἀσκληπιάδου πρὸς ὀζαίνας, ᾧ ἐχρήσατο Μέγης. ♃ ἐρείκης
καρποῦ ⊀ δ΄. σμύρνης ⊀ δ΄. νίτρου ἐρυθροῦ ⊀ δ΄. σιδίων
ῥοιᾶς ⊀ δ΄. κρόκου ⊀ β΄. κόστου ⊀ β΄. λείοις ἐμφύσα.
ἄλλο. στυπτηρίας σχιστῆς ⊀ δ΄. σμύρνης ⊀ δ΄. σανδαράχης
⊀ β΄. ῥοῦ ἐρυθροῦ ⊀ β΄. ἀλῶν ὀρυκτῶν ⊀ β΄. κρόκου
⊀ β΄. κόστου ⊀ β΄. λείοις ἐμφύσα. πρὸ δὲ τῆς θεραπείας,
ἐκκλύζειν τοὺς μυκτῆρας πειρώμεθα οἴνῳ εὐώδει καὶ μέλιτι
καλῷ. πρὸς τὰ ἐν μυκτῆρσι πολύποδα, ᾧ ἐχρήσατο Ἀν-
τίπατρος. ♃ χαλκοῦ κεκαυμένου ⊀ δ΄. μίλτου σινωπίδος ⊀ α΄.

excrefcentem carnem, haemorrhoidas et quibuscunque cru-
ftam inducere velis.] ♃ Aeris ufti, auripigmenti torrefacti,
nifyos affati, fingulorum ℥ ij, diphrygis ℥ iij, chalcitidis
uftae, atramenti futorii ufti, fquamae aeris, fingulorum ℥ iiij,
tritis utere. Caeterum poft medicamentorum adhibitionem
etiam fternutatoriis utimur, quo videlicet tectoria ulceri
obducta excutiamus, quae tribus aut quatuor diebus fere
excidere confueverunt. Ubi vero exciderint, adipe anferino
ac butyro cum rofaceo cerato curantur. Verum Afclepiades
in primo medicamentorum exteriorum fic fcripfit. *Afcle-
piadae ad ozaenas, quo ufus eft Meges.* ♃ Fructus ericae
℥ iiij, myrrhae ℥ iiij, nitri rubri ℥ iiij, putaminis mali pu-
nici ℥ iiij, croci ℥ ij, cofti ℥ ij, trita infufflato. *Aliud.* ♃
Aluminis fciffi ℥ iiij, myrrhae ℥ iiij, fandarachae ℥ ij, rhois
rubri ℥ duas, falis foffilis ℥ ij, cofti ℥ ij, croci ℥ ij, trita
infufflato. Ante curam vero nares vino odorato et optimo
melle eluere conamur. *Ad narium polypos, quo ufus eft
Antipater.* ♃ Aeris ufti ℥ iiij, minii finopici ℥ j, trita per

λείοις ἐμφύσα διὰ καλαμίδος, ἀλλὰ καὶ παράπαν πυρῆνι
μήλης. ἄλλο 'Αντωνίου Μούσα. 4 χαλκάνθου μέρος α'.
σανδαράχης μέρος α'. λείοις ἐμφύσα. ἄλλο Χαριξένους μετὰ
χειρουργίαν. 4 κέρατος ἐλαφείου κεκαυμένου < δ'. λεπίδος
ἐρυθρᾶς < δ'. ἀρσενικοῦ < α'. λείοις ἐμφύσα. ἄλλο. 4
βρυωνίας ῥίζης κεκαυμένης < δ'. χαλκάνθης < δ'. ἀφρονί-
τρου < δ'. ἐλατηρίου < δ'. λείοις ἐμφύσα.
[Πρὸς τὰ ἐν μυκτῆρσιν ἕλκη.] 4 Μολύβδου σκωρίας,
οἴνου παλαιοῦ, ἐλαίου μυρσίνου, ἑκάστου τὸ ἴσον. τὴν σκω-
ρίαν τοῦ μολύβδου λειοτρίβει, ὥστε λειοτάτην γενέσθαι, καὶ
ταύτῃ ἐπιβάλλων τὸν οἶνον λειοτρίβει. ἔπειτα τὸ μύρσινον
καὶ πάντα ὁμοῦ μίξας καὶ ἀνακόψας βαλὼν εἰς ἄγγος κερα-
μεοῦν τίθει ἐπ' ἀνθράκων κινῶν συνεχῶς καὶ ὅταν γλοιῶδες
γένηται τὸ φάρμακον, ἀνελόμενος εἰς πυξίδα μολυβδίνην φύ-
λαττε. ἄλλο. 4 μολύβδου κεκαυμένου καὶ πεπλυμμένου < η'.
οἴνου ῥοδίνου τὸ αὔταρκες, ἐλαίου μυρσίνου ὅσον ἐξαρκεῖ
σκεύαζε καὶ χρῶ καθὼς ἄνω προείρηται. ἄλλο. 4 λιθαργύ-
ρου < στ'. ψιμμυθίου < η'. σιδίων < δ'. στυπτηρίας σχι-

arundinem infufflato: quin et per fpecilli nucleos admoveto.
Aliud Antonii Mufae. 4 Atramenti futorii partem j, fan-
darachae partem j, trita infuffla. *Aliud Charixenis poſt
chirurgiam.* 4 Cornu cervi uſti ℨ iiij, fquamae aeris rubri
ℨ iiij, auripigmenti ℨ j, trita infuffla. *Aliud.* 4 Bryoniae
radicis uſtae ℨ iiij, atramenti futorii ℨ iiij, fpumae nitri ℨ iiij,
elaterii ℨ iiij, trita infuffla.

[*Ad ulcera in naribus.*] 4 Recrementi plumbi, vini
veteris, olei myrtei fingulorum aequales partes. Plumbi re-
crementum, ut quam laeviffimum fiat, terito et affufo vino
rurfus laevigato, deinde myrteum addito omniaque fimul
mifceto ac conquaffato, et in figulinum vas conjecta prunis
imponito affidueque agitato, atque ubi ftrigmentofum red-
ditum fuerit medicamentum, fublatum in pyxide plumbea
fervato. *Aliud.* 4 Plumbi uſti et loti ℨ viij, vini rofafi
quantum fufficit, olei myrtei quod fatis eſt, apparato et
utitor ut dictum eſt. *Aliud.* 4 Spumae argenti ℨ vj, ce-
ruffae ℨ octo, malicorii ℨ iv, aluminis fciffilis ℨ iv, vini

στῆς < δ'. οἴνου Ἀμιναίου ὅσον ἔξαρκεῖ, ἐλαίου μυρσίνου
τὸ αὔταρκες. τὰ ξηρὰ κόψας καὶ σήσας καὶ εἰς θυίαν βα-
λὼν λέαινε μετ' οἴνου, ὥστε γλοιοῦ ἔχειν τὸ πάχος. μετὰ δὲ
ταῦτα ἐπίβαλλε τὸ μύρσινον καὶ ἀνακόψας καὶ ἀνελόμενος
εἰς πυξίδα μολυβδίνην χρῶ καθὼς προείρηται. ἔστω δὲ τοῦ
μὲν μυρσίνου κοτύλαι τέσσαρες, τοῦ δὲ οἴνου κύαθοι δ'.
Διογένους φάρμακον ἐπιτετευγμένον. ♃ στέατος χηνείου < δ'.
οἰσύπου < α' S''. μυελοῦ ἐλαφείου < β'. κηροῦ Τυῤῥηνι-
κοῦ < η'. μολύβδου κεκαυμένου καὶ πεπλυμμένου < δ'.
στίμμεως κεκαυμένου καὶ πεπλυμμένου [418] < η'. λαδά-
νου < β'. στέατος μοσχείου < β'. τερμινθίνης < δ'. ψιμ-
μυθίου < β'. λιθαργύρου < α'. ῥοδίνου τὸ αὔταρκες. τὰ
τηκτὰ κατὰ τῶν ξηρῶν καὶ ἀνελόμενος χρῶ, ἐν δὲ τῇ χρή-
σει αἴρων ὅσον ἔξαρκεῖ καὶ ῥοδίνῳ διαλύων ὑπόχριε τοὺς
μυκτῆρας.

[Ἀπολλωνίου πρὸς τὰς ἐν μυκτῆρσι διαθέσεις ἐκ τοῦ
πρώτου τῶν εὐπορίστων.] Πρὸς τὰς ἐν μυκτῆρσιν ἑλκώσεις
καὶ σηπεδόνας καὶ ὀσμάς· ῥοιᾶς ἀπυρήνου γλυκείας καὶ
ὀξείας χυλὸν ἑψήσας ἐν χαλκῷ ἀγγείῳ μέχρι λειφθῇ τὰ δύο

Aminaei quantum fufficit, olei myrtei quod fatis eft. Arida
tufa et cribrata, in mortarium conjecta cum vino ad ftrig-
mentitiam craffitiem redigito, poftea vero myrteo oleo af-
fufo conquaffato et ablatis in pyxide plumbea reconditis
ut dictum eft utitor. Sint autem myrtei heminae quatuor,
vini cyathi iiij.　*Diogenis medicamentum accommodatum.*
♃ Adipis anferini ℥ iiij, oefypi fesquidrachmam, medullae
cervinae ℥ ij, cerae Tyrrhenicae ℥ viij, plumbi ufti et loti ℥
quatuor, ftibii ufti et loti ℥ viij, ladani ℥ ij, adipis vitulini
℥ ij, terebinthinae ℥ iiij, ceruffae ℥ ij, fpumae argenti ℥ j,
rofacei quantum fufficit. Liquida cum aridis committito et
repofitis utitor. Ufu autem expetente quantum fatis fuerit
tollito et rofaceo dilutum naribus fublinito.

[*Ex primo de parabilibus Apollonii ad affectus in
naribus.*] *Ad narium exulcerationes et putredines ac foe-
tores.* Mali punici nucleo carentis dulcis, itemque acidi fuc-
cum in aereo vafe, donec duae partes fuperfint coquito, ac

μέρη χρῶ, διαχρίων ἐσωτάτω. ποιεῖ δὲ καὶ ῥοιὰ γλυκεῖα
μετ᾽ οἴνου ἐψηθεῖσα καὶ λειανθεῖσα καὶ ἔξωθεν καταπλασ-
σομένη καὶ ἔσωθεν διαχριομένη.

[Πρὸς σαρκώματα ἐν μυκτῆρσι καὶ πολύποδας.] Διφρυ-
γεῖ λείῳ προσάπτου καὶ μοτῷ διάστελλε τοὺς μυκτῆρας.
ἄλλο. ἐλλέβορον τρίψας μῖξον ὀρίγανον ἴσην λείαν, καὶ
ἐμφύσα εἰς τοὺς μυκτῆρας δὶς τῆς ἡμέρας. ἄλλο. ἐλλέβορον
μέλανα καὶ σανδαράχην ἴσην τρίψας καὶ μίξας ἔλαιον, ἀνα-
λαβὼν ἐρίῳ, πλήρωσον τὸν μυκτῆρα. ἄλλο. χαλκοῦ ἄνθος καὶ
ἰὸν καὶ ὀπὸν σιλφίου ἐξ ἴσου τρίψας ἐλαίῳ μῖξον καὶ πά-
χος ὑπαλείπτου ποιήσας ὑπάλειφε μέχρι πέντε ἡμερῶν, ἔπειτα
λαβιδίῳ ἐξαίρει. ἄλλο. ἀρσενικὸν καὶ τιτάνην τρίψας, μήλῃ
προσάπτου δαψιλεῖ χρώμενος τῷ φαρμάκῳ, ἐπειδὰν δὲ ἐξοι-
δήσῃ καὶ ἐπαρθῇ, ἐλλεβόρῳ μέλανι ξηρῷ λείῳ συμμέτρως
χρῶ. ἐν ἡμέραις γὰρ ἑπτὰ ταῖς πλείσταις κενὸς ὁ μυκτὴρ
γίνεται, εἶτα προκάθαιρε διφρυγεῖ λείῳ μετὰ μέλιτος χρώ-
μενος. ἄλλο. ἀρσενικὸν καὶ τίτανον καὶ ἐλλέβορον λευκὸν
λεάνας μήλῃ προσάπτου.

utitor quam penitiſſime illinendo. Facit et malum punicum
dulce cum vino coctum et contritum et forinſecus impoſi-
tum atque intro illitum.

[*Ad excreſcentem carnem in naribus et polypos.*]
Diphryges tritum admoveto et linamento nares diſparato.
Aliud. Veratrum terito eique origani par pondus tritum
addito, ac naribus bis in die inſufflato. *Aliud.* Veratrum
nigrum cum pari ſandaracha terito et admixto oleo lana
excipito, eoque narem expleto. *Aliud.* Florem aeris et ae-
ruginem ac ſilphii ſuccum pari menſura oleo admixto terito,
et ad unguenti craſſitudinem redacta ad dies quinque nari-
bus ſublinito, deinde per volſellam eximito. *Aliud.* Auri-
pigmentum et calcem trita cum ſpecillo large adhibeto. Ubi
vero intumuerit et elevatus ſuerit polypus, veratro nigro
arido trito moderate utitor, ut plurimum enim in diebus
ſeptem naſus vacuus redditur. Deinde diphrygis cum melle
uſu expurgato. *Aliud.* Auripigmentum et calcem ac vera-
trum album trita cum ſpecillo admoveto.

[Πρὸς τὰ ἐμπίπτοντα εἰς τοὺς μυκτῆρας.] Τὰ δὲ
ἐμπίπτοντα εἰς τοὺς μυκτῆρας ἔξαιρε ὠτογλυφίδι ἢ λαβίδι
ἢ πταρμικὸν πρόσφερε φάρμακον καὶ τὸ στόμα καταλάμβανε
καὶ τὸν ἕτερον τῶν μυκτήρων προσπίεζε, ἐάν περ μὴ ἐν
ἀμφοτέροις τοῖς μυκτῆρσι τὸ πάθος ὑπάρχῃ. ταῦτα μὲν καὶ
τὰ τοῦ Ἀπολλωνίου οἷς αὐτὸς ἐχρήσατο. ὡς δ᾽ ἐγὼ κέχρη-
μαι καὶ ἐπὶ τῶν ἐν ταῖς ῥισὶ πολυπύδων τε καὶ ὀζαινῶν
εὗρον εὐδοκιμώτατα τὰ ὑπογεγραμμένα, πρῶτον μὲν τὸ διὰ
τῶν ῥοιῶν. ἔστωσαν δὲ ἴσαι τόν τε ἀριθμὸν καὶ τὸ μέγε-
θος, ἐκ τῶν τριῶν διαφορῶν λαμβανόμεναι. αἱ μὲν γὰρ
αὐτῶν εἰσιν αὐστηραί, τινὲς δὲ γλυκεῖαι, τινὲς δὲ ὀξεῖαι.
κόπτειν οὖν αὐτὰς προσφάτους καὶ πεπείρους καὶ συνθλᾶν
ὅλας ἀκριβῶς, ὡς ἐκθλιβῆναι δύνασθαι τὸν ἐξ αὐτῶν χυλὸν,
ὃν χρὴ καταθέμενον ἐν ἀγγείῳ κασσιτερίνῳ φυλάττειν, ἐπ᾽
ὀλίγον ἀφεψήσαντα εἴ ποτε φαίνοιτο τοῦ δέοντος ὑγρότερον,
τὸ δὲ ὑπολειπόμενον αὐτῶν στερεὸν καὶ παχὺ κόπτειν αὖθις
ἀκριβῶς, ὡς δύνασθαι μετὰ τὸ κοπῆναι λειωθῆναι πάλιν
εἰς θυίαν καὶ ἀναπλασθῆναι κολλυρίοις ὅμοια, συμμέτρως

[*Ad ea quae in nares illabuntur.*] Quae naribus il-
labuntur, aurifcalpio aut volfella extrahito, aut fternutato-
rio admoto, os apprehendito atque alteram narem compri-
mito, fi quidem non in utraque nare affectio exiftat. Haec
quidem Apollonius quibus ipfe ufus eft tradidit. Verum ut
ego ufus fum et in polypis ac ozaenis narium probatif-
fima reperi fubfcripta, ac primum quidem quod ex malis
punicis conftat medicamentum. Sint autem pari numero
ac magnitudine ex tribus eorum differentiis accepta, aliqua
enim ex his funt auftera, aliqua dulcia et quaedam acida.
Contundenda itaque funt recentia et matura atque integra
diligenter confringenda, quo fuccus ex eis exprimi poffit,
quem in vafe ftanneo depofitum affervare oportet modice
coctum, fi quidem liquidior quam oporteat videatur. Quod
vero ab eo reliquum eft folidum et craffum, rurfus diligen-
ter contundendum eft, ut a contufione rurfus in pila atteri
ac laevigari poffit, indeque collyriorum formae effingi, quae

ἔχοντα πρὸς τὴν ῥῖνα τοῦ θεραπευομένου. καθίεται γὰρ εἰς
τὸν πόρον τῆς ῥινὸς, ἐν ᾧ ὁ πολύπους, ὥστε ἄνευ δήξεως
καὶ συμπαθείας, ὁποῖον ἐργάζεται τὰ δριμέα τῶν φαρμάκων,
ἐν χρόνῳ πλείονι καθαίρειν αὐτόν. ἐὰν δὲ ὑγρότερος καὶ
μαλακώτερος ὁ πολύπους σοι φαίνηται, πλεῖον ἐμβάλλῃς τῶν
αὐστηρῶν ῥοιῶν, εἰ δὲ σκληρότερος, τῶν ὀξειῶν. ἐπεὶ δὲ δύσ-
φορόν ἐστιν ἀνέχεσθαι διὰ παντὸς τοῦ κολλυρίου, δια-
παύειν προσήκει, χρώμενον ἐν αἷς οὐκ ἐντίθεται αὐτὸ τῷ
τεθλιμμένῳ χυλῷ, καὶ μέντοι καὶ χαίροντα μέγα τὸν πεπον-
θότα διαχρίειν κατ᾽ ἐκεῖνα τὰ μέρη, καθ᾽ ἃ συντέτρηται ἡ
ῥὶς πρὸς τὸν οὐρανίσκον, τῷ ὑγρῷ φαρμάκῳ ἐκθλιβέντι χρώ-
μενον, [419] ἢ πτεροῖς ἢ ἐρίῳ περιβεβλημένῳ μήλῃ ἢ πυ-
ρῆνι. τῶν δὲ ξηρῶν φαρμάκων ἀδήκτως οἶδά ποτε τῷ δι-
φρυγεῖ δαπανηθέντα χρόνῳ πλείονι πολύπουν. εὐδοκιμεῖ δὲ
ἐπ᾽ αὐτῶν καὶ τὸ προειρημένον κολλύριον, τὸ ἐκ τῶν ῥοιῶν
ἀναπλαττόμενον, ὅταν ξηρὸν γένηται καλῶς κοπτόμενόν τε
καὶ διαττώμενον καὶ λειούμενον, εἶτ᾽ ἐμφυ(202)σώμενον ἢ

congruam ad aegri nares proportionem habeant. Induuntur
enim haec in naris, quam polypus obfedit meatum, quo
citra mordacitatem et confenfum, qualem acria medicamenta
excitare folent, per longiorem moram ipfum expurgent.
Quod fi humectior et mollior tibi appareat polypus, plus
ex aufteris malis punicis conjicies, fi durior, ex acidis.
Quandoquidem vero perpetuo tolerare collyrium moleftum
eft, ab ejus ufu interquiefcere convenit, atque eo tempore
quo ipfum non indis per expreffum fuccum aegrum curare,
et fane oris diducto rictu hianti, etiam circa illas partes,
juxta quas nafus ad palatum perforatus eft, liquidum ipfum
expreffum medicamentum illinere vel cum penna vel cum
lana fpecillos duos nucleos five cufpides habenti obvoluta.
Caeterum ex aridis medicamentis diphryge citra mordaci-
tatem aliquando per multum tempus confumptum polypum
novi, probatur etiam in ipfis praedictum collyrium ex ma-
lis punicis effictum, fi ubi exaruerit probe contundatur cri-
breturque ac laevigetur, indeque infuffletur aut etiam per

Ed. Chart. XIII. [419.]   Ed. Baf. II. (202)

καὶ διὰ πυρῆνος μήλης ἐντιθέμενον. ἅπαντα δὲ ταῦτα ὑννε-
χῶς δεῖ ποιεῖν, ὡς μηδέποτε λείπειν τὸ φάρμακον τῷ πεπον-
θότι μορίῳ, ῥᾳδίως γὰρ ὑπὸ τῆς ὑγρότητος ἐκκλύζεται. κα-
θάπερ οὖν ἐπὶ τῶν ὀφθαλμιώντων, οὕτω κἀπὶ τούτων, εἰ
οἷόν τε, διὰ παντὸς ἐπιτιθέναι χρὴ τὸ φάρμακον, ἀποπλύνε-
ται γὰρ ῥᾳδίως, ὡς ἔφην, ὑπὸ τῆς ἐπιῤῥεούσης ὑγρότητος.
μὴ φέροντος δέ τινος εὐνούχου μηδενὸς τῶν φαρμάκων τὴν
προσφορὰν, ἀλλ᾽ ὑπὸ πάντων ἐρεθιζομένου, ῥόδα ξηρὰ κό-
ψας καὶ λειώσας ἀκριβῶς καὶ ἐπιθεὶς ἀδήκτως τε ἅμα καὶ
θαυμαστῶς, ὅπως ἔγνων ὑπ᾽ αὐτῶν ὠφεληθέντα τὸν ἄν-
θρωπον, ὥστε καὶ αὖθις ἐπὶ τῶν μαλακῶν καὶ ὑγρῶν ἢ
δυσελκῶν σωμάτων ἐχρησάμην αὐτῷ. δυοῖν γὰρ θάτερον, ἢ
οὐδὲν ἔβλαψεν ἢ πάντως γε ἐνήργησεν ἀλύπως. τὰ γὰρ πλεῖ-
στα τῶν δραστικῶς καθαιρόντων τοὺς πολύποδας παροξυν-
τικά πως αὐτῶν ἐστιν, ὅταν μὴ τύχῃ τοῦ σκοποῦ. τὰ δὲ
ἕλκη τὰ ἐν τοῖς πόροις τῆς ῥινὸς, ἀεὶ διὰ τῶν τροχίσκων
ἐθεράπευσα τοῦ τε Ἀνδρωνείου καὶ τοῦ Πασίωνος καὶ τοῦ
Πολυείδου καὶ τοῦ Βιθυνοῦ καὶ τοῦ συντεθέντος ὑπ᾽ ἐμοῦ,

fpecilli nucleum indatur. Omnia autem haec affidue facere
oportet, ut nunquam ab affecta parte medicamentum abfit,
quum facile ab humiditate eluatur.   Quemadmodum igitur
in lippientibus, fic et in his femper, fi poffibile eft, medica-
mentum adhibere oportet, abluitur enim facile, ut dixi, ab
influente humiditate. Porro quum eunuchus quidam nullius
medicamenti ferre poffet adhibitionem, fed ab omnibus ir-
ritaretur, rofis aridis contufis ac probe tritis atque inditis
mirum quam viderim hominem magnopere citra omnem
mordacitatem adjutum.   Quare in corporibus mollibus et
humidis aut quibus aegre ulcera ipfa fanefcunt, rurfus eo-
dem medicamento ufus fum, contigitque ex duobus alterum,
aut ut nihil noceret, aut omnino citra moleftiam opus fuum
perficeret, pleraque enim eorum quae polypodas exterunt
eos exacerbant, ubi a fcopo aberrent. Caeterum ulcera in
narium meatibus femper per paftillos curavi, Andronii vi-
delicet et Pafionis et Polyidae et Bithyni et per eum, quem

ποτὲ μὲν οἴνῳ γλυκεῖ λειῶν αὐτοὺς, ποτὲ δὲ αὐστηρῷ, καὶ
ποτὲ μὲν συμμέτρῳ κατὰ τὴν ἡλικίαν, ποτὲ δὲ παλαιῷ, ποτὲ
δὲ καὶ δι᾽ ὄξους ἢ οἰνώδους ἢ ἁπλῶς ὀξέος ἢ καὶ δριμέος
πάνυ καὶ παλαιοῦ, κατὰ τὰς εἰρημένας ἐνδείξεις ἀπὸ τῶν
κατὰ τὰ πάθη συμπτωμάτων τῆς χρήσεως τῶν φαρμάκων
εὑρισκομένης. ἐπὶ δὲ πλουσίου τινὸς, ἀξιοῦντος εὐῶδες εἶναι
τὸ προσφερόμενον φάρμακον, ἐπὶ τὴν τῆς ὀζαίνης θεραπείαν
ἐπενόησα χρήσασθαι τῷ καλουμένῳ ἡδυχρόῳ, δεύων αὐτὸ
φαλερίνῳ παλαιῷ, καὶ θαυμαστῶς ὅπως ἐν τάχει τὸ πάθος
ἐθεραπεύθη. λέλεκται δὲ ἡ τοῦ ἡδυχρόου σκευασία κατὰ
τὴν τῆς θηριακῆς ἀντιδότου γραφήν.

[Ἡρακλείδου πρὸς τὰς ἐκ τῶν ῥινῶν αἱμοῤῥαγίας πρὸς
Ἀντιοχίδα.] Εἴρηται μὲν ἱκανῶς καὶ περὶ τούτων ἐν τοῖς
τῆς θεραπευτικῆς μεθόδου γράμμασιν, ἀλλὰ νῦν ὅσα διὰ τῆς
πεπειραμένης ὕλης ἐγνώσθη τοῖς πρὸ ἡμῶν εἰρήσεται. τοὺς
θρόμβους κομισαμένη, κἄπειτα περὶ μηλωτίδα περιθεῖσα ἔριον
κάθες εἰς λύκιον, διεὶς δ᾽ αὐτὸ ὕδατι διάχριε τὸν αἱμοῤῥοοῦντα

ego compofui, his ipfis aliquando vino dulci diffolutis ali-
quando auftero et quandoque moderatae aetatis, quandoque
veteri. Interdum etiam aceto dilui vel vinofo vel fimplici-
ter acido vel etiam acri valde et vetufto, juxta praedictas
indicationes, ufu medicamentorum fecundum fymptomata
affectionum reperto. In divite vero quopiam, qui odoratum
medicamentum fibi adhiberi expetebat in ozaenae curatione,
hedychroi ufum excogitavi, ipfumque vino falerno veteri
diffolvi, et mirum quam brevi affectio ipfa fit curata. Re-
lata eft hedychroi compofitio circa theriaces antidoti de-
fcriptionem.

[*Heraclidae ad eruptiones fanguinis e naribus ad
Antiochidem.*] Sufficienter quidem de fanguinis eruptioni-
bus in curandi methodi libris dictum eft, verum nunc qnae
ex filva ufu cognita conftant et majoribus noftris probata
funt referentur. Ubi grumos fanguinis eduxeris, lanam fpe-
cillo obvolvito, eamque in lycio aqua diluto imbuito et fan-

τόπον. ἢ μοτὸν μακρὸν δεύσασα τῷ λυκίῳ ἔνθες, εἶτα ἔξω-
θεν περιλαβοῦσα τοῖς δακτύλοις τὸν ῥώθωνα προσπίεσον,
ἔως ἂν στῇ τὸ αἷμα. ἢ χαλκῖτιν λεάνασα συμμέτρως καὶ συ-
στρέψασα ἐλλύχνιον κάθες εἰς ψυχρὸν ὕδωρ, εἶτα κυλίσασα
ἐν τῇ χαλκίτιδι ἢ πριαπίσκῳ ἐντίθει τοῖς μυξωτῆρσιν. ἢ τῷ
σχιστῷ μοτῷ χρῶ, ὡς ἐσωτάτω προσερείδουσα. βέλτιον δὲ
καὶ εἰς τὴν ὑπερῴαν τὸν δάκτυλον καθεῖναι, ὅπως μήποτε
ὁ σχιστὸς ἔκχηται. ἢ λιβανωτὸν θραύσασα καὶ διαχέασα πο-
λυγόνου χυλῷ. ἢ πράσου καρπὸν χυλίσασα τὸν σχιστόν. ἢ
τὸ ἐλλύχνιον κάθιε. ἢ ἡδύοσμον λεάνας κάθιε. ἢ σπόγγον
ξηρὸν ἔνθες. ἢ εἰς ἐζεσμένον ὄξος δριμὺ καταθεῖσα τὸ σπογ-
γίον, ἐπιτίθει ἔξωθεν τοῦ αἱμοῤῥοοῦντος μυκτῆρος, πιέζου-
σα μηλωτρίδι μέχρι τοῦ προωσθῆναι. βέλτιον δὲ τὴν ἀρχὴν
ἀποδεδέσθαι λίνῳ διὰ βελόνης, ἵνα εὐεξέλκυστον ᾖ. ἐξαίρει
δὲ, ὅταν [420] καταπιστεύσῃς. ἐὰν δὲ ξηρὸν γένηται τὸ
σπογγίον καὶ κεκολλημένον ἐντός, ὠτικῷ κλυστῆρι δίει ψυ-
χρὸν ὕδωρ ἔχοντι καὶ ἐκκλύζουσα ἐνύγραινε καὶ οὕτω κο-

guine manantem locum illinito. Aut linamentum longum
lycio imbutum indito, deinde forinfecus cum digitis appre-
henfum nafum comprimito, donec conftiterit fanguis. Aut
chalcitidem mediocriter laevigato et linamentum ex elly-
chnio contortum in frigidam aquam demittito, deinde in
chalcitide obvolvito. Aut linamentum priapi forma naribus
indito. Aut linamento fiffili utitor quam penitiffime intrufo.
Praeftat autem digitum ad palatum immittere, ne eo lina-
mentum fiffile deferatur. Aut thus confringito et polygoni
aut feminis porri fucco diluito, in eoque linamentum fiffile
aut ex ellychnio obvolutum indito. Aut mentam tritam in-
dito. Aut fpongiam ficcam immittito. Aut fpongiam in acre
et fervidum acetum conjectam imponito, et fanguine ma-
nantem narem fpecillo forinfecus, donec impellatur, appri-
mito. Praeftat autem fpongiae principium filo per acum
transmitti, quo facile extrahi poffit, extrahito autem quum
opus fuum perfeciffe exiftimaveris. Si vero inarefcat fpon-
gia intusque agglutinetur, per auricularem clyfterem frigi-
dam aquam immittito ac infundendo humectato atque ita

Ed. Chart. XIII. [420.]   **Ed. Baf. II. (202.)**

μίζου. χρῶ δὲ καὶ ταῖς ἀναγραφησομέναις τραυματικαῖς καὶ
ἰσχαίμοις. εὐθετεῖ δὲ καὶ τὸ μέτωπον ψύχειν σπογγίοις καὶ
μετέωρα ποιεῖν τὰ ἀπὸ τῆς κεφαλῆς καὶ βραχίονας καὶ καρ-
ποὺς καὶ μηροὺς καὶ βουβῶνας καὶ γόνατα ἐν τοῖς συνε-
σταλμένοις ἀποδεσμεύειν, καθάπερ ἐπὶ φλεβοτομιῶν, καὶ κε-
λεύειν κινεῖν αὐτά, χεῖρας μὲν ἀνατρίβοντας, πόδας δὲ βαδί-
ζοντας. πληρουμένων γὰρ αἵματος τῶν ἐνταῦθα φλεβῶν,
τὰ περὶ τὰς ῥῖνας λιφαιμήσουσι, καὶ ποτίζειν τοῖς πρὸς
τὰς ἀγωγὰς τοῦ αἵματος γραφησομένοις καὶ τὰ ὦτα ἐμφράτ-
τειν εὐτόνως ὀθονίοις καὶ κηρῷ, κἂν τῷ στόματι διακατέ-
χειν ὕδωρ ὄμβριον ψυχρόν. ἐὰν δὲ φαίνηται καταπεπόσθαι
τι τοῦ αἵματος, καὶ τοῦθ' ἱκανὸν ὂν τῷ πλήθει κενώματι
κομίζου. θρομβούμενον γὰρ ἐν κοιλίᾳ καὶ ἐντέροις ἔμπρη-
σιν κατασκευάζει.

[Τὰ ὑπ' Ἀσκληπιάδου γεγραμμένα πρὸς τὰς ἐκ ῥινῶν
αἱμοῤῥαγίας, ἐν τῷ πέμπτῳ τῶν ἐκτὸς ἃ Μαρκέλλης ἐπι-
γράφει.] Τὰ τῆς πλατάνου σφαιρία συλλέγων ξήραινε ἐν

extrahito. Utere etiam compositionibus vulnerariis et san-
guinem fistentibus quae defcribentur. Accommodatum eft et
frontem fpongiis refrigerare, itemque partes quae ad caput
funt fublimes facere, brachia autem et manuum juncturas
foemoraque et inguina atque genua, qua parte contracta
funt, deligare, quemadmodum in venarum fectionibus facere
moris eft, jubendique funt ut ea membra moveant, manus
quidem confricando, pedes vero ambulando, expletis enim
fanguine quae in eis funt venis nares fanguine manare
ceffant. In potu amplius exhibenda funt ea, quae ad fan-
guinis rejectionem confcribentur. Aures quoque intenfe per
linteola ac ceram obturentur et in ore aqua pluvialis fri-
gida contineatur. Quod fi quid ex fanguine deglutitum effe
videatur, etiam id ipfum, ubi multa ejus fit copia, per eva-
cuativum educito, in ventre enim et inteftinis in grumos
coactum inflammationem facit.

[Medicamenta Afclepiadae in quinto externorum ad
fanguinis narium eruptiones fcripta, quae Marcellae in-
fcribit.] Platani pilulas collectas in umbra exiccato et de-

694 ΓΑΛΗΝΟΤ ΠΕΡΙ ΣΥΝΘΕΣΕΩΣ ΦΑΡΜΑΚΩΝ

Ed. Chart. XIII. [420.]   Ed. Baf. II. (202.)

σκιᾷ καὶ ξηράνας, ἐν δίσκῳ τινὰ χιτῶνα τραχὺν ἐπίτριβε τὰ
σφαιρία τῷ ὕφει τοῦ χιτῶνος· εἰ δὲ μή γε, ἐπί τινος τρι-
χίνου παράτριβε, καὶ τὸ μὲν σπέρμα τῶν σφαιρίων ἀπόῤῥι-
πτε, τὰ δὲ γνάφαλα συλλέγων, ἀποτίθεσο εἰς ἀγγεῖον ὀστρά-
κινον καινόν. ἐπὶ δὲ τῆς χρήσεως τὰ ἐριώδη τῆς πλατάνου
ἐνθεὶς εἰς κάλαμον ἀφῃρημένα τὰ γόνατα ἔχοντα, ἀπογλυ-
φὴν δ' ἔχοντα καθ' ὃ μέρος ἐπιτίθεται, τῷ μυκτῆρι ἐμφύσα,
συντόμως περιγίνεται τῆς αἱμοῤῥαγίας. ἄλλο. χάλκανθον τρί-
ψας ἐπιμελῶς ἀπόθου, ἐπὶ δὲ τῆς χρήσεως ξύσματι ὀθονίων
καταβάπτων εἰς τὸ φάρμακον ἐντίθει. σπόγγον ὠμῇ πίσσῃ
δεύσας κατάκαυσον καὶ ἐκ τούτου στρεπτὸν ἀναλαβὼν ἐντί-
θει. ἄλλο. ♃ ᾠοῦ κελύφου μέρος ἕν, κηκίδος ὀμφακίτιδος
μέρος ἕν, λεῖα στρεπτῷ ὕδατι δεδευμένῳ ἢ ὄξει ἀναλαμβά-
νων ἐντίθει, τὸ δὲ μέτωπον καὶ τὴν ῥῖνα κατάπλασσε γύ-
ψῳ ἢ πηλῷ κεραμικῷ, κρατεῖν δὲ τὰ ὦτα εὐτόνως παραί-
νει. ἔνιοι δὲ σπόγγον Ἀφρικανὸν καθεψήσαντες ἐν ὄξει
δριμυτάτῳ, εἶτα ἐκπιέσαντες καὶ τούτῳ περιειλήσαντες διά-

ficcatas fuper pannum afperum in difcum diffundito, eas-
que afpera ipfius panni parte confricato, aut in panno ex
pilis five fetis compofito obvolvito, ac femen quidem pilu-
larum adjicito, tomenta vero collecta in teftaceum vas no-
vum reponito. Ufu autem expetente ea ipfa lanuginofa
platani tomenta in arundinem, cujus geniculi recifi funt,
indito, et qua parte excavata eft arundo, naribus imponito
ac infufflato, compendio hoc vincit fanguinis eruptionem.
Aliud. Atramentum futorium diligenter tritum reponito,
ufu vero poftulante rafuram quampiam linteolorum in me-
dicamentum immerfam indito. *Aliud.* Spongiam cruda pice
imbutam exurito, ubi vero aliquid hujus linamento torto
exceperis indito. *Aliud.* ♃ Putaminis ovi partem j, gallae
acerbae partem unam, trita linamento torto aqua aut aceto
madefacto excipito et indito, frontem vero et nafum gypfo
aut luto figulino integito, aures autem fortiter contineie
jubeto. Quidam fpongiam Africanam aceto acerrimo inco-
quunt, deinde exprimunt eamque in ignito lapide frequen-

πυρον λίθον πυκνὸν ὑπεθυμίασαν, κελεύοντες τὸν ἀτμὸν
ἀνασπᾷν.

[Τὰ ὑπ᾽ Ἀνδρομάχου γεγραμμένα.] Πρὸς μὲν τὰς ἐκ
ῥινῶν αἱμοῤῥαγίας ἰδίως οὐδὲν ἔγραψεν ὁ Ἀνδρόμαχος, ἐπὶ
δὲ τῶν ἰσχαίμων τὰ πλεῖστα καὶ ταύτας ἵστησι, διὰ τοῦτο
κᾀγὼ γράψω τὰ ὑπ᾽ αὐτοῦ γεγραμμένα τοιαῦτα φάρμακα.
ἴσχαιμος ᾗ χρῶμαι. ♃ χαλκίτεως, μίσυος, μάννης, ἀνὰ ◁ δ΄.
λείοις χρῶ. ξανθὴ ᾗ χρῶμαι. ♃ χαλκίτεως ◁ ρ΄. χαλκάνθου
◁ ν΄ μίσυος ὀπτοῦ ◁ κε΄. χαλκοῦ κεκαυμένου ◁ ιβ S΄΄. λείοις
χρῶ. ἴσχαιμος ἡ μεγάλη. ♃ μίσυος κυπρίου ◁ ζ΄. χαλκάνθοι
◁ ζ΄. ᾳλοιοῦ πίτυος ◁ δ΄. λεπίδος χαλκοῦ ◁ δ΄. μάννης λι-
βάνου ◁ δ΄. οἱ δὲ ◁ ιε΄. χαλκοῦ κεκαυμένου ◁ ιε΄. χαλκί-
τεως ◁ ιε΄. ἀσβέστου ◁ η΄. οἱ δὲ ◁ μ΄. γύψου πεφωγμένης
◁ δ΄. οἱ δὲ ◁ η΄. λείοις χρῶ. ἴσχαιμος Ἀφρόδα. ♃ χαλκί-
τεως ◁ στ΄. μάννης λιβάνου ◁ β΄. ῥητίνης τερμινθίνης φρυ-
κτῆς ◁ δ΄. οἱ δὲ γ΄. λείοις χρῶ.

ter obvolvunt, atque ita fuffitum et vaporem excifant quem
naribus attrahere jubent.

[*Quae Andromachus fcripfit.*] Ad fanguinis quidem
ex naribus eruptiones nihil privatum Andromachus fcri-
pfit. Verum intrr ea, quae fanguinem cohibent, pleraque
etiam haemorrhagias narium fiftunt. Quapropter etiam ego
afcribam ejusmodi medicamenta, quo modo ab ipfo defcripta
funt. *Compofitio fanguinem fiftens qua utor.* ♃ Chalcitidis,
mifyos, mannae tburis, fingulorum ℥ iiij, tritis utitor. *Flava
qua utor.* ♃ Chalcitidis ℥ c. atramenti futorii ℥ l. mifyos
affati ℥ xxv, aeris ufti ℥ xij ß, tritis utere. *Compofitio
fanguinem fiftens magna.* ♃ Mifyos cyprii ℥ vij, atramenti
futorii ℥ vij, corticis pini ℥ iiij, fquamae aeris ℥ iiij, man-
nae thuris ℥ iiij, alii ℥ xv habent, aeris ufti ℥ xv, chalci-
tidis ℥ xv, calcis vivae ℥ xviij, alii xl. gypfi torrefacti
℥ iiij, alii viij, tritis utere. *Compofitio fanguinem fiftens
Aphrodae.* ♃ Chalcitidis ℥ vj, mannae thuris ℥ ij, refinae
terebinthinae frictae ℥ iiij, alii tres accipiunt, tritis utitor.

ΓΑΛΗΝΟΥ ΠΕΡΙ ΣΥΝΘΕΣΕΩΣ ΦΑΡΜΑΚΩΝ ΤΩΝ ΚΑΤΑ ΤΟΠΟΥΣ ΒΙΒΛΙΟΝ Δ.

Ed. Chart. XIII. [421.]   Ed. Baſ. II. (203.)

Κεφ. α'. Οὐκ ἄλλη μέν τίς ἐστι τῆς συνθέσεως αὐτῶν ἡ μέθοδος, ἄλλη δὲ τῆς χρήσεως. αὕτη γὰρ ἡ σύνθεσις, ὡς πρὸς τὴν χρῆσιν ἀναφερομένη γίγνεται, σκοπὸν ἐχόντων τῶν συντιθέντων τὰ φάρμακα τὴν ἐκ τῆς χρήσεως αὐτῶν ὠφέλειαν. ὥσπερ δ' ἐν τοῖς ἄλλοις, οὕτω κἀν τούτοις ἔνιοι μὲν ἄνευ διορισμοῦ γεγράφασι τὰς χρήσεις τῶν φαρμάκων, οἷον ὅτι πρὸς ὀδύνην ἐπιτήδειόν ἐστιν, οὐκ ἔτι

GALENI DE COMPOSITIONE MEDICAMENTORVM SECVNDVM LOCOS LIBER IV.

Cap. I. Non quidem alia eſt componendi, alia utendi methodus in his medicamentis. Ipſa enim compoſitio velut ad uſum relata conficitur, ita ut ii qui medicamenta componunt, ſcopum habeant utilitatem ex uſu ipſorum emergentem. Verum quemadmodum in aliis ſic etiam in his affectionibus quidam indefinite medicamentorum uſus ſcripſerunt, verbi gratia, quod ad dolorem accommodatum

προσθέντες ἐπὶ τίνι διαθέσει τῆς ὀδύνης γινομένης. ἔνιοι δὲ καὶ τὰς διαθέσεις ἔγραψαν, οἱ μὲν ἐμπειρικώτερον, οἱ δὲ λογικώτερον· ἐμπειρικώτερον μὲν ὅσοι τοῖς φαινομένοις ἐναργῶς κατὰ τοὺς ὀφθαλμοὺς σημείοις τὸν διορισμὸν ἐποιήσαντο, λογικώτερον δὲ ὅσοι τοῖς ἀμυδρῶς φαινομένοις ἢ μηδ᾿ ὅλως φαινομένοις. ἐναργῶς μὲν γὰρ φαίνεται ῥεῦμα πολὺ καὶ ὀλίγον, ἄδηκτόν τε καὶ δακνῶδες ἔρευθός τε πλέον ἢ ἔλαττον, ὥσπερ γε καὶ φλέβες ὀλίγου τε καὶ πολλοῦ πλήρεις αἵματος, ὅ τε τῆς φλεγμονῆς ὄγκος ἐλάττων ἢ μείζων, ὥσπερ καὶ αἱ ποικιλίαι τῶν παρὰ φύσιν χρωμάτων, αἵ τε διεξιοῦσαι λῆμαι πλείους ἢ ἐλάττους ἢ μικρότεραι ἢ μείζους. φαίνονται δ᾿ ἐναργῶς ἡμῖν καὶ αἱ γινόμεναι τραχύτητες ἐν τοῖς βλεφάροις τῶν ὀφθαλμῶν. τί δὲ δεῖ λέγειν, ὅτι καὶ τὰ ἕλκη καὶ αἱ φλύκταιναι κατά τε τοὺς τόπους καὶ τὰ μεγέθη διαφορὰν οὐκ ὀλίγην ἔχουσι καὶ τὰ ἄλλα ὅσα τοιαῦτα, καὶ καθ᾿ ἕτερόν γε τρόπον ἐκ τῶν φαινομένων ἐναργῶς εἰσι καὶ αἱ ὀδύναι. διαφέρουσι γὰρ οὐδὲν, ἄν τ᾿ ἡμιν

eſt hoc medicamentum, non apponentes affectum, in quo dolor fit obortus, quidam vero etiam affectus aſcripſerunt, alii quidem magis juxta experientiam, alii autem magis ſecundum rationem, juxta experientiam quidem magis, quicunque ex conſpicuis circa oculos ſignis diſcrimen fecerunt, ſecundum rationem vero magis, qui ex obſcure apparentibus aut neque in totum apparentibus idem fecerunt. Conſpicue itaque apparet fluxus multus et modicus, mordacitas et lenitas, ruborque plus aut minus, velut itidem venae pauco et multo ſanguine plenae et inflammationis tumor minor aut major, quemadmodum etiam coloris praeter naturam variegati et oculorum ſordes, plures aut pauciores, aut minores aut majores progredientes. Apparent item nobis manifeſte aſperitates in palpebris oculorum. Quid vero attinet dicere, quod et ulcera et puſtulae tum ſecundum locos, tum magnitudine non parvam differentiam habent, itemque quaecunque ejus generis alia exiſtunt? Quin juxta alium ſane modum ex eorum, quae conſpicue apparent numero ſunt etiam ipſi adeo dolores; nihil enim intereſt ſive

ἄν τε τοῖς κάμνουσι φαίνωνται. καὶ γὰρ ὅτι ἀλγοῦσι καὶ
ὅπως ἀλγοῦσι δῆλον, ὅτι μετὰ θλίψεως ἢ τάσεως ἢ σφηνώ-
σεως ἢ διαβρώσεως ἤ τινων σφυγμῶν [422] ἀλγοῦσιν, ἡμῖν
σαφῶς ἐνδείκνυται. οὐ φαίνονται δὲ οἱ τοιοῦτοι διορισμοὶ,
καθάπερ ἔνιοι γράφουσι, πρὸς ῥεῦμα. τὸ δ' ἀπὸ τῶν ἔνδον
τοῦ κρανίου πρὸς ῥεῦμα τὸ ἀπὸ τῶν ἐκτὸς ἢ νὴ Δία τὸ
ἀπὸ τῶν ἀρτηριῶν ἢ τῶν φλεβῶν χορηγούμενον. ὅταν τε λέ-
γωσί τινες ἔντασιν ἢ σφήνωσιν ἐν τῷ βάθει τῶν ὀφθαλμῶν
εἶναι χυμῶν παχέων ἢ γλίσχρων ἢ πολλῶν, οὐδὲν τούτων
σύμπτωμα βαρύνει τοὺς κάμνοντας, ὡς ὀδύνη σφοδρὰ καθ'
ὁτιοῦν μόριον, οὐ γὰρ δὴ κατ' ὀφθαλμούς γε μόνους γινο-
μένη, ὥστε καὶ ἀποθανεῖν εἵλοντό τινες, ἄμεινον εἶναι τοῦτο
παθεῖν ἡγησάμενοι τοῦ δι' ὅλης ἡμέρας ἀνέχεσθαι τῆς ὀδύ-
νης. ἐμοὶ δὲ ἐν ἄλλοις τέ τισι καὶ τῷ δωδεκάτῳ τῆς θερα-
πευτικῆς μεθόδου γέγραπται σαφῶς καθόλου περί τε τῆς
διαφορᾶς τῶν διαθέσεων ἐφ' αἷς ὀδυνῶνται σφοδρῶς ἤ τε
αἰτία ἑκάστης αὐτῶν. γέγραπται δὲ κἂν τῷ τρισκαιδεκάτῳ

nobis five aegris appareant, etenim quod dolent et quo
modo dolent, quippe quod cum compreſſione aut tenſione
aut obturatione aut corroſione aut quibusdam pulſationibus
dolent, nobis aperte denunciat. Caeterum ejusmodi diſcri-
mina non apparent, velut aliqui ſcribunt, ad fluxum qui ab
iis quae intra cranium ſunt, aut ad fluxum qui ab iis quae
extra cranium ſunt, aut etiam per Jovem ad eum qui ex
arteriis aut ex venis affertur. Et quum quidam dicant dis-
tenſionem aut obturationem in profundo oculorum eſſe,
humoribus videlicet craſſis aut viſcoſis aut multis impactis,
nullum ſymptoma adeo aegros gravat, velut vehemens do-
lor circa quodcunque tandem membrum, non ſane circa
oculos ſolos, adeo ut mortem aliqui ultro elegerint, melius
fore rati hanc ſemel obire quam unum integrum diem do-
lorem ferre. Ego vero cum in aliis quibusdam, cum 12. de
curandis morbis methodi in univerſum manifeſte ſcripſi
tum de differentia affectuum, in quibus vehementer dolent,
tum quae cauſa uniuscujusque ipſorum exiſtat. Scripſi item

τῆς θεραπευτικῆς μεθόδου πάντα ὅσα γε χρὴ περὶ τῶν ἐν
ὀφθαλμοῖς διαθέσεων ἐπίστασθαι τὸν ἰατρὸν, εἰς τὰς ἰά-
σεις αὐτῶν ἀναγκαῖα. λεχθήσεται δὲ καὶ νῦν ἐν κεφαλαίοις
βραχέσιν ὅσον αὐτῶν εἰς τὰ παρόντα χρήσιμον ὑπάρχει, τουτ-
έστιν ὅσα συνῆπται τῇ τῶν ὑλῶν διδασκαλίᾳ. καὶ γὰρ
ὀποὶ καὶ χυμοὶ καὶ σπέρματα καὶ καρποὶ καὶ μόρια φυτῶν
ἐμβάλλεται ταῖς ὀφθαλμικαῖς δυνάμεσιν, ὥσπερ γε καὶ τῶν
μεταλλικῶν ὀνομαζομένων οὐκ ὀλίγα, τὰ μὲν ἐσχάτως αὐ
στηρὰ καὶ στρυφνὰ καὶ δριμέα, τὰ δὲ μετριώτερα μὲν τού-
των, ὅμως δ᾽ οὖν ἰσχυρὰ, καθάπερ γε καὶ ἀδηκτότατά τινα
ταῖς πλύσεσι γεγονότα.

[Περὶ ἀδήκτων φαρμάκων.] Πομφόλυξ οὖν πεπλυμμέ-
νος οὐδενὸς ἀπολείπεται τῶν ἀδηκτοτάτων φαρμάκων, καὶ διὰ
τοῦτο αὐτῷ χρώμεθα πρός τε τὰ λεπτὰ καὶ δριμέα ῥεύ-
ματα προκεκενωμένης δηλονότι τῆς κεφαλῆς ἅμα τῷ παντὶ
σώματι· τὸ μὲν οὖν ὅλον σῶμα πρόδηλον ὅτι διὰ φλεβο-
τομίας τε καὶ καθάρσεως ἐκκενοῦμεν, ἀποφλεγματισμοῖς δὲ

in 13. ejusdem operis omnia, quae neceſſe eſt medicum de
oculorum affectibus noſſe et quae ad ipſorum curationes
requiruntur. Referam nihilominus tamen et nunc brevibus
capitibus tantum repetitis eorum, quae ad praefentem tra-
ctationem utilia ſunt, hoc eſt eorum quae cum materiae
medicae doctrina cohaerent. Nam et liquores et ſucci et
ſemina et fructus et plantarum particulae ocularibus com-
poſitionibus induntur, veluti etiam non pauca ex iis, quae
metallica appellantur, aliqua quidem extreme auſtera et
acerba atque acria, aliqua vero his moderatiora et tamen
fortia, quemadmodum item aliqua omnia mordacitatis ex-
pertia ac leniſſima per lotionem reddita.

[*De medicamentis mordacitatis expertibus.*] Pompho-
lyx igitur lota nulli medicamentorum mordacitatis exper-
tium inferior eſt, atque ob id ea utimur ad tenues et
acres fluxiones, capite videlicet prius ſimulque univerſo
corpore evacuato. At vero manifeſtum eſt, quod per venae
ſectionem ac purgationem totum corpus evacuamus, per
apophlegmatismos vero caput a pituita vindicamus. Poteſt

Ed. Chart. XIII. [422.]   Ed. Baf. II. (203.)
τὴν κεφαλήν. δύναται γὰρ ὁ πεπλυμμένος πομφόλυξ, ὥσπερ
καὶ τὸ σπόδιον καὶ τὸ ἄμυλον ἅμα μὲν καὶ ξηραίνειν με-
τρίως ὑγρότητας, ἅμα δὲ καὶ κωλῦσαι κενοῦσθαι διὰ τῶν
χιτώνων τὴν ἐν τοῖς τελείοις ἀγγείοις αὐτῶν περιεχομένην
ὑγρότητα περιττὴν, ὡς ὅταν γε πρὶν κεκενῶσθαι τὴν κεφα-
λὴν, ἐπιῤῥεόντων ἔτι τοῖς ὀφθαλμοῖς ὑγρῶν, ἐμφρακτικοῖς
χρήσαιτό τις φαρμάκοις, ὀδύνην τε σφοδρὰν ἐργάσεται δια-
τεινομένων τῶν χιτώνων καὶ ὑπὸ τοῦ πλήθους τῶν περιῤ-
ῥεόντων ὑγρῶν καί ποτε ῥῆξιν ἢ διάβρωσιν αὐτῶν ἐμποιεῖ.
ἐκ τοῦ αὐτοῦ δὲ γένους ἐστὶ τοῖς εἰρημένοις φαρμάκοις
ὑπόλεπτον ὑγρὸν τὸ ἐν τοῖς ὠοῖς, ἔχον ἐκ περιττοῦ τὸ ἀπο-
πλύνειν τὰς ὑγρότητας, ἐπαλείφειν τε τὰ τραχυνθέντα. τὸ
δὲ ἐμφράττεσθαι τοῖς κατὰ λεπτὸν πόροις ὁμοίως ἐκείνοις
οὐκ ἔχει, καθάπερ οὐδὲ τὸ ξηραίνειν. ὁ μέντοι τῆς τήλεως
χυλὸς ὅσον μὲν ἐπὶ τῇ γλισχρότητι παραπλήσιός ἐστι τῇ
λευκῇ τῶν ὠῶν ὑγρότητι, διαφορητικῆς δέ ἐστι δυνάμεως,
ὥσπερ δὴ καὶ μετρίως θερμαντικῆς, καὶ διὰ τοῦτο πολλὰς
τῶν ὀδυνῶν εἴωθε πραΰνειν.

[Περὶ τῶν δριμέων.] Ἐναντιωτάτη δὲ τῇ τούτων ὕλῃ

enim pompholyx lota, quemadmodum etiam fpodium atque
amylum, fimul et moderate humores reficcare, fimulque ne
per tuniculas evacuetur ea, quae in magnis ipforum venis
fuperflua humiditas continetur, prohibere.   Quare fi quis
prius quam caput ab humoribus ad oculos defluentibus ex-
purget, obftruentibus medicamentis utatur, vehementem do-
lorem ex diftentis tunicis efficiet et ex multitudine influen-
tium humorum aliquando rupturam aut erofionem ipforum
inducet. Ejusdem generis cum praedictis medicamentis fub-
tenuis ovorum liquor exiftit, ex redundanti potens humi-
ditates abluere et exafperata oblinere.   Verum obturandi
meatus vim cum illis aequaliter non habet, ficut neque vim
reficcandi. Atqui foenigraeci fuccus, quod ad vifcofitatem
attinet, fimilis eft albo ovorum liquori, difcufforiam autem
habet facultatem et moderate calefactoriam, atque ob id
multos dolores mitigare confuevit.

[De medicamentis acribus.] Praedictorum medica-

ΤΩΝ ΚΑΤΑ ΤΟΠΟΤΣ ΒΙΒΛΙΟΝ Δ. 701

Ed. Chart. XIII. [422. 423.]   Ed. Baf. II. (203.)

κατὰ γένος ἐστὶν ἡ τῶν δριμέων ὀπῶν, οἷον τοῦ τε Κυ-
ρηναίου καὶ Μηδικοῦ καὶ σαγαπηνοῦ καὶ εὐφορβίου καὶ
ἁπλῶς εἰπεῖν ἡ τῶν θερμαινόντων σφοδρῶς ἄνευ τοῦ τρα-
χύνειν οὐ μόνον ἐν ὀποῖς, ἀλλὰ καὶ ἐν χυλοῖς καὶ ἐν σπέρ-
μασι καὶ ἄνθεσι καὶ καρποῖς φυτῶν περιεχομένη.

[423] [Περὶ τῶν ῥυπτικῶν.] Τρίτη δὲ ἐπὶ ταῖς εἰρη-
μέναις ἐστὶν ἰσχυρὰ δύναμις ἡ τῶν ῥυπτικῶν φαρμάκων,
ὁποία χαλκοῦ τε λεπίς ἐστι καὶ ἡ κεκαυμένη χαλκῖτις, ὅ τε
κεκαυμένος χαλκὸς, ὥσπερ δὴ καὶ τὸ ἄνθος αὐτοῦ καὶ τὸ
μίσυ καὶ τὸ σῶρυ καὶ τὸ στίμμι.

[Περὶ τῶν σηπτικῶν.] Καὶ παρακείμενον ἄλλο γένος
τούτοις ἐστὶ τὸ τῶν σηπτικῶν, ὁποῖόν ἐστιν ἀρσενικόν τε
καὶ σανδαράχη τό τε τῆς Ἀσίας πέτρας ἄνθος ἐπ᾽ ὀλίγον
δὲ τῆς τοιαύτης δυνάμεως καὶ τῷ μίσει μέτεστιν.

[Περὶ τῶν στυφόντων.] Ἄλλο δὲ γένος ἐστὶ φαρμά-
κων εἰς τὰς ὀφθαλμικὰς δυνάμεις ἐμβαλλομένων ὅσα στύφειν
πέφυκε. τὰ μὲν οὖν μετρίως τοιαῦτα τὰς ἐπιρροὰς ἀπο-
κρούεται, τὰ δὲ σφοδρὰ πλέον ὀδυνᾷ, τραχύνοντα τοὺς χι-

mentorum filvae fecundum genus maxime contraria acrium
liquorum materia eft, veluti liquoris Cyrenaici et Medici et
fagapeni et euphorbii, atque fimpliciter loquendo omnium
vehementer calefacientium citra exafperationem. Atque haec
ipfa filva non folum in liquoribus, fed et in fuccis et fe-
minibus et floribus et plantarum fructibus continetur.

[*De extergentibus.*] Tertio confequenter poft prae-
dictas fortis facultas eft extergentium medicamentorum, qua
lis fquamae aeris eft et chalcitidis uftae et aeris ufti, item
que floris ejus et mifyos ac foreos itemque ftibii.

[*De putrefacientibus.*] His adhuc aliud quid genu
adjacet, putrefacientium videlicet, quale eft auripigmentun
et fandaracha et Afiae petrae flos; participat et mify pau-
lulum ejusmodi facultate.

[*De aftringentibus.*] Eft et aliud genus medicamen-
torum, quod in oculares compofitiones injicitur, eorum vi-
delicet quae natura aftringunt. Quae igitur mediocriter han
vim habent, influxiones repellunt, quae vero vehementer

Ed Chart. XIII. [423.]   Ed. Baf. II. (203. 204.)

τῶνας ἢ τὴν τῶν ἐπιῤῥεόντων ὁρμὴν ἀναστέλλει. μίγνυται
δέ ποτε χρησίμως αὐτῶν ὀλίγον ταῖς καλουμέναις ὀξυδερκέσι
δυνάμεσι συνάγοντα καὶ σφίγγοντα τὴν οὐσίαν (204) τῶν
ὀφθαλμῶν. τὰ δὲ μετρίως στύφοντα χρησιμώτατα μέν ἐστι
ταῖς καλουμέναις ὀφθαλμίαις, χρήσιμα δὲ καὶ ταῖς ἄλλαις
σχεδὸν ἁπάσαις διαθέσεσιν ἑλκῶν τε καὶ φλυκταινῶν καὶ
ῥευμάτων. ἔστι δὲ τοιαῦτα ῥόδων φύλλα καὶ ἄνθη καὶ χυ-
λὸς ἐρείκης τε καρπός, ὅ τε τῆς νάρδου στάχυς, ἔτι τε τὸ
τοῦ μαλαβάθρου φύλλον, ὅ τε κρόκος καὶ τὸ λύκιον, ἥ θ'
ὑποκυστὶς ὀνομαζομένη. σφοδροτέρας δὲ τούτων στύψεως ἥ
τε ἀκακία μετέχει καὶ τὸ ὀμφάκινον τοῦ γένους τῶν χυ-
λῶν ὄντα κα᾽ ὑτὰ καὶ τὸ βαλαύστιόν τε καὶ οἱ κύτινοι
καὶ αἱ κηκίδες αἱ ὀμφακίτιδες τοῦ γένους εἰσὶ τῶν ἱκανῶς
στυφόντων.

[Περὶ πεπτικῶν.] Πεπτικὰ δὲ φλεγμονῶν τε καὶ τῶν
ἄλλων διαθέσεών ἐστι φάρμακα, ὀμύρνα καὶ κρόκος καὶ κα-
στόριον καὶ λιβανωτός, ὅ τε τῆς τήλεως ἑψηθείσης χυλὸς,

ampliorem dolorem infligunt tunicas exafperando, quam ju-
vant influxionum impetu repellendo. Mifcetur autem ali-
quando utiliter ex eis parum quid in compofitiones ocu-
lorum aciem exacuentes, utpote quae oculorum fubftantiam
cogant et aftringant. Verum quae mediocriter aftringunt,
lippitudinibus commodiffima exiftunt, conferunt autem et
reliquis fere omnibus affectionibus cum ulcerum tum pu-
ftularum tum fluxionum. Sunt vero ejusmodi folia ro-
farum et flores et fuccus, ericaeque fructus et nardi fpica
ampliusque et malabathri folium et crocus et lycium et
quae hypocyftis appellatur. Porro vehementiorem his aftrin-
gendi vim acacia habet et omphacium, quae et ipfa in fuc-
corum genere numerantur, item balauftium et cytini et
gallae omphacitides, ex genere eorum funt quae multum
aftringunt.

[*De concoquentibus.*] Inflammationes itemque alios
affectus concoquunt haec, myrrha, crocus, caftorium et thus
et foenigraeci cocti fuccus, quae etiam difcufforia vi prae-

ἅπερ καὶ διαφορεῖν πέφυκε, καὶ μάλιστα ἡ σμύρνα. τοιαύτη
μέν ἐστιν ἡ τῶν ὀφθαλμικῶν ὕλη, καὶ ὅσοι γε φύσει συνε-
τοὶ τυγχάνουσιν ὄντες, ἐγυμνάσαντό τε τὸν λογισμὸν, οὐδὲν
ἔτι δέονται τῆς παρ᾽ ἐμοῦ διδασκαλίας, αὐτοὶ δυνάμενοι
πρὸς ἕκαστον πάθημα τῶν ἐν ὀφθαλμοῖς γινομένων ἐπιτή-
δειον συντιθέναι φάρμακον. ἐπειδὴ δὲ ὀλίγοι μέν εἰσι τοι-
οῦτοι, στοχάζεσθαι δὲ χρὴ καὶ τῆς τῶν πολλῶν ὠφελείας,
ἄμεινον ἔνδοξέ μοι τὸν περὶ συνθέσεως αὐτῶν λόγον ὁλο-
κλήρως διελθεῖν, ἐπαναλαβόντι πρότερον ἕνεκα συνόψεως ὧν
ἐμνημόνευσα φαρμάκων ἑκάστου, τὴν κοινὴν κατὰ γένος δύ-
ναμιν, εἰρημένην μὲν καθόλου κατὰ τὸ πέμπτον ὑπόμνημα
τῆς τῶν ἁπλῶν φαρμάκων πραγματείας καὶ διὰ τῶν ἐφεξῆς
δὲ κατὰ μέρος ἐν ἓξ βιβλίοις ἄχρι τοῦ τελευταίου. χρήσομαι
δὲ ταῖς προσηγορίαις τῶν ἐν τοῖς φαρμάκοις δυνάμεων, ἃς
ἐθέμην ἐν τῇ προειρημένῃ πραγματείᾳ ἕνεκα σαφηνείας, τινὰ
μὲν εἶναι λέγων γεώδη ταῖς οὐσίαις, ἄνευ ψύξεως ἐπιφανοῦς
ἢ θερμασίας ἐν τῷ μέσῳ πως τούτων καθεστηκότα, καὶ τού-

dita funt et praefertim ex eis myrrha. Atque haec quidem
eft ocularium medicamentorum filva. Et quicunque fane
naturali intelligentia praeftant ratiocinationeque exercitati
funt, nihil amplius opus habent mea inftructione, potentes
nimirum ad fingulas oculorum affectiones aptum componere
medicamentum. Quandoquidem vero pauci tales exiftunt et
multorum utilitatis potiorem rationem habere convenit,
praeftabilius mihi vifum eft compofitionis ipforum rationem
integre recenfere, ubi repetivero prius perfpicuitatis gra-
tia communem in genere vim fingulorum, quorum men-
tionem feci medicamentorum, quae univerfim quidem in
quinto de fimplicium medicamentorum tractatione commen-
tario a me relata eft et per confequentes fex libros parti-
culatim usque ad extremum. Utar autem appellationibus
facultatum in medicamentis iisdem, quas in praedicta tra-
ctatione pofui, velut exempli clarioris gratia quaedam fub-
ftantia terreftri dico, citra refrigerationem manifeftam aut
caliditatem, in medio quodammodo utriusque confiftentia,

Ed. Chart. XIII. [423. 424.]   Ed. Baf. II. (204.)

των αυτών ένια μεν βραχύ τι ψύξεως ή θερμασίας μετέ-
χοντα, τινὰ δὲ ὅλως οὐδεμίαν ἐμφαίνοντα τοιαύτην δύνα-
μιν. ὅλον δ' οὗ τὸ γένος αὐτῶν ἐμπλαστικῶν φαρμάκων
ὠνόμασα, δύναμιν ἐναντίαν ἐχόντων τοῖς ἐκφρακτικοῖς, ὁποῖος
ὅ τε Σάμιος ἀστήρ ἐστι, [424] λεπτομερέστερος ὢν τῆς ἁπλῆς
οὕτως ὀνομαζομένης Σαμίας γῆς, ὅ τε πεπλυμμένος πομφό-
λυξ, ὥσπερ γε καὶ ἡ σποδὸς αὐτοῦ πλυνθεῖσα καὶ ἡ καδμεία
κεκαυμένη καὶ πεπλυμμένη. δοκεῖ δέ μοι αὐτῇ μὲν ἔτι βραχύ
τι ῥυπτικὸν ἐνυπάρχειν, ἐάν τε μετὰ τὴν καῦσιν, ἐάν τε χω-
ρὶς ταύτης πλυνθῇ. τῇ πομφόλυγι δὲ καὶ τῷ σποδίῳ βραχύ
τι στυπτικόν, ὥσπερ γε καὶ τῷ μολύβδῳ μετὰ τὸ καυθῆναι
καὶ πλυνθῆναι. καὶ γὰρ καὶ τοῦτο τὸ φάρμακον ἀδηκτότα-
τον μέν ἐστιν, ἔχει δὲ βραχύ τι στύψεως. εἴτε δὲ ἀρσενικῶς
καλεῖν ἐθέλοι τις εἴτε θηλυκῶς τὴν πομφόλυγα, διήνεγκεν
οὐδέν· ὥσπερ γε καὶ τὸ ἄμυλον, ὃ καὶ αὐτὸ πλυνθὲν ἀκρι-
βῶς ἐστιν ἀδηκτότατόν τε καὶ μέσον, ὡς μήτε στύψιν ἔχειν
μήτε δριμύτητα, τουτέστι μήτε ψύξεως μήτε θερμότητος
μετέχειν. καὶ τὸ ψιμύθιον δὲ πλυνθὲν ἔγγιστα τῇ δυνάμει

atque ex his aliqua quidem parum quid ex frigiditate aut
caliditate complectuntur, aliqua vero in totum nullam ejus-
modi facultatem ex fe oftendunt. Totum autem hoc genus
medicamentorum emplafticum appellari, contrariam habens
facultatem ecphracticis *deobftruentibus*, qualis eft Samins
after, magis tenuium partium exiftens quam quae fimplici-
ter Samia terra appellatur, et pompholyx lota, velut etiam
cinis ejus lotus et cadmia ufta ac lota. Videtur autem mihi
parum quid exterforium in ipfa cadmia ineffe, five pol
uftionem five citra eam lavetur. Pompholygi vero et
fpodio parum quid aftringens ineft, quemadmodum etiam
plumbo poft uftionem et lotionem, nam et hoc medicamen-
tum omnis acrimoniae expers eft, parum quid aftringens
habens, neque refert five mafculino five muliebri genere
pompholygem dicere velis. Eodem modo etiam amylum ha-
bet, quod et ipfum lotum exquifite mordacitatis expers eft
et medium, ut neque aftrictionem neque acredinem habeat,
hoc eft neque frigiditate neque caliditate participet. Quin

τοῦ κεκαυμένου καὶ πεπλυμμένου μολύβδου γίνεται, σαφές
τε διὰ τῆς στύψεως ἐνδεικνύμενον γνώρισμα τελέως ἄποιον,
ὡς πρὸς τὴν γεῦσίν τε καὶ ὄσφρησιν φαινόμενον τῆς τε ἀμύ-
λου καὶ Σαμίου ἀστέρος. ἅπαν δ᾽ οὖν τὸ τῶν τοιούτων γέ-
νος φαρμάκων, ἐάν τε βραχεῖαν ἐμφαίνῃ ποιότητα κατὰ γεῦ-
σιν ἢ ὀσμὴν, ἐάν τε μηδ᾽ ὅλως ἐμφαίνῃ, παραπλησίως τοῖς
καθαρωτάτοις ὕδασιν ἄποιον καλεῖται, καὶ μόνον τῷ γεώ-
δει τῆς οὐσίας ξηραίνειν πέφυκε μετρίως. διὸ καὶ χρόνῳ
πλέονι τὴν ἀφ᾽ ἑαυτῶν ὠφέλειαν αἰσθητὴν ἐργάζεται, κατὰ
τὰς πρώτας ἡμέρας οὐδὲν ὀνινάναι δοκοῦντα. προσφερόμενα
δ᾽ ὅμως ὑπὸ τῶν ἰατρῶν ὡς ἀδηκτότατα, κατὰ τὰς δυσιά-
τους διαθέσεις, ἐν αἷς ἕλκος ἐστὶν ἤτοι μόνον ἢ καὶ μετὰ δια-
βρώσεως τοῦ τε κερατοειδοῦς χιτῶνος καὶ προπτώσεως τοῦ
ῥαγοειδοῦς, ἐκρεόντων ἰχώρων δακνωδεστάτων. ἐπὶ τούτων
γὰρ οὐδὲν τῶν ἄλλων φαρμάκων ἁρμόττειν δύναται, τῶν
μὲν στυφόντων κατεχόντων τοὺς ἐκρέοντας ἰχῶρας καὶ κατὰ
τοῦτο τὴν ἐκ τῆς δήξεως αὐτῶν ὀδύνην ἐπιτεινόντων, τῶν

et ceruffa lota proxime ad facultatem ufti ac loti plumbi
accedit, manifeftumque fignum ftringenti exhibetur, quod pe-
nitus qualitatis omnis expers fit, id quod amylum et Sa-
mius after guftu et odore oftendunt. Univerfum igitur hu-
jusmodi medicamentorum genus, five exiguam in guftu aut
odore qualitatem exhibeat, five penitus nullam oftendat,
confimiliter ut puriffima aqua qualitatis expers nominatur
et per folam terreftrem fubftantiam moderate a natura re-
ficcat. Quapropter etiam longiori tempore commoditatem ex
fe proficifcentem fenfui perceptibilem faciunt, utpote quae
per primos dies nihil juviffe putentur. Adhibentur tamen
a medicis tanquam acrimoniae expertia circa aegre cura-
biles affectus, in quibus ulcus eft five folum five cum ero .
fione corneae tunicae et prolapfu rhagoeidis, ferofis humo-
ribus longe mordaciffimis affluentibus. In his enim nullum
aliud medicamentum convenire poteft, utpote quum aftrin-
gentia cohibeant effluentes humores, atque per hoc dolo-
rem ex mordacitate ipforum obortum intendant, acria vero

δὲ δριμέων συναυξανόντων τὴν διάθεσιν, ἐάν τε ἐν τοῖς
ὀφθαλμοῖς ᾖ 'μόνοις εἰς καχεξίαν τοιαύτην ἀφιγμένων τῶν
μορίων ὡς διαφθείρειν τὸ ἐπιῤῥέον, ἐάν τε καὶ αὐτὸ τὸ
ἐπιῤῥέον μοχθηρὸν ᾖ, ἢ διὰ τὴν κεφαλὴν μόνην ἢ καὶ ὅλον
τὸ σῶμα τοιοῦτον ὑπάρχον, ὅθεν καὶ προπαρασκευάζομεν
εἰς τὴν ἴασιν ἐπιτήδειον τὸ πεπονθὸς μόριον, ὅλου τε τοῦ
σώματος ταῖς καθάρσεσι καὶ ταῖς ἀντισπάσεσι, πρώταις
μὲν ταῖς κάτω τοῦ σώματος, ἔπειτα δὲ καὶ ταῖς ἐπὶ τὸ
ἰνίον τε καὶ τὸ δέρμα τῆς κεφαλῆς. χρώμεθα δὲ καὶ ἀρτη-
ριοτομίαις ἐνίοτε τέμνοντες τὰς ὀπίσω τῆς κεφαλῆς περὶ
τὰ ὦτα τεταμένας ἀρτηρίας, ἐκκόπτοντές τε μόριον τῶν ἐν
τοῖς κροτάφοις, ὡς μόνον ἡμᾶς ἔτι θεραπεύειν τὴν ἐν τοῖς
χιτῶσι τῶν ὀφθαλμῶν γεγενημένην διάθεσιν, ἐφ' ἧς καὶ τὸ
διὰ τῶν φλεβῶν ἐπ' αὐτοὺς παραγινόμενον αἷμα χρηστὸν
διαφθείρεται. πρὸς ταύτας οὖν τὰς διαθέσεις ἁρμόττειν μό-
νας φαίνεται τὸ τῶν προειρημένων φαρμάκων γένος, ἀδή-
κτως ξηραῖνον τὴν ἐν τῷ πεπονθότι μορίῳ κακοχυμίαν, ἥτις,
ὡς ἐλέχθη, διαφθείρει τὸ ἐπιῤῥέον. ἡ μὲν γὰρ τῶν στυπτι-

affectionem fimul adaugeant, five in folis oculis affectio fit,
in ejusmodi malum habitum partibus perductis, ut quod
influit corrumpant, five etiam ipfum quod influit vitiatum
fit, aut propter folum caput, aut etiam ob totum corpus
tale exiftens. Unde etiam affectam partem, quo ad curatio-
nem apta fiat, praeparamus tum totius corporis purgatio-
nibus tum revulfionibus, primum quidem ad infernam cor-
poris partem, deinde etiam ad occiput et capitis cutem.
Utimur etiam fectionibus arteriarum quandoque retro caput
porrectas juxta aures arterias incidentes. Excidimus quoque
partem arteriarum in temporibus, tantum ut curemus in
tunicis oculorum factum affectum, ob quem etiam bonus
fanguis per venas ad ipfas tunicas delatus corrumpitur.
Ad hos igitur affectus folos convenire videtur praedicto-
rum medicamentorum genus, citra mordacitatem reficcans
in affecta parte vitiatos humores, qui, ut dictum eft, id
quod influit corrumpunt. Aftringentium enim facultas ne-

Ed. Chart. XIII. [424. 425.]　　　　Ed. Baf. II. (204)

κῶν δύναμις οὔτε ξηραίνει τὴν τοιαύτην διάθεσιν, ἐπέχει τε
τῶν δακνωδῶν ἰχώρων τὰς ἐκροάς. ἡ δὲ τῶν θερμῶν καὶ
δριμέων οὐ μόνον οὐδὲν ὀνίνησιν, ἀλλὰ καὶ συναυξάνει την
ποιότητα τῶν δακνωδῶν χυμῶν, ἡ δὲ τῶν χαλαστικῶν τε
καὶ διαφορητικῶν φαρμάκων δύναμις ἐκκενοῦν μὲν δύναται
τὸ γεννώμενον, οὔτε δὲ τὸ ἡλκωμένον ἀναστρέφειν ἢ ἐπου-
λοῦν οὔτε τὸ προπεπτωκὸς προστέλλειν τε καὶ κατακλείειν.
ὥσπερ οὐδ' ἡ τῶν πεπτικῶν, [425] εἰ καὶ τὸ πέττειν τὰς
διαθέσεις ἀγαθὸν οὐ σμικρὸν ἔχει. κρόκος δέ ἐστιν, ὡς ἔφην,
καὶ σμύρνα καὶ λιβανωτὸς ἐκ τῶν τοιούτων φαρμάκων. τί
δεῖ λέγειν ἔτι περὶ τῶν ὀξείας ἢ πικρὰς ἐχόντων δυνάμεις
φαρμάκων, ὡς δακνώδη τε καὶ παροξυντικὰ τῶν τοιούτων
ἐστὶ διαθέσεων, ἐπὶ πλέον δ' αὐτῶν ἥκει κακίας τὰ νιτρώδη
δύναμιν ἢ ἁλμυρὰν ἢ αὐστηρὰν ἔχοντα. ὑπόλοιπον οὖν ἐστι
γένος ἐκθεραπεύειν δυνάμενον ἕλκη μετὰ ῥεύματος δριμέος,
ὅσα διῆλθον ἀρτίως ἀδήκτων φαρμάκων, ἐν πλέονι χρόνῳ
τὴν κακοχυμίαν τοῦ πεπονθότος μορίου ἐκδαπανῶντα. κα-

que reſiccat talem affectum, cohibetque mordacium humo-
rum ſeroſorum effluxus. Calidorum vero et acrium facul-
tas non ſolum nihil juvat, ſed etiam ſimul auget morda-
cium humorum qualitatem. At vero relaxantium ac diſcuſ-
ſoriorum medicamentorum vis evacuare quidem poteſt quod
generatur, verum ulceratum neque renutrire aut ad cica-
tricem perducere poteſt, neque quod procidit retrudere et
concludere. Quemadmodum etiam neque concoquentium
facultas id praeſtare poteſt, etiam ſi concoquere affectus non
parvum commodum complectatur. Ex eorum vero genere
ſunt crocus, myrrha et thus, quemadmodum dixi. Quid
porro dicere refert de his medicamentis, quae acidas aut
amaras habent vires, quod mordacia et exacerbativa ejus-
modi affectuum exiſtant? Verum his adhuc ampliore ma-
litia praedita ſunt quae nitroſam aut ſalſam aut auſteram
vim habent. Reliquum igitur eſt genus id, quod ulcera cum
acri fluxione curare poteſt, eorum videlicet quae paulo ante
mordacitatis experta medicamenta dixi, quae longiori tem-
pore affectae partis vitiatum humorem conſumunt. Appel-

λεῖται δὲ παρὰ τῶν ἰατρῶν τὰ τοιαῦτα κολλύρια λιβιανὰ καὶ
κύκνοι, διὰ μὲν τὴν χρόαν λευκὴν οὖσαν, ὡς οἱ κύκνοι, κρα-
τοῦντος ἐν αὐτοῖς ἀμύλου τε καὶ γῆς Σαμίας καὶ ψιμυ-
θίου τοῦ ʿΡοδιακοῦ. καὶ γὰρ καὶ ἄλλως ἄριστον τοῦτο καὶ
τῇ χρόᾳ λευκότερόν τε καὶ κουφότερον καὶ λεπτομερέστερον
τῶν ἐν τῷ ἑτέρῳ τινὶ χωρίῳ γινομένων. ἐν οἷς δὲ ἐπικρατεῖ
τὰ ἄλλα φάρμακα, τὴν χρόαν ἐργάζεται κατὰ τὴν ἑαυτῶν
οὐσίαν, ὥσπερ εἴ τις τῷ λευκῷ χρώματι μιξειεν ὀλίγον κυα-
νοῦν. ταῦτα δὲ τὰ κολλύρια διὰ τοῦτο ἀποτρίβουσί τινες
(205) ταῖς ἀκόναις ἐπιστάζοντες ἐκ τῶν τιτθῶν εὔχυμον
γάλα, διότι βούλονται φυλάττεσθαι τὸ τῶν ὠῶν ἐμπλαστι-
κόν. ἐν δὲ τῷ γάλακτι περιεχομένου τινὸς ὀρρώδους ῥυπτι-
κοῦ, σύμμετρος ἡ χρῆσις αὐτοῦ γίνεται ἱῇ προκειμένῃ θερα-
πείᾳ. δέδεικται γὰρ ἐν τῷ τρίτῳ τῆς θεραπευτικῆς μεθόδου
ῥυπτικῶν ἀδήκτων δεόμενα τὰ πληρωθησόμενα τῶν ἑλκῶν
εἰ δὲ μὴ παρείη γάλα τοιοῦτον, διὰ τοῦ τῆς τήλεως ἀφεψή-
ματος ἄμεινον ἀποτρίβειν τὰ κολλύρια, ῥυπτικὸν ἐχούσηϛ τι
καὶ ταύτης, ὃ μηδ᾽ ὅλως μέτεστι τοῖς ὠοῖς.

lantur talia a medicis collyria libiana et cygni, ob colorem
quidem album, qualem etiam cygni habent, praevalente in
ipfis amylo et terra Samia ac ceruffa Rhodiaca. Nam et
alias optima haec eſt et colore albidior ac levior magisque
tenuium partium quam quae in alio quopiam loco confi-
ciantur. Caeterum in quibus alia medicamenta praedomi-
nantur, colorem juxta fuam ipforum fubftantiam efficiunt,
velut fi quis albo colori paucum coeruleum admifceret. Haec
ipfa vero collyria quidam in cotibus terunt boni fucci la-
cte ex nutricum uberibus inftillato, ut obductoriam mea-
tuum vim, quae in ipfis ovis eſt evitent, quum in lacte fe-
rofa quaedam exterforia vis contineatur, cujus ufus con-
gruens eſt ad propofitam curationem. Relatum enim in ter-
tio curandi methodi eſt, quod ulcera explenda citra acri-
moniam extergentibus medicamentis opus habent. Quod fi
hujusmodi lac haberi nequeat, per foenigraeci decoctum
collyria terere praeftiterit, utpote quod exterforiam quan-
dam vim habet, qua ova ipfa in totum carent.

Κεφ. β'. [Περὶ τραχωμάτων.] Οὐσῶν δὲ δυσιότων
τῶν εἰρημένων διαθέσεων, ὑπερβάλλουσι χαλεπότητι προσγε-
νόμεναι τῶν βλεφάρων αἱ τραχύτητες, ὑφ' ὧν καὶ κατὰ τὰς
οφθαλμίας οἱ χιτῶνες τῶν ὀφθαλμῶν ὀδυνῶνται κοπτόμενοι.
ἀλλ' ἐπ' ἐκείνων μὲν τολμῶμεν τοῖς ἰδίοις τῆς φλεγμονῆς
φαρμάκοις μιγνύναι τι βραχὺ τῶν ῥυπτικῶν, ὁποῖόν ἐστι τὸ
δι' οἴνου τραχωματικὸν κολλύριον, ὡς καταστεῖλαι μὲν πρῶ-
τον ὅσα τοῖς βλεφάροις ἐπετράφη, ἀφλεγμαντοτέρων δὲ γε-
νομένων τῶν κατὰ τῶν ὀφθαλμῶν ἀποῤῥύψαι τὰς τραχύ-
τητας. ἐπὶ δὲ τῶν ἕλκους ἐχόντων μετὰ ῥεύματος δακνώ-
δους οὐχ οἷόν τε τοιούτῳ χρῆσασθαι φαρμάκῳ, διαβρωθή-
σεται γὰρ ἐπὶ πλέον ὁ κερατοειδὴς ἥ τε τοῦ ῥαγοειδοῦς πρό-
πτωσις ἔσται μείζων, ὀδύνη τε σφοδρὰ καταλήψεται τὸν ἄν-
θρωπον, ἐπιταθήσεται δὲ καὶ τὸ κακόηθες ῥεῦμα. καταστάν-
τες οὖν εἰς ἀπορίαν τῆς τοιαύτης ἐπιπλοκῆς τῶν παθῶν οἱ
ἰατροὶ μόνην ἐξευρήκασι βοήθειαν, ὡς ἐν ἀπόροις ἐκστρέφον-
τες τὰ βλέφαρα διαῤῥύπτειν αὐτὰ καὶ ἀποσμᾶν ἄνευ φαρ-
μάκων, ἔνιοι μὲν αὐτῷ τῷ κυαθίσκῳ τῆς σμίλης ἐπιπολῆς

Cap. II. [De palpebrarum fcabritiis.] Quum aegre
curabiles praedicti affectus exiſtant, adhuc moleſtius ſe ex-
tendunt, ubi accelſerint fcabritiae palpebrarum, a quibus
etiam in lippitudinibus oculorum tunicae concifae dolore
affliguntur. Verum in illis audemus ad inflammationis pro-
pria medicamenta mifcere paulum quid de extergentibus,
velut eſt collyrium ex vino fcabritiis accommodatum, quo
primum ea quae palpebris fuccreverint deprimantur, ubi
vero inflammatio oculorum mitior evaſerit, afpritudines re-
purgentur. In his vero qui ulcus habent cum mordaci flu-
xione impoſſibile eſt ejusmodi uti medicamento, cornea
enim tunica amplius erodetur et ragoeides magis procidet
et vehemens dolor hominem apprehendet, augebiturque ma-
ſignitas fluxionis. In hujusmodi itaque affectuum complexu
medici ad confilii inopiam redacti folum remedium velut
in defperatis repererunt, ut palpebras ipfas inverfas citra
medicamentorum ufum repurgent et abſtergant, aliqui qui-

Ed. Chart. XIII. [425. 426.]   Ed. Baf. II. (205.)

ἀποξύοντες, εἶτα σπόγγῳ μαλακῷ τὸ ἀποῤῥέον ἐκλαμβάνον-
τες, προστέλλοντές τε τὰ βλέφαρα τὸ λοιπὸν τῆς τραχύτη-
τος. ἔνιοι δὲ καὶ δέρματα θαλαττίων ζώων τινῶν ἐπιπολῆς
τραχέα συμμέτρως εἰς τὴν τοιαύτην χρείαν παραλαμβάνου-
σιν. εἷς δέ τις τῶν ἐμῶν διδασκάλων καὶ κολλύριον ἐποίησε
διὰ κισσήρεως καὶ τὰς τραχύτητας ἀπέῤῥυπτεν, ἐκστρέφων
τὰ βλέφαρα. πρόδηλον δ᾽ ὅτι λελειῶσθαι τὴν κίσσηριν ἀκρι-
βῶς χρὴ, κἀπειδὰν τοῦτο γένηται διὰ τραγακάνθης ἢ κόμ-
μεως ἀναπλάττεσθαι. [426] παυομένου δ᾽ ἐν τῷ χρόνῳ διὰ
τῶν εἰρημένων κολλυρίων τοῦ ῥεύματος, ἐπιτολμῶμεν ἤδη τὰ
ῥυπτικὰ τῶν φαρμάκων προσφέρειν τοῖς βλεφάροις ὀλίγον
τι μιγνύντες αὐτῶν τὸ κατ᾽ ἀρχὰς, εἶτ᾽ ἐὰν τοῦτο φέρειν
ὁ ἄνθρωπος φαίνηται κατὰ βραχὺ παροξύνοντες. ἐπειδὰν δὲ
καὶ τὸ ῥεῦμα ξηρανθῇ καὶ τὰ βλέφαρα μετρίως ἔχῃ τὴν
πλήρωσιν τῶν κοίλων ἑλκῶν, τῷ διὰ λιβάνου κολλυρίῳ ποι-
οίμεθα, μιγνύντες αὐτῷ κατ᾽ ἀρχὰς μὲν ὀλίγιστον τοῦ δι᾽
οἴνου, κατὰ βραχὺ δὲ τὴν μίξιν αὐξάνοντες, ὥστε τὰ βλέ-

dem fpecilli concavo fuperficiem deradentes, deinde molli
fpongia id quod defluit excipientes, palpebrasque, quod ad
reliquum afpritudinis, ad aequalitatem redigentes. Aliqui
vero etiam marinorum quorundam animalium coria in fu-
perficie afpera in ejusmodi ufum congrue affumunt. Qui-
dam ex praeceptoribus meis etiam ex pumice collyrium fe-
cit, atque eo verfis palpebris afpritudines deradebat. Mani-
feftum eft autem pumicem exquifite laevigatum effe opor-
tere, atque ubi id factum fuerit, cum tragacantha aut gummi
in collyrium formari. Caeterum ubi temporis progreffu per
praedicta collyria fluxio fuerit fedata, audemus jam medi-
camenta quae extergant palpebris admovere, parum tamen
quippiam ex eis principio admifcendo, quod ubi homo per-
peti poffe videbitur, paulatim copiam augebimus. Poftquam
vero palpebrae moderate habuerint et fluxus fuerit refic-
catus, cava ulcera collyrio ex thure explere oportet, ita
ut in principio pauxillum collyrii ex vino ei admifceamus
et paulatim ejus copiam extendamus, ut ne palpebrae am-

φαρα μηκέτι ἐνοχλεῖν τοῖς χιτῶσι τῶν ὀφθαλμῶν, ἀκριβῶς
τε τὰ ἕλκη καθαρὰ γενόμενα πληροῦσθαί τε καὶ συνουλοῦ-
σθαι. περὶ μὲν οὖν τούτων αὐτάρκως εἴρηται, μεταβαίνειν
δ᾽ ἤδη καιρὸς ἐπὶ τὰ λοιπὰ τῶν κατὰ τοὺς ὀφθαλμοὺς
παθῶν τε καὶ φαρμάκων.

Κεφ. γ'. [Περὶ ὀφθαλμίας.] Ἄρξομαι δὲ ἀπὸ τοῦ
συνεχεστάτου γινομένου πάθους ἐν τοῖς ὀφθαλμοῖς, ὃ καλοῦ-
σιν ἰδίως ὀφθαλμίαν. ἔστι δ᾽, ὡς ἐμάθετε, φλεγμονὴ τοῦ πε-
ριοστίου τε καὶ περικρανίου καλουμένου χιτῶνος ἢ ὑμένος
ἢ ὅπως ἄν τις ὀνομάζειν ἐθέλοι. καλοῦσι δὲ τὸν αὐτὸν τοῦ-
τον ἐπιπεφυκότα, διότι τοῖς ἄλλοις ὅσοι τὸν ὀφθαλμὸν αὐ-
τὸν συνιστῶσι χιτῶσιν ἐπιπέφυκεν ἔξωθεν, σύνδεσμος ὢν καὶ
αὐτὸς ὅλῳ τῷ ὀφθαλμῷ, πρὸς τὰ περικείμενα τῶν ὀστῶν,
καὶ διὰ τοῦτο συνεπαίρεται τὰ πέριξ τῶν ὀφθαλμῶν ἄχρι
τῶν μήλων ἐνίοτε κατὰ τὰς σφοδροτέρας ὀφθαλμίας. εὔδη-
λον ιοὖν ὅτι τὰ θεραπεύοντα φάρμακα τὸ τοιοῦτο πάθος
ὑποπεπτωκέναι μὲν χρὴ πάντως τῇ κοινῇ τῶν πάντων. θε-

plius tunicas oculorum infeſtent et ulcera munda reddita
exacte impleantur, et ad cicatricem perducantur. De his
itaque ſufficienter dictum eſt. Tranſeundi enim jam tempus
ad reliquas oculorum tum affectiones tum pharmacorum
compoſitiones.

Cap. III. [*De ophthalmia.*] Exordium autem a
frequentiſſima oculorum affectione ſumam, quam proprie
ophthalmiam appellant. Eſt autem, velut didiciſtis, inflamma-
tio tunicae os capitis et calvariam ambientis. Neque refert
fi pelliculam quis aut quocunque tandem nomine appellare
velit. Vocant autem et membranam agnatam, propterea
quod aliis quae oculum ipſum conſtituunt tunicis forinſe-
cus agnata fit, ligamentum exiſtens toti oculo ad circumſita
oſſa, et ob id omnia quae circumcii ca oculos ſita ſunt us-
que ad malas quandoque in vehementi ophthalmia ſimul
attolluntur. In propatulo itaque eſt omnia medicamenta
hujusmodi affectionem curantia ſub communem omnium in-
flammatorum curationem cadere, aſſumereque neceſſario

Ed. Chart. XIII. [426.]   Ed. Baf. II. (205)

ραπεία φλεγμαινόντων, προσειληφέναι δέ τι καὶ τῆς τοῦ
μορίου φύσεως, εὐπάθειαν ἐξαίρετον ὑπὲρ πᾶν τὸ καθόλου
τοῦ σώματος δέρμα διά τε τὴν εὐαισθησίαν καὶ τὴν ἀραι-
ότητα τῆς οὐσίας προσειληφότος. ἀποκρουστικὰ δὲ παραλη-
πτέον φάρμακα τὰ μὴ τραχύνοντα, τουτέστι μὴ σφοδρὰν
ἔχοντα τὴν στύψιν, ἀλλὰ μετριώτερα μὲν αὐτὰ κατὰ τὴν
οἰκείαν οὐσίαν, ἐπιμιξίᾳ δὲ παρηγορικῆς ὑγρότητος ἔτι καὶ
μᾶλλον τοιαῦτα γινόμενα. παρηγορικὰς δὲ ὑγρότητας ἔφην
ᾠοῦ τε τὸ λευκὸν καὶ τὸ τῆς τήλεως ἀφέψημα καὶ πρὸς
τούτοις ἔτι τὸ γάλα. προνοεῖσθαι δὲ ὅταν αὐτὸ χρὴ τοῦ
νέας ἅμα καὶ εὐχύμου γυναικὸς εἶναι τοῦτο, τῶν τιτθῶν
ἐκθλιβομένων ἐπὶ τὴν ἀκόνην, ἐφ᾽ ἧς ἀποτρίβεται τὸ κολ-
λύριον, ὅπως ἔτι χλιαρὸν ἐγχέηται τοῖς ὀφθαλμοῖς. ἀλλὰ
τοῦτο μὲν ἐπὶ τῶν σφοδρῶς ὀδυνωμένων ἢ διὰ μέγεθος
φλεγμονῆς ἢ διὰ δριμύτητα τῶν ἐπιῤῥεόντων ὑγρῶν ἀναγκα-
ζόμεθα πράττειν, ὡς τὸ πολὺ δ᾽ ἀρκεῖ τὸ λευκὸν τοῦ ᾠοῦ
μετὰ τῶν ἐπιτηδείων φαρμάκων, ἐκθεραπεύειν τὰς ὀφθαλ-
μίας διὰ τῶν καλουμένων μονοημέρων κολλυρίων. οὕτω γὰρ

quippiam pro partis ipfius natura, quae excellentem molli-
tiem et ad hoc, ut laedatur, aptitudinem fuper omnem to-
tius corporis cutem nacta eft, propter fenfus fubtilitatem
et fubftantiae raritatem. Adhibenda funt autem medicamenta
repulforia non exafperantia, hoc eft non vehementem for-
tita aftrictionem, fed quae tum propria fua fubftantia funt
moderatiora tum lenitivi liquoris admixtione adhuc magis
talia fiant. Lenitivos autem liquores dixi ovi candidum et
foenigraeci decoctum et ad haec amplius ipfum lac, in quo
providum effe convenit, ut juvenculae fimulque boni fucci
foeminae exiftat, uberibus ipfius in cotem in qua colly-
rium teritur expreffis, quo calidum adhuc oculis infunda-
tur. Caeterum hoc in vehementi dolore afflictis aut pro-
pter inflammationis magnitudinem aut ob influentium hu-
morum acritudinem facere cogimur. Ut plurimum vero
albus ovi liquor cum accommodatis medicamentis ophthal-
mias curare fufficit, per collyria videlicet monohemera, hoc

οὐκ ὀλιγάκις ταῦτα μεγάλας φλεγμονὰς ἐπράϋνεν οὕτως, ὡς
εἰς ἑσπέραν μὲν λουτρῷ χρήσασθαι τὸν ἄνθρωπον, ἐπὶ δὲ
τῆς ὑστεραίας τῷ καλουμένῳ ναρδίνῳ κολλυρίῳ, πρὸς ἀπο-
κατάστασίν τε καὶ τόνωσιν ὑπαλείψασθαι. παραμιγνύναι
δ᾽ αὐτῷ κατὰ μὲν τὴν πρώτην ὑπάλειψιν ἐλάχιστόν τι πᾶν
δριμέων καὶ σταλτικῶν ὀνομαζομένων, κατὰ δὲ τὴν δευτέ-
ραν βραχύ τι τοῦδε πλεῖον. ἀρκοῦσι γὰρ αἱ δύο προσφοραὶ
τοῦ φαρμάκου καί τις περίπατος οὐ πολὺς πρὸ τοῦ βαλα-
νείου. τὰ δ᾽ οὖν μονοήμερα καλούμενα κολλύρια ἔνια μὲν
ἰδίως ὀνομαζόμενα τρυγώδη πολλὴν ἔχει τὴν ἀκακίαν, ἔνια
δὲ ἤτοι παντάπασιν ὀλίγην [427] ἢ οὐδ᾽ ὅλως ἔχοντα προσ-
είληφε τὰ μὲν τὴν λεπίδα τοῦ χαλκοῦ, τὰ δὲ τὸν κεκαυμέ-
νον χαλκὸν ὀλίγον, ἅμα πολλοῖς τοῖς ἄλλοις ὅσα στύφει με-
τρίως καὶ πέττει καὶ διαφορεῖ. τοιαῦτα δέ ἐστι κρόκος καὶ
σμύρνα καὶ λύκιον Ἰνδικὸν, καὶ καστόριον δὲ καὶ λιβανωτὸς
ἄνευ τοῦ στύφειν πέττει τε ἅμα καὶ διαφορεῖ. ἐφ᾽ ὧν μὲν
οὖν ἐπικρατεῖ τὰ στύφοντα πλεῖστον μὲν εἶναι χρὴ τὸ ὑγρὸν

eſt unius diei, appellata. Adeo enim haec non parum ſaepe
magnas inflammationes mitigaverunt, ut in veſperam qui-
dem homo balneo uteretur, in ſequenti vero die nardino
collyrio ad inſtaurationem et corroborationem inungeretur.
Admiſcere autem ei circa primam inunctionem minimum
quiddam acrium et ſiſtentium medicamentorum oportet et
circa ſecundam paulo amplius quiddam priore. Sufficiunt
enim hae duae medicamenti adhibitiones et deambulatiun-·
cula aliqua non multa ante balneum. Porro collyria mono-
hemera appellata quaedam privatim faeculenta dicta mul-
tam in ſe habent acaciam, quaedam ſive omnino exiguam
ſive neque in totum habent. Complectuntur autem alia qui-
dem aeris ſquamam, alia vero aes uſtum exiguum additis
multis aliis, quae mediocriter aſtringunt et concoquunt et
diſcutiunt. Talia autem ſunt crocus, myrrha, lycium Indi-
cum, et caſtorium quidem et thus citra aſtrictionem conco-
quunt, ſimulque diſcutiunt. In quibus igitur aſtringentia
praedominantur, plurimum ovi liquorem et pauciſſimum

Ed. Chart. XIII. [427.]　　　　　　Ed. Baf. II. (205. 206)

τοῦ αὐτοῦ, βραχύτατον δὲ τοῦ φαρμάκου, καὶ μάλιστα ἐὰν
ἔχῃ τι τῶν μεταλλικῶν τὸ φάρμακον. ἐφ᾽ ὧν δ᾽ ἂν ὅ τε
κρόκος καὶ ἡ σμύρνα καὶ τὸ καστόριον, ὅ τε λιβανωτὸς καὶ
τὸ λύκιον ἐπικρατῇ βραχὺ παχυτέρῳ χρηστέον ἐστὶ τῷ φαρ-
μάκῳ. πυρίᾳ τε χρηστέον πάντως ἐπ᾽ αὐτοῖς διὰ σπόγγου,
μετρίως μὲν ὀδυνωμένοις ἅπαξ ἢ δὶς τῆς ἡμέρας· εἰ δὲ σφο-
δρότερον ὀδυνώμενοι τυγχάνοιεν, ἄμεινόν ἐστι καὶ τρὶς καὶ
τετράκις καὶ πλεονάκις χρῆσθαι, μάλιστα ἐν ταῖς μεγάλαις
ἡμέραις ταῖς θεριναῖς. ἡ πυρία δὲ δι᾽ ἀφεψήματος γινέσθω
μελιλώτου καὶ τήλεως. περὶ μὲν οὖν ὀφθαλμίας αὐτάρκως
εἴρηται, περὶ δὲ τῶν ἑλκῶν ἐφεξῆς ἐρῶ.

Κεφ. δ΄. (206) [Περὶ τῶν ἐν ὀφθαλμοῖς ἑλκῶν.] Δεῖ-
ται μὲν καὶ ταῦτα τῆς αὐτῆς κατὰ γένος θεραπείας τοῖς
ἄλλοις ἕλκεσιν, ἣν ἐπιπλεῖστον διῆλθον ἐν τῷ τρίτῳ καὶ τε-
τάρτῳ τῆς θεραπευτικῆς μεθόδου, διὰ δὲ τὴν τοῦ μορίου
φύσιν ἀδηκτότατα προσοιστέον, ἐν οἷς ἔφην εἶναι τὸ διὰ
πομφόλυγος πεπλυμμένης. μίγνυνται δ᾽ αὐτοῖς καὶ χυλοί τινες
οὐ μόνον ἄδηκτοι παντάπασιν, ἀλλὰ καὶ τὰς σφοδροτάτας

medicamentum effe oportet, praefertim fi quid ex metalli-
cis medicamentum in fe complectatur; in quibus vero cro-
cus et myrrha caftoriumque ac thus et lycium praeva-
leant, paulo craffiore medicamento utendum eft. Fomentum
praeterea omnino adhibendum eft ipfis per fpongiam, fiqui-
dem mediocris fit dolor, femel aut bis in die, fi vero ve-
hementior dolor urgeat, praeftat ter aut quater et faepius
uti in longis praefertim aeftivis diebus. Fiat autem fomen-
tum per meliloti et foenigraeci decoctum. De ophthalmia
itaque fatis dictum eft, deinceps de ulceribus dicam.

Cap. IV. [*De ulceribus oculorum.*] Ulcera oculorum
eandem fecundum genus curationem requirunt quam alia
ulcera, eam videlicet quam per longum in tertio et quarto
curativae methodi recenfui, verum ob partis naturam quam
leniffima adhibenda funt, ex quorum numero id quod ex
pompholyge lota conftat effe dixi. Admifcentur eis etiam
fucci quidam non folum omnino mordacitatis expertes, fed

ὀδύνας πραϋνειν δυνάμενοι, καθάπερ ὁ τοῦ μανδραγόρου
χυλός. ἔνιοι δὲ καὶ πολυγόνου χυλὸν ἔμιξαν, ὥσπερ ἕτεροι;
καὶ αὐτῶν τῶν ὠῶν τὸ λευκόν. εὔδηλον δ᾽ ὅτι πλησίον ἀνα-
πλάσεως ὄντι τῷ φαρμάκῳ τὰ τοιαῦτα μίγνυται διὰ τὸ τα-
χέως ὀξύνεσθαι. κατὰ δὲ τὸν αὐτὸν καιρὸν καὶ ὁ τῶν ῥό-
δων μίγνυται χυλός. ἡ δὲ ἰδίως ὕλη τῶν ἐν ὀφθαλμοῖς ἑλ-
κῶν εὔδηλον ὅτι καὶ αὕτη σκοπὸν ἔχει καθαρὸν φυλάττειν
τὸ ἕλκος, ὡς τῆς φύσεως τῶν μορίων πληρούσης τε καὶ πρὸς
οὐλὴν ἀγούσης αὐτὸ, καθάπερ ἐπὶ τῶν ἄλλων ἑλκῶν προ-
είρηται. φλεγμονῆς μὲν οὖν ἔτι κατὰ τὸν ὀφθαλμὸν οὔσης
ἢ καί τινος ὀδύνης, τὰ διὰ λιβανωτοῦ τε κολλύρια καὶ τῶν
πεπλυμμένων μεταλλικῶν καὶ τῶν ἀδήκτων χυλῶν προσφέ-
ρεται. ῥυπαρῶν δὲ ἐν τῇ χρήσει ταύτῃ τῶν ἑλκῶν γενομέ-
νων, μίγνυσθαί τι χρὴ τῶν ῥυπτόντων, ὁποῖόν ἐστι τὸ Παχ-
κιανὸν δι᾽ οἴνου κροκῶδες, ᾧ χρώμεθα παραμιγνύντες ἐλά-
χιστον αὐτοῦ τοῖς προειρημένοις φαρμάκοις. ἔχει δὲ τοῦτο
πλεῖστον μὲν τὸν κρόκον, ἀφ᾽ οὗ καὶ κροκῶδες ὀνομάζεται,

qui etiam vehementiſſimos dolores mitigare poſſunt, velut
eſt mandragorae ſuccus. Quidam etiam polygoni ſuccum
admiſcuerunt, quemadmodum alii ipſorum etiam ovorum
candidum. Manifeſtum vero eſt, quod ubi jam propemodum
inſtat tempus praeparandi medicamentum, tum demum hu-
jusmodi admiſcentur propterea quod facile aceſcant. Eodem
tempore etiam roſarum additur ſuccus. Caeterum clarum
eſt ſylvam medicamentorum, quae proprie ad oculorum ul-
cera pertinet, ſcopum habere ut ulcus mundum ſervetur,
utpote partium natura ipſum explente et ad cicatricem per-
ducente, quemadmodum in aliis ulceribus eſt praedictum.
Si itaque inflammatio adhuc circa oculum exiſtat aut quis-
piam etiam dolor, collyria ex thure et metallicis lotis et
ſuccis mordacitatis expertibus adhibentur, ubi vero ſordida
reddita ex eorum uſu ulcera fuerint, de repurgantibus
quippiam admiſcere oportet, quale eſt Paccianum ex vino
croceum, quo utimur, minimum quid ex eo praedictis me-
dicamentis addentes. Habet autem hoc plurimum in ſe cro-
cum, unde etiam croceum appellatur, habet etiam ex repur-

μέμικται δ' αὐτῷ καὶ τῶν ῥυπτόντων μεταλλικῶν ἔνια· διὸ
καὶ τραχωμάτων ἐστὶ καθαιρετικὸν οὐ μόνον τῶν μικρων,
ἀλλὰ καὶ τῶν μεγάλων, ἃ προσαγορεύουσι συκώσεις· λεπτύ-
ῒει δὲ καὶ τὰ πτερύγια. περὶ μὲν οὖν τῶν τοιούτων φαρ-
μάκων μικρὸν ὕστερον εἰρήσεται· τῶν δ' ἑλκῶν ὅσα δι' ἀνά-
βρωσιν γίνεται τοῦ κερατοειδοῦς, ὡς προκύπτειν τι καὶ τοῦ
ῥαγοειδοῦς, ὅτι δὴ καὶ ταῦτα δι' ἑαυτό τε καὶ τὸ προπε-
σὸν ἀποκρουστικῶν τε καὶ στυπτικῶν δεῖται φαρμάκων εὔ-
δηλόν ἐστι. πειρᾶσθαι δὲ ἐπ' αὐτῶν δεῖ ἐκλέγεσθαι τὰ μη-
δεμίαν ἐργαζόμενα τραχύτητα. τῶν δ' ἐναντίων τούτοις φαρ-
μάκων, ὅπερ ἐστὶ τῶν διαφορητικῶν, αἱ φλύκταιναι χρῇζου-
σι καὶ τὸ γεννώμενόν ποτε πῦον ἔνδον τοῦ κερατοειδοῦς.
τὰ μὲν οὖν πρόσφατα [428] καὶ ἔτι φλεγμαίνοντα τοῖς διὰ
σμύρνης καὶ λιβανωτοῦ καὶ κρόκου καθίσταται φαρμάκοις.
τὰ χρονιώτερα δὲ καὶ τῶν διαφορητικῶν τι προσλαμβάνουσι,
καθάπερ γε καὶ αἱ σκιῤῥούμεναι φλεγμοναὶ τῶν χιτώνων.
ἐπὶ τούτων γὰρ καὶ διὰ τῶν δριμέων ὀπῶν εὐδοκιμεῖ φάρ-
μακα τάδε· εἰς κολλυρίων εἴδη ἀναπλαττόμενα αἱ καλούμεναι
πρὸς τῶν ἰατρῶν ἰδίως ἔγχριστα δυνάμεις ὑγραὶ, ὁποίας καὶ

gantibus metallicis aliqua, quapropter etiam aſpritudines
exſtirpat non parvas modo, ſed magnas, quas ſycoſeis ap-
pellant, attenuat item pterygia, oculorum ungues. De his
itaque medicamentis paulo poſt dicetur. At vero ulcera.
quae per eroſionem tunicae corneae fiunt, ut etiam ex uni-
formi quid pronnat manifeſtum eſt, quod tum propter ſe
ipſa tum ob prolapſionem repellentibus et aſtringentibus
medicamentis opus habent. Conandum eſt autem ut ex ipſis
eligamus quae nullam aſpritudinem faciunt. Verum his
contraria medicamenta, hoc eſt diſcuſſoria, puſtulae expe-
tunt et pus quod intra corneam eſt generatum. Recentia
igitur et adhuc inflammata medicamentis ex myrrha, thure
et croco ſedantur, vetuſtiora autem ex diſcuſſoriis etiam
quid depoſcunt, quemadmodum item induratae inflamma-
tiones tunicarum. In his enim et per acres liquores haec
ipſa medicamenta in collyriorum formam redacta profi-
ciunt et quae privatim a medicis inunctiles liquidae com-

τοῖς ἀρχομένοις ὑποχεῖσθαι σκευάζουσιν. ἐπὶ δὲ τῶν πτερυγίων τε καὶ τῶν συκώσεων, ὡς ἔφην, τὰ ῥυπτικὰ φάρμακα προσφέρεται, τὰ μὲν εἰς κολλυρίων ἰδέαν ἀναπλαττόμενα, τὰ δὲ καὶ ξηρὰ χωρὶς ἀναπλάσεως, ἐφ᾽ ὧν ἔμιξάν τινες ὀλίγον τι τῶν σηπτικῶν φαρμάκων. ἐγγὺς δὲ τούτων ἐστὶ τὰ τὰς ψωρώδεις διαθέσεις ἐν τοῖς βλεφάροις ἰώμενα, καὶ διὰ τοῦτο προσαγορευόμενα ψωρικά. πάντων δ᾽ αὐτῶν ἐστιν ἰσχυρότατα τά τε τοὺς παλαιοὺς τύλους ἐκτήκοντα καὶ τὰ καλούμενα πτερύγια θεραπεύοντα, διὰ τῶν ῥυπτικῶν τε καὶ σηπτικῶν φαρμάκων συγκείμενα.

Κεφ. ε. [Περὶ τῆς τῶν ὀφθαλμικῶν φαρμάκων δυνάμεως.] Καί μοι σχεδὸν ἤδη τῆς ἁπάντων τῶν ἐν ὀφθαλμοῖς παθῶν τε καὶ κατὰ γένος φαρμάκων ἐξηγήσεως γενομένης, εἰρημένων δὲ καὶ τῶν κατὰ γένος ἀδήκτων φαρμάκων, ὁποῖα τὰ διὰ τῶν πεπλυμμένων μεταλλικῶν ἔφην συντίθεσθαι, βέλτιον εἶναι δοκεῖ καὶ τῶν ἄλλων ὀφθαλμικῶν φαρμάκων ἐξηγήσασθαι τὰς δυνάμεις. ἐκ τούτου γὰρ ἡγοῦμαι συνθετικωτέρους γενέσθαι καὶ τῶν ἤδη συγκειμένων κριτι-

pofitiones appellantur, quales etiam in iis, qui fuffufionis principium fentiunt apparant. In pterygiis vero et fycofi repurgantia, ut dixi, medicamenta adhibentur, partim in collyriorum formam redacta, partim arida citra alicujus figurae inductionem, in quibus aliqui etiam ex erodentibus medicamentis aliquid addiderunt. His vicina funt quae fcabros in palpebris affectus perfanant, atque ob id pforica appellantur. Fortiffima vero omnium funt, quae antiquos callos liquefaciunt et quae pterygia dicta curant, ex repurgantibus et erodentibus medicamentis conflata.

Cap. V. [*De ocularium medicamentorum viribus.*] Porro quum jam omnium fere in oculis affectionum medicamentorumque eorundem fecundum genus expofitionem fecerim, relataque fint a me medicamenta fecundum genus mordacitatis expertia, qualia ex lotis metallicis componi dixi, melius fore mihi videtur fi etiam aliorum ocularium medicamentorum vires exponam. Ex hoc enim exiftimo ad componendum promptiores futuros et de jam compofitis

Ed. Chart. XIII. [428.]   Ed. Baf. II. 206.)

κωτέρους, τοὺς ἐν αὐτοῖς γεγυμνασμένους. ἀδηκτοτάτων οὖν
ὄντων ὧν εἶπον ἔμπροσθεν φαρμάκων, ἀδήκτων δὲ καὶ τῶν
τριῶν ὑγρῶν, ὧν τὸ μὲν ἀφέψημα τῆς τήλεως ἦν, τὸ δὲ
γάλα, τὸ δὲ τὸ ἐν τοῖς ὠοῖς ὑγρὸν τὸ λεπτὸν, ἐν τῷ γένει
τούτων ἡγητέον εἶναι τό τε κόμμι καὶ τὴν τοαγάκανθαν, καὶ
εἰ μὴ τὰ προειρημένα τρία πρόχειρον εἶχε τὴν κτῆσίν τε καὶ
χρῆσιν, ἀποβρέχοντες ἂν ἐν ὕδατι πολλῷ βραχὺ κόμμεως ἢ
τραγακάνθης εἰς τὴν αὐτὴν χρείαν ἄγομεν τοῖς τρισὶν, ὡς
ἀποτρίβειν τε δι' αὐτῶν ἐπὶ τῆς ἰατρικῆς ἀκόνης τὰ κολλύ-
ρια καὶ μόνοις ἐγχεομένοις, ἐκκλύζειν τοὺς ἐν τοῖς πάσχου-
σιν ὀφθαλμοῖς γενομένους ἰχῶρας. ἀλλὰ καὶ νῦν αὐτοῖς χρώ-
μεθα κατὰ πάντα σχεδὸν τὰ κολλύρια. πλὴν γὰρ ὀλιγίστων
ἀναλαμβάνεται πάντα μετὰ τὸ λειωθῆναι διαβεβρεγμένα συμ-
μέτρως τοῖς φαρμάκοις τούτοις. ἐν μὲν δὴ τοῦτο γένος ἡμῖν
ἀριθμείσθω φαρμάκων ὀφθαλμικῶν, ἔν τε τοῖς τρισὶν ὑγροῖς
καὶ τῇ τραγακάνθῃ καὶ τῷ κόμμει καὶ τοῖς πεπλυμένοις
μεταλλικοῖς. ἑτέρα δ' ἐπ' αὐτοῖς τὰ βραχεῖαν ἔχοντα δῆξιν
ἐκ τοῦ μεμίχθαι τινὰ αὐτοῖς τῶν ἐπ' ὀλίγον στυφόντων ἢ

felicins judicaturos eos, qui in ipfis fuerint exercitati. Qnum
igitur mordacitatis maxime expertia fint medicamenta quae
dixi, fintque acrimoniae omnis expertes tres liquores, quo-
rum primus foenigraeci decoctum erat, alter lac, tertius te-
nuis ovorum liquor, in hoc genere effe exiftimandum eft
tum gummi tum tragacantham. Et nifi praedicta tria co-
piaque et ufu prompta et expedita effent, poffimus parum
gummi aut tragacanthae in multa aqua maceratum in eun-
dem ufum velut illa affumere, ita ut per ipfa in medica
cote collyria tereremus et per fola etiam infufa ferofos in
affectis oculis generatos humores elueremus.   Sed tamen
etiam nunc ipfis circa omnia fere collyria utimur; pauci-
fimis enim demptis, omnia poftquam trita funt, moderate his
ipfis medicamentis madefacta excipiuntur. Unum fane hoc
genus oonlarium medicamentorum numeretur, in tribus li-
quoribus, tragacanthaque ac gummi et lotis metallicis con-
tentum.   Alterum vero genus eorum eft quae exiguam ha-
bent mordacitatem propterea quod quaedam eis admixta

ῥυπτόντων, ὁποῖα φάρμακά ἐστι ῥόδα τε καὶ λιβανωτὸς,
ὀλίγην μὲν ἐχόντων τῶν ῥόδων τὴν στύψιν, ὀλίγον δὲ καὶ
τὸ ῥυπτικὸν τοῦ λιβανωτοῦ. θερμὸς δὲ συμμέτρως κατὰ τὴν
δύναμιν ὁ λιβανωτὸς ὑπάρχων ἔχει τι διὰ τοῦτο πεπτικόν
τε καὶ ἀνώδυνον. ἐκ τοῦ αὐτοῦ δὲ γένους αὐτῷ κατά γε τὸ
πέττειν τε καὶ διαφορεῖν μετρίως ἡγητέον εἶναι τόν τε κρό-
κον καὶ τὴν σμύρναν, ἀλλήλων διαφέροντα τῷ τὸν μὲν στύ-
φειν μετρίως, τὴν δὲ ἄνευ στύψεως, οὐκ ἀγεννῶς διαφορεῖν
τε καὶ ξηραίνειν ὑγρότητας. γενναιότερα δὴ ταῦτα ταῖς δυ-
νάμεσίν ἐστι τοῦ λιβανωτοῦ καὶ διὰ τοῦτο καὶ διαφορητι-
κώτερα. τὸ ῥυπτικὸν δ᾽ οὐκ ἔχοντα πρὸς τὴν τῶν ἑλκῶν
θεραπείαν ἀπολείπονται τοῦ λιβανωτοῦ. τοῦ γένους τούτου
τῶν φαρμάκων, [429] λέγω δὲ τοῦ πεπτικοῦ τε καὶ διαφο-
ρητικοῦ, καὶ τὸ λύκιόν ἐστι καὶ τὸ καστόριον. εὔδηλον δ᾽ ὅτι
λύκιον λέγω τὸ Ἰνδικὸν, οὐ τουτὶ τὸ καὶ τοῖς παρ᾽ ἡμῖν
ἔθνεσι γινόμενον. ἐγγὺς δὲ τούτων ἥκει τῇ δυνάμει καὶ ἡ
καλουμένη σαρκοκόλλα, πεπτικόν τε καὶ διαφορητικὸν οὖσα
φάρμακον· ἔτι δὲ μᾶλλον αὐτῆς ἡ χαλβάνη τὰς εἰρημένας

funt, quae parum aftringunt et extergent, qualia medica
menta funt rofae et thus, rofae quidem paucam habentes
aftrictionem, thus vero modicam vim extergendi. Et quum
thus mediocriter calida vi praeditum exiftat, eam ob rem
habet quid concoctorium et quod dolorem fedat. Ex eo-
dem genere cum ipfo, quantum ad concoctionem et difcus-
fionem attinet, cenfendus eft crocus et myrrha, quae inter
fe in eo differunt, quod crocus moderate aftringat, myrrha
vero citra aftrictionem non ingenerofe difcutiat et reficce
humiditates. Suntque fane haec viribus praeftantiora thure
et ob id etiam majorem difcutiendi vim habent, verum ex-
terforia vi carentia, ad ulcerum curationem thure inferiora
exiftunt. Hujus generis medicamentorum, concoctorii in
quam et difcufforii, lycium quoque eft et caftorium, neque
obfcurum effe puto Indicum lycium a me dici non hoc
quod apud noftros populos provenit. Proxime vero ad ho-
rum facultatem accedit farcocolla dicta, quae concoctoriun
et difcufforium eft medicamentum; atque ipfa magis adhu

Ed. Chart. XIII. [429.]   Ed. Baf. II. (206. 207.)

ἔχει δυνάμεις. ἀφέψημα δὲ μελιλώτου τῷ πεπτικῷ προσεί-
ληφέ τι καὶ στυπτικὸν, ὁμογενές πως ὑπάρχον τῷ κρόκῳ.
ἐμβάλλεται δ᾽ εἰς τὰς ὀφθαλμικὰς δυνάμεις καὶ ὁ καλούμε-
νος αἱματίτης λίθος ξηραντικὴν ὑγρῶν ἔχων δύναμιν, ὥσπερ
καὶ ἡ καδμεία. πρᾳότερον δὲ αὐτῆς ἐστι φάρμακον ὁ λίθος,
ὡς ἂν ἐξ ὑγρᾶς οὐσίας οὐ γεώδους ὥσπερ ἡ καδμεία τὴν
γένεσιν ἐσχηκώς. δηλοῖ γὰρ αὐτοῦ τὴν φύσιν οὖσαν τοιαύ-
την ἡ ἐπὶ τῆς ἰατρικῆς ἀκόνης λύσις εἰς χυλὸν ἀναλυομένου
κατὰ τὴν μεθ᾽ ὑγροῦ τινος τρίψιν. καὶ κατὰ μόνας δὲ χωρὶς
ὑγρότητος ἀποτριβόμενος οὐκ εἰς γεώδη θραύματα διαλύε-
ται τῇ καδμείᾳ παραπλησίως, ἀλλ᾽ εἰς ὁμοιομερές τε καὶ
συνεχὲς αὐτῷ σῶμα. παραπλησίως αὐτῷ καὶ ὁ σχιστὸς κα-
λούμενος λίθος ὑπάρχων ἰσχυρότερός ἐστι τῇ δυνάμει. τὸ
δὲ στίμμι καλούμενον ἄπλυτον μὲν ἰσχυρὰν ἐπιδείκνυται τὴν
στυπτικὴν δύναμιν, ἐκλύεται δὲ πλυνθὲν, ὡς ἐγγὺς ἥκειν
ἀδήκτου. ἰσχυροτέρας δὲ δυνάμεως ῥυ(207)πτικῆς ὅ τε κε-
καυμένος χαλκός ἐστι καὶ ἡ λεπὶς αὐτοῦ καὶ τὸ ἄνθος.

galbanum praedictas vires habet. Meliloti vero decoctun.
ad concoctoriam facultatem affumplit etiam quid aftricto-
rium, ejusdem fere generis cum croco exiftens. Injicitur
etiam in oculares compofitiones lapis haematites appella-
tus, humores reficcandi vim habens, velut et cadmia. Mi-
tius autem medicamentum lapis ipfe quam cadmia exiftit,
utpote ex humida fubftantia, non terreftri velut cadmia,
generationem adeptus. Hanc enim ejus naturam indicat fo-
lutio, quae fit in medica cote, quum per attritionem cum
liquore quopiam in fuccum refolvitur. Quin et quum folus
per fe citra liquoris alicujus affufionem teritur, non in ter-
rea fragmenta diffolvitur velut cadmia, fed in aequalium
partium et cohaerens corpus. Confimilis fubftantiae ei eft
et lapis fchiftus appellatus, fed fortiorem facultatem habet.
Quod vero ftibium appellatur, illotum quidem fortem ex fe
oftentat aftringendi facultatem, lotum vero exolvitur, ut
prope ad mordacitatis expertium vim accedat. Vehementem
autem exterforiam facultatem aes uftum habet, itemque

ΤΩΝ ΚΑΤΑ ΤΟΠΟΥΣ ΒΙΒΛΙΟΝ Δ. 721

Ed. Chart. XIII. [429.] Ed. Baf. II. (207.)

οὐχ ἧττον δὲ δραστήριον, ἀλλ᾽ ἧττον ἄδηκτον ἢ κεκαυμένη χαλκῖτίς ἐστιν. εἰ δὲ καὶ πλυθείη τὰ τοιαῦτα, ῥυπτικὰ μὲν ἔτι διαμένει, τοσούτῳ δὲ ἀσθενέστερα ταῖς ἐνεργείαις, ὅσον καὶ ἀδηκτότερα γίνεται. τούτου δὲ τοῦ γένους ἐστὶ καὶ τὸ μίσυ καὶ ὁ ἰὸς, ἰσχυρότατα φάρμακα τοῖς πρὸς συκώσεις καὶ τύλους ἁρμόττουσι μιγνύμενα. τινὲς δὲ αὐτοῖς ἐπέβαλον καὶ κηκίδας, σφοδρῶς στῦφον φάρμακον, ὥσπερ ἔνιοι τὸ πάντων τούτων σφοδρότατον εἰς στύψιν ἅμα δριμύτητι, καλούμενον δὲ χάλκανθον οὐδετέρως ἢ, ὡς ἔνιοι, χάλκανθος ἀρσενικῶς ἢ θηλυκῶς. εὔδηλον δ᾽ ὅτι μετριώτερον πολὺ γίνεται καυθέν τε καὶ πλυνθέν. ἐκ τῆς τοιαύτης ὕλης καὶ ἡ τοῦ στομώματός ἐστι λεπίς. ὁ δὲ τοῦ λιβανωτοῦ φλοιὸς στύφει μὲν καὶ αὐτὸς οὐκ ἀγεννῶς, ἀπολείπεται δὲ τῶν εἰρημένων ἁπάντων πάμπολυ. καὶ μέντοι καὶ τὸ μίσυ καλούμενον εἴς τε τὰς αὐτὰς διαθέσεις καὶ προσέτι τὰ ψωρώδη βλέφαρα τοῖς κολλυρίοις ἔμιξάν τινες. ἐπεὶ δὲ καὶ μάννης ἐμνημόνευσάν τινες καὶ δοκεῖ τισιν οὐδὲν διαφέρειν λιβανωτοῦ λελειωμένου, γνω-

ſquama ejus et flos. Neque minus efficax, fed minus mordacitatis expers chalcitis ufta eft. Quod fi laventur talia medicamenta, exterforia quidem adhuc manent, tanto autem efficacia imbecilliora, quantum mordacitatis magis expertia fiunt. Hujus generis funt etiam mify et aerugo, validiffima medicamenta iis, quae fycofi et callis conveniunt admixta. Quidam vero ipfis etiam gallas injecerunt, vehementer aftringens medicamentum, quemadmodum aliqui chalcanthum neutro genere appellatum, atque etiam ut aliqui ufurpant, chalcanthum tum mafculino tum muliebri genere, quod ad aftringendum una cum acredine vehementiffimum inter haec omnia medicamentum exiftit. Manifeftum eft autem, quod multo moderatius redditur uftum et lotum. Ad hanc filvam pertinet etiam ftomomatis fquama. At thuris cortex aftringit quidem et ipfe non ingenerofe, verum praedictis omnibus longe inferior eft. Atqui et mify ipfum tum ad eosdem affectus tum amplius ad fcabras palpebras quidam in collyria mifcuerunt. Quandoquidem vero et mannae quidam mentionem fecerunt et videtur aliquibus nihil a

Ed. Chart. XIII. [429. 430.]   Ed. Baf. II. (207.)

στέαν ὅτι καλοῦσιν ἰδίως μάνναν τὸ ὑπόσεισμα τοῦ ὑποτε-
θρυμμένου κατὰ τὰ μεγάλα φορτία λιβάνου. συμφέρεται
γὰρ αὐτῷ θραύσματά τινα μικρὰ λιβανωτοῦ φλοιοῦ, ὥστε
διαφέρειν τοῦ λιβανωτοῦ τὸ τοιοῦτον φάρμακον τῷ προσει-
ληφέναι βραχύ τι τῆς στύψεως. ὅσα μὲν οὖν τῶν στυφόν-
των ἱκανῶς γεώδη ταῖς συστάσεσίν ἐστι, τραχώματά τε καὶ
συκώσεις καὶ τύλους ἐκτήκει. τὰ δὲ ἐν τῷ γένει τῶν χυλῶν
ὄντα, καθάπερ ὀμφάκιόν τε καὶ ὑποκυστὶς, ἐκπλύνεται ῥᾳ-
δίως ἐν ταῖς ὑπαλείψεσιν ἐκρέοντα μετὰ τοῦ δακρύου. τού-
του δὲ τοῦ γένους ἐστὶ καὶ γλαύκιον καὶ ἀκακία. ῥυπτικὰ
δὲ ἀδήκτως ἐστὶν ἐλάφου κέρας καυθὲν, ὥσπερ γε καὶ ὁ τῶν
αἰγῶν. εἴρηται δὲ ὅτι καὶ ὁ λιβανωτὸς ἐκ τῶν τοιούτων
ἐστὶν, ἀλλ' οὗτος, ὥσπερ ἐῤῥέθη, βραχυτάτης μετείληφε τῆς
ῥυπτικῆς δυνάμεως, ἀνώδυνός τε καὶ πεπτικὸς ὑπάρχων. τὰ
δὲ τῶν εἰρημένων ζώων κέρατα ῥυπτικὰ μέν ἐστιν, οὔτε δὲ
ἀνώδυνον οὔτε πε[430]πτικὸν ἔχει τι, ψυχρὰ καὶ ξηρὰ ταῖς
κράσεσιν ὄντα. ῥυπτικὸν δέ τι καὶ τὸ καλούμενον Ἀρμένιον

thure trito ac laevigato differre, cognoffe operae pretium
eft, quod mannam proprie appellant, id quod exceffum
eft a thure circa magna onera confracto, auferuntur enim
fimul ab ipfo fragmenta quaedam parva corticis thuris.
Quare a thure differt tale medicamentum in hoc, quod pa-
rum quid aftrictorium affumpfit. Quaecunque igitur ex
aftringentibus multam terream confiftentiam habent, afpri-
tudines et fycofeis ac callos confumunt. Caeterum quae ex
fuccorum genere sunt, velut omphacium et hypocyftis,
eluuntur facile in fublitionibus effluentia fimul cum lacri-
mis. Ex hoc genere eft et glaucium et acacia. Citra mor-
dacitatem vero exterget cervi cornu uftum, velut etiam ca-
prarum. Dictum eft autem et thus ex talium genere effe,
verum hoc velut dictum eft, omnino exiguam obtinet exter-
gendi facultatem, doloris fedativum et concoctorium exiftens.
Cornua vero praedictorum animalium extergendi quidem
vim habent, fed neque dolorem fedant neque concoctoria
facultate praedita funt, frigidi nimirum et ficci tempera-
menti exiftentia. Habet autem et quod Armenium vocatur

ἔχει, καθάπερ καὶ τὸ καλούμενον Ἰνδικὸν μέλαν, καὶ δ᾽ ἃ
τοῦτο τοῖς ἀφλεγμάντοις ἕλκεσιν ἀλύπως ὁμιλεῖ. μικτῆς δέ
πώς ἐστι δυνάμεως ἡ ἀλόη, καθάπερ τὸ ῥόδον. ἔχει μὲν γάρ
τι καὶ πικρὸν τὸ ῥύπτειν πεφυκὸς, ἔχει δέ τι καὶ στυπτι-
κὸν, ὡς συνάγειν τε καὶ συνουλοῦν τὰ ἕλκη.
[Τίνα πρὸς τὰς ψωρώδεις διαθέσεις ἁρμόττει.] Τῶν δὲ
πρὸς τὰς ψωρώδεις ἐν βλεφάροις διαθέσεις ἁρμοττόντων
φαρμάκων ἅλες εἰσὶν ἀμμωνιακοὶ καὶ λίθος Ἄσιος, αὐτός
τε καὶ τὸ ἄνθος αὐτοῦ, καὶ τὸ καλούμενον ψωρικὸν, οὐχ
ἁπλοῦν οὐδ᾽ αὐτοφυὲς ὂν, ἀλλ᾽ ἔχον τινὰ σκευασίαν, ἣν καὶ
Διοσκουρίδης ἔγραψε καὶ οἱ ἄλλοι σχεδὸν ἅπαντες, ὅσοι
περὶ ὕλης ἐποιήσαντο πραγματείας. ἐπιμίγνυται δὲ τούτοις
καὶ τὸ κεκαυμένον μίσυ καὶ ἡ σανδαράχη καὶ τὸ καλούμε-
νον ἀῤῥενικὸν μὲν ὑπὸ τῶν παλαιῶν Ἑλλήνων, ἀρσενικὸν
δὲ ὑπὸ τῶν νῦν. ἐκ δὲ τῶν ἀρωματικῶν φαρμάκων κασσία
τε καὶ τὸ τοῦ μαλαβάθρου φύλλον, ἄμωμόν τε καὶ κιννά-
μωμον ἔμιξάν τινες ὀφθαλμικαῖς δυνάμεσι, διαφορητικῆς

extergendi vim, quemadmodum et atramentum Indicum ap-
pellatum et ob id fane ulceribus inflammatione carentibus
citra moleftiam adhibetur. Mixtae vero quodammodo facul-
tatis eft aloë, velut etiam rofa, habet enim quid in fe ama-
rum, quod extergendi a natura aptitudinem habet, ineft au-
tem ei etiam quid aftrictorium, ut committat et ad cicatricem
ulcera perducat.

[*Quae ad fcabros affectus conveniant.*] Ex medica-
mentorum ad fcabros in palpebris affectus convenientium
numero funt fales ammoniaci et lapis Afius tum ipfe tum
flos ipfius, et quod pforicum appellatur, non fimplex neque
fponte naturae productum, fed praeparationis modum quen-
dam habens, quem etiam Diofcorides confcripfit et alii fere
omnes, qui de medica materia commentati funt. Admifcetur
his et mify uftum et fandaracha, et quod a veteribus Grae-
cis arrhenicum, noftro vero aevo arfenicum appellatur. Ex
medicamentis voro aromaticis caffia et malabathri folium.
Quin et amomum et cinnamomum quidam ocularibus com-
pofitionibus admifcuerunt, quum difcufforiam quidem vim

Ed. Chart. XIII. [430.]   Ed. Baf. II. (207.)

μὲν ὑπάρχον δυνάμεως τὸ κιννάμωμον, τὰ δὲ ἄλλα καὶ στύ-
ψεως μετέχοντα. κοινῇ δὲ περὶ πάντων ἐγνωκέται χρὴ τῶν
ῥυπτικῶν φαρμάκων, ὅσα τε μέτρια καὶ ὅσα συκώσεις καὶ
τύλους ἐκτήκει, ταῦτα πάντα καὶ πρὸς οὐλὰς παχείας ἁρ-
μόττειν. λεπτύνει γὰρ αὐτῶν τὸ πάχος καὶ ἀποῤῥύπτει τῆς
ἐπιπολῆς οὐσίας.

[Τίνα τοῖς ἐσκιῤῥωμένοις βοηθεῖ.] Αἱ δὲ πρὸς ἐσκιῤ-
ῥωμένους χιτῶνας ἁρμόττουσαι δυνάμεις, ὡς καὶ πρόσθεν
ἐῤῥέθη, διά τε τῶν ὀπῶν συντίθενται καὶ τοῦ ἀμμωνιακοῦ
θυμιάματος. μιγνυμένων δ᾽ αὐτοῖς καὶ μετριωτέρων μὲν,
οὐκ ἀντιπραττόντων δὲ τῇ δυνάμει, σμύρνης δηλονότι καὶ
λιβανωτοῦ καὶ χαλβάνης, ὅσα τ᾽ ἄλλα τοιαῦτα.

[Τίνα πρὸς τοὺς ὑποχεομένους ἁρμόττει.] Πρὸς δὲ
τοὺς ὑποχεομένους συνετέθησάν τινες ὑπὸ τῶν ἰατρῶν δυ-
νάμεις ἐν ὑγροῖς φαρμάκοις, πρώτη μὲν σχεδόν τι πασῶν
ἡ διὰ μαράθρου χυλοῦ καὶ ὑαίνης χολῆς καὶ μέλιτος Ἀτ-
τικοῦ, οἱ δὲ καὶ αἰγείας. μετὰ ταῦτα δὲ ἄλλος ἄλλην
ἔμιξε χολήν, ὁ μὲν ἀλεκτρυόνος, ὁ δὲ ἐχίδνης, ὁ δὲ θα-

habeat cinnamomum, reliqua vero etiam aftringendi facul-
tatem obtineant. In communi porro de omnibus extergen-
tibus medicamentis id noffe oportet, tum eis quae mode-
rata funt tum eis quae fycofeis et callos confumunt, quod
haec omnia etiam ad cicatrices craffas conveniant. Attenuant
enim ipfarum craffitudinem et fubftantiam fuperficiei dera-
dunt ac removent.

[*Quae induratis auxilientur.*] Compofitiones quae ad
induratas oculorum tunicas conveniunt, ex fuccis conftant
et ammoniaco thymiamate, quemadmodum etiam antea dixi.
Mifcentur autem eis moderatiora quaedam, quae viribus
eorum tamen non obluctentur, myrrha videlicet et thus et
galbanum aliaque confimilia.

[*Quae fuffufis conveniant.*] Ad fuffufos vero quidam
medici liquida medicamenta compofuerunt. Ac prima fere
omnium compofitionum eft, quae ex foeniculi fucco et hy-
aenae felle ac melle Attico conftat; quidam vero etiam ca-
prinum fel addiderunt. Verum poftea alius aliud fel admi-

λαττίας χελώνης, ὁ δὲ καλλιωνύμου. νυνὶ δὲ ἔνδοξόν ἐστι τὸ
διὰ τῶν σκάρων τῆς χολῆς φάρμακον, ὥσπερ καὶ τὸ διὰ
τῆς στακτῆς σμύρνης. ἐπαγγελίαι μὲν οὖν ἁπάντων αὐτῶν
εἰσι μεγάλαι. τὸ δὲ ἔργον αὐτῶν ἐνίοτε μὲν οὐδέν, ἔστι δ᾽
ὅτε πάνυ σμικρόν.

Κεφ. στ′. [Περὶ τῶν χρησίμων τοῖς ὀφθαλμοῖς φαρ-
μάκων ξηρῶν] Ἐκ τῆς προγεγραμμένης ὕλης συνετέθη τοῖς
ἰατροῖς φάρμακα ξηρὰ τὰ καλούμενα πρὸς αὐτῶν ἰδίως ξη-
ροκολλύρια, τινὰ μὲν ἐκτήκοντα τύλους καὶ συκώσεις, ἀκαν-
θίδας τε καὶ πτερύγια, τινὰ δὲ τοῖς ψωρώδεσι βλεφάροις
ἁρμόττοντα καὶ τοὺς ὀνομαζομένους μίλφους ὠφελοῦντα.
[431] τῶν δριμέων δὲ κολλυρίων ἑτέραν δύναμιν ἔχοντα, διὸ
καὶ καλοῦνται πρός τινων ἰατρῶν ἀποδακρυτικὰ καὶ ἀπο-
κρουστικὰ, καθάπερ καὶ αὐτὰ τὰ κολλύρια. τούτων δὲ αὐ-
τῶν τὰ πλεῖστα καὶ τοῖς ἀμβλυωποῦσι διὰ γῆρας ἢ πάχος
ἢ ψύξιν ὑγρῶν τῶν ἐν τοῖς ὀφθαλμοῖς ἢ καὶ πνεύματος

fcuit, alius galli, alius viperae, alius teftudinis marinae, alius
callionymi pifcis. Nunc vero in pretio eft medicamentum
ex felle fcarorum, quemadmodum et quod ex myrrha flacte
conftat. Promilfiones itaque omnium horum medicamento-
rum magnae funt, verum effectus aliquando nullus, ali-
quando valde exiguus.

Cap. VI. [De aridis medicamentis oculis conducen-
tibus.] Ex praefcripta materiae medicae filva compofita
funt a medicis medicamenta arida, quae privatim ab ipfis
arida collyria appellantur. Quorum aliqua quidem callos
et fycofeis confumunt, excrefcentem item juxta nafi an-
gulum carnem et ungues. Aliqua vero fcabris palpebris
conveniunt et ad palpebrarum defluvia, quae milphae ap-
pellantur conducunt, verum aliam ab acribus collyriis fa-
cultatem habent, unde etiam a quibusdam medicis delacri-
mativa et repulforia appellantur, velut etiam ipfa collyria
vifa funt appellari. Ex his autem pleraque etiam obtufe
cernentibus, five per aetatem five craffitudinem aut frigi-
ditatem humorum in oculis, aut etiam flatus caliginofi red-

ἀχλυώδους περιουσίαν οὐ μικρῶς βοηθεῖ. ἔνια δὲ τῶν ξηρῶν
φαρμάκων κωλύει συστῆναι τὸ πάθος ἐν αὐτοῖς, τὰς ἐπιρ-
ῥοὰς εἴργοντα δηλονότι τῶν ὑγρῶν, ἐξ ὧν εἰώθασιν οἱ
ὀφθαλμοὶ κακοῦσθαι. κάλλιστον δ᾽ αὐτῶν ἐφάνη τῇ πείρᾳ
κριθὲν τὸ ὑπ᾽ ἐμοῦ συντεθὲν, καὶ διὰ τοῦτο παρὰ πολλοῖς
ὂν ἐν χρήσει σχεδὸν ἐν ἅπασι τοῖς ἔθνεσιν, ὧν ἄρχουσι
Ρωμαῖοι. καὶ πρῶτόν γε αὐτοῦ τὴν κατασκευὴν γράψω, βέλ-
τιον ἡγούμενος εἶναι τὸ μηδ᾽ ὅλως ἁλίσκεσθαι πάθεσι τοῦ
θεραπεύεσθαι καλῶς τὰ γενέσθαι φθάσαντα. ἐπεὶ δὲ καὶ
Ἀσκληπιάδης πλείστην τε καὶ καλλίστην ἔγραψεν ὕλην τῶν
τε ξηρῶν καὶ τῶν ὑγρῶν καὶ τῶν κολλυρίων, ἀρξάμενος ἀπὸ
τῶν ξηρῶν, κἀγώ μοι δοκῶ πράξειν οὕτω τῇ τάξει τῆς γρα-
φῆς ὁμοίᾳ χρησάμενος, ὥστε μετὰ τὸ προσγράψαι τὸ ἐμὸν
ξηρὸν ἐφεξῆς ἅπαντα γράψαι τὰ ὑπ᾽ Ἀσκληπιάδου κατα-
τεταγμένα κατὰ τὸ πρῶτον βιβλίον τῶν ἐκτὸς, ὃ Μαρ-
κέλλᾳ ἐπιγράφει. καὶ μετὰ ταῦτά γε καταπλασμάτων τῶν τοῖς
ὀφθαλμοῖς ἁρμοττόντων, ἀνακολλημάτων τε καί τινων ἐπι-
χρίστων φαρμάκων ὑπὸ τοῦ Ἀσκληπιάδου γεγραμμένων,

undantiam id contingat, non parum profunt. Aliqua de-
inde ex aridis medicamentis affectionem aliquam in oculis
colligi prohibent, impediendo videlicet influxiones humo-
rum, ex quibus oculi laedi confueverunt. Praeftantiffimum
vero horum apparuit et experientia judicatum eft, quod
ego compofui, et ob id apud multos in ufu eft, ac fere per
omnes gentes, quibus imperant Romani.   Ac primum fane
ipfius compofitionem fcribam, quum praeftantius putem effe
nullis omnino affectionibus corripi quam eas quae jam
praeoccuparunt optime fanare. Quando vero etiam Afcle-
piades plurimam et optimam tum aridorum, tum liquido-
rum collyriorum confcripfit filvam, ab aridis primum ini-
tio facto, et ego fane mihi recte facturus videor, fi confi-
mili fcribendi ordine utar. Quare ubi meum aridum afcri-
pfero, deinceps omnia quae Afclepiades habet in primo ex-
ternorum, quem Marcellae infcribit, juxta ipfius ordinem
fubjungam. Et poft haec cataplasmata oculis accommodata,
agglutinatoriaque et inunctilia medicamenta ab Afclepiade

ἄμεινον εἶναί μοι δοκεῖ κἀκείνων φυλάξαντα τὴν τάξιν τῆς
γραφῆς, οὕτως ἐπὶ τὴν τάξιν τῶν κολλυρίων τε καὶ τῶν
ὑγρῶν φαρμάκων ἀφικέσθαι πάντα παραθέμενον, ὡς ὁ
Ἀσκληπιάδης ἡρμήνευσιν αὐτοῖς τοῖς ἐκείνου ῥήμασιν.
(208) [Τὸ ὑπ᾽ ἐμοῦ συντεθὲν εἰς ὑγείαν ὀφθαλμῶν
φάρμακον ξηρόν.] Χρησιμώτατον ὑγιαίνουσιν ὀφθαλμοῖς προ-
φυλακτικὸν ἐγὼ συνέθηκα φάρμακον, ὃ πάντες ἔχουσιν ἤδη.
καίεται γὰρ λίθος Φρύγιος εἰς λεπτὰ καταθραυσθεὶς, ὡς
εἶναι μείζων τοῦ καλουμένου μὲν ὑπό τινων καρύου ποντι-
κοῦ, πρὸς ἄλλων δὲ λεπτοκαρύου. ὁ δὲ τρόπος τῆς καύσεως,
ὡς κἀπὶ τῶν ἄλλων ποιούμεθα, εἰς χυτρίδιον καινὸν ἐμβάλ-
λοντες, εἶτα περιπηλοῦντες ἔξωθεν, ἐπιτιθέντες δὲ πῶμα τε-
τρημένον ἤτοι κατὰ μόνην τὴν κορυφὴν ἤ, ὅπερ βέλτιόν ἐστι,
καὶ κατὰ ἄλλα μέρη πλείονα, πρὸς τὸ ῥαδίως ἀναφέρεσθαι
δι᾽ αὐτῶν τὰς λιγνυώδεις τε καὶ καπνώδεις τῶν καιομένων
ἀποῤῥοάς. ἐπειδὰν δὲ ὁ λίθος ὅλος διάπυρος γένηται, τηνι-
καῦτα χρὴ τὸ χυτρίδιον ἐκκενώσαντας εἰς ἀγγεῖόν τι καθα-
ρὸν ἐπιχεῖν βούτυρον οὐ παλαιὸν, ἀνακινοῦντα τὰ μόρια

defcripta adjiciam. Praeftabilius enim mihi videtur et ifto-
rum ordinem in fcribendo fervare, atque ita ad collyria
ac liquida medicamenta tranfire omnibus appofitis, velut
Afclepiades ipfe recenfuit illius ipfius verbis.

[*Medicamentum aridum ad tuendam oculorum vale-
tudinem a me compofitum.*] Utiliffimum fanis oculis prae-
fervativum ego compofui medicamentum, quod omnes jam
in ufu habent. Uritur lapis Phrygius in minutas partes
confractus, ut major tamen fit nuce quae pontica a quibus-
dam vocatur, ab aliis nux parva. Modus urendi idem qui
in aliis eft, lapide in ollulam novam conjecto, deindeque
ollula forinfecus luto circumlita operculum perforatum, vel
in folo vertice, vel quod melius eft etiam circa alias plu-
res partes imponimus, quo per ipfa foramina fuliginofae et
fumofae eorum, quae uruntur, exhalationes facilius efferan-
tur. Poftquam vero totus lapis ignitus factus fuerit, tum
fane ollulam in purum quoddam vafculum evacuare opor-
tet, butyrumque infundere non vetuftum et circumagitare

Ed. Chart. XIII. [431. 432.]   Ed. Baf. II. (208.)

τοῦ κεκαυμένου λίθου, καὶ τοῦτο ποιεῖν ἄχρις ἂν ἅπαντα
σβεσθῇ, τηνικαῦτα δὲ παύεσθαι, καὶ οὕτω πάλιν εἰς τὸ χυ-
τρίδιον ἐμβάλλοντας αὐτὰ καίειν αὖθις, ἐνιστάντας τὸ χυτρί-
διον ἄνθραξι διακεκαυμένοις, ὡς μηδὲν ἔχειν καπνῶδες, ῥιπί-
ζειν δὲ τούτους ἕνεκα τοῦ θᾶττον γενέσθαι τὴν καῦσιν. εἶθ᾽
ὅταν διάπυροι γενηθῶσιν οἱ λίθοι καὶ μηκέτ᾽ ἀναφέρηται
μηδεμία λιγνὺς, ἐκχέοντας πάλιν αὐτοὺς σβεννύειν οἴνῳ Φα-
λερίνῳ ἤ τινι τῶν κιῤῥῶν καὶ εὐωδῶν, οἷος ὁ Τμωλίτης,
Ἀριούσιός τε καὶ Λέσβιος, εἶτα πάλιν εἰς τὸ χυτρίδιον
ἐμβάλλοντας ἐκ τρίτου καίειν, κἀπειδὰν διάπυρος ὁ λίθος
γένηται, σβεννύειν αὖθις μέλιτι Ἀττικῷ μὴ πολλῷ, γενήσε-
ται γὰρ οὐ ξηρὸν τὸ φάρμακον, ἀλλ᾽ ἔχον τι γλισχρότητος.
ἔστω δέ σοι προλελειωμένα πλείοσιν ἡμέραις ἀκριβῶς, ὡς
χνοώδη γεγονέναι τὰ ὑπογεγραμμένα. ♃ χαλκοῦ [432] κεκαυ-
μένου γο α΄. ὅπερ ἐστὶ < η΄. πεπέρεως λευκοῦ τὸ ἴσον,
φύλλου μαλαβάθρου τὸ ἴσον, στίμμεως τὸ ἡμιόλιον, ὅπερ
ἐστὶ < ιβ΄. τούτοις μίγνυε τοῦ κεκαυμένου λίθου λίτραν α΄.
κἀπειδὰν ἅπαντα καλῶς λειωθῇ καὶ μέλλῃς ἀνελέσθαι τὸ

ufti lapidis partes, donec omnes extinguantur, atque tunc
ceffare. Et fic rurfus easdem in ollulam conjectas urere,
rurfus prunis candefaclis ab igne ollulam imponendo, ut
nihil fumofum in fe habeant, ventilatione etiam easdem ex-
citare convenit, quo citius uftio perficiatur. Deinde quum
jam igniti facti fuerint lapides et nulla amplius fuligo ef-
feratur, rurfus eosdem eximere opor tet et vino Falerno
extinguere, aut aliquo fulvo et odorato, velut eft Tmolites
Ariufiumque et Lefbium. Deinde rurfus in ollulam conje-
ctos tertio urere, et poftquam ignitus fuerit lapis, rurfus
extinguere melle Attico non multo, reddetur enim medi-
camentum non aridum, fed vifcofitate aliqua praeditum.
Caeterum pluribus diebus trita et praelaevigata in promptu
habere oportet, ita ut in tenuiffimum pulverem redacta fint
fubfcripta. ♃ Aeris ufti ℥ j, quod eft ʒ viij, piperis albi
tantundem, folii malabathri tantundem, ftibii hemiolium quod
eft ʒ xij, his admifce lapidis ufti ℔ j, et poftquam omnia
probe fuerint laevigata et reponere medicamentum velis,

φάρμακον, ἐπέμβαλλε τοῦ Συριακοῦ ὀποβαλσάμου γο α΄ S΄΄.
ὅπερ ἐστὶν αὐτῶν τὸ πᾶν < ιβ΄. λεπτὸν δὲ καὶ διαφανὲς
ἔστω κατὰ τὴν σύστασιν τὸ ὀποβάλσαμον, μὴ παχὺ, καθά-
περ εἴωθεν ἐν τοῖς ἀγγείοις αὐτὸ κατὰ τὸν πυθμένα συνί-
στασθαι. κωλύσει γὰρ τὸ οὕτω παχὺ ξηρὸν εἶναι τὸ φάρ-
μακον, χρῆσθαι δ᾽ αὐτῷ δεῖ κατὰ τῶν βλεφάρων μόνον ἐπι-
φέροντα τὴν μήλην χωρὶς τοῦ τῶν χιτώνων αὐτῶν ἅψασθαι
τοῦ ὀφθαλμοῦ. τὰ πολλὰ μὲν οὖν ἀρκεῖ κατὰ μόνου τοῦ
κάτω βλεφάρου τὴν μήλην ἐπιφέρειν. οὐδὲν δὲ κωλύει καὶ
τὸ ἄνω βλέφαρον ὁμοίως ὑπαλείφειν, ὅταν ἡ χρεία μείζων
ᾖ τοῦ φαρμάκου, τουτέστιν ὅταν ἤδη σαφῶς ἔχῃ τινὰ ταρα-
χὴν ὁ ὀφθαλμὸς, οὐ μὴν περιμένειν γε χρὴ γενέσθαι τοῦτο.
φθάνοντα δὲ χρῆσθαι κατὰ τὴν πρώτην αἴσθησιν τοῦ πά-
θους ἐν παντὶ καιρῷ τῆς ἡμέρας, εἰ καὶ πεπωκώς τις εἴη
καὶ δεδειπνηκώς, καὶ πολλάκις γε χρῆσθαι φυλαττόμενον, ὡς
ἔφην, ἅπτεσθαι τῶν χιτώνων. χρὴ δὲ καὶ τὸν ὑπαλειφόμε-
νον αὐτὸν ἀνεῳγμένα παρέχειν τὰ βλέφαρα, κἀπειδὰν ὑπα-
λείψηται, μὴ ἐπιμύειν αὐτοῖς. τοῦτο μὲν ὑπ᾽ ἐμοῦ συνετέθη

adjice opobalſami Syriaci ℥ j ß, quod totum ℥ xij facit.
Sit vero opobalſamum tenue et pellucenti conſiſtentia, non
craſſum, quemadmodum ſolet in vaſis circa fundum conſi-
dere ac ſpiſſari, quod enim ita craſſum eſt, ariditatem me-
dicamenti impediet. Porro uſus ipſius ad ſolas palpebras
competit, cum ſpecillo inducti citra tunicarum ipſius oculi
contactum. Ut plurimum itaque ſufficit circa ſolam infer-
nam palpebram ſpecillum inducere. Nihil vero vetat etiam
ſupernam palpebram ſimiliter illinere, ubi praeſertim medi-
camento opus fuerit, hoc eſt ubi jam manifeſte perturba-
tionem quandam perceperit oculus, non tamen expectare
convenit donec id fiat. Verum praeoccupare oportet circa
primum affectionis ſenſum, in omni tempore diei, etiam
ſiquis biberit et coenaverit. Et plane frequens ejus compe-
tit uſus cum cautione, ut dixi, ne tunicae oculorum eo con-
tingantur. Oportet autem et eum cui inducitur medicamen-
tum palpebras exertas et extentas exhibere et quum inun-
gitur nequaquam cum ipſis nictare. Hoc ſane medicamen-

Εd. Chart. XIII. [432.]   Ed. Baf. II. (208)

τὸ φάρμακον, οὐκ ἐπιτρέπον ὀφθαλμιάσαι τὸν καλῶς τούτῳ
χρώμενον. ἐφεξῆς δὲ γράψω τὰ πρὸς διαθέσεις ἁρμόττοντα,
τὴν ἀρχὴν ἀπὸ τῶν ὑπ᾿ Ἀσκληπιάδου γεγραμμένων ποιη-
σάμενος.

Κεφ. ζ'. [Τὰ ὑπ᾿ Ἀσκληπιάδου γεγραμμένα ξηρὰ
πρὸς ὀφθαλμούς.] Ἐν τῷ πρώτῳ τῶν ἐκτὸς ἃ Μαρκέλλας
ἐπιγράφει, γράφεται κατὰ λέξιν οὕτως. ξηρὸν ἐκ τῶν τοῦ
Ἡρακλείδου ψωρικῶν πρὸς περιβεβρωμένους κανθούς. 4 σπο-
δίου Κυπρίας < δ'. ὀμφάκου ξηροῦ < β'. νάρδου τριώβο-
λον, πεπέρεως πεφρυγμένου κόκκους ιε'. λείοις χρῶ. ψωρικὸν
Αἰλίου. 4 καδμείας < δ'. χαλκοῦ κεκαυμένου < β'. τρῖβε
μετ᾿ ὄξους ἐν ἡλίῳ καὶ ξηράνας καὶ διαλύσας, ἀνελόμενος
χρῶ. ἄλλο. 4 καδμείας < α'. χαλκοῦ κεκαυμένου < α'.
νάρδου Ἰνδικῆς < α'. πεπέρεως πεφρυγμένου ὀβολοὺς β'.
λείοις χρῶ, ὡς σπουδαίῳ φαρμάκῳ. ἄλλο. 4 χαλκίτιδος μέρη
δύο, καδμείας μέρος α'. κόψας καὶ σήσας τρῖβε ἐν ἡλίῳ,
οἴνου ἐπιβάλλων ὅσον ἐξαρκεῖ, ἔπειτα ξηράνας καὶ διυλίσας

tum a me compofitum eſt, non permittens eum, qui ipfo
recte utatur, oculorum ophthalmia apprehendi. Deinceps
vero quae ad affectus commoda funt medicamenta confcri-
bam, initio ab iis quae Afclepiades fcripfit facto.

Cap. VII. [*Arida medicamenta ad oculos ab Afcle-
piade confcripta.*] In primo libro medicamentorum exter-
norum, quae Marcellae infcribit, in hunc modum haec
verba fcribuntur. *Aridum ex pforicis Heraclidae ad cir-
cumrofos oculorum angulos.* 4 Spodii Cyprii drach. iv,
omphacii aridi drach. duas, nardi obolos iij, piperis fricti
grana quindecim, tritis utere. *Pforicum Aelii.* 4 Cadmiae
drach. iij, aeris uſti drach. ij, cum aceto in fole terito et
reficcato, rurfumque laevigatis et repofitis utitor. *Aliud.*
4 Cadmiae drach. j, aeris uſti drach j, nardi Indicae
drachmam j, piperis fricti obolos ij, tritis utere, ut medi-
camento vehementer commodo. *Aliud.* 4 Chalcitidis par-
tes duas, cadmiae partem unam, tufa et cribrata terito in
fole, adjecto vino fufficienti, deinde reficcato et laevigatis

Ed. Chart. XIII. [432. 433.]   Ed. Baf. II. (208.)

ἀνελόμενος χρῶ. ἐκ τῶν Φιλοξένου ξηρὸν ἀχάριστον. ⚹ καδμείας ⊲ β'. χαλκίτεως ⊲ η'. ἀλόης ὀβολοὺς β'. ἰοῦ ὀβολοὺς β'. πεπέρεως κόκκους δέκα, ῥόδων ἄνθους ⊲ α'. λείοις χρω. τοῦ αὐτοῦ πρὸς ξηροφθαλμίαν καὶ σύκωσιν καὶ σηπεδόνας καὶ ὑπερσαρκώματα. ⚹ καδμείας ⊲ ι'. χαλκίτεως ⊲ η'. πεπέρεως κόκκους ιε'. νάρδου Κελτικῆς ⊲ α'. τρῖβε καδμείαν καὶ τὴν χαλκῖτιν μετ᾿ οἴνου, καὶ ὅταν ξηρανθῇ, ἐπίβαλλε νάρδον καὶ τὸ πέπερι καὶ χνοῶδες ποιήσας χρῶ. ἄλλο. ⚹ καδμείας ⊲ κ'. χαλκίτεως ⊲ μ'. νάρδου Ἰνδικῆς δραχμὰς β'. σμύρνης πεφωγμένης ⊲ β'. πεπέρεως κόκκους λε'. σκεύαζε δι᾿ ὄξους δριμυτάτου.

[433] [Καπίτωνος πρὸς ξηροφθαλμίας καὶ καθύγρους ὀφθαλμοὺς καὶ περιβεβρωμένους κανθοὺς καὶ βλέφαρα καὶ συκώδη.] Καδμείαν Κυπρίαν λαβόντες θραύομεν, ὥστε ἀλφίτων ἔχειν τὸ μέγεθος, ἔπειτα Ἀττικῷ μέλιτι φυράσαντες βάλλομεν εἰς κώθωνα κεράμεον, τούτου δὲ τὸ στόμιον φιμώσαντες καὶ πηλῷ περιπλάσαντες τρῆμα ποιοῦμεν κατὰ τὴν τοῦ στόματος μεσότητα, ὥστε ἀναπνοὴν ἔχειν τὸ ὀπτώ-

repofitis utitor. *Ex libris Philoxeni aridum acharifton.* ⚹ Cadmiae drach. ij, chalcitidis drach. viij, aloës obolos ij, aeruginis obolos duos, piperis grana x, florum rofarum drachmam unam, tritis utitor. *Ejusdem ad lippitudinem ficcam et fycofin, putrefcentia et excrefcentem carnem.* ⚹ Cadmiae drachmas decem, chalcitidis ℥ viij), piperis grana xv, nardi Celticae drachmam unam. Cadmiam et chalcitidem cum vino terito, atque ubi exaruerint, nardum et piper injicito, ac in pulvillum redactis utitor. *Aliud.* ⚹ Cadmiae drach. xx, chalcitidis drach. quadraginta, nardi Indicae drach. duas, myrrhae torrefactae drach. duas, piperis grana triginta quinque cum aceto acerrimo apparato.

[*Capitonis ad lippitudines ficcas et oculos humectos ac angulos circumerofos et palpebras ficofas.*] Cadmiam Cypriam ad polentae magnitudinem confringimus, deinde Attico melle fubactum in vafculum fictile conjicimus. Hujus autem ore obturato ac luto circumlito foramen juxta medium oris facimus, quod id quod affatur inde

μενον, αὐτὸ δὲ τὸ ἀγγεῖον ὀρθὸν στήσαντες μεταξὺ ἀνθρά-
κων ὑποκαίομεν. ἐκπύρου δὲ γενομένου προσέχομεν τοῖς διὰ
τοῦ τρήματος ἀναφερομένοις ἀτμοῖς, καὶ εἰ μὲν μελάντεροι
ἀναφέροιντο, ἔτι καίομεν· ὁπόταν δὲ λευκότεροι ἀναφαίνοιντο,
αὐτάρκως ὠπτῆσθαι νομίσαντες, ἄραντες τὸ ἀγγεῖον καὶ
ἀναπωμάσαντες κατασβεννύομεν τὴν καδμείαν οἴνῳ Ἰταλικῷ
καὶ εἰς θυίαν ἐξεράσαντες τρίβομεν καὶ ξηραίνοντες ἀποτι-
θέμεθα πρὸς τὴν τοῦ φαρμάκου σκευασίαν, ἔχει δὲ οὕτω.
4 καδμείας < η'. χαλκοῦ κεκαυμένου < η'. στίμμεως < η'.
τρίψας καὶ ἀνελόμενος χρῶ πυρῆνι μήλης ὑποστιμμίζων τὰ
βλέφαρα καὶ πρωΐ καὶ πρὸς ἑσπέραν. ἄλλο. 4 καδμείας καυ-
θείσης καθὰ προείρηται, < η'. χαλκοῦ κεκαυμένου < η'.
στίμμεως < δ'. Ἀρμενίου < β'. τρίψας καὶ ἀνελόμενος
χρῶ. ἡμεῖς τὴν καδμείαν καὶ τὰ λοιπὰ στέατι ἐχίδνης φυρά-
σαντες ὠπτήσαμεν, ἔπειτα οἴνῳ κατασβέσαντες καὶ λεάναν-
τες ἐχρησάμεθα.

(209) [Τὰ δι' αἱματίτου Καπίτωνος ὀφθαλμικοῦ φάρ-
μακα ἐπιτετευγμένα πρὸς τὰ ψωριῶντα βλέφαρα.] 4 Κα-

tranſpiret. Ipſum vero vaſculum intra prunas erectum ſta-
tuens ſuccenſis prunis urimus. Atque ubi exignitum fue-
rit, exhalationum per foramen elatarum animdverſionem
habemus, quae ſi nigriores efferantur, amplius urimus, quum
vero albidiores apparuerint, aſſationem ſuſſicientem ſactam
putamus, ablatoque vaſculo et dempto operculo cadmiam
vino Italico extinguimus et in pilam translatam terimus,
reſiccatamque ad medicamenti confectionem reponimus, quae
hoc modo habet. 4 Cadmiae drach. octo, aeris uſti Ʒ viij,
ſtibii Ʒ viij, tritis et ablatis utere, cum ſpecilli extremo
palpebris mane et veſpere ex eo ſublitis. *Aliud.* 4 Ca-
dmiae uſtae, velut praedictum eſt, drach. octo, aeris uſti
drach. octo, ſtibii Ʒ quatuor, Armenii drach. duas, tritis
et repoſitis utitor. Nos cadmiam et reliqua adipe viperae
excepta aſſavimus, deinde vino extinctis ac tritis uſi ſumus.

[*Medicamenta ex lapide haematite ad ſcabras pal-
pebras accommodata, Capitonis ocularii.*] 4 Cadmiae Cy-

δμείας Κυπρίας; δραχμὰς κδ΄. λίθοι αἱματίτου δραχμὰς στ.
ἐν ἄλλῳ ιστ΄. χαλκοῦ κεκαυμένου < κδ΄. τὰ ξηρὰ κόπτεται,
ὥστε ἔχειν ἀλφίτων τὸ μέγεθος, καὶ μέλιτι φυρᾶται καὶ ὀπτᾶ-
ται, καθὰ προείρηται, καὶ οἴνῳ κατασβέννυται καὶ ξηραν-
θέντα λεαίνεται. ἡ χρῆσις δεδήλωται. ἄλλο. ⅔ καδμείας < κ΄.
χαλκοῦ κεκαυμένου δραχμὰς ι΄. λίθου αἱματίτου δραχμὰς ι΄.
κροκύδων πορφύρας Λακωνικῆς δραχμὰς η΄. μέλιτι φυράσας
καὶ καύσας συντίθει καθὰ προείρηται.

[Σωσάνδρου πρὸς μιλφώσεις καὶ κεχρονισμένας διαθέ-
σεις, ποιεῖ δὲ πρὸς ἐγκανθίδας.] ⅔ Καδμείας, στίμμεως,
χαλκίτεως ὠμῆς, μίσυος ξενικοῦ ἀνὰ < η΄. κόψας καὶ μέλιτι
φυράσας, ὄπτα καθὰ προείρηται, ἔπειτα οἴνῳ καταβρέξας
καὶ λεάνας καὶ ξηράνας ἀνελόμενος χρῶ. ἄλλο. ⅔ χαλκίτεως
ὠμῆς, καδμείας, στίμμεως, μίσυος ξενικοῦ ἀνὰ δραχμὰς η΄.
νάρδου Ἰνδικῆς < β΄ κρόκου πεφωγμένου δραχμὰς β΄. πε-
πέρεως < α΄. τὰ μεταλλικὰ μέλιτι φυρᾶται καὶ καίεται καθὰ
προείρηται, ἔπειτα οἴνῳ κατασβέννυται καὶ λιαίνεται, τού-

priae drachmas viginti quatuor, lapidis haematitae drachmas
fex, in alio exemplari drachmas fedecim, aeris ufti drach-
mas viginti quatuor. arida ad polentae magnitudinem con-
tunduntur, melleque excepta velut praedictum eft affantur
ac vino extinguntur, deinde reficcata laevigantur. Ufus de-
monftratus eft. *Aliud.* ⅔ Cadmiae drachmas viginti, aeris
ufti drachmas decem, lapidis haematitae drachmas decem,
tomentorum purpurae Laconicae drachmas octo, melle ex-
cepta et ufta componito, ut dictum eft.

[*Sofandri ad palpebrarum defluvia et inveteratos
affectus. Facit et ad encanthidas.*] ⅔ Cadmiae, ftibii,
chalcitidis crudae, mifyos peregrini, fingulorum drachmas
octo, contufa et melle excepta velut dictum eft affato, de-
inde vino extincta tritaque et reficcata reponito at utitor.
Aliud. ⅔ Chalcitidis crudae, cadmiae, ftibii, mifyos pere-
grini, fingulorum drachmas octo, nardi Indicae drachmas
duas, croci torrefacti drachmas duas, piperis j. Metallica
melle fubjunguntur ac uruntur, ut dictum eft, deindo vino

Ed. Chart. XIII. [433. 434.]   Ed. Baf. II. (209.)

τοις ἐπιβάλλεται τό τε νάρδινον καὶ τὸ κρόκινον πεφωγμέ-
νον καὶ τὸ πέπερι, ἔπειτα συλλεάναντες ἀνελόμενοι χρώμεθα.

[Καλλιβλέφαρον φάρμακον ἐπιτετευγμένον ποιεῖ καὶ
πρὸς κεχρονισμένας ὀφθαλμίας.] 2μ Στίμμεως κεκαυμένου καὶ
οἴνου κατεσβεσμένου < ιστʹ. μολύβδου κεκαυμένου καὶ πε-
πλυμένου < ηʹ. λιβάνου αἰθάλης, ναρδοστάχυος, σμύρνης
πεφωγμένης, κρόκου, λεπίδος χαλκοῦ, ἀνὰ < αʹ. ἅπαντα
λεάνας ἀνελόμενος χρῶ. ἄλλο διὰ κρόκου. 2μ κρόκου γο αʹ.
γλαυκίου γο αʹ. σαρκοκόλλης γο αʹ. ἐγὼ καὶ ὀπίου γο αʹ.
ἔβαλλον. ἄλλο τὸ Σεβεριανόν. 2μ καδμείας κεκαυμένης καὶ
πεπλυμένης γο βʹ. ἁλῶν ἀμμωνιακῶν, πεπέρεως λευκοῦ γο βʹ.
φύλλου < βʹ. λειώσας ἐπιμελῶς χρῶ. ἄλλο μάλιστα νηπίοις
χρή[434]σιμον. 2μ στίμμεως δραχμὰς ιστʹ. μολύβδου < ηʹ.
λεπίδος < αʹ. κρόκου < αʹ. ῥόδων ἄνθους δραχμὴν μίαν,
σμύρνης < αʹ. νάρδου Ἰνδικῆς, λιβάνου ἄῤῥενος, πεπέρεως
λευκοῦ ἀνὰ δραχμὴν μίαν, φοινικοβαλάνων ὀστέα δέκα, πάντα
βαλὼν εἰς ἄγγος κεραμεοῦν ὄπτα φιλοπόνως, ἔπειτα εἰς
θυίαν κατεράσας καὶ τρίψας ἐπίβαλε ὀποβαλσάμου κοχλιά-

extinguuntur et teruntur, adjiciturque his nardus et crocus
torrefactus itemque piper, poſtea vero ſimul laevigatis ac
repoſitis utimur.

[*Medicamentum exornandis palpebris accommodum.
Facit et ad inveteratas ophthalmias.*] 2μ Stibii uſti ac
vino extincti ʒ xvj, plumbi uſti et loti ʒ viij, fuliginis thu-
ris, ſpicae nardi, myrrhae torrefactae, croci, ſquamae aeris,
ſingulorum ʒ j. Omnibus tritis ac repoſitis utitor. *Aliud
ex croco.* 2μ Croci ʒ j, glaucii ʒ j, ſarcocollae ʒ j. Ego
etiam opii ʒ j adjeci. *Aliud Severianum.* 2μ Cadmiae uſtae
et lotae ſextantem, ſalis ammoniaci, piperis albi, utriusque
ſextantem, folii drach. ij, probe tritis utitor. *Aliud pueris
maxime commodum.* 2μ Stibii drachmas ſedecim, plumbi
drachmas octo, ſquamae aeris drach. unam, croci drach. j,
florum roſarum ʒ j, myrrhae ʒ j, nardi Indicae, thuris ma-
ſculi, piperis albi, ſingulorum drachmam unam, palmula-
rum oſſicula decem. Omnia in figulinum vas conjecta dili-
genter aſſato, deinde in pilam tranſlatis ac tritis opobal-

ρια δύο, ἔπειτα ἀνακόψας καὶ ξηνάνας χρῶ. ξηρὸν Φιλο-
ξένου πρὸς κνησμώδεις κανθοὺς καὶ περιβεβρωμένους, ποιεῖ
καὶ πρὸς ἀμβλυωπίαν. ♃ καδμείας δραχμὰς δ΄. ἁλὸς ἀμμω-
νιακοῦ ◁ β΄. πεπέρεως λευκοῦ ◁ α΄. λείοις χρῶ. ταῦτα
οὕτω σκευάζων. ♃ καδμείας δραχμὰς η΄. κρόκου δραχμὰς β΄.
πεπέρεως λευκοῦ ◁ α΄. ἁλὸς ἀμμωνιακοῦ ◁ β΄. νάρδου Ἰν-
δικῆς ◁ α΄. λείοις χρῶ.

Κεφ. η΄. [Ὑγραὶ ὀφθαλμικαὶ πρὸς τὰς συκώδεις
ἐπαναστάσεις καὶ πάσης σαρκὸς ἐξοχήν. ποιεῖ καὶ πρὸς ἐγκαν-
θίδας καὶ πρὸς ἀρχομένας ὀφθαλμίας, ᾗ ἐχρήσατο Φίλιππος
ἐν Καισαρείᾳ.] ♃ Μίσυος ὀπτοῦ δραχμὰς η΄. σμύρνης ◁ δ΄.
καδμείας δραχμὰς η΄. κρόκου ◁ β΄. ἁλὸς ἀμμωνιακοῦ ◁ β΄.
νάρδου Ἰνδικῆς, πεπέρεως λευκοῦ ἀνὰ δραχμὴν μίαν, μέλιτος
Ἀττικοῦ κύαθον α΄. ἄλλο. ♃ μίσυος ὀπτοῦ δραχμὰς στ΄.
χαλκάνθου δραχμὰς δ΄. σμύρνης δραχμὰς δ΄. χαλκοῦ κεκαυμέ-
νου ◁ α΄. μέλιτος Ἀττικοῦ κυάθους ι΄.

[Πάγχρηστος Ἐρασιστράτου πρὸς τὰ τραχώματα καὶ
πάσας ὀφθαλμίας καὶ ὦτα πυοῤῥοοῦντα καὶ πρὸς τὰ δυσ-

fami cochlearia duo adjicito, deinde conqualfato, reficcato
et utitor. *Aridum Philoxeni ad pruriginofos ac circum-
rofos angulos. Facit et ad obtufum vifum.* ♃ Cadmiae
ℨ iv, falis ammoniaci drachmas duas, piperis albi ℨ unam,
tritis utere. *Ego haec ita apparo.* ♃ Cadmiae drachmas
octo, croci drach. duas, piperis albi drachmam unam, falis
ammoniaci drach. duas, nardi Indicae drach. j, tritis utitor.

Cap. VIII. [*Liquidae oculares compofitiones ad fico-
fas eminentias ac omnem extuberantiam carnis, facit et
ad encanthidas et ad incipientes ophthalmias, qua ufus eft
Philippus in Caefaria.*] ♃ Mifyos affati ℨ viij, myrrhae ℨ iv,
cadmiae drach. viij, croci ℨ ij, falis ammoniaci ℨ ij, nardi
Indicae, piperis albi, utriusque drachmam unam, mellis At-
tici cyathum unum. *Aliud.* ♃ Mifyos affati ℨ vj, atramenti
futorii drach. quatuor, myrrhae drach. iv, aeris ufti ℨ j,
mellis Attici cyathos decem.

[*Prorfus utilis compofitio Erafiftrati ad afpritudi-
nes ac omnes ophtkalmias auresque purulentas et ad ul-

επούλωτα έλκη καὶ τὰς ἐν στόματι νομάς.] 4 Χαλκοῦ κε-
καυμένου δραχμὰς β'. σμύρνης < α'. πεπέρεως ὀβολοὺς β'.
μίσυος ὀπτοῦ < α'. κρόκου τριώβολον, οἴνου Χίου κοτύ-
λην α'. γλυκέος Κρητικοῦ κοτύλης τὸ ἥμισυ, τρῖβε τὰ ξηρὰ
τὸν οἶνον ἐπιβάλλων, καὶ ὅταν συμπίῃ, ἐπίβαλλε τὸν γλυ-
κὺν καὶ ἀνακόψας κατέρα εἰς χαλκοῦν ἀγγεῖον καὶ ἕψε πυρὶ
μαλακῷ χρώμενος, εἶτα ἀπόθου εἰς χαλκῆν πυξίδα. πρὸς
τύλους καὶ πᾶσαν ἐξοχήν. 4 χαλκοῦ κεκαυμένου δραχμὰς β'.
μίσυος κεκαυμένου < α'. σμύρνης < α'. κρόκου δραχμὴν
μίαν, ὀμφακίου < α'. οἴνου Χίου κυάθους β'. μέλιτος Ἀτ-
τικοῦ λίτρας S''. χρῶ. Φιλοξένου ὑγρὰ ὀξυδερκικὴ, οὐλὰς
καὶ τύλους ἀποσμήχει. 4 ἀμμωνιακοῦ θυμιάματος δραχμὰς δ'.
ἰοῦ < β'. οἴνῳ διαλύσας καὶ συντρίψας ἀναλάμβανε μέλιτι
Ἀττικῷ. ἄλλο. 4 ἀμμωνιακοῦ θυμιάματος δραχμὰς ιβ'. ἰοῦ
< στ'. σμύρνης δραχμὰς β'. συντίθει καθὰ προείρηται. ἄλλο.
Φαίδρου τὸ ῥινίον. 4 ἀμμωνιακοῦ θυμιάματος δραχμὰς δ'.
ἰοῦ < α'. ἀλκυονίου πεφωγμένου δραχμὴν μίαν, λίθου
Ἀσίου ἄνθους τριώβολον, συντίθει καὶ χρῶ καθὰ προεί-

cera aegre recipientia cicatricem et ad ferpentia oris ul-
cera.] 4 Aeris ufti drach. duas, myrrhae Ʒ j, piperis obo-
los duos, mifyos aſſati drach. j, croci obolos iij, vini Chii
heminam unam, paſſi Cretici heminae dimidium. Arida te-
rito afſuſo vino, atque ubi imbibitum fuerit vinum, affunde
etiam paſſum, et conquaſſata in aereum vaſculum trans-
ferto, ac ad lentum ignem coquito, deinde in pyxidem
aeream reponito. *Ad callos et omnem eminentiam.* 4
Aeris ufti drach. ij, mifyos ufti Ʒ j, myrrhae drach. unam,
croci drach. unam, omphacii Ʒ j, vini Chii cyathos duos,
mellis Attici ℔ ß, utitor. *Philoxeni liquida viſum exacuens,
cicatrices et callos exterit.* 4 Ammoniaci thymiamatis
drach. iv, aeruginis drach. duas, vino diluta et contrita
melle Attico excipito. *Aliud.* 4 Ammoniaci thymiamatis
Ʒ xij, aeruginis drach. fex, myrrhae drach. ij, componito,
ut dictum eft. *Aliud. Phaedri limula.* 4 Ammoniaci thy-
miamatis drach. quatuor, aeruginis drach. unam, alcyonii
torrefacti Ʒ j, floris lapidis Afii obolos tres, componito ac

ρηται. ἄλλο. ♃ ἀμμωνιακοῦ θυμιάματος δραχμὰς η'. ἰοῦ
◁ η'. λίθου 'Ασίου ἄνθους δραχμὰς β'. ὀβολοὺς β'. ἀλ-
κυονίου δραχμὴν μίαν, ὀβολοὺς β'. ὀπίου ◁ α' S''. σμύρνης
◁ α' S''. συντίθει καὶ χρῶ καθὰ προείρηται.
[Αἰγυπτία πρὸς τύλους καὶ λευκώματα, ἀφαιρεῖ καὶ
δέρματα παραυτίκα.] ♃ 'Ιοῦ Κορινθίου ◁ στ'. ἀμμωνιακοῦ
θυμιάματος ◁ στ'. ὀβολοὺς δ'. ἁλὸς ὀρυκτοῦ ◁ δ'. κολο-
κυνθίδος ἐντεριώνης ◁ δ'. ταυρείας χολῆς δραχμὰς β'. νίτρου
μέλανος ◁ α' S''. πεπέρεως λευκοῦ, κόκκους μ'. μέλιτος
'Αττικοῦ κυάθους στ'. συντίθει καθὰ προείρηται καὶ ἀνε-
λόμενος εἰς πυξίδα πρινίνην χρῶ. [435] ἄλλη Αἰγυπτία πρὸς
τύλους καὶ λευκώματα καὶ κεχρονισμένας διαθέσεις. ♃ ἰοῦ
δραχμὰς στ'. ἀμμωνιακοῦ θυμιάματος ◁ στ'. κολοκυνθίδος
ἐντεριώνης δραχμὰς γ'. χολῆς ταυρείας ◁ β'. νίτρου μέλα-
νος ◁ β'. κυάθοις στ'. ἀναλάμβανε μέλιτι 'Αττικῷ καὶ χρῶ.
πρὸς ὀξυδερκίαν 'Αντωνίου Μούσα, ποιεῖ καὶ πρὸς γλαυ-
κώσεις. ♃ πέρδικος ἀγρίου χολῆς μέρος α'. ἐν ἄλλῳ. περ-
δικίου βοτάνης χυλοῦ, ἔνιοι κενταυρείου χυλοῦ μέρη τρία,

utitor ut dictum eft. *Aliud.* ♃ Ammoniaci thymiamatis
drach. viij, aeruginis ℨ viij, floris lapidis Afii ℨ duas, obol.
duos, alcyonii drach. unam, obol. ij, opii drach. j ſs, myr-
rhae fefquidrachmam componito ac utitor ut dictum eft.
[*Aegyptia ad callos et albugines aufert etiam pelli-
culas confeſtim.*] ♃ Aeruginis Corinthiae drach. vj, am-
moniaci thymiamatis drach. vj, obol. iv, falis foſſilis ℨ v,
medullae colocynthidis ℨ iv, fellis taurini ℨ duas, nitri
nigri fefquidrachmam, piperis albi grana quadraginta, mel-
lis Attici cyathos vj, componito, ut dictum eft et in pyxide
ilicea repoſito utitor. *Alia Aegyptia ad callos et albugi-
nes ac inveteratos affectus.* Aeruginis drach. fex, ammo-
niaci thymiamatis drach. fex, medullae colocynthidis drach.
tres, fellis taurini ℨ ij, nitri nigri drach. ij, excipe mellis
Attici cyathis fex et utere. *Compoſitio exacuens viſum,
faciens et ad glaucedinem, Antonii Muſae.* ♃ Fellis per-
dicis filveſtris partem unam, in alio exemplari fucci herbae
perdicii, aliqui fucci centaureae partes tres, mellis Attici

μέλιτος Ἀττικοῦ τὸ ἴσον. ἄλλο. ♃ ὄρνιθος γηραιοῦ χολῆς
μέρος α΄. κενταυρείου χυλοῦ μέρος α΄. μέλιτος Ἀττικοῦ μέρη
τρία, ποιεῖ πρὸς γλαυκώσεις. ὀξυδερκικὴ Λάργου. ♃ μαράθρου
χυλοῦ τῆς ῥίζης μέρος α΄. μέλιτος τὸ ἴσον, ἀνελοῦ εἰς πυ-
ξίδα χαλκῆν, χρῶ. ἄλλο. ♃ μαράθρου χυλοῦ τῆς ῥίζης μέ-
ρος α΄. χελιδονίας χυλοῦ τὸ ἴσον, μέλιτος Ἀττικοῦ τὸ ἴσον.
(210) Αἰλίου Γάλλου πρὸς ὑποχύσεις. ♃ ἀλεκτρυόνος χο-
λῆς δραχμὰς η΄. χελώνης θαλασσίας χολῆς < η΄. μέλιτος
Ἀττικοῦ τὸ ἴσον, ταυρείας χολῆς δραχμὰς β΄. κρόκου < β΄.
ὀποβαλσάμου δραχμὰς β΄. κόψας χρῶ. Κασσίου πρὸς ὑπο-
χύσεις. χολὴν ταυρείαν κενώσας εἰς πυξίδα χαλκῆν ἔα ἐπὶ
ἡμέρας ι΄. εἶτα ἀναλαβὼν δραχμὰς β΄. σμύρνης, κρόκου < β΄.
ὀποπάνακος δραχμὰς β΄. ὀποβαλσάμου < β΄. πεπέρεως κόκ-
κους ιβ΄. μέλιτος Ἀττικοῦ τὸ διπλοῦν, τῇ χολῇ ἅπαντα μί-
ξας, ἕψε ἐν ἀγγείῳ χαλκῷ καὶ ἀπόθου εἰς πυξίδα χαλκῆν
καὶ χρῶ. ὑγρὰ ἡ βασιλὶς, ταύτην καλοῦμεν ἀναληπτικήν. ♃
ὀμφάκου δραχμὰς β΄. σμύρνης < β΄. ἀετοῦ χολῆς δραχμὰς β΄.
ὀποβαλσάμου δραχμὰς β΄. ἐλαίας δακρύου < β΄. ἀμμωνια-

tantundem. Aliud. ♃ Fellis gallinae veteris partem unam,
fucci centaureae partem unam, mellis Attici partes tres.
Facit ad glaucedines. *Compofitio Largi exacuens vifum.*
♃ Succi foeniculi radicis partem unam, mellis tantundem.
Reponito in pyxidem aeream ac utitor. *Aliud.* ♃ Succi
radicis foeniculi partem unam, fucci chelidoniae tantundem,
mellis Attici tantundem. *Aelii Galli ad fuffufiones.* ♃ Fel-
lis teftudinis marinae drach. octo, mellis Attici tantundem,
fellis taurini drach. duas, croci drach. duas, opobalfami
drach. duas, contufis utere. *Caffii ad fuffufiones.* Fel tau-
rinum in aeream pyxidem evacuatum per dies decem fi-
nito, deinde myrrhae, croci, utriusque drach. duas, opopa-
nacis drach. ij, opobalfami drach. ij, piperis grana xij, mel-
lis Attici duplum omnium accipito, omniaque cum felle
mifceto et in aereo vafe coquito, deinde in aerea pyxide
repofitis utitor. *Liquida Bafilis, hanc reparatricem ap-
pellamus.* ♃ Omphacii drach duas, myrrhae drach. ij, fel-
lis aquilae drach. ij, opobalfami drach. ij, lachrymae oleae

κοῦ θυμιάματος δραχμὴν μίαν, χολῆς ὑαίνης ◁ β΄. μέλιτι
ἀναλάμβανε. ἄλλο. ♃ ὀμφάκου δραχμὰς β΄. σμύρνης ◁ α΄.
ἁλὸς ἀμμωνιακοῦ ◁ α΄. κρόκου ◁ α΄. ὀποβαλσάμου ◁ α΄.
ἐλαίας δακρύου ◁ α΄. ἀμμωνιακοῦ θυμιάματος ◁ α΄. χολῆς
ὑαίνης ◁ η΄. ἀναλάμβανε μέλιτι Ἀττικῷ. ἐν ἄλλῳ, ἐλαίου
παλαιοῦ κυάθους β΄. Ἀντωνίου Μούσα. ♃ χολῆς ὑαίνης
◁ α΄. ἀρκείου χολῆς ◁ ιβ΄. ὀποβαλσάμου δραχμὰς β΄. ἁλὸς
ὀρυκτοῦ δραχμὴν μίαν, κρόκου ◁ α΄. σμύρνης ◁ α΄. μέλι-
τος Ἀττικοῦ κυάθους β΄. μαράθρου χυλοῦ κυάθους β΄. Φι-
λοξένου. ♃ χολῆς ὑαίνης ◁ α΄ S''. στέατος ἐχίδνης ◁ α΄ S''.
κρόκου δραχμὴν μίαν, ὀμφάκου ◁ α΄. σμύρνης ◁ τὸ ἥμισυ,
ὀποβαλσάμου ◁ α΄. μέλιτος Ἀττικοῦ δραχμὰς η΄.

[Βάμματα λευκωμάτων.] Κηκίδα λείαν ἔχε ἐν ἀπο-
θέτῳ, ἐν δὲ τῇ χρήσει παράπτου πυρῆνι μήλης θερμαίνων
τὸν πυρῆνα, ἔπειτα χαλκάνθῳ ὕδατι ἀναλυθέντι παράπτου.
ἄλλο. σιδίοις λείοις παράπτου, ἔπειτα χαλκάνθῳ ὕδατι δια-
λυθείσῃ παράπτου. ἄλλο. ♃ μίσυος, χαλκάνθου, κηκίδων

drach. ij, ammoniaci thymiamatis drach. j, fellis hyaenae
drach. ij, excipe melle Attico. *Aliud.* ♃ Omphacii drach.
duas, myrrhae drach. unam, falis ammoniaci ℥ j, croci
drach. unam, opobalfami ℥ j, lacrimae oleae drach. unam,
ammoniaci thymiamatis ℥ j, fellis hyaenae drach. viij, excipe
Attico melle, in alio, olei veteris cyathos duos. *Antonii
Mufae.* ♃ Fellis hyaenae ℥ j, fellis urfi drach. duas, opo-
balfami drach. duas, falis foffilis drach. j, croci drach.
unam, myrrhae drach. unam, mellis Attici cyathos duos,
fucci foeniculi cyathos ij. *Philoxeni.* ♃ Fellis hyaenae
℥ j ß, adipis viperae drach. j ß, croci ℥ j, omphacii drach. j,
myrrhae ℥ ß, opobalfami ℥ j, mellis Attici ℥ viij.

[*Tincturae albuginum.*] Gallam tritam ac laeviga-
tam in prompto repofitam fervato, ufu vero expetente
cum fpecilli nucleo calefacto adhibeto, deinde atramentum
futorium aqua dilutum admoveto. *Aliud.* Malicorium tritum
adhibeto, indeque atramentum futorium aqua dilutum ad-
moveto. *Aliud.* ♃ Mifyos, atramenti futorii, gallarum

Ed. Chart. XIII. [435. 436.]　　　　　　Ed. Baf. II. (210.)

ὀμφακίνων, ἑκάστου τὸ ἴσον κόψας καὶ σήσας ἀπόθου, ἐν
δὲ τῇ χρήσει παράπτου ξηρῷ. ἄλλο. ⟨2⟩ στυπτηρίας σχιστῆς,
σιδίων, ῥοιᾶς, μέλιτος, ἀκακίας καρποῦ, ἑκάστου τὸ ἴσον
κόψας παράπτου.

[Πρὸς γλαυκοφθάλμους, ὥστε μελαίνας ἔχειν κόρας.]
Σιδίων γλυκέων τὸν χυλὸν παρεγχυμάτιζε, ἔπειτα διαστήσας
ἔνσταζε ὑοσκυάμου τὸ ἄνθος τρίψας μετ᾿ οἴνου ἢ ὑοσκυά-
μου χυλοῦ, δεῖ δὲ τῷ δέοντι καιρῷ ταῦτα συνάγειν καὶ
ἀποτίθεσθαι. ἄλλο. ἀκακίας τὸν καρπὸν καὶ κηκίδων ὀλίγον
τρίψας ἐπιμελῶς, ἀναλάμβανε ἀνεμώνης τῷ χυλῷ, ὥστε μέ-
λιτος ἔχειν τὸ πάχος, ἔπειτα ἐκθλίψας διὰ ῥάκους ἐπιμελῶς,
ὡς ὑγρὸν ἀπόθου καὶ χρῶ καθὰ προείρηται.

[436] [Πρὸς τριχῶντας, Ἀντωνίου Μούσα.] Ὀρνέου
τοῦ καλουμένου κιναίδου τὴν χολὴν καὶ ἀκονίτου ἥμισυ μί-
ξας ἀπόθου, ἐν δὲ τῇ χρήσει τὴν τρίχα ἀποτίλας ἐπίχριε
τὸν τόπον τῷ φαρμάκῳ. ἄλλο. ⟨2⟩ ἰχθύος φάγρου τὴν χο-
λὴν καὶ ἀκονίτου ἥμισυ, ἐπὶ λεπίδος σιδηρᾶς πεπλυμένης
στέατι δεῦσον καὶ τούτοις ἐπίβαλε ἀμυγδαλίνου ἐλαίου ὀλίγον

omphacinarum, fingulorum aequales partes, contufas et cri-
bratas reponito. Ufus vero tempore aridum adhibeto.

[Ad glaucos oculos, quo pupillae nigrae reddantur.]
Malicorii dulcis fuccum infundito, deinde poft temporis in-
terftitium hyofcyami florem cum vino, aut hyofcyami fucco
tritum inftillato. Verum haec opportuno tempore colligere
et reponere convenit. Aliud. Acaciae fructum et gallarum
parum quid diligenter trita anemones fucco excipito et ad
mellis craffitudinem redigito. Deinde expreffum per linteo-
lum liquorem refervato ac utitor ut dictum eft.

[Ad pilos pungentes in palpebris enafcentes, Antonii
Mufae.] Fel aviculae quae cinaedus appellatur et aconiti
dimidium ejus mixta reponito. Ufu vero exigente, evulfo
pilo locum medicamento illinito. Aliud. Fel pifcis phagri
et aconiti dimidium cum fquama ferri lota adipe fubjicito,
atque his amygdalini olei parum adjicito et fanguinis ve-

καὶ νυκτερίδος αἵματος ὅσον ἔξαρκεῖ, ἔπειτα μίξας καὶ ἀνελόμενος χρῶ καθάπερ προείρηται.

[Ἀνακολλήματα τριχῶν, Ἡρακλείδου Ταραντίνου.] ⱽ Κηροῦ ◁ α΄. πίσσης ◁ α΄. λιθοκόλλης ◁ α΄. ταυροκόλλης ◁ α΄. μαστίχης δραχμὴν μίαν, ὁμοῦ τήξας ἀπόθου· ἐν δὲ τῇ χρήσει μηλωτίδος τὸ ἄκρον πυρώσας παράπτου τῷ φαρμάκῳ καὶ τὸ διαλυόμενον αἴρων ἀνακόλλα τὰς τρίχας. ἄλλο. ⱽ ῥητίνης ξηρᾶς, πίσσης ξηρᾶς ἀνὰ ◁ α΄. θείου ἀπύρου δραχμὴν μίαν, ἀσφάλτου ◁ μίαν, κηροῦ ◁ β΄. τήξας χρῶ.

[Πρὸς τὰς ἐπὶ τῶν βλεφάρων κριθὰς, ἃς ποσθίας καλοῦσιν, Ἀντωνίου Μούσα.] ⱽ Χαλβάνης μέρος α΄. νίτρου ὀλίγον μίξας ἐπιτίθει· καὶ μίσυος ὠμοῦ ὅσον ὀλίγον μίξας ἐπιτίθει. ποιεῖ δὲ καὶ σῦκα ξηρὰ, ἐν οἰνομέλιτι ἑψηθέντα καὶ λεανθέντα, ὀλίγης χαλβάνης συλλεανθείσης. ποιεῖ δὲ καὶ ἄλευρον κρίθινον, ἐν οἰνομέλιτι ἑψηθὲν καὶ λεανθὲν μετ᾽ ὀλίγου χαλβάνης συλλεανθείσης.

[Διονυσίου Μιλησίου πρὸς τριχῶντας.] Λαγωὸν θαλάσ-

fpertilionis quantum fuffecerit. Deinde mixtis et repofitis utitor ut dictum eft.

[*Agglutinatoria pilorum, Heraclidae Tarentini.*] ⱽ Cerae ℥ j, picis ℥ j, lithocollae ℥ j, taurocollae ℥ j, maftiches ℥ j, fimul liquefacta reponito. Ufu vero poftulante, fpecilli fummum candefacito et quod ex medicamento disfoluto adhaeferit adhibeto, eoque pilos agglutinato. *Aliud.* ⱽ Refinae ficcae, picis ficcae utriusque ℥ j, fulfuris vivi ℥ j, bituminis drachmam unam, cerae ℥ ij, liquefactis utitor.

[*Ad parvos inftar hordei oblongos circa pilos palpebrarum abfceffus, crithas et pofthias appellant, Antonii Mufae.*] Galbani partem unam cum exiguo nitro mixtam imponito. *Aliud.* Ceram et mifyos crudi paulum admifceto. Faciunt et ficus aridae in vino mulfo coctae et tritae, exiguo fimul galbano contrito. Facit et farina hordeacea in vino mulfo cocta ac trita, itidem exiguo galbano fimul contrito.

[*Dionyfii Milefii ad pilos palpebrarum pungentes.*]

742 ΓΑΛΗΝΟΥ ΠΕΡΙ ΣΥΝΘΕΣΕΩΣ ΦΑΡΜΑΚΩΝ

Ed. Chart. XIII. [456.]   Ed. Baf. II. (210.)

σιον καύσας ἐπὶ ὀστράκου καίνοῦ καὶ τὴν σποδὸν τρίψας,
ἀναλάμβανε κροτώνων τῷ αἵματι καὶ ἀνελόμενος εἰς πυξίδα
κερατίνην χρῶ προεκτίλας τὴν τρίχα. ἄλλο. σαλαμάνδρας
κεκαυμένης τὴν σποδὸν, ἀναλάμβανε ἐχίνων χερσαίων τῇ χολῇ
καὶ χρῶ καθὰ προείρηται. ἔνιοι δὲ ἐχρήσαντο καστορίῳ μι-
χθέντι μέλιτι ἢ καστορίῳ καὶ βδέλλης κεκαυμένης τῇ τέφρᾳ
ἢ κωνείου τὸν καρπὸν τρίψαντες καὶ αἵματι θύννης ἀνα-
λαβόντες ἐπέχρισαν προαποτίλαντες τὴν τρίχα.

[Πρὸς κριθὰς καὶ χαλάζια.] Σαγαπηνὸν μετ᾽ ὄξους
τρίψας χρῶ. ἄλλο πρὸς αἰγίλωπας. ♃ ἰλλεκέβρας χυλου,
στρύχνου χυλοῦ ἀνὰ λίτρας S″. λιβάνου < ή. μαστίχης
γο γ′. χαλβάνης λίτρας S″. ἕψε τοὺς χυλοὺς μετὰ τοῦ λι-
βάνου, καὶ ὅταν διαλυθῇ, ἐπίβαλε τὴν χαλβάνην, τὴν γὰρ
μαστίχην παραιτούμεθα. ἄλλο. ♃ λιβάνου δραχμὰς ή. λαδά-
νου < δ′. σχιστῆς δραχμὰς δ′. σμύρνης < ή. κηροῦ < δ′.
ἀφρονίτρου < δ′. πιτυᾶς λαγωοῦ < δ′. κόπτεται τὸ φάρ-
μακον καὶ μαλάσσεται ἰρίνου μύρου ὑποστάθμῃ.

[Τὰ πρὸς ὀφθαλμοὺς, ἐν τῷ αὐτῷ βιβλίῳ τῷ πρώτῳ

Leporem marinum in figulino novo urito et cinerem tri-
tum caninarum mufcarum fanguine excipito et repofito in
carnea pyxide utitor evulfis antea pilis. *Aliud.* Salaman-
drae uftae cinerem, terreftrium erinaceorum felle excipito
ac utitor ut dictum eft. Quidam caftorio ufi funt cum melle
mixto, aut caftorio et hirudinis uftae cinere. Aut cicutae
femen tritum ac thunnae fanguine exceptum praevulfis
pilis illiverunt.

[*Ad crithas et chalazia.*] Sagapeno cum aceto trito
utitor. *Aliud ad aegilopas.* ♃ Succi illecebrae, fucci fo-
lani, utriusque ℔ ß, thuris Ʒ viij, maftiches quadrantem,
galbani ℔ ß. Succos cum thure coquito, atque ubi diffolu-
tum fuerit galbanum injicito, maftichen enim improbamus.
Aliud. ♃ Thuris drach. octo, ladani drach. quatuor, alu-
minis fciffilis drach. iv, myrrhae drach. viij, cerae drach.iv,
fpumae nitri drach. iv, coaguli leporis Ʒ iv, contunditur
hoc medicamentum et cum unguenti irini faece mollitur.

[*Cataplasmata in eodem libro primo externorum, ab*

τῶν ἐκτὸς Ἀσκληπιάδου γεγραμμένα καταπλάσματα καὶ
ἀνακολλήματα καὶ περιχρίσματα.] Καταπλάσματα ὀφθαλ-
μιώντων πρὸς περιωδυνίας καὶ μεγίστας ἐπιφοράς, οἷς ἐχρή-
σατο Ἡρακλείδης ὁ Ταραντῖνος. 4 ῥόδων χλωρῶν ἢ ξηρῶν
◁ δ'. κρόκου ◁ α'. ὀπίου ◁ α'. ἀναλάμβανε μελιλώτου
ἀφεψήματι ἐν γλυκεῖ. ἄλλο. 4 ῥόδων, λευκοΐων, μελιλώτων,
κωδυῶν μήκωνος ἀνὰ ◁ β'. κρόκου ◁ α'. ὀπίου ◁ α'.
σμύρνης ◁ α'. ὠοῦ ὀπτοῦ τὴν λέκυθον τρίψας καὶ γλυκεῖ
ἀναλαβὼν χρῶ καθὰ προείρηται.

[437] (211) [Ἐπιχρίσματα πρὸς περιωδυνίας, οἷς
ἐχρήσατο Γλαῦκος.] 4 Ἀλόης, λυκίου Ἰνδικοῦ, ῥόδων χλω-
ρῶν, κρόκου, ὀπίου, σμύρνης, ἑκάστου τὸ ἴσον, οἴνῳ φυ-
ράσας ἀνάπλασσε τροχίσκους καὶ ξήραινε ἐν σκιᾷ. ἐν δὲ τῇ
χρήσει γλυκεῖ διαλύσας ἐπίχριε τοὺς ὀφθαλμοὺς καὶ τὸ μέ-
τωπον καὶ τοὺς κροτάφους. Φιλοξένου πρὸς ῥεῦμα πολὺ
καὶ περιωδυνίας. 4 ῥόδων ἁπαλῶν φύλλων ◁ β'. ὑοσκυά-
μου σπέρματος δραχμὰς η'. λιβανωτοῦ δραχμὰς γ'. σμύρνης
◁ δ'. ἀλεύρου ἀλφίτων ὀξύβαφον, ὠοῦ ὀπτοῦ ἑνὸς τὸ ἐντός,

*Afclepiade ad oculos defcripta, itemque agglutinatoria et
inunctilia.*] Cataplasmata lippientium ad doloris vexatio-
nes ac maxime epiphoras, quibus ufus eft Heraclides Ta-
rentinus. 4 Rofarum viridium aut ficcarum drach. iv,
croci drach. unam, opii drach. unam, excipe meliloti deco-
cto aut paffo. *Aliud.* 4 Rofarum, violarum albarum, me-
liloti, capitum papaveris, fingulorum 3 ij, croci drachmam
unam, opii drach. unam, myrrhae drach. unam, ovi affati
vitellum, tritis et paffo fubactis utere ut dictum eft.

[*Illitiones ad dolores, quibus ufus eft Glaucus.*] 4
Aloës, lycii Indici, rofarum viridium, croci, opii, myrrhae,
fingulorum aequales partes, vino fubactas in paftillos for-
mato, eosque in umbra ficcato. Ufu vero exigente, paffo
dilutos oculis illinito, itemque fronti ac temporibus. *Phi-
loxeni ad fluxionem multam et dolores.* 4 Foliorum rofa-
rum recentium drach. ij, feminis hyofcyami drach. viij,
thuris drach. tres, myrrhae drach. iv, farinae polentarum
acetabulum, ovi affati unius quod intus eft, fucci mandra-

μανδραγόρου χυλοῦ δραχμὰς δ'. κρόκου < β'. ὀπίου δρα-
χμὰς δ'. οἴνου αὐστηροῦ ὅσον ἔξαρκεῖ ἀνάπλαττε καὶ χρῶ
καθὰ προείρηται. ἐπίχριπτος ἀνθηρά. 2 κρόκου < δ'. λι-
βάνου δραχμὰς β'. κινναβάρεως δραχμὰς δ'. κόμμεως < β'.
οἴνῳ ἀναλάμβανε. ἐν δὲ τῇ χρήσει τρίψας καὶ στερεὸν ποιή-
σας ἐπίβαλλε μέλιτος ὀλίγον. ἄλλο τὸ λύχνιον ἐπιγραφόμε-
νον. 2 κρόκου δραχμὴν μίαν, λιβάνου δραχμας β'. ὀπίου
< β'. κόμμεως δραχμὰς β'. κινναβάρεως < β'. ὕδατι ὀμβρίῳ
ἀναλάμβανε. ἐν ἄλλοις κρόκου ῥοδοειδοῦς < δ'. κινναβάρεως
< β'. σμύρνης, ὀπίου, ἀνὰ δραχμὰς β'. ὕδατι ὀμβρίῳ ἀνα-
λάμβανε.

[Ἐπίχριστα δακνηρὰ παραχρῆμα ἐπέχει τὸ ῥεῦμα,
ποιεῖ καὶ πρὸς ψωροφθαλμίαν.] 2 Χαλκοῦ κεκαυμένου δρα-
χμὰς δ'. κρόκου < δ'. πεπέρεως λευκοῦ δραχμὰς β'. ὀπίου
< β'. κόμμεως δραχμὰς δ'. ὕδατι ὀμβρίῳ ἔξωθεν ἐπιχριόμε-
νον, ἀνακόπτει μεγίστας ἐπιφορὰς, φυλάττεσθαι δὲ δεῖ τὰς
παρεμπτώσεις τοῦ φαρμάκου. ἄλλο τὸ φλόγινον ἐπιγραφό-
μενον. 2 χαλκοῦ κεκαυμένου καὶ πεπλυμένου δραχμὰς ιβ'.

gorae drach. iv, croci drach. ii, opii drach. iv, vini aulteri
quantum fufficit. In paftillos redigito ac utitor veluti di-
ctum eſt. *Illitio anthera.* 2 Croci drach. iv, thuris drach.
ij, cinnabaris drach. iv, gummi drach. ij, vino excipito.
Uſus tempore ubi triveris et ad ſolidum redegeris, pauxil-
lum mellis adjicito. *Aliud lychnium inſcriptum.* 2 Croci
drach. unam, thuris drach. duas, opii drach. duas, gummi
drach. ij, cinnabaris drach. duas, aqua pluvia excipito. Alii
habent, croci roſei drach. quatuor, cinnabaris drach. ij,
myrrhae, opii, utriusque drach. ij, aqua pluviali excipito.
[*Illitiones mordaces quae e veſtigio fluxionem cohi-
bent. Faciunt et ad lippitudinem ſcabram ac aridam.*] 2
Aeris uſti drach. iv, croci drach. iv, piperis albi drach. ij,
opii drach. ij, gummi drach. iv, cum aqua pluviali forin-
ſecus illitum. Relidit hoc medicamentum maximas epipho-
ras, caeterum cavere oportet ne quid ex medicamento in
oculum praeterlabatur. *Aliud flammeum inſcriptum.* 2
Aeris uſti et loti drach. duodecim, croci drach. vj, piperis

ΤΩΝ ΚΑΤΑ ΤΟΠΟΥΣ ΒΙΒΛΙΟΝ Δ. 745

Ed. Chart. XIII. [437.]　　　　　Ed. Baf. II. (211.)

κρόκου ◁ στ΄. πεπέρεως λευκοῦ δραχμὰς δ΄. σμύρνης ◁ γ΄.
ὀπίου δραχμὰς γ΄. κόμμεως δραχμὰς ιβ. οἴνῳ Ἀμιναίῳ.
[Ἀνακολλήματα ῥευμάτων ἐφεκτικά.] ♃ Γύρεως μέ-
ρος α΄. σμύρνης μέρος α΄. μάννης λιβάνου μέρος α΄. ἀνα-
λάμβανε ᾠοῦ τῷ λευκῷ, ἔπειτα ἐμπλάσας εἰς ὀθόνιον ἐπι-
τίθει κατὰ τῶν κροτάφων καὶ τοῦ μετώπου. ἄλλο. ♃ ὑοσ-
κυάμου σπέρματος δραχμὰς ιβ΄. ὀπίου ◁ α΄. κρόκου ◁ α΄.
γύρεως δραχμὰς δ΄. ᾠῶν ὀπτῶν λεκίθους β΄. καστορίου ◁ α΄.
ἅπαντα φυράσας ἀναλάμβανε καὶ χρῶ. κολλύριον πρὸς ἐπι-
φορὰν καὶ περιωδυνίαν καὶ ῥεῦμα πολύ, ᾧ ἐχρήσατο Μο-
σχίων γνώριμος. ♃ γλαυκίου δραχμὰς ιστ΄. σαρκοκόλλης ◁ η΄.
κρόκου δραχμὰς δ΄. κόμμεως δραχμὰς β΄. τραγακάνθης δρα-
χμὰς β΄. μανδραγόρου χυλοῦ ◁ β΄. ὀπίου δραχμὴν μίαν,
ὕδατι ὀμβρίῳ ἀναλάμβανε καὶ χρῶ δι᾽ ᾠοῦ.
[Ἥρωνος ὀφθαλμικοῦ ὁ ψιττακὸς πρὸς περιωδυνίας
καὶ ῥεῦμα πολὺ ὑπνοποιεῖ παραχρῆμα.] ♃ Γλαυκίου ◁ ιστ΄.
κρόκου δραχμὰς η΄. σαρκοκόλλης ◁ η΄. ὀπίου δραχμὰς δ΄.
μανδραγόρου χυλοῦ ◁ β΄. τραγακάνθης ◁ η΄. ὕδατι ὀμβρίῳ.

albi drach. iv, myrrhae drach. iij, opii drach. iij, gummi
drach. duodecim, vino Aminaeo excipito.

[*Agglutinatoria quae fluxiones cohibent.*] ♃ Pollinis
partem unam, myrrhae partem unam, mannae thuris par-
tem unam, candido ovi excipe, deinde in linteolum impacta
impone temporibus ac fronti. *Aliud.* ♃ Seminis hyofcyami
drach. ij, opii drach. unam, croci drach. unam, pollinis
drach. iv, ovorum affatorum vitellos duos, caftorii drach. j,
omnibus fimul coactis utitor. *Collyrium ad epiphoram et
dolores ac fluxionem multam, quo Mofchion familiaris ufus
eft.* ♃ Glaucii ℥ xvj, farcocollae drach. viij, croci ℥ iv,
gummi drach. ij, tragacanthae drach. ij, fucci mandragorae
drach. ij, opii drach. unam, aqua pluviali excipito ac uti-
tor cum ovo.

[*Heronis ophthalmici pfitaces, ad dolores et fluxum
largum, e veftigio fomnum inducit.*] ♃ Glaucii drach. xvj,
croci ℥ viij, farcocollae drach. viij, opii ℥ iv, fucci man-
dragorae drach. ij, tragacanthae drach. viij, aqua pluviali

Ed. Chart. XIII. [437. 438.]   Ed. Baf. II. (211.)

πρὸς τὰς εἰρημένας διαθέσεις τοῦ Νεαπολίτου. 4 γλαυκίου
δραχμὰς μή. σαρκοκόλλης < κδ'. κρόκου < κδ'. λίθου αἱ-
ματίτου < ιβ'. ὀπίου δραχμὰς ιβ'. μανδραγόρου χυλοῦ < η'.
κόμμεως < ιστ'. τραγακάνθης < ιβ'. ὕδωρ ὄμβριον. Σερ-
γίου ὀφθαλμικοῦ Βαβυλωνίου. 4 γλαυκίου < κδ'. σαρκο-
κόλλης < ιστ'. κρόκου δραχμὰς ιβ'. ὀπίου < δ'. λίθου αἱ-
ματίτου < στ'. κόμμεως δραχμὰς ιβ'. ὕδωρ ὄμβριον ἔγχριε
μέχρι μιᾶς καὶ δευτέρας ἡμέρας, μὴ λυομένης δὲ τῆς διαθέ-
σεως καταβαίνομεν ἐπὶ [438] τὰς τῶν ἀκολούθων ἐγχρίσεις.
ἄλλο. διάσμυρνον γλαυκιδανὸν ἐπιγραφόμενον. 4 γλαυκίου
< μή. σαρκοκόλλης δραχμὰς μή. κρόκου < κδ'. ὀπίου δρα-
χμὰς στ'. σμύρνης δραχμὰς στ'. αἱματίτου < στ'. τραγακάν-
θης δραχμὰς μή. ὕδωρ ὄμβριον, ἡ χρῆσις δι' ὠοῦ. διάσμυρ-
νον δι' αἱματίτου. 4 γλαυκίου < ξδ'. σαρκοκόλλης < λβ'.
κρόκου < ιβ'. ὀπίου δραχμὰς η'. σμύρνης < στ'. αἱματίτου
< ιστ'. τραγακάνθης δραχμὰς μή. κόμμεως < ιστ'. ἐν ἄλλῳ
< μή. ὕδατι ὀμβρίῳ, ἡ χρῆσις δι' ὠοῦ. ἄλλο. 4 γλαυκίου

excipe. *Ad praedictos affectus Neapolitae.* 4 Glaucii
3 xlviij, farcocollae drach. xxiv, croci 3 xxiv, lapidis hae-
matitae 3 xij, opii drach. xij, fucci mandragorae 3 viij,
gummi drach. xvj, tragacanthae 3 xij, excipe aqua pluviali.
Sergii ophthalmici Babylonii. 4 Glaucii drach. viginti-
quatuor, farcocollae drach. fedecim, croci drach. duodecim,
opii drach. iv, lapidis haematitae drach. vj, gummi drach.
xij, excipito aqua pluviali. Illinito per unum atque alterum
diem, atque ubi affectus non folvatur, ad infequentes illi-
tiones tranfimus. *Aliud. Diafmyrnum Glaucidanum infcri-
ptum.* 4 Glaucii 3 xlviij, farcocollae drach. xlviij, croci
3 xxiv, opii drach. vj, myrrhae drach. vj, haematitae
drach. vj, tragacanthae 3 xlviij, aqua pluvia excipe ac
utere cum ovo. *Diafmyrnum ex haematite.* 4 Glaucii
drach. lxiv, farcocollae 3 xxxij, croci drach. xij, opii 3 viij,
myrrhae 3 vj, haematitae 3 xvj, tragacanthae drach. xlviij,
gummi drach. xvj, in alio exemplari drach. xlviij, exci-
piuntur aqua pluviali. Ufus ejus eft cum ovo. *Aliud.* 4

< ξδ'. σαρκοκόλλης δραχμὰς λβ'. κρόκου < κδ'. ὀπίου
< στ'. σμύρνης δραχμὰς στ'. αἱματίτου < στ'. τραγακάν-
θης < ιστ'. κόμμεως δραχμὰς ιβ'. ὕδατι ὀμβρίῳ, ἡ χρῆσις
δι' ὠοῦ.
[Ὁ φωσφόρος πρὸς περιώδυνίαν καὶ πᾶσαν φλεγμο-
νὴν καὶ τὰς ἐπιτεταμένας ἐπιφορὰς.] ♃ Γλαυκίου < κδ'.
σαρκοκόλλης δραχμὰς η'. κρόκου, ὀπίου ἀνὰ δραχμὰς η'.
σμύρνης < η'. μίσυος κεκαυμένου δραχμὰς η'. κόμμεως < ιθ'.
ὕδατι ὀμβρίῳ, ἡ χρῆσις δι' ὠοῦ. εὔχρουν καθ' ὑπερβολὴν
καὶ θαυμαζόμενον ἐπὶ τῶν ἔργων. ♃ γλαυκίου < κ'. σαρ-
κοκόλλης δραχμὰς ζ'. κρόκου < ζ'. σμύρνης δραχμὰς ζ'. ὀπίου
< ζ'. μίσυος κεκαυμένου < ζ'. κόμμεως δραχμὰς ιβ'. ὕδατι
ὀμβρίῳ, ἡ χρῆσις δι' ὠοῦ. ἀνώδυνον διὰ χυλῶν πρὸς πᾶσαν
περιωδυνίαν, ὕπνον ποιεῖ παραχρῆμα. ♃ γλαυκίου δραχμὰς
μη'. σαρκοκόλλης, τραγακάνθης ἀνὰ < ιστ'. κρόκου δρα-
χμὰς η'. ὀπίου < δ'. ῥόδων χυλου δραχμὰς δ', λυκίου Ἰνδι-
κοῦ < δ'. ὑοσκυάμου < δ'. μανδραγόρου χυλοῦ < δ'. κω-

Glaucii ℥ lxiv, farcocollae drach. xxxij, croci ℥ xxiv, opii
drach. vj, myrrhae drach. vj, haematitae drach. vj, traga-
canthae ℥ xvj, gummi drach. xij, aqua pluvia excipito, ufus
eft cum ovo.

[*Phofphorus ad doloris vexationem, omnemque in-
flammationem et intenfas epiphoras.*] ♃ Glaucii ℥ xxiv,
farcocollae drach. viij, croci, opii, utriusque ℥ viij, myrrhae
drach. viij, mifyos ufti drach. viij, gummi drach. novem-
decim, excipe aqua pluvia, utere cum ovo. *Euchroum ex-
cellentis et mirabilis efficaciae.* ♃ Glaucii drach. xx, far-
cocollae drach. vij, croci ℥ vij, myrrhae ℥ feptem, opii
℥ vij, mifyos ufti ℥ vj, gummi ℥ xij, excipe aqua pluviali,
utere cum ovo. *Medicamentum ex fuccis dolorem fedans.
Facit ad omnem doloris vexationem, fomnum e vefligio
inducit.* ♃ Glaucii ℥ xlviij, farcocollae, tragacanthae, utrius-
que ℥ xvj, croci drach. octo, opii drach. quatuor, fucci ro-
farum ℥ iv, lycii Indici drach. iv, hyofcyami ℥ iv, fucci
mandragorae drach. iv, fucci cicutae ℥ iv, gummi drach.

Ed. Chart. XIII. [438.]   Ed. Baf. II. (211.)

νείου χυλοῦ δραχμὰς δ'. κόμμεως ⟨ ή'. ἀναλαμβάνεται μελι-
λώτου ἀφεψήματι, συντίθεται δὲ τὸν τρόπον τοῦτον· λα-
βὼν μελιλώτου λίτραν μίαν καὶ ὕδατος ὀμβρίου κοτύλας ιβ'.
ἕψε εἰς τὸ τρίτον, καὶ διαλύσας τὸ ὑγρὸν χρῶ πρὸς τὴν
τοῦ φαρμάκου σκευασίαν. ἄλλο. ♃ γλαυκίου δραχμὰς μή'.
σαρκοκόλλης ⟨ κδ'. κρόκου ⟨ κδ'. ὀπίου δραχμὰς ιβ'. λυ-
κίου Ἰνδικοῦ ⟨ ιβ'. ὑοσκυάμου χυλοῦ δραχμὰς ιβ'. κωνείου
χυλοῦ ⟨ ιβ'. ῥόδων χλωρῶν χωρὶς τῶν λοβῶν δραχμὰς μή'.
κόμμεως ⟨ μή'. ἀναλάμβανε ὕδατι ὀμβρίῳ. ἡ χρῆσις δι' ὠοῦ.
φαιὸν ἐπιγραφόμενον, φάρμακον ἐπιτετευγμένον πρὸς τὰς
περιωδυνίας. ♃ καδμείας ⟨ ιβ'. ἢ δραχμὰς ιστ'. χαλκοῦ κε-
καυμένου ⟨ στ'. σμύρνης ⟨ γ'. ὀπίου δραχμὰς γ'. ἀκακίας
⟨ ζ'. ὕδωρ ὄμβριον ὡς δεδήλωται. ἄλλο τὸ φαιὸν πρὸς
πᾶν ῥεῦμα καὶ πᾶσαν ὀφθαλμίαν, ἐν ἄλλῳ παιδικόν. ♃ χαλ-
κοῦ κεκαυμένου ⟨ ιβ'. καδμείας δραχμὰς λβ'. κόμμεως ⟨ λβ'.
ἀκακίας ⟨ λβ'. σμύρνης δραχμὰς δ'. ὀπίου ⟨ δ'. ὕδωρ
ὄμβριον. ἄλλο ἐκ τῶν Φιλοξένου. ♃ σποδοῦ Κυπρίας ⟨ ιβ'.
χαλκοῦ κεκαυμένου καὶ πεπλυμένου δραχμὰς γ'. ὀπίου,

octo, excipiuntur meliloti decocto, componuntur autem hoc
modo. ♃ Meliloti libram unam et aquae pluvialis hemi-
nas xij, ad tertias coquito, et excolato liquore ad medica-
menti compofitionem utitor. *Aliud.* Glaucii ℈ xlviij, far-
cocollae ℈ viginti quatuor, croci ℈ xxiv, opii drach. xij,
lycii Indici ℈ xij, fucci hyofcyami drach. duodecim, fucci
cicutae ℈ xij, rofarum viridium refectis extremitatibus
℈ xlviij, gummi drach. xlviij, aqua pluviali excipe, utere
cum ovo. *Medicamentum fufcum infcriptum accommodatum
ad doloris molefias.* ♃ Cadmiae ℈ xij, aut xvj, aeris ufti
drach. vj, myrrhae ℈ iij, opii drach. iij, acaciae ℈ vij, exci-
pito aqua pluvia, velut demonftratum eft. *Aliud fufcum
ad omnem fluxum et omnem ophthalmiam. In alio puerile
legitur.* ♃ Aeris ufti drach. duodecim, cadmiae drach. xxxij,
gummi drach. triginta duas, acaciae drach. triginta duas,
myrrhae drach. iv, opii drach. iv, aqua pluvia excipe. *Aliud
ex libris Philoxeni.* ♃ Spodii Cyprii drach. xij, aeris ufti
et loti drach. iij, opii, myrrhae, utriusque drach. iij, aca-·

σμύρνης ἀνὰ ⋖ γ΄. ἀκακίας, κόμμεως ἀνὰ δραχμὰς ζ΄. ὕδωρ
ὄμβριον. ἡ χρῆσις δι᾽ ᾠοῦ ὡς δεδήλωται.

(212) [Τὸ Βηρύτιον ἐπιγραφόμενον, ᾧ ἐχρήσατο
Στράτων Βηρύτιος πρὸς τὰς μεγίστας ἐπιφορὰς, ἀφελεῖ πα-
ραχρῆμα.] ♃ Χαλκοῦ κεκαυμένου καὶ πεπλυμένου ⋖ ιστ΄.
ἀκακίας δραχμὰς ιστ΄. σποδοῦ ποφφόλυγος ⋖ ιστ΄. ὀπίου
⋖ ιστ΄. κόμμεως δραχμὰς ιστ΄. κρόκου ⋖ ιβ΄. σμύρνης δρα-
χμὰς β΄. ὕδωρ ὄμβριον. ἡ χρῆσις δι᾽ ᾠοῦ, δεῖ δὲ ἐγχυματί-
ζειν συνεχῶς. ἄλλο πρὸς τὰς αὐτὰς διαθέσεις. ♃ σποδοῦ
ποφφόλυγος δραχμὰς ιστ΄. ὀπίου ⋖ ιβ΄. σμύρνης δραχμὰς ιβ΄.
κόμμεως [439] δραχμὰς ιστ΄. χαλκοῦ κεκαυμένου καὶ πεπλυ-
μένου ⋖ ιστ΄. ὕδατι ὀμβρίῳ, ἡ χρῆσις ὡς δεδήλωται.
[Τὸ ἀχάριστον ἐπιγραφόμενον, πρὸς τὰς μεγίστας ἐπι-
φορὰς. μόνῳ τούτῳ ἐν Αἰγύπτῳ οἱ ἰατροὶ χρώμενοι εὐημε-
ροῦσι καὶ μάλιστα ἐπὶ τῶν ἀγροικοτέρων.] ♃ Καδμείας δρα-
χμὰς ιστ΄. ἀκακίας ⋖ η΄. χαλκοῦ κεκαυμένου καὶ πεπλυμέ-
νου ⋖ η΄. ὀπίου δραχμὰς δ΄. ἐρείκης καρποῦ δραχμὰς δ΄.
σμύρνης ⋖ δ΄. κόμμεως δραχμὰς ιστ΄. ὕδατι ἀναλάμβανε. ἡ

ciae, gummi, utriusque ℨ vij, aqua pluviali excepta cum ovo
in ufum veniunt, ut dictum eft.

[*Medicamentum Berytium infcriptum, quo ufus eft
Straton Berytius ad maximas epiphoras, e veftigio auxi-
liatur.*] ♃ Aeris ufti et loti drach. xvj, acaciae drach. xvj,
fpodii pompholygis drach. xvj, opii drach. fedecim, gummi
drach. xvj, croci drach. xij, myrrhae drach. ij, aqua plu-
viali excipe, utere cum ovo.   Oportet hoc affidue infun-
dere. *Aliud ad eosdem affectus.* ♃ Spodii pompholygis
drach. xvj, opii drach. xij, myrrhae drach. xij, gummi
ℨ xvj, aeris ufti et loti ℨ xvj, aqua excipito pluviali ac
utitor cum ovo.

[*Medicamentum achariftum infcriptum ad maximas
epiphoras. Hujus folius ufu medici Aegyptii feliciter
medicantur, in agreftioribus praefertim corporibus.*] ♃
Cadmiae drach. xvj, acaciae drach. viij, aeris ufti et loti
drach. viij, opii drach. iv, fructus ericae drach. iv, myrrhae
drach. iv, gummi drach. xvj, aqua excipito ac utitor cum

χρῆσις διὰ γάλακτος γυναικείου, ἡ κρᾶσις μέση, ὅπου δέ
ἔστι περὶ τοὺς ὀφθαλμοὺς διάθεσις, ἀπέχεσθαι δεῖ τοῦ κολ-
λυρίου. ᾧ δ᾽ αὐτὸς ἐχρησάμην ἔχει οὕτως. ♃ καδμείας δρα-
χμὰς ιστ᾽. ἐρείκης καρποῦ < β᾽. χαλκοῦ κεκαυμένου δρα-
χμὰς δ᾽. ὀπίου < β᾽. σμύρνης δραχμὴν μίαν, ἀκακίας < στ᾽.
κόμμεως δραχμὰς ή. ὕδατι ἀναλάμβανε, ἡ χρῆσις δεδήλωται.
ἄλλο. ♃ καδμείας < στ᾽. ἐρείκης καρποῦ δραχμὰς δ᾽. ὀπίου
< στ᾽. λιβανωτοῦ δραχμὰς β᾽. σμύρνης < ή. λίθου σχι-
στοῦ δραχμὰς β᾽. ἀκακίας δραχμὰς ή. χαλκοῦ κεκαυμένου
καὶ πεπλυμένου < δ᾽. κόμμεως < κ᾽. σκεύαζε καὶ χρῶ
καθὰ προείρηται.

[Τὸ Νεκτάριον Μάρκου ποιεῖ πρὸς ἀρχομένας ὀφθαλ-
μίας, ποιεῖ καὶ πρὸς ἐπιφορὰς ῥεύματος λεπτοῦ, χημώσεις,
οἰδήματα, ὑμένων ἐπαναστάσεις, σχεδὸν πρὸς πᾶσαν ὀφθαλ-
μίαν ποιεῖ καὶ πρὸς βλέφαρα τραχέα.] Δεῖ δὲ πρὸ παντὸς
προπυριᾶν, εἶτα ἐγχυματίζειν, ἐν ἀρχῇ μὲν τοῦ ῥεύματος δι᾽
ᾠοῦ ὑδαροῦς, προκοπτούσης δὲ τῆς ἐπιμελείας κατὰ μικρὸν
ἐπιτείνειν τὴν κρᾶσιν. πρὸς δὲ τὰ τραχέα βλέφαρα χρώμεθα

lacte muliebri. Temperies media eſt, ubi vero circa oculos
affectus eſt, ab hoc collyrio abſtinere oportet.   *Quo ipſe
uſus ſum ſic habet.* ♃ Cadmiae drach. xvj, fructus ericae
drach. ij, aeris uſti et loti drach. iv, opii drach. ij, myrrhae
drach. unam, acaciae drach. vj, gummi drach. viij, aqua
excipito, uſus indicatus eſt. *Aliud.* ♃ Cadmiae drach. vj,
fructus ericae drach. iv, opii drach. vj, thuris drach. ij,
myrrhae drach. viij, lapidis ſciſſilis drach. ij, acaciae drach.
viij, aeris uſti et loti drach. iv, gummi drach. xx, compo-
nito ac utitor ut dictum eſt.

[*Nectarium Marci, facit ad incipientem ophthal-
miam, facit et ad illationem fluxus tenuis, ad chemoſeis;
tumores, pellicularum eminentias et fere ad omnem oph-
thalmiam facit et ad palpebras craſſas.*] Oportet autem
prae omnibus fomentum adhibere, deinde ipſum infundere
in principio quidem fluxionis cum aquoſo ovi liquore, ubi
vero proceſſerit haec curatio, paulatim hanc temperiem
extendere et augere oportet. Caeterum ad palpebras aſpe-

ΤΩΝ ΚΑΤΑ ΤΟΠΟΥΣ ΒΙΒΛΙΟΝ Δ. 751

Ed. Chart. XIII. [439]　　　　　Ed. Baſ. II. (212.)

τῷ δι᾽ ὕδατος κολλυρίῳ, παρ᾽ ἄλλοις καλεῖται σφραγίς. 4
χαλκοῦ κεκαυμένου καὶ πεπλυμένου δραχμὰς δ΄. καδμείας
< δ΄. κρόκου δραχμὰς β΄. ὀπίου δραχμὰς β΄. κόμμεως < στ΄.
ὕδατι ἀναλάμβανε καὶ χρῶ, ὡς δεδήλωται. Σεργίου ὀφθαλ-
μικοῦ. μονοήμερον ἐπιγραφόμενον. 4 καδμείας κεκαυμένης
καὶ πεπλυμένης δραχμας δ΄. σποδοῦ πομφόλυγος πεπλυμέ-
νου < δ΄. χαλκοῦ κεκαυμένου καὶ πεπλυμένου < δ΄. κρό-
κου δραχμὰς β΄. ὀπίου δραχμὰς β΄. ἀκακίας < στ΄. κόμμεως
δραχμὰς στ΄. ὕδατι ὀμβρίῳ. ἡ χρῆσις δι᾽ ὠοῦ, ἡ κρᾶσις ὑδα-
ρὴς, μετὰ τὸ ἀποδακρῦσαι ἐγχυματίζειν χρὴ ὠοῦ τῷ λευκῷ
καὶ πάλιν ὑπαλείφειν. δήξεως δὲ γενομένης ἀποπυριᾷν δεῖ
καὶ πάλιν ἐγχυματίζειν ὠοῦ τῷ λευκῷ, μετὰ δὲ ταῦτα ἐπί-
χριε τῷ ἐπιγραφομένῳ μέλανι κολλυρίῳ. ἡ τοῦ Νεαπολίτου
σφραγίς. 4 καδμείας < η΄. χαλκοῦ κεκαυμένου καὶ πεπλυ-
μένου < η΄. ἀκακίας δραχμὰς η΄. σποδοῦ Κυπρίας < δ΄. κρό-
κου < δ΄. ὀπίου δραχμὰς δ΄. κόμμεως < ιβ΄. ὕδατι ἀνα-
λάμβανε, ἡ χρῆσις δεδήλωται. Πακκίου σφραγίς. 4 καδμείας
κεκαυμένης καὶ ἐσβεσμένης γάλακτι αἰγείῳ ἢ γυναικείῳ καὶ

ras collyrio cum aqua utimur. Apud alios ſphragis appel-
latur. 4 Aeris uſti et loti drach. iv, cadmiae drach. iv,
acaciae drach. iv, croci drach ij, opii drach. ij, gummi
drach. vj, aqua excipe ac utere ut indicatum eſt. Sergii
ophthalmici monohemerum inſcriptum. 4 Cadmiae uſtae et
lotae drach. iv, ſpodii pompholygis uſti et loti drach. iv,
aeris uſti et loti drach. iv, croci drach. ij, opii drach. ij
acaciae drach. vj, gummi drach. vj, aqua pluviali excipe
ac utere cum ovo. Temperies eſt aquoſa. Poſtquam lacri-
mae projectae fuerint, candidum ovi infundere oportet e
rurſum ſublinere, ubi vero morſus conſequeretur, fomen
tum adhibendum eſt, rurſumque ovi candidum infunden-
dum, poſtea vero collyrio nigro inſcripto illinito. Sphra-
gis Neapolitae. 4 Cadmiae drach. viij, aeris uſti et loti
drach. viij, acaciae drach. viij, ſpodii Cyprii drach. iv, croci
drach. iv, opii drach. iv, gummi drach. xij, aqua excipe,
uſus indicatus eſt. Sphragis Paccii. 4 Cadmiae uſtae et
lacte caprino ſive muliebri extinctae ac lotae et in umbra

Ed. Chart. XIII. [43y. 44o.]   Ed. Baf. II. (212.)

πεπλυμένης καὶ ἐξηραμμένης ἐν σκιᾷ ◁ ί. χαλκοῦ κεκαυ-
μένου καὶ πεπλυμένου δραχμὰς ί. ἀκακίας ◁ ί. ὀπίου
◁ στ'. κρόκου δραχμὰς στ'. κόμμεως ◁ ιέ. ὕδωρ ὄμβριον.
ἡ Ζωίλου συμφωνεῖ τῷ ἐκ τῶν Πακκίου. Φιλώτου ἀφρο-
διτάριον ἐπιγραφόμενον. ⅔ καδμείας πεπλυμένης ◁ κδ'.
ἀκακίας δραχμὰς λστ'. χαλκοῦ κεκαυμένου καὶ πεπλυμένου
◁ ιβ'. κρόκου δραχμὰς ιβ'. ὀπίου ◁ ιβ'. σποδοῦ Κυπρίας
πεπλυμένης δραχμὰς ιβ'. κόμμεως ◁ μη'. ἀναλάμβανε ὕδατι
ὀμβρίῳ καὶ χρῶ δι' ὠοῦ ἐγχυματίζων συνεχῶς. μετὰ δὲ τὴν
ἐπιμέλειαν λούεσθαι παραίνει. τούτῳ συνεχῶς ἐχρησάμην ἐπὶ
τῶν μεγίστων ἐπιφορῶν.

[44o] ["Ἄλλο τὸ τοῦ Νεαπολίτου· ποιεῖ καὶ πρὸς
τὰς μεγίστας ἐπιφοράς, καὶ μάλιστα ἐπὶ τῶν δυσίκμων
ὀφθαλμῶν καὶ ὑπολευκανθιζόντων κατὰ τὰς φλεγμονάς,
ὥστε ὅμοιον τῇ χημώσει ὑποφαίνειν. τούτῳ ἡμεῖς ἐχρη-
σάμεθα μετὰ τὰς ἐγχρίσεις λούεσθαι παραιτοῦντες.] ⅔
Λίθου σχιστοῦ δραχμὰς η'. λιβάνου ◁ ζ'. χαλκοῦ κεκαυ-
μένου καὶ πεπλυμένου ◁ η'. ὀπίου δραχμὰς η'. σμύρ-
νης δραχμὰς δ'. κόμμεως ◁ η'. οἴνῳ. ἡ χρῆσις δι' ὠοῦ,

ficcatae drach. x, aeris ufti et loti drach. x, acaciae drach. x,
opii drach. vj, croci drach. vj, gummi drach. xv, aqua plu-
viali excipito. Zoili fphragis Paccii confentit. *Philotae
aphroditarium infcriptum.* ⅔ Cadmiae lotae drach. xxiv,
acaciae drach. xxxvj, aeris ufti et loti drach. xij, croci
drach. xij, opii drach. xij, fpodii Cyprii loti drach. xij,
gummi xlviij, excipe aqua pluviali, ac utere cum ovo affi-
due infundendo. Poft curationem vero lavari jubeto. Hoc
affidue ufus fum in maximis epiphoris.

[*Aliud Neapolitae, facit ad maximas epiphoras,
maxime in oculis, qui aegre rigantur et fubalbicant
circa inflammationes, ut fimile quiddam chemofi appareat.
Hoc nos ufi fumus poft illitiones aegris lavare juffis.*] ⅔
Lapidis fchifti drach. viij, thuris drach. vij, aeris ufti et
loti drach. viij, opii drach. viij, myrrhae drach. iv, gum-
mi drach. viij, excipe vino ac utere cum ovo. Tem-

ἡ κρᾶσις ὑδαρής. πολλάκις δὲ ἐγχυματίσαντας καὶ διαστή-
σαντας ἀπὸ τῆς ἐγχρίσεως λούεσθαι παραινεῖν.

[Φαιὸν τὸ τοῦ Ὀλυμπιονίκου ἐπιγραφόμενον. ποιεῖ
πρὸς τὰς μεγίστας περιωδυνίας, ποιεῖ καὶ πρὸς χημώσεις καὶ
καθόλου τῶν ἐπιτετευγμένων ἐστὶ κολλυρίων· καὶ γὰρ εὐ-
θέως ἀπαλλάττει.] ♃ Καδμείας κεκαυμένης καὶ πεπλυμέ-
νης δραχμὰς η'. ἀκακίας δραχμὰς η'. στίμμεως κεκαυμένου
καὶ πεπλυμένου δραχμὰς η'. ἀλόης Ἰνδικῆς < η'. κρό-
κου δραχμὰς δ'. σμύρνης δραχμὰς δ'. ὀπίου < δ'. κόμ-
μεως δραχμὰς η'. ὕδατι ἀναλάμβανε, ἢ χρῆσις δι' ὠοῦ, ἡ
κρᾶσις παχυτέρα. ἐγὼ δὲ προσέθηκα πομφόλυγος δραχμὰς δ'.
καὶ λιβανωτοῦ δραχμὰς δ'. ἄλλο Ζωσίμου ἐπιγραφόμενον
εὐῶδες. ποιεῖ καὶ πρὸς περιωδυνίας καὶ προσφάτους διαθέ-
σεις. ♃ καδμείας κεκαυμένης καὶ πεπλυμένης οἴνῳ Ἰταλικῷ,
τουτέστι κατεσβεσμένης < η'. ἀλόης δραχμὰς η'. στίμμεως
< η'. χαλκοῦ κεκαυμένου καὶ πεπλυμένου δραχμὰς η' ἢ β',
κρόκου δραχμὰς β'. σμύρνης δραχμὴν μίαν, νάρδου Ἰνδικῆς
< α'. ὀπίου δραχμὴν μίαν, ἀκακίας δραχμὰς ιθ'. κόμμεως
δραχμὰς ιβ'. ὕδωρ ὄμβριον.

peramentum eft aquofum. Saepe vero hoc infundere opor-
tet et poft intervallum ab illitione lavari jubere.

[*Fufcum Olympionico infcriptum facit ad maximos
dolores, facit et ad chemofeis et omnino ex accommoda-
tiffimis collyriis eft, nam ftatim liberat.*] ♃ Cadmiae uftae
et lotae drach. octo, acaciae drach. octo, ftibii ufti et loti
drach. octo, aloës Indicae drach. octo, croci drach. iv,
myrrhae drach. iv, opii drach. iv, gummi drach. viij, aqua
excipe ac utere cum ovo. Temperamentum eft craffum.
Ego etiam pompholygis ac thuris, utriusque drach. iv, ad-
jeci. *Aliud Zofimi infcriptum odorum, facit ad dolores et
recentes affectus.* ♃ Cadmiae uftae et lotae vino Italico,
hoc eft extinctae drach. octo, aloës drach. octo, ftibii drach.
octo, aeris ufti et loti drach. octo aut duas, croci drach.
duas, myrrhae drach. unam, nardi Indicae drach. unam,
opii ℨ j, acaciae ℨ xix, gummi ℨ duodecim, aqua pluviali
excipe.

Ed. Chart. XIII. [440.]   Ed. Baf. II. (213.)

(213) [῾Ερμείου ὀφθαλμικοῦ τὸ λουτρὸν, πρὸς τὰς
μεγίστας ὀδύνας αὐθημερὸν τὸ μέγιστον. ποιεῖ καὶ πρὸς τὰς
κεχρονισμένας ὀφθαλμίας.] 4 ᾿Αλόης δραχμὰς η'. χαλκοῦ
κεκαυμένου καὶ πεπλυμένου δραχμὰς ιστ'. ὀπίου < ιστ'.
σμύρνης δραχμὰς ιβ'. κρόκου δραχμὰς η'. καδμείας < δ'.
λιβανωτοῦ δραχμὰς γ'. κόμμεως δραχμὰς ιστ'. οἴνῳ Μενδη-
σίῳ ἀναλάμβανε, ἡ χρῆσις δι᾿ ὠοῦ, ἡ κρᾶσις ὑδαρής. δεῖ δὲ
ἐκ διαστημάτων τριῶν ἢ τεσσάρων ὡρῶν ἐγχυματίσαντας ἐᾷν
μέχρι ἀποκαταστάσεως, καί ποτε λούεσθαι παραινεῖν.

[Θεοδότιον φλακιανὸν, ῾Αρποκράτιον ἐπιγραφόμενον,
πρὸς τὰς μεγίστας ἐπιφορὰς καὶ περιωδυνίας, ἀπαλλάττει
χωρὶς φλεβοτομίας.] 4 ᾿Ακακίας χυλοῦ δραχμὰς κδ'. καδμείας
< η'. χαλκοῦ κεκαυμένου καὶ πεπλυμένου δραχμὰς η'. στίμ-
μεως < ιστ'. ἀλόης δραχμὰς δ'. κρόκου < γ'. σμύρνης δρα-
χμὰς γ'. λυκίου Ἰνδικοῦ δραχμὰς β'. καστορίου < α'. ὀπίου
δραχμὰς β'. κόμμεως δραχμὰς κδ'. ὕδατι ὀμβρίῳ. ἡ χρῆσις
δι᾿ ὠοῦ, ἡ κρᾶσις παχυτέρα, τὸ κολλύριον οἰδημάτων τοῖς
βλεφάροις ἐπιφέρει.

[*Hermiae ophthalmici balneum appellatum, ad ma-
ximos dolores, eadem die ad fummum auxilians. Facit
et ad inveteratas ophthalmias.*] 4 Aloës drach. octo, aeris
ufti et loti drach. vj, opii drach. fexdecim, myrrhae drach.
duodecim, croci drach. octo, cadmiae drach. quatuor, thu-
ris drach. tres, gummi drach. fedecim, vino Mendefio ex-
cipe ac utere cum ovo. Temperies eft aquofa. Oportet hoc
per intervalla trium aut quatuor horarum infundere et us-
que ad mali depulfionem finere, atque tunc lavari jubeto.

[*Theodotion phlacianum, Harpocratium infcriptum,
ad maximas epiphoras et dolores, liberat citra venae fe-
ctionem.*] 4 Succi acaciae drach. vigintiquatuor, cadmiae
drach. octo, aeris ufti et loti drach. octo, ftibii drach. xvj,
aloës drach. quatuor, croci drach. tres, myrrhae drach.
tres, lycii Indici drach. duas, caftorii drach. unam, opii
ℨ ij, gummi drach. vigintiquatuor, aqua pluviali excipe ac
utere cum ovo. Temperies eft craffior. Hoc collyrium tu-
morem palpebris induit.

[Σκυλάκιον, αὐθημερὸν φάρμακον ἐπιτετευγμένον παραχρῆμα λύει τὰς φλεγμονάς.] ⟃ Στίμμεως δραχμὰς μ'. ἀκακίας ⪤ μ'. καδμείας δραχμὰς ιστ'. χαλκοῦ κεκαυμένου καὶ πεπλυμένου ⪤ ιδ'. ψιμμυθίου δραχμὰς η'. σμύρνης ⪤ δ'. νάρδου Ἰνδικῆς δραχμὰς δ'. κρόκου ⪤ β'. λυκίου Ἰνδικοῦ δραχμὰς δ'. [441] καστορίου δραχμὰς β'. ἀλόης δραχμὰς β'. ὀπίου δραχμὰς β'. χαλκίτεως ὀπτῆς δραχμὰς β'. κόμμεως δραχμὰς β'. ἀναλάμβανε ῥόδων ἀφεψήματι, ἡ χρῆσις δι' ὠοῦ, ἡ κρᾶσις παχυτέρα.

[Τὸ τοῦ Νεαπολίτου φανίον πρὸς τὰς μεγίστας ἐπιφορὰς καὶ πρὸς περιωδυνίας, ποιεῖ καὶ πρὸς διαθέσεις.] ⟃ Καδμείας πεπλυμένης δραχμὰς η'. ἀκακίας δραχμὰς η'. χαλκοῦ κεκαυμένου καὶ πεπλυμένου ⪤ στ'. στίμμεως πεπλυμένου δραχμὰς κ'. ψιμυθίου δραχμὰς στ'. σμύρνης δραχμὰς β'. ἀλόης δραχμὰς β'. νάρδου Κελτικῆς ⪤ α' S''. ὀπίου ⪤ α' S''. κρόκου δραχμὴν μίαν, καστορίου ⪤ τὸ ἥμισυ, κόμμεως δραχμὰς κ', ὕδωρ ὄμβριον χρῶ ἐπαλείφων. ἄλλο φανίον σαραπιακὸν ἐπιγραφόμενον. ⟃ ἀκακίας δραχμὰς μ'. στίμμεως δραχμὰς μ'. καδμείας δραχμὰς ιστ'. χαλκοῦ κεκαυ-

[Scylacium medicamentum accommodatum eadem die curans. E veftigio folvit inflammationes.] ⟃ Stibii drach. xl. acaciae drach. xl. cadmiae drach xvj, aeris ufti et loti drach. xiv, ceruffae drach. viij, myrrhae drach. quatuor, nardi Indicae drach. quatuor, croci drach. duas, lycii Indici drach. quatuor, caftorii drach. duas, aloës ℥ ij, opii ℥ ij, chalcitidis affae drach. duas, gummi drach. duas, excipe rofarum decocto ac utere cum ovo. Temperies eft craffior.

[Neapolitae phanion ad maximas epiphoras et doloris moleftias. Facit et ad affectus.] ⟃ Cadmiae lotae drach. octo, acaciae ℥ octo, aeris ufti et loti drach fex, ftibii loti drach. viginti, ceruffae drach. fex, myrrhae drach. duas, aloës drach. duas, nardi celticae ℥ j ß, opii fefquidrachmam, croci drach. unam, caftorii ℥ ß, gummi drach. viginti, aqua pluvia excipe, utere illinendo. Aliud phanion ferapiacum infcriptum. ⟃ Acaciae drach. xl, ftibii drach. xl, cadmiae drach. fedecim, aeris ufti et loti drach.

Ed. Chart. XIII. [441.]   Ed. Baf. II. (213.)

μένου καὶ πεπλυμένου ⊰ ιβ'. ἀλόης δραχμὰς γ'. σμύρνης
δραχμὰς δ'. ψιμυθίου δραχμὰς ιβ'. ὀπίου δραχμὰς β'. κρό-
κου δραχμὰς β'. νάρδου Ἰνδικῆς ⊰ α' S''. κόμμεως δραχμὰς
κε'. ὕδωρ ὄμβριον, χρῶ ἐπαλείφων.

[Μαλαβάθρινον ἡμέτερον, ποιεῖ πρὸς περιωδυνίας καὶ
διαθέσεις ἐν ταῖς παρακμαῖς.] ♃ Καδμείας δραχμὰς ιστ'.
ἀκακίας ⊰ μ'. χαλκοῦ κεκαυμένου καὶ πεπλυμένου ⊰ ιδ'.
ὀπίου δραχμὰς β'. λυκίου Ἰνδικοῦ δραχμὰς β'. σμύρνης δρα-
χμὰς δ'. μαλαβάθρου δραχμὰς β'. νάρδου Ἰνδικῆς ⊰ β'. κα-
στορίου δραχμὰς β'. ἀλόης δραχμὰς β'. ψιμυθίου ⊰ η'·
στίμμεως πεπλυμένου δραχμὰς η'. κόμμεως ⊰ μ'. ὕδατι ἡ
χρῆσις δι' ᾠοῦ, ἐν ἀρχῇ τῶν διαθέσεων καὶ ἐν παρακμῇ γι-
γνομένου ἀπὸ μέρους τοῦ λεγομένου παγχρήστου. ἀναγέγρα-
πται δὲ τοῦτο ἐν τοῖς δακνηροῖς κολλυρίοις. ἄλλο φιλαδέλ-
φιον ἐπιγραφόμενον, ποιεῖ πρὸς τὰς τῶν φλεγμονῶν παρα-
κμὰς καὶ ἕλκη ῥυπαρὰ καὶ φλυκταινῶν ἐπαναστάσεις, παρα-
χρῆμα ὠφελεῖ. ♃ στίμμεως κεκαυμένου καὶ πεπλυμένου δρα-
χμὰς κ'. μολύβδου κεκαυμένου καὶ πεπλυμένου δραχμὰς ι'.

duodecim, aloës drach. tres, myrrhae drach. quatuor, ce-
ruffae drach. duodecim, opii drach. duas, croci drach. duas,
nardi Indicae fefquidrachmam, gummi drach. vigintiquin-
que, aqua pluviali excepta illinito.

[*Malabathrinum noftrum, facit ad doloris vexatio-
nes et affectus in declinatione.*] ♃ Cadmiae drach. xvj,
acaciae drach. xl, aeris ufti et loti drach. xiv, opii drach
duas, lycii Indici drach. ij, myrrhae drach. quatuor, mala-
bathri drach. ij, nardi Indicae drach. duas, caftorii drach. ij,
croci drach. ij, aloës drach. duas, ceruffae drach. octo, fti-
bii loti drach. octo, gummi drach. xl, aqua pluviali excipe,
et utere cum ovo in principio affectuum et in declinatione
facta illitione medicamenti panchrefti appellati. Defcriptum
hoc inter mordacia collyria habetur. *Aliud philadelphium
infcriptum, facit ad declinationes inflammationum et ul-
cera fordida et puftularum eruptiones, e veftigio auxiliatur.*
♃ Stibii ufti et loti drach. xx, plumbi ufti et loti drach. x,

καδμείας δραχμὰς η'. ἀκακίας ◁ β'. χαλκοῦ κεκαυμένου καὶ
πεπλυμένου δραχμὰς γ'. ἀλόης ◁ γ'. ψιμυθίου δραχμὰς γ'.
λυκίου Ἰνδικοῦ ◁ β' S''. σμύρνης ◁ β' S''. νάρδου Ἰνδι-
κῆς δραχμὰς β'. κρόκου ◁ β'. καστορίου δραχμὴν μίαν,
ὀπίου ◁ α'. κόμμεως δραχμὰς η'. ὕδωρ καὶ πρὸς τὴν ἀνά-
ληψιν ᾠῶν ι'. κολλύριον τὸ λευκὸν, πρὸς ἐπιφορὰς καὶ δια-
θέσεις ἐπιγράφεται τρυφερόν. ♃ καδμείας πεπλυμένης ◁
ιστ'. ψιμυθίου δραχμὰς η'. ἀμύλου ◁ δ'. κόμμεως ◁ δ'.
τραγακάνθης δραχμὰς δ'. ὀπίου ◁ β'. ὕδατι ὀμβρίῳ ἀνα-
λάμβανε. ἡ χρῆσις δι' ᾠοῦ. τὸ διὰ γῆς Σαμίας τέρεννον ἐπι-
γραφόμενον, πρὸς ἐπιφορὰς καὶ διαθέσεις. ♃ καδμείας πε-
πλυμένης δραχμὰς ιβ'. ψιμυθίου ◁ ιβ'. γῆς Σαμίας δρα-
χμὰς ιβ'. ὀπίου ◁ α'. κόμμεως δραχμὰς δ'. ὕδατι ἀναλάμ-
βανε, ἡ χρῆσις δι' ᾠοῦ. ἄλλο ἀνώδυνον πρὸς ῥεῦμα παν-
τοῖον, ἕλκη, περιωδυνίας, ψύδρακας, προπτώσεις, χημώσεις,
παντοίας διαθέσεις. ♃ ψιμυθίου δραχμὰς η'. γῆς Σαμίας
δραχμὰς η'. σποδοῦ πομφόλυγος ◁ ιβ'. τραγακάνθης δρα-

cadmiae drach. viij, acaciae drach. ij, aeris ufti et loti drach.
tres, aloës drach. tres, cerulfae drach. tres, lycii Indici
drach. ij et ß, myrrhae drach. ij ß, nardi lndicae drach.
duas, croci drach. duas, caftorii drach. unam, opii drach.
unam, gummi drach. viij, aquam et ad exceptionem candi-
dorum ovorum x. *Collyrium album ad epiphoras et af-
fectiones. Infcribitur trypherum.* ♃ Cadmiae lotae drach.
xvj, cerulfae drach. octo, amyli drach. quatuor, gumini
drach. quatuor, tragacanthae drach. quatuor, opii drach.
duas, excipe aqua pluvia, ufus eft cum ovo. *Collyrium ex
terra Samia terrenum infcriptum, ad epiphoras et affe-
ctus.* ♃ Cadmiae lotae drach. duodecim, cerulfae drach.
duodecim, terrae Samiae drach. duodecim, opii drach. unam,
gummi drach. iv, aqua excipe ac utere cum ovo. *Aliud
dolorem fedans, fluxum omnis generis, ulcera, dolores,
papulas et tubercula, prolapfus, chemofeis et omnigenos
affectus.* ♃ Cerulfae drach. octo, terrae Samiae drach. octo,
fpodii pompholygis drach. xij, tragacanthae drach. duas, opii

Ed. Chart. XIII. [441. 442.]   Ed. Baf. II. (213.)

χμὰς β'. ὀπίου ◁ β. κόμμεως ◁ δ'. ὕδατι ὀμβρίῳ. ἡ χρῆ-
σις δι' ὠοῦ.

[442] ["Ἄλλο, Διόκλειον ἐπιγραφόμενον πρὸς περιω-
δυνίας καὶ ἐπιφορὰς, ὑποπύους ὀφθαλμοὺς, φλυκτίδας, ἕλκη,
τοῦτο τὸ φάρμακόν ἐστι τρυφερώτερον.] ⅔ Τραγακάνθης
δραχμὰς η'. κόμμεως ◁ δ'. ἀμύλου δραχμὰς δ'. σποδοῦ
πομφόλυγος ◁ ιστ'. ψιμυθίου ◁ η'. ὀπίου πεφωγμένου
δραχμὰς β'. ὕδατι ὀμβρίῳ, ἡ χρῆσις δι' ὠοῦ. τὸ διὰ λιβά-
νου φάρμακον ἐπιτετευγμένον πρὸς ῥεύματα καὶ χημώσεις.
⅔ καδμείας δραχμὰς κ'. λιβάνου ◁ κ'. ψιμυθίου δραχμὰς μ'.
ὀπίου ◁ στ'. κόμμεως δραχμὰς στ'. ὕδατι ὀμβρίῳ. ἡμεῖς δὲ
οὕτως ἐσκευάσαμεν. ⅔ καδμείας ◁ δέκα, πομφόλυγος δρα-
χμὰς ι'. λιβάνου ◁ ι'. ψιμυθίου δραχμὰς μ'. ὀπίου ◁ στ'.
κόμμεως δραχμὰς στ'. ὕδατι ὀμβρίῳ. ἡ χρῆσις δι' ὠοῦ.

["Ἄλλο, τρυφερὸν ἐπιγραφόμενον, πρὸς ἐπικαύματα,
φλυκταίνας, χημώσεις καὶ μάλιστα ἐπὶ τῶν μηδ' ἡντιναοῦν
δῆξιν ὑπομένειν δυναμένων.] ⅔ Καδμείας πεπλυμένης ◁ η'.

drach. duas, gummi drach. iv, aqua pluvia excipe ac utere
cum ovo.

[*Aliud Diocleum inſcriptum, ad doloris moleſtias et
epiphoras*, *ad ſuppuratos oculos, puſtulas, ulcera*. *Hoc
medicamentum delicatius exiſtit*. ⅔ Tragacanthae drach.
octo, gummi drach. quatuor, amyli drach. iv, ſpodii pom-
pholygis drach. ſedecim, ceruſſae drach. octo, opii torre-
facti drach. duas, aqua pluvia excepta admove cum ovo.
*Medicamentum ex thure accommodatum ad fluxiones et
chemoſeis*. ⅔ Cadmiae drach. viginti, thuris drach. xx,
ceruſſae drach. xl, opii drach. vj, gummi drach. vj, aqua
pluviali excipito. Caeterum nos ſic apparavimus. ⅔ Cad-
miae ℥ x, pompholygis drach. x, thuris drach. x, ceruſſae
drach. xl, opii drach. vj, gummi drach. ſex, aqua pluvia
excepta admove cum ovo.

[*Aliud trypheron id eſt delicatum inſcriptum, ad epi-
caumata, puſtulas, chemoſeis, maxime in iis, qui nullam
mordacitatem perferre poſſunt*.] ⅔ Cadmiae lotae drach.

ΤΩΝ ΚΑΤΑ ΤΟΠΟΤΣ ΒΙΒΛΙΟΝ Δ. 759

Ed. Chart. XIII. [442.]   Ed. Baf, II. (213. 214.)

ἀμύλου δραχμὰς ή. λιβάνου δραχμὰς ή. ψιμμυθίου ⟨ μή.
ὀπίου δραχμὰς στ'. κόμμεως δραχμὰς ιστ'. ὕδατι ὀμβρίῳ. ἡ
χρῆσις δεδήλωται.

(214) ['Ο κύκνος ἐπιγραφόμενος, ὁ τῆς βασιλίσσης
πρὸς τὰς· μεγίστας περιωδυνίας καὶ διαθέσεις.] ♃ Καδμείας
δραχμὰς ιστ'.·ψιμυθίου πεπλυμένου δραχμὰς ή. ἀμύλου
⟨ β'. τραγακάνθης δραχμὰς β'. ἀκακίας δραχμὰς β'. ὀπίου
⟨ β'. κόμμεως ⟨ ιβ'. ἀναλάμβανε ὕδατι ὀμβρίῳ καὶ πρὸς
τὴν ἀνάληψιν ἐπίβαλε ὠῶν ὠμῶν προσφάτων τεσσάρων
λευκά. Ἀερίανον, Διομήδους ἐπιγραφόμενον, κολλύριον ἐπι-
τετευγμένον πρὸς ἐπιφορὰς καὶ παλαιὰς διαθέσεις καὶ προσ-
φάτους. ♃ σποδοῦ πομφόλυγος ⟨ ή'. ψιμυθίου δραχμὰς κ'.
ἰοῦ ⟨ δ'. σμύρνης δραχμὰς ιδ'. λιβάνου δραχμὰς γ'. ὀπίου
⟨ γ'. κόμμεως δραχμὰς ή'. ὕδατι ὀμβρίῳ. ἡ χρῆσις δι᾽ ὠοῦ.
κύκνος διὰ γῆς Σαμίας, πρὸς ἕλκη παντοῖα, πρὸς ἐπιφορὰς,
περιωδυνίας, ὑπόπυα ὀφθαλμοῦ. ♃ σποδοῦ πεπλυμένης
⟨ ιστ'. ψιμυθίου πεπλυμένου δραχμὰς ή'. γῆς Σαμίας
⟨ δ'. ἀμύλου ⟨ δ'. ἀκακίας ⟨ δ'. ὀπίου δραχμὰς δ'. κόμ-

viginti, amyli drach. viginti, thuris drach. octo, ceruſſae
drach. xlviij, opii drach. ſex, gummi drach. xvi, aqua plu-
via excipe, uſus indicatus eſt.

[*Cygnus inſcriptus reginae, ad maximos dolores et
affectus.*] ♃ Cadmiae drach. ſedecim, ceruſſae lotae drach.
octo, amyli drach. duas, tragacanthae drach. duas, acaciae
drach. duas, opii drach. duas, gummi drach. duodecim, ex-
cipe aqua pluviali, et ad excipiendum adjice ovorum cru-
dorum recentium candida quatuor. *Aerianum Diomedi in-
ſcriptum, collyrium accommodatum ad epiphoras et veteres
affectus itemque recentes.* ♃ Spodii pompholygos drach.
octo, ceruſſae drach. viginti, aeruginis drach. iv, myrrhae
drach. xiv, thuris drach. tres, opii drach. tres, gummi
drach. octo, excipe aqua pluviali ac utere cum ovo. *Cygnus
ex terra Samia, ad ulcera omnis generis, ad epiphoras
dolores circumcirca moleſtantes ſuppuratosque oculos.* ♃
Spodii loti drach. xvj, ceruſſae lotae drach. octo, terrae
Samiae drach. quatuor, amyli drach. quatuor, acaciae

Ed. Chart. XIII. [442.]　　　　　　　Ed. Baf. II. (214.)

μεως ◁ δ'. τραγακάνθης ◁ β'. ὕδατι ὀμβρίῳ, ἡ χρῆσις δι'
ὠοῦ. ἄλλο, Διονυσίου ἐπιγραφόμενον. ♃ ψιμυθίου δρα-
χμὰς λη'. ἰοῦ σκώληκος ◁ ιστ'. μηκωνείου ◁ η'. κόμμεως
δραχμὰς δ'. ὕδατι ὀμβρίῳ. ἡ χρῆσις διὰ γάλακτος. Ἀερίανον
ἡμέτερον φάρμακον ἐπιτετευγμένον, πρὸς παλαιὰς διαθέσεις
καὶ προσφάτους. ♃ ψιμυθίου ◁ κδ'. καδμείας κεκαυμένης
καὶ πεπλυμένης δραχμὰς ι'. στίμμεως κεκαυμένου καὶ πε-
πλυμένου ◁ ι'. λιβάνου δραχμὰς ι'. λεπίδος χαλκοῦ δρα-
χμὰς ε'. ὀπίου ◁ γ'. σμύρνης δραχμὰς γ'. κόμμεως δραχμὰς ιβ'.
ὕδατι ὀμβρίῳ. ἡ χρῆσις δι' ὠοῦ. κολλύριον Γενναδίου. ♃
ψιμυθίου ◁ ιη'. στίμμεως δραχμὰς ιβ'. σμύρνης δραχμὰς ιβ'.
λεπίδος χαλκοῦ ◁ ιβ'. ὀπίου ◁ στ'. κόμμεως δραχμὰς κδ'.
ὕδωρ ὄμβριον. τὸ διὰ γῆς Σαμίας Πακκίου ὀφθαλμικοῦ,
πρὸς τὰς ἐπιτεταμένας διαθέσεις. ♃ καδμείας δραχμὰς ιστ'.
ψιμυθίου ◁ ιστ'. Σαμίας γῆς δραχμὰς δ'. ὀπίου ◁ β'.
λιβάνου δραχμὰς β'. στίμμεως ◁ ε'. κόμμεως δραχμὰς ε'.
ὕδατι ἀναλάμβανε. ἡ χρῆσις δι' ὠοῦ. θερινὸν ἐπιγραφόμε-

drach. quatuor, opii drach. iv, gummi drach. iv, traga-
canthae drach. duas, aqua pluviali excipe ac utere cum
ovo. *Aliud Dionyſio inſcriptum.* ♃ Ceruſſae drach. tri-
gintaocto, aeruginis vermiculatae drach. ſedecim, ſucci pa-
paveris drach. octo, gummi drach. quatuor, excipe aqua
pluvia ac utere cum lacte. *Aerianum medicamentum no-*
ſtrum, ad veteres ac recentes affectus aocommodatum. ♃
Ceruſſae drach. viginti quatuor, cadmiae uſtae et lotae
drach. x, ſtibii uſti et loti drach. x, thuris drach. x, ſqua-
mae aeris drach. v, opii drach. tres, myrrhae drach. tres,
gummi drach. duodecim, excipe aqua pluviali, ac utere cum
ovo. *Collyrium Gennadii.* ♃ Ceruſſae drach. xviij, ſtibii
drach. duodecim, myrrhae drach duodecim, ſquamae aeris
drach. duodecim, opii drach. vj, gummi drach. xxiv, ex-
cipe aqua pluviali. *Collyrium ex terra Samia, Paccii*
ophthalmici ad affectus intenſos. ♃ Cadmiae drach. xv,
ceruſſae drach. ſedecim, terrae Samiae drach. quatuor,
opii drach. duas, thuris drach. duas, ſtibii drach. v, gummi
drach. v, excipe aqua ac utere cum ovo. *Aeſtivum in-*

Ed. Chart. XIII. [442. 443.]　　　　　　Ed. Baf. II. (214.)

νον. ♃ *καδμείας κεκαυμένης καὶ πεπλυμένης δραχμὰς κ'.*
ἀκακίας ◄ *β'. γῆς Σαμίας* ◄ *κ'. ψιμμυθίου δραχμὰς κ'.*
λεπίδος χαλκοῦ κεκαυμένου καὶ πεπλυμένου δραχμὰς ιβ'.
φλοιοῦ λιβάνου ◄ *β'. τραγακάνθης* [443] *δραχμὰς ε'. κόμ-*
μεως δραχμὰς ιστ'. ὕδατι ὀμβρίῳ, ἡ χρῆσις δι' ᾠοῦ.

[*Κολλύριον ὑγείδιον λεγόμενον.*] ♃ *Καδμείας δραχμὰς*
η'. σμύρνης ◄ *η'. ἀκακίας* ◄ *στ'. ὀπίου* ◄ *β'. χαλκοῦ κε-*
καυμένου καὶ πεπλυμένου δραχμὰς β'. κόμμεως δραχμὰς στ'.
ἐρείκης καρποῦ ◄ *α'. ὕδωρ ὄμβριον.*

[*Ἀνίκητος ἀστὴρ πρὸς περιωδυνίας, φλυκτίδας, στα-*
φυλώματα, ἕλκη ῥυπαρὰ καὶ νεμόμενα. ποιεῖ καὶ πρὸς κεχρο-
νισμένας διαθέσεις καὶ οὐλὰς ἀποσμήχει.] ♃ *Καδμείας κεκαυ-*
μένης καὶ πεπλυμένης δραχμὰς ιστ'. ψιμυθίου πεπλυμέ-
νου δραχμὰς ιστ'. ἀμύλου ◄ *ιβ'. στίμμεως κεκαυμένου δρα-*
χμὰς ιβ'. σποδοῦ ◄ *η'. μολύβδου κεκαυμένου καὶ πεπλυ-*
μένου δραχμὰς η'. γῆς Σαμίας ◄ *η'. σμύρνης δραχμὰς β'.*
ὀπίου ◄ *β'. τραγακάνθης* ◄ *η'. ὕδωρ ὄμβριον.*

fcriptum. ♃ Cadmiae uftae et lotae drach. viginti, acaciae
drach. ij, terrae Samiae ʒ xx, ceruſſae drach. xx, fquamae
aeris uftae et lotae ʒ xij, corticis thuris drach. ij, traga-
canthi ʒ v, gummi drach. fedecim, aqua pluviali excipe,
utere cum ovo.

[*Collyrium Hygidion appellatum.*] ♃ Cadmiae drach.
octo, myrrhae drach. viij, acaciae drach. fex, opii drach. ij,
aeris ufti et loti· drach. duas, gummi drach. fex, fructus
ericae drach. j, aqua pluviali excipito.

[*After inexuperabilis, ad doloris vexationes puftu-*
las, ftaphylomata, ulcera fordida et ferpentia. Facit et
ad inveteratos affectus et cicatrices exterit.] ♃ Cadmiae
uftae et lotae drach. fedecim, ceruſſae lotae drach. fede-
cim, amyli drach. duodecim, ftibii ufti drach. duodecim,
fpodii drach. octo, plumbi ufti, ac loti drach. octo, terrae
Samiae drach. octo, myrrhae drach. duas, opii drach. duas
tragacanthae drach. octo, excipe aqua pluviali.

Ed. Chart. XIII. [443.]   Ed. Baf. II. (214.)

[Διβιανὸν ἐπιγραφόμενον πρὸς φλυκτίδας, ἐπικαύματα,
ῥήξεις, κοιλώματα, ὑποπύους ὀφθαλμοὺς, χημώσεις, σταφυ-
λώματα. ποιεῖ καὶ πρὸς περιωδυνίας καὶ διαθέσεις καὶ οὐλὰς
ἀποσμήχει.] ♃ Καδμείας κεκαυμένης καὶ πεπλυμένης ◁ ιστ΄.
ψιμυθίου πεπλυμένου δραχμὰς ιστ΄. στίμμεως κεκαυμένου
καὶ πεπλυμένου ◁ ιστ΄. μολύβδου κεκαυμένου καὶ πεπλυ-
μένου δραχμὰς ή. ἀμύλου ◁ ιβ΄. σποδοῦ πομφόλυγος δρα-
χμὰς ή. σμύρνης ◁ ή. γῆς ἀστέρος δραχμὰς ή. τραγακάν-
θης ◁ ή. ὀπίου δραχμὰς β΄. ὕδωρ ὄμβριον καὶ πρὸς τῇ
ἀναλήψει ὠῶν κ΄. τὰ λευκά. ἄλλο τὸ Διβιανόν. ♃ πομφό-
λυγος δραχμὰς ή. καδμείας κεκαυμένης καὶ πεπλυμένης
◁ ιστ΄. στίμμεως κεκαυμένου καὶ πεπλυμένου δραχμὰς ιβ΄.
ψιμυθίου πεπλυμένου δραχμὰς ιστ΄. ἀμύλου ◁ ιβ΄. γῆς
Σαμίας ◁ ή. μολύβδου κεκαυμένου καὶ πεπλυμένου ◁ή΄.
σμύρνης ◁ β΄. ὀπίου δραχμὰς β΄. τραγακάνθης ◁ β΄. ὕδωρ
ὄμβριον.

[Τὸ διὰ τοῖ ἐλαφείου κέρατος πρὸς ἕλκη, φλυκτίδας,
οὐλὰς ἀποσμήχει.] ♃ Κέρατος ἐλαφείου κεκαυμένου καὶ

[Libianum, ad pustulas, inustiones, rupturas, cani-
tates, oculos purulentos, chemoseis, staphylomata. Facit
et ad circummolestantem dolorem et affectus et cicatrices
exterit.] ♃ Cadmaie ustae et lotae drach. sedecim, cerussae
lotae drach. sedecim, stibii usti et loti drach. sedecim,
plumbi usti et loti drach. octo, amyli drach. duodecim,
spodii pompholygis drach. octo, myrrhae drach octo, ter-
rae asteris drach. octo, tragacanthae drach. octo, opii drach.
duas, aqua esto pluvialis et ad exceptionem ovorum albu-
mina decem. Aliud Libianum. ♃ Pompholygis drach. octo,
cadmiae ustae et lotae drach. sedecim, stibii usti et loti
drach. duodecim, cerussae lotae drach. sedecim, amyli
drach. duodecim, terrae Samiae drach. octo, plumbi usti
et loti drach. octo, myrrhae drach. duas, opii drach. duas,
tragacanthae drach. duas, excipe aqua pluviali.

[Collyrium ex cornu cervino ad ulcera, pustulas, ci-
catrices exterit.] ♃ Cornu cervini usti et loti drach. qua-

πεπλυμένου ◁ δ'. λιβάνου δραχμὰς δ'. μολύβδου κεκαυμένου καὶ πεπλυμένου ◁ δ'. λεπίδος χαλκοῦ πεπλυμένης δραχμὰς β'. ὀπίου δραχμὴν μίαν, κόμμεως ◁ δ'. ὕδωρ ὄμβριον. ἄλλο δι᾽ ἐλάφου κέρατος τοῦ Νεαπολίτου. ♃ μολύβδου κεκαυμένου καὶ πεπλυμένου ◁ ιστ'. κέρατος ἐλαφείου κεκαυμένου δραχμὰς ιστ'. λιβάνου ◁ η'. ἀκακίαν δραχμὰς η'. σποδοῦ Κυπρίου δραχμὰς η'. ἀμύλου ◁ δ'. ὀπίου δραχμὰς β'. λεπίδος χαλκῆς ◁ β'. κρόκου δραχμὰς η'. σμύρνης ◁ δ'. τραγακάνθης δραχμὴν μίαν, κόμμεως ◁ η'. ὑοσκυάμου ἀποβρέγματι ἀναλάμβανε. χλωρὸν πρὸς διαθέσεις. ♃ σποδοῦ Κυπρίου ◁ ιστ'. ἀμύλου ◁ ιστ'. κρόκου δραχμὰς η'. στίμμεως ◁ η'. ὀπίου ◁ δ'. κόμμεως ◁ δ'. ὕδατι ὀμβρίῳ, ἢ χρῆσις δι᾽ ὠοῦ. ἄλλο χλωρὸν Ζωΐλου ὀφθαλμικοῦ. ♃ σποδοῦ Κυπρίας δραχμὰς η'. κρόκου ◁ η'. ἀμύλου δραχμὰς η'. ὀπίου δραχμὰς β'. στίμμεως ◁ η'. κόμμεως δραχμὰς δ'. ἀναλάμβανε ἀναγαλλίδος χυλῷ. ἄλλο ἐν ἄλλαις γραφαῖς ἔχει οὕτω, Ζωΐλου τὸ χλωρόν. ♃ καδμείας κεκαυμένης καὶ πεπλυμένης καὶ οἴνῳ Ἰταλικῷ κατεσβεσμένης ◁ η'. κρόκου ◁ δ'.

tuor, thuris drach. quatuor, plumbi ufti et loti drach. quatuor, fquamae aeris lotae drach. duas, opii drach. unam, gummi drach. quatuor, excipe aqua pluviali. *Aliud ex cornu cervino Neapolitae.* ♃ Plumbi ufti et loti drach. fedecim, cornu cervi ufti drach. fedecim, thuris drach. octo, acaciae drach. octo, fpodii Cyprii drach. octo, amyli drach. quatuor, opii drach. duas, fquamae aeris drach. duas, croci drach. viij, myrrhae drach. iv, tragacanthae drach. j, gummi drach. octo, hyofcyami cremore excipito. *Viride ad affectus.* ♃ Spodii Cyprii drach. xvj, amyli drach. fedecim, croci drach. octo, ftibii drach. octo, opii drach. quatuor, gummi drach. quatuor, excipe aqua pluviali ac utere cum ovo. *Aliud viride Zoili ocularii.* ♃ Spodii Cyprii drach. octo, croci drach. viij, amyli drach. viij, opii ℨ ij, ftibii drach. viij, gummi ℨ iv, anagallidis fucco excipito. *Aliud alia exemplaria ita habent, Zoili viride.* ♃ Cadmiae uftae ac lotae et vino Italico extinctae ℨ viij, croci drach. qua-

764 ΓΑΛΗΝΟΥ ΠΕΡΙ ΣΥΝΘΕΣΕΩΣ ΦΑΡΜΑΚΩΝ

Ed. Chart. XIII. [443. 444.]   Ed. Baf. II. (214. 215.)

στίμμεως κεκαυμένου καὶ γάλακτι κατεσβεσμένου δραχμὰς δ'.
ἀμύλου δραχμὴν μίαν, κόμμεως δραχμὰς β'. ἀναλάμβανε χυλῷ
ἀναγαλλίδος τῆς τὸ κυανὸν ἄνθος ἐχούσης·

[444] (215) ['Εκ τῶν Σκριβωνίου Λάργου τὸ ψιττά-
κιον ἐπιγραφόμενον, πρὸς περιωδυνίας, φλυκτίδας, ἐπικαύ-
ματα, οὐλὰς ἀναλυομένας, προπτώσεις, συγχύσεις, ὅπου πολλὴ
αἵματος παρέγχυσις θεωρεῖται· χρήσιμον δέ ἐστι καὶ πρὸς
τὰς ἄλλας διαθέσεις, καὶ μάλιστα ἐπὶ τῶν εὐαισθήτων ὀφθαλ-
μῶν, ἐφ' ὧν δάκρυον λεπτὸν ἀποκρίνεται· τὰ δὲ τῆς σκευ-
ασίας ἔχει οὕτως.] ♃ Καδμείας δραχμὰς η'. κρόκου ⟨ η'.
στίμμεως ⟨ η'. ἀμύλου προσφάτου δραχμὰς η'. ὀπίου ⟨δ'.
κόμμεως ⟨ δ'. ὕδατι ὀμβρίῳ. ἡ χρῆσις δι' ᾠοῦ· τὸ τοῦ
Ναυκρατίτου πρὸς διαθέσεις φάρμακον ἐπιτετευγμένον. ♃
καδμείας ⟨ ιβ'. κρόκου δραχμὰς ιβ'. ὀπίου ⟨ στ'. λεπίδος
στομώματος κεκαθαρμένης δραχμὰς ε'. λεπίδος χαλκοῦ ⟨στ'.
ῥόδων χυλοῦ δραχμὰς ιστ'. μολύβδου κεκαυμένου καὶ πεπλυ-
μένου δραχμὰς ε'. σμύρνης ⟨ γ'. νάρδου δραχμὰς β'. ἀκα-
κίας δραχμὰς β'. κόμμεως ⟨ ιβ'. ὕδωρ ὄμβριον. 'Ανθαίου

tuor, ſtibii uſti et lacte extincti ℥ iv, amyli ℥ j, gummi
drach. ij, excipito ſucco anagallidis quae coeruleum habet
florem.

[*Ex libris Scribonii Largi, pſittacium inſcriptum
ad doloris moleſtias, puſtulas, inuſtiones, cicatrices reſo-
lutas, prolapſus, confuſiones et ubi multus ſanguis aeſtate
ſuffunditur. Confert etiam ad alios affectus et praeſertim
in oculis molli ſenſu praeditis, in quibus tenuis lachryma
profluit. Compoſitio hoc modo habet.*] ♃ Cadmiae drach.
viij, croci drach. viij, ſtibii ℥ viij, amyli recentis drach.
viij, opii ℥ iv, gummi drach. iv, aqua pluviali excipito, uti-
tor cum ovo. *Naucratitae medicamentum affectibus ac-
commodatum.* ♃ Cadmiae drach. duodecim, croci ℥ xij,
opii drach. vj, ſquamae ſtomomatis purgatae ℥ v, ſquamae
aeris drach. vj, ſucci roſarum drach. xvj, plumbi uſti et
loti ℥ v, myrrhae drach. iij, nardi ℥ ij, acaciae drach. duas,
gummi drach. xij, excipito aqua pluviali. *Anthaei viride.*

τὸ χλωρόν. ♃ καδμείας ◁ μή. σμύρνης δραχμὰς κδ'. κρό-
κου ◁ μή. ὀπίου δραχμὰς κδ'. μολύβδου κεκαυμένου καὶ
πεπλυμένου δραχμὰς ή. λεπίδος χαλκοῦ δραχμὰς στ'. νάρδου
Ἰνδικῆς ◁ στ'. ἀκακίας ◁ στ'. κόμμεως ◁ κδ'. ὕδωρ ὄμβριον.
τὸ διὰ χαλβάνης πρὸς περιωδυνίας καὶ ὀφθαλμίας, ᾧ ἐχρή-
σατο Νικήτης. ♃ καδμείας δραχμὰς ή. σποδοῦ Κυπρίας
◁ ή. χαλκοῦ κεκαυμένου καὶ πεπλυμένου ◁ή. ὀπίου δρα-
χμὰς ή· σμύρνης ◁ ή. χαλβάνης δραχμὰς ή. ὕδατι ἀνα-
λάμβανε τὸ φάρμακον· τῶν ἄγαν ἐστὶ πεπιστευμένων, ἔχει
δὲ καὶ κόμμεως ◁ ή. ἐν ἄλλαις γραφαῖς σπόδιον οὐκ ἔχει.
ἄλλο. ♃ καδμείας ◁ ιστ'. χαλκοῦ κεκαυμένου καὶ πεπλυ-
μένου ◁ ή. σμύρνης, χαλβάνης ἀνὰ ◁ ή. ὀπίου ◁ ή.
χαλκάνθης ◁ στ'. κόμμεως ◁ στ'. ὕδατι ὀμβρίῳ.

[Διάῤῥοδον Νείλου, ὡς Ἀνδρέας πρὸς περιωδυνίας,
ῥεῦμα πολὺ καὶ λεπτὸν, φλυκτίδας, προπτώσεις.] ♃ Ῥόδων
φύλλων χωρὶς τῶν λοβῶν δραχμὰς δ'. κρόκου δραχμὰς β'.
ὀπίου ὀβολὸν α'. νάρδου Ἰνδικῆς ὀβολὸν α'. κόμμεως δρα-

♃ Cadmiae drach. xlviij, myrrhae drach. xxiv, croci
drach. xlviij, opii drach. vigintiquatuor, plumbi ufti et loti
drach. viij, fquamae aeris ℥ vj, nardi Indicae drach. vj,
acaciae drach. vj, gummi drach. vigintiquatuor, aqua plu-
viali excipito. *Medicamentum ex galbano, quo ufus eft
Nicetes ad dolores et ophthalmias.* ♃ Cadmiae drach. viij,
fpodii Cyprii drach. viij, aeris ufti et loti drach. octo,
opii drach. octo, myrrhae ℥ viij, galbani drach. octo, aqua
medicamentum excipito. Ex valde approbatis eft, recipit-
que amplius gummi item drach. octo. Alia exemplaria fpo-
pium non habent. *Aliud.* ♃ Cadmiae drach. xvj, aeris ufti
et loti drach. viij, myrrhae, galbani, fingulorum drach. viij,
opii drach. octo, chalcanthi drach. vj, gummi drach. vj.
aqua pluviali excipito.

[*Collyrium diarrhodon Nili, velut Andreas tradit,
ad doloris moleftias fluxum uberem ac tenuem, puftulas,
prolapfus.*] ♃ Foliorum rofarum refectis extremitatibus
drach. quatuor, croci drach. duas, opii obolos j, nardi In-
dicae obolum j, gummi drach. iij, alii drach. unam habent,

Ed. Chart. XIII. [444.]   Ed. Baf. II. (215.)

χμὰς γ΄. ἐν ἄλλῳ κόμμεως ◁ α΄. ὕδατι ὀμβρίῳ. ἡ χρῆσις
δι᾽ ᾠοῦ, ἡ κρᾶσις ἀνειμένη· ἄλλο διάῤῥοδον Νείλου, ᾧ ἐχρή-
σατο Γαλλίων ὁ ὀφθαλμικός· ♃ ῥόδων δραχμὰς δ΄. κρόκου
◁ β΄. ἀκακίας ◁ α΄. ὀπίου ὀβολὸν α΄. νάρδου Ἰνδικῆς
ὀβολὸν ἕνα, κόμμεως δραχμὰς γ΄· ὕδατι ὀμβρίῳ. ἡ χρῆσις δι᾽
ᾠοῦ, ἡ κρᾶσις ἀνειμένη. ἄλλο διάῤῥοδον, ὡραῖον λεγόμενον
πρὸς τὰς αὐτὰς διαθέσεις. ♃ ῥόδων ὠνυχισμένων δραχμὰς
κδ΄. κρόκου δραχμὰς ιβ΄. ἀμύλου ◁ στ΄. βαλαυστίου δρα-
χμὰς δ΄. ὀπίου δραχμὰς δ΄. τραγακάνθης ◁ η΄. ὑοσκυάμου
τῶν φύλλων τῷ χυλῷ ἀνελάμβανε. ἐν τῷ διδασκάλου τε καὶ
Ἰωάννου βιβλίῳ γέγραπται τῷ κυπαρίσσου χυλῷ. ἄλλο. ♃
ῥόδων ◁ η΄. κρόκου δραχμὰς δ΄. χαλκοῦ κεκαυμένου καὶ πε-
πλυμένου ◁ α΄. κόμμεως ◁ α΄. ὕδατι ὀμβρίῳ. ἡ χρῆσις δι᾽
ᾠοῦ. διάῤῥοδον Τερεντίου διὰ τῆς πομφόλυγος. ♃ ῥόδων
ἁπαλῶν ◁ ιβ΄. σποδοῦ Κυπρίας δραχμὰς δ΄. κρόκου ◁ δ΄.
ὀπίου δραχμὰς δ΄. νάρδου δραχμὰς δ΄. κόμμεως δραχμὰς δ΄.
ὕδατι ὀμβρίῳ. ἄλλο διάῤῥοδον· ♃ ῥόδων ἁπαλῶν δραχμὰς β΄.

aqua pluvia excipe ac utere cum ovo. Temperies diſſoluta
eſt. *Aliud ex roſis Nili, quo uſus eſt Gallio ocularius.*
♃ Roſarum drach. quatuor, croci drach. ij, acaciae drach. j,
opii obolum j, nardi Indicae obolum j, gummi drach. iij,
aqua pluvia excipe, utere cum ovo. Temperies eſt diluta.
Aliud ex roſis tempeſtivum appellatum, ad eosdem affe-
ctus. ♃ Roſarum refectis unguibus drach. xxiv, croci
drach. xij, amyli drach. decem, balauſtii drach. quatuor,
opii drach. quatuor, tragacanthae drach. octo, hyoſcyami
foliorum ſucco excipe. In praeceptoris et Ioannis libro
ſcriptum erat cupreſſi ſucco. *Aliud.* ♃ Roſarum drach.
octo, croci drach. quatuor, aeris uſti et loti drach. unam,
gummi drach. unam, aqua pluviali excipe ac utere cum
ovo. *Aliud diarrhodon Terentii, constans ex pompholyge.* ♃
Roſarum recentium drach. duodecim, ſpodii Cyprii drach.
quatuor, croci drach. quatuor, opii drach. quatuor, nardi
drach. quatuor, gummi drach. quatuor, excipito aqua plu-
viali. *Aliud diarrhodon.* ♃ Roſarum recentium drach.

κρόκου δραχμὰς στ'. σποδοῦ Κυπρίου ◁ β'. ἀμύλου δρα-
χμὰς β'. ἀκακίας δραχμὴν μίαν, νάρδου Ἰνδικῆς ◁ α'. κόμ-
μεως δραχμὰς ιβ'. τραγακάνθης ◁ α'. ὕδατι ὀμβρίῳ. διάρ-
ῥοδον εὐελπιδίου, διάσμυρνον ἐπικαλούμενον. 4 ῥόδων ◁ ρ'.
κρόκου δραχμὰς ν'. ὀπίου δραχμὰς η'. σμύρνης δραχμὴν
μίαν S''. κόμμεως δραχμὰς ν'. οἴνῳ εὐώδει. ἡ χρῆσις δι' ὠοῦ.
[445] ἄλλο διάῤῥοδον. 4 ῥόδων ◁ ρ'. κρόκου δραχμὰς ν'.
ὀπίου δραχμὰς η'. σμύρνης ◁ ν'. κόμμεως ◁ η'. οἴνῳ εὐ-
ώδει, ἡ χρῆσις δι' ὠοῦ. ἐγὼ τοῦτο ἐπεσκεύασα, ἀντὶ τῶν
φύλλων τῶν ῥόδων, ἐμβάλλων ῥόδων ἄνθους ◁ β'. καὶ
ὤφθη δαιμονίως ποιοῦν.

[Διάῤῥοδον τὸ διὰ τῶν οβ'. τὸ μέγα λεγόμενον, ἐχρή-
σατο τούτῳ Λεύκιος ὁ καθηγητὴς πρὸς περιωδυνίας, φλυ-
κτίδας, ἐπικαύματα, σταφυλώματα, προπτάσεις, πρὸς ὑπο-
πύους ὀφθαλμοὺς, πρὸς ῥεύματα παλαιὰ, κεχρονισμένας
ὀφθαλμίας καὶ δυσαπαλλάκτους διαθέσεις.] 4 Ῥόδων χλω-
ρῶν χωρὶς τῶν λοβῶν δραχμὰς οβ'. καδμείας κεκαυμένης καὶ
πεπλυμένης δραχμὰς κδ'. κρόκου δραχμὰς ξ'. ὀπίου ◁ γ'.

duas, croci drach. fex, fpodii Cyprii ℨ ij, amyli drach. ij,
acaciae drach. unam, nardi Indicae drach. unam, gummi
drach. ij, tragacanthae ℨ ij, excipito aqua pluviali. *Diar-
rhodon euelpidium, diafmyrnum appellatum.* 4 Rofarum
ℨ c, croci drach. l, opii ℨ octo, myrrhae ℨ i ß, gummi
drach. l, vino odoro excipe ac utere cum ovo. *Aliud diar-
rhodon.* 4 Rofarum ℨ c, croci drach. l, opii drach. octo,
myrrhae drach. octo, gummi drach. l, vino odorato excipe
ac utere cum ovo. Ego hoc apparavi pro foliis rofarum
florum earundem ℨ c, injiciens, atque feliciter fuccefíit.
[*Diarrhodon ex rofarum lxxij drachmis magnum
appellatum. Hoc ufus eft Leucius praeceptor ad doloris
moleftias, puftulas, inuftiones, ftaphylomata, prolapfus,
ad oculos purulentos, ad fluxiones antiquas, inveteratas
ophthalmias et affectus aegre cedentes.*] 4 Rofarum viri-
dium refectis unguibus drach. feptuaginta duas, cadmiae
uftae ac lotae drach. xxiv, croci drach. fexaginta, opii

στίμμεως δραχμὰς γ'. οἱ δὲ ◁ στ'. ἰοῦ ◁ β'. οἱ δὲ δρα-
χμὰς γ'. λεπίδος χαλκοῦ ◁ β'. νάρδου Ἰνδικῆς δραχμὰς β'.
σμύρνης ◁ στ'. οἱ δὲ δραχμὰς δ'. κόμμεως δραχμὰς κδ'.
ὕδατι ὀμβρίῳ ἀναλάμβανε. ἄλλο διὰ τῶν οβ'. ⟵ ῥόδων
◁ οβ'. καδμείας κεκαυμένης καὶ πεπλυμένης δραχμὰς κδ'.
κρόκου ◁ στ'. οἱ δὲ η'. ὀπίου δραχμὰς γ'. στίμμεως ◁ γ'.
σμύρνης ◁ γ'. λεπίδος χαλκοῦ ◁ β'. ἰοῦ ◁ β'. νάρδου ◁ α'.
οἱ δὲ β'. κόμμεως ◁ κδ'. ὕδατι ὀμβρίῳ, ἡ χρῆσις διὰ τοῦ
γάλακτος. τὸ διὰ τῶν λευκοΐων φάρμακον ἐπιτετευγμένον
πρὸς ἐπιφορὰς καὶ διαθέσεις· ⟵ ἀκακίας δραχμὰς μη'. λευ-
κοΐων χυλοῦ ◁ μη'. σποδοῦ Κυπρίας ◁ κδ'. κρόκου δρα-
χμὰς κδ'. σμύρνης ◁ δ'. ὀπίου ◁ δ'. οἱ δὲ στ'. ὑοσκυάμου
χυλοῦ ◁ δ'. χαλκοῦ κεκαυμένου καὶ πεπλυμένου δραχμὰς δ'.
κόμμεως ◁ δ'. οἴνῳ Φαλερίνῳ.

[Κολλύριον ᾧ ἐχρήσατο Φλῶρος ἐπὶ Ἀντωνίας τῆς
Δρούσου μητρός, παρ' ὀλίγον ὑπὸ τῶν ἄλλων ἰατρῶν πη-
ρωθείσης.] ⟵ Ἀκακίας δραχμὰς μη'. ῥόδων ξηρῶν ◁ μη'.

drach. tres, ftibii ℨ iij, alii drach. fex, aeruginis drach.
duas, alii tres, fquamae aeris drach. duas, nardi Indicae
drach. duas, myrrhae drach. fex, alii quatuor, gummi drach.
vigintiquatuor, excipito aqua pluviali. *Aliud ex drachmis
lxxij.* ⟵ Rofarum drach. lxxij, cadmiae uftae et lotae drach.
vigintiquatuor, croci drach. fex, alii ℨ viij, opii drach. tres,
ftibii drach. tres, myrrhae drach. tres, fquamae aeris drach.
duas, aeruginis drach. duas, nardi drach. j, alii duas,
gummi ℨ xxiv, excipe aqua pluviali ac utere cum lacte.
*Medicamentum ex violis albis, accommodatum ad epipho-
ras et affectus.* ⟵ Acaciae drach. xlviij, fucci violarum
albarum drach. xlviij, fpodii Cyprii drach. vigintiquatuor,
croci drach. vigintiquatuor, myrrhae drach. quatuor, opii
drach. iv, alii fex, fucci hyofcyami drach. iv, aeris ufti et
loti drach. iv, gummi drach. iv, excipe vino Falerno.

[*Collyrium quo ufus eft Phlorus, in Antonia Drufi ma-
tre, quae parum abfuit ut ab aliis medicis excaecaretur.*]
⟵ Acaciae drach. xlviij, rofarum ficcarum drach. xlviij,

μελιλώτων δραχμὰς μη'. σποδοῦ Κυπρίας ⪕ κδ'. μανδρα-
γόρου μήλων δραχμὰς β'. κρόκου ⪚ κδ'. ὀπίου δραχμὰς στ'.
ὑοσκυάμου σπέρματος ὀξύβαφα β'. ἐν ἄλλῳ ⪚ κδ'. σμύρνης
δραχμὰς δ'. χαλκοῦ κεκαυμένου καὶ πεπλυμένου ⪚ δ'. κόμ-
μεως ⪚ μ'. οἴνου Φαλερίνου, ὕδατος ὀμβρίου ἀνὰ κοτύλας γ'.
τὸν οἶνον καὶ τὸ ὕδωρ μίξας καὶ τούτοις ἐπιβαλὼν ῥόδα,
μελίλωτον, ὑοσκυάμου σπέρμα, μανδραγόρου τὰ μῆλα. εἰ δὲ
μή γε, τὸν φλοιὸν ἔα βρέχεσθαι ἐπὶ ἡμέρας γ', ἢ πέντε.
ἔπειτα τὸ ὑγρὸν ἐκθλίψας χρῶ πρὸς τὴν τοῦ φαρμάκου
σκευασίαν, καὶ ἀναπλάσας χρῶ ὡς δοκιμωτάτῳ.

(216) [Μήλινον τρυφερὸν ποιοῦν πρὸς τοὺς μηδ' ἡν-
τιναοῦν δῆξιν φαρμάκων ὑπομένοντας, ποιοῦν πρὸς φλυκτί-
δας, προπτώσεις, ῥεῦμα δριμὺ καὶ πολὺ καὶ ἐπικαύματα καὶ
πρὸς τὰς προσφάτους διαθέσεις.] ⅔ Καδμείας κεκαυμένης
καὶ γάλακτι ἐσβεσμένης ⪚ ιστ'. ψιμυθίου πεπλυμένου δρα-
χμὰς η', κρόκου ⪚ δ'. ὀπίου ⪚ α'. τραγακάνθης δραχμὰς β',
ὕδατι ὀμβρίῳ, ἡ χρῆσις δι' ᾠοῦ. ἄλλο πρὸς ἐπικαύματα,

melilotorum drach. xlviij, fpodii Cyprii drach. vigintiqua-
tuor, malorum mandragorae drach. duas, croci drach.
vigintiquatuor, opii drach. vj, feminis hyofcyami acetabula
duo, alii drach. vigintiquatuor, myrrhae drach. quatuor,
acris ufti et loti ℈ quatuor, gummi drach. xl, vini Falerni,
aquae pluvialis, utriusque heminas tres. Vinum et aquam
mifceto, eisque rofas, melilotum, femen hyofcyami, man-
dragorae mala, aut, fi haec non adfint, corticem injicito et
ad dies tres aut v macerari finito, deinde expreffo liquore
ad medicamenti compofitionem utitor, probatiffimum hoc
exiftit.

[*Melinum delicatum, commodum iis qui nullam pe-
nitus medicamentorum mordacitatem perferre poffunt. Fa-
cit ad puftulas, prolapfus, fluxum acrem et uberem inu-
ftionesque et ad recentes affectus.*] ⅔ Cadmiae uftae ac
lacte extinctae drach. xvj, ceruffae lotae ℈ octo, croci drach.
quatuor, opii drach. unam, tragacanthae drach. duas, aqua
pluviali excipito ac utitor cum ovo. *Aliud ad inuftiones,*

Ed. Chart. XIII. [445. 446.]   Ed. Baf. II. (216.)

φλυκτίδας, προπτώσεις, περιωδυνίας. 4 ψιμυθίου δραχμὰ;
κδ'. ἀμύλου ⟨ ιβ'. καδμείας πεπλυμένης ⟨ ι'. λιβάνου δρα-
χμὰς ι'. κρόκου ⟨ η'. ὀπίου δραχμὰς η'. κόμμεως ⟨ ι'.
τραγακάνθης ⟨ β'. ὕδατι ὀμβρίῳ. ἡ χρῆσις δι' ᾠοῦ. διάῤῥο-
δον ἀνέγκλητον. 4 καδμείας κεκαυμένης καὶ πεπλυμένης
⟨ κδ'. ψιμυθίου δραχμὰς ιβ'. ὀπίου ⟨ στ'. ῥόδων ἄν-
θους ⟨ στ'. κρόκου δραχμὰς στ'. λίθου σχιστοῦ ⟨ ιβ'.
κόμμεως ⟨ ι'. ὕδατι ὀμβρίῳ. ἡ χρῆσις πρὸς μὲν τὰ ῥυπαρὰ
τῶν ἑλκῶν διὰ γάλακτος, πρὸς δὲ τὰ καθαρὰ δι' ᾠοῦ. [446]
ἄλλο. 4 καδμείας κεκαυμένης καὶ πεπλυμένης ⟨ κδ'. ψι-
μυθίου δραχμὰς ιβ'. λίθου σχιστοῦ ⟨ δ'. ῥόδων ἄνθους δρα-
χμὰς στ'. κρόκου ⟨ στ'. ὀπίου δραχμὰς στ'. κόμμεως ⟨στ'.
ὕδατι ὀμβρίῳ. ἡ χρῆσις πρὸς μὲν τὰ ῥυπαρὰ τῶν ἑλκῶν
διὰ γάλακτος, πρὸς δὲ τὰ καθαρὰ δι' ᾠοῦ.

[Κροκῶδες παιδικὸν ἐπιγραφόμενον τὸ διὰ τῆς πομφό-
λυγος, πρὸς ἐπιφορὰς καὶ περιωδυνίας καὶ τὰς ἐκ πληγῶν
διαθέσεις.] 4 Σποδοῦ πομφόλυγος δραχμὰς ιστ'. κρόκου
⟨ ιστ'. ὀπίου δραχμὰς ιστ'. τραγακάνθης ⟨ η'. ὕδατι

pustulas, prolapsus, dolores. 4 Cerussae ℥ vigintiquatuor,
amyli drach. xij, cadmiae lotae drach. x, thuris drach.
decem, croci drach. octo, opii drach. octo, gummi drach. x,
tragacanthae drach. ij, excipe aqua pluviali et utere cum
ovo. *Diarrhodon innoxium.* 4 cadmiae ustae et lotae drach.
vigintiquatuor, cerussae drach. duodecim, opii drach. sex,
florum rosarum drach. sex, croci drach. vj, lapidis schisti
drach. duodecim, gummi drach. x, excipe aqua pluviali ac
utere ad ulcera sordida cum lacte, ad munda cum ovo.
Aliud. 4 Cadmiae ustae et lotae drach. vigintiquatuor,
cerussae drach. xij, lapidis schisti drach. quatuor, florum
rosarum drach. vj, croci drach. sex, opii drach. vj, gummi
drach. sex, excipe aqua pluviali, ac utere ad sordida ulcera
cum lacte, ad repurgata cum ovo.

[*Croceum, puerile inscriptum ex pompholyge, ud epi-
phoras et molestias doloris et ad affectus ex plagis.*] 4
Spodii pompholygis drach. sedecim, croci drach. sedecim,
opii drach. sedecim, tragacanthae drach. octo, excipe aqua

ΤΩΝ ΚΑΤΑ ΤΟΠΟΥΣ ΒΙΒΛΙΟΝ Δ. 771

Ed. Chart. XIII. [446.]   Ed. Baf. II. (216.)

ὀμβρίῳ, καὶ πρὸς τῇ ἀναλήψει ὠῶν τεσσάρων τὸ λευκόν.
κολλύριον Γαΐου ὀφθαλμικοῦ. ♃ σποδοῦ Κυπρίας δραχμας δ'.
ἀμύλου προσφάτου δραχμὰς ιβ'. κρόκου ⪜ β'. σμύρνης ⪜ α'.
μανδραγόρου χυλοῦ ⪜ α'. κόμμεως δραχμὰς δ'. ὕδατι ὀμβρίῳ,
ἡ χρῆσις δι' ὠοῦ. Ἀτιμήτρου λυσιπόνιον. ♃ χαλκάνθης
ὠμῆς δραχμὰς μ'. πομφόλυγος ὠμῆς δραχμὰς μ'. ψιμυθίου
δραχμὰς κδ'. ὀπίου ⪜ β'. κρόκου δραχμὰς δ'. τὸ κρόκον
εἰς ὕδωρ βάλλεται καὶ ἀποβρέχεται καὶ τῷ ἀποβρέγματι
σκευάζεται τὸ κολλύριον. τὸ δ' ὑπολειφθὲν τοῦ κρόκου λε-
αίνεται καὶ μίγνυται τοῖς λοιποῖς, κόμμεως δραχμαῖς λβ,
Διομήδους λυσιπόνιον πρὸς περιωδυνίας παραχρῆμα λύει
τοὺς πόνους. ♃ χαλκάνθης ὠμῆς δραχμὰς λβ'. ψιμυθίου
δραχμὰς λα'. σποδοῦ πομφόλυγος δραχμὰς ιστ'. κρόκου δρα-
χμὰς ιστ'. λιβάνου ⪜ η'. σμύρνης δραχμὰς β'. κόμμεως δρα-
χμὰς ιστ'. ὕδωρ ὄμβριον. ἡ χρῆσις δι' ὠοῦ. γενναῖόν ἐστι τὸ
κολλύριον. τοῦ Ζωΐλου, ποιοῦν πρὸς τὰς παλαιὰς ὀφθαλ-
μίας, μυοκεφάλους, σταφυλώματα καὶ παλαιὰ ῥεύματα. ♃

pluviali, adhibitis fimul albuminibus ovorum quatuor. Col-
lyrium Gaii ophthalmici. ♃ Spodii Cyprii drach. quatuor,
amyli recentis drach. xij, croci drach. duas, myrrhae drach.
unam, fucci mandragorae drach. unam, gummi drach. iv,
excipe aqua pluviali ac utere cum ovo. Atimetri folvens
dolorem. ♃ Atramenti futorii crudi drach. xl. pompholy-
gis crudae drach. xl. ceruffae drach vigintiquatuor, opii
drach. duas, croci ℥ quatuor, crocus in aquam conjicitur
ac maceratur et ex cremore hoc collyrium apparatur, quod
vero reliquum eft ex croco teritur, reliquisque admifcetur
additis item gummi drach. trigintaduabus. Diomedis lyfi-
ponium ad dolores ftatim folvit dolores. ♃ Atramenti fu-
torii crudi drach. trigintaduas, ceruffae drach. triginta unam,
fpodii pompholygis drach. fedecim, croci drach. fedecim,
thuris drach. octo, myrrhae drach. duas, gummi drach.
fedecim, aqua pluviali excipito ac utitor cum ovo, prae-
clarum eft hoc collyrium. Zoili medicamentum faciens ad
ophthalmias antiquas, myocephalos, ftaphylomata et flu-

Ed. Chart. XIII. [446.]   Ed. Baf. II. (216.)

καδμείας δραχμὰς η΄. χαλκοῦ κεκαυμένου δραχμὰς η΄. ψιμμυ-
θίου δραχμὰς δ΄. ἀλόης δραχμὴν μίαν S΄΄. φύλλου κρόκου,
χαλκίτεως ὀπτῆς, χαλκάνθου, ὀπίου λυκίου, ἀνὰ δραχμὴν
μίαν, σμύρνης δραχμὰς β΄. ἀκακίας δραχμὰς κ΄. ναρδοστά-
χυος δραχμὴν μίαν S΄΄. κόμμεως δραχμὰς κ΄. καστορίου < δ΄.
στίμμεως κεκαυμένου δραχμὰς η΄. ὕδωρ ὄμβριον.

[Ἀσκληπιάδου Πακκίου πρὸς περιωδυνίας, ῥεῦμα λε-
πτὸν καὶ πολὺ ἐπίκαυμα, φλυκτίδας, ὑμένων ἐπαναστάσεις,
τραχώματα, κεχρονισμένας διαθέσεις καὶ τοὺς ὑπὸ πολλῶν
ἐγχρίσεων βλαβέντας, παραχρῆμα ὠφελεῖ. τὰ δὲ τῆς σκευ-
ασίας ἔχει οὕτως.] ♃ Καδμείας δραχμὰς ιβ΄. χαλκοῦ κεκαυ-
μένου < ιβ΄. κρόκου δραχμὰς ιβ΄. λεπίδος χαλκοῦ κεκαυμέ-
νου < ιβ΄. σμύρνης δραχμὰς δ΄. νάρδου Ἰνδικῆς < δ΄. ῥό-
δων ξηρῶν δραχμὰς δ΄. ὀπίου < δ΄. λίθου αἱματίτου δρα-
χμὰς δ΄. πεπέρεως λευκοῦ κόκκους κδ΄. κόμμεως δραχμὰς ιβ΄.
οἴνου Χίου τὸ αὔταρκες. ἡ χρῆσις δι᾽ ὠοῦ. ἐν ἄλλαις γρα-
φαῖς ἔχει ῥόδων δραχμὰς γ΄. πεπέρεως κόκκους κε΄. τὸ νε-

xiones antiquas. ♃ Cadmiae drach. octo, aeris ufti drach.
octo, ceruffae drach. quatuor, aloës fefquidrachmam, folio-
rum croci, chalcitidis affae, atramenti futorii, opii, lycii
fingulorum drach. unam, myrrhae drach. duas, acaciae
drach. viginti, fpicae nardi fefquidrachmam, gummi drach.
viginti, caftorii drach. iv, ftibii ufti drach. octo, excipe
aqua pluviali.

[Afclepiadeum Paccii, ad dolorum vexationes, fluxum
tenuem et multum, inuftionem, puftulas, pellicularum emi-
nentias, fcabritias, inveteratos affectus et eos qui a mul-
tis illitionibus laefi funt, confeftim opitulatur.   Compofitio
fic habet. ♃ Cadmiae drach. duodecim, aeris ufti drach.
duodecim, croci drach. duodecim, fquamae aeris drach.
duodecim, myrrhae drach. iv, nardi Indicae ʒ iv, rofarum
ficcarum ʒ iv, opii ʒ iv, lapidis haematitae drach. quatuor,
piperis albi grana xxiv, gummi drach. duodecim, vini Chii
quantum fufficit, utere cum ovo.   Aliud exemplar habet
rofarum drach. tres, piperis grana vigintiquinque. Medica-

κτάριον ἐπιγραφόμενον φάρμακον ἐπιτετευγμένον. ♃ καδμείας
δραχμὰς ιβ'. λεπίδος Κυπρίας πεπλυμένης ◁ ιβ'. κρόκου
δραχμὰς ιβ'. ὀπίου ◁ δ'. χαλκοῦ κεκαυμένου καὶ πεπλυμέ-
νου δραχμὰς ιβ'. σμύρνης ◁ δ'. λίθου αἱματίτου ◁ δ'. ῥόδων
ξηρῶν δραχμὰς δ'. ναρδοστάχυος ◁ δ'. μίσυος ὀπτοῦ δρα-
χμὰς δ'. κασσίας σύριγγος ◁ δ'. πεπέρεως λευκοῦ κόκκους
κέ. κόμμεως ◁ ιβ'. οινῳ χρῶ.

[447] ['Αντιγόνου κροκῶδες λεοντάριον ἐπιγραφόμε-
νον, ἐπειδή περ γλύμματι τούτῳ ἐσφραγίζετο, ποιεῖ πρὸς
ἐπιφορὰς, περιωδυνίας, κεχρονισμένας διαθέσεις. ἔστι δὲ καὶ
τοῖς τραχωματικοῖς ἀγαθὸν, οὐλὰς καὶ τύλους ἀποσμήχει,
μάλιστα δὲ νηπίοις ἐστὶ χρήσιμον.] ♃ Σποδοῦ Κυπρίας
◁ μη. κρόκου ◁ κδ'. σμύρνης δραχμὰς ιβ'. λίθου αἱμα-
τίτου ◁ ή. ὀπίου δραχμὰς ιβ'. πεπέρεως λευκοῦ κόκκους
λστ'. κόμμεως δραχμὰς π'. οἴνῳ Φαλερίνῳ. ἄλλο. ♃ σποδοῦ
Κυπρίας δραχμὰς π'. κρόκου δραχμὰς μ'. σμύρνης ◁ κ'.

mentum accommodatum nectarium infcriptum. ♃ Cadmiae
Ʒ duodecim, fquamae aeris Cypriae lotae drach. duodecim,
croci drach. duodecim, opii drach. quatuor, aeris ufti et
loti drach. duodecim, myrrhae drach. quatuor, lapidis hae-
matitae drach. quatuor, rofarum ficcarum drach. quatuor,
fpicae nardi drach. quatuor, mifyos affi drach. quatuor,
cafiae fiftulae drach. quatuor, piperis albi grana xxv, gummi
drach. duodecim, vino exceptis utere.

[Antigoni croceum leunculus appellatum, propterea
quod leonis imago ei imprimeretur. Facit ad epiphoras,
moleftiam doloris, inveteratas affectiones. Eft et afpritu_
dinibus commodum, cicatrices et collos exterit, maxime
vero pueris commodum eft.] ♃ Spodii Cyprii drach. xlviij,
croci drach. vigintiquatuor, myrrhae drach. xij, lapidis
haematitae drach. octo, opii drach. xij, piperis albi grana
xxxvj, gummi drach. lxxx, vino Falerno excipito. Aliud.
♃ Spodii Cyprii drach. lxxx, croci drach. xl, myrrhae
drach. viginti, opii drach. xx, lapidis haematitae drach.

ὀπίου ⟨ κ΄. αἱματίτου λίθου ⟨ ιβ΄. πεπέρεως κόκκους ξ΄.
κόμμεως δραχμὰς π΄. οἴνῳ Φαλερίνῳ.

[Ἐκ τῶν Σκριβωνίου Λάργου, Μαχάωνος Ἀσκλη-
πιὸς, πρὸς παλαιὰς διαθέσεις καὶ ὑποπύους ὀφθαλμούς.] ℞
Σποδοῦ πομφόλυγος δραχμὰς λβ΄. χαλκοῦ κεκαυμένου δρα-
χμὰς λβ΄. κρόκου Σικελοῦ ⟨ ιστ΄. σμύρνης ⟨ στ΄. λίθου
αἱματίτου δραχμὰς ι΄. νάρδου Ἰνδικῆς ⟨ στ΄. ὀπίου δρα-
χμὰς στ΄. πεπέρεως κόκκους μ΄. οἴνῳ Χίῳ. ἐν τῷ Ἀθη-
νίππων Ἀσκληπιῶν ἔχει οὕτως, ὀπίου δραχμὰς η΄.

[Εὐημέρου πρὸς περιωδυνίας καὶ διαθέσεις.] ℞ Χαλ-
κοῦ κεκαυμένου καὶ πεπλυμένου ⟨ λβ΄. σποδοῦ πομφόλυγος
⟨ ιστ΄. κρόκου ⟨ ιστ΄. σμύρνης δραχμὰς η΄. λίθου αἱμα-
τίτου κεκαυμένου καὶ πεπλυμένου ⟨ η΄. ναρδοστάχυος δρα-
χμὰς δ΄. μίσυος κεκαυμένου ⟨ δ΄. ὀπίου πεφωγμένου δρα-
χμὰς δ΄. κόμμεως ⟨ ιστ΄. οἴνου Ἰταλικοῦ τὸ αὔταρκες.

(217) [Διάσμυρνον εὐῶδες Συνέρωτος, φάρμακον ἐπιτε-
τευγμένον πρὸς τὰς κεχρονισμένας διαθέσεις. ποιεῖ πρὸς ῥυά-
δας καὶ αἰγίλωπας.] ℞ Καδμείας πεπλυμένης ⟨ κη΄. λίθου

duodecim, piperis grana Ix, gummi ℥ lxxx, vini Falerni
quantum fufficit.

[*Ex libris Scribonii Largi Afclepios Machaonis, ad
veteres affectus et oculos fuppuratos.*] ℞ Spodii pompho-
lygis drach. xxxij, aeris ufti drach. xxxij, croci Siculi
drach. xvj, myrrhae ℥ fex, lapidis haematitae drach x,
nardi Indicae drach. vj, opii drach. vj, piperis grana xl,
gummi drach. xl, vino Chio excipito. In libro de Athenip-
pis Afclepiis opii drach. octo habentur.

[*Evemeri ad dolores et affectus.*] ℞ Aeris ufti et
loti drach. trigintaduas, fpodii pompholygis drach. fede-
cim, croci drach. xvj, myrrhae ℥ viij, lapidis haematitae
ufti et loti drach. viij, fpicae nardi drach. iv, mifyos ufti
drach. iv, opii torrefacti ℥ iv, gummi drach. xvj, vini Ita-
lici quod fatis eft.

[*Diafmyrnum odorum Synerotis, medicamentum ac-
commodatum ad inveteratos affectus. Facit et ad rhyadas
et aegilopas.*] ℞ Cadmiae lotae drach. vigintiocto, lapidis

αἱματίτου κεκαυμένου καὶ πεπλυμένου ⪤ κέ. σποδοῦ Κυ-
πρίας ⪤ κδ. σμύρνης δραχμὰς μη. κρόκου δραχμὰς δ'. ὀπίου
Ἰσπανοῦ δραχμὰς η'. πεπέρεως λευκοῦ κόκκους λ'. κόμμεως
⪤ στ'. οἴνῳ Ἰταλικῷ· ἡ χρῆσις δι' ὠοῦ ἐπὶ τῶν προσφά-
των καὶ ἡ κρᾶσις ὑδαρής. ἔνιοι κρόκου δραχμὰς ιβ'.

[Αἱμάτινον Συνέρωτος τραχωματικὸν ἀγαθόν. ποιεῖ
πρὸς τὰς παλαιὰς διαθέσεις καὶ πρὸς συκώματα καὶ πᾶσαν
ἐξοχὴν, μιγνύμενον τῷ Συνέρωτος εὐώδει.] ♃ Χαλκοῦ κεκαυ-
μένου καὶ πεπλυμένου ⪤ κδ'. λίθου αἱματίτου ⪤ α'. κρό-
κου ⪤ δ'. ὀπίου ⪤ δ'. κόμμεως ⪤ ιβ'. ὄξει δριμυτάτῳ.
ἄλλο. ♃ χαλκοῦ κεκαυμένου ⪤ μη'. κρόκου δραχμὰς κδ'.
ὀπίου ⪤ δ'. κόμμεως Θηβαϊκῆς ⪤ κδ'. πομφόλυγος δρα-
χμὰς ιη'. σμύρνης ⪤ ιη'. ἁλὸς ἀμμωνιακοῦ δραχμὰς ιβ'. λί-
θου αἱματίτου ⪤ α'. ἰοῦ δραχμὰς δ'. οἴνῳ ἀναλάμβανε. τοῦ
Ἱέρακος τραχωματικόν. ♃ μίσυος κεκαυμένου δραχμὰς η'.
κρόκου ⪤ ή. ὀπίου δραχμὰς ή. λίθου αἱματίτου πεπλυμέ

haematitae ufti et loti drach. xxv, fpodii Cyprii drach.
xxiv, myrrhae drach. xlviij, croci drach. quatuor, opii
Hifpani drach. octo, piperis albi grana xxx, gummi drach.
fex, vino Italico excipito, utitor cum ovo in recentibus
affectionibus. Temperies aquofa eft. Aliqui croci drach.
duodecim injiciunt.

[*Haematinum Synerotis afpritudinibus commodum,
facit ad veteres affectus, ad ficofa et ad omnem extube-
rantiam, fi cum odoro Synerotis commifceatur.*] ♃ Aeris
ufti et loti drach. vigintiquatuor, lapidis haematitae drach.
unam, croci drach. iv, opii drach. iv, gummi drachmas
xij, excipe aceto acerrimo. *Aliud.* ♃ Aeris ufti drach.
xlviij, croci drach. xxiv, opii drach. iv, gummi Thebaici
℥ xxiv, pompholygis drach. xviij, myrrhae ℥ xviij, falis
ammoniaci drach. duodecim, lapidis haematitae drach. unam,
aeruginis drach. iv, vino excipito. *Hieracis ad afpritudi-
nes.* ♃ Mifyos ufti ℥ viij, croci drach. viij, opii drach. viij,
lapidis haematitae loti drach. viij, aeris ufti et loti drach.

νου ⊰ η΄. χαλκοῦ κεκαυμένου καὶ πεπλυμένου ⊰ ιβ΄. σμύρ-
νης ⊰ ιβ΄. κόμμεως ⊰ ιβ΄. ὄξει δριμυτάτῳ.

[Ἀπολλωνίου σκυλάκιον ἐπισήμως ἰατρεύσαντος, του-
τέστι τὸ ἱεράκιον κολλύριον τραχωματικόν· ἐπιγράφεται φοῖ-
νιξ. ποιεῖ καὶ πρὸς μίλφους καὶ πρὸς κεχρονισμένας διαθέ-
σεις] ♃ Λίθου αἱματίτου κεκαυμένου καὶ πεπλυμένου ⊰ λβ΄.
χαλκοῦ κεκαυμένου καὶ πεπλυμένου δραχμὰς ιστ΄. ἰοῦ ξυστοῦ
δραχμὰς ιστ΄. ὀπίου ⊰ η΄. οἱ δὲ στ΄. καδμείας βοτρυΐτιδος
⊰ δ΄. χαλκίτεως ὀπτῆς ⊰ δ΄. κόμμεως ⊰ ιστ΄. ὕδωρ ὄμβριον.

[448] [Ἄλλως ὁ Φοῖνιξ Ἀπολλωνίου, ὡς Ἄρειος
Ἀσκληπιάδειος ἐνέγραψεν ἐν ταῖς ἰδίαις συναγωγαῖς τῶν
φαρμάκων.] ♃ Λίθου αἱματίτου δραχμὰς κδ΄. λίθου σχι-
στῆς κεκαυμένης καὶ πεπλυμένης ⊰ κδ΄. καδμείας ⊰ ιβ΄.
χαλκοῦ κεκαυμένου δραχμὰς ιβ΄. ὀπίου ⊰ η΄. χαλκίτεως ὀπτῆς
δραχμὰς δ΄. οἱ δὲ ⊰ η΄. ἐν ἄλλῳ καὶ ἰοῦ δραχμὰς ιβ΄. κόμ-
μεως δραχμὰς ιστ΄. ὕδωρ ὄμβριον.

[Ἄλλο κολλύριον τραχωματικόν.] ♃ Χαλκίτεως κεκαυ-
μένης δραχμὰς ιβ΄. μίσυος κεκαυμένης καὶ πεπλυμένης ⊰ η·

duodecim, myrrhae drach. duodecim, gummi drach. xij,
aceto acerrimo excipito.

[*Apollonii phoenix collyrium hieracium ad afpritu-
dines, per hoc catulo egregie medicatus eft, facit et ad
palpebrarum defluvia et inveteratos affectus.*] ♃ Lapidis
haematitae ufti et loti ℥ xxxij, aeris ufti et loti ℥ xvj, ae-
ruginis rafilis ℥ xvj, opii ℥ viij, alii vj, cadmiae botrytidis
℥ iv, chalcitidis affatae ℥ iv, gummi ℥ xvj, excipe aqua
pluviali.

[*Phoenix Apollonii aliter, velut Arius Afclepiades
infcripfit, in libro quo propria medicamenta coacervavit.*]
♃ Lapidis haematitae ℥ xxiv, lapidis fchifti ufti et loti
℥ xxiv, cadmiae drach. xij, aeris ufti drach. duodecim, opii
drach. octo, chalcitidis affatae ℥ iv, alii ℥ octo, in alio
exemplari etiam aeruginis ℥ duodecim, gummi ℥ fedecim,
excipe aqua pluviali.

[*Aliud collyrium ad afpritudines.*] ♃ Chalcitidis
uftae ℥ xij, mifyos ufti et loti drach. octo, croci, opii

κρόκου, ὀπίου ἀνὰ δραχμὰς στ΄. λίθου αἱματίτου ◁ η΄.
κόμμεως ◁ ιβ΄. ὄξει δριμυτάτῳ.

[Κολλύριον τραχωματικὸν, οὐλὰς καὶ τύλους ἀποσμή-
χει. ποιεῖ δὲ καὶ πρὸς κεχρονισμένας διαθέσεις.] ♃ Χαλκοῦ
κεκαυμένου καὶ πεπλυμένου ◁ κδ΄. σποδοῦ πομφόλυγος ◁ ιστ΄.
σμύρνης ◁ ιστ΄. ἁλὸς ἀμμωνιακοῦ ◁ ιβ΄. λίθου αἱματίτου
◁ κδ΄. ὀπίου ◁ δ΄. πεπέρεως κόκκους ιβ΄. ἐν ἄλλῳ κόκ-
κους ιστ΄. κόμμεως ◁ η΄. οἴνῳ ἀναλάμβανε καὶ χρῶ.

[Εὐημέρου, οὐλὰς καὶ τύλους ἀποσμήχει, ποιοῦν καὶ
πρὸς κεχρονισμένας διαθέσεις.] ♃ Καδμείας ◁ ξ΄. κρόκου
δραχμὰς ν΄. ναρδοστάχυος ◁ κ΄. λεπίδος χαλκοῦ πεφωγμένου
καὶ πεπλυμένου ◁ ν΄. σμύρνης ◁ ν΄. ὀπίου ◁ λ΄. χαλκοῦ
κεκαυμένου ◁ ξ΄. μίσυος ὠμοῦ δραχμὰς ν΄. κόμμεως ◁ ο΄.
οἴνῳ Χίῳ ἀναλάμβανε.

["Αλλο Πυράμου, οὐλὰς καὶ τύλους ἀποσμῆχον κατα-
στέλλει πᾶσαν ἐξοχήν.] ♃ Καδμείας Κυπρίας ◁ μ΄. λίθου
αἱματίτου δραχμὰς μ΄. χαλκοῦ κεκαυμένου ◁ μ΄. μίσυος κε-
καυμένου δραχμὰς κ΄. κρόκου ◁κ΄. ἀμμωνιακοῦ θυμιάματος

utriusque drach. vj, lapidis haematitae drach. octo, gummi
ℨ xij, acerrimo aceto excipito.

[*Collyrium ad ſcabricies orbiculares. Cicatrices et
callos detergit. Facit et ad veteres affectus.*] ♃ Aeris
uſti et loti ℨ xxiv, ſpodii pompholygis ℨ xvj, myrrhae
ℨ xvj, ſalis ammoniaci drach. duodecim, lapidis haematitae
ℨ xxiv, opii ℨ iv, piperis grana xij, alii xvj, gummi drach.
octo, vino excipito ac utitor.

[*Evemeri, cicatrices et callos exterit. Facit et ad
inveteratos affectus.*] ♃ Cadmiae drach. lx, croci ℨ l,
ſpicae nardi drach. viginti, ſquamae aeris torrefactae et lo-
tae ℨ l, myrrhae ℨ l, opii drach. xxx, aeris uſti drach. lx,
miſyos crudi drach. l, gummi drach. ſeptuaginta, excipe
vino Chio.

*Aliud Pyrami, cicatrices et callos exterens, depri-
mit omnem extuberantiam.* ♃ Cadmiae Cypriae ℨ xl, lapi-
dis haematitae drach. xl, aeris uſti ℨ xl, miſyos uſti drach.
viginti, croci ℨ xx, ammoniaci thymiamatis drach. viginti,

Ed. Chart. XIII. [448.]   Ed. Baf. II. (217.)

δραχμὰς κ΄. λεπίδος χαλκοῦ·κεκαυμένης καὶ πεπλυμένης ⟨κ΄. ὀπίου δραχμὰς κ΄. σμύρνης ⟨ κ΄. κόμμεως λίτραν μίαν, ὄξει δριμυτάτῳ χρῶ.

[Ἄλλο Εὐημέρου πρὸς τὰς αὐτὰς διαθέσεις.] ♃ Χαλκοῦ κεκαυμένου καὶ πεπλυμένου δραχμὰς κδ΄. σποδοῦ πομφόλυγος δραχμὰς ιβ΄. σμύρνης ⟨ η΄. ἁλὸς ἀμμωνιακοῦ δραχμὰς ιβ΄. λίθου αἱματίτου ⟨δ΄. πεπέρεως δραχμὰς ιβ΄. κόμμεως δραχμὰς η΄. οἴνου Χίου τὸ ἀρκοῦν.

[Λυγκεὺς ἐπιγραφόμενον πρὸς τετυλωμένας διαθέσεις, ὀξυδερκὲς ἀγαθὸν, οὐλὰς καὶ τύλους ἀποσμήχει.] ♃ Καδμείας ⟨ ιβ΄. χαλκοῦ κεκαυμένου καὶ πεπλυμένου ⟨ ιβ΄. ἀμμωνιακοῦ θυμιάματος ⟨ ιβ΄. σμύρνης ⟨ ιστ΄. λίθου αἱματίτου ⟨ στ΄. ὀπίου ⟨ στ΄. ἀλόης ⟨ δ΄. χολῆς ταυρείας ⟨ δ΄. χαλβάνης ⟨ δ΄. ἰοῦ ⟨ α΄. ὀποπάνακος ⟨ δ΄. ἁλὸς ἀμμωνιακοῦ ⟨ β΄. κόμμεως ⟨ στ΄. οἱ δὲ ⟨ β΄. ὕδωρ ὄμβριον.

[Ῥίνημα ἐπιγραφόμενον. ποιεῖ πρὸς τετυλωμένας διαθέσεις καὶ οὐλὰς ἀποσμήχει, ποιεῖ καὶ πρὸς ὑποχύματα.] ♃ Καδμείας δραχμὰς μη΄. ἀμμωνιακοῦ θυμιάματος δραχμὰς μη΄.

fquamae aeris uftae et lotae ℥ xx, opii ℥ xx, myrrhae drach. viginti, gummi libram unam, cum acerrimo aceto utere.

[*Aliud Evemeri ad eosdem affectus.*] ♃ Aeris ufti et loti drach. vigintiquatuor, fpodii pompholygis ℥ xij, myrrhae drach. octo, falis ammoniaci ℥ xij, lapidis haematitae ℥ iv, piperis drach. duodecim, gummi ℥ viij, vini Chii quod fatis eft.

[*Lynceus, ad affectus callofos exacuit vifum, cicatrices et callos exterit.*] ♃ Cadmiae ℥ xij, aeris ufti et loti drach. duodecim, ammoniaci thymiamatis drach. duodecim, myrrhae ℥ xvj, lapidis haematitae ℥ vj, opii drach. vj, aloës ℥ iv, fellis taurini ℥ iv, galbani ℥ iv, aeruginis ℥ j, opopanacis ℥ iv, falis ammoniaci ℥ ij, gummi ℥ vj, alii duas, aqua pluviali excipito.

[*Collyrium rhinema infcriptum, facit ad callofos affectus, cicatrices exterit. Facit et ad fuffufiones.*] ♃ Cadmiae drach. xlviij, ammoniaci thymiamatis drach. xlviij,

ΤΩΝ ΚΑΤΑ ΤΟΠΟΥΣ ΒΙΒΛΙΟΝ Δ. 779

Ed. Chart. XIII. [448. 449.]　　　　　Ed. Baf. II. (217.)

χαλκοῦ κεκαυμένου ⋖ μή. ὀπίου δραχμὰς ιστ'. ἰοῦ Κυπρίου
δραχμὰς ιστ'. ἀλόης ⋖ ιστ'. σμύρνης δραχμὰς ιστ'. λίθου
αἱματίτου δραχμὰς κδ'. χαλβάνης δραχμὰς ιδ'. ὀποπάνακος
δραχμὰς ιη'. χολῆς ταυρείας ⋖ ή. ἁλὸς ἀμμωνιακοῦ δρα-
χμὰς δ'. κόμμεως δραχμὰς ξ'. ὕδωρ ὄμβριον· ἡ χρῆσις ὑδαρής.
[449] [Κολλύριον ἁρμάτιον ἐπιγραφόμενον, ᾧ ἐχρή-
σατο Πτολεμαῖος ὁ βασιλεὺς, σμηκτικὸν, οὐλὰς ἀποσμήχει.
ἔστι δὲ καὶ ὀξυδερκικὸν καὶ τραχωματικὸν ἀγαθόν.] ♃ Χαλ-
κοῦ κεκαυμένου καὶ πεπλυμένου ⋖ ή. ἀμμωνιακοῦ θυμιά-
ματος δραχμὰς ή. λίθου αἱματίτου ⋖ ή. φλοιοῦ λιβάνου
δραχμὰς ή. κόμμεως ⋖ ή. ὕδατι ὀμβρίῳ. ἡ χρῆσις δι᾽ ὕδα-
τος, ἐν ἄλλαις γραφαῖς ἔχει καὶ ἰοῦ δραχμὰς β'.
[Τὸ διὰ τοῦ αἱματίτου ὀξυδερκικὸν οὐλὰς καὶ τύλους
ἀποσμήχει.] ♃ Ἀμμωνιακοῦ θυμιάματος δραχμὰς κδ'. χαλ-
κοῦ κεκαυμένου καὶ πεπλυμένου δραχμὰς κδ'. λίθου αἱματί-
του δραχμὰς κδ'. κόμμεως δραχμὰς κδ'. ἰοῦ δραχμὰς ή. ὕδωρ
ὄμβριον.

aeris ufti drach. xlviij, opii drach. fedecim, aeruginis Cy-
priae drach fedecim, aloës drach. fedecim, myrrhae ♃ xvj,
lapidis haematitae drach. xxiv, galbani drach. xiv, opopa-
nacis ♃ xviij, fellis taurini drach. octo, falis ammoniaci
drach. iv, gummi ♃ lx, aqua pluviali excipe. Temperies
aquofa eſt.

[Collyrium harmatium infcriptum, quo ufus eſt Pto-
lemaeus rex exterſiva facultate praeditum. Exterit cica-
trices, acuit vifum, eſt et afpritudinibus commodum.] ♃
Aeris ufti et loti drach. octo, ammoniaci thymiamatis drach.
octo, lapidis haematitae drach. octo, corticis thuris drach.
octo, gummi ♃ viij, excipe aqua pluviali ac utere cum aqua.
Alia exemplaria etiam aeruginis drach. duas habent.

[Collyrium oxydercicum ex haematite, cicatrices et
callos exterit.] ♃ Ammoniaci thymiamatis drach. viginti-
quatuor, aeris ufti et loti drach. vigintiquatuor, lapidis hae-
matitae drach. xxiv, gummi drach. vigintiquatuor, aerugi-
nis drach. octo, excipe aqua pluviali.

Ed. Chart. XIII. [449.]   Ed. Baf. II. (217. 218.)

['Αρτεμώνιον ἐπιγραφόμενον, ᾧ ἐχρήσατο Βάσσος ὁ
ἑταῖρος. ποιεῖ πρὸς τὰ χρόνια ῥεύματα καὶ πρὸς τὰς τῶν
βλεφάρων τραχύτητας καὶ πρὸς τοὺς μυδῶντας καὶ βεβρω-
μένους κανθοὺς, καθύγρους ὀφθαλμοὺς καὶ τὰς τῶν ὑμένων
ἐξοχάς· οὐλὰς καὶ τύλους ἀποσμήχει. τὸ δὲ μέγιστον τοῦ
φαρμάκου τοῦτό ἐστι τὸ μετὰ τὰς ἐγχρίσεις ἀταράχους τοὺς
ὀφθαλμοὺς διαφυλάττειν.] ⑴ Στίμμεως δραχμὰς δ'. χαλκοῦ
κεκαυμένου ⋖ β'. ψιμυθίου δραχμὰς β'. κρόκου ⋖ α'.
σμύρνης ⋖ α'. φλοιοῦ λιβάνου ⋖ α'. ἰοῦ σκώληκος ⋖ α'.
κηκίδων ὀμφακίνων ⋖ α'. πεπέρεως λευκοῦ δραχμὴν μίαν,
κόμμεως ⋖ α'. οἴνῳ ἀναλάμβανε, ἡ χρῆσις δι' ὕδατος. (218)
ἄλλο φάρμακον ἐπιτετευγμένον. ⑴ καδμείας δραχμὰς η'. στίμ-
μεως ⋖ η'. ψιμυθίου δραχμὰς η'. χαλκοῦ κεκαυμένου δρα-
χμὰς δ'. φλοιοῦ λιβάνου δραχμὰς β'. κρόκου ⋖ β'. σμύρνης
δραχμὰς β'. ἰοῦ σκώληκος δραχμὰς β'. κηκίδων ὀμφακίνων
⋖ β'. πεπέρεως λευκοῦ ⋖ α'. κόμμεως δραχμὰς δ'. οἴνῳ
ἀναλάμβανε.

[Κολλύριον Ἰνδικὸν ἀέρινον ἐπιγραφόμενον προκατα-

[*Collyrium artemonium inſcriptum, quo Baſſus ſo-
dalis meus uſus eſt. Facit ad fluxiones antiquas et aſpri-
tudines palpebrarum, ad putreſcentes et eroſos angulos,
ad oculos humectos et membranarum extuberantias. Ci-
catrices et callos exterit et quod maximum in eo eſt, poſt
illotiones oculos imperturbatos conſervat.*] ⑴ Stibii drach.
iv, aeris uſti drach. duas, ceruſſae drach. duas, croci drach.
unam, myrrhae drach. unam, corticis thuris drach. unam,
aeruginis vermiculatae drach. unam, gallarum omphacina-
rum drach. unam, piperis albi drach. unam, gummi drach.
unam, vino excipe, utere cum aqua. *Aliud medicamen-
tum accommodatum.* ⑴ Cadmiae drach octo, ſtibii drach.
viij, ceruſſae drach. octo, aeris uſti ʒ iv, corticis thuris
drach. duas, croci drach. ij, myrrhae drach. ij, aeruginis
vermiculatae ʒ ij, gallarum omphacinarum drach. ij, pipe-
ris albi drach. unam, gummi ʒ iv, excipe vino.

[*Collyrium Indicum aerianum inſcriptum, praeoc-*

ληπτικὸν ἁπάσης ὀφθαλμίας, ποιεῖ πρὸς ἀμβλυωπίας καὶ ψωρώδεις διαθέσεις καὶ πρὸς βεβρωμένους κανθοὺς καὶ οὐλὰς ἀποσμήχει. τὸ δὲ μέγιστον τοῦ φαρμάκου τοῦτό ἐστι τὸ μετὰ τὰς ἐγχρίσεις ἀταράχους τοὺς ὀφθαλμοὺς διαφυλάττειν.] ⟂ Ψιμυθίου Ῥοδιακοῦ δραχμὰς μη'. καδμείας Κυπρίας < κδ'. μέλανος Ἰνδικοῦ δραχμὰς η'. ὀπίου < η'. πεπέρεως λευκοῦ δραχμὰς η'. ἢ στ'. ὀποβαλσάμου < η'. ἢ στ'. κόμμεως < ιστ'. κινναμώμου < β'. ἐν ἄλλῳ < ιβ'. ὕδατι ὀμβρίῳ.

[Ἑρμοφίλου θαλασσερὸς κολλύριον ἐπιτετευγμένον πρὸς ὑποχύσεις καὶ πᾶσαν ἀμβλυωπίαν, ποιεῖ καὶ πρὸς ἀρχὰς ὑποχύσεως. ἔστι δὲ εὐωδέστατον φάρμακον.] ⟂ Καδμείας δραχμὰς ιστ'. μέλανος Ἰνδικοῦ < ιστ'. πεπέρεως λευκοῦ δραχμὰς η'. ἰοῦ < δ'. ὀπίου Μηδικοῦ < δ'. ὀποβαλσάμου < δ'. κόμμεως < ιβ'. ὕδατι ἀναλάμβανε. ἡ χρῆσις μεθ' ὕδατος, ἡ κρᾶσις διαφέρουσα πρὸς τὰς διαθέσεις.

[Πομπωνίου Βάσσου, ποιεῖ καὶ πρὸς ἀρχὰς ὑποχύσεως.] ⟂ Καδμείας δραχμὰς κζ'. μέλανος Ἰνδικοῦ < ιστ'.

cupat, ac praeripit omnes ophthalmias. Facit ad obtuſum viſum et ſcabros affectus ac eroſos angulos. Cicatrices exterit et, quod maximum eſt, poſt illitionem oculos imperturbatos conſervat.] ⟂ Ceruſſae Rhodiacae drach. xlviij, cadmiae Cypriae drach. xxiv, atramenti Indici drach. octo, opii drach. octo, piperis albi drach. viij, aut vj, opobalſami drach. viij, aut vj, gummi drach. xvj, cinnamomi drach. ij, alii xij, aqua pluviali excipito.

[Hermophili collyrium thalaſſerum, accommodatum ad ſuffuſiones et ad omnem hebetudinem viſus. Facit et ad incipientem ſuffuſionem, eſtque odoratiſſimum medicamentum.] ⟂ Cadmiae drach. xvj, atramenti Indici drach. xvj, piperis albi drach. viij, aeruginis drach. iv, ſucci Medici drach. iv, opobalſami drach. iv, gummi drach. xij, aqua excipe, utere cum aqua. Temperies diverſa eſt juxta affectus.

[Pomponii Baſſi, facit ad incipientem ſuffuſionem.] ⟂ Cadmiae drach. xxvij, atramenti Indici drach. xvj, pi-

πεπέρεως μακροῦ δραχμὰς ιστ'. πεπέρεως λευκοῦ δραχμὰς ιβ'. ὀποῦ Κυρηναϊκοῦ δραχμὰς ε'. ὀποβαλσάμου < στ'. ναρδοστάχυος δραχμὰς στ'. σαγαπηνοῦ < ε'. ὀποπάνακος < ε'. ὀπίου δραχμὰς δ'. εὐφορβίου < κινναμώμου δραχμὴν μίαν, κόμμεως δραχμὰς λ'. τὸ ὑγρὸν χυλῷ μαράθρου.

[450] [Ἰνδικὸν βασιλικὸν ἐπιγραφόμενον, ποιεῖ πρὸς ἀρχὰς ὑποχύσεως καὶ πᾶσαν ἀμβλυωπίαν καὶ οὐλὰς ἀποσμήχει.] ♃ Καδμείας κεκαυμένης καὶ πεπλυμένης λίτραν μίαν, γο δ'. μέλανος Ἰνδικοῦ δραχμὰς στ'. ψιμυθίου γο δ'. πεπέρεως λευκοῦ γο στ'. χολῆς ὑαίνης τὸ ὅλον ὅσον ἔχει. σκάρων χολὰς ι'. περδίκων χολὰς δ'. ὀποῦ μήκωνος γο α'. ὀποβαλσάμου γο β'. ὀποπάνακος γο β'. σαγαπηνοῦ γο β'. κόμμεως λίτραν α'. ἀναλάμβανε μαράθρου χυλῷ ἢ τῆς λεγομένης ἡρακλείας βοτάνης.

[Ἔνστακτον Πακκίου, ὡς Θεμίσων.] ♃ Καδμείας δραχμὰς ξδ'. μίσυος δραχμὰς λβ'. χαλκάνθου δραχμὰς λβ'. στίμμεως δραχμὰς λβ'. πεπέρεως λευκοῦ δραχμὰς λβ'. ὀπίου δρα-

peris longi drach. xvj, piperis albi drach. xij, fucci Cyrenaici ʒ v, opobalfami ʒ vj, fpicae nardi drach. fex, fagapeni ʒ v, opopanacis drach. quinque, opii drach. quatuor, euphorbii ʒ j, cinnamomi drach. j, gummi drach. triginta, foeniculi fucco excipito.

[*Indicum bafilicon infcriptum. Facit ad incipientem fuffufionem et omnem vifus hebetudinem. Cicatrices exterit.*] ♃ Cadmiae uftae et lotae libram unam et trientem, atramenti Indici ʒ fex, ceruffae trientem, piperis albi fexuncem, fel hyaenae integrum quanticunque ponderis, felles fcarorum decem, felles perdicum quatuor, fucci papaveris ℥ j, opobalfami fextantem, opopanacis fextantem, fagapeni fextantem, gummi libram unam, excipe fucco foeniculi aut herbae heracleae appellatae.

[*Inftillatitium Pacii, ut Themifon.*] ♃ Cadmiae drach. fexagintaquatuor, mifyos drach. trigintaduas, atramenti futorii drach. trigintaduas, ftibii ʒ xxxij, piperis albi ʒ xxxij, opii drach. fedecim, aeruginis drach. fedecim,

χμὰς ιστ΄. ἰοῦ δραχμὰς ιστ΄. ὀποβαλσάμου δραχμὰς ιστ΄. κόμ
μεως δραχμὰς ξδ΄. ὕδατι ὀμβρίῳ.

[Τὸ χελιδόνιον ἐπιγραφόμενον.] 24 Καδμείας δραχμὰς
μή. στίμμεως δραχμὰς ιβ΄. μίσυος δραχμὰς ή. πεπέρεως
< λστ΄. χαλκάνθου δραχμὰς στ΄. ὀπίου δραχμὰς στ΄. ὀποβαλ-
σάμου < τέσσαρας, κόμμεως δραχμὰς κδ΄. ὕδατι ὀμβρίῳ.
[Τὸ ἱεράκιον πρὸς ἀμβλυωπίαν καὶ ψωρώδεις διαθέ-
σεις.] 24 Ψιμυθίου δραχμὰς ιστ΄. καδμείας δραχμὰς ή. ἰοῦ
δραχμὰς β΄. πεπέρεως λευκοῦ δραχμὰς β΄. ὀμφακίου δραχμὰς β΄.
ὀπίου < β΄. κόμμεως δραχμὰς στ΄. ὕδατι ὀμβρίῳ. ἡ χρῆσις
δι᾽ ὕδατος.

[Ἄλλο. οὐλὰς καὶ τύλους ἀποσμήχει.] 24 Καδμείας
δραχμὰς ιστ΄. ψιμυθίου δραχμὰς ή. πεπέρεως λευκοῦ δρα-
χμὰς δ΄. ἰοῦ δραχμὰς β΄. ὀποβαλσάμου δραχμὰς β΄. ὀμφακίου
< β΄. κόμμεως δραχμὰς δ΄. ὕδατι ὀμβρίῳ.

[Κολλύριον κιῤῥὸν πάγχρηστον ἐπιγραφόμενον φάρμα-
κον ἐπιτετευγμένον πρὸς ψωρώδεις καὶ περιβεβρωμένους καν-

opobalſami drach. ſedecim, gummi drach. lxiv, excipe aqua
pluviali.

[*Collyrium chelidonium inſcriptum.*] 24 Cadmiae
drach. xlviij, ſtibii drach. duodecim, miſyos drach. octo,
piperis albi ℥ vj, atramenti ſutorii drach. ſex, opii drach.
ſex, aeruginis drach. vj, opobalſami ℥ iv, gummi drach.
xxiv, excipe aqua pluviali.

[*Hieracium ad obtuſum viſum et ſcabros affectus.*]
24 Ceruſſae drach. ſedecim, cadmiae drach. octo, aeruginis
drach. duas, piperis albi drach. duas, omphacii drach. duas,
opii drach. duas, gummi drach. ſex, excipe aqua pluviali
ac utere cum aqua.

[*Aliud. Cicatrices et callos exterit.*] 24 Cadmiae
drach. ſedecim, ceruſſae drach. octo, piperis albi drach.
quatuor, aeruginis drach. duas, opobalſami drach. duas,
omphacii drach. duas, gummi drach. quatuor, excipe aqua
pluviali.

[*Collyrium fulvum panchreſtum inſcriptum, accom-
modatum ad ſcabros et circumroſos angulos, ac intenſos*

Ed. Chart. XIII. [450. 451.] Ed. Baf. II. (218.)

θοὺς καὶ ἐπιτεταμένους κνησμοὺς καὶ βλέφαρα συκώδη.] ⟂
Καδμείας ⟨ π'. χαλκίτεως κεκαυμένης ⟨ μ'. πεπέρεως λευ-
κοῦ δραχμὰς μ. κόμμεως ⟨ μ'. ὕδατι ὀμβρίῳ. ἐν ἄλλαις
γραφαῖς ἐπίσης ἔχει τὰς συσταθμίας. ἄλλο. ⟂ καδμείας
δραχμὰς π'. χαλκίτεως κεκαυμένης δραχμὰς μ'. πεπέρεως λευ-
κοῦ δραχμὰς μ'. κρόκου δραχμὰς ιβ'. σμύρνης δραχμὰς ιβ'.
κόμμεως ⟨ μ'. ὕδωρ ὄμβριον.

[Τρύφωνος τὸ σφαιρικόν.] ⟂ Καδμείας ⟨ μ'. λεπί-
δος χαλκοῦ ⟨ λβ'. χαλκοῦ κεκαυμένου καὶ πεπλυμένου ⟨ λβ'.
πεπέρεως λευκοῦ ⟨ λβ'. ὀπίου ⟨ η'. σμύρνης ⟨ η'. ὀπο-
βαλσάμου ⟨ δ'. κόμμεως ⟨ λβ'. ὕδωρ ὄμβριον.

[Κολλύριον Γάλλου ὀξυδερκικόν.] ⟂ Καδμείας ⟨ μη'.
χαλκίτεως κεκαυμένης ⟨ κδ'. πεπέρεως λευκοῦ ⟨ στ'. λεπί-
δος χαλκοῦ ⟨ η'. ὀπίου ⟨ στ'. ὀμφακίου ⟨ δ'. σμύρνης
⟨ β'. ὀποβαλσάμου ⟨ δ'. κόμμεως ⟨ ιβ'. πεπέρεως λευ-
κοῦ κόκκους ι'. ὕδατος ὀμβρίου τὸ αὔταρκες.

[451] [Κολλύριον ἀρωματικὸν ἐπιγραφόμενον.] ⟂

pruritus et palpebras ficofas.] ⟂ Cadmiae drach. octo-
ginta, chalcitidis uftae drach. quadraginta, piperis albi drach.
quadraginta, gummi drach. xl, aqua pluviali excipito. In
alio exemplari aequalis omnium apponderatio habetur.
Aliud. ⟂ Cadmiae drach. octoginta, chalcitidis uftae drach.
xl, piperis albi drach. xl, croci drach. xij, myrrhae drach.
xij, gummi ℨ xl, aquae pluvialis quod fatis eft.

[*Tryphonis orbiculare.*] ⟂ Cadmiae drach. xlviij,
fquamae aeris drach. trigintaduas, aeris ufti et loti ℨ tri-
gintaduas, piperis albi drach. trigintaduas, opii drach. octo,
myrrhae drach. octo, opobalfami drach. iv, gummi ℨ xxxij),
excipe aqua pluviali.

[*Collyrium Galli oxydercicum.*] ⟂ Cadmiae drach.
xlviij), chalcitidis uftae drach. xxiv, piperis albi drach. fex,
fquamae aeris drach. octo, opii drach. vj, omphacii drach.
iv, myrrhae drach. ij, opobalfami drach. iv, gummi ℨ xij),
piperis albi grana x, aquae pluvialis quantum fufficit.

[*Collyrium aromaticum appellatum*] ⟂ Aeris ufti

Χαλκοῦ κεκαυμένου καὶ πεπλυμένου δραχμὰς ιστ΄. ἰοῦ δραχμὰς δ΄. σμύρνης δραχμὰς δ΄. ὀπίου δραχμὰς δ΄. πεπέρεως λευκοῦ δραχμὰς δ΄. νάρδου δραχμὰς β΄. κρόκου δραχμὰς δ΄. ὀποβαλσάμου δραχμὰς β΄. κόμμεως ⤙ δ΄. ὕδατι ὀμβρίῳ. ['Ηρακλείδου ἀρωματικὸν κροκῶδες δι' αἱματίτου.] ♃ Χαλκοῦ κεκαυμένου καὶ πεπλυμένου δραχμὰς μή. καδμείας δραχμὰς κδ΄. κρόκου δραχμὰς κδ΄. λίθου αἱματίτου δραχμὰς κδ΄. ὀπίου δραχμὰς ιβ΄. πεπέρεως λευκοῦ δραχμὰς ιβ΄. κόμμεως ⤙ κδ΄. οἴνῳ Φαλερίνῳ. [Κροκῶδες 'Ασκληπιὸς ὀξυδερκικόν.] ♃ Χαλκοῦ κεκαυμένου ⤙ μή. κρόκου δραχμὰς ιβ΄. ὀμφακίου δραχμὰς ⤙ δ΄. ὀπίου ⤙ ιβ΄. σμύρνης δραχμὰς β΄. ὀποβαλσάμου ⤙δ΄. κόμμεως ⤙ ιβ΄. πεπέρεως λευκοῦ κόκκους ι΄. ὕδατος ὀμβρίου τὸ αὔταρκες.

['Ισοχρύσου πρὸς βεβρωμένους κανθοὺς, ψωρώδεις διαθέσεις, χρονιζούσας ὀφθαλμίας, τραχώματα, συκώδεις ἐπαναστάσεις, οὐλὰς καὶ τύλους ἀποσμήχει.] ♃ Καδμείας δρα-

et loti drach. fedecim, aeruginis drach. quatuor, myrrhae drach. quatuor, opii drach. quatuor, piperis albi drach. quatuor, nardi drach. duas, croci drach. quatuor, opobalfami drach. quatuor, gummi drach. quatuor, aqua pluviali excipito.

[*Heraclidae aromaticum croceum ex haematite.*] ♃ Aeris ufti et loti drach. xlviij, cadmiae drach. vigintiquatuor, croci drach. vigintiquatuor, lapidis haematitae drach. vigintiquatuor, opii drach. duodecim, myrrhae drach. xij, piperis albi drach. xij, gummi drach. xxiv, vino Falerno excipito.

[*Croceum Afclepium oxydercicum.*] ♃ Aeris ufti drach. xlviij, croci drach. xij, omphacii drach. quatuor, opii drach. duodecim, myrrhae drach. duas, opobalfami drach. quatuor, gummi drach. xij, piperis albi drach. decem, aquae pluvialis quantum fatis eft.

[*Collyrium ifochryfon, ad corrofos angulos, fcabros affectus inveteratas ophthalmias, afpritudines, ficofas eminentias, cicatrices et callos exterit.*] ♃ Cadmiae drach.

χμὰς στ'. λίθου αἱματίτου δραχμὰς ιστ'. σμύρνης δραχμὰς
ιστ'. ὀπίου δραχμὰς ιστ'. κρόκου δραχμὰς κδ'. πεπέρεως μα-
κροῦ δραχμὰς ιβ'. πεπέρεως λευκοῦ δραχμὰς κδ'. κόμμεως
< ξδ'. οἴνου Ἰταλικοῦ τὸ αὔταρκες.

[Κινναβάριον ἀξίου ὀφθαλμικοῦ Στόλου Βρεττανικοῦ
πρὸς περιβεβρωμένους κανθοὺς, καχεκτικὰς ὀφθαλμίας, ἐπι-
τεταμένους κνησμοὺς, χρονίας διαθέσεις.] (219) ♃ Ψωρι-
κοῦ δραχμὰς κδ'. καδμείας δραχμὰς κδ'. κρόκου δραχμὰς ιστ'.
πεπέρεως δραχμὰς ιστ'. κινναβάρεως δραχμὰς ιστ'. ὀπίου
δραχμὰς ιβ'. κόμμεως δραχμὰς κδ'. ὕδωρ ὄμβριον. ἄλλο. ♃
ψωρικοῦ < κδ'. πεπέρεως δραχμὰς κδ'. καδμείας δραχμὰς κδ'.
κρόκου δραχμὰς κδ'. σανδαράχης δραχμὰς η'. ὀπίου δραχμὰς η'.
κινναβάρεως δραχμὰς η'. κόμμεως δραχμὰς η'. ὕδατι ὀμβρίῳ.

[Μήλινον ἀτάραχον ἐπιγραφόμενον. ποιεῖ πρὸς πᾶσαν
ἀμβλυωπίαν καὶ πρὸς παλαιὰς διαθέσεις, οὐλὰς καὶ τύλους
ἀποσμήχει.] ♃ Καδμείας δραχμὰς κδ'. ὀμφακίου δραχμὰς ιβ'.
ἁλὸς ἀμμωνιακοῦ δραχμὰς δ'. ἀμμωνιακοῦ θυμιάματος δρα-

fex, lapidis haematitae drach. fedecim, myrrhae drach. fe-
decim, opii drach. fedecim, croci drach. vigintiquatuor, pi-
peris longi drach. xij, piperis albi drach. vigintiquatuor,
gummi drach. lxiv, vini Italici quantum fatis eft.

[*Collyrium Cinnabarium, celebris ophthalmici Stoli
Britannici, ad corrofos angulos, ophthalmias ad malum ha-
bitum perductas, intenfos pruritus et inveteratos affectus.*]
♃ Pforici drach. vigintiquatuor, cadmiae drach. vigintiqua-
tuor, croci drach. xvj, piperis albi drach. fedecim, cinna-
baris drach. fedecim, opii drach. duodecim, gummi drach.
vigintiquatuor, aquae pluviae quod fatis eft. *Aliud.* ♃
Pforici drach. vigintiquatuor, piperis drach. vigintiquatuor,
cadmiae drach. xxiv, croci ℥ xxiv, fandarachae drach. octo,
opii drach. octo, cinnabaris drach. octo, gummi drach. octo,
aqua pluviali excipito.

[*Melinum atarachum appellatum. Facit ad omnem
oculorum hebetudinem et ad affectus antiquos. Cicatrices
et callos exterit.*] ♃ Cadmiae drach. vigintiquatuor, ompha-
cii drach. duodecim, falis ammoniaci drach. quatuor, am-

χμὰς ιβ'. ὀπίου δραχμὰς ἤ'. κόμμεως ◁ κδ'. ψιμυθίου ◁ κδ'.
κρόκου ◁ ιστ'. πεπέρεως λευκοῦ ◁ κδ'. ὕδωρ ὄμβριον.

[Λουκίου καθηγητοῦ μήλινον, πρὸς ψωρώδεις καὶ πε-
ριβεβρωμένους κανθοὺς, ἐπιτεταμένους κνησμοὺς, καθύγρους
ὀφθαλμούς· πρὸς πᾶσαν ἀμβλυωπίαν, οὐλὰς καὶ τύλους
ἀποσμήχει.] ♃ Ψιμυθίου δραχμὰς κδ'. κρόκου ◁ κδ'. ἀμμω-
νιακοῦ θυμιάματος ◁ στ'. ἁλὸς ἀμμωνιακοῦ ◁ στ'. νάρδου
Ἰνδικῆς ◁ στ'. ὀπίου ◁ στ'. σμύρνης ◁ στ'. ὀμφακίου
◁ στ'. κόμμεως ◁ κδ'. ὕδατι ὀμβρίῳ.

[452] ["Αλλο κολλύριον ὁ Πρωτεύς. ᾧ οὐδὲν ἴσον·
ποιεῖ πρὸς ἀρχὰς ὑποχύσεως καὶ πρὸς πᾶσαν ἀμβλυωπίαν,
οὐλὰς καὶ τύλους ἀποσμήχει.] ♃ Καδμείας δραχμὰς β'. χαλ-
κίτεως ὠμῆς ◁ μ'. ψιμυθίου δραχμὰς μ'. πεπέρεως λευκοῦ
◁ λ'. ὀποῦ Κυρηναϊκοῦ δραχμὰς κ'. κρόκου ◁ ιστ'. ὀπίου
δραχμὰς ιβ'. σαγαπηνοῦ δραχμὰς ιβ'. ἐλαίας δακρύου ◁ ιβ'.
ἀρσενικοῦ δραχμὰς ή'. σμύρνης ◁ ιβ'. κόμμεως ◁ κ'. ὀπο-

moniaci thymiamatis drach. duodecim, opii drach. octo,
gummi drach. vigintiquatuor, ceruſſae drach. vigintiquatuor,
croci drach. ſedecim, piperis albi drach. xxiv, aquae plu-
vialis quantum fufficit.

[*Lucii praeceptoris melinum, ad ſcabros et corroſos
angulos, intenſos pruritus, oculos humectos, ad omnem
viſus hebetudinem, cicatrices et callos exterit.*] ♃ Ce-
ruſſae drach. xxiv, croci drach. xxiv, ammoniaci thymia-
matis drach. vj, ſalis ammoniaci drach. ſex, nardi Indicae
drach. ſex, opii drach. ſex, myrrhae drach. vj, omphacii
drach. vj, gummi drach. xxiv, excipe aqua pluvia.

[*Aliud collyrium Proteus, cui nullum conferri po-
teſt. Facit ad incipientem ſuffuſionem et ad omnem viſus
hebetudinem, cicatrices et callos exterit.*] ♃ Cadmiae
drach. xl, chalcitidis crudae ℨ xl, ceruſſae drach. xl, pipe-
ris albi ℨ xxx, ſucci Cyrenaici ℨ xx, croci drach. xvj, opii
ℨ xij, ſagapeni ℨ xij, lacrimae oleae drach. xij, auripi-
gmenti drach. viij, myrrhae drach. xij, gummi drach. xx,

Ed. Chart. XIII. [452.]   Ed. Baf. II. (219.)

πάνακος ◁ κ'. ὀποβαλσάμου δραχμὰς ιβ'. σκεύαζε ὕδατι
ὀμβρίῳ, ἡ χρῆσις μεθ' ὕδατος.

[Ὑγιεινοῦ τὸ χρυσοῦν, πρὸς βεβρωμένους κανθοὺς καὶ
ψωρώδεις διαθέσεις.] ♃ Σανδαράχης δραχμὰς κδ'. πεπέρεως
λευκοῦ κόκκους ιβ'. σμύρνης δραχμας στ'. κρόκου ◁ στ. κόμ-
μεως ◁ ιβ'. ὕδατι ὀμβρίῳ. ἄλλως τὸ χρυσοῦν. ♃ σανδαράχης
◁ ιστ'. κρόκου δραχμὰς ιστ'. πεπέρεως ◁ ιστ'. σμύρνης δρα-
χμὰς δ'. κόμμεως δραχμὰς ιβ'. ἡ χρῆσις δεδήλωται. ἄλλως. ♃
σανδαράχης ◁ κδ'. πεπέρεως λευκοῦ δραχμὰς ιβ'. σμύρνης
◁ στ'. κρόκου δραχμὰς πτ'. κόμμεως ◁ ιβ'. ὕδατι ὀμβρίῳ.

[Εὐημέρου ψωρικόν. ποιεῖ πρὸς βεβρωμένους κανθοὺς
καὶ ψωρώδεις οὐλὰς καὶ τύλους ἀποσμήχει, ποιεῖ καὶ πρὸς
κιχρονισμένας διαθέσεις καὶ καχεκτικὰς ὀφθαλμίας καὶ τρα-
χώματα.] ♃ Ψωρικοῦ δραχμὰς κδ'. κρόκου ◁ ιβ'. ὀπίου,
ψιμυθίου ἀνὰ δραχμὰς δ'. πεπέρεως λευκοῦ ◁ δ'. ὀμφακίου
◁ δ'. οἴνῳ Φαλερίνῳ ἀναλάμβανε. βασιλίδιον ψωρικόν. ♃
ψωρικοῦ δραχμὰς μη'. κρόκου ◁ κδ'. ὀπίου δραχμὰς η'. λί-

opopanacis drach. xx, opobalſami drach. xij, apparato cum
aqua pluviali ac utitor cum aqua.

[*Hygieni collyrium aureum, ad corroſos angulos et
ſcabros affectus.*] ♃ Sandarachae drach. xxiv, piperis albi
grana xij, myrrhae drach. ſex, croci drach. vj, gummi
drach. duodecim, cum aqua pluviali apparato. *Aliter au-
reum collyrium.* ♃ Sandarachae drach. xvj, croci drach.
xvj, piperis drach. xvj, myrrhae drach. ʒ iv, gummi drach. xij,
uſus oſtenſus eſt. *Aliter.* ♃ Sandarachae drach. xxiv, pi-
peris albi drach. xij, myrrhae drach. vj, croci ʒ vj, gummi
drach. xij, aqua pluviali excipito.

[*Evemeri pſoricum, facit ad corroſos angulos et
ſcabras cicatrices ac callos exterit. Facit ad inveteratos
affectus et ophthalmias ad malum habitum perductas,
itemque ad aſpritudines.*] ♃ Pſorici drach. vigintiquatuor,
croci drach. duodecim, opii, ceruſſae, utriusque drach. qua-
tuor, piperis albi drach. quatuor, omphacii drach. quatuor,
gummi drach. quatuor, vino Falerno excipito. *Baſilidion
pſoricum.* ♃ Pſorici drach. xlviij, croci drach. vigintiqua-

θου Ἀσίου τοῦ ἄνθους δραχμὰς η΄. ψιμυθίου ⋖ η΄. πεπέ-
ρεως δραχμὰς στ΄. ὀποβαλσάμου ⋖ δ΄. ὀμφακίου δραχμὰς δ΄.
κόμμεως δραχμὰς ιστ΄. οἴνῳ Φαλερίνῳ. πάγχρηστον Ἀθηνί-
πιον. ♃ ψωρικοῦ δραχμὰς ξδ΄. κρόκου ⋖ ιστ΄. χαλκίτεως
κεκαυμένης δραχμὰς ιστ΄. σανδαράχης ⋖ κ΄. σμύρνης δρα-
χμὰς η΄. πεπέρεως λευκοῦ δραχμὰς ιστ΄. κασσίας σύριγγος
δραχμὰς η΄. μαλαβάθρου φύλλων ⋖ δ΄. ὀπίου δραχμὰς στ΄.
ὀμφακίου δραχμὰς δ΄. μίσυος κεκαυμένου δραχμὰς β΄. κόμ-
μεως δραχμὰς κδ΄. ὕδατι ὀμβρίῳ.

[Πτολεμαίου γνωρίμου φάρμακον ἐπιτετευγμένον πρὸς
ψωρώδεις καὶ βεβρωμένους κανθοὺς, ἐπιτεταμένους κνησμους,
μιλφώσεις, ὀμβλυωπίας.] ♃ Ψωρικοῦ ⋖ ξ΄. σανδαράχης δρα-
χμὰς λ΄. χαλκίτεως κεκαυμένης ⋖ κδ΄. κρόκου ⋖ κδ΄. σμύρ-
νης ⋖ ιβ΄. ὀπίου ⋖ β΄. κασσίας σύριγγος δραχμὰς ιβ΄. πε-
πέρεως ⋖ δ΄. πεπέρεως λευκοῦ ⋖ ζ΄. ὀμφακίου δραχμὰς στ΄.
μίσυος κεκαυμένου ⋖ γ΄. μαλαβάθρου φύλλων ⋖ α΄. κόμ-
μεως ⋖ λστ΄. ὕδωρ ὄμβριον.

tuor, opii drach. viij, floris lapidis Afii drach. viij, ceruffae
drach. viij, piperis drach. vj, opobalfami drach. quatuor,
omphacii drach. iv, gummi drach. xvj, vino Falerno excipe.
Panchreſtum Athenipion. ♃ Pforici drach. lxiv, croci
drach. xvj, chalcitidis uftae drach. xvj, fandarachae drach.
viginti, myrrhae drach. viij, piperis albi drach xvj, cafiae
fiftulae drach. viij, foliorum malabathri drach. quatuor,
opii drach. xvj, omphacii drach. iv, mifyos ufti drach.
duas, gummi drach. xxiv, excipe aqua pluviali.

[*Ptolemaei familiaris medicamentum, accommodatum
ad Jcabros et corroſos angulos, intenſos pruritus, defluvia
palpebrarum hebetem viſum.*] ♃ Pforici drach. lx, fanda-
rachae drach. triginta, chalcitidis uftae drach. vigintiqua-
tuor, croci drach. vigintiquatuor, myrrhae drach. duode-
cim, opii ℈ ij, cafiae fiftulae drach. xij, piperis drach. iv,
piperis albi drach. vij, omphacii drach. vj, mifyos ufti
drach. iij, foliorum malabathri drach. j, gummi drach.
xxxvj, aquae pluviae quantum fufficit.

Ed. Chart. XIII. [452. 453.]   Ed. Baf. II. (219)

[Κολλύριον μαλαβάθρου ὀξυδερκικὸν, πρὸς περιβεβρω
μένους κανθούς.] ♃ Στίμμεως δραχμὰς κδ'. ἀκακίας ⪤ κδ'.
πεπέρεως λευκοῦ δραχμὰς κδ'. νάρδου Ἰνδικῆς ⪤ ιβ'. ὀπίου
⪤ στ'. κρόκου δραχμὰς στ'. σμύρνης ⪤ στ'. ὀμφακίου δρα
χμὰς στ'. κόμμεως δραχμὰς λστ'. ὕδατι ὀμβρίῳ. ἄλλο. ♃
στίμμεως κεκαυμένου καὶ πεπλυμένου δραχμὰς μ'. ἀκακίας
⪤ μστ'. νάρδου Κελτικῆς δραχμὰς στ'. σμύρνης ⪤ η'. κρό
κου ⪤ η'. ὀμφακίου δραχμὰς στ'. ὀπίου ⪤ στ'. καδμείας
δραχμὰς λστ'. κόμμεως δραχμὰς λβ'. ὕδωρ ὄμβριον.

[453] Κεφ. η'. [Τὰ ὑπ' Ἀρχιγένους ἐν τῷ πρώτῳ τῶν
κατὰ γένος φαρμάκων γεγραμμένα πρὸς ὀφθαλμοὺς πάσχον
τας βοηθήματα.] Ἐπὶ δὲ τῶν περὶ τοὺς ὀφθαλμοὺς ῥευμα
τισμῶν ἐν ἀρχῇ μὲν ἁρμόζει ὀλιγοσιτία, ὀλιγοποσία, ὑδρο
ποσία καὶ πάντων μᾶλλον συνουσίας ἀποχὴ, ἥ τε κοιλία
ὑποσυρέσθω καὶ πολλῷ ψυχρῷ τὸ πρῶτον, εἶτα καὶ ὀλίγου
μιγέντος ὄξους, συνεχῶς τὸ πρόσωπον προσκλυζέσθωσαν.
ἔνιοι δὲ χάλκανθον ὕδατι διϊέντες διδόασι προσκλύζεσθαι
περικαμπτέτωσαν ὀσμὰς δριμείας καὶ κονιορτοὺς καπνόν τε

[Collyrium malabathri oxydercicum, facit ad corrofos angulos,] ♃ Stibii drach. vigintiquatuor, acaciae drach
vigintiquatuor, piperis albi drach. xxiv, nardi Indicae
drach. xij, opii drach. fex, croci drach. fex, myrrhae ℥ vj),
omphacii drach. vj, gummi ℥ xxxvj, aqua pluviali excipito.
Aliud. ♃ Stibii ufti et loti drach. xl, acaciae drach. xlvj;
nardi celticae drach. fex, myrrhae ℥ viij, croci drach. octo,
omphacii drach. vj, opii drach. vj, cadmiae ℥ xxxvj,
gummi ℥ xxxij, aquae pluvialis quod fatis eft.

Cap. VIII. [Remedia ad affectos oculos, ab Archigene in primo medicamentorum fecundum genus confcripta.] In fluxionibus circa oculos in principio convenit
cibi ac potus parcitas, aquae potus et maxime omnium rei
venereae abftinentia. Alvus ipfa fubducatur et facies affidue primum multa frigida, deinde etiam aceto admixto
proluatur. Quidem atramentum futorium aqua dilutum proluendum exhibent. Fugiant odores acres et pulveres fu

καὶ τὴν ἀπὸ τοῦ ἡλίου καὶ λύχνων αὐγὴν, εἰς νύκτα δὲ
ἔρια καθαρὰ ἒξ οἴνου ἢ ῥυπαρὰ ἒξ ὕδατος ψυχροῦ ἐπιτι-
θέτωσαν, ἕωθέν τε, ὡς εἴρηται, προσκλυζέσθωσαν. εἰ δ᾽ ἐπι-
τείνοιτο ὁ ῥευματισμὸς καὶ ἀλγηδὼν ἐπιγένοιτο, φλεβοτομία
τε ἁρμόδιος καὶ τελέως ἀσιτία καὶ δίψα, εἰ μὴ ἐκκαίοιτο καὶ
ἐπιτείνοιτο, κοιλίας εὔτονος λύσις ἤτοι διὰ συμφώνου κα-
θαρτικοῦ ἢ διὰ κλυστήρων εὐτόνων. μετὰ ταῦτα δὲ κατὰ
τοῦ μετώπου ἀμπέλου φύλλα χλωρὰ συνεχῶς ἐπιτιθέμενα
βοηθεῖ. ἢ μυρσίνης ἢ σχίνου ἢ βάτου χύλισμα ἢ κράμβης ἢ
ἀμπέλου φύλλα, μετὰ πάλης ἀλφίτου. ἢ κυπάρισσος, σάμ-
ψυχον, ὤκιμον, σισύμβριον, οἰνάνθη, κρόκος ἥμερος, ἄγριος,
ἀνδράχνη καὶ ῥοᾶς κύτινοι, ἄγνος, μήλου κυδωνίου τὰ ἁπαλὰ
τῶν φύλλων, ἕκαστον μετὰ οἴνου καὶ πάλης ἀλφίτων. κατ᾽
αὐτῶν δὲ τῶν ὀφθαλμῶν ἔριον καθαρὸν, ὠοῦ τῷ λευκῷ
διάβροχον ἢ ὠοῦ λέκυθον ὀπτοῦ ἢ μελίλωτον ἐν γλυκεῖ κα-
θεψημένον, ἢ ἀσφοδέλου ῥίζαν μετ᾽ οἴνου καὶ πάλης ἀλφί-
των, ἢ ἶριν κεκομμένην μετ᾽ οἴνου καὶ πάλης ἀλφίτων ἢ ῥοᾶς

mumque et tum folis tum lucernarum fplendorem. Ad no-
ctem lanas puras ex vino aut fordidas ex aqua frigida
imponant, maneque, velut dictum eft, fe proluant. Quod fi
augefcat fluxio, accedatque dolor, venae fectio congrua eft
et perfecta cibi abftinentia ac fitis, nifi exurantur et ma-
lum inde augefcat. Convenit et folutio ventris valida, five
per purgatorium conveniens medicamentum, five per cly-
fteres validos. Poft haec vero circa frontem impofita affi-
due vitis folia viridia auxiliantur. Aut myrti, lentifci aut
rubi fuccus, aut braffcae aut vitis folia cum flore farinae
polentae. Aut cupreffus, fampfuchus, ocimum, fifymbrium,
oenanthe, crocus hortenfis, itemque agreftis, portulaca, mali
punici fativi flores cytini appellati, vitex, folia recentia
mali cotoneae, fingula cum vino et flore farinae polentae.
Super ipfos vero oculos lana pura ovi candido madefacta
imponatur. Aut ovi affi luteum. Aut melilotum in paffo
coctum. Aut afphodeli radix cum vino et flore farinae po-
lentae. Aut iris contufa cum vino et flore farinae polentae.

Ed. Chart. XIII. [453.]   Ed. Baf. II. (219. 220.)
χυλὸν μετὰ πάλης ἀλφίτων καὶ αὐτὴν καθεψημένην ἐν οἴνῳ
ἀθαλάσσῳ. ἢ ἀρκευθίδες λεῖαι μετ᾽ οἴνου καὶ πάλης ἀλφί-
των ἐπὶ τὸ μέτωπον ἐπιπλαττόμεναι καὶ ἐπ᾽ αὐτοὺς ἐπιτι-
θέμεναί τοὺς ὀφθαλμούς. πρὸς δὲ τούτοις ἠρυγγίου καὶ ἱπ-
πομαράθρου ῥίζαν λείαν μεθ᾽ ὕδατος καὶ κωνείου σπέρμα τὸν
αὐτὸν σκευαζόμενον τρόπον ὠφελεῖ. τυρὸς ἀπαλὸς νεαλῆς μετὰ
σελίνου φύλλων καταπλασσόμενος. ἢ μήκων ἀγρία ἐν γλυκεῖ
ἑψηθεῖσα καὶ λεία καταπλασθεῖσα. ὁμοίως καὶ μελίλωτον ἑψη-
θὲν ἐν γλυκεῖ, ὀλίγον μιγέντος κρόκου καὶ ὀποῦ μήκωνος. ἢ
ἄρτος ἐξ οἴνου, ῥοδίνῳ φυραθεὶς, ὠφελεῖ θαυμαστῶς. (220) ἢ
τριβόλῳ ἀπαλῷ κατάπλασσε, καθ᾽ ἑαυτὸν ἢ καὶ μιγεὶς ἀλφίτῳ
θαυμαστῶς ποιεῖ. καὶ καθόλου πᾶν τὸ τῶν στυφόντων γένος
καὶ ἀποκρουόμενον ἐν ἀρχαῖς, οἷά ἐστι κώνειόν τε καὶ ψύλλιον,
σέλινον, στρύχνον, οἱ ἐπὶ τῶν τελμάτων φακοὶ, φύλλα ἀμπε-
λου, κόριον, ἀνδράχνη, φακὸς ὁ ἐπὶ τοῦ ὕδατος, ἀείζωον, μή-
κωνος φύλλα, ἀκαλήφη. τούτων ἕκαστον λεαίνων μετ᾽ οἴνου
κατάπλασσε, τὸ δὲ ψύλλιον μεθ᾽ ὕδατος καὶ τὸν ἀπὸ τῶν
τελμάτων φακόν.

Aut mali punici ſuccus cum flore farinae polentae. Aut
ipſum malum in vino maris experte coctum. Aut juniperi
baccae tritae cum vino et flore farinae polentae fronti im-
ponantur, aut etiam ſuper ipſos oculos adhibeantur. Ad
haec vero eryngii et faeniculi ſilveſtris radix trita ex aqua
et cicutae ſemen eodem modo apparatum opitulantur. Caſeus
item mollis et nuper ſalſus cum apii foliis cataplasmatis
modo impoſitus. Aut papaver ſilveſtre paſſo coctum ac tritum
impoſitum. Similiter et melilotum paſſo coctum exiguo croco
et papaveris ſucco admixtis. Panis item ex vino, roſaceo
admixto mirabiliter auxiliatur. Aut tribulum recentem per
ſe imponito, imo et polenta admixta egregie opitulatur. Et
ut ſummatim dicam, omnia ex aſtringentium genere et re-
pulſoria in principiis proſunt, velut eſt cicuta et pſyllium,
apium, ſolanum, lentes paluſtres, ſerpyllum, ſampſuchus, fo-
lia vitis, coriandrum, portulaca, ſempervivum, folia papa-
veris, urtica. Quae ſingula ex vino trita imponantur, pſyl-
lium vero ex aqua eodemque modo paluſtris lenticula.

ΤΩΝ ΚΑΤΑ ΤΟΠΟΥΣ ΒΙΒΛΙΟΝ Δ. 793

Ed. Chart. XIII. [453. 454.] Ed. Baf. II. (220.)

[Πρὸς θερμὸν ῥεῦμα.] Κράμβην λείαν μετὰ πάλης
ἀλφίτου σὺν ὕδατι κατάπλασσε. ἢ ὠκίμου φύλλοις ὁμοίως.
ἢ πηγάνου φύλλοις μετὰ στέατος χηνείου, ἢ σαμψύχου πέ-
ταλα, ἢ καὶ ἁλικάκαβον λείαν κατάπλασσε. ἴστησι δὲ πολὺ
ῥεῦμα κωδύα καὶ ὑοσκύαμος μετὰ ἀλφίτου πάλης σὺν οἴνῳ.
προπυρία δὲ καὶ οὕτω κατάπλασσε, μετὰ δὲ τοῦτο τὴν ἀκμὴν
παραλλάξαι, καὶ ὅ τε καιρὸς οὐκέτι ἐστὶ τῶν στυφόντων
χρήσαιτο ἄν τις τῶν τε ὀφθαλμῶν καὶ τῆς κεφαλῆς πυρία.
μεγάλως δὲ ὠφελεῖ, λύει [454] τε τὰς φλεγμονὰς καὶ εἴ τις
διάστασις εἴη, ὀθόνιον ἁπαλὸν βουτύρῳ βρεχόμενον καὶ ἐπι-
βαλλόμενον τοῖς ὀφθαλμοῖς.

[Περὶ χυμώσεως.] Ἐφ᾽ ὧν δὲ χύμωσις ἰσχυρὰ γένοιτο,
λαβὼν ὠοῦ λέκιθον σάρκα μυΐας προσεκλέανον, εἶτα ὅταν
κηροτοειδὲς γένηται, εἰς ῥάκος ἐπιτίθει, παραχρῆμα παύει.

[Περίχριστον ὀφθαλμῶν.] Ἄρτος καθαρὸς κεκαυμένος
μιγεὶς ἀκακίᾳ καὶ κιττῷ σὺν ὕδατι. πρὸς δὲ τὰς περιωδυ-
νίας ῥόδα χλωρὰ ἢ ξηρὰ βρέξας ἐν γλυκεῖ λέαινε καὶ μίξας

[*Ad fluxionem calidam.*] Braſſicam tritam cum po-
lentae flore ex aqua imponito. Aut ocimi folia eodem modo.
Aut rutae folia cum adipe anſerino, aut ſampſuchi folia,
aut halicacabum tritam. Caeterum largum fluxum ſiſtunt
papaveris capita et hyoſcyamus cum polentae flore ex vino;
oportet autem fomentum prius adhibere atque ita imponere.
Poſtquam vero ſtatus et vigor praeterierit et quum non
amplius opportunum eſt aſtringentibus uti, non incommo-
dum fuerit tum oculorum tum capitis fomenta adhibere.
Magnifice vero auxiliatur inflammationesque ſolvit et ſi qua
diſtentio adſit, eam laxat, linteolum molle butyro madefa-
ctum ac oculis ſuperpoſitum.

[*De chymoſi.*] In quibus vero chymoſis fortis con-
tingit, ovi luteum cum muſcae carne terito, atque ubi ad
cerati formam deducta fuerint, linteolo excepta impone,
confeſtim ſedaut.

[*Oblitiones oculorum.*] Panis purus uſtus, acaciae et
hederae permixtus cum aqua. Verum ad dolores roſas vi-
rides aut aridas paſſo maceratas terito et admixto ovi aſſi

ᾠοῦ ὀπτοῦ τὴν λέκιθον καὶ κρόκου τὸ αὔταρκες ἐν γλυκεῖ.
ἢ ὠμῇ λύσει κριθίνῃ ἢ πυρίνῃ ἐν γλυκεῖ ἐψημένῃ. ἐὰν δὲ
πλείων ἡ ὀδύνη εἴη, πρόσμιγε μήκωνος ἀπαλῆς φύλλα, ἢ τὰ
κελύφη τῶν κωδυῶν, ἢ ὑοσκυάμου φύλλα, ὅσον ὁλκὰς τέσ-
σαρας σὺν λεκίθῳ ᾠοῦ. ἢ σισύμβριον ἐψήσας ἐν ὕδατι λέα-
νον, παραχέων οἴνου τὸ αὔταρκες καὶ κατάπλασσε. ἢ μήκω-
νος λευκῆς κωδύας ἑψήσας ἐν γλυκεῖ καὶ λεάνας κατάπλασσε.
ἢ σελίνου ἀπαλῇ κόμῃ ἢ γλήχωνι ἀπαλῇ ὁμοίως. ἢ πέπονος
ἢ σικύου τῇ σαρκί. ἢ λέκιθον ᾠοῦ ὀπτοῦ καὶ ὀλίγον κρό-
κου λεάνας σὺν οἴνῳ ὀλίγῳ κατάπλασσε. ἐν δὲ ταῖς φλεγμο-
ναῖς τοὺς ἀλγοῦντας ὀφθαλμοὺς πάνακι μετὰ γλήχωνος σὺν
οἴνῳ φυρῶν κατάπλασσε. καλῶς ποιεῖ πίτυος φλοιὸς καὶ
ἄλφιτα σὺν οἴνῳ. ἢ ὑοσκυάμου φύλλα καὶ ὄπιον τρίψας κα-
τάπλασσε. ἢ τῆς μήκωνος τὰ κελύφη λεάνας καὶ ῥόδα καὶ
μελίλωτα καὶ σμύρνης μικρὸν μίξας καὶ διεὶς ᾠοῦ τῷ λευκῷ,
οὕτω κατάπλασσε ἢ ἀλόην καὶ ὄπιον, σὺν ὕδατι εἰς ῥάκος
ἀναλαβὼν κατάπλασσε, φυλάσσου δὲ μὴ παρενστάζῃς εἰς τὸν
ὀφθαλμόν. ἐπὶ δὲ τῶν περιωδυνώντων κρόκον καλὸν μετὰ

vitello ac croco fufficienti cum paffo utitor. Aut crudam
hordeaceam, vel triticeam farinam paffo coctam adhibeto. Si
vero major dolor fuerit, papaveris folia recentia admifceto
aut corticem papaveris capitum. Aut hyofcyami folia drach-
marum iv pondere cum ovi vitello. Aut fifymbrium aqua
coctum terito fufficienti affufo vino et imponito. Aut pa-
paveris albi capita paffo cocta ac trita imponito. Aut apii
recentis coma, itemque pulegio recenti fimiliter utitor. Aut
peponis aut cucumeris carne, aut ovi affi luteum cum exi-
guo croco ac pauco vino tritum imponito. Caeterum do-
lentes ex inflammatione oculos cum panace et pulegio vino
fubactis integito. Praeclare facit et pini cortex et polenta
cum vino, aut hyofcyami folia et opium trita imponito, aut
papaveris cortices terito rofisque ac meliloto myrrhaque
admixtis albumine ovi diluito atque ita imponito. Aut
aloën ac opium cum aqua diluta linteoloque excepta, in
emplaftri morem appone, vitando ne quid in oculum prae-
terlabatur. Caeterum in his, qui dolore vexantur, erocum

γάλακτος λαβὼν ἔνσταζε. πρὸς δὲ τὰς σφοδρὰς περιωδυνίας,
κορίου χυλὸς μετὰ γυναικείου γάλακτος, εἰς τοὺς ὀφθαλμοὺς
ἐνσταζόμενος, ὁμοίως δὲ μήκωνος ὀπὸς ὀπτός. φύλλα πλα-
τάνου λεῖα μετὰ πάλης ἀλφίτων ἄνωθεν ἐπὶ τοὺς ὀφθαλ-
μοὺς ἐπιπλαττόμενα. ἐπὶ δὲ τῶν ῥευμάτων καταπλάσματα.
κυπάρισσος χλωρὰ μετ' οἴνου ἢ παλιούρου φύλλα ἢ ἀνδρά-
χνη λεῖα μετὰ στέατος χηνείου καὶ κρόκου. ἢ ἴρις ξηρὰ μετὰ
μέλιτος. ἢ μάνναν καὶ σμύρναν μετὰ ὠοῦ τοῦ λευκοῦ, ἐν
ἐρίῳ ἐπιτίθει τῷ μετώπῳ. κατάπλασσε δὲ σελίνῳ μετὰ ἀλφί-
των. ἢ σεσέλεως ἄνθη οἴνῳ βεβρεγμένα. ἢ μήκωνος ἁπαλοῖς
φύλλοις. εἰ δὲ ἀγρυπνοῖεν, μανδραγόρου ῥίζαν καὶ ὀπὸν, μή-
κωνος φύλλα καὶ ἀλφίτων ἴσα ὡς μᾶζαν ποιήσας ὄσφραινε
καὶ ὑπνώσονται. ἐπὶ δὲ τῶν μεγάλων ῥευμάτων γλήχωτος
προσφάτου καρπὸν, μάλιστα τὸν χυλὸν εὖ μάλα σὺν ὄξει
μαλαγματῶδες ποιήσας, ἐπιτίθει κατὰ τοῦ βρέγματος ἐπάνω
ἔρια καὶ ἐπιδέσμει ἐλαφρῶς, ἔνιοι δὲ καὶ μήκωνος ἁπαλῆς
προσμίσγουσιν αὐτῷ. ἢ ὀπίου ἐλάχιστον ἢ ῥόδα καὶ μελί-

bonum cum lacte inftillato. Verum ad vehementes dolorum
moleftias coriandri fuccus cum muliebri lacte oculorum
angulis inftillatus, fimiliterque papaveris fuccus torrefactus
auxiliatur.   Folia item platani trita cum farinae polentae
flore oculis fuperpone, emplaftri more appofita.   Cataplas-
mata vero in fluxionibus conveniunt, cupreffus viridis cum
vino. Aut paliuri folia. Aut portulaca trita cum adipe an-
ferino et croco, aut iris ficca cum melle, aut micas thuris
et myrrham cum ovi candido lana excepta fronti impo-
nito, aut apium cum polenta aut fefelis flores vino mace-
ratos imponito, aut papaveris folia recentia agglutinato.
Quod fi vigiliae inftent, mandragorae radicem et fuccum,
papaveris folia et polentam aequis partibus in maffam co-
gito, eamque odorandam exhibeto et obdormifcent.   Porro
in magnis fluxionibus pulegii recentis femen, et maxime
fulvum, cum aceto ad malagmatis formam redigito ac fin-
cipiti imponito, lanis fuperne additis ac leni vinculo con-
ftrictis. Aliqui etiam papaver recens ei admifcent, aut opii

λωτα ἐφθά. ἢ ἄμυλον σὺν οἴνῳ, ὠοῦ λευκῷ αὐτούς τοὺς
ὀφθαλμοὺς κατάπλασσε. ἄκρως ποιεῖ πρὸς πολὺ καὶ λεπτὸν
καὶ παλαιὸν ῥεῦμα καὶ ἕλκη. πομφόλυγος < δ'. ὀπίου πε-
φωγμένου γ'. τριώβολα, κόμμεως < δ'. ὕδωρ ὄμβριον ἢ πη-
γαῖον. παράκολλον πρὸς ῥεῦμα. σεμίδαλιν καὶ μάννης ἥμισυ
μετ' ὠοῦ τοῦ λευκοῦ ἐμπλαστρῶδες ποιῶν, ἐν ἀρχῇ ῥάκει
ἐπιτίθει τῷ μετώπῳ. ἢ ὠοῦ λεπτοῦ λέκιθον μετὰ λιβανω-
τοῦ. ἢ κοχλίαν σὺν τῷ ὀστράκῳ, μετὰ ὠοῦ τοῦ λευκοῦ
γλοιῶδες ποιήσας ἐν σπληνίῳ ἀπὸ κροτάφου, ἐπὶ κρόταφον
ἐπιτίθει, αὐτόματον πίπτει ὅταν [455] ῥεῦμα στῇ, ἢ τοῦ
μόσχου μαλάγματος ἢ γῆς βαρβάρου ἢ χλωρᾶς ἢ ἄλλης τραυ-
ματικῆς τῶν δι' ὄξους, σπληνίον ἐπιτίθει τῷ μετώπῳ.

[Πρὸς αἱμάλωπας καὶ ὑποσφάγματα.] Πρὸς δὲ τὰς εἰς
τοὺς ὀφθαλμοὺς γινομένας πληγὰς καὶ διὰ τοῦτο συμβαι-
νούσας αἱματώδεις ὑποχύσεις, εὐθὺς ἐν ἀρχῇ πρὸς τὰς φλε-
γμονὰς καὶ τὸ ἄλγημα ποιεῖ περιστερᾶς ἐνσταζόμενον αἷμα
καὶ μάλιστα τὸ ἐκ τῶν ἁπαλῶν πτερῶν ἐκπιεζόμενον καὶ τὸ

minimum quid aut rofas aut melilotum coctum. Aut amylo
ex vino aut ovi candido oculos ipfos integito.   Praeclare
faciunt ad fluxionem uberem, tenuem ac vetuftam itemque
ulcera pompholygis ʒ iv, opii torrefacti obolos iij, gummi
ʒ iv, aqua pluviali aut fontana excipe. *Agglutinatorium
ad fluxionem.* Similaginem et mannae thuris dimidium ejus
cum ovi albumine ad emplaftri formam redigito et in prin-
cipio fronti in linteolo imponito, aut ovi affati vitellum
cum thure, aut cochleam cum tefta fua et ovi candido ad
ftrigmentitiam formam redactam in fplenio a tempore al-
tero ad alterum extendendo imponito. Sua fponte decidit,
ubi reftiterit fluxus, aut mofchi malagma aut barbarum
emplaftrum aut viride aut aliquod aliud eorum, quae aceto
conftant, fplenio inditum fronti imponito.

[*Ad haemalopas et hypofphagmata.*] Ad plagas ocu-
lis illatas et ad oborientes ex eis cruentas fuffufiones, fta-
tim in principio tum ad inflammationem, tum ad dolorem
compefcendum facit columbinus fanguis inftillatus, et prae-
fertim is, qui ex teneris pennis exprimitur.   Candidum

λευκὸν τοῦ ὠοῦ τὸν αὐτὸν τρόπον ποιεῖ εἰς τὸν ὀφθαλμὸν
ἐγχεόμενον. ἔτι δὲ ἐρίῳ καθαρῷ προσαναλαμβανόμενον καὶ
ἄνωθεν ἐπιτιθέμενον. εὐθετεῖ δὲ καὶ λέκιθος ὠοῦ κατωπτη-
μένου, μετ᾽ οἴνου καταπλασσομένη ἢ μελίλωτον ἑψόμενον
οἴνῳ τὸν αὐτὸν τρόπον ἐπιτιθέμενον. ἔτι δὲ ῥόδων τὰ φύλλα
καὶ τὸ ἄνθος ἰδίᾳ καὶ ὁμοῦ μετ᾽ οἴνου τριβόμενα καὶ μετὰ
πάλης ἀλφίτων ἢ κράμβης φύλλα καταπλασσόμενα. χρονι-
σάντων δὲ, ἂν ἐπιμένῃ ὁ αἱμάλωψ, λιβανωτὸν ἄσφαλτον ἴσα
μίξας ὑποθυμία τὸν ὀφθαλμὸν, ἢ ὑσσώπου κόμην λείαν βα-
λὼν εἰς λινοῦν ῥάκος, καθεὶς εἰς ζέον ὕδωρ πρόσαγε τῷ
ὀφθαλμῷ. ἀκολουθεῖ γὰρ τὸ αἷμα, ὥστε ἐκ τοῦ ὀθονίου ἐκ-
πιέζεσθαι ἐκθλιβόμενον. ἢ νίτρον καὶ γῆν Αἰθιοπικὴν, σμύρ-
ναν ἴσα σὺν ὕδατι ἔγχριε, ἢ ἐλαίας φύλλων χυλὸν χλωρῶν
ὑπόχριε, ἢ ἄμμι καὶ ὕσσωπον μετὰ γάλακτος βοείου λείου εἴ-
λισσον καὶ ὑπάλειφε, ἢ λινόσπερμα λεῖον μετὰ βουτύρου ἐκθλί-
ψας δι᾽ ὀθονίου ὑπάλειφε, τὴν δὲ κεφαλὴν ψυχρῷ κατάντλει.
[Θεραπεία οἰδημάτων.] Πρὸς δὲ τὰ γινόμενα περὶ τοὺς
ὀφθαλμοὺς οἰδήματα διὰ τὰς πληγὰς λίαν ἁρμόττει πυρία

etiam ovi eodem modo in oculum inſtillatum, atque amplius
pura lana exceptum et ſuperne impoſitum. Prodeſt etiam
ovi aſſi luteum cum vino impoſitum aut melilotum coctum
cum vino eodem modo. Inſuper et folia roſarum ac flos
per ſe et cum vino trita, itemque cum flore farinae po-
lentae, aut braſſicae folia in cataplasmate. Ubi vero diutius
cruentatio perſtiterit, thure et bitumine aequis portionibus
acceptis ac mixtis oculum ſuffito, aut hyſſopi comam tri-
tam lineo panniculo illigatam in ferventem aquam demit-
tito, oculoque admoveto. Sequitur enim cruor adeo, ut ex
linteolo compreſſo exprimi queat. Aut nitrum et terram
Aethiopicam ac myrrham pari pondere cum aqua illinito,
aut foliorum oleae viridium ſuccum ſublinito, aut ammium
et hyſſopum cum lacte bubulo terito, agitato ac ſublinito,
aut ſemen lini tritum cum butyro per linteolum exprimito
ac ſublinito, caput vero frigida perfundito.
[*Curatio tumorum.*] Ad tumores ex plaga circa ocu-
los obortos valde convenit fomentum per mollem ſpongiam

Ed. Chart. XIII. [455.]   Ed. Baf. II. (220. 221.)

μαλακῷ σπόγγῳ συνεχῶς γινομένη, εἶτα ὄξει βρεχόμενος κε-
κραμένῳ καλῶς ὁ σπόγγος καὶ ἐπιτιθέμενος. ἔτι δὲ παλαιὸν
νᾶπυ τριβόμενον μεθ᾽ ὕδατος καὶ περιτιθέμενον συνεχῶς καὶ
ἀφαιρούμενον. ὁμοίως δὲ κάρδαμον κατὰ τὴν ἀφαίρεσιν, πυ-
ριωμένων ὕδατι θερμῷ συνεχῶς τῶν τόπων.

[Πρὸς ψωροφθάλμους.] Πρὸς δὲ τὰς περὶ τοὺς ὀφθαλ-
μοὺς διὰ τὸν ἥλιον καὶ κονιορτὸν, ὡς ἐπίπαν ψωροφθαλ-
μίας καὶ ξηροφθαλμίας, ὕδωρ (221) πλεῖον προσκλυζόμενον,
θέρους μὲν ψυχρὸν, χειμῶνος δὲ θερμὸν, ἁρμόζει καὶ πυρία
σπόγγου ἐκ θερμοῦ ὕδατος ἢ φακοῦ ἀφεψήματος, αὐτοῖς δὲ
πρόσαγε τοῖς κανθοῖς, βάτου, σχίνου, μυρσίνης, ῥόδων χυλὸν
κατ᾽ ἰδίαν ἕκαστον σὺν ὕδατι. ἢ ῥόδα ξηρὰ τριβόμενα σὺν
οἴνῳ, ἢ τὸ ἄνθος αὐτῶν, ἢ οἶνον ἀθάλασσον καὶ παλαιὸν
ἔλαιον, καὶ μάλιστα ὅταν κοιμᾶσθαι θέλωσι. συμφέρει δὲ καὶ
ἐπὶ τούτων τῶν ἁλμυρῶν δριμέων, ἔτι δὲ καὶ ὀξέων ἀπέ-
χεσθαι πάντων. καὶ πρὸς δὲ τὰς χρονίους περὶ τὰ βλέφαρα
διαθέσεις καὶ τετυλωμένας ἀμόργην ἐφθὴν μετ᾽ ἐλαίου
ἔγχριε τριβομένην.

affidue factum, ita ut nova fpongia poftea aceto diluto ma-
defacta imponatur. Convenit infuper finapi vetuftum ex
aqua tritum, affidne circumpofitum et ablatum. Similiter et
nafturtium, fi poft eorum ablationem loci affidue calida
aqua foveantur.

[*Ad oculos fcabros ac aridos.*] Ad oculos propter
folem aut omnino pulverem fcabros atque aridos factos
aqua multa aeftate quidem frigida, hieme vero calida affufa
commodat. Convenit et fpongiae calida aut lentis decocto
imbutae fomentum. Ipfis vero oculorum angulis, rubi, len-
tifci, myrti, rofarum fuccum unumquemque per fe cum
aqua adhibeto. Aut rofas aridas tritas cum vino, aut earum
florem. Aut vinum maris expers ac oleum vetus, maxime
ubi dormire voluerint, admoveto. Conducit praeterea his
ut a falfis, acribus, ampliusque acidis omnibus abftineant.
Porro ad inveteratas et callofas circa palpebras affectiones
amurcam coctam cum oleo tritam illinito.

ΤΩΝ ΚΑΤΑ ΤΟΠΟΥΣ ΒΙΒΛΙΟΝ Δ. 799

Ed. Chart. XIII. [455. 456.]   Ed. Baf. II. (221.)

[Πρὸς πτίλους.] Ἐπὶ δὲ τῶν πτίλων καὶ τρίχας μὴ
ἐχόντων ἄκρως ποιεῖ καὶ τρίχας ἀνάγει. 4 ἀκακίας < β'.
μέλανος γραφικοῦ ξηροῦ, ἢ εἰ οἷόν τε Μεμφιτικοῦ ◁ ε'. χυ-
λοῦ πράσου κοτύλας δ'. οἴνου ἀθαλάσσου κοτύλας δ'. ἕψε
μέχρις ἂν γλοιῶδες γένηται καὶ εἰς πυξίδα ἀνελόμενος χρῶ,
ἢ μυόχοδα καὶ κόπρον αἰγείαν κεκαυμένην ἴσον, καλάμου Ἑλ-
ληνικοῦ τῆς τέφρας τὸ διπλοῦν σὺν μέλιτι Ἀττικῷ ἔγχριε.
τοῦτο δὲ μίλφους ὠφελεῖ, ἰοῦ λείου μέρος α'. ἀμμωνιακοῦ
θυμιάματος τὸ ἴσον, λείοις προσάπτου, τοῦτο ποιεῖ ἄκρως
καὶ ψωροφθαλμιῶσιν. ἢ καδμείαν λείαν μέλιτι φυράσας,
ὄπτησον ἐν χυτριδίῳ, εἶτα χαλκοῦ κεκαυμένου τὸ ἴσον μίξας
λείοις χρῶ.

[456] [Περὶ τριχιάσεως.] Τὰς δὲ ἐπιφνομένας ἐπὶ τῶν
βλεφάρων τρίχας τίλλων, αἵματι κόρεως κατάχριε καὶ οὐ φνή-
σονται. Παπίας Λαοδικεὺς Αὐτολύκου ἰατρὸς πολλὰ ἤρειτο
ἐπὶ τῶν τριχιώντων, τίλλων τὰς τρίχας, εἶτα δρωπακίζων
τὸν τόπον ἐπιμελῶς, χαμαιλέοντί τε λευκῷ λείῳ πεφυραμένῳ

[*Ad eos qui glabras habent palpebras.*] *In iis qui
glabras palpebras, quique pilos non habent, egregie facit
ac pilos producit.* 4 Acaciae 3 ij, atramenti librarii aridi
aut fi fieri poteft Memphitici 3 v, fucci porri heminas iv,
vini maris expertis heminas iv coquito, donec ftrigmen-
titiam formam induant, et repofitis in pyxide utitor. Aut
mufcerdas et caprarum ftercora ufta pari menfura, cineris
calami Graeci duplum cum melle Attico illinito. Hoc vero
etiam palpebrarum defluvia emendat. 4 Aeruginis tritae
partem unam, ammoniaci thymiamatis tantundem trita ad-
hibeto. Facit idem et egregie ad fcabros oculos. Aut ca-
dmiam tritam melle fubactam in ollula urito ac affato, de-
inde aeris ufti tantundem admifceto ac tritis utitor.

[*Ad pilos inutiles et pungentes in palpebris ena-
fcentes.*] Pilos inutiliter in palpebris fupernafcentes evel-
lito et fanguinem cimicum illinito et non enafcentur. Pa-
pias Laodicenfis Autolyci medicus multa in his tentabat,
evellebat primum ipfos pilos, deinde locum diligenter cum
dropace irritabat et cum chamaeleone albo trito viridium

800　　*ΓΑΛΗΝΟΥ ΠΕΡΙ ΣΥΝΘΕΣΕΩΣ ΦΑΡΜΑΚΩΝ*

Ed. Chart. XIII. [456.]　　　　　　　　Ed. Baf. II. (221.)

αἵματι βρατράχων χλωρῶν, οἳ ἐπὶ τῶν καλάμων γίνονται,
καταχρίων, οὐ γὰρ ἐπιφύονται. ἢ τίλας τὰς τρίχας κατά-
χριε κεδρίαν μετὰ τελλινῶν ὀστράκων λεπτῶν λεάνας, ἢ ὀρνέου
τοῦ λεγομένου κιναίδου χολῇ χρῶ, ἢ φάγρου θαλασσίου χολῇ.
ἢ κρότωνος ἀπὸ κυνὸς θηλείας αἵματι. ἄκρως ποιεῖ τοῦτο.
ἐχίνου χερσαίου χολὴ καὶ τοῦ αἵματος τὰ ἴσα. χαμαιλέοντος
χολῆς ἴσον, καστορίου τὸ σύμμετρον ἀνάπλασσε, ὡς λεπίδας
ὀψαρίου, χρῶ δὲ ἐκ ῥιζῶν τίλλων τὰς τρίχας, εἶτα λεπίδα
μίαν τῷ ἐκ τοῦ στόματος σιάλῳ νήστης διαλύων κατάχριε
καὶ κράτει τὸν τόπον, ὡς ἡμιώριον ἀλγοῦσι μὲν, ἀλλ᾽ οὐκ
ἔτι φυήσονται. ἢ χολὴν ὑαίνης θηλείας τίλλων εὐθέως κα-
τάχριε. ἢ τελλίναις λειοτάταις κατάχριε. ἢ τίλας φύλλον κω-
νείου, κεδρίαν ἴσα μετὰ νυκτερίδος αἵματος κατάχριε καὶ κρά-
τει ἕως ξηρανθῇ. ἐὰν γὰρ θίγῃ τοῦτο τοῦ ὀφθαλμοῦ τὸ ὑγρὸν,
ἀδικεῖ. ἢ τίλας αἰγείᾳ χολῇ μετὰ κράμβης χυλοῦ κατάχριε· ἢ
καπνοῦ τῆς βοτάνης χρῖε τὸν ταρσὸν, εἶτα τίλας τὰς τρίχας

ranarum fanguine permixto, funt autem ranae quae in
arundinibus degunt, illinebat; neque enim poftea enafcun-
tur. Potes et evulfis prius pilis cedriam cum tellinarum
cinere mixtam ac tritam illinere. Ad eandem quoque rem
aviculae cinaedi appellatae felle utitor, aut phagri marini
pifcis itidem felle, aut ricini a cane femina adempti fan-
guine. Egregie facit hoc. ♃ Fellis et fanguinis erinacei
terreftris pares partes, fellis chamaeleonis tantundem, ca-
ftorii parum, ad formam fquamularum pifcium reducito, et
pilis radicitus evulfis utitor, fquamulam unam oris faliva
matutina dilutam illinendo, locumque ad dimidium horae
obligando. Dolitant quidem ex medicamenti hujus ufu, fed
pili amplius non enafcuntur; aut felle hyaenae feminae
mox ab evulfione illinito, aut tellinarum tenuiffimum pul-
verem oblinito, aut evulfis pilis cicutae folium et cedriam
aequalibus partibus cum vefpertilionis fanguine illine, illi-
tumque donec exarefcat tene, fi enim hoc oculum contin-
gat, ejus humorem corrumpit, aut ab evulfione caprae fel
cum braffcae fucco illinito, aut fumariae herbae fucco pal-
pebrae alam five fummitatem illinito, deinde pilos evellito

πάλιν ἐπίχριε. ἔλεγε δὲ Ἑρμείας, ἀφρὸν ὕδατος καταχριόμενον
μετὰ τοῦ δρωπακισθῆναι ἄκρως ποιεῖν.

[Περὶ σταφυλωμάτων καὶ λευκωμάτων.] Σταφυλώ-
ματα αἴρεις, κανθαρίδων χυλὸν ἐναλείφων, λευκώματα δὲ τα-
χέως ἰᾶται νίτρον μετ᾽ ἐλαίου παλαιοῦ λεανθὲν ἐπιμελῶς
καὶ χριόμενον, ἢ σαύρας ἀφόδευμα ἔγχριε καὶ αἴρεις, ἢ νυ-
κτικόρακος ᾠῷ ἔγχριε καὶ βάψεις αὐτὰ, ἢ κρόκον, πέπερι, ἴσα
μετ᾽ αἰλούρου χολῆς κολλύρια ποιῶν ἔγχριε, ἢ σηπίας ὄστρα-
κον λεῖον, φυράσας μετὰ μέλιτος κατάκαυσον καὶ λείῳ
ὑπάλειφε.

[Θεραπεία ἀμαυρώσεως καὶ ὑποχύσεως.] Ἀμαύρωσιν
πᾶσαν ἢ ἀρχομένην ὑπόχυσιν θεραπεύει γυπὸς χολὴ μετὰ
πρασίου χυλοῦ καὶ μέλιτος Ἀττικοῦ, ἢ σμύρνης καὶ πεπέ-
ρεως ἴσα σὺν μέλιτι, ἢ στρύχνῳ μέλανι ἔγχριε. ποιεῖ καὶ
κύπρος ἀποτεθεῖσα ἐν χαλκῷ πυξιδίῳ, ἢ μαράθρου χυλὸν καὶ
χολὴν ταυρείαν ὑγρὰν ἴσα, μέλιτος Ἀττικοῦ τὸ διπλοῦν
ἔγχριε, ἢ κρόκου καὶ πεπέρεως ἴσα μετὰ χολῆς ταυρείας ἀνα-

rurfusque illinito. Teſtatus eſt et Hermeas ſpumam aquae
poſt dropacum adhibitionem illitam ſumme conducere.

[*De uvis et albuginibus.*] Staphylomata tolles can-
tharidum ſucco illito. Albugines vero cito ſanat nitrum
cum oleo veteri diligenter tritum et illitum, aut lacertae
ſtercus illine et tolles, aut nycticoracis ovum illine et tin-
ges ipſas, aut croci, piperis aequales partes cum felis felle
in collyria formato ac illinito, aut ſepiae teſtam tritam melle
ſubigito ac urito et laevigato, poſtea medicamento hoc
ſublinito.

[*Curatio obſcuritatis viſus et ſuffuſionis.*] Obſcuri-
tatem omnem aut etiam incipientem ſuffuſionem perſanat
vulturis fel cum marrubii ſucco ac melle Attico, aut ♃
myrrhae et piperis partes aequales cum melle, aut ſola-
num nigrum illine. Facit et Cyprus in aerea pyxide repo-
ſita, aut foeniculi ſuccum et fel taurinum liquidum pari-
bus partibus, mellis Attici duplum illinito. Aut croci et
piperis aequas portiones felle taurino excipito, atque in

λαβὼν, ὡς κολλύρια ποιῶν ἔγχριε, ἢ αἰγείρου ὀπῷ μετὰ διπλοῦ μέλιτος Ἀττικοῦ ἔγχριε.

[Περὶ ὑποχυμάτων.] ⨉ Χελώνης θαλασσίας τῆς χολῆς μέρος α'. μέλιτος Ἀττικοῦ τὸ τετράπλουν ἔγχριε. ἡ χολὴ ἀρκεῖ μεθ' ὕδατος.

[Πρὸς πτερύγια.] Ἐπὶ δὲ τῶν πτερυγίων ⨉ χαλκάνθου, ἁλὸς ἀμμωνιακοῦ ἴσα, κόμμεως τὸ ἥμισυ, ὄξει ἀναπλάσας κολλύρια ἔγχριε, ἢ αἰγείρου ὀπῷ μετὰ διπλοῦ μέλιτος ἔγχριε λείῳ.

[Πρὸς γλαυκοὺς καὶ νυκτάλωτας.] Πρὸς γλαυκοὺς στρύχνου χυλὸς ἐγχυματιζόμενος μέλανας ὀφθαλμοὺς ποιεῖ. καὶ ἀνάπαλιν ἐπὶ τῶν νυκταλωπιώντων, ἧπαρ [457] τράγειον ὀπτήσας, αὐτὸν τὸν ἐν τῇ ὀπτήσει ἀποῤῥέοντα ἰχῶρα διάκρινε, καὶ οὕτω μὲν ἔγχριε αὐτούς, αὐτὸ δὲ τὸ ἧπαρ ἐσθίειν δίδου. ὠφελεῖ καὶ αἷμα περιστερᾶς ἐγχριόμενον ἢ χολὴ αἰγεία. ἢ ἧπαρ αἴγειον ἔψων, κέλευε αὐτούς· περικαλυψαμένους ἀτενίζειν εἰς τὴν χύτραν καὶ δέχεσθαι τὴν ἀτμῖδα τοῖς ὀφθαλμοῖς, ἐξ αὐτοῦ δὲ τοῦ ἥπατος ἐσθίειν δίδου

collyria redigito ac illinito, aut populi nigrae liquorem cum duplo mellis Attici illinito.

[*De humorum fuffufionibus.*] ⨉ Fellis teftudinis marinae partem unam, mellis Attici quadruplum illinito. Fel ipfum etiam per fe fufficit cum aqua illitum.

[*Ad pterygia.*] In pterygiis oculorum ⨉ atramenti futorii, falis ammoniaci aequales partes, gummi dimidium, cum aceto in collyria formato ac illinito, aut populi nigrae liquorem cum duplo mellis Attici mixtum ac tritum illinito.

[*Ad glaucos oculos et lufciofos.*] Solani fuccus inftillatus glaucos oculos denigrat. In lufciofis vero hepar hircinum affato, ipfumque inter affandum diftillantem cruorem coadunato, atque hoc quidem ipfos illinito, ipfum vero hepar edendum praebeto. Auxiliatur et columbinus fanguis illitus et fel caprae, aut hepar caprinum coquito, eosque obvelatos in ollam intendere jubeto, quo elatum inde vaporem oculis fufceptent. Ipfum vero hepar affidue eden-

ΤΩΝ ΚΑΤΑ ΤΟΠΟΥΣ ΒΙΒΛΙΟΝ Δ.   803

Ed. Chart. XIII. [457.]   Ed. Baf. II. (221.)
συνεχῶς, τοῦτο ποίει καὶ ὠφεληθήσονται ταχέως. ἢ ἐλατη-
ρίου ὀβολὸν καὶ ἀνδράχνης σπέρματος < ά· σὺν μέλιτι
ἔγχριε, ἢ ὀνίδα πρόσφατον χυλίσας ὑπάλειφε, τρωγέτω δὲ
σεῦτλον· ἢ γυπὸς ἦπαρ ὀπτὸν ἢ τῇ χολῇ ἐγχριέσθω.
[Πρὸς κριθὰς, ἃς καὶ ποσθίας καλοῦσιν.] Τὰς γινομέ-
νας κριθὰς ἐπὶ τῶν βλεφάρων, κηρῷ πυριάσας λευκῷ δια-
φορήσεις, ἢ μυίας τὴν κεφαλὴν ἀποβαλὼν, τῷ λοιπῷ σώ-
ματι παράτριβε τὴν κριθήν.

dum dato, ex hoc enim cito auxilium fentient, aut ♃ ela-
terii obolum, feminis portulacae drach. j, cum melle inunge,
aut ſtercus aſini recens exuccato ac illinito. Veſcatur aeger
beta, vulturis jecore aſſato, ejusque felle illinatur.
    [*Ad hordeola quae et poſthiae appellantur.*] Hor-
deola circa palpebrarum cilia orta cerae albae fomento
difcuties, aut mufcae caput avellito ac reliquo corpore
abfceſſum ipſum confricato.

ΓΑΛΗΝΟΥ ΠΕΡΙ ΣΥΝΘΕΣΕΩΣ ΦΑΡΜΑΚΩΝ ΤΩΝ ΚΑΤΑ ΤΟΠΟΥΣ ΒΙΒΛΙΟΝ Ε.

Ed. Chart. XIII. [457.]   Ed. Baf. II. (222.)

Κεφ. ά. Τὸ ὑπώπιον ὅτι μὲν ὑπὸ τοὺς ὦπας
γίνεται, καὶ τοὔνομα αὐτὸ δηλοῖ, καθάπερ εἴ τις ὑποφθάλ-
μιον ὠνόμασεν αὐτό. τοῦ γένους δέ ἐστιν τῶν ἐκχυμωμάτων,
ὀνομάζουσι δ' οὕτως Ἱπποκράτης τε καὶ ἄλλοι πολλοὶ τῶν
ἰατρῶν τὸ κατὰ τὸ δέρμα πάθος, ὅταν τῶν ἐν αὐτῷ λε-
πτῶν φλεβῶν θλασθεισῶν αἷμα διὰ τῶν θλασμάτων ἐκ-
χυθῇ, μὴ καθ' ἕνα τόπον ἀθρόως θρομβούμενον αὐτίκα τὸ

GALENI DE COMPOSITIONE MEDI-
CAMENTORVM SECVNDVM LOCOS
LIBER V.

Cap. I. Quod hypopion fub oculis fiat, nomen
ipfum indicat; idem enim eft velut fi quis hypophthal-
mium dicat, quod ipfum fub oculis fonat. Eft autem ex ge-
nere effufionum appellatarum, appellant ita Hippocrates et
alii multi medici circa cutem affectionem, quum tenuibus
in ipfa venis contufis fanguis per fiffuras effunditur, non
uno loco acervatim, ac ftatim ita excretus in grumos co-

ΓΑΔ. Π. ΣΥΝΘΕΣ. ΦΑΡΜ. Τ. Κ. ΤΟΠΟΥΣ ΒΙΒ. Ε. 805

Ed. Chart. XIII. [457. 458.]   Ed. Baf. II. (222.)

οὕτως ἐκκριθὲν, ἀλλ᾽ ἐπειδὰν, ὡς αὐτοὶ καλοῦσιν, κατὰ δια-
πήδησιν ἡ ἔκχυσις γίνεται· συμβαίνει γε μὴν ἐνίοτε, κἄν
οὕτω συστῇ, πελιδνοῦσθαί τε καὶ μελαίνεσθαι τῷ χρόνῳ,
μικρῶν δηλονότι θρομβίων γενομένων ἐκ τοῦ διασπαρέντος
αἵματος εἰς πολλὰ μόρια τοῦ δέρματος, ὅθεν εἰκότως οἱ
ἰατροὶ σπεύδουσιν αὐτὸ θεραπεύειν αὐτίκα πρὶν μελανθῆ-
ναι, σκοπὸν μὲν ἔχοντες τῆς ἰάσεως διαφορῆσαι τὸ αἷμα,
δυσδιαφόρητον εἰδότες γινόμενον τὸ θρομβωθέν. ἐπεὶ δὲ ὁ χι-
τὼν [458] θλᾶται τῶν φλεβίων ἐξ ὧν διαπηδᾷ τὸ αἷμα,
μίγνυταί τι βραχὺ τοῖς διαφορητικοῖς φαρμάκοις τῶν στυπτι-
κῶν. ἂν γὰρ ἁπλῆς εἴη δυνάμεως μόνης τῆς διαφορητικῆς
τὸ φάρμακον, ἐξ ἀρχῆς παραλαμβανόμενον, οὐ μόνον διαφο-
ρήσει τὸ ἐκχυθὲν, ἀλλὰ καὶ διὰ τῶν θλασμάτων ἕλξει τι
τοῦ περιεχομένου κατὰ τὰς τεθλασμένας φλέβας αἵματος.
ὅταν δ᾽ εἰς τὸ κατὰ φύσιν ἐπανέλθῃ τὰ φλεβία καὶ χωρὶς
τοῦ παραστύφειν, ἐπὶ τὰ διαφορητικὰ τῶν φαρμάκων μετα-
βαίνειν καιρός. ὥσπερ δ᾽ ἐπὶ τῶν ἄλλων παθῶν ἀδιορίστως
οἱ πλεῖστοι τῶν ἰατρῶν τὰ βοηθήματα γεγράφασιν, οὕτω

iens, fed poftquam per diapedefin, ut ipfi appellant, effufio
ipfa facta eft. Contingit fane aliquando ubi ita coierit, tem-
poris progreffu livefcere et denigrari, parvis nimirum gru-
mulis ex difperfo in multas cutis partes fanguine ortis.
Quare merito ad ejus curationem ftatim feftinant medici
priusquam denigrefcat, fcopum medendi habentes ut fanguis
difcutiatur, quum fciant id, quod in grumos coierit, ex fan-
guine, aegerrime difcuti poffe. Quum vero tunicula vena-
rum ex quibus fanguis exilit rumpatur, parum quiddam ex
aftringentibus ad difcutientia admifcetur; fi enim ex fola
fimplici facultate difcufforia medicamentum a principio ad-
hibeatur, non folum quod effufum eft difcutiet, fed et per
fiffuras aliquid attrahet ex fanguine in contufis venis con-
tento. Poftquam vero in fuam naturam redierint venulae,
ad difcufforia pharmaca citra aftringentium admixtionem
opportune tranfimus. Quemadmodum autem in aliis affecti-
bus plerique medicorum indiftincte auxilia confcripferunt,

κἀπὶ τούτων ἄνευ τῶν ἄρτι μοι λελεγμένων διορισμῶν,
ἔγραψαν ἁπλῶς ὑπωπίων βοηθήματα. μεμνημένοι δὲ ὑμεῖς
ὧν ἐν τοῖς περὶ τῶν ἁπλῶν φαρμάκων δυνάμεως ἐμάθετε
διακρίνειν δυνήσεσθε, τίνα μὲν αὐτῶν διαφορεῖν χρὴ μόνον
ἄνευ τοῦ παραστύφειν, ἐπὶ τίνων δὲ μιγνύναι τῶν ἐπ᾽ ὀλί-
γον τι στυφόντων. καὶ μέντοι καὶ διαφορούντων αὐτῶν
εὔδηλον ὅτι τὰ μὲν ἀσθενέστερα πρῶτα παραληπτέον ἐστί,
τὰ δ᾽ ἰσχυρότερα τοῖς χρονίζουσί τε καὶ μελαινομένοις προσ-
ακτέα. παραδείγματος γοῦν ἕνεκα οἷς ἐγὼ χρῶμαι δηλώσω
πρῶτον, εἶθ᾽ οὕτως ἐπὶ τῶν ἀξιοπίστων ἰατρῶν τὴν ἱστο-
ρίαν μεταβήσομαι. καλεῖται δὲ Νείλου διάῤῥοδον ἔνδοξον ἐκ
παλαιοῦ κολλύριον, οὗ καὶ τὴν σύνθεσιν ἐν τῷ πρὸ τούτου
γράμματι διῆλθον. τοῦτο δι᾽ ὕδατος ἐπιτρίβων ἐπ᾽ ἀκόνης
ὀφθαλμικῆς ἐπαλείφω τὸ ὑπώπιον, ἀφεψήματι πυρῶν ᾽μελι-
λώτου τε καὶ τήλεως, εἶθ᾽ ἑξῆς τὸ κολλύριον αὐτὸ διὰ τού-
του λύω, κἄπειτα δι᾽ αὐτῆς μόνης τῆς τήλεως. εἰ δέ τι κα-
ταλείποι τὸ λείψανον τοῦ παθήματος, ἐν τῷ τῆς τήλεως

ita et in his citra eas, quas jam recenfui dictiones, fimpli-
citer fugillatorum remedia prodiderunt. Porro fi vos eorum,
quae in libris de fimplicium medicamentorum facultate di-
diciftis, memores fueritis, facile difcernere poteritis, quas-
nam fugillationes fola difcuffione digerere oporteat absque
aftrictione et in quibus admifcere conveniat quippiam ex
parce aftringentibus. Quin et ex ipfis difcufforiis imbecil-
liora primum adhibenda effe manifeftum eft, fortiora vero
inveteratis et denigratis admovenda. Exempli itaque loco
primum ea, quibus ipfe utor indicabo, inde ad ea, quae pro-
bati medici tradiderunt progreffurus. Appellatur autem col-
lyrium Nili ex rofis diarrhodon, multis jam annis prae-
clarum et celebratum, cujus compofitionem proximo libro
tradidi, hoc ipfum in oculariorum coticula ex aqua con-
tero, atque fugillationi illino fertulae campanae, ac foeni-
graeci decocto prius loco fomento admoto, deinde etiam
collyrio ex eo decocto diffoluto, poftea etiam ipfius folius
foenigraeci decocto. Quod fi reliquiae quaepiam affectionis

ἀφεψήματι τὰ καλούμενα διάσμυρνα κολλύρια λύων ἐπιχρίω.

συμφέρει δὲ δὶς τῆς ἡμέρας ἐπαλείφειν τὸ φάρμακον ἅμα τῷ προπυριᾶσαι διὰ σπόγγου μαλακοῦ θερμοῖς τοῖς ἀφεψήμα‑ σιν, ἐν ἀρχῇ μὲν δι᾽ ἀμφοῖν γεγενημένου τῆς τε τήλεως καὶ τοῦ μελιλώτου, χρονίζοντος δὲ διὰ μόνης τῆς τήλεως. οὗτος ὁ τρόπος τῆς θεραπείας ὡς τὸ πολὺ τελέως ἐκθεραπεύει τὰ ὑπώπια, παντάπασιν ὀλίγων διαφευγόντων αὐτῶν, ἐφ᾽ ὧν τό τε διὰ σάνδικος κολλύριόν ἐστι χρήσιμον καὶ τῶν γε‑ γραμμένων τοῖς ἰατροῖς πρὸς ὑπώπια φαρμάκων ὅσα δια‑ φορεῖ γενναίως. ἄρξομαι δ᾽ ἀπὸ τῶν ὑπ᾽ Ἀρχιγένους γε‑ γραμμένων ἐν τῷ πρώτῳ τῶν κατὰ γένος φαρμάκων, προ‑ γράφων μὲν τὴν λέξιν αὐτοῦ, μετὰ τοῦτο δὲ καὶ εἴ τις αὐτῷ λείποιτο διορισμὸς προστιθείς.

[Ἀρχιγένους φάρμακα πρὸς ὑπώπια κατὰ τὴν ἐκείνου λέξιν.] Τὰ ὑπώπια ἰᾶται παραχρῆμα καταπλασσομένη ῥάφα‑ νος, ἀφαιρεῖν δὲ χρὴ αὐτὴν, ὅταν ἄρχηται δάκνειν. ὀρθῶς ἐποίησεν προσγράψας αὐτὴν αἱρεῖν, ὅταν ἄρξηται δάκνειν.

reftent, in foenigraeci decocto collyria, diafmyrna appel‑ lata, folvo ac illino. Conducit autem bis in die medica‑ mentum hoc illinere, fimulque fomentum decoctorum cali‑ dorum per mollem fpongiam prius admovere, ita ut pri‑ mum ex ambobus, foenugraeco et meliloto, decoctum fiat, inveterato autem malo, ex folo foenugraeco. Hic curandi modus ut plurimum perfecte fugillata perfanat paucis omni‑ no fubterfugientibus, eumque refpuentibus, in quibus col‑ lyrium ex fandice commodum eft et ex medicamentis ad fugillata a medicis defcriptis, ea quae generofe difcutiendi vim habent. Initium autem faciam ab eis quae Archigenes in primo medicamentorum fecundum genus confcripfit, pro‑ pofiturus quidem ipfius verba, poftea vero fi quid ab eo ad diftinctionem pertinens relictum eft appofiturus.

[*Archigenis medicamenta ad fugillata, juxta ipfius dictionem.*] Sugillata e veftigio fanat raphanus impofitus, auferes autem ipfum poftquam mordere inceperit. Recte fecit in eo, quod afcripfit, tollendum effe ubi mordere coe‑

ἀναστομώσει γὰρ, ἐὰν ἐπιμείνῃ δάκνουσα τὰ τῶν φλεβίων
θλάσματα, διὸ καὶ κατ᾿ ἀρχὰς οὐ χρηστέον αὐτῇ, κεχρονισμέ-
νων μέντοι τῶν ὑπωπίων, ἡνίκα καὶ μελαίνεται, κἂν πλείονα
χρόνον ἐπικειμένην τις αὐτὴν φυλάξῃ, μᾶλλον ὠφελήσει. ποιεῖ
δὲ καὶ τυρὸς νεαλὴς καταπλασσόμενος. καὶ αὐτὸς μὲν ὁ τυ-
ρος ἐμπλαστικός ἐστιν, ὁ δὲ νεαλὴς τουτέστιν ὁ νεωστὶ τοὺς
ἅλας προσειληφὼς καὶ μήπω κεχρονισμένος μικτῆς ἐστι δυ-
νάμεως, ἐμπλαστικῆς δι᾿ ἑαυτὸν, διαφορητικῆς δὲ καί τι στυ-
πτικὸν ἐχούσης διὰ τοὺς ἅλας, ὥστε χρῆσθαι τούτῳ καὶ κατ᾿
ἀρχὰς, οὐδὲν ἄτοπον. ἢ κηρωτὴ μετὰ ἀψινθίου, ἢ χυλῷ ῥα-
φάνου ἀναληφθεῖσα, ἢ ὑσσώπου κόμη λεία ὁμοίως. ἄν τε
μετὰ κόμης ἀψινθίου λελειωμένης, ἄν τε μετὰ τοῦ χυλοῦ
τὴν κηρωτὴν ἀναμίξας προσενέγ[459]κῃς, ὁμοίαν ἐπιδείξεται
δύναμιν. εὐαφέστερον δ᾿ ἂν εἴη τὸ φάρμακον, εἰ τοῦ χυλοῦ
τῇ κηρωτῇ μιχθείη. ἡ μέντοι τῆς ῥαφανῖδος τὸ χύλισμα ἢ
τὸ ὕσσωπον λαβοῦσα κηρωτὴ δραστικώτερόν ἐστι φάρμακον
ἢ ὡς κατὰ τὴν ἀρχὴν εὐθέως προσφέρεσθαι, πλὴν εἰ φθά-
σειεν ἢ πελιδνὸν ἢ μέλαν γενέσθαι τὸ ὑπώπιον, ὅπερ καὶ

perit; fi enim diutius maneat, venulas contufas commor-
dendo ofcula ipfarum aperiet. Quapropter et a principio
eo utendum non eft, ubi vero inveteratae fuerint fugilla-
tiones et jam denigratae, etiam fi quis longiori tempore in-
cumbere ipfum finat, magis juvabit. Facit et cafeus recens
falfus impofitus. Ipfe quidem cafeus vim obftruendi meatus
habet, verum recens falfus et nondum inveteratus mixtam
facultatem habet, obductricem ex fe ipfo, difcufforiam vero
et aliqualiter aftringentem ex fale, quare nihil abfurdi eft
eo et in principio uti. Aut ceratum cum abfinthio vel ra-
phani fucco fubactum. Aut hyffopi coma laevigata eodem
modo. Sive cum abfinthii coma trita, five cum fucco ce-
ratum fubactum adhibeas, eandem vim demonftrabit, verum
ad tactum mollius reddetur medicamentum, fi fuccus cum
cerato committatur. At vero raphani fuccus aut hyffopum
cerato addita efficacius reddunt medicamentum quam ut a
principio ftatim adhiberi conveniat, nifi jam plane livida
aut nigra facta fit fugillatio, quod etiam ipfe deinceps dicet.

ΤΩΝ ΚΑΤΑ ΤΟΠΟΥΣ ΒΙΒΛΙΟΝ Ε. 809

Ed. Chart. XIII. [459.] Ed. Baf. II. (222.)

αὐτὸς ἐφεξῆς ἐρεῖ. ἄκρως ποιεῖ πρὸς τὰ πρόσφατα καὶ πε-
λιδνὰ τῶν ὑπωπίων σπόγγος εἰς ἄλμην ἀποβαπτόμενος καὶ
συνεχῶς προστιθέμενος καὶ ἀφαιρούμενος, μετὰ τοῦτο δὲ
πυρία συνεχὴς δι᾽ ὕδατος θερμοῦ ὠφελεῖ. ὥσπερ δὲ τῇ ῥα-
φανῖδι κατ᾽ ἀρχὰς χρῆσθαι οὐκ ἀσφαλές, δι᾽ ἣν εἶπον αἰ-
τίαν, οὕτως οὐδὲ τῇ ἄλμῃ. διὸ καὶ μετὰ ταῦτα δι᾽ ὕδατος
θερμοῦ κελεύει πυριᾶν, ἕνεκα τοῦ παρηγορῆσαι τὴν ἐκ τῆς
ἄλμης δῆξιν. οὐ μὴν οὐδ᾽ ἐπὶ πάντων ὑπωπίων ἐν ἀρχῇ
συνεβούλευε χρῆσθαι τῇ διὰ τῆς ἄλμης πυρίᾳ, ἀλλ᾽ ἐπὶ τῶν
εὐθέως πελιδνῶν γινομένων. ἐπ᾽ ὀλίγον οὖν χρόνον ἐπὶ τού-
των ἄλμῃ χρηστέον, ἐφ᾽ ὧν δὲ αἱματώδης ἐστὶν ἢ ὑπόξαν-
θος ἢ ὕπωχρος ἡ χρόα φεύγειν δεῖ τὴν ἄλμην. κατάπλασσε
δὲ ἐρεγμῷ λείῳ, ἀψινθίῳ, ὑσσώπῳ, ὀριγάνῳ, ῥαφάνου φλοιῷ,
σταφίδι χωρὶς τῶν γιγάρτων κατ᾽ ἰδίαν ἑκάστῳ μετὰ μέλι-
τος ἢ ὄξους ἢ ὕδατος. ἐλλιπῶς ἔγραψε τὰ πρῶτα τῶν βοη-
θημάτων μὴ προσθεὶς τῷ λόγῳ πότερον ἑφθοῖς ἢ ὠμοῖς
χρῆσθαι κελεύει τῷ τε ἐρεγμῷ καὶ τῷ ἀψινθίῳ καὶ τῷ ὑσ-
σώπῳ. ἔοικε δ᾽ ὠμοῖς χρῆσθαι κελεύειν, εἰπὼν ἐπὶ τῷ τέλει

Summe facit ad recentia et livida fugillata fpongia muria
tincta et affidue impofita ac ablata, poftea vero fomentum
affiduum ex calida aqua prodeft. Quemadmodum raphano
in principio uti minime tutum eft, ob eam quam dixi cau-
fam, fic etiam muria; quapropter etiam poft ejus ufum ca-
lidae fomentum probat, quo videlicet acrimonia ex muria
inducta compefcatur. Neque vero in omnibus fugillatis in
principio fomento ex muria uti confulit, fed in iis quae
ftatim livefcunt. Brevi itaque tempore in iis muria uten-
dum eft, in quibus vero cruentus aut fubflavus aut fub-
pallidus eft color, fugere muriam oportet. Cataplasmate au-
tem utere faba frefa contrita, abfinthio, hyffopo, origano,
raphani cortice, uva paffa exacinata, unoquoque per fe cum
melle aut aceto aut aqua. Imperfecte primum haec reme-
dia confcripfit, quum non apponat ad fermonem coctisne
an crudis uti jubeat faba frefa et abfinthio et hyffopo.
Videtur autem crudorum ufum praecipere; nam ad finem

τῆς· ῥήσεως μετὰ μέλιτος ἢ ὄξους ἢ ὕδατος ἑκάστῳ τῶν εἰ-
ρημένων χρῆσθαι, προσέθηκε γὰρ ἂν νῦν τὸ ἑψηθεῖσιν. ἀλλὰ
καὶ κατ᾽ αὐτὸν τοῦτον τὸν λόγον, ἀνόμοια ταῖς δυνάμεσιν
εἰπὼν τρία φάρμακα, μοχθηρῶς μοι δοκεῖ κελεῦσαι μετὰ
τοῦδε ἢ τοῦδε χρῆσθαι. τὸ μὲν γὰρ ὕδωρ ἀδηκτότατόν ἐστιν,
οὐ τῷ δέρματι μόνον, ἀλλὰ καὶ τοῖς ἕλκεσιν. τὸ μέλι δὲ τοῖς
μὲν ἕλκεσι δακνῶδες, ἄδηκτον δὲ τῷ δέρματι· τὸ δὲ ὄξος
ἀμφοτέροις δακνῶδες. οὐ μὴν οὐδὲ ῥαφάνου φλοιὸς ἔοικε
τῇ σταφίδι κατὰ δύναμιν, ὥσπερ οὐδ᾽ ἀψίνθιον ὕσσωπόν
τε καὶ ὀρίγανον. ἰσχυρὰ μὲν γὰρ ταῦτά ἐστι καὶ διαφορη-
τικὰ, μετρίας δὲ καὶ ἀδήκτου δυνάμεως ἡ σταφὶς καὶ λευ-
κὸς βολβὸς (223) μετ᾽ ᾠοῦ καὶ μέλιτος· ὡς δριμύτερον τὸν
ξανθὸν βολβὸν παραιτεῖται κατ᾽ ἀρχὰς εὐθέως προσφέρειν·
ἴσμεν δ᾽ ὅτι καὶ τὸ μέλι διαφορητικῆς ἐστι δυνάμεως. διό
μοι δοκεῖ μιγνύναι τὸ ᾠὸν αὐτοῖς, ἱκανῶς παρηγορικὸν ὑπάρ-
χον. κυκλάμινος κατ᾽ ἰδίαν καὶ μετὰ σταφίδος. οὐδὲ ἐνταῦθα
μικρόν ἐστι τὸ ἐν μέσῳ κυκλαμίνου καὶ σταφίδος, ὥστε οὐκ
οἶδα τίνι λόγῳ καταμόνας κέχρηται τῇ κυκλαμίνῳ καὶ μιγνὺς

ubi dicit, cum melle aut aceto aut aqua fingulis praedictis
utendum effe, tum quidem coctis appofuiffet.   Quin et eo
ipfo fermone tria viribus inaequalia medicamenta tradens,
minime recte mihi videtur praecipere cum hoc vel cum
illo effe utendum.   Aqua enim acrimoniae omnis expertis-
fima eft, non in cute tantum, fed ipfis etiam ulceribus.
Mel vero ulceribus mordax eft, cutem autem non offendit.
Acetum vero utrisque mordax exiftit. Neque vero raphani
cortex uvae paffae viribus par eft, ficut neque abfinthium
ac hyffopum et origanum, fortia enim haec funt et difcus-
foria vi praedita, moderata auterm eft uva paffa et omnis
acrimoniae expers. Et bulbus albus cum ovo et melle. Bul-
bum flavum ut acriorem in principio ftatim adhibere re-
cufat. Scimus autem mel difcufforiae facultatis effe, qua-
propter ovum ipfis admifcere videtur, quod mitigandi fa-
cultate multum praeftat.   Cyclaminos per fe et cum uva
paffa.   Neque hic parvum eft quod intereft inter cyclami-
num et uvam paffam. Quare haud fcio qua ratione per fe

ΤΩΝ ΚΑΤΑ ΤΟΠΟΥΣ ΒΙΒΛΙΟΝ Ε. 811

Ed. Chart. XIII. [459. 460.]   Ed. Baf. II. (223.)

σταφίδι. καταμόνας μὲν γὰρ ἰσχυρότατόν ἐστι φάρμακον, ἅμα
δὲ τῇ σταφίδι τοσοῦτον ἀφαιρήσει τῆς δυνάμεως, ὅσῳ περ
ἂν ὄγκῳ συμμιχθῇ τῆς σταφίδος. ἢ νίτρον μετὰ ὑσσώπου
καὶ σταφίδος μέλιτι μιχθέν. βελτίων οὗτος ὁ λόγος τοῦ πρό-
σθεν, ἐν ᾧ καὶ μόνῃ ποτὲ χρῆσθαι τῇ κυκλαμίνῳ συνεχώ-
ρει. ὡς εἴ γε καὶ νῦν τὸ ὕσσωπον αὐτό τε καθ᾽ ἑαυτὸ προσ-
φέρειν συνεβούλευε μὴ προσθεὶς ἐπὶ τῶν πάνυ κεχρονισμέ-
νων ὑπωπίων, ὁμοίως ἂν ἥμαρτε. μυρσίνην μετὰ ἁλῶν καὶ
ὕδατος. εἴρηταί μοι καὶ πρόσθεν ὡς ἐν ἀρχῇ βελτίονα τῶν
διαφορούντων μόνον ἐστὶ τὰ προσειληφότα βραχείας στύ-
ψεως, ὁποῖα τά τε ῥόδα καὶ τὸ μελίλωτόν ἐστι καὶ ὁ κρό-
κος. οὐ μὴν ἔκ γε τῶν τοιούτων φαρμάκων ἐστὶν ἡ μυρ-
σίνη σφοδρῶς στύφουσα, διόπερ οὐκ ἂν ἔγωγέ ποτε γοη-
σαίμην αὐτῇ, καὶ μάλιστα, ἐὰν ἤδη πελιδνὸν εἴη τὸ χρῶμα
τῶν ὑπωπίων. νᾶπυ μετὰ στέατος προβατείου. τοῖς κεχρονι-
σμένοις καὶ μεμελασμένοις ὑπωπίοις μόνοις ἁρμόσειεν ἂν
τοῦτο, [460] καὶ μάλιστα ἐὰν μὴ παντάπασιν ὀλίγον ᾖ τὸ

cyclamino utatur et admixta uva paſſa; etenim per ſe ve-
hementiſſimum eſt medicamentum, at cum uva paſſa com-
miſcens tantum auferet facultatis, quanta fuerit admixtae
uvae paſſae moles. Aut nitrum cum hyſſopo et uva paſſa
melle exceptum. Hic ſermo priore rectior eſt, in quo etiam
ſolius cyclamini uſum permittebat. Nam ſi etiam nunc hyſ-
ſopum ipſum per ſe adhibere conſuluiſſet, non apponendo
inveteratis ſugillationibus id convenire, ſimiliter utique de-
liquiſſet. Myrtum cum ſale et aqua. Dictum etiam antea
a me eſt, quod ex diſcuſſoriis medicamentis in principio
praeſtantiora ſunt, quae exiguam aſtringendi vim comple-
ctuntur, qualia ſunt roſae et melilotum et crocus. Non ta-
men ex ejusmodi medicamentorum numero eſt myrtus, ut-
pote vehementer aſtringens, quapropter ego nunquam ipſa
uti audeam, praeſertim ſi jam lividus ſit color ſugillatio-
num. Sinapi cum adipe ovillo. Inveteratis et nigrefactis
ſugillationibus ſolum hoc medicamentum convenerit, et ma-
xime ſi non omnino paucum ſit ſinapi adipi admixtum

μιγνύμενον νᾶπυ τῷ στέατι. μυρίκης φύλλα καὶ ὁ καρπὸς
λεῖα μεθ᾽ ὕδατος κατ᾽ ἰδίαν καὶ ὁμοῦ μιγνύμενα. καὶ τοῦτο
τὸ φάρμακον οὐ μόνον διαφορητικὸν, ἀλλὰ καὶ συνακτικὸν
ἔχει τι, διόπερ οὐχ ἁρμόττει τοῖς χρονίοις καὶ μελανθεῖσιν
ὑπωπίοις. ποιεῖ δὲ καὶ σπόγγος καὶ ὀθόνιον ὄξει καὶ μέ-
λιτι διάβροχα προστιθέμενα. τοῦτο τὸ βοήθημα κατ᾽ ἀρ-
χὰς μὲν προσφερόμενον οὐ πάνυ δριμέος ὄξους δεῖται, προ-
ήκοντος δὲ τοῦ χρόνου καὶ πελιδνωθέντος ἢ μελανθέντος
οὐδὲν ὀνίνησι χωρὶς ὄξους δριμυτάτου σκευασθέν. ἢ ἐρεγμὸν
μασησάμενος ἐπίθες σὺν μέλιτι. καὶ. χωρὶς τοῦ μασήσα-
σθαι κυάμινον ἄλευρον εἰ μετὰ μέλιτος φυραθείη διαφορεῖ
πελιώματα· διαφορητικώτατον δὲ γίνεται μασησάμενον αὐτὸ,
προσλαμβάνον τὴν ἀπὸ τοῦ σιέλου δύναμιν. ὠοῦ λέκιθον
ὁμοίως. ἐὰν μίξωμεν ὠοῦ λεκύθῳ μέλι, καθάπερ ἔμπροσθεν
εἶπον τὸν ἐρεγμὸν, ὅμοιον ἐργασόμεθα τῷ προειρημένῳ φαρ-
μάκῳ ἔν τε τῇ σκευασίᾳ καὶ τῇ δυνάμει. ἢ χοίρου πνεύ-
μονα θερμὸν ἐπιτίθει. οὐκ ἄν τις ἀνάσχοιτο καθάριος ἀνὴρ
τοιούτου βοηθήματος. ἢ μυρίκης ἀφεψήματι πρόσκλυζε. οὐ

Myricae folia et fructus trita cum aqua per fe et fimul
mixta. Et hoc medicamentum non folum difcufforiam, fed
et contractoriam quandam vim habet, quare inveteratis et
nigrefactis fugillationibus non conducit. Facit et fpongia et
linteolum, aceto ac melle imbuta et appofita. Hoc reme-
dium in principio adhibitum non valde acri aceto opus
habet, in progrefΓu autem temporis liquefacta aut denigrata
fugillatione nihil profuerit, absque acerrimo aceto praepa-
ratum. Aut fabam frefam commanducatam imponito cum
melle. Quin et fabae lomentum etiam citra manducationem
cum melle fubactum livida difcutit, ex manducatione au-
tem fumme difcufΓorium redditur, nimirum viribus a faliva
afΓumptis. Ovi vitellum eodem modo. Si mel ad ovi vitel-
lum mifcuerimus, velut ante dixi de faba frefa, fimile fa-
ciemus praedicto medicamento tum in apparatu tum in fa-
cultate. Aut porci pulmonem calidum imponito. Hoc reme-
dium non tolerarit vir mundiciem amans. Aut myricae de-

πρὸ πολλοῦ περὶ μυρίκης δυνάμεως εἴρηται. ἢ καρδάμωμον
μετὰ σμύρνης ἐπιτίθει. διαφορητικὸν μὲν ἡ σμύρνα φάρμα-
κόν ἐστι, τὸ δὲ καρδάμωμον δριμύ. ταῦτα ἀρκεῖν μοι δοκεῖ
τῶν ὑπ᾽ Ἀρχιγένους γεγραμμένων ἐν παραδείγματος μοίρᾳ
λελέχθαι, δεικνύντι τὸν τρόπον τῆς ἐξετάσεως τῶν φαρμά-
κων, ὁποῖα μέν ἐστι κατ᾽ ἀρχὰς ἁρμόττοντα χωρὶς τοῦ πε-
λιδνὸν ἢ μέλαν ἤδη τὸ ὑπώπιον ὑπάρχειν. ὁποῖα δὲ πελι-
δνῶν ἢ μελάνων ἤδη γεγονότων ἢ κιχρονισμένων, ὥστε τὰ
τούτων ἐφεξῆς αὐτὰ γράψω μόνα κατὰ τὴν τοῦ Ἀρχιγένους
λέξιν. ἢ ψιμυθίου καὶ λιθαργύρου ἴσα μετὰ μέλιτος λεάνας
ἐρεγμὸν μίσγε, ὥστε κηρωτῶδες γενέσθαι, καὶ χρῶ. ἢ ὄφεως
γῆρας μετὰ θαλάσσης τρίβων ἐπίχριε, ἢ κύμινον ῥάκει ἐνδή-
σας ζεστὸν ἀποβάπτων πυρία, ἢ σίνηπι μετὰ κηρωτῆς ἐπι-
τίθει, ἢ μάραθρον λεῖον ἐπιτίθει, ἢ λίβανον καὶ θαψίαν
ἴσα μετὰ ῥοδίνης κηρωτῆς, ἢ ἡδύοσμον καὶ λιθάργυρον ἴσα
ἐπιτίθει, ἢ κρίθινον ἄλευρον μετ᾽ ὀξυμέλιτος ἑψημένον, ἢ
κύαμον ἐν οἴνῳ βεβρεγμένον μέχρις, ἂν λυθῇ λεάνας, ὡς

cocto prolue. Non ita longe ante de myricae facultate di-
ctum eft; aut cardamomum cum myrrha impone. Difcuffo-
rium quidem medicamentum eft myrrha, verum acre car-
damomum. Haec fane fufficere videntur mihi ex Archige-
nis fcriptis exempli gratia prolata, oftenfo fimul modo exa-
minandi medicamenta, qualia fcilicet in principio conve-
niant, antequam livida aut nigra fugillatio fiat, et qualia
lividis aut jam nigrefactis et inveteratis fint adhibenda.
Quare quae confequuntur apud eum deinceps, ea fola per
fe afcribam ipfius Archigenis verbis, aut ceruffae et fpu
mae argenti aequales partes cum melle terito, et admixta
faba frefa ad cerati formam reducito ac utitor, aut an-
guium fenectam cum aqua marina tritam illine, aut cumi-
num linteo illigatum et in ferventi aqua tinctum pro fo-
mento adhibe, aut finapi cum cerato impone, aut foeni-
culum tritum impone, aut thus et thapfiam aequis portio-
nibus cum cerato rofaceo, aut mentam et argenti fpumam
pari pondere impone, aut hordeaceam farinam cum aceto
mulfo coctam, aut fabam vino maceratam, donec tenera fiat.

σπληνίον ἐπιτίθει, ἢ ἐρέβινθον ὀροβιαῖον ὁμοίως, ἢ τὴν ἐπὶ
τῶν ἱπνῶν αἰθάλην μετὰ ἴσου ψιμυθίου σὺν οἴνῳ εὐώδει
κατάχριε, ἢ θαψίαν καὶ ἀλεύρου ὀροβίνου τὸ τριπλοῦν
ὁμοίως, ἢ ὠμὸν τάριχον βρέξας ἀπόθλιψον, εἶτα ἐν οἴνῳ
εὐώδει λεάνας ἐπίθες. πρὸς δὲ τὰ παλαιότερα ὑπώπια σμί-
λακος καρπὸς μετὰ μελαίνης σταφυλῆς λεῖος, ἢ θαψίας ῥίζα
κοπεῖσα καὶ ὁ χυλὸς ἀναληφθεὶς στέατι καὶ συνεχῶς προστι-
θέμενος. γέγραπται μὲν ἔν τισι τῶν ἀντιγράφων οὐ παλαι-
ότερα παραβλητικῶς, ἀλλ' ὑπερθετικῶς παλαιότατα. λέλεκται
δέ μοι κατ' ἀρχὰς εὐθέως ὡς ἐπὶ τῶν τοιούτων ὑπωπίων
ἰσχυρῶς διαφορητικοῖς χρῆσθαι δεῖ φαρμάκοις, ὁποῖα τά τε
κατὰ τὴν προκειμένην ῥῆσίν ἐστιν ὑπ' αὐτοῦ γεγραμμένα καί
τινα τῶν ἔμπροσθεν ὡς ἐδείχθη. ταῦτα μὲν ὁ Ἀρχιγένης
ἔγραψεν, ὁ δὲ Ἀπολλώνιος ἅμα διορισμοῖς πλείοσιν ἐπιμε-
λέστερον ἐν τῷ πρώτῳ τῶν εὐπορίστων ὡδί πως ἔγραψεν.
[Τὰ ὑπ' Ἀπολλωνίου γεγραμμένα φάρμακα, πρὸς ὑπώ-
πια πρόσφατα καὶ πελιώματα.] Σπόγγον εἰς θάλατταν ἀπο-

tritam fplenii modo impone, aut cicer ervinum vocatum
eodem modo, aut furnorum fuliginem cum pari ceruffa ex
vino odorato illine, aut thapfiam et ervinae farinae triplum
eodem modo, aut crudum falfamentum exprimito, deinde
in vino odorato tritam imponito. Caeterum ad vetuftiores
fugillationes fmilacis fructus cum uva nigra tritus facit, aut
thapfiae radix tufa et fuccus ejus adipe exceptus ac affi-
due appofitus. In vetuftis exemplaribus non vetuftiores com-
parative fcriptum eft, fed vetuftiffimas fuperlative. Dictum
eft porro a me ftatim in principio, quod in ejusmodi fu-
gillationibus, medicamentis valida vi difcufforia praeditis
uti oporteat, qualia funt fane ab eo his verbis defcripta
et quaedam item ex fuperioribus, velut eft indicatum. At-
que haec quidem Archigenes prodidit. Verum Apollonius
diligentius et cum pluribus diftinctionibus in primo para-
bilium in hunc modum fcripfit.
[*Medicamenta ab Apollonio confcripta ad fugillata
recentia ac livida.*] Spongiam in aqua marina fervente

ΤΩΝ ΚΑΤΑ ΤΟΠΟΥΣ ΒΙΒΛΙΟΝ Ε. 815

Ed. Chart. XIII. [460. 461.] Ed. Baf. II. (223.)

βάπτων ἀπεζεσμένην πυρία συνεχῶς τοὺς τόπους, ἢ σπόγ-
γον εἰς ἅλμην δριμεῖαν ἀποβάπτων πυρία παραπλησίως. ἢ
εἰς ὄξος ἀπεζεσμένον καὶ οἶνον ὁμοίως. ἐπιτίθει τε καὶ σπλή-
νιον μέλιτι καὶ ὄξει κατα[461]βρέχων ἢ ἔριον ἢ σπόγγον.
ἀψινθίῳ λείῳ μετὰ μέλιτος ἀνάπλασσε, ἢ ὑσσώπῳ λείῳ μετὰ
μέλιτος ἐρεγμῷ παραπλησίως, ὀριγάνῳ ὁμοίως, ῥαφανῖδος
φλοιῷ μετὰ μέλιτος, βολβοῖς λείοις καθ᾽ αὑτοὺς, ἢ μετὰ
μέλιτος καὶ μετὰ λεκίθου ὠοῦ. λίνου σπέρματι καὶ ἁλσὶ
λείοις μετ᾽ ἐλαίου καὶ λεκίθου ὠοῦ. σιλφίῳ λείῳ μετ᾽ ἐλαίου
καὶ οἴνου, σαμψύχῳ λείῳ μετὰ μέλιτος, μυρσίνῃ καὶ ἁλσὶ
λείοις μετ᾽ ὄξους, μαράθρῳ λείῳ μετὰ κηρωτῆς, ὑσσώπῳ καὶ
νίτρῳ μετὰ μέλιτος καὶ ὄξους, ἀσβέστῳ μετὰ κηρωτῆς, νά-
πυϊ λείῳ μετὰ μοσχείου στέατος ἢ μετὰ κηρωτῆς.

[Πρὸς ὑπώπια χρόνια.] Ἄρου ῥίζαν ξύσας καὶ μέλιτι
μίξας εἰς ὀθόνιον ἐγχρίσας ἐπιτίθει, χρῶ δὲ καὶ ταῖς δια-
φορητικαῖς τῶν δυνάμεων, αἵτινες ἀναγραφῆς τεύξονται.

[Πρὸς ὑπώπια μετ᾽ οἰδήματος.] Σπογγίον ὄξει κατα-
βρέξας ἐπιτίθει καὶ ταῖς ὑποδεδειγμέναις πυρίαις χρῶ συνε-

tinctam aſſidue locis pro fomento adhibeto. Aut ſpongia in
acri muria tincta ſimiliter foveto. Aut in aceto ſerventi et
pariter in vino. Imponendum eſt et ſplenium melle et aceto
madefactum aut lana aut ſpongia. Cataplasmate autem utere
abſinthio trito cum melle, aut hyſſopo laevigato cum melle,
et faba freſa eodem modo, origano ſimiliter, raphani cor-
tice cum melle, bulbis tritis per ſe aut cum melle et ovi
vitello, lini femine et ſalibus tritis cum oleo et ovi vitello,
ſilphio trito cum oleo et vino, ſampſucho trito cum melle,
myrto et ſale tritis cum aceto, foeniculo trito cum cerato,
hyſſopo et nitro cum melle et aceto, calce viva cum ce-
rato, ſinapi trito cum adipe vitulino aut cum cerato.

[*Ad ſugillata inveterata.*] Ari radicem raſam ac melle
ſubactam in linteolum illitam imponito, utere etiam diſcuſ-
ſoriis facultatibus et compoſitionibus, quae ex deſcriptioni-
bus commentariorum apparantur.

[*Ad ſugillata cum tumore.*] Spongiam aceto imbu-
tam imponito et praemonſtratis fomentis frequentius utitor,

χέστερον, κατάπλασσε δὲ ἀλεύρῳ κριθίνῳ μετ᾽ ὀξυμέλιτος
ἑψημένῳ μέχρι ταπεινώσεως καὶ τὸ λοιπὸν ἤδη χρῶ τοῖς
ὑπογεγραμμένοις καταπλάσμασιν.

[Πρὸς ὑπώπια μετὰ φλεγμονῆς.] Ὕδατι θερμῷ πυρία
καὶ καταπλάσσων φακῷ ἑφθῷ λείῳ μετὰ μέλιτος ἐπιτίθει.
κοχλίαν Αἰγύπτιον κεκομμένον ἐπιτίθει, ὅταν δὲ τὰ τῆς φλε-
γμονῆς ἔνδοσιν λάβῃ, τότε ἤδη καὶ τοῖς λοιποῖς χρῶ φαρ-
μάκοις.

[Πρὸς ὑπώπια μετὰ διακόμματος.] Ἐπὶ μὲν τὴν δια-
κοπὴν ἐπιτίθει τι τῶν ἐναίμων τραυματικῶν, τὰ δὲ κύκλῳ
κατάπλασσε τοῖς πρὸς τὰ χωρὶς διακοπῆς ὑπώπια γεγραμ-
μένοις φαρμάκοις. ἧκει μὲν οὖν ἴσως καταπαύειν ἐνταῦθα
τὸν περὶ τῶν ὑπωπίων λόγον, ἀλλ᾽ ἐπειδὴ τὰ παρὰ τῆς
συμφωνουμένης πείρας κεκριμένα τῶν γε ἄλλων βεβαιότερά
ἐστιν, ἔδοξέ μοι καὶ τὰ ὑπὸ Κρίτωνος ἐν τῷ τρίτῳ τῶν
κοσμητικῶν γεγραμμένα προσθεῖναι κατὰ τὴν ἐκείνου λέξιν
οὕτως ἔχουσαν.

cataplasmatis loco farinam hordeaceam ex aceto mulfo co-
ctam imponito, donec locus fugillatus humilior reddatur,
de caetero vero fubfcriptis cataplasmatis utitor.

[*Ad fugillata cum inflammatione.*] Aqua calida iove
et pro cataplasmate lenticulam coctam tritam cum melle
impone. Aut cochleam Aegyptiam contufam impone. Ubi
vero inflammatio remiferit, tunc jam etiam aliis medica-
mentis utere.

[*Ad fugillata cum pertufione.*] In ipfam quidem per-
tufionis fiffuram ex medicamentis, quae cruentis vulneri-
bus conveniunt, inde, circumfitis vero partibus cataplas-
mata ex medicamentis ad fugillata citra pertufionem con-
fcriptis impone. Praeftabat fortaffis hic jam fermonem de
fugillatis definere, verum quum ea, quae ex confentiente
experimento indicata funt, aliis ftabiliora exiftant, vifum eft
mihi etiam ea, quae Crito in tertio de ornatu fcripfit ap-
ponere, quae fane juxta illius dictionem ita habent.

(224) [Τὰ ὑπὸ Κρίτωνος γεγραμμένα πρὸς ὑπώπια
πρόσφατα.] Κώνειον λεῖον μεθ᾽ ὕδατος κατάπλασσε. ἀψίνθιον
τρίψας μεθ᾽ ὕδατος καὶ εἰς ῥάκος ἐμπλάσας ἐπιτίθει. ἐὰν δὲ
ᾖ ἁπαλὸς ὁ χρὼς, μέλιτος βραχὺ ἐπιβαλὼν ἐπιτίθει. ὕσσω-
πον Κιλίκιον τρίψας μεθ᾽ ὕδατος ἢ εἰς ῥάκος ἐνδήσας ποίει
σφαιρώματα, καὶ ταῦτα εἰς ζέον ὕδωρ ἀποβάπτων ἡσυχῇ
ἀποπυρία. βρυωνίας ῥίζαν τρίψας μετὰ μέλιτος ἐπιτίθει. ἢ
τετριμμένην κηρωτῇ ἀναλαβὼν ἐπιτίθει. ἅλμην δριμεῖαν ποι-
ήσας καὶ σπόγγους ἐπιβρέχων ἀποπυρία καὶ μετὰ ταῦτα τῆς
ῥαφανῖδος τὸν φλοιὸν τρίψας μετὰ μέλιτος καὶ εἰς ῥάκος
ἐμπλάσας ἐπιτίθει. ἢ σίνηπι λεῖον κηρωτῇ ἀναλαβὼν καὶ
μικρὸν στέατος μοσχείου ἐπιβαλὼν καὶ εἰς ῥάκος ἐμπλάσας
ἐπιτίθει. καὶ περὶ μὲν τούτων ἐπὶ τοσοῦτον. χρονίων δὲ
ὄντων τῶν ὑπωπίων ἢ καὶ τῶν λεγομένων πελιωμάτων,
χρηστέον ταῖς ὑπογεγραμμέναις σκευασίαις.

[Πρὸς πελιώματα καὶ βαθύτατα ὑπώπια.] ⚕ Τορ-
δύλου μέρη δύο, γῆς Σαμίας μέρος ἕν, ὄξει ἀναλαβὼν ἐπι-

[*Quae Crito ad fugillata recentia medicamenta fcri-
pfit.*] Cicutam tritam ex aqua impone. Abfinthium tritum
ex aqua et in linteolum infartum imponito, quod fi tenera
fit cutis, parum mellis adjicito. Hyffopum Cilicium ex aqua
tritum et in linteolum ligatum in globulos cogito, atque
his in ferventem aquam tinctis fenfim foveto. Bryoniae ra-
dicem tritam cum melle imponito, aut rofaceo cerato ex-
ceptam adhibeto. Muriam acrem facito fpongiisque in ea
madefactis foveto, et poft haec raphani corticem tritum
cum melle et linteolo infartum imponito. Aut finapi tritum
cerato exceptum et exiguo adipe vitulino addito in lin-
teolo infartum imponito. Et de his quidem in tantum. Quod
fi inveteratae fint fugillationes aut etiam appellati livores,
fubfcriptis compofitionibus utendum eft.

[*Ad livores et fugillationes profundas.*] ⚕ Tordylii
partes duas, terrae Samiae partem unam, aceto excipito,

Ed. Chart. XIII. [461. 462.]　　　　Ed. Baf. II. (224.)

τίθει, μέλιτος ὀλίγον ἀνακόψας, προσέχειν δὲ δεῖ ἐπιμελῶς
μή ποτε ἑλκωθῇ ὁ χρώς.

[462] [᾽Απόψηκτρον ὑπωπίων ᾽Αριστάρχου.] 2μ. Ὑσ-
σώπου Κιλικίου ⊰ α΄. θαψίας ῥίζης τὸ ἴσον, λιβανωτοῦ
ἀτόμου τὸ ἴσον, κηροῦ Τυῤῥηνικοῦ ⊰ β΄. ῥητίνης τερμινθί-
νης ⊰ α΄. τὰ τηκτὰ κατὰ τῶν ξηρῶν, εἶτ᾽ ἐμπλάσας εἰς
ὀθόνιον ἐπιτίθει προσέχων μὴ ἑλκωθῇ, καὶ διὰ τοῦτο αἴρειν
δεήσει συνεχῶς. ἄλλο. 2μ θαψίας ῥίζης ⊰ ιβ΄. ἢ τοῦ χυλί-
σματος ⊰ στ΄. λιβανωτοῦ ἀτόμου ⊰ η΄. ἑλλεβόρου λευκοῦ
⊰ β΄. ἀψινθίου ⊰ α΄. καὶ κηρωτῆς ῥοδίνης ⊰ ιστ΄. μαλά-
ξας ἀπόθου καὶ χρῶ, ἐμπλάσσων εἰς ὀθόνιον, αἴρειν δὲ δεῖ
συνεχῶς. ἄλλο. 2μ ἄγνου λευκοῦ ὀβολοὺς γ΄. στρουθίου τὸ
ἴσον, βαλάνου Αἰγυπτίας τὸ ἴσον, πνεύμονος αἰγείου κεκαυ-
μένου τὸ ἴσον, ἀσπαράγου ῥίζης τὸ ἴσον, βδελλίου τὸ ἴσον,
θαψίας χυλοῦ τὸ ἴσον, ὀξυμέλιτι ἀναλαβὼν χρῶ. 2μ ἄγνου
λευκοῦ τοῦ καρποῦ ⊰ γ΄. στρουθίου ῥίζης τὸ ἴσον, νίτρου
ἐρυθροῦ τὸ ἴσον, ῥαφάνου χυλοῦ τὸ ἴσον, ὑσσώπου Κιλι-
κίου τὸ ἴσον, ἀλεύρου κυαμίνου τὸ ἴσον, βαλάνου μυρεψι-

paulumque mellis fimul conquaffato. Animadvertere autem
oportet diligenter ne cutis exulceretur.

[*Medicamentum detergens fugillata Ariftarchi.*] 2μ
Hyffopi Cilicii ℨ j, radicis thapfiae tantundem, thuris inte-
gri non fecti tantundem, cerae Tyrrhenicae ℨ ij, refinae te-
rebinthinae ℨ j. Arida cum liquabilibus committito, deinde
linteolo infarta imponito, animadverfione habita ne locus
exulceretur, et ob hoc fane frequenter tollere oportet.
Aliud. 2μ Radicis thapfiae ℨ xij, aut fucci ℨ vj, thuris in-
fecti ℨ viij, veratri albi ℨ duas, abfinthii ℨ j, cerati rofacei
ℨ xvij, mollita repone ac linteolo infartis utere. Oportet
etiam hoc affidue amovere. *Aliud.* 2μ Viticis albae obolos
tres, ftruthii tantundem, glandis Aegyptiae tantundem, pul-
monis caprini ufti tantundem, radicis afparagi tantundem,
bdellii tantundem, fucci thapfiae tantundem, aceto multo
exceptis utitor. *Aliud.* 2μ Seminis viticis albae ℨ tres, ra-
dicis ftruthii tantundem, nitri rubri tantundem, fucci ra-
phani tantundem, hyffopi Cilicii tantundem, farinae fabarum

ΤΩΝ ΚΑΤΑ ΤΟΠΟΥΣ ΒΙΒΛΙΟΝ Ε. 819

Ed. Chart. XIII. [462.]   Ed. Baf. II. (224.)

κῆς δραχμὰς μ'. μυρίκης δραχμὰς μ'. πνεύμονος αἰγείου κε-
καυμένου τῆς σποδοῦ ⪦ μ'. βολβῶν ἐρυθρῶν δραχμὰς μ'.
θαψίας ῥίζης ⪦ μ'. λιβανωτοῦ δραχμὰς ιβ'. ἀναλάμβανε κη-
ρωτῇ σκευασθείσῃ διὰ ῥοδίνου καὶ χρῶ καθὰ προείρηται.
[Τὸ ὑφ᾽ Ἥρα γεγραμμένον πρὸς ὑπώπια, αἴροντος, ὡς
φησιν, ὥραις τρισίν.] Προσκαταπλάττειν δὲ ἀξιοῖ φλεγμονῆς
γενομένης τυρῷ χλωρῷ καὶ ἄρτῳ πυριᾷν. ἢ ♃ κωνείου χυ-
λοῦ ὀβολοὺς β'. κρόκου ⪦ β'. σμύρνης ⪦ α'. ἀκακίας ⪦ α'.
ὀπίου ⪦ β'. θαψίας χυλοῦ ⪦ α'. κόμμεως ⪦ α'. ὕδωρ.
τοῦτο μὲν ὁ Ἥρας ἔγραψεν. ἐγὼ δὲ ἐπειράθην καρύου, διὰ
χρόνου ἤδη γεγονότος ἐλαιηροῦ, θεραπεύσαντος ἐνίοτε τοὺς
αἱμάλωπας. δεῖ δὲ δηλονότι τρίβειν ἐπιμελῶς αὐτὸ καὶ οὕ-
τως ἐπιτιθέναι κατακλίναντα τὸν ἄνθρωπον ὕπτιον, ὅπως
προσμείνῃ τὸ φάρμακον ὥραις δύο καὶ γ'. οὕτω γὰρ ποιή-
σαντος, εἰ καὶ μετὰ ταῦτα ἀνασταίη, προσμένει μέχρι πολ-
λοῦ, καὶ χρὴ δηλονότι τοῦ προτέρου ἀποπεσόντος, ἕτερον
εὐθέως τιθέναι. τοῦ αὐτοῦ Ἥρα πρὸς αἰγίλωπας. ♃ μα-
λάχης φύλλα μετὰ ἁλῶν καὶ μέλιτος λειώσας ἐπίθες, ἀνα-

tantundem, glandis unguentariae ℥ xl, myricae ℥ xl, pul-
monis caprini ufli ℥ xl, bulborum rubrorum ℥ xl, radicis
thapfiae ℥ xl, thuris ℥ xij, excipe cerato rofaceo ac utere
ut dictum eft.

[*Medicamentum ab Hera confcriptum ad fugillata;
aufert, ut inquit Heras, tribus horis.*] Quod fi inflammatio
fiat, cataplasma ex viridi cafeo probat et fomentum ex pane.
♃ Succi cicutae obolos duos, croci ℥ ij, myrrhae drach. j,
acaciae drach. unam, opii ℥ ij, fucci thapfiae drach. ij, gum-
mi ℥ j, cum aqua cogito. Hoc quidem Heras fcripfit. Ego
vero nucem per aetatem jam oleofam factam expertus fum
aliquando ad cruentatos facientem, oportet autem ipfam
nucem diligenter terere, atque ita imponere homini fupine
reclinato, quo ad horas duas et tres medicamentum adhae-
reat, ubi enim fic fecerit, etiam fi poftea furgat, ad mul-
tum tempus adhaeret, oportetque priore delapfo aliud fta-
tim imponere. *Ejusdem Herae ad Aegilopas.* Malvae folia
cum fale et melle trita imponito, deftruit hoc ac exftirpat

820 ΓΑΛΗΝΟΥ ΠΕΡΙ ΣΥΝΘΕΣΕΩΣ ΦΑΡΜΑΚΩΝ

Ed. Chart. XIII. [462.]   Ed. Baf. II. (224.)
σκευάζει αἰγίλωπας. καὶ χόνδρον ἐψήσας ὄξει, ἐπίθες ἀρχο-
μένῳ αἰγίλωπι. ἢ μυρσίνης νεαρωτάτῳ καρπῷ κατάπλασσε,
ὅταν ῥευματίζηται. ὡσαύτως δὲ ποιεῖ καὶ ἡ Δημνία ἐπι-
χριομένη.

    Κεφ. β'. [Περὶ αἰγίλωπος.] Ὅμοιον ἀποστήματι μικρῷ
γίνεταί τι, μεταξὺ τοῦ τε τῆς ῥινὸς ὀστοῦ καὶ τοῦ μεγάλου
κατὰ τὸν ὀφθαλμὸν κανθοῦ, καὶ συῤῥήγνυται δὲ πολλάκις
εἰς τὸν κανθὸν, ὡς δυσθεράπευτον γενέσθαι φθάνειν. χρὴ
οὖν θεραπεύειν αὐτὸ διαφορητικοῖς φαρμάκοις, ὅσα χωρὶς
δήξεως ἐνεργεῖ. συμπάσχει τε γὰρ ὁ ὀφθαλμὸς ἐπὶ τοῖς δρι-
μέσιν, οὕτω τε τὸ πεπονθὸς μόριον αὐξάνεται φλεγμαῖνον.
οὐ μόνον δὲ διὰ τοῦτο δυσθεράπευτόν ἐστι τὸ πάθος, ἀλλὰ
καὶ διότι πολλῶν φαρμάκων ὑγρῶν κατὰ τὴν σύστασιν εἰς
πεῖραν ἄγεσθαι δυναμένων οὐκ ἀνέχεται τὸ μέρος. εἰσρεῖν
γὰρ ἐξ αὐτῶν εἰς τὸν ὀφθαλμὸν ἀναγκαῖον, οὐ μὴν οὐδὲ
προσμεῖναι δύνανται τὰ τοιαῦτα χωρὶς ἐπιδέσεως ἐπιλαμβα-
νούσης ὅλον τὸν ὀφθαλμὸν, ἣν οὐχ οἷόν τε φέρειν ἡμέραις
τοσαύταις ὅσον εἰς θεραπείαν χρῄζει τὸ πάθος. διὰ τοῦτο

aegilopas. Alicam etiam in aceto coctam incipienti aegilopi
imponito. Aut myrti recentiſſimas baccas cataplasmatis modo
adhibe, ubi videlicet fluxio infeſtaverit. Similiter facit et
Lemnia terra ſi illinatur.

    Cap. II. [De aegilope.] Inter naſi os et magnum
juxta oculum angulum parvum quoddam abſceſſui ſimile
tuberculum oriri ſolet, et rumpitur ſane ſaepe in angulum
ut aegre curabile reddatur, niſi mature occurratur. Mederi
igitur oportet ipſi cum diſcuſſoriis medicamentis, quae citra
mordacitatem efficacia ſunt; coafficitur enim oculus ab acri-
bus, atque ita etiam affectae partis inflammatio augetur. Ve-
rum affectio ipſa non ob id ſolum aegre curabilis eſt, ſed
et propterea quod, quum multa liquida medicamenta in ex-
perimentum aſſumi proſſint, ea non tolerat locus ipſe, ne-
ceſſario enim ex eis in oculum quid influit. Neque vero
adhaerere ejusmodi queant citra obligationem, quae totum
oculum complectatur, quam impoſſibile eſt tot diebus ali-
quem perferre poſſe, quot ad mali curationem requiruntur.

οὖν ὁ μὲν Ἀπολλώνιος οὐδὲν ἔγραψε τῶν πρὸς αἰγίλωπας
φαρμάκων· [463] ὁ δ᾽ Ἀρχιγένης ὀλίγων μνημονεύσας ἐφε-
ξῆς αὐτῶν ἔγραψε τὴν διὰ χειρουργίας αὐτῶν θεραπείαν,
καίτοι τῆς πραγματείας οὐ χειρουργικῆς, ἀλλὰ τῶν περὶ τῶν
κατὰ γένος φαρμάκων οὔσης. ὅλην οὖν αὐτοῦ παραγράψω
τὴν ῥῆσιν ὧδέ πως ἔχουσαν.

[Τὰ ὑπ᾽ Ἀρχιγένους γεγραμμένα πρὸς αἰγίλωπας, ἐν
τῷ πρώτῳ τῶν κατὰ γένος φαρμάκων.] Τοὺς δὲ γινομένους
περὶ τοὺς κανθοὺς αἰγίλωπας καταπλάττομεν ὀρόβοις μετὰ
μέλιτος, ἢ σποδὸν ἀμπελίνην ὄξει φυράσαντες. καλῶς ποιεῖ
καὶ λιβανωτὸς μετὰ περιστερᾶς κόπρου νεαρᾶς καταπλα-
σθεῖσα. ἢ χυλὸν αἰγίλωπος βοτάνης μετὰ μέλιτος ἔγχριε. ἐπὶ
δὲ τῶν μήπω συντετρημένων σταφίδα ἀγρίαν καὶ ἀμμωνια-
κὸν θυμίαμα σὺν μέλιτι ὡς σπλήνιον ἐπίθες. ἢ σχιστὴν μετὰ
τερμινθίνης ὡς σπλήνιον ἐπίθες. ἢ λαγωοῦ θαλασσίου αἵ-
ματι κροκύδα βάψας ἐντίθει. ἢ μελαντηρίαν λεάνας προσάπ-
πτου. εἰ δὲ μηδ᾽ οὕτως ἀφυγιάζοιντο, διελὼν τὸν κανθὸν
καὶ διαστήσας κατατίτρα λεπτῷ τρυπανίῳ συνεχὲς κατα-

Ob hanc igitur caufam Apollonius nulla medicamenta ad
aegilopas fcripfit. Archigenes vero paucis enumeratis, dein-
ceps ad curationem ipforum per chirurgiam progreditur,
quamquam res ipfa non manuariae operae, fed medicamen-
tis fecundum genus fit fubjecta. Itaque totam ipfius dictio-
nem afcribam hoc modo habentem.

[*Quae Archigenes ad aegilopas fcripfit in primo me-
dicamentorum fecundum genus.*] Aegilopas qui circa ocu-
lorum angulos oriuntur ervo cum melle integimus, aut ci-
nere vitis cum aceto fubacto. Probe facit et thus cum co-
lumbino ftercore recenti impofitum. Aut fuccum herbae ae-
gilopis, avenam noftri dicunt, cum melle illine. Caeterum
in nondum perforatis ftaphidem filveftrem et ammoniacum
thymiama cum melle veluti fplenium impone, aut alumen
fciffile cum terebinthina fplenii forma impone. Aut lanae
tomentum fanguine marini leporis tinctum inde, aut melan-
teriam tritam adhibe. Quod fi neque fic fanentur, divifo
angulo et eum tenui perforato terebello, continuis forami-

Ed. Chart. XIII. [463.]   Ed. Baf. II. (224. 225.)

τρήσεις, εἶτα τῇ κεφαλικῇ χρῶ, ἀποστήσονται γὰρ λεπίδες
καὶ ὑγιασθήσονται. ἢ καυτήριον ἐπέρειδε, ψιλώσας τὸ ὀστέον,
καὶ οὕτω λεπίδες ἀφίστανται καὶ ὑγιάζονται. ἔνιοι δὲ διελόν-
τες τὸν κανθὸν ἐπερείδουσι τῷ ὀστέῳ, καθὸ τέτρηται χω-
νεῖον λεπτὸν καὶ μόλυβδον τετηκότα ἐγχέοντες καίουσι καὶ
ἄριστα οὕτως ὑγιάζουσιν. ταῦτα μὲν ὁ Ἀρχιγένης ἔγραψεν.

[Τὰ ὑπ' Ἀσκληπιάδου γεγραμμένα πρὸς αἰγίλωπας.]
Ὁ δὲ Ἀσκληπιάδης ἐν τῷ πρώτῳ τῶν ἐκτός. ♃ ἰλλεκέβρας
χυλοῦ λίτρας S". στρύχνου χυλοῦ λίτρας S". λιβάνου ⱦ ή'.
μαστίχης ⱦ γ'. χαλβάνης λίτρας S". ἔψε τοὺς χυλοὺς μετὰ
τοῦ λιβάνου καὶ ὅταν διαλυθῇ, ἐπίβαλλε τὴν χαλβάνην, τὴν
δὲ μαστίχην παραιτούμεθα. ἄλλο. ♃ λιβάνου ⱦ ή'. σμύρνης
ⱦ ή'. λαδάνου ⱦ δ'. κηροῦ ⱦ δ'. σχιστῆς, πιτύας λαγωοῦ
ἀνὰ ⱦ δ'. ἀφρονίτρου ⱦ δ'. κόπτε τὸ φάρμακον καὶ μά-
λασσε ἰρίνου μύρου ὑποστάθμῃ.

(225) Κεφ. γ'. [Περὶ ἰόνθων, συκωδῶν ὄγκων, λει-
χηνωδῶν καὶ ἐξανθημάτων καὶ δοθιηνῶν.] Ὄγκος μικρὸς καὶ

nibus incuffis difparato, capitale emplaftrum adhibeto, difce-
dent enim fquamae et fanabuntur. Aut offe denudato cau-
terium amove, et fic fquamulae difcedunt ac fanantur. Qui-
dam dividentes angulum offi, qua parte perforatum eft, an-
guftum infundibulum admovent, ac plumbum liquefectum
infundentes urunt, atqne hoc modo optime fanant.   Haec
quidem Archigenes fcripfit.

[*Quae Afclepiades ad aegilopas confcripfit.*] Porro
Afclepiades in primo externorum haec prodidit. ♃ Succi
illecebrae ℔ ß, fucci folani ℔ ß, thuris drach. viij, mafti-
ches Ʒ iij, galbani lib. dimidium. Succos cum thure coquito
et ubi diffolutum fuerit galbanum injicito, maflichen vero
improbamus. *Aliud.* ♃ Thuris Ʒ viij, myrrhae Ʒ viij, la-
dani Ʒ iv, cerae Ʒ iv, aluminis fciffi, coaguli leporis, utrius-
que Ʒ iij, fpumae nitri Ʒ iv, medicamentum contundito et
emollito irini unguenti faece.

Cap. III. [*De varis, ficofis tumoribus, impetiginofis
et exanthematis et furunculis.*] Tumor parvus et durus in

ΤΩΝ ΚΑΤΑ ΤΟΠΟΥΣ ΒΙΒΛΙΟΝ Ε. 823

Ed. Chart. XIII. [463.]   Ed. Baf. II. (225.)

σκληρὸς ἐν τῷ κατὰ τὸ πρόσωπον δέρματι γίνεται καλού-
μενος ἴονθος, ὑπὸ παχέος δηλονότι χυμοῦ συνιστάμενος, ἐν-
δεικνύμενός τε τὴν ἑαυτοῦ θεραπείαν εὐλόγως ἐσομένην διὰ
φαρμάκων μαλαττόντων τε καὶ διαφορούντων. ἡ μὲν γὰρ
σκληρότης αὐτοῦ τῶν μαλαττόντων, ὁ δὲ παρὰ φύσιν ὄγκος
τῶν διαφορούντων δεῖται. προειρηκότος οὖν ἤδη μου πολ-
λάκις ἔν τε τοῖς ἔμπροσθεν ὑπομνήμασι κἀν τοῖς περὶ
τῆς τῶν ἁπλῶν φαρμάκων δυνάμεως, τὰς ὕλας τῶν διαφο-
ρούντων τε καὶ μαλαττόντων φαρμάκων, ἡ τῶν κατὰ μέρος
σύνθεσις ὑπὸ τῆς πείρας κεκριμένη χρήσιμος ἔσται πρὸς τὸ
καλῶς χρῆσθαι τοῖς εἰρημένοις, ἃ μετ᾽ ὀλίγον εἰρήσεται, διο-
ρίσαντός μου πρότερον, ὅσα παραπλήσια τοῖς ἰόνθοις ἐστὶ
πάθη, διαφορὰν ἔχοντα κατά τι πρὸς αὐτούς.

[Περὶ συκωδῶν ὄγκων.] Ἕν τι τοῦτο πάθημα τῶν
ἐπὶ τοῦ γενείου γεννωμένων ἐστὶ, διαφέρον τοῦ κατὰ τοὺς
ἰόνθους τῷ μὴ μόνον παχὺν εἶναι τὸν ἐργαζόμενον αὐτὰ
χυμὸν, ἀλλὰ καὶ λεπτότητος ἰχωροειδοῦς μετέχειν, δι᾽ ἣν
καὶ ταχέως ἑλκοῦται μὴ θεραπευόμενον ὡς προσήκει, καὶ

faciei cute oritur, varus Latinis appellatus a craſſo videli-
cet ſucco collectus, demonſtransque ſui ipſius curationem
rationabiliter per medicamenta emollientia et diſcuſſoria fu-
turam. Etenim durities ipſius emollientibus, tumor vero
praeter naturam diſcutientibus opus habet. Quum igitur
jam ſaepe tum in ſuperioribus libris, tum in commentariis
de ſimplicium medicamentorum facultate praedictae ſint mihi
materiae, tum diſcuſſoriorum tum emollientium medica-
mentorum, compoſitio ſane ipſorum particularis per expe-
rientiam judicata utilis erit ad rectum relatorum uſum,
quae videlicet paulo poſt referentur, ubi ſaltem prius de-
terminavero, quae ſimiles ſint varis affectiones et aliqua
parte ab ipſis differentes.

[*De ſicoſis tumoribus.*] Una quaedam haec affectio eſt
ex iis, quae in mento enaſcuntur, differens a varis in eo,
quod non ſolum craſſus ſit, qui hos tumores efficiat humor,
ſed et ſeroſae tenuitatis particeps, ob quam etiam cito exul-

Ed. Chart. XIII. [463. 464.]   Ed. Baf. II. (225.)
διὰ τοῦτο δεῖται ξηραντικωτέρων ἢ κατὰ τοὺς ἰόνθους
φαρμάκων.

[464] [Περὶ τῶν ἐν τῷ γενείῳ λειχηνωδῶν ὄγκων.]
Καὶ τοῦτο τὸ πάθος ἐκ μικτοῦ τινος γίνεται χυμοῦ μεμι-
γμένων τῶν ἰχωροειδῶν τε καὶ λεπτῶν καὶ δριμέων τοῖς πα-
χέσι, καὶ διὰ τοῦτο ῥᾳδίως εἰς ψώραν τε καὶ λέπραν μετα-
πίπτει, δεόμενον καὶ αὐτὸ τῶν ἰσχυρῶς ξηραινόντων φαρμά-
κων. ὅταν δ᾽ εἰς ψώραν ἢ λέπραν μεταπέσῃ, πρὸς τῷ τῶν ξη-
ραινόντων δεῖσθαι φαρμάκων, ἔτι καὶ τῶν ῥυπτόντων χρῄζει.
[Περὶ τῶν ἐν τοῖς γενείοις ἐξανθημάτων.] Κοινόν γε
τοῦτο τοὔνομα, κατὰ τῶν αὐτομάτως γιγνομένων ἑλκωδῶν
τε καὶ τραχέων ἐν τοῖς γενείοις παθημάτων ἐπιφέρουσιν
ἔνιοι, καθάπερ γε καὶ ὁ Ἀρχιγένης ξηραντικῶν καὶ αὐτὸ
δεόμενον φαρμάκων.
[Περὶ τῶν δοθιήνων.] Ἐκ παραπλησίων τοῖς ἰόνθοις
χυμῶν οἱ δοθιῆνες γίνονται καθ᾽ ὅλον τὸ σῶμα διττοί πως
ὄντες· ἔνιοι μὲν, ὡς ἂν εἴποι τις, ἰονθώδεις, σκληροὶ καὶ δυσ-

cerantur, fi non ut debent curentur, et ob id magis refic-
cantibus medicamentis quam vari opus habent.

[De impetiginofis tumoribus in mento.] Et haec affe-
ctio ex mixto quopiam generatur humore, ferofis nimirum
ac tenuibus et acribus fuccis cum craffis permixtis, qua-
propter etiam facile in fcabiem et lepram tranfit, indiget-
que etiam ipfa medicamentis valide reficcantibus. Poftquam
vero in pforam aut lepram tranfierit, ultra hoc, quod refic-
cantibus indiget medicamentis, etiam repurgantia et exter-
foria expoftulat.

[De exanthematis five puftulis, quae in mento.] Hoc
exanthematum nomen quidam in communi ufurpant, de af-
fectionibus videlicet ulcerofis et afperis in mento fua fponte
provenientibus, quemadmodum etiam Archigenes facit. In-
diget autem et haec ipfa affectio reficcantibus medicamentis.

[De furunculis.] Furunculi ex fimilibus humoribus
veluti vari generantur per univerfum corpus, duplices exi-
ftentes, aliqui quidem, ut ita dixerim, varofi, duri et qui

πεπτοι, τινὲς δὲ φλεγματώδεις, ἐφ᾽ ὧν καὶ πυρετοὶ συνίστανται ἐνίοτε καὶ μέγεθος ὁ ὄγκος ἔχει καὶ μεταβολὴν εἰς πῦον, ὅθεν καὶ ἡ θεραπεία τὸ πλεῖστον ἔχει αὐτῶν τῆς φλεγμονῆς.

[Ἐκ τῶν Κρίτωνος πρὸς ἰόνθους.] Κρίτων μὲν ἐν τῷ τρίτῳ τῶν κοσμητικῶν οὕτως ἔγραψεν αὐτοῖς ὀνόμασι πρὸς ἰόνθους τοὺς ἐν τοῖς προσώποις. ♃ μέλιτος Ἀττικοῦ Κυ α΄. ἤτοι < ιβ΄. ὄξους δριμυτάτου τὸ ἴσον, μίξας ἐπιμελῶς ἐπίχριε τοὺς ἰόνθους τῷ δακτύλῳ ἐπιχρίων καὶ παρατρίβων. ἄλλο. ♃ λιθαργύρου χήμην, ἤτοι < γ΄. τερμινθίνης καθαρᾶς κυάμου Αἰγυπτίου μέγεθος, εἶτα βαλὼν ἐλαίου λευκοῦ ὀλίγον, ἔπειτα προαποσμήξας τὸ πρόσωπον λάμβανε τοῦ φαρμάκου βραχὺ τῷ δακτύλῳ, ἔπειτα ἀμφοτέραις ταῖς χερσὶ διατρίψας περιάλειφε τοὺς ἰόνθους τοῦτο καὶ τετανὸν καὶ καθαρὸν διαφυλάττει τὸ πρόσωπον. ἄλλο. ἀμύγδαλα πικρὰ ὄξει διαλύσας καὶ τρίψας ἐπιμελῶς κατάχριε τὸ πρόσωπον. σχιστὴν λεάνας ἐπιμελῶς ἀναλάμβανε τερμινθίνη καὶ μαλάξας ἐπιτίθει. ἄλλο. κόστον Ἰνδικὸν κόψας καὶ σήσας

difficile coquantur, aliqui vero inflammati, in quibus aliquando etiam febres confiſtunt et tumor in magnitudinem excrefcit et in pus transmutatur, unde curatio ipforum ut plurimum eadem quae inflammationis exiſtit.

[Ex Critone ad varos.] Crito in tertio de ornatu haec verba fcripſit. Ad varos in facie. ♃ Mellis Attici cyathum unum, ſive ℥ xij, aceti acerrimi tantundem, mifceto diligenter et medicamento varos illinito, digito affricando. Aliud. Spumae argenti chemam ſive ℥ iiij, terebinthinae purae ad fabae Aegyptiae magnitudinem, addito olei albi parum, atque ubi prius faciem deterferis ex medicamento, hoc paulum digito excipe, deinde ambabus manibus terendo varos obline. Hoc medicamentum etiam a rugis liberam et mundam faciem confervat. Aliud. Amygdalas amaras aceto dilutas ac probe tritas faciei obline. Aliud. Alumen fciſſum probe laevigatum terebinthina excipe et emollitum impone. Aliud. Coſtum Indicum tufum et tenuiſſimo cribro

λεπτοτάτῳ κοσκίνῳ, ἀναλάμβανε αἰγείᾳ χολῇ καὶ ποιήσας
κηρωτῆς τὸ πάχος, ἐπίχριε τοὺς ἰόνθους περὶ ἑσπέραν, καὶ
πρωΐ ἀναστὰς κέλευε γάλακτι τῷ παθόντι προσκλύζεσθαι
τὸ πρόσωπον. ἐγχρονιζόντων δὲ τῶν ἰόνθων χρηστέον ταῖς
ὑπογεγραμμέναις σκευασίαις.

[Πρὸς τετυλωμένους ἰόνθους.] 2μ Σάπωνος Γαλλικοῦ
δραχμὰς δ΄· ἀμμωνιακοῦ θυμιάματος ⊲ α΄. λιβανωτοῦ ⊲ α΄·
ὕδατι διαλύσας ποίει κηρωτῆς τὸ πάχος, τούτῳ ἐπιχρίσας καὶ
διαστήσας ὥραν μίαν, ἀπονίπτεσθαι παραίνει χλιαρῷ. ἄλλο.
2μ νίτρου ἐρυθροῦ, ὑσσώπου, γλήχωνος, ἁλῶν ὀρυκτῶν τὸ
ἴσον, κόψας, σήσας λεπτοτάτῳ κοσκίνῳ, ἀναλαβὼν κηρωτῇ
ῥοδίνῃ χρῶ· ἄλλο. 2μ ὠκίμου σπέρματος, νίτρου ἐρυθροῦ,
γλήχωνος χλωροῦ, σχιστῆς, κόστου Ἰνδικοῦ, κόψας, σήσας, ὁμοῦ
ἀναλαβὼν στέατι χηνείῳ ἢ ὀρνιθείῳ, ὥστε κηρωτῶδες ἔχειν τὸ
πάχος, ἐκ τούτου ἔμπλασσε εἰς ὀθόνιον καὶ ἐπιτίθει μέχρι παν-
τελοῦς ἀπαλλαγῆς. ἄλλο. 2μ ἁλῶν ὀπτῶν, γλήχωνος, ὑσσώπου,
ἀμμωνιακοῦ θυμιάματος, ῥοῦ βυρσοδεψικοῦ, ἑκάστου τὸ ἴσον,
κηρωτῇ ῥοδίνῃ ἀναλαβών, ἐπιτίθει μέχρι ἀπαλλαγῆς·

cretum felle caprino excipe, ac ad cerati craffitudinem red-
actum, varis circa vefperam illine, mane vero ubi furre-
xerit, lacte aegrum faciem proluere jube. Inveteratis porro
varis fubfcriptis compofitionibus utendum eft.

[*Ad varos callofos.*] 2μ Saponis Gallici drach. iv,
ammoniaci thymiamatis ʒ j, thuris drach. j, aqua diffolvito
et cerati fpiffitudinem facito, eoque illinito et poft horae
interftitium tepida abluere jubeto. *Aliud.* Nitri rubri, hyf-
fopi, pulegii, falis foffilis aequales partes tundito et per te-
nuiffimum cribrum cribato, exceptisque cerato rofaceo uti-·
tor. *Aliud.* 2μ Seminis ocimi, nitri rubri, pulegii viridis,
aluminis fciffi, cofti Indici, fingulorum aequales partes, tu-
fas et cribratas adipe anferino feu gallinaceo excipe, ut
cerati fiat craffitudo, ex eo vero in linteolum infarcito et
imponito donec penitus perfanefcant. *Aliud.* 2μ Salis affati,
pulegii, hyffopi, ammoniaci thymiamatis, rhois coriarii, fin-
gulorum par pondus, rofaceo cerato exceptum, donec per-
fanentur imponito.

[465] [Πρὸς τὰς ὀχθώδεις διαθέσεις καὶ τοὺς ἐπὶ τοῦ
προσώπου κνησμοὺς καὶ ἀρχὴν ἐλεφαντιάσεως.] 4 Κόμμεως
λευκοῦ, νίτρου ἀφροῦ, λιβανωτοῦ, θείου ἀπύρου, ἑκάστου
τὸ ἴσον ὄξει διαλύσας καὶ τρίψας ἐπιμελῶς, ἀνάπλασσε τρο-
χίσκους καὶ ξήραινε ἐν σκιᾷ, ἐπὶ δὲ τῆς χρήσεως ὄξει δια-
λύων ἐπίχριε. ὅταν δὲ ξηρανθῇ, ἀπόσμηχε τῇ ὑπογεγριμμένῃ
σκευασίᾳ. 4 σάπωνος Γαλλικοῦ λίτραν μίαν, ἀμμωνιακοῦ
θυμιάματος τὸ ἴσον, λιβανωτοῦ γο γ'. μαστίχης γο γ'. ἀφρο-
νίτρου γο γ'. ἕψε σάπωνα καὶ ἀμμωνιακὸν, εἰς ἀγγεῖον κε-
ραμεοῦν ἐμβαλὼν καὶ ὕδατος ξε β'. καὶ ὅταν διαλυθῇ, ἐπί-
βαλε τὰ ξηρὰ, κεκομμένα καὶ σεσησμένα λεπτοτάτῳ κοσκίνῳ,
ἔπειτα μεταίρων εἰς θυίαν καὶ ἀνακόψας ἐπιμελῶς ἀνελοῦ
εἰς ἀγγεῖον ὑέλινον, ἐπὶ δὲ τῆς χρήσεως μολύνων τὸ πρόσ-
ωπον καὶ μικρὸν διαστήσας ἀπονίπτου ὕδατι δαψιλεῖ προ-
ανατρίβων μαλακῶς. χρηστέον δὲ τῷ σμήγματι παρ᾽ ὅλην
τὴν ἐπιμέλειαν τῶν ἰονθων.

[Πρὸς τὰς ἐπὶ τοῦ γενείου συκώδεις ἐπαναστάσεις.]
Ὁ μὲν Κρίτων ἐν τῷ τρίτῳ τῶν κοσμητικῶν οὕτως ἔγραψε

[*Ad affectiones eminentiores et in facio pruritum,
ac principium elephantiafis.*] 4 Gummi albi, fpumae ni-
tri, thuris, fulfuris vivi, fingulorum aequales partes, aceto
dilutas ac probe tritas in paftillos redige, eosque in umbra
exicca. Ufu vero expetente aceto dilutos illine, atque ubi
reficcati fuerint, fubfcripta compofitione deterge. 4 Sapo-
nis Gallici lib. j, ammoniaci thymiamatis tantundem, thuris
quadrantem, maftiches · quadrantem, fpumae nitri quadran-
tem. Saponem et ammoniacum in vas fictile conjice et aquae
fextariis duobus affufis coquito, atque ubi diffoluta fuerint,
arida contufa et cribrata adjicito, deinde in mortarium
translata ac probe conquaffata vafe vitreo reponito. Ufu
vero poftulante faciem ex eo fmegmate inquinato et poft
modicum temporis fpatium larga aqua molliter perfricando
abluito. Utendum eft hoc fmegmate per omnem varorum
curationem.

[*Ad ficofas menti papularum eruptiones.*] Crito in
tertio de ornatu in hunc modum de eis fcripfit. *Ad fico-*

περὶ αὐτῶν πρὸς τὰς ἐπὶ τοῦ γενείου συκώδεις ἐπανα-
στάσεις, ὡς Λεύκιος ὁ καθηγητής. ♃ λιθαργύρου, μίσυος
ὠμοῦ τὸ ἴσον τρίψας κατάπλασσε. ἄλλο. ♃ λιβανωτοῦ ⪤ β'.
λιθαργύρου δραχμὰς δ'. ἁλῶν ὀρυκτῶν ⪤ η'. σανδαράχου
δραχμὰς β'. λείοις κατάπλασσε· ἄλλο. ♃ ψιμυθίου ⪤ δ'.
μίσυος ὠμοῦ ⪤ δ'. ἁλῶν ὀρυκτῶν δραχμὰς β'. σανδαράχης
⪤ β'. λείοις κατάπλασσε. ἄλλο. ♃ χαλκάνθης δραχμὰς β'.
θείου ἀπύρου ⪤ β'. ἰοῦ ⪤ α'. νίτρου ἐρυθροῦ δραχμὰς β'.
λείοις κατάπλασσε. ἄλλο. ♃ ἐλατηρίου δραχμὰς δ'. ἁλῶν
ὀρυκτῶν ⪤ δ'. χαλκάνθου ⪤ β'. μίξας κατάπλασσε, παρα-
πτόμενος πυρῆνι μήλης καθύγρου, ὥστε τὸ φάρμακον προσ-
καθίσαι. μετὰ δὲ τὴν τοῦ φαρμάκου ἐπίθεσιν χρηστέον λίνου
σπέρματι λεανθέντι μεθ' ὕδατος. καθύγρων δὲ ὄντων τῶν
ἑλκῶν, καὶ γὰρ ἀπ' αὐτῶν ὕδωρ καθαρὸν ἀποῤῥεῖ, ὥσπερ
ἀπὸ πηγῆς, χρηστέον ταῖς ὑπογεγραμμέναις σκευασίαις. τρο-
χίσκος πρὸς τὰς ἐπὶ τῶν γενείων συκώδεις ἐπαναστάσεις.
ἐχρήσατο Ἀρτεμίδωρος, ἔστι δὲ καὶ παντὸς ὄγκου κατα-
σταλ(226)τικὸς, ὃς συμβαίνει ἐπὶ τῶν κακῶς συνουλωκότων,

fas in mento eruptiones, velut Leucius praeceptor tradit.
♃ Spumae argenti, mifyos crudi, aequas partes tritas in-
fperge. *Aliud.* ♃ Thuris drach. duas, fpumae argenti drach.
quatuor, falis foffilis drach. octo, fandarachae drach. duas,
trita infperge. *Aliud.* ♃ Ceruffae drach. quatuor, mifyos
crudi drach. quatuor, falis foffilis drach. duas, fandarachae
drach. duas, trita infperge. *Aliud.* ♃ Atramenti futorii
drach. duas, fulfuris vivi drach. duas, aeruginis drach.
unam, nitri rubri drach. duas, trita infperge. *Aliud.* ♃
Elaterii drach. quatuor, falis foffilis drach. quatuor, atra-
menti futorii drach. duas, mixta infperge et cum fpecilli
humecti extremo admove, quo videlicet medicamentum ip-
fum adhaereat. Caeterum poft medicamenti impofitionem fe-
mine lini ex aqua trito utendum eft. Porro ubi humidiora
fuerint ulcera, ut ab ipfis aqua pura velut a fonte defluat,
fubfcriptis compofitionibus utendum erit. *Paftillus ad fi-
cofas menti papulas. Ufus eft eo Artemidorus, reprimit
omnes tumores, qui accidunt iis quibus cicatrix male in-*

ὥσπερ ἐπὶ τῶν συνεῤῥαμμένων, ἡ δὲ σύνθεσις ἥδε. ♃ λε-
πίδος χαλκοῦ δραχμὰς δ΄. χαλκάνθου δραχμὰς β΄. σχιστῆς
δραχμὰς β΄. κόλλης τεκτονικῆς διαυγοῦς δραχμὰς β΄. τὰ ξηρὰ
κόπτεται καὶ σήθεται, ἡ δὲ κόλλα ὄξει βρέχεται καὶ τοῖς λε-
λειωμένοις ἐπιβάλλεται ὑγροῖς καὶ πάλιν λεαίνεται καὶ τρο-
χίσκους ἀναπλάσσομεν, ἐπὶ δὲ τῆς χρήσεως ὄξει διαλύοντες
ἐπιχρίομεν, καὶ σύριγγας ἐκτυλοῖ.

[Μάγνου κλινικοῦ.] ♃ Στυπτηρίας σχιστῆς, ἰοῦ Κο-
ρινθίου, μίλτου σινώπιδος, χαλκίτεως, κόλλης τεκτονικῆς το
ἴσον, συντίθει καὶ χρῶ καθὰ προείρηται.

['Αρείου 'Ασκληπιαδείου.] Μίλτου σινώπιδος, ἰοῦ
Κορινθίου, σχιστῆς, κηκίδος ὀμφακίτιδος, σιδίων ῥοιᾶς τὸ
ἴσον, κόμμεως τὸ διπλοῦν, ὄξει ἀναλαβὼν χρῶ ὡς προείρηται.

[466] ['Απολλωνίου, ὡς Χαρίξενος.] ♃ Λεπίδος χαλ-
κοῦ, μίσυος ὀπτοῦ, ἀρσενικοῦ, ἑκάστου δραχμὰς β΄. διφρυ-
γοῦς ◁ γ΄. χαλκοῦ κεκαυμένου ◁ δ΄. χαλκίτεως κεκαυμένης

ducta eſt, veluti in iis, qui futura uſi ſunt, contingit.
Compoſitio haec eſt. ♃ Squamae aeris drach. iv, vitrioli
drach. ij, aluminis fciſſi ℥ ij, glutini fabrilis perlucidi drach.
ij, arida tunduntur et cribrantur, glutinum vero aceto ma-
ceratur et tritis affunditur, rurfusque laevigatur et forman-
tur paſtilli, quos ufus tempore aceto dilutos illinimus. Hoc
medicamentum etiam fiftularum callos extirpat.

[Magni clinici.] ♃ Aluminis fciſſi, aeruginis Corin-
thiae, rubricae finopidis, chalcitidis, glutinis fabrilis, fingu-
lorum aequas portiones, componito ac utitur, ut dictum eſt.

[Arei Afclepiadei.] ♃ Rubricae finopidis, aeruginis
Corinthiae, aluminis fciſſi, gallae omphacitidis, malicorii,
aequas fingulorum partes, gummi duplum, aceto excipito ac
utere ut dictum eſt.

[Apollonii, ut Charixenus tradit.] ♃ Squamae aeris,
mifyos affati, auripigmenti, fingulorum ℥ ij, diphrygis ℥ iij,
aeris uſti drach. iv, chalcitidis uſtae ℥ iv, glutinis fabrilis

Ed. Chart. XIII. [466.]   Ed. Baf. II. (226.)

< δ'. κόλλης τεκτονικῆς < δ'. ὄξει διαλύσας, ἀνάπλαττε τροχίσκους καὶ χρῶ καθὰ προείρηται.

[Ἄνδρωνος φάρμακον ἐπιτετευγμένον.] 4 Χαλκάνθου δραχμὰς β'. σμύρνης < β'. λιβανωτοῦ δραχμὰς δ'. σχιστῆς < δ'. σιδίων < ή'. κηκίδων δραχμὰς ή'. ἀριστολοχίας δραχμὰς ή'. οἴνῳ αὐστηρῷ ἀναλαβὼν χρῶ καθὰ προείρηται.

[Κρίτωνος πρὸς τοὺς ἐπὶ τῶν γενείων λειχῆνας.] Ἐφεξῆς τούτων, ὁ Κρίτων ἔγραψε πρὸς τοὺς ἐπὶ τῶν γενείων λειχῆνας ὧδέ πως. πρὸς δὲ τοὺς ἐπὶ τῶν γενείων λειχῆνας πάθος ἀηδέστατον, καὶ γὰρ κνησμοὺς ἐπιφέρει καὶ περίστασιν τῶν πεπονθότων καὶ κίνδυνον οὐκ ὀλίγον, ἕρπει γὰρ ἔστιν ὅτε καθ' ὅλου τοῦ προσώπου, καὶ ὀφθαλμῶν ἅπτεται καὶ σχεδὸν τῆς ἀνωτάτω δυσμορφίας ἐστὶν αἴτιον, καὶ διὰ τοῦτο χρηστέον ἂν εἴη ἐπιμελέστερον τῇ θεραπείᾳ, ἐφορῶντα τοὺς παροξυσμοὺς καὶ τὰ διαλείμματα καὶ συγκρίνοντα ἀπὸ τῶν κεχρονισμένων τὰ νεοσύστατα, ἐφ' ὧν ἁρμόσει χρῆσθαι τοῖς ξηραίνουσι φαρμάκοις. ὅταν δ' εἰς ψώραν

drach. iv, aceto diluito et paſtillos formato, quibus velut ſuperioribus utitor.

[*Andronis medicamentum accommodatum.*] 4 Vitrioli drach. duas, myrrhae drach. duas, thuris drach. iv, aluminis ſciſſi drach. quatuor, malicorii drach. octo, gallarum drach. octo, ariſtolochiae drach. octo, vino auſtero exceptis, ut praedictis utere.

[*Critonis ad lichenas in mento.*] Conſequenter vero Crito ad lichenas menti ſcripſit hoc modo. Ad menti lichenas, quae injucundiſſima eſt affectio. Nam et pruriginem inducit et affectarum partium circumtentionem et periculum non modicum, ſerpit enim aliquando per totam faciem oculosque contingit et ferme extremae foeditatis cauſa exiſtit. Quapropter diligentiore cura utendum eſt, inſpiciendo tum paroxyſmos, id eſt irritationes, tum intervalla et remiſſiones, ita ut etiam ab inveteratis recentes diſparemus, in quibus conveniet uti exiccantibus medicamentis. Quum vero in pſoram aut lepram tranſierint, ſupra reſiccantia etiam

ἢ λέπραν μεταπέσῃ, πρὸς τοῖς ξηραίνουσι χρῆσθαι καὶ τοῖς
ῥύπτουσιν, ἔπειτα δὲ καὶ ταῖς ὑπογεγραμμέναις σκευασίαις.
[Κρίσπου τοῦ φίλου πρὸς τοὺς ἐπὶ τῶν γενείων προσ-
φάτους λειχῆνας ἢ ἄλλο τι μέρος τοῦ προσώπου.] Πυροὺς
πολλοὺς λαμβάνων, ἐπιτίθει ἐπί τινος ἄκμονος, εἶτα πλάτυσμα
χαλκοῦν πυρώσας ἐπιτίθει τοῖς πυροῖς καὶ τὸ ἀνιέμενον ἐξ
αὐτῶν ὑγρὸν ἔτι θερμὸν ἀνελὼν ἐπίχριε τοὺς λειχῆνας.
τούτῳ μόνῳ πολλοὺς θεραπευθέντας ἱστορήσαμεν. ἄλλο.
μαλάχης ἀγρίας τὸν καρπὸν ἁπαλὸν ὄντα καθαρίσας συλλέ-
γων, κόψας τὸν χυλὸν ἀπόθου καὶ τούτῳ συνεχῶς ἐπίχριε.
ἄλλο. ἀνδράχνης χυλὸν κατάχριε συνεχῶς. ἄλλο. ἐλαίας Αἰ-
θιοπικῆς δάκρυον τρίψας μεθ᾽ ὕδατος καὶ στύρακος ὀλίγον
ἐπιβαλὼν καὶ μίξας ἐπιτίθει. ἄλλο. πτελέας δάκρυον ὕδατι
διαλύων ἐπιτίθει. ἐγχρονιζόντων δὲ τῶν λειχήνων χρηστέον
ταῖς ὑπογεγραμμέναις σκευασίαις πρὸς τοὺς ἐγχρονίζοντας.
ἀσφοδέλου ῥίζαν ἐν ὄξει ἑψήσας καὶ τρίψας ἐπίχριε. ἄγνου
τὰ φύλλα τρίψας ὄξος ἐπιβαλὼν ὀλίγον κατάπλασσε. καπ-
πάρεως τὰ φύλλα τρίψας μετ᾽ ὄξους ἐπιτίθει. λαπάθου ἡμέ-
ρου τὸν φλοιὸν τῆς ῥίζης μετ᾽ ὄξους λεάνας κατάπλασσε προ-

extergentium et repurgantium erit uſus, et poſtea ſane ſub-
ſcriptarum item compoſitionum.

[*Criſpi amici ad recentes in mento, ſive alia faciei
parte lichenas.*] Tritici grana multa in incudem imponito,
deinde laminam aeris igni candefactam tritico ſuperponito
et reſolutum ab eo liquorem calidum adhuc auferto ac ſu-
per lichenas linito. Hoc ſolo multos curatos ſcimus. *Aliud.*
Malvae agreſtis ſemen tenerum adhuc colligito, mundato ac
tundito ſuccumque reponito, atque eo aſſidue illinito. *Aliud.*
Portulacae ſuccum aſſidue illinito. *Aliud.* Oleae Aethiopi-
cae lacrimam cum aqua terito et pauco adjecto ſtyrace
miſceto et imponito. *Aliud.* Ulmi lacrimam aqua diſſo-
lutam imponito. Quod ſi inveterati ſint lichenes, ſequentes
compoſitiones adhibendae ſunt, aſphodeli radicem aceto co-
ctam et tritam illinito. Viticis folia trita cum aceto impo-
nito. Capparis folia trita cum aceto imponito. Rumicis hor-
tenſis radicis corticem ex aceto tritum loco prius cum ni-

Ed. Chart. XIII. [466. 467.]   Ed. Baf. II. (226.)

εκνιτρώσας. χαμαιλέοντος ῥίζαν ἐν ὄξει ἐψήσας καὶ τρίψας
κατάπλασσε. πρὸς δὲ τὴν τῶν λειχήνων ἐπιμέλειαν, ἐπεὶ τὰ
κατὰ μέρος πολλά ἐστι καὶ ποικίλα, ἐν μέρει περὶ ἑκάστου
ἐρῶ, ἄρξομαι δὲ ἀπὸ σῶν λεγομένων τροχίσκων.

[Τροχίσκος λειχηνικός.] ♃ Κόλλης τεκτονικῆς ⊲ δ'.
ἐν ἄλλῳ δραχμὰς β'. θείου ἀπύρου ⊲ β'. χαμαιλέοντος δρα-
χμὰς δ'. λιβανωτοῦ ⊲ β'. ὄξους κοτύλης S''. ἡ κόλλα ὄξει
διαλύεται, εἶτα ἐπιβάλλεται τοῖς ξηροῖς. ἐπὶ δὲ τῆς χρήσεως
ὄξει διαλύων, ὅσον ἔξαρκεῖ θερμαίνων ἐπιτίθει. ἐν ἄλλοις
ἴσα ἔχει. ἄλλος. ♃ χαμαιλέοντος, θείου ἀπύρου ἀνὰ ⊲ δ'.
ἐλαίας Αἰθιοπικῆς δακρύου δραχμὰς β'. λιβανωτοῦ δραχμὴν
μίαν, ὄξους ὅσον ἔξαρκεῖ. [467] παρ' ἄλλοις. ♃ ἀλκυονίου
⊲ β'. χαμαιλέοντος μέλανος δραχμὰς δ'. πυρέθρου ⊲ β'.
θείου ἀπύρου δραχμὰς δ'. λιβανωτοῦ ⊲ δ'. ταυροκόλλης δρα-
χμὰς δ'. ὄξους δριμυτάτου κοτύλας δ'. ἄλλος. ♃ ἐλαίας Αἰ-
θιοπικῆς δραχμὰς δ'. θείου ἀπύρου ⊲ δ'. ἀλκυονίου ⊲ η'.
ἀφρονίτρου δραχμὰς η'. ἄλικος ἐν ὄξει ἐψημένου ⊲ η'. τὸ
αὔταρκες ὄξους. ἄλλος. ♃ ἀλκυονίου κεκαυμένου ⊲ β'.

tro praeparato imponito. Chamaeleonis radicem aceto co-
clam et tritam imponito. Caeterum quum ad lichenum cu-
rationem multa et varia medicamenta exiftant, particula-
tim de fingulis tranfigam, initio e paftillis fumpto.

[Paftilli lichenici.] ♃ Glutinis fabrilis drach. iv, alii
duas habent, fulfuris vivi drach. ij, chamaeleonis drach.
iv, thuris ʒ ij, aceti heminae dimidium, glutinum aceto dis-
folvitur, deinde aridis adjicitur. Ufus tempore, quantum fa-
tis eft, aceto diffolvito calidumque imponito. In aliis ex-
emplaribus fingulorum par pondus continetur. *Aliud.* ♃
Chamaeleonis, fulfuris vivi, utriusque ʒ iv, lachrymae oleae
Aethiopicae ʒ ij, thuris ʒ j, aceti quantum fatis eft, juxta
alios. ♃ Alcyonii drach. ij, chamaeleonis nigri drach. iv,
pyrethri ʒ ij, fulfuris vivi drach. iv, thuris drach. iv, glu-
tini drach. iv, aceti acerrimi heminas iv. *Alius.* ♃ Lacri-
mae oleae Aethiopicae drach. iv, fulfuris vivi drach. iv,
alcyonii ʒ octo, fpumae nitri drach. viij, alicae aceto coctae
drach. viij, aceti quod fatis eft. *Alius.* ♃ Alcyonii ufti ʒ ij,

χαμαιλέοντος μέλανος ◄ δ'. ἀσφοδέλου ῥίζης ◄ δ'. θείου
ἀπύρου ◄ β'. λιβανωτοῦ ◄ β'. πυρέθρου ◄ β'. νίτρου
ἀφροῦ ◄ β'. ταυροκόλλης ◄ δ'. ὄξους τὸ αὔταρκες. ἐπιτει-
νομένης δὲ τῆς διαθέσεως καὶ τυλώδους γενομένης, χρηστέον
ταῖς ὑπογεγραμμέναις σκευασίαις. ὑγρὰ πρὸς λειχῆνας διαθέ-
σεις. ♃ μίσυος ξενικοῦ, λιβάνου, σμύρνης σχιστῆς, ἑκάστου
◄ η'. ἀλόης, θείου ἀπύρου ἀνὰ ◄ δ'. ἀναλάμβανε γλυκεῖ,
ὥστε γλοιοῦ ἔχειν τὸ πάχος, καὶ δὶς ἢ τρὶς τῆς ἡμέρας προα-
ποσμήχων ἐπίχριε καὶ ἔξωθεν ἐπιτίθει φυλακῆς χάριν τοῦ
φαρμάκου, κύστεως· ὑμένα ἢ ὠοῦ τῶν λεπύρων ἢ χλωρῶν
φύλλων ὅσον ἐξαρκεῖ. ἄλλο. ♃ μίσυος ◄ δ'. ἀκακίας ◄β'
λεπίδος χαλκῆς ◄ δ'. θείου ἀπύρου ◄ στ'. χαλκίτεως ◄ η'.
κόμμεως ◄ η'. ὄξους ὅσον ἐξαρκεῖ. ὅταν δὲ διαλυθῇ, ἀμόρ-
γην ἐπιβαλὼν καὶ ἀνακόψας ἐπιμελῶς ἀνελόμενος χρῶ, ὡς
προείρηται. ἄλλο. ♃ θείου ἀπύρου, λιβάνου, σμύρνης, χαλ
κάνθου, μίσυος ὠμοῦ ἑκάστου ◄ β'. κόμμεως ◄ δ'. ὄξει
διαλύσας καὶ κεδρίνῳ ἐλαίῳ ὅσον ἐξαρκεῖ χρῶ ὁμοίως.

chamaeleonis nigri drach. iv, radicis afphodeli 3 iv, ful-
furis vivi drach. ij, thuris 3 ij, pyrethri drach. ij, fpumae
nitri 3 ij, glutinis drach. iv, aceti quod fatis eft. Porro ex-
tenta jam affectione et callofa reddita, fequentibus utendum
eft medicamentis. *Humida ad impetigines affectus.* ♃ Mi·
fyos peregrini, thuris, myrrhae, aluminis fciffi, fingulorum
drach. viij, aloës, fulfuris vivi, utriusque 3 iv, excipe paffo,
ut ftrigmentitiam fpiffitudinem accipiant et bis aut ter in
die praefrictis illine, forinfecus autem confervandi medica-
menti gratia veficae pelliculam aut ovi teftam aut viridia
folia quantum fatis eft impone. *Aliud.* ♃ Mifyos 3 iv, aca-
ciae drach. ij, fquamae aeris 3 iv, fulfuris vivi 3 vj, chal-
citidis drach. viij, gummi drach. octo , aceti quod fatis eft,
in quo, ubi gummi diffolveris reliquaque admifcueris, amur-
cam injice et probe conquaffata reconde ac utere, ut di-
ctum eft. *Aliud.* ♃ Sulfuris vivi, thuris, myrrhae, atra-
menti futorii, mifyos crudi, fingulorum drach. ij, gummi
drach. iv, aceto et cedrino oleo quod fatis eft diffolvito
eodemque utere modo.

Ed. Chart. XIII. [467.]   Ed. Baf. II. (226.)

[᾿Εκ τῶν Ζεύξιδος·] 4 Χαλκίτεως ὠμῆς, μίσυος ὠμοῦ,
σμύρνης ᾿Αμιναίας, θείου ἀπύρου τὸ ἴσον, κόμμεως τὸ δι-
πλοῦν, ὄξει διαλύσας, ἀναλάμβανε κεδρίνῳ ἐλαίῳ· δεῖ δὲ τὸ
κέδρινον πρότερον ἕψειν, ὡς μέλιτος ἔχειν πάχος. ἄλλο Διο-
δώρου. 4 δάκρυον Αἰθιοπικῆς ἐλαίας < η΄. κόμμεως < μ΄.
χαλκάνθου δραχμὰς ιστ΄. θείου ἀπύρου < ι΄. λιβάνου < ι΄.
ἰοῦ < ι΄. ἀκακίας < ι΄. σμύρνης ᾿Αμιναίας < ι΄. ὄξους τὸ
αὔταρκες, καὶ ὅταν διαλυθῇ καὶ λειότατον γένηται, ἕκαστον
αὐτῶν ἀναλάμβανε συνεστραμμένῃ ἀμόργῃ καὶ ἀνελόμενος
χρῶ, συναπτέον δὲ τούτοις καὶ ἄλλας σκευασίας.

[Περίχριστος ἐφθὴ πρὸς λειχῆνας χρονίους, ὥστε χωρὶς
ἑλκώσεως ἀπαλλάττειν.] 4 Χαλκάνθου, τήλεως ἀληλεσμένης,
καρδαμώμου ἀνὰ δραχμὰς β΄· μελανθίου δραχμὴν μίαν S΄΄.
συκῆς ἡμέρου φύλλων δραχμὴν μίαν S΄΄. ὄξους δριμέος τὸ
ἱκανὸν, λεῖα ποιήσας μίξον ὥστε μέλιτος ἔχειν τὸ πάχος,
εἶτα ἕψε, καὶ ὅταν μέλαν γένηται καὶ συνεστραμμένον, αἴρων
ἐπίχριε προαπονίπτων αὐτούς.

[Ex fcriptis Zeuxidis. Aliud.] 4 Chalcitidis crudae,
mifyos crudi, myrrhae Aminaeae, fulfuris vivi, fingulorum
aequales partes, gummi duplum aceto diffolutum, excipe
oleo cedrino. Verum cedrinum prius coquere oportet, us-
que ad mellis craffitudinem. Aliud Diodori. 4 Lacrimae
oleae Aethiopicae drach. xx, gummi drach. xl, vitrioli drach.
fedecim, fulfuris vivi drach. x, thuris drach. x, aeruginis
drach. x, acaciae drach. x, myrrhae Aminaeae drach. x,
aceti quod fatis eft. Et ubi diffoluta fuerint fingula ac lae-
viffima reddita, excipe amurca condenfata et repofitis utere.
Adnectantur porro et aliae compofitiones.

[Illitus coctus ad lichenas inveteratos, qui citra ul-
cerationem fanat.] 4 Chalcanthi, foenigraeci moliti, carda-
momi, fingulorum drach. ij, melanthii ℥ j ß, foliorum ca-
prifici ℥ j ß, aceti acerrimi quod fatis eft. Laevigata ad
mellis fpiffitudinem reducito, deinde coquito et poftquam
nigrum factum fuerit et condenfatum medicamentum, tol-
lito, illinito, infuperque lichenas abluito.

ΤΩΝ ΚΑΤΑ ΤΟΠΟΥΣ ΒΙΒΛΙΟΝ Ε. 835

Ed. Chart. XIII. [467. 468.]   Ed. Baf. II. (226. 227.)

[Ἡρακλείδου Ταραντίνου λειχηνικὴ, ὥστε χωρὶς ἑλκώ
σεως ἀπαλλάττειν.] 2μ Ἀλφίτων δραχμὰς ή. ταυροκόλλης
δραχμὰς στ'. χαλκάνθου δραχμὰς δ'. χαλκίτεως δραχμὰς δ'.
θείου ἀπύρου δραχμὰς δ'. ἀφρονίτρου δραχμὰς στ'. (227)
ἀλκυονίου δραχμὰς δ'. σμύρνης Ἀμιναίας ⟨ β'. ὄξους κο
τύλας γ'. Διονυσίου συμμαθητοῦ, ὥστε δίχα ἑλκώσεως ἀπαλ
λάττειν. 2μ ἀλεύρου κριθίνου ξε α'. χαλκάνθου γο α'. λα
πάθου ἀγρίου τῶν ῥιζῶν τῶν φλοιῶν δραχμὴν μίαν. θείου
ἀπύρου ⟨ α'. σμύρνης γο α S''. κόμμεως γο α'. ὄξους κοτύ
λας στ'. ἕψε λαπάθου ῥίζαν. ὅταν δὲ διαλυθῇ, ἐξελὼν τρῖβε,
τὸ δὲ κρίθινον [468] λαβὼν εἰς τὸ λειπόμενον ὑγρὸν ἕψε, καὶ
ὅταν εὖ ἔχῃ, ἐπίβαλε τὰ λοιπὰ καὶ ἀνελόμενος χρῶ.
[Σωκρατίωνος ἐφθή.] 2μ Ἄλικος ἀληλεσμένου ξε στ'.
θείου ἀπύρου ⟨ ιστ'. μίσυος ξενικοῦ δραχμὰς ιστ'. χαλκί
τεως ⟨ ιστ'. κιμωλίας δραχμὰς ιστ'. ἀφρονίτρου ⟨ ή. ἀλ
κυονίου δραχμὰς ή. σχιστῆς δραχμὰς ή. ἀσφοδέλου ῥίζης
⟨ ή. σμύρνης δραχμὰς ή. λιβάνου δραχμὰς ή. ἐλαίας

[Heraclidae Tarentini litus lichenicus, fanat citra
ulcerationem.] 2μ Polentarum drach. viij, glutini drach. fex,
atramenti futorii drach. quatuor, chalcitidis drach. quatuor,
fulfuris vivi drach. iv, fquamae nitri drach. vj, alcyonii
drach. quatuor, myrrhae Aminaeae drach. duas, aceti heminas tres. Dionyfii condifcipuli, fanat citra ulcerationem.
2μ Farinae hordeaceae fextarium unum, atramenti futorii
unciam unam, corticum radicum rumicis filveftris fextarinm
unum, fulfuris vivi unciam unam, myrrhae fefquiunc.
gummi unciam unam, aceti heminas fex. Rumicis radicem
coquito et ubi difloluta fuerit extractam terito, hordeacem
vero farinam in refiduum liquorem conjectam coquito, atque
ubi recte habuerit, reliqua injicito et ablatis utitor.
[Illitus Socrationis coctus.] 2μ Farinae alicae fextarios fex, fulfuris vivi ℥ xvj, mifyos peregrini drach. xvj,
cimoliae ℥ xvj, chalcitidis drach. xvj, fpumae nitri ℥ viij,
alcyonii drach. viij, aluminis fcifli ℥ viij, radicis afphodeli
℥ viij, myrrhae drach. octo, thuris drach. octo, lacrimae

Ed. Chart. XIII. [468.]   Ed. Baf. II. (227.)

δακρύου < η'. ἀμμωνιακοῦ θυμιάματος δραχμὰς η'· ὄξους
κοτύλας γ'. ἕψε ἀλκυόνιον ἀσφόδελον ὄξος, ὅταν δὲ εἰς ἥμισυ
καταντλήσῃ, διυλίζε. ἐκ δὲ τοῦ διυλίσματος ἀνάλυε ἀμμωνια-
κὸν καὶ σμύρναν, λίβανον, ἐλαίας δάκρυον, εἶτα τρίβεται,
εἶτα ἐπιβάλλεται τούτοις τὰ ξηρά. τὸν δὲ ἄλικα ἕψε ἐν τῷ
ὑπολειφθέντι ὑγρῷ, καὶ ὅταν διαλυθῇ, ἐπίβαλλε τοῖς λοιποῖς
καὶ τρῖβε ὁμοῦ καὶ χρῶ. ἐν ἄλλαις συναγωγαῖς ἔχει οὕτω.
♃ θείου ἀπύρου, μίσυος ξενικοῦ, χαλκίτιδος, ἑκάστου < ιστ'.
νίτρου σχιστοῦ, ἀλκυονίου, ἀσφοδέλου ῥίζης, λιβανωτοῦ,
ἐλαίας δακρύου, κιμωλίας γῆς, ἀμμωνιακοῦ θυμιάματος, ἑκά-
στου ἀνὰ < η'. ὄξους Κ⳨ α'. ἄλλη σφόδρα ἐνεργής· ♃ ὄξους
δριμυτάτου ξε στ'. ἀλεύρου κριθίνου ξε β'. μάννης ξε α'.
λαπάθου ἀγρίου ῥίζης δραχμὰς η'. ἑλλεβόρου λευκοῦ < ι'.
ἀλκυονίου δραχμὰς ιε'. καρδαμώμου < α'. κιμωλίας γῆς < η'.
ταυροκόλλης δραχμὰς ιστ'. ἀφρονίτρου < ιστ'. ἁλικακάβου
δέσμιον χειροπληθὲς τῶν ἀκρεμόνων χλωρῶν συντίθει. ἐπεὶ
δὲ οἱ πολλοὶ τὰς μὲν τῶν ἐπιχριομένων φαρμάκων δυνάμεις

oleae drach. octo, ammoniaci thymiamatis drach. octo, aceti
heminas tres.   Alcyonium et afphodelum in aceto coquito,
ubi vero ad dimidias redactum fuerit percolato et in cola-
mento ammoniacum, myrrham, thus, oleae lacrimam dis-
folvilo, deinde terito aridaque injicito, alicam vero in re-
fiduo liquore coquito et diffolutam reliquis adjicito, fimul-
que terito ac utitor. *In aliis collectaneis fic habet.* ♃
Sulfuris vivi, mifyos peregrini, chalcitidis, fingulorum drach.
xvj, nitri, aluminis fciffi, alcyonii, radicis afphodeli, thu-
ris, lacrimae oleae, terrae cimoliae, ammoniaci thymia-
matis, fingulorum drach. octo, aceti heminam unam. *Alius
valde efficax.* ♃ Aceti acerrimi fextarios fex, farinae hor-
dei fextarios duos, mannae fextarium unum, radicis rumi-
cis agreftis drach. octo, veratri albi drach. x, alcyonii
drach. xv, cardamomi drach. quatuor, terrae cimoliae drach.
viij, glutinis drach. xvj, fpumae nitri drach. xvj, halicacabi
virgultorum viridium manipulum. Componito Quandoqui-
dem vero multi medicamentorum quae illinuntur compo-

παραιτοῦνται, αἱροῦνται δὲ μᾶλλον τὰς τῶν ἐμπλάστρων
ἐπιθέσεις, αἵτινες οὔθ᾽ ἱδρώτων ἐπιγενομένων περιῤῥέουσιν
οὔτε ξηραινόμεναι περιτείνουσι τὸν χρῶτα, συναπτέον ἂν
εἴη καὶ τὰς τοιαύτας σκευασίας.

[Ἔμπλαστρα λειχηνικὰ, ὥστε χωρὶς ἑλκώσεως ἀπαλ-
λάττειν.] ♃ Κηροῦ, πίσσης ἑφθῆς, λιβανωτοῦ, τερμινθίνης,
θείου ἀπύρου, ἑκάστου ἀνὰ λίτραν S''. τὰ τηκτὰ κατὰ τῶν
ξηρῶν. ἄλλο. ♃ λιβάνου < η'. στυπτηρίας < η'. χαλκάν-
θου < η'. θείου ἀπύρου δραχμὰς δ'. ταυροκόλλης < δ'. χα-
μαιλέοντος ῥίζης δραχμὰς δ'. κηροῦ < η'. πίσσης ὠμῆς κοτύλας
β'. ἕψε πίσσαν, ταυροκόλλαν, καὶ ὅταν συστραφῇ, ἐπίβαλλε
κηρὸν, καὶ κατέρα κατὰ τῶν ξηρῶν καὶ ἀνελόμενος χρῶ.

[Ἄλλο ποιεῖ πρὸς τοὺς ἐπαιρομένους λειχῆνας, ὥστε
καταστέλλειν τὰ δοκοῦντα ὑπολείπεσθαι.] ♃ Μάννης λιβά-
νου, πίσσης ἀνὰ < η'. ἀσφάλτου < η'. κηροῦ δραχμὰς η'.
πιτυΐνης < η'. θείου ἀπύρου δραχμὰς η'. ἐλαίου Κυπρίνου

fitiones recufant, amantque magis emplaftrorum impofitio-
nes, utpote quae neque fudoribus obortis diffluunt, neque
reficcata cutem circumtendunt, etiam ipforum praeparatio-
nes fubjungendae funt.

[*Emplaftra lichenica, quae citra exulcerationem li-
berant.*] ♃ Cerae, picis coctae, thuris, terebinthinae, ful-
furis vivi, fingulorum librae dimidium, liquabilia cum ari-
dis committito. *Aliud.* ♃ Thuris ℥ viij, aluminis ℥ viij,
chalcanthi drach. viij, fulfuris vivi drach. iv, glutinis drach.
iv, radicis chamaeleonis drach. iv, cerae drach. octo, picis
crudae heminas duas. Picem et glutinum coquito, atque
ubi condenfata fuerint, ceram injicito, aridisque affundito
ac repofitis utitor.

[*Aliud facit ad lichenas elevatos, adeo ut reprimat
ea, quae refidua putantur.*] ♃ Mannae thuris, picis, utri-
usque ℥ octo, bituminis ℥ viij, cerae ℥ viij, refinae pinus
℥ octo, fulfuris vivi drach. viij, olei Cyprini parum. Co-

Ed. Chart. XIII. [468. 469.]   Ed. Baf. II. (227.)
ὀλίγον, ἔψε, ὡς προείρηται, καὶ ἀνελόμενος χρῶ καὶ ἔμπλασσε
εἰς ὀθόνιον ἢ δέρμα λεπτόν.

[᾽Άλλο χωρὶς ἑλκώσεως ἀπαλλάττει.] 2ζ Πίσσης βρυ-
τίας ὑγρᾶς ξε α'. μάννης λίτραν α'. θείου ἀπύρου λίτραν α'.
θερμίνου ἀλεύρου λίτραν α'. συντίθει κατὰ τρόπον, εἶτα
ἐπίβαλλε χαλβάνης γο β'. ἔστι δὲ τῶν ἄγαν σπουδαίων. ἐν
ἄλλαις γραφαῖς οὐκ ἔχει τὸ ἄλευρον, οὐδὲ τὴν χαλβάνην.

[469] [Φιλώτου λειχηνικὸν ἐπιτετευγμένον χωρὶς ἑλ-
κώσεως ἀπαλλάττει. ἐδόθη ὑπὸ Φιλώτου τοῦ ἑταίρου, διὰ
στίχων ἀναγέγραπται.] 2ζ Χαλκίτεως ὀπτῆς, χρυσοκόλλης,
μίσυος ὀπτοῦ, λεπίδος χαλκοῦ, διφρυγοῦς, ἁλὸς ἀμμωνια-
κοῦ, γῆς Ἐρετριάδος, ἑκάστου ἀνὰ < δ'. θείου ἀπύρου < ιβ'.
χαλκάνθου, λίθου ᾽Ασίου τὸ ἄνθος, χαλκοῦ κεκαυμένου ἀνὰ
< στ'. σώρεος < ε'. στυπτηρίας ὑγρᾶς < δ'. ἅπαντα ταῦτα
λεάνας, εἶτα ἐπιβάλλων κοτύλας ιβ'. ὄξους, τρῖβε ἐπιμελῶς
ἐν ἡλίῳ, ἐν ταῖς ὑπὸ κύνα ἡμέραις ε'. ἕως ἂν ξηρανθῇ τὸ
φάρμακον. σκευαζέσθω δὲ ἐν ἄλλῃ θυείᾳ λιβανωτοῦ γο α'.
σμύρνης γο β'. ἀλόης γο α'. λαδάνου γο γ'. ὀποπάνακος γο γ'.

quito, ut dictum eſt, et ſublatis utitor in linteolum aut pel-
liculam tenuem infartis.

[*Aliud citra ulcerationem removet.*] 2ζ Picis brutiae
liquidae fextarium unum, mannae lib. j, fulfuris vivi lib. j,
farinae lupinorum lib. j, pro confuetudine componito, de-
inde galbani fextantem adjicito. Eſt hoc ex valde probatis.
Alia exemplaria farinam non habent, neque galbanum.

[*Emplaſtrum lichenicum Philotae, citra ulceratio-
nem ſanans. Exhibitum eſt a Philota ſodali per verſus
ſcriptum*] 2ζ Chalcitidis affatae, chryfocollae, mifyos affati,
fquamae aeris, diphrygis, falis ammoniaci, terrae Eretriae,
ſingulorum ℥ iv, fulfuris vivi ℥ xij, chalcanthi, floris lapi-
dis Afii, aeris ufti, fingulorum ℥ vj, foreos ℥ v, aluminis
liquidi ℥ iv. Haec omnia terito, deinde aceti heminis xij
affufis, per dies v fub canicula foli expofita itidem probe
terito, donec medicamentum redditum fuerit aeruginofum,
ficcumve. Porro in alio mortario thuris ℥ j, myrrhae fex
tans, aloës ℥ j, ladani quadrans, opopanacis quadrans, aceto

ὄξει διαλυθέντα, ὡς γλοιοῦ ἔχειν πάχος, καὶ ὅταν εὖ ἔχῃ,
ἐπίβαλε τοῖς ἐν ἡλίῳ λεανθεῖσι καὶ πάλιν τρῖβε, καὶ τού-
τοις ἐπίβαλε κεκομμένης καὶ σεσησμένης λεπτοτάτῳ κοσκίνῳ
ἀριστολοχίας στρογγύλης καὶ μακρᾶς ἀνὰ < α'. ὅταν δὲ ἤδη
ἐμπλαστρώδη τὰ τριβόμενα γένηται, ἐπίβαλε τὰ τηκτὰ, τήξας
πρότερον καὶ ψύξας. ἔστι δὲ ταῦτα. ♃ κηροῦ < ρι'. τερ-
μινθίνης < κ'. χαλβάνης < θ'. ἐλαίου κοτύλην α'. καὶ μα-
λάξας ἐπιμελῶς ἀνελόμενος χρῶ. κείμενον δὲ τὸ φάρμακον
διπρόσωπον γίνεται. τῆς δὲ διαθέσεως ἐμμόνου γενομένης
καὶ πρὸς τὴν τῶν φαρμάκων ἐπίθεσιν ἀντιβαινούσης χρη-
στέον τοῖς λεγομένοις ἐκδορίοις, καὶ γὰρ ἀφιστᾶσι τὴν ἐπι-
φάνειαν ἐκ προχείρου.

[Περὶ ἐκδορίων.] Ἐκδόριον λειχήνων. ταύτῃ Πάμφιλος
χρησάμενος ἐπὶ Ῥώμης πλεῖστον ἐπορίσατο ἐπικρατούσης
ἐν τῇ πόλει τῆς μεντάγρας λεγομένης. ♃ λεπίδος χαλκῆς
< στ'. ἀρσενικοῦ < δ'. σανδαράχης < δ'. χαλκοῦ κεκαυμέ-
νου < α' Ϛ''. ἐλλεβόρου λευκοῦ < α' Ϛ''. κανθαρίδων κοι-
λιδίων < α' Ϛ''. ἕκαστον τρῖβε κατ' ἰδίαν. εἶθ' ὁμοῦ μίξας

diffoluta ad ftrigmentitiam craffitudinem praeparentur, at-
que ubi recte habuerint, ad ea quae in fole laevigata funt
adjiciantur, rurfusque terantur, addaturque ariftolochiae ro-
tundae et longae, utriusque tufae et tenuiffimo cribro ex-
cuffae ℥ j. Poftquam vero jam trita emplaftri formam acce-
perint, liquabilia prius liquefacta et frigefacta injicito. Sunt
autem haec. ♃ Cerae ℥ cx, terebinthinae ℥ xx, galbani
℥ ix, olei hemin, j, et probe emollitis ac repofitis utitor.
Hoc medicamentum duplicem afpectum videntibus exhibet.
Caeterum fi affectio pertinacius perfeveret et medicamen-
torum impofitionem refpuat, excoriatoriis appellatis reme-
diis utendum erit, prompte enim fuperficiem avellunt.

[De excoriatoriis lichenum.] Excoriatorium liche-
num, quo Pamphilus Romae ufus plurima lucratus eft,
quum in urbe mentagra appellatus morbus invalefceret.]
♃ Squamae aeris ℥ vj, auripigmenti ℥ iv, fandarachae ℥ iv,
aeris ufti ℥ i ß, veratri albi ℥ i ß, ventrium cantharidum
℥ i ß. Singula per fe terito, deinde fimul mixta cedria ex-

ἀναλάμβανε κεδρίᾳ, καὶ γλοιοῦ ποιήσας τὸ πάχος κατάθου
εἰς πυξίδα Κυπρίου χαλκοῦ. ἐπὶ δὲ τῆς χρήσεως νίτρῳ καὶ
ὄξει βραχεῖ ἀποσμήχων τὰς λειχῆνας ἐπίχριε, σπαθομήλῃ χρώ-
μενος καὶ παρατρίβων, ἔπειτα ἀποσμήξας ἀπόξυε καὶ πάλιν
ἐπιτίθει τὸ φάρμακον. ἔπειτα δὶς καὶ τρὶς τοῦτο ποιήσας.
ὥστε κούφως ἀποξύειν, πάλιν ἐπιτιθέναι πειρῶ σκεπάζων
τοὺς ἐπιχρισθέντας τόπους ὑμένι κύστεως βοείας ἢ ἑτέρου
τινὸς ζῴου, καὶ γὰρ τὸ φάρμακον ἀδιάῤῥευστον φυλάττει καὶ
κοῦφόν ἐστι. μετὰ δὲ τὴν τοῦ ὑμένος ἀφαίρεσιν ἐπιθέσει
ταινιδίου κούφως ἐπιδήσας ἔα. καλὸν μὲν διανυκτερεύειν· εἰ
δὲ μή γε, μέχρις ὡρῶν τινων, ἕως φλυκταίνας γενέσθαι ἰχῶ-
ρας περιεχούσας παχεῖς καὶ κολλώδεις, εἶτα λούεσθαι παραι-
νοῦμεν καὶ παρατείνειν ἐν τῷ βαλανείῳ. καὶ γὰρ τοῦτο συν-
εργεῖ τῇ τοιαύτῃ θεραπείᾳ, ἔστω δὲ θερμὸν τὸ βαλανεῖον.
εἰ δέ τι κωλύει βαλανείῳ χρῆσθαι, ἀποπυριατέον θερμῷ
ὕδατι πολλῷ, εἶτα περιμάττειν χρὴ καὶ καταπλάττειν ἄρτῳ
φυραθέντι ὑδρομέλιτι. ῥυπαρῶν δὲ γενομένων τῆς χλωρᾶς
ἐπιτίθει σπλήνιον, προσλαβὼν ὀλίγον τοῦ ἐκδορίου. ἰχώρων

cipito, et ad ſtrigmenti craſſitudinem reducta pyxide aeris
Cyprii reponito. Uſu autem expetente, nitro et aceto exi-
guo perfrictis lichenibus, medicamentum hoc cum ſpatula
illine ac affrica, deinde interjecto ſpatio derade, rurſusque
medicamentum impone, deinde ubi bis vel ter hoc feceris,
quo facile deradi poſſit, rurſus imponere tenta, illitis locis
veſicae bubulae aut alterius cujusdam animalis pellicula in-
tectis, haec enim medicamentum ne defluat, conſervat et
alias levis eſt, poſt pelliculae autem impoſitionem faſciola
leviter obligatum ſinito. Praeſtiterit quidem per noctem ad-
haerere aut ſaltem ad aliquot horas, usquequo bullas ex-
citet ſaniem complectentes craſſam et glutinoſam. Deinde
vero lavare praecipimus et in balneo morari, nam et hoc
ad hanc curationem auxiliatur, ſit autem calidius balneum.
Quo ſi quid uti prohibeat, fomentum aquae multae calidae
adhibendum eſt, quo deterſo panis ex aqua mulſa ſubactus
cataplasmatis modo imponatur. Porro ubi ſordida jam ſacta
fuerint ulcera, ſplenium ex emplaſtro viridi imponito, exi-

δὲ ἐκκρινομένων καὶ μηδεμιᾶς ἐπικειμένης ἐφελκίδος, ἐπιτίθει
λευκὸν σπλήνιον, καὶ ταύτῃ χρῶ τῇ θεραπείᾳ μέχρι παντε-
λοῦς ἀπουλώσεως, ἀποπυριῶν τε καθ᾽ ἑκάστην ἡμέραν καὶ
νεαρῷ χρώμενος σπληνίῳ. μετὰ δὲ τὴν παντελῆ ἀπούλωσιν
ὑπολειπομένης τινὸς ὑποψίας, χρηστέον ταῖς αὐταῖς ἀγωγαῖς.
πρὸ δὲ τῆς τῶν ἐκδορίων (228) ἐπιθέσεως περιλαμβάνειν
δεῖ τὰ ἔξωθεν τοῦ λειχῆνος φαρμάκου ἀφλεγμάντου σπλη-
νίῳ, προσχαριζόμενον τῇ ἐξωτάτῳ γραμμῇ τοῦ λειχῆνος μι-
κρόν τι τῶν ἀπαθῶν σωμάτων. αὕτη κοινὴ ἐπιμέλεια τῆς
μεντάγρας.
[470] [᾽Αξιορίου.] ℞ Λεπίδος χαλκοῦ ᜉ στ΄. χαλ-
κάνθου ᜉ δ΄. κανθαρίδων ᜉ α΄ S΄΄. ἐλλεβόρου λευκοῦ ᜉ
α΄ S΄΄. σανδαράχης ᜉ α΄. κεδρίᾳ ἀναλάμβανε.
[᾽Άλλο ᾽Απίου Φάσκου πρὸς τὰς μεντάγρας, ὥστε
χωρὶς οὐλῆς ἀποθεραπεύειν. ποιεῖ δὲ καὶ πρὸς ἀλωπεκίας
χρονίας.] ᾽Επίχριε δὲ τὰς μὲν ἀλωπεκίας ἐν ἡλίῳ ἢ παρὰ
πυρί. φλυκταίνης δὲ γενομένης βελόνῃ χρὴ διακεντεῖν, ὑγρου

gua parte de excoriatorio adjecta. Caeterum fanie exclufa
et nulla cruftula ulceri incumbente, fplenium album impo-
nito, atque hac curandi ratione donec cicatrix penitus in-
ducatur utitor, fingulis diebus fomentum adhibens et novum
fplenium imponens. Poft cicatricem plene inductam, fi qua
fufpicio reliqua fit, eodem curationis ductu utendum eft. An-
tequam vero excoriatoria imponantur, circumfitas et vicinas
licheni partes medicamentum aliquo inflammationem arcente
in fplenio excepto integere ac tueri oportet, nimirum li-
chene fua extrema linea femper parum quiddam ex fanis
corporibus affricante et invadente. Haec communis menta-
grae curatio eft.

[*Aliud excoriatorium Axiorii.*] ℞ Squamae aeris ℥
fex, atramenti futorii ℥ iv, cantharidum ℥ j ß, veratri albi
℥ j ß, fandarachae drach. j, excipe cedria.

[*Aliud Apii Phafci, ad mentagras, quod citra cica-
tricis vefligium fanat. Facit et ad alopecias inveteratas.*]
Caeterum alopecias in fole aut ad ignem illinito et bulla
excitata, eam acu perpungito ac humore exclufo cum ce-

δὲ ἐκκριθέντος κηρωταῖς ἀποθεραπεύειν. μετὰ δὲ τὴν ἀπού-
λωσιν ἐκφύουσιν αἱ τρίχες. καὶ ταῦτα μὲν ἐπὶ τῶν ἀλωπε-
κίων. ἐπὶ δὲ τῶν λειχήνων χρηστέον καθὰ προείρηται, τὸ δὲ
φάρμακον ἔχει οὕτως. 24 σανδαράχης ⊰ β΄. ἀρσενικοῦ ⊰ β΄.
λεπίδος χαλκοῦ ⊰ β΄. ἐλλεβόρου μέλανος ⊰ α΄. ἐλατηρίου
⊰ α΄. κανθαρίδος τῆς κοιλίας ⊰ α΄. ἀναλάμβανε κεδρίᾳ.
ἄλλο. 24 κανθαρίδων ⊰ α΄ S΄΄. ἐλλεβόρου λευκοῦ ⊰ α΄ S΄΄.
ἀρσενικοῦ ⊰ β΄. λεπίδος χαλκοῦ τὸ ἴσον, χαλκάνθου ⊰ α΄.
σκαμμωνίας ⊰ β΄. ἀναλάμβανε κεδρίᾳ. ἄλλο. 24 ἀρσενικοῦ
κεκαυμένου ⊰ β΄. λεπίδος Κυπρίας ⊰ στ΄. χρυσοκόλλης ⊰ α΄.
χαλκάνθου ⊰ α΄. ἐλλεβόρου μέλανος ⊰ α΄. σχιστῆς ⊰ α΄.
θαψίας χυλοῦ ⊰ α΄. σκαμμωνίας ⊰ α΄. κανθαρίδων ⊰ α΄.
κεδρίας τὸ αὔταρκες.

[Ἔμπλαστρα χλωρὰ λειχηνικά.] Μετὰ δὲ τὴν ἐκδορίων
χρῆσιν ἔμπλαστρα χλωρὰ καὶ λευκὰ ἐπιτιθέναι δεῖ. εὔλογον
δ᾽ ἂν εἴη καὶ τὰς τούτων σκευασίας ἀναγράφειν.

[Χλωρὸν ᾧ ἐχρήσατο Πάμφιλος ἐπὶ τῆς μεντάγρας
λεγομένης μετὰ τὴν ῥῆξιν τῆς φλυκταίνης.] 24 Κηροῦ λί-

ratis curationem perficito, poft inductam enim cicatricem
enafcuntur pili. Atque haec quidem in alopeciis, in licheni-
bus vero velut praedictum eft utitor. Medicamentum ipfum
hoc modo habet. 24 Sandarachae ʒ ij, auripigmenti ʒ ij,
fquamae aeris ʒ ij, veratri nigri ʒ j, elaterii ʒ j, ventrium
cantharidum ʒ j, excipe cedria. *Aliud*. 24 Cantharidum ʒ j ß,
veratri albi tantundem, auripigmenti ʒ ij, fquamae aeris tan-
tundem, atramenti futorii ʒ j; fcammoniae drach. ij, excipe
cedria. *Aliud*. 24 Auripigmenti ufti ʒ duas, fquamae aeris
Cyprii ʒ vj, chryfocollae ʒ j, atramenti futorii ʒ j, veratri
nigri ʒ j, aluminis fciffi ʒ j, fucci thapfiae drach. j, fcam-
moniae drach. j, cantharidum drach. j, cedriae quod fatis eft.

[*Emplaftra viridia lichenica.*] Poft excoriatoriorum
ufum emplaftra viridia et alba imponere oportet, quare
rationabile eft et illorum praeparationes afcribere.

[*Emplaftrum viride, quo ufus eft Pamphilus in men-
tagra poft rupturam bullarum.*] 24 Cerae lib. j, aeruginis

τραν α΄. ἰοῦ ξυστοῦ γο στ΄. φρυκτοῦ λίτρας β΄. ἐλαίου κυά-
θους δ΄. ὄξους δριμυτάτου ὅσον ἔξαρκεῖ, τὸν ἰὸν χρὴ μετ'
ὄξους τρίβειν ἐν ἡλίῳ. τὰ δὲ τηκτὰ τήκεται καὶ ψύχεται,
ἔπειτα ἀναξύεται καὶ τοῖς ὑγροῖς ἐπιβάλλεται.
[Δημοσθένους χλωρόν.] ♃ Κηροῦ λίτρας β΄. φρυκτοῦ
λίτραν α΄. ἰοῦ ξυστοῦ γο δ΄. ἐλαίου, θέρους κυάθους δ΄. χει-
μῶνος κυάθους στ΄. ὄξους ὅσον ἔξαρκεῖ.
[Ἡροφίλου χλωρόν.] ♃ Ἰοῦ ⊲ β΄. μάννης ⊲ δ΄. στέα-
τος μοσχείου ⊲ ιβ΄. χαλβάνης ⊲ γ΄. κηροῦ ⊲ π΄. ῥητίνης
⊲ κ΄. ὄξους τὸ ἀρκοῦν.
[Τρύφωνος ἀρχαίου ἡ εὔχρους λεγομένη.] ♃ Χαλκοῦ
κεκαυμένου γο δ΄. στυπτηρίας στρογγύλης γο β΄. ἰοῦ ξυστοῦ
γο β΄. ἁλὸς ἀμμωνιακοῦ γο β΄. μάννης γο β΄. κηροῦ λίτρας β΄.
φρυκτῆς λίτρας β΄. ἐλαίου γο ι΄. ὄξους τὸ ἀρκοῦν.
[Ἀντωνίνου, ταύτην Τιμοκράτης μετὰ τὴν ἐκδορὰν
τῶν λειχήνων ἐπιτίθησιν.] ♃ Κηροῦ ⊲ ρ΄. κολοφωνίας ⊲ σ΄.
λεπίδος Κυπρίας ⊲ ιβ΄. στυπτηρίας στρογγύλης ⊲ ιβ΄. ἰοῦ

---

rafae fexuncem, refinae frictae lib. duas, olei cyathos iv,
aceti acerrimi quantum fufficit. Aeruginem cum aceto in
fole terere oportet, liquabilia autem liquantur et refrige-
rantur, ac deraduntur liquidisque adjiciuntur.

[*Viride Demofthenis.*] ♃ Cerae lib. ij, refinae fri-
ctae lib. j, aeruginis rafae trientem, mannae trientem, olei
aeftate cyathos iv, hieme cyathos vj, aceti quantum fufficit.

[*Viride Herophili.*] ♃ Aeruginis ℨ ij, mannae ℨ iv,
adipis vitulini ℨ xij, galbani ℨ iij, cerae ℨ lxxx, refinae ℨ xx,
aceti quod fatis eft.

[*Tryphonis antiqui emplaftrum euchrum dictum.*] ♃
Aeris ufti trientem, aluminis rotundi fextantem, aeruginis
rafae fextantem, falis ammoniaci ℥ ij, mannae fextantem,
cerae lib. ij, refinae frictae lib. ij, olei dextantem, aceti
quod fatis eft.

[*Antonini emplaftrum. Hoc Timocrates poft lichenas
excoriatos imponit.*] ♃ Cerae ℨ c, colophoniae ℨ cc, fqua-
mae Cypriae ℨ xij, aluminis rotundi ℨ xij, aeruginis ℨ xij,

Ed. Chart. XIII. [470. 471.]   Ed. Baf. II. (228.)

< ιβ΄. μάννης < ιβ΄. χαλβάνης < ιβ΄. ἐλαίου κοτύλην μίαν,
ὄξους τὸ ἀρκοῦν. συναπτέον δὲ τούτοις καὶ τὰς τῶν λευ-
κῶν σκευασίας, καὶ γὰρ ταύταις χρηστέον ἐστὶ μετὰ τὰς χλω-
ρὰς, καθαρῶν γενομένων τῶν περὶ τὴν ἐκδοράν. καὶ γὰρ
φροντιστέον, ὥστε χωρὶς τύλου ἀπουλοῦσθαι, καὶ διὰ τοῦτο
χρηστέον τοῖς τοιούτοις φαρμάκοις, ἅτινα πολλὴν εὐάφειαν
ἐπιφέρει.

[471] [Λευκὴ ὑδατίνη λεγομένη. ταύτῃ Μάγνος ὁ πε-
ριοδευτὴς ἐχρήσατο μετὰ τὴν τῶν λειχήνων ἐκδοράν.] ♃
Λιθαργύρου λίτραν α΄. κηροῦ Τυῤῥηνικοῦ λίτραν α΄. ἐλαίου
ξε α΄. ψιμυθίου λίτραν μίαν, ὕδατος ξε α΄. τρῖβε λιθάρ-
γυρον, ψιμύθιον καὶ τὸ ὕδωρ, καὶ ὅταν λειότερα γένηται,
ἐπίβαλλε κατὰ μικρὸν τὸ ἔλαιον καὶ τρῖβε συνεχῶς, καὶ ὅταν
ἑνωθῇ, μετέρα εἰς ἀγγεῖον κεραμοῦν καὶ ἐπιτίθει ἐπὶ τὸ πῦρ
συνεχῶς κινῶν. ὅταν δὲ τὸ ὕδωρ ἀναποθῇ, ἐπίβαλλε τὸν κη-
ρὸν καταπλάσας, καὶ ὅταν διαλυθῇ, εἰς θυίαν μετεράσας
καὶ μαλάξας ἀνελόμενος χρῶ.

['Η τῶν παγκρατιαστῶν λεγομένη τρυφερὰ, ποιεῖ καὶ

mannae Ʒ xij, galbani Ʒ xij, olei heminam unam, aceti, quod
fatis eft.   Annectendae his etiam emplaſtrorum alborum
praeparationes, nam his poſt viridia utendum eſt mundis
jam factis ab excoriatione ulceribus. Etenim cura habenda
eſt, ut citra callum cicatrix inducatur, atque ea gratia ejus-
modi medicamenta in uſum veniunt, quae multam ad ta-
ctum lenitatem inducunt.

[*Emplaſtrum album aquoſum appellatum. Hoc Ma-
gnus circulator uſus eſt poſt lichenas excoriatos.*] ♃ Spu-
mae argenti lib. j, cerae Tyrrhenicae libram j, olei ſexta-
rium unum, ceruſſae libram unam, aquae ſextarium unum.
Spumam argenti, ceruſſam et aquam terito, atque ubi laevi-
gata reddita fuerint, paulatim oleum adſtillato, aſſidueque
terito, et poſtquam unita fuerint, in vas fictile translata
igni imponito, aſſidueque agitato et abſorpta jam aqua ce-
ram injicito, qua diſſoluta in mortarium transferto, et emol-
litis repoſitis uɪitor.

[*Emplaſtrum athletarum trypherum appellatum. Fa-*

πρὸς πυρίκαυστα, ὥστε χωρὶς οὐλῆς ἀπαλλάττειν.] ♃ Λιθαρ-
γύρου ≺ κέ. ψιμυθίου ≺ κέ. μολυβδαίνης ≺ κέ. κηροῦ
≺ ιστ'. τερμινθίνης ≺ ιστ'. ἐλαίου Κ⊙ ά. ὕδατος τὸ ἴσον,
συντίθει καθὰ προείρηται.
   [Μέγητος χειρουργοῦ.] ♃ Ψιμυθίου λίτρας β'. κηροῦ
λίτραν ά. τερμινθίνης γο ά. λιθαργύρου λίτραν ά. ἐλαίου
λίτρας γ'. ὕδατος ξε β'. συντίθει.
   [Διοφάντου πρὸς πυρίκαυστα καὶ παρατρίμματα. ἔστι
δὲ καὶ τοῦ προσώπου φυλακτικὴ ἀνιεμένη ῥοδίνῳ.] ♃ Λι-
θαργύρου πεφωγμένου ≺ β'. μυελοῦ ἐλαφείου ≺ ιστ'. ψιμυ-
θίου πεφωγμένου ≺ ιβ'. κηροῦ ≺ ή. τερμινθίνης ≺ ή. λι-
βανωτοῦ ≺ ή. ἐλαίου Κ⊙ δ'. συντίθει κατὰ τρόπον.
   [Μάννη, φάρμακον ἐπιτετευγμένον.] ♃ Λιθαργύρου
≺ ρ'. ψιμυθίου ≺ ρ'. κηροῦ ≺ ν'. τερμινθίνης ≺ κέ. μάν-
νης ≺ ιστ'. σχιστῆς ≺ μ'. ἐλαίου Κ⊙ β'. Sʹʹ. συντίθει καὶ
ἀνελόμενος χρῶ. ἐπιτριβομένων δὲ τῶν λειχήνων ὑφ' ἧς δη-
ποτοῦν φαρμακείας, μάλιστα δὲ ἐπὶ τῶν ἐκδορῶν χρηστέον
τοῖς ὑπογεγραμμένοις.

cit item ambuſtis, ut citra cicatricis veſtigium ſanentur.]
♃ Spumae argenti ʒ xxv, ceruſſae ʒ xxv, plumbaginis lo-
tae ʒ xxv, cerae ʒ xvj, terebinthinae ʒ xvj, olei heminam
unam, aquae tantundem, componito ut dictum eſt.
   [Megetis chirurgi.] ♃ Ceruſſae lib. ij, cerae lib. j,
terebinthinae ʒ j, ſpumae argenti lib. j, olei lib. iij, aquae
ſextarios ij, componito.
   [Diophanti ad ambuſta et intertrigines. Conſervat
et faciem roſaceo diſſolutum.] ♃ Spumae argenti torrefa-
ctae ʒ xij, medullae cervinae ʒ xvj, ceruſſae torrefactae
ʒ xij, cerae ʒ viij, terebinthinae ʒ viij, thuris ʒ viij, olei
heminas iv, pro more componito.
   [Manna emplaſtrum medicamentum accommodatum.]
♃ Spumae argenti ʒ c, ceruſſae ʒ c, cerae ʒ l, terebinthi-
nae ʒ xxv, mannae ʒ xvj, aluminis ſciſſi ʒ xl, olei heminas
ij, et dimidiam, componito et repoſito utitor. Affrictis porro
et extritis lichenibus a quocunque tandem medicamento,
praeſertim vero ab excoriatoriis ſubſcriptis utendum eſt.

Ed. Chart. XIII. [471.]   Ed. Baf. II. (228 229.)

[Σκευασία Μενεκράτους ἡ διὰ τῆς ἐκδορίου λεγομένη.]
2 Πίσσης βρυτίας διαυγοῦς ξηρᾶς, ἐξαιρέτου < β S'. πι-
τυΐνης διαυγοῦς λίτραν α' καὶ γο γ'. κηροῦ Ποντικοῦ τὸ
ἴσον, χαλβάνης γο γ'. ὄξους K⸰ α'. τὰ τηκτὰ ἔψε λαμπρο-
τέρῳ πυρὶ, μέχρις ἀμολύντου, εἶτα ἐπίβαλλε τὴν χαλβάνην,
καὶ ὅταν διαλυθῇ, ἄρας ἀπὸ τοῦ πυρὸς ἐπίῤῥιπτε κατὰ μι-
κρὸν τὸ ὄξος καὶ κίνει συνεχῶς προσέχων μὴ ἀναζέσῃ, καὶ
ὅταν δαπανήσῃς τὸ ὄξος, μετέρα τὸ φάρμακον εἰς θύειαν
μεγάλην καὶ τρῖβε φιλοπόνως, ὥστε ἔχειν μήλινον τὸ χρῶμα,
εἶτα ἀποθέμενος εἰς δέρμα λευκὸν ἐστυμμένον φύλαττε. ἐπὶ δὲ
τῆς χρήσεως, ἐμπλάσας εἰς δέρματα ὅσον ἔξαρκεῖ σκεπάσαι
τοὺς πεπονθότας τόπους, ἐπιτίθει καὶ λύων διὰ τρίτης νεα-
ρὸν ἐπιτίθει μέχρις ἡμερῶν ιβ'. ὡς τέσσαρας εἶναι τὰς ἐπιλύ-
σεις. ἀφίστησι λεπίδας τὸ φάρμακον καὶ λεπτύνει τὰ σώματα
καὶ στερεὰ ποιεῖ πρὸς τὰς ἐπιτηδείας ἐκδοράς.

(229) [Τὰ ὑπ' Ἀρχιγένους γεγραμμένα ἐν τῷ δευτέρῳ
τῶν κατὰ γένος φαρμάκων, πρὸς τὰ ἐν τοῖς γενείοις ἔξαν-

[Compofitio Menecratis quae excoriatorium appella-
tur.] 2 Picis brutiae pellucidae ficcae et electae Ʒ ij ß,
refinae pinus pellucidae ℔ j et quadrantem, cerae ponticae
tantundem, galbani quadrantem, aceti heminam unam. Li-
quabilia ad fplendidum ignem, donec non inquinent coquito,
deinde galbanum adjicito, atque ubi diffolutum fuerit ab
igne ablatis, acetum paulatim inftillato affidueque moveto
animadverfione habita ne ebulliat, et infumpto jam aceto
medicamentum in magnum mortarium transferto, ac dili-
genter terito, donec ad melinum colorem reducatur, deinde
in pelliculam albam infpiffatam repofitum fervato. Ufu vero
exigente, in pelliculas quantum ad integendos affectos locos
fatis eft, infartum imponito et tertio quoque die folvito,
nonnunquam usque in diem duodecimum imponito, ita ut
quatuor fiant folutiones. Hoc medicamentum fquamas dis-
cedere facit et corpora attenuat, ac folida facit ad con-
venientes excoriationes.

[Quae Archigenes in fecundo medicamentorum fe-
cundum genus medicamenta fcripfit ad papularum in

θήματα καὶ τἆλλα καὶ τὰ συκώδη] Τὰ δὲ ἐπὶ τοῦ γενείου
ἐξανθήματα, μύρτα, σίδια, λιθάργυρον, χαλκοῦ ἄνθος, ἴσα
σὺν οἴνῳ περίχριε. ἐπὶ δὲ τῶν συκωδῶν τῶν ἐπὶ τοῦ γενείου,
λεγομένων δὲ μανταγρῶν, ὑπὸ δέ τινων λειχήνων ἀγρίων,
ποιεῖ μὲν καὶ τὰ εὐτονώτερα τῶν [472] πρὸς λειχῆνας, ἔτι
δὲ καὶ ψώρας καὶ λέπρας ἀναγραφησομένων, θαυμαστῶς δὲ
συμπεφώνηκεν αὕτη. ♃ χαλκάνθου ◁ ά. ἐλλεβόρου μέλανος
◁ ά. ἀρσενικοῦ ◁ ά. κανθαρίδων κοιλίας ◁ β. ἔνιοι δὲ
καὶ τριώβολον, λείοις χρῶ μετ᾽ ἐλαίου ἢ κεδρίας. ἢ ῥοδίνου
προσμήχων τὸν τόπον. γίνονται φλύκταιναι, ταύτας ῥήσσων
πυρῆνι μήλης ἐπιλέαινε, ὥστε παρεισέρχεσθαι τοῦ φαρμάκου
καὶ δάκνειν, εἶτα μετὰ ὥραν πυριάσας κηρωτὴν ῥοδίνην ἐπίρ-
ῥιπτε. τοῦτο μέχρι κατουλώσεως ποιεῖ. ἐὰν δὲ τὸ πρῶτον
μὴ κρατῇ, καὶ δὶς καὶ τρὶς κατάχριε. ποιεῖ καὶ λέπραις καὶ
λεύκαις καὶ ἀλωπεκίαις καὶ ψώραις ἄκρως.

[Ἡρακλείδου Ταραντίνου ἐκ τῶν πρὸς Ἀντιοχίδα,
πρὸς τὰ ἐπὶ τῆς κεφαλῆς καὶ τοῦ γενείου συκώδη οἰδήματα,

mento eruptiones tum alias tum ficofas eminentias.] Papu-
larum in mento eruptiones ex myrti baccis, malicorio ar-
genti fpuma, aeris flore, paribus partibus exceptis cum vino
obline, in ficofis vero menti papulis mentagris appellatis
et ab aliquibus lichenibus agreftibus faciunt quidem robu-
ftiora ex iis, quae ad lichenas relata funt, amplius autem
et quae ad pforas et lepras defcribentur. Mirabiliter vero
haec compofitio convenit. ♃ Chalcanthi Ʒ j, veratri nigri
Ʒ j, auripigmenti Ʒ j, ventrium cantharidum Ʒ ij, quidam
etiam obolos tres infuper addunt, tritis utitor cum oleo
aut cedria aut rofaceo praefricto prius loco. Fiunt enim
bullae, quibus per fpecilli cufpidem ruptis rurfus affricato,
quo penetrare medicamentum poffit et mordere, deinde poft
horam fomento adhibito, ceratum rofaceum imponito, hoc
usquequo ad cicatricem perveniat facito. Quod fi primum
non exuperet, iterum iterumque illinito. Facit et ad lepras
et leucas alopeciasque et pforas excellenter.

[Heraclidae Tarentini ex libris ad Antiochidem, ad
capitis et menti ficofos tumores, atque etiam aliis partibus

κἄν που ἀλλαχῇ ἐξέχοντα ἕλκη.] Ἐλατηρίου καὶ ἁλῶν ἴσον
μίξας χρῶ, ἄνωθεν δὲ ἐπιτίθει λείον σπέρμα ὠμὸν μεθ᾽
ὕδατος ἢ σῦκα λεπτὰ λεῖα. τῷ δὲ αὐτῷ καὶ πρὸς τὰ φύ-
ματα χρηστέον.

　　　Κεφ. δ´. [Περὶ τῶν ἐν τοῖς ὀδοῦσι παθῶν.] Τῶν ἐν
τοῖς ὀδοῦσι παθῶν ἔνια μὲν ἅπασιν ἐναργῶς φαίνεται, κα-
θάπερ ὅταν οὕτω τρηθῶσιν ἢ μελανθῶσιν ἢ ἐκτριβῶσιν, ἢ
μήτε τῶν ψυχρῶν ἀνέχωνται μήτε τῶν θερμῶν, ἀλλ᾽ ἐπ᾽
ἀμφοτέροις ἢ θατέρῳ μόνῳ συμβαίνῃ τις ὀδύνη. τινὰ δ᾽ οὐ
φαίνεται σαφῶς ἐν αὐτοῖς παθῶν, ὥσπερ ὅταν ὁ πάσχων
αὐτὸς αἰσθάνεσθαι φῇ τῆς κατὰ τὸ σῶμα τοῦ ὀδόντος ὀδύ-
νης, ἐν τῷ βάθει γινομένης. ἀντιλέγουσι γὰρ ἔνιοι φάσκον-
τες ὀστοῦν ὄντα τὸν ὀδόντα, χωρὶς ὀδύνης πάσχειν, ὥσπερ
ὅταν τῇ καλουμένῃ ῥίνῃ τὰς ὑπεροχὰς αὐτῶν ἀναγκασθῶμεν
πρίζειν ἢ καὶ δι᾽ ἄλλην τινὰ πρόφασιν, ἣν ὀλίγον ὕστερον
ἐρῶ. νυνὶ γὰρ βούλομαι χωρὶς λογικῆς τε καὶ φυσικῆς ἀπο-
δείξεως μαρτυρῆσαι τοῖς φάσκουσιν αὐτὸν ἀλγεῖν τὸν ὀδόντα.
καὶ γὰρ κἀγὼ ἀλγήσας ἀκριβῶς ἑαυτῷ προσεῖχον, ὡς ἂν ἤδη

eminentia ulcufcula.] Elaterii et falis pares partes mifceto
ac utitor, fuperne vero lini femen crudum ex aqua impo-
nito aut ficus parvas tritas.　Eodem etiam ad tubercula
utendum eft.

　　　Cap. IV. [De dentium affectibus.] Ex dentium affe-
ctibus quaedam fane omnibus evidenter apparent, quemad-
modum quum perforati funt aut denigrati aut detriti, aut
neque frigida ferunt neque calida, fed ex utrisque aut al-
tero folo dolor eis contingit. Quaedam vero non manifefte
apparent in ipfis affectiones, veluti quum ipfe aeger fe
fentire dicit circa corpus dentis dolorem in profundo obor-
tum.　Quidam enim contradicunt afferentes, quum os fit
dens, eum citra dolorem affici, veluti quum aliquando pro-
minentiores per limulam deterere cogimur aut etiam ob
aliam quampiam caufam, de quibus paulo poft mentionem
faciam. Nunc enim citra rationalem et naturalem demon-
ftrationem teftimonium his perhibere volo, qui ipfum den-
tem dolere ajunt. Etenim quum ego aliquando dolerem, dili-

ΤΩΝ ΚΑΤΑ ΤΟΠΟΥΣ ΒΙΒΛΙΟΝ Ε. 849

Ed. Chart. XIII. [472.] Ed. Baf. II. (229.)

προακηκοὼς τῆς ἀμφισβητήσεως, ᾐσθανόμην τε σαφῶς, οὐ
μόνον ἀλγοῦντος, ἀλλὰ καὶ σφύζοντος τοῦ ὀδόντος, ὁμοίως
ταῖς φλεγμονούσαις σαρξὶν, ὥστε με θαυμάζειν εἰ καὶ τοῦτο
τὸ πάθος, ὃ καλοῦμεν φλεγμονὴν, ἐν ὀδόντι γενέσθαι δύνα-
ται, λιθώδη καὶ σκληρὰν οὐσίαν ἔχοντι. καὶ μέντοι καὶ καθ'
ἕτερον καιρὸν ἀλγήσας ὀδόντα, σαφῶς ᾐσθανόμην οὐκ αὐ-
τοῦ τοῦ ὀδόντος, ἀλλὰ τῶν οὔλων εἶναι τὸ ἄλγημα, φλε-
γμαινόντων δὲ αὐτῶν, ὡς καὶ χωρὶς τῆς θλίψεως ἀλγεῖν.
ἀλλὰ καὶ γειτνιάσει τῶν ὀδόντων σκληρῶν ὄντων, αὐξανο-
μένης τῆς ὀδύνης διὰ τὴν θλίψιν, ὡς ἑκατέρας τῆς αἰσθή-
σεως πεπειραμένος, ἄλλης μὲν ἐπὶ τοῖς οὔλοις, ἄλλης δὲ ἐπ'
αὐτῆς τῆς τοῦ ὀδόντος οὐσίας, σαφῶς οἶδα καὶ μαρτυρῶ
τοῖς λέγουσιν ἀλγεῖν αὐτοὺς τοὺς ὀδόντας ποτὲ καὶ μέντοι
καὶ τοῦ καταφυομένου νεύρου τῇ ῥίζῃ τοῦ ὀδόντος ὀδύνην
γενέσθαι ποτὲ τοῦ νεύρου, φαντασίαν συγκεχυμένην καὶ
ἀδιάρθρωτον τοῖς πολλοῖς φέροντος, ὡς αὐτοῦ ὀδόντος ἀλ-
γοῦντος, εὔλογόν ἐστι. καὶ γὰρ καὶ τούτου σαφῶς ᾐσθόμην

gentem fuper me ipfo animadverfionem habui, utpote qui
jam audieram de hac dubitatione, percepique manifefte non
dolentem modo, fed etiam pulfantem dentem, quemadmo-
dum carnofae partes inflammatione vexatae confueverunt.
Quare mirum mihi videbatur, quod et haec affectio, quam
phlegmonem five inflammationem appellamus, in dente oriri
poffet, qui lapideam et duram fubftantiam habet. Atqui
quum etiam alio tempore dente dolerem, manifefte fenfi
non ipfius dentis, fed gingivarum dolorem eum effe, inflam-
matis videlicet ipfis, ut etiam citra coarctationem dolerent,
quin et ob vicinam dentium natura durorum, aucto dolore
ob coarctationem. Quapropter utriusque doloris fenfum
expertus, alium quidem in gingivae, alium in ipfius dentis
fubftantia effe clare fcio, et id afferentibus teftimonium
praebeo, quod ipfi aliquando dentes dolent. At vero nervi,
qui ad radicem dentis enatus et fubftratus eft, dolorem
aliquando fieri, nervo imaginationem confufam et indifcri-
minatam incertamve apud plerosque exhibente, tanquam
ipfe dens doleat, cenfentaneum rationi eft; nam et hujus

συμβάντος μοι. καὶ τό γε διαμένειν ἔτι μέρος μικρὸν τῆς
ὀδύνης ἐξαιρεθέντος τοῦ ὀδόντος ἐπὶ τῇ τοῦ νεύρου ἐγγίνε-
ται φλεγμονῇ, κουφιζομένου μόνον ἐκ τοῦ μηκέτι μήτε τεί-
νεσθαι τῆς πρὸς τὸ τεῖνον ὀστοῦν συμφύσεως ἐλευθερωθὲν
ἀναπνοήν τέ τινα σχεῖν καὶ τῶν προσφερομένων ἰαμάτων
ψαύειν. οὔτε γὰρ κατὰ ψαῦσιν οὔτε κατὰ διάδοσιν οἷόν τε
τὸ φλεγμαῖνον ἰᾶσθαι νεῦρον ἑκατέρωθεν ὑπὸ τῶν φατνίων
στεγόμενον, ἔμπροσθέν τε ὑπ᾽ αὐτοῦ τοῦ ὀδόντος. [473]
εἰ δὲ πελιδνοὶ δι᾽ ὅλης ἑαυτῶν τῆς οὐσίας οἱ ὀδόντες φαί-
νονταί ποτε γινόμενοι, θαυμαστὸν οὐδέν ἐστι πάσχειν αὐ-
τούς τι καὶ τῇ φλεγμονῇ παραπλήσιον. ἔτι δὲ καὶ μᾶλλον
ἄν τις τούτῳ πιστεύσειεν ἐν τῷ τρέφεσθαί τε καὶ σχεδὸν
ἐν ἅπαντι τῷ τῆς ζωῆς χρόνῳ τὴν αὔξησιν ἔχειν. ἐναργῶς
γὰρ τοῦτο φαίνεται πολλάκις ἐπὶ τῶν ἀντικειμένων ἐξαιρε-
θεῖσιν ὀδοῦσιν, ὥστε αὐξανομένων μὲν αὐτῶν διὰ παντὸς,
ὅσον δ᾽ αὔξονται τοσοῦτον ἐν τῇ τῶν σιτίων λειώσει τρι-
βομένων. εἰ δὲ ἀδύνατόν ἐστιν αὐξάνεσθαι χωρὶς τοῦ τρέ-

rei manifeſtum periculum aliquando in me ipſo feci. Et
ſane quod remaneat adhuc parva doloris portio exempto
dente, innaſcitur ob nervi inflammationem, quum dolor
nervi levior tantum reddatur quum ob id, quod non am-
plius tendatur ob cohaerentiam oſſis extendentis, tum quod
liber factus reſpirationem quandam habeat eumque remedia
quae adhibentur contingere poſſint. Neque enim per con-
tactum neque per diſtributionem poſſibile ſuerit inflamma-
tum nervum curare, utrimque a dentium locellis coarctatum
et ab anteriori parte ab ipſo dente. Si vero lividi per
omnem ſuam ſubſtantiam facti appareant dentes, nihil mi-
rum eſt ipſos quid inflammationi ſimile pati. Cui rei ex eo
quis amplius fidem habeat, quod ex nutrimento fere per
omnem animantis aetatem incrementum accipiant. Id quod
evidenter ſaepenumero apparet in iis dentibus, qui exemptis
oppoſiti ſunt, utpote qui ſemper augeſcunt: quantum vero
augeſcunt, tantum in ciborum manſu deteruntur. Quum
vero impoſſibile ſit incrementum accipere citra nutrimen-

φεσθαι πάντως που καὶ δυσὶν ὑποκείσονται παθήμασιν ἐναν-
τίοις, ἐνδείᾳ τε καὶ πλεονεξίᾳ τῆς χορηγουμένης αὐτοῖς τρο-
φῆς. ἡ μὲν οὖν ἔνδεια ξηροτέρους τε καὶ ἀτροφωτέρους καὶ
διὰ τοῦτο λεπτοτέρους ἐργάζεται. ἡ πλεονεξία δὲ ποιήσειέ
ποτε διάθεσιν αὐτοῖς ἀνάλογον τῇ κατὰ σαρκώδη μόρια
φλεγμονῇ. ταύτης μὲν οὖν ἰάματα γενήσεται τὸν αὐτὸν
ἔχοντα σκοπὸν τοῖς τὰς φλεγμονὰς ἰωμένοις, ὅπερ ἐστὶ κε-
νῶσαι τὴν πλεονεξίαν, τὸ μέν τι διαφοροῦντα, τὸ δὲ ἀποκρου
όμενον αὐτῆς. τῆς δὲ δι' ἔνδειαν τροφῆς λεπτότητος τῶν
ὀδόντων ἴαμα μὲν οὐδέν ἐστι, τὸ χαλάσαι δὲ ἀναγκαῖον τη-
νικαῦτα καὶ σείεσθαι χαλαρωτέρας τῆς ἐγγομφώσεως γενο-
μένης, οὐ μόνον αὐτῶν τῶν ὀδόντων λεπτυνθέντων, ἀλλὰ
καὶ τῶν περιεχόντων αὐτοὺς φατνίων. αὕτη μὲν οὖν ἡ διά-
θεσις ἐπιγίνεται τοῖς γηρῶσιν ἢ πρωϊαίτερον ἢ ὀψιαίτερον
ὥσπερ γε καὶ μᾶλλον καὶ ἧττον· ἢ δ' ἀνάλογον τῇ φλε-
γμονῇ ἔχει, μᾶλλον τοῖς νέοις. βοηθητέον οὖν ἐστι καὶ τοῖς
γέρουσιν τῇ διὰ τῶν οὔλων βοηθείᾳ. καλοῦνται δ' οὕτως
αἱ ἀντιπεριλαμβάνουσαι τοὺς ὀδόντας σάρκες, ἔνθα πρῶτον

tum, omnino duabus affectionibus et his contrariis obnoxii
erunt, inopiae videlicet et redundantiae alimenti, quod eis
fuppeditatur. Inopia igitur aridiores et macriores alimen-
tumque non fentientes et ob id tenuiores eos reddit, re-
dundantia vero confimilem in eis affectionem excitare pot-
eft, qualis eft circa carnofas partes inflammatio. Ejus igitur
curatio fiet juxta eundem fcopum quem habent propofi-
tum qui inflammationes curant, qui fane eft ut redundan-
tia evacuetur, partim difcutiendo partim etiam repellendo.
Caeterum tenuitatis dentium ob alimenti inopiam remedium
nullum eft, laxari enim tunc et moveri ipfos neceffarium
eft, compage ipforum laxiore facta, quum non folum ipfi
dentes, fed et locelli eos complectentes fint attenuati. Haec
itaque affectio fenibus accedit citius aut ferius, velut etiam
magis aut minus, quae vero proportionem ad inflamma-
tionem habet, magis juvenes corripit. Auxiliari tamen etiam
fenibus oportet, auxilio gingivis exhibito, ita autem appel-
lantur carnes, quae dentes comprehendunt, ubi primum e

Ed. Chart. XIII. [473.]   Ed. Baf. II. (229.)

ἀνίσχουσι τῶν φατνίων. αὐτὰς οὖν χρὴ στύφουσι φαρμάκοις
εὐτονωτέρας τε καὶ μᾶλλον ἐσφιγμένας περὶ τὸν ὀδόντα
ποιεῖν, ὥσπερ καὶ αὐτὰς ὠφελούσας τι τῷ μονίμῳ τε καὶ
δυσκινήτῳ διὰ τὴν τῆς ἐγγομφώσεως ἀκρίβειαν γεγονότι. καὶ
μὴν καὶ τὰ τρήματα τῶν ὀδόντων ἐξ ἐπιῤῥοῆς ὑγρῶν δρι-
μέων τε καὶ διαβρωτικῶν ἀποτελεῖται, καθάπερ τὰ ἐπὶ τοῦ
δέρματος ἕλκη χωρὶς τῆς ἔξωθεν αἰτίας. ἀλλ' ἐπ' ἐκείνου
μὲν συνεχῶς καὶ πολλοῖς, ἐπὶ δὲ τῶν ὀστῶν σπανιάκις ὅσῳ
δυσπαθέστερα δέρματός ἐστι διὰ τὴν σκληρότητα. δῆλον οὖν
ὅτι καὶ ἴασις ἔσται τῶν ἀναβιβρωσκομένων σωμάτων, ἀνα-
ξηραινομένης τῆς ἐπιῤῥεούσης κακοχυμίας. εἰ μὲν ὀλίγη τις εἴη,
τοῖς τοπικοῖς βοηθήμασι διὰ τῶν ξηραινόντων φαρμάκων,
ὧν τὴν ὕλην ὀλίγον ὕστερον ἐροῦμεν· εἰ δὲ πλείων, ὅλης
τῆς κεφαλῆς τῇ προνοίᾳ, κᾆν αὕτη ποτὲ πάσχῃ, διὰ τὸ σύμ-
παν σῶμα καὶ τῇ κατ' ἐκεῖνο θεραπείᾳ. τοὺς δὲ βεβρωμέ-
νους ὀδόντας, ὡς ἂν ὑπὸ μαλακότητος τοῦτο πάσχοντας,
ἐργάζεσθαι χρὴ σκληροτέρους καὶ δυσπαθεστέρους διὰ τῶν

locellis emergunt. Ipfas itaque aftringentibus medicamentis
robuftiores et magis circa dentem adftrictis facere oportet,
tanquam quae et ipfae aliquid faciant ad ftabilitatem ac
firmitatem dentium, quae ob exactam compagis ipforum
conglutinationem contingit. At vero foramina dentium ex
humorum acrium et erodentium influxu perficiuntur, velut
ulcera in cute citra externam caufam. Verum in cute id
affidue et multis, in offibus raro contingit, quanto videlicet
minus quam cutis noxae expofita funt ob durìtiem natu-
ralem. Manifeftum igitur quod eroforum corporum medela
erit per reficcationem vitiati influentis humoris, qui fi pau-
cus fuerit, localibus auxiliis ex reficcantibus medicamentis
contingere medela poteft, eorum vero materiam paulo poft
dicemus. Si vero multis influens humor fuerit, univerfi ca-
pitis ratio ac providentia habenda eft, atque fi ipfum quan-
doque propter totum corpus affectum fit, etiam reliqui cor-
poris cura habenda erit. Porro erofos dentes, qui id mali
prae mollicie perpeffi funt, reddere oportet duriores et af-

αὐστηρῶν τε καὶ στρυφνῶν φαρμάκων. καὶ τοὺς πελιδνου-
μένους δὲ διὰ τῶν ξηραινόντων, ὡς ἂν ἐξ ἐπιῤῥοῆς ὑγρῶν
μοχθηρῶν τοῦτο πάσχοντας. ὁμοίως οὖν δέονται θεραπείας
τοῖς τετρημένοις.

(230) Κεφ. ε'. [Περὶ οὔλων θεραπείας.] Οὔλων διὰ
φλεγμονὴν ὀδυνωμένων ἄριστόν ἐστι φάρμακον ἔλαιον σχί-
νινον, εὔκρατον κατὰ θερμότητα διακρατούμενον. ἔστω δὲ
νέον, ὡς τό γε παλαιότερον εἰς τοσοῦτον τοῦ νέου φαυλό-
τερον, εἰς ὅσον παλαιότερον. ἐνιστάσθω δὲ τὸ ἀγγεῖον, ἐν
ᾧ θερμαίνεται τὸ σχίνινον, ἑτέρῳ μείζονι θερμὸν ἱκανῶς
ὕδωρ ἔχοντι. μάλιστα μὲν οὖν ἁρμόττει τοῦτο τῇ φλεγμονῇ
τῶν οὔλων, οὐ μὴν κἂν κατὰ ἄλλο τι μέρος τοῦ τε τὴν
γλῶτταν ἀμφιεννύντος [474] ὑμένος ὑπεζωκότος τε σύμπαν
τὸ στόμα γένηταί τις ὀδύνη διὰ φλεγμονὴν, ἀνωδυνίας ἐστὶ
ποιητικὸν τὸ σχίνινον. ἀποκρούεται γὰρ ἀλύπως ἄνευ τρα-
χύτητος, ἣν ἔχει τὰ πλεῖστα τῶν αὐστηρῶν, διαφορεῖ τε
ἀδήκτως, οὗ χρεία μᾶλλον τοῖς φλεγμαίνουσιν. ἔνιοι δὲ τῶν
ἰατρῶν κοινῷ τινι χρώμενοι παραλογισμῷ βλάπτουσι τὰ

fectioni minus obnoxios, atque id per auftera et acerba me-
dicamenta. Caeterum lividos redditos per reficcantia curare
oportet, ut qui ex humorum vitiatorum influxu id patian-
tur. Simili igitur curatione indigent cum perforatis.

Cap. V. [*De gingivarum curatione.*] Gingivis ex in-
flammatione dolentibus optimum medicamentum eft oleum
lentifcinum caliditate temperatum ore retentum. Sit autem
recens, nam vetuftius tanto recentiore pejus eft, quanto ae-
tate antecellit. Imponatur autem vafculum, in quo calefit
lentifcinum, in aliud majus vas, quod fatis aquae calidae
complectatur. Maximopere itaque inflammationi gingivarum
hoc conducit. Nec vero minus etiam fi juxta aliam quan-
dam partem, quum pelliculae linguam ambientis tum fuc-
cingentis totum os, aliquis dolor ob inflammationem oria-
tur, dolorem fedat lentifcinum, repellit enim citra moleftiam
et absque afperitate, quam pleraque aufterorum habent, dis-
cutitque citra mordacitatem, cujus rei inflammatis praeci-
puus ufus exiftit. Quidam vero medici communi quadam

Ed. Chart. XIII. [474.]   Ed. Baſ. II. (230.)
φλεγμαίνοντα. καὶ χρὴ διασκεψαμένους ἅπαξ ὑπὲρ αὐτοῦ φυ-
λάττεσθαι τοῦ λοιποῦ· νομίζουσι γὰρ εἰ τὰ στύφοντα μό-
νον ὀνίνησι τὰς φλεγμονὰς ἀποκρούοντα τὸ ἐπιῤῥέον, ἔστι
δ᾽ ὅτε καὶ τοῦ περιεχομένου τι κατὰ τὸ φλεγμαῖνον ἐκθλί-
βοντα πρὸς τὰς τρεφούσας φλέβας τὸ μόριον, εἰκὸς εἶναι
τὸ μᾶλλον στῦφον ὀνήσειν μᾶλλον. οὕτω δὲ καὶ τὸ διαφο-
ροῦν μᾶλλον ὀνήσειν μᾶλλον οἴονται τοῦ μετρίως τοῦτο
δρῶντος, οὐκ ἐννοοῦντες ὡς τὸ ἑκάτερον αὐτῶν ἐπιτεταμέ-
νον ὀδυνηρὸν γίνεται τοῖς φλεγμαίνουσιν. ὑπὸ μὲν γὰρ τῶν
σφοδρῶς στυφόντων ὅμοιόν τι θλάσει πάσχει τὰ μόρια συν-
αγομένης αὐτῶν τῆς οὐσίας βιαίως. ὑπὸ δὲ τῶν δριμέων
διαβρώσει τι παραπλήσιον. εἰκότως οὖν τὸ σύμμετρον ἐν ἑκα-
τέρᾳ βέλτιόν ἐστι τῶν ἀμέτρων. ταῦτα μὲν οὖν αὐτάρκως
μοι προείρηται. περὶ δὲ τῶν κατὰ τὰς ὀδύνας διαθέσεων
ἐφεξῆς ἐρῶ.
        [Περὶ τῆς τῶν ὀδόντων ὀδύνης.] Τῶν ὀδυνωμένων
ὀδόντων ἄνευ τῆς τῶν οὔλων φλεγμονῆς ἔσθ᾽ ὅτε μὲν, ὡς

falſa ratiocinatione utentes inflammata laedunt, quare ea re
ſemel perpenſa de caetero vitare oportet. Exiſtimant enim
ſi aſtringentia ſolum, id quod influit repellendo inflamma-
tis profunt, atque aliquando etiam quid ex contento circa
inflammatam partem, ad venas membrum ipſum nutrientes
exprimendo, verifimile ob id eſſe, id quod amplius aſtrin-
git amplius prodeſſe. Eodem modo etiam id, quod magis
digerendo difcutit, magis auxiliari opinantur quam ea quae
moderate idem praeſtant, non animadvertentes quod al-
terum ipſorum intenſum inflammatis dolorofum exiſtit. A
vehementer enim aſtringentibus partes fimile quiddam con-
tufioni perpetiuntur, nimirum quum ſubſtantia ipſarum vio-
lenter condenſetur, ab acribus vero erofioni quid fimile
contingit. Merito igitur moderatum in utraque facultate im-
moderatis praefertur. Haec igitur fufficienter mihi praefatus
videor. Caeterum de affectionibus citra dolores deinceps
narrabo.
        [De dolore dentium.] In dolore dentium citra gin-
givarum inflammationem aliquando in ipfo proprio deu-

ἔφην, ἐν αὐτῷ τῷ οἰκείῳ σώματι τὴν ὀδύνην, ἔσθ᾽ ὅτε δὲ
ἐν τῷ νεύρῳ συμβαίνει γίνεσθαι. σφοδροτάτων οὖν ἐστι χρεία
φαρμάκων, εἴτε ἀποκρούεσθαί τις εἴτε διαφορεῖν ἐθέλοι τὸ
τῆς ὀδύνης αἴτιον, ἐάν τε χυμὸς ἐάν τε φυσῶδες ᾖ πνεῦμα.
καὶ διὰ τοῦτο τὰ πλεῖστα αὐτῶν δι᾽ ὄξους σκευάζεται δρι-
μυτάτου. παραγράψω δὲ ἐφεξῆς καὶ τὰ διὰ τῆς ἱστορίας
ἡμῖν παραδεδομένα, τὴν ἀρχὴν ἀπὸ τῶν ὑπ᾽ Ἀρχιγένους
γεγραμμένων ποιησάμενος.

[Τὰ ὑπ᾽ Ἀρχιγένους γεγραμμένα πρὸς ἀλγοῦντας ὀδόν-
τας.] Ἀλγοῦντας δὲ ὀδόντας διακλυζέσθωσαν ὄξει θερμῷ
δριμεῖ μετὰ κηκίδος, ἢ ἁλικακάβου ῥίζῃ μετ᾽ ὄξους καὶ κηκί-
δος. ἢ δᾳδίοις λιπαροῖς ἀνεζεσμένοις ἐν ὄξει ἢ μυρσίνης κλω-
νίοις καὶ μετὰ πίσσης ἐν ὄξει χλιαινομένοις, ἢ ὑοσκυάμου
τῷ σπέρματι καὶ τοῖς φύλλοις σὺν ὄξει, ἢ κεδρίᾳ ἢ προπό-
λει ἢ νάρδῳ ἢ στρύχνῳ ἢ τῷ χυλίσματι αὐτοῦ ἢ καππάρει
ἢ σκοροδοις ἢ μυρσίνης κλωνίοις ἢ ἐν ὄξει ἀνεζεσμένοις ἢ
οἴνου τρυγὶ θερμῇ ἢ πολίου φύλλοις ἢ καὶ αὐτῇ τῇ βο-
τάνῃ ἢ σικύου ἀγρίου ῥίζῃ ἢ πρασίου, ἕκαστον αὐτῶν σὺν
ὄξει μετὰ νίτρου καὶ πεπέρεως ἢ χαμαιλέοντος ῥίζης ὁμοίως

tium, veluti dixi, corpore, aliquando vero in nervo dolo-
rem fieri contingit. Vehementiffimis igitur opus eft medi-
camentis, five quis repellere five difcutere velit doloris
caufam, five humor fit five flatus ventofus. Et propterea
fane pleraque ipforum ex acerrimo aceto praeparantur.
Afcribam autem ex ordine quae aliorum relatione nobis
tradita funt, initio ab iis quae Archigenes tradidit fumpto.

[Quae Archigenes ad dentium dolores confcripfit.]
Dolentes dentes colluant acri aceto calido cum galla, aut
halicacabi radice, cum aceto et galla, aut pinguibus taedis
in aceto fervefactis, aut myrti ramulis et galla cum pice
in aceto tepefactis, aut hyofcyami femine et foliis cum
aceto, aut cedria vel propoli vel nardo vel folano, aut fucco
ejus vel cappari vel alliis vel myrti ramulis, five in aceto
five vini faece calida fervefactis, aut polii foliis vel ipfa
herba vel agreftis cucumeris radice vel marrubio, fingulis
eum aceto, pipere et nitro, aut radice chamaeleonis eodem

ἢ ὑσσώπῳ ἢ σταφίδι ἀγρίᾳ ἢ πηγάνῳ μετ᾽ οἴνου, ἢ γλήχωνι
μετ᾽ ὀξυμέλιτος ἢ πλατάνου σφαιρία ἢ ῥόδα ξηρὰ ἕψε ἐν
οἴνῳ λευκῷ, μέχρι τὸ τρίτον τοῦ οἴνου λειφθῇ, εἶτα τοῦτο
ἔχε ἐν ἀγγείῳ φυλάττων ἐπὶ τῆς χρείας συνεχῶς διακλύζου.
ὡσαύτως δὲ καὶ ἡ τῆς πενταφύλλου ῥίζα, ὑπὸ δέ τινων εὐ-
πατορίου λεγομένης καθεψηθεῖσα ἐν οἴνῳ ἢ γλήχωνος ἐπι-
πολὺ ἑψηθείσης ἀφεψήματι, ἢ κέρας ἐλάφειον ἐν ὀξυκράτῳ
ἑψηθὲν ἐπιπολὺ διακλύζου, ἢ κράμβης καυλοὺς τρεῖς καὶ
σώρεος ◁ β. ἐν ὄξει ξε α, μέχρι τὸ τρίτον λειφθῇ ἑψήσας
διακλύζου. ἄκρως δὲ λέγεται ποιεῖν βατράχου ἐν ὄξει καὶ
ὕδατι εὖ μάλα ἑψηθέντος τὸ ἀφέψημα ἐπιπολὺ διακρατού-
μενον ἐν τῷ στόματι. θαυμαστῶς ποιεῖ ἐὰν κυνόδοντα καύ-
σῃς καὶ τρίψῃς, εἶτα σὺν ὄξει θερμῷ ἱκανῶς ἑψήσας δια-
κρατήσῃς, ἢ σίδια καὶ κηκίδα ὄξει ἀναφεψήσας χρῶ, ἢ σκίλ-
λης ὄξει θερμῷ, ἢ σκίλλης τὸ ἐντὸς εἰς λεπτὰ τέμνων λί-
τραν α. καὶ εἰς τὸν ξέστην τοῦ ὄξους βαλὼν εἰς ἄγγος [475]
ταρίχευσον ὀνείᾳ κόπρῳ κατορύξας ἐφ᾽ ἡμέρας λ. καὶ χρῶ,
ἢ ὀνείῳ γάλακτι διακλύζου, τοῦτο καὶ τοὺς κινουμένους στε-

modo, aut hyſſopo vel ſtaphide ſilveſtri vel ruta cum vino,
aut pulegio cum aceto mulſo, aut platani pilulas vel roſas
aridas, in vino albo ad tertias coquito, et vinum in fictili
ſervato, eoque aſſidue dentes colluito. Eodem modo utere
pentaphylli ſive quinquefolii, quae ab aliquibus eupatorium
dicitur, radice cocta ex vino aut pulegii large cocti deco-
cto, aut cornu cervi in poſca coctum colluito, aut braſſicae
cauliculos tres et ſoreos drachmas duas, in aceti ſextario
uno ad tertias coquito et colluito. Egregie vero facere ſer-
tur ranae in aqua et aceto probe coctae decoctum diutius
ore retentum. Mirilice facit dens caninus uſtus et tritus,
deinde cum aceto coctus et ore retentus, aut malicorio et
galla aceto incoctis utitor, aut ſquilla ex aceto calido, aut
ſquillae medullam in minutas partes diſſectam ſub librae
unius pondere et in aceti ſextarium injectam, in vaſe fi-
ctili condito ac inveterari ſinito, vaſe in aſinino ſtercore
ad dies xxx defoſſo, et utitor, aut aſinino lacte colluito,
hoc et eos qui mobiles ſunt corroborat, aut halicacabi cor-

ρεοῖ, ἢ ἁλικακάβου φλοιοῦ καὶ δαδίου ἐναπεσβεσμένου ὄξει
διακλύζου, ἐπιπολὺ ἑψηθείσης ἀφεψήματι, ἢ κέρας ἐλάφειον
ἐν ὀξυγάρῳ ἐναφεψήσας ἢ ἐν ὄξει διακλύζου, ἢ τιθυμάλλου
ῥίζαν ἐν οἴνῳ, μέχρι τὸ ἥμισυ λειφθῇ, ἑψήσας διακλύζου, ἢ
ὑοσκυάμου ῥίζαν ὀξυμέλιτι ἑψήσας διακλύζου, ἢ δαδίων ξύ-
σματα. σίδια, στυπτηρίαν στρογγύλην ἢ σχιστὴν, ἐν ὄξει ἑψή-
σας, μέχρι τὸ τρίτον λειφθῇ, διακλύζου χλιαρῷ, ἢ ἐλξίνης
ῥίζαν ἐν ὄξει ἑψήσας, μέχρι τὸ τρίτον λειφθῇ, διακράτει.
ὅταν δὲ σιέλου τὸ στόμα πληρωθῇ, ἀνοίξας ἔα φέρεσθαι,
ἢ σκόροδα καὶ Ἀλεξάνδρινον κάλαμον ὄξει δριμυτάτῳ ἀπο-
ζέσας διακλύζου, ἢ ὕσσωπον ἢ θύμον ἢ ὀρίγανον κατ᾽ ἰδίαν
καὶ ὁμοῦ σὺν τῷ ὄξει ἕψων διακλύζου, ἢ πύρεθρον μετὰ
ὑσσώπου καὶ κολοκυνθίδος τοῦ ἐντὸς, ὁμοίως ἐν ὄξει καθε-
ψήσας διακράτει πλέονα χρόνον ἐν τῷ στόματι τὸ ὑγρὸν,
ἢ οἴνῳ θερμῷ κολοκυνθίδος ἐναποβραχείσης διακράτει πλείονα
χρόνον, πολὺ γὰρ φλέγμα ἄγει καὶ κουφίζει τὸν πόνον, ἢ
σκορόδων καὶ εὐζώμου σπέρματι καὶ νίτρου ἀφεψήματι, ἢ
βατράχιον ἐν οἴνῳ ἑψήσας περικαθάρας τὸν ὀδόντα διακλύ-

ticis et taedae in aceto extinctae decocto large incocto col-
luito, aut cornu cervi in acido garo incoctum colluito, aut
idem ex aceto colluito, aut tithymalli radicem in vino ad
dimidias coctam colluito, aut hyofcyami radicem aceto mulfo
coctam colluito, aut taedarum ramenta, malicorium, alumen
rotundum five fciſſum in aceto ad tertias coquito ac tepi-
dum colluito, aut helxines radicem in aceto ad tertias co-
ctam in ore detineto, atque ubi os faliva refertum fuerit,
eo aperto effluere finito, aut allium et arundinem Alexan-
drinam acerrimo aceto fervefactam colluito, aut hyſſopum
aut thymum aut origanum per fe et fimul aceto cocta col-
luito, aut pyrethrum cum hyſſopo et colocynthidis medulla
fimiliter in aceto coquito, liquoremque ex eis longo tem-
poris fpatio in ore contineto, aut colocynthidem vino calido
macerato et diutius ore teneto; multam enim pituitam du-
cit et dolorem levat; aut alliorum et erucae feminis ac
nitri decocto collue, aut ranunculum in vino coquito et

ζου, ἢ συκαμίνου, τουτέστι μορέας γάλα εἰς οἶνον ἐκχέας,
ὁμοῦ οἰσυπηρὰ ἔρια ἐναπόθλιβε χλιαίνων καὶ δι᾽ ἐρίων ῥυ-
παρῶν ἔγχει τῇ μύλῃ. ἀνασπᾷ γὰρ φλέγμα καὶ ἀπόνους ποιεῖ.
ἐν τούτοις ἅπασιν ὁ Ἀρχιγένης κατάλογον ἐποιήσατο φαρ-
μάκων τμητικῶν τε καὶ διαφορητικῶν καὶ θερμαινόντων,
σπανίως τῶν στρυφνῶν τι μίξας, ὁποῖόν ἐστι φάρμακον ἡ
κηκίς. ἅπαξ δέ που κειμένου τοῦ στρύχνου τεθαύμακα περὶ
τῆς μίξεως αὐτοῦ κατ᾽ οὐδένα λόγον ὠφελεῖν δυναμένου,
πλὴν εἴπερ ἄρα καθ᾽ ὃν καὶ τὰ κωλικὰ φάρμακα, τῷ ναρ-
κωτικῷ τῆς ὀδύνης. τί ἂν οὖν ἔτι τῶν εὐπορίστων Ἀπολ-
λωνίου μνημονεύοιμι, περιεχομένων ὀλίγου δεῖν ἁπάντων ἐν
τοῖς ὑπ᾽ Ἀρχιγένους γεγραμμένοις; ἐπεὶ δὲ αὐτὸς ὁ Ἀπολ-
λώνιος ἐνίοις τῶν ὑπ᾽ αὐτοῦ γεγραμμένων ἐμαρτύρησεν, ὡς
παραχρῆμα παύουσι τοὺς πόνους τῶν ὀδόντων, ἄμεινον ἔδοξέ
μοι κἀκεῖνα γράψαι, κατὰ τὴν αὐτοῦ τοῦ Ἀπολλωνίου λέξιν
οὕτως ἔχουσαν.

[Ἀπολλωνίου παραχρῆμα παῦον τοὺς πόνους τῶν ὀδόν-
των.] ♃ Σκορόδων πυρῆνας ε΄. λιβάνου ἄῤῥενος ὀβολοὺς γ΄.

praemundato prius dente colluito, aut mori lac in vinum
infunde, fimulque lanas fuccidas in ipfum exprime, tepefac
et per lanas fordidas maxillae infunde, extrahit pituitam
et dolorem tollit. In his omnibus Archigenes catalogum fe-
cit medicamentorum incidendi, difcutiendi ac calefaciendi
vi praeditorum, raro aliquid ex acerbis admifcens, quale eft
ipfa galla. Porro quum femel tantum folanum pofuerit, mi-
ratus fum cur id admifceri velit, quum nulla ratione ju-
vare poffit, praeterquam ea juxta quam colica medicamen-
tum profunt, ftupefaciendo videlicet doloris fenfum. Quid
igitur amplius parabilium Apollonii relationem faciam, quum
parum abfit quin omnia comprehenderit Archigenes? Quan-
doquidem vero Apollonius ipfe quibusdam a fe traditis te-
ftimonium praebet, tanquam e veftigio fedantibus dentium
dolores, vifum etiam mihi eft illa ipfa afcribere fecundum
ipfius Apollonii verba, quae hoc modo habent.

[*Apollonii e veftigio dolores dentium fedans.*] ♃ Al-
liorum nucleos v, thuris mafculi obolos iij, myrti ramulos

μυρσίνης κλωνία διπάλαιστα δυο, τούτων ἀμέλξας τὰ φύλλα
κατ᾽ ἰδίαν λέανον ὁμοίως καὶ τὰ σκόροδα καὶ τὸν λιβανω-
τὸν, εἶθ᾽ ὁμοῦ πάντα ἐμβαλὼν εἰς καινὴν χύτραν καὶ ἐπι-
χέας ὄξους κοτύλην α΄. ἕψε κινῶν σπάθῃ δαδίνῃ, μέχρις οὗ
λειφθῇ τὸ ἥμισυ, καὶ οὕτω χλιαρῷ χρῶ. δεῖ δὲ κρατεῖν τὸ
ὑγρὸν ἐπὶ τῷ ἀλγοῦντι μέρει πρὸς πλείονα χρόνον, τοῦτο
δὲ πρακτέον ἄχρις ἂν τὸ ὑγρὸν δαπανηθῇ. χρήσιμον δὲ καὶ
(231) πρὸ τοῦ διακλύσασθαι βαλσάμου ὀπὸν ἢ φλοιὸν ἐπι-
τιθέναι ἐπὶ τὸν ἀλγούμενον ὀδόντα· εἰ δὲ μὴ, πάνακος ὀπὸν
θλάσαντα ἐλαφρῶς ἐᾶσαι τὸ ὑγρὸν ἀπορῥεῖν.

[Ἐφεξῆς τῶν γεγραμμένων ὁ Ἀρχιγένης ἔγραψε βοη-
θήματα τετρημένων ὀδόντων ὀδυνωμένων τε καὶ ἀνωδύνων
κατὰ τήνδε τὴν λέξιν.] Περιπλάσμασι δὲ καὶ ἐπιθέμασι τοι-
ούτοις τισὶ χρῶ. σῶρυ Αἰγύπτιον ῥητίνῃ τερμινθίνῃ ἀνα-
ληφθὲν περίπλασσε καὶ τῷ βρώματι ἐντίθει αὐτὴν, ἢ τὴν
διὰ δύο πεπέρεων ἐντίθει, ἀνιεὶς αὐτὴν νάρδῳ ἢ ῥοδίνῳ,
μάλιστα δὲ ἀμυγδαλίνῳ, καὶ εἰς τὸ οὖς δὲ τὸ κατ᾽ αὐτὸ ἔν-
σταζε, τὸ αὐτὸ ποιεῖ ἄκρως. [476] ἢ θεῖον ἄπυρον μετὰ λυκίου

longitudinis duorum palmorum duos, ex his folia decerpta
per fe terito, fimiliter et allium et thus, deinde fimul omnia
in novam ollam conjicito et aceti heminam j fuperfundito,
ac coquito fpatula ex taeda agitando, donec ad dimidias
redigatur, atque ita tepido utitor. Oportet autem liquorem
hunc in dolente parte ad multum tempus tenere, donec
liquor ipfe confumatur. Commodum eft et ante hoc balfami
fuccum colluere aut corticem imponere fuper dolentem
dentem, qui fi non adfit, panacis fucco contufo inde de-
fluentem liquorem inftillare.

[*Poft praedicta Archigenes remedia perforatorum
dentium cum dolore et absque dolore confcripfit in haec
verba.*] Oblitionibus porro et epithematis ejusmodi utitor.
Sory Aegyptium refina terebinthina exceptum obline, idem-
que cavernae inde, aut compofitionem ex duabus piperis
generibus inde, nardino aut rofaceo diffolutam et maxime
amygdalino, quin et in aurem ejusdem partis inftilla, fumme
facit. Aut fulfur ignem non expertum cum lycio exceptum

ἀναλαβὼν εἰς τὸ βρῶμα ἐντίθει, ἢ κηκίδα λείαν ἢ λυκίῳ ἢ
ῥητίνῃ τερεβινθίνῃ ἀναλαβὼν περίπλασσε τὸν ἀλγοῦντα περι-
καθάρας πρότερον, ἢ κόμην γλήχωνος τρίψας ἐντίθει τῷ
ὀδόντι. ἐπὶ δὲ τῶν μεγίστων ὀδονταλγιῶν ἄκρως ποιεῖ τοῦτο.
ὄφεως γῆρας κατακαύσας καὶ μετ᾽ ἐλαίου, μέλιτος ποιῶν
πάχος στερεοῦ, περικαθάρας περίπλασσε καὶ τὰ κύκλῳ πάντα
περίχριε καὶ τοῖς βρώμασιν ἐντίθει, ἢ προσπίεζε τῷ γήρᾳ
μὴ κεκαυμένῳ τοὺς ὀδόντας, καὶ ἐκπίπτουσιν. ἢ γῆς ἔντερα
φρύξας ἔμπασον εἰς τὸ βρῶμα περικαθάρας, ἢ ὠὰ ἀραχνίων
ἀνιεὶς μύρῳ ναρδίνῳ ἐντίθει, ἢ μελάνθιον φρυγὲν μετ᾽ ἐλαίου
περίπλασσε καὶ μικρὸν μύσας ἀποφλεγματίζου, ἢ πεπέρεως
ἢ κάγχρυ ὀπίῳ ἀναλαβὼν ἐντίθει εἰς τὸ βρῶμα. ἐπὶ δὲ τῶν
ὡσανεὶ ἐν φλεγμονῇ νίτρον ἐρυθρὸν καὶ Περσαίων ὀστέων
τὸ ἐντὸς ἑνώσας ῥητίνῃ ἀναλάμβανε καὶ περίπλασσε τὸν
ὀδόντα καὶ ἔα ἕως ἂν ἀποτακῇ. ἐπὶ δὲ τοῦ βρώματος πε-
πέρεως καὶ νίτρου ἀφρὸν καὶ χαλβάνην σὺν μέλιτι ἐπιτίθει,
ἢ γλοιῷ μετὰ πεπέρεως ὁμοίως, ἢ πύρεθρον μετὰ σμύρνης,

cavernae inde, aut gallam laevigatam aut lycio aut reſina
terebinthina exceptam obline praepurgato dente, aut pule-
gii comam tritam denti indito. Caeterum in maximis den-
tium doloribus ſumme facit hoc. Anguis ſenectam exurito
et cum oleo ad mellis ſolidi ſpiſſitudinem redigito ac den-
tem praepurgatum ex eo integito, omniaque circumſita obli-
nito itemque cavernis indito, aut ſenectam anguis non
uſtam dentibus apprimito, et excident. Aut vermes terre-
nos toſtos cavernae praemundatae inſperge, aut araneorum
ova unguento nardino diluta inde, aut melanthium torre-
factum cum oleo obline, atque ubi paiumper concluſo ore
tenuerit, pituitam collectam rejicere jube, aut piper vel
roris marini ſemen opio exceptum in cavernam inde. Porro
ubi veluti inflammatione correpti fuerint, nitrum rubrum
et oſſium Perſicorum nucleum unita reſina excipe et den-
tem ex eis intege, ac donec liquata fuerint ſine: in caver-
nam vero piper, ſpumam nitri et galbanum cum melle inde,
aut ſtrigmenta cum pipere eodem modo, aut pyrethrum

ΤΩΝ ΚΑΤΑ ΤΟΠΟΥΣ ΒΙΒΛΙΟΝ Ε. 861

Ed. Chart. XIII. [476.] Ed. Baf. II. (231.)

ἢ ὀπὸν Κυρηναϊκὸν καὶ πέπερι ἴσα μετὰ χαλβάνης, ἢ μελάν-
θιον καὶ σκορόδου τὸ ἥμισυ καὶ ἁλὸς ὀλίγον συλλεάνας περί-
πλασσε, ἀπόνους ποιεῖ. ἢ σίλφης τῆς κεφαλῆς δεούσης τὸ στῆρ
σὺν ῥοδίνῳ θερμάνας εἴς τε τὸ οὖς ἔνσταζε καὶ εἰς τὸ βρῶμα
ἐντίθει, ἢ κηκίδα λείαν μετὰ κεδρίας χρῶ, ἢ εἰς τὸ κατὰ τὸν
ἀλγοῦντα οὖς σησαμέλαιον ἐναφεψημένων αὐτῷ γῆς ἐντέρων
ἔγχει. αὐτῷ δὲ τῷ ἀλγοῦντι ὑοσκύαμον δακνέτωσαν, ἢ κισσοῦ
λευκοῦ κορύμβους ε'. μετὰ ῥοδίνου τρίψας καὶ ἐν σιδίῳ χλι-
άνας ἔνσταζε, δεύτερον καὶ τρίτον τῆς ἡμέρας εἰς τὸ κατὰ τὸν
ἀλγοῦντα οὖς. καὶ αὐτὸς δὲ ὁ καρπὸς μετ᾽ οἴνου λεῖος ἐπι-
χριόμενος ἐπὶ τὸν ὀδόντα ὠφελεῖ. τούτων ἐφεξῆς ὁ Ἀρχι-
γένης καὶ τάδε γράφει. ἄκρως γὰρ ποιεῖ καὶ αἱμασσομένοις
οὔλοις ὑγρὰ στυπτηρία μετὰ τοῦ διπλοῦ ἀλόης προσάπτου
ἢ σχιστῇ καὶ μυρσίνῃ λειοτάτοις παράτριβε. στυφθέντων δὲ
μέλιτι χρῖε, ἢ Περσαίων τῶν μαχαιρίων μέρη δύο, σμύρνης
μέρος ἕν περικαθάρας ἔνθες, ἄπονον ποιεῖ. τοῖς δὲ τεθραυ-
σμένοις καὶ ἀλγοῦσιν ὀδοῦσιν καυτήριον ἐπιτίθει πυρώσας.

cum myrrha, aut fuccum Cyrenaicum et piper aequali pon-
dere cum galbano, aut melanthium et allii dimidium ejus
ac parum falis fimul trita obline, dolorem tollit. Aut blatae
piftrinariae avulfo capite adipem cum rofaceo calefactum
et in aurem inftilla et in cavernam inde, aut gallam tri-
tam cum cedria adhibe, aut in aurem denti vicinam oleum
fefaminum, in quo vermes terreni cocti funt, inftilla. Ve-
rum ipfo dolente dente hyofcyamum conterant, aut hede-
rae albae cacumina quinque cum rofaceo terito et in mali
punici putamine tepefacta bis aut ter in die in aurem vi-
cinam inftillato. Quin et ipfe fructus cum vino tritus denti
illitus juvat. Caeterum his relatis Archigenes etiam haec
fubdit. Summe facit cruentatis gingivis alumen liquidum
duplo aloës pondere addito admotum: aut alumen fciffum
et myrtum tenuiffime trita affricato. Ubi vero reftrictae
fuerint, melle ipfas illinito, aut nucleorum offium five ma-
chaerarum Perficorum partes ij, myrrhae partem j, prae-
mundato denti indito, a dolore liberat. At vero perfractis
et dolentibus dentibus cauterium ignitum admoveto.

Ed. Chart. XIII. [476.]   Ed. Baf. II. (231.)

[Περὶ ἀποφλεγματισμῶν.] Ἐφεξῆς τῶν προγεγραμμέ-
νων ὁ Ἀρχιγένης οὕτως ἔγραψεν. ἀποφλεγματισμοὶ δὲ ἄρι-
στοι τοῖς ὀδονταλγοῦσιν· σταφὶς ἀγρία διαμασηθεῖσα ἰδίᾳ
καὶ μετὰ γλήχωνος ἢ κηκίδος τὸ ἔνδοθεν μέλαν, δακέτω τῷ
ἀλγοῦντι ὀδόντι καὶ ἔα ἀπορρεῖν. εἰς δὲ τὸ ἀντικείμενον οὖς
ἔνσταζε κισσοῦ δύο κορύμβους μετὰ ῥοδίνου λελεασμένους,
ἢ μυρίκης καρποῦ δραχμὰς β΄. ἀφρονίτρου < α΄. στυπτηρίας
ὀλίγον, σκορόδων πυρῆνας ε΄. μυρσίνης φύλλα ὀλίγα, σὺν
ὄξει κινῶν σπάθῃ δαδίνῃ, ἕψε μέχρι ἡμίσεος καὶ δίδου δια-
κλύζεσθαι καὶ διακρατεῖν, εἶτα χαίνοντες ἐάτωσαν ῥεῖν τὸ
φλέγμα, καὶ μετὰ τοῦτο ῥοδίνῳ ἐλαίῳ διακλυσάμενοι πτι-
σάνην δίδου ῥοφῆσαι. ἐὰν δέ τινα ἐκ τοῦ διακλύσματος περὶ
στόμα ἑλκωθῇ, κρόκῳ καὶ ῥόδων χυλῷ διάχριε.

[Περὶ πυριῶν.] Πυρίαι δὲ ποιοῦσι πρὸς ὀδονταλγίαν,
ἔξωθεν μὲν αἱ δι᾽ ἁλὸς πεφρυγμένου ἢ κέγχρου εἰς μαρ-
σύππους ἐμβεβλημένων ἢ καὶ διὰ ῥυπαρῶν ῥακίδων εὖ μάλα
θερμανθέντων, ἢ καὶ ἐπιθέματα διὰ τῶν χωρὶς ὑδάτων, ὡς

[De apophlegmatismis.] Poſt praedicta vero Archige-
nes ita ſcripſit. Apophlegmatismi optimi ſunt in dentium
dolore. Staphis agreſtis per ſe et cum pulegio manducata,
aut quod intra gallam eſt nigrum, dolenti dente conterat
ſinatque pituitam effluere, in oppoſitam autem aurem duos
hederae corymbos cum rofaceo tritos inſtilla, aut myricae
fructus drach. duas, ſpumae nitri drach. unam, aluminis
paulum, alliorum nucleos v, myrti folia pauca, cum aceto
ad dimidias coque ſpatula ex taeda agitando, idque deco-
ctum colluendum ac ore continendum praebeto, deinde
hiante ore pituitam effluere permittito, et poſt hoc rofaceo
ore colluto ptiſanam ſorbendam exhibeto. Si vero ex col-
luendo aliqua circa os ulcerata fuerint, croco et rofarum
ſucco inungito.

[De fomentis.] Fomenta ad dentium dolorem faciunt,
forinſecus ex ſale torrefacto et milio in ſacculos conjectis,
aut per ſordidos panniculos probe calefactos. Qnin et epi-
themata conducunt citra aquam apparata, velut ſunt quae

τὰ δι' ὠμῆς λύσεως, εἴτε κρίθινον εἴτε λινόσπερμα. αὐτοῦ
δὲ τοῦ ἀλγοῦντος [477] ὀδόντος πυρίᾳ οὕτω χρηστέον.
ὀρι-
γάνου ξηροῦ κλώνιον εἰς ζεστὸν ἔλαιον βάπτων, τῷ πονοῦντι
ὀδόντι ἄνωθεν ἐπέρειδε, ἢ κίκεως καυλὸν ὁμοίως, ἢ σταφίδα
ἀγρίαν εἰς ὀξύ τι αὐτὴν πήξας, ἢ κηρὸν ἐπιτιθεὶς τῷ ἀλ-
γοῦντι ὀδόντι, πυρῆνι μήλης θερμοτάτῳ προσάπτου συνε-
χῶς, ἢ ὀποπάνακα καὶ ὀπὸν πευκεδάνου, ἴσα ἑνώσας ὀθονίῳ
ἔνδησον καὶ εἰς ζεστὸν ἔλαιον τῆξον. ὅταν δὲ ἄρξηται ζέειν
τὸ φάρμακον, ἐπιτίθει τῷ ὀδόντι καὶ προσπίεζε μύλῃ, χρῶ
πρωῒ καὶ δείλης καὶ καθὸ εἶπον, συμπυρία ἐκτός τε καὶ
ἐντὸς πρὸ τροφῆς· καὶ μετὰ τροφὴν μὴ πολὺ λίαν διαστη-
σάντων ἀπὸ τροφῆς χρῶ. εἶδος δὲ πυρίας ἐστὶ καὶ τὸ τοι-
οῦτον, εὖ μάλα περικαθάρας τὸν ὀδόντα καὶ σκεπάσας τὸν
πάσχοντα, ἀναγκάσας τε χαίνειν ὑποθυμία ὑοσκυάμου σπέρ-
ματι. εἰ δὲ πρὸς μηδὲν τῶν προγεγραμμένων εἴκει, ἔγκειται
δὲ ἰσχυρῶς ὁ πόνος, λεπτῷ τρυπάνῳ τρήσας τὸν ὀδόντα,
χρῶ τοῖς εἰρημένοις βοηθήμασιν, εἴωθε γὰρ μᾶλλον οὕτως

ex hordeacea farina fiunt five ex femine lini. Ipfius vero
dolentis dentis fomentum hoc modo adhibeatur. Origani
aridi ramulum in fervens oleum tinctum dolenti denti fu-
perne affricato, aut ricini cauliculum eodem modo, aut fta-
phidem agreftem ftilo cuipiam acuto infixam eodem modo,
aut cera dolenti denti impofita, fpecilli extremum calidiffi-
mum affidue adhibe, aut opopanacem et peucedani fuccum
unita linteolo illigato et in ferventi oleo liquefacito, quum
vero inceperit fervere medicamentum, denti imponito et
cum fpecillo apprimito, utere mane et vefperi. At in uni-
verfum omni fomento quum forinfecus tum intrinfecus ante
cibum nec non poft cibum haud admodum multo tempo-
ris fpatio ad cibum rurfus fpectante utere. Caeterum fpe-
cies fomenti et haec eft. Dentem valde bene praepurgato
et aegro contecto ac hiare juffo hyofcyami femine fuffito.
Quod fi ad nullum praedictorum malum ipfum cedat et do-
lor vehementer perfeveret, tenui terebello dentem perforato
ac dictis remediis utitor; hoc enim modo magis prodeffe

ὠφελεῖν. εἰ δὲ μηδ᾽ οὕτως ὑπακούει καὶ δόξειεν ἀρθῆναι τὸν
ὀδόντα, ἀπόνως ἀρθείη φαρμάκῳ συμφωνοῦντι λίαν τῷδε.
πύρεθρον δριμυτάτῳ ὄξει ἐφ᾽ ἡμέρας μ΄. ταριχεύσας τρῖψον
καὶ ἀπόθου. ἐπὶ δὲ τῆς χρείας τοὺς λοιποὺς κηρώσας καὶ
ἀσφαλισάμενος αὐτόν τε τὸν ἀλγοῦντα περικαθάρας περί-
πλασον τῷ φαρμάκῳ, εἶτα διαστήσας ὥραν ἔκλυσον τοῖς
δακτύλοις ἢ γραφείῳ ἀνάλαβε, ἢ σῶρυ μετ᾽ ὄξους δριμυτά-
του ἐπὶ πολλὰς ἡμέρας κατάπλασσε, καὶ ἐκπεσεῖται. ἢ μο-
λύβδαιναν λείαν κηρωτῇ ἀναληφθεῖσαν ἐπίθες. ἐξάγει σφο-
δρῶς τιθυμάλλου ὀπὸς καὶ σῶρυ μετὰ χαλβάνης καταπλασ-
σόμενα.

[Περὶ τῶν ὑπ᾽ Ἀπολλωνίου γεγραμμένων ἐν τῷ πρώτῳ
τῶν εὐπορίστων.] Πρῶτον μὲν αὐτῶν κεφάλαιόν ἐστι τὰ
πρὸς ὀδονταλγίας διακλύσματα, μηδὲν ἔχοντα πλέον τῶν ὑπ᾽
Ἀρχιγένους γεγραμμένων. δεύτερον δὲ πρὸς ὀδόντας βεβρω-
μένους ἐπαλγεῖς, ἐπιθέματα καὶ ἐμπλάσματα. τρίτον ἐπὶ
τούτοις πυρίαι καὶ καύσεις, πρὸς ὀδονταλγίας. τέταρτον ὑπο-
θυμιάματα πρὸς τοὺς πόνους τῶν ὀδόντων. πέμπτον ὀδοντικὰ

confueverunt. Si vero neque fic profeceris et videatur dens
tollendus effe, citra dolorem tollere poffis valde conve-
nienti medicamento hoc. Γyrethrum acerrimo aceto ad dies
xl condito, terito et reponito, ufu vero exigente reliquis
cera obturatis et probe munitis, ipfum dolentem praemun-
datum hoc medicamento integito, deinde hora interpofita
digitis extrahito aut fcalpello exigito, aut fory cum acer-
rimo aceto ad multos dies imponito et excidet, aut plum-
baginem tritam cerato exceptam imponito, educunt fortiter
tithymalli fuccus et fory cum galbano impofito.

[De iis quae Apollonius fcripfit in primo parabi-
lium.] Primum quidem eorum caput funt collutiones den-
tium doloribus conferentes, quae nihil amplius habent iis
quae Archigenes tradidit. Secundo loco refert, quae ad ero-
fos dolentes dentes imponantur et indantur. Tertium lo-
cum obtinent fomenta et ultiones. Quartum fuffitus ad den-
tium dolores. Quinto habentur commanducationes et pur-

ΤΩΝ ΚΑΤΑ ΤΟΠΟΥΣ ΒΙΒΛΙΟΝ Ε. 865

Ed. Chart. XIII. [477.] Ed. Baf. II. (231. 232.)

διαμασήματα καὶ καθαρτικά. καὶ πρὸς τούτοις ἕκτον ἀνα-
γαργαρίσματα πρὸς ὀδονταλγίας. ἕβδομον δὲ κεφάλαιον
ἔγραψε πρὸς ὀδονταλγίας ἐγχύματα εἰς τὸ οὖς, ὧν οὐδενὸς
μνημονεύειν ἔτι ἠξίωσα τῷ βουλομένῳ παραναγινώσκειν τὸ
βιβλίον, οὐ πάνυ τι τῶν δυσπορίστων ὑπάρχον. ἐγὼ δὲ τοῖς
ὑπ᾽ Ἀρχιγένους γεγραμμένοις ἠρκέσθην, ἐφεξῆς δὲ γράψαντος
τοῦ Ἀπολλωνίου ἔγχυτα εἰς τὴν ῥῖνα ἔδοξέ μοι προσθεῖναι.
(232) [Πρὸς ὀδονταλγίας ἐγχύματα εἰς τὴν ῥῖνα, ὡς
Ἀπολλώνιος ἐν τῷ πρώτῳ τῶν εὐπορίστων.] Σεύτλου ῥί-
ζης τὸν χυλὸν αὐτὸν καθ᾽ ἑαυτὸν ἐγχυμάτιζε εἰς τὴν ῥῖνα
καὶ λύσεις τοὺς πόνους τῶν ὀδόντων. κυμίνου ὅσον τοῖς
τρισὶ δακτύλοις καὶ σμύρνης ὅσον κύαμον καὶ σικύου τὸ
ἐντὸς ὅσον διπλάσιον, τρίψας καὶ γάλακτι γυναικὸς μίξας
ἀνάπλασον κολλύρια καὶ ἔνθες εἰς ἑκάτερον τῶν μυκτήρων,
εἶθ᾽ οὕτω κέλευσον ἀνασπᾶν, ἐφ᾽ ὅσον ἄν τις διέλθοι στά-
δια πέντε, εἶτα ἐκμάξασθαι τὸ φάρμακον τοῦτο καὶ πρὸς
ὠταλγίαν ποιεῖ.
[Πρὸς τὸ μὴ κόπτεσθαι τοὺς βεβρωμένους ὀδόντας;

gationes. Sexto gargarismata. Septimo poftremum capite ea
fcripfit quae in dolore dentium auribus infunduntur, quo-
rum nullius mentionem facere volui, quum fi quis ea ex-
petat ex libro illius petere poffit, qui non adeo difficulter
parabilis exiftit. Ego fane iis quae Archigenes prodidit con-
tentus fui. Quum vero Apollonius quae naribus infundun-
tur confequenter tradat, vifa funt mihi etiam ea ipfa ap-
ponenda effe.

[Quae in dolore dentium naribus infundantur, ex
Apollonio in primo parabilium.] Radicis betae fuccum per
fe in nafum inftillato et folves dentium dolorem. Cumini
quantum tribus digitis apprehendi poteft et myrrhae magni-
tudinem fabae et duplum interioris cucumeris terito et la-
ete muliebri mixta in collyria redigito, eaque in utramque
narem indito, atque ita attrahere jubeto donec quis quin-
que ftadia percurrere poffit, deinde medicamentum emun-
gat. Idem ad aurium dolorem facit.
[Ne erofi dentes vacillent neque foetorem faciant.]

Ed. Chart. XIII. [477.478.]   Ed. Baf. II. (232.)

μηδὲ ποιεῖν δυσωδίαν.] Ἑλλεβόρου μέλανος ἡλίκον ὄροβον
ἐν μέλιτι ἑφθῷ ἐντίθει.

[478] Πρὸς ὀδόντας μεμελασμένους.] Ὄστρακον καλ-
λάινον ὀπτήσας καὶ λεάνας παράτριβε τοὺς ὀδόντας, οὕτω
δὲ οὖλα κρατύνει. ἄλλο. ἅλα ὀρυκτὸν μέλιτι φυράσας ὄπτη-
σον ἐπικληματίσι καὶ τρίψας μῖξον σμύρνης βραχὺ καὶ χρῶ
παραπλησίως. ἄλλο. ♃ γλήχωνος μέρος ἕν, ἁλὸς τὸ ἴσον,
ταῦτα φυράσας ὕδατι ὄπτησον ἐν τῷ αὐτῷ, ἕως ἄνθραξ γέ-
νηται καὶ λεάνας ἀπόσμα τοὺς ὀδόντας. ἄλλο. ἰσχάδας κα-
τακαύσας καὶ τρίψας νάρδου βραχὺ καὶ μέλιτι διεὶς χρῶ.
τοῦτο καὶ οὖλα συστέλλει. ἄλλο. ἄλφιτον φυράσας ἐν ὄξει
δριμυτάτῳ κατάκαυσον καὶ λεάνας παράτριβε τοὺς ὀδόντας,
τοῦτο καὶ τὰ οὖλα κρατύνει. ἄλλο. ♃ ἀλαβάστρου κεκαυ-
μένου ⦤ ἡ'. κισσήρεως κεκαυμένου ⦤ δ'. ἁλὸς πεφρυγμένου
⦤ γ'. λεάνας ὡσαύτως χρῶ. διακλύσματι δὲ χρηστέον ἀπὸ
τούτων, οἴνῳ εὐώδει ἀποβεβρεγμένης ἐν αὐτῷ πρὸ χρόνου
πλείονος ἴριδος ξηρᾶς.

[Τὰ ὑπ' Ἀσκληπιάδου γεγραμμένα πρὸς ὀδόντας ἐν

Veratrum nigrum ervi magnitudine melle cocto exceptum
cavernis inde.

[Ad dentes denigratos.] Teftam callainam aſſatam ac
tritam dentibus affricato. Hoc etiam gingivas corroborat.
Aliud. Sal foſſile melle ſubactum in teſtula torreto, terito
ac modica myrrha admixta ſimiliter affricato. Aliud. ♃
Pulegii partem unam, ſalis tantundem melle ſubacta in eo-
dem, donec in carbonem tranſierint torreto ac trita den-
tibus affricato. Aliud. Caricas exurito ac terito modicaque
nardo ac melle admixto utitor, hoc et gingivas comprimit.
Aliud. Polentam acerrimo aceto ſubactam exurito, ac tri-
tam dentibus affricato; hoc et gingivas roborat. Aliud. ♃
Alabaſtri uſti drach. octo, pumicis uſti drach. quatuor, ſalis
torrefacti drach. tres, tritis eodem utere modo. Ab horum
uſu collutione utendum eſt, vino odorato in quo ad mul-
tum tempus iris ſicca fuit macerata.

[Quae Aſclepiades in primo externorum ad dentes

τῷ πρώτῳ τῶν ἐντός. Ἡρακλείδου Ταραντίνου πρὸς σειομέ-
νους ὀδόντας.] Χρηστέον τῇ Κυπρίᾳ σποδῷ παραστέλλον-
τας τὰ οὖλα καὶ φλόμου ταῖς ῥίζαις ἑψημέναις, ἔπειτα ἀπο-
πλύνειν ὕδατι ἢ μυρσίνης ἢ βάτου ἢ δάφνης, ἔπειτα τῇ σπο-
δῷ παραψάμενος ἡσυχάζειν κελεύειν. ἄλλο. ♃ ἐλλεβόρου μέ-
λανος χειρόπληθες, μανδραγόρου τῆς ῥίζης ◁ δ'. ὑοσκυάμου
τῆς ῥίζης ◁ δ'. βαλὼν εἰς ἄγγος κεραμεοῦν καὶ οἴνου Χίου
κοτύλας γ'. ἢ Κώου ὡς βελτίστου ἕψε ἐπ' ἀνθρακιᾶς μεγά-
λης, ὑπολειφθείσης δὲ τῆς ἡμισείας χυλίσας τὸ ὑγρὸν, δίδου
ἐν τῷ στόματι διακρατεῖν.

[Ξηρὸν πρὸς σειομένους ὀδόντας.] ♃ Τερμίνθου καρ-
ποῦ πεφρυγμένου ◁ η'. στυπτηρίας σχιστῆς κεκαυμένης ◁ η'.
βαλαυστίου ◁ β'. κηκίδων ◁ α'. κρόκου ◁ α'. σμύρνης ◁ α'.
λείοις χρῶ. ἄλλο. ♃ κέρατος ἐλαφείου κεκαυμένου ◁ η'. ῥοῦ
ἐρυθροῦ ◁ δ'. ὀμφακίου ◁ β'. βαλαυστίου ◁ δ'. πίτυος
φλοιοῦ ◁ α'. σμύρνης Ἀμιναίας ◁ α'. λείοις χρῶ.

[Διάκλυσμα πρὸς μυλαλγίας.] Σμυρνίου τὰς ῥίζας
ἕψε μετ' ὀξυμέλιτος καὶ τὸ ὑγρὸν διυλίσας δίδου ἐν τῷ

ſcripſit. Heraclidae Tarentini ad motos dentes.] Utendum
eſt ſpodio Cyprio, ut per id gingivae comprimantur, item-
que verbaſci radicibus coctis, poſtea ablutio fiat ex aqua
myrti aut rubi aut lauri, deinde ſpodio rurſus admoto,
quies praecipiatur. *Aliud.* ♃ Veratri nigri manipulum, ra-
dicis mandragorae ℥ iv, radicis hyoſcyami ℥ iv, in vas fictile
conjicito et vini Chii aut Coi quam optimi heminas tres
ſuperfundito ac ad prunas luculentas ad dimidias coquito,
indeque liquorem excolatum ore retinendum praebeto.

[*Aridum ad motos dentes.*] ♃ Terebinthi fructuum
torrefactorum drach. octo, aluminis ſciſſi uſti drach. octo,
balauſtii drach. duas, gallarum drach. unam, croci drach.
unam, myrrhae drach. unam, tritis utitor. *Aliud.* ♃ Cornu
cervi uſti drach. viij, rhois rubri drach. iij, omphacii ℥ ij,
balauſtii drach. quatuor, corticis pinus drach. unam, myr-
rhae Aminaeae drach. j, tritis utere.

[*Collutio ad molarium dolores.*] Radices ſmyrnii cum
aceto mulſo coquito et excolatum liquorem ore tenendum

Ed. Chart. XIII. [478. 479.]   Ed. Baf. II. (232.)
στόματι κρατεῖν. ἄλλο. λαπάθου ἀγρίου ῥίζας καὶ πλατά-
νου σφαιρία ἕψε μετ᾽ ὀξυμέλιτος καὶ δίδου καθὰ προείρηται.
[Διαμασήματα πρὸς μυλαλγίας.] ꝶ Κάγχρυος δρα-
χμὰς β'. ὀριγάνου < β'. πεπέρεως λευκοῦ < α'. σμύρνης < α'.
σταφίδος γνησίας ἢ τῆς ἄλλης λιπαρωτάτης ξϑ S". τὴν στα-
φίδα κόπτε φιλοπόνως· τὸ δὲ σμύρνιον μέλιτι διαλύσας, τὰ
δὲ ξηρὰ κόψας καὶ σήσας λεπτῷ κοσκίνῳ ἐπίβαλλε τῇ στα-
φίδι καὶ τῇ σμύρνῃ καὶ μίξας ποίει μαλαγματῶδες ἐν δὲ
τῇ χρήσει δίδου καρύου Ποντικοῦ τὸ μέγεθος διαμασᾶ-
σθαι. ὑγρῶν δὲ συναγομένων τὸν κάμνοντα κεχηνέναι δεήσει
καὶ κάτω νεύειν, ὥστε τὸ ὑγρὸν εὐχερῶς ἀποῤῥεῖν. μετὰ δὲ
τὴν χρῆσιν τοῦ φαρμάκου οἴνῳ προσκλύζεσθαι παραίνει.
ἄλλο. ꝶ σταφίδος λιπαρᾶς χωρὶς τῶν γιγάρτων ξϑ S". πε-
πέρεως λευκοῦ ὀξύβαφον, κόκκου κνιδίου < β'. ναρδοστά-
χυος < β'. κασσίας < α'. πυρέθρου < β'. σμύρνης < β'.
σκεύαζε καὶ χρῶ καθὰ προείρηται.
    [479] [Πρὸς βεβρωμένους ὀδόντας φυλακτικόν. τούτῳ

exhibeto. *Aliud*. Rumicis agreftis radicem et platani pilu-
las ex aceto mulfo coquito, atque ut dictum eft exhibeto.
    [*Mafticatoria ad molarium dolores.*] ꝶ Canchryos
drach. ij, origani drach. ij, piperis albi ʒ j, myrrhae drach. j,
uvae paffae albae aut alterius quam pinguiffimae fextarii
dimidium, uvam paffam diligenter tundito, myrrham vero
melle diffolvito, arida autem tundito ac tenui cribello cer-
nito, poftea uvae paffae ac myrrhae adjicito mifcetoque
ac inftar malagmatis emollito, ufus vero tempore nucis
Ponticae magnitudinem commanducandam praebeto. Poft-
quam vero collecta pituita fuerit, aegrum hiare ac deorfum
inclinari oportebit, quo liquor facile profluat, quo facto
vinum colluere jubeto. *Aliud*. ꝶ Uvae paffae pinguis exaci-
natae fextarium dimidium, piperis albi acetabulum, grani
cnidii drach. ij, fpicae nardi drach. ij, cafiae ʒ j, pyrethri
ʒ ij, myrrhae drach. ij, apparato ac utitor ut dictum eft.
    [*Ad corrofos dentes praefervativum. Per hujus ufum*

χρησάμενος διετήρησα βεβρωμένους ὀδόντας ἀνωδύνους.] Ζίγ-
γιβερ ἕψε μετ᾽ ὀξυμέλιτος καὶ τρίψας ἐπιμελῶς ἐντίθει εἰς
τὸ τρῆμα καὶ περίπλαττε ἔξωθεν. ἄλλο. κισσοῦ δάκρυον
χαλβάνῃ μίξας ἢ ὀπῷ τιθυμάλλου ἢ συκῆς ἀγρίας διαλύσας
χρῶ ὡς προείρηται.

[Ἄλλο ἀνώδυνον πρὸς περιωδυνῶντας καὶ βεβρωμέ-
νους ὀδόντας. ἔστι δὲ καὶ βηχικὸν ἀγαθόν.] ♃ Ὅπου μή-
κωνος ◁ β᾽. πεπέρεως λευκοῦ κεκομμένου καὶ σεσησμένου
◁ α᾽. σμύρνης δραχμὰς β᾽. στύρακος ◁ β᾽. χαλβάνης ◁ α᾽.
γλυκέος εἰς ἀνάληψιν ὅσον ἀρκεῖ, κόπτε ὁμοῦ καὶ ἀνάπλαττε
καταπότια καὶ περίπλαττε τὸν ὀδόντα καὶ ἐντίθει τῷ βρώ
ματι. ἄλλο. ♃ ὑοσκυάμου χυλοῦ ◁ β᾽. σμύρνης δραχμὰς β᾽.
ὀπίου ◁ β᾽. χαλβάνης δραχμὰς β᾽. στύρακος ◁ β᾽. ζιγγιβέ-
ρεως δραχμὰς β᾽. πεπέρεως ◁ α᾽. ὀπου Συριακοῦ τὸ ἴσον,
γλυκέος ὅσον ἔξαρκεῖ. σκεύαζε καὶ χρῶ καθὰ προείρηται.

[Μυλικὴ ἀγαθή, ἐπὶ πολλῶν θαυμασθεῖσα.] ♃ Ἐλαίας
δακρύου ◁ α᾽. σμύρνης δραχμὰς β᾽. ἐλλεβόρου μέλανος ◁ α᾽.
ὀποβαλσάμου σπέρματος δραχμὴν μίαν, στύρακος ◁ α᾽. πε-

conſervavi eroſos dentes absque dolore.] Zingiber cum aceto
mulſo coquito ac probe terito, indeque in cavernam indito,
foris dentem ex eo integito. Aliud. Hederae lacrimam
galbano miſceto aut tithymalli vel ficus ſilveſtris ſucco dis-
folvito ac utitor ut dictum eſt.

[Aliud dolorem tollens ad dolentes et eroſos dentes.
Conducit itidem tuſſi.] ♃ Succi papaveris drach. duas, pi-
peris albi tuſi et cribrati drach. unam, myrrhae drach. ij,
ſtyracis drach. duas, galbani drach. unam, paſſi quod fatis
eſt his excipiendis, contundito ſimul et catapotia formato,
dentique circumponito et cavernae indito. Aliud. ♃ Succi
hyoſcyami drach. duas, myrrhae drach. duas, opii drach.
duas, galbani drach. duas, ſtyracis drach. ij, zingiberis ℥ ij,
piperis drach. j, ſucci Syriaci tantundem, paſſi quod fatis eſt,
praeparato ac utitor ut dictum eſt.

[Molare emplaſtrum bonum, quod in multis miraculo
fuit.] ♃ Lacrimae oleae drach. j, myrrhae drach. ij, ve-
ratri nigri drach. j, balfami liquoris drach. j, ſtyracis drach.

Ed. Chart. XIII. [479]   Ed. Baſ. II. (232.)

πέρεως δραχμὴν μίαν, ὑοσκυάμου δραχμὴν μίαν, μηκωνείου
◁ α΄. καστορίου τετρώβολον, χαλβάνης δραχμὰς στ΄. ὀποῦ
Κυρηναϊκοῦ ◁ α΄. ὀποῦ καρπάσου ◁ α΄. πάνακος ◁ α΄.
σαγαπηνοῦ τετρώβολον, πυρέθρου τετρώβολον, σταφίδος
ἀγρίας ◁ β΄. κεδρίας τὸ αὔταρκες, ὥστε ἐμπλαστρῶδτς γενέ-
σθαι. ἄλλο. 4 θείου ἀπύρου ◁ δ΄. ἀσφάλτου δραχμὰς β΄.
ἀμόργης ἐλαίου ◁ δ΄. πίσσης ὑγρᾶς δραχμὰς η΄. κεδρίας δρα-
χμὰς ιβ΄. πεπέρεως μακροῦ δραχμὰς δ΄. ὀπίου δραχμὰς δ΄.
πυρέθρου ◁ δ΄. σταφίδος ἀγρίας ◁ α΄. ἐλλεβόρου μέλανος
◁ α΄. κόκκου Κνιδίου ◁ α΄. ὀποπάνακος ◁ α΄. πίσσης ξη-
ρᾶς λίτραν μίαν. ὄξει ἀναλάμβανε τὰ ξηρὰ, εἶτα ἐπίβαλλε
τὰ τηκτὰ καὶ ἀνελόμενος χρῶ, περιπλάττων τὴν μύλην τῷ
φαρμάκῳ.

[Πρὸς τοὺς ἐῤῥωμένους ὀδόντας, ὥστε ἀπόνως σα-
λεύεσθαι.] Πύρεθρον εἰς ὄξος βαλὼν, ἔα ἐπὶ ἡμέρας γ΄ ἢ δ΄.
ἔπειτα τρίψας ἐπιτίθει τῷ πεπονθότι ὀδόντι, φυλαττόμενος
τοὺς παρακειμένους ὀδόντας. δεῖ δὲ περικαθαίρειν ἐπιμελῶς
καὶ τότε περιπλάττειν τὸ φάρμακον καὶ τοῦτο ποιεῖν ἐπὶ δύο

unam, piperis drach. j, hyoſcyami drach. j, ſucci papaveris
ʒ j, caſtorii obolos iv, galbani drach. vj, ſucci Cyrenaici
drach. j, ſucci carpaſi drach. unam, panacis drach. j, ſaga-
peni obolos iv, pyrethri obolos quatuor, ſtaphidis ſilveſtris
ʒ ij, cedriae quod ſatis eſt, quo emplaſtri formam acquirat.
Aliud. ⨁ Sulfuris vivi drach iv, bituminis drach. ij, amur-
cae olei drach. iv, picis liquidae drach. viij, cedriae drach.
xij, piperis longi drach. quatuor, opii drach. iv, pyrethri
drach. iv, ſtaphidis ſilveſtris drach. unam, veratri nigri
drach j, grani Cnidii drach. unam, opopanacis drach. unam,
picis aridae libram unam. Arida aceto excipito, deinde li-
quida affundito ac ablatis utitor. Ex medicamento hoc mo-
laris dens eſt integendus.

[Ad dentes qui peſſum eunt, ut oitra dolorem excu-
tiantur.] Pyrethrum in acetum conjicias, ad dies iij aut
iv ſinito, deinde terito et male affecto denti imponito, vi-
cinis dentibus optime praemunitis eodemque diligenter prae-
mundato, ita ut per duos aut tres dies dentem hoc medi-

ἢ τρεῖς ἡμέρας, οὕτω γὰρ ἀπόνως σαλεύεται. ἄλλο. ⁊ σικύου ἀγρίου τὰς ῥίζας, τοῦτο σκευάσας, ὥσπερ τὸ πύρεθρον, χρῶ καθὰ προείρηται.

(233) [Περὶ τῶν σειομένων ὀδόντων καὶ τῶν ἐξεχόντων.] Εἴρηται μέν μοι καὶ πρόσθεν, ὡς διὰ γεροντικὴν ἡλικίαν ἔνιοι σείονται ξηραινόμενοι, βραχεῖαν ἐκ τῶν συναγομένων οὔλων φαρμάκοις στύφουσι βοήθειαν ἔχοντες, εἰρήσεται δὲ καὶ νῦν ὅπως ἔνιοι πληγέντες ἐσείσθησαν. εἰσὶ δὲ οἳ καὶ χωρὶς πληγῆς, ἐφ᾽ ὧν τεκμαίρομαι διαβρεχόμενον ὑγρότητι πολλῇ τὸ καταφυόμενον εἰς τὰς ῥίζας αὐτῶν νεῦρον χαλᾶσθαι καὶ διὰ τοῦτο τοῖς ξηραίνουσι φαρμάκοις θεραπεύεσθαι. ἐπεὶ δὲ προπετεστέρους τῶν ἄλλων ἑώρων τοὺς σειομένους ὀδόντας γινομένους, καὶ μάλιστα ὅταν ἐκ πληγῆς πάθωσιν, ἔδοξέ μοι ῥινᾶν αὐτῶν τοσοῦτον, ὅσον ὑπὲρ τοὺς ἄλλους ἐστὶν, ὅπως μὴ προσκρούσωσι τοῖς ἀντιτεταγμένοις ἐν τῷ διαλέγεσθαι καὶ μασᾶσθαι. εὑρὼν δὲ καὶ τὴν πεῖράν μοι [480] μαρτυρήσασαν σιδήριον ἐποίησα ῥινίον, ὡς ἐνερ-

camento integas, ita enim citra dolorem excutietur. *Aliud.* Cucumeris filveſtris radices eodem modo ut pyrethrum praeparato ac utitor ut dictum eſt.

[*De mobilibus dentibus ac prominentibus.* Relatum a me etiam ante eſt, quod ob ſenilem aetatem aliqui dentes reſiccati mobiles fiunt, parvum omnino auxilium ex aſtringentibus medicamentis, quibus gingivae coarctantur, ferentes. Referetur autem et nunc quod aliqui ex plaga mobiles fiunt. Quidam vero etiam citra plagam, in quibus conjecturam facio nervum, qui ad radices ipforum adnatus et fubſtratus eſt, per multam humiditatem rigatum laxatum eſſe, et ob hoc reſiccantibus medicamentis ad curationem opus eſſe. Poſtquam autem motos dentes reliquis prominentiores factos videbam et maxime quum ex plaga id eſſent perpeſſi, viſum eſt mihi eos lima atterendos eſſe in tantum, quantum ſuper reliquos prominent, ne ſcilicet oppoſitos ſibi offendant tum in loquendo tum in manducando, atque ſane reperi experimentum mihi favens ac teſtimonium praebens. Ferream itaque limulam, quo celerius opus ſuccede-

γεῖν ταχέως. αἱ γὰρ πολλαὶ παραγωγαὶ σείουσι τὸν ὀδόντα
δεόμενον ἀκινησίας, εἰ μέλλοι παγήσεσθαι. ποτὲ μὲν οὖν ἔξο-
χαί τινες ἀνώμαλοι φαίνονται τῶν ὀδόντων κατά τινα μέρη
ῥινήσεως δεόμεναι, ἔσθ᾽ ὅτε δὲ καὶ ὁμαλὲς ἔχουσαι τὸ πέρας
ὁμαλοῦς καὶ τῆς ῥινήσεως δέονται. χρὴ δὲ περιθέντα τοῖς
οὔλοις ἄχρι τῆς ῥίζης τῶν ὀδόντων ὀθόνην μαλακὴν, εἶτα
περιλαμβάνοντα πράως τοῖς δακτύλοις τῆς ἀριστερᾶς χειρὸς,
ἀσφαλῶς τε ἅμα καὶ ἀθλίπτως, ὅπως μὴ σείοιτο ῥινώμενος,
οὕτως ἐπιχειρεῖν τῇ χειρουργίᾳ. ἐὰν δὲ ἀλγήματος αἰσθάνη-
ται ἐν τῷ παράγεσθαι τὴν ῥίνην καὶ μὴ διακρατεῖσθαι σφο-
δρότερον τοῖς δακτύλοις τὸ πεπονθὸς, παύεσθαι μὲν ἐν τῷ
παραυτίκα, προσενεγκόντα δὲ ἐν τῷ μεταξὺ τῶν ῥηθησομέ-
νων τι φαρμάκων αὖθις ἐπιφέρειν, ὡς εἴρηται, βραχύ τε δια-
στήσαντα μέχρι τοῦ κατὰ τὸν ὀδόντα πέρατα ἀποτρῖψαι, καὶ
τοῦτο ποιεῖν οὐ τῇ πρώτῃ μόνον ἡμέρᾳ δίς που καὶ τρὶς,
ἀλλὰ τῇ δευτέρᾳ προστάξαντα τῷ πάσχοντι μήτε διαλέγε-
σθαί τι μήτε σκληρὸν ἔδεσμα προσφέρεσθαι, χρῆσθαι δὲ

ret feci, multae enim aggreffiones dentem mobilem faciunt,
cui quiete et minimo motu opus eft, fi faltem ftabiliri de-
beat. Quandoque igitur eminentiae inaequales apparent in
dentibus et juxta aliquas tantum partes lima opus habent.
Aliquando vero aequales funt extremitates et aequali fimi-
liter lima indigent. Oportet autem gingivis linteolum molle
usque ad radices dentium circumdare, deinde digitis fini-
ftrae manus leniter amplecti, fimulque tute et citra com-
preffionem ne concutiatur cui limam adhibemus, atque ita
chirurgiam aggredi. Quod fi dolorem percipiat, dum limula
admovetur, et affecta pars digitis vehementius non conti-
netur, quifcere quidem ab opere ftatim convenit. Ubi vero
ex medicamentis, quae poft referentur, interea aliquid ex-
hibuerimus, rurfus, ut dictum eft, aggredi iterumque modice
ceffare, donec extremitates circa dentes deterantur, atque
id non prima tantum die bis aut ter, fed etiam fequenti
faciendum eft, ac imperandum aegro ut neque loquatur
neque durum aliquem cibum accipiat. Utatur autem ali-

τροφῇ χυλῷ πτισάνης καὶ ῥοφήματι τῷ ἐκ χόνδρου καὶ
ἄρτῳ διαβρόχῳ καὶ τοῖς οὕτω μαλακοῖς· ἡ δὲ τῶν ὠφε-
λούντων τοὺς σειομένους ὕλη τοιάδε τίς ἐστι.
[Τὰ ὑπ᾿ Ἀρχιγένους γεγραμμένα πρὸς σειομένους
ὀδόντας κρατυντικά.] Τοὺς δὲ σειομένους ὀδόντας στῆσαι
θέλων, σμύρνης, πομφόλυγος, στυπτηρίας σχιστῆς, ἀμύλου
ἴσα λείοις προσάπτου. ἢ ἐλαιῶν λευκῶν χυλὸν καὶ πήγανον
μέλιτι μίξας παράτριβε, εἶτα περίπλασσε νάρδῳ μετὰ στυ-
πτηρίας ὑγρᾶς. ἢ στρογγύλη στυπτηρίᾳ μεθ᾿ ἁλὸς διπλοῦ
τοῖς ὀδοῦσι περίπλασσε. ἢ σχιστῆς καὶ μίσυος ἴσα μετὰ κε-
δρίας, πάχος ὑγρᾶς κηρωτῆς περίχριε τοὺς ὀδόντας καὶ ἕα
ἀποῤῥεῖν φλέγμα, εἶτα διακλυζέσθω ὀνείῳ γάλακτι θερμῷ ἢ
ὄξει ἢ οἴνῳ ἐναφεψημένων σιδίων καὶ κηκίδος.
[Πρὸς τοὺς ἠσθενηκότας ὀδόντας ἢ μύλας.] Μέλι, κη-
ρὸν, ἴσα ἐν ἡλίῳ θερμῷ ὕδατι ἀνιεὶς, πίσσης τὸ ἥμισυ πρόσ-
μιξον, καὶ ποιήσας ἐμπλαστρῶδες, δίδου διαμασᾶσθαι. ἐὰν
δὲ ᾖ ξηρὸν, βραχὺ ἔλαιον πρόσμιξον· ἄκρως ποιεῖ καὶ ἡ Χία

mento fucco ptifanae et forbitione ex alica et pane ma-
dido, atque aliis ad hunc modum mollibus. Caeterum ma-
teriei filva, quae motis dentibus commoda eſt, talis exiſtit.
[*Ab Archigene fcripta, quae mobiles dentes corro-
borant.*] Mobiles dentes ſtabilire volens, myrrhae, pompho-
lygis, aluminis fciſſi, amyli, aequales fingulorum partes tri-
tas admove. Aut olivarum albarum fuccum et rutam melle
mixta affrica, deinde nardum cum alumine liquido obline.
Aut alumen rotundum cum duplo fale dentibus afperge.
Aut aluminis fciſſi et mifyos aequales partes, cum cedria
ad cerati liquidi fpiſſitudinem redactas dentibus obline et
pituitam defluere fine. Quo facto afininum lac colluant
calidum aut acetum aut vinum in quo malicorium et galla
funt incocta.
[*Ad debilitatos dentes tum alios tum molares.*] Mel,
ceram aequis portionibus ad folem calida aqua diluito et
picis dimidium admifceto ac ad emplaſtri formam deducito,
atque manducanda exhibeto. Quod fi aridum fit medica-
mentum, parum olei addito. Summe facit et maſtiche Chia

Ed. Chart. XIII. [480. 481.]   Ed. Baf. II. (233.)

μαστίχη μασωμένη. πρὸς αἱμωδίαν. ἐπὶ δὲ αἱμωδίας ἀνδρά-
χνην διαμασάσθωσαν ἢ ἔλαιον θερμὸν διακρατείτωσαν.

[Περὶ δὲ τῶν ὀδοντοφυούντων ἔγραψεν ὁ ’Αρχιγένης.]
Περὶ δὲ τῶν ὀδοντοφυούντων βρεφῶν, ἐὰν ὦσιν ἐπαλγεῖς,
κυνείῳ γάλακτι τὰ οὖλα περίχριε. ἢ λαγωοῦ ἐγκεφάλῳ, ἐὰν
χρίσῃς τὰ οὖλα βρέφους, ταχέως ὀδοντοφυεῖ.

[Περίαπτα δὲ ἀντιπαθῆ ὀδοῦσιν, ἃ δοκεῖ πιστευθῆναι,
τάδε.] ’Εὰν ὀδονταλγοῦντι βατραχίου φύλλα ἐπὶ τοῦ κατὰ
τὸν ἀλγοῦντα βραχίονος ἐπιθῇς, ἀπόνους μὲν ποιεῖ, ἕλκοῖ δὲ
τὸν βραχίονα, ὃν θεραπεύσεις ὡς προσήκει. ἐὰν δὲ ὀδοντο-
φυοῦν παιδίον ἀλγήματα ἔχῃ, τὸ τοῦ παλαιοῦ κοχλίου κέρας
ἐνδήσας δέρματι περίαπτε.

[Περὶ οὔλων πόνων.] Οὔλων πονούντων διακλύσματα
μὲν ποιεῖ σχεδὸν τὰ καὶ πρὸς ὀδονταλγίαν γεγραμμένα, πλὴν
[481] ἰδιαίτερον ποιεῖ ὄξος, ἀπεζεσμένης ὑοσκυάμου ῥίζης.
τὰ δὲ φλεγμαίνοντα οὖλα στυπτηρίαν μεθ’ ἁλὸς τετάρτου
μέρους λείοις προσάπτου, μετὰ δὲ τὸν δηγμὸν οἴνῳ ἢ ἐλαίας

commanducata. *Ad ſtuporem dentium.* Caeterum in dentium
ſtupore portulacam manducent.   Aut oleum calidum ore
contineant.

[*De dentitione puerorum, ut Archigenes ſcripſit.*] In-
fantibus qui dentiunt, ſi doluerint canino lacte gingivas
obline. Aut ſi leporino cerebello infantis gingivas illeveris,
cito dentes proveniunt.

[*Amuleta dolori dentium reluctantia, quibus fidem
deberi putant haec ſunt.*] Si ranunculi folia ei, qui den-
tem dolet, in ejusdem partis brachium impoſueris, dolore
quidem liberabitur, brachium autem exulcerabitur, cujus cu-
ram prout convenit facies. Si vero infans cui dentes pro-
venire incipiunt dolores habeat, veteris cochleae cornu pel-
liculae illigatum pro amuleto appende.

[*De doloribus gingivarum.*] Gingivis dolentibus col-
lutiones fere eaedem faciunt quae ad dolores dentium ſunt
deſcriptae, magis tamen proprie facit acetum, cui hyoſcyami
radix eſt incocta. Verum inflammatis gingivis alumen cum
ſalis quarta parte tritum admove, poſt morſum vero perceptum

ΤΩΝ ΚΑΤΑ ΤΟΠΟΥΣ ΒΙΒΛΙΟΝ Β. 875

Ed. Chart. XIII. [481.]   Ed. Baf. II. (233.)

φύλλων ἀφεψήματι διακλυζέσθωσαν. ἐπὶ δὲ τῶν ῥευματιζο-
μένων καὶ περιβιβρωσκομένων μετὰ ἐξοιδήσεώς τε καὶ ὀδύνης
καὶ ὑπονεμομένων ἄκρως ποιεῖ ἡ πυρία. πυριᾷν δὲ μηλω-
τίδι ἔριον περιδήσας, εἰς ζεστὸν ἔλαιον ἀπόβαπτε καὶ πρόσ-
αγε τοῖς οὔλοις ἕως ἐξομαλισθῇ καὶ λευκὰ τὰ κύκλῳ γένη-
ται. οὕτω γὰρ ἵσταται ἡ νομὴ καὶ ἐξ ὑγιοῦς τῆς σαρκὸς τὸ
περιβρωθὲν τρέφεται. μετὰ ταῦτα δὲ χρῶ προστρίμμασι καὶ
τοῖς ἀναγεγραμμένοις περὶ ὀδόντων. ἰδίως δὲ συμφωνεῖ κη-
κὶς λειοτάτη, ὀξύβαφον μετὰ σμύρνης ὡς κυάθου τὸ μέγε-
θος, χρῶ λείοις ξηροῖς. ἐὰν δὲ ἐκφυόμενος ὀδοὺς δυσχερῶς
ἀναστέλλῃ καὶ διακεντῇ τὸ οὖλον, κύπρον μετὰ βουτύρου
καὶ μύρου σουσίνου χρῖε κατὰ τὴν ἔκφυσιν. περὶ ἐπουλίδων.
ἐπὶ δὲ τῶν ἐπουλίδων προσάπτου χαλκάνθῳ καὶ μυρσίνῳ
ἴσοις μετ᾽ ὀλίγης σχιστῆς. ποιοῦσι δὲ καὶ αἱ πλείους τῶν
ἀνθηρῶν.

[Προφυλακτικὰ ὀδόντων.] Καὶ τὰ προφυλακτικὰ δὲ
τῶν ὀδόντων τῆς ἀλγηδόνος Ἀρχιγένης οὕτως ἔγραψε κατὰ

vino aut foliorum oleae decocto ipfas colluant. At vero
fluxione laborantibus gingivis et corrofis cum tumore et
dolore et per nomen depaftis, praeclare conducit fomen-
tum, quod fit per aurifcalpium, cui lana obvoluta eft, in
fervens oleum tinctum et gingivis usquequo exaequentur
admotum et donec circumcirca albae reddantur, ita enim
fiftitur nomen et ex fana carne id, quod corrofum eft, con-
nutritur, poftea vero affrictionibus utere et iis, quae ad
dentes funt defcripta. Proprie autem convenit galla tenuis-
fime trita acetabuli menfura, cum myrrha magnitudine fa-
bae, tritis itaque ac laevigatis utitor. *De exortu dentium.*
Quod fi enafcens dens difficulter oritur et pungit gingivam,
cyperum cum butyro et unguento fufino juxta exortum il-
linito. *De epulide.* Caeterum in epulide atramentum futo-
rium cum pari myrto et modico alumine fciffo admoveto.
Faciunt pleraeque etiam ex antheris compofitionibus.
[*Quae dentes praefervent.*] Quin et doloris dentium
praefervativa Archigenes his verbis tradidit. *In dentium*

λέξιν. ἐπὶ δὲ τῶν περὶ τοὺς ὀδόντας ἀλγημάτων φυλακτικὰ
μὲν ἁρμόζει τὰ τοιαῦτα, τιθυμάλλου ῥίζας ἑψήσας ἐν οἴνῳ
μέχρι ἡμίσεος, δὶς τοῦ μηνὸς διακλύζου καὶ οὐδέποτε ἀλ-
γήσεις. καλῶς διατηρεῖ ἀπόνους καὶ ἰσχυροὺς τοὺς ὀδόντας,
ἐὰν κύαμον Αἰγύπτιον δίχα τοῦ ἐντὸς πικροῦ λεῖον ποιῶν,
παρατρίβῃς τοὺς ὀδόντας καὶ τὰ οὖλα ἅπαξ τοῦ ἔτους. ἢ
σχιστῇ μετ᾽ ὀλίγης συύρνης παράτριβε καὶ οὐδέποτε βρωθή-
σονται. ἐὰν δὲ ἀποστύφῃ, μέλιτι χρῶ. ἢ ἀρκευθίδας λεπτὰς
καὶ κυπαρίσσου φύλλων τὸ ἴσον, κηκίδος ὀλίγον σὺν μέλιτι
ἑφθῷ δραχμιαίους τροχίσκους ποιήσας χρῶ, προδιαμασῶ καὶ
ἐπιδιακλύζου οἴνῳ εὐώδει. ἢ ἴρεως Ἰλλυρικῆς καρύου Ποντι-
κοῦ μέγεθος διαμάσησαι καὶ ὁμοίως διακλύζου. ἢ προσμί-
ξας ἁλσὶν ὀμφακίνην κηκίδα ἐν οἴνῳ εὐώδει ἑψημένην δια-
μασῶ. ἄριστα δὲ ποιεῖ πρός τε φυλακὴν ἀλγημάτων ῥῶ-
σίν τε τῶν οὔλων καὶ τῶν ὀδόντων, ἔτι δὲ εὐπρέπειαν καὶ
τὰ ὑπογεγραμμένα σμήγματα. ἔρια οἰσυπηρὰ ὀθονίῳ ἐνδή-
σας καῦσον, εἶτα ἁλῶν τὸ τρίτον μίξας λείοις σμήχου. ἢ

doloribus praeſervantia a dolore conveniunt ejusmodi. Ti-
thymalli radices in vino ad dimidias coquito et bis in menſe
colluito, ac nunquam dolebis. Optime conſervat citra dolo-
rem et fortes dentes, ſi fabam Aegyptiam, rejecto interno
amarulento, triveris ac dentibus et gingivis ſemel in anno
affricueris. Aut alumine ſciſſo cum modica myrrha confri-
cato, et nunquam erodentur, ſi vero aſtringat hoc nimium,
melle utitor. Aut granorum juniperi parvorum et cupreſſi
foliorum parem portionem et gallae parum et melle cocto
excipito et in paſtillos drachmae pondere reducito, ac uti-
tor unum ex his commanducando inſuperque vino cdorato
colluendo. Aut iridis lllyricae nucis ponticae magnitudinem
mande ſimiliterque collue. Aut ſali gallam omphacinen, in
vino odorato coctam, miſceto et mandito. Optime prae-
terea tum ad praeſervandos a dolore dentes tum ad cor-
roborandos eosdem, ac pariter gingivas, ampliusque ad de-
corem faciunt ſmegmata ſubſcripta. Lanas ſuccidas linteolo
illigatas exurito, deinde ſalis tertia parte addita aſſricato.

ΤΩΝ ΚΑΤΑ ΤΟΠΟΥΣ ΒΙΒΛΙΟΝ Β. 877

Ed. Chart. XIII. [481.] Ed. Baf. II. (233. 234.)

δασύποδος κεφαλὴν κεκαυμένην λεάνας χρῶ. ἢ ἅλας καὶ μέλι
λεάνας, μέχρι κηρωτῶδες γένηται, καθαρῷ ὀθονίῳ ἐνδήσας
καῦσον, εἶτα μίξας ἴριν Ἰλλυρικὴν ὀλίγην σμῆχε τοὺς ὀδόντας.
(234) [Τὰ ὑπ᾽ Ἀνδρομάχου γεγραμμένα πρὸς ἁπάσας
ὀδύνας ὀδόντων μυλικὴ αὐθωρὸν παύουσα.] ♃ Πεπέρεως,
πυρέθρου, ὁποῦ τιθυμάλλου, χαλβάνης ἀνὰ ≺ α'. λεάνας, ἀνα-
λάμβανε τὴν χαλβάνην καὶ ἐντίθει εἰς τὸ βρῶμα.
[Μυλητικὴ Ἀντιφάνους, κἂν μὴ περικαθάρῃς, ἐντίθει
καὶ περίπασσε τὸν ὀδόντα.] ♃ Ὑοσκυάμου σπέρματος, ὀπίου,
νίτρου, σμύρνης, πυρέθρου, πεπέρεως ἀνὰ ≺ α'. χαλβάνης
≺ β'. μετ᾽ οἴνου λείοις χρῶ. ἄλλη μυλικὴ ᾗ χρῶμαι. ♃ Στυ-
πτηρίας σχιστῆς ≺ α'. πεπέρεως λευκοῦ ≺ β'. ὀποπάνακος
ἢ πεπέρεως μακροῦ τετρώβολον, σώρεως τετρώβολον, κόμ-
μεως βεβρεγμένου ἐν ὕδατι ≺ β'. τῆς ὅλης σταθμίας, κηρου
τὸ διπλοῦν, ἀνατρίβων ἐν ὕδατι θερμῷ πρόσμιξον καὶ οὕτω
χρῶ. ἄλλη ἡ Χαιρέα. ♃ σμύρνης ≺ α'. ἐλλεβόρου ≺ α' S''.
πυρέθρου ≺ α' S''. ἴρεως Ἰλλυρικῆς ≺ α' S''. στυπτηρίας σχι-

Aut dafypodis caput uſtum tritum. Aut falem et mel ad
cerati formam terendo redigito, deinde mundo linteolo il-
ligata exurito et admixta iride Illyrica modica dentes con-
fricato.

[Quae Andromachus fcripfit ad omnes dentium do-
lores, compofitio molaris eadem hora dolorem fedans.] ♃
Piperis, pyrethri, fucci tithymalli, galbani, fingulorum ℨ j,
galbano excepta in cavernam inde.

[Molaris Antiphanis, etiamfi non praemundaris in
dito et dentem ea integito.] ♃ Seminis hyofcyami, opii,
nitri, myrrhae, pyrethri, piperis, fingulorum ℨ j, galbani
ℨ ij, tritis ex vino utitor. Alia molaris qua utor. ♃ Alu-
minis fciſſi ℨ j, piperis albi ℨ ij, opopanacis aut piperis
longi obolos quatuor, foreos obolos quatuor, gummi aqua
macerati ℨ ij, cerae duplum totius ponderis omnium, cae-
tera conterens in aqua calida mifceto, atque ita utitor. Alia
Chaereae. ♃ Myrrhae ℨ j, veratri ℨ i ß, pyrethri ℨ i ß, iri-
dis Illyricae ℨ i ß, aluminis fciſſi obolos iij, aqua terito et

Ed. Chart. XIII. [481. 482.]　　　　　Ed. Baf. II. (234.)

στῆς τριώβολον, [482] ὕδατι λεάνας περίχριε τὸν ὀδόντα καὶ
ἐπάνω κηρὸν ἐπίθες. ἄλλη μυλικὴ ἐκ τῶν Ἀφρόδα. 4 στυ-
πτηρίας σχιστῆς ⦗δ'. σμύρνης τριώβολον, πεπέρεως κόκκους ε'.
ἐγὼ δὲ τριώβολον καὶ κάλλιον ποιεῖ, ῥητίνῃ ἀναλάμβανε
προπερικαθάρας, ἐντίθει εἰς τὸ βρῶμα ἐπάνω καὶ σπλήνιον
ἐγχρίσας ἐπιτίθει. ἄλλη μυλικὴ τοῦ αὐτοῦ· καὶ μὴ περικα-
θάρας ἐντίθει εἰς τὸ βρῶμα καὶ ἐπάνω τοῦ φαρμάκου σπλή-
νιον περίπλασσε, ποιεῖ ὑοσκυάμου σπέρματος, ὀποῦ μήκω-
νος, σμύρνης, νίτρου, πυρέθρου, πεπέρεως λευκοῦ, ἑκάστου
μέρος α'. χαλβάνης μέρη β'. μετ᾽ ὄξους λεάνας χρῶ. ἄλλη ἐκ
τῶν Ἀφρόδα. 4 ὀποῦ πευκεδάνου ⦗ α'. ὀποῦ μήκωνος
⦗ α'. τιθυμάλλου μυρσινήτου, ὀποῦ Κυρηναϊκοῦ ἀνὰ ⦗α'.
χαλβάνης ⦗ α' S''. τῇ χαλβάνῃ ἀναλάμβανε καὶ εἰς τὸ βρῶμα
ἐντίθει καὶ περικαθάρας σπληνίῳ ἔμπλασσε, ὥρᾳ μιᾷ παύει.
μυλικὴ καλή. στυπτηρίας σχιστῆς μηκωνείῳ ἀναλαβὼν χρῶ,
ἐντιθεὶς καὶ περιπλάσσων. μυλικὴ ἄλλη ὡς Ἀριστοκράτης.
4 μήκωνος ⦗ β'. σαγαπηνοῦ ὀβολὸν α' S''. ὀποῦ Κυρηναϊ-
κοῦ τὸ ἴσον, πεπέρεως ⦗ α'. σφονδύλου τὸ ἴσον, σμύρνης

dentem oblinito, ac fuperne ceram imponito. *Alia molaris
ex libris Aphrodae.* 4 Aluminis fciffi ℨ iiij, myrrhae obo-
los tres, piperis grana quinque, ego obolos tres accipio et
melius facit, refina excipe et praemundatae cavernae inde
et fplenium illitum fuperimpone. *Alia molaris ejusdem.*
*Etiam non praemundatae cavernae hanc inde et fuperne
fplenium ex medicamento item impone et probe faciet.* 4
Seminis hyofcyami, fucci papaveris, myrrhae, nitri, pyre-
thri, piperis albi, fingulorum partem unam, galbani partes
duas, cum aceto tritis utitor. *Alia ex libris Aphrodae.* 4
Succi peucedani ℨ j, fucci papaveris ℨ j, tithymalli myrfi-
nitae, fucci Cyrenaici, fingulorum ℨ j, galbani ℨ i ß, gal-
bano excipe et in cavernam inde et ubi praepurgaris den-
tem in fplenium illine, una hora dolorem fedat. *Molaris
bona.* Sciffum alumen papaveris fucco exceptum indito et
oblinito. *Alia ut Ariftrocrates.* 4 Papaveris ℨ ij, fagapeni
fefquiobolum, fucci Cyrenaici tantundem, piperis ℨ j, fpon-
dylii tantundem, myrrhae tantundem, galbani, pyrethri,

τὸ ἴσον, χαλβάνης τὸ ἴσον, πυρέθρου τὸ ἴσον, κρόκου τὸ ἴσον,
μέλι ὡς γλοιῶδες γενέσθαι.

[Πρὸς ἀλγήματα ὀδόντων καὶ οὔλων καὶ πολλὰ τοῦ
Ἀριστοκράτους γραμματικοῦ.] ⨖ Μέλιτος λίτραν μίαν, ὄξους
δριμέος ξε αʹ. στυπτηρίας σχιστῆς γο στʹ. οἱ δὲ ὑγρᾶς γο δʹ.
ἕψε μέχρις ἂν μελανθῇ. πρὸς ὀδόντας σειομένους. ⨖ στυ-
πτηρίας σχιστῆς μέρος αʹ. μάννης μέρος αʹ. λείοις χρῶ, προσ-
πάσσων τὸν σειόμενον ὀδόντα.

[Πρὸς ὀδόντων βρῶσιν καὶ πόνους.] Πενταφύλλου ῥί-
ζας σὺν οἴνῳ ἑψήσας δίδου διακλύζεσθαι μετὰ τὸ δεῖπνον,
ἀφέψου δὲ εἰς τὸ τρίτον μέρος. ἄλλο. λαπάθου ῥίζας σὺν
οἴνῳ ἢ ὄξει ἑψήσας, ἀρσενικὸν λεῖον ἐπιπάσας, ὀλίγον τοῦ
ὑγροῦ δίδου διακρατεῖν, ἑψέσθω δὲ ἄχρις ἂν εἰς τὸ τρίτον
ἔλθῃ. πρὸς οὖλα πλαδαρά. ⨖ πυρέθρου < γʹ. θύμου < βʹ.
στυπτηρίας σχιστῆς τριώβολον, ἴρεως Ἰλλυρικῆς < αʹ. λείοις
χρῶ καὶ ἐπιτίθει τοῖς οὔλοις·

[Παρὰ Πυθίου πρὸς σειομένους ὀδόντας καὶ οὖλα
πλαδαρὰ καὶ ὑποφθοράς.] Στυπτηρία στρογγύλη ἐνειληθεῖσα

croci, fingulorum tantundem, mel quod ftrigmentitiam fpis-
fitudinem accipiat.

[*Ad dolores dentium, gingivarum, aliaque multa
Ariftocratis grammatici.*] ⨖ Mellis ℔ j, aceti acris fexta-
rium unum, aluminis fciffi fexuncem, alii liquidi trientem
habent, coquito donec nigrefcat. *Ad dentes motos.* ⨖ Alu-
minis fciffi partem unam, mannae partem unam, tritis utere,
confpergendo motum ex eis dentem.

[*Ad erofionem et dolorem dentium.*] Quinquefolii ra-
dices in vino coctas a coena colluendas praebe, coquito
autem ad tertias. *Aliud.* Rumicis radices cum vino aut
aceto coquito et modicum auripigmenti triti infpergito ac
liquorem ore retinendnm exhibeto. Coquatur itidem ad ter-
tias. *Ad gingivas madore laxas.* ⨖ Pyrethri ʒ iij, thymi
ʒ ij, aluminis fciffi obolos tres, iridis Illyricae ʒ j, tritis
utere ac gingivis impone.

[*Pythii, ad motos dentes, gingivas humore gravidas
et fubcorruptas.*] Alumen fciffum chartae involutum uritur,

Ed. Chart. XIII. [482. 483.]　　　　　Ed. Baf. II. (234.)

χάρτη καίεται, εἶτα λεανθεῖσα χρωΐζεται μίλτῳ. τούτων προσ-
άπτου τῶν ούλων καὶ ἐντίθει τοῖς ὑποφθορίοις.

[Παρὰ Διοκλέους ἰατροῦ πρὸς ὀδόντων πόνους.] 2μ
Χαλβάνης, ὀπίου, πεπέρεως, κηροῦ, σταφίδος ἀγρίας, κόκκου
κνιδίου ἀνὰ ⟨ ά. λεάνας ἀναλάμβανε κηρῷ καὶ περίπλασσε.

[Πρὸς βεβρωμένους ὀδόντας ἄλλο εὔθετον.] Ὀπὸν σιλ-
φίου ἐντίθει ἢ αὐτὴν τὴν ῥίζαν ἢ χαλβάνην μετὰ πεπέρεως
ἢ ὄπιον μετὰ χαλβάνης ἢ ὀποπάναξ ἐμπλασσόμενος. πρὸς
ὀδόντων πόνους. 2μ σώρεως ⟨ β΄. στυπτηρίας σχιστῆς ⟨ β΄.
μίσυος ⟨ ά. ξηρῷ χρῶ.

[Σμῆγμα ᾧ χρῶμαι σταλτικὸν ούλων.] 2μ Κέρατος ἐλα-
φείου κεκαυμένου λίτρας β΄. ἐρίων οἰσυπηρῶν ἁπαλῶν γο γ΄.
ἁλὸς ἀμμωνιακοῦ γο δ΄. πεπέρεως λευκοῦ γο β΄. κόστου γο ά.
σχιστῆς γο β΄. σχίνου καὶ περδικίου βοτάνης κεκαυμένης σὺν
τοῖς ἐρίοις ἢ μόνης, τέταρτον λίτρας, μαλαβάθρου φύλλων
γο ά. κόψας ὁμοῦ χρῶ.

[483] [Τὰ ὑπὸ Κρίτωνος γεγραμμένα πρὸς ἄπαντα
τῶν ὀδόντων τὰ πάθη, τινὰ δὲ τούτων καὶ πρὸς ούλα πρὸς

deinde tritum rubrica coloratur, atque ita gingivis admo-
vetur, fimiliterque fubcorruptis inditur.

[*Dioclis medici ad dentium dolores.*] 2μ Galbani,
opii, piperis, cerae, ftaphidis filveftris, grani cnidii, fingu-
lorum Ʒ j, trita cera excipito et illinito.

[*Aliud commodum ad corrofos dentes.*] Succum filphii
indito aut ipfam radicem. Aut galbanum cum pipere. Aut
opium cum galbano. Facit et opopanax in cavernas infar-
tus. *Ad dentium dolores.* Soreos Ʒ ij, aluminis fcifli Ʒ ij,
mifyos Ʒ j, aridis utitor.

[*Smegma dentium quo utor, gingivas contrahit.*] 2μ
Cornu cervi ufti ℔ ij, lanae fuccidae tenerae quadrantem,
falis ammoniaci trientem, piperis albi fextantem, cofti Ʒ j,
aluminis fcifli fextantem, lentifci et perdicii herbae uftae
cum lanis aut per fe folum, utriusque quartam librae par-
tem, foliorum malabathri Ʒ j, contufis fimul utere.

[*Quae Crito fcripfit ad omnes dentium affectiones.*
Quaedam ex eis etiam gingivis conferunt et ad foetorem

ΤΩΝ ΚΑΤΑ ΤΟΠΟΤΣ ΒΙΒΛΙΟΝ Ε. 881

Ed. Chart. XIII. [483.]   Ed. Baf. II. (234. 235.)

στόματα δυσώδη καὶ μέλανας ὀδόντας ἐξ ἐπιπολῆς.] Κριθὰς
καὶ ἄλας μέλιτι καὶ οἴνῳ δεύσας ἔνδησον εἰς χάρτην καὶ
καύσας καὶ λειώσας τρῖβε τὰ οὖλα. ἄλλο. χαλκάνθην, στυ-
πτηρίαν, σίδια ῥοιᾶς γλυκείας ἴσα λεάνας παράτριβε τὰ οὖλα
νῆστις, εἶτα οἴνῳ στυπτικῷ διακλύζου. ἄλλο πρὸς οὖλα ἡλκω-
μένα. ♃ νίτρου κεκαυμένου, κυπέρου κεκαυμένου, ἑκάστου
ἴσον, λείοις μετὰ μέλιτος διάχριε. ἄλλο πρὸς οὖλα καὶ ὀδόν-
τας σειομένους. ♃ Ἴρεως γο δʹ. πίτυος φλοιοῦ γο δʹ. σχι-
στῆς γο αʹ. ξηρῷ χρῶ. (235) ἄλλο πρὸς σειομένους ὀδόντας.
σχῖνον, μυρσίνην, κηκίδα ἑψήσας ἐν οἴνῳ δίδου διακλύζε-
σθαι. ἄλλο. ♃ ἁλὸς μέρη δύο, στυπτηρίας σχιστῆς κεκαυ-
μένης καὶ ἐσβεσμένης ὄξει δριμεῖ μέρος ἕν, λείοις χρῶ, εἶτα
οἴνῳ διακλυζέσθω.

[Πρὸς σειομένους ὀδόντας ἵνα παγῶσι.] Χάλκανθον
τρίψας μετὰ ἐλαίου παράπτου τῶν ῥιζῶν ἐρίῳ. ποιεῖ καὶ
πρὸς βεβρωμένους ὀδόντας ἀναληφθὲν κηρῷ, καὶ ἐντιθέμε-
νον μετὰ μυρσίνης ἴσης τριβὲν καὶ μέλιτι ἀναληφθέν. πρὸς
σειομένους ὀδόντας. πτελέας φλοιὸν ἐν οἴνῳ ἑψήσας διακρα-

oris et nigros in *fuperficie dentes.*] Hordeum et falem
melle ac vino fubacta in charta ligato ac urito et ex lae-
vigatis gingivas confricato. *Aliud.* Atramentum futorium,
alumen, putamina mali punici dulcis, aequalibus partibus
trita ac laevigata, gingivis in jejunio affrica, deinde vino
aftringente collue. *Aliud ad gingivas ulceratas.* ♃ Nitri
ufti, cyperi ufti, hordei ufti, cujusque pares partes, laevi-
gatas cum melle illine. *Aliud ad gingivas et dentes mo-*
tos. ♃ Iridis trientem, corticis pinus trientem, aluminis
fciffi ℥ j, aridis utere. *Aliud ad motos dentes.* Lentifcum,
myrtum, gallam, in vino cocta colluenda praebeto. *Aliud.*
♃ Salis partes duas, aluminis fciffi ufti et acri aceto ex-
tincti partem unam, tritis utitor, deinde vino colluito.

[*Ad motos dentes ftabiliendos.*] Atramentum futorium
cum oleo terito et cum lana dentium radicibus admoveto.
Facit et ad erofos dentes cera exceptum et inditum. Item
cum myrto pari tritum ac melle exceptum. *Aliud ad mo-*
tos dentes. Ulmi corticem in vino coquito et decoctum ore

τεῖν ποίει. καὶ κέρατα τοῦ ἐλάφου ἐν οἴνῳ ἑψημένα. πρὸς
δὲ τοὺς βεβρωμένους ὀδόντας καππάρεως ῥίζαν σὺν ὄξει δρι-
μεῖ ἕψε εἰς ἥμισυ καὶ χλιαρῷ διακλύζου ἢ τὸν φλοιὸν ὁμοίως.
τὸ δ' αὐτὸ καὶ πρὸς πόνους ποιεῖ.

["Ἄλλη πυρία ὀδόντων καὶ βεβρωμένων καὶ πονούν-
των.] ♃ Θείου ἀπύρου μέρος α'. βουτύρου μέρος α'. πήξας
πυρία διὰ μηλωτίδος. ἄλλη πρὸς ὀδόντων πόνους. ἅλατι
προσμίξας τοὺς ὀδόντας, κονίαν στακτὴν λαβὼν, χλιάνας κα-
τάσχες ἐν τῷ στόματι μέχρι χρόνου συμμέτρου. ἔδει προσκεῖ-
σθαι ἐπὶ τοῦ τῶν οὔλων πόνου.

["Ἄλλη μυλικὴ αὐθωρὸν παύουσα.] ♃ Πεπέρεως, πυ-
ρέθρου, τιθυμάλλου ὀποῦ, χαλβάνης ἀνὰ < α'. λεάνας ἀνα-
λάμβανε τῇ χαλβάνῃ καὶ ἐντίθει εἰς τὸ βρῶμα. ἄλλη. ♃
πεπέρεως ὀβολὸν α' S''. κόκκου κνιδίου τὸ ἴσον, χαλβάνης
< α' S''. ἀφρονίτρου ὀβολοὺς δύο, κρόκου ὀβολὸν α' S''.
ἴρεως ξηρᾶς ὀβολὸν α' S''. ῥόδων ἀπαλῶν < S''. τρίψας,
μέλιτι ἀναλάμβανε καὶ ἐμπλαστρῶδες ποιήσας ἔμπλασσε τὴν
μύλην.

tenendum exhibeto. Item cervi cornua in vino cocta. Ad
corroſos vero dentes capparis radicem cum acri aceto ad
dimidias coquito ac tepidum colluito. Cortice item eodem
utitor modo. Idem ad dolores facit.

[*Fomentum aliud dentium corroſorum et dolentium.*]
♃ Sulfuris vivi partem unam, butyri partem unam lique-
facito et his per auriſcalpium foveto. *Aliud ad dolores
dentium.* Dentes ex ſale praeſricato et lixivium tepeſactum
mediocri tempore ore contineto. Oportebat hic apponere
in gingivarum dolore hoc convenire.

[*Alia compoſitio molaris eadem hora dolorem ſedans.*]
♃ Piperis, pyrethri, ſucci tithymalli, galbani, ſingulorum
Ʒ j, terito et galbano excepta in cavernam indito. *Alia.*
♃ Piperis ſeſquiobolum, grani cnidii tantundem, galbani
ſeſquidrachmam, ſpumae nitri obolos duos, croci ſeſquio-
bolum, iridis ſiccae ſeſquiobolum, roſarum tenerarum Ʒ ß,
trita melle excipe et ad emplaſtri formam redactis mola-
rem dentem intege.

ΤΩΝ ΚΑΤΑ ΤΟΠΟΤΣ ΒΙΒΛΙΟΝ Ε.   883

Ed. Chart. XIII. [483. 484.]   Ed. Baf. II. (235.)

[*Πρὸς βεβρωμένην μύλην.*] Μελάνθιον φώξας καὶ τρί-
ψας μετ᾽ ὄξους δριμέος κατάπλασσε τὸ βρῶμα τῆς μύλης
καὶ οὐκ ἔτι βρωθήσεται, ἀλλὰ μένει οἷόν ἐστιν. οἱ δὲ καὶ
νίτρου ⪦ α´. μετ᾽ ὄξους δριμέος. πρὸς τὸ αὐτό. ♃ καστο-
ρίου, πυρέθρου ὀπτοῦ, χαλβάνης ἴσον ἑκάστου μίξας ἐντίθει.
[*Πρὸς μύλην ἀπόνως ἆραι.*] ♃ ᾽Αλεύρου ἐρεβίνθου
καθαροῦ ⪦ β´. φυράσας ὀπῷ τιθυμάλλου, ἐπίθες ἐπὶ τὸν
ὀδόντα καὶ ἐπάνω κισσοῦ φύλλα καὶ ἐάσας ὥραν αἷρε καὶ
αὐτομάτως θρυβήσεται. ποιεῖ τοῦτο καὶ πρὸς βεβρωμένους,
κηρωτὴν δ᾽ ἐπὶ τῆς χρείας μαλάξας περιτίθει.
[*᾽Αλλο, ὥστε τοῖς δακτύλοις ἆραι τὸν ὀδόντα, περι-
καθάρας καλῶς.*] ♃ Σώρεως, κηκίδος ὀμφακίνης, σταφίδος
ἀγρίας, στυπτηρίας σχιστῆς, θείου ἀπύρου, πεπέρεως μα-
κροῦ, λεῖα ποιήσας, κεδρίᾳ μίσγων λέαινε καὶ κηρὸν τήξας
καλῶς περίχρισον τὸν ὀδόντα. [484] ἐκβάλλει δὲ αὐτοὺς καὶ
πύρεθρον καὶ τιθυμάλλου μυρσινίτου ὀπὸς μετὰ ἀλεύρου
ὀροβίνου, ὥστε στεατώδη γενέσθαι καταπλασθείς. ἢ πύρε-

[*Ad corrosos molares.*] Melanthium torrefacito et ex
acri aceto terito, indeque molarium cavernam integito et
non amplius erodetur, sed manebit ut est. Quidam etiam
nitri ʒ j, cum acri aceto utuntur. *Ad idem.* ♃ Caftorii,
pyrethri torrefacti, galbani, fingulorum aequales partes mix-
tas indito.
[*Ut molaris citra dolorem tollatur.*] ♃ Farinae cice-
rum purae ʒ ij, fucco tithymalli exceptas denti imponito,
fupraque hederae folia addito et ad horam finito, tollito, et
fua fponte in minutas partes frangetur, facit idem ad ero-
fos, verum ufus tempore ceram emollitam circumponito.
[*Aliud, ut dens digitis tollatur, praemundato antea
circumcirca dente.*] ♃ Soreos, gallae omphacines, ftaphi-
dis filveftris, aluminis fciffi, fulfuris vivi, piperis longi ae
quales partes laevigatas cedria excipe et impone, ceraque
liquefacta dentem egregie circumline. Ejicit ipfos etiam py-
rethrum et tithymalli myrfinitae fuccus cum farina ervi ad
maffae fermenti modum coactus et impofitus.   Aut pyre-

Ed. Chart. XIII. [484.]   Ed. Baf. II. (235.)

θρον ημέραις μ'. βραχὲν ὄξει καὶ περιπλαττόμενον τῷ ὀδόντι. ἄλλο πρὸς τοὺς τετρημένους. ♃ Καστορίου, πυρέθρου, ὀπίου, χαλβάνης ἴσον ἑκάστου μίξας ἐντίθει.

[Περὶ ὀδοντοτριμμάτων συνθέσεως, οἷς χρῶμαι.] Ἔνια τῶν ὑπ᾽ ἐμοῦ συντεθέντων ὀδοντοτριμμάτων τῇ πείρᾳ δοκιμασθέντα καὶ φανέντα γενναίαν ἔχειν ἐνέργειαν, ἄξια γραφῆς ἔδοξεν εἶναί μοι, καὶ πρῶτόν γε τὰς ψυχρὰς διαθέσεις τῶν ὀδόντων ἰωμένων, ἐάν τε διὰ ψυχροῦ πόσιν ὕδατος ἄμετρον ἢ τῶν ὑπὸ χιόνος ψυχθεισῶν ὀπωρῶν ἤ τινων ἐδεσμάτων ἢ πομάτων ὦσι γεγονυῖαι καὶ πρὸς τούτοις, ἐὰν διὰ χυμὸν ψυχρὸν ἐκ τῆς κεφαλῆς εἰς αὐτοὺς καταῤῥέοντα. τοὺς μὲν οὖν διὰ χυμὸν ἐψυγμένους μεγάλως ὀνίνησιν ὁ ἀποφλεγματισμός. ὅπως δὲ δεῖ ποιεῖν τοῦτον, καθ᾽ ἕτερον κεφάλαιον ἰδίᾳ γεγραμμένον ἔχεις. τοῖς δὲ ἄνευ χυμοῦ διὰ μόνου τοῦ νῦν εἰρημένου φαρμάκου θεραπεύειν προσήκει, χρῆσθαί τε αὐτῷ καὶ μετὰ τὸν ἀποφλεγματισμὸν ἄμεινόν ἐστιν, ὅπως ἐκκενώσῃς μὴ μόνον τὸν βλάπτοντα χυμόν, ἀλλὰ καὶ τὴν ὑπ᾽ αὐτοῦ γεννωμένην διάθεσιν ἐκθεραπεύσῃς. ἡ δὲ

thrum ad dies xl aceto maceratum et denti circumpofitum. *Aliud ad fauciatos.* ♃ Caftorii, pyrethri, opii, galbani, fingulorum aequas portiones mixtas indito.

[*De dentifriciorum compofitione quibus utor.*] Quaedam ex dentifriciis a me compofitis experimento comprobata et generofa efficacia praedita digna mihi vifa funt quae confcriberentur, et primum fane ea, quae frigidos dentium affectus curant, five ob immoderatam frigidae aquae potionem, five ex fructibus per nivem frigefactis, five ex quibusdam aliis eduliis aut potionibus fint productae, infuperque fi propter frigidum humorem e capite in ipfos defluentem ortum habeant. Dentes igitur ob humorem refrigeratos magnifice juvat apophlegmatismus, quo modo vero hunc praeparare oporteat, alio capite privatim confcriptum habes. Eos vero, qui citra humorem frigefacti funt, per folum medicamentum hoc, quod nunc referetur, curare decet. Praeftat eo etiam poft apophlegmatismum uti, ut non folum noxium evacues humorem, fed etiam generatum ab

σύνθεσις τοῦ φαρμάκου τῷδε τῷ τρόπῳ γίνεται. λαβὼν
δύο βοτάνας, ὧν ἡ μὲν σιδηρῖτις, ἡ δὲ περδικίας ὀνομάζεται,
ξήρανον ἐν οἴκῳ ἀτρέμα χωρὶς ἡλίου προσβολῆς, ὡς μήτε
ὑγρὰς ἔτι μήτε ξηρὰς εἶναι, καὶ καῦσον εἰς τοσοῦτον, ὡς
ὅτε πρῶτον ἐπιτήδειοι γένοιντο κοπῆναι καὶ διατμηθῆναι
παύσασθαι καίοντα. διαφθείρεται γὰρ ἡ δύναμις αὐτῶν ἐπι-
πλέον καυθεισῶν. ἐν ἑτέρῳ δὲ χυτριδίῳ κανθήτωσαν ἅλες
ὀρυκτοὶ μετὰ σχιστῆς στυπτηρίας Ἀττικῷ μέλιτι φυραθέν-
τες, εἶτα μετὰ τῶν ἄλλων ταῦτα μιχθέντα κοπτέσθωσαν καὶ
διασησθέντα καλῶς λεπτῷ κοσκίνῳ, πάλιν ἐν θυΐᾳ τριβέ-
σθωσαν, βέλτιον γὰρ ἔσται τὸ φάρμακον εἰς ὅσον ἂν ἀκρι-
βέστερον λειωθῇ. χρῆσθαι δὲ αὐτῷ δεῖ, μόνους τοὺς ὀδόν-
τας τρίβοντας χωρὶς τῶν περικειμένων οὔλων, εἰ μὴ τύχοι
ταῦτα ὄντα πλαδαρά, ξηραντικὴν γὰρ ἔχον δύναμιν τὸ φάρ-
μακον. ἐπιτήδειον μέν ἐστιν τοῖς ὑγροῖς οὔλοις, ἐναντίον δὲ
τοῖς ξηροῖς, τὰς μέντοι μετὰ τὰ οὖλα ῥίζας τῶν ὀδόντων
ἀνατρίβειν αὐτῷ χρὴ, καθάπερ γε καὶ αὐτοὺς τοὺς ὀδόντας.
ἡ δὲ τῶν μιγνυμένων εἰς τὴν σύνθεσιν τοῦ φαρμάκου συμ-

ipfo affectum perfanes. Compofitio medicamenti hoc modo
habet. Accipito herbas duas, quarum altera fideritis, altera
perdicias appellatur, easque domi fenfim citra folis admis-
fionem ficcato, ut neque humidae amplius, neque ficcae adeo
extent, et urito in tantum, ut ubi primum cotufioni et fe-
ctioni aquae fuerint, ab urendo ceffes, vilefcit enim et cor-
rumpitur vis earum, fi diutius urantur. In alia porro ollula
fal foffilis uratur, cum alumine fciffo, Attico melle fub-
actus. Deinde haec aliis permixta tundantur et per angu-
ftiffimum excreta cribrum rurfus in mortario terantur,
melius enim erit medicamentum, quanto diligentius fuerit
laevigatum. Utendum autem eo eft folum ad dentes con-
fricandos, citra gingivarum circumfitarum contactum, nifi
humore fuerint praegnantes. Quum enim reficcandi vim ha-
beat medicamentum, aptum quidem eft gingivis humentibus,
inimicum vero ficcis, attamen ipfas dentium radices poft gin-
givas fitas, eo confricare oportet itidem ut ipfos dentes.
Caeterum eorum, quae in compofitionem mifcentur, ejus-

Ed. Chart. XIII. [484.]   **Ed. Baſ. II. (235. 236.)**

μετρία τοιαύτη ἐστὶ, τῶν μὲν βοτανῶν μετὰ τὸ καυθῆναι
◁ ιστ'. τῶν δὲ ἁλῶν τῶν μετὰ τῆς στυπτηρίας καυθέν-
των ◁ ια'. ἔστω δὲ τῶν μὲν βοτανῶν ἴσος ἑκατέρας στα-
θμὸς μιγνύμενος πρὶν καυθῆναι. οἱ δὲ ἅλες τετραπλάσιοι
τῷ σταθμῷ τῆς στυπτηρίας ἔστωσαν, τῶν δὲ ἄλλων μηδὲν
καέσθω. ξηρὰ δ' ἐμβαλλέσθω κατὰ τὴν ὑπογεγραμμένην συμ-
μετρίαν. 2μ ὀριγάνου κόμης ◁ β'. πεπέρεως ◁ θ'. ἐν ἄλλῳ
◁ β'. πυρέθρου ◁ β'. κόστου ◁ γ'. σελίνου σπέρματος
◁ γ'. ἴρεως Ἰλλυρικῆς ◁ ε'. ἡδυόσμου ξηροῦ ◁ β'. κέρα-
τος ἐλαφείου ἢ αἰγείου κεκαυμένου ◁ β'. σεσέλεως, ὑσσώπου
ἀνὰ ◁ β'. ἐὰν εὐῶδες αὐτὸ βουληθῇς εἶναι, κασσίας ἢ ἀμώ-
μου μίξας ◁ β'. εἰ δὲ βασιλεῖ σκευάσεις, ἐμβαλεῖς κινναμώ-
μου ◁ α'.

(236) [Πρὸς τοὺς σειομένους ὀδόντας ᾧ χρῶμαι.] 2μ
Καλλιτρίχου καρποῦ λίτραν α'. στυπτηρίας σχιστῆς καὶ
στρογγύλης ἀνὰ γο γ'. ναρδοστάχυος γο β'. μαλαβάθρου φύλ-
λων γο α'. πεπέρεως λευκοῦ γο α'. πυρέθρου ◁ ε'. κόψας
καὶ λειώσας ὁμοῦ πάντα παράπτου τῶν οὔλων, ἄχρι τῶν
ῥιζῶν τῶν ὀδόντων.

modi ponderum proportio eſſe debet. Herbarum quidem
poſt uſtionem Ʒ xvj, ſalis vero cum alumine uſti Ʒ xj. Ante
vero uſtionem utriusque herbae par pondus miſceatur, ſal
autem quadruplici aluminis pondere admiſceatur. Aliarum
autem rerum nihil uratur, ſed arida injiciantur juxta ſub-
ſcriptam apponderationem. 2μ Comae origani Ʒ ij, piperis
Ʒ novem, in alio ij, pyrethri Ʒ ij, coſti Ʒ iij, ſeminis apii
Ʒ iij, iridis Illyricae Ʒ v, mentae ſiccae Ʒ ij, cornu cervi
aut caprae uſti Ʒ ii, ſeſeleos, hyſſopi, utriusque Ʒ ij. Si odo-
ratum eſſe velis, caſſiae aut amomi Ʒ ij admiſceto. Si vero
in regis uſum praeparaveris, cinnamomi Ʒ j addito.

[*Ad mobiles dentes aliud quo utor.*] 2μ Seminis cal-
litrichi ℔ j, aluminis ſciſſi et rotundi, utriusque quadran-
tem, ſpicae nardi ſextantem, malabathri foliorum Ʒ j, pi-
peris albi Ʒ j, pyrethri Ʒ v, contundito et cribrato ſimul
omnia, ac gingivis usque ad radices dentium admoveto.

ΤΩΝ ΚΑΤΑ ΤΟΠΟΥΣ ΒΙΒΛΙΟΝ Ε. 887

Ed. Chart. XIII. [485.]　　　　　　　Ed. Baf. II. (236.)

[485] [Τὸ Τιμοκράτους ὀδοντότριμμα. πρὸς οὖλα πλα
δῶντα, μυδῶντα αἱμασσόμενα, σειομένους ὀδόντας, κινουμένας
μύλας, ὀζαίνας, σηπεδόνας, παρουλίδας καὶ πάντα τὰ ἐν τῷ
στόματι καὶ ὀδονταλγίας.] Λαβὼν τῆς περδικίας βοτάνης μό-
διον Ἰταλικὸν, ἐν ἄλλῳ μνᾶν, ἁλῶν λευκῶν καὶ λεπτῶν ξε α'.
μέλιτος ἐξάγειον α'. κόψον, ὡς γενέσθαι μάζαν ψαφαρωτέραν,
εἶτα ἐμβαλὼν εἰς χύτραν καινὴν περίπλασον πηλῷ κεραμικῷ.
τὸ δὲ πῶμα ἡρμοσμένον, κατὰ μέσον τρῆμα ἔχον, δι' οὗ κινεί-
σθω ῥάβδῳ ἐξ ἀνθρακιᾶς ὠπτημένῳ, ἕως οὗ μήτε καπνῶ-
δες μήτε ἀτμῶδες ἀναφέρηται, εἶτα ἄρας ἀπὸ τοῦ πυρὸς καὶ
ψύξας λάμβανε ἐπ᾽ αὐτοῦ ⊲ ιδ'. πεπέρεως λευκοῦ ⊲ ε'.
πεπέρεως μέλανος ⊲ στ'. πυρέθρου ⊲ στ'. στυπτηρίας σχι-
στῆς κεκαυμένης καὶ ἐσβεσμένης οἴνῳ αὐστηρῷ ⊲ β'. κισσή-
ρεως, σμύρνης, ὑσσώπου, σελίνου σπέρματος, γλήχωνος ἀνὰ
γο β'. ἡδυόσμου, ἴρεως Ἰλλυρικῆς, ἀνὰ ⊲ γ'. ταῦτα προξη-
ράνας ἐν ἡλίῳ, κόπτε, σῆθε καὶ μίγνυε τῇ ἐκ τῆς χύτρας
προλελειωμένῳ. ἄλλο. ♃ περδικίου προσφάτου ⊲ ι'. μέλι-

[Timocratis dentifricium, ad gingivas madore laxa-
tas putrefcentesque ac cruentatas, mobiles molares, con-
cuſſos dentes, ozaenas, putrefactiones, parulidas et omnia
oris vitia ac dentium dolores.] Accipito herbae perdicia-
lis modium Italicum, alii minam habent, falis albi tenuis
fextarium unum, mellis exagium. Contundito ut maſſa fria-
bilior reddatur, qua in ollam novam conjecta, ollam luto
figulino obturato, operculum autem adaptetur circa medium
perforatum, quo per ipfum foramen rudicula immiſſa me-
dicamentum fuper prunas pofitum agitetur, donec neque fu-
mofum quippiam, neque vaporofum efferatur. Deinde ab
igne tollito et refrigerato. Et fumito ex hoc toto ℥ xiv,
piperis albi ℥ v, piperis nigri ℥ vj, pyrethri ℥ vj, aluminis
fciſſi ufti et vino auftero extincti drach. ij, pumicis, myr-
rhae, hyſſopi, feminis apii, pulegii, fingulorum fextantem,
mentae, iridis Illyricae, utriusque ℥ iij. Haec omnia in fole
praeficcata tundito et cribrato, ac reliquis ex olla laeviga-
tis admifceto. *Aliud.* ♃ Perdicii recentis drach. x, mellis

Ed. Chart. XIII. [485.]   Ed. Baf. II. (236.)

τος ◁ δ'. στυπτηρίας σχιστῆς ◁ δ'. ἴρεως Ἰλλυρικῆς ◁ δ'.
πεπέρεως λευκοῦ ◁ η'. μέλανος ◁ γ'. κισσήρεως ◁ β'. σμύρ-
νης ◁ γ'. πυρέθρου ◁ β'. ἡδυόσμου ξηροῦ ◁ γ'. ὑσσώπου
◁ β'. γλήχωνος ◁ β'. σελίνου σπέρματος ◁ β'. σιδηρίτιδος
βοτάνης ◁ γ'. ἅλων ὀρυκτῶν ◁ ιδ'. τὴν περδίκιον καὶ τὴν
σιδηρίτιδα καὶ τὸ μέλι καὶ τοὺς ἅλας φυράσας καῦσον, τὴν
δὲ σχιστὴν ἰδίᾳ καύσας οἴνῳ σβέσον, εἶτα ὁμοῦ πάντα κό-
ψας χρῶ. ἄλλο. ♃ ἅλῶν ὀπτῶν διὰ μέλιτος τῶν μετα τοῦ
περδικίου ◁ ιδ'. στυπτηρίας σχιστῆς, ὀπτῆς, ἐσβεσμένης οἴνῳ
αὐστηρῷ, ἴρεως Ἰλλυρικῆς ἀνὰ ◁ δ'. ἐλξίνης, σμύρνης, ἡδυ-
όσμου ξηροῦ ἀνὰ ◁ γ'. γλήχωνος ξηρᾶς, κισσήρεως, πυ-
ρέθρου, ὑσσώπου, σελίνου σπέρματος ἀνὰ ◁ β'. φύλλου
μαλαβάθρου ◁ β'. πεπέρεως λευκοῦ ◁ ε'. μέλανος ◁ στ'.
κόψας, σήσας χρῶ. ἄλλο. ♃ ἅλῶν ὀπτῶν διὰ τοῦ μέλι-
τος τῶν μετὰ τοῦ περδικίου ◁ ιδ'. γλήχωνος ◁ β'. στυ-
πτηρίας σχιστῆς, ὀπτῆς καὶ ἐσβεσμένης οἴνῳ αὐστηρῷ ◁ δ'.
ἴρεως Ἰλλυρικῆς ◁ δ'. πεπέρεως λευκοῦ ◁ ε'. καὶ μέλανος
◁ στ'. κισσήρεως ◁ β'. σμύρνης ◁ γ'. ἡδυόσμου ◁ γ'. πυ-
ρέθρου ◁ β'. ὑσσώπου ◁ β'. σελίνου σπέρματος ◁ β'. οἱ

℥ iiij, aluminis fciſſi ℥ iv, iridis Illyricae ℥ iiij, piperis albi
℥ viij, nigri ℥ iij, pumicis ℥ ij, myrrhae ℥ iij, pyrethri ℥ ij,
menthae ſiccae ℥ iij, hyſſopi ℥ ij, pulegii ℥ ij, ſeminis apii
℥ ij, herbae ſideritidis ℥ iij, ſalis foſſilis ℥ xiiij. Perdiciam
et ſideritidem, ac mel et ſalem mixta urito, alumen vero
per ſe uſtum vino extinguito, deinde ſimul omnibus con-
tuſis utitor. *Aliud.* ♃ Salis aſſati cum melle et perdicio
℥ xiiij, aluminis fciſſi aſſati et vino auſtero extincti, iridis
Illyricae, utriusque ℥ iv, helxines, myrrhae, menthae ſiccae,
ſingulorum ℥ iij, pulegii ſicci, pumicis, pyrethri, hyſſopi,
ſeminis apii ſingulorum ℥ ij, folii malabathri ℥ ij, piperis
albi ℥ v, nigri ℥ vj. Tuſis et cribratis utitor. *Aliud.* ♃
Salis toſti cum melle et perdicio ℥ xiiij, pulegii ℥ ij, alu-
minis fciſſi uſti et vino auſtero extincti drach. quatuor,
iridis Illyricae ℥ iiij, piperis albi ℥ v, nigri ℥ vj, pumicis
℥ ij, myrrhae ℥ iij, menthae ℥ iij, pyrethri ℥ ij, hyſſopi
drachmas duas, ſeminis apii drachmas duas. Sal lotus melle

ἅλες πεπλυμένοι μέλιτι καλῶς φυρῶνται, τριβέντες καὶ ἐν-
τιθέντες εἰς χύτραν καινήν· ἔπειτα δεῖ τὸ περδίκιον ἐπιτι-
θέναι μεταξὺ τῶν ἁλῶν αὐτοῦ ἐνσπειρομένων, ἔπειτα δὲ
ἐπιθέματος ἐπιτιθέντος περιπλάσσεται πηλῷ καὶ ἐν τῷ κλι-
βάνῳ ὀπτᾶται, ἐξαιρεθέντα δὲ τρίβεται συντριβομένων τῶν
ἁλῶν, πάνυ δὲ λείοις χρῆσθαι.

[Σμῆγμα ὀδόντων, ἵνα λευκοὶ ὦσι καὶ εὐώδεις καὶ ἵνα
μὴ διαβιβρώσκωνται.] ♃ Νίτρου γο αʹ. σηπίας ὀστράκου
γο αʹ. σμύρνης γο αʹ. λείοις χρῶ. ὀδοντότριμμα κάλλιστον.
♃ στυπτηρίας σχιστῆς γο στʹ, μαστίχης γο αʹ. ῥόδων κό-
μης γο γʹ. ἴρεως γο δʹ. λείοις χρῶ καὶ ὕδατι χλιαρῷ δια-
κλύζου.

[Τὸ Δαμοκράτους ἐγγραφόμενον ὀδοντότριμμα.] Πυ-
θικοῦ λεγόμενόν τι βιβλίδιον εἶναι μικρὸν, ὁ Δαμοκράτης
ἐπέγραψε Πυθικὸν, ἀπὸ τοῦ δόντος αὐτῷ τὰς τῶν στομα-
τικῶν φαρμάκων συνθέσεις ὀνομάσας οὕτω, ἐν ᾧ κατὰ τὸ
τέλος καὶ ταῦτα γέγραπται·

probe fubigitur, tritusque in ollam novam mittitur, deinde
etiam perdicium inditur fale undique confperfum, quo fa-
cto operculum ollae imponitur, ipfaque luto oblita in cli-
banum datur, indita torrentur et exempta fimul cum aliis
teruntur, oportet enim valde laevigata in ufum affumere.

[*Smegma dentium, quo albi et odorati redduntur et
ab erofione fervantur.*] ♃ Nitri ʒ j, teftae fepiae ℥ j, myr-
rhae ℥ j, tritis utitor. *Dentifricium optimum.* ♃ Aluminis
fciffi fexuncem, maftiches ℥ j, comae rofarum quadrantem
iridis trientem. Tritis utere, indeque aquam tepidam col-
luendam praebe.

[*Dentifricium Damocrati infcriptum.*] Libellus par-
vus extat Pythici appellatus, quem Damocrates Pythicum
infcripfit ab eo, qui ipfi medicamentorum ori deftinatorum
compofitiones tradidit, appellatione ducta, in quo fane li-
bello juxta finem etiam haec confcripta reperiuntur·

Ὀδοντοτρίμμασιν δὲ τούτοις χρώμενος
Λευκοὺς τηρήσεις τοὺς ὀδόντας κᾀσινεῖς.
Τὰ πλαδαρά τε οὖλα καταστέλλεις ἅμα.
Αἴρεις δὲ καὶ τὰς τῶν στομάτων δυσωδίας,
Ποιῶν τὸ μὲν ἄκρως λευκὸν οὕτω σκευάσας,
[486] Κέρατος ἐλαφείου τετράκις κεκαυμένου
Λίτρας τέσσαρας, ἁλὸς λίτραν α'.
Εν ἄλλῳ δ' εὗρον οὕτω.
Κέρατος ἐλαφείου κεκαυμένου τετράκις
Λίτρας S. ἁλὸς γο διπλᾶς,
Ἀμμωνιακοῦ ξηροῦ τε καὶ μὴ τοῦ πικροῦ,
Χόνδρου τε λίτραν α'. μαστίχης Χίας λίτραν μίαν.
Κόστου λίτρας γο γ'. ἢ πλεῖον βραχὺ,
Σχίνου τε λευκῆς ταὐτὸ καὶ λευκοῦ πεπέρεως
γο α'. φύλλου μαλαβάθρου γο β'.
Κόψας ἐν ὅλμῳ πάντα καὶ σήσας ἅμα
Χρῆσθαι κελεύσεις, ὡς φράσω μετ' οὐ πολύ.
Εἰ δὲ θελήσεις αὐτὸ σκευάσαι ποτὲ

Si dentifriciis voles uti bonis,
Quae candidos cuſtodiant, immobiles
Dentesque reddant, oris et graveolentiam,
Laxasque gingivas ſedent et comprimant,
Album hoc parabis optimum ſic medicamentum.
Cervi cape cornu ſic quater uſti quam optime,
Quartam librae partem, ſalis ſolam libram.
In alio exemplari ſic reperi.
Cervi cape cornu ſic quater uſti quam optime
Libram mediam, rurſus ſalis uncias duas,
Ammoniaci ſicci, nec amari hinc amplius,
Alicaeque, maſtiches Chiae ſolam libram;
Coſti quadrantem aut paululum quid amplius;
Albique junci tantum et albi mox piperis
Unam unciam, folii malabathri uncias duas.
Contuſa, cribrata omnia haec mortario,
Utenda praebebis modo, quem dixero.
Quod ſi velis parare quando ad phlegmonas,

ΤΩΝ ΚΑΤΑ ΤΟΠΟΥΣ ΒΙΒΛΙΟΝ Ε. 891

Ed. Chart. XIII. [486.] Ed. Baf. II. (236.)
Πρὸς φλεγμονὴν οὔλων καὶ τραύματα ἔχοντα,
Σαρκῶν ἐπιφύσεις τετυλωμένας, σχιστῆς
Προσέμβαλε στυπτηρίας λίτραν μίαν.
Ἄλλο Δαμοκράτους ὀδοντότριμμα.
Τὸ δὲ μᾶλλον οὕτω γενέσθαι δυνάμενον,
Μετὰ εὐχερείας καὶ τὸ συμφέρον πολὺ
Ἔχον, μετά τινος ἡδονῆς τῶν χρωμένων.
Χλωρὰν ἐπὶ πολὺ, τὴν σιδηρῖτιν πόαν,
Εἰς λοπάδα καινὴν εὐμεγέθη πολλὴν ἐμβαλὼν,
Κριθῆς παράμισγε τὸ μέτριον τῆς προσφάτου,
Κᾆτα θές γε ἐπ' αὐτῆς τῆς πόας δεσμίδιον,
Ἅλας περίπασσε, εἶτα τῆς πόας πάλιν,
Εἶτα κριθὴν πάλιν, εἶτα τοῦτο πολλάκις
Ποιῶν, ἀποπλήρου τὸ πᾶν κύτος τῆς λοπάδος.
Ἄνωθεν δὲ ἱκανὸν τῆς πόας τιθεὶς πάλιν,
Εἰς ἵπνον ἔχοντα θερμασίαν ἢ κλιβάνῳ
Θεῖναι κέλευσον νύκτα ὅλην ἵνα ἐκφρυγῇ,
Μᾶλλον δ' ἵνα ἐκκαῇ καὶ δυνηθῇ ῥᾳδίως

Et utile gingivis cruentis, fauciis,
Carnemque callofam fimul promentibus,
Aluminis conjungito his fciffi libram.
Aliud Damocratis dentifricium.
Verum magis parabile hoc fortaffe erit,
Et promptius factum minus nec commodum,
Admixta et hoc quadam fimul dulcedine.
Multum fideritim viridem capito herbulam,
Magnam in novam, quam tu patinam mox inditam,
Mifcebis hordeo recenti, fed modico.
Sic hordeo ut pofito fequatur fafciculus
Herbae, fal hinc, herba atque iterum mox hordeum.
Fiantque tam diu viciffim haec omnia,
Donec patinae omnem expleris amplitudinem,
Ut mox fupernum rurfus herba habeat locum.
Furnoque mox calente vel clibano indita,
Torrenda per noctem fines vel fic potius
Urenda, quo teri queant ita promptius,

Λεῖον γενέσθαι καὶ διελθεῖν κοσκίνῳ.
Εὐωδίας δὲ χάριν πρόσβαλλε βραχὺ
Λευκοῦ πεπέρεως καὶ λιβάνου μὴ πολύ.
Σχίνου δὲ πλεῖον καὶ κυπείρου τῆς καλῆς.
Ταῦτα ἀφαιρῶν πάντα καταμίσγεις μόνον,
Χίας πολὺ πλέον, μαστίχης ξηρᾶς πάνυ
Διδόναι χρὴ τοῖς θέλουσι εἰς ἑσπέραν.
Ὄρθρου δὲ πάλιν τοῖς καθαρίοις ἀνδράσιν,
Ἐπὶ διακλύζεσθαι μετὰ φάρμακα κράματι,
Πρόσταττε χρῆσθαι καὶ μάλιστ᾽ εἰς ἑσπέραν.
Ὄρθρου δ᾽ ὀξυμέλιτος εὖ κεκραμένου,
Μάλιστα πρὸς τὰς τῶν στομάτων δυσωδίας.

(237) [Παρὰ Αὐρηλίου.] Στυπτηρίας καύσας ἐπὶ μύ-
ακος χαλκοῦ καὶ ὀστράκου, κατασβέννυε οἴνῳ αὐστηρῷ, ἀπὸ
ταύτης λάβε γο θ΄. μαστίχης γο στ΄. λιβάνου γο α΄. φύλλου
< δ΄. κυπέρου < δ΄. καὶ χρῶ. ἄλλη ᾗ χρῶμαι. ♃ κέρατος
ἐλαφείου κεκαυμένου < β΄. μαρμάρου γο α΄. ὀριγάνου < δ΄.
χρῶ.

Cribroque mox, fed arctiore hinc excuti.
Odoris addes gratia his parum tamen
Albi piperis, thurisque mox item modicum.
Hinc junci odori plus, cyperique optimae.
At omnibus mixtis probe et jam fepofitis
Plus mafliches aridae Chiae conjunxeris.
Dabis fed hinc in vefperam volentibus,
Maneque rurfus maxime puris viris.
Sed colluant a medicamento mox bromium,
Lymphis fociatum et maxime hoc in vefperam,
Sed mane acetum mulfum aquofum praefliterit
Oris levandis turpibus foetoribus.

[*Aliud Aurelii.*] Alumen in tefla aerea aut figulina
urito ac vino auftero extinguito, ejusque dodrantem acci-
pito, maftiches fexuncem, thuris ℥ j, folii malabathri ℨ iiij,
cyperi ℨ iiij mifceto ac utitor. *Alia qua utor.* ♃ Cornu
cervi ufti ℨ ij, marmoris ℥ j, origani drach. quatuor utitor.

[*Περὶ φαρμάκου συνθέσεως προφυλακτικοῦ ὀδόντων.*]
♃ Τραγοριγάνου ⊰ β'. ὑσσώπου ⊰ δ'. περδικίου βοτάνης,
τῆς τιβερίας ἀναδευθείσης μέλιτι καὶ ἅλατι λεπτῷ καὶ καυ-
θείσης ἐν χύτρᾳ ὡς ἀνθρακωθῆναι γο γ'. πεπέρεως ⊰ δ'.
κόψας, σήσας, τούτῳ χρώμενος ἀπόθου, οὔτε ἀλγήσονται
ὀδόντες οὔτε τμηθήσονται οὔτε παρουλίδες αἱμαχθήσονται
οὔτε ὑπερσαρκώσουσιν οὔτε ῥευματισθήσονται, ἕξεις δὲ εὐῶ-
δες τὸ στόμα καὶ λαμπροὺς τοὺς ὀδόντας. τινὲς δὲ ταρίχους
καύσαντες ἐν χύτρᾳ προσβάλλουσι τῷ φαρμάκῳ ἢ κύβιον.
κατ᾽ ἰδίαν γὰρ ἐάν τις χρήσηται τῇ σποδιᾷ, οὐκ ἀλγήσει.

[*Compofitio medicamenti dentes praefervantis.*] ♃
Tragorigani Ʒ ij, hyffopi Ʒ iiij, herbae perdicii, melle et
fale tenui fubactae et in olla exuftae, donec in prunas re-
digatur, quadrantem, piperis Ʒ iiij, tundito et cribrato, et
poft ufum reponito. Neque dolebunt dentes neque finden-
tur neque parulides producentur, neque gingivae fuperflua
carne redundabunt neque fluxione infeftabuntur. Habebis
autem os odorum et fplendidos dentes. Quidam falfamenta
in olla exufta ad medicamentum addunt, aut etiam cybium,
fiquis enim eorum cinere per fe utatur, dentis dolorem
non percipiet.

Ed. Chart. XIII. [487.]   Ed. Baf. II. (237)

Κεφ. α'. Ἀληθὴς μὲν ἀμέλει καὶ ὁ λεγόμενος ὑπὸ
τῶν πλείστων τεχνιτῶν ἐστι λόγος, ὡς οὐκ ἴσον οὐδ'
ὅμοιον εἴη παρὰ ζώσης φωνῆς μαθεῖν ἢ ἐκ συγγράμματος
ἀναλέξασθαι. τοῖς γε μὴν φιλοπόνοις καὶ φύσει συνετοῖς
οὐχ ἡ τυχοῦσα πολλάκις ὠφέλεια γίνεται βιβλίοις ἐντυγχά-
νουσι σαφῶς γεγραμμένοις. ἐπιστάμενος οὖν κἀγὼ πρώτοις
μὲν τοῖς ἑταίροις, ὅσοι καὶ διὰ τῶν ἔργων ἔγνωσαν ὁπόσην

GALENI DE COMPOSITIONE MEDI-
CAMENTORVM SECVNDVM LOCOS
LIBER VI.

Cap. I. Verus profecto fermo eft, quem plerique
artifices in ore habent, quod non idem fit neque fimile a
viva voce difcere et ex libro legere, at vero induftrii et
natura prudentes homines non vulgarem faepe utilitatem
confequuntur, fi in libros incidant non obfcure confcriptos.
Itaque quum fciam non parvam utilitatem ex hac tracta-
tione primum quidem amicis ac fodalibus acceffuram effe,

ΓΑΛ. Π. ΣΥΝΘΕΣ. ΦΑΡΜ. Τ. Κ. ΤΟΠΟΤΣ ΒΙΒ. Ζ. 895

Ed. Chart. XIII. [487.]   Ed. Baf. II. (237.)

ἔχει δύναμιν ἡ λογικὴ μέθοδος εἰς εὐπορίαν φαρμάκων, οὐ
σμικρὸν ὄφελος ἐκ τῆσδε τῆς πραγματείας ἔσεσθαι, βουλόμενος
δὲ καὶ τοῖς ἄλλοις βοηθεῖν, ὅσοι κάμνειν ἐπὶ τοῖς καλλί-
στοις οὐκ ὀκνοῦσιν, τὴν τοῦ λόγου τοῦδε διέξοδον ἐνεστη-
σάμην, οὐκ ἐσπευμένην οὐδὲ σύντομον ἐν αὐτῇ τὴν διδα-
σκαλίαν ποιούμενος, ἀλλ' ἐκτεταμένην τε καὶ μακροτέραν,
ὁποίαν διὰ τῶν ἄνευ γραφῆς λόγων ἑκάστοτε πρὸς τοῖς
ἑταίρους εἴωθα ποιεῖσθαι. διαφέρει γὰρ ἡ λογικὴ τῶν βοηθη-
μάτων εὕρεσις τῆς ἐμπειρικῆς, ὡς καὶ πρόσθεν ἤδη μοι κατὰ
τὸν τῶν νευροτρώτων λόγον εἴρηται, τῇ καθόλου γνώσει τῆς
δυνάμεως τῶν φαρμάκων, οἷς χρῆσθαι προσήκει καθ' ἕκα-
στον τῶν παθῶν. ἐπὶ γοῦν τῶν στοματικῶν ὀνομαζομένων
φαρμάκων, ὁποῖόν ἐστι τὸ διὰ τῶν μόρων ἅπασι γινωσκό-
μενον, ὁ πρῶτος σκοπὸς τῆς ἰάσεως ἐστὶ κοινὸς ἁπάντων
τῶν φλεγμαινόντων μορίων, εἶθ' ἑξῆς ὁ δεύτερος, ἴδιος ἐξ
αὐτοῦ θεραπευομένου. τίς οὖν ἡ τῶν φλεγμαινόντων ἐστὶ
διάθεσις ἐγνῶσθαι χρὴ πρότερον, εἰ μέλλοιμεν ἐξ αὐτῆς ἐν-

qui videlicet etiam per opera cognoverunt quantam vim
habeat rationalis methodus ad medicamentorum copiam pa-
randam, deinde vero etiam aliis fingulis, qui optimarum
rerum ftudio fe fatigare non ceffant, rem gratam facere vo-
lens, ad hujus operis explicationem progreffus fum non
feftinabundo et compendiario docendi modo in hoc infli-
tuto, fed prolixo et longiore, quali etiam in fermonibus,
quos frequenter circa fcriptum ad amicos habeo uti foleo.
Praeftat enim rationalis auxiliorum inventio ab empirica,
ficut etiam ante jam mihi in fermone de fauciatis nervis
dictum eft, in cognitione univerfali facultatis medicamento-
rum, quorum ufus circa fingulas affectiones contingit. In
medicamentis itaque ftomaticis appellatis, velut eft quod ex
moris conftat omnibus notum, primus medendi fcopus eft
communis omnium partium inflammatarum, deinde confe-
quenter alter fcopus privatim ex ea quae curatur. Quae
igitur fit affectio inflammatorum prius noffe oportet, fi ex
ipfa indicationem quandam auxiliorum accipere velimus.

Ed. Chart. XIII. [487. 488]   Ed. Baf. II. (237)
δειξίν τινα τῶν βοηθημάτων λήψεσθαι. προσμεμαθήκαμεν δὲ
καὶ προαποδεδειγμένον ἔχομεν, ἐξ ἐπιρῥοῆς αἵματος θερμοῦ
γίνεσθαι τὰς φλεγμονάς. ἐμάθομεν δὲ καὶ ὡς τὸ ἐπιρῥέον
τοῦτο κατ᾽ ἀρχὰς μὲν ἀναστεῖλαί τε καὶ ἀποκρούσασθαι
προσήκει, πλὴν εἰ παλινδρομήσει ἐπί τι κύριον μόριον, [488]
ἕτερόν τι μεῖζον ἐργάζεσθαι πολὺ κακόν. ἀλλ᾽ οὐ νῦν ἐστι
χρεία τῶν τοιούτων διορισμῶν, ὡς μεμνημένων γὰρ ἡμῶν
ὅπως χρὴ τὸ σύμπαν σῶμα προπαρασκευάζειν εἰς τὴν κατὰ
τὸ μόριον ὁτιοῦν συνισταμένων παθῶν ἴασιν, ἐπὶ τὸ προ-
κείμενον ἀφίξομαι. καὶ γὰρ φλεβοτομίᾳ χρώμεθα καὶ καθάρ-
σει καὶ κλυστῆρσι καὶ ἀσιτίαις, ὅταν ἡμῖν τὸ πᾶν σῶμα
φαίνηται πληθωρικὸν ἢ κακόχυμον ὑπάρχον. εἰ δὲ μηδέτε-
ρον εἴη τούτων, ἐπὶ τὴν διὰ τῶν τοπικῶν ἴασιν εὐθέως
ἀφικνούμεθα. πῶς οὖν εὑρίσκειν αὐτὰ χρὴ τὸν μέλλοντα
καλῶς ἰᾶσθαι τὰς ἐν τῷ στόματι φλεγμονάς; ὁ γάρτοι λόγος
οὕτως εὐθέως σε διδάσκει, καὶ πῶς δεῖ τοῖς εὑρημένοις χρή-
σασθαι προσηκόντως ἑωρακότας δὲ τοὺς ἑταίρους πολλάκις
ἀναμιμνήσκω τοῖς τῶν καλεσάντων ἰατρῶν εἰς συμβουλήν με

Praedidicimus autem et prius demonftratum habemus, in-
flammationes ex calidi fanguinis influxu fieri. Didicimus
etiam, quod hunc ipfum influxum in principio quidem re-
primere ac repellere oporteat, praeterquam fi ad partem
aliquam principem recurfurus fit atque aliud quoddam gra-
vius malum effecturus. Verum nunc adeo nihil opus habe-
mus ejusmodi determinationibus, fic nos enim ubi ad me-
moriam revocaverimus, quomodo totum corpus praeparare
ad curationem affectuum circa quamcunque partem confi-
ftentium oporteat, ad inftitutum progrediemur. Etenim ve-
nae fectione utimur et purgatione et clyfteribus et inedia,
ubi totum corpus apparuerit aut plethoricum aut cacochy-
mum. Si vero neutrum horum adfit, ftatim ad curationem
per localia remedia pervenimus. Quomodo igitur invenire
ipfa oporteat eum qui oris inflammationes rite curare velit,
praefens fermo ftatim te docebit, et quomodo inventis con-
venienter uti oporteat. Sodalibus autem in memoriam re-
vocabo, quum ii me faepe viderint medicamentis eorum

ΤΩΝ ΚΑΤΑ ΤΟΠΟΥΣ ΒΙΒΛΙΟΝ Ζ. 897

Ed. Chart. XIII. [488.]   Ed. Baf. II. (237.)

φαρμάκοις θεραπεύσαντα τὰς διαθέσεις, ὧν ἕνεκεν ἐκλήθην.
ἀδύνατον γάρ ἐστι καλῶς χρῆσθαι φαρμάκῳ μὴ γινώσκοντα
τὴν δύναμιν αὐτοῦ, καθ' ἣν ἐνεργοῦν ὠφελεῖ. κατὰ τὸν οὖν
αὐτὸν τρόπον ἐπὶ τῶν ἐν τῷ στόματι συνισταμένων φλε-
γμονῶν ὁ κοινὸς σκοπὸς ἁπασῶν αὐτῶν, ἐὰν προσλάβῃ τὴν
ἐκ τῆς τοῦ μορίου φύσεως ἔνδειξιν, εὑρήσει πρῶτον μὲν τὸ
γένος τῶν φαρμάκων οἷς χρῆσθαι προσήκει, εἶτα ἑξῆς τὰς
κατὰ μέρος ἐν αὐτοῖς διαφοράς, ἐάν γε προγινώσκῃ τῶν
ἁπλῶν φαρμάκων τὴν δύναμιν, ὡς ἤδη πολλάκις ἐδείχθη.
τὸ μὲν οὖν γένος τῶν ἀποκρουστικῶν φαρμάκων ἐπὶ τῶν
ἀρχομένων φλεγμονῶν ἐν τῇ τῶν ψυχόντων ἐστὶν ὕλῃ. τού-
των δὲ αὐτῶν διττῶν ὄντων, ὡς ἐμάθομεν, ὅσα στύφειν
πέφυκεν, ἐναργεστέραν ἔχει τὴν δύναμιν εἰς τὸ θᾶττον ἀπο-
κρούσασθαι τὸ ἐπιῤῥέον, ὑπάρχει δ' εὐθέως αὐτοῖς καὶ τὸ
συνάγειν καὶ πυκνοῦν τὴν ἐπιφάνειαν τοῦ σώματος, ᾧ προσ-
άγεται. κοινὸς μὲν οὖν ὁ σκοπὸς οὗτός ἐστι τῆς τῶν ἀρχο-
μένων φλεγμονῶν κωλύσεως ἀπὸ τοῦ πάθους ἐνδεικτικῶς

medicorum, qui me in confilium advocarent, curantem eas
affectiones, quarum gratia vocatus fui. Impoffibile enim eft
medicamento rite uti eum, qui vim ipfius non nofcit, juxta
cujus efficaciam auxiliatur. Eodem igitur modo in inflam-
mationibus in ore confiftentibus communis fcopus omnium
ipfarum, fi adfumpferit ex natura particulae indicationem,
reperiet primum quidem genus medicamentorum, quibus
uti conveniet; deinde confequenter etiam particulares in
ipfis differentias, fi quidem praecognoverit fimplicium me-
dicamentorum facultatem, velut jam faepe eft demonftra-
tum. Genus igitur repellentium medicamentorum in prin-
cipio inflammationum, in refrigerantium materia fitum eft.
Haec autem ipfa quum duplicia exiftant, ut didicimus, quae-
cunque adftringendi natura praedita funt, efficaciorem vim
habent ad influxum citius repellendum. Ineft autem ipfis
ftatim etiam vis cogendi et denfandi fuperficiem corporis,
cui adhibentur. Communis igitur fcopus hic eft prohibendi
incipientes inflammationes, ab ipfius affectionis indicatione

εὑρημένος. ὁ δὲ ἀπὸ τῆς τοῦ θεραπευομένου μορίου φύσεως
αὐτῷ προσέρχεται, γινωσκόντων ἡμῶν ἀραιοτέραν εἶναι καὶ
μαλακωτέραν τὴν ἐπιφάνειαν τοῦ κατὰ τὸ στόμα χιτῶνος,
οὐ σμικρῷ τῆς τοῦ περιέχοντος ὅλον τὸ σῶμα δέρματος.
ὑπάρχει δέ τι καὶ ἄλλο τοῖς κατὰ τὸ στόμα μορίοις διττὸν,
οὐχ ὑπάρχον τῷ δέρματι. τῆς τε γὰρ ἀηδίας τῶν προσαγο-
μένων αἰσθάνεται φαρμάκων, ὑποκειμένους τε δύο πόρους
ἔχει, δι᾿ ὧν εἴς τε τὴν γαστέρα καὶ τὸν πνεύμονα καταρ-
ρυῆναί τι δύναται τῶν στοματικῶν φαρμάκων, ὁποῖόν ἐστι
καὶ τὸ διὰ χαλκάνθου. καί τις ἰατρὸς οὔτε ἀσύνετος οὔτε
ἄπειρος φαρμάκων δυνάμεως μίξας τοῦτο τῷ στοματικῷ
πολὺ μὲν ἰσχυρότερον εἰργάσατο, βλάπτων δὲ ἱκανῶς, ὁπότε
παρερρύη τι πρὸς τὸν στόμαχον ἢ τὸν λάρυγγα καὶ ταῦτα
μὲν εὐθέως αὐτὰ καὶ δι᾿ αὐτῶν δὲ τὴν γαστέρα τε καὶ τὴν
τραχεῖαν ἀρτηρίαν καὶ τὸν πνεύμονα. συνυπάρχει δὲ τῷ φαρ-
μάκῳ καὶ ἡ κατὰ τὴν γεῦσιν ἀηδία, κατά τε τὴν χρῆσιν
αὐτὴν ἀνιῶσα καὶ παραμένουσα δι᾿ ὅλης ἡμέρας, ὡς κἂν

inventus. Alter vero a particulae quae curatur natura ipfi
accedit, quum fciamus rariorem effe ac molliorem fuper-
ficiem tunicae oris non paulo quam eft cutis, quae totum
corpus ambit. Ineft autem et aliud quiddam particulis oris,
atque id duplex, quod non adeft ipfi cuti.　Infuavitatem
enim medicamentorum, quae adhibentur, fentiunt et duos
meatus fubjacentes habent, per quos in ventrem et pulmo-
nem defluere quippiam ex ftomaticis medicamentis poteft,
quale eft et quod ex atramento futorio conflatur. Et fane
medicus quidam, five imprudens five inexpertus facultatis
medicamentorum, ubi hoc mifcuiffet medicamento ori de-
ftinato, multo quidem fortius ipfum reddiderat, verum ve-
hementer laedens, fi quidem ad gulam aut afperae arteriae
extremum quippiam forte fuiffet praeterlapfum, atque haec
quidem, ut ftatim occurrentia, per ipfa vero et ventrem et
afperam arteriam et pulmonem. Adeft autem medicamento
ipfi circa guftum infuavitatis, quae tum ufus tempore mo-
lefta eft tum per totam perfeverat diem, adeo ut etiam in

ΤΩΝ ΚΑΤΑ ΤΟΠΟΥΣ ΒΙΒΛΙΟΝ Ζ. 899

Ed. Chart. XIII. [488. 489.]   Ed. Baf. II. (237. 238)

ταῖς ἐδωδαῖς εἶναι λυπηράν. τοῖς οὖν οὕτως ἰσχυροῖς τε ἅμα
καί τινα δηλητηρίαν ἔχουσι δύναμιν οὐ προσήκει χρῆσθαι
θεραπεύοντι τὰς ἐν τῷ στόματι διαθέσεις ἄνευ μεγάλης ἀνάγ-
κης. οὐ γὰρ περὶ φλεγμονῶν μόνον εἰρῆσθαι χρὴ νομίζειν
τὸν λόγον, ὅτι μηδ' ἐκ τῆς τούτων ἐνδείξεως εὕρομεν αὐτὸν,
ἀλλὰ κοινὸν εἶναι πάντων τῶν κατὰ τὸ στόμα τὴν ἔνδειξιν
ἐκ τῆς φύσεως τοῦ μορίου ἐσχηκότα. ταῦτ' οὖν ἐννοήσας
ὁ τὸ διὰ χυλοῦ τῶν συκαμίνων φάρμακον συνθεὶς, πρῶτον
μὲν ἕψησεν αὐτὸ μετὰ μέλιτος, ὅπως ἀποκείμενον [489]
ἕτοιμον ἔχοι καθ' ὅλον τὸν ἐνιαυτὸν, οὐ μόνον ἐκείνῳ τῷ
καιρῷ, καθ' ὃν ἐκθλίψαντα τὴν ὀπώραν ἔστι τῷ χυλῷ
χρῆσθαι. βελτίων (238) γὰρ μόνος ἐπὶ τῶν ἀρχομένων φλε-
γμονῶν, καί με πολλάκις οὕτως ἐπὶ τῶν τοιούτων φλεγμο-
νῶν χρώμενον ἐθεάσασθε. διαρκέστερος δὲ ἰδίως ὁ μετὰ τοῦ
μέλιτος σκευαζόμενος. ὠνόμασα δὲ αὐτὸν διαρκέστερον οὐ
μόνον ὅτι ταχέως διαφθείρεται χωρὶς τῆς μετὰ τοῦ μέλιτος
ἑψήσεως ἀποτεθεὶς, ὡς μηκέτι ἔχειν ἡμᾶς αὐτῷ χρῆσθαι
κατὰ τὸν ἐφεξῆς χρόνον, ἀλλὰ καὶ ὅτι χρησιμώτερός ἐστιν

cibis accipiendis injucunda fit. Hujusmodi itaque fortibus
et quae venenofam habent facultatem non convenit, uti ad
affectionum oris curationem, nifi magna neceffitas urgeat.
Neque vero de inflammationibus folum hunc fermonem in-
telligere oportet, quum neque ex harum indicatione ipfum
invenerimus, fed communem effe de omnibus oris affectio-
nibus intelligendum eft, ut qui indicationem ex ipfa partis
natura habet. His igitur confideratis ab eo, qui medica-
mentum ex fucco mororum compofuit, primum quidem
ipfum cum melle coxit, quo repofitum in promptu haberet
per totum annum, non illo tempore folum, quo expreffo
fructu fucco uti licet. Melior enim folus eft incipientibus
inflammationibus, ideoque me faepe ipfo in hujusmodi in-
flammationibus uti vidiftis. Magis idoneus autem eft priva-
tim cum melle apparatus. Appellavi autem magis idoneum
non folum quod cito corrumpitur citra coctionem cum
melle repofitus, ita ut fequenti anni tempore eo uti non
poffimus, fed etiam propterea, quod utilior eft ad fequentia

Ed. Chart. XIII. [489.]   Ed. Baf. II. (238.)
εἰς τοὺς ἑπομένους καιροὺς τῆς φλεγμονῆς ἄχρι τῆς παντε-
λοῦς ἰάσεως. ὥσπερ γὰρ ἐν ἀρχῇ τῶν ἀπωθουμένων τὸ ἐπιῤ-
ῥέον ἐστὶ χρεία φαρμάκων, οὕτω μετὰ τὴν ἀρχὴν ἄχρι τοῦ
τέλους μικτοῦ τινος ἐξ ἀμφοῖν, τοῦ τε ἀποκρουομένου καὶ
τοῦ διαφοροῦντος. ἐπικρατεῖν δὲ χρὴ κατὰ μὲν τοὺς πρώτους
χρόνους τὸ στῦφον, ἐπὶ δὲ τῆς τελευτῆς τὸ διαφοροῦν, ἐν
δὲ τῷ μεταξὺ τὴν τούτων ἰσομοιρίαν ὑπάρχειν ἀμφοῖν. ὅταν
δὲ οἷον σκιῤῥῶδές τι λείπηται τῆς φλεγμονῆς, οὐδ' ὅλως χρὴ
μεμίχθαι τῷ διαφοροῦντι τὸ στῦφον, ἐὰν κεκενωμένον εἴη
τὸ σύμπαν σῶμα, οὐ μὴν οὐδὲ ἐν ἀρχῇ τῷ στύφοντι τὸ
διαφοροῦν ἄμεινόν ἐστι μιγνύειν. ὁ δὲ τὸ διὰ τοῦ χυλοῦ
τῶν συκαμίνων φάρμακον συνθεὶς ὀλίγον γε φαίνεται κρό-
κου τε καὶ σμύρνης αὐτῷ συμμίξας, κοινὴν μὲν ἐχόντων
δύναμιν τὴν πεπτικὴν τῶν φλεγμονῶν, ἰδίαν δὲ ἑκατέρου·
τοῦ μὲν κρόκου τὸ στῦφον, τῆς σμύρνης δὲ τὸ θερμαίνειν
εἰς τοσοῦτον, ὡς διαφορεῖν ἱκανῶς. ἐξικνεῖται γάρ τοι μέχρι
τοῦ βάθους τῶν σωμάτων ἡ σμύρνα μᾶλλον τοῦ κρόκου,

inflammationis tempora usque ad perfectam curationem.
Quemadmodum enim in principio commoda funt medica-
menta, id quod influit repellentia, fic poft principium us-
que ad finem medicamento opus eft ex utrisque mixto,
repellente videlicet et difcutiente facultate praedito. Ac pri-
mo quidem tempore aftringens praecellere oportet, ad finem
vero difcutiens, interpofito vero tempore aequales utrorum-
que partes effe convenit. Quando vero velut induratum
quiddam de inflammatione relinquitur, penitus non conve-
nit aftringens ad difcufforium admifcere, fi quidem totum
corpus fit evacuatum. Atqui neque in principio bonum eft
difcufforium aftringenti admifcere. Caeterum qui medica-
mentum ex fucco mororum compofuit, parum ex croco et
myrrha ei commifcuiffe videtur, quod communem habeant
facultatem concoctoriam inflammationum, privatam vero
utrumque, crocus quidem, quod aftringat, myrrha autem,
quod calefaciat in tantum, ut fufficienter difcutiat. Pene-
trat enim magis in altum corporum myrrha quam crocus,

λεπτομερῆ τὴν οὐσίαν ἔχουσα, καὶ ἐκ τούτου διττὴν ὠφέ-
λειαν παρέχεται, συνεπαγομένη μέν πως ἅμα αὑτῇ καὶ τὰς
τῶν μεμιγμένων δυνάμεις, ἐκθεραπεύουσα δὲ μέχρι τοῦ βά-
θους τὰ φλεγμαίνοντα. καὶ μέντοι καὶ συμπράττουσιν ἀλλή-
λοις ὅ τε κρόκος καὶ ἡ σμύρνη πρὸς τὴν εἰς τὸ βάθος
δίοδον, ὁ μὲν οἷον ἐπωθῶν τὴν σμύρναν, ἡ δ᾽, ὡς ἄν εἴποι
τις, ποδηγοῦσα τὸν κρόκον. ὥσπερ γὰρ ἧττον ἔχει λεπτομερῆ
τὴν οὐσίαν ὁ κρόκος τῆς σμύρνης διὰ τὴν στύψιν, οὕτως ἡ
σμύρνα λεπτομερεστέραν ἔχουσα, θᾶττον μὲν εἰς τὸ βάθος
διαπέμπει τὴν ἑαυτῆς δύναμιν, θᾶττον δὲ παλινδρομεῖ πρὸς
τὸ δέρμα, συναναφέρουσα τὰ λεπτυνθέντα τῶν ἐν τῷ βά-
θει. τοῦτο οὖν αὐτῆς τὸ τάχος τῆς ἐπανόδου κωλύουσιν
αἱ τῶν στυφόντων μίξεις, οὐ γὰρ δὴ μόνος ὁ κρόκος. ἔστι
γοῦν ἐν τῷ διὰ μόρων ὀνομαζομένῳ φαρμάκῳ στοματικῷ
τῶν τε συκαμίνων ὁ χυλὸς, οὐκ ὀλίγην στύφουσαν ἔχων
ποιότητά τε καὶ δύναμιν, ἕτερά τε τῶν ἐπιμιγνυμένων, ὅταν
ἰσχυρὸν τις τὸ φάρμακον γενέσθαι βουληθῇ· ταῦτ᾽ οὖν τὰ

utpote fubftantiam tenuium partium habens, atque ex hoc
duplicem utilitatem exhibet, fimul introducens quidem fe-
cum vires admixtorum et perfanans usque in altum inflam-
mata. Et tamen adjuvant fe muiuo crocus et myrrha ad
penetrandum in profundum, crocus quidem velut impel-
lens myrrham, myrrha vero velut dux praecedens pedi-
tem, fequentem crocum, fi ita dicere liceat, deducens. Quem-
admodum enim crocus ob aftringendi vim minus habet
fubftantiam tenuium partium quam myrrha, fic myrrha fub-
ftantia tenuiorum partium praedita citius quidem vim fuam
in altum transmittit, citius autem etiam ad cutem recur-
rit, fimul fecum efferens ea quae in profundo funt atte-
nuata. Hanc igitur recurfus ejus velocitatem impediunt
aftringentium mixturae, non enim hoc folus facit crocus.
Eft itaque in medicamento ftomatico ex moris appellato
tum mororum fuccus, qui non modicam habet aftringentem
qualitatem et facultatem, tum alia quaedam etiam admifcen-
tur, ubi quis validum medicamentum reddere velit. Hasc

Ed. Chart. XIII. [489. 490.]   Ed. Baf. II. (238.)

στύφοντα ποδηγεῖται μὲν ὑπὸ τῆς σμύρνης, συνεπωθεῖ δ᾽
ἐκείνην αὐτὰ καὶ οὕτως ἀλλήλοις συμπράττει πρὸς τὸ μέχρι
πλείονος ἐξικνεῖσθαι τὴν δύναμιν αὐτῶν. ἐθεάσασθε δέ με
πολλάκις τῷ διὰ μόρων φαρμάκῳ κατ᾽ ἀρχὰς μὲν μιγνύντα
ῥοῦ χυλὸν ἢ ὄμφακος, ὃ καλοῦσιν ἰδίως ὀμφάκιον. εἰ δὲ μὴ
παρείη ταῦτα, ῥόδων ἄνθος ἢ αὐτὰ τὰ ῥόδα ξηρὰ βαλαύ-
στιόν τε καὶ κυτίνους καὶ σίδια ξηρὰ καὶ κηκίδα τὴν ὀμφα-
κῖτιν ὀνομαζομένην, ἔτι τε τὸν τῆς πίτυος φλοιὸν καὶ τὸν
τοῦ λιβανωτοῦ καὶ τὸν τῆς ὑποκυστίδος τε καὶ σχίνου χυ-
λὸν καὶ συνελόντι φάναι τὰ στύφοντα πάντα χωρὶς τὴν
φθαρτικὴν δύναμιν ἐχόντων, ἣν ὀνομάζουσι δηλητήριον, εἶδός
τι τῶν θανασίμων οὖσαν. ἐμάθετε γὰρ ὡς οὐ πᾶν τὸ θα-
νάσιμον εὐθύς ἐστι καὶ [490] δηλητήριον. ὥσπερ δὲ ἐν ἀρχῇ
τῆς φλεγμονῆς ἡ τῶν τοιούτων μίξις ἰσχυρότερον ἐργάζεται
τὸ στοματικὸν φάρμακον, οὕτως ὅταν στῇ τὸ ἐπιῤῥέον, οὐ-
δενὸς τῶν τοιούτων ἐστὶ χρεία μόνον. ἀρκεῖ γὰρ τηνικαῦτα
τὸ τοῦ κρόκου τε καὶ τῆς σμύρνης προσειληφὸς εἰς τὸ πέψαι

igitur aftringentia deducuntur quidem per myrrham, quae
viciffim ab illis compellitur, atque ita fe mutuo adjuvant,
quo vis ipforum amplius progrediatur. Vidiftis autem faepe
me ad medicamentum ex moris in principio quidem rhois
fuccum aut uvae acerbae fuccum, quem proprie omphacium
appellant admifcere. Si vero haec non adfint, florem rofa-
rum aut ipfas rofas ficcas, balauftium, cytinos et malico-
rium aridum et gallam omphacitin appellatam, amplius au-
tem et pini corticem, itemque thuris et tum hypocyftis tum
lentifci fuccum, et ut compendio dicam omnia aftringentia,
praeterea quae corrumpentem habent facultatem, quam ve-
nenofam vocant, et lethalium fpecies quaedam exiftit. Didi-
ciftis enim, quod non omne lethale ftatim etiam eft vene-
nofum. Quemadmodum autem in principio inflammationis
harum rerum mixtura validius efficit medicamentum ftoma-
ticum, fic quum reftiterit quod influit nullo ejusmodi opus
habet folo; fufficit enim tunc id medicamentum quod cro-
cum et myrrham affumpfit ad inflammationem concoquen-

τὴν φλεγμονὴν, ὡς ὁπόταν γε πεφθῇ, μίγνυμεν ἤδη τι καὶ
τῶν διαφορούντων, ὡς ἐθεάσασθε πολλάκις ἐμβάλλοντά με
τὸν ἀφρὸν τοῦ νίτρου καί ποτε καὶ αὐτὸ τὸ νίτρον, ὅσον
ἐστὶ λεπτομερὲς, ὀνομαζόμενον ὑπὸ πάντων ἤδη βερενίκιον,
ἔτι τε πρὸς τοῦτο καὶ θεῖον ὃ καλοῦσιν ἄπυρον, ἐνίοτε δὲ
σίρον. ἐναφεψημένου αὐτῷ ποτὲ μὲν ὀριγάνου, ποτὲ δὲ
ὑσσώπου, ποτὲ δὲ ἄλλου τινὸς τῶν ὁμοίων, οἷον γλήχωνος,
θύμβρας, θύμου, καλαμίνθης ἡμέρου τε καὶ ἀγρίας. οὕτω
μὲν ἄν τις αὐτῷ τῷ διὰ μόρων φαρμάκῳ καλῶς χρῷτο, τῷ
ποσῷ τῶν καθόλου σκοπῶν, ἐξαλλάττων αὐτοῦ τὴν χρῆσιν.
ἄχρι μὲν ἐπιῤῥεῖ τι, τοῦτο ἀποκρούεσθαι προσήκει. στάντος
δὲ αὐτοῦ τὰ πέπτοντα προσφέρειν, εἶτα ἑξῆς τὰ διαφο-
ροῦντα. δῆλον γὰρ ὅτι ταύτῃ χρώμενος τῇ μεθόδῳ καὶ
ἐπιγινώσκων τῶν ἁπλῶν φαρμάκων τὴν δύναμιν οὐδέ ποτε
ἀπορήσει βοηθημάτων, ἐάν τε κυνηγετῇ κατ' ὄρος, ἐάν τε
καταπράττηταί τι τῶν κατ' ἀγρὸν ἔργων, ἐάν τε ἐν ὁδοι-
πορίᾳ ποτὲ τῶν παρεσκευασμένων ἀπορῇ φαρμάκων, ὡς Ἐρα-
σίστρατος ἔγραψεν, ἐθεράπευσεν ἑαυτὸν ἐπὶ τὸν τοῦ βάτου

dam. Nam ubi jam fuerit concocta, addimus etiam aliquid
ex difcufforiis, velut faepe vidiſtis me injicere fpumam
nitri et aliquando ipfum nitrum, quod tenuium partium exi-
ſtit et jam ab omnibus berenicium appellatur, ultra hoc
etiam fulfur vivum vocatum, aliquando etiam fapam, ori-
gano quandoque incocto, interdum etiam hyffopo aut alio
quopiam fimili, pulegio videlicet, thymbra, thymo, calamin-
tha hortenfi ac agreſti. Hoc igitur modo qais recte utetur
medicamento ex moris, fi juxta indicationum univerfalium
quantitatem ipfius ufum permutet. Quousque enim quic-
quam influit, id ipfum repellere convenit; ubi vero reſti-
terit, concoctoria afferre et deinde confequenter difcufforia.
Manifeſtum enim quod per hujus methodi ufum, nemo qui
fimplicium medicamentorum facultatem novit, unquam au-
xiliorum inopia laborabit, five per montes venetur five
quid operetur in agro five in peregrinatione quandoque
praeparatis careat medicamentis, velut Eraſiſtratus fcripſit,
qui fo ipfum curavit ad rubi fuccum progreſſus, quum in

χυλὸν ἐλθὼν οὐ παρόντος ἐν ἐκείνῳ τῷ χωρίῳ τοῦ Ἀν-
δρωνείου. γινώσκων γὰρ ὅτι καὶ αὐτὸ τὸ Ἀνδρώνειον ἐν
τῷ στύφειν ἔχει τὸ κῦρος τῆς θεραπείας, ἐζήτησεν ὕλην στύ-
φουσαν, οὐχ ὡς οἱ περὶ Σεραπίωνα καὶ Μηνόδοτόν φασιν,
ἐμπειρικῇ χρησάμενος ὁμοίου μεταβάσει. κατὰ ταύτην γὰρ
ὑμῖν ἔνδειξα πλείστην μὲν ἀνομοιότητα τοῦ χυλοῦ τοῦ βά-
του πρὸς τὸν Ἀνδρώνειον τροχίσκον ὑπάρχουσαν, ὀλιγίστην
δὲ ὁμοιότητα, καθ᾽ ἓν μόνον τὸ στύφειν. ἀλλ᾽ ὅ γε τὴν γε-
νικὴν δύναμιν, ἣν καθόλου καλοῦσιν, ἐπιστάμενος, ἐν ᾗπερ
ἂν ὕλη ταύτην εὑρίσκῃ, θαῤῥῶν ἐκείνῃ χρῆται. πάμπολυ δὲ
πλῆθος ὑλῶν τοιούτων, αἷς ἁπάσαις ἔνεστι χρήσασθαι μό-
νας φεύγοντα τὰς ἄγαν ἀηδῆ τινα δύναμιν ἐχούσας φθαρ-
τικήν. οὕτως οὖν κἀγὼ τὸ διὰ τοῦ χυλοῦ τῶν χλωρῶν
καρύων ἐσκεύασα φάρμακον. οὔτε ἰδών τινα τῶν διδασκά-
λων οὔτε γεγραμμένον εὑρών, οὗ τῆς δυνάμεως πεπείραμαι
πολλῷ τῆς τῶν ἄλλων στοματικῶν δυνάμεως ὑπερεχούσης.
ἄλλα δὲ λέγω τό τε διὰ τῶν μόρων καὶ τὸ διὰ τῶν βατί-
νων, οὕτω γὰρ ὀνομάσουσι τὸν καρπὸν τοῦ βάτου, καὶ τρί-

illo loco Andronius paftillus praefens non eſſet. Quum enim
fciret paftillum Andronium in aftringendo curandi domi-
nium habere, materiam aftringentem perquiſivit, non velut
Serapion et Menodotus ajunt, empirica tranfitione ad fimile
uſus. Juxta hanc enim vobis demonftravi plurimam diffi-
militudinem ſucci rubi ad paftillum Andronium eſſe, pau-
ciſſimam vero fimilitudinem juxta unum ſolum, vim vide-
licet aftringendi. Verum qui generalem facultatem, quam
univerſalem vocant, novit in quacunque materia eam repe-
rerit, confidenter ea utetur. Hujusmodi autem materiarum
ingens eft acervus, quibus omnibus uti licet, ita ut ſolum
fugiamus, quae vim quandam injucundam aut venenoſam
habent. Sic igitur etiam ego medicamentum ex ſucco nu-
cum viridium praeparavi, nullo doctore uſus neque aliquod
praefcriptum ſecutus. Cujus vim expertus ſum multum
aliorum ftomaticorum facultatem excedentem, alia autem
dico, id quod ex moris conftat, et id quod ex ſucco fru-
ctus mori rubri praeparatur, ita enim rubi fructum appel-

ΤΩΝ ΚΑΤΑ ΤΟΠΟΥΣ ΒΙΒΛΙΟΝ Ζ. 905

Ed. Chart. XIII. [490, 491.]　　　　Ed. Baf. II. (238.)

του τοῦ διὰ γλεύκους καὶ τετάρτου τοῦ διὰ τῶν ῥοιῶν χυ-
λοῦ καὶ πέμπτου διὰ τῶν στυφόντων μήλων, ὧν κάλλιστ᾽
ἐστὶ τὰ κυδώνια καὶ τὰ στρουθία καλούμενα, καὶ μετὰ ταῦτα
πρὸς τὴν προκειμένην χρείαν τὰ κεστιανὰ παρὰ Ῥωμαίοις
ὀνομαζόμενα. σύνθετα δὲ ἐκ πολλῶν τοιούτων ἐστὶ τὰ διὰ
τῶν ὀπωρῶν σκευαζόμενα.

Κεφ. β᾽. [Περὶ τοῦ διὰ καρύων στοματικοῦ.] Ἐγὼ δ᾽
ὅτε πρῶτον ἐκ τῆς Ἀλεξανδρείας ἐπανῆλθον εἰς τὴν πατρίδα
πορευθεὶς εἰς ἀγρὸν, εὑρόν τινα τῶν κηπουρῶν ὑπό τε στα-
φυλῆς καὶ παρισθμίων καὶ ἀντιάδων πνιγόμενον. ἐχρῆτο δὲ
διακλύσματι μελικράτῳ, ῥόδων ἐνεψημένων ἐν αὐτῷ. θεασά-
μενος οὖν ἀκμάζοντα τὸν καρπὸν τῶν καρύων, ἐκέλευσα πε-
ριελόντας αὐτῶν τὸ ἔξωθεν λέπος, ᾧ καὶ [491] τοὺς βα-
φέας ἑωράκειν χρωμένους, αὐτίκα κόψαντας ἐν ὅλμῳ δι᾽
ὀθονίου τὸν χυλὸν διηθῆσαι, μὴ γινώσκων ὅπως ἔχοι πά-
χους ἢ λεπτότητος. εὑρεθέντος δὲ ὑδατώδους αὐτοῦ καὶ
λεπτοῦ κατὰ τὴν σύστασιν, ἀνακογχυλίζεσθαι προστάξας
αὐτῷ τὸν κηπουρὸν, ἐπειδὴ πάνυ λεπτὸς ἐφαίνετο, προαφε-

lant, et tertium quod ex mufto, et quartum quod ex pu-
nicorum fucco, et quintum id quod per aftringentia mala
componitur, ex quorum numero optima funt cydonia et
ftruthia appellata et poft haec ad praefentem ufum quae
ceftiana a Romanis appellantur. Caeterum compofita ex
multis talibus funt quae ex fructibus praeparantur.

Cap. II. [*De ftomatico medicamento ex nucibus.*] Ego
autem quando primum ex Alexandria in patriam meam
redii, agrum pertranfivi et inveni quendam hortulanum ab
uva et tonfillis ac glandibus fere fuffocatum, utebatur au-
tem collutione aquae mulfae rofis in ipfa incoctis. Quum
igitur vidiffem fructum nucum in vigore effe, juffi detra-
ctum ab eis externum corticem, quo etiam tinctores vide-
ram utentes, ftatim in mortario contundi et fuccum ejus
per linteum excolari, nondum fciens quomodo juxta craffi-
tiem aut tenuitatem haberet. Quum vero reperiffem aquo-
fum et compage tenuem, gargariffare eum juffi ipfum hor-
tulanum. Poftquam vero valde tenuis apparebat, praecoxi

ψήσας ἔμιξα μέλι σύμμετρον, ὡς ἐπὶ (239) τοῦ διὰ μόρων
ἠπιστάμην μιγνύμενον, ἐψήσας τε μέχρι συστάσεως μελιτώ-
δους, κατέλιπον χρῆσθαι τῷ κηπουρῷ. θεασάμενος δὲ ταχί-
στην τὴν ὠφέλειαν ἀκολουθοῦσαν αὐτῷ, βέλτιον ἡγησάμην
ἐπὶ πολλῶν πειραθῆναι, κᾀκ τούτου βάσανον ἱκανὴν λαβὼν
τῆς δυνάμεως τοῦ φαρμάκου, διὰ παντὸς χρῶμαι, καθάπερ
ἴστε. θαυμάζειν οὖν ἐπῆλθέ μοι τῶν ἔμπροσθεν ἰατρῶν, οὐ-
δενὸς αὐτῶν ἐπινοήσαντος, εὐπορίστῳ τε καὶ γενναίῳ τῷ χυλῷ
τούτῳ χρῆσθαι, καὶ ταῦτα μέντοι θεωμένων, ὅπως αἱ χεῖρες
βάπτονται τῶν λεπιζόντων τὰ κάρυα τὰ χλωρά. φαίνεται
γὰρ ἐκ τούτων ὁποῖός τις αὐτῶν ὁ χυλὸς καὶ δυσέκλυτος
ὑπάρχει ἡ στύψις, ὥστε μηδὲ διὰ τῶν γενναιοτάτων ἐκπλύ-
νεσθαι ῥυμμάτων. ἔτι δὲ μᾶλλον ἐθαύμασα τῶν ἰατρῶν εἰ
καὶ τοὺς βαφέας ὁρῶντες, ὡς τοιούτοις χρωμένους τοῖς λέμ-
μασι τῶν καρύων, οὐκ ἐνόησαν ἰσχυρὰν εἶναι τὴν δύναμιν
αὐτῶν. εἰ μὴ γὰρ ἐγκατέβαινε τῷ βάθει τῶν χειρῶν ἢ δι'
ὅλης διεδύετο τῆς οὐσίας τῶν ἐρίων, οὐκ ἂν ἦν δυσέκπλυ-

et mel commenfurate, velut in eo quod ex moris fit fieri
fciebam, admifcui, atque ubi jam ad compagem mellis re-
dactum effet, hortulano utendum reliqui. Porro quum vi-
derem celerrimam utilitatem ipfi inde oboriri, praeftabile
ratus fum in multis experiri, atque ex hoc fufficiente ex-
perimento accepto de facultate ejus medicamenti femper
ipfo utor velut noftis. Merito itaque mirandum nullum ex
prioribus medicis aliquid de hoc medicamento mente con-
cepiffe, ut tum parabili tum generofo hoc fucco uterentur,
maxime quum viderint quomodo etiam manus inficiantur
eorum, qui virides nuces decorticant. Ex his enim apparet
qualis fit earum fuccus et quod aegre elui poffit ipfarum
aftringendi vis, adeo ut neque per validiffima exterforia
elui queat. Amplius autem adhuc miratus fum de medicis,
quod non cogitaverint validam effe ipfarum vim, quum
etiam tinctores videant ejusmodi nucum corticibus uti. Nifi
enim in profundum manuum defcenderet et nifi per omnem
fubftantiam lanarum penetraret, non certe aegre eluibilis
effet; quum vero defcendat, indicat plane fubftantiam fucci

τος. ἐγκαταβαίνουσα δὲ δηλοῖ λεπτομερῆ τὴν οὐσίαν εἶναι
τοῦ χυλοῦ, μάλιστα δὲ ὠφελεῖν εὔλογόν ἐστι τὴν στύψιν, ὅταν
ἐν οὐσίᾳ τοιαύτῃ περιέχηται. τὰ γάρ τοι παχυμερῆ τῶν στυ-
φόντων συνάγοντα τῇ στύψει καὶ πυκνοῦντα τὴν ἐπιφάνειαν
αὐτῶν σωμάτων οἷς ὁμιλεῖ, μέχρι τοῦ βάθους τῶν σωμά-
των ὁδοιπορεῖν ἑαυτὰ κωλύει. οἷς γὰρ καὶ ἄλλως διὰ τὸ
παχυμερὲς τῆς οὐσίας ἀδύνατον ἦν ἐξικνεῖσθαι πρὸς τὸ βά-
θος, τούτοις ἔτι ἀδυνατώτερον πυκνωθέντος τοῦ σώματος
ὅλον ὠφελῆσαι τὸ φλεγμαῖνον. ἄριστον οὖν εἶναι τον χυλὸν
τῶν καρυων πεισθεὶς, ἑψηθέντος τε μετὰ τοῦ μέλιτος αὐτοῦ
γευσάμενος, οὐδὲν ἀηδὲς ἔχοντος εἰς τέτταρας μοίρας ἀεὶ
διαιρῶν, ἐμβάλλω μὲν αὐτίκα τῇ μιᾷ τῶν στυφόντων τι, τῇ
δευτέρᾳ δὲ σμύρνης καὶ κρόκου καὶ τῇ τρίτῃ θείου ἀπύ-
ρου καὶ νίτρου. τὴν τετάρτην δὲ φυλάττω μόνην εἰλικρινῆ,
παιδίοις τε χρήσιμον ἐσομένην διὰ τὴν γλυκύτητα καὶ τοῖς
ἐκλύτοις τὴν γνώμην ἀνδράσι καὶ γυναιξίν ἐγὼ μὲν οὖν
ὑπὸ τοῦ λόγου ποδηγηθεὶς εὗρον ὥσπερ τὴν τῶν νευροτρώ-
των ἀγωγὴν, οὕτω καὶ τοῦτο τὸ φάρμακον ἁπάντων ἄμει-

tenuium partium effe. Rationi autem confentaneum eft,
aftringendi vim maxime proficere, ubi in ejusmodi fubftan-
tia contineatur; etenim quae ex aftringentibus craffas par-
tes habent, per aftrictionem cogunt et condenfant fuperfi-
ciem corporum quibus adhibentur et a progreffu in altum
ipforum corporum fefe impediunt; quibus enim etiam alias
ob fubftantiae craffitudinem impoffibile erat progredi in al-
tum, his fane amplius impoffibile fuerit denfato corpore
juvare id quod totum eft inflammatum. Optimum itaque
effe nucum fuccum perfuafus, ut qui etiam coctum cum
melle guftarim infaverim habentem, eum in quatuor par-
tes divido et ad primam ftatim aliquid ex aftringentibus
injicio, ad fecundam ex croco et myrrha, ad tertiam ful-
furis quiddam ac nitri addo, quartam vero folam fince-
ram fervo, pueris utilem futuram ob dulcorem, imo etiam
viris ob delicias mente fractis et mulierculis. Ego quidem
igitur a ratione induclus inveni, quemadmodum nervorum
fauciatorum curationem, ita etiam hoc pharmacum, quod

νον. ἔστι μὲν γὰρ καὶ τὸ διὰ τῶν βατίνων ἰσχυρότερον τοῦ διὰ τῶν μόρων, ὥσπερ γε τοῦτο τοῦ διὰ τοῦ γλεύκους. ἁπάντων δὲ τούτων βέλτιόν ἐστι τὸ διὰ τοῦ χυλοῦ τῶν καρύων. ἐπὶ μὲν ἀρχομένων τῶν φλεγμονῶν ἅμα τοῖς στύφουσιν ἰσχυρῶς σκευασθὲν, ἐπὶ δὲ τῶν ἀκμαζουσῶν, εἰ κρόκου τι καὶ σμύρνης προσλάβοι, καὶ μέντοι καὶ μόνον ἐνίοτε δύναται τὰς μετρίας φλεγμονὰς ἰᾶσθα:. ἡνίκα δὲ διαφορεῖσθαι χρὴ τὸ σφηνωθὲν τοῦ τὴν φλεγμονὴν ἐργασαμένου χυμοῦ, μετὰ τῆς τῶν δριμέων μίξεως χρήσιμον ὑπάρχει. ἀλλ᾽ ἴσως ἐρεῖ τίς μοι τῶν πενήτων ἰατρῶν, ἀγαπᾷν αὐτὸ εἰ πυξίδα μίαν ἔχοι πληρῶσαι τοῦ φαρμάκου σκευάσας ἅπαξ, ἐμὲ δὲ κελεύειν ἢ ἐξ ἀρχῆς εὐθέως τέτταρας αὐτοῦ ποιῆσαι συνθέσεις [492] ἢ μίαν ἀποθέμενον ἐκ μέλιτός τε καὶ χυλοῦ συγκειμένην ἐπὶ τῆς χρείας αὐτῇ μιγνύειν, ἄχρι μὲν ἐπιῤῥεῖ τι τοῖς φλεγμαίνουσι τὰ στύφοντα σφοδρῶς, ἐπειδὰν δὲ παύσηται, τὰ πέπτοντα, κενώσεως δὲ χρῃζόντων τῶν ἐπιῤῥυέντων τὰ διαφοροῦντα· δύσεργον δ᾽ εἶναι τοῦτο καὶ χαλεπὸν

omnibus praeſtat. Eſt equidem id quod ex rubi moris conſtat validius eo quod ex moris fit, quemadmodum hoc eo quod ex muſto paratur. Omnibus autem his praeſtat id, quod ex nucum ſucco invenimus, in principiis quidem inflammationum cum his quae fortiter aſtringunt confectum, in vigore vero croco et myrrha additis, quamquam etiam ſolum aliquando moderatas inflammationes ſanare queat. Quando vero humorem, qui inflammationem produxit, impactum digerere ac diſcutere oportet, cum acrium mixtura commodum exiſtit. Verum dixerit fortaſſis quispiam mihi ex medicis pauperioribus, ſe amplecti quidem ipſum medicamentum, ſi unam pyxidem expleri jubeam hoc medicamento ſemel praeparato, me autem praecipere aut ſtatim a principio quatuor facere compoſitiones, aut unam ex melle et ſucco compoſitam reponere, atque uſu expetente ei admiſcere, usque quo quidem influxerit quippiam inſlammatis, ea quae vehementer aſtringunt, poſtquam autem quieverit fluxus concoquentia, ubi vero evacuationem poſtulaverint, ea quae influxerunt diſcutientia, operoſum autem

οἷς οὐκ ἔστιν οἴκοι παρασκευὴ τῶν ἁπλῶν ἁπάντων φαρ-
μάκων· ἀλλ᾽ οὐδ᾽ εἰς ὁδοιπορίας ἐπιτήδειόν με παρασκευὴν
ὑφηγεῖσθαι, καθ᾽ ἃς οὐχ οἷόν τε τέτταρας ἑκάστου φαρμά-
κου διαφορὰς ἐπιφέρεσθαι. διὰ τοῦτο οὖν καὶ ἐπενοήθη κἀ-
μοὶ καὶ τοῖς πρὸ ἐμοῦ τὰ μέσα ταῖς δυνάμεσιν φάρμακα,
πρός τε τὰς ὁδοιπορίας ἐπιτήδεια γεννησόμενα καὶ τοῖς πέ-
νησιν ἰατροῖς χρήσιμα. τίνα μὲν οὖν ἐστι ταῦτα μικρὸν ὕστε-
ρον ἐρῶ, νυνὶ δὲ ἀπαντῆσαι τῷ λόγῳ τῶν πενήτων ἰατρῶν
βούλομαι. καθάπερ γὰρ αὐτοὶ τὴν πενιχρὰν παρασκευὴν
ἐπαινοῦσιν, οὕτω χρὴ καὶ τοῖς πλουσίοις ἐπιτρέπειν αὐτοῖς
ἀξίαν πλούτου παρασκευὴν φαρμάκων κεκτῆσθαι. γινώσκω
γὰρ ἤδη που καὶ αὐτὸς οὐ μόνον ἰατροὺς πένητας ὄντας
πολλούς, ἀλλὰ καὶ τοὺς ὑπ᾽ αὐτῶν θεραπευομένους, οἷς ἀγα-
πητόν ἐστιν, ἐπειδὰν νοσῶσιν, χόνδρον ἅμα μελικράτῳ προσ-
ενέγκασθαι καὶ καθαρὸν ἄρτον ἔχειν ἤ τι τῶν εἰς κατά-
πλασμα χρησίμων ἀλεύρων. ἀλλὰ τὸν γεγραφότα θεραπευτι-
κὴν πραγματείαν εὔλογόν ἐστιν ἁπάσης τῆς ὕλης μνημο-

hoc effe et difficile iis, qui domi non habent fupellectilem
omnium fimplicium medicamentorum; imo neque ad pere-
grinationes me commodam confectionem exponere, in qui-
bus impoffibile fit quatuor uniuscujusque medicamenti dif-
ferentias circumferre. Ob id igitur excogitata funt tum mihi
tum aliis etiam prioribus medicis medicamenta medias fa-
cultates habentia et ad peregrinationes idonea futura et
pauperculis medicis utilia. Quae vero haec ipfa fint, paulo
poft referam. Nunc autem pauperum medicorum fermoni
refpondere volo. Quemadmodum enim ipfi exilem appara-
tum laudant, fic oportet etiam divitibus permittere ut con-
fectiones medicamentorum pro opulentiae fuae dignitate
comparent. Satis enim fcio etiam ipfe non folum multos
pauperes effe medicos, fed et qui ab ipfis curantur, qui-
bus fatis eft, ubi aegrotent, alicam cum aqua mulfa acci-
pere et mundum panem habere aut aliquam farinam uti-
lem ad cataplasma. Verum eum qui curandi tractationem
fcribit, omnis materiae meminiffe operae pretium eft, quo

Ed. Chart. XIII. [492.]   Ed. Baf. II. (239.)

νιύειν, όπως τοῖς τε εὐποροῦσιν αὐτοῖς ὑπάρχῃ τεχνικῶς
χρῆσθαι τοῖς τε πένησιν ἐκείνοις μόνοις, ὧν ἂν ἕκαστοτε
τύχωσιν εὐποροῦντες.

Κεφ. γ'. [Περὶ τῆς τῶν μέσων συνθέσεως φαρμάκων.]
Εἴπωμεν οὖν ἤδη τι περὶ τῆς τῶν μέσων φαρμάκων συνθέ-
σεως, ἀπὸ τοῦ διὰ τῶν μόρων ἀρξάμενοι. κοινὸν δὲ αὐτοῖς
ἐστι πρὸς τὰ μέσα τὴν συμμετρίαν ὁρίσαι τοῦ μέλιτος πρὸς
τὸν χυλὸν, εὑρίσκεται δὲ αὕτη διὰ τῆς πείρας. ἀναμίξας γὰρ
τῷ μέλιτι τὸν μιγνύμενον χυλὸν καὶ γευσάμενος, εἰ μέν σοι
φαίνοιτο συμμέτρως ἔχειν, ὁμοίως αὖθις αὐτὰ μίξεις, εἰ δὲ
ἐλλείπειν τι δοκοίη, προσθήσεις. οἷον εὐθέως ἐπὶ τοῦ τῶν
συκαμίνων χυλοῦ τὸ πέμπτον εἰ μιχθείη μέλιτος, εἴη ἂν μέση
κρᾶσις, ὡς ἑψηθέντος τοῦ φαρμάκου τοῖς πλείστοις μὲν ἀρέ-
σκειν πάνυ τὴν μίξιν, ὀλίγους δὲ μέμψασθαι, τοὺς μὲν ὡς
γλυκύτερον εἴη, τοὺς δὲ ὡς αὐστηρότερον. ὡς γὰρ καὶ τὸ
μελίκρατον ἔνιοι μὲν ὑδαρέστερον, ἔνιοι δὲ γλυκύτερον ἡδέως
πίνουσιν, οὕτω καὶ τοῖς φαρμάκοις ἑκάτεροι χαίρουσι κατὰ

tum divitibus copia fit ipfis artificiofe utendi tum pauperi-
bus electio fit illarum tantum, quibus unusquisque pro
opportunitate abundet.

Cap. III. [De mediorum medicamentorum compofi-
tione.] Dicamus igitur jam aliquid de compofitione me-
diorum medicamentorum, initio ab eo quod ex moris con-
ftat fumpto. Commune eft autem omnibus mediis ut con-
gruens modus mellis ad fuccum ipfum decernatur. Inve-
nitur autem hic modus per experientiam. Ubi enim fuc-
cum ipfum cum melle mifcueris ac guftaveris, fi quidem
apparuerit moderate habere, rurfus fimiliter ipfa mifcebis,
fi vero deficere quid videbitur, addes. Velut exempli gratia,
in mororum fucco fi quinta pars mellis addatur, medium
fuerit temperamentum, ut hoc modo coctum medicamentum
plurimis valde placeat et hanc mixturam pauci reprehen-
dant, alii quidem velut dulciorem, alii vero ut aufteriorem.
Quemadmodum enim aliqui aquam mulfam dilutiorem, ali-
qui dulciorem libentius bibunt, fic etiam his medicamentis

τὴν οἰκείαν φύσιν. ὅταν γοῦν τις αὐτῷ φάρμακον ἀξιώσῃ
σκευασθῆναι, πάντως δεῖ που τιθεᾶσθαι τῷ μὲν γλυκυτέροις
ἡδομένῳ πλέον τοῦ μέλιτος ἐμβάλλοντα, τῷ δὲ τοῖς ἐναν-
τίοις ἧττον. ἐπὶ μὲν οὖν τῶν καταπινομένων φαρμάκων
στοχάζεσθαι χρὴ μάλιστα τῆς τῶν προσφερομένων αὐτὰ φύ-
σεως. τὸ γὰρ ἀηδῶς ληφθὲν ἀνατρέπει τὸν στόμαχον. ἐπὶ
δὲ τῶν στοματικῶν ἐγχωρεῖ καταφρονῆσαί ποτε τῆς τοιαύ-
της ἀκριβείας. ἡ τοίνυν μέση κρᾶσις, ὥσπερ ἔφην, τοῦ χυλοῦ
πρὸς τὸ μέλι πενταπλάσιον ἐχέτω τὸν χυλὸν τῷ πλήθει.
ἄκουε δέ μου προσέχων τὸν νοῦν ἀκριβῶς οἷς χρῶμαι ῥή-
μασιν ἐν τῇ πρὸς ἄλληλα συμμετρίᾳ τῶν μιγνυμένων φαρ-
μάκων. ἄρτι [493] μὲν γὰρ ἐκέλευσα πενταπλάσιον εἶναι τῷ
πλήθει τὸν χυλὸν τοῦ μέλιτος, οὐδὲν διαφέρον εἰ καὶ κατὰ
τὸν ὄγκον εἴποιμι πενταπλάσιον εἶναι δεῖν αὐτόν. ὁποτέρως
γὰρ ἂν ῥηθῇ, μετρῆσαι χρὴ τὰ μιγνύμενα φάρμακα. τῷ μέν-
τοι σταθμῷ κελεύσαντός μου πενταπλάσιον εἶναι τόδε τὸ
φάρμακον, τοῦδε διὰ ζυγοῦ χρὴ ποιεῖσθαι τὴν συμμετρίαν

utrique delectantur juxta propriam naturam. Quando igitur
aliquis medicamentum fibi praeparari poftularit, femper uti-
que vidiftis me ei, qui dulcioribus delectatur, plus mellis
injicere, qui vero contrariis minus. In medicamentis igitur
quae deglutiuntur, maxime conjectare oportet naturam
eorum qui ipfa fument; quod enim cum moleftia aut inju-
cunde acceptum elt, ftomachum fubvertit. In medicamentis
autem ftomaticis ejusmodi diligentiam aliquando contemnere
licet. Medium itaque temperamentum, velut dixi, fucci ad
mel, quintuplum habeat multitudine fuccum. Audito autem
me diligenter animadvertens quibus utor verbis in fym-
metria, feu commenfuratione medicamentorum, quae invi-
cem mifcentur. Jam etenim praecepi quintuplum effe debere
multitudine ipfum fuccum ad mel, quod nihil differt ab eo
fi dicam, mole quintuplum effe ipfum oportere, utrovis
enim modo dicatur, menfurare oportet medicamenta per-
mifcenda. At vero fi pondere jubeam quintuplum effe hoc
medicamentum, per lancem utique facere oporteat fymme-

τοῦ βάρους αὐτῶν. ἄχρι μὲν οὖν τῆς τοῦ χυλοῦ πρὸς τὸ
μέλι μίξεως, οὐκ ἀναγκαῖόν ἐστι κοτύλης ἢ κυάθου μνημο-
νεύειν, ἀλλ᾽ ἀρκεῖ φάναι πενταπλάσιον εἶναι χρῆναι τὸν χυ-
λὸν τοῦ μέλιτος. ἐὰν δέ τι τούτοις μιγνύῃς ἄλλο τῶν εἰρη-
μένων ἀρτίως ἀναγκαῖόν ἐστιν εἰπεῖν, ὁπόσοις οὖσι κατὰ
τὸν ὄγκον αὐτοῖς ὁπόσον μίξεις ἐκείνων, ἐπὶ ζυγοῦ στήσας,
οἷον ἐπ᾽ αὐτοῦ τοῦ διὰ τῶν μόρων ἐν τῇ τοῦ Καππάδοκος
Ἥρα βίβλῳ φαρμακίτιδι, μέλιτος μὲν ἐμβάλλεται λίτραν α΄.
τοῦ χυλοῦ δὲ τῶν μόρων λίτρας στ΄. ἐπιμίγνυσι δ᾽ αὐτοῖς
◁ α΄. τοῦ κρόκου, τῆς δὲ σμύρνης τὸ διπλάσιον. ἴσον δὲ
τῷ κρόκῳ βάλλει καὶ τοῦ χυλοῦ τῆς ὄμφακος, ὅπερ ὀμφά-
κιον ὀνομάζεται, καὶ τούτου (240) πάλιν ἥμισυ τῆς σχιστῆς
στυπτηρίας. ἐμοὶ δὲ ἀρέσκει πενταπλάσιον μὲν τοῦ μέλιτος
βάλλειν τὸν χυλόν, ἴσον δὲ κρόκου τε καὶ σμύρνης ἑκατέ-
ρου ◁ α΄ S". ὥστε ἐξ ἀμφοτέρων τὰς τρεῖς συνάγεσθαι.
τοῦ δὲ ὀμφακίου βαλὼν μέν τις καὶ οἴνου αὐστηροῦ κοτύ-
λην μίαν, ὡς ὁ Ἥρας ἀξιοῖ. καλῶς ἂν μίξῃ ◁ α΄. εἰ δὲ
χωρὶς οἴνου σκευάζοιτο, πολὺ πλέον ἐμβάλλειν αὐτοῦ προσ-

triam gravitatis ipforum. Caeterum ad permixtionem fucci
ad mel non eft neceffarium heminae aut cyathi meminiffe,
fed fufficit dicere quintuplum effe oportere fuccum mellis
refpectu. Si vero quid aliud his admifcendum fit ex dictis
paulo ante, neceffarium eft dicere, quota quantitatis mole
ipfis exiftentibus quantum addendum fit illorum in lance
appenforum. Velut in ipfo adeo medicamento ex moris in
Herae Cappadocis medicamentario libro, mellis quidem con-
jicitur ℔ j, fucci autem mororum librae fex, admifcet au-
tem ipfis croci ʒ j, myrrhae duplum, par etiam croci pon-
dus conjicit ex fucco uvae acerbae, atque ejus dimidium
ex alumine fciffo. Mihi vero placet quintuplum fuccum ad
mel conjicere, par autem pondus croci et myrrhae, utrius-
qur ʒ j et dimidiam, ita ut ex utrisque tres drachmae con-
flentur. Quod fi quis omphacium addat et vini aufteri item
heminam unam, velut Herae videtur, recte fane ʒ j omphacii
addet. Si vero citra vinum praeparetur, multo plus de ipfo

ἥκει. εἰ μὲν μέσον τῇ κράσει βουληθῇς γενέσθαι τὸ φάρμα-
κον, γο α΄. εἰ δὲ αὐστηρότερον ὡς πρὸς τὰς ἀρχὰς ἁρμόσῃ,
πάντως μὲν δύο καὶ τρεῖς ποτε μίξας οὐκ ἂν ἁμάρτοις. εἰ
δὲ οὐκ ἔχοις ὀμφάκιον, ἀντ᾽ αὐτοῦ ῥοῦ χυλὸν ἔμβαλλε. καὶ
εἰ βουληθῇς δὲ τὸ ἴσον ἑκατέρου βάλλειν, οὐδ᾽ οὕτω τι
βλάψεις. ὅ γε μὴν Ἥρας ἐν τῇ συμμετρίᾳ τοῦ φαρμάκου καὶ
τοῦτο προσέγραψεν οὕτω. τινὲς δὲ καὶ κοτύλην μίαν γλυ-
κέος οἴνου, δηλονότι γλεῦκος δηλῶσαι βουληθείς, προείρηκε
γὰρ οἴνου αὐστηροῦ ἀθαλάσσου κοτύλην α΄· ἐμοὶ δὲ οὐκ
ἀρέσκει, τοῦ μέλιτος αὐτάρκους βεβλημένου, μετὰ τοῦ καὶ
κοτύλην αὐστηροῦ οἴνου προσειληφέναι, μιγνύει πάλιν οἴνου
ἄλλην γλυκέος κοτύλην, ἔσται γὰρ οἰνῶδες πάνυ τὸ φάρμα-
κον. ἕψουσι δὲ τὸ διὰ τῶν μόρων τοῦτο φάρμακον ἔνιοι
μὲν ἐξ ἀρχῆς μίξαντες τὸν χυλὸν τῶν συκαμίνων, ἔνιοι δέ τι
βραχὺ προεψήσαντες. ὁ δὲ Ἥρας ἔοικεν ἐπιπλέον ἀξιοῦν
ἕψειν τὸν χυλὸν μόνον, ἔγραψε γοῦν οὕτως. μόρων χυλοῦ
κοτύλας στ΄. ἕψε ὡς γλοιοῦ ἔχειν τὸ πάχος, εἶτα πρόσμιξον

conjicere convenit, fi quidem medium temperamento medi-
camentum efficere velis ℥ j, fi vero aufterius, ut in princi-
piis conveniat, nihil peccaris fi omnino duas aut tres ad-
mifcueris. Quod fi non fit omphacium, pro ipfo rhois fuc-
cum injice, et fi volueris par pondus utriusque indere, ne-
que fic quicquam deliqueris. Heras tamen in fymmetria
hujus medicamenti etiam hoc afcripfit, hoc modo. Quidam
et heminam unam dulcis vini. Muftum eum velle indicare
palam eft, praedixit enim vini aufteri maris expertis he-
minam unam. Mihi vero non placet, fufficiente melle jam
conjecto, una cum hoc quod et heminam aufteri vini ad-
didit, rurfus aliam mifceri vini heminam, reddetur enim
valde vinofum medicamentum. Coquunt autem hoc ex mo-
ris medicamentum, aliqui quidem a principio mifcentes fuc-
cum mororum, aliqui vero modice praecoquentes. Heras
autem videtur velle fuccum folum diutius coquendum effe.
Scripfit igitur hoc modo. Succi mororum heminas fex ad
ftrigmentitiam craffitudinem coquito, deinde trita admifceto

914 *ΓΑΛΗΝΟΤ ΠΕΡΙ ΣΤΝΘΕΣΕΩΣ ΦΑΡΜΑΚΩΝ*

Ed. Chart. XIII. [493.]   Ed. Baſ. II. (240.)

λεῖα κρόκου ⊰ αʹ, καὶ τᾶλλα δηλονότι τὰ εἰρημένα. κᾀγὼ
δὲ ἀξιῶ προεψεῖσθαι τὸν χυλὸν μόνον αὐτὸν καθ᾽ ἑαυτόν,
εἶθ᾽ οὕτως προσλαμβάνειν τὸ μέλι. κᾀπειδὰν ἤδη μέλλῃς αἴ-
ρειν τὴν κακάβην ἀπὸ τοῦ πυρός, ἐπιμιγνύειν τὰ λοιπά. φαί-
νεται δὲ ὁ Ἥρας ἅμα τῷ μέλιτι κελεύων καὶ τᾶλλα μίγνυ-
σθαι. τὸν μὲν οἶνον οὖν εὐλόγως ἄν τις τότε μιγνύοι. τὴν
σμύρναν δὲ καὶ τὸν κρόκον ἄμεινον ἐπὶ τῷ τέλει τῆς ἑψή-
σεως προσεμβάλλειν, ἄχρι τοσούτου μετὰ τῶν ἄλλων ἕψον-
τας ἢ μετὰ τὸ θεῖναι κάτω τὴν κακάβην κινοῦντας, ἄχρις
οὗ πάνθ᾽ ἑνωθῇ καλῶς. τὸ δ᾽ ἐπιπλέον ἕψειν αὐτὰ καθαι-
ρετικὸν τῆς δυνάμεως γίνεται τῶν ἀρωματικῶν φαρμάκων.
λιθάργυρος μὲν γὰρ καὶ μολύβδαινα, καὶ ἄλλα πολλὰ τῶν
μεταλλικῶν ἑψόμενα βελτίω γίνεται. κρόκος δὲ καὶ σμύρνα
καὶ ἄλλα πολλὰ τῶν ἀρωμάτων ἐν ταῖς ἑψήσεσιν ἀποβάλ-
λει τὴν δύναμιν. ἡ μὲν οὖν τοῦ μέσου τῇ δυνάμει φαρμά-
κου συμμετρία τε καὶ ἕψησις ἁρμόττουσα ταῖς μετρίαις
φλεγμοναῖς καὶ ταῖς τῶν μειζόνων ἀκμαῖς, ἔτι τε τὸ πρὸς τὰς
ἀρχὰς καὶ τὰς αὐξήσεις αὐτῶν ἁρμόττον φάρμακον εἴρηται.

croci drachmam unam et reliqua videlicet jam dicta. Quin
et ego cenſeo ſuccum ipſum ſolum per ſe praecoquendum
eſſe, deinde vero adjiciendum mel, atque ubi jam caca-
bum ab igne auferre velis, reliqua admiſcenda eſſe, verum
Heras videtur ſimul cum melle etiam alia admiſceri jubere.
Et vinum quidem rationabiliter quis tunc admiſcuerit, myr-
rham vero et crocum melius eſt in ſine coctionis injicere,
eousque ſaltem cum aliis coquendo aut olla in terram po-
ſita movendo, donec omnia probe uniantur. Amplior autem
coctio ipſorum deſtruit facultatem aromaticorum medica-
mentorum. Spuma argenti equidem et plumbago atque alia
multa metallica per coctionem meliora fiunt. Crocus au-
tem et myrrha multaque alia aromata in decoquendo vi-
res amittunt. Itaque medii facultate medicamenti et ſym-
metria et coctio, moderatis inflammationibus congrua, am-
pliusque in majorum vigore, atque inſuper in principiis et
augmentis eorundem conveniens jam relata eſt. Caeterum

[494] πρὸς δὲ τὰς σκληρυνομένας φλεγμονὰς, ὅταν ἤδη παύσηται μὲν ἡ ἀκμὴ καὶ μηκέτι ἐπιῤῥέῃ μηδὲν, ἥκῃ δὲ τοῦ διαφορεῖν ὁ καιρὸς, ἐπιμίγνυσθαι προσήκει τῷ στοματικῷ φαρμάκῳ τῶν διαφορητικῶν ἔνια. τοιαῦτα δ᾽ ἐστὶν ὅ τε ἀφρὸς τοῦ νίτρου καὶ αὐτὸ τὸ μαλακὸν νίτρον, Ἀσίας τε πέτρας ἄνθος καὶ θεῖον ἄπυρον. ἀρκεῖ δὲ τῇ προειρημένῃ τοῦ μέσου συμμετρίᾳ συμμιχθῆναι νίτρου μὲν γο Sʹʹ. τοῦ θείου δὲ γο βʹ. εἰ δὲ μήτε ἐσκευασμένον ἔχοις αὐτὸ οὕτω μήτε παρείη σοι νίτρον ἢ θεῖον ἢ τὸ τῆς Ἀσίας πέτρας ἄνθος, ἀναζέσας ὀρίγανον ἐν σιρκίῳ, καλοῦσι δὲ αὐτὸ παρ᾽ ἡμῖν πάντες ἕψημα, μίξας τῷ στοματικῷ φαρμάκῳ κέλευσον ἀνακογχυλίζειν· μὴ παρόντος δὲ ἑψήματος, ἐν μελικράτῳ προαναζέσας τὸ ὀρίγανον. οὐδὲν δὲ διαφέρει κἂν ὕσσωπον ἐμβάλῃς ἀντὶ τῆς ὀριγάνου, κἂν εἰ γλήχωνα, κἂν εἰ θύμον, κἂν εἰ θύμβραν ἢ καλαμίνθην ἢ τὴν εὐώδη μίνθην, ἣν οἱ παλαιοὶ καλοῦσιν ἡδύοσμον, ἐν μέντοι ταῖς ἀκμαῖς τῶν φλεγμονῶν οὐ μόνον οὐδὲν χρὴ τῶν τοιούτων φαρμάκων προσφέρειν, ἀλλὰ καὶ τοὐναντίον ἅπαν ὀλιγάκις μὲν χρῆσθαι

ad induratas inflammationes, quum jam praeterierit vigor et nihil amplius influxerit, venerit autem tempus difcutiendi, admifcere convenit ad ftomaticum medicamentum aliqua difcufforiorum. Talia autem funt fpuma nitri et ipfum nitrum molle, Afiaeque petrae flos et fulfur vivum. Sufficit porro ad praedictam medii medicamenti commenfurationem admifceri nitri quidem unciam dimidiam, fulfuris autem uncias duas. Quod fi neque fic praeparatum habeas ipfum, neque praefto fit tibi nitrum aut fulfur aut Afiae petrae flos, origanum in fapa, quam noftri omnes hepfema vocant, fervefacito ftomaticumque medicamentum addito ac gargarifface jubeto. Si vero neque fapa adfit, in aqua mulfa origanum coquito. Nihil autem refert etiam, fi hyffopum conjicias pro origano aut pulegium aut thymum aut thymbram aut calaminthen aut mentham odoratam, quam veteres hedyosmon appellant. At vero in vigore inflammationum non folum nihil ex ejusmodi medicamentis adhibere oportet, fed etiam contrarium totum, atque raro quidem

τοῖς στοματικοῖς φαρμάκοις, διακλύσμασι δὲ καὶ ἀναγαργα-
λίσμασι παρηγορικωτέροις πέπτειν τὴν φλεγμονὴν, οἷόν ἐστι
τό τε διὰ τῶν λιπαρῶν ἰσχάδων ἀφέψημα καὶ τὸ σχίνινον
ἔλαιον, ἐπὶ διπλοῦ σκεύους χλιαινόμενον. ἀλλὰ καὶ αὐτὸ
τὸ στοματικὸν φάρμακον ἐν ταῖς ἀκμαῖς ἀνακογχυλίζεσθαι
προσήκει, μιγνύμενον ὑδαρεῖ μελικράτῳ ἢ θερμῷ τῷ σιραίῳ·
μὴ παρόντων δὲ τούτων, ὕδατι θερμῷ. ἐπικρατεῖν γὰρ χρὴ
τηνικαῦτα τὴν παρηγορικήν τε καὶ πεπτικὴν ἀγωγήν, ὥσπερ
ἐν ταῖς παρακμαῖς τὴν διαφορητικὴν, ἥτις διὰ τῶν ἰσχυρο-
τέρων γίνεται φαρμάκων. τὸ δὲ ἐμὸν φάρμακον, τὸ διὰ τοῦ
χυλοῦ τῶν καρύων, ὅτι μὲν ἁπάντων τῶν ἄλλων ἐστὶ δρα-
στικώτατον, ἔργῳ πεπείρασθε, πρὸς ὑμᾶς γὰρ ὁ λόγος ἐστί
μοι τοὺς ἑταίρους, οἷς μάλιστα χαριζόμενος ἐπὶ τήνδε τὴν
πραγματείαν ἥκω. ὅτι δὲ καὶ πάντων ἐστὶν εὐωνότατόν τε
καὶ εὐποριστότατον οὐδεὶς ἀγνοεῖ. ῥίπτουσι γὰρ οἱ κηπου-
ροὶ τὰ λέμματα τῶν χλωρῶν καρύων, ὅταν ἐκλέψαντες αὐτὰ
τύχωσιν, ὥστε κοφίνους μεγίστους πληροῦν ἡμᾶς προῖκα. τὸ
μέλι τοίνυν μόνον ὡς πένησιν ἰατροῖς, καὶ γὰρ κἀκείνοις

ſtomaticis medicamentis uti, collutionibus autem et garga-
rismis mitigatoriis concoquere inflammationem, cujus gene-
ris eſt decoctum pinguium caricarum et oleum lentiſcinum
in duplo vaſe tepefactum. Quin et ipſum ſtomaticum me-
dicamentum in vigoribus gargariſſare convenit, aqua mulſa
dilutiore permixtum aut calida ſapa, quae ſi non adſint,
aqua calida. Praevalere enim oportet tunc mitigatorium
et concoctorium inſtitutum, velut in declinationibus diſcus-
forium, quod ex validioribus conſtat medicamentis. Porro
meum medicamentum ex ſucco nucum omnium aliorum eſſe
validiſſimum opere experti eſtis, ad vos enim ſodales lo-
quor, in quorum gratiam maxime ad hanc tractationem
progreſſus ſum. Quod vero etiam omnium viliſſimum et
parabiliſſimum ſit nemo ignorat, projiciunt enim hortulani
viridium nucum cortices, ubi ipſas decorticarunt, ut vel
maximos corbes nobis explere liceat gratis. Mel igitur ſo-
lum ut pauperibus medicis, nam et illis oportet nos ea

ἡμᾶς δεῖ κοινωνεῖν ὧν ἐροῦμεν, ὑπολείπεται μόνον ὅταν ᾖ
δεόμενον, ἄλλο δ᾽ οὐδὲν, εἰ μὴ βούλοισθε, πολλάκις γὰρ οὕτω
σκευασθὲν τὸ φάρμακον οὐδέν τι χεῖρον ἐφάνη τοῦ διὰ τῶν
μορων εἰς ὃ τὸν κρόκον καὶ τὴν σμύρναν ἐνεβάλομεν. ἀλλ᾽
εἰ καὶ στυπτηρίας αὐτῷ προσμῖξαι βουληθείημεν, οὐκ ἀνάγκη
τὴν σχιστὴν ἐμβάλλειν. αὐτάρκως γὰρ στύφει καὶ ἡ ὑγρὰ,
ἣν καλοῦσιν ἔνιοι φόριμον, εὐωνοτάτην τε καὶ εὐποριστοτά-
την ὑπάρχουσαν ἐν πᾶσι χωρίοις, ἀπολειπομένην μέντοι τῇ
λεπτομερείᾳ τῆς σχιστῆς, καὶ διὰ τοῦτο ἧττον ἀνύουσαν. καὶ
μέντοι κἂν ὁ κηπουρὸς αὐτὸς ἤ τις ἄγροικος ἄλλος, ἐθέλῃ
σοι σκευάσαι τὸ φάρμακον, ἔχοι προῖκα καὶ τοὺς κυτίνους
ἐμβάλλειν ξηροὺς κόψας τε καὶ διασήσας, ὀνομάζονται δ᾽
οὕτως αἱ πρωτόγονοι ῥοιαὶ, καθ᾽ ὃν γὰρ χρόνον ἀνθοῦν
παύεται τὸ δένδρον, ὁ καρπὸς αὐτοῦ φαίνεται σχηματιζό-
μενος εἰς ἰδέαν ῥοιᾶς, ὃν ἔνεστιν ἀφελόντα καὶ ξηραίνοντα
φυλάττειν εἰς τὸν καιρὸν τοῦ καρποῦ τῶν καρύων. ἐν μὲν
γὰρ τῇ τελευτῇ τοῦ ἦρος οἱ κύτινοι γεννῶνται· παυσαμένου
δὲ τοῦ θέρους εἰς τελείωσιν ἀφικνεῖται τὰ κάρυα, καὶ μέν-

quae narramus communicare, deficit, quum ejus fuerit pe-
nuria, nihil vero aliud nifi quis ultro adeo velit. Saepe
enim hoc modo confectum medicamentum nihilo deterius
apparuit eo, quod ex moris conflat, in quod tum crocum
tum myrrham indebamus. Quin etiam fi alumen ipfi addere
velimus, non eft necefle fciffum injicere. Sufficienter enim
aftringit etiam liquidum, quod aliqui phorimon appellant,
quod vilis pretii et maxime parabile in omnibus regionibus
exiftit, tenuitate tamen partium a fciffo deficit et ob id
etiam minus efficax eft. At vero fi hortulanus aliquis aut
rufticus hoc medicamentum fibi praeparare velit, habuerit
gratis quos conjiciat cytinos aridos contufos et cribratos,
nominantur autem fic primogenita punica. Quo tempore
enim arbor florere definit, fructus ipfius apparet figuratus
in fpeciem punici mali, quem ablatum et reficcatum affer-
vare licet ad tempus fructus nucum. In fine enim veris
cytini generantur, definente autem aeftate ad perfectionem

918 *ΓΑΛΗΝΟΥ ΠΕΡΙ ΣΥΝΘΕΣΕΩΣ ΦΑΡΜΑΚΩΝ*

Ed. Chart. XIII. [494. 495.]　　　　　Ed. Baf. II. (240.)

τοι καὶ καταπίπτουσιν ἐπὶ τὴν γῆν πολλοὶ τῶν κυτίνων ἢ
ὑπὸ ἀνέμου διασεισθέντες ἢ καὶ [495] ἄλλως πως οὓς ἔνε-
στιν ἀνελομένους ξηραίνειν, ὡς μηδὲ κατὰ τοῦτο δοκεῖν τι
δαπανᾶν τοὺς πένητας ἰατρούς. ἴστε δὲ δήπου καὶ ὡς ὁ
τῶν ὀξέων τε καὶ στρυφνῶν ῥοιῶν, ὧν ὀλίγου δεῖν ἄβρω-
τος ὁ καρπὸς, οἱ κύτινοι κρείττους εἰσὶν, ὥστε κἂν ἀφέλῃς
τῶν δένδρων αὐτοὺς, ἢ οὐδείς σε κωλύσει τὸ παράπαν ἢ
βραχυτάτην αἰτήσει δοῦναι τιμήν. τὸ δὲ βαλαύστιον ὀνομα-
ζόμενον ἄβρωτόν ἐστι τελέως, ἐπὶ τῷ βουλομένῳ συλλέγειν
ὑπάρχον, ὥσπερ ὀρίγανος καὶ θύμβρα καὶ θύμος καὶ ὅσα
τοιαῦτα. καὶ τοίνυν καὶ τὸ βαλαύστιον, εἰ θελήσει τις ὠμὸν
κόψας καὶ διασήσας ἐμβαλεῖν κατὰ τὴν ἀναλογίαν ἣν ἔμπρο-
σθεν εἶπον ἴσα ὀμφακίῳ, χρήσιμον ἐργάσεται τὸ φάρμακον.
ἀλλὰ καὶ τὰ λέμματα τῶν ῥοιῶν, εὐποριστότατόν ἐστι πρᾶ-
γμα στύψιν ἱκανωτάτην ἔχοντα, συμβάλλεσθαι τοῖς εἰρημέ-
νοις εὐθὺς ἐν ἀρχῇ δυνάμενα, κάλλιστον δ' ἂν γένοιτο φάρ-
μακον, εἰ κατ' ἐκεῖνον τὸν καιρὸν τῶν ῥοιῶν οὔπω μὲν οὐ-

veniunt nuces. Quin et in terram decidunt multi cytini aut
a vento decufli aut alio quopiam modo, quos collectos fic-
care licet, ut neque hac parte egenos medicos quicquam
impendere opus fit. Noftis autem acidorum et acerborum
punicorum, quorum fructus parum abeft ut efitari nequeat,
cytinos meliores effe, quare etiam fi ex arboribus eos avel-
las, aut nemo penitus te prohibebit aut certe viliffimum
pretium fibi dari pro eis poftulabit. Caeterum balauftium
appellatum penitus cibis non convenit, et fi quis colligere
id velit, quemadmodum origanum et thymbram ac thy-
mum atque alia hujusmodi gratis licebit. Itaque fi balau-
ftium velit quis crudum tufum ac cribratum injicere juxta
proportionem, quam antea dixi, pari omphacio pondere
utile medicamentum efficiet. At vero et cortices punicorum
malorum valde parabiles res funt, aftringendi vim fuffi-
cientiffimam habentes et qui ad praedicta ftatim in prin-
cipio conjici queant. Optimum autem medicamentum red-
detur, fi juxta id tempus, quo punica nondum perfecte ma-

ΤΩΝ ΚΑΤΑ ΤΟΠΟΥΣ ΒΙΒΛΙΟΝ Ζ. 919

Ed. Chart. XIII. [495.] Ed. Baf. II. (240. 241.)

σῶν τελείων, οὐ μὴν οὐδὲ πόρρω πάνυ τῆς τελειώσεως
ἐμβάλλειν ἀπ᾽ ἀρ(241)χῆς ἐψημένῳ χυλῷ τῶν καρύων ἐθε-
λήσαις. χρὴ δὲ θλᾷν ἐν ὅλμῳ πρότερον αὐτὰ, ἕνεκα τοῦ τα-
χέως ἐς τὸ σκευαζόμενον φάρμακον ὅλην ἐκταθῆναι τὴν δύ-
ναμιν αὐτῶν.

Κεφ. δ'. [Περὶ σκευασίας τοῦ διὰ ῥοιῶν καὶ μήλων
καὶ ἄλλων στοματικῶν.] Οὐσῶν δ᾽ ἐν ταῖς ῥοιαῖς τριῶν δια-
φορῶν, ἔνιαι μὲν γὰρ αὐτῶν εἰσιν αὐστηραὶ, στρυφναὶ δὲ
ἕτεραι, καί τινες ὀξεῖαι, τὰς μὲν αὐστηρὰς μόνας ἐμβαλόντι
σοι στυπτικώτερον ἔσται τὸ φάρμακον. τὰς δὲ γλυκείας
ἥδιον, ὥσπερ γε καὶ σφοδρότερον, εἰ τὰς ὀξείας ἐμβάλλοις.
ἐγὼ δ᾽ εἴωθα τὸ ἴσον ἑκάστου γένους μιγνύναι· καὶ γὰρ καὶ
ἄλλως αὐτὰς μόνας τὰς πεπείρους ῥόας ὅλας κόπτων μετὰ
τῶν λεμμάτων, εἶτα τὸν χυλὸν ἐκθλίβων ἕψων τε μετὰ μέ-
λιτος, οὐ μόνον στοματικὸν ἴσχω φάρμακον, ἀλλὰ καὶ πολ-
λοῖς ἄλλοις ὠφέλιμον, ὡς αὖθις εἰρήσεται. καὶ γίνεται καὶ
οὗτος ὁ χυλὸς ἀμείνων εἰς πάντα τῶν τριῶν τῆς ῥοιᾶς

tura funt, non tamen longe a perfectione abfunt, eos cor-
tices detractos conjeceris, atque id ftatim in principio co-
ctionis fucci. Oportet autem prius in mortario tundere,
quo ipforum vis univerfa citius in medicamentum quod
paras diffundatur.

Cap. IV. [*De confectione medicamenti ex malis pu-
nicis et malis aliisque ftomaticis.*] Quum vero tres fint
punicorum malorum differentiae, aliqua enim ipforum funt
auftera, aliqua vero dulcia et quaedam acida, fi quidem fola
auftera injicias, magis aftringens medicamentum reddetur,
fi vero dulcia, fuavis, quemadmodum fane fortius fiet, fi
acida tantum indas. Ego autem confuevi par pondus unius-
oujusque generis admifcere. Nam et alias ipfa fola matura
punica mala integra una cum corticibus tundo, deinde fuc-
cum exprimo ac cum melle coquo, et non folum ftomati-
cum medicamentum ori commodum habeo, fed et ad multa
alia utile, veluti rurfus dicetur. Atque fit hic fuccus ad
omnia praeftantior ex tribus punicorum fpeciebus aut ge-

εἰδῶν ἢ γενῶν ἢ διαφορῶν ἢ ὅπως ἄν τις ὀνομάζειν ἐθέλοι.
μίγνυμεν δὲ καὶ τῶν βάτων τὸν καρπὸν, ὃν ἔνιοι μὲν ἀπὸ
τοῦ φυτοῦ παρονομάζουσι βάτινα προσαγορεύοντες, ἔνιοι
δὲ συνθέτῳ προσηγορίᾳ μόρα καλοῦσι, προστιθέντες τὰ
ἀπὸ τῶν βάτων, ἐξ ὧν ὁ χυλὸς ὁμοίως σκευαζόμενος τῷ
διὰ τῶν συκαμίνων ἄμεινον ἐκείνου γίνεται φάρμακον, ἀπο-
λειπόμενον δὲ τοῦ διὰ τῶν καρύων. καὶ μήλων δὲ τῶν κυ-
δωνίων ἀχράδων τε καὶ μεσπίλων ὁ χυλὸς ὁμοίως σκευ-
ασθεὶς στοματικὸν γίνεται τὸ φάρμακον, ἐπιτήδειόν τε κατα-
ποθῆναι τοῦ διὰ τῶν καρύων, οὐκ ἔχοντος τοῦτο. βλαβε-
ρὸν μὲν γὰρ οὐκ ἔστιν ὡς χάλκανθον, οὐ μὴν εὐστόμαχόν
γε. πρόδηλον δ᾽ ὅτι καὶ τὸ διὰ τῶν ῥοιῶν ἐστιν ἐπιτήδειον
ἐκλύτῳ καὶ ἀνορέκτῳ στομάχῳ, λείπεται μέντοι τοῦ διὰ
τῶν μήλων. ἀβλαβὴς δὲ καὶ ὁ τῶν βατίνων χυλὸς εἰς κα-
τάποσιν, ὥσπερ γε καὶ ὁ τῶν συκαμίνων, ἀλλ᾽ ὁ τῶν βατί-
νων ἔχει τι καὶ τονωτικὸν τοῦ στομάχου τοῦ τῶν συκαμί-
νων οὐκ ἔχοντος. [496] ἐμβάλλεται δὲ οὐ κατὰ τὴν αὐτὴν

neribus aut differentiis aut quomodocunque quis appellare
velit. Mifcemus autem et ruborum fructus, quos aliqui qui-
dem a planta denominant rubina appellantes, aliqui autem
compofita appellatione mora appellant, apponentes quae a
rubis producuntur. Ex quibus fane fuccus fimiliter fucco
mororum praeparatus, melius illo medicamentum redditur,
fed minus validum eo, quod ex nucum fucco paratur. Quin
et malorum cotoneorum et pyrorum filveftrium ac mefpi-
lorum fuccus fimiliter praeparatus, ftomaticum medicamen-
tum efficitur devorarique aptum, quum hoc quod ex nu-
cibus conftat devorare non liceat; quamquam enim noxium
non fit, velut atramentum futorium, tamen ftomacho non eft
commodum. Manifeftum vero quod et ex punicis conftans
medicamentum aptum eft fracto et cibos faftidienti ftoma-
cho, deficit tamen ab eo quod ex malis conftat. Innocuus
eft etiam rubi mororum fuccus devoratus, velut etiam ipfo-
rum mororum, fed fuccus rubi mororum habet quid, quod
ftomachum corroborat, quod ipforum mororum fuccus non

ἀναλογίαν ἅπασι τοῖς χυλοῖς τὸ μέλι. πλείστου μὲν γὰρ ὅ τε
τῶν καρύων δεῖται καὶ μετ᾽ αὐτὸν ὁ τῶν βατίνων τε καὶ
συκαμίνων, ὀλίγου δὲ ὅ τε τῶν μήλων καὶ τῶν ῥοιῶν καὶ
ἀχράδων, ἐν τῷ μεταξὺ δὲ αὐτῶν ὁ μεσπίλων, καὶ ἀπὸ κρα-
νίων δὲ καὶ βραβύλων καὶ τῶν καλουμένων παρ᾽ ἡμῖν πρού-
μνων. σκευάζεται δὲ παρ᾽ ἡμῖν στοματικὰ φάρμακα κατὰ τὸν
αὐτὸν τρόπον, ὃν κατ᾽ ἀρχὰς εἶπον ἐπὶ τῶν μόρων, ἐφ᾽ ὧν
ἁπάντων τῆς κατασκευῆς ἐρῶ τινα λόγον κοινὸν τόνδε. πα-
χεῖ μὲν φανέντι τῷ χυλῷ τὸ μέλι μιγνύειν εὐθέως προσῆκεν,
εἰ δ᾽ ὑγρότερος εἴη, προεψηθέντι. δέχεται δὲ ὁ τῶν ἀπίων
μὲν καὶ μήλων χυλός, ἔτι δὲ τῶν πλείστων ὀπωρῶν, ἴσον
ἑαυτῶν τὸ μέλι, τῶν στρυφνῶν δ᾽ ἱκανῶς, οἷόσπερ ἐστὶν ὁ
τῆς κρανίας καρπός, ἐνίοτε μὲν διπλάσιον, ἔστι δ᾽ ὅτε καὶ
τριπλάσιον. πάντα δ᾽ οὖν ταῦτα καταπίνειν ἀκίνδυνον. χαλ-
κάνθου δὲ μιχθέντος ἢ μιχθείσης, ὁποτέρως σοι φίλον ὀνο-
μάζειν, οὐ πάνυ τι χρὴ καταπίνειν τὸ σκευασθὲν τοῦτο φάρ-
μακον, πλὴν εἰ κατὰ τὸν στόμαχον ἢ κατὰ τὴν κοιλίαν

habet. Porro mel his omnibus fuccis non eadem propor-
tione injicitur. Plurimo enim nucum fuccus opus habet et
poft eum rubi mororum, modico autem malorum et puni-
corum et pyrorum filveftrium, medius autem inter hos eft
mefpilorum fuccus. At vero et ex cornis ac brabylis et
prunis apud nos appellatis praeparantur apud nos ftoma-
tica medicamenta eodem modo, quem in principio de moris
recenfui, in quorum omnium confectione rationem quan-
dam communem referam hanc. Si quidem craffus appparue-
rit fuccus, ftatim mel admifcere oportet, fi vero liquidior
fit fuccus, praecoquatur. Sufcipit autem pyrorum ac malo-
rum fuccus, amplius vero etiam plurimorum fructuum pa-
rem fibi ipfis menfuram mellis, fuccus vero eorum quae
multum acerba funt, velut eft corni fructus, aliquando du-
plum, aliquando triplum mellis affumit. Omnia igitur haec
citra noxam devorantur, fi vero atramentum futorium ad-
mixtum fit, non valde deglutire oportet confectum medi-
camentum, praeterquam fi juxta ftomachum aut alvum ul-

ἑλκώδη διάθεσιν ὑπονοήσαιμεν γίνεσθαι. καὶ κατὰ τὸ στόμα
δὲ αὐτὸ κακοήθων ἑλκῶν γινομένων, ἀμείνω τὰ διὰ χαλκάν-
θου φάρμακα. δραχμὴ δὲ ἀρκεῖ μιγνυμένη τῇ προειρημένῃ
συνθέσει, καθ᾽ ἣν ἡ μία τοῦ μέλιτος εἴρηται βάλλεσθαι λί-
τρα, καὶ πλέον δ᾽ ἄν ποτε καλῶς βληθείη πρὸς τὰ σηπε-
δονώδη τῶν ἑλκῶν. ἕκαστον δὲ ὧν εἶπον ἐμβάλλειν ποτὲ καὶ
γλεύκει σταφυλῶν αὐστηρῶν, ἃς ὀνομάζουσιν ἀμιναίας. ἄμει-
νον δὲ τὸ τελευταῖον γλεῦκος εἰς τὰ τοιαῦτα. τὸ γὰρ ἐν
ἀρχαῖς ῥέον ὑγρότερόν ἐστι καὶ ὑδατωδέστερον. ἐμβάλλειν
δὲ χρὴ τῶν εἰρημένων φαρμάκων τὰ στρυφνότερα, καθάπερ
ἐμὲ ἐθεάσασθε πολλάκις ἤτοι ῥοιὰς ἢ βαλαύστιον ἢ κυτί-
νους ἢ ἀκάνθης Αἰγυπτίας καρπὸν ἢ τὸν τῆς κρανίας ἤ τι
τῶν οὕτω στυφόντων μιγνύντα· μάλιστα δὲ ἐπιτήδειός ἐστι
ῥοῦς, εἴτε ἀῤῥενικῶς ἐθέλοις ὀνομάζειν αὐτὸν εἴτε θηλυκῶς.
ἔστι δὲ διττός, ὁ μὲν ἕτερος ἐπιπαττόμενος τοῖς ὄψοις εὐ-
στόμαχος, ὁ δὲ ἕτερος τοῖς βυρσοδέψαις χρήσιμος. ἑκάτερος
δὲ ἐνεψηθεὶς ἐν τῷ γλεύκει στοματικὸν ἐργάζεται φάρμακον,
ᾧ μιγνύειν ἔξεστί σοι τἄλλα κατὰ τὴν αὐτὴν ἀναλογίαν τῇ

cerofam affectionem fieri fufpicemur. Quin et fi in ipfo ore
maligna ulcera fiant, praeftant ex atramento futorio medi-
camenta. Sufficit autem drachma ad praedictam compofi-
tionem admixta, in quam unam mellis libram conjici eft
relatum, fed et plus quandoque recte injicitur ad ulcera
putrefacta. Singula porro quae dixi, injicere licet aliquando
et mufto uvarum aufterarum, quas Aminaeas appellant.
Praeftat autem ultimum muftum in hunc ufum, quod enim
in principio fluit, liquidius eft et aquofius. Injicienda vero
funt ex praedictis medicamentis acerbiora, quemadmodum
faepe vidiftis me aut punica mala aut balauftium aut cyti-
nos aut Aegyptiae fpinae fructum aut corna aut aliud quid
ex hujuscemodi aftringentibus admifcere. Maxime vero
aptus eft rhus, five mafculino five muliebri genere ipfum
velis nominare. Eft autem duplex, alter obfoniis afpergitur
ftomacho commodus, alter a tinctoribus coriorum expetitur.
Uterque vero mufto incoctus ftomaticum efficit medicamen-
tum, cui admifcere licet etiam alia juxta eandem propor-

ΤΩΝ ΚΑΤΑ ΤΟΠΟΥΣ ΒΙΒΛΙΟΝ Ζ. 923

Ed. Chart. XIII. [496]   Ed. Baf. II. (241.)

διὰ τῶν μόρων εἰρημένη. χωρὶς δὲ τοῦ μιχϑῆναι μέλιτι μό-
νον αὐτὸ τὸ γλεῦκος εἰς μελιτώδη σύστασιν ἀχϑὲν, ἐξαιρε-
ϑέντων τε τῶν ἐμβληϑέντων, ἀγαϑὸν γίνεται φάρμακον εἰς
ἀρχὰς καὶ ἀναβάσεις καὶ ἀκμάς· εἰς δὲ τὰς παρακμὰς, ἐὰν
δᾷδας ἐπιμίξῃς λιπαρὰς ἢ καὶ κόψας εἰς λεπτὰ καὶ ϑλάσας
ἐμβάλλῃς τῷ γλεύκει μετὰ τῆς ῥοῦ, κἄπειτα μετὰ μίαν ἡμέ-
ραν ἑψήσας, ἄχρις ἂν ἐναπόϑωνται τῷ γλεύκει τὴν ἑαυτῶν
ποιότητα, τηνικαῦτα δὲ ἐξαίρειν μὲν ἐκεῖνα καὶ ἀποῤῥίπτειν,
ἕψειν δὲ τὸ γλεῦκος ἕως ἐπιτηδείου συστάσεως, ὡς διάχριστον
γενέσϑαι τὸ φάρμακον. ὅσα δὲ ἔμπροσϑεν εἶπον ἐμβάλλε-
σϑαι τῶν στυφόντων εἰς τὸ διὰ τῶν καρύων τοῦ χυλοῦ
σκευαζόμενον φάρμακον, ἅπαντα καὶ νῦν ἀκηκοέναι πίστευε
τῷ γλεύκει μιγνύμενα· καὶ μέντοι κἂν πολυτελέστερον ἐϑέ-
λῃς ποιῆσαι τὸ φάρμακον, ἐμβαλεῖς καὶ κασσίας φλοιὸν ἢ
νάρδον Ἰνδικὴν ἢ τὸ τοῦ μαλαβάϑρου φύλλον. ὥσπερ γὰρ
τοῖς πένησιν, οὕτω καὶ τοῖς πλουσίοις χρὴ γράφειν ἡμᾶς
φάρμακα. τὰ δὲ αὐτὰ τοῖς προειρημένοις στοματικοῖς φαρ-

tionem velut in eo, quod ex moris conſtat relatum eſt. At
vero citra mellis mixturam muſtum ſolum per ſe in mel-
lis compagem redaotum, exemptis etiam quae alias indun-
tur, bonum fit medicamentum in principiis, augmentis et vi-
goribus, ad declinationes autem ſi taedas addideris pingues
aut etiam in tenuia fruſtula contuſas et fractas, easdem una
cum rhoe in muſtum conjeceris, deindeque interpoſita una
die coxeris, donec ſuam ipſorum qualitatem in ipſum mu-
ſtum transmittant. Tunc enim taedas quidem eximere ac
projicere oportet, muſtum vero usque ad aptam compagem
coquere, quo videlicet illiniri commode poſſit. Quaecunque
autem prius ex aſtringentibus injici dixi in id quod ex nu-
cibus praeparatur medicamentum, ea omnia etiam accipienda
ſunt, recte in muſtum addi. Quod ſi vero pretioſius effi-
cere medicamentum velis, injicies etiam caſiae corticem aut
nardum Indicam aut malabathri folium, aeque enim ut pau-
peribus, ſic etiam divitibus nos medicamenta ſcribere opor-
tet. Eadem etiam praedictis ſtomaticis medicamentis miſcen-

μάκοις μίγνυται. [497] δραχμὴ δὲ ἀρκεῖ τῶν τριῶν ἑκάστου,
πρὸς τὴν τοσαύτην συμμετρίαν τοῦ φαρμάκου, καθ᾽ ἣν ἡ
λίτρα τοῦ μέλιτος ἐμβάλλεται. βλάψεις δ᾽ οὐδὲν, εἰ προσθή-
σεις ἑκάστης δραχμῆς τὸ ἥμισυ μέρος, ὡς γενέσθαι πάσας
τέτταρας καὶ ἡμίσειαν. πρὸς δὲ τὰς σκληρυνομένας φλεγμο-
νὰς τὰ δυνάμενα διαφορεῖν γενναιότερον ἐμβάλλεται κοπέντα
δηλονότι καὶ διασηθέντα, καιρὸς δ᾽ ἐμβάλλειν αὐτὰ μὴ κατ᾽
ἀρχὰς, ἀλλ᾽ ὁπόταν ἐγγὺς γένηται τῆς παντελοῦς ἑψήσεως
τὸ φάρμακον ἢ καὶ τελέως ἑψημένον, ὡς χαμαὶ τίθεσθαι τὸ
ἀγγεῖον. ἔστι δὲ ταῦτα κόστος τε καὶ ἄμωμον καὶ τὸ καλού-
μενον μάκερ. ὀνομάζεται δὲ οὕτω φλοιός τις ἀρωματικὸς
ἐκ τῆς Ἰνδίας κομιζόμενος, ἱκανῶς θερμαίνων τε καὶ στύ-
φων, ἀλλὰ καὶ ὁ Κυρηναῖος ὀπὸς εἰς διαφόρησιν τῶν σκλη-
ρυνομένων φλεγμονῶν ἐπιτήδειος, ὥσπερ γε καὶ ὁ Μηδικὸς
ἤ τις τῶν μετ᾽ αὐτούς. τοῖς πένησι δ᾽ ἐμβλητέον ἀντὶ τῶν
πολυτελῶν φαρμάκων τῶν διαφορητικῶν ἤτοι δίκταμνον ἢ
ἄκορον ἢ μῆον ἢ πύρεθρον ἢ καρδαμώμου τε καὶ νάπυος
ἴσον, εἰς τριῶν δραχμῶν σταθμοὺς συμπληρουμένου τοῦ τῶν

tur. Sufficit autem drachma una fingulorum ex his tribus
ad tantam medicamenti fymmetriam ac commenfurationem,
juxta quam libra mellis una conjicitur. Nihil vero laefe-
ris, fi ad fingulas drachmas adhuc dimidiam apponas, ut
in totum quatuor drachmae et dimidia fiant. Caeterum ad
induratas inflammationes conjiciuntur, quae generofius dis-
cutere poffunt, tufa videlicet et cribrata.　　Tempus autem
indendi ipfa non eft principium, fed ubi prope perfecte
coctum fuerit medicamentum aut etiam penitus coctum, olla
jam in terram depofita. Sunt autem haec, coftus, amomum
et quod macer appellatur, nominatur autem fic cortex qui-
dam aromaticus, qui ex India affertur multum calefaciens
et aftringens. Quin et Cyrenaicus fuccus ad difcutiendas in-
duratas inflammationes aptus eft, quemadmodum etiam Me-
dicus aut aliquis eorum, qui poftea celebres facti funt. Pau-
peribus porro pro fumptuofis difcufforiis medicamentis aut
dictamnum aut acorum aut meon aut pyrethrum aut car-
damomi quppiam et finàpi aequale injiciendum cenfeo, ita

ΤΩΝ ΚΑΤΑ ΤΟΠΟΥΣ ΒΙΒΛΙΟΝ Ζ 925

Ed. Chart. XIII. [497]   Ed. Baſ. II. (241. 242.)

μιγνυμένων ὄγκου, πρὸς τὴν εἰρημένην ἐξ ἀρχῆς τῶν στοματικῶν φαρμάκων συμμετρίαν, ἐν οἷς ἦν ἡ λίτρα τοῦ μέ λιτος. εἰ δὲ καὶ τεττάρων ἢ πέντε ποιῆσαι θελήσεις δραχμῶν τὸ συμπληρούμενον ἐκ τούτων, διαφορητικώτερον ἕξεις τὸ φάρμακον. ἀνάλογον γὰρ ἀεὶ χρὴ ταῖς κατασκευαῖς τῶν παθῶν συναυξάνεσθαι καὶ συμμειοῦσθαι τὴν σφοδρότητα τῶν φαρμάκων.

Κεφ. ε΄. (242) [Περὶ σκευασίας τοῦ διὰ γλεύκους, ἐν οἷς καὶ εὐπόριστα διάφορα.] Ἐπὶ τοῦ διὰ γλεύκους εἰς κοτύλας δέκα τοῦ γλεύκους, τρεῖς μὲν ἐμβάλλομεν κοτύλας τοῦ ῥοῦ τῶν βυρσοδεψῶν ἢ τοῦ τοῖς ὄψοις ἐπιπαττομένου. συναμφοτέρων δὲ ἐμβαλλομένων, ἑκατέρου μίαν τε καὶ ἡμίσειαν καὶ βραχὺ πλέον. ἀνάλογον δὲ καὶ τῶν διαφορητικῶν, ὁποῖόν ἄν εὐποροῦμεν. εἰ δὲ ἓν ἔχοιμεν μόνον ἢ κατ᾽ ἀρχὴν ἐμβάλλειν τῶν στυπτικῶν ἢ κατὰ τὸ τέλος τῶν διαφορητικῶν, ἐκείνου τὸ πᾶν ἐμβάλλομεν, ὅπερ ἐξ ἁπάντων ἠθροίζετο. τῷ τ᾽ οὖν προειρημένῳ διὰ τῶν καρύων ἐπεμβάλλεσθαι πάντα καὶ

ut ad trium drachmarum pondus, eorum mixtorum moles perveniat ad praedictam in principio ſtomaticorum medicamentorum ſymmetriam, in qua mellis libra habebatur. Si vero quatuor aut quinque drachmarum pondus ex his explere velis, magis difcuſſorium medicamentum habebis. Semper enim pro conſtitutionis affectuum proportione augeri ac minui medicamentorum vehementiam oportet.

Cap. V. [*De confectione medicamenti ex muſto, in quo etiam parabilia diverſa.*] In medicamento ex muſto ad decem muſti heminas tres injicimus heminas rhois coriariorum aut ejus, qui obſoniis inſpergitur, ſi vero utrumque injicimus, utriusque unam et dimidiam aut paulo plus ſumimus, juxta proportionem vero etiam ex difcuſſoriis cujuscumque quidem ſuppetat facultas. Qnod ſi unum tantum habeamus aſtringendi vim habens, quod in principio injiciamus, aut unum ſaltem difcuſſorium, quod juxta finem indamus, ex illo totum pondus immittimus, quod ex omnibus alias conflaretur. Quae igitur dicta ſunt in medicamentum ex nucibus conjicienda, ea omnia etiam in medi-

τῷ διὰ τοῦ γλεύκους. ἐμβάλλειν δ᾽ εἰ οἷόν τε καὶ εἴ τι μὴ
λέλεκται κατ᾽ ἐκεῖνον τὸν λόγον, οἷον ἢ κηκίδα τὴν ὀμφα-
κῖτιν ὀνομαζομένην ἢ ἀκρέμονας μαλακοῦ βάτου ἢ κυνοσβά-
του καὶ κρανίας, ἧς καὶ τὸν καρπὸν ἔφαμεν ἐμβάλλεσθαι
δεῖν, ὥσπερ καὶ τῶν προύμνων μύρτα τε καὶ τῆς μυρίκης
καὶ Αἰγυπτίας ἀκάνθης τὸν καρπόν, ἅπαντά τε τὰ στύ-
φοντα χωρὶς τῶν φαρμακώδη δύναμιν ἐχόντων, ὅπως μὴ
καταποθέντα βλάπτῃ. πάντα δὲ τὰ ὁπωσοῦν σκευασθέντα
φάρμακα στοματικὰ χρήσιμα γίνεται κατά τινας ἰδίους και-
ροὺς, ἐὰν αὐστηρότερα μὲν γένηται, κατὰ τὰς ἀρχὰς καὶ τὰς
σφοδρὰς ἐπιῤῥοὰς, ἐὰν δὲ μετριώτερα, κατὰ τὰς ἀκμὰς, ἐὰν
δὲ διαφορητικώτερα, κατὰ τὰς παρακμὰς, ὥστε κἂν μὴ σκευ-
άσωμεν αὐτοί τι μηδὲ τὴν συμμετρίαν τῶν ἐμβληθέντων
ἴδωμεν, ἀλλὰ γευσώμεθα μόνον αὐτοῦ συνθέτου φαρμάκου,
γινώσκειν ἡμᾶς ὅπως αὐτῷ χρηστέον. τούτων οὖν ἡμᾶς με-
μνημένους ὅταν ἀνάγκη ποτὲ καταλάβῃ [498] τῶν ἐκ πολ-
λῆς πείρας κεκριμένων φαρμάκων ἀποροῦντας αὐτοὺς σχεδιά-

camentum ex mufto indantur. Quin et quae iftic non di-
cta funt, amplius injicere licet, velut gallam omphacitin
appellatam aut extremitates mollis rubi aut rubi canini et
corni, cujus etiam fructum diximus injici oportere, velut
etiam pruna et myrti baccas et fructum myricae ac fpinae
Aegyptiae fructum, omniaque aftringentia praeterea, quae
venenatam vim habent, ne videlicet devorata laedant.
Omnia porro ftomatica medicamenta quomodocunque pa-
rata juxta propria tempora opportuna accommoda fiunt.
Si quidem enim aufteriora fiant, in principiis et vehemen-
tibus influxionibus conveniunt, fi vero moderatiora, in vi-
goribus, fi autem magis difcufloria vi praedita, in declina-
tionibus.   Quare etiam fi non ipfi praeparaverimus quid,
neque fymmetriam injectorum noverimus, fed tantum ipfum
compofitum medicamentum guftaverimus, cognofcemus quo-
modo eo fit utendum. Haec igitur fi memoria confervabi-
tis, quando neceffitate aliquando urgente eorum, quae ex-
perimento conftant medicamentorum copia non fit ex pa-

Ed. Chart. XIII. [498.]   Ed. Baf. II. (242.)

ζειν ἐκ τῆς κατ᾽ ἐκεῖνο τὸ χωρίον ὕλης εὐπορίστου, συν-
θεῖναι δυνήσεσθε φάρμακον ἐπιτήδειον. οὐ μόνον δ᾽ εἰς τοῦτο
χρήσιμόν ἐστι, μεμνῆσθαι τῶν προειρημένων, ἀλλὰ καὶ πρὸς
τὴν τῶν εὑρημένων ἐπιτήδειον χρῆσιν. ἐὰν μὲν γὰρ ἐπικρα-
τοῦσαν ἐν αὐτοῖς εὑρίσκητε τὴν στυπτικὴν ποιότητα, κατ᾽
ἀρχὰς χρῆσθαι προσήκεν· ἐὰν δὲ τὴν παρηγορικήν τε καὶ
χαλαστικὴν καὶ πεττικὴν, ἐν ταῖς ὀδύναις τε καὶ ἀκμαῖς τῶν
φλεγμονῶν· ἐὰν δὲ σκιῤῥούμενόν τι καὶ δύσλυτον ὑπολεί-
πηται τῆς φλεγμονῆς, ἐν ταῖς παρακμαῖς διαφορητική. οὕτω
δὲ κἂν τοῖς μεταξὺ καιροῖς τὰ μεταξὺ τῶν εἰρημένων φαρ-
μάκων προσοίσετε φάρμακα, μεταβαίνοντες ἀπὸ τῶν ἀπο-
κρουστικῶν ἐπὶ τὰ διαφορητικὰ κατὰ βραχύ. κἂν μὲν ἓν
φάρμακον ὑμῖν ὑπάρχον ᾖ, ἐκλύοντες μὲν αὐτὸ μίξει μελι-
κράτου τε καὶ ὕδατος, ἐπιτείνοντες δὲ διὰ τῆς τῶν εὐπορί-
στων ἐπιμιξίας. ἔστι δὲ εὐπόριστα μὲν τῶν στυφόντων ῥόδα
καὶ μύρτα καὶ μυρσίνη καὶ σχῖνος καὶ βάτος καὶ κυνόσβα-
τον καὶ κηκὶς ἢ ὀμφακῖτις ὀνομαζομένη καὶ ὁ τῆς Αἰγυ-
πτίας ἀκάνθης καρπὸς, αἵ τε στυπτηρίαι πᾶσαι. ἐφεξῆς δὲ

rabili illius loci materia, vos ipfi ex tempore aptum medi-
camentum componere poteritis. Non folum autem in hanc
rem utilis fuerit praedictorum memoria, fed etiam ad jam
inventorum convenientem ufum. Si enim in ipfis aftringen-
gentem qualitatem praevalere inveneritis, in principiis eis
utemini, fi vero mitigatoriam et laxatoriam ac concocto-
riam, in doloribus et vigoribus inflammationum, fi vero
obduratum quippiam et aegre folubile inflammationis relin-
quatur, in declinationibus. Eodem modo etiam in mediis
temporibus, media relatorum medicamentorum offeretis me-
dicamenta, a repulforiis ad difcufloria paulatim tranfeundo,
atque fi unum duntaxat vobis praefto fit medicamentum,
id ipfum per aquae fimplicis mixturam exolventes et per
additionem parabilium intenfius reddentes. Sunt autem pa-
rabilia ex aftringentibus rofae, myrti baccae et myrtus et
lentifcus et rubus caninus et galla omphacitis appellata et
Aegyptiae fpinae fructus, omniaque aluminis genera. Poft

αὐτῶν εὐπόριστα, ῥοῦς ὁ ἐπὶ τὰ ὄψα καὶ ὁ τῶν βυρσοδε-
ψικῶν καὶ ὁ χυλός, ὃς ἀπὸ τῆς Συρίας κομίζεται. οὗτος
μὲν οὖν αὐτὸς καθ᾽ ἑαυτὸν μίγνυται. ὁ δὲ τῶν σκυτοδεψῶν
καὶ ὁ ἐπὶ τὰ ὄψα προαφεψηθέντες ὕδατι τοῦτο παρέχουσιν
εὔχρηστον εἰς τὴν μίξιν. ἔστι δὲ ἐκ τῶν εὐπορίστων καὶ γλαύ-
κιον καὶ ὀμφάκιον καὶ κύτινοι καὶ βαλαύστια, ἐκ δὲ τῶν
διαφορούντων εὐπόριστα μέτρια μὲν ἰσχάδων ἀφέψημα καὶ
πίτυρον καὶ μελίκρατον ἐναφεψημένης ὀριγάνου καὶ ὑσσώ-
που ἢ θύμου ἢ καλαμίνθης ἢ γλήχωνος ἢ τῆς εὐώδους μίν-
θης, ἣν ἡδύοσμον ὀνομάζουσιν. ἰσχυρότερα δὲ καὶ ταῦτα
μὲν ἐπὶ πλεῖον ἑψημένα. καὶ νίτρου δὲ ἀφρὸς ἢ καὶ αὐτὸ
κεκαυμένον. ἰσχυρότερον δὲ τούτων ἐστὶ τὸ θεῖον ἄπυρον.

Κεφ. στ΄. [Στοματικῶν φαρμάκων σύνθεσις, ἐν οἷς καὶ
διὰ μόρων κατὰ τὸν Ἥραν.] Καλεῖται μὲν ἰδίως στοματικὰ
τὰ πρὸς σταφυλὰς παρίσθμια καὶ πάσας τὰς ἐν τῷ στόματι
γινομένας ἐξαίφνης φλεγμονὰς ἁρμόττοντα. συντίθεται δὲ διὰ
τῆς προειρημένης ὕλης, ἧς αἱ κατὰ μέρος συνθέσεις πάμπολλαι

haec parabilia funt rhus culinarius et coriarius et fuccus,
qui ex Syria affertur, atque hic quidem per fe admifcetur,
culinarius autem et coriarius rhus aqua prius decocti uti-
les mixturae fiunt. Eft autem glaucium ex parabilibus et
omphacium et cytini et balauftia. Ex difcufforiis autem pa-
rabilia moderata funt caricarum et furfurum decoctum, et
aqua mulfa, in qua origanum aut hyffopum aut thymus
aut calamintha aut pulegium aut mentha odora, quam he-
dyosmum vocant, fint incocta. Fortiora autem funt etiam
haec fi diutius coquantur, amplius autem et nitri fpuma
aut ipfum adeo nitrum uftum, fortius vero his eft fulfur
vivum.

Cap. VI. [*Stomaticorum medicamentorum compofitio,
in quibus etiam quae ex moris conflat Herae.*] Proprie qui-
dem ftomatica appellantur quae ad uvas, tonfillas ac omnes
quae in ore fiunt derepente inflammationes conveniunt,
componuntur autem per praedictam materiam, ex qua fane

τετυχήκασι γεγενημέναι τοῖς ἰατροῖς, ἐγὼ δὲ κἀνταῦθα τῶν
ἐνδόξων μνημονεύσω.

[Σύνθεσις τοῦ διὰ μόρων ὡς ῞Ηρας.] Τὸ διὰ τῶν
μόρων φάρμακον στοματικὸν, ποιοῦν πρός τε παρίσθμια καὶ
σταφυλὰς καὶ τὰς ἄλλας τὰς ἐν τῷ στόματι φλεγμονὰς δια-
χριόμενόν τε καὶ ἀνακογχυλιζόμενον, ὡς προείρηται. σκευ-
άζει δὲ αὐτὸ ὁ μὲν ῞Ηρας οὕτω. ♃ μόρων χυλοῦ κοτύλας
στ΄. ἕψε ὡς γλοιοῦ πάχος ἔχειν, εἶτα πρόσμιξον λεῖα, κρό-
κου ◁ α΄. σμύρνης ◁ β΄. ὀμφακίου ◁ α΄. σχιστῆς τριώβο-
λον, μέλιτος κοτύλην α΄. αὐτὸς δέ φησιν ὁ ῞Ηρας καὶ ἑτέ-
ρως σκευάζειν αὐτὸ κατὰ τόνδε τὸν τρόπον· κρόκου ◁ τὸ
ἥμισυ ἐπεμβαλλομένης καὶ γλυκέος κοτύλης μιᾶς καὶ οἴνου
ἀθαλάσσου αὐστηροῦ, κοτύλης μιᾶς, ἡ δὲ ἕψησις μέχρι μελι-
τώδους συστάσεως.

[499] [Ἀνδρομάχου τὸ διὰ μόρων φάρμακον.] Ἀν-
δρόμαχος δὲ περὶ τοῦ διὰ μόρων φαρμάκου κατὰ λέξιν οὕτω
γράφει. ♃ μόρων χυλοῦ κοτύλας στ΄. βαλὼν εἰς αὐτὸ κηκί-
δας ε΄. γλυκείας τε ῥίζης ◁ κ΄. οἴνου Χίου κοτύλην α΄.

multae particulares compofitiones a medicis funt coufectae.
Ego vero etiam hic celebrium tantum mentionem faciam.
　　　[Compofitio medicamenti ex moris juxta Heram.]
Medicamentum ex moris ftomaticum, faciens ad tonfillas et
uvas atque alias in ore inflammationes tum illitum tum
gargariffatum, velut praedictum eft. Praeparat autem ipfum
Heras hoc modo. ♃ Succi mororum heminas vj, ad ftri-
gmentitiam fpiffitudinem coquito, deinde tritas croci ʒ j,
myrrhae ʒ ij, omphacii ʒ j, aluminis fciffi obolos iij, mel-
lis heminam unam addito. Ipfe autem Heras fe etiam aliter
praeparare ipfum ait hoc modo, ut croci drachma dimidia
injiciatur et paffi hemina una et vini maris expertis au-
fteri hemina una. Coctio autem fit usque ad compagem
melleam.
　　　[Andromachi defcriptio medicamenti ex moris.] An-
dromachus autem de medicamento ex moris in haec verba
fcripfit, fucci morcrum heminas vj accipito et in ipfum
gallas v conjicito, radicis autem dulcis ʒ xx, vini Chii

Ed. Chart. XIII. [499.] Ed. Baf. II. (242.)

ἡλίαζε ἢ ἕψε. εἶθ᾽ ὅταν συστραφῇ, ἄρας τὰς ῥίζας ῥῖπτε, τὰς
δὲ κηκίδας λειώσας μίγνυε σμύρνης ⊲ α΄. κρόκου ⊲ α΄.
σχιστῆς ⊲ α΄. ὀμφακίου ⊲ β΄. τινὲς δὲ καὶ στυπτηρίας ⊲ β΄.
μέλιτος Ἀττικοῦ κοτύλην μίαν. εὔδηλον δ᾽ ὅτι τοῦτο τὸ
φάρμακον στυπτικώτερόν ἐστι τοῦ προγεγραμμένου, μάλιστα
ἐὰν τὴν στυπτηρίαν προσλάβῃ. ἱκαναὶ μὲν γὰρ καὶ αἱ κη-
κίδες καὶ τὸ ὀμφάκιον στυπτικώτερον ἱκανῶς ἀποτελεῖν αὐτό.
τῆς στυπτηρίας δὲ προστεθείσης ἐπιπλέον αὐξηθήσεται τὰ
τῆς στυπτικῆς δυνάμεως αὐτῷ. καλῶς μέντοι μέμικται κατὰ
τὴν σκευασίαν ἡ γλυκεῖα ῥίζα, πραϋντικὴ τραχυτήτων ὑπάρ-
χουσα καὶ κατὰ τοῦτο τὴν ἐκ τῶν στυφόντων τραχύτητα
παρηγορεῖν δυναμένη. ἀντὶ δὲ τοῦ τῶν μόρων χυλοῦ βάλ-
λεται καὶ ὁ τῶν βατίνων ὀνομαζομένων χυλός, τῶν ἄλλων
ὅπως ἂν ἐθέλῃς προστιθεμένων, εἶθ᾽ ὡς Ἥρας εἶθ᾽ ὡς Ἀν-
δρόμαχος ἔγραψεν. εἴρηται δ᾽ ὑπ᾽ ἐμοῦ πρόσθεν, ὅπως ἐν-
δέχεται ποικίλλειν αὐτὸ τῇ τῶν ἐπιβαλλομένων ἐπιμιξίᾳ. λέ-
λεκται δ᾽ ὅτι καὶ διὰ τοῦ χυλοῦ τῶν καρύων, τῶν ἄλλων
ὁμοίως ἐμβαλλομένων, συντίθεσθαι δύναται τὸ φάρμακον,

heminam j et infolato aut coquito, deinde ubi coactum et
fpiffatum fuerit medicamentum, radices tollito ac projicito,
gallas autem tritas admifceto et myrrhae ℥ j, croci ℥ j, alu-
minis fciffi ℥ j, omphacii ℥ ij, quidam autem aluminis ℥ ij,
mellis Attici heminam unam. Manifeftum autem eft, quod
hoc medicamentum magis aftrictorium eft, quam praefcri-
ptum, maxime fi alumen adfumat. Sufficientes enim erant
gallae et omphacium, ut multum aftringens redderent me-
dicamentum, verum ubi alumen amplius additur, plurimum
in ipfo aftrictoria vis augetur. Recte tamen in ejus confe-
ctionem admixta eft dulcis radix, quae exafperata lenit et
propterea afperitatem ex aftringentibus inductam lenire po-
teft. Caeterum pro mororum fucco conjicitur etiam moro-
rum rubi fuccus, aliis quomodocunque velis appofitis, five
ut Heras five ut Andromachus fcripfit. Relatum autem a
me antea eft, quomodo liceat ipfum variare per eorum,
quae adjiciuntur admixtionem. Dictum eft etiam quod per
fuccum nucum componi queat hoc medicamentum, reliquis

ΤΩΝ ΚΑΤΑ ΤΟΠΟΥΣ ΒΙΒΛΙΟΝ Ζ. 931

Ed. Chart. XIII. [499.]   Ed. Baf. II, (242. 245.)

ἀλλὰ καὶ διὰ ῥοιῶν χυλοῦ παραπλησίως σκευάζεται καὶ μό-
νου τοῦ χυλοῦ μετὰ μέλιτος σκευαζομένου καὶ τῶν ἄρτι λε-
λεγμένων ἐπεμβαλλομένων. οὕτω δὲ καὶ ὁ τῶν βάτων καρ-
πὸς μετὰ μέλιτος σκευασθεὶς αὐτάρκως στῦφον γίνεται φάρ-
μακον, ὥσπερ γε καὶ ὁ διὰ τοῦ χυλοῦ τῶν καρύων, καθότι
πρόσθεν εἴρηται. ἀλλὰ καὶ ποικίλα τῇ συνθέσει φάρμακα
διὰ ῥοιῶν χυλοῦ γέγραπται τοῖς ἰατροῖς, ὥσπερ καὶ τῷ Ἀν-
δρομάχῳ κατὰ τήνδε τὴν λέξιν.

(243) [Τὸ διὰ τῶν ῥοιῶν στοματικὸν Ἀνδρομάχου.]
2 Ῥοιῶν ἀπυρήνων γλυκειῶν μέρη δύο καὶ ὀξειῶν μέρος α΄.
ἔκθλιβε τὸν χυλὸν εἰς ἄγγος χάλκεον, ὥστε ἔχειν χοέα α΄.
εἶτα διυλίσας ἕψε ἐπὶ πυρὸς μαλακοῦ, ἕως λειφθῇ τὸ γ΄.
ἔστω δὲ λείας σμύρνης ἀμιναίας ⪤ η΄. κροκομάγματος ⪤ η΄.
ὀμφακίου ⪤ η΄. Ἰλλυρίδος ⪤ η΄. στυπτηρίας ⪤ δ΄. κηκίδος
⪤ η΄. τούτοις παραχέας ὑγρὸν λέαινε καὶ ἕψε ὡς μέλιτος
πάχος ἔχειν, εἶτα κατεράσας εἰς θυείαν λέαινε καὶ χρῶ, ὁτὲ
μὲν σὺν μέλιτι, ὁτὲ δὲ ἀκράτῳ. οὗτος οὐ συνέψει τὸ μέλι τῷ

---

eodem modo injectis. Quin et per punicorum malorum
fuccum fimiliter praeparatur tum fucco folo cum melle
praeparato tum jam dictis injectis. Sic vero et rubi fructus
cum melle confectus fufficienter aftringens fit medicamen-
tum, quemadmodum fane et quod ex nucum fucco paratur,
veluti prius eft dictum. At vero etiam varia compofitione
medicamenta ex punicorum fucco a medicis confcripta funt,
velut etiam ab Andromacho his verbis.

[*Andromochi ftomaticum ex malis punicis.*] 2 Puni-
corum dulcium nucleis carentium partes ij et acidorum
partem j, fucci in aeneum vas congii menfuram exprimito,
deinde excolatum ad lentum ignem ad tertias coquito. Sint
autem laevigatae myrrhae Amineae ʒ viij, crocomagmatis
ʒ viij, omphacii ʒ viij, Illyridis ʒ viij, aluminis ʒ iv, gallae
ʒ viij, ubi folveris, haec per liquoris affufionem laevigato
et ad melleam fpiffitudinem coquito, rurfus per projectio-
nem in pilam laevigato, ac utitor quandoque cum melle,
quandoque fincero. Hic non fimul coquit mel cum puni-

Ed. Chart. XIII. [499. 500.]   Ed. Baf. II. (243)

χυλῷ τῶν ῥοιῶν, ἀλλ᾽ ὕστερον ὅταν σκευασθῇ χρῆσθαι κε-
λεύει διττῷ φαρμάκῳ, ποτὲ μὲν ἀκράτῳ πρὸς τὰς δηλονότι
στύψεως δεομένας φλεγμονὰς, ποτὲ δὲ καὶ μετὰ μέλιτος, ὅταν
καὶ διαφορεῖσθαι δέωνται. τὸ πλῆθος δὲ τοῦ χυλοῦ χοέως
εἶναι κελεύει, τουτέστι ξε. στ΄. τῶν Ῥωμαϊκῶν ξεστῶν. ἐν
Ῥώμῃ γὰρ ἰατρεύσας τοῖς πᾶσι πόλεως ταύτης χρῆται μέ-
τροις. ἐπεμβάλλει δὲ αὐτοῖς σμύρνης μὲν καὶ κροκομάγματος
καὶ κηκίδος καὶ ἴρεως Ἰλλυρικῆς, Ἰλλυρίδα γὰρ αὐτὴν εἴω-
θεν ὀνομάζειν, ἔτι δὲ πρὸς τούτοις καὶ ὀμφακίου τῶν πέντε
ἀνὰ γο α΄. αἱ γὰρ ὀκτὼ δραχμαὶ οὕτω δύνανται. τῆς δὲ
στυπτηρίας τῆς σχιστῆς ἡμιούγγιον. ἔγραψε δὲ ἐφεξῆς ὁ Ἀν-
δρόμαχος καὶ τὸ διὰ τοῦ γλεύκους στοματικὸν φάρμακον,
ὡδί πως κατὰ λέξιν γράφων.

[500] [Ἀνδρομάχου στοματικὸν διὰ γλεύκους, ᾧ χρῶ-
μαι.] ⚕ Κηκίδας λ΄. ῥοὸς βυρσοδεψικοῦ ξε. β΄. γλεύκους ξε.
στ΄. τὰς κηκίδας θλάσας ἔμβρεξον σὺν τῷ ῥοῒ, ἡμέραν καὶ
νύκτα ἐν τῷ γλεύκει, εἶτα ἕψε ἕως ἂν γένηται τὸ τέταρτον

corum malorum fucco, fed poftea quum paratum eſt, du-
pliciter medicamento uti jubet, aliquando quidem fincero,
ad inflammationes videlicet aſtrictionis indigas, aliquando
vero cum melle, quum difcuſſione indigent. Multitudinem
autem fucci congium eſſe jubet, hoc eſt fextarios fex Ro-
manos. Quum enim Romae medicinam fecerit, femper ejus
urbis menfuris utitur. Injicit autem in ipfum myrrham et
crocomagma et gallam et iridem Illyricam, ipfam enim Il-
lyrida appellare folet, amplius autem ad haec omphacium,
omnium quinque numero, fingulorum ℥ j, octo enim drach-
mae unciam efficiunt, ex alumine vero fciffo unc. dimi-
diam. Scripfit porro deinceps Andromachus etiam id, quod
ex mufto fit ſtomaticum, fic in haec verba.

[*Andromachi ſtomaticum ex muſto, quo utor.*] ⚕
Gallas triginta, rhois coriarii fextarios ij, mufti fextarios
vj, gallas confractas cum rhoe per diem et noctem in mufto
macerato, deinde coquito, donec ex toto quarta pars fuper-

τοῦ παντὸς, καὶ διηθήσας δι' ὀθονίου καὶ ἐκθλίψας σύστρε-
ψον ἐν λοπάδι, ἕως ἂν μελιτῶδες γένηται, εἶτα λεῖα πρόσ-
βαλλε στυπτηρίας σχιστῆς ⋖ α'. κρόκου ⋖ α'. σμύρνης ⋖ α'.
συμμίξας ἀπόθου καὶ χρῶ. οὐδὲν περὶ τοῦ γλεύκους ἐδή-
λωσεν, ἐξ ὁποίας αὐτὸ σταφυλῆς βούλεται λαμβάνεσθαι, πό-
τερον τῆς τὸν αὐστηρὸν οἶνον γεννώσης ἢ τὸν γλυκὺν, ἢ τὸν
μέσον. ἡμᾶς οὖν χρὴ γινώσκειν, ὅτι τὸ μὲν διὰ τοῦ γλυκέος
σκευασθὲν φάρμακον παρηγορικώτερόν τε καὶ μέτριον ἔσται
καὶ ἧσσον δραστικὸν, ἐφ' ὧν δὲ χρὴ στύψει χρῆσθαι σφο-
δροτέρᾳ, διὰ τῶν στρυφνῶν οἴνων σκευασθὲν σφοδρότερον
μὲν στύφει, τὸ πραΰειν δ' οὐκ ἔχει. δῆλον δ' ὅτι καὶ τὸ διὰ
τοῦ μέσου τούτων σκευασθὲν τὴν μέσην ἔχει δύναμιν.

[Κρίτωνος στοματικὴ ἡ διὰ ῥοιῶν] Κρίτων δὲ τὸ διὰ
τοῦ χυλοῦ τῶν ῥοιῶν φάρμακον οὕτως ἔγραψεν αὐτοῖς ὀνό-
μασιν· στοματικὴ ἡ διὰ ῥοιῶν πρὸς ἕλκη καὶ τὰ ἀφθώδη.
Ⳇ ῥοιῶν γλυκειῶν χυλοῦ κοτύλας στ'. ἕψε ἐν χαλκῷ ἀγγείῳ
εἰς τὸ γ'. εἶτα λείου κινναμώμου ⋖ α'. κασσίας ⋖ α'. σμύρ-
νης ⋖ α'. ὀμφακίου τριώβολον, κρόκου τριώβολον. νάρδου

fit, et per linteolum colato, exprimito et in olla ad mellis
craffitudinem fpiffato, deinde trita addito, aluminis fciffi
Ʒ j, croci Ʒ j, myrrhae Ʒ j, permixta reponito, atque uti-
tor. De mufto nihil manifefte retulit, ex quali uva ipfum
fumi velit, num ea quae aufterum vinum fundit, an quae
dulce, an quae medium. Nos igitur noffe oportet, quod me-
dicamentum ex dulci confectum magis mitigatorium et mo-
deratum erit ac minus efficax. In quibus autem opus eft
uti vehementiore aftrictione, id quod ex acerbis vinis fie-
ret, vehementius quidem aftringit leniendi autem vim non
habet. Palam eft autem ex medio vino paratum etiam
mediam facultatem habere.

[*Critonis ftomaticum ex malis punicis.*] Crito medi-
camentum ex fucco punicorum his verbis defcripfit. *Sto-
maticum ex punicis ad ulcera et aphthas oris.* Ⳇ Succi
punicorum dulcium heminas fex; in aereo vafe ad tertias
coquito, deinde cinnamomi Ʒ j, caffiae Ʒ j. myrrhae Ʒ j,
omphacii obolos tres, croci obolos tres, nardi Indicae obo-

Ἰνδικῆς τριώβολον, τούτοις πρόσμιγε μέλιτος κοτύλην μίαν,
καὶ οὕτω προσεμβαλὼν τὸν χυλὸν, ἐπὶ μαλθακοῦ πυρὸς κι-
νῶν, ἕψε ἕως συστραφῇ, καὶ χρῶ. γράφει δὲ καὶ ἄλλην σύν-
θεσιν τοῦ διὰ ῥοιῶν φαρμάκου τοιαύτην ἐφεξῆς. ♃ ῥοιῶν
γλυκειῶν σὺν τοῖς λεπύροις τεθλασμένων καὶ ἐκπεπιεσμένων
ξε. ἕξ. μέλιτος καλοῦ ξε. α΄. βαλὼν εἰς χύτραν ἕψε, ἕως ἂν
μέλιτος σχῇ πάχος, εἶτα σχιστῆς γο α΄. σμύρνης γο S΄. λεῖα
ποιήσας ἔμβαλλε καὶ μίξας χρῶ. στυπτικώτερον δηλονότι
τοῦτο τὸ φάρμακον ὁ Κρίτων ἔγραψε τοῦ πρὸ αὐτοῦ. γε-
λοίως οὖν τινες ποιοῦσιν, ἐρωτῶντες, πότερόν ἐστιν αὐτῶν
κρεῖττον θατέρου, ἑκάτερον γὰρ ἐν ἰδίῳ καιρῷ κρεῖττόν ἐστι
θατέρου. πρὸς μὲν τὰ σφοδροτέρας στύψεως δεόμενα τοῦτο
τὸ δεύτερον, πρὸς δὲ τὰ διαφορήσεως τὸ πρότερον μάλιστα,
διότι καὶ τὸ κιννάμωμον ἐνέβαλλεν αὐτῷ διαφορητικὸν φάρ-
μακον. ἔγραψε δὲ καὶ τὰ διὰ γλεύκους ὁ Κρίτων ὡδί πως.

[Κρίτωνος στοματικὴ ἡ διὰ τοῦ γλεύκους] Στοματικὴ
ἡ διὰ τοῦ γλεύκους ποιεῖ καὶ πρὸς τὰ ἐν ὡσὶ καὶ ἐν ἕδρᾳ.

los iiij, terito eisque mellis heminam j admifceto, atque ita
adinfufo fucco ad lentum ignem moveto, ac donec fpiffe-
tur coquito ac utitor. Scribit autem et aliam compofitio-
nem medicamenti ex punicis hujusmodi. ♃ Malorum puni-
corum dulcium una cum corticibus tuforum ac expreffo-
rum fextarios vj, mellis boni fextarium j, in ollam conjecta
coquito ad fpiffitudinem mellis, deinde aluminis fciffi ℨ j,
myrhae ℨ ß, terito, addito ac mixtis utitor. Magis aftrin-
gens fcripfit certe hoc medicamentum Crito quam praece-
dens. Ridicule igitur quidam faciunt interrogantes, utrum
ipforum altero melius fit, alterutrum enim in proprio tem-
pore altero melius eft, atque hoc quidem pofterius ad ea,
quae vehementi aftrictione indigent, ad ea vero, quae dis-
cuffione, prius, maxime quum et cinnamomum injecerit in
ipfum, difcufforium medicamentum. Scripfit autem et ex
mufto medicamentum Crito hoc modo.

[Critonis ftomaticum ex mufto.] Stomaticum ex mu-
fto, facit et ad aurium et fedis ulcera. ♃ Mufti fextarios

⁴ γλεύκους ξε. ἕξ. ἕψε μέχρι ξε. β΄. εἶτα μῖξον ῥοὸς βυρ-
σοδεψικῆς ⧸ δ΄. οἱ δὲ ⧸ β΄. καὶ κηκίδων ⧸ δ΄. οἱ δὲ καὶ
κηκίδας λ΄. κρόκου ⧸ β΄. οἱ δὲ ⧸ α΄. στυπτηρίας σχιστῆς
⧸ β΄. τινὲς δὲ σμύρνης ⧸ α΄. μέλιτος ξε. α΄. μίξας χρῶ.
πολλὰ δὲ καὶ ἄλλα φάρμακα διὰ τῶν εἰρημένων χυλῶν γέ-
γραπται πολλοῖς τῶν ἰατρῶν, πεποικιλμένα ταῖς συμμετρίαις,
ἐνίων μὲν ἅπαντα βαλλόντων τὰ προειρημένα, τινῶν δὲ καὶ
ἀφαιρούντων ἄλλων ἄλλο, καὶ τῶν μὲν πλέον, τῶν δὲ ἔλατ-
τον βαλλόντων, ἐφ᾽ ὧν ὡς εἶπον, ἐπισκοπεῖσθαι χρὴ τί τὸ
πλεονάζον ἐστὶ, πότερον τὸ στυπτικόν τε καὶ ἀποκρουστι-
κὸν ἢ τὸ παρηγορικόν τε καὶ πεπτικὸν ἢ το διαφορητικόν.
οὕτω γὰρ ἂν ἔσται καλῶς αὐτοῖς χρῆσθαι. διὸ καὶ κατα-
λείψω τὰς κατὰ μέρος τῶν γεγραφότων διαφορὰς, ἐφ᾽ ἕτερα
δὲ φάρμακα μεταβήσομαι, χωρὶς τῶν εἰρημένων χυλῶν σκευ-
αζόμενα.

[5o1] [Τὰ χωρὶς χυλῶν συντιθέμενα στοματικὰ φάρ-
μακα δι᾽ ὄξους καὶ κηκίδων.] Στοματικὸν φάρμακον ἔγρα-
ψεν ὅ τε Ἀνδρόμαχος καὶ ὁ Κρίτων τὴν αὐτὴν συμμετρίαν

fex, ad fextarios ij, decoquito, deinde rhois coriarii ℥ iiij,
alii ℥ ij, mifceto, et gallarum ℥ iiij, alii vero gallas triginta,
croci ℥ ij, alii ℥ j, aluminis fciffi ℥ ij, quidam etiam myr-
rhae ℥ j, mellis fextarium j, mixtis utitor. Multa vero alia
medicamenta ex praedictis fuccis a multis medicis fcripta
funt, juxta commenfurationem variantia, quum aliqui qui-
dem omnia praedicta conjiciant, quidam vero auferant alius
aliud, et alius plus, alius minus. In quibus, velut dixi, in-
fpicere oportet quid redundet, an aftringens et repulforium,
aut lenitivum et concoctorium, aut difcufforium, ita enìm
rectiffime ipfis utemur. Quare relinquam particulares eorum
quae fcripferunt differentias. Tranfibo autem ad alia me-
dicamenta citra hos fuccos praeparata.

[*Stomatica medicamenta citra fuccos compofita ex
aceto et gallis.*] Stomaticum medicamentum fcripfit tum
Andromachus tum Cito, eandem habens fymmetriam. Suf-

Ed. Chart. XIII. [501.]   Ed. Baſ. II. (243.)

ἔχον. ἀρκέσει τοιγαροῦν τὴν γραφὴν εἰπεῖν Ἀνδρομάχου ὡδί
πως ἔχουσαν αὐτοῖς ὀνόμασιν. στοματικὴ Ἀριστοκλέους πρὸς
συνάγχας καὶ τὰ λοιπὰ τὰ ἐν τῷ στόματι, ταύτῃ καὶ Ἀν-
τίπατρος ἐχρήσατο. ♃ κηκίδας ἀριθμῷ λ'. ὄξους λευκοῦ
κύαθον α' S''. οἱ δὲ κυάθους θ'. σμύρνης < η'. νάρδου Ἰν-
δικῆς < α'. ῥοῦ τῆς ἐπὶ τὰ ὄψα, κύαθον α' S''. οἱ δὲ κυά-
θους θ'. στυπτηρίας σχιστῆς < α'. πεπέρεως κόκκους κ'.
μέλιτος Ἀττικοῦ κυάθους β'. οἱ δὲ κύαθον α' S''. ἕψονται
δ' αἱ κηκίδες ἐν τῷ ὄξει, ἕως ἂν ἀπαλαὶ γένωνται, καὶ λεαν-
θεῖσαι μίγνυνται τῷ μέλιτι ἐπὶ τῆς χρήσεως, τινὲς δὲ καὶ
μανδραγόρου σπέρματος γο α'. ταῦτα μὲν ὁ Ἀνδρόμαχος
ἔγραψε, τάχα δ' ἄν τις ἀπορήσειε διὰ τί γράψας ὄξους
κύαθον ἕνα S''. προσέγραψεν, οἱ δὲ κυάθους θ'. παρὰ πολὺ
γὰρ ἡ συμμετρία τῆς συμμετρίας ὑπερέχει, καθάπερ γε πάλιν
κἂν τῷ φάναι, ῥοῦ τοῦ ἐπὶ τὰ ὄψα κύαθον α' S''. οἱ δὲ
κυάθους θ'. κατὰ μόνας οὖν ἐξεταζόμενον ἑκάτερον ἀπορίαν
ἔχει, πρὸς ἄλληλα δὲ συμπλεκόμενα προσηκόντως γέγραπται.
ἐὰν μὲν γὰρ κυάθους θ'. ἐμβάλλωμεν τοῦ ὄξους, ἐμβαλοῦμεν

ficiet itaque deſcriptionem Andromachi referre hoc modo
habentem his verbis. *Stomaticum Ariſtoclis ad anginas
et reliquas in ore affectiones. Hac et Antipater uſus eſt.*
♃ Gallas numero xxx, aceti albi ſeſquicyathum, alii cya-
thos ix, myrrhae ʒ viij, nardi Indicae ʒ j, rhois culinarii
ſeſquicyathum, alii cyathos ix, aluminis ſciſſi ʒ j, piperis
grana viginti, mellis Attici cyathos ij, alii ſeſquicyathum.
Coquuntur gallae in aceto donec flacceſcant, deinde tritae
melli miſcentur tempore uſus. Quidam etiam ſeminis man-
dragorae ʒ j addunt.   Haec quidem Andromachus ſcripſit.
Fortaſſis autem dubitaverit quispiam, propter quid, quum
ſcripſiſſet aceti ſeſquicyathum, mox aſcripſerit, alii cyathos
ix, multum enim menſura altera alteram excedit, quem-
admodum etiam rurſus quum ait, rhois culinarii ſeſquicya-
thum, alii cyathos ix. Sigillatim itaque utrumque expenſum
dubitationem affert, ſi vero inter ſe complicentur, conve-
nienter ſcripta ſunt. Si etenim cyathos ix injecerimus, in-

καὶ τοῦ ῥοῦ τοῦ ἐπὶ τὰ ὄψα τοὺς αὐτοὺς θ'. ἐὰν δὲ κύα-
θον α' S''. τοῦ ὄξους, ἀρκέσει καὶ τοῦ ῥοῦ τοῦ ἐπὶ τὰ ὄψα
κύαθος α' S''. ὥστε ἐπὶ μὲν τοῦ πλέον ἔχοντος ὄξους φαρ-
μάκου τὴν ἕψησιν ἐπὶ πλέον γίνεσθαι, ἐπὶ δὲ τοῦ ἐλάττον
ἐπ᾽ ὀλίγον. ἄμεινον δὲ πολλῷ τὸ ἐπὶ πλέον, οὕτω γὰρ καὶ
αἱ κηκίδες ἔσονται μαλακαί. εὔδηλον δ᾽ ὅτι γενναῖόν ἐστι
τὸ φάρμακον, ἐξ ἐναντίων συγκείμενον. αἱ μὲν γὰρ κηκίδες
καὶ τὸ ὄξος καὶ ὁ ῥοῦς στυπτικώτερα ἔσται καὶ ἀποκρου-
στικώταια. διαφορητικώτατον δέ ἐστι τὸ πέπερι, μικτῆς δυ-
νάμεως ἡ νάρδος, ἡ σμύρνη δὲ διαφορητικῆς μὲν, ἀλλ᾽ ἀδή-
κτου καὶ παρηγορικῆς μετὰ τοῦ συμπέττειν, διαφορητικῆς δὲ
καὶ τὸ μέλι δυνάμεώς ἐστιν, ἀλλὰ (244) χωρὶς τοῦ δάκνειν
τὰ ἐν τῷ στόματι, ἐπειδὴ τοῖς ὀφθαλμοῖς δακνῶδές ἐστιν.
περὶ δὲ τῆς τοῦ ὄξους δυνάμεως ἤδη πολλάκις ἀνεμνήσαμεν,
ὡς καὶ τέμνει καὶ διαφορεῖ καὶ ἀποκρούεται. τὸ δὲ λευκὸν
πρόσκειται κατὰ τὴν γραφὴν, ἵνα λεπτομερὲς ᾖ. ἔνιοι δὲ καὶ
τοῦ ὄξους πέντε κυάθους καὶ τοῦ ῥοῦ τοὺς αὐτοὺς ἐμβάλ-

jiciemus etiam rhois culinarii eosdem ix cyathos, fi verc
aceti fefquicyathum, fufficiet etiam rhois culinarii fefqui-
cyathus. Quare in medicamento plus aceti habente diutur-
nior coctio facienda eft, in minus habente brevior, praeftat
autem diutius fieri coctionem, ita enim gallae molles red-
dentur. Confpicuum vero eft, generofum effe hoc medica-
mentum ex contrariis compofitum; gallae enim et acetum
et rhus magis aftringentia funt et maxime repellunt, valde
autem difcufforium eft piper, fed mixtae facultatis eft nar-
dus. Myrrha vero difcufforiam habet vim, fed et lenem ac
mitigatoriam una cum hoc, quod etiam concoquit. Difcus-
foriae facultatis eft etiam mel, fed citra mordacitatem earum
affectionum, quae in ore fiunt, quum in oculis mordax
exillat. Verum de aceti viribus jam faepe mentionem feci-
mus, quod et incidit et difcutit et repellit. Album autem
in deforiptione addidit, ut videlicet tenuium partium indi-
cet. Quidam vero tum aceti quinque cyathos, tum rhois
eosdem injiciunt, medium quodammodo apprehendentes in-

λουσι, μεταξύ πως ἱστάμενοι τῶν τε τὸ πλεῖστον ἐμβαλλόν-
των καὶ τῶν τὸ ἐλάχιστον ἑκατέρου. δῆλον οὖν ὅτι μέσον
ἐκείνων τῇ δυνάμει τὸ φάρμακον παρασκευάζουσιν, ὥσπερ
καὶ τῇ συμμετρίᾳ.

['Η διὰ τοῦ βήσασα στοματικὴ διάχριστος. ἔνδοξον δὲ
καὶ τοῦτό ἐστι τὸ φάρμακον, ὑπὸ μὲν 'Ανδρομάχου κατὰ
λέξιν οὕτω γεγραμμένον.] Στοματικὸν πρὸς συνάγχας ἢ διὰ
βήσασα, πρὸς τὰ ἀπηλπισμένα ποιοῦσα ᾖ χρῶμαι. ⨎ ἀνίσου
σπέρματος, σελίνου σπέρματος, ἄμμεως σπέρματος, σχίνου
ἄνθους· στυπτηρίας σχιστῆς, 'Ιλλυρικῆς ἴρεως, βήσασα, ὅ
τινες ἅρμαλα καλοῦσι, κινναμώμου, σμύρνης τρωγλοδυτικῆς,
ἀριστολοχίας μακρᾶς ἀνὰ γο α΄. κασσίας, ῥόδων ξηρῶν ἀνὰ
γο α΄. κροκομάγματος γο α΄. κόστου, χελιδόνων σποδοῦ προσ-
φάτου ἀνὰ γο γ΄. κρόκου γο α΄ S΄΄. νάρδου Ἰνδικῆς, ἀμώμου
ἀνὰ γο S΄΄. κηκίδας η΄. λείοις σὺν μέλιτι χρῶ, ἐπὶ δὲ τῆς
χρείας ἄνιε μέλιτι. [502.] τοῦτο δὲ αὐτὸ τὸ φάρμακον καὶ
ὁ ῞Ηρας ἔγραψεν ὀλίγου δεῖν ἅπαν ὡσαύτως, μόνα γὰρ
ὑπήλλαξε τὰ τῶν ῥόδων καὶ οὐκ αὐτὰ μᾶλλον, ἀλλὰ τὸ

ter eos, qui plurimum et qui minimum de utroque eon-
jiciunt. Manifeſtum igitur eſt eos medium quoque medica-
mentum juxta facultatem praeparare, quemadmodum ſym-
metria ipſa media exiſtit.

[*Stomatica illitio ex ſemine rutae ſilveſtris. Celebre
eſt et hoc medicamentum ab Andromacho hac verborum
ſerie deſcriptum.*] Stomaticum ad anginas ex beſaſa, fa-
ciens ad deſperata quo utor. ⨎ Seminis aniſi, ſeminis apii,
ſeminis ammii, ſchoenanthi, aluminis ſciſſi, iridis Illyricae,
beſaſa, quod aliqui harmala vocant, cinnamomi, myrrhae
troglodyticae, ariſtolochiae longae, ſingulorum ℥ j, caſſiae,
roſarum ſiccarum, utriusque ℥ j, crocomagmatis ℥ j, coſti,
cineris hirundinum recentis, utriusque quadrantem, croci
ſeſquiunciam, nardi Indicae, amomi, utriusque ℥ dimidium,
gallas viij, tritis cum melle utere. Verum uſus tempore
tandem mel adde. Hoc ipſum medicamentum etiam Heras
ſcripſit, ut parum abſit quo minus penitus idem ſit; ſolas
enim roſas variavit, et non ipſas conjicit, ſed florem ipſa-

ἄνθος αὐτῶν καὶ προσθεὶς ἐπὶ τέλει, τινὲς δὲ καὶ κασσίας
πυῤῥᾶς γο α'. περὶ δὲ τῶν χελιδόνων ἀμφότεροι γεγράφα-
σιν ἀσαφῶς, καίτοι σαφῶς ἄλλων γεγραφότων, εἰ καὶ δια-
φωνοῦσιν ἀλλήλοις. οἱ μὲν γὰρ τὴν νεοττιὰν κελεύουσι καίειν,
ἐκ τῶν ἀποπατημάτων μάλιστα τῶν χελιδόνων συγκειμένην,
οἱ δὲ αὐτὰς τὰς χελιδόνας, οἱ δὲ τοὺς νεοττοὺς αὐτῶν. οὗτοι
δὲ ἀσαφέστερον ἔγραψαν, ὁ μὲν Ἀνδρόμαχος χελιδόνων σπο-
δοῦ προσφάτου, ἔδει δὲ προσθεῖναι κεκαυμένων. τοιοῦτον
γάρ τοι τὸ σποδοῦ δηλοῖ, πλὴν εἰ τὴν νεοττιὰν κελεύει λει-
οῦν. ὁ δὲ Ἥρας χελιδόνων τοῦ χέσματος, μὴ προσθεὶς μηδὲ
αὐτὸς τὸ κεκαυμένου. ἴσως οὖν οὐδέτερος βούλεται τὸ κε-
καῦσθαι τὸν ἀπόπατον τῶν χελιδόνων, ὥσπερ ἄλλοι. ἔν τισι
μέντοι τῶν ἀντιγράφων οὕτω διαγέγραπται. ♃ χελιδόνων
τῶν ἀπαλῶν γο α'. καθάπερ ἐν ἑτέροις χελιδόνων τῶν ἀπὸ
δοκῶν. πρόδηλον δ' ὅτι δριμὺ καὶ διαφορητικόν ἐστι τὸ
φάρμακον τὸ ἐκ τῶν χελιδόνων ἀποπάτημα, καθάπερ καὶ τὰ
ἄλλα πάντα ἁπάντων τῶν ζώων, τὰ μὲν μᾶλλον, τὰ δ' ἧτ-
τον, ὥσπερ καὶ αὐτῶν τῶν ζώων καυθέντων ἡ τέφρα. εἴρη-

rum et ad finem addit, quidam etiam caſiae fulvae ℥ j.
De hirundinibus autem ambo obſcure tradiderunt, quam-
quam alii clare ſcripſerint, niſi quod inter ipſos non con-
venit. Alii enim nidum urere jubent, ex ſtercoribus hirun-
dinum maxime compoſitum, alii ipſas hirundines, alii ipſa-
rum pullos. Hi vero obſcurius ſcripſerunt, et Androma-
chus quidem, cineris hirundinum recentis, oportebat autem
ipſum apponere uſtarum, tale enim quiddam cineris vox
ſignificat, niſi dum ipſum terere ac laevigare jubet. Heras
autem, hirundinum recrementi, non apponens uſti. Forte
igitur neuter vult comburi debere hirundinum recremen-
tum, quemadmodum alii. In quibusdam tamen exemplari-
bus ſic ſcriptum eſt. Hirundinum tenerarum ℥ j, quemad-
modum in aliis, hirundinum a trabibus. Palam eſt autem
quod acre et diſcuſſorium eſt hirundinum excrementum,
quemadmodum etiam alia omnia omnium animalium ſter-
cora, aliqua magis, aliqua minus, velut etiam ipſorum ani-

940 ΓΑΛΗΝΟΤ ΠΕΡΙ ΣΥΝΘΕΣΕΩΣ ΦΑΡΜΑΚΩΝ

Ed. Chart. XIII. [502.]   Ed. Baf. II. (244.)

ται δὲ ἡμῖν καὶ περὶ τοῦ βήσασα κατὰ τὴν τῶν ἁπλῶν
φαρμάκων πραγματείαν, ὡς ἔστι τῆς τρίτης τάξεως τῶν θερ-
μαντικῶν, καὶ νῦν ὡς τοιοῦτον ἀναμέμικται τῷ προκειμένῳ
φαρμάκῳ, τὰ πλεῖστα τῆς διαφορητικῆς δυνάμεως ἔχοντι,
καθάπερ ἔνια τῶν ἄλλων στοματικῶν τῆς στυπτικῆς τε καὶ
ἀποκρουστικῆς. τά τε γὰρ εἰρημένα φάρμακα διαφορητικώ-
τατα καὶ πρὸς αὐτοῖς ἔτι τὸ κιννάμωμον ὑπὲρ ἅπαντα, λε-
πτομερῆ τε καὶ διαφορητικὴν ἔχον δύναμιν, ἀλλὰ καὶ τὰ
σπέρματα τό τε τοῦ ἀνίσου καὶ τὸ τοῦ σελίνου καὶ τὸ τοῦ
ἄμμεως διαφορητικά, καὶ ἡ ἶρις δὲ καὶ ἡ ἀριστολοχία τῶν
διαφορητικῶν ἐστιν, ὥσπερ καὶ ἡ σμύρνα. μικτῆς δὲ δυνά-
μεως ἔκ τε τῆς διαφορητικῆς καὶ τῆς στυπτικῆς ἐστι κασ-
σία καὶ κρόκος καὶ νάρδος καὶ ἄμωμος καὶ κόστος. ἐπικρα-
τεῖ δὲ ἐν αὐταῖς ἡ θερμαντική τε καὶ διαφορητικὴ καὶ μά-
λιστα ἐν τῷ κόστῳ. μικτῆς δὲ καὶ τὸ τοῦ σχίνου ἄνθος, ἀλλ᾽
ἀσθενοῦς καθ᾽ ἑκάτερα καὶ τὸ στύφειν καὶ τὸ θερμαίνειν.
αἱ δὲ κηκίδες, δῆλον δ᾽ ὅτι τὰς ὀμφακίτιδας λέγω, τῶν στυ-
φόντων ἱκανῶς εἰσι φαρμάκων, ὥσπερ καὶ ἡ σχιστὴ στυπτη-

malium uſtorum cinis. Dictum eſt etiam nobis de beſaſa in
ſimplicium medicamentorum tractatu, quod tertii ſit ordinis
calefacientium, et nunc ſane, quod ejusmodi admixtum eſt
etiam praedicto medicamento, quod plurima diſcuſſoriae fa-
cultatis in ſe habet, quemadmodum aliqua ex aliis ſtoma-
ticis aſtringentis et repulſoriae. Etenim jam relata medica-
menta valde diſcuſſoria ſunt et ad haec amplius cinnamo-
mum ſuper omnia vim tenuium partium et diſcuſſoriam
habens. Quin et ſemina aniſi, apii et ammii diſcuſſoria ſunt,
et iris et ariſtolochia ex diſcuſſoriis ſunt, velut etiam myrrha.
Mixtae autem facultatis ex diſcuſſoria et aſtringente eſt caſſia
et crocus et nardus et amomum et coſtus, praecellit autem
in ipſis calefactoria et diſcuſſoria et maxime in coſto. Mix-
tae facultatis eſt et junci rotundi odorati ſlos, ſed utraque
imbecilli tum aſtringente tum calefaciente. Gallae vero, cla-
rum eſt quod de omphacitidum genere loquor, ex aſtrin-
gentibus multum ſunt medicamentis, velut etiam alumen

ρία. τὰ ῥόδα δ᾽ ἔμπαλιν ἀσθενεστάτην ἔχει τὴν στύψιν. ἐξ
ἐναντίων οὖν ταῖς δυνάμεσι σύγκειται τῶν κατὰ μέρος φαρ-
μάκων τὸ προκείμενον ἐν τῷ λόγῳ, καὶ οὐ μόνον γε ἐναν-
τίων, ἀλλὰ καὶ ἰσχυρῶν ἑκατέρων, καὶ καθάπερ εἶπον ἔμ-
προσθεν, ἰσχυροτέρων πολὺ τῶν διαφορητικῶν ἢ τῶν στυ-
πτικῶν. ἐπεὶ δὲ τὴν σκευασίαν αὐτοῦ σαφῶς ἔγραψεν Ἥρας,
διὰ τοῦτο καὶ τὴν ἐκείνου λέξιν κοινῇ παραγράψω τόνδε
τὸν τρόπον ἔχουσαν.
[Ἥρα στοματικὴ διὰ τοῦ βήσασα.] Στοματικὴ ποι-
οῦσα πρὸς συνάγχας καὶ φλεγμονὰς παρισθμίων καὶ ἕλκη
τὰ γινόμενα ἐν τῷ στόματι, ἁρμόζει δὲ καὶ στοματικοῖς καὶ
δυσεντερικοῖς ἄκρως, ἐν ψυχρῷ διδομένη κυάμου μέγεθος.
ἔστι δὲ καὶ ἀρτηριακὴ καλὴ καὶ ἀνώδυνος. ♃ ἀνίσου γο α΄.
ἄμμεως γο α΄. σελίνου σπέρματος γο α΄. κόστου γο α΄ S''.
σχίνου ἄνθους γο α΄. κασσίας γο α΄. ἴρεως Ἰλλυρικῆς γο α΄.
σχιστῆς γο α΄. κηκίδας ὀμφακίτιδας μέσας τῷ μεγέθει η΄.
κροκομάγματος γο α΄. κρόκου γο α΄ S''. σμύρνης γο S''. ῥό-
δων ἄνθους γο β΄. ἀριστολοχίας μακρᾶς γο α΄. βήσασα σπέρ-

fciffum. Rofae autem rurfum debiliffimam habent aftringendi
vim. Ex contrariis igitur facultatibus particularium medi-
camentorum hoc medicamentum propofitum jam conftat, et
non folum contrariis, fed etiam utrisque fortibus, atque
velut dixi antea, multo fortioribns difcufforiis quam aftrin-
gentibus. Quando vero confectionem ejus clare confcripfe-
ferit Heras, vifum eft ob id etiam illius verba in commune
proponere ac fcribere, qnae hoc modo habent.

[*Stomaticum ex befafu Herae.*] *Stomaticum faciens
ad anginas et inflammatas tonfillas ac ulcera facta in
ore. Convenit etiam ftomachicis et dyfentericis fumme, in
frigida exhibita magnitudine fabae. Eft et arteriaca bona
et dolorem fedat.* ♃ Anifi ℥ j, ammii ℥ j, apii feminis ℥ j,
cofti ℥ j ß, floris junci odorati ℥ j, caffiae ℥ j, iridis Illyri-
cae ℥ j, aluminis fciffi ℥ j, gallas omphacitidas mediae ma-
gnitudinis octo, crocomagmatis ℥ j, croci ℥ j ß, myrrhae
℥ ß, floris rofarum ℥ ij, ariftolochiae longae ℥ j, feminis

Ed. Chart. XIII. [502. 503.]　　　　　　Ed. Baf. II. (244.)

ματος γο α΄. κινναμώμου γο α΄. [503] ναρδοστάχυος γο α΄ S″.
ἀμώμου βότρυος γο S″. τινὲς δὲ καὶ κασσίας πυρρᾶς γο α΄.
σποδοῦ χελιδόνων τοῦ χέσματος γο α΄. τὴν σμύρναν λειοτρί-
βει μετὰ μέλιτος, τὰ δὲ λοιπὰ πάντα κόψας καὶ σήσας βάλλε
εἰς ὅλμον, καὶ ἀναμίξας ὑπέρῳ κατάτεμνε τὴν σμύρναν μετὰ
μέλιτος συμμέτρου, ἵνα γένηται τὸ φάρμακον μέλιτος παχύ-
τερον. ἐπὶ δὲ τῆς χρείας μέλιτι διεὶς διάχριε καὶ δίδου ἀνα-
γαργαρίζεσθαι δι᾽ ὕδατος ἢ ὑδρομέλιτος ἢ χυλοῦ πτισάνης.
ἐν κασσιτερίνῳ δὲ ἀποτίθεται ἀγγείῳ.
[Ἄλλο διὰ χελιδόνων ἄνευ βήσασα στοματικὸν διά-
χριστον, ὃ Ἀσκληπιάδης ἔγραψε κατὰ λέξιν οὕτως.] Ἄλλη,
ποιεῖ καὶ συναγχικοῖς. ♃ χελιδόνων ἀγρίων κεκαυμένων τῆς
σποδοῦ ◁ δ΄. κρόκου ◁ α΄. νάρδου Ἰνδικῆς ◁ α΄. μέλιτι
ἀναλάμβανε, ἡ κρᾶσις πρὸς τὰς ὑποκειμένας διαθέσεις. δεῖ δὲ
τὰς χελιδόνας καίειν τὸν τρόπον τοῦτον· ἁλσὶ καταπάσαντες
τοὺς νεοττοὺς σὺν τοῖς πτεροῖς βάλλομεν εἰς ἄγγος κερα-
μεοῦν καὶ τοῦτο φιμώσαντες τίθεμεν ἐπ᾽ ἀνθράκων. χάριν
εἰδέναι χρὴ τῷ Ἀσκληπιάδῃ οὕτω σαφῶς γράψαντι, ὅπως

befafa ℥ j, cinnamomi unciam j, fpicae nardi ℥ j ß, amomi
racemi unciae dimidium, quidam etiam, caffiae fulvae ℥ j,
cineris hirundinum recrementi ℥ j. Myrrham cum melle
terito, reliqua vero omnia contufa et cribrata in morta-
rium conjicito, atque ubi mifcueris per piftillum myrrham
cum melle moderato agitato, ut medicamentum melle cras-
fius reddatur. Ufus vero tempore melle dilutum illine, at-
que ex aqua gargariffandum praebe aut ex aqua mulfa vel
fucco ptifanae. Caeterum medicamentum hoc in ftanneo
vafe reponitur ac affervatur.

[*Aliud ftomaticum ex hirundinibus absque befafu,
quod Afclepiades fcripfit his verbis.*] *Aliud ftomaticum,
facit et ad anginas.* ♃ Hirundinum filveftrium uftarum
cineris Ꝫ iiij, croci Ꝫ j, nardi Indicae Ꝫ j, melle excipe. Mix-
tura fit quum jam fub manibus funt affectiones. Hirundi-
nes porro uruntur hoc modo. Pullos fale confperfos una
cum pennis in fictile conjicimus, obturatumque prunis im-
ponimus. Gratia habenda eft Afclepiadae ob id, quod tam

κελεύει καίεσθαι τοὺς νεοττοὺς τῶν χελιδόνων· ὅτι τὰ ζῶα
αὐτὰ καὶ μὴ τὸν ἀπόπατον αὐτὸν εἰς τὴν σύνθεσιν τοῦ
φαρμάκου παρασκευάζειν ἀξιοῖ. γέγραπται δὲ καὶ τῷ 'Ἀν-
δρομάχῳ διὰ χελιδόνων στοματικὸν φάρμακον ὡδί πως αὐ-
τοῖς ὀνόμασιν.

[Τὸ διὰ χελιδόνων πρὸς συνάγχας, ὡς 'Ἁρπόκρας.] ᴫ
Χελιδόνων κεκαυμένων νεοττῶν ιά. μέλιτος κυ. ά. οἱ δὲ
κυάθους β'. μυρσίνης χλωρᾶς χυλοῦ κυ. ά. οἱ δὲ κυάθους
β'. σμύρνης τριώβολον, καύσας τοὺς νεοττοὺς μίσγε πάντα
καὶ λεάνας χρῶ. σαφῶς καὶ οὕτως ἐνταῦθα τοὺς νεοττοὺς
κελεύει καίεσθαι. αὗται μὲν αἱ προγεγραμμέναι δύο διὰ χε-
λιδόνων εἰσὶν ἄνευ τοῦ βήσασα. αἱ δὲ ἄλλαι πρὸ αὐτῶν δύο
στοματικαὶ διά τε χελιδόνων καὶ τοῦ βήσασα. τρίτη δὲ ἄλλη
συζυγία φαρμάκων ἐστὶν ὁμογενῶν, ἐν ᾗ χω(245)ρὶς τῶν χε-
λιδόνων αἱ διὰ τοῦ βήσασα σκευάζονται.

[Ἄλλαι στοματικαὶ διάχριστοι 'Ἀνδρομάχου.] Βέλτιον
εἶναι νομίζω μηδὲ τὰς ἄλλας παραλιπεῖν ὁπόσας ἐπαινοῦσιν

diligenter deſcribit, quomodo hirundinum pullos uri jubeat,
et quod ipſa animalia et non eorum recrementa, in medi-
camenti compoſitionem praeparanda cenſeat. Scripſit vero
etiam Andromachus ſtomaticum medicamentum ex hirun-
dinibus hoc modo.

[*Stomaticum ex hirundinibus ad anginas, ut Har-
pocras.*] ᴫ Pullorum hirundinum uſtorum numero xj, mel-
lis cyathum j, alii cyathos ij habent, ſucci myrti viridis
cyathum j, alii cyathos ij, myrrhae obolos iij, pullos urito,
omnibusque mixtis ac tritis utitor. Clare etiam hic hoc
loco pullos comburi jubet. Haec itaque duo praeſcripta me-
dicamenta ex hirundinibus ſunt absque beſaſa. Alia autem
duo ſtomatica, haec praecedentia ex hirundinibus, una cum
beſaſa conſtant. Eſt autem et tertia conjugatio medicamen-
torum ejusdem generis, in qua ea quae ex beſaſa citra hi-
rundines praeparantur continentur.

[*Aliae ſtomaticae illitiones Andromachi.*] Praeſtat
autem opinor, neque alias relinquere oris illitiones, quae

Ed. Chart. XIII. [5o3, 5o4.]   Ed. Baſ. II. (245.)

οἱ περὶ τὴν τῶν φαρμάκων ἐμπειρίαν σπουδάζοντες, ἐνταῦθα
προσγράψαι, καὶ μάλιστα ἐπειδὴ πολλῶν ἐνταῦθα καὶ αὐτοὶ
πεῖραν ἔχομεν, τὰ μὲν αὐτοὶ χρησάμενοι, τὰ δὲ τοὺς συνια-
τρεύοντας ἡμῖν εἰδότες. ἄρξομαι δὲ ἀπὸ τῶν ὑπ᾽ Ἀνδρομά-
χου γεγραμμένων, αὐτὸς συνθέμενος ὡς ἐκεῖνος ἔγραψεν.

[Πρὸς κιονίδας κεχαλασμένας.] ⨖ Μέλιτος λίτραν μίαν,
στυπτηρίας ὑγρᾶς λίτραν μίαν, ῥόδων ἄνθους λίτρας S″.
ὑποκυστίδος χυλοῦ γο γ΄. ἔψε στυπτηρίαν μέλιτι, εἶτα τὰ
ξηρὰ, καὶ οὕτω χρῶ. ἔψε δ᾽ ἐπ᾽ ὀλίγον. καλόν ἐστιν ὄντως
τοῦτο τὸ φάρμακον καὶ δεῖ κεχρῆσθαι τρισὶ τρόποις αὐτῷ,
καθάπερ ὁρᾶτε χρώμενον ἐμὲ τοῖς πλείστοις τῶν στοματι-
κῶν φαρμάκων. εἷς μὲν γὰρ τρόπος χρήσεώς ἐστι καὶ μά-
λιστα ἐν ἀρχῇ διαλύοντα τὸ φάρμακον ἢ δι᾽ ὕδατος θερμοῦ
ἢ δι᾽ ὑδρομέλιτος, τουτέστι διὰ μελικράτου ἀνακογχυλίζεσθαι.
καὶ γὰρ καὶ παρηγορικόν ἐστι τοῦτο καὶ τὸ δέον ἀνύει.
μεταξὺ δὲ τῆς τοιαύτης χρήσεως καὶ ἀκράτῳ τῷ φαρμάκῳ
χρῆσθαι προσήκει, τοῦτο μὲν διαχρίοντα τοῖς [5o4] δακτύ-
λοις, τοῦτο δὲ καὶ διὰ κοχλιαρίου προσαπτόμενον μετὰ τοῦ

ſane laudantur ab iis, qni de medicamentorum experientia
ſunt curioſi, maxime quum multorum ex eis etiam ipſi ex-
perimentum fecerimus, partim quidem ex noſtro uſu, par-
tim vero eorum, qui nobiscum ſunt medicati. Incipiam au-
tem ab iis, quae Andromachus ſcripſit ipſas compoſiturus
juxta illius verba.

    [*Ad columellam laxatam.*] ⨖ Mellis ℔ j, aluminis
liquidi ℔ j, florum roſarum ℔ ß, ſucci hypocyſtidis qua-
drantem. Alumen in melle coquito, deinde ſicca inſpergito
atque ita utitor, coquito antem modice. Vere bonum eſt hoc
medicamentum, eoque tribus modis uti oportet, quemad-
modum vidiſtis me plurimis ſtomaticis medicamentis uti.
Unus utendi modus eſt et maxime in principio, ut diſſol-
vatur per aquam calidam aut aquam mulſam, ac gargaris-
fetur, nam et mitigatorium eſt hoc et quod convenit efficit.
Interea autem dum eo ſic utimur, etiam ſincero medica-
mento uti convenit, partim quidem cum digitis illinendo,
partim vero per cochleare admovendo una cum hoe, quod

ΤΩΝ ΚΑΤΑ ΤΟΠΟΥΣ ΒΙΒΛΙΟΝ Ζ. 945

Ed. Chart. XIII. [504.]   Ed. Baf. II. (245.)

ἀναπιέζειν καὶ ἀδεὲς πρὸς τοὔκτὸς ἄγειν τὴν κιονίδα. συμ-
φέρει γὰρ ὡς ὅτι μάλιστα πρὸς τὴν γλῶσσαν αὐτὴν ῥέπειν
ἀποχωροῦσαν τῆς εὐθύτητος ἣν ἴσχει τὰ πολλὰ πρὸς τὸν
λάρυγγα.

[ʿΕτέρα στοματικὴ τοῦ αὐτοῦ Ἀνδρομάχου πρὸς πάντα
τὰ ἐν τῷ στόματι.] ♃ Κροκομάγματος ⊰ βʹ. ἴρεως ⊰ δʹ.
σανδαράχης ⊰ Sʺ τουτέστι τριώβολον, τερμινθίνης ⊰ βʹ.
λυκίου Ἰνδικοῦ ⊰ αʹ. σταφίδος ⊰ ηʹ. ἀλόης ⊰ αʹ. ὀμφα-
κίου ⊰ αʹ. στροβύλων πεφωγμένων ⊰ ηʹ. γλυκέος χυλοῦ
⊰αʹ. σχιστῆς ⊰αʹ. βαλαυστίου ⊰αʹ. ῥόδων ἄνθους ⊰βʹ.
μέλιτος κοτύλας βʹ Sʹ. ἔν τισι δὲ ἀντιγράφοις Κº˷ αʹ Sʺ.
γέγραπται. αὐτὸς μὲν ὁ Ἀνδρόμαχος οὐκ ἔγραψεν ὅπως
μίγνυσθαι τὸ μέλι χρὴ, πότερον ὠμὸν ἢ ἑφθὸν ἢ μόνον
ἀπηφρισμένον, ἐγὼ δ᾽ ἀξιῶ τὸ ἀπηφρισμένον μίγνυσθαι.
ἔγραψε δὲ καὶ ἄλλας στοματικὰς διαχρίστους ὁ Ἀνδρόμαχος,
ἁπάσας καλὰς, καὶ διὰ τοῦτο κἀμοὶ βέλτιον ἔδοξεν εἶναι μὴ
παραλιπεῖν αὐτὰς, ἀλλ᾽ ὑπογράψαι πάσας ἑξῆς, ὡς ἐκεῖνος
ἔγραψεν. στοματικὴ ᾗ χρῆσθαί φησιν αὐτός. ♃ ἄνθους ῥό-

reprimamus et intrepide foras columellam ipfam ducamus.
Confert enim quam maxime ad linguam ipfam vergere et
a rectitudine fecedere, quam habet ut plurimum ad ipfius
afperae arteriae extremum.

[*Aliud ftomaticum ejusdem Andromachi ad omnia
vitia oris.*] ♃ Crocomagmatis ℨ ij, iridis ℨ iiij, fandarachae
ℨ ß, hoc eft, obolos iij, terebinthinae ℨ ij, lycii Indici ℨ j,
uvae paſſae ℨ viij, aloës ℨ j, omphacii ℨ j, nucum pinearum
toftarum ℨ viij, fucci glycyrrhizae ℨ j, aluminis fciſſi ℨ j,
balauftii drach. j, floris rofarum drach. ij, mellis heminas
duas et dimidiam, in quibusdam exemplaribus fefquihemina
habetur. Ipfe quidem Andromachus fic fcripfit, non often-
dens quomodo mel mifcere oporteat, num crudum aut co-
ctum aut defpumatum tantum. Ego vero defpumatum mi-
fcendum eſſe cenfeo. Scripfit etiam alias ftomaticas illitio-
nes Andromachus omnes bonas, quare minime relinquendas
putavi, ideoque fubfcribam omnes deinceps, quemadmodum
ipfe praefcripfit. *Stomaticum quo ipfe fe uti dicit.* ♃ Flo-

δων ◁ β΄. πιτυΐδων ◁ α΄. κρόκου ◁ α΄. σὺν μέλιτι. ἄλλη
καὶ αὐτῇ κεχρῆσθαί φησι. ⟡ ἴρεως Ἰλλυρικῆς ◁ η΄. κρόκου
◁ η΄. οἱ δὲ ◁ δ΄. ῥόδων ἄνθους ◁ δ΄. σὺν μέλιτι. ἄλλη
⟡ μίσυος Κυπρίου ◁ η΄. ἴρεως Ἰλλυρικῆς ◁ δ΄. σμύρνης
◁ η΄. κρόκου ◁ α΄. σὺν μέλιτι. ἄλλη εὐώδης ἁπαλὴ πρὸς
φλεγμονὰς καὶ ἐσχάρας καλή. ⟡ πυρῆνος ◁ γ΄. ἀμύλου ◁ β΄.
σχιστῆς ◁ α΄. ῥόδων ἄνθους ◁ α΄. κρόκου τριώβολον σὺν
μέλιτι. ταῦτα ἐκ τοῦ Κρατίππου νάρθηκος εἶναί φησιν. ἄλλη
στοματικὴ Μενεκράτους. ⟡ κρόκου ◁ δ΄. βαλαυστίου ◁ γ΄.
ῥόδων ἄνθους ◁ α΄. οἱ δὲ ◁ Ϛ΄΄. ἐρείκης καρποῦ ◁ α΄.
μαλαβάθρου ◁ α΄. νάρδου Ἰνδικῆς ◁ α΄. στροβύλους κ΄.
μέλιτι. ἄλλη, ἣν ἐκ τῶν Μελίτου φησὶν εἶναι. ⟡ ῥοῦ ἐρυ-
θροῦ ◁ β΄. ῥόδων ἄνθους ◁ α΄. κόστου, κρόκου ἀνὰ τριώ-
βολον σὺν μέλιτι. ταύτην καὶ ἀναγαργαρίζεσθαι σὺν γλυκεῖ
ἢ ὑδρομέλιτί φησιν, οὐκ οἶδ᾽ ὅπως τοῦτο προσγράψας. ἅπα-
σαι γὰρ ἀναγαργαρίζεσθαι δύνανται. ἄλλη στοματικὴ, ἣν καὶ
αὐτὸς ἐπαινεῖ. ⟡ σχοίνου ἄνθους, σμύρνης, κρόκου, κασσίας,
στυπτηρίας σχιστῆς, Ἰλλυρίδος ἀνὰ ◁ δ΄. νάρδου Ἰνδικῆς ◁ α΄.

ris rofarum ℥ ij, nucum pinearum ℥ j, croci ℥ j, excipe
melle. *Aliud quo item fe uti dicit.* ⟡ Iridis Illyricae ℥ viij,
croci ℥ viij, alii ℥ iiij. florum rofarum ℥ iiij, excipe melle.
Aliud. Mifyos Cyprii ℥ viij, iridis Illyricae ℥ iiij, myrrhae
℥ viij, croci ℥ j, excipe melle. *Aliud odorum, tenerum, ad
inflammationes et cruftas commodum.* ⟡ Nucum pinearum
℥ iij, amyli ℥ ij, aluminis fcilli ℥ j, floris rofarum ℥ j, croci
obolos iij, excipe melle. Haec ex ferula Cratippi elle ait.
Aliud ftomaticum Menecratis. ⟡ Croci ℥ iiij, balauftii ℥ iij,
florum rofarum ℥ j, alii ℥ ß, fructus ericae ℥ j, malaba-
thri ℥ j, nardi Indicae ℥ j, nucum pinearum numero xx,
excipe melle. *Aliud quod ex libris Meliti effe ait.* ⟡ Rhois
rubri ℥ ij, florum rofarum ℥ j, cofti, croci, utriusque obo-
los iij, excipe melle. Hanc etiam gargariffari cum paffo aut
aqua mulfa ait, neque fcio cur hoc hic afcripferit, quum
omnia gargariffari poffint. *Aliud ftomaticum quod etiam
ipfe laudat.* ⟡ Schoenanthi, myrrhae, croci, caffiae, alu-
minis fcilli, Illyridis, fingulorum ℥ iiij, nardi Indicae ℥ j,

ΤΩΝ ΚΑΤΑ ΤΟΠΟΥΣ ΒΙΒΛΙΟΝ Ζ. 947

Ed. Chart. XIII. [5o4. 5o5.] Ed. Baf. II. (245.)

σὺν μέλιτι ἐφθῷ. ἐνταῦθα μὲν οὖν προσέθηκε τὸ ἐφθῷ,
κατὰ δὲ τὰς ἔμπροσθεν ἁπλῶς εἶπε μέλιτι, συγχωρῶν ἡμῖν
ὡς ἂν θέλωμεν σκευάζειν. ἐγὼ δ᾽, ὡς ἔφην, μέλιτι ἀπηφρι-
σμένῳ χρῶμαι.

[Ἄλλαι διάχριστοι στοματικαὶ, ἃς Ἀσκληπιάδης ἔγραψε.]
Διάχριστοι πρὸς τὰς ἐν τῷ στόματι σηπεδόνας Ἀσκληπιά-
δου. ♃ ῥοῦ ἐρυθροῦ ◄ δ'. ἀκακίας ◄ α'. μυελοῦ ◄ δ'. οἴνῳ
Πραμνείῳ διαλύσας, ἀναλάμβανε μέλιτι ἐφθῷ καὶ χρῶ δια-
χρίων. οὐκ οἶδ᾽ ὅπως παρέλιπε προσγράψαι τῷ τοῦ μυελοῦ,
πότερον ἐλαφείου ἢ μοσχείου βούλεται βάλλεσθαι. ἐπεὶ τοί-
νυν οὐ προσέγραψεν, ἀσφαλέστερόν ἐστιν ἐλαφείου βάλλειν,
ἰσχυρὸν γὰρ εἶναι βούλεται τὸ φάρμακον. ἔστι δὲ ἰσχυρότε-
ρος ὁ ἐλάφειος μυελὸς τοῦ μοσχείου. ἄλλη. ♃ ὑποκυστίδος
χυλοῦ ◄ β'. βαλαυστίου ◄ α'. λυκίου ὁλκὴν α'. ἀκακίας
◄ α'. ἀναλάμβανε ἐλαίας ὀμφακιζούσης τῷ χυλῷ καὶ μέ-
λιτι φυράσας χρῶ.

[5o5] [Διάχριστοι στοματικαὶ τοῖς δυσχεραίνουσι τὰς
φαρμακώδεις ποιότητας ἐπιτήδειοι.] Περὶ μὲν τῶν γυναικῶν
τί δεῖ καὶ λέγειν, καὶ μάλιστα ὡς αἱ πλούσιαι δυσχεραί-

excipe melle cocto. Hic quidem igitur cocto adjecit, in
prioribus vero femper fimpliciter melle dixit, permittens no-
bis quomodocunque praeparare velimus. Ego autem, velut
dixi, melle defpumato utor.

[*Aliae illitiones ftomaticae, quas Afclepiades fcripfit.*]
Illitio ad putredines oris Afclepiadae. ♃ Rhois rubri ℥ iiij,
acaciae ℥ j, medullae ℥ iiij, vino Pramnio diffoluta excipe
melle cocto et utere ad illitionem. Haud fcio quomodo re-
liquerit afcribere ad medullam num cervinam an vitulinam
conjici velit. Quando igitur non afcripfit, tutius eft cervi-
nam adjicere; forte enim effe vult medicamentum, fortior
autem eft medulla cervina quam bubula. *Alia.* ♃ Succi
hypocyftidis ℥ duas, balauftii ℥ j, lycii ℥ j, acaciae ℥ j, ex-
cipe olivae immaturae fucco et melle fubactis utere.

[*Illitiones oris aptae eis, quae medicamentarias qua-
litates aegre admittunt.*] Porro de mulierculis quid attinet
dicere et maxime divitibus, quae prae deliciis ftomatica

948 ΓΑΛΗΝΟΥ ΠΕΡΙ ΣΥΝΘΕΣΕΩΣ ΦΑΡΜΑΚΩΝ

Ed. Chart. XIII. [5o5.]   Ed. Baf. II. (245)

ρουσιν ὑπὸ τρυφῆς τὰς φαρμακώδεις στοματικάς; ἤδη δὲ καὶ
ἄνδρες τινὲς οὐ μόνον ὑπὸ τρυφῆς, ἀλλὰ καὶ κακοστόμα-
χοι φύσει πως ὄντες, οὐ φέρουσι τὰ τοιαῦτα φάρμακα. καὶ
μέντοι καὶ παραῤῥυέντα πολλάκις εἰς στόμαχον οὐ μόνον
ἀηδῆ πώς ἐστιν, ἀλλὰ καὶ βλαβερά. τὰ γοῦν ἐπιεικέστατα
αὐτῶν κρόκον ἔχει καὶ σμύρναν καὶ στυπτηρίαν. ἄμεινον
οὖν ἐνίας τῶν στοματικῶν ἄνευ τούτων γεγονυίας ἔχειν.
ἐπὶ μὲν δὴ τῶν μετρίων φλεγμονῶν ἢ τῶν παρισθμίων η
σταφυλῆς, ἄν τε ἄλλου τινὸς μέρους, ἀρκοῦσιν οἱ χυλοὶ μό-
νοι τῶν εἰρημένων ἄρτι καρπῶν, ὅ τε τῶν βάτων καὶ ὁ τῶν
μόρων, ῥοιαί τε καὶ μῆλα τὰ Κυδώνια. καὶ μέντοι καὶ ὁ
τῶν καρύων χυλὸς, ὅταν μετὰ μέλιτος μόνον γένηται, τὴν
γεῦσιν ἡδεῖαν ἔχει καὶ γλεῦκος τὸ ἐκ τῶν στρυφνοτέρων στα-
φυλῶν, ἐξ ὧν ὁ Ἀμιναῖος οἶνος γεννᾶται, βληθέντος εἰς
αὐτὸ ῥοῦ. τοῦθ᾽, ὡς προέγραψε, κάλλιστον γίνεται φάρμακον
ἑψηθὲν, ὡς εἴρηται· πρὸς δὲ τὰς πλείονος δεομένας στύψεως
φλεγμονὰς ἐποίησα διαχρίστους στοματικὰς τοιάσδε. τῶν
αὐστηρῶν ῥοιῶν τὸν χυλὸν ἢ τῶν αὐστηρῶν κυδωνίων ἢ

medicamenta aegre admittunt? Jam vero etiam viri qui-
dam non folum prae deliciis, fed etiam natura quodam
modo malum ftomachum habentes, ejusmodi medicamenta
non ferunt. Et fane praeterlabentia faepenumero in ftoma-
chum non folum injucunda aliquo modo funt, fed etiam
noxia. Manfuetiffima igitur ex ipfis crocum habent et myr-
rham et alumen. Melius igitur eft aliquas ftomaticas com-
pofitiones absque his factas habere. In moderatis itaque in-
flammationibus aut tonfillarum aut uvae aut alterius ali-
cujus partis fufficiunt fucci foli fructuum jam dictorum,
velut rubi et mororum, punicorumque malorum et coto-
neorum. Quin et fuccus nucum, ubi cum folo melle para-
tur, fuavem guftum habet, itemque muftum ex acerbioribus
uvis, ex quibus Aminaeum vinum funditur, fi in ipfum rhus
addatur; hoc enim, velut afcripfit, optimum fit medicamen-
tum, coctum ut dictum eft. Ad eas vero inflammationes,
quae multa aftrictione indigent, illitiones ftomaticas hu-
jusmodi paravi. Aufterorum punicorum fuccum aut auftero-

Ed. Chart. XIII. [5o5.}   Ed. Baf. II. (245 246.)

καὶ ἀμφοτέρων κατὰ τὴν ἔμπροσθεν εἰρημένην ἀναλογίαν
ἔμιξα μέλιτι, καὶ ἦν αὔταρκες. ὁ δὲ τῶν συκαμίνων χυλὸς
ἀσθενὲς φάρμακον. ἀλλὰ τούτου γε καὶ τῶν εἰρημένων μέ-
σος ἐστὶ κατὰ τὴν στύψιν ὁ τῶν βάτων. ἰσχυρὸς δὲ οὐδενὸς
ἧττόν ἐστι καὶ ὁ ἐκ τοῦ λέμματος τῶν καρύων, καίτοι γε
οὐκ ὢν ἐν τῇ γεύσει στρυφνός. ἑκάστῳ δὲ τούτων ἔνεστιν
ὄμφακας ἐκθλίψαντας μιγνύειν, ἐὰν μὲν βουληθῇς σφοδρότε-
ρον ἐργάσασθαι, κατὰ τὸ ἴσον· εἰ δὲ μή γε, πάντως κατὰ
τὸ ἥμισυ. σφοδρότατος δὲ αὐτῶν ἐστιν, ἐὰν τὰς ῥοιὰς ὅλας
κόψας μετὰ τῶν λεμμάτων ἐκθλίψῃς τὸν χυ(246)λόν, καὶ
μᾶλλον δὲ ἂν ὦσι στρυφναί. καὶ ἔτι γε στρυφνότατον ἐν
τούτοις ἔσται, προσμιχθέντος τῷ τῶν οὕτω κοπεισῶν αὐ-
στηρῶν ῥοιῶν χυλῷ τοῦ τῆς ὄμφακος, ἅμα συμμέτρῳ μέλιτι.
κάλλιον δὲ ἐὰν τὰς ὅλας κεκομμένας ῥοιὰς ἀνεψήσας γλυκεῖ
διηθήσῃς. ἔσται δέ σοι καὶ διὰ μόνων τῶν γλυκειῶν ῥοιῶν
σκευάζοντι τὸ φάρμακον, ὥσπερ ἀσθενέστερον οὕτως ἥδιον
ἐργάσασθαι, καὶ μᾶλλον ἐὰν διὰ τοῦ χυλοῦ μόνου χωρὶς τῶν

rum cotoneorum, aut etiam utrorumque fimul, juxta prae-
dictam proportionem cum melle mifcui, atque fufficiens erat.
At vero mororum fuccus debile medicamentum eft. Sed in-
ter hunc et praedictos medius eft juxta aftringendi vim
fuccus rubi mororum. Fortis autem eft nullo minus ex cor-
ticibus nucum, quamquam non fit etiam in guftu acerbus.
Unicuique vero ex his licet uvas acerbas expreffas mifcere,
fi quidem vehementius efficere velis eadem menfura, fi vero
non, omnino tamen dimidium fucci ipfarum addes. Vehe-
mentiffimum autem reddetur medicamentum, fi punica in-
tegra tundas una cum corticibus, indeque fuccum expri-
mas, atque hoc magis fi fuerint acerba. Amplius vero acer-
biffimum ex his fiet, fi ad punicorum aufterorum ita tufo-
rum fuccum uvae acerbae fuccus fuperaddatur cum mo-
derato melle. Praeftantius adhuc erit, fi tota contufa pu-
nica mala paffo cocta percoles. Licebit etiam ex folis dul-
cibus punicis medicamentum praeparare, ut debilius ita fua-
vius, et magis fi ex folo fucco citra cortices compofueris.

σιδίων αὐτὸ συνϑῇς. ἐγὼ δὲ πολλάκις ἔμιξα τὰ τρία γένη
τῶν ῥοιῶν, αὐστηρῶν τε καὶ ὀξέων καὶ γλυκειῶν. ὅπως δὲ
μὴ λίαν τραχύνοι, γλυκυῤῥίζης χυλὸν μιγνύων ἐργάσῃ κάλλι-
στον τὸ φάρμακον. καὶ διὰ τῶν ὀπωρῶν δὲ γενόμενον αὐτὸ
καϑ᾽ αὑτὸ μόνον κάλλιστόν ἐστι φάρμακον ἀνακογχυλίζε-
σϑαί τε καὶ διαχρίεσϑαι βουλομένοις τὰς ἐν τῷ στόματι
φλεγμονάς. ἔστι δὲ καὶ τοῦτο τὸ μὲν αὐστηρότερον, τὸ δὲ
μετριώτερον τῇ στύψει, καὶ λεχϑήσεται περὶ τῆς συνθέσεως
αὐτοῦ μικρὸν ὕστερον. ἐπεὶ δ᾽ οὐ μόνον ἀποκρουστικὸν δεῖ
ἡμᾶς ἔχειν φάρμακον, ἀλλὰ καὶ διαφορητικὸν, εἰ σκιῤῥούμενόν
τι φαίνοιτο, σκευάσεις οὕτως αὐτό. τοῖς μέσοις κατὰ τὴν
δύναμιν τῶν εἰρημένων τι ἐμβαλεῖς ἑψομένοις γλήχωνος ἢ
θύμων ἢ ὀριγάνου ἢ ὑσσώπου ἢ ἡδυόσμου ἢ καλαμίνθης,
εἶτα διηθήσας ἕξεις ἄριστον φάρμακον. εἰ δὲ θερμότερον
ἐθέλεις εἶναι, πεπέρεως ἐπεμβάλλειν χρή. ἐσκεύασα δέ ποτε
καὶ χωρὶς τοῦ γλήχωνος ἢ θύμων ἤ τινος τοιούτου τὸ διὰ
τῶν χυλῶν, μόνον αὐτῷ πεπέρεως ἐπεμβαλών. ἅπασι δὲ αὐ-
τοῖς τὸν τῆς γλυκυῤῥίζης χυλὸν μιγνὺς ἄμεινον ἐργάσῃ τὸ

Ego vero faepe tria punicorum genera permiſcui, auſtera,
acida et dulcia, ne vero valde exaſperet, admixto glycyr-
rhizae ſucco, optimum medicamentum efficies. Quin et ex
fructibus factum per ſe ſolum optimum eſt medicamentum
tum iis, qui gargariſſando colluere, tum qui illinire oris in-
flammationes volunt, eſt autem et hoc partim auſterius,
partim moderatius in aſtringendo, diceturque de compoſi-
tione ipſius paulo poſt. Quando vero non ſolum repulſo-
rium medicamentum nos habere oportet, ſed etiam diſcus-
ſorium, ſi quid appareat induratum, in hunc modum ipſum
parabis. Iis quae medias facultates habent ex praedictis, in-
jicies aliquid dum coquuntur ex pulegio aut thymo aut
origano, hyſſopo, mentha aut calamintha, deinde colabis et
habebis optimum medicamentum; ſi vero calidius efficere
velis, piper addes. Praeparavi quandoque etiam ſine pulegio
aut thymo aut liquido hujusmodi id quod ex ſuccis con-
ſtat, ſolo pipere in ipſum conjecto. Omnibus autem ſi gly-
cyrrhizae ſuccus addatur, melius medicamentum efficietur.

ΤΩΝ ΚΑΤΑ ΤΟΠΟΥΣ ΒΙΒΛΙΟΝ Ζ. 951

Ed. Chart. XIII. [506.]   Ed. Baf. II. (246.)

φάρμακον. [5ο6] εἰ δὲ πλουσίοις σκευάζοις, καὶ ἀμώμου τι
μίξεις. ἡ δὲ ποσότης τῶν τοιούτων ἡ αὐτή σοι γινέσθω
τοῖς τὸν κρόκον καὶ τὴν στυπτηρίαν καὶ τὴν σμύρνην λαμ-
βάνουσιν, ὡς προγέγραπται. ἀντ᾽ ἐκείνων γάρ σοι ἔσται τὸ
ἄμωμον, καὶ τὴν μαστίχην δὲ τὴν Χίαν ἐνέβαλόν ποτε, μετὰ
τὸ διηθῆσαι δὲ δηλονότι καὶ ἀφελεῖν ἤδη τά γε ἐνεψημένα
τὰ τοιαῦτα.

Κεφ. ζ. [Περὶ ἐσχαρῶν τῶν ἐν τῷ στόματι.] Ἐν τοῖς
ὑγροῖς καὶ θερμοῖς τόποις τοῦ σώματος, ὁποῖόν ἐστι τὸ
στόμα, ταχέως ἐπιγίνεται σηπεδὼν, ἐξ ἧς ἄν τινος αἰτίας
ἑλκωθὲν τύχῃ, συντελεῖ δὲ εἰς τοῦτο καὶ τὸ μηδὲν ἐπικεῖ-
σθαι δύνασθαι διὰ παντὸς φάρμακον, ὥσπερ ἐπὶ τῶν ἄλλων
ἑλκῶν. ἐκκλύζεται γὰρ ὑπὸ τοῦ σιάλου πάντα, διὸ καὶ τοῖς
ἰσχυροτάτοις φαρμάκοις ἀναγκαζόμεθα χρῆσθαι πολλάκις ἐπ᾽
αὐτῶν. ἰσχυρότατα δέ ἐστιν ὅσα τὴν καλουμένην εὐχάραν
ἐργάζεται παραπλησίως τοῖς καυτηρίοις. ἐπὶ μὲν οὖν τῶν
ἐκτὸς, ὅταν ἐσχαρωθῇ τὸ θεραπευόμενον μόριον, ἀφιστά-
μεθα τῶν ἰσχυρῶν φαρμάκων, ἐπὶ τὰ τὰς ἐσχάρας ἀφαι-

Quod fi pro opulentis componas, etiam amomi quid mifce-
bis. Quantitas autem hujusmodi rerum eadem tibi fervetur
cum iis, quae crocum et alumen ac myrrham affumunt.
velut praefcriptum eft, pro illis enim tibi hic amomum erit.
Quin et maftichen Chiam quandoque injeci, poft factam vi-
delicet colaturam et poftquam ea, quae incocta funt, fue-
rint exempta.

Cap. VII. [*De cruftis in ore.*] In humidis et calidis
corporis locis, quale eft os, cito putredo accedit, ex qua-
cunque tandem caufa fuerit exulceratum. Confert ad hanc
rem etiam id, quod nihil penitus in ipfo ex medicamen-
tis incumbere queat, velut in aliis ulceribus poteft, eluun-
tur enim omnia a faliva. Quapropter etiam fortiffimis me-
dicamentis faepe ad ea uti cogimur Fortiffima autem funt
quae cruftam dictam efficiunt ad modum cauteriorum. In
externis igitur ulceribus, ubi parti curandae crufta fuerit
inducta, a fortibus medicamentis defiftimus, ad ea quae

ρούντα μετιόντες, άπερ εὔδηλον ὅτι τῆς ῥυπτικῆς ἐστι ποι-
ότητός τε καὶ δυνάμεως. ἐπὶ δὲ τῶν ἐν τῷ στόματι διὰ τὴν
τοῦ χωρίου φύσιν ἀσφαλὲς εἶναι δοκεῖ μοι μιγνύναι τοῖς
ῥύπτουσι φαρμάκοις ἔνια τῶν ἰσχυρῶν, ἃ κατὰ μόνας προσ-
φερόμενα τὰς ἐσχάρας ἐργάζεται. διὰ ταύτην οὖν τὴν αἰτίαν
ῥυπτικωτάτῳ μέλιτι μίγνυμεν φάρμακα τὰ αὐτὰς τὰς ἐσχά-
ρας ἐργαζόμενα. καθάπερ ἐπὶ τῶν ῥυπαρῶν ἑλκῶν ἔν γε τῷ
δέρματι γεννωμένων, ἔφαμεν χρῆναι μιγνύναι τῷ μέλιτι τὰ
βραχέως ῥυπτικὰ, λιβανωτὸν, ὄροβον, ἶριν, ἀριστολοχίαν,
ὅσα τε ἄλλα τοιαῦτα, τῷ αὐτῷ λογισμῷ τὰ ἐναντία προστι-
θέντες, ὡς Ἱπποκράτης ἔφη. ὁ μὲν γὰρ ἐπ' ἀμφοῖν λογι-
σμὸς εἷς ἐστιν συμμέτρως ἔχων, ὡς πρὸς τὴν διάθεσιν τὸ
ῥυπτικὸν προσφέρειν φάρμακον. ἕξεις δὲ σύμμετρον τὸ μέλι
τῷ μὲν ἐπὶ τῶν ἑλκῶν ῥύπῳ τοῖς ἀσθενέσι τῶν ῥυπτικῶν
μιχθέν. ἐφ' ὧν δὲ διὰ τὴν τοῦ τόπου φύσιν ὑποστροφὴν
σηπεδόνος εὐλαβούμεθα τῶν ἰσχυροτέρων τι προσλαβὸν, εὐ-
λόγως οὖν ἔμιξαν τῷ μέλιτι τὰ ξηρὰ φάρμακα, δι' ὧν τὰς
ἐσχάρας ἐργαζόμεθα. τινὰ μὲν οὖν τῶν τοιούτων φαρμάκων

cruſtas tollunt transgredientes, quae manifeſtum eſt deter-
ſoriae qualitatis ac facultatis eſſe, in iis vero, quae in ore
fiunt, propter loci naturam tutius mihi eſſe videtur admi-
ſcere ad deterſoria medicamenta quaedam fortia, quae ſigil-
latim admota cruſtas infligunt. Ob hanc igitur cauſam melli
vehementiſſima detergendi vi praedito medicamenta admiſce-
mus ipſas cruſtas efficientia. Quemadmodum ſane in ſordi-
dis ulceribus in cuticula obortis diximus admiſceri opor-
tere melli, quae parum detergent, thus, ervum, iridem, ari-
ſtolochiam et quaecunque alia hujusmodi, eadem ratiocina-
tione contraria apponentes, velut Hippocrates dixit; una
enim eademque ratiocinatio in utrisque eſt, ut videlicet ex-
terſorium medicamentum moderate habens ad affectionem
adhibeatur. Habebis autem commoderatum medicamentum
ipſum mel, in ulcerum quidem ſorde debilibus deterſoriis
permixtum; in quibus autem ob loci naturam putredinis
acceſſionem formidamus, ex fortioribus quippiam ad ipſum
mel admiſcemus. Rationabilitei igitur ad oris ulcera arida

ἔμπροσθεν διῆλθον ἐν ἐκείνῳ τῷ λόγῳ, καθ᾿ ὃν γέγραπται
πρὸς τὰς ἐν τῷ στόματι νομάς. τὰ γὰρ αὐτὰ καὶ πρὸς
ἐσχάρας ἔφασαν ἁρμόττειν, μέλιτος αὐτοῖς μιγνυμένου, καὶ
νῦν δὲ ἐπ᾿ αὐτοῖς ἅπαντα γράψω καί τινα δόξει δεύτερον
λέγεσθαι. τὰ μὲν οὖν ὑπ᾿ Ἀνδρομάχου γεγραμμένα μικρὸν
ἔμπροσθεν ἀναμνῆσαί με χρὴ μόνον, ἐν οἷς ἐδίδαξέ τινα
φάρμακα πρὸς τὰς ἐν στόματι νομὰς, παραθήσομαι δὲ τὰς
ἀρχὰς αὐτῶν μόνας. ἐν μὲν οὖν φάρμακον οὕτως ἔγραψεν.
[Ἀνδρομάχου στοματικὴ, εὐώδης ἁπαλὴ πρὸς φλεγμο-
νὰς καὶ ἐσχάρας καλή.] Συνέθηκεν αὐτὴν διὰ πυρῆνος, ἀμύ-
λου καὶ σχιστῆς καὶ ῥόδων ἄνθους καὶ κρόκου μέλι μιγνύς.
ἕτερον τοιοῦτον ἔγραψεν. τροχίσκος πρὸς τὰς ἐν τῷ στό-
ματι διαθέσεις, ἐσχάρας, νομὰς, ᾧ καὶ αὐτῷ σὺν μέλιτι χρῆ-
ται. καὶ τὰ ἄλλα δὲ πάντα τὰ πρὸς τὰς νομὰς ὑπ᾿ αὐτοῦ
γεγραμμένα καὶ πρὸς ἐσχάρας ἁρμόττει μετὰ μέλιτος.
[5o7] [Τὰ δὲ ὑπὸ Κρίτωνος γεγραμμένα πρὸς ἐσχά-

medicamenta cum melle commifcuerunt, per quae cruftas
inducimus. Quaedam igitur ex hujusmodi medicamentis
prius recenfui in eo loco, quo ad nomas oris medicamenta
fcripta funt. Eadem enim etiam ad cruftas convenire dixi,
fi mel ipfis addatur; quin etiam nunc de ipfis fcribam
omnia, tametfi bis dici cuipiam videantur. Quae igitur ab
Andromacho fcripta funt paulo ante, in memoriam faltem
me revocare oportet ex eo loco, in quo docuit quae me-
dicamenta ad nomas oris conveniant, apponam autem prin-
cipia ipforum tantum. Unum igitur medicamentum fic con-
fcripfit.

[*Andromachi ftomaticum odorum tenerum ad inflam-
mationes et cruftas commodum.*] Compofuit autem ipfum
ex nucibus pineis, amylo et alumine fciffo, flore rofarum
ac croco, melle admixto. Alterum autem hoc modo fcripfit.
Paftillus ad affectiones in ore, cruftas ac nomas, quo etiam
ipfo cum melle utitur. Quin et omnia alia ab ipfo ad no-
mas defcripta etiam ad cruftas commoda funt cum melle.

[*Quae Crito ad cruftas eonfcripfit, illius ipfius ver-*

ρας αὐτοῖς ὀνόμασιν οὕτως ἔχει.] Μίσυ ὠμὸν παραχρῆμα
αἴρει· ἐν ἄλλῳ μετὰ μέλιτος ὀπτόν. πρὸς δὲ τὰς ἐν τῷ στό-
ματι ὑδαρεῖ καὶ ὀλίγῳ χρῶ. ἔστωσαν δὲ μίσνος ὀπτοῦ δρα-
χμαὶ γ'. μέλιτος καλοῦ κίαθοι στ'. χρῶ. ὁμοίως ποιεῖ καὶ
χαλκῖτις ὀπτὴ μετὰ μέλιτος, ὡς εἶναι γλοιῶδες.

[Ἀρχιγένης δὲ περὶ αὐτῶν οὕτως ἔγραψεν.] Ἐπὶ δὲ
τῶν λεγομένων ἐσχαρῶν ἰδίως συμφωνεῖ κυνεία μετὰ μέλιτος
διαχριομένη. ἢ χάλκανθον κηρύματι θαλασσίας πορφύρας εἰ-
λήσας σύγκαυσον μὴ σκύλλων, εἶτα λεῖον μετὰ μέλιτος διά-
χριε. ἢ πίσσῃ ὑγρᾷ μετὰ μέλιτος ἴσου, ἐλάχιστον κεδρίας
προσμίξας χρῶ. ἢ ῥοὸς βυρσοδεψικῆς, ἱκανῶς βραχείσης εἰς
τὸ ὕδωρ, μέχρι γλοιῶδες γένηται, ἑψήσας μέλιτι μῖξον καὶ
χρῶ. καὶ ὁ Συριακὸς ῥοῦς ποιεῖ μετὰ μέλιτος ἢ χελιδόνων
κεκαυμένων τε καὶ ἀνθρωπείας κόπρου τὸ ἴσον σὺν μέλιτι
διάχριε. ἢ λύκου ἥπατος ξηροῦ, ὡς κοχλιάρια δύο λεάνας
δὸς πιεῖν. τούτων τῶν φαρμάκων τὰ μὲν ἄλλα πάντα ἐπαινῶ,
τὸ δὲ διὰ τῆς ῥοὸς μέμφομαι στυπτικῆς ὂν δυνάμεως, οὐ-

bis fic habent.] Mify crudum e veftigio tollit, in alio ex-
emplari cum melle toftum habetur, ad oris vero cruftas
aqua diluto ac modico utere. Sint autem mifyos torrefacti
ʒ iij, mellis boni cyathi fex, commifce ac utere. Similiter
facit et chalcitis affata cum melle, ut ftrigmentitia fit fpif-
fitudo.

[Quae Archigenes ad cruftas fcripfit.] Archigenes
autem de his fic tradidit. In iis quae cruftae appellantur,
privatim commodum eft ftercus caninum cum melle illitum.
Aut chalcanthum purpurae marinae tomento involutum
urito neque agitato, deinde cum melle tritum illinito. Aut
pice liquida cum pari melle, pauxillo autem cedriae ad-
mixto utitor. Aut rhois coriarii quantum fatis fit irrigati
aqua, donec ftrigmentofa evadat, ubi coxeris, melle mifceto
et utitor. Facit et Syriacus rhus cum melle. Aut hirundi-
num uftarum et ftercoris humani parem modum cum melle
illine. Aut hepatis lupi aridi cochlearia duo trita bibenda
praebe. Horum medicamentorum maximam partem laudo;
quod vero ex rhoë conftat damno, quum aftringentis fit

δαμῶς ἁρμοττούσης ἐσχάραις. περὶ δὲ τοῦ λυκείου ἥπατος
οὐκ ἔχω τί εἴπω. πρὸς μὲν γὰρ τὰς ἡπατικὰς διαθέσεις
οἶδα ποτιζόμενον τὸ φάρμακον αὐτὸ καθ᾽ ἑαυτὸ καὶ μιγνύ-
μενον τῷ δι᾽ εὐπατορίου. εἰ δὲ καὶ πρὸς ἐσχάρας τὰς ἐν
τῷ στόματι πινόμενον ἁρμόττει, κατά τινα τῆς ὅλης οὐσίας
ἰδιότητα τῇ πείρᾳ χρὴ κρῖναι μόνον, περὶ ἧς οὐδὲν ἔχω φά-
ναι μὴ κεχρημένος αὐτοῖς ἐπὶ τῶν τοιούτων. ἡ δὲ κυνεία
κόπρος, ὅταν ὀστᾶ βεβρωκότες ὦσιν οἱ κύνες, ἀρίστη κατὰ
πάντα ἐστὶ καὶ ὡς βοηθοῦσα μεγάλως καὶ ὡς οὐδεμίαν
ἀηδίαν ἐμφαίνουσα τῷ προσφερομένῳ. τὴν δὲ ἀνθρωπείαν
ὡς βδελυρὰν ἀεὶ παρῃτησάμην. ἐχρήσατο γοῦν τις αὐτῇ μὴ
προλέγων, ἀλλὰ λανθάνειν πειρώμενος. ἐλάμβανε δὲ οὐ τὴν
ἐπιτυχοῦσαν, ἀλλὰ παιδίοις ἐδίδου τὸ πλεῖστον τῆς τροφῆς
ἄρτον μετὰ τῶν ὀσπρίων, ἃ καλοῦνται θέρμοι, καὶ οὕτω
ξη(247)ραίνων εἶχεν ἀποκειμένην πρὸς ἅ ποτε βούλοιτο χρῆ-
σθαι. καὶ Μούσας δὲ ἐπὶ πλεῖστον ἐχρήσατο πρῶτος τῇ κυ-
νείᾳ, λευκὴν ἀεὶ παραλαμβάνων. γράφει γοῦν ἐπ᾽ αὐτοῦ
τοῦ προκειμένου παθήματος ὡδί πως, ὁμοίως τῇ αὐτῇ κυνείᾳ

facultatis, quae nequaquam cruſtis conveniet. Verum de lu-
pino hepate non habeo quod dicam. Ad hepaticas enim af-
fectiones ſcio hoc medicamentum tum per ſe tum medica-
mento ex eupatorio mixtum bibi, an vero etiam ad cruſtas
in ore potum conveniat, juxta aliquam totius ſubſtantiae
proprietatem per ſolam experientiam judicare oportet, de
qua non eſt quod dicam, ut qui hoc non ſim uſus in hu-
jusmodi affectionibus. Caninum autem ſtercus, ubi oſſa com-
ederint canes, per omnia optimum eſt, nam et magnopere
auxiliatur, neque ullam inſuavitatem exhibet utenti, huma-
num vero tanquam abominandum ſemper deteſtatus ſum.
Uſus eſt itaque ipſo quidam non praedicens, ſed celare co-
natus. Accepit autem non vulgare, ſed pueris dabat in cibo
panem cum leguminibus, quae lupini vocantur, atque ita
reſiccatum habebat in promptu ad quaecunque eo utique
opus eſſet. Quin et Muſa plurimum uſus eſt primus adeo
ſtercore canino, album ſemper aſſumens. Scribit igitur in

Ed. Chart. XIII. [5o7. 5o8.]   Ed. Baf. II. (247.)
λευκῇ χρώμενος. καὶ μέντοι καὶ ταῦτα κατὰ λέξιν ὁ αὐτὸς
Μουσας ἔγραψεν.

[Μούσα πρὸς συνάγχην.] Πρὸς συνάγχην κυνείαν λευ-
κὴν λαβὼν ξήρανον καὶ λιάνας σῆσον κοσκίνῳ ἰατρικῷ, ἔχε
δὲ ἔτοιμον ἐν σταθμιδίῳ καινῷ, ἐπὶ δὲ τῆς χρείας ἄνιε μέ-
λιτι καὶ τότε διάχριε, ὥστε καταπίνειν. ταῦτα γράψαντι τῷ
Μούσᾳ δικαίως μαρτυρεῖν ἔστιν· ἰσχυρότερον γὰρ τούτου
τοῦ φαρμάκου οὐδὲν ἔγνωμεν, οὐδ' ἐπὶ κυναγχικῶν οὐδ'
ἐπὶ τῇ τῶν παρισθμίων μεγάλῃ φλεγμονῇ ἢ ἀντιάδων κιν-
δυνευόντων πνιγῆναι.

[Σωρανοῦ.] Καὶ τῶν ὑπὸ Σωρανοῦ γεγραμμένων φαρ-
μάκων πεπειράμεθα καλῶς ποιούντων, ἃ κατὰ λέξιν οὕτως
ἔγραψεν. ♃ χαλκίτεως ὀπτῆς, μέλιτος Ἀττικοῦ τὸ αὔταρκες,
τὴν χαλκῖτιν τρῖβε μετὰ τοῦ μέλιτος, ὡς λάβῃ γλοιοῦ πά-
χος, καὶ χρῶ. ἄλλη πρὸς ἐσχάρας ποιοῦσι καὶ μυδῶντα καὶ
δυσώδη. [5o8] ♃ μίσυος κεκαυμένου < ἠ'. ἴρεως Ἰλλυρικῆς
δραχμὰς δ'. κρόκου < α'. ταῦτα λεῖα ποιήσας καὶ μίξας
ἀπόθου εἰς πυξίδα ξυλίνην καὶ χρῶ κατ' ἰδίαν καὶ μετὰ μέ-

praefenti affectione fimiliter eodem canino ftercore fe ufum
his adeo verbis.

[*Mufa ad anginam.*] Ad anginam ftercus caninum al-
bum accipito ac reficcato, tritumque cribro medico cribrato
et in promptu habeto. Ufus tempore melle diluito, atque
tunc ut devoretur illinito. Haec quum fcribat Mufa, merito
ei aftipulamur; hoc enim medicamento fortius nullum no-
vimus, neque in angina neque in magna tonfillarum inflam-
matione aut iis quibus ex glandulis fuffocationis periculum
imminet.

[*Ex Sorano.*] Experti fumus etiam Sorano fcripta me-
dicamenta probe facere, quae his verbis tradidit. ♃ Chal-
citidis toftae, mellis Attici quod fatis eft, chalcitidem cum
melle terito ad ftrigmentitiam craffitudinem ac utitor. *Alia
ad cruftas faciens et humore praegnantes gingivas item-
que foetentes.* ♃ Mifyos ufti drach. octo, iridis Illyricae
drach. quatuor, croci drach. unam, haec trita ac mixta in
pyxide lignea reponito et tum per fe tum cum melle utitor.

ΤΩΝ ΚΑΤΑ ΤΟΠΟΥΣ ΒΙΒΛΙΟΝ Ζ. 957

Ed. Chart. XIII. [508.]   Ed. Baf. II. (247.)

λιτος. καὶ μέντοι καὶ τούτοις ἐφεξῆς ὡδέ πως ἔγραψεν. ἕτε-
ρον φάρμακον ἡ ἀνθηρὰ πρὸς τὰ ὅμοια ποιοῦσα. ⵒ ἴρεως
Ἰλλυρικῆς, σανδαράχης, κυπέρου ἀνὰ < δ'. στυπτηρίας σχι-
στῆς, σμύρνης, κρόκου, κροκομάγματος ἀνὰ < β'. ταῦτα
λειώσας καὶ μίξας χρῶ. τινὲς δὲ καὶ ῥόδων ἄνθος καὶ κη-
κῖδας προσβάλλουσιν ἀνὰ < β'. χρῶ δὲ πρὸς μὲν τὰς σηπε-
δόνας καὶ τὰ ἀφιστάμενα οὖλα καὶ αἱμασσόμενα ξηρῷ, πρὸς
δὲ τὰς ἐσχάρας μετὰ μέλιτος.

[Τὰ ὑπὸ τοῦ Ταραντίνου Ἡρακλείδου γεγραμμένα
πρὸς τὰς ἐν τῷ στόματι ἐσχάρας.] Ὁ Ταραντῖνος Ἡρακλεί-
δης ἐν τοῖς πρὸς Ἀντιοχίδα κατὰ λέξιν οὕτως ἔγραψε
περὶ τῶν ἐν τῶν στόματι σηπεδόνων. ποιεῖ μὲν καὶ ἡ ἀν-
θηρὰ προσαπτομένη. ἐὰν δὲ εὐτονωτέρα ὑπάρχη ἡ σηπεδὼν,
εὔθετός ἐστιν ἡ δύναμις αὕτη. ⵒ βδελλίου κεκαυμένου μέρη
γ'. ἀρσενικοῦ μέρος α'. λεῖα μίξας χρῶ καὶ ἄνωθεν δὲ τίλμα
προσεπιτίθει καταβάψας εἰς ῥόδινον καὶ ἐκθλίψας. ἔνιοι δὲ
τοῦ βδελλίου ἐμβάλλουσι μέρη γ'.

["Ἄλλη πρὸς εὐτόνους σηπεδόνας τὰς ἐν τῷ στόματι

Confequenter vero etiam haec hoc modo prodidit. *Aliud
medicamentum anthera, ad praedicta faciens.* ⵒ Iridis
Illyricae, fandarachae, cyperi, fingulorum drach. iv, alumi-
nis fciffi, myrrhae, croci, crocomagmatis, fingulorum drach. ij.
his tritis ac mixtis utere. Quidam vero et florum rofarum
et gallae, utriusque drach. ij adjiciunt. Utere autem ad pu-
tredines et difparatas per abfceffum ac cruentas gingivas
arido, ad cruftas cum melle.

[*Quae Heraclides Tarentinus ad cruftas in ore fcri-
pfit.*] Heraclides Tarentinus in fcriptis fuis ad Antiochidem
in hunc modum fcripfit de putredinibus in ore. Facit qui-
dem et anthera ficca admota. Si vero validior fit putrefa-
ctio, appofita eft haec compofitio. ⵒ Bdellii ufti partes
tres, auripigmenti partem unam, tritis, mixtis utitor, et
fuperne linamentum convulfum impone, rofaceo tinctum ac
expreffum. Quidam bdellii partes viij capiunt.

[*Alia ad robuftas putrefactiones oris ac reliqui cor-*

Ed. Chart. XIII. [5o8.]   Ed. Baf. II. (247.)

καὶ τὰς ἐν ἄλλῳ μέρει τοῦ σώματος.] ♃ Χαλκίτιδος μέρος
α΄. κονίας ἀσβέστου τὸ ἴσον, ἀρσενικοῦ μέρος S΄΄. μίξας λεῖα
χρῶ.

['Άλλη πρὸς τὰς ἐν τῷ στόματι σηπεδόνας καὶ οὖλα
ἀφεστηκότα.] ♃ 'Ρόδων ἄνθους < δ΄. στυπτηρίας σχιστῆς
< β΄. κηκίδος < β΄. σμύρνης < α΄. λεάνας καὶ μέλιτι μί-
ξας χρῶ. πρὸς τὰ δὲ ἐλαφρῶς ἐσχαρώδη ἕλκη ἔμβαλλε στυ-
πτηρίας < δ΄. σμύρνης τριώβολον, κηκίδων < α΄. ἄλλο. ὄξους
δριμυτάτου ὅσον κοτύλην α΄. λαβοῦσα ἔμβαλλε ἁλὸς τοσοῦ-
τον, ὥστε μηκέτι τήκεσθαι, εἶτα ἕψε ἕως ξηρανθῇ, καὶ λαμ-
βάνουσα ἀπὸ τούτου, ἐπίχεε ὄξους κύαθον α΄. καὶ δίδου
διακατέχειν ἐν τῷ στόματι χρόνον ἱκανὸν, εἶτα τὸ δεύτερον,
καὶ τοῦτο ποίει τρὶς ἢ τετράκις τῆς ἡμέρας πρὸς τὰ ὑπο-
κείμενα θεωροῦσα. ἐπὶ δὲ τῶν παίδων ἔρια ἐπὶ μηλωτίδι
περιτιθεῖσα, καταβάπτουσα τὸν τόπον, διάψα σχηματίζουσα,
ὅπως μὴ καταπίῃ αὐτό. ἔνιοι δὲ ξηρῷ τῷ ἁλὶ χρῶνται τρί-
ψαντες μετὰ τοῦ ὄξους καὶ ἀναξηράναντες. ποιεῖ δὲ καὶ στυ-
πτηρία στρογγύλη, ἴσα καὶ σῶρυ. δεῖ δὲ καὶ διακλύζεσθαι

poris.] ♃ Chalcitidis partem unam, calcis vivae tantundem,
auripigmenti partem dimidiam, tritis mixtis utere.

[*Alia ad putredines in ore et gingivarum abfceffus.*]
♃ Florum rofarum drach. iv, aluminis fciffi drach. ij, gal-
lae drach. duas, myrrhae drach. unam, trita melli mifceto
ac utitor. Verum ad ulcera leviter cruftofa injice aluminis
drach. quatuor, myrrhae obolos iij, gallarum drach. unam.
Aliud. Aceti acerrimi heminam unam accipito, in ipfumque
tantum falis, donec non amplius liquetur, conjicito, deinde
donec ficcetur coquito et ex illo accipito, atque aceti cya-
thum unum affundito, ac ore detinendum exhibeto per fa-
tis multum tempus, deinde iterum atque iterum idem facito
ter aut quater per diem, refpectu habito ad fubjectas par-
tes. In pueris vero lanas circum fpecillum apponito, intin-
gitoque ac locum confricato, ea corporis figura ordinata ne
ipfam devoret.   Quidam vero arido fale utuntur, terentes
ipfum cum aceto et reficcantes. Faciunt et alumen rotun-
dum ac fory pari pondere. Oportet autem colluere lentium

ΤΩΝ ΚΑΤΑ ΤΟΠΟΤΣ ΒΙΒΛΙΟΝ Ζ. 959

Ed. Chart. XIII. [508. 509.]   Ed. Baf. II. (247.)

φακοῦ ἀφεψήματι μέλιτος μιγέντος ὀλίγου ἢ ῥόδων ἀποβρέ-
γματι μετὰ μέλιτος. μὴ κρατουμένης δὲ τῆς σηπεδόνος καίειν
κέλευε, τοὺς κύκλῳ τόπους σκεπάσαντα διαφανεῖ καυτηρίῳ,
μέχρις ἂν μηδὲν ἀποῤῥέῃ ὑγρὸν, κεκρατημένος δὲ ὁ τόπος
φαίνηται. μετὰ δὲ ταῦτα διακλύζεσθαι τοῖς εἰρημένοις καὶ
τῇ ἀνθηρᾷ δυνάμει χρῆσθαι διὰ μέλιτος, ἕως ἂν περιῤῥα-
γῶσιν αἱ ἐσχάραι, καὶ τότε δὴ μέλιτι χρῶ. ἄλλη εὐώδης ἀπαλὴ
πρὸς φλεγμονὰς καὶ ἐσχάρας καλή. ♃ πυρῆνος δραχμὰς γ'.
ἀμύλου δραχμὰς β'. σχιστῆς ◁ α'. ῥόδων ἄνθους δραχμὴν
μίαν, κρόκου τριώβολον σὺν μέλιτι. ταύτην ἐκ τοῦ Κρα-
τίππου νάρθηκος εἶναί φησιν.

[509] Κεφ. η'. [Πρὸς γαργαρεῶνας.] Σαρκῶδές τι] μό-
ριον ἐν τῷ τοῦ στόματος ὑψηλῷ φαίνεται κρεμάμενον, ἐὰν
διανοίξας τις ἐπιπλεῖστον ὅλον τὸ στόμα τὴν γλῶτταν κατα-
στείλῃ. τοῦτο τὸ σαρκίον ὀνομάζεται δύο ὀνόμασι πρὸς|τῶν
παλαιῶν Ἑλλήνων, γαργαρεών τε καὶ κίων, οἱ δὲ μετὰ τού-
τους ἰατροὶ σχεδὸν ἅπαντες οὐχ οὕτως, ἀλλὰ κιονίδα κα-

decoctum modico admixto melle aut rofarum cremorem
cum melle. Quod fi non exuperetur per haec putrefactio
urere jube, munitis et contectis in orbem circumfitis locis.
Sit autem candens ac pellucens cauterium, quod admovea-
tur, donec nullus humor amplius defluat et locus videatur
exuperatus. Poftea colluenda praedicta et anthera compo-
fitione utendum ex melle, usquequo cruftae circumrumpan-
tur, atque tum fane melle uteris. *Alia odora, tenera, ad
inflammationes et cruftas commoda.* ♃ Nucum pinearum
drach. iij, amyli drach. ij, aluminis fcifli drach. j, florum
rofarum drach. j, croci obolos iij, excipe melle. Hoc medi-
camentum ex ferula Cratippi fumptum dicit.

Cap. VIII. [*Ad columellam five gurgulionem.*] Car-
nofa quaedam particula in fummo ore apparet dependens,
fi quis aperto plurimum ore toto linguam deprimat. Haec
ipfa caruncula duobus nominibus appellatur a veteribus
Graecis, gargareon, id eft *gurgulio*, et columna, caeterum
pofteriores medici fere omnes non ita, fed cionidem, id eft

Ed. Chart. XIII. [509]   Ed. Baf. II. (247.)
λοῦσιν αὐτό. τῶν γὰρ σταφυλὴν ὀνομαζόντων αὐτὸ βέλτιόν
ἐστι μηδ' ὅλως μνημονεύειν, οὐ γὰρ τὸ μόριον, ἀλλ' ἔν τι
τῶν παθῶν αὐτοῦ σταφυλὴν ὀνομάζομεν. ὀλιγάκις οὖν τοῦτο
τὸ πάθημα γίνεται κατὰ τὸν κίονα, φλεγμαίνει δὲ πάνυ πολ-
λάκις, καὶ δηλονότι καθάπερ ἐν τοῖς ἄλλοις ἅπασιν, ἐν οἷς
ἐξ ἐπιῤῥοῆς ὑγρῶν ἡ νόσος, οὕτω καὶ τόδε τὰ πρῶτα τῶν
βοηθημάτων ἀναστέλλει τὸ ῥεῦμα. στυπτικῆς οὖν δυνάμεως
χρὴ ταῦτα εἶναι· μετρίας μὲν οὔσης τῆς ἐπιῤῥοῆς, μετρίως
στυφούσης, ἣν αὐστηρὰν ἰδίως ὀνομάζουσιν· ὅταν δὲ σφο-
δροτέρα συστῇ, διὰ τῆς στρυφνῆς. ἄμφω μὲν γὰρ στύφουσιν,
ἀλλ' ἀσθενέστερον μὲν αὐστηρὰ, σφοδρότερον δὲ ἡ στρυφνή.
εἴρηνται δὲ ἀμφοτέρων πολλάκις αἱ ὕλαι, ἀλλὰ καὶ νῦν ἀνα-
μνῆσαι βέλτιον, ὅπως ἐπὶ μὲν τῶν μικρῶν φλεγμονῶν τὰς
ἀσθενεῖς στύψεις, ἐπὶ δὲ τῶν μεγάλων τὰς σφοδρὰς παρα-
λαμβάνητε, διακλύσματα μὲν γὰρ σύμμετρα τά τε τῶν φοινί-
κων ἐστὶν ἢ φοινικοβαλάνων ἢ ὅπως ἂν ἐθέλῃς ὀνομάζειν,
ἀφεψημένων ποτὲ μὲν ὕδατι μόνῳ, ποτὲ δὲ καὶ βραχέος
μέλιτος ἐμβεβλημένου. παραπλησίως δὲ τούτῳ καὶ τὸ διὰ

columellam, vocant. Nam qui ftaphylen, id eft uvam, ipfam
appellant, eorum neque meminiffe praeflat, nos enim non
particulam ipfam, fed unam aliquam ejus affectionem, fta-
phylen five uvam nominamus. Raro autem haec affectio
circa columellam contingit, verum valde faepe inflammatur.
Et fane quemadmodum in aliis omnibus, in quibus ex hu-
morum influxu contingit morbus, ita etiam hic prima au-
xilia reprimunt fluxum. Aftringentis igitur facultatis haec
effe oportet, et fi quidem moderatus fit influxus, moderate
aftringentis, quam aufteram privatim dicunt, ubi vero ve-
hementior fuerit influxus, acerbae; ambae enim aftringunt,
fed debilius auftera, vehementius autem acerba. Relatae funt
autem faepe ambarum materiae, verum praeflat et nunc
meminiffe, quo in parvis inflammationibus debiles, in ma-
gnis vehementes adhibeatis. Collutiones itaque moderatae
funt ex palmulis aut phoenicobalanis aut quomodocunque
appellare velis decoctis quandoque fola aqua, quandoque
modico melle injecto. Huic confimilis eft collutio ex deco-

ῥόδων, ἑλίκων τε ἀμπέλων καὶ βάτου καὶ κυνοσβάτου καὶ
σχίνου καὶ κισσοῦ καὶ κύπρου καὶ τερεβινθίνης καὶ ῥάμνου
καὶ ἀσπαλάθου καὶ κυπέρου καὶ κυτίνου καὶ τῶν καλουμέ-
νων κερατίων καὶ μορέας ῥιζῶν. ὑποκυστίδος τε καὶ μήλων
αὐστηρῶν ἢ στρυφνῶν ἀπίων τῶν τε καλουμένων ὅων, ἅπερ
οὖα καλοῦσιν οἱ πολλοί, προστιθέντες κατὰ τὴν πρώτην
συλλαβὴν τοῦ ὀνόματος τὸ υ, ὡς εἶναι τρία γράμματα τοῦ
ὀνόματος τὰ πάντα, τό τε ο καὶ τὸ υ καὶ τὸ α, κατὰ δὲ
τοὺς Ἑλληνίζοντας τό τε ο καὶ τὸ α. τούτων δὲ ἰσχυρό-
τερα τό τε τῆς μυρσίνης καὶ τὸ τῶν μύρτων ἐστὶν ἀφέ-
ψημα καὶ τὸ τῶν στρυφνῶν κυδωνίων μήλων, ἀκρεμόνων τε
τῶν μαλακῶν, πρίνου καὶ κομάρου καὶ σμίλακος καὶ φηγοῦ
καὶ τῶν βαλάνων αὐτῶν, μεσπίλων τε καὶ κράνων καὶ με-
μαικύλου καρποῦ. γενναιότατα δὲ κηκίδων καὶ ῥοῦ τοῦ ἐπὶ
τὰ ὄψα καὶ τῆς βυρσοδεψικῆς καὶ μυρί(248)κης καρποῦ καὶ
τῆς ἀκάνθης τῆς Αἰγυπτίας ὀνομαζομένης, ὁμοίως τοῦ καρ-
ποῦ. τούτων ἑκάστου κατὰ μόνας καὶ σὺν ἄλλοις ἑψηθέν-
των ἀνακογχυλίζεσθαι χρὴ τῷ ὕδατι. θαυμαστὸν γὰρ ὅπως
αἱ μίξεις αὐτῶν ὠφελιμώτεραι πολλάκις γίνονται τῆς τῶν

cto rofarum, pampinorum vitis, rubi, rubi canini, lentifci,
hederae, cypri, terebinthi, rhamni, afpalathi, cyperi ac cy-
tinorum, item filiquarum et radicum mori, hypocyftidis,
malorum aufterorum et pyrorum acerborum ac eorum quae
forba dicuntur, quae multi apponentes ad primam nominis
fyllabam v, ova appellant, ut nominis quidem tres fint in
univerfum literae tum o, tum v, tum α, aqud graecifiantes
vero cum o tum α. His fortiora funt myrti ac baccarum
ejus decoctum et ex acerbis cotoneis malis et virgultorum
tenerorum ilicis, arbuti, fmilacis ac phagi et ipfarum glan-
dium, mefpilorum item et cornorum et fructus memaecyli.
Generofiffimum autem eft decoctum gallarum et rhois culi-
narii ac coriarii ac fructus myricae et fpinae Aegyptiae.
Ex his fingula tum per fe tum etiam mixtim, cocta ex
aqua gargariffare oportet; mirum enim quam mixturae ip-
forum utiliores faepe fiunt ipfo fimplici ufu. Quin et aridis

962 ΓΑΛΗΝΟΥ ΠΕΡΙ ΣΥΝΘΕΣΕΩΣ ΦΑΡΜΑΚΩΝ

Ed. Chart. XIII. [509 510.]   Ed. Baf. II. (248.)

ἁπλῶν χρήσεως. ξηροῖς δὲ λειωθεῖσι προσάπτεσθαι τοῦ γαρ-
γαρεῶνος, ἀτρέμα πως ἀνάγοντα πρός τε τὴν ἄνω χώραν
καὶ τὴν ἐκτός, ὡς ἐπὶ τὴν γλῶτταν. ἐμβεβλήσθω δὲ κοχλια-
ρίῳ λειούμενα τὰ ξηρὰ φάρμακα καὶ βέλτιον, εἰ κατὰ τὸ
πέρας εἰς ἐγκαρσίαν τομὴν ἢ εὐθεῖαν εἴη τελευτῶν τὸ κο-
χλιάριον. καὶ τούτων δὲ αὐτῶν μέτρια μέν ἐστι τὰ ξηρὰ
ῥόδα καὶ τὸ ἄνθος αὐτῶν ἀκρέμονές τε ξηρανθέντες, ὧν
ἄρτι διῆλθον φυτῶν, ὑποκυστίς τε καὶ ῥοῦν, ὅ τε τῶν σκυ-
τέων λίθος, ᾧ λαμπρύνουσι τὰ τῶν γυναικῶν ὑποδήματα,
καλεῖται δὲ ἀγήρατος, ἀλόη τε καὶ κύπρος, ἄνθος τε σχίνου
καὶ ῥίζα νάρδου τῆς Ἰνδικῆς καὶ τῆς παρ᾽ ἡμῖν ὀρείας. ἰσχυ-
ρότερον δὲ τούτων, ἀλλὰ χωρὶς τοῦ τραχύνειν ἐπιφανῶς
στύφει τῆς Αἰγυπτίας ἀκάνθης ὁ καρπός, ῥῆόν τε καὶ τὸ
διφρυγὲς ὀνομαζόμενον, ὅ τε τοῖς ὄψοις ἐπιβαλλόμενος ῥοῦς
τά τε στρυφνὰ βαλαύστιόν τε καὶ κύτινοι καὶ σίδια καὶ κη-
[510]κὶς, καὶ μᾶλλον ὅταν ἀκριβῶς ὀμφακῖτις εἴη. στύφουσι
δ᾽ ἀκριβῶς καὶ αἱ στυπτηρίαι πᾶσαι, λεπτομερεστέρα δὲ αὐ-
τῶν οὖσα ἡ σχιστὴ καὶ χρησιμωτέρα ἐστὶν αὐτῶν. χάλκαν-

tritis columellam contingere oportet, fenfim quodammodo
ad fupernam regionem et externam, ad linguam videlicet
ducendo. Verum trita arida medicamenta cochleario exci-
piantur. et melius eft ut ipfum cochlearium ad finem in
obliquam lineam definat quam in rectam. Et ex his ipfis
moderatae quidem funt rofae et flos ipfarum et virgulta
jam enumeratarum plantarum, hypocyftis, rheon, lapis quo
futores muliebria calceamenta expoliunt, vocatur autem
ageratus, velut non fenefcens, aloëque et cyperus et fchoe-
nanthos, radix nardi Indicae ac noftrae montanae. Fortiora
his funt et citra manifeftam afpritudinem aftringunt fru-
ctus fpinae Aegyptiae, rheon et quod diphryges appellatur,
rhus obfoniorum five culinarius, et ex acerbis balauftium
eft, cytini, malicorium, galla et magis exacte quum ompha-
citis fuerit. Aftringunt etiam eximie omnia aluminis genera,
fciffum vero inter ea tenuiorum partium eft et ob id uti-
lius. Atramentum vero futorium vehementem habet aftrin-

θος δὲ σφοδροτάτην ἔχων στύψιν οὐκ ἀπήλλακται τοῦ θερμαίνειν, καὶ διὰ τοῦτο τοῖς σηπεδονώδεσιν ἕλκεσιν ἁρμόττει, ὅμως δὲ παροξύνει γαργαρεῶνα, κἂν ἤδη ᾖ σκιῤῥώδης. οἱ χυλοὶ δὲ στύφοντες ἁπάντων τῶν εἰρημένων φυτῶν εἰσι καὶ τῶν καρπῶν αὐτῶν ὡσαύτως. εἴρηται δὲ περὶ αὐτῶν ἐν ταῖς διαχρίστοις στοματικαῖς, ὧν αἱ μὲν διὰ γλεύκους, αἱ δὲ διὰ μέλιτος μίξεως σκευάζονται. διαφθείρονται γὰρ οἱ χυλοὶ τοὐπίπαν, ἄνευ μέλιτος ἀποτεθέντες, ἢ πάλιν ἀποξηραίνονται μέχρι πλείονος ἑψηθέντες. ἔνιοι δὲ χυλοὶ, κἂν ἐν ἡλίῳ θερινῷ ξηρανθῶσιν ἄχρι συμμέτρου πάχους, ἐν τῷ χρόνῳ ξηραίνονται, καὶ ἄν γε πλειόνων ἐτῶν γεννηθῶσιν, εἰς τοσοῦτον ἥκουσι ξηρότητος, ὡς λειοῦσθαι δύνασθαι παραπλησίως κυτίνοις καὶ βαλαυστίῳ. τοιοῦτοι δέ εἰσιν ὅ τε τῆς ὑποκυστίδος χυλὸς καὶ ὁ τῆς ὄμφακος καὶ τῆς γλυκυῤῥίζης καὶ ὁ τοῦ κενταυρίου καὶ καθόλου φάναι πάντες οἱ χυλοὶ, κἂν χωρὶς μέλιτος ἐπιπλέον ἑψηθῶσιν, οὐ διαφθείρονται μὲν, ἐν τῷ χρόνῳ δὲ γίνονται ξηροὶ, τινὲς μὲν, ὡς ἔφην, λειοῦσθαι δυνάμενοι, τινὲς δὲ ὅσοι τὸ γλίσχρον ἔχουσι φύσει πλατύνον-

gendi vim, fed non expers eſt calefaciendi et propterea putredinoſis ulceribus convenit, et tamen exacerbat columellam, etiam li jam fit in ſcirrhum indurata. Succi porro aſtringentes ex omnibus dictis plantis ſunt et fructibus ipſarum conſimiliter. Dictum eſt de ipſis inter illinitiones ſtomaticas, quarum aliquae ex muſti, aliquae ex mellis mixtura praeparantur, corrumpuntur enim ſucci omnino ſi absque melle reponantur, aut rurſus reficcantur ſi plurimum fuerint cocti. Quidam vero ſucci etiam ſi ad ſolem aeſtivum ſiccentur ad moderatam ſpiſſitudinem, per tempus tamen exareſcunt, et ſi ad plures annos durarint, in eam perveniunt ariditatem, ut conteri queant in modum cytinorum et balauſtiorum. Tales ſunt hypocyſtidis ſuccus et uvae acerbae ac glycyrrhizae et centaurii. Et ut in ſumma dicam, omnes ſucci etiam ſi absque melle diutius fuerint cocti, non quidem corrumpuntur, verum tempore fiunt aridi, et quidam ſane velut dixi conteri poſſunt, quidam vero, natura videlicet tenaces et viſcoſi, in laminam magis abeunt

Ed. Chart. XIII. [510.]   Ed. Baf. II. (248.)

ται μᾶλλον ἢ λειοῦνται. ἁπλᾶ μὲν οὖν ταῦτα χρήσιμα, σύν-
θετα δὲ ἐξ αὐτῶν κατὰ τρεῖς χρείας γίνονται, μίαν μὲν ἐκ
τῶν ὁμογενῶν, ὅταν τῷ σφοδρῷ τὸ μαλακὸν μίξομεν, ἀπο-
ροῦντες τοῦ μέσου, ῥόδων ἄνθος ἢ αὐτὰ τὰ ῥόδα μετὰ κη-
κίδος ἢ στυπτηρίας λειώσαντες, ἕκαστόν τε τῶν εἰρημένων
ἔμπροσθεν πραέων φαρμάκων τῷ σφοδρῷ συμπλέξαντες.
ἔσται γὰρ ἀριθμὸς οὐκ ὀλίγος κατὰ τὴν τῶν τοιούτων ὑπάλ-
λαξιν, ἀλλὰ καὶ κατ᾽ αὐτὴν τὴν ἐκ δυοῖν τινων μίξιν ἔσται
πλείω φάρμακα, κατ᾽ ἄλλην ἄλλου ποσότητα μιγνυμένων
αὐτῶν, οἷον εἰ διαπλάσιον εἴη τὸ τῶν ῥόδων ἄνθος τῆς
στυπτηρίας ἢ τοὐναντίον τοῦδε, διπλασία τοῦ ῥόδων ἄνθους
ἡ στυπτηρία. δύναιτο δ᾽ ἄν τι διπλάσιον, ἀλλὰ καὶ τρι-
πλάσιον καὶ τετραπλάσιον, ἑκάτερον ἑκατέρῳ μίγνυσθαι. πρό-
δηλον δ᾽ ὅτι καὶ ἴσον ἴσῳ. τοῦτο μὲν οὖν μέσον ἂν εἴη
τῶν ἄκρων, τὰ δ᾽ ἄλλα πάντα τινὰ μὲν ἐγγυτέρω τοῦ μα-
λακωτέρου τὰ πλέον ἔχοντα τῶν ῥόδων, τὰ δὲ τοῦ σφοδρο-
τάτου τὰ πλέον ἔχοντα τῆς στυπτηρίας. ἑκατέρων δ᾽ αὐ-
τῶν οὐκ ἄδηλον τὸ μᾶλλον καὶ ἧττον. ὄντων γὰρ δυοῖν

quam ut conterantur. Atque haec quidem fimplicia com-
moda exiftunt. Compofita autem ex ipfis juxta duplicem
utilitatem fiunt, unam quidem ex iis, quae ejusdem generis
funt, quando vehementi molle admifcemus, carentes fcilicet
medio, velut florem rofarum, aut ipfas rofas cum galla aut
alumine permifcentes et unumquodque ex praedictis lenibus
medicamentis cum vehementi complicantes. Non pauca enim
numero juxta hujusmodi permutationem erunt. Imo et juxta
mixturam ipfam ex duabus factam plura medicamenta fient,
quum alias alia quantitate mifceantur, velut fi duplus fit
rofarum flos quantitate aluminis aut vice verfa duplum
alumen ad florem rofarum. Poffit autem non folum duplum,
fed et triplum et quadruplum alterum alteri mifceri, ne-
que clam eft etiam par pari, atque hoc quidem medium
fuerit inter fumma five extrema, reliqua vero omnia par-
tim propius molliori accedunt, quae videlicet plus rofarum
habent, partim autem vehementiffimo, quae fcilicet plus alu-
minis capiunt. In utrisque vero non obfcurum eft magis

φαρμάκων, ἰσχυρὸν μὲν ἐν οἷς πλείων ἐστὶν ἡ στυπτηρία
τῶν ῥόδων, ἰσχυρότατον δ᾽ ἐστὶ καθὸ τριπλασία τῶν ῥό-
δων ἡ στυπτηρία περιέχεται τοῦ διπλάσιον ἔχοντος φαρμά-
κου. ὅπερ οὖν ἀεὶ λέγοντος ἀκούετέ μου καὶ νῦν ἐρῶ. μω-
ρίζουσιν οἱ ζητοῦντες ὁποῖόν ἐστι τὸ κρεῖττον ἐπὶ δυοῖν
ὁμογενῶν φαρμάκων ἢ τὸ κάλλιστον ἁπάντων αὐτῶν. ὥσπερ
εἰ ζητοίης γε εἰ χόνδρον ἄμεινον ἢ πτισάνην διδόναι τοῖς
νοσοῦσιν, ἢ πότερον οἶνον ἢ ὀξύμελι ἢ τῶν καθαιρόντων
φαρμάκων. ἆρά γε βελτίων ἐστὶν ἐλλέβορος λευκὸς ἢ μέλας
ἢ καθόλου περὶ πάντων τῶν βοηθημάτων τί κάλλιστόν
ἐστιν. ἅπαντα γὰρ ἐν τῷ πρός τι τό γε ὠφελεῖν ἔχει καὶ
τὸ βλάπτειν, καὶ τοῦτο Ἱπποκράτους εἰπόντος, ὧν οἶδα
πρώτου πάντων οἱ μετ᾽ αὐτὸν ἠκολούθησαν. ἔνιοι δὲ τῶν
νεωτέρων ἰατρῶν, ὥσπερ ἄλλα πολλὰ φλυαροῦσιν, οὕτω καὶ
τὰ τοιαῦτα. τεθέασθε δὲ πολλάκις ἔργῳ τοῦ λεγομένου τὴν
ἀλήθειαν. ἀκαίρως γοῦν ἔνιοι χρησάμενοι φαρμάκοις οἷς εἰ-

et minus. Quum enim duo funt medicamenta, validum qui-
dem eſt, in quo alumen roſas excellit, validius autem eſt,
in quo triplum alumen ad roſas continetur, quam medica-
mentum quod duplum ſaltem habet. Quod igitur ſemper
me dicere audiviſtis, etiam nunc dicam. Stulti ſunt qui in-
ter duo ejusdem generis medicamenta utrum ipſorum me-
lius ſit quaerunt aut quod ipſorum omnium optimum exi-
ſtat. Perinde enim faciunt ac ſi quis quaerat praeſtetne
alicam aut ptiſanam aegris exhibere, aut num vinum an
acetum mulſum aut aliquod purgatorium medicamentum, aut
num melius ſit veratrum album an nigrum, aut ſi in uni-
verſum quis de omnibus auxiliis interroget, quod ipſorum
optimum exiſtat. Omnia enim reſpectu ad aliquid tum emo-
lumentum tum detrimentum in ſe habent, quod ipſum
etiam quum Hippocrates dixerit primus omnium, quos ſciam,
ii qui poſt ipſum fuerunt infequuti ſunt, ex recentioribus
autem medicis aliqui quemadmodum alia multa nugantur,
ſic etiam talia. Vidiſtis porro ſaepe opere dicti mei verita-
tem. Intempeſtive namque aliqui medicamentis quae habe-

χον, εἶτ᾽ ἐκ τοῦ παροξῦναι τὸ πάθος ἐφ᾽ ἕτερα μεταβάντες
ἄνευ με[511]θόδου καὶ μηδὲν τούτοις ἀνύσαντες τὴν τρίτην
ἐφεξῆς ἐφ᾽ ἕτερα μετάβασιν, ἔστι δ᾽ ὅτε καὶ τετάρτην ἀλό-
γως ποιήσαντες καὶ νομίσαντες τὸ πάθος εἶναι κακόηθες,
ἐκάλεσάν με συμβουλεῦσαί τι. κἀγὼ κελεύσας αὐτοὺς ἃ κέ-
κτηνται φάρμακα δεῖξαί μοι τὸ συμφέρον τῇ παρούσῃ κατα-
στάσει συνεβούλευον. καὶ φάντων αὐτῶν δι᾽ οὗ συνεβού-
λευσα φαρμάκου παροξυνθῆναι τὸν κάμνοντα καὶ διὰ τοῦτο
χρῆσθαι δεδιότων, ἀλλὰ νῦν γε πεισθέντας ἐμοὶ χρήσασθαι
προτρέψας, ἐπέδειξα κἀκείνοις καὶ ὑμῖν ἑκάτερον ὧν ἔλεγεν
Ἡρόφιλος, ἀληθὲς ὑπάρχον. ἐάν τε γὰρ εἴπῃς οὐδὲν εἶναι
τὰ φάρμακα μόνα καθ᾽ αὐτά, προσηκόντως ἐρεῖς, οὐδὲν γάρ
ἔστιν, ἐὰν μὴ τὸν χρώμενον ὀρθῶς σχῇ, ἐάν τε πάλιν οἷόν
πέρ θεῶν χεῖρας εἶναι τὰ φάρμακα, καὶ τοῦτο ὀρθῶς ἐρεῖς.
ἀνύει γὰρ μεγάλα τὸν χρώμενον αὐτοῖς ἔχοντα γεγυμνασμέ-
νον ἐν λογικῇ μεθόδῳ μετὰ τοῦ καὶ συνετὸν εἶναι φύσει.
τινὲς γὰρ οὐ μόνον βελτίους ὄντες ἀμφισβητοῦσι περὶ σοφίας

bant uſi, deinde quod exacerbari affectionem his viderent,
ad alia citra methodum transgreſſi et neque his quicquam
efficientes ad tertiam deinceps tranſitionem, aliquando etiam
quartam, praeter rationem delati et affectum jam malignum
eſſe judicantes me in conſilium adhibuerunt, quibus ut
oſtenderent mihi quum juſſiſſem ea medicamenta, quae ha-
bebant, id quod commodum eſſet ad praeſentem conſtitu-
tionem indicavi. Atque quum ipſi dicerent per medicamen-
tum, quod ego conſulebam, aegrum exacerbatum eſſe et ob
id ſe eo uti formidare, verum etiam ſic perſuaſos a me ad
ipſius uſum compuli et tum illis tum nobis utrumque, quod
Herophilus dixit, verum eſſe oſtendi. Sive enim dixeris
medicamenta nihil eſſe ſola per ſe ipſa, recte dices; nihil
eι im ſunt, niſi utentem eis recte fuerint adepta. Sive rur-
ſus medicamenta veluti deorum manus eſſe dixeris, etiam
hoc recte dices; juvant enim maxime, ſi is qui eis utitur
in rationali methodo fuerit exercitatus et cum hoc natura
prudens, quidam enim haud ſane praeſtantiores exiſtentes

τοῖς συνετωτάτοις. ἡ μὲν οὖν τῶν ὁμογενῶν φαρμάκων μί-
ξις ἕνεκα τῆς τῶν μεταξὺ χρείας γίνεται, καὶ διὰ τοῦτο ἀεὶ
δύο ἔχειν ὑμᾶς ἐναντία ταῖς δυνάμεσιν ἐφ' ἑκάστου πάθους
ἀξιῶ. μιγνύντες γὰρ αὐτὰ παμπόλλων τῶν μεταξὺ φαρμά-
κων εὐπορήσετε. μία μὲν οὖν αἰτία τῆς τῶν ὁμογενῶν φαρ-
μάκων μίξεως ἥδε καὶ δὴ λέλεκται· μία δὲ ἄλλη τῆς τῶν
ἑτερογενῶν ἐκ τοιούτου γίνεται λογισμοῦ. σπανίως ἂν εὕ-
ροι τις διάθεσιν ἤτοι διαφορούντων μόνον ἢ ἀποκρουομένων
δεομένην. αἱ μὲν γὰρ μικραὶ, καθ' ὧν οὐδὲ τὸ τῆς διαθέ-
σεως ὄνομα προφέρουσιν οἱ ἰατροὶ, παραχρῆμα καθίστανται·
μείζονα δ' ὑπόθεσιν ἔχοντος τοῦ γεννωμένου πάθους ἀδύ-
νατόν ἐστι διὰ τῶν ἀποκρουομένων αὐτὸ τελέως ἰᾶσθαι, καὶ
μάλισθ' ὅταν ᾖ τὸ τοῦ κάμνοντος σῶμα πολύχυμον ἢ τὸ
πεπονθὸς μόριον ἄῤῥωστον φύσει. διὰ τοῦτο οὖν ἀναγκαζό-
μεθα πολλάκις μὲν εὐθέως ἐν ἀρχῇ, πολλάκις δὲ ὀλίγον
ὕστερον μιγνύναι τι τῶν διαφορητικῶν. ἢν δ' ὀδύνη συνείη
σφοδρὰ καὶ τῶν παρηγορικῶν· χρεία τοίνυν ἐστὶ τηνικαῦτα

de fapientia cum prudentiffimis contendunt. Mixtura itaque
medicamentorum ejusdem generis, mediorum medicamen-
torum ufus gratia fit. Et ob id femper dao contraria fa-
cultatibus medicamenta in unoquoque affectu vos habere
operae pretium duco, permifcendo enim ipfa, omnino mul-
tis mediis medicamentis abundabitis. Una igitur mixturae
ejusdem generis medicamentorum caufa haec eft, jam vide-
licet relata. Una vero alia mixtura ex diverfi generis me-
dicamentis hujusmodi ratiocinatione coepit. Raro quidem
invenerit quis affectionem aut difcufforiis tantum aut repul-
foriis indigentem. Parvae etenim et affectionis nomine vix
a medicis dignatae confeftim fedantur. Ubi vero generatus
affectus majorem habuerit caufam, impoffibile eft ipfum per
repulforia perfecte fanare et maxime ubi aegri corpus fue-
rit humoribus multis refertum aut particula affecta natura
debilis. Ob id igitur cogimur faepe quidem in principio,
faepe vero paulo poft admifcere quippiam ex difcufforiis,
fi vero dolor affuerit fimul vehemens, etiam ex mitigato-
riis addere. Itaque tunc opus eft unicuique praedictorum

968 *ΓΑΛΗΝΟΥ ΠΕΡΙ ΣΥΝΘΕΣΕΩΣ ΦΑΡΜΑΚΩΝ*

Ed. Chart. XIII. [511.]   Ed. Baf. II. (248. 249.)

τῶν εἰρημένων φαρμάκων ἑκάστῳ μεμίχθαι τε τῶν διαφορη-
τικῶν. ὄντων δὲ καὶ τούτων παμπόλλων, ἀπὸ τῶν μαλακω-
τέρων ἄρχεσθαι χρή, παροξύνεται γὰρ ὑπὸ τῶν δριμέων τὰ
φλεγμαίνοντα. διὰ τοῦτο οὖν ἐγένοντο σύνθετα φάρμακα
πρός τε τὰς (249) τῶν ἄλλων μορίων φλεγμονὰς καὶ πρὸς
τὰς τοῦ γαργαρεῶνος, οἷον ὅταν τῇ στυπτηρίᾳ μίξωμεν ἴριν
Ἰλλυρικὴν ἢ τὸ τῶν ὀρόβων ἄλευρον ἢ λιβανωτὸν ἢ σμύρ-
νην. ὄντων δὲ καὶ τῶν στυφόντων πολλῶν καὶ τῶν ἀδήκτως
διαφορούντων οὐκ ὀλίγων ἡ ποικιλία τῶν πρὸς τοὺς φλε-
γμαίνοντας κίονας ἁρμοττόντων φαρμάκων εἰκότως ἐγένετο
παμπόλλη. σὺ δὲ θεασάμενος ὅπως ἔχῃ μεγέθους τε καὶ θερ-
μότητος ἡ φλεγμονὴ τό τε ἀποῤῥέον αὐτῆς ὁπόσον ἐστὶ κα-
τασκεψάμενος, ἔτι τε τὴν ποσότητα τῶν ἐν τῷ σώματι χυ-
μῶν στοχασάμενος ἢ τῷ τοῖς στύφουσιν ἢ τῷ τοῖς διαφο-
ροῦσιν ἐπικρατουμένῳ φαρμάκῳ χρήσῃ. παραγράψω δὴ πά-
λιν κἀνταῦθα φάρμακα τὰ τοῖς ἐμπειροτάτοις γραφέντα τὰ
μὲν ἅμα τοῖς οἰκείοις διορισμοῖς, οὐκ ὀλίγα δὲ καὶ χωρὶς

medicamentorum aliquid ex difcufforiis addere. At vero
quum haec omnino multa fint, a mollioribus aufpicandum
erit, ab acribus enim inflammata exacerbantur. At ea gra-
tia compofita medicamenta in ufum venerunt, quum ad alia-
rum partium inflammationes tum gurgulionis, veluti quum
ad alumen iridem Illyricam admifcemus aut farinam ervi-
nam aut thus aut myrrham. Quum enim aftringentia fint
multa et non pauca citra acrimoniam difcutientia, varietas
medicamentorum ad columellas inflammatas merito multi-
juga facta eft. Caeterum tum perfpecta inflammationis ma-
gnitudine ac caliditate et confiderata influxus quantitate,
ampliusque copiam humorum in toto corpore per conje-
cturam affequutus medicamento, in quo aut aftringentium
aut difcutientium vis excellit, uteris. Afcribam autem rur-
fus etiam hic medicamenta, quae ab expertiffimis tradita
funt, aliqua quidem cum propriis difcriminibus, non pauca
vero etiam citra diftinctiones. In quibus fane ego, velut

τῶν διορισμῶν, ἐφ᾽ ὧν ἐγὼ προσθήσω καθάπερ ἐπὶ τῶν
ἄλλων, ὅσα πρόσθεν ἔγραψα, τοὺς οἰκείους διορισμούς.
[Περὶ τῶν ὑπ᾽ Ἀρχιγένους γεγραμμένων πρὸς τοὺς
φλεγμαίνοντας γαργαρεῶνας.] Περὶ τοῦ προκειμένου παθή-
ματος οὕτως ἔγραψεν Ἀρχιγένης τὸ πρῶτον τῶν φαρμά-
κων. σταφυλῆς δὲ χαλασθείσης προσάπτου ὀπῷ λείῳ ἢ κη-
κίδι λείᾳ μετὰ ἁλῶν, ἢ αὐτοῖς ἁλσὶ διαλύτοις, ἢ λυκίου ῥίζῃ
λείᾳ ἢ ὀμφακίῳ μετὰ μέλιτος. εἰ δὲ εὔτονον ἐθέ[512]λοις,
χαλκάνθου, λεπίδος, σχιστῆς, μίσυος, σμύρνης, κηκίδος ἴσα
λεῖα, οἴνῳ ἀναλαβὼν χρῖε. εἰ ταυτὶ μόνα γράψας ὁ Ἀρχι-
γένης ἐπαύσατο, τελέως ἂν ἐμεμψάμην χωρὶς διορισμοῦ γρά-
ψαντι φάρμακα δυνάμεως ἐναντιωτάτης. ἐπεὶ δὲ διὰ τῶν
ἑξῆς γεγραμμένων ἐπανορθοῖ, καὶ αὐτὸ τούτων ἀδιόριστον
ὀρθῶς ἐποίησεν. ὅτι δὲ ἀδιορίστως εἴρηται ταῦτα μαθεῖν
πάρεστιν ἐντεῦθεν. σταφυλῆς, φησὶ, χαλασθείσης προσάπτου
ὀπῷ λείῳ. ἔδει μὲν οὖν κἀνταῦθα προστεθεικέναι ποίῳ φη-
σὶν ὀπῷ, ἀλλ᾽ ἐπεὶ πᾶσιν ἤδη πεπίστευται τὸν Κυρηναικὸν

etiam in aliis, quae fupra tradidi, propria difcrimina ap-
ponam.

[*Quae Archigenes fcripfit ad gurguliones inflam-
matos.*] Ad propofitam affectionem fic fcripfit Archigenes
in primo medicamentorum. Uva laxata fuccum diffolutum
admove aut gallam tritam cum fale aut ipfum fal diffolu-
tum aut lycii radicem tritam aut omphacium cum melle.
Si vero fortius velis, atramenti futorii, fquamae aeris, alu-
minis fciffi, mifyos, myrrhae, gallae aequas partes tritas
ac vino exceptas illine. Si his folum fcriptis quiefceret
Archigenes, haud injuria ipfum reprehenderim, citra difcri-
men fcribentem medicamenta facultatis penitus contrariae,
quoniam vero in his, quae deinceps fcribuntur, corrigit in-
terdum ipfam horum indiftinctionem, recte facit. Quod vero
indifcriminatim haec dicta fint, hinc difcere licet. Uvae,
inquit, laxatae fuccum diffolutum admove. Oportebat equi-
dem etiam hic apponere, qualem fuccum dicat, verum quum
omnibus jam perfuafum fit Cyrenaicum fuccum optime fa-

ὀπὸν ἄριστα ποιεῖν πρὸς τὰς φλεγμονὰς τοῦ κίονος, οὐ
προσέθηκε τοῦ Κυρηναίου. κατὰ τοῦτο μὲν οὖν καί τις
αὐτῷ μέμψαιτο. καθ᾽ ὅσον δὲ δριμύτατον καὶ θερμαντικώ-
τατον φάρμακον τὸν Κυρηναϊκὸν ὀπὸν μετὰ τῶν ἐναντίων
ἔγραψε, μὴ προσθεὶς διορισμὸν μηδὲ δηλώσας πότε μὲν τῷ
ὀπῷ χρῆσθαι προσήκει, πότε δὲ τοῖς στυπτικοῖς φαρμάκοις,
κατὰ τοῦτο κακῶς ἐποίησε. χάλκανθον γὰρ καὶ λεπίδα χαλ-
κοῦ καὶ τὴν σχιστὴν, δῆλον δὲ ὅτι μὲν στυπτηρίαν λέγει
καὶ μίσυ καὶ κηκίδα, πάντα ἴσα λειοῦν ἐν οἴνῳ κελεύσας,
προσμίξας δὲ αὐτοῖς καὶ σμύρνης ἴσον τῷ συντεθέντι φαρ-
μάκῳ χρίει τὴν σταφυλὴν, ἰσχυροτάτῳ δηλονότι κατὰ τὴν
στύψιν ὑπάρχοντι. παρεμυθήσατο δὲ τὸ τῆς γραφῆς ἀδιόρι-
στον, προσγράψας τῷ περὶ τοῦ φαρμάκου λόγῳ τὴν λέξιν
ταύτην. εἰ δ᾽ εὔτονον ἐθέλοις, ὡς γὰρ ἐπισταμένοις ἡμῖν
πότε τοῖς εὐτόνοις ἐστὶ χρηστέον, οὕτως ἔγραψε καὶ τοῦτο.
μικτὸν δὲ φάρμακον ἐν οἷς ἔγραψεν ἔστιν ἡ κηκὶς μεθ᾽
ἁλῶν, αὐτὴ μὲν στύφουσα σφοδρῶς, οἱ δ᾽ ἄλες διαφοροῦν-
τες μετά τινος βραχείας στύψεως. ἰδίᾳ δὲ τοῖς ἁλσὶν οὐκ

eere ad columellam inflammatam, non appofuit Cyrenaicum,
et ob id igitur quispiam haud ipfi fuccenfuerit. At vero
quod acerrimum et maxime calefactorium medicamentum
ipfum Cyrenaicum fuccum cum contrariis fcripfit, non ap-
ponens difcrimen, neque oftendens quando ipfo fucco uti
conveniat et quando aftringentibus medicamentis, in hoc
perperam fecit. Atramentum futorium enim et fquamam
aeris et alumen fciffum et mify et gallam, omnia aequis
partibus in vino terere jubens, ampliusque ad haec myr-
rham pari pondere addens, hoc modo compofito medica-
mento uvam illinit, quod fortiffima aftringendi facultate
praeditum eft. Verum hujus fcripturae indeterminatam in-
certitudinem mox mitigavit, praefcribendo videlicet haec
verba medicamenti compofitioni, fi vero fortius velis, hoc
enim fcripfit tanquam fcientibus nobis quando fortibus uten-
dem fit. Porro mixtum medicamentum eft et hoc, ubi
fcripfit, aut gallam tritam cum fale. Galla enim vehementer
aftringit, fal vero difcutit cum modica aftriciione. In prin-

ἄν τις χρήσαιτο κατ᾽ ἀρχὰς, ὥσπερ οὐδὲ τῷ ὀπῷ, ἀλλ᾽ ἐπὶ
σκιῤῥουμένης ἤδη καὶ χρονιζούσης τῆς φλεγμονῆς τοῦ κίονος.
αὐτὸς δὲ οὐ κίονος ἔγραψεν, ἀλλὰ σταφυλῆς χαλασθείσης,
ὁμοίως τοῖς πολλοῖς ἡγούμενος τὴν φλεγμονὴν τοῦ κίονος
σταφυλὴν ὀνομάζεσθαι καὶ τί θαυμαστὸν ὅπου καὶ τῶν
καθ᾽ ἡμᾶς τις ἐπ᾽ Ἀττικισμῷ σεμνυνόμενος, ὡς τὸ μόριον
αὐτὸ σταφυλὴν ὀνομάζεσθαι. πλέον γὰρ αὐτὸς ἠγνόει τοῦ
Ἀρχιγένους, καίτοι παρά τε τοῖς ἄλλοις παλαιοῖς εὐπορη-
κὼς τὴν χρῆσιν τῆς προσηγορίας καὶ παρὰ τῷ Ἱπποκράτει
κατὰ τὸ προγνωστικὸν ἐν τῇδε τῇ λέξει. οἱ δὲ γαργαρεῶνες
ἐπικίνδυνοι καὶ ἀποτέμνεσθαι καὶ διακαίεσθαι καὶ ἀποσχά-
ζεσθαι, ἔστ᾽ ἂν ἐρυθροὶ ὦσι καὶ μεγάλοι. καὶ γὰρ φλεγμονὴ
ἐπιγίνεται τουτέοισι καὶ αἱμοῤῥαγία. ἀλλὰ χρὴ τὰ τοιαῦτα
ἄλλοις μηχανήμασι πειρᾶσθαι κατισχναίνειν ἐν τούτῳ τῷ
χρόνῳ. ταῦτα προειπὼν ὁ Ἱπποκράτης φησὶν ἐφεξῆς· ὅταν
δὲ ἀποκριθείη πᾶν, ὃ δὴ σταφυλὴν καλέουσι, καὶ γένηται
τὸ μὲν ἄκρον τοῦ γαργαρεῶνος μεῖζόν τε καὶ πελιὸν, τὸ δὲ
ἀνωτέρω λεπτότερον, ἐν τούτῳ τῷ καιρῷ ἀσφαλὲς διαχειρί-

cipio vero fale non eſt privatim utendam, ſicut neque ſucco,
fed indurata jam et diuturna columellae inflammatione, ipſe
autem non columella ſcripſit, ſed uva laxata, cum vulgo
exiſtimans columellae inflammationem uvam appellari. Et
quid mirum hoc putandum, quando etiam ex noſtratibus
quidam, ob Atticiſmum ſuperciliofus et jactabundus, uvam
ipfam particulam appellari exiſtimavit? Major enim hujuſ
quam Archigenis ignorantia fuit, quamquam tum ex aliiſ
veteribus hujus appellationis uſus parabilis fit, tum ex Hip-
pocrate conſtet, ex his adeo in praenotionum libro verbis:
*Gurguliones cum periculo exciduntur, uruntur ac reſic-
cantur, quandiu rubri fuerint et magni, nam et inflam-
matio ad hoc conſequitur et ſanguinis eruptio. Verum ta-
les graciles reddere aliis artibus hoc tempore oportet.* Haec
praefatus Hippocrates deinceps ait: *quum vero totum fuerit
ſeparatum, quod ſane uvam vocant, et extremum gurgu
lionis majus et lividum fuerit factum, ſuperior vero parſ
tenuior, in hoc ſane tempore tutum eſt manus admoliri·*

Ed. Chart. XIII. [512. 513.]   Ed. Baf. II. (249.)
ζειν. ἄμεινον δὲ καὶ ὑποκενώσαντα τὴν κοιλίην τῇ χειρουργίῃ
χρῆσθαι, ἢν ὅ τε χρόνος ἐγχωρέῃ καὶ μὴ ἀποπνίγηται ὁ ἄν-
θρωπος. ἔτι δὲ σαφέστερον ὁ Διοκλῆς ἡρμήνευκεν ὁποῖόν
ἐστι πάθος ἡ καλουμένη σταφυλὴ καὶ μετὰ τοῦτον Πραξα-
γόρας καὶ Μαντίας καὶ ὅσοι τὰ συνεδρεύοντα τοῖς πάθεσιν
ἔγραψαν. ἔνιοι δὲ καὶ διὰ τοῦτο σταφυλὴν εἶπον κεκλῆ-
σθαι τὸ πάθος, ὅτι ῥαγὶ σταφυλῆς ἔοικε τὸ ἄκρον τοῦ γαρ-
γαρεῶνος. τὰ δὲ ἐφεξῆς ὑπὸ τοῦ Ἀρχιγένους γεγραμμένα
καλῶς εἴρηται, καὶ διορισμοὺς τῆς χρήσεως αὐτῶν προσγρά-
ψαντος. ἔχει δὲ ἡ λέξις οὕτω.

[Κοινὸν φάρμακον κίονος καὶ παρισθμίων.] Κοινῶς
δὲ ἐπὶ τῶν κατὰ παρίσθμια ἢ τὸν κίονα φλεγμονῶν ἢ ἑλ-
κώσεων ἀρχομένων μὲν εὐθὺς ἁρμόδιος ἡσυχία, [513] ἀσιτία
καὶ ἀκόλουθος δίαιτα. ἀναγαργαρίσματα δὲ ἁπλᾶ ἡσυχῇ
στύφοντα, ὀξύκρατον ὑδαρὲς χλιαρὸν ἢ μελίκρατον ἢ φοινι-
κοβαλάνων ἢ ἑλίκων ἀμπέλου ἢ μήλων κυδωνίων ἢ μεσπί-
λων ἢ ἀχράδων ἢ ῥόδων ἀφεψήματος, μιγνυμένου μετὰ τῶν
ἀφεψημένων αὐστηρῶν μέλιτος ὀλίγου. καλῶς ἐνταῦθα προσ-

Praeſtiterit autem alvo prius evacuata manum adhibere,
ſi tempus hoc permittat et non ſuffocetur homo. Manife-
ſtius autem adhuc Diocles interpretatus eſt, qualis ſit affe-
ctio uva appellata et poſt eum Praxagoras et Mantias et
quicunque concomitantia affectus conſcripſerunt. Quidam
vero etiam ob id affectionem uvam appellatam eſſe dixe-
runt, quod uvae fructui extremum gurgulionis ſimile appa-
ret. Quae porro deinceps ab Archigene ſcripta ſunt, recte
dicta ſunt, diſcrimina nimirum uſus ipſorum eo aſcribente.
Habent autem ſic.

[Commune medicamentum columellae et tonſillarum.]
In commune tum tonſillis tum columella inflammatis aut
exulceratis, in principio convenit quies, inedia et conſe-
quens diaeta, gargarismi ſimplices leniter aſtringentes, poſca
dilutior tepida aut aqua mulſa, aut palmularum aut vitis
pampinorum aut malorum cotoneorum aut meſpilorum aut
pyraſtrorum aut roſarum decoctum, ita ut ad auſtera de-
cocta parum mellis admiſceatur. Pulchre hic aſcripſit au-

ἔγραψε τοῖς αὐστηροῖς χρῆσθαι, μιγνύναι δὲ μέλιτος ὀλίγου.
μικρὸν δ᾽ ἔμπροσθεν αὐτῷ καθ᾽ αὐτὸ τῷ μελικράτῳ κελεύ-
σας χρῆσθαι κατὰ τὴν ἀρχὴν τῶν φλεγμονῶν οὐκ ὀρθῶς
ἐποίησε. οὐδὲν γὰρ ἔχει στυπτικὸν τὸ μελίκρατον, ἀλλὰ κυ-
ριώτατον μὲν αὐτὸ ἄν τις ῥυπτικὸν εἴποι, σὺν τούτῳ δὲ
καὶ διαφορητικὸν λέγων, οὐκ ἄν ἁμάρτοι. τὰ δ᾽ οὖν ἐφεξῆς
ὑπ᾽ αὐτοῦ γεγραμμένα καλῶς εἴρηται κατὰ λέξιν οὕτως
ἔχοντα. ποιεῖ καὶ ἀκακίας χυλὸς ὕδατι ἀνεθείς. διαχριστέον
δὲ ταῖς παραπλησίαις τῶν στοματικῶν, οἷον καὶ ἡ διὰ μό-
ρων λιτὴ καὶ ῥοῦς Συριακῆς καὶ βυρσοδεψικῆς ἀποβρέγματι
ἑψηθέντι μέχρι συστῇ, μέλι προσμίξας χρῶ. ἢ ῥοιῶν γλυ-
κειῶν καὶ ὀξειῶν χυλὸν καθεψήσας μέχρι μέλιτος πάχος σχῇ,
χρῶ. ἢ σταφυλῆς ὄμφακος ἐκπιέσματα αὐτὸς σκευάσας χρῶ.
ἢ βάτου ἢ σχίνου ἢ τερμινθίνου ἢ σμύρνης ἢ ῥόδων χυλῷ
μετὰ μέλιτος χρῶ. καὶ μετὰ ταῦτα δὲ καταπλάσσειν ἔξωθεν,
σχιστὴν μετ᾽ ἀλόης τοῦ ἡμίσεος καὶ ὀλίγης ἀκακίας, σὺν
χυλῷ στρύχνου, συμβουλεύσας ἐπιφέρει κατὰ λέξιν οὕτως.
ἐπιμενούσης δὲ τῆς φλεγμονῆς ἀναγαργαριζέσθω ὄξει χλιαρῷ

fteris oportere mellis pauxillum mifcere, verum paulo ante
cum aqua mulfa per fe uti juffit in principio inflammatio-
num, non recte fecit. Nihil enim aftringens habet aqua
mulfa, fed rectiffime quis ipfam deterforiam dixerit, et fi
fimul difcufforiam dicat, nihil deliquerit. Quae vero dein-
ceps ab eo fcripta funt, recte habent in hunc modum. Facit
et acaciae fuccus aqua dilutus. Illinenda funt etiam confi-
milia ftomatica medicamenta, velut eft quod ex moris con-
ftat fimplex. Rhois item Syriacae ac coriariae cremore co-
cto ad fpiffitudinem, cum melle mixto utere. Aut punico-
rum dulcium, atque acidorum fuccum ad mellis craffitudi-
nem decoquito ac utitor. Aut uvae acerbae fuccum expres-
fum adhibeto. Aut rubi aut lentifci aut terebinthi aut
myrti aut rofarum fucco cum melle utere. Et poftea fo-
rinfecus alumen fciffum cum dimidia aloës parte ac modica
acacia cum fucco folani imponere confulens, haec verba
infert. Quod fi moretur inflammatio, acetum tepidum per

Ed. Chart. XIII. [513.] Ed. Baf. II. (249. 250.)

ἰδίᾳ, ἢ κηκίδος λείας προσμιγείσης ἢ βάτου ἢ ἀγριελαίου
ῥίζης, ἢ κυπέρου ἀφεψήματι μετὰ μέλιτος, ἢ γλυκεῖ μεθ᾽
ὕδατος, ἢ συκίτῃ θερμῷ, ἢ μαλάχης ἀφεψήματι. πρόδηλον
μὲν ὅτι κοινὰ ταῦτα βοηθήματα, καθότι προείρηται, τοῦ τε
κίονός ἐστι καὶ τῶν παρισθμίων. οὐκ ὀρθῶς δέ μοι δοκεῖ
τῷ γλυκεῖ μεθ᾽ ὕδατος θαῤῥεῖν, ἀσθενεῖ πρὸς τὰ τοιαῦτα
φαρμάκῳ. καθάπερ καὶ τῷ συκίτῃ καὶ τῷ τῆς μαλάχης ἀφε-
ψήματι, πρὶν ἢ πρὸς διαπύησιν ἀφίκοιτο τὸ πάθος, ἐχρῆν
δὲ τοῦτον αὐτὸ τοῦτο δεδηλωκέναι. συνάπτων δὲ τοῖς (250)
προειρημένοις ὁ Ἀρχιγένης ὡδί πως ἔγραψεν. διάχριε δὲ καὶ
τοῖς ἀνωτέρω πρὸς τὰ ἐν τοῖς ῥώθωσιν ἑλκύδρια μεταγρα-
φεῖσιν. ἰδίως δὲ πίσσῃ σὺν ἐλαίῳ ἢ μέλιτι. ἢ κροκόμαγμα
μετ᾽ ὀλίγης κηκίδος σὺν μέλιτι ἢ στυπτηρία στρογγύλη μετὰ
ῥόδων ἄνθους λελειωμένη ἢ ῥόδα ξηρὰ ἢ τὸ ἄνθος αὐτῶν
λεῖα προσέμπασσε ἢ ἐμφύσα εἴς τε τὰ παρίσθμια καὶ τὴν
σταφυλήν. ἢ κυπέρου ῥίζαν ἢ μυρσίνην ἢ σχῖνον ἢ βάτον
ἢ κηκίδα ἢ ἅλας λεπτοὺς ὁμοίως ἔμπαττε, ἢ ὀμφακίνῳ ἢ
σχίνῳ μετὰ μέλιτος διάχριε, ἢ ῥόδων ἄνθος ἢ κρόκον μετὰ

fe gargariffet aut galla trita admixta aut rubi aut agreftis
oleae radice. Aut cyperi decoctum cum melle. Aut paffum
cum aqua. Aut fycites vinum calidum. Aut malvae deco-
ctum. Manifeftum eft enim haec auxilia communia effe, ve-
lut praedictum eft, tum columellae tum tonfillarum. Verum
non recte videtur mihi paffo cum aqua confidere, utpote
imbecilli ad talia medicamento, quemadmodum etiam vino
fycite et malvae decocto, priusquam ad fuppurationem per-
veniat affectus, oportebat autem hoc ipfum ab eo indicari.
Connectit deinde Archigenes ad praedicta fic fcribens, illi-
nito et ea, quae fupra ad ulcuscula in naribus fcripta
funt. Privatim autem picem cam oleo aut melle. Aut cro-
comagma cum modica galla et melle. Aut alumen rotun-
dum cum flore rofarum tritum aut rofas aridas aut florem
ipfarum trita infperge, aut tum tonfillis tum uvae infuffla.
Aut cyperi radicem vel myrtum aut lentifcum, vel rubum
aut gallam aut falem tenuem, fimiliter infperge. Aut ompha-
cium vel lentifcum cum melle illine. Aut florem rofarum

ΤΩΝ ΚΑΤΑ ΤΟΠΟΥΣ ΒΙΒΛΙΟΝ Ζ. 975

Ed. Chart. XIII. [513. 514.]　　　　　Ed. Baf. II. (250.)

ῥοιᾶς χυλοῦ. ἐνταῦθα πάλιν ἔμιξε τὴν στυπτικὴν ἀγωγὴν τῇ
διαφορητικῇ χωρὶς διορισμῶν. οὐδὲν γὰρ ὅμοιον ἐμπάττειν
ἅλας λεπτοὺς ἢ ῥόδα ξηρὰ καὶ τὸ ἄνθος αὐτῶν, ἢ πίσσῃ
σὺν ἐλαίῳ χρῆσθαι, θερμαντικῷ τε καὶ διαφορητικῷ φαρ-
μάκῳ, ἢ κηκίδι καὶ στυπτηρίᾳ, στυπτικωτάτοις φαρμάκοις.
χρονιζούσης μὲν γὰρ καὶ σκιῤῥουμένης τῆς φλεγμονῆς καλῶς
ἄν τις ὑγρὰν πίτταν προσφέρῃ ἢ τὴν ξηρὰν ἐλαίῳ τήξας.
τηνικαῦτα δὲ καὶ οἱ ἅλες χρήσιμοι προκεκενωμένου δηλονότι
τοῦ σώματος, ἀρχομένου δὲ ἢ αὐξανομένου καὶ μετὰ θερ-
μότητος πολλῆς ἀκμάζοντος, ἐναντιώτατον βοήθημα ἔλαιον
καὶ ἡ πίττα. κατὰ δὲ τὸν αὐτὸν λόγον καὶ οἱ ἅλες. ἐφεξῆς
δὲ καλῶς ἔγραψεν ὁ Ἀρχιγένης ἐπ᾽ ἀκμάζοντος τοῦ πάθους
βοηθήματα, δηλοῖ δὲ ἐκ τούτου αὐξανόμενον καὶ μηδὲν ὠφε-
λούμενον ὑπὸ τῶν προγεγραμμένων. ἔχει δὲ ἡ λέξις αὐτοῦ
κατὰ τόνδε τὸν τρόπον· εἰ δ᾽ ἐπακμάζοι τὸ πάθος ἢ κοιλία
ὑποσυρέσθω ἢ ἀναγαργαριζέσθωσαν πιτύρων πλύμματι θερ-
μῷ, ἢ πτισάνης χυλῷ ἢ γλυκεῖ χλιαρῷ ἢ ἀφεψήματι γλυ-
κείας [514] ῥίζης μετὰ γλυκέος καὶ ὑσσώπου ἢ σύκων οἴνῳ

vel crocum cum mali punici fucco. Hic rurfus aftringentia
ac difcufloria citra difcrimen permifcuit. Nihil enim fimile
eft infpergere falem tenuem aut rofas ficcas vel florem
ipfarum, aut pice cum oleo uti, quod medicamentum eft
calefactorium ac difcufforium, aut galla et alumine, quae
medicamenta funt maxime aftringentia. Caeterum fenefcente,
atque indurata jam inflammatione recte pix liquida adhi-
beatur aut arida oleo liquefacta. Tunc vero etiam fal com-
modus fuerit, corpore videlicet prius evacuato. Incipiente
vero aut augefcente et cum multa caliditate vigente, ma-
xime contrarium auxilium eft pix cum oleo, eademque ra-
tione etiam fal. Confequenter autem recte defcripfit Archi-
genes ad vigentem affectionem auxilia. Indicat autem ex eo
augefcens et nihil opus fentiens ex praefcriptis malum. Ha-
bet fermo ejus hoc modo. Si vero in vigorem pervenerit
affectio aut alvus fubducatur aut furfurum loturam calidam
gargariffet aut ptilanae fuccum aut paffum tepidum aut ra-
dicis dulcis decoctum cum paffo et hyffopo aut ficus vino

ἀφεψημένων ἢ πτισάνης χυλῷ, ἐναφεψημένων αὐτῷ στα
φίδων. ὠφελοῦνται δὲ μεγάλως, ἐὰν ἀμυγδάλινον ἔλαιον εἰς
τὰ ὦτα ἐγχέῃς, ἔξωθέν τε πυριατέον πραέως σπόγγοις ἀπο-
τεθλιμμένοις καὶ ὠμὴν λύσιν ἐπιθετέον, τὴν διὰ κριθίνου
ἀλεύρου ἢ διὰ λινοσπέρμου ἢ τήλεως, ἢ καὶ σμῆγμα ἐκ τού-
των. ἐὰν μὲν οὖν πρὸς διαπύησιν φαίνηται ὄντα τὰ πα-
ρίσθμια, συνεργητέον τῷ σύκων ἀφεψήματι συνεχῶς καὶ
μονονουχὶ ἀδιαλείπτως διδόντας ἀναγαργαρίζεσθαι ἢ τῷ με-
λικράτῳ θερμῷ ὁμοίως. εἰ δὲ μηδὲν ὑποφαίνοιτο τοιοῦτον,
ἐπιτείνοιτο δὲ καὶ δυσκατάποτοι, ἐν ἀρχῇ τε πνιγμοῦ ὑπο-
πτεύοιντο εἶναι, τήν τε κοιλίαν εὐτόνῳ κλυστῆρι ἢ βαλάνῳ
ὑπακτέον ἢ φλεβοτομητέον ἀπ' ἀγκῶνος, σικύας τε κατὰ τοῦ
τραχήλου καὶ ἀνθερεῶνος κολλητέον μετὰ ἀμύξεως, πυρίαις
τε καὶ καταπλάσμασι συνεχέστερον καὶ εὐτονώτερον χρησό-
μεθα καὶ τοῖς ἀναγαργαρίσμασι συνεχῶς. εἰ δὲ πρὸς μηδὲν
τούτων εἴκοι, ἐπιτείνοιτο δὲ, τάς τε ὑπὸ τὴν γλῶτταν φλέ-
βας τμητέον ἢ τὰς ἐγκανθίδας τε ἢ καὶ τὴν ἐν μετώπῳ.
διαχρηστέον δὲ αὐτοὺς συνεχῶς χολῇ ταυρείᾳ καὶ ἐλατηρίῳ

incoctas aut ptifanae fuccum, in quo uvae paffae funt in-
coctae. Magnopere juvantur fi amygdalinum oleum in aures
infuderis, forinfecusque fpongiis expreffis leniter foveris.
Quin et diffolutum crudum ex hordeacea farina imponen-
dum aut ex farina feminis lini aut foenigraeci aut etiam
mixtura ex his omnibus facta. Si ita prope fuppurationem
fuerint tonfillae, coadjuvare affidue per ficuum decoctum
oportet et fere continuo id ad gargariffandum adhibere, fi-
militerque aquam mulfam calidam. Si vero nihil apparue-
rit, augefcat tamen malum, ita ut aegre transglutire pos-
fint aegri et fuffocationis principium fit nobis fufpectum,
alvus forti clyftere aut glande fubducenda eft et vena cu-
biti fecanda, cucurbitaeque cum fcarificatione collo ac mento
affigendae, fomentis etiam ac cataplasmatis frequentius et
robuftius utendum et affiduis gargarifmis. Quod fi ad nul-
lum horum praefidiorum cedat, fed augeatur, venae fub lin-
gua fecentur aut juxta angulos oculorum, atque ea quae
in fronte eft. Illinatur autem affidue fel tauri et elaterium

ὁμοῦ μετὰ μέλιτος ἢ ἁλσὶ σὺν ἐλαίῳ παλαιῷ μετὰ μέλιτος
καὶ ὄξους ἢ κινταυρίῳ μετὰ μέλιτος ἢ ἀψινθίῳ μετὰ νίτρου
καὶ μέλιτος, ἢ χελιδόνας ὅλας σὺν τοῖς πτεροῖς καύσας καὶ
λεάνας σὺν μέλιτι κατάχριε. φασὶ δ᾽ ἔνιοι καὶ ἄκρως ποιεῖν
χελιδόνος νεοττοὺς τοὺς λιπαροὺς λίαν προσφάτους, εἴτε τε-
ταριχευμένους ὀπτοὺς καὶ διδομένους αὐτοῖς φαγεῖν, εὐθέως
γὰρ κουφίζουσι τὸν πνιγμόν. ἐὰν δὲ παῖδες ἢ πρεσβῦται
ὦσι, θεῖον καὶ ἴριν μετὰ μέλιτος δὸς ἐκλείχειν ὅτι ταῦτα
κοινὰ περὶ ἀμφοτέρων, ὥσπερ ἐν ἀρχῇ προεῖπεν, σταφυλῆς
τε καὶ παρισθμίων ἐστὶν ἰάματα, δῆλον ἐποίησεν καὶ ἐξ ὧν
ἐπιφέρων φησίν. ἔνιοι δὲ τοῖς συναγχικοῖς ἢ κυναγχικοῖς
ἐλατηρίου ἢ χολῆς ταυρείας ἀνὰ β'. ὀβολοὺς μετὰ χλιαροῦ
μελικράτου διδόασι πίνειν. τινὲς δὲ ὄνους τοὺς ὑπὸ τὰς ὑδρίας
ποτίζουσι σὺν ὕδατι, ἢ ἐκλείχειν διδόασιν ἢ διαχρίουσι τὰ
ἀλγοῦντα καὶ λίαν μαρτυροῦσιν ὠφελεῖσθαι. καὶ δι᾽ ἀτμοῦ
πυριώμενοι ἔσωθεν τοῦτον τὸν τρόπον, ὀρίγανον ἢ ὕσσω-
πον ἢ θύμβραν σὺν ἱκανῷ ὄξει ζέσας ἐπιμελῶς, ἐν χύτρᾳ

cum melle aut fal et oleum vetus cum melle et aceto. Aut
centaurea cum melle. Aut abſinthium cum nitro et melle.
Aut hirundines integras una cum pennis uſtas ac tritas
cum melle illinito. Ajunt aliqui etiam ſumme ſacere hirun-
dinum pullos teneros valde, ſive recentes ſive ſale condi-
tos, aſſatos et in cibos exhibitos, ſtatim enim levant ſuf-
focationem. Sive autem pueri ſint ſive ſenes, fulfur et iri-
dem cum melle delingenda dato. Quod hae communes me-
delae ſint utriusque, velut in principio dixit, uvae videli-
cet et tonſillarum, manifeſtum fecit ex his, quae conſequen-
ter infert quum ait: Aliqui fynanchicis vel cynanchicis
elaterii et fellis tauri, utriusque obolos duos cum aqua
mulſa tepida bibendos praebent. Quidam vero afellos ſub
aquariis vaſis naſcentes in potu exhibent aut deligendos
dant aut dolentibus et affectis partibus illinunt et valde ſe
juvari teſtantur. Quin et per vaporem intra os receptum
hoc modo fomentum adhibetur. Origanum aut hyſſopum aut
faturejam, cum fufficienti aceto diligenter in olla fervefa-

περιπεπλασμένῃ, τὸ δὲ πῶμα ἐχέτω κατὰ μέσον τρῆμα, εἶτα
κάλαμον τῷ τοῦ πώματος τρήματι, ἕως τοῦ πάσχοντος ἐναρ-
μόσας, ἕα πυριᾶσθαι. ἐὰν δὲ κατακαίηται τὸ στόμα ζέον-
τος τοῦ καλάμου, ᾠὸν κενὸν τετρημένον ἑκατέρωθεν ἐν τῷ
στόματι κρατείτωσαν καὶ δι᾽ αὐτοῦ ὁ κάλαμος διερχέσθω.
μαλακωτέρα δὲ ἡ πυρία γίνεται, ἐὰν ἀντὶ τοῦ ὄξους ὕδωρ
ᾖ. ἔνιοι δὲ νίτρον καὶ ὀρίγανον καὶ καρδάμου σπέρμα καὶ
ἔλαιον τετριμμένα ἐν ὀξυκράτῳ μιγνύουσι καὶ ὁμοίως πυ-
ριῶσιν. ἢ σποδῷ νεοσσῶν χελιδόνος μήπω ἐπτερωκότων
διάχριε, ἢ στρύχνου χυλὸν καὶ βούτυρον ἴσον μετὰ ῥοδίνης
κηρωτῆς τῷ ἀνθερεῶνι ἐπιτίθει. τοὺς πνιγομένους πισσαρίῳ
μετὰ ὕδατος καὶ νίτρου πότιζε. ταῦτα μὲν ὁ Ἀρχιγένης ἔγρα-
ψεν. ἐγὼ δ᾽ οὐδέποτε ἐπεχείρησα δοῦναι τῶν ἐν ταῖς τοι-
αύταις διαθέσεσιν οὐδενὶ τῶν πινομένων φαρμάκων, ὁποίων
αὐτός τε καὶ ἄλλοι τινὲς μέμνηνται. τοῦτ᾽ οὖν τὸ ἐπὶ τῷ
τέλει τῆς λέξεως τῆς προγεγραμμένης γεγραμμένον κατὰ λέ-
ξιν οὕτως τοὺς πνιγομένους πισσαρίῳ καὶ νίτρῳ μετὰ ὕδα-
τος πότιζε. τίνι λόγῳ εἴρηται μὴ δυνάμενος ἐμαυτὸν πεῖσαι,

cito obturata, operculum autem circa medium habeat fora-
men, deinde arundinem ad foramen operculi ac os aegri
adaptato ac fomentum admittito. Si vero os a fervore
arundinis comburatur, ovum vacuum utrinque perforatum
aegri in ore contineant et per ipfum arundo inferatur.
Mollius fit fomentum fi pro aceto aqua fumatur. Quidam
nitrum et origanum et nafturtii femen ac oleum in pofca
trita mifcent et fimiliter pro fomento adhibent. Aut cine-
rem pullorum hirundinum implumium illine. Aut folani
fuccum et butyrum, aequis partibus cum rofaceo cerato
mento impone. Eis vero qui fuffocantur, picem cum aqua
et nitro in potu praebe. Haec quidem Archigenes fcripfit.
Ego vero nunquam tentavi ulli alicui ea quae bibuntur
medicamenta in ejusmodi affectionibus exhibere, qualium
fane tum ipfe tum alii quidam meminerunt. Itaque hoc
quod ad finem fermonis praefcripti habetur his verbis: Eis
vero qui fuffocantur picem et nitrum cum aqua in potu
praebe, non poffum mihi perfuadere qua ratione fit dictum.

ΤΩΝ ΚΑΤΑ ΤΟΠΟΥΣ ΒΙΒΛΙΟΝ Ζ. 979

Ed. Chart. XIII. [514, 515]   Ed. Baf. II. (250.)

ἀλλὰ μηδὲ τῶν διδασκάλων τινὰ μηδὲ ἄλλον χρώμενον ἰδὼν,
οὐδ᾽ αὐτὸς ἐπεχείρησα χρῆσθαι. τὸ μὲν γὰρ φλεβοτομεῖν τοὺς
πνιγομένους καὶ τὸ κλύζειν δριμεῖ κλυστῆρι καὶ τὸ καθαρ-
τικὰ διδόναι χάριν τοῦ κενῶσαι τὸ σύμπαν σῶμα [515]
καὶ μεταστῆσαι κάτω τὴν ῥοπὴν τῶν ἐπὶ τὰ πεπονθότα
μέρη φερομένων χυμῶν, εὔλογόν τέ ἐστι καὶ διὰ πολλῆς πεί-
ρας κεκριμένον. ὁμοίως δὲ καὶ τὸ μετὰ τὴν κένωσιν τοῦ
παντὸς σώματος καὶ τὴν ἀντίσπασιν τὴν ἐπὶ τὰ κάτω δρι-
μέσι χρῆσθαι φαρμάκοις ἱκανῶς διαφοροῦσιν, εὔλογόν τε ἅμα
καὶ τῇ πείρᾳ μαρτυρούμενον. πίσσαν δὲ μεθ᾽ ὕδατος καὶ νί-
τρου ποτίζειν οὔτε τινὰ θεασάμενος ἄλλον οὔτε τῷ λόγῳ
ποδηγούμενος ἀπεσχόμην.

[Ἀπολλωνίου ἐν τῷ πρώτῳ τῶν εὐπορίστων κατὰ
λέξιν οὕτω γράψαντος.] Ἀπολλώνιος ἐν τῷ πρώτῳ τῶν
εὐπορίστων κατὰ λέξιν οὕτως ἔγραψεν. πρὸς τὰς τῆς κιονί-
δος φλεγμονὰς διάχριστα. ἀλὶ λείῳ καὶ μέλιτι διαχρίων ἀνα-
στέλλεις τὴν κιονίδα, πίσσῃ διαχρίων ἀναπίεζε τῷ δακτύλῳ,
ὀπὸν Κυρηναϊκὸν διεὶς ὕδατι προσάπτου τῆς κιονίδος. χαλ-

Imo neque ex praeceptoribus aliquem, neque alium ullum
eo utentem vidi, neque etiam ipfe in ufum affumere ten-
tavi. At vero venam fecare eis qui fuffocantur et eluere
forti atque acri clyftere et purgatoria exhibere, gratia eva-
cuandi univerfum corpus et transferendi infra humorum
curfum, qui ad affectas partes feruntur, rationabile eft et
multa experientia judicatum ac cognitum. Similiter etiam
poft totius corporis evacuationem et diverfionem ad infer-
nas partes medicamentis acribus multum difcufforiis uti,
rationi confentaneum eft et experientiam teftem habet. Pi-
cem vero cum aqua et nitro in potu praebere abftinui, ut-
pote quum neque alium utentem viderim neque rationem
ad hunc ufum ducem habeam.

[*Quae Apollonius in primo parabilium tradidit.*]
Apollonius in primo parabilium fic ad verbum fcripfit. *Ad
inflammatam columellam illitiones.* Sale trito et melle illi-
nens reprimes columellam. Picem illinens per digitum ap-
primito. Succum Cyrenaicum aqua diluito et columellae

Ed. Chart. XIII. [515.]   Ed. Baf. II. (250. 251.)
κίτιδι λείᾳ προσάπτου παραπλησίως. ὀμφακίῳ λείῳ μετὰ μέ-
λιτος χρῶ. ταῦτα μὲν ὁ Ἀπολλώνιος. ἔξεστι δὲ ἡμῖν ὁρᾶν
ἐπὶ τῶν ἄνευ διορισμοῦ γεγραμμένων, εἰ μή τις εἰδείη τὰς
ἄνευ διορισμοῦ γεγραμμένας δυνάμεις ἑκάστου ἐν τῷ προσ-
ήκοντι καιρῷ χρῆσθαι, μεγίστην ἐργάζεται βλάβην. γέγραπται
γοῦν ἐνταῦθα πρῶτον μὲν ἁπάντων ἁλὶ λείῳ χρῆσθαι μετὰ
μέλιτος, ὕστατον δὲ ὀμφακίῳ μετὰ μέλιτος. ἐναντία δὲ δύ-
ναμίς ἐστιν ὀμφακίῳ πρὸς τοὺς ἅλας, ὥστε εἰ χρήσαιτό τις
ἐν ἀρχῇ τοῖς ἁλσὶ καὶ μάλιστα πληθωρικοῦ τοῦ σώματος ἢ
καὶ τῶν κατὰ τὴν κεφαλὴν ὄντων, ἐσχάτως βλάψει τὸν πά-
σχοντα. τὸ δὲ ὀμφάκιον ἐν ἀρχῇ χρησιμώτατόν ἐστιν, οὐχ
ἕλκον οὐδ' ἐπισπώμενον ἐφ' ἑαυτὸ τὸ ἐκ τοῦ βάθους, ὥσπερ
οἱ ἅλες μετὰ τοῦ μέλιτος, ἀλλ' ἀποκρουόμενον. ἅλες δὲ μετὰ
μέλιτος διαφορητικὴν ἔχουσι δύναμιν, βραχυτάτου τοῦ στυ-
πτικοῦ μεμιγμένου τοῖς ἁλσίν. ὅταν δὲ τὸ μέλι μιχθῇ, (251)
κἀκεῖνο τελείως ἀμαυροῦται καὶ τὸ διὰ τῆς πίσσης δὲ ταῖς
κεχρονισμέναις φλεγμοναῖς, καὶ ὡς ἂν εἴποι τις, ἤδη σκιῤῥου-
μέναις ἐπιτήδειος, ὥσπερ γε καὶ ὁ Κυρηναϊκὸς ὀπὸς οὐκ

adhibeto. Chalcitidem tritam fimiliter admoveto. Omphacio
trito cum melle utitor. Haec Apollonius. Licet autem nobis
videre in his, quae absque difcrimine fcripta funt. Quod
fi quis non uniuscujusque indefinite fcripti facultates no-
verit, quo in opportuno tempore eis utatur, maximum
omnino nocumentum inferet. Scriptum eft itaque hic pri-
mum omnium fale trito et melle utendum effe, poftremum
autem omphacio cum melle. Contraria autem facultas eft
omphacii ad falem. Quare fi quis in principio fale utatur,
maxime fi humores in corpore ex aequo abundent aut
etiam circa caput haereant, extreme aegrum laedet. Om-
phacium vero in principio commodiffimum eft, non trahens
neque evellens ad fe ex alto, velut fal cum melle, fed re-
pellens. Sales autem cum melle difcufforiam vim habent,
modica adftrictoria vi fali commixta, quae fane per admix-
tionem mellis penitus evertitur. Caeterum id quod ex pice
conftat inveteratis inflammationibus et jam in fcirrhum, ut
ita dicam, induratis convenit, quemadmodum etiam Cyre-

ἀρχομέναις, ἀλλὰ μετὰ τὸ τοῖς στύφουσιν ἀποκρουσθῆναι τὸ
ἐπιῤῥέον. ἡ δὲ χαλκῖτις οἶδ᾽ ὅλως ἐπιτήδειός ἐστι, πλὴν εἰ
σφόδρα κεχρονικυῖά τε καὶ δυσθεράπευτος ἡ διάθεσις ᾖ. δα-
κνῶδες γάρ ἐστι φάρμακον ὠμὴ παραλαμβανομένη καὶ διὰ
τοῦτο καθαίρειν ταύτης τὴν δύναμιν βουλόμενοι, πολλάκις
αὐτῇ χρώμεθα ὅταν καυθῇ. ἐφεξῆς τῶν προγεγραμμένων ὁ
Ἀπολλώνιος ἔγραψε ταῦτα κατὰ λέξιν. ἀναγαργαρίσματα
πρὸς τοὺς τῆς κιονίδος κατακρεμασμούς. ὀρίγανον τρίψας καὶ
ὄξει καὶ ὕδατι μίξας ἀνάζεσον καὶ ἰσχάδων χυλῷ μίξας χρῶ
καὶ δίδου ἀναγαργαρίζειν. ἢ ὕσσωπον τρίψας καὶ ἰσχάδων
χυλῷ ἑφθῶν μίξας χρῶ. ὀρίγανον ὁμοίως, ἡδύοσμον καὶ πή-
γανον καὶ κόριον τρίψας γάλακτι ὀνείῳ δίδου ἀναγαργαρίζε-
σθαι, σέλινον καὶ δάφνης φύλλα λεῖα τρίψας καὶ διεὶς οἴνῳ
ἢ ἀφεψήματι φακοῦ χρῶ. οἶδα δέ τινα πᾶσι τοῖς ὑπ᾽ αὐτοῦ
χρώμενον ἀδιακρίτως ἐν ἀρχῇ φλεγμονῆς γαργαρεῶνος ἑνὶ
τούτων χρησάμενον καὶ ἐσχάτως βλάψαντα. πρὸς γὰρ τοῖς
ἄλλοις οὐδὲ τί ποτ᾽ ἐστὶν ὁ κατακρεμασμὸς τοῦ κίονος
ἐνόησε, βουλομένου τοῦ Ἀπολλωνίου τὴν πάνυ κεχαλασμέ-

naicus fuccus non incipientibus, fed ubi jam quod influit
per aftringentia repreffum eft prodeft. Chalcitis vero in to-
tum inepta eft, praeterquam fi valde inveterata et aegre
curabilis fit affectio, eft enim medicamentum mordax fi cruda
adhibeatur, quapropter ut vim ipfius minuamus, ufta fre-
quentius utimur. Deinceps Apollonius haec ad verbum fcri-
pfit. *Gargarismi ad pendulam columellam.* Origanum tritum
aceto et aqua affufis fervefacito et cum caricarum fucco
mifceto ac utitor ad gargariffandum. Aut hyffopum terito
et caricarum coctarum fucco mifceto ac utitor velut ori-
gano. Mentham ac rutam et coriandrum lacte afinino trita
gargariffanda praebe. Apium et lauri folia trita et vino aut
lentis decocto diluta gargariffato. Novi quendam, qui omni-
bus ab Apollonio fcriptis indifcriminatim utitur, in prin-
cipio inflammationis gurgulionis uno ex his ufum effe et
aegrum extreme laefiffe, praeter alia enim neque fciebat,
quid pendula columella effet, quum velit Apollonius valde

Ed. Chart. XIII. [515. 516.]　　　　　　Ed. Baf. II. (251.)

την ἄνευ φλεγμονῆς ἐνδείκνυσθαι διάθεσιν τοῦ γαργαρεῶνος,
ἥντινα καὶ ἀποτέμνειν εἰθίσμεθα καὶ ὄντως ἐπ᾿ αὐτῆς ταύ-
της τὰ ὑποφλεγματίζοντα καὶ θερμαίνοντα φάρμακα χρή-
σιμα, καὶ γὰρ τοὐπίπαν ὑπόλευκος γίνεται καὶ ἀναιμοτέρα,
ἐφεξῆς δὲ γράφει κατὰ λέξιν ὁ Ἀπολλώνιος οὕτως, οὖρον
ὄνου ὡς πλεῖστον καὶ θερμότατον δίδου πίνειν, τὸ δὲ αὐτὸ
καὶ ἐπὶ συνάγχης. ἐπὶ τῶν τοιούτων βοηθημάτων θαυμάζω
[516] τοὺς γράψαντας, οἶδα γὰρ ἐγὼ πάντας ἀνθρώπους
πλὴν ὀλίγων πάνυ θᾶττον ἀποθανεῖν ἐθέλοντας ἢ πιεῖν
οὖρον ὄνου. ὁ δέ γε καὶ ὡς πλεῖστον προσέθηκεν, καὶ ἄλλως
δὲ, καθάπερ ἔφην πρόσθεν, ἀτοπώτατόν ἐστι φλεγμονὴν ἐν
στόματι θεραπεύοντα διδόναι φάρμακον ποτόν, ὅτι μὴ τῶν
καθαιρόντων εἴη τι. ταῦτα γὰρ ἑτέρας ἕνεκα χρείας δίδον-
ται, τῶν δ᾿ ἄλλων ἱκανὰ καὶ χωρὶς τοῦ καταπίνεσθαι βοη-
θεῖν δυνάμενα. καὶ τὸ μετὰ τοῦτο δὲ γεγραμμένον ὁμοίαν
ἔχει τὴν ἀτοπίαν, ὃ καὶ αὐτὸ κελεύει πίνειν. γράφει γοῦν
οὕτω περὶ αὐτοῦ, δάφνης φύλλα τρίψας ἐν οἴνῳ καὶ ὕδατι
δίδου πίνειν. Ἥρας οὖν ἄμεινον Ἀπολλωνίου πολλῷ τόνδε

laxatum absque inflammatione gurgulionis affectum oflen-
dere, quem etiam refecare confuevimus, atque in hoc re
vera pituitam detrahentia et calefacientia medicamenta com-
moda exiftunt, nam in totum fubalbidus fit et exanguior.
Deinde Apollonius haec fubdit. Lotium afini plurimum et
calidiffimum bibendum praebe. Idem etiam in angina. Miror
equidem ejusmodi auxilia tradentes, certe enim fcio omnes
homines paucis omnino exceptis citius mori velle quam
urinam afini bibere, verum hic etiam plurimam addit. Et
alias, velut antea dixi, abfurdiffimum eft curantem oris in-
flammationem medicamentum potabile exhibere, nifi fi ex
purgantium numero exiftat; haec enim alterius ufus gratia
dantur. Ex aliis fulficiunt quae citra transglutitionem au-
xiliari poffunt. Quin et quod poftea fcriptum eft ab ipfo
medicamentum, quod itidem bibere jubet, fimilem habet ab-
furditatem. Scribit itaque fic de ipfo, lauri folia trita ex
vino et aqua bibenda praebeto. Heras igitur multo melius

ΤΩΝ ΚΑΤΑ ΤΟΠΟΥΣ ΒΙΒΛΙΟΝ 2. 983

Ed. Chart. XIII. [5:6.]   Ed. Baf. II. (251.)

τον τρόπον ἔγραψε πρὸς κιονίδας κεχαλασμένας. ᲮᲢ κηκίδος
ὀμφακίτιδος μέρος α΄. ἁλὸς ἀμμωνιακοῦ μέρος α΄. λειώσας
ἕκαστον ἰδίᾳ καὶ ὁμοῦ πληρώσας κοχλιάριον παράπτου τῆς
σταφυλῆς. λίθον τὸν καλούμενον ἀγήρατον, ᾧ χρῶνται οἱ
σκυτεῖς εἰς τὸ λαμπρύνειν τὰ ὑποδήματα τῶν γυναικῶν ἀπο-
ξύσας, πλήρου κοχλιάριον καὶ πρόσφερε τῇ σταφυλῇ. τούτων
τῶν δύο φαρμάκων τὸ μὲν ἕτερον τὸ ὕστερον ἀλυπότατόν
ἐστιν, οὐδὲν οὐδὲ βλάψαι δυνάμενον μέγα, οὐδ᾽ ὠφελῆσαι
καθ᾽ ὃν ἄν τις αὐτῷ καιρὸν εἴη χρώμενος, ἰσχυρότερον δὲ τὸ
πρῶτον. ἐπὶ οὖν τῶν ἀρχομένων ἢ σφοδρῶς ἐρυθρῶν οὐκ
ἐπιτήδειον. εἰ δὲ προκεκενωμένου ὅλου τοῦ σώματος, ἀπο-
κρουστικοῖς τε φαρμάκοις κεχρημένων ἡμῶν, μετὰ ταῦτα προσ-
φέροιτο μὴ σφόδρα ἐνερευθοῦς ὄντος τοῦ γαργαρεῶνος ὠφε-
λῆσαι δυνάμενον, ἐξ ἐναντίων γὰρ ἰσχυρῶν σύγκειται δυνά-
μεων, ἀποκρουστικῆς τε καὶ διαφορητικῆς. οὐκ ὀρθῶς οὖν
ἐποίησεν ὁ Ἥρας ἀδιορίστως αὐτὰ γράψας. ὁ δὲ Ταραντῖ-
νος Ἡρακλείδης ἐν τοῖς πρὸς Ἀντιοχίδα καὶ αὐτὸς οὕτως
ἔγραψε πρὸς κιονίδας φλεγμαινούσας. ὀμφάκιον ξηρὸν λιάνας

quam Apollonius fcripfit hoc modo. *Ad columellam laxa-
tam.* ♃ Gallae omphacitidis partem j, aluminis fciffi par-
tem j, falis ammoniaci partem j, utrumque per fe ac fimul
terito et expleto inde cochleari uvam contingito. Aut lapi-
dem ageratum appellatum, quo futores ad muliebria cal-
ceamenta expolienda utuntur, deradito exindeque cochlear
expletum uvae adhibeto. Ex his duobus medicamentis alte-
rum pofterius omni molestia caret, neque nocere potens
neque magnopere juvare, quocunque tandem tempore quis
eo utatur, fortius eft prius. In principio itaque et quum
valde rubent, minime aptum eft, fi vero praeevacuato toto
corpore et poft repulforiorum medicamentorum ufum ad-
hibeatur, ubi non valde rubens fit gurgulio, juvare poteft,
ex contrariis enim fortibus componitur facultatibus repul-
foria et difcufforia. Quare non recte fecit Heras indifcri-
minatim ipfa tradendo. Tarentinus porro Heraclides in li-
bris ad Antiochidem ad inflammatas columellas fic fcripfit,
omphacium ficcum terito et admixto fufficienti melle adhi-

984 ΓΑΛΗΝΟΥ ΠΕΡΙ ΣΥΝΘΕΣΕΩΣ ΦΑΡΜΑΚΩΝ

Ed. Chart. XIII. [516.]   Ed. Baf. II. (251.)

ἀνάμιξον μέλιτος· τὸ ἱκανὸν καὶ διάψα. ἢ κηκίδι λείᾳ μετὰ
μέλιτος ἢ στυπτηρίας σχιστῆς ὁμοίως. ἢ ὀπῷ Κυρηναϊκῷ
μετὰ μέλιτος. ἢ τῇ μελαντηρίᾳ, ᾗ οἱ σκυτεῖς χρῶνται. ἢ τῇ
Ἀνδρωνείῳ δυνάμει, ἣν ἐν τοῖς τραυματικοῖς ἐκθήσομαι, μετ᾽
οἴνου. δεῖ δὲ προσαναγαργαρίζεσθαι μετὰ ταῦτα τῷ τοῦ
φακοῦ ἀφεψήματι. καλῶς ἐπὶ τῷ τέλει προσέγραψε τοῦτο,
σφοδρὰ γάρ ἐστι πάντα τὰ γεγραμμένα πρὸς αὐτοῦ φάρμακα
στρυφνὰ ταῖς ποιότησιν ὄντα καὶ διὰ τοῦτο τραχύνοντα.
πραΰνειν οὖν βούλεται τὴν ὑπ᾽ αὐτῶν τραχύτητα τῷ τῶν
φακῶν ἀφεψήματι, μετρίως δὲ φλεγμαινόντων οὐκ ἀνάγκη
τούτοις χρῆσθαι, καθάπερ οὐδ᾽ ὅταν ἐξέρυθροί τε σφόδρα
καὶ θερμὴν ἔχοντες φλεγμονὴν ὦσιν οἱ κίονες, ἀλλ᾽ οὐδ᾽ ἐπὶ
ταῖς παρακμαῖς αὐτῶν. ἐπικρατεῖν γὰρ χρὴ τηνικαῦτα τὴν
τῶν διαφορητικῶν φαρμάκων δύναμιν. Ἀσκληπιάδης δὲ περὶ
αὐτῶν οὕτως ἔγραψε, ξηρὸν πρὸς κεχαλασμένας κιονίδας.
ἀνήθου σὺν τῷ σπέρματι καὶ ταῖς ῥίζαις λαβὼν ὅσον ἔξαρ-
κεῖ καὶ βαλὼν εἰς ἄγγος κεραμεοῦν τὸ στόμα φιμώσας καὶ
πηλῷ περιπλάσας ὄπτα ἐν καμίνῳ, ὥστε τὸ ἄγγος πυρω-

beto. Aut gallam tritam cum melle, aut alumen fciſſum
eodem modo. Aut fuccum Cyrenaicum cum melle. Aut me-
lanteriam, qua futores utuntur. Aut Andronium paftillum,
quem in vulnerariis medicamentis refēram cum vino. Opor-
tet autem poft haec lentium decoctum gargariſſare. Recte
ad finem hoc afcripfit. Vehementia enim funt omnia prae-
fcripta ab ipfo medicamenta, acerba qualitate praedita et
ob id exafperanti, itaque afpritudinem ab ipfis inductam
mitigare vult per lentium decoctum. In moderata inflam-
matione non eft neceſſe talibus uti, quemadmodum neque
ubi columellae valde rubrae fuerint et calidam inflamma-
tionem habent, imo neque in declinatione earum; tunc enim
difcuſſoriorum medicamentorum vim praedominari oportet.
Afclepiades vero ad easdem fic fcripfit: *Siccum ad laxa-
tas columellas.* Anethi una cum femine et radicibus quod
fatis eft accipe et in vas fictile conjicias, cujus os fit fub-
obturatum, et ipfum vas luto oblitum, in furnum donec

ΤΩΝ ΚΑΤΑ ΤΟΠΟΥΣ ΒΙΒΛΙΟΝ Ζ. 985

Ed. Chart. XIII. [516. 517.]   Ed. Baf. II. (251)

θῆναι, ἔπειτα ἐξελθὼν τῆς καμίνου, τρῖβε κεκαυμένον τὸ ἄνη-
θον καὶ ἀνελόμενος ἀπόθου. ἐν δὲ τῇ χρήσει λαβὼν τοῦ
ἀνήθου μέρη δύο καὶ Ἰλλυρίδος χνοώδους μέρος α΄. μίξας
ἔμφυσα διὰ καλαμίδος. ἄλλο. ꝃ ῥόδων ξηρῶν ξέστην α΄.
νάρδου Κελτικῆς σὺν ταῖς ῥίζαις καὶ τῇ περικειμένῃ γῇ δε-
σμίδιον α΄. χελιδόνων ἀγρίων τῆς νεοττιᾶς ξηρᾶς < γ΄. σμύρ-
νης < η΄. κηκίδας ὀμφακίτιδας ἀριθμῷ ιε΄. κόψας καὶ σή-
σας ἔμφυσα καὶ παράπτου τοῖς δακτύλοις. τούτων τῶν δύο
φαρμάκων τὸ μὲν πρότερον οὐδ᾽ ὅλως οὐδὲν ἔχει τῶν ἀπο-
κρουστικῶν, ἀλλ᾽ ἔστιν ὅλον διαφορητικόν, τὸ δὲ δεύτερον
μικτὸν ἐξ ἐναντίων, διαφορητικοῦ μὲν ἱκανῶς τῆς τῶν ἀγρίων
χελιδόνων νεοττιᾶς, στυπτικοῦ δὲ τῶν κηκίδων, μέσης δὲ
δυνά[517]μεως τῆς σμύρνης, μικτῆς δὲ τῆς νάρδου τῆς Κελ-
τικῆς, ἔχει γὰρ καὶ στῦφον καὶ διαφοροῦν ἄμφω μέτρια. τὸ
μέντοι διὰ καλάμου ἐμφυσᾶσθαι τὰ τοιαῦτα φάρμακα πάνυ
μέμφομαι, καταφέρεται γὰρ αὐτῶν πολὺ καὶ εἰς τὸν φάρυγγα
καὶ τὸν στόμαχον. βέλτιον οὖν εἰς κοχλιάριον ἐμβαλόντας

vas ignefcat mitte, deinde ex furno extractum anethum
uftum tere et fublatum repone. Ufu vero expetente anethi
partes duas accipe, iridis Illyricae in tenuiffimum pulvil-
lum redactae partem unam admifce ac per arundinem in-
fuffla. *Aliud.* ꝃ Rofarum ficcarum fextarium unum, nardi
Celticae una cum radicibus et adhaerente terra fafciculum
unum, nidi hirundinum filveftrium aridi ʒ iij, myrrhae ʒ viij,
gallas omphacitidas numero quindecim, contufa et trita in-
fuffla et cum digitis adhibe. Ex his duobus medicamentis
prius penitus nihil ex repulforiis habet, fed eft totum dis-
cufforium. Alterum vero ex contrariis mixtum eft facul-
tatibus, multam enim difcufforiam vim habet filveftrium
hirundinum nidus, aftringentem autem gallae, mediae vero
facultatis eft myrrha et mixtae nardus Celtica, ita ut tum
difcufforia tum aftrictoria facultas ambae in eo fint mo-
deratae. Caeterum per arundinem ejusmodi medicamenta
infufflari valde improbo, defertur enim ex ipfis multum
tum in gulae fummum tum in ipfam gulam. Praeftat ita-

Ed. Chart. XIII. [517.]   Ed. Baf. II. (251. 252.)

ἀναπιέζειν αὐτὸς, καθάπερ ὁρᾶτε ποιοῦντά με. καὶ τρίτον
ἄλλο φάρμακον ὁ Ἀσκληπιάδης ἔγραψεν ἐφεξῆς τῶν προει-
ρημένων δυοῖν αὐτοῖς ὀνόμασιν οὕτω.

[Ξηρὸν πρὸς κιχαλασμένην κιονίδα καὶ ὀγκώδη τοῦ
Νεαπολίτου.] 4 Πεπέρεως λευκοῦ < α'. σμύρνης < α'. σχι-
στῆς < β'. κηκίδος ὀμφακίτιδος < β'. λείοις παράπτου, τοῦτο
τὸ φάρμακον μετὰ τὴν ἀρχὴν ἄχρι παντὸς δύναται χρήσιμον
εἶναι χωρὶς τῶν σφοδρῶς ἐξερύθρων, ἐπ' ἐκείνων γὰρ φυ-
λάττεσθαι χρὴ μιγνύειν τὰ δριμέα καὶ δακνώδη σφοδρῶς,
οἷόν πέρ ἐστιν ἐνταῦθα τὸ πέπερι. καὶ ἄλλο δὲ τῆς αὐτῆς
δυνάμεως ἔγραψεν ἐφεξῆς πρὸς τὰς ὀγκώδεις ἐκ τῶνδε συγ-
κείμενον. 4 λίθου ἀγηράτου < δ'. λίθου Ἀσίου τοῦ ἄν-
θους < δ'. γῆς Σαμίας < δ'. στυπτηρίας σχιστῆς < β'. κρό-
κου πεφωγμένου < β'. κηκίδων ὀμφακιτίδων < β'. λείοις
χρῶ. τούτῳ δὲ ἡμεῖς κιχρήμεθα πολλάκις, ὄντι καλλίστῳ καὶ
κατὰ πάντα καιρὸν ὠφελεῖν δυναμένῳ, πλὴν, ὡς ἐπὶ τοῦ
πρὸ τούτου λέλεκταί μοι, (252) μήτε κατ' ἀρχὰς εὐθέως μήθ'
ὅταν ἐρυθρὸς ᾖ καὶ θερμὸς ὁ τῆς φλεγμονῆς ὄγκος. ἐπὶ δὲ

que cochleario indita apprimere, quemadmodum ego uti fo-
leo, ut vidiftis. Quin et tertium medicamentum Afclepiades
poft praedicta duo confcripfit his verbis.

[*Siccum ad laxatam columellam et tumentem Nea-
politae.*] 4 Piperis albi drach. unam, myrrhae drach. unam,
aluminis fciffi ℨ ij, gallae omphacitidis ℨ ij, trita admove.
Hoc medicamentum a principio usque ad finem utile effe
poterit, praeterquam in vehementer rubentibus, in his enim
vitare oportet acrium ac mordacium valde mixturam, quale
hoc loco piper exiftit. Aliud deinceps ejusdem facultatis
fcripfit ad tumentes columellas ex his compofitum. 4 La-
pidis agerati ℨ iv, floris lapidis Afii drach. quatuor, terrae
Samiae drach. quatuor, aluminis fciffi drach. duas, croci
torrefacti drach. ij, gallarum omphacitidum drach. duas,
tritis utere. Hoc et nos ufi fumus faepe ut optimo et quod
omni tempore juvare poffit, praeterquam, velut in praece-
denti dixi, ftatim in principio et quum ruber et calidus
fuerit inflammationis tumor. In inveteratis autem jam et

Ed. Chart. XIII. [517.]   Ed. Baf. II. (252.)

τῶν ἤδη κεχρονισμένων καὶ τοῦ σώματος κενοῦ, μετὰ μίαν
χρῆσιν εὐθέως ἐπιδείκνυται μεγίστην ὠφέλειαν. καὶ γὰρ τὰ
σφοδρῶς στύφοντα καὶ διαφοροῦντα καὶ τὰ τῆς μέσης ὕλης
εὐκράτως ἐν αὐτῷ μέμικται.

[Κρίτωνος φάρμακον ὡδί πως γεγραμμένον πρὸς κιονί-
δας.] Σκεύαζε πρὸς αὐτὸν τὸν καιρὸν φοινίκων ὀστᾶ καὶ
καρύων ἁπαλῶν, ἀώρων, ξηρῶν, ἑκατέρου ◁ δ΄. καύσας καὶ
λειοτριβήσας χρῶ, ξηρῷ παραπτόμενος. καὶ κατὰ τοῦτο τὸ
φάρμακον ἡ τῶν κεκαυμένων ὀστῶν τοῦ φοίνικος δύναμις
ἱκανῶς ἐστι διαφορητική. καὶ γὰρ ἐπ᾽ ἄλλων αὐτῆς παθῶν
πεῖραν ἔχομεν ὡς τοιαύτης. καὶ ἡ τῶν καρύων δὲ τῶν ἁπα-
λῶν ξηρανθέντων τέφρα τὸ διαφορητικὸν ἔχει μετὰ τοῦ
στυπτικοῦ. καὶ Σωρανὸς δὲ φάρμακον ἀδιορίστως ἔγραψεν,
ἐπὶ τίνων ἰδίως ποιεῖ μὴ προσθείς. ἔχει δὲ ἡ λέξις αὐτοῦ
τόνδε τὸν τρόπον. γλυκύῤῥιζαν θλάσας ἐπίχει μέλι καὶ γλυκὺ
ὕδωρ ἴσον, εἶτα ἑψήσας δίδου τὸν χυλὸν ἀναγαργαρίζεσθαι.
ἥμαρτε μὴ προσγράψας ὅτι παρηγορικώτατόν ἐστι τοῦτο τὸ

corpore evacuato poft unum ufum ftatim magnam commo-
ditatem exhibet, funt enim vehementer aftringentia et ea,
quae mediae materiae funt, in ipfo temperate mixta.

[*Critonis medicamentum hoc modo fcriptum ad colu-
mellas.*] Hoc medicamentum ad ipfam temporis opportuni-
tatem apparato. ♃ Offium palmularum, nucum tenerarum
immaturarum ficcarum, utrorumque ℨ iv, urito ac in pul-
villum terito. Utere arido admoto. Et in hoc medicamento
offium palmularum vis fatis difcufforia eft, nam et in aliis
affectionibus eorum experientiam habemus, quod ejusmodi
viribus fint praedita. Nucum vero tenerarum ficcarum ci-
nis difcufforiam vim habet una cum aftringente. Quin et
Soranus medicamentum indifcriminatim fcripfit, non appo-
nens in quibus privatim faciat. Habent autem verba ejus
hoc modo. Radicem dulcem contundito et mel et dulcem
aquam pari menfura affundito, deinde coquito et fuccum
gargariffandum praebeto. Peccavit in hoc, quod non adfcri-
pfit, maxime mitigatorium hoc medicamentum effe, quod in

Ed. Chart. XIII. [517. 518]   Ed. Baf. II. (252.)

φάρμακον, ἐν ταῖς ἀκμαῖς τῶν φλεγμονῶν ὠφελεῖν μεγάλα
δυνάμενον· γίνεται τούτου χρεία, κἀπειδὰν ὑπὸ τῶν στρυ-
φνῶν φαρμάκων ἀμετρότερόν τις ἐρεθίσῃ τε καὶ τραχύνῃ τὸν
φλεγμαίνοντα κίονα, παρηγορεῖ γὰρ αὐτὸν τοῦτο τὸ φάρμακον.
Κεφ. θ΄. [Περὶ τῶν πρὸς ἄφθας φαρμάκων.] Τὰς
ἐπιπολῆς ἑλκώσεις ἐν τῷ στόματι γινομένας ὀνομάζουσιν
ἄφθας, ἐχούσας τι καὶ θερμότητος πυρώδους. γίνονται δὲ
τοὐπίπαν αὗται τοῖς βρέφεσιν, ὅταν ἤτοι μοχθηρὸν εἴη τὸ
γάλα τῆς τιτθῆς ἢ μὴ καλῶς αὐτὸ πάνυ πέττῃ τὸ παιδίον.
εὐίατοι δ᾽ εἰσὶ τοὐπίπαν ἐπὶ τοῖς μετρίως στύφουσι καθι-
στάμεναι, ποτέ γε μὴν καὶ χρονίζουσι καὶ δύσλυτοι καὶ τῷ
χρόνῳ σηπεδονῶδες ἔχουσι τὸ καλούμενον ὑπὸ τῶν ἰατρῶν
νομήν. γέγραπται οὖν καὶ πρὸς αὐτὰς φάρμακα, μέτρια μὲν
πρὸς τὰς μηδὲν ἐχούσας κακόηθες, ἰσχυρὰ δὲ πρὸς τὰς ἤδη
νομῶδές τι καὶ σηπεδονῶδες ἐχούσας. μνημονεύσω δ᾽ ἐγὼ
τῶν τοῖς νεωτέροις [518] ἠθροισμένων, ἐπειδὴ τά τε τῶν πα-
λαιῶν ἰατρῶν ἄριστα γεγράφασιν, ἐκλέξαντες αὐτοὶ μετὰ

vigore inflammationum magnopere auxiliari poteſt. Hujus
uſus commodus etiam eſt, ubi ex acerbis medicamentis im-
moderatius quis irritarit et exaſperarit columellam inflam-
matam, hanc enim lenit hoc medicamentum.

  Cap. IX. [*De medicamentis ad aphthas.*] Ulceratio-
nes in ſuperficie oris obortas aphthas appellant, habentes
quippiam igneae caliditatis. Fiunt autem ut plurimum pue-
ris lactentibus, quum aut vitioſum fuerit lac nutricis aut
non probe ipſum concoxerit infans. Curantur facile, utpote
quae ex moderate aſtringentibus ſedantur. Quandoque ta-
men diuturnae fiunt ac aegre ſolubiles et progreſſu temporis
putredinoſum quid acquirunt, quod a medicis ulcus depa-
ſcens appellatur. Scripta itaque ſunt et ad ipſas medica-
menta moderata quidem ad eas, quae nihil maligni habent,
fortia vero ad eas, quae jam quid putredinoſum et ſerpendo
depaſcens habent. Mentionem faciam eorum, quae recentio-
res coacervarunt, nam ex iis, quae veteres conſcripſerunt,
optima cum magna experientia ipſi elegerunt et quaedam

πείρας μακρᾶς καί τινα τῶν ὕστερον μεθευρημένων προστεθείκασιν. εὕροις δ᾽ ἂν μετὰ τοὺς παλαιοὺς Μαντίᾳ καὶ Ἡρακλείδῃ τῷ Ταραντίνῳ πλεῖστα φάρμακα γεγραμμένα. ὡσαύτως δὲ καὶ Μενεκράτης ἐνέγραψε βιβλίον ἀρίστων φαρμάκων, ὧν αὐτὸς εὗρε τὰ πλεῖστα, καθάπερ γε καὶ ὁ Καππαδόκης Ἥρας. Ἀνδρόμαχος δὲ δύο καὶ τρίιον ἐν ᾧ τὰ τῶν ὀφθαλμῶν γέγραπται φάρμακα. πλείονα δὲ βιβλία συνέθεσαν ὅ τε Ἀντώνιος Μούσας καὶ μετ᾽ αὐτὸν Ἀσκληπιάδαι δύο καὶ μετ᾽ αὐτοὺς Κρίτων. ἀλλ᾽ οὗτοι μὲν οἱ τρεῖς μετὰ τὸν Ἀνδρόμαχον γεγόνασιν, Ἥρας δὲ ἔμπροσθεν Ἀνδρομάχου καὶ μετ᾽ αὐτὸν Μούσας τε καὶ Μενεκράτης. πολὺ δ᾽ ἔτι τούτων ἀνωτέρω ὁ Ἡρακλείδης καὶ ὁ διδάσκαλος αὐτοῦ Μαντίας. ἀλλὰ Μαντίας μὲν, ὡς ἐξ ἀρχῆς ἦν Ἡροφίλειος, οὕτω καὶ διέμεινεν ἄχρι παντός. ὁ δ᾽ Ἡρακλείδης ἐπὶ τὴν τῶν ἐμπειρικῶν ἰατρῶν ἀγωγὴν ἐπέκρινεν ἰατρὸς ἄριστος τά τε ἄλλα τῆς τέχνης γεγονὼς καὶ πλείστων φαρμάκων ἔμπειρος. ὅταν οὖν αἱ ἄφθαι, περὶ τούτων γὰρ πρόκειται λέγειν, ἐκτράπωνται πρὸς τὸ κακόηθες, ἰσχυροτέρων

eorum, quae poſtea inventa ſunt appoſuerunt. Invenias autem poſt veteres etiam Mantiae et Heraclidae Tarentini plurima medicamenta ſcripta. Similiter et Menecrates librum optimorum medicamentorum inſcripſit, ex quibus plurima ipſe invenit, quemadmodum et Cappadox Heras, Andromachus autem duos et tertium, in quo oculorum medicamenta continentur. Plures autem libros compoſuerunt Antonius Muſa et poſt eum Aſclepiadae duo et poſt hos Crito. Verum hi quidem tres poſt Andromachum nati ſunt, Heras autem ante Andromachum et poſt ipſum etiam Muſa ac Menecrates. Longo vero tempore etiam hos praeceſſit Heraclides et praeceptor ejus Mantias, verum Mantias velut ab initio Herophili ſectator fuit, ita et per omnia manſit. Heraclides autem ad medicorum empiricorum ſectam declinavit, optimus medicus tum circa alias artis partes factus tum plurimorum medicamentorum expertus. Quum itaque aphthae, de his enim ſermo inſtitutus eſt, malignae evadunt, fortiori-

Ed. Chart. XIII. [518.]   Ed. Baf. II. (252.)

δέονται φαρμάκων, όποῖα καὶ τὰς ἄλλας ἐν παρισθμίοις τε
καὶ στόμασιν διαθέσεις ἰᾶται. προειρημένων οὖν μοι τῶν
σκοπῶν τῆς ἐκείνων συνθέσεως, οὐδὲν ἔτι δέομαι περὶ τού-
των λέγειν, ἀλλ' ἐπὶ τὴν ἱστορίαν ἀφίξομαι τῶν προεγνω-
σμένων, ἀρξάμενος ἀπὸ τῶν Ἀνδρομάχῳ γεγραμμένων, ὡς
εἴωθα κατὰ λέξιν αὐτὰ γράφειν.

[Τὰ ὑπ' Ἀνδρομάχου γεγραμμένα πρὸς ἄφθας.] Οὐ
μόνον Ἀνδρόμαχος, ἀλλὰ καὶ ἄλλοι διττὰ γένη φαρμάκων
ἔγραψαν πρὸς ἄφθας. ἐπὶ μὲν τῶν οὐδέπω κακόηθες ἐχου-
σῶν, τὰ μέτρια ταῖς δυνάμεσι φάρμακα συνθέντες, ἐπὶ δὲ
τῶν κακοηθευομένων ἰσχυρότερα. προσγράφουσι δ' ἐν τού-
τοις αὐτοί, ποτὲ μὲν ὅτι πρὸς ἄφθας καὶ ἕλκη τόδε τὸ
φάρμακον ἁρμόττει, ποτὲ δ' ὅτι πρὸς ἄφθας τὰς σηπεδονώ-
δεις. ὅταν δὲ ἁπλῶς προσγράφωσι πρὸς ἄφθας, τὰς ἁπλᾶς
δηλοῦσι καὶ μηδὲν ἐχούσας κακόηθες. ὁ δ' οὖν Ἀνδρόμαχος
πρὸς τὰς κακοήθεις ἄφθας οὕτως ἔγραψεν. πρὸς ἄφθας τὰς
ἐν τῷ στόματι καὶ ἕλκη. ♃ σχιστῆς κεκαυμένης ◁ β'. ἐρεί-
κης καρποῦ ◁ α'. σὺν ἐλαίῳ ἔκμασσε τῷ δακτύλῳ τοὺς

bus medicamentis egent, qualia etiam alios in tonfillis ac
ore affectus fanant. Praedicto igitur fcopo compofitionis
eorum, nihil amplius opus habeo de iis dicere, fed ad nar-
rationem progrediar praecognitorum, initio fumpto ab iis
quae Andromachus fcripfit, quemadmodum confuevi ad ver-
bum ipfa tranfcribere.

[*Quae Andromachus fcripfit ad aphthas.*] Non fo-
lum Andromachus, fed et alii multi duo medicamentorum
genera ad aphthas confcripferunt, ad eas quidem, quae ni-
hil maligni habent, moderata viribus medicamenta compo-
nentes, ad jam malignas vero fortiora. Afcribunt autem in
his ipfis aliquando, quod ad aphthas et ulcera hoc medica-
mentum convenit, aliquando quod ad aphthas putredino-
fas. Quum vero fimpliciter ad aphthas adfcriperunt, fim-
plices indicant et nihil maligni habentes. Andromachus igi-
tur ad malignas aphthas fic fcripfit. *Ad aphthas in ore et
ulcera.* ♃ Aluminis fciffi ufti drach. ij, fructus ericae drach.
unam, oleo excipito et per digitum locis apprimito. *Aliud*

Ed. Chart. XIII. [518.]   Ed. Baf. II. (252.)

τόπους. ἄλλο πρὸς τὰ αὐτά. ♃ ἰοῦ ⋖ β'. στυπτηρίας σχιστῆς
μέρη β'. κηκίδος χνοώδους μέρος α'. λεάνας δι' ὀθονίου χνόϊ-
σον, εἶτα ἐλαίῳ ἐμβρέχων τὸν δάκτυλον καὶ ἀναλαμβάνων
τὸ ξηρὸν, παράπτου ἐπιπολὺ ἐκμάσσων τὰ παρίσθμια καὶ
τὴν ὑπερῴαν σὺν τῇ σταφυλῇ. ἀφίστησι δὲ δερμάτια καὶ
αἴρει τοὺς περὶ τὸ σῶμα τραχυσμοὺς καὶ τύλους ἀποδερμα-
τίζει, τὰ δ' ἕλκη ἐπουλοῖ. πρὸς δὲ τὰς ἐπιπολαίους ἄφθας
ὡδί πως ἔγραψεν. πρὸς ἄφθας λύκιον Ἰνδικὸν σὺν οἴνῳ
λεανθὲν περιχριόμενον, ποιεῖ καὶ ἐρείκης καρπὸς λεῖος ἢ ῥόδα
ξηρὰ σὺν μέλιτι. ταῦτα προειπὼν ἐπιφέρει, ἐὰν δὲ μέλανα
ᾖ καὶ πονηρὰ, σταφίδος καθαρᾶς μέρη τρία, ἄνισον ἴσον,
λεῖα σὺν μέλιτι διάχριε, εἶτα διάκλυζε.

[Πρὸς ἄφθας Κρίτωνος.] Κρίτων δὲ οὕτως ἔγραψε
πρὸς ἄφθας. ἀνδράχνην εἰς μέλι ἀποβάπτων μασῶ. ἢ ἐλαίας
φύλλοις ἐν οἴνῳ ἐψημένοις διακλυζέσθω ἢ μυρσίνης λευκῆς
τῶν φύλλων ἐν ἀφεψήματι μετ' οἴνου. ἢ ἰοῦ σκώληκος
τριώβολον ἐν οἴνου κοτύλης τετάρτῳ λειώσας διακλυζέσθω.
καὶ ἡ κηκὶς δὲ τριβεῖσα ἐν ὄξει δριμεῖ διαχρίεται· ἐπὶ δὲ

ad eadem. ♃ Aeruginis ℥ ij, aluminis fciffi partes duas, gal-
lae in pulvillum redactae partem unam, terito et per lin-
teolum concernito, deinde digitum oleo madefacito, ficcum-
que excipito et tonfillis extergendis apprimito, item palato
et uvae. Difparat pelliculas et tollit afperitates circa ipfum
os, callos excoriat et ulcera ad cicatricem perducit. Cae-
terum ad aphthas in fuperficie haerentes fic fcripfit. Ad
aphthas lycium Indicum vino tritum circumlitum, facit et
ericae fructus tritus aut rofae ficcae cum melle. Haec prae-
fatus infert. Si vero nigrae fint et malignae, uvae paffae
purae partes tres, anifi tantundem, trita cum melle illine,
deinde collue.

[Quae Crito ad aphthas fcripfit.] Crito vero fic ad
aphthas fcripfit. Portulacam in melle tinctam manducet.
Aut oleae foliis in vino coctis os colluat, aut foliorum
myrti albae decocto ex vino. Aut aeruginis vermiculatae
obolos tres, in vini heminae parte quarta tritos colluat.
Quin et galla in acri aceto contrita illinitur. In pueris

παιδίων δᾳδία καὶ μυελὸν βόειον ἑψήσας ψώμιζε. ποιεῖ δὲ
καὶ ἀμύγδαλα πικρὰ μετὰ μέλιτος. [519] πρὸς δὲ τὰς με-
λαινομένας ἄφθας ἐκγεγιγαρτισμένη σταφίδι καὶ ἀνίσῳ λείοις
μετὰ μέλιτος διάχριε. ὁ δὲ Ταραντῖνος Ἡρακλείδης ἀπο-
σμήξας ὀροβίῳ μετὰ μέλιτος καὶ κηκίδι μετὰ μέλιτος προσά-
πτου. ἁρμόζει καὶ ῥοῦς ὁ ἐπὶ τὰ ὄψα μετὰ μίνθης κλωνίων.
ἔστω δὲ τοῦ μὲν ῥοῦ πλῆθος ὅσον τοῖς τρισὶ δακτύλοις,
τῆς δὲ μίνθης κλωνία τρία καὶ ῥόδων φύλλα ὅσον ἑπτὰ καὶ
στροβίλια ἑπτά, τούτοις πᾶσι μετὰ μέλιτος λειωθεῖσι χρῶ
ἢ λυκίῳ μεθ᾽ ὕδατος. ἁρμόζει καὶ τρὺξ οἴνου γλυκέος μετὰ
μέλιτος διαχριομένη. ἢ στυπτηρίαν καὶ σίδια ῥοιᾶς γλυκείας
ἐξ ἴσου τρίψας καὶ στέατι χηνείῳ μίξας διάχριε, ὕδατι θερμῷ
συνεχέστερον διάκλυζε καὶ πρόσαπτε χηνείῳ στέατι. ἄλλο
Μούσα. ♃ μυρίκης καρποῦ < στ΄. στυπτηρίας σχιστῆς < β΄.
ἐν ἐλαίῳ. ἄλλο μάλιστα ἐπὶ παιδίων. ῥοῦν ἐρυθρὸν λεῖον
μετὰ μέλιτος μί(253)ξας διάχριε ἢ στέαρ ὕειον καὶ μέλι τε-
τηγμένα, δίδου δὲ αὐτοῖς διακλύζεσθαι γάλα ὄνειον, ἐπιπλεῖ-

autem taedulas bovinamque medullam ubi coxeris, minutim
concifas porrige. Faciunt et amygdalae amarae cum melle.
Nigrefactas autem aphthas, uva paffa exacinata et anifo
tritis cum melle illine. Tarentinus autem Heraclides, ubi
exterferis, ait, farina ervi cum melle, gallam cum melle
adhibe. Convenit et rhus obfoniorum cum menthae ramu-
lis. Sit autem rhois copia quantum tribus digitis prehendi
poteft, menthae vero ramuli tres et rofarum folia feptem
et nuces pineae feptem, his omnibus cum melle tritis uti-
tor. Aut lycio ex aqua. Convenit et faex vini dulcis illita
cum melle. Aut alumen et malicorium punici dulcis, aequis
portionibus terito et adipe anferino mixta illinito, atque
aquam calidam frequentius colluendam praebeto, amplius-
que adipem anferinum admoveto. *Aliud Mufae.* ♃ Fru-
ctus myricae drach. fex, aluminis fciffi ℨ ij), oleo excepta
admove. *Aliud maxime in pueris.* Rheon rubrum tritum
melle mixtum illine. Aut adipem fuillum et mel liquefacta.
Praebeto eis etiam gargariffandum lac afininum. Quod fi

ΤΩΝ ΚΑΤΑ ΤΟΠΟΥΣ ΒΙΒΛΙΟΝ Ζ. 993

Ed. Chart. XIII. [519.]   Ed. Baf. II. (253.)

στον δὲ φερομένου τοῦ σιέλου, κηκίδα καὶ στρύχνον ὄξει
διεὶς, ποίησον διακλύζεσθαι, λευκόϊα ξηρὰ τρίψας μετὰ μέ-
λιτος διάχριε. ταῦτα γράψαντι τῷ Κρίτωνι μέμψαιτ᾽ ἄν τις
εἰκότως ὅπερ τοῖς ἄλλοις ἀεὶ μέμφομαι, καταλέγουσιν ἐφε-
ξῆς ἀδιορίστως βοηθήματα μὴ ἀρχομένου τοῦ πάθους προσ-
θεῖσιν ἢ ἀναβαίνοντος ἢ καταβαίνοντος ἢ ἀκμάζοντος ἢ
παρακμάζοντος, μήθ᾽ ὅτι μικρὸν ᾖ, καὶ ἐπιεικὲς ἢ μοχθη-
ρὸν οὕτως, ὡς ἐξεῦχθαί τι σηπεδονῶδες αὐτῷ. τούτων γὰρ
τῶν γεγραμμένων φαρμάκων ἔνια μὲν ἁπλούστατά ἐστιν,
ἐπὶ παιδίων ἁρμόττοντα μάλιστα μηδεμίαν ἐχόντων διάθε-
σιν, οἷον ὅταν ὕειον στέαρ καὶ μέλι τετηγμένα παραλαμ-
βάνῃ, καὶ πολὺ μᾶλλον ὅταν διακλύζεσθαι ὄνειον γάλα κε-
λεύει. ἁπλούστατον δὲ φάρμακόν ἐστι καὶ ἡ ἀνδράχνη ἐμβα-
φθεῖσα μέλιτι καὶ διαμασωμένη καὶ τὸ διὰ τῶν φύλλων
τῆς ἐλαίας διάκλυσμα καὶ τὸ διὰ τῆς λευκῆς μυρσίνης ὁμοίως.
ἰσχυρότατον δὲ καὶ τὸ διὰ τοῦ ἰοῦ καὶ τοῦ οἴνου, καθά-
περ γε καὶ ἡ κηκὶς ὄξει δριμεῖ τριβεῖσα καὶ διαχριομένη.
πάνυ γὰρ ἰσχυρὸν τοῦτο τὸ φάρμακον, ὥσπερ καὶ τὸ διὰ

multa faliva feratur, gallam et folanum aceto diluta gar-
gariffare facito, aut violas albas ficcas cum melle tritas il-
linito. Haec quum fcripferit Crito, merito quis ei fuccen-
feat, velut etiam alios femper reprehendo, qui ex ordine
indifcriminatim auxilia recenfent, non apponentes an inci-
piente affectione aut progrediente aut decedente aut vi-
gente aut decrefcente conveniant, et num parva exiftente
affectione et manfueta aut adeo maligna, ut jam putredi-
nofum quid habeat. Ex his enim quae fcripfit aliqua fim-
pliciffima funt, in pueris maxime convenientia nullam affe-
ctionem habentibus. Velut quum adipem fuillum et mel
liquefacta affumit, et multo magis quum afininum lac col-
luere praecipit. Simpliciffimum medicamentum eft et por-
tulaca melle tincta et manducata et collutio ex foliis oleae,
fimiliterque ex myrto alba. Fortiffimum vero quod ex ae-
rugine et vino conflat. Quemadmodum etiam galla, acri
aceto trita ac illita, valde enim forte hoc medicamentum,

Ed. Chart. XIII. [519]   Ed. Baf. II. (253.)

τοῦ ἰοῦ. ἀλλ᾽ ἐπ᾽ ἐκείνου μὲν ὀλίγιστον τοῦ ἰοῦ. τριώβολον
γὰρ εἶπεν ἐν οἴνου κοτύλης τετάρτῳ λειωθὲν καὶ διακλυ-
ζόμενον ἀσθενὲς γίνεται τῷ πλήθει τῆς τοῦ οἴνου μίξεως
ἐκλυθέν. ἡ δὲ κηκὶς ἐν ὄξει δριμεῖ λειωθεῖσα παχεῖα οὕτως,
ὡς διαχρίεσθαι, πάνυ σφοδρόν ἐστι φάρμακον, ὥσπερ γε
καὶ τὸ διὰ τῆς στυπτηρίας καὶ σιδίων ῥοιᾶς γλυκείας συν-
τιθέμενον, ὅπερ εἰ μὴ ἐμέμικτο τῷ χηνείῳ στέατι, πρὸς ση-
πεδόνας ἂν ἥρμοττεν ἰσχυράς. ἰσχυρὸν δὲ καὶ τὸ διὰ τοῦ
τῆς μυρίκης καρποῦ καὶ τῆς στυπτηρίας, ἀλλ᾽ οὐχ οὕτως,
ὡς τὸ διὰ τῆς κηκίδος καὶ τοῦ ὄξους. ἅπαξ δὲ μόνον κα-
λῶς ἐποίησε προσθεὶς κατὰ λέξιν οὕτως. ἐπιπλέον δὲ φερο-
μένου τοῦ σιέλου κηκίδα καὶ στρύχνον ὄξει διεὶς ποίησον
διακλύζεσθαι. τὸ γὰρ ἐπιπλέον φέρεσθαι τὸ σίελον ἐμφαν-
τικόν ἐστι τοῦ τὴν διάθεσιν εἶναι μείζονα. κάλλιον δὲ ἦν
ἄντικρυς εἰρηκέναι, νομώδους δὲ τῆς διαθέσεως γενομένης
ἢ γενομένων ἑλκῶν βαθέων, ἤ τι τοιοῦτον προσγράψας.

[Περὶ τῶν ὑπ᾽ Ἀσκληπιάδου γεγραμμένων πρὸς ἄφθας.]

Καλῶς οὖν ἐποίησεν ὁ Ἀσκληπιάδης, εἰ καὶ μὴ πολλὰ φάρ-

velut etiam id quod ex aerugine conftat. Verum in illo
pauciffima eft aerugo, obolos enim tres dixit in vini quarta
heminae parte terendos effe ac colluendos, debilisque fit
copia mixturae vini exoluta. Galla vero aceto acri trita,
ut craffa fiat et illitioni apta, valde vehemens eft medica-
mentum, quemadmodum etiam quod ex alumine et mali-
corio punici dulcis componitur, quod nifi ad adipem anfe-
rinum admixtum effet, ad putrefactiones fortes congruens
effet. Forte eft et quod ex myricae fructu ac alumine con-
ftat, fed non adeo velut id, quod ex galla et aceto. Semel
porro tantum recte fecit apponendo in verborum ferie fic.
Quod fi multa faliva feratur, gallam et folanum aceto di-
luta gargariffare facito, multam enim falivam ferri, majo-
rem affectum effe fignificat. Praeftabilius autem fuiffet fta-
tim dixiffe, quod fi depafcendo proferpat affectio aut ul-
cera profunda fiant aut ejusmodi quippiam afcripfiffe.

[De iis quae Afclepiades ad aphthas fcripfit.] Recte
igitur fecit Afclepiades, tametfi non multa medicamenta ad

μακα πρὸς ἄφθας ἔγραψεν, ἀλλ᾽ ἐπί γε τοῖν δυοῖν ἐν ἀρχῇ
γράψας οὕτω. πρὸς ἄφθας χωρὶς νομῆς, ἔπειτα μετὰ δυο
πάλιν προσγράψας πρὸς τὰς νεμομένας ἄφθας, ἄδηκτα γάρ
ἐστι τὰ δύο φάρμακα τὸ μὲν ἕτερον τὸ πρότερον, ἐν ᾧ
φησι, μυελὸν βόειον μέλιτι μίξας καὶ χλιάνας διάχριε, μά-
λιστα δὲ νηπίοις ἐστὶ χρήσιμον. τὸ δὲ ἐφεξῆς εἰρημένον
στέαρ ὕειον μέλιτι [520] μίξας χρῶ. πρὸς δὲ τὰς νεμομέ-
νας ἄφθας κηκίδων ἀφεψήματι κελεύσας κύαθον ἕνα καὶ
μέλιτος ἴσον μίξαντα καὶ ἀναζέσαντα χρῆσθαι. ἐγὼ δὲ
ἔφθασα καὶ τοῦτο καὶ ἄλλα τρία μετ᾽ αὐτὸ γεγραμμένα,
μικρὸν ἔμπροσθεν ἐν τοῖς πρὸς τὰς νομὰς φαρμάκοις γρά-
ψας, καὶ γὰρ οὐδὲν ἡγοῦμαι διαφέρειν, εἴτ᾽ ἐξ ἄφθης εἴτ᾽
ἐξ ἄλλου τινὸς ἡ μετάπτωσις εἰς τὴν νομὴν γένοιτο.

[Περὶ τῶν ὑπ᾽ Ἀπολλωνίου γεγραμμένων πρὸς ἄφθας.]
Ἀπολλώνιος δὲ ὁ Ἡροφίλειος ἐν τῷ πρώτῳ τῶν εὐπορί-
στων φαρμάκων ὡδί πως ἔγραψε κατὰ λέξιν πρὸς τὰς λευ-
κὰς ἄφθας. χαλκῖτιν ἐλαίῳ τρίψας διάχριε πτερῷ, τοῦτο

---

aphthas confcripfit. Veruntamen in duobus, quae in prin-
cipio tradidit fic, aphthas non depafcentes, deinde poft duo
rurfus afcribens ad aphthas depafcentes. Lenia enim funt
duo medicamenta, alterum quidem prius, in quo ait medul-
lam bubulam melle mixtam ac tepefactam illinito, maxime
vero pueris infantibus elt commodum, alterum vero elt,
adipe fuillo melli admixto utitor. Caeterum ad depafcentes
aphthas, gallarum decocti cyathum unum ac mellis tan-
tundem mifcere jubet et fervefacto uti. Verum ego tum hoc
medicamentum tum alia tria poft ipfum tradita, paulo ante
in medicamentis ad nomas praefcripfi, neque enim referre
puto five ex aphthis five ex alio quopiam tranfitio ad ul-
cus depafcens contingat.

[Quae ab Apollonio ad aphthas fcripta funt.] Apol-
lonius autem Herophili fectator in primo parabilium me-
dicamentorum fic fcripfit ad verbum. Ad aphthas albas.
Chalcitidem oleo tritam penna illinito, hoc e veftigio fedat.

παραχρῆμα παύει. ἐπειδὰν δὲ καθαρὰ γένηται, μυρίκης καρ-
πὸν λεάνας καὶ διεὶς μελικράτῳ ἢ οἴνῳ διάχριε, μάλιστα νη-
πίοις. εἶτ᾽ ἐφεξῆς γράφει ἄλλο καὶ μάλιστα πρὸς τὰς μελαί-
νας ἄφθας, σταφίδι ἐκγεγιγαρτισμένῃ καὶ ἀνίσῳ λείοις μετὰ
μέλιτος διάχριε. καὶ πάλιν ἄλλο ἐφεξῆς. χαλκάνθῳ κεκαυ-
μένῳ λείῳ μετὰ μέλιτος χρῶ. φαίνεται γὰρ ἐπὶ τῶν κακοή-
θων τοῖς φαρμάκοις τούτοις κελεύων χρῆσθαι. ἔγραψε γοῦν
κατὰ μὲν τὸ πρῶτον τῶν φαρμάκων πρὸς τὰς λευκὰς
ἄφθας, κατὰ δὲ τὸ δεύτερον πρὸς τὰς μελαίνας, ἐνδεικνύ-
μενος τὸ παρὰ φύσιν τῆς χρόας καὶ τὸ μέγεθος τοῦ πά-
θους. ἐφεξῆς δὲ προσγράψας διακλύσματα πρὸς ἄφθας, ἐπι-
φέρει κατὰ λέξιν οὕτως, οἴνῳ μέλανι αὐστηρῷ καὶ ὑπο-
στύφοντι διάκλυζε. ἐλαίας φύλλοις ἐν οἴνῳ ἑψημένοις διά-
κλυζε. μυρσίνης λευκῆς φύλλα ἀφεψήματι μετ᾽ οἴνου παρα-
πλησίως χρῶ. ταῦτα τὰ διακλύσματα χωρὶς διορισμοῦ γε-
γραμμένα βλάβην οὐδεμίαν ἐπιφέρει. καὶ γὰρ ἐπὶ τῶν με-
τρίων καὶ ἐπὶ τῶν μειζόνων καὶ τῶν μεγίστων διαθέσεων
ἁρμόζει. καλῶς δὲ ἐφεξῆς ἔγραψεν ἄλλο σφόδρα ἐνεργοῦν. ἰοῦ
σκώληκος τριώβολον τρίψας ἐν οἴνου κοτύλης τετάρτῳ δίδου

Poftquam vero pura facta fuerit, myricae fructum tritum
et aqua mulfa aut vino dilutum illinito, maxime infantibus
eſt ex uſu. Deïnceps autem aliud ſcribit et maxime ad ni-
gras aphthas. Uvam paſſam exacinatam et aniſum trita cum
melle illinito. Et rurſus aliud atramento ſutorio trito cum
melle utitor. Videtur ſane in malignis ejusmodi medica-
mentis jubere uti. Adſcripſit itaque ad primum ad aphthas
albas. Ad ſecundum ad nigras, oſtendens per id colorem
praeter naturam et magnitudinem affectionis. Conſequenter
aſcribit et collutiones ad aphthas hac verborum ſerie. Vino
nigro auſtero et ſubaſtringente colluito. Oleae foliis in vino
coctis colluito. Myrti albae foliorum decocto cum vino ſi-
militer utere. Hae collutiones citra diſcrimen ſcriptae nul-
lum detrimentum inferunt, nam et in moderatis et in ma-
joribus et in maximis affectibus conveniunt. Recte vero
deinceps aliud valde efficax ſcripſit, aeruginis vermiculatae
obolos tres in vini quarta heminae parte gargariſſandos

διακλύζεσθαι, εἶθ᾽ οὕτως οἴνῳ διάκλυζε. τοῦτο γὰρ ἐπὶ τῶν
ἰσχυροτέρων ἁρμόζει, καθάπερ γε καὶ τὸ ἐφεξῆς οὕτω γε-
γραμμένον ἅλμην ἐλαιῶν καὶ ὄξους ἴσον μίξας δίδου δια-
κλύζεσθαι, εἶθ᾽ οὕτως οἴνῳ διάκλυζε. μετὰ δὲ ταῦτα μελι-
κράτῳ, εἶθ᾽ ἑξῆς ὕδατι χρῶ, ἐπὶ πᾶσι δ᾽ ἐλαίῳ διάκλυζε.
μετὰ ταῦτα δὲ δύο γράφει φάρμακα διαφόροις εἴδεσιν ἀφθῶν
ἁρμόζοντα. τὸ μὲν γὰρ ὕσσωπον τριφθὲν πρὸς τὰς θερμὰς
καὶ ἀναβιβρωσκομένας διαθέσεις καὶ καθαρὰς ἐναντιώτατόν
ἐστιν. ἁρμόζει δὲ ταῖς ῥυπαραῖς καὶ ταῖς φλεγμονώδεσιν
ἄφθαις. τὸ δ᾽ ὀμφάκιον μετ᾽ οἴνου ἐπιτήδειον ταῖς καθα-
ραῖς καὶ δακνομέναις καὶ ἀναβιβρωσκομέναις. κελεύει δὲ τὸ
μὲν ὀμφάκιον μετ᾽ οἴνου τρίψαντα διακλύζεσθαι, τὸ δ᾽ ὕσ-
σωπον μετ᾽ οἴνου ἢ μελικράτου. ἰσχυρὸν δὲ πάνυ τὸ μετὰ
ταῦτα φάρμακον, ὡς ἤδη καὶ νομώδεσιν ἄφθας ἁρμόζον,
ὃ συντίθησι, μυρίκης καρπὸν ἕψων μετ᾽ ὄξους. ἰσχυρὸν δὲ
καὶ τὸ ἐφεξῆς αὐτῷ γεγραμμένον, ἐφ᾽ οὗ φησι κηκίδα τρί-
ψας, ἐν ὄξει δριμεῖ δίδου διακλύζεσθαι. τὸ δὲ μετὰ ταῦτα
γεγραμμένον, ἐφ᾽ οὗ φησιν, ὀπῷ σιλφίου διειμένῳ παρα-

praebe, deinde etiam vinum colluendum praebe. Hoc enim
in fortioribus convenit, quemadmodum etiam quod confe-
quenter fic fcriptum eft, muriam olivarum et acetum pari
menfura mixta colluenda dato, indeque vino colluito, poftea
etiam aqua mulfa et deinde aqua, in pueris autem oleum
colluendum praebe. Poft haec duo medicamenta fcribit di-
verfis formis ac fpeciebus aphtharum congrua. Hyffopum
enim tritum ad calidos et erofos affectus, itemque puros
maxime contrarium eft, congruit autem fordidis et inflam-
matis aphthis. Omphacium vero cum vino aptum eft puris
et mordacitatem fentientibus ac erofis. Jubet autem ompha-
cium cum vino tritum collui, hyffopum vero cum vino
aut aqua mulfa. Validum valde eft, quod ab his fequitur
medicamentum, ut jam depafcendo proferpentibus aphthis
conveniat, quod ipfum componit, myricae fructum coquens
cum aceto. Validum eft et quod deinceps ab eo fcriptum
eft, in quo ait, gallam tritam in acri aceto colluendam prae-
be. Hoc vero quod poftea fequitur, in quo ait fucco fil-

πλησίως χρῶ, μετὰ δὲ ταῦτα ἐλαίῳ διάκλυζε. καὶ αὐτὸ δριμὺ
καὶ δακνῶδές ἐστι καὶ διαφορητικὸν, οὐ στυπτικόν. οὐκ ὀρ-
θῶς οὖν ἀναμέμικται τὰ στυπτικὰ καὶ στρυφνὰ καὶ ἀπο-
κρουστικὰ τοῖς διαφορητικοῖς καὶ δριμέσιν ἄνευ διορισμοῦ
γεγραμμένα. τὸ δ᾽ ἐφεξῆς τούτοις, ὅτι μὲν δι᾽ ὄξους σκευ-
άζεται γενναῖόν ἐστιν· ὅτι δὲ οὐ προσέθηκε τῷ ὄξει τὸ
δριμὺ καὶ ὅτι διὰ λίνου καρποῦ μετριώτερον γίνεται, προσ-
έθηκε δὲ αὐτῷ καὶ τὰς αἴρας, διαφορητικὸν ἱκανῶς φάρ-
μακον. διὰ τοῦτο οὖν αὐτὸ καὶ πρὸς τὰ τῆς γλώττης οἰδή-
ματά φησιν ἁρμόττειν. παραγράψω δὲ καὶ πᾶσαν αὐτοῦ
τὴν ῥῆσιν. λίνου καρπὸν καὶ αἴρας ἴσα τρίψας μετ᾽ ὄξους
διάκλυζε. τὸ δ᾽ αὐτὸ τοῦτο ποιεῖ καὶ πρὸς τὰ τῆς γλώττης
οἰδήματα. [521] πραότερον δὲ πολὺ τούτων ἁπάντων φάρ-
μακον ἐφεξῆς ἔγραψε κατὰ λέξιν οὕτως. φύλλα κοκκυμηλέας
κόψας καὶ γάλακτι μίξας, οἴρῳ διάκλυζε. προσκειμένου γὰρ
τῷ λόγῳ τοῦ διάκλυζε δῆλόν ἐστιν ὅτι πολλῷ τῷ γάλακτι
μίγνυσιν ὀλίγα τῶν φύλλων, ὡς εἴ γε τὰ φύλλα τῷ γά-
λακτι συλλιωθέντα φάρμακον ἐκέλευσεν εἶναι διάχριστον,

phii diluto fimiliter utitor, et poftea oleum colluendum
dato, etiam ipfum acre et mordax eft ac difcufforium, non
aftringens. Non recte itaque aftringentia et acerba ac repul-
foria, difcufforiis admixta funt ac acribus, atque hoc nullo
difcrimine adjecto. Quod vero fequitur ex aceto apparatum,
generofum eft. Quoniam autem ad acetum non appofuit
acre et quoniam per femen lini moderatius evadit, adjecit
autem ipfi etiam lolium, medicamentum multum difcuffo-
rium, atque propterea ipfum ad linguae tumores convenire
ait. Verum afcribam omnem ipfius dictionem. Semen lini
ac lolium aequis partibus aceto trita colluito. Hoc itidem
ad linguae tumores facit. Longe lenius his omnibus medi-
camentum deinceps fcripfit hoc modo. Folia pruni contufa
ac lacte permixta colluito. Quum enim adjecerit fermoni,
colluito, manifeftum eft quod multo lacti pauca folia ad-
mifcet. Nam fi folia cum lacte trita pro medicamento inun-
ctili effe juffiffet, palam utique effet quod multa folia, pau-

ἢν ἂν οὕτω γε δῆλον ὅτι πολλὰ μὲν τὰ φύλλα, τὸ γάλα δὲ
ὀλίγον εἶναι ἐκέλευσεν. ἐφεξῆς δὲ προσγράψας διαμασητὰ
πρὸς (254) ἄφθας ἐπιφέρει, ἐλαίας ἁλμάδας διαμασητέον.
εὔδηλον δ᾽ ὅτι πραότατον φάρμακόν ἐστιν. εἶτ᾽ αὖθις ἑξῆς·
ἀνδράχνην εἰς μέλι ἀποβάπτοντα διαμασητέον. καὶ τοῦτο
ὁμοίως πρᾶόν ἐστι. διαφέρει δ᾽ ἀλλήλων τὰ δύο ταῦτα τῷ
τὰς μὲν ἁλμάδας καὶ στύφειν καὶ διαφορεῖν, πλεῖστον δ᾽
ἐν αὐταῖς ἔχειν τὸ στυπτικόν. τὴν δὲ ἀνδράχνην μετὰ τοῦ
μέλιτος ἀσθενέστερον εἶναι φάρμακον. ἐφεξῆς δὲ καλῶς ἐποί-
ησεν εἰπὼν, ἐπὶ παιδίων ἁρμόττειν ἃ μέλλει λέγειν φάρ-
μακα· γράφει δὲ περὶ αὐτῶν κατὰ λέξιν οὕτω. ὅταν παιδίον
ἄφθας ἔχῃ, σεμίδαλιν καὶ μυελὸν βόειον καὶ ἄλευρον ἕψας
ψώμιζε, ἐὰν δὲ μὴ δύνηται θηλάζειν. ἄλλο. σπλῆνα βοὸς
ἑψήσας ἐν οἴνῳ καὶ τρίψας μετὰ μέλιτος ψώμιζε. τοῦτο μὲν
οὖν περίεργον τὸ φάρμακον. ἐφεξῆς δὲ καλῶς ἔγραψεν, ἀπέ-
χεσθαι κατὰ τὴν δίαιταν δριμέων τε καὶ ἁλυκῶν καὶ ὀξέων
σιτίων τε καὶ ποτῶν, εἶτα οὐκ οἶδ᾽ ὅπως ἐφεξῆς τούτῳ
γράφει κατὰ λέξιν οὕτως. χαλκάνθην λείαν κεκαυμένην μετὰ

cum vero lac effe juffiffet. Deinceps porro etiam, quae
manfa aphthas juvent annectit. Mandendae funt olivae
muria conditae. Manifeftum eft leniffimum hoc medicamen-
tum effe. Et rurfus. Portulaca melle tincta manducetur.
Et hoc fimiliter mite eft. Differunt haec duo inter fe in
eo, quod olivae muria conditae et aftringunt et difcutiunt,
plurimam vero in fe aftringendi vim habent, portulaca
vero cum melle imbecillius eft medicamentum. Confequen-
ter probe fecit, quum ait in pueris convenire quae dictu-
rus eft medicamenta. Scribit vero de eis in haec verba.
Ubi puerulus aphthas habeat, fimilaginem et medullam bu-
bulam ac farinam coquens infanti mande, fi jam ipfe ab
uberibus mandere nequeat. Aliud. Lienem bubulum in vino
coquens et cum melle terens mande. Hoc medicamentum
fupervacaneum eft, et plus aequo curiofum. Deinceps recte
fcripfit abftinendum circa diaetam acribus et falfis et aci-
dis tum eduliis tum potibus. Deinde haud fcio, quo modo
in hanc fententiam fcribit, chalcanthum tritum ac uftum

μέλιτος διάχριε. τοῦτο ἐχρῆν ἀνωτέρω γεγράφθαι μετὰ τῶν
ἰσχυρῶν φαρμάκων.

[Τὰ ὑπ᾽ Ἀρχιγένους γεγραμμένα πρὸς ἄφθας.] Ἔνια
μὲν καὶ τῶν ὑπ᾽ Ἀρχιγένους γεγραμμένων πρὸς ἄφθας ταυτὰ
τοῖς προγεγραμμένοις ἐστὶν, ἀλλ᾽ ἔδοξέ μοι πᾶσαν αὑτοῦ
τὴν λέξιν ἐφεξῆς γράψαι μηδὲν παραλιπόντι. γράφει οὖν οὕ-
τως. πρὸς ἄφθας διακλύσματα μὲν ποιεῖ· ἐλαίας φύλλων
ἀφέψημα ἢ μυρσίνης φύλλων λευκῆς ὁμοίως ἢ ἐλαίας κο-
λυμβάδος ὕδωρ. ποιεῖ καὶ ἡ ἀμόργη καὶ πρασίου χυλὸς ἢ
φακοῦ ἀφέψημα ἢ βάτου ἢ κύπρου ἢ ἰοῦ σκώληκος τριώ-
βολον, ἐν οἴνου κνιδίου κοτύλης τετάρτῳ, τοῦ διακλύζέσθω.
διάχριστοι δὲ ποιοῦσι καὶ αἱ πλείονες τῶν ἀναγραφησομέ-
νων στοματικῶν, ἰδιαίτερον δὲ συμφωνεῖ ταῦτα. ♃ σχιστῆς,
ῥόδων ἄνθη ἴσα, μυρίκης καρποῦ τὸ διπλοῦν, ξηροῖς χρῶ.
ἢ λίβανον, γλυκυρρίζης χυλὸν ἴσα, κηκίδος, σμύρνης, ἀνί-
σου ἀνὰ ὀλίγον, σὺν προτρόπῳ πέρίχριε. ἄλλο. μάνναν καὶ

cum melle illinito. Hoc enim medicamentum ſuperius ſcri-
bere oportuit cum aliis validis medicamentis.

[*Quae Archigenes ſcripſit ad aphthas.*] Quaedam
ex his quae Archigenes ad aphthas ſcripſit eadem ſunt
cum praeſcriptis. Verum viſum eſt mihi ex ordine omnem
ipſius ſermonem aſcribere, ita ut nihil ex eo relinquam.
Scribit igitur ſic. *Ad aphthas collutiones faciunt.* Folio-
rum oleae decoctum· Aut foliorum myrti albae eodem
modo. Aut aqua olivae muriae innatantis. Facit et amurca
et marrubii ſuccus aut lentis decoctum, ſeu rubi aut ligu-
ſtri aut aeruginis vermiculatae obolos tres, in vini cnidii
quarta heminae parte diſſolutos colluat. *Illitiones autem
faciunt pleraque ex deſcriptis ſtomaticis medicamentis,
privatim autem congruunt haec.* ♃ Aluminis ſciſſi, florum
rofarum, aequales partes, fructus myricae duplum, utere
ſiccis. Aut thus et glycyrrhizae ſuccum aequis portionibus,
gallae, myrrhae, aniſi, ſingulorum parum quid, cum vino
protropo illine. *Aliud.* Mannam et ſalem pari pondere

ἅλας ἴσα ξηρὰ διὰ πτεροῦ κατάψα. ἄλλο. τρυγὶ οἴνου γλυ-
κέος σὺν μέλιτι κατάχριε. ἄλλο. μίσυ καὶ στυπτηρίαν καὶ
ῥοῦν σὺν μέλιτι. ἢ χαλκῖτιν μετ᾽ ἐλαίου πτερῷ διάχριε, ἀγα-
θὸν σφόδρα. ἢ ἐλαίας φύλλα μετ᾽ ἐλαίου διάχριε. ὅταν δὲ
καθαρθῇ, μυρίκης καρπῷ σὺν μελικράτῳ ἢ οἴνῳ διάχριε· ἢ
ἀποσμήξας ὀροβίνῳ καὶ μέλιτι καὶ κηκίδι μετὰ μέλιτος προσ-
άπτου. ἢ μυρίκης σπέρμα καὶ σχιστῆς τὸ γ΄. μετ᾽ ἐλαίου
διάχριε. τοῦτο καὶ πρὸς νομὰς ποιεῖ. ἢ στέαρ ὕειον ἢ χή-
νειον ἔμπασον μάννα καὶ διάχριε. ἢ κηκίδα λείαν μετ᾽ ἐλαίου.
ἢ στυπτηρία ὑγρὰ ἀνιεμένη. ἢ φύλλα κύπρου διαμασάσθω-
σαν. ἢ λυκίου ῥίζαν ξηρὰν παράπτου. ἢ θαλλία λεῖα μετὰ
μέλιτος. ἢ κηκίδα μεθ᾽ ἁλῶν. ἐὰν δὲ ἐπιταθῇ καὶ νέμηται
σηπεδονικῶς, διακλύσμασι μὲν καὶ ἀναγαργαρίσμασι χρηστέον
τοῖς πρὸς ἄφθας τοῖς εὐτονωτέροις. ἰδίως δὲ ἄλμην συνεχέ-
στερον, ἢ ἱερὰν βοτάνην ὕδατι ἢ οἴνῳ ἐναφειψήσας δὸς δια-
κλύζεσθαι ἢ ἀναγαργαρίζεσθαι. διαχρίσμασι μὲν τῶν πρὸς
ἄφθας τοῖς εὐτονωτέροις· ἰδίως δὲ [522] κέρας ἐλάφειον

fic̣ca, per pennam adhibeto. *Aliud*. Faecem vini dulcis cum
melle illinito. *Aliud*. Mify et alumen et rhoem cum melle,
aut chalcitidem cum oleo, per pennam illinito, vehementer
bonum eſt. Aut oleae folia cum oleo illinito. Poſtquam
vero repurgatae fuerint, myricae fructum cum aqua mulſa
aut vino illine. Aut ubi cum ervi farina et melle exter-
feris, gallam cum melle adhibe. Aut myricae femen et alu-
minis tertiam partem cum oleo illine. Hoc etiam ad no-
mas facit. Aut adipem ſuillum aut anferinum manna in-
fperfa illinito. Aut gallam tritam cum oleo. Aut liquidum
alumen dilutum. Aut liguſtri folia manducent. Aut lycii
radicem aridam adhibe. Aut oleae germina trita ex melle.
Aut gallam cum falo. Si vero extendatur affectio et ſer-
pendo putredinofe depafcat, collutionibus quidem et gar-
garismis utendum eſt ad aphthas deſcriptis fortioribus, pri-
vatim autem muria frequentius colluenda eſt. Aut herbam
facram aqua aut vino incoctam colluendam aut gargaris-
fandam dato. Illitionibus etiam ad aphthas deſcriptis for-
tioribus utantur, privatim vero cornu cervi tritum affrica.

λεάνας παράτριβε. ἢ χαλκάνθῃ ὀπτῇ λείᾳ μετὰ μέλιτος. ἢ
ἰῷ χαλκοῦ ἢ λεπίδι μετὰ μέλιτος. ἄκρως ποιεῖ πρὸς νομὰς
μαράθρου ῥίζης κεκαυμένης σποδός. ταῦτα πρὸς ἄφθας ὁ
Ἀρχιγένης ἔγραψεν ἐν τῷ πρώτῳ περὶ φαρμάκων, ὀλίγου
δεῖν ἅπαντα καὶ τοῖς ἄλλοις γεγραμμένα. τί δή ποτ᾽ οὖν
ἠξίωσα δὶς γράψαι ταῦτα καίτοι φυλαττόμενος οὕτως πράτ-
τειν; ὅτι καὶ τὸν Ἀρχιγενην τῶν ἄλλων ἐπιστάμενος ἀξιο-
λογώτερον, ἐν τῷ τὰ κοινὰ μετὰ τῶν οἰκείων γράφειν διο-
ρισμῶν, ἑώρων καὶ αὐτὸν ἐν πολλοῖς ἀμελοῦντα τῆς τοι-
αύτης διδασκαλίας. νῦν οὖν ἐφεξῆς ἅπαντα χύδην ῥίπτει τὰ
βοηθήματα, μετὰ τὸ συνεχὲς ἀλλήλοις εἰρημένα πραότατά
τε καὶ δριμύτατα. τί γὰρ ὅμοιον ἰὸς ἔχει φακοῦ καὶ βάτου
καὶ κύπρου ἀφεψήματι; τί δὲ κηκὶς στέατι χηνείῳ καὶ ὑείᾳ;
δριμὺ μὲν γὰρ καὶ διαβρωτικόν, ἰσχυρῶς τε ξηραῖνον φάρ-
μακόν ἐστιν ὁ ἰός· βάτος δὲ καὶ κύπρος καὶ φακὸς ἐλα-
χίστην ἔχει στύψιν. οὕτω δὲ καὶ ἡ κηκὶς ἰσχυρότατα στύ-
φουσα τὴν ἐναντίαν ἔχει δύναμιν ὑείῳ τε καὶ χηνείῳ στέατι.

Aut atramentum futorium toftum tritum cum melle. Aut
aeruginem aeris, five fquamam cum melle. Summe facit ad
nomas foeniculi radicis uftae cinis. Haec ad aphthas Ar-
chigenes in primo de medicamentis fcripfit, quae parum
abeft, ut omnia etiam aliis fint fcripta. Quid igitur ope-
rae pretium duxi eadem bis fcribere, quamvis caverim ne
hoc facerem? Quod fane et Archigenem, quem fcimus ma-
jore quam alios dignitate, etiam communia cum propriis
difcriminibus fcribere poffe, videbam nunc ipfum in pluri-
bus ejusmodi doctrinae negligentem. Nunc enim omnia con-
fufim projicit auxilia, una cum hoc quod continenter in-
ter fe fcribendo commifcuit leniffima et acerrima. Quid
enim fimile habet aerugo ad lentis et rubi ac cypri de-
coctum? quid galla fimile adipi auferino aut fuillo? Acre
enim et erodens fortiterque reficcans medicamentum eft
aerugo, rubus autem et cyprus et lens pauciffimam habent
aftringendi facultatem. Sic etiam galla fortiffime aftringens,
contrariam vim habet fuillo ac anferino adipi. Quin et

γέγραπται δὲ ἐφεξῆς ἀλλήλων, καθάπερ τὰ πρότερα καὶ τὰ
ἄλλα δὲ ὅσα ἐμνημόνευσε, τὴν αὐτὴν ἀταξίαν ἔχει. βέλτιον
δ᾽ ἦν, ὥσπερ ἅπαξ που κατὰ τὸν λόγον ἔφη, τοῦτο καὶ
πρὸς νομὰς ποιεῖ, κατὰ τὸν αὐτὸν τρόπον καὶ περὶ τῶν
ἄλλων διορίσαι προσγράψαντα, τοῦτο μὲν βρέφεσιν ἢ παισὶν
ἁρμόττειν εἰπόντα, τουτὶ δὲ τοῖς τελείοις καὶ τουτὶ μὲν ἀρ-
χομέναις ἢ μετρίαις ἄφθαις, τουτι δὲ ἀκμαζούσαις ἢ ἰσχυ-
ραῖς, ἁπάντων δὲ μᾶλλον ἤτοι διαπύροις καὶ θερμαῖς ἢ
ψυχροτέραις μᾶλλον· καὶ τῶν διαπύρων τουτὶ μὲν ταῖς
ἐρυθροτέραις, τουτὶ δὲ ταῖς ξανθοτέραις. αἱ μὲν γὰρ τὸ
φλεγμονῶδες, αἱ δὲ τὸ ἐρυσιπελατῶδες ἔχουσιν, ὥσπερ γε
πάλιν αἱ μὴ διάπυροι φλεγμαντικαὶ τοὐπίπαν εἰσὶν, καθά-
περ τῶν χρονιζουσῶν ἔνιαι τοῦ μελαγχολικοῦ χυμοῦ κακίαν
ἐπικτῶνται. διαγνώσονται δ᾽ ἅπασαι ῥᾳδίως ὄψει τε ἅμα
καὶ ἁφῇ, τῇ μὲν ὄψει διὰ τῶν χρωμάτων καθότι λέλεκταί
μοι καὶ νῦν, αἱ μὲν γὰρ ἐρυθρότεραι τὸν αἱματικὸν ἐπικρα-
τεῖν ἐνδείκνυνται χυμὸν, αἱ δὲ ξανθότεραι τὸν πικρόχολον,
ὥσπερ γε πάλιν αἱ μὲν λευκαινόμεναι τὸν φλεγματικώτερον

deinceps ab eo fcripta, planeque omnia quorum mentio-
nem facit, eandem confufionem perturbati ordinis habent.
Praeſtabat autem velut femel alicubi in fermone apponendo
dixit, hoc etiam ad nomas facit, eodem modo etiam alia
diſtinxiſſe, ut afcriberet videlicet, hoc quidem infantibus
ac pueris convenit, hoc vero perfectis, et hoc incipienti-
bus aut moderatis aphthis, hoc autem vigentibus et forti-
bus, maxime vero omnium aut inflammatis et calidis aut
magis frigidioribus, et ex inflammatis hoc quidem rubi-
cundioribus, hoc vero flavioribus, aliae enim ex fanguine,
aliae ex flava bile inflammationem habent, quemadmodum
illae rurfus non inflammatae pituitofae in totum exiſtunt,
quemadmodum aliquae ex inveteratis, humoris atrae bilis
malignitatem acquirunt. Cognofcentur hae omnes facile vifu
fimul et tactu. Vifu quidem ex coloribus, quemadmodum
etiam nunc dictum eſt, rubicundiores enim fanguineum hu-
morem praevalere oſtendunt, flaviores autem amaram bi-
lem, quemadmodum rurfus albefcentes pituitofiorem, live-

1004 *ΓΑΛΗΝΟΥ ΠΕΡΙ ΣΥΝΘΕΣΕΩΣ ΦΑΡΜΑΚΩΝ*

Ed. Chart. XIII. [522.]   Ed. Baf. II. (254.)

αἱ δὲ πελιδνούμεναί τε καὶ μελαινόμεναι τὸν μελαγχολικόν.
ὁ γὰρ ταῦτα διορισάμενος ἐπιστάμενός τε τὴν ἑκάστου τᾶν
ἁπλῶν φαρμάκων δύναμιν, ὡς ἐν τῇ αὐτῶν διδασκαλίᾳ γέ-
γραπται, καθ᾽ ἕκαστον εἶδος ἄφθης ἐπιστήσαιτο χρῆσθαι
τοῖς τε ἁπλοῖς καὶ συνθέτοις φαρμάκοις, ὡς πολλάκις ἤδη
προείρηται. συνεπισκέψεται δὲ καὶ τὰς τῶν σωμάτων φύσεις,
εἰ καὶ μαλακαί τέ εἰσι καὶ ὑγραὶ, καθάπερ ἐπὶ παίδων εὐ-
νούχων τε καὶ γυναικῶν· ἢ σκληραί τε καὶ ξηραὶ, καθάπερ
ἐπὶ τῶν ἁλιέων καὶ ναυτῶν καὶ κυνηγετῶν καὶ γεωργῶν.
τοῖς γὰρ ἰσχυροτέροις σώμασι τὰ ἰσχυρότερα προσάξεις φάρ-
μακα, τοῖς δ᾽ ἀσθενεστέροις τὰ μαλακώτερα. ἐγὼ δὲ ἐπὶ
μὲν τῶν βρεφῶν, ὅσα ψωμίζουσιν αἱ τροφοὶ, φακῆν μετὰ
βραχέος ἄρτου καὶ μυελοῦ ἐλαφείου ἢ μοσχείου δίδωμι. μί-
γνυμι δὲ τῇ τροφῇ καὶ μήλων κυδωνίων ἢ τῶν ἄλλων ὅσα
στύφει, καθάπερ ἐν Ῥώμῃ τὰ κεστιανὰ καλούμενα καὶ τῶν
τοιούτων ἀπίων, οὔων τε καὶ μεσπίλων καὶ κράνων καί ποτε
καὶ θριδακίνης καὶ σέρεως καὶ στρύχνου καὶ ἀνδράχνης μί-
γνυμι τῷ ψωμίσματι, διαπύρου τῆς ἄφθης ὑπαρχούσης. εἰ

fcentes et nigrefcentes atrae bilis fuccum. Qui enim haec
rite difcreverit, noveritque amplius fingulorum fimplicium
medicamentorum facultatem, quemadmodum in libris de ip-
fis a me fcriptum eft, is in unaquaque aphthae fpecie tum
fimplicibus tum compofitis uti fciet velut jam faepe eft
praedictum. Confiderabit autem fimul et corporum natu-
ras, num molles fint et humidae velut in pueris, eunuchis
et mulierculis, an durae et aridae velut in pifcatoribus ac
nautis et venatoribns atque agricolis. Fortioribus enim
corporibus fortiora adhibebis medicamenta, debilioribus mol-
liora. Ego porro infantibus, quibus nutrices cibum man-
dunt, lentem cum modico pane et medulla cervi aut vi-
tuli praebeo. Admifceo etiam cibis ex malis cotoneis at-
que aliis, quae aftringunt, velut Romae cefliana appellata.
Quin et ex pyris addo, forbisque ac mefpilis et cornis.
Quandoque etiam de lactuca et feride ac folano et portu-
laca in cibos qui manduntur permifceo fi aphtha fuerit

δὲ μὴ ψωμίζεσθαι ἔτι δύναται, τὴν τροφὴν ἐπὶ τοῖς τοιου-
τοις διαιτῶ μετ᾽ εὐπεψίας δηλονότι. καὶ μέντοι καὶ διαχρίω
τὰ βρέφη φαρμάκοις, εἰ μὲν ὑπερύθρους βλέποιμι τὰς ἄφθας,
ἐν ἀρχῇ μὲν τοῖς μετριώτατα στύφουσί τε καὶ ψύχουσιν·
[523] ἐφεξῆς δὲ τοῖς διαφοροῦσιν ἀδήκτως· εἰ δὲ ὑποξάν-
θους, τοῖς αὐτοῖς μὲν, ἀλλὰ μᾶλλον ψύχουσι· εἰ δὲ φλε-
γματικωτέρας, τοῖς στυπτικοῖς· εἰ δὲ μελαινομένας, τοῖς δια-
φοροῦσι γενναιότερον. ἐπὶ δὲ τῶν μειζόνων παιδίων ταῖς
ὁμοιογενέσι δυνάμεσι τῶν φαρ(255)μάκων χρώμενος ἐπιτείνω
τὴν δύναμιν αὐτῶν, ὥσπερ γε καὶ τὰ τέλεια καὶ σκληρὰ
σώματα ταῖς καθ᾽ ἕκαστον ὧν εἶπον ἰσχυροτάταις. ἤρκεσε
δέ μοι διαπαντὸς ἐπὶ τούτων μίσυϊ χρῆσθαι μετ᾽ οἴνου στύ-
φοντος, ἐπιτείνοντί τε καὶ ἀνιέντι τὴν δύναμιν αὐτοῦ. τὸ
δὲ μᾶλλον ἢ ἧττον στύφειν τὸν οἶνον καὶ τὸ παχύτερον ἢ
ὑγρότερον ἐργάζεσθαι τὸ σκευασθὲν, ἐκ τῆς τοῦ μίσυός τε
καὶ οἴνου μίξεως γίνεται. εἰ δὲ ῥυπαρὰ ἢ ἄφθα ἐπιφαίνοιτο,
σὺν οἰνομέλιτι τρίβω τὸ μίσυ. τοῖς δὲ ἰσχυροτέρων ἢ κατὰ
τὸ μίσυ φαρμάκων χρῄζουσιν ὁ ἰὸς ὁμοίως σὺν οἴνῳ τε καὶ

inflammata. Quod ſi non adhuc quid mandi queat, nutri-
cem ejusmodi victu alo, eique ſimul bonam concoctionem
proſpicio. Veruntamen etiam infantes medicamentis illino,
ſi quidem ſubrubras videro aphthas, in principio quidem
iis, quae moderatiſſime aſtringunt ac frigefaciunt, deinde
vero iis, quae citra mordacitatem difcutiunt; ſi vero ſub-
flavas videro, iisdem quidem utor, ſed magis refrigeran-
tibus; ſi vero pituitoſiores aſtringentibus; ſi nigreſcentes
difcuſſoriis generoſioribus. Caeterum in majoribus pueris
ejusdem generis facultatibus medicamentorum utor, auctis
tantum viribus ipſorum. Quemadmodum ſane etiam in per-
fectis et duris corporibus ſingulis relatis facultatibus for-
tiſſimis utor. Placebat autem mihi in his per omnia mi-
ſyos uſus cum vino aſtringente, quod tum intendit tum
remittit vim ſuam, prout magis aut minus vinum fuerit
aſtringens et prout craſſius aut liquidius efficitur medica-
mentum ex miſyos ac vini mixtura. Quod ſi ſordida ap-
pareat aphtha. miſy cum vino mulſo tero. Iis vero qui

Ed. Chart. XIII. [523.]　　　　　　　　　Ed. Baf. II. (255.)

οἰνομέλιτι χρήσιμος ὑπάρχει. διαχριστέον δὲ δηλονότι τοῖς τοι-
ούτοις φαρμάκοις τὰ πεπονθότα μόρια τοῦ στόματος, ἀγα-
θὸν δὲ εἰς ταῦτα φάρμακόν ἐστι χαλκῖτις ἐλαίῳ λειωθεῖσα.
τὰ μὲν δὴ τοιαῦτα δραστήρια, μέτρια δὲ καὶ μάλιστα πρὸς
τὰς ἀρχομένας διαθέσεις ὀμφάκιον σὺν οἴνῳ καὶ οἰνομέλιτι
καὶ ῥοῦς ὁμοίως. ἐπὶ δὲ τῶν παιδίων ἀρκεῖ καὶ τῶν ῥόδων
τὸ ἄνθος καὶ αὐτὰ τὰ ῥόδα ξηρὰ καὶ τὰ διακλύσματα διὰ τῶν
μετρίως στυφόντων ἐπὶ τῆς ἡλικίας τε καὶ φύσεως τῶν τοιού-
των σωμάτων. ἑνὶ δὲ λόγῳ αἱ μέτριαι μὲν ἄφθαι μάλιστα ἐπὶ
τῶν ἁπαλῶν σωμάτων μετρίων χρήζουσι φαρμάκων· αἱ δὲ
ἰσχυραὶ καὶ μάλιστα ἐπὶ σκληρῶν σωμάτων ὑπὸ τῶν ἰσχυρο-
τέρων θεραπεύονται. ἰσχυρὰ δὲ δηλονότι λέγω φάρμακα τά τε
ἰσχυρῶς στύφοντα καὶ δάκνοντα· καθάπερ γε μέτρια τὰ μηδό-
λως μὲν δάκνοντα, μετρίαν δὲ στύψιν ἔχοντα. γίνεται δὲ κἀπὶ
τούτων, ὥσπερ ἐπὶ τῶν ἄλλων παθῶν ἔμπροσθεν εἴρηται, σύν-
θετα φάρμακα καὶ πολλάκις ἐκ τῶν ἐναντίων, ὁποῖόν ἐστι καὶ
τὸ δι' ἐλαίου τε καὶ χαλκίτεως. αὐτὸ μὲν γὰρ καθ' αὑτὸ τοὔ-
λαιον ἐναντιώτατόν ἐστι τῇ διαθέσει τῆς ἄφθης, ὥσπερ γε

fortioribus quam mify eft medicamentis opus habent, ae-
rugo fimiliter cum vino et vino mulfo utilis exiftit. Illi-
nendae autem funt ex his medicamentis affectae oris par-
tes.　Commodum eft etiam medicamentum ad hanc rem
chalcitis oleo trita. Atque haec quidem efficaciora. Mode-
rata vero et maxime ad incipientes affectiones omphacium
cum vino et vino mulfo. Similiter etiam rhus. In pueris
fufficit rofarum flos et ipfae rofae ficcae et collutiones
moderate aftringentes pro aetatis et naturae ejusmodi cor-
porum ratione. Et in fumma moderatae aphthae maxime
in teneris corporibus moderatis medicamentis opus habent,
fortes vero et maxime in duris corporibus a fortioribus cu-
rantur. Fortia medicamenta dico tum quae fortiter aftrin-
gunt tum quae mordent, ficut fane moderata, quae haud
omnino quidem mordent, parum autem aftringunt. Fiunt
porro etiam in his, velut in aliis prius dictum eft affe-
ctionibus, compofita medicamenta, et faepe etiam ex con-
trariis, quale eft quod ex oleo et chalcitide conftat. Ipfum
equidem oleum per fe infeftiffimum eft aphthae affectui,

Ed. Chart. XIII. [523.]   Ed. Baf. II. (255.)

καὶ ἡ χαλκῖτις, ἐπειδὴ τὸ μὲν ὑγραίνει τε καὶ ῥυπαίνει, δάκνει
δὲ σφοδρῶς· ἡ δὲ μίξις αὐτῶν ὅταν σύμμετρος γέ-
νηται, κάλλιστον ἀποτελεῖ φάρμακον. ὥσπερ οὖν ἐκ κηρωτῆς
τε καὶ ἰοῦ σαρκωτικὸν ἐδείκνυτο γίνεσθαι φάρμακον, ἀμφο-
τέρων ἐναντίων ὑπαρχόντων σαρκώσει, κατὰ τὸν αὐτὸν λό-
γον ἐξ ἐλαίου τε καὶ χαλκίτεως ἐπιτήδειον γίνεται φάρμακον.
εἰ δὲ εἰς σηπεδονῶδες τραπῇ, ἑλκώσεις τε ποιήσει, οὔτε ἄφθαν
ἔτι προσήκει τὸ πάθος ὀνομάζειν, οὔτε τὰς τοιαύτας διαθέσεις
ἰώμενα φάρμακα τοῖς πρὸς τὰς ἄφθας χρησίμοις ἐγκαταρι-
θμεῖν, ὥσπερ οὐδὲ τοῖς ἐρυσιπέλατα ἰωμένοις τὰ διαφοροῦντα
γενναίως, ὅσα διὰ τῆς τῶν ψυχόντων φαρμάκων προσαγωγῆς
ἐγένετο πελιδνὰ καὶ σκληρὰ μόρια, μεταπεσόντα πρὸς σκλη-
ρώδη διάθεσιν ἐκ τῆς ἐρυσιπελατώδους. ἀμέλει καὶ τῷ ἀδιορί-
στῳ τῶν τοιούτων γραφῶν ἀπατώμενοί τινες ἐρυσιπέλασί τε
τὰ θερμὰ καὶ διαφορητικὰ φάρμακα, ταῖς τε ἄφθαις τὰ πρὸς
σηπεδόνας ἁρμόττοντα προσφέροντες οὐ μικρὰς ἐργάζονται
τὰς βλάβας.

velut etiam chalcitis, quandoquidem alterum quidem hu-
mectat et fordidum facit, mordet autem vehementer chal-
citis, verum mixtura ipforum, ubi fuerit moderata, opti-
mum medicamentum efficit. Quemadmodum igitur ex cerato
et aerugine incarnans effici medicamentum oftenfum eft,
quum tamen ambo incarnationi contraria exiftant, eadem
ratione ex oleo et chalcitide aptum medicamentum effici-
tur. Si vero in putredinem aphtha vertatur et exulcera-
tiones faciat, neque aphtham amplius affectionem nomi-
nare convenit, neque medicamenta ejusmodi affectus cu-
rantia inter ea quae aphthis commoda funt connumerare.
Quemadmodum neque inter eryfipelata fanantia recte con-
numerantur ea, quae praeclare difcutiunt lividas et duras
partes, ex frigidiorum medicamentorum adhibitione tales
factas et jam ad induratam in fcirrhum affectionem ex ery-
fipelate delapfas. Profecto enim, qui ejusmodi fcriptura-
rum indifcriminata incertitudine decepti, eryfipelatis calida
et difcufforia medicamenta, aphthis autem ea quae putre-
factis conveniunt adhibent, non parum detrimenti inducunt.